中国科学院大学研究生教材系列

高 等 药 理 学

ADVANCED PHARMACOLOGY

（第二版）

（SECOND EDITION）

丁 健 主编

科 学 出 版 社

北 京

内 容 简 介

我国是研究生招生数量最多的国家之一，培养具有创新精神、学术能力及综合素质的国际型高级人才是药学和医学研究生教育的目标。但国内尚缺少具有前沿性、权威性、学术型、实用性的研究生药理学教材。第一版的《高等药理学》（2013年版）填补了这项空白，但药理学发展飞速，部分内容已略显陈旧，结构体系也有待调整，特再版此教材，以顺应药理学知识体系的发展趋势，提升教材前沿性和权威性。

本教材共八篇，四十二章。第一篇为总论，主要介绍药理学的发展简史及基本理论。第二篇为神经精神药理学，主要介绍抗神经退行性疾病药、抗精神类疾病药、抗癫痫与疼痛类疾病药、抗神经免疫类疾病药的研究进展以及行为药理学原则。第三篇为肿瘤药理学，主要介绍抗肿瘤药和蛋白激酶抑制剂，以及DNA损伤修复通路、表观遗传调控、泛素-蛋白酶体系统、靶向肿瘤代谢通路、细胞周期和死亡调控、肿瘤免疫调控与抗肿瘤药作用机制的关系。第四篇为抗炎免疫药理学，主要介绍皮质激素类和非甾体抗炎药、免疫调节剂、抗自身免疫性疾病药及微生态制剂等。第五篇为代谢性疾病药理学，主要介绍抗糖尿病药、抗高脂血症药、抗非酒精性脂肪肝炎药、抗肥胖症药、抗骨质疏松症药、抗高尿酸血症药的研究进展。第六篇为心脑血管药理学，主要介绍脑血管疾病、心力衰竭、肺动脉高压治疗药物，以及离子通道、微小核苷酸与心脑血管药物的关系。第七篇为病原微生物药理学，主要介绍抗菌药、抗病毒药、抗结核药和抗寄生虫药四类药物。第八篇为药理学展望，主要介绍药物基因组学、生物标志物、计算药理学的最新进展，以及其他药理学新理论、新方法和新技术。

本书主要供药学、医学及相关专业硕士、博士研究生使用，也可供医药学研究人员、临床医师或药师学习参考。

图书在版编目(CIP)数据

高等药理学/丁健主编. —2版. —北京：科学出版社，2019.7
ISBN 978-7-03-061139-0

Ⅰ. ①高… Ⅱ. ①丁… Ⅲ. ①药理学 Ⅳ. ①R96

中国版本图书馆CIP数据核字(2019)第083637号

责任编辑：潘志坚 周 倩 / 责任校对：谭宏宇
责任印制：黄晓鸣 / 封面设计：殷 靓

科学出版社 出版
北京东黄城根北街16号
邮政编码：100717
http://www.sciencep.com

南京展望文化发展有限公司排版
广东虎彩云印刷有限公司印刷
科学出版社发行 各地新华书店经销

*

2013年5月第 一 版 开本：16(889×1194)
2019年7月第 二 版 印张：47 1/2
2024年10月第十三次印刷 字数：1 334 000

定价：180.00元

（如有印装质量问题，我社负责调换）

《高等药理学》(第二版)

编辑委员会

主　编　丁　健

副主编　(按姓氏笔画排序)

李　佳　李晓辉　耿美玉　蒋华良　蒋建东　缪朝玉　镇学初

编　委　(按姓氏笔画排序)

丁　健	院士	中国科学院上海药物研究所
马振坤	博士	丹诺医药(苏州)有限公司
王光辉	教授	苏州大学
王秀坤	副研究员	中国医学科学院
王明伟	研究员	中国科学院上海药物研究所
王　恒	研究员	中国医学科学院
王维蓉	副教授	西安交通大学
王辉强	助理研究员	中国医学科学院
王增蕾	副研究员	中国医学科学院
王　燕	副教授	苏州大学
王燕婷	主管药师	中国医学科学院肿瘤医院
毛新良	教授	苏州大学
邓有才	副教授	陆军军医大学
艾　菁	研究员	中国科学院上海药物研究所
左建平	研究员	中国科学院上海药物研究所
卢　曦	副研究员	中国医学科学院
申　勇	教授	中国科学技术大学
冯林音	研究员	中国科学院上海药物研究所
毕丹蕾	副研究员	中国科学技术大学

刘克辛	教授	大连医科大学
刘昭前	教授	中南大学湘雅医院
刘培庆	教授	中山大学
刘梦琪	博士	中国科学院上海药物研究所
许超千	教授	哈尔滨医科大学
阳怀宇	教授	华东师范大学
孙慧君	教授	大连医科大学
杨　波	教授	浙江大学
杨信怡	研究员	中国医学科学院
杨振霖	青年研究员	复旦大学附属中山医院
杨琳琳	副教授	郑州大学
李小英	教授	复旦大学附属中山医院
李云峰	研究员	军事科学院军事医学研究院毒物药物研究所
李玉环	研究员	中国医学科学院
李召军	讲师	德州学院
李卓明	副教授	中山大学
李国庆	副研究员	中国医学科学院
李　佳	研究员	中国科学院上海药物研究所
李晓辉	教授	陆军军医大学
李　斐	副研究员	军事科学院军事医学研究院
李静雅	研究员	中国科学院上海药物研究所
李聪然	研究员	中国医学科学院
李　曦	副教授	中南大学湘雅医院
吴　宁	研究员	军事科学院军事医学研究院
吴希美	教授	浙江大学

周家国	教授	中山大学
庞　晶	助理研究员	中国医学科学院
郑月明	副研究员	中国科学院上海药物研究所
郑明月	研究员	中国科学院上海药物研究所
赵　强	研究员	中国科学院上海药物研究所
胡长平	教授	中南大学
宫丽崑	研究员	中国科学院上海药物研究所
宫　琦	博士	北京大学
祝田田	讲师	新乡医学院
贺金雪	副研究员	中国科学院上海药物研究所
秦正红	教授	苏州大学
耿美玉	研究员	中国科学院上海药物研究所
贾　乙	教授	陆军军医大学
倪　勇	副主任医师	苏州大学
徐华强	研究员	中国科学院上海药物研究所
徐添颖	副教授	中国人民解放军海军军医大学
高召兵	研究员	中国科学院上海药物研究所
高　博	讲师	苏州大学
陶　金	教授	苏州大学
黄　敏	研究员	中国科学院上海药物研究所
黄锐敏	研究员	中国科学院上海药物研究所
章海燕	研究员	中国科学院上海药物研究所
商金艳	讲师	中山大学
梁建辉	教授	北京大学
梁思佳	研究员	中山大学

第二版序

药理学是研究药物与机体(包括病原体)之间相互作用及其规律和作用机制的一门学科。药理学与药物学的发展是紧密融合、一脉相承的,而药理学作为一门独立的学科,则是派生于19世纪初的欧洲生理学。20世纪药物受体理论的兴起极大地推动了药理学的进步。21世纪以来,随着分子生物学、生命组学、结构生物学、系统生物学、药物基因组学和精准医学的发展,药理学研究的内涵和外延得到了进一步深化与拓展。这使得药理学在新药研发、临床用药、生命科学和医学等领域的重要意义进一步彰显。

2013年,我国第一部定位于研究生群体的教材——《高等药理学》诞生,该教材一经问世即受到药学及相关学科研究生、科研人员和教学人员的欢迎。时逾五载,新理论、新概念、新技术、研发模式和新药物的不断涌现,第一版的内容亟须更新与扩充,以满足理论和实践发展上的需要。丁健院士应读者要求,广邀药理学领域的专家,历经1年努力,133万字的文稿终于付梓成书。我有幸先睹为快,深感全书思路新颖、脉络清晰、内涵丰富,在分子生物学和靶向药物研发的最新进展基础上深入阐明了近代药理学的基础科学和应用基础科学的精髓。既有经典知识体系的论述,又有前沿研究热点的追踪,理论和实践紧密结合,中外史料相得益彰,令人耳目一新,值得细细研读。

本教材共分八篇,根据各篇章涵盖知识点的多寡和重要程度进行详略布局。第一篇详述了药理学的发展简史、基本理论架构和重要的药物靶标等内容。第二至七篇,围绕神经精神类疾病、肿瘤、自身免疫性疾病、代谢性疾病、心脑血管疾病、病原微生物感染六类重大疾病治疗领域,分述了药物研发、药理学的研究成果和发展趋势。第八篇概述了新理论、新方法和新技术在药理学和药物研发中的实践应用。在浩如烟海的文献数据库中精炼综合撰就此书,实属不易。

近年来,人民日益增长的健康需求促进了我国新药研发的迅猛发展,我国医药领域的创新能力不断增强。特别是自2008年国家"重大新药创制"科技重大专项实施十余年以来,创新药研发与医药产业取得了跨越式发展,药理学在其中发挥了积极的不可替代的作用。本书的作者以中青年科技工作者为主,他们在各自研究领域中成绩斐然。作者们结合科研、教学和医疗实践经验,为我国新药研发、药理学科建设和人才培养贡献了这样一部极具学术价值的专业教科书,可喜可贺。

感谢丁健院士再度邀请我为本书作序,鼎新之作,欣然力荐。

桑國卫

中国工程院 院士

2018年12月15日

第一版序

药理学是研究药物与机体相互作用及作用机理和规律的科学。因此，药理学不仅在药物研发中具有重要地位，也是基础医学与临床医学的桥梁。近年来，随着现代分子生物学技术和其他多种新技术和方法在药理学研究中的应用，药理学学科取得了飞速发展。这些新的发现不仅为按照转化医学的原则指导临床用药实践和个体化治疗提供新的认识和指导，也为创新药物的发现提供了新的思路和途径。笔者欣喜地看到，《高等药理学》的出版正逢其时。该书旨在通过对药理学领域近年的进展和发现进行梳理、总结、提炼，并以药理学领域主要科学问题为基础分专题进行论述。既对药理学的共性和基础作了系统的介绍，同时突出了新进展（包括新技术方法）和新发现。该书作为一本面向研究生和中青年药理学工作者的教材，不仅对相关专业的研究生药理学课程学习提供指导，同时希望对从事药理学专业和药物研究的科学工作者了解这一领域的基础理论和最新进展，以及相关研究思路提供有益的帮助。

建设创新型国家是《国家中长期科学和技术发展规划纲要》中提出的战略目标。“新药创制”作为国家科技重大专项已在十一五启动和实施。药理学作为药物研究的重要学科和药物研发链中的重要一环，在靶标发现和鉴别、成药性评估、药物作用机理和规律中有关键地位。希望该书的出版为创新药物的研发、药学相关高层次人才培养起到良好的促进作用。

由丁健院士主编的《高等药理学》采集了药理学领域一批活跃在第一线的中青年药理学工作者的智慧，他们分别从不同角度，对自己熟悉的领域撰写了相关章节。同时，还尝试性地将药理学领域中的物理化学问题作为特别章节进行了介绍，以加强研究生对物理化学问题在药理学研究中的应用的认识。希望该书的出版能激发广大博士、硕士研究生探索药理学奥秘的兴趣，投身创新药物的研发，为推动我国向创新型国家的转变奉献一份力量。

《高等药理学》是我国第一本面向研究生的药理学教材，内容选择和写作方式上还需在实践中进一步完善和适时调整。希望广大药理学工作者和研究者在使用本书过程中提出宝贵的修改意见，使之不断完善和精致，为我国药理学的发展做出更大的贡献。

桑国卫

中国药学会 理事长

中国工程院 院　士

2013 年 2 月 15 日

前 言

进入21世纪后，世界医药卫生产业升级步伐越来越快，我国人民日益增长的对卫生健康的更高需求和高等医药人才培养体制的矛盾越发凸显，这使得社会对高层次药学专业人才的培养需求更加迫切。我国现有药学教材主要是面向药学本科生，适合研究生学习的中文药学教材却难觅踪影。2011年，受科学出版社邀请，我联合领域同行着手编写了我国第一部面向药学研究生的教材——《高等药理学》。2013年教材出版后，受到了药学及相关专业研究生的欢迎和青睐，为我国药理学学科体系进一步完善和高层次人才培养起到了良好的促进作用。

药理学是医药领域一门重要的核心桥梁学科，衔接药学与医学、基础医学与临床医学、基础科学与应用科学、生命科学与化学及材料学等诸多学科；同时，生命科学、信息科学、计算机科学、影像学等多学科交叉融合又推动药理学的不断变革。事实上，时隔仅有5年，药理学的理论和技术体系发生了很大变化，派生出许多新的分支学科，如结构药理学、系统药理学、网络药理学、个性化药物药理学。第一版《高等药理学》的部分内容有必要进行修订和更新，以适应时代和学科发展的需求。

我国药理学起步于20世纪20年代，虽然比西方药理学落后了70余年，但发展却十分迅速。陈克恢、赵承嘏、张昌绍等老一辈药物学家对麻黄碱、常山碱等中药活性成分的研究开创了中国药理学的先河。二巯丁二钠、延胡索、喜树碱、维A酸、青蒿素等药物的研制使中国药理学荣登国际舞台。近30年来，中国药理学在国际上的地位和影响力不断提升，产生一批颇具影响力的科研成果。在基础研究方面，将化学生物学、生命组学、结构生物学、计算机科学的理论和技术成功用于药物新靶标、先导化合物、生物标志物的发现。本次再版将对这些内容进行及时回顾与更新。

本教材再版着重于经典与前沿、理论与实践、中国与世界科学的交叉融合。全书共分八篇，分四十二章叙述。第一篇总论中概述了药理学的发展简史、药物代谢动力学和安全性及药物的重要靶标。第二篇至第七篇聚焦于药理学的六大重要疾病分支：神经精神药理学、肿瘤药理学、抗炎免疫药理学、代谢性疾病药理学、心脑血管药理学和病原微生物药理学，重点论述了各类疾病的发病机制和药物研发。第八篇药理学展望，介绍了近年来的前沿热点，包括药物基因组学、生物标志物、计算机药理学及其他新理论、新方法和新技术。全书穿插了中国药理学的发展历史、现状和取得的成果。希望研究生通过学习，能够做到兼收并蓄、融会贯通；了解国际学科发展的现状、热点和发展趋势；提升辩证思维能力、分析和解决问题的能力及自我学习的能力。

需要说明的是,本教材的编者都是对编写章节掌握资料较多的专家与学者,教材中许多内容为个人学术经验的总结。为了便于编者独立发挥,全书在写作风格和表达方式上未强求统一,也未做过多删减,难免有个别重复。

感谢来自全国26所科研院校或单位的110位专家教授以高度负责的态度积极参与编写工作,付出诸多智慧和心血。感谢中国科学院上海药物研究所研究生教育处的老师承担了诸多组织联络工作。特别感谢桑国卫院士再次为本教材作序。

限于我们的知识水平、工作经验和创新能力,本教材如有缺点、疏漏和错误,恳请读者给予批评指正,以便再版时补正。

丁健

中国工程院 院士

2018年12月18日

目　录

第三篇 肿瘤药理学

第五篇　代谢性疾病药理学

第六篇　心脑血管药理学

第八篇 药理学展望

第一篇 总论

药理学是一门经典的学科，也是一门不断发展的学科，在药物发现和疾病治疗中均发挥着重要作用。

本篇的第一章为药理学概述，由蒋华良院士和丁健院士撰写。此章首先讲述了药理学的定义，对药理学的内涵和外延作了阐述，并对其分支学科作了介绍；在接下来的国际药理学发展历程部分，通过穿插和融合多个经典药理学公式的推导过程，依次介绍了受体药理学、定量药理学和分析药理学等经典药理学的来龙去脉，专业性较高，适宜药理学专业研究生仔细研读；在中国药理学发展历程部分则回顾了我国药理学创始、发展的几个阶段，简述了老一辈药理学家科研经历和重要而经典的研究成果，极具史料价值。当代药理学研究现状和发展趋势是该章的另一个重点，主要介绍了化学生物学、生命组学、分子影像等新学科、新技术与药理学的交叉融合，以及结构药理学和计算药理学的研究进展，并指出药理学在药物研发中仍将继续发挥核心作用。

本篇的第二章分别介绍了药物代谢动力学和安全性。在药物代谢动力学部分按照药物吸收、分布、代谢和排泄四个阶段讲述了药物代谢动力学的基础知识和重要概念，特别是在代谢部分以临床药物为例介绍了代谢动力学在药物研发和临床用药中的应用。药物安全性贯穿新药研发的整个周期，是决定药物研发的关键要素。药物安全性部分重点讲述了药物安全性评价的基本概念、毒性作用的一般规律及药物非临床安全性评价的内容和程序等。

本篇的第三章按照类别逐一介绍了G蛋白偶联受体（G protein-coupled receptor，GPCR）、离子通道、激酶、核受体、蛋白质-蛋白质相互作用等重要药物靶点家族。每个类别均从定义、分类、结构和药物作用机制、药物发现技术、现有药物等方面对该靶点家族进行了多角度、概括性介绍，并对相应靶点家族药物研发的趋势进行了展望，有利于对该靶点家族的系统性了解。本章采用了大量的图表对靶点和疾病的关系、靶点药物的研究进展进行了总结，信息量大，是了解药物靶点家族药物研发的重要资料。

本篇的三章为顺承关系，从药理学和药物的起源讲起，接着介绍药物研发的两个重要领域——代谢动力学和安全性评价，最后对当前最重要的药物靶点进行了总结，整篇兼顾可读性和知识性。编者希望读者通过阅读本篇可以对药理学有全局性的了解，有助于对后续篇章的学习和理解。

第一章
药理学概述

药理学是一门经典却仍然在迅速发展的学科，在药物研究和发现中起重要作用。凡是今后拟从事药学研究和研发的研究生均应该学习药理学。本教材是面向研究生的教材，起点较高，大部分章节的内容专业化程度很高。本章是本教材的第一章，主要介绍药理学的历史、药理学的研究现状和药理学的未来展望。第一节主要梳理了药理学的发展简史，与其他药理学教科书的这一部分相比，本教材写得较为详细，对药理学发展贡献较大的主要人物作了详细的介绍。因是研究生教材，本教材并没有专门章节介绍药理学的基本概念、理论和方法，我们将在简述药理学发展简史时穿插介绍一些药理学的基础知识，如受体学说、Hill 方程、定量药理学、分析药理学等。

第一节　药理学发展简史

一、药理学的定义

要给药理学下一个严格的定义是非常困难的。与其他学科一样，药理学是一门不断发展的学科，随着时代的变化、科学的发展以及与其他不同学科的交叉，药理学所研究的内容也在变化。药理学的英文名称“pharmacology”是两个希腊语词汇的组合，一个是“pharmakon”，意为药物(medicine 或 drug)，另一个是“logos”，是研究(study)之意。顾名思义，药理学即为研究药物的科学。这未免有点太笼统了，如果要稍微详尽一些，则药理学是描述和研究用化学物质(包括天然产物、合成化合物和抗体等生物大分子)治疗疾病过程的学科。即便如此，依然不足以说明药理学所涵盖和研究的全部内容，但我们不必纠结于此。简单而言，药理学就是研究药物的科学，包含两部分内容：作为回顾性(retrospective)学科，药理学是研究现有药物的作用机制和治疗疾病的原理；作为前瞻性(prospective)学科，药理学与药物化学等学科一起用于设计、产生能保护人类和动物、治疗人类和动物疾病的药物。

从广义上来说，药理学可以分为若干分支学科。药物代谢动力学(pharmacokinetics)主要是研究药物在体内的吸收、转运、分布、代谢和排泄过程，现已经发展成为药物研发和临床试验不可或缺的重要学科；药剂学(pharmaceutics)的主要任务是优化药物配方，以便药物最大限度地在体内吸收和分布于靶器官、组织或作用靶标；生药学(pharmacognosy)主要研究从植物中提取的天然产物用于治疗疾病，现代药学和药理学学科的发展源于生药学；药物化学(medicinal chemistry)是现代药理学的重要组成部分，主要任务是结合有机合成化学和药物筛选，合成并筛选出活性化合物，通过定量构效关系研究，最终获取治疗疾病的分子；药效学(pharmacodynamics)的主要任务是研究药物分子与生物靶标[即通常说的受体(receptor)]的相互作用，也就是研究药物作用的机制，这也是药理学最重要的分支学科，药物的治疗效果多源于药物与靶标的相互作用。正如受体学说创始人之一 Paul Ehrlich 所说的：“Corpora non agunt nisifixata (A drug will not work unless it is bound)”，意思是药物与靶标“无结合即无疗效”。可以认为，药效学是狭义药理学，许多药理学教科书都是围绕着药效学展开的。

随着分子生物学、生命组学(基因组学、蛋白质组学、转录组学等)、结构生物学、系统生物学、药物基因组学和精准医学的发展,现代药理学研究范畴又得到了进一步的扩充,与其他学科的交叉趋势也日益加强,已经发展出新的分支学科,如分子药理学、结构药理学、系统药理学、个性化药物药理学等。随着各类疾病发病机制研究向深度和广度发展,药理学根据疾病治疗的需要,又可进一步细分为肿瘤药理学、精神神经药理学、代谢性疾病药理学、心脑血管药理学、抗炎免疫药理学、病原微生物药理学等。这些内容在本书中均有涉及,读者可参阅后续相关章节。

二、药物发展简史和药物研发模式变迁

在介绍药理学发展简史前,先介绍一下药物发展简史。

药物发现的历史很长,几乎与人类发展的历史一样长。其实,人类发展的历史就是与疾病不断斗争的历史。西方药物(即通常称"西药")发展史开端于古希腊医师希波克拉底(Hippocrates, 公元前460年至前370年)医派,希波克拉底医派提出了基于经验主义"体液"平衡理论,并沿用了2 000多年,对现代医学产生了重大影响。与西药类似,中医也是经验科学,中医理论诞生于原始社会,基本形成于春秋战国时期(公元前770年至前221年),之后历代均有总结发展;中药则是指在中医理论指导下(主要为"阴阳五行"学说),发现的具有预防、治疗疾病或具有康复与保健作用的物质。中药主要来源于天然药及其加工品,进一步则可分为植物药、动物药、矿物药及部分化学、生物制品类药物等。由于中药以植物药居多,故有"诸药以草为本"的说法。无论是西方药物还是东方药物(特别是中药)的发展史,开始时期都是很相似的,主要用水或酒精熬制或浸润草药或骨头、脂肪等动植物产品,制成酊剂、膏药、汤药或浸剂让患者服用。19世纪前后,中药依然保持着传统方式,而西药受到西方医学的影响,改变了其传统制药模式。特别是18世纪后期化学(尤其是植物化学和有机化学)的发展,彻底改变了西方药物研发的模式,从原先的动植物粗提物药物发展为纯天然产物药物,再从天然产物药物发展到人工合成的有机化合物药物。生物技术药物发展也是如此,从动物中提取的蛋白质或多肽类药物发展成重组表达的蛋白质类药物或人工合成的多肽类药物,直至发展成当今比较流行的抗体类药物。下面简要介绍200多年来西药发展的历史。

如果从1803年德国药剂师Sertürner从鸦片中提取获得了吗啡开始算起,现代药物(西药)已有200多年的历史,如果从1889年拜尔(Bayer)公司上市的第一个合成抗炎镇痛药阿司匹林(aspirin)开始算起,现代药物也有100多年历史。现代药学在这100~200多年的发展过程中,始终与药物研究的需求和研究模式紧密相连。表1-1列出了不同年代药物筛选方法和每人每天筛选化合物的数量,从中可以看出药物研究模式的变迁。在20世纪50年代以前,药物筛选是在动物身上直接进行的,每人每天最多能筛选1个化合物,效率非常低。即便如此,1900~1950年,药物研究成果还是非常显著,许多治疗人类重大疾病的药物相继问世。20世纪30年代,Mietzsch等发明了磺胺类抗菌药物,大大降低了感染性疾病引起的死亡率,标志着药物研究一个新时代的开始;20世纪40年代是抗生素时代,其发展超过了磺胺药物,典型的代表有青霉素(penicillin)、四环素(tetracycline)、链霉素(streptomycin)等,抗生素结束了肺结核危害人类的历史,极大地延长了人类的寿命与提高了人类的健康水平,仅青霉素的诞生就将人类的平均寿命提高了大约10岁;20世纪50~60年代,开始在分离组织和细胞水平上筛选药物,药物发现的效率得到了很大的提高。这一时期精神系统药物得到了较快的发展。例如,1950年,发现了镇静剂氯丙嗪(chlorpromazine);1954年发现了安定类药物氨甲丙二酯(mepromazine,安宁);20世纪60年代发现了另一类安定类药物甲氨二氮草(chlordiazepoxide,利眠宁),第一个苯并二氮草(benzodiazepine)类药物和两类抗抑郁症药——单胺氧化酶(monoamine oxidase,MAO)抑制剂及去甲肾上腺素(norepinephrine,NE)和5-羟色胺(5-hydroxytryptamine, 5-HT)重摄取抑制剂。人们终于有了抗精神分裂症和抗抑郁症药物。

这些药物的出现也标志着人们开始重视心理健康；20 世纪 60 年代末至 70 年代初开始在细胞水平上用生物化学的方法测试药物的活性，筛选能力得到了进一步提高，每人每天可以筛选约 100 个化合物。这些方法推动了 β 受体阻滞剂、钙拮抗剂、抗高血压药物的相继发现，标志着心血管药物进入黄金时代；进入 20 世纪 80 年代，受体结合测试方法应用于药物筛选，进一步提高了化合物的筛选速度，每人每天可以筛选 200 个左右的化合物；20 世纪 90 年代，蛋白质重组技术的发展，使得药物筛选可以在蛋白质(酶)水平上直接进行，同时使用机器人用于药物筛选，发展了高通量筛选(high throughput screening, HTS)，每人每天可以筛选高达几十万个化合物；近来，人们逐步认识到，HTS 速度虽快，但检测指标较单一，开始发展高内涵筛选(high content screening, HCS)方法，HCS 的检测指标虽高，但通量不高，这是今后 HCS 需要改进的地方(表 1-1)。

表 1-1　药物筛选年表

时间(年)	每人每天筛选化合物数(个)	药物筛选方法
1900	约 1	动物实验
1950	约 10	分离组织
1960	约 50	分离细胞
1970	约 100	生化测试
1980	约 200	受体结合
1990	约 800	重组细胞，蛋白水平
1992	约 2 000	高通量(HTS)
1999	约 200 000	超高通量(uHTS)
2004~2010	500 000 ~100 000 000	高通量(HTS) 高内涵(HCS)
2010 以后	>100 000 000	DNA 编码化合物库合成及其筛选技术

1992 年，美国 Scripps 研究所的 Sydney Brenner(2002 年诺贝尔生理学或医学奖获得者)和 Richard Lerner(时任 Scripps 研究所所长)提出了 DNA 编码化合物库(DNA encoded library, DEL)合成与筛选的概念，这是继组合化学和高通量筛选后，药物研发的又一个新技术。其实施过程是在传统组合化学的基础上，将一个具体的合成模块与一段独特序列的 DNA 链接(即对小分子化合物进行 DNA 编码)。通过组合化学产生的每一个化合物都有唯一的一段 DNA 序列与之对应。在与相应靶点进行亲和筛选后，就可以通过对 DNA 序列的识别而获得化合物的结构信息，然后大规模合成被“解码”的活性化合物，进一步确认与靶标的结合活性，从而得到“先导化合物”。DEL 技术有效解决了组合化学产生的巨型化合物库无法有效地解码用于先导化合物筛选的问题，并且一个 DEL 库中能“容纳”上亿乃至百亿个量级的化合物，所覆盖的化学空间远大于常规的组合化合物库(小于 100 万)。Brenner 和 Lerner 于 1992 年提出 DEL 概念，但一直没有真正在药物研发中得到实际应用，其原因是彼时基因测序比较昂贵。那时测定一个人类基因组(约含有 30 亿个碱基对)所需费用是 30 亿美元左右，而如果一个 DEL 库含有 1 亿个化合物，则需 1 亿个 DNA 标记，由此带来的测序费用将是一个天文数字。随着基因测序技术的快速发展，测序费用大幅度降低，自 2010 年起，DEL 技术才真正有效应用于药物研发，目前许多大制药公司和生物技术公司均建立了 DEL 技术平台，用于新药发现研究。然而，DEL 技术应用于药物研发的效益到底如何，还需时日验证。

三、国际药理学发展简史

(一) 药理学从生理学中独立

1600 年，拉丁语出现了“pharmacologia”一词，而早在公元 4 世纪，便有了“pharmacum”一词，它们均用于描述药物的性质或特性。药理学作为一门独立的学科始于120~160年,是生理学派生出来的学科。生理学是一门古老的学科,创始人是希腊解剖学家、内科医生和作家加伦(Cladius Galen,129~200年)。近代生理学的创始人是17世纪英国著名的生理学家和医生William Harvey(1578~1657年),他发现了血液循环的规律和心脏的功能,其工作奠定了近代生理科学的基础,标志着新的生命科学的开始,也是自16世纪开始的近代科学革命的一个重要组成部分。

19世纪初,一些生理学家开始系统研究化合物与生物活性之间的关系。随着研究的深入,他们发现一些活性化合物(特别是一些天然产物)可以作为探针,用于研究特定的生理现象,并用它们处理生物系统,研究化学物质引起的生理变化。再后来,一部分生理学家[如Claude Bernard(1913~1878年),法国生理学家]开始特别关注这些探针分子本身的生物(生理)活性和它们在治疗疾病中的作用。这时,吗啡等天然产物也已经用于疾病的治疗,直接研究这些药物的生理作用也就成为一些生理学家追求的目标。由此,药理学也就自然而然地从生理学中分离出来,发展成一门独立的学科。1847年,德国科学家Rudolf Buchheim (1820~1879年)在爱沙尼亚的多帕特大学(University of Dorpat)建立了国际上第一个药理学系,并任系主任。因此,可以认为1847年为药理学的元年。1891年,John Jacob Abel(1857~1938年)在密歇根大学医学院(University of Michigan School of Medicine)创立了美国的第一个药理学系。而后,随着受体学说的兴起,药理学得到了迅速发展。

(二) 受体学说的产生

药理学靶标(pharmacological target)现在已经成为药学和药物研发领域广泛使用的词汇,药理学中的靶标现在泛指药物在体内结合并产生生物效应的生物化学实体(biochemical entity),包括受体(receptor)、酶(enzyme)、转运体(transporter)、离子通道(ion channel)和遗传物质(genetic material,如DNA)等。现代广义靶标的概念源于药理学发展初期的受体学说(receptor concept)。药理学在20世纪得到迅速发展,与受体学说的发展密不可分。

早期的受体学说主要由Paul Ehrlich(1854~1915年)、John Newport Langley (1852~1926年)和Alfred J. Clark (1885~1941年)3位学者提出。Paul Ehrlich是位德国内科医生(德籍犹太人),研究领域甚广,包括组织学、血液学、免疫学和化学治疗,对肿瘤学也有较深入的研究,并且因其对免疫学领域的贡献而获得1908年度的诺贝尔生理学或医学奖。Ehrlich在医学和药学领域的研究成就斐然,最重要的贡献是提出化学受体(chemoreceptor)学说和发明了第一个治疗梅毒的药物撒尔佛散(Salvarsan,也称为606)。Ehrlich在用染料处理细菌时,发现细菌中有与染料结合的化学受体,后发现这些受体也存在于寄生虫、肿瘤细胞和微生物中,与这些受体结合的化合物有治疗疾病的作用。据此他还提出与抗原结合的单抗(他称为amboreceptor)、三簇介体(triceptor)和补体结合体(polyceptor)等概念。Ehrlich曾经描述药物与受体的作用:"……物质(化合物)只有如马赛克镶嵌在图案中某一位置上一样嵌入受体复合物中才能锚定在组织的某一部位……(... substances can only be anchored at any particular part of the organism if they fit into the molecule of the recipient complex like a piece of mosaic finds its place in a pattern ...)"。Ehrlich根据他提出的受体学说,首次提出化合物筛选的概念,并用于抗梅毒化合物的筛选。在发现第606号化合物具有较好的治疗梅毒的疗效后,他便将这一化合物发展成抗梅毒药物撒尔佛散。可以说Ehrlich是国际上第一个从事药物筛选的科学家,开创了药理学家从事新药发现的先河。值得一提的是,Ehrlich也可以说是目前非常流行的抗体-药物偶联物(antibody-drug conjugate, ADC)药物设计思想雏形的提出者。Ehrlich曾经提出:"如果一个化合物能高选择性地靶向疾病组织,即能对疾病组织产生毒性,从而可以研制出专门杀死疾病组织的"神奇子弹(magic bullet)"。今天的ADC药物基本是按此思路研制的,而100多年前Ehrlich就已经提出了这样的概念,可见其思想的前瞻性。

John Newport Langley曾任剑桥大学生理系主任,他研究毛果芸香碱(内含生物碱匹鲁卡品)和阿托品对唾液分泌的拮抗作用时提出受体概念。他认为神经末梢或腺体细胞上存在某种物质，能与上述两种药物形成复合物，在当时把受体称为接受物质(receptive substance)，认为受体好像是机体接收和产生信号的开关，特殊的分子可以激活或关闭这些开关。Alfred J. Clark 是现代受体理论(receptor theory)和定量药理学(quantitative pharmacology)的创始人，他先后在伦敦国王学院和伦敦大学学院从事药理学研究。Clark 第一个应用物理化学理论(主要应用质量作用定律)研究生物学现象(包括药理学)，他写的关于受体理论的专著形成了现代药理学的基础。Clark 曾经指出："……如果不假设药物与受体以一种特异的方式结合在一起，就不能解释我们所观察到的(药物的)非凡效应……(... it is impossible to explain the remarkable effects observed except by assuming that drugs unite with receptors of a highly specific pattern ...)"。从 Ehrlich 到 Clark 对于药物与受体相互作用的描述，受体学说逐渐清晰。20 世纪 20 年代前，尽管受体学说已经提出，药理学还不能定量描述药物-受体的相互作用，也不能阐述药物的量效关系(dose-response relationship)。药理学由定性到定量的发展，Clark 等作出了杰出的贡献。

(三) 药物-受体相互作用的定量描述

1. *Hill 方程* 介绍药物-受体相互作用的定量描述，必须介绍 Hill 方程，该方程在药理学向定量化发展中起关键作用，至今依然是药理学研究中拟合量效关系曲线的主要数学工具。Archibald Vivian Hill (1886~1977 年)是英国生理学家，他和另一位德国医生和物理学家 Hermann von Helmholtz(1821~1894 年，热力学重要概念 Helmholtz 自由能提出者)是国际上公认的生物物理创始人。因在肌肉中热量和机械功转化机制方面的研究成就，Hill 获得了 1922 年的诺贝尔生理学或医学奖。20 世纪初，Hill 在研究氧气和血红蛋白结合饱和度与氧气压力(浓度)的平衡关系时，提出了 3 种方程式(式 1.1~1.3)，用来描述氧气与血红蛋白结合率(y)和氧气分压(浓度，x)、氧气和血红蛋白的结合常数(K_1、K_2、K 或 K_r)等参数间的关系，结果于 1910 年发表在 *Journal of Physiology*。

$$y = \lambda \frac{K_2 x^2}{1 + K_2 x^2} + (100 - \lambda) \frac{K_1 x^2}{1 + K_1 x^2} \tag{1.1}$$

$$y = 100 \frac{K x^\alpha}{1 + K x^\alpha} \tag{1.2}$$

$$y = \sum_{r=1}^{n} \lambda_r \frac{K_r x^r}{1 + K_r x^r}, \quad \sum_{r=1}^{n} \lambda_r = 100 \tag{1.3}$$

其中，λ 是相应血红蛋白类型所占有蛋白质类型的百分数，如 λ_r 是血红蛋白 r 聚体的百分数。式(1.1~1.3)是 Hill 方程的 3 种形式，药理学和生命科学中常用的是式(1.2)。1916 年，美国物理化学家 Irving Langmuir(1881~1957 年，1932 年获得诺贝尔化学奖)根据金属对气体吸附的研究结果，提出气体在金属表面吸附率与气体分压强(浓度)的关系，即 Langmuir 吸附等温线(Langmuir Adsorption Isotherm)，其形式与 Hill 方程一样。因此，有些药理学教科书将 Hill 方程称为 Hill - Langmuir 方程。

2. *Hill 方程的理论基础* 如上所述，Hill 方程是一个根据实验结果拟合出来的经验公式，知其然，不知其所以然。1926 年，受 Langmuir 推导金属表面吸附等温线公式的启发，受体学说提出者之一的 Alfred J. Clark(见上节)以及美国药理学和生理学学家 Franklin C. Mclean(1888~1968 年)应用物理化学基本原理——质量作用定理(law of mass action)，推导出了 Hill 方程，从此 Hill 方程有了扎实的理论基础。Clark 和 Mclean 的推导过程简述如下，顺便也介绍药物与受体作用产生生物学效应的过程。

药物与靶标结合是药物产生药效的第一步，图 1 - 1 描述了药物与细胞膜上受体相互作用的情况，药物与细胞内靶标蛋白作用的情况与此类似。如果细胞膜上有一群受体，总数为 N_{total} 个，一次注入药

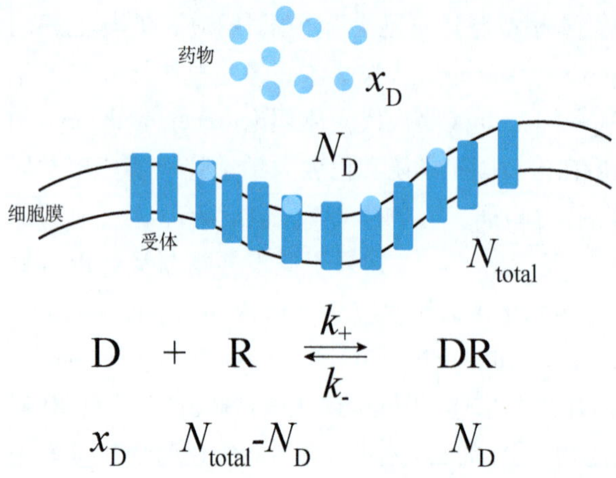

图 1-1　药物与细胞膜上受体相互作用示意图

物分子数量 x_D 个，这些药物分子不可能全部与受体结合，也不可能与所有的受体结合，只能是部分药物分子与部分受体结合，设与药物结合的受体数目为 N_D 个。如果把所有 N_{total} 个受体全部被药物结合当作药物发挥最大药效的前提，那么药物的药效一定与药物-受体的结合率 $\rho=\dfrac{N_D}{N_{total}}$ 成正比。下面我们来推导 ρ 的具体计算方程。药物 D 与受体 R 结合可以看作一个化学反应(图 1-1)，即 D 与 R 反应生成 DR，设正反应速率常数为 k_+，逆反应速率常数为 k_-，平衡常数为 K。药物与受体结合达到平衡时，由质量作用定律([X]表示药物、受体或药物-受体复合物的浓度)：

$$\frac{d[\mathrm{DR}]}{dt}=k_+x_D(N_{total}-N_D)-k_-N_D=0$$

解得：

$$\rho=\frac{N_D}{N_{total}}=\frac{k_+x_D}{k_+x_D+k_-}=\frac{\dfrac{k_+}{k_-}x_D}{1+\dfrac{k_+}{k_-}x_D}=\frac{Kx_D}{1+Kx_D} \tag{1.4}$$

这便是在上面介绍的 Hill 方程式(1.2)$\alpha=1$ 时所满足的关系式，这里把百分比系数 100 省去了。一般用摩尔浓度表示药物的性质，称药物-受体结合的平衡常数为结合常数(association constant)，用 K_A 表示，则式(1.4)化为：

$$\rho=\frac{K_A[\mathrm{D}]}{1+K_A[\mathrm{D}]} \tag{1.5}$$

如果一个药物分子最多与 1 个受体结合，即药物-受体相互结合的化学计量是 1∶1，这种情况下的 Hill 方程即为式(1.5)；如果药物与受体结合的化学计量为 1∶α，Hill 方程为式(1.2)，如果略去百分比系数 100 写成式(1.5)类似的形式为：

$$\rho=\frac{K_A[\mathrm{D}]^\alpha}{1+K_A[\mathrm{D}]^\alpha} \tag{1.6}$$

式(1.6)的推导过程较为复杂，受篇幅限制，略去推导过程。大多数药物与受体结合不可能刚好是 1∶1，目前药理学研究均用于式(1.6)来拟合量-效曲线，其中的 α 被称为 Hill 系数。

1926 年，Clark 应用质量作用定理推导出 Hill 方程后，首次将 Hill 方程引入药理学，用以描述乙酰胆碱(ACh)对肌肉细胞作用的量-效关系。这是药物作用定量表示的开始，也是现代药理学的开端。1937 年，Clark 不无感慨地说："1926 年，我发现了一个有趣而重要的事实：虽然我们完全不清楚 ACh 对肌肉细胞作用的本质，ACh 浓度与其对肌肉细胞作用的定量关系可十分精确地用 Langmuir 推导的描述气体在金属丝上吸附的公式表示。"不仅如此，Hill 方程非常神奇，几乎可以用以描述药物与蛋白质的结合、药物对细胞的激动作用，甚至动物水平药效-剂量关系等几乎所有药理过程。Hill 方程不仅应用于药理学,也应用于其他生物学科,如酶反应动力学中的 Michaelis - Menten 方程是 Hill 方程的一个特例,最近还有人将其应用于基因转录调控的机制研究中。

3. 定量受体药理学发展的黄金时代　自 1926 年 Clark 等应用 Hill 方程定量描述 ACh 与肌肉细胞作用的量-效关系起,直到 20 世纪 80 年代,是定量受体药理学发展的黄金时期。20 世纪 30 年代 Clark 写了两本药理学专著: *The Mode of Action of Drugs on Cells*(1933 年 Wiley 出版社出版)和 *General Pharmacology*(1937 年 Springer 出版社出版),这两本专著(特别是后者)对促进药理学研究和教育起了关键作用。Clark 的 *General Pharmacology* 是药理学的经典之作,该专著较为全面地介绍了从药理学发展至 1930 年近 90 年的发展历史,总结了包括作者在内的前人的药理学研究成果,形成了经典药理学的基本框架。该专著首次系统介绍了药理学研究方法、药物与酶和活性蛋白的相互作用(他用的是"reaction")、药物的量-效关系(他用的是"concentration-action relation")、定量药理学和体液传输理论、药物的时间-浓度曲线、药物拮抗和协同作用的定量表述、化学治疗的定量表述等。他还特别前瞻性地介绍了药物与受体作用的动力学(kinetics)理论,目前已经发展为指导药物发现的前沿理论之一。

定量药理学理论的发展基本上是围绕着药物-受体(现在称为靶标)相互作用进行的。Clark 等提出了受体占据模型(receptor occupancy model),认为药物要产生药效,首先必须占据受体的某一位点。根据这一模型,Clark 等推导出了药物-受体作用的量-效关系——Hill 方程。在此基础上,Clark 和英国药理学家 John Henry Gaddum(1900~1965 年,神经肽 SP 的发现者)等提出了竞争抑制模型(competitive inhibition model),这一模型可以定量表述两个配体与同一受体竞争性结合的机制。直到 1947 年,英国药理学家 Heinz Otto Schild (1906~1984 年)才将这一模型在药理学中真正地应用于实际,发展了我们经常使用的 Schild 回归分析方法(Schild regression)和 Schild 图(Schild plot),提出了表征药物强度(potency)的方法。然而,很多药理学现象(如部分激动)不能用受体占据模型解释。因此,德国药理学家 Everhardus Jacobus Ariëns (1918~2002 年)和英国药理学家 R. P. Stephenson(1925~2004 年)分别于 1954 和 1956 年发展了新的数学模型,他们主要在模型中加入了药物结合诱导受体产生效应的刺激作用,用以描述药物的固有活性(intrinsic activity),即现在所说的药效(efficacy)。目前,一般用 Stephenson 推导的公式表示药效(S),推导过程省略,公式如下:

$$S = \frac{eK_A[D]}{1 + K_A[D]} \tag{1.7}$$

其中,K_A 是药物与受体的结合常数,[D]为药物浓度,e 为药物刺激受体产生生物学效应的诱导系数。从形式上看,Stephenson 表示药效的公式与 Hill 方程类似,仅增加了诱导系数 e。因此,这一公式还不能完全参数化药物与受体的作用机制和彻底表示药效。直到 20 世纪 80 年代,分析药理学的兴起,才使得这一问题有了比较完善的解决方案。

(四) 分析药理学简介

分析药理学(Analytic Pharmacology)是 James W. Black(1924~2010 年)于 20 世纪 80 年代开始建立,而且从研究 GPCR 激动、拮抗机制开始。James W. Black 是伟大的药理学家,一生传奇很多,发明了很多药物。20 世纪 70 年代,他发明了治疗胃溃疡的药物西咪替丁(cimetidine,H_2R 拮抗剂),促使了当时葛兰素威康公司[2000 年与美国史克必成公司合并,成立葛兰素史克公司(Glaxo Smith Kline, GSK)]从一个名不见经传的小公司一举进入到大制药公司的行列。他因发明 β 受体阻滞剂——普萘洛尔(propranolol)而获得 1988 年的诺贝尔生理学或医学奖。1983 年,Black 和 Leff 提出了一种新的药理学研究策略——操作模型(operational model),经过近 30 年的发展,操作模型已经成为药理学研究的标准模型。分析药理学可以定义为"用操作模型策略研究药物作用机制的学科"。Black 的定义是,用假设性机制解释药物作用的机制,即用物理化学方法研究药物作用机制。分析药理学的一般研究流程主要包括如下基本步骤:① 通过药理学实验得到量-效曲线;② 根据研究的具体药物提出多种药物作用机制;③ 根据假设的药物作用机制可以获得理论量-效曲线;④ 比较①和③的结果,看实验曲线与哪种机制对应的理论曲线相符,符合的机制即为可能的药物作用机制;⑤ 如实验曲线与所有假设的机制均不符合,则需分析原因,提出新的机制,直到获得符合实验曲线的机制。由此可见,分析药理学研究是一个实验结果和理论结果不断比较的迭代过程,药效学研究和作用机制分析同步进行,在当今的药物研发中发挥作用。

Hill 方程和 Stephenson 药效方程所描述的情况仅仅适用于药物的药效或其他生物学响应(response)与药物和受体的结合成正比,即有结合就产生药效。然而,大多数情况是药物的药效与药物和受体相互作用的复杂过程,即药物作用的机制密切相关。另外,上述讨论的 Hill 方程和 Stephenson 药效方程没有考虑受体的构象变化、药物对受体构象的选择性以及对受体下游相应分子的调控等情况。下面通过几个 20 世纪 80 年代后发展的药物-受体作用模型,对分析药理学发展历程作了简要介绍,因涉及稍微高深一点的数学和物理化学知识,并受篇幅限制,这里不作详细的数学推导,有兴趣的读者可查阅相关文献,特别推荐 Black 和 Leff 首次提出操作模型的原文——*Operational Models of Pharmacological Agonism*(*Proc. R. Soc. Lond. B*, 1983, 220: 141－162)。我们将用 G 蛋白偶联受体(G-protein coupled receptor, GPCR)作为受体模型来介绍,其他药物作用靶标(如离子通道、激酶、核受体等)与此类似。

1. 二态模型　受体结构不是固定的,而是一个动态变化的物体,具有多种不同的构象,每种构象可能具有不同的生理、药理功能,产生不同生物效应。例如,GPCR 不同的构象与胞内 G 蛋白、休止蛋白(arrestin)或一些激酶作用,调控不同的信号转导通路,激动剂与这些构象均可能结合,但只有仅与调控 G 蛋白通路的构象结合才能加强 GPCR 对这一通路的响应以及相应的生物学效应。先考虑比较简单的情况,某一受体仅存在两种构象,即不产生生物学响应的非活性构象(inactive conformation, R_i)和产生生物学响应的活性构象(active conformation, R_a)(图 1－2),这一模型被称为二态模型(two-state model),由 Black 和 Leff 提出。需要说明的是,在真实的生物体中,这两种构象是随机地分布在细胞膜上或其他亚细胞器中的,为清楚起见,我们在图 1－2 中分开来表示。活性构象和非活性构象之间有一个平衡点,平衡常数为 L,表明没有外界的刺激(如激动剂的作用),受体本身会自动产生某一生物学效应(图 1－2a);加入配体(激动剂或拮抗剂)后,由于配体与两种构象结合常数不同,活性构象和非活性构象之间的平衡将被破坏,将会达到一种新的平衡(图 1－2b),如图 1－2 显示的是配体倾向于与活性构象结合,与配体结合后受体平衡向产生生物学效应的活性构象移动,即活性构象的数量增加,非活性构象的数量减少。经数学推导,配体对受体生物学响应影响量-效关系为:

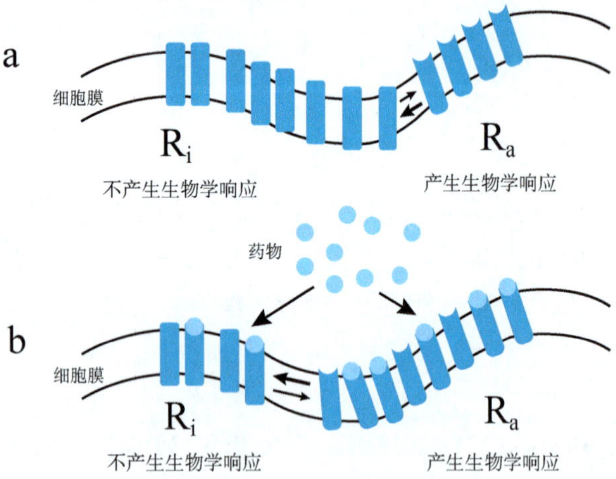

$$R_i \underset{}{\overset{L}{\rightleftarrows}} R_a$$

$$D + R_i \overset{K_1}{\rightleftarrows} DR_i$$

$$D + R_a \overset{K_2}{\rightleftarrows} DR_a$$

图 1－2　药物与受体相互作用的二态模型

$$\rho = \frac{L(1 + \alpha K_1[D])}{1 + L + K_1[D](1 + \alpha L)} \tag{1.8}$$

其中,L 是受体非活性构象和活性构象直接转化的平衡常数,K_1 是药物与受体非活性构象的结合常数,α 是药物与受体非活性构象的结合常数 K_1 和药物与受体非活性构象的结合常数 K_2 的比值，[D]为药物浓度。

由式(1.8)知，当[D]→0 时，$\rho_0 = \frac{L}{1+L}$ 即为受体自身产生生物学响应的概率，[D]→∞ 时，$\rho_\infty = \frac{L\alpha}{1+\alpha L}$，由于配体的刺激作用，受体生物学响应提高的倍数为：

$$\frac{\rho_\infty}{\rho_0} = \frac{\alpha(1+L)}{1+\alpha L} = \frac{\frac{K_2}{K_1}(1+L)}{1+\frac{K_2}{K_1}L} \tag{1.9}$$

式(1.9)可以说明一些药理现象：

(1) 当没有配体结合时，受体非活性和活性两种构象之间存在平衡，活性构象产生的生物学响应被称为受体的组成性活性(constitutive activity)，即受体固有活性，药理学上也称之为基础活性(basal activity)。

(2) 当配体与受体结合，$\frac{K_2}{K_1} > 1$，即配体与活性构象的结合亲和性大于与非活性构象的结合亲和性时，$\frac{\rho_\infty}{\rho_0} > 1$，配体的结合能增加受体的生物响应，这种配体称为激动剂(agonist)。

2. 三元复合物模型　上述二态模型可以解释部分简单的药物与受体相互作用，但不能解释有些受体药理学现象。因此，Del Castillo、Lefkowitz 和 Samama 等提出了三元复合物模型及推广的三元复合物模型(ternary complex model)，这些模型考虑了受体(如 GPCR)信号转导过程中与下游蛋白(如 G 蛋白)的相互作用，模型比二态模型稍微复杂一些(图 1-3)。假设 G 蛋白仅与受体活性构象结合，与二态模型相比，由于 G 蛋白的参与，三元复合物模型增加了两个物种，即受体活性构象与 G 蛋白结合的复合物

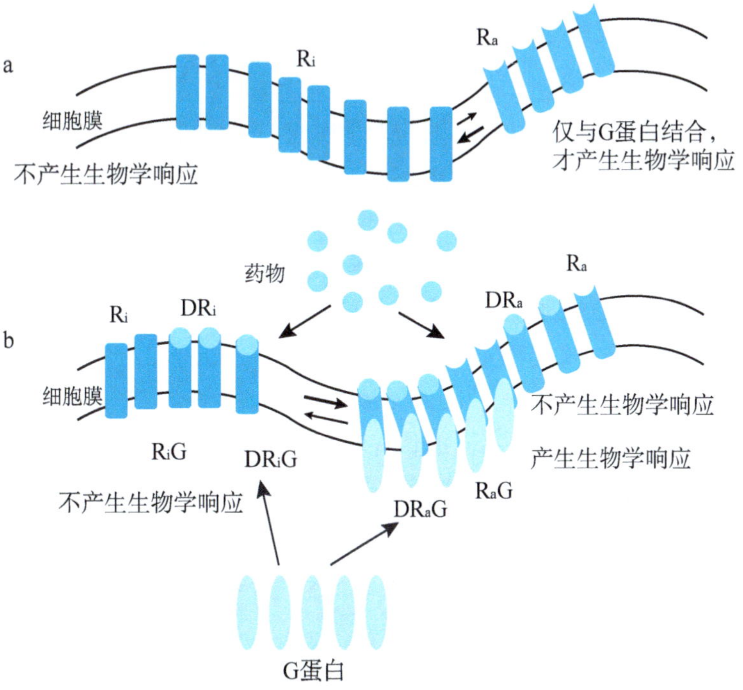

图 1-3　药物-受体相互作用的三元复合物模型

R_aG,以及药物与活性构象结合后再与 G 蛋白结合的三元复合物 DR_aG,因物种中有三元复合物的存在,故该模型被称为三元复合物模型。

三元复合物模型所涉及的化学平衡更加复杂,如图 1－4a 所示。为简单起见,把三元复合物模型中的 7 个化学平衡关系式表示在如图 1－4b 所示的一个拓扑图中。在二态模型中,我们定义了 $\alpha\gamma$ 的含义,即受体活性构象与配体的结合常数和受体非活性构象与配体的结合常数的比值,其他比例系数的含义是各种物种间平衡常数的比值,可从图 1－4b 中直接理解其含义。经数学推导,配体对受体生物响应影响量-效关系为:

$$\rho = \frac{LK_G[G](1+\alpha\gamma K_A[D])}{1+L+K_A[D](1+\alpha L)+LK_G[G](1+\alpha\gamma K_A[D])} \tag{1.10}$$

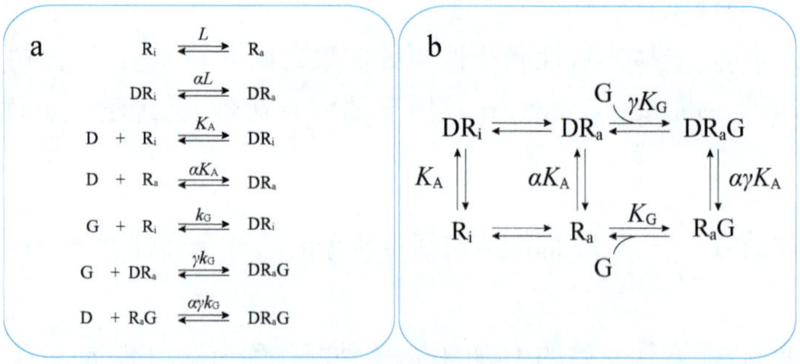

图 1－4 药物-受体相互作用的三元复合物模型中的化学平衡

我们简单讨论一下式(1.10)的药理学意义:

(1) 如果不考虑受体下游 G 蛋白的作用,受体的组成性活性与非活性构象和活性构象的平衡常数 L 有关,$\rho_0 = \dfrac{L}{1+L}$,模型还原为二态模型;若考虑 G 蛋白的作用,则受体的组成性活性不但与 L 有关,还与 G 蛋白与受体的结合常数 K_G 有关,$\rho_0 = \dfrac{LK_G[G]}{1+L+LK_G[G]}$,$K_G$ 越大,受体本身的组成性活性越高。

(2) 在二态模型中,我们已经讨论过 $\alpha\gamma$ 的药理学性质,其实质是配体与活性构象和非活性构象结合亲和性的比值,如 $\alpha > 1$,配体的结合将增加受体的生物响应。然而,考虑 G 蛋白的影响,我们并不能仅凭 $\alpha\gamma$ 是大于 1 还是小于 1 来判断配体是激动剂还是拮抗剂,还必须考虑另外一个因素,即配体与受体活性构象的结合对受体与 G 蛋白结合亲和性的影响,这一影响由 γ 表征。图 1－4b 表明,γ 是 G 蛋白分别与受体活性构象-配体复合物结合常数和与受体活性构象结合常数的比值,$\gamma > 1$,配体的结合有利于受体与 G 蛋白的结合,反之不利于受体与 G 蛋白的结合。

(3) 配体的性质与 $\alpha\gamma$ 相关,如果 $\alpha\gamma > 1$,配体是激动剂,如果 $\alpha\gamma = 1$,配体是拮抗剂,如果 $\alpha\gamma < 1$,配体是反向激动剂。这三种情况可以分不同的情况讨论。如 $\alpha\gamma > 1$ 可能出现三种情况:① $\alpha > 1$、$\gamma > 1$,这样的激动剂不但能促使平衡向有利于受体活性构象发展,还能加强 G 蛋白与受体的结合,非常有可能是一个变构(allosteric)激动剂;② $\alpha > 1$、$\gamma \leqslant 1$,这样的激动剂与二态模型讨论的激动剂一样,配体的激动活性主要由激动剂促使受体平衡向活性构象移动产生;③ $\alpha \leqslant 1$、$\gamma > 1$,激动活性主要由激动剂加强受体与 G 蛋白的结合产生。

3. *立方三元复合物模型* 在上一部分我们介绍了配体与受体相互作用的三元复合物模型,这一模型实际上不完善,仅仅考虑了配体、受体和 G 蛋白相互作用的 6 个物种,即 R_i、R_a、DR_i、DR_a、R_aG 和

DR_aG，这一模型的基础是 G 蛋白仅与受体活性构象结合。在实际体系中，G 蛋白不仅可以与受体活性构象结合，也会与受体非活性构象结合。因此，上述推广的三元复合物模型是一个不完善的模型。如果考虑 G 蛋白与受体非活性构象的结合，还需增加 2 个物种，即 R_iG 和 DR_iG，作用机制（图 1-5）。1996 年，著名药理学家 Terry P. Kenakin 等在 *Journal of Theoretical Biology* 上连续发表三篇论文，提出了完整的三元复合物模型——立方三元复合物模型（cubic ternary complex model，简称 CTC 模型），建立了 CTC 模型的数学方程，并详细阐述了 CTC 模型的药理学意义。由于这一模型所推出的量-效关系数学公式复杂，这里就不作介绍，Kenakin 在他写的药理学教科书 *A Pharmacology Primer: Theory, Applications and Methods*（第三版，2009 年 Elsevier Inc 出版社出版）中简要介绍过 CTC 模型，有兴趣的读者可以参阅该教科书。

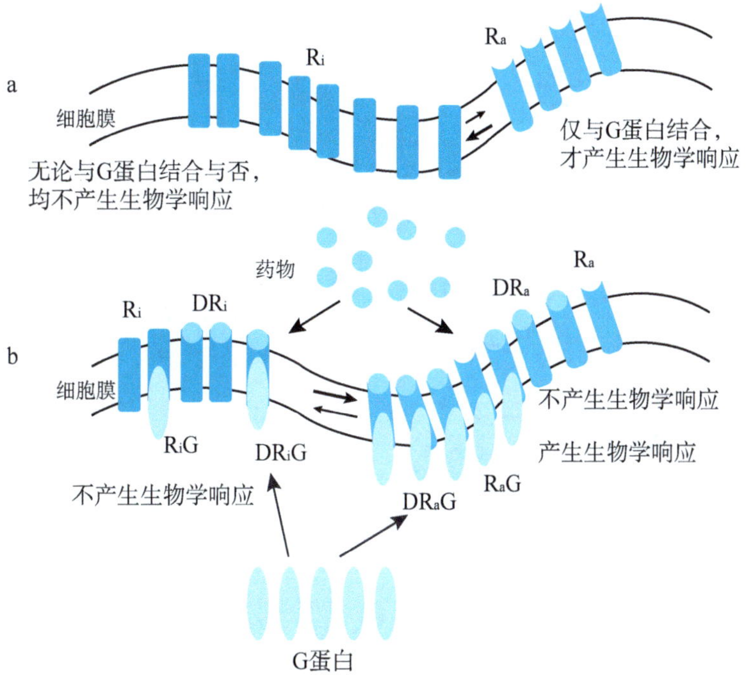

图 1-5　药物与受体相互作用立方三元复合物（CTC）模型

4. 操作模型　从数学的角度看，无论是 Hill 方程还是 Stephenson 描述药效的方程实际上是一个双曲线。Black 和 Leff 认为：如果药效与药物对受体的占有率成正比，那么药效也应该是以药物浓度为自变量的双曲线，数学表示式为：

$$E = \frac{[D]E_{max}}{[D] + v} \tag{1.11}$$

其中，E_{max} 为系统（细胞、组织甚至动物）的最大生物学响应，v 是根据实验结果拟合的参数，[D] 是药物的浓度。经数学推导，(1.11) 可化为：

$$E = \frac{[D][R]_{total}E_{max}}{[D]([R]_{total} + K_E) + K_DK_E} \tag{1.12}$$

K_D 是药物与受体结合的解离常数，K_E 的药理学意义是产生最大生物学响应值一半时物种 [DR] 的浓度，$[R]_{total}$ 是受体的总浓度。如果还想沿用 Hill 方程的形式，可定义一个新的参数，$\tau = \frac{[R]_{total}}{K_E}$，则 (1.12) 化为：

$$\rho = \frac{E}{E_{max}} = \frac{\tau[D]}{(1+\tau)[D]+K_D} \tag{1.13}$$

式(1.13)实际上是一个修正的 Hill -方程,在分子和分母药物浓度前乘以权重系数 τ 和$(1+\tau)$。参数 τ 有明确的药理学意义。由式(1.13)知,当$[D]\to\infty$ 时,ρ 取最大值:

$$\rho_{max} = \frac{\tau}{1+\tau} \tag{1.14}$$

因此,可以认为 τ 是药物与受体作用后产生生物学响应的放大系数。当药物浓度一定、药物与受体的常数不变时,τ 越大,药物最终产生的生物学响应也越大。从这一点来看,τ 部分反映了一个药物药效的强弱。根据 Black 和 Leff 文章,可以提出一个简单的操作模型(operational model,图 1-6):① 配体(如激动剂)与受体结合,形成复合物 DR,解离常数为 K_D;② 受体受到药物刺激,产生信号,该信号通过一个系统[暂且称为传感器(transducer, T)]向下游传递。这一过程可以当作 DR 与传感器间形成三元复合物 DRE,K_E 可以看作 DRE 的解离常数;τ 可以理解为传感器传递上述信号,最终产生生物学响应的能力。例如,假如 $\tau = 99$、$\rho = 0.99$,表明 99%药物对受体的刺激作用产生的作用;如果 τ 很小,如 $\tau = 0.01$、$\rho \approx 0.01$,表明药物对受体的刺激作用几乎不能传递到下游而产生生物学效应。操作模型也说明了一个常见的药理学现象,即"药物产生药效的先决条件是与受体结合,没有结合肯定没有药效,即 $K_A = 0$, $K_D = \infty \Rightarrow \rho = 0$; 但有结合不一定有药效,即 $K_A \neq 0$, $K_D \neq \infty$, $\tau = 0 \Rightarrow \rho = 0$"。

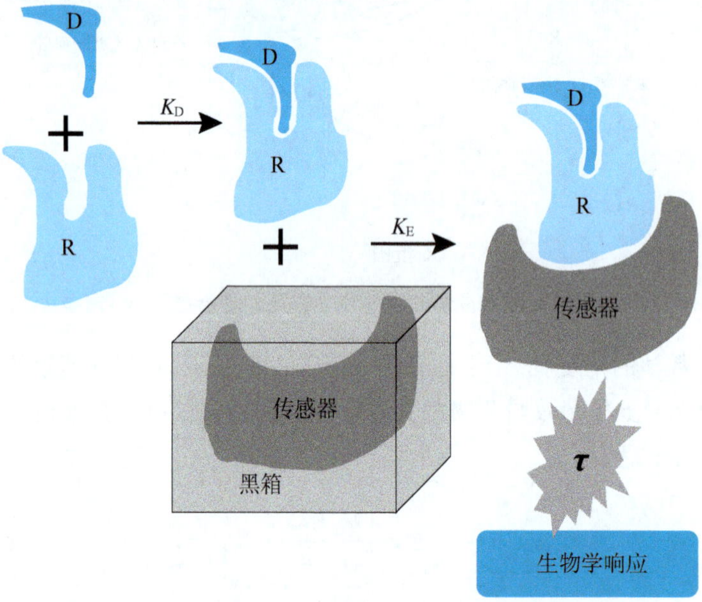

图 1-6　操作模型示意图

然而,传感器究竟是何物?我们现在还不十分清楚,在图 1-6 中将其描述为一个黑箱。随着生命科学的发展,特别是人类基因组和功能基因组研究不断向前推进,人们正在逐渐揭开这一黑箱的面纱。例如,就拿 GPCR 来说,传感器包括一系列信号转导通路,在前面所介绍的药物-受体作用二态模型、三元复合物模型和立方三元复合物模型中,已经涉及这一黑箱中的部分元素,如 G 蛋白。如果考虑黑箱中的其他元素,甚至整个信号转导通路和生物网络,药理学模型将十分复杂,需要用到更加高深的数学知识与方法,这将是最近发展起来的另一门药理学新分支学科——网络药理学(network pharmacology)的主要研究内容。

在药理学研究中，人们喜欢用半最大有效浓度（EC_{50}，产生最大生物学响应值一半所需药物的浓度）来表示药物的药效，由式（1.13）也可说明 EC_{50} 的药理学意义，当 $\rho = \frac{1}{2}\rho_{max}$ 时：

$$EC_{50} = [D_{50}] = \frac{K_D}{1 + \tau} \tag{1.15}$$

式（1.1.15）说明了同样的道理：药物产生药效的先决条件是与受体结合，没有结合肯定没有药效；而有结合不一定有药效；药物与受体作用后产生生物学响应的放大系数 τ 越大，药效越好（EC_{50} 越小）。

Black 和 Leff 用一个形象的三维立体图来说明药物与受体作用的操作模型（图 1－7）。平面 1 主要反映的是药物与受体的相互作用（结合），映射在其中的是[DR]－Log[D]曲线，由这一曲线可获得 K_D 值和受体的总浓度$[R]_{total}$；平面 2 反映的是传感器与配体－受体复合物 DR 相互作用的情况，映射其中的是药效 E 与[DR]关系曲线，由此曲线可以获得 K_E 值，结合[DR]－Log[D]曲线，可以得到参数 τ；平面 3 反映的是药物与研究系统（细胞、组织甚至动物）相互作用的情况，映射的是由实验直接测定的药效与药物剂量关系曲线，由此曲线可以得到直接反映药物药效强弱的 EC_{50} 值。药效 E 是药物浓度对数 Log[D]和复合物浓度[DR]的函数，E 可以表示为

$$E = f(\text{Log}[D], [DR]) \tag{1.16}$$

式（1.16）在三维空间中是一个曲面，上述三条曲线是这一曲面在三个平面中的投影。获得这些曲面和曲线后，可以用微分几何、概率论等数学方法研究它们的数学性质，继而深入研究药物作用的机制以及药物的特性，这是目前应用数学在药理学中应用的一个重要方向。

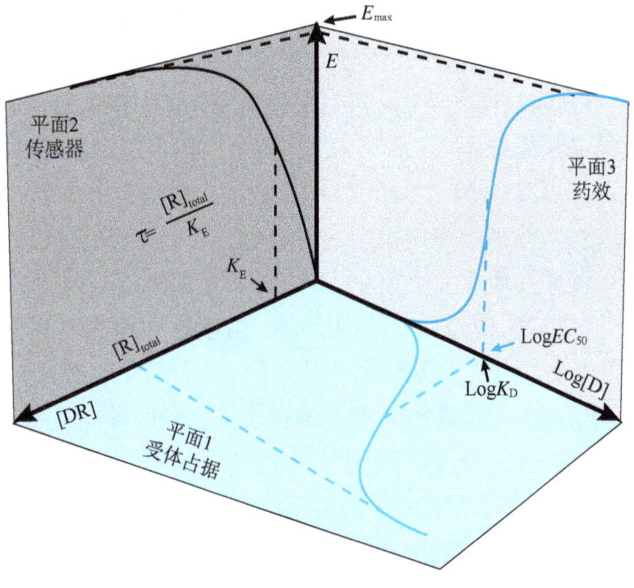

图 1－7　操作模型主要组分及其相互关系的三维表示

四、中国药理学发展简史

中国药理学起始于 20 世纪 20 年代，比西方药理学历史晚 70 余年。1926 年中国生理学会成立，其中就包括了药理学分会，药理学作为一门新兴学科在中国开始出现。

中国药理学的发源地应该是北平协和医学院,中国药理学的创始人是陈克恢(K. H. Chen,1898~1988 年)。陈克恢出生在江苏青浦(现属上海市)的一个中医世家,长期致力于中药药理研究,是 20 世纪国际药理学的一代宗师,也是现代中药药理学研究的创始人。陈克恢 1918 年清华学堂毕业,同年入美国威斯康星大学,1920 年毕业后进入该校医学院,1923 年获生理学博士学位(PhD)。1923~1925 年间,陈克恢任北平协和医学院药理系助教,并于 1925 年回威斯康星大学医学院继续其医学教育,1926 年转到约翰斯·霍普金斯大学攻读博士学位,1927 年获医学博士学位(MD)。1927~1929 年师从美国药理学创始人之一 John Jacob Abel (1857~1938 年)进行药理学研究,1929 年任礼来公司(Eli Lilly 公司)药理研究部主任,1937 年兼任印第安纳大学医学院教授。在北平协和医学院工作期间,陈克恢与同事 F. Clarl 开始研究草麻黄(ephedra sinica stapf)生物活性和作用机制,成功纯化了麻黄碱并证明其是治疗哮喘、干草热和其他过敏性疾病的主要活性成分,此后又证明了麻黄碱对心血管系统具有类似肾上腺素的药理学作用,研究结果于 1924 年发表在 *The Journal of Pharmacology and Experimental Therapeutics*。这是利用现代科技鉴定传统中药活性成分并将实验室发现转化到临床实践的首次报道。这一发现引起了国际制药公司的高度关注,为后续拟交感神经药物的探索铺平了道路并对当代药理学产生了长期的影响。陈克恢曾任美国药理与实验治疗学会主席、美国实验生物学联合会主席和国际药理联合会(IUPHAR)名誉主席,1948 年当选中央研究院首届院士。他发明了一系列药物,如礼来公司畅销 20 年的镇痛药——丙氧酚,还发明了一直沿用至今的急性氰化合物中毒解救方法。

在研究麻黄碱作用机制期间,陈克恢得到了中国现代药物研究和植物化学创始人、国立北平研究院药物研究所(中国科学院上海药物研究所前身)创始所长赵承嘏(1985~1966 年)的大力支持。赵承嘏,江苏江阴人,1910 年获曼彻斯特大学学士学位,1912 年获瑞士苏黎世工业学院硕士学位,1914 年获瑞士日内瓦大学有机化学博士学位,是中国第一位化学博士。赵承嘏先后在日内瓦大学和法国应聘罗克药厂工作 9 年后,于 1923 年回国,先受聘于南京高等师范学校(后改名为国立东南大学,即中央大学的前身),任数理化学部教授。1925 年 1 月,国立东南大学因段祺瑞军阀政府介入而爆发校长易人风潮,竺可桢等著名教授均愤而辞职,赵承嘏也离开了国立东南大学,受聘于北平协和医学院,任药物化学教授兼药理系代主任,与陈克恢成了同事。当时,陈克恢从中药麻黄中提取麻黄素,但药理作用不恒定,无法发表。赵承嘏首先用重结晶法提纯,重结晶 25 次之后,熔点仍不恒定,证明是混合物。后用溶媒法将其分离成麻黄碱和伪麻黄碱,经药理临床试验证明麻黄碱是一种很有效的新天然产物。赵承嘏分离提取得到纯麻黄碱为陈克恢麻黄素药理学作用机制的研究做出了重要贡献,从此两人建立了默契的合作关系。即便后来陈克恢到美国威斯康星大学留学,又任职于礼来公司,赵承嘏依然将自己从中药中提取的几乎所有的生物碱都寄给陈克恢,请他开展药理研究。赵承嘏和陈克恢两人的合作可谓化学和药理的"双剑合璧",他们的合作成果扩大了世界对中药的了解,也为用化学和药理学等现代科技的手段研究中草药的有效成分和药理机制开辟了新路。赵承嘏在北平协和医学院开始应用化学方法对中草药进行系统研究,从麻黄、延胡索、莽草、贝母、钩吻等中药中提取化学成分,通过化学与药理学的合作研究,发表了十余篇论文,大多刊登在该校主编的《中国生理学杂志》(*Chinese Journal of Physiology*)上。《中国生理学杂志》是当时我国少有的英文期刊,在 1920~1930 年,具有较大的国际影响力。1932 年,国立北平研究院邀请赵承嘏筹建药物研究所,并出任首任所长。从 1929 年成立到 1937 年抗战前,是国立北平研究院发展的黄金时期。期间,赵承嘏重点研究的中药有贝母、延胡索、除虫菊、麻黄、洋金花、细辛、曼陀罗、防己、人参、三七、大茶叶和雷公藤等,并以用独创的分离方法,对植物成分,特别是生物碱进行分离结晶而著称。在分离纯化的理论与技术尚未形成的 20 世纪 30 年代,进行这项工作有着难以言喻的困难,却也代表了我国当时中草药研究的最高成就。著名药理学张昌绍在评价近代中药研究历史时也认为:"三十年代'最重要而足以代表本年代特色的,当推赵承嘏氏的化学研究,发表论文质量俱属上乘;三十年代尤为赵氏收获最丰之十年'"。因此,赵承嘏虽然是药物化学和植物化学家,却对中国的药理学发展也作出了较大的贡献,1926~1937年他就任中国生物学会主席,1955年当选首届中国科学院学部委员(现称院士)。

对中国药理学发展作出较大贡献的另一位老一辈药理学家是张昌绍(1906~1967)。张昌绍,江苏嘉定(今属上海市)人,1934年毕业于上海医学院(后改为上海第一医学院和上海医科大学,现为复旦大学医学院),留校任助教2年后赴英国伦敦大学医学院药理系学习,获哲学博士学位,后到哈佛大学进修一年。1941~1946年任上海医学院药理学副教授兼中央卫生实验院药理研究室主任,1946~1949年任上海医学院药理学教授兼科主任,1949~1967年任上海医学院教授兼教研室主任和中国生理科学会理事。张昌绍一生从事药理学的教学和科研工作,主编的药理学教材和参考书被誉为中国药理学的经典著作。他致力于培养药理学师资与科研人才,在化学治疗学和传出神经药理学方面做出了突出的贡献,对中国药理学的发展起到了开拓和奠基作用。1941年,他编写了《现代药理学》教材,内容深入浅出,极受学生们的欢迎。《现代药理学》及他编写的《磺胺类化学治疗学》《青霉素化学治疗学》等曾通过重庆的八路军办事处运往延安赠给解放区医学界,其中《现代药理学》一书曾在延安印刷发行。新中国成立后,教材编写工作成为国家交给他的任务。为此,他组成编写组,自任主编,完成了高等医药院校药理学教材——《药理学》,于1958年出版,至1965年共出版3版,发行30余万册。这本书不仅发挥了教材作用,而且也成为医药卫生工作者的重要参考书。此外,在50年代,他著有《中药的现代研究》,对用现代科学整理中药及中西医结合作了初步探索。他还计划出版一部大型药理学参考书(共五卷),可惜只出了第一卷《药理学总论》,他便去世了。他共培养了120多位药理学研究人才和教师,为我国医学院校药理学系的建设以及研究所(如中国科学院上海药物研究所)药理学研究室的建设输送了大批人才。可以说张昌绍是新中国药理学的奠基人。

20世纪40年代,虽然中国处于战争状态,但张昌绍和赵承嘏仍然合作开展着中药活性成分药理作用机制的研究,并在抗疟药物发现研究方面取得了举世瞩目的成就。1943年他们发现常山的根(俗称常山)和叶(俗称蜀漆)有抗间日疟药效,论文发表在《中国天然药物杂志》上。以后6年(1943~1948年),赵承嘏领导的化学团队和张昌绍领导的药理学团队进行了草有成效的合作。赵承嘏等从常山的根和叶以及同科植物伞形绣球(中国绣球)中获得了常山碱(α、β和γ 3种)、常山素(A和B两种)、伞形酮(7-羟基香豆素)和4-喹唑啉酮等天然产物,化学研究工作发表了几篇文章,其中重要的一篇文章——中药常山中的抗疟成分一文发表在《美国化学会志》(*J. Am. Chem. Soc.*)。1945年,张昌绍等建立了鸡感染疟疾动物模型,极大地加快了抗疟药物的研发进程,发现常山素无抗疟活性,常山碱有抗疟效果,活性从强到弱依次为常山碱γ、常山碱α和常山碱β。赵承嘏等对从常山的根中分离得到的天然产物进行了初步的化学研究,发现常山碱γ、常山碱α和常山碱β这3种异构体在适当的条件下可以相互转化。当时抗疟药物的研发是国际新药研究的前沿,很多研究机构和研究小组在从事这方面的研究。日本科学家Magidson和Yolovchinskaya合成了一系列喹唑啉酮类化合物,发现了其中一些衍生物具有抗疟活性。赵承嘏等从常山中获得天然产物4-喹唑啉酮,这一结果与Magidson和Yolovchinskaya的研究结果一致。与此同时,他们还用常山提取物做了13例间日疟感染患者治疗的临床试验,取得较好的效果:退热效果与奎宁相当,杀疟原虫效果比奎宁稍慢(慢1天左右)。这一研究结果在当时显示了较高的水平,研究结果发表在*Science*上。张昌绍等继续进行深入的药理研究,特别是对抗疟活性较高的常山碱γ的药理作用进行了详细研究,并发现了中国绣球的抗疟作用。这一研究结果发表在*Nature*上,充分显示了张昌绍先生的药理研究水平和功力。

1949~1985年为中国药理学的稳步成长的阶段。大部分医学院校均成立了药理学系,50年代回国的大批学者和国内专家一起组成了中国药理学会的核心,领导并建立了具有中国特色的药理学科研基础体系。这期间的重大发现有铅、汞、砷、锑等重金属中毒的解毒剂二巯丁二钠,延胡索(rhizoma corydalis)中的镇痛成分四氢帕马丁以及抗肿瘤药喜树碱、羟喜树碱、三尖杉碱和高三尖杉酯碱等。值得一提的是,1966 年,中国学者发现吗啡在第三脑室和大脑导水管周边灰质发挥镇痛作用,这一发现比西方早约 10 年,这被认为是吗啡作用机制的里程碑研究。用砒霜(As_2O_3)和全反式维 A 酸治疗急性早幼粒细胞白血病是中国的另一个原创发现,目前已经是全世界常规临床治疗方法。

1966~1976 年,虽然全国的科研停滞不前,期间药理学和药学研究也有亮点工作。青蒿素类药物(如蒿甲醚)就是在此期间发现和成功开发的,这是抗疟疾药物研发的重大突破,蒿甲醚也因拯救了全球尤其是发展中国家上百万的生命而促使青蒿素发明人之一屠呦呦获得了 2015 年度诺贝尔生理学或医学奖。这一时期的大部分药理学家主要关注传统中药的药理学基础研究,此类研究也产生了一定的社会经济效益,如发现五味子的护肝效果促使联苯双酯成功研发并最终上市用于治疗乙型肝炎。

中国药理学会于 1979 年建立,1980 年创办了英文杂志《中国药理学报》(*Acta Pharmacologica Sinica*)。学会也于 1985 年加入了国际药理学联盟(The International Union of Pharmacology, IUPHAR),这标志着中国药理学跨入国际舞台。

1986 年至今为中国药理学的发展期。随着中国改革开放和经济的繁荣发展,科研经费投入稳步上升。这促使以国家新药筛选中心为代表的一批具有国际标准的药物发现技术平台纷纷建立,涵盖了临床前研究、临床试验和生物制药等领域。"重大新药创制"国家科技重大专项、中国科学院"个性化药物"战略先导项目等一批重大项目的启动,极大地促进了中国新药事业的发展,也促进了中国药理学的发展,药理学在中国新药研发中发挥着越来越重要的作用。

(蒋华良 丁 健)

第二节 药理学研究现状

近 30 年来,药理学基础研究和在新药研发中的应用进展迅速,已经成为药物研发的关键核心技术,这些进展在后续章节会介绍。本节简要介绍了 3 方面的研究现状:新学科和新技术与药理学的交叉融合、结构药理学和计算药理学研究进展。其他方面的进展及与这三方面有关的详细进展,请参阅后续各章。

一、新学科和新技术与药理学的交叉融合

(一) 化学生物学在药物研究中的应用

从药理学发展的历史来看,药理学学科的发展与化学的发展密不可分,化学促进了药理学的发展,药理学的发展也促进了化学的发展。20 世纪末,出现了一门新的学科——化学生物学。化学生物学是以化学小分子为探针,应用化学的原理、方法和手段探索生物体内的分子事件及其相互作用网络,在分子水平上研究复杂生命现象。化学生物学起源于药理学,如上所述,Ehrlich、Langley 和 Clark 等提出受体学说的基础即是应用活性化合物为探针,研究机体生理现象的变化规律,这是化学生物学的雏形。经过近 20 年的发展,化学生物学已经发展成为一门独立的、比较成熟的学科,并逐步应用于药物学研究,出现了化学生物学的一门分支学科——化学药理学。中国化学药理学创始人是中国科学院上海药物研究所嵇汝运院士,1973 年他与药物所其他同事共同翻译了由 A. Korolkovas 编写的《分子药理学概论》(*Essentials of Molecular Pharmacology*),介绍了当时新发展出的受体学说、受体图像、药物的立体化学以及药物-受体相互作用等从分子水平上研究药理学的知识,深受读者好评。进入 20 世纪 80 年代,他愈发感到要使药物化学工作者对药理学产生兴趣,促进药物化学和药理学的相互渗透,不仅对

每个药物研究工作者十分必要,而且更应着眼于未来,从在校的大学生抓起。他不辞辛劳,从广泛收集到的资料中精心选编材料,经反复修改后,撰写了《化学药理学》这一新教材,并于1980年首次在华东化工学院(现为华东理工大学)制药专业本科学生中开课,不少教师及外单位科技人员闻讯也赶来听课。

靶标发现和功能确证是功能基因组和创新药物研究的重要任务,然而靶标的确证工作非常困难,是一项非常艰巨的任务,这也被近年来的实践所验证。传统的靶标发现和确证技术多依赖生命组学技术(包括基因组技术、蛋白质组技术、转录组技术等),须巨额经费支撑,且周期长、风险高,因此大部分研究机构和制药公司放弃了用传统基因组技术发现和确证靶标的工作。化学生物学在药物作用新靶标的发现与确证方面可以克服上述基因组技术的缺陷,与基因组技术相比,化学生物学在药物新靶标的发现与确证方面效率高、周期短、花费少。更重要的是,可以在新药发现与开发的同时进行,即在获得基因产物的生理学功能的同时,也获得了调控其活性的活性化合物,一举两得。化学生物学在药物作用新靶标和药物先导化合物发现方面的研究也引起国际制药公司的高度重视,如礼来公司基于化学生物学技术,发展了一种药物研究新模式——小分子引导的药物发现模式(ligand-directed drug discovery model),即用小分子化合物为探针,进行功能基因组研究,发现新靶标,在此基础上发现创新药物。Iconix公司是专门从事化学生物学技术进行新药发现与开发的公司,近年来在药物新靶标的发现与确证及在化学基因组研究的基础上开发新药等方面有较好的技术积累和产品开发,发展了化学生物学新药研究专用技术(drug matrix)。因此,化学生物学在药物作用新靶标的发现与确证和新药先导化合物的发现中有较大的潜力,是今后实现靶标发现与确证以及药物发现一体化的重要研究方向。

我国的化学生物学研究几乎与国际同步进行。1999年,国家自然科学基金委员会组织专家研究我国化学生物学的研究方向,2008~2015年,国家自然科学基金委员会启动重大研究计划——基于化学小分子探针的信号转导过程研究,项目专家组组长为著名药物化学家张礼和院士。该重大专项的总体科学目标为:充分发挥化学与生命科学、医学等多学科交叉的优势,突破化学和生物学单一学科传统的研究方法,以化学小分子为探针,发展新方法、新技术,针对生命体系信号转导中的重要分子事件,开展化学生物学研究,揭示细胞信号转导的调控规律,并为重大疾病的诊断和防治提供新的标志物、新的药物作用靶点和新的先导结构。同时,促进化学和生命科学研究的衔接和交叉集成,形成新的学科生长点。通过8年多的努力,该重大研究计划圆满地完成了既定任务,实现了总体科学目标,极大地提高我国化学生物学研究水平,培养了一批高水平的人才队伍,取得如下成就:① 开发了一批基于天然产物及化学合成、生物合成的小分子探针(300多种),获得多个用于研究信号转导机制的大明星分子;② 发展了"生物正交反应""单分子、单细胞探测"等化学生物学特色技术和前沿分析方法;③ 解析了细胞重编程、糖脂代谢、细胞凋亡和Wnt信号通路等一系列关键信号转导过程;④ 发现了针对感染性疾病、肿瘤、代谢性疾病和炎症的新靶标及先导化合物。下面简要介绍化学生物学第四方面与药物靶标和先导化合物发现方面的代表性研究进展。

中国科学院上海药物研究所蒋华良与芝加哥大学何川等课题组合作,对铜离子伴侣蛋白的可靶性进行了化学生物学研究。运用计算药物设计从化合物库中筛选出一批能结合于Atox1和CCS铜转运界面的化合物。其中DCAC50抗肿瘤效果最佳且毒性最小。该研究不仅为肿瘤的靶向治疗提供了优秀的先导化合物,同时也为抗肿瘤策略的研究开辟了全新的领域(*Nat. Chem*, 2015)。

肾癌治疗的一线药物靶点主要集中在酪氨酸激酶等靶点,但这类抑制剂普遍存在客观反应率不高和容易出现耐药的现象。中国科学院北京基因组研究所刘江课题组发现SPOP介导的泛素化信号通路是透明细胞肾癌(ccRCC)中高度特异的分子机制。蒋华良、杨财广与刘江课题组合作,通过基于结构的虚拟筛选策略,成功发现了能够破坏SPOP和PTEN相互作用的小分子化合物Cmp 6b(*Cancer Cell*,

2016)。该研究成功证明了破坏 SPOP 与底物蛋白相互作用有可能成为特异性靶向肾癌治疗的新策略,将推动肾癌治疗领域创新药物的发现和发展。

表观遗传信号转导通路是国际上药物靶标发现和药物发现的新兴前沿领域,发现 RNA 表观遗传靶酶的第一代调控剂是该领域的竞争高地。杨财广与罗成课题组合作,瞄准表观遗传的最新领域 RNA 表观遗传靶酶,针对 FTO 识别 m^6A 修饰碱基的结构特点进行高通量虚拟筛选,发现天然产物大黄酸能抑制 FTO 去甲基化功能,并有效干预胞内 mRNA 上 m^6A 修饰丰度(*J. Am. Chem. Soc*, 2012)。杨财广与贾桂芳课题组合作,从 FTO 与 ALKBH5 识别甲基化修饰核酸的机制不同的特点出发设计高通量筛选方案,发现靶向 FTO 的选择性小分子抑制剂——非甾体抗炎药甲氯芬那酸(*Nucleic Acids Res*, 2015)。杨财广与周翔课题组合作,设计发现双功能化学探针——荧光素及其类似物实现对 FTO 蛋白的"可视化"跟踪(*J. Am. Chem. Soc*, 2015)。这些课题借助化学探针研究调节信使 RNA 上 m^6A 的动态修饰过程,为揭示 m^6A 修饰与细胞可塑性的信号转导关联途径提供不同于遗传学的研究工具,为肿瘤、代谢紊乱等疾病领域的药物发现开展可靠的靶标确证研究。

在"小分子调控细胞信号转导过程研究"思路的启示下,科研人员积极探索将"基于化学生物学的药物发现"的研究模式拓展到抗菌感染领域。中国科学院上海药物研究所蓝乐夫、杨财广、蒋华良和华东理工大学李剑等课题组致力于通过"抗菌不杀菌"机制发现新类型的抗菌药物——抗致病力药物(anti-virulence drug)研究。与传统抗生素的作用机制不同,抗致病力药物旨在通过阻断细菌的致病环节而非直接杀死细菌或直接抑制细菌的生长达到治疗效果。蓝乐夫和杨财广课题组开展细菌代谢产物与致病力关联性的研究,发现柠檬酸不仅是一个控制金黄色葡萄球菌致病性的信号分子,生物学研究揭示激活 CcpE 的功能有望消减细菌的致病力(*PNAS*,2014)。杨财广与蒋华良课题组合作,应用药物分子设计并结合生物学筛选,发现了 SrtA 结构新颖的小分子抑制剂 Cmp 6e。这些小分子化合物不杀菌,也不影响细菌生长,然而能有效地延长耐药金黄色葡萄球菌感染小鼠的生存期,实现了"不杀菌或抑菌遏制感染"的目标(*PNAS*,2014)。蓝乐夫和李剑等课题组通过表型筛选老药分子库,发现萘替芬能显著地抑制金黄色葡萄球菌金黄色色素的产生。运用化学生物学技术,成功发现并验证了 CrtN 蛋白是萘替芬的作用靶标。这项研究为抗生素替代品(如抗致病力药物)的研究提供了新的药物作用靶点(*Nat Chem. Biol*, 2016)。

(二)组学技术促进个性化药物研究和生物标志物发现

过去 20 多年,生命科学与技术的蓬勃发展,推动药理学的研究内涵、研究理念和研究方法均发生了革命性变化。特别是随着基因组、蛋白质组、代谢组和基因编辑等技术日益成熟,对疾病异质性、致病基因和疾病分子分型的认识取得了跨越式发展,极大地拓展了传统药理学研究的深度和广度。其中,特别值得一提的是个性化药物和生物标志物研究,已经成为当前药理学研究的重要内容(见第八篇的第三十九章和第四十章)。

现代意义上的"个性化药物"(personalized medicine)概念出现于 20 世纪 90 年代。随着生命科学的飞速发展,揭示出复杂疾病发生发展的高度异质性表现为同一疾病具有不同的分子分型。因此,个性化药物是在深度认知复杂疾病高度异质化的发病本质基础上,治疗复杂疾病的必然选择。个性化药物核心内涵是,在疾病分子分型关联信息的指导下,针对患者人群的个性基因特征,对"敏感人群"进行精准制导式的个性化治疗,实现对"有效患者群"疗效高、安全性好的治疗目标。对于肿瘤等高度异质性复杂疾病,个性化药物是确保治疗有效和安全的基本要求,是实现"量体裁衣"用药模式的基础。个性化药物不是药物的个人化,而是敏感群体对有效药物的基本要求;不是药物的复杂化,是复杂疾病的针对性解决方案;更不是药物的贵族化,是老百姓普惠医疗的迫切需求。因此,个性化药物是降低医疗费用、缓解医疗体系负担的重要举措,是面向健康中国的有力保障,是和谐社会的牢固根基。个性化药物研究代表了药物科学和生物科学发展的前沿，正在成为科学研究领域的主流方向。毋庸置疑，个性化药物研究正在引领药物研究的第三次浪潮。

个性化药物研发的关键是发现药物治疗伴随诊断的生物标志物（biomarker），以确定对特定药物有效的敏感患者群体。顾名思义，生物标志物是一种对生理、病理或某种治疗反应进行客观测量和评价的特征性指标。生物标志物这一术语最早在 20 世纪 50 年代以“biological marker”形式出现，直到 80 年代“biomarker”一词被广泛应用。事实上，关于生物标志物的认识远远早于生物标志物这一术语的出现，早在 1847 年，科学家就提出以尿液中的本周蛋白（Bence-Jones protein）作为多发性骨髓瘤的分子指征。20 世纪 80 年代以来，生物标志物的研究取得了显著进展，其中最具有代表性的是肿瘤筛查生物标志物，如前列腺特异抗原（prostate-specific antigen, PSA）、甲胎蛋白（α-fetoprotein, AFP）等。近年来，药物治疗效果个体差异背后的科学问题逐渐引起了人们的关注，带动生物标志物研究的热点从疾病风险预警、早期筛查转到指征药物治疗潜在敏感人群的疗效预测标志物（predictive biomarker）。*EGFR* 基因突变、*ALK* 基因融合等一系列遴选非小细胞肺癌用药敏感群体的生物标志物在临床成功实践，极大地提高了患者获益。与此同时，随着药物治疗目标的不断提升，生物标志物自身的外延和内涵也不断拓展。除了用药前患者遴选阶段的疗效预测标志物，人们还提出了在治疗过程中通过分子水平的全程监控，实现及时判断药物疗效、尽早指征耐药发生、指导用药方案选择的多功能疗效监控标志物（pharmacodynamic biomarker）这一概念，赋予生物标志物更加强大的功能（图 1－8），也成为生物标志物研究有望获得突破的新方向。值得欣喜的是，这一概念在临床前研究中已经得到证实，在 *MET* 基因扩增遴选 c－MET 抑制剂用药群体中，通过全程检测肿瘤组织中 c－Myc 蛋白水平的变化，实现了尽早判断疗效并预警耐药的发生。可以预见，随着生物标志物的发展，通过深入认识生物学复杂过程，以生物标志物为中心，优化药物治疗理念将成为可能。在疾病治疗中，通过对患者生物标志物的分析，对于易感人群或早期患者采用必要的预防措施，并选择合适的药物进行个体化治疗，做到早期预防、早期诊断和正确治疗。在药物研发领域，生物标志物贯穿于新药研发的全程以加速靶向药物的开发，在临床前研究阶段，依据生物标志物选择合适的工具细胞株及动物模型；在临床试验中，依据生物标志物选择合适的治疗人群用于新药的临床试验，并依据生物标志物及时准确地观察药物的治疗效应。这种基于生物标志物的药物治疗和研究模式，不仅可以显著提高药物治疗的有效率，让患者受益，还可以减少新药临床试验过程中巨大的费用支出，大大地提高了新药研究的成功率。

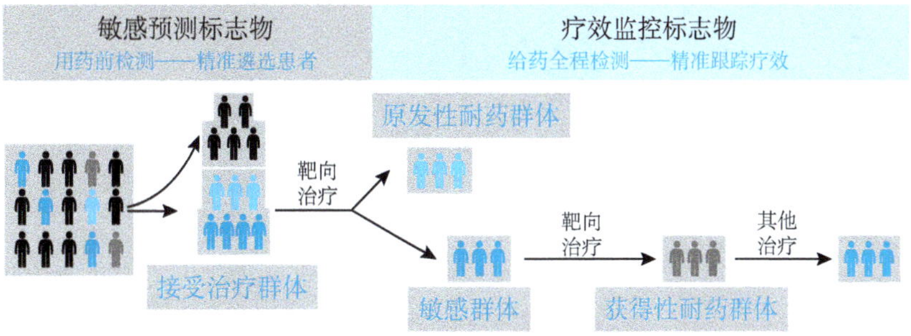

图 1－8　生物标志物指导药物治疗

个性化药物研发，促进了抗肿瘤药物药效评价模型的发展。抗肿瘤药物临床前研究体系通常是由人肿瘤细胞株和小鼠皮下移植瘤模型，以及最近发展的、更能代表人类肿瘤特性的人肿瘤细胞株免疫缺陷小鼠移植瘤模型和一些转基因动物模型共同组成，它们在肿瘤学基础研究和抗肿瘤药物临床前研究中起着十分重要的作用。但是由于与原生环境完全不同的培养环境，并多次传代，这些经常使用的肿瘤细胞的基因、组成和行为都已发生变化，已经不能完全代表临床肿瘤的组织特性、异质性和耐药性等，与临床的相关性日益降低,导致临床前研究获得的体内外药效和临床药效之间相关性差,从而影响药物研发和基础研究的进程。此外,随着恶性肿瘤发生发展过程逐步被阐明,当前的药物研究更关注复杂疾病高度异质化的发病本质,更加关注疾病的分子分型和患者的分群研究,更加关注药物的分层研究和针对性治疗。因此,人们对抗肿瘤药物评价模型提出了新的要求,希望能建立更能体现临床肿瘤患者特征的模型。为此,研发人员提出了直接利用肿瘤患者的新鲜肿瘤样本来建立原代肿瘤细胞(patient-derived cancer cell, PDC)和动物移植瘤(patient-derived tumor xenograft, PDX)模型。由于 PDC 和 PDX 模型直接源于肿瘤患者,其与患者肿瘤的生物学和遗传学特性高度相似,实验结果能更好地提示药物的临床疗效,更有利于提高个性化药物从临床前研究到临床试验的转化成功率。实验数据表明,采用人新鲜肿瘤组织建立的 PDX 模型可较好地保存原发肿瘤的基因特征以及组织形态特征。在动物体内传代小于十代时,其组织结构和基因表型仍能较好地保持原代患者肿瘤组织的特征。而且 PDX 模型在接种过程中,直接选用患者肿瘤组织,其中既包括了肿瘤细胞,同时也包括了肿瘤生长所处的微环境,如成纤维细胞、周细胞等,这也有助于研究肿瘤微环境对治疗的影响。采用这种改良后的模型评价临床常规使用的化疗药物,所得结果与药物在临床患者中的表现也非常一致。目前国内外许多科研机构和制药公司都已投入巨大的资源建立这样的 PDC/PDX 模型库,用于临床前研究,并被称为“co-clinical trial”。中国科学院上海药物研究所也在这一模型库的建设上投入了大量的人力和物力,希望建成一个带有全息基因遗传背景的、反应中国人种特色的模型库以推动中国抗肿瘤新药的研发及个性化用药特征的探索。目前这个模型库已成功用于我们自主研发的 1 类新药的药效学评价、疗效监控标志物和敏感人群标志物的寻找。如在前期基础研究中发现肝癌细胞中高表达糖蛋白 pIgR 能募集活化 Yes 进而介导肝癌生长。利用肝癌患者组织进一步分析并发现了 pIgR/p－Yes 双阳性这个亚群是肝癌预后不良的重要预测标志物。随后利用了肝癌 PDX 模型发现达沙替尼(dasatinib)/MEK 抑制剂可以显著抑制该类型肝癌的生长,这一结果为后期该类型肝癌临床治疗的开展提供了依据和方法。此外,在考察组蛋白去乙酰化酶(histone deacetylase, HDAC)抑制剂的个性化特征研究中也运用了 PDX 模型库。目前 HDAC 抑制剂只在个别类型的血液肿瘤的治疗中获得了一定的效果,但在 HDAC 高表达的实体肿瘤治疗中,患者获益不大。研究发现 HDAC 抑制剂通过上调 *LIFR* 基因的乙酰化修饰水平,招募 BRD4,进而上调肿瘤组织中 LIFR 的表达,激活下游 JAK/STAT3,导致其临床治疗失败。随后运用乳腺癌 PDX 模型进一步证实 BRD4 抑制剂能显著加强 HDAC 抑制剂的效果,为拓展 HDAC 抑制剂的临床应用提供了新的可能。PDC/PDX 模型作为肿瘤研究中的新兴模型,在抗肿瘤药物研究中的地位不容忽视,正逐步成为当前的优势模型。

近年来,在中国科学院战略性先导科技专项(个性化药物——基于疾病分子分型的普惠新药研发)的支持下,个性化药物和生物标志物研究取得了很大的进展。上述我们简要介绍了抗肿瘤个性化药物和生物标志物主要成果,也是在这一重大专项支持下取得的。该专项支持的个性化抗精神神经疾病药物、抗代谢性疾病药物、抗自身免疫性疾病药物研发也取得了重要进展,限于篇幅,此处不作介绍。

(三) 分子影像学在药物研究中的应用

分子影像学(molecular imaging)是 20 世纪 90 年代中晚期发展的技术,是应用影像学的方法对活体状态下的生物过程进行细胞和分子水平的定性和定量研究的学科,使用细胞或分子水平的图像直接展示生物物体内的生理和病理过程。作为一种新近发展的在体检测方法,分子影像技术的优势在于可以实时、定量、连续、无损地获得生物体、细胞、分子的时间、空间图像信息。

根据源能量及探针的物理性质的不同,分子影像技术包含放射性核素[包括正电子发射断层扫描(positron emission tomography, PET)]成像、单光子发射计算机断层(single-photon emission computed tomography, SPECT)成像、磁共振成像(magnetic resonance imaging, MRI)、X 线计算机断层扫描成像

(X-ray computed tomography, CT)、超声成像(ultrasound imaging, US)和光学成像(包括荧光、生物发光、光声成像)等多种成像模式。这些成像模式和技术多数都起源于医学影像学,因此,分子影像学在药物研发具有先天的优势,也成为了当今药理学研究的一门主要技术。

随着人类基因组测序的完成和后基因组时代的到来,在细胞、分子、基因水平研究疾病发生发展的机制,实现疾病的早期诊断及治疗效果的实时监控,这为分子影像学在药理学研究中的应用开辟的广阔的天地:① 在药物示踪方面,通过对药物分子的标记,使其成为影像探针,可进行药物的吸收、转运、分布、代谢和排泄等药物动力学方面的研究。例如,在儿童弥散性脑桥神经胶质瘤患者中使用放射性核素^{89}Zr 标记的药物贝伐单抗(bevacizumab),通过 PET 成像技术,可示踪该抗血管生成抗体药物的药物代谢动力学性质和靶向特性。② 在药物疗效监控方面,通过开发针对疾病生物标志物的特异性影像探针,可直接在体内显示药物治疗对标志物的分子改变,为药物疗效的体内评估提供可视化定量数据,大大加速药物开发的进程。例如,糖酵解代谢水平会在靶向酪氨酸激酶 c - MET 治疗中下调,利用放射性核素^{18}F 标记的葡萄糖氟代衍生物^{18}F - FDG,通过 PET/CT 成像技术,可无损监控靶向 MET 的小分子抑制剂对肿瘤是否有效。③ 在药物机制研究方面,通过建立药物靶标功能体内可视化系统,可实时显示靶标在药物干预下与体内表达的丰度、活性及动态分布等参量的情况。分子影像技术在药物研发中的应用将在后续章节中详细阐述。

二、受体学说从分子水平发展到原子水平——结构药理学

自 Ehrlich、Langley 和 Clark 等提出受体学说到 21 世纪初,人们不知道 GPCR 等跨膜受体长什么样,更不知道药物(激动剂或拮抗剂)如何与受体作用。测定 GPCR 等跨膜蛋白受体的三维结构一直是结构生物学家和药理学家追求的目标。GPCR 三维结构的解析存在以下困难:首先,细胞或组织中内源性 GPCR 的含量较低、纯化困难;其次,在 GPCR 提纯过程中需要添加去垢剂,这构成了去垢剂、GPCR 和磷脂之间相互作用的复杂体系,造成 GPCR 分子之间很难形成稳定有效的接触,极难结晶;最后,由于 GPCR 本身的分子太小和复杂的溶液环境,NMR 和电镜等手段同样无法有效地提供 GPCR 的结构信息。因此,自 1983 年科学家首次预测出了牛 Rhodopsin 结构模型后的 20 多年时间里,GPCR 精细结构解析一直进展缓慢。

蛋白质的表达、纯化、结晶等技术的发展和新型去污剂的应用推动了 GPCR 的结构解析。在 2000 年,Krzyszt 和 Palczewski 等率先解析了第一个 GPCR(牛 Rhodopsin)的精细结构,分辨率达 2.8 Å,证实了 P. A. Hargrave 的关于 Rhodopsin 7 次跨膜螺旋结构的预测(*Science*, 2000,289: 739 - 745),接下来新型高效表达体系和纯化手段的建立,多种人源 GPCR 蛋白相继被成功表达和纯化,并用于结晶条件筛选。到 2007 年,Scripps 研究所的 Ray Stevens 研究组和斯坦福大学的 Brian Kobilka(获得 2012 年度诺贝尔生理学或医学奖)研究组合作,通过引入融合 T4 溶菌酶(T4 lysozyme)的方法稳定细胞内第三 loop 区(ICL3 loop)结构,获得了 2.4 Å 分辨率的肾上腺素能 β_2 受体的晶体结构(*Science*, 2007,318: 1258 - 1265)。值得指出的是,作为获得的第一个人源 GPCR 的精细结构,上述两种融合蛋白均保持了与配基的结合活性,这是真正结构受体药理学的开始,使受体研究从分子水平走向原子水平。

自 2011 年起,我国科学家开始受体结构药理学研究,中国科学院上海药物研究所在 GPCR 的结构解析方面取得了令人瞩目的突破,陆续解析了与神经精神类疾病相关 5 - HTR5HT_{1B}(*Science*, 2013,340: 610 - 614)和 $5HT_{2B}$(*Science*, 2013, 340: 615 - 619)、心血管疾病相关的嘌呤能受体 $P2Y_{12}R$(*Nature*, 2014, 509: 115 - 118)和 $P2Y_1R$(*Nature*, 2015, 520: 317 - 321)及与艾滋病和自身免疫性疾病相关的趋化因子受体 CCR5(*Science*, 2013, 341: 1387 - 1390)等多种受体与药物复合物的三维结构。尤其值得一提的是,在吴蓓丽课题组解析的 $P2Y_1R$ 复合物结构中,首次在位于 7 次跨膜螺旋之外的脂分子作用面发现了一个全

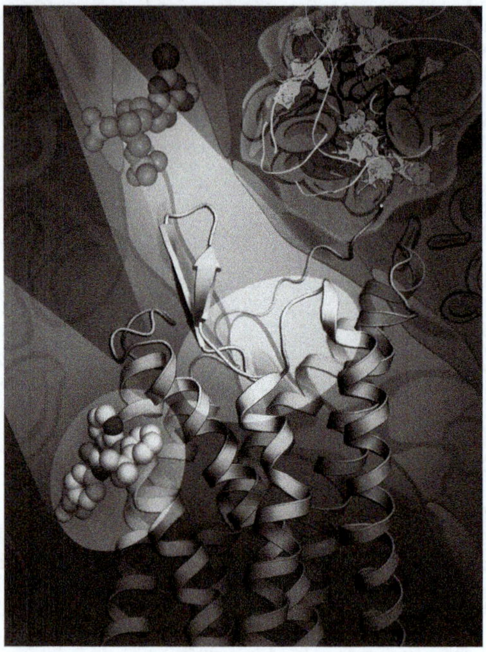

图 1－9　首次发现 $P2Y_1$ 受体的 7 次跨膜螺旋之外的拮抗剂作用新位点

图 1－9　彩图

新的配体调控位点(图 1－9)。在 $P2Y_1R$ 的结构解析后,国内外课题组又陆续在胰高血糖素受体(glucagon receptor, GCGR)、胰高血糖素样肽－1 受体(glucagon-like peptide－1 receptor, GLP－1R)等多个受体发现类似的调控位点。因此,我国科学家对于 GPCR 家族的结构药理学研究彻底改变了以往对受体拮抗机制的认识,并由此产生了 GPCR 新功能研究和药物研发的新方向。2015 年,中国科学院上海药物研究所徐华强领衔的团队利用世界上最强 X 线自由电子激光,成功解析视紫红质与阻遏蛋白质复合物的晶体结构,攻克了细胞信号传导领域的重大科学难题(*Nature*, 2015,523: 561－567)。2017 年,徐华强课题组进一步解析了磷酸化修饰的 GPCR 与休止蛋白复合物的三维结构,在国际上首次阐释了受体磷酸化对其下游信号的调控机制,全面阐明了 GPCR 休止蛋白信号通路的分子机制(*Cell*, 2017,170: 457－469)。2017 年,中国科学院上海药物研究所吴蓓丽、蒋华良、王明伟等多个课题组合作,成功解析了全长 GCGR 与一种小分子变构调节剂(NNC0640)和拮抗性抗体(mAb1)抗原结合片段结合的复合物以及全长 GCGR 蛋白与多肽配体的复合物晶体结构(*Nature*, 2018, 553: 106－110)。该项研究发现 GCGR 连接胞外和跨膜结构域的肽段通过其构象变化在受体活化调控中扮演关键角色,通过可能发生的二级结构转变促使胞外和跨膜结构域之间相对构象产生变化,最终导致受体激活。该成果不仅有助于深入认识 GPCR 超家族蛋白质结构与功能的关系,更为 2 型糖尿病治疗新药的开发提供了新的思路。

除了 X 射线晶体学、单颗粒冷冻电子显微镜技术(cryo-electron microscopy)也逐渐应用于 GPCR 的结构解析。单颗粒冷冻电镜是从 20 世纪 70 年代提出的,经过近 10 年的努力,在 20 世纪 80 年代趋于成熟。在最近几年,单颗粒冷冻电镜方法有了革命性的进步,这些突破主要体现在如下 3 个方面。① 样品制备:通过利用薄膜碳层甚至石墨烯可以用更薄的冰层包裹分子样品从而大幅提高信噪比;② 电子探测器的发明:这一技术一方面规避了 CCD 相机光信号与电信号之间的“电光-光电”转换过程,从而大幅降低了信噪比,另一方面可实现一秒钟之内获得几十张投影图片,通过后期对样品进行漂移修正,大幅提高成像的信噪比,提高分辨率;③ 计算能力的提高和软件算法的进步:冷冻电镜的模型重构通常需要对几万甚至几十万张投影图片进行分析、组装和优化,先进的计算资源以及高效算法的实现使得海量数据处理成为可能。2017 年,冷冻电镜法进一步应用于 GPCR 的三维结构解析。Patrick Sexton、Brian Kobilka 研究组等陆续通过冷冻电镜的方法解析了治疗 2 型糖尿病的重要靶点 GLP－1R 与骨质疏松相关的人降钙素受体(calcitonin receptor, CTR)等数个分泌素受体家族的受体复合物三维结构(*Nature*, 2017,546: 248－253; *Nature*, 2017, 546: 118－123),标志着 GPCR 的三维结构解析正在跨入冷冻电镜时代。

另外一种重要靶标离子通道的三维结构解析同样十分复杂,对离子通道的生物化学和分子生物学研究在 1980 年后才有进展。1981 年,英国 Miledi 实验室把生物合成的烟碱型乙酰胆碱受体(nicotinic acetylcholine receptor, nAChR)的 cDNA 注射到非洲爪蟾的卵母细胞中,成功表达了该受体离子通道。日本科学家 Noda 等分别在 1982 年和 1984 年克隆了 N_2 型 AChR 和第一个电压门控钠离子通道亚基。1988 年,Lily Jan 克隆了第一个钾离子通道(第一篇/第三章)。首个离子通道的三维结构是 1998 年由

R. Mackinnon(获得2003年度诺贝尔化学奖)等利用X射线衍射技术获得的钾离子通道KcsA的晶体结构,该结构阐明了钾离子通道的离子选择性机制。KcsA离子通道中有一个被称为“滤器”的结构,特征之一为周围有4个氧原子,当K^+进入滤器后,可形成类似于周围环绕4个水分子的水化K^+状态。特别值得指出的是,滤器包含的氧原子与水分子包含的氧原子距K^+的距离相同,因此使得K^+可以顺利通过通道;Na^+尺寸较K^+小,无法与滤器周围的4个氧原子相互作用,所以较难穿过通道。R. Mackinnon对于钾离子通道的结构与作用机制的研究是生物化学、生物物理学等领域的一大突破,也为神经疾病、肌肉与心脏疾病的药物开发指引了新的方向。

随后,R. Mackinnon及姜有星等相继解析了配体门控钾离子通道(MthK钾离子通道)、电压门控钾离子通道(KvAP)的结构及哺乳动物钾离子通道的晶体结构。R. Mackinnon也因为在钾离子通道的结构与功能方面的突破性成果,与Peter Agre(在细胞膜水通道方面的研究)共享了2003年的诺贝尔化学奖。截至目前,共有约40种离子通道的150余个结构被解析,囊括了配体门控、电压门控和机械门控在内的多种离子通道类型。其中,最具有代表性的工作是2013年美国加州大学旧金山分校程亦凡与同事David Julius合作完成的TRPV1离子通道三维结构测定。他们采用单电子计数探测器,以近原子分辨率(3.4 Å)确定了在疼痛和热知觉中起中心作用的TRPV1离子通道的结构,这一研究开创了冷冻电镜技术解析高分辨率的离子通道结构的先河(*Nature*, 2013,504: 107-112)。此外,我国科学家,清华大学颜宁教授在解析离子通道复合物结构中也取得了一系列重要的成果,于2015年解析了世界上首个真核电压门控钙离子通道复合物Cav1.1的三维结构(*Nature*, 2016,537: 191-196)。

三、药理学从静态向动态发展——计算药理学

近30年来,随着结构生物学技术的快速发展,蛋白质静态三维晶体结构已被大量解析和报道,这些蛋白质晶体为基于结构的药物设计提供了有用的结构信息。在真实的生物体内,蛋白质行使其生物学功能往往是通过精确的动态构象转变完成。以GPCR为例,其依靠自身构象的动态性特异地结合下游不同信号蛋白如G蛋白休止蛋白(arrestin)来实现跨膜信号传导。此外,在大部分情况下,药物分子与靶标蛋白的识别和结合也是一个动态过程。在这一过程中,靶标蛋白的构象运动对药物分子结合至关重要。仅仅依靠静态的晶体结构信息,很难描绘出蛋白质自身构象转变和药物结合等动态过程,不利于提高基于结构的药物设计的精准性。为解决这一问题,药理学研究已经借助于分子动力学(molecular dynamics, MD)模拟等计算药理学手段,研究受体的构象变化与药理功能之间的关系以及配体对受体的动态调控机制。动态药理学能够从原子层面来描述蛋白质动态变化过程并获取多种动态构象。动态构象的获取不仅为解释蛋白质的柔韧性提供了较好的描述和实用的解决方案,也有利于基于结构的药物设计以及研究配体结合的诱导效应和变构效应。例如,在虚拟筛选中,蛋白质构象的多样性也经常被用于分子对接,以选择更多的动态构象模型,这有助于区分活性和非活性化合物,并在早期药物发现项目中产生更可靠的预测结果。

膜蛋白是目前已知可成药靶点的重要组成部分。蛋白质动态结构模拟可以帮助我们对膜蛋白生物学功能有更深入的理解。近年来,通过系统运用计算模拟结合实验验证,研究人员成功地鉴定了一系列膜蛋白的动态调控和配体结合机制。4,5-二磷酸磷脂酰肌醇[phosphatidylinositol(4,5)bisphosphate, PIP_2]是分布在细胞膜内侧膜层中的磷脂分子,对许多膜蛋白功能至关重要,但是其潜在的功能机制还有待阐明。与Shaker和Kv1.2通道相比,Zhang等人(*PNAS*, 2013,110: 20093-20098)指出PIP_2对KCNQ2通道有不同的相互作用和影响。作者通过同源建模得到了KCNQ2通道开放状态和关闭状态结构,并利用全原子MD模拟来识别PIP_2与KCNQ2通道的两种状态之间的潜在相互作用。MD模拟表明,PIP_2优先与开放态KCNQ2通道中的S4-S5 linker作用,而在关闭态中与S2-S3 loop相互作用(图1-10)。突变和电生理测定等实验证实了这些结果,并提示PIP_2与S4-S5 linker相互作用的中断可能

会导致通道电压灵敏度和电流幅值的降低,而与 S2－S3 loop 相互作用的中断不会影响电压灵敏度。PIP_2 调制的多样性正是由于 PIP_2 与这些通道的动态相互作用不同。因此,研究膜与膜蛋白相互作用的动态性可以揭示不同膜蛋白之间的调控差异性特征。

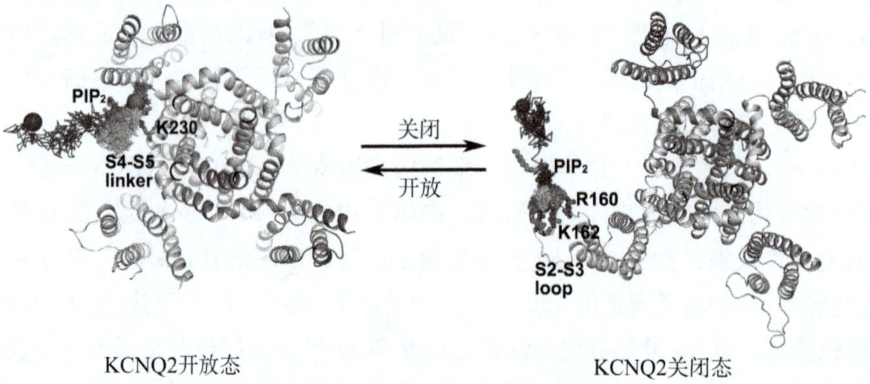

图 1－10 彩图

图 1－10　离子通道动态构象变化

PIP_2 磷脂分子与 KCNQ2 通道的两种状态之间存在潜在动态相互作用。在开放态中,PIP_2 结合在 KCNQ2 通道的 S4－S5 linker 结构域并与 K230 等残基作用;在关闭态中,PIP_2 结合在 KCNQ2 通道的 S2－S3 loop 结构域并与 R160、K162 等残基作用。

蛋白质动态结构模拟在 GPCR 领域中也有许多代表性工作。B 类 GPCR 由七次跨膜结构域和胞外区组成,其信号通路传导受肽激素调控。Yang 等(*Nat. Commun*, 2015,6: 7859)将长时程 MD 模拟与实验相结合,阐明了 GCGR 存在开放和关闭两种状态,并指出胰高血糖素(glucagon)通过构象选择机制与 GCGR 结合。对胰高血糖素－GCGR 复合物和 *apo*－GCGR 的 MD 模拟表明,胰高血糖素－GCGR 的跨膜结构域和胞外区之间的距离明显大于 *apo*－GCGR,这表明受体具有"开放"和"关闭"状态。当胰高血糖素与 GCGR 相互作用时,受体处于"开放态",即胞外区通过胰高血糖素结合而稳定,垂直于膜表面。相比之下,*apo*－GCGR 的 MD 模拟显示胞外区发生显著旋转并向跨膜区域移动,与胞外裸露的跨膜区产生紧密相互作用,因此 *apo*－GCGR 稳定于"关闭态"(图 1－11)。冷冻电镜、氢/氘交换质谱和位点特异性二硫键交联等实验验证了 MD 模拟结果,证实了胰高血糖素通过构象选择机制与 GCGR 结合。

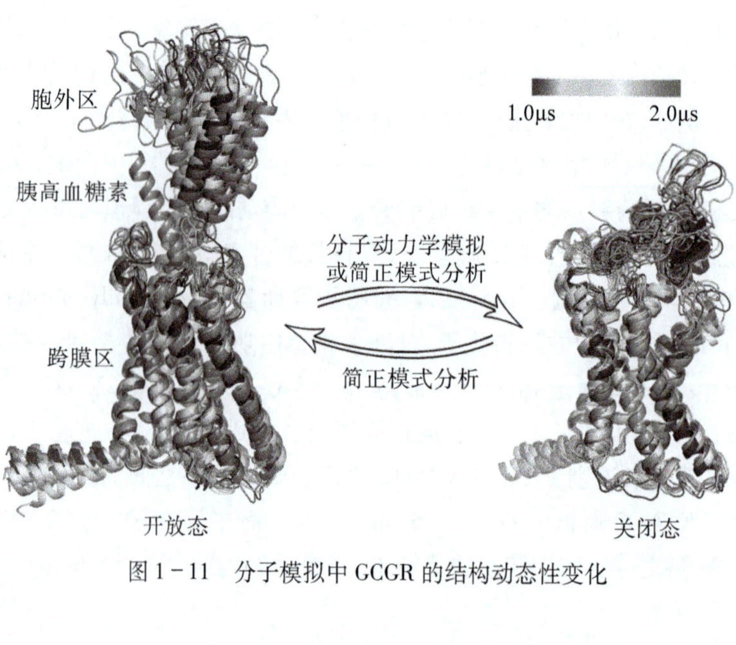

图 1－11 彩图

图 1－11　分子模拟中 GCGR 的结构动态性变化

多肽配体胰高血糖素(灰色)的结合可以使全长GCGR结构稳定在开放态,空载GCGR的胞外区倒向跨膜区,形成关闭态结构。分子动力学模拟捕捉到开放态向关闭态的转变,同时简正模式分析表明全长GCGR可以在两种状态间发生转变。图中展示的是1.0~2.0 μs模拟轨迹中每间隔20 ns时的GCGR结构。

计算药理学方法和研究策略已经对基础药理学研究产生了深远的影响,并且有可能显著加速药物发现进程。

(蒋华良 丁 健)

第三节 药理学发展展望

药理学今后的发展将是与其他学科的交叉以及其他学科与药物学的融合过程,在药物研究中的作用将更加显著,也会随着药物研发新形势的需要,发展新的研究方向。本节仅从药理学在药物研发中的核心作用、细胞原位结构药理学和精准药理学等三个方面进行展望。

一、药理学在药物研发中将继续发挥核心作用

药理学是建立各种筛选、药代研究、安全性评价的基础,在药物发现和开发中的作用均很重要。从前面两节中我们看到,以前的药理学是建立在受体学说和药物-受体相互作用的基础上的,而药物主要指小分子药物(天然产物或合成的有机化合物)。抗体等生物大分子药物已经成为目前和未来药物研发的重要方向,糖类药物也会成为今后药物研发的重点。现有以小分子药物研究为基础的药理学方法和技术,可能不适用于这类药物的研究(包括重要机制研究和药物发现研究),需要发展新的药理学方法和技术,也会建立相应的新学科,如抗体药理学。抗体的靶标是抗原,抗体-抗原相互作用的方式与小分子药物-靶标相互作用的方式不同,并且抗体进入体内会产生复杂的免疫反应,药物代谢动力学机制也与小分子完全不一样。因此,需要发展新的筛选模型、药物代谢动力学评价模型和安全性评价模型,以适用于抗体药物的研发。抗体-抗原相互作用的结构生物学研究已经有较快的发展,这为抗体药理学的发展奠定了良好的基础,随着细胞原位结构药理学的发展,将在原子水平获得更加清晰的抗体-抗原调控通路的信息,这将进一步促进抗体药理学的发展和抗体药物的研发。ADC也是最近发展起来的一个新的药物研究方向,既涉及抗体-抗原相互作用,又与药物-靶标的相互作用有关。蛋白质降解靶向联合体(proteolysis targeting chimera, PROTAC)、嵌合抗原受体T细胞免疫疗法(himeric antigen receptor T-cell immunotherapy, CAR-T)、干细胞治疗等新类型的药物和新的治疗技术的出现,也需要发展新的药理学方法和技术,用于研究这些新型药物和治疗技术的机制,发展新的评价模型,以适应发展新类型的药物或治疗方案。

糖类分子包括寡糖、多肽、糖苷、糖蛋白、糖-多肽嵌合物,这类分子可能是研发治疗阿尔茨海默病(Alzheimer disease, AD)、帕金森病(Parkinson disease, PD)等神经退行性疾病以及精神分裂症、抑郁症、睡眠障碍等精神系统疾病药物的源泉。糖类药物的开发目前基本还是个"处女地",提前布局糖类药物的药理学研究,发展新的技术和方法,有利于尽快获得有效的糖类药物。组成生命体的三大类生物大分子是核酸、蛋白质和多糖,由于测序技术、生物化学和分子生物学的发展,前两者结构和功能关系研究取得了较大的发展,也正因为如此,药理学才有了今天的成就。糖类药物发展较慢的一个重要原因是一些基础性研究还未完成或还没有办法完成,如多糖的序列测定、三维结构测定,寡糖的合成也很困难,糖蛋白基本不能用重组蛋白表达的方法获取,这些均限制了糖类药物的研发。在这些方面取得突破的

基础上,研究糖类药物的作用机制,建立糖类药物的筛选模型、药物代谢动力学和安全性评价模型,继而发现新的糖类药物,将是药理学发展的另一个重要方向。

二、细胞原位结构药理学

目前结构生物学主要研究的是重组蛋白、核酸等生物大分子及其复合物的三维结构,这些生物大分子在细胞内的构象以及它们之间是如何相互作用的呢?目前的结构生物学方法所测定的结构不能回答这个问题。现在所采用的一个间接解决方案是,应用 MD 模拟方法获取蛋白质等生物大分子的构象集,结合分子细胞生物学实验,获得生物大分子在细胞内的可能的活性构象及其与其他生物大分子或小分子的相互作用,并在此基础上研究生物大分子的功能(包括药理学功能)。计算药理学主要采用这种方式研究靶标(受体)的功能,在此基础上进行药物设计。

单颗粒冷冻电镜显微技术(single-particle cryo-EM)已经引发了结构生物学的革命,极大地加速了生物大分子,特别是跨膜蛋白质(包括膜受体)、蛋白质机器和病毒三维结构的测定,这一技术的发明人 Jacques Dubochet、Joachim Frank 和 Richard Henderson 获得了 2017 年度诺贝尔化学奖。显微光学切片断层成像(micro-optical sectioning tomography, MOST)技术和冷冻电子断层扫描技术(cryo-electron tomography, cryo－ET)是未来促使生命科学基础和应用研究另两项革命性的技术。MOST 是由华中科技大学骆清铭团队经过 10 余努力发展的原创技术,可以在介观(介于微观和宏观之间)水平获得动物器官组织各种细胞之间链接的全息结构(图 1－12)。

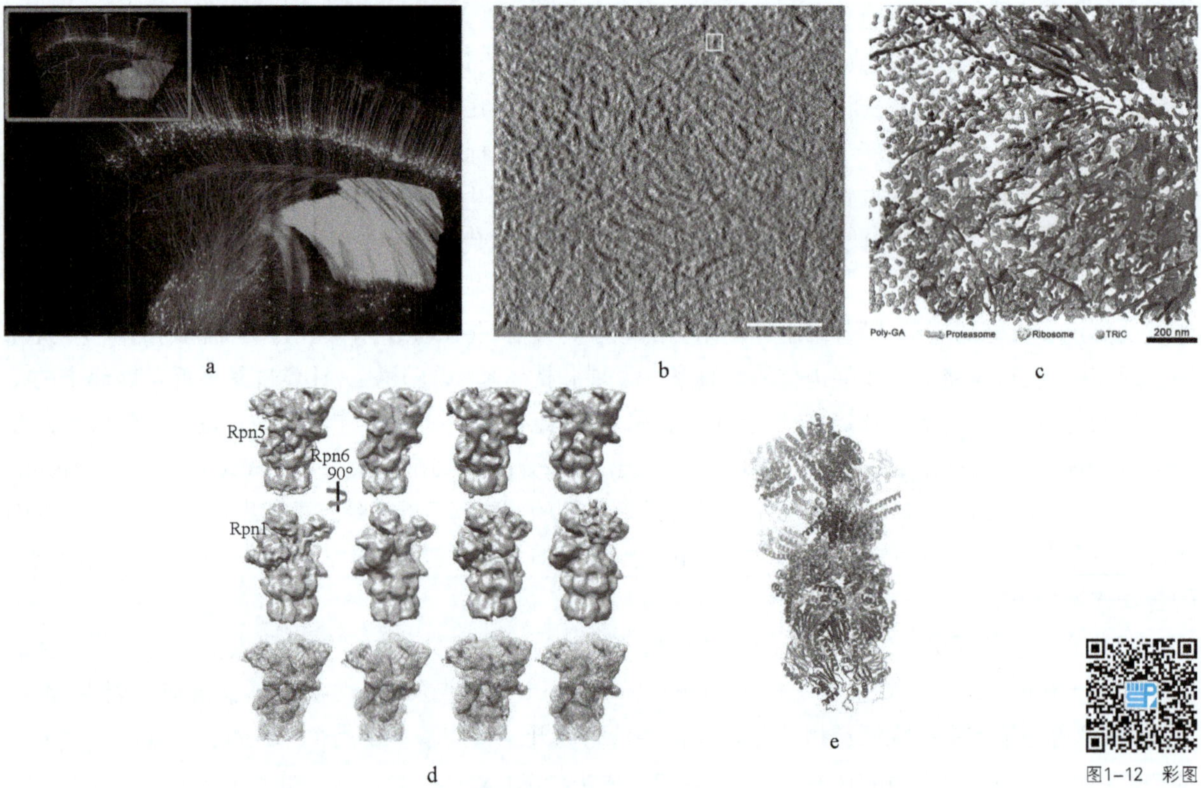

图1–12　彩图

图 1－12　细胞原位结构药理学——从介观结构到分子结构再到原子结构

注:小鼠全脑神经元投射全息图谱(仅显示海马区部分神经元,图 1－12a),该图由华中科技大学骆清铭提供,结果由 MOST 技术测定。C9orf72 神经元细胞中多聚甘氨酸丙氨酸(poly－Gly－Ala, poly－GA)重复短肽聚集物的高分辨率冻电子断层扫描(Cryo－ET)结果(图 1－12b)。9orf72 神经元细胞中 poly－GA 的 Cryo－ET 飘带状结构(红色,见彩图)以及周围招募的 26S 蛋白酶体(绿色,见彩图)、核糖体(黄色,见彩图)、TRiC/CCT 伴侣蛋白的结构(图 1－12c、图 1－12d、图 1－12e)

继 cryo－EM 技术后，最近发展的 cryo－ET 技术，将可获得生物大分子及其相互作用在细胞生理环境下的原位（*in situ*）结构信息，有望解决“生物大分子在细胞内的构象以及它们之间是如何相互作用”这一重要科学问题。最近，自美国洛克菲勒大学等研究机构的科研人员测定了分子量超过 1×10^8 Da 的酵母细胞核孔复合物高分辨率原位结构，从而为我们了解核孔复合物的功能机制提供了关键的结构基础（*Nature*, 2018,555：475－482）。德国马普生物化学研究所的研究人员利用冷冻电子断层扫描技术分别解析了神经细胞中亨廷顿（Huntingtin）外显子 1 多聚谷氨酰胺（polyglutamine, polyQ）淀粉样（amyloid-like）纤丝原位结构（*Cell*, 2017,171：179－187）和多聚甘氨酸丙氨酸（poly－Gly－Ala, poly－GA）重复短肽聚集物的高分辨率原位结构（*Cell*, 2018,172：696－705），这些结构的解析对于研究神经退行性疾病的发病机制具有重要的指导作用。这 3 项研究结果表明，蛋白质在细胞内的构象变化和相互作用方法远比体外测定结构获得的信息复杂。由于篇幅限制，这里仅简要介绍 poly－GA 的原位结构及其在细胞内与其他蛋白质的相互作用。

蛋白质及其泛素化蛋白酶体系统（ubiquitin-proteasome system, UPS）功能失调，是许多神经退行性疾病的主要特征。UPS 的损伤与肌萎缩性脊髓侧索硬化（amyotrophic lateral sclerosis, ALS）和额颞叶痴呆（frontotemporal dementia, FTD）等疾病密切相关，UPS 的损伤与 C9orf72 神经元的突变密切相关，而 ALS 和 FTD 等疾病与 poly－GA 在神经元中的错误折叠和降解有关，但具体的机制目前还完全不清楚。为了解决这一问题，德国马普生物化学研究所 Wolfgang Baumeister 和 Rubén Fernández－Busnadiego 课题组及德国神经退行性疾病研究中心 Dieter Edbauer 课题组合作，测定了 poly－GA 在 C9orf72 神经元中的原位结构（图 1－12b～图 1－12e）。结果表明，poly－GA 以扭曲飘带状结构高密度地聚集中 C9orf72 神经元中，招募 26S 蛋白酶体、核糖体和 TRiC/CCT 伴侣蛋白（图 1－12c），形成细胞命运“共同体”。cryo－ET 技术探测到了各个蛋白质的不同构象态，如发展了原子分辨率的 S26 蛋白酶体在 C9orf72 神经元多种构象状态以及底物的不同结合方式（图 1－12d、1－12e）。

在细胞原位结构生物学的基础上，结构药理学必定会有重大的发展机遇，产生细胞原位结构药理学，其实细胞原位结构生物学本身研究的科学问题与医学和药学有关。结构药理学今后可能的研究方向是，测定原子水平细胞内重要靶标相关的信号转导通路和生物网络的结构，以及药物对这些通路和网络的干扰和影响，真正实现基于生物通路和网络的药物研发。

三、精准药理学

近年来，随着对复杂疾病致病机制的认识的不断深入，复杂疾病的异质性特征被日益关注，催生了药物治疗理念和研发格局的跨越式发展。精准医学（precision medicine）是新型的医学概念与医疗模式，主要得益于近 20 年来第二代测序技术、生物信息学以及大数据科学的飞速发展和广泛实践。精准医疗的本质，是基于特定疾患者群的大样本基因组、蛋白质组等数据分析，对疾病进行基于分子水平的精确分类，从而提示疾病的原因和潜在治疗靶点。在此基础上，对特定患者进行针对性的个性化治疗，以期提高疾病诊治与预防的效益。2011 年，美国医学界首次提出了“精准医学”的概念。随后在 2015 年 1 月 30 日，美国白宫公布了“精准医学计划”（precision medicine initiative）的详情，旨在传播精准医疗理念，开启医疗新时代，精准医学的概念至此在全世界范围内获得高度关注。精准医学的核心内容是个性化药物（personalized medicine，又称 individualized medicine），后者也是精准医学临床实践的最前沿阵地。个性化药物一词最早见于 1956 年美国德州大学生化研究所 Williams 教授的专著《生物化学个体性》（*Biochemical Individuality*），但直到最近这一理念才真正得到落地实践。当前，以基因组成或表达修饰变化的差异等预测药物的治疗效果和毒副作用，为每个患者选择最适宜的个体化药物治疗方案，已经在肿瘤药物治疗中成功实践。在多种疾病领域，全面实现个性化治疗也是大势所趋。在这一新的时代背景下,药理学的研究格局和研究模式也必须摒弃传统的研究思维,关注表型相同疾病背后的分子分型差异,在特定的、符合分子分型特征的研究体系中,围绕药物展开研究。同时,药理学的研究,不能仅停留于对药物有效性的评价,其新的内涵应是全面赋予药物的个性化特征,包括拓展药物的敏感群体,探索增效减毒的联合用药方案,针对药物耐药,探索发生机制和应对策略等。总之,深化精准医疗理念,以个性化药物研发的新模式为目标,大力开展复杂疾病的分子分型、全面诠释靶向药物的个性化特征,将是药理研究的不断追求的目标。在精准医学和个性化药物研究基础上,会产生一门新的药理学——精准药理学。

以个性化药物研究为核心的精准药理学发展,依赖于今后的个性化药物研究甚至是原创新药研究,除了测序技术和已有的分子影像技术等新的技术外,还需要发展更新的技术,我们在此简要介绍两种新技术。

质谱成像(mass spectrometry imaging, MSI)技术是一种新型的成像技术,结合在位成像与质谱分析的方法,利用激光或高能离子束等扫描细胞或组织切片等样品的表面,通过质量分析仪获得各像素点离子的质荷比和强度信息,实现化合物分子的原位定性、定量分析,并绘制出其空间分布图。MSI 技术集定性、定量、定位功能于一体,其核心特点是质谱分析的高通量、非标记分析技术和纳米级的空间分辨率。MSI 技术的高通量分析能力,可为精准治疗提供病理及治疗状态下,在药物蛋白质组学视野下获得生物标志物的可视化定量信息。同时,MSI 技术无须对药物进行修饰,可直接在位定量评估药物及其代谢物在细胞和组织水平的靶向特性,故 MSI 技术在药物代谢、药效学、毒理学、药物制剂等研究中开始逐步应用。如能在扫描速度、连续切片、药物分子与靶标的共定位分析及图像三维重建等方面有更大的突破,MSI 技术将在精准药理学的发展上发挥更重要的作用。

微生理系统(microphysiological systems, MPS) 是在微流控芯片上制造出的能够模拟人类器官主要功能的仿生系统,也被称为器官芯片(organs-on-chip)。利用微加工技术在芯片上建立类似人体细胞的互动式结构体,通过精确地控制化学浓度梯度、流体剪切力等参数,实现模拟人体器官的复杂结构、微环境和生理学功能。MPS 具有以下特征: ① 细胞具有人类基因背景;② 不同类型细胞按照生理结构排列;③ 模拟人类体液循环的灌注功能;④ 不同系统可以灵活地整合和集成。研究机构和制药公司的合作使得 MPS 在近几年飞速发展,已成功构建肝、肺、肠、肾、心及血-脑屏障等多器官的 MPS,并提示 MPS 在体外评价药物的有效性、安全性和毒性的结果方面,优于现有的活体动物模型。MPS 的发展和应用面临的挑战首先是能否将多器官 MPS 整合,实现"人体芯片"(body-on-chip),以准确地模拟全身对药物的反应情况;其次,能否参照现已广泛使用的基因表达谱芯片的模式,实现 MPS 制造的标准化、可重复性和兼容性,建立全球可共享的 MPS 数据库并提供药物敏感性预测等人工智能分析工具,将为个性化治疗的优化带来飞跃性的提升。相信 MPS 的进一步发展或将彻底改变实验生物医学的现状,而且整合了微流控、细胞工程、三维微加工、类器官体外培养等多个革新技术,也许会开创一个新的领域——定量系统药理学。

(蒋华良　丁　健)

参考文献

Báuerlein F J B, Itika Saha I, Mishra A, et al. In situ architecture and cellular interactions of PolyQ inclusions. Cell, 2017, 171(1): 179-187.
Black J W, Leff P. Operational models of pharmacological agonists. Proc. R. Soc. Lond. B: Biol, 1983, 220(1219): 141-162.
Clark A J. General pharmacology. Berlin: Verlag von Julius Springer, 1937.

Cobice D F, Goodwin R J A, Andren P E, et al. Future technology insight: Mass spectrometry imaging as a tool in drug research and development. Brit. J. Pharmacol. 2015, 172(13): 3266－3283.

Duran-Frigola M, Mosca R, Aloy P. Structural systems pharmacology: The role of 3D structures in next-generation drug development. Chem. Biol, 2013, 20(5): 674－684.

Golan D E, Armstrong E J, Armstrong A W. Principles of pharmacology: The pathophysiologic basis of drug Therapy. 4th ed. Waltham: Wolters Kluwer Health, 2017.

Guo Q, Lehmer C, Martínez-Sánchez A, et al. *In situ* structure of neuronal C9orf72 Poly－GA aggregates reveals proteasome recruitment. Cell, 2018, 172(4): 696－705.

Guo Z Q, Zheng T, Chen B, et al. Small-molecule targeting of E3 ligase adaptor SPOP in kidney cancer. Cancer Cell, 2016, 30(3): 474－484.

Hidalgo M, Amant F, Biankin A V, et al. Patient-derived xenograft models: an emerging platform for translational cancer research. Cancer Discov, 2014, 4(9): 998－1013.

Huang M, Shen A, Ding J, et al. Molecularly targeted cancer therapy: Some lessons from the past decade. Trends Pharmacol, 2014, 35(1): 41－50.

Kenakin T P. A pharmacology primer: Theory, applications, and methods. 3rd ed. San Diego: Elsevier Academic Press, 2009.

Kenakin T P. Pharmacology in drug discovery and development. 2nd ed. San Diego: Elsevier Academic Press, 2016.

Kim S J, Fernandez-martinez J, Nudelman I, et al. Integrative structure and functional anatomy of a nuclear pore complex. Nature, 2018, 555(7697): 475－482.

Mayers R A. Translational medicine: Molecular pharmacology and drug discovery. Weinheim: Wiley－VCH, 2018.

Sharma S V, Haber D A, Settleman J. Cell line-based platforms to evaluate the therapeutic efficacy of candidate anticancer agents. Nat. Rev. Cancer, 2010, 10(4): 241－253.

Shen A, Wang L, Huang M, et al. c－Myc alterations confer therapeutic response and acquired resistance to c－Met inhibitors in MET-addicted cancers. Cancer Res, 2015, 75(21): 4548－4559.

Wang J, Luo C, Shan C, et al. Inhibition of human copper trafficking by a small molecule significantly attenuates cancer cell proliferation. Nat. Chem, 2015, 7(12): 968－979.

Wang M W, Ye R D, Zhu Y. Pharmacology in China: A brief overview. Trends Pharmacol, 2013, 34(10): 532－533.

Weiss J M, Morgan P H, Lutz M W, et al. The cubic ternary complex receptor-occupancy model I. model description. J. Theor. Biol, 1996, 178(2): 151－167.

Weiss J M, Morgan P H, Lutz M W, et al. The cubic ternary complex receptor-occupancy model Ⅱ understanding apparent affinity. J. Theor. Biol, 1996, 178(2): 169－182.

Weiss J M, Morgan P H, Lutz M W, et al. The cubic ternary complex receptor-occupancy model Ⅲ resurrecting efficacy. J. Theor. Biol, 1996, 181(4): 381－397.

Wikswo J P. The relevance and potential roles of microphysiological systems in biology and medicine. Exp. Biol. Med, 2014, 239(9): 1061－1072.

Willmann J K, van Bruggen N, Dinkelborg L M, et al. Molecular imaging in drug development. Nat. Rev. Drug Discov, 2008, 7(7): 591－607.

Yang L, Yang D, de Graaf C, et al. Conformational states of the full-length glucagon receptor. Nat. Commun, 2015, 6: 7859.

Zhang Q S, Zhou P Z, Chen Z X, et al. Dynamic PIP_2 interactions with voltage sensor elements contribute to KCNQ2 channel gating. Proceedings of the Natl. Acad. Sci. 2013, 110(50): 20093－20098.

第二章
药物代谢动力学和药物安全性评价

药物代谢动力学与安全性评价都是重要的药学学科。本章第一节为药物代谢动力学，该节首先叙述了药物通过细胞膜的几种方式以及影响因素。然后介绍了药物给药的主要方式，重点介绍了口服吸收相关的知识。接下来从血浆蛋白结合、组织结合、血-脑屏障和分布容积 4 个方面介绍了与分布相关的知识。在代谢部分，介绍了代谢反应类型、代谢酶、药物-药物相互作用以及药物代谢影响因素等相关知识。最后，在排泄部分介绍了肾脏排泄和胆粪排泄相关知识。第二节为药物安全性评价。该节首先介绍了药物安全性评价相关的基本概念，研究基本原则以及应遵循的法规和规范。并概述了毒性作用及分类、毒性作用机制及影响因素，最后列举了安全药理试验、一般毒性试验(单次给药毒性试验和重复给药毒性试验)、生殖毒性试验、毒代动力学试验、遗传毒性试验、致癌性试验、免疫毒性试验、依赖性及其他特殊毒性试验等临床前安全性评价试验类型，介绍了不同期临床研究所需安全性评价的要求。

第一节　药物代谢动力学

药物代谢动力学(又称药代动力学、药动学)是研究药物在生物体内的吸收、分布、代谢和排泄规律的一门学科。其中，吸收指药物从给药部位进入循环系统，分布指药物由循环系统到达其他组织、器官，代谢指药物在体内发生的化学转化，排泄指药物被肾脏等器官排出体外。药物代谢动力学是机体对药物作用的过程，表现为体内药物浓度随时间变化的规律。药物或活性代谢产物体内浓度数据及其相关药物代谢动力学参数是产生、决定或阐明药效或毒性大小的基础，是确定药物给药剂量、给药间隔的依据。通过对药物代谢动力学原理和规律的认识，能合理地设计新药，指导新药的研究、开发和临床使用。

在创新药的研发中，药物代谢动力学研究与药效学、毒理学研究处于同等重要的地位，已成为药物临床前和临床试验的重要组成部分。

一、药物的生物屏障渗透性

药物在人体中的吸收、分布、代谢、排泄以及药物到达靶点，都涉及穿过人体中的生物屏障，如在药物的吸收过程，药物需要穿过胃肠壁、皮肤等；在分布过程，药物需要穿过毛细血管壁；在排泄过程，药物需要穿过肾小球毛细血管壁等。影响药物生物屏障渗透能力的因素，包括药物分子的大小、离解程度、脂溶性、血浆蛋白结合及组织结合等性质。

(一) 细胞膜

细胞膜主要由双层脂质分子组成。细胞膜中的双亲性脂质分子疏水端朝内，形成一个疏水相，亲水端则朝向外部。细胞膜中还镶嵌有糖类和蛋白质分子。细胞膜具有流动性、柔性和对极性分子的低渗透性等特点。水分子对细胞膜具有一定的渗透性，可在流体静压力或渗透压推动下穿过细胞膜。

（二）药物的运输方式

药物穿过细胞层的方式包括跨细胞运输（transcellular transport）和细胞旁路运输（paracellular transport）。跨细胞运输又可分为被动扩散（passive diffusion）、转运体介导的运输（carrier-mediated transport）和小泡运输（vesicular transport）等。

1. *被动扩散*　被动扩散指药物由高浓度区域自发地向低浓度区域迁移。非极性小分子容易以被动扩散方式通过细胞膜，极性小分子比较难以被动扩散方式通过细胞膜，而大分子或与大分子结合的药物不能以被动扩散方式通过细胞膜。药物被动扩散穿过细胞膜的速率与其在膜两边的浓度梯度、油水分配系数和膜表面积成正比。

弱酸性或弱碱性药物，可能在生理条件下离解。与未离解分子相比，离解分子极性较大，脂溶性差，较难渗透细胞膜，其通过细胞膜依赖于与细胞膜电阻相关的渗漏性。弱电解质的膜渗透性依赖于其 pK_a 及细胞膜两边的 pH 差。

药物的质子化形式和非质子化形式的浓度之比符合 Henderson－Hasselbalch 方程：

$$\log\frac{[\text{质子化形式}]}{[\text{非质子化形式}]}=pK_a-\text{pH}$$

当药物在人体不同区域的迁移达到平衡时，电中性的药物分子在不同区域的浓度是一致的，总浓度的差异取决于离解的药物分子浓度的差异（如果药物不发生血浆蛋白结合与组织结合）。如果生物屏障两侧 pH 不同，则酸性药物会在较碱性的区域富集，碱性药物则在较酸性的区域富集，这种现象称为离子捕获（ion trapping）。

2. *转运体介导的运输*　许多细胞具有独特的跨膜转运体。转运体在细胞的一侧结合一个或多个分子，然后在细胞膜的另一侧释放。转运体介导的运输按照是否消耗能量可以分为主动运输（active transport）和协助扩散（facilitated diffusion）。按照转运方向可分为摄取转运体（uptake transporter）和外排转运体（efflux transporter）。转运体具有饱和性，底物浓度较高时，转运速率不再随底物浓度升高。转运体可被转运体的其他底物竞争性抑制，导致转运速率降低。

主动运输的特点是需要能量，底物的运输方向与浓度梯度相反，如 Na^+，K^+－ATP 酶（Na^+，K^+－ATPase）。继发性主动转运（secondary active transport）利用一种物质浓度梯度的化学能将另一种物质从低浓度区域转运到高浓度区域，如 Na^+－Ca^{2+} 交换蛋白（Na^+－Ca^{2+} exchange protein）。

协助扩散不需要能量，其转运方向与底物的浓度梯度一致。如胰岛素敏感的糖转运体（insulin-sensitive glucose transporter）GLUT4。这类转运体有两方面的作用，一是协助运输那些被动扩散速率慢的内源性化合物，二是防止潜在毒性化合物在细胞内蓄积。

3. *小泡运输*　小泡运输指细胞膜形成空腔包裹大分子或颗粒性物质，然后将其运输到细胞膜的另一侧。小泡运输包括胞吞作用（endocytosis）、胞吐作用（exocytosis）和胞转作用（transcytosis）。胞吞作用是将药物运输到细胞内，胞吐作用是将化合物排出细胞，胞转作用则是将化合物从细胞的一侧运输到细胞的另一侧。

4. *细胞旁路运输*　细胞旁路运输指药物由细胞之间的缝隙（细胞连接，cell junctions）穿过细胞层。药物细胞旁路运输的驱动力可以是流体静压力（称为滤过），也可以是细胞两侧的浓度差（称为渗透）。不同的细胞类型的空隙也是不同的。如肾小球毛细血管内皮细胞的空隙较大，所以水和其中的溶质容易滤出。中枢神经系统（central nervous system，CNS）和一些上皮组织的毛细血管内皮细胞之间有紧密连接，限制了细胞旁路运输。细胞旁路运输为那些没有转运体的亲水性分子通过生物屏障提供了一条通路，但其效率相对比较低，如去氨加压素（desmopressin）的口服生物利用度只有 0.16%。细胞旁路运输具有分子大小依赖性,如半径大于 4.5 Å 的分子无法通过小肠上皮细胞的紧密连接。如果细胞之间的缝隙对药物来说足够大,则细胞旁路运输仅受血流速率影响。

二、药物的吸收

药物吸收指药物由给药部分进入循环系统的过程。常见给药途径包括静脉注射、皮下注射、肌肉注射和口服给药等(表 2-1)。

表 2-1 常见给药途径

给药途径	优　点	缺　点	用　途
静脉注射	1. 生物利用度高 2. 即刻起效 3. 大体积药液 4. 刺激性或复杂混合物	1. 操作需要培训 2. 配方必须无菌 3. 副作用风险升高 4. 不适合油性溶液或难溶物质	1. 应对紧急情况 2. 蛋白质或多肽药物
皮下注射	不限于水溶液	1. 不适合大体积药液 2. 吸收缓慢,不同部位吸收速率不同 3. 刺激性药物可引起疼痛或坏死	1. 一些难溶物质 2. 悬浊液 3. 植入式缓释制剂
肌肉注射	1. 不限于水溶液 2. 适合自我给药	1. 抗凝治疗期间不适合 2. 不同肌肉吸收速率不同 3. 刺激性药物可引起疼痛	1. 中等体积药液 2. 油基药液 3. 刺激性物质
口腔/舌下含服	避免肝脏首过效应	药物可被吞咽	分子量小的亲脂性药物
口服给药	1. 方便 2. 经济 3. 通常更安全	1. 需要患者的顺应性 2. 生物利用度不规律,不完全 3. 引起呕吐	应用广泛
直肠给药	部分避免肝脏首过效应	1. 吸收不规律,不完全 2. 栓剂容易移动 3. 有一些药物可能会刺激直肠黏膜	1. 患者无法口服药物 2. 局部用药
透皮吸收	1. 避免肝脏首过效应 2. 使用方便	可能刺激皮肤	局部用药
肺吸收	1. 药物吸收快 2. 避免肝脏首过效应	1. 可能引起咳嗽反射 2. 可被吞咽	局部用药

(一) 口服给药

口服给药是最常见、最安全、最方便和最经济的给药方式。口服给药的缺点是可能吸收不好、被代谢酶分解、引起呕吐等。影响口服药物吸收的因素有吸收部位的表面积,流向吸收部位的血流量,药物的物理形态、水溶性和在吸收部位的浓度。

消化道包括口腔、食管、胃、小肠、大肠和直肠,其中小肠是主要吸收器官。小肠壁具有大量环形褶皱、小肠绒毛和微绒毛,使得小肠表面积增加 600 倍,达到 200 m^2。小肠巨大的表面积很适合营养和药物的吸收。

药物进入消化道后,在胃中的停留时间大概在几分钟到几个小时范围内。影响胃排空的因素包括食物的热量值,胃内容物的体积、黏度、温度和 pH,代谢状态和环境温度等。胃的表面积比小肠小得多,且药物在胃中停留时间较短,所以胃对药物吸收的贡献小于小肠。小肠吸收速率大于胃,加快胃的排空可以提高药物吸收速率,以更短的时间(t_{max})达到更高的最大血浆药物浓度(C_{max}),如果首过效应达到瞬态饱和,将增加药物总暴露量。小肠蠕动对药物的崩解和溶解有利,不过会缩短药物在小肠中的停留时间。

药物在胃肠道吸收的途径主要包括被动扩散、主动运输和细胞旁路运输。药物需要有一定的脂溶性以通过脂质膜，又需要有一定的水溶性以保证在胃肠道液体中有一定的浓度。小分子双亲性药物主要以被动扩散的方式通过细胞膜吸收。小分子亲水性药物通过细胞旁路运输或协助扩散吸收。

小肠壁存在代谢酶，如 CYP3A4，可以使吸收的药物代谢。另外，小肠壁还有多种转运体。外排转运体，如 P 糖蛋白（P - glycoprotein，P - gp）受体，会将已经进入小肠壁的药物外排到肠道，阻碍药物的吸收，而摄取转运体能促进药物的吸收。

经过胃肠道吸收的药物经由门静脉进入肝脏，在肝脏中发生代谢或胆汁分泌，使得吸收的药物产生损耗，这称为首过效应（first-pass effect）。经腹腔注射的药物也会发生首过效应，直肠给药的药物部分（大概 50%）不会发生首过效应。舌下含服或口腔给药药物不会发生首过效应。

（二）药物剂型

药物要被胃肠道吸收，必须能够在胃肠道溶解。药丸或胶囊需先崩解，然后才能释放药物，因此吸收比液体药物慢。控制释放指各种口服缓释剂型或延迟释放剂型。缓释剂型的一个例子是渗透泵片（利用半透膜包裹药物，并用激光在半透膜上打一个小孔）。渗透泵片进入胃肠道后，水分在渗透压的推动下不断通过半透膜渗透进入药片，溶解药物，并使药片中的流体静压力高于环境；而溶解的药物又在流体静压力的推动下通过小孔缓慢流出药片，进入胃肠道，达到缓释的效果。

控释剂型的优点是：可以减少每天的服药次数，在夜间保持药效，降低副作用、非治疗血药水平的发生率或强度。但服用控释剂型可能引起体内剂量波动比较大。控释剂型剂量一般是普通剂型的 2～4 倍，如果剂型损坏，可能快速释放，导致潜在的毒性。控释剂型适合半衰期比较短（4～8 h）的药物。

（三）生物利用度

生物利用度是进入循环系统的药物量与给药剂量之比。除直接循环系统给药外，其他给药方式由于吸收不完全以及首过效应，生物利用度一般介于 0～100%。如吗啡的口服生物利用度为 25%。

等值制剂（pharmaceutical equivalents）指活性成分一样，并且强度或浓度、剂型和给药方式都一致的两个药物。如果一对等值制剂在适当的测试条件下活性成分的生物利用度的速度和程度无显著差别，则称它们具有生物等效性（bioequivalent）。影响生物等效性的因素包括晶型、颗粒大小和其他一些物理因素。

三、药物的分布

药物的分布指药物从循环系统到达人体其他组织、器官的过程。影响药物分布程度的主要因素是药物的血浆蛋白结合及组织大分子结合。在血浆与组织之间的药物分布达到平衡时，游离药物浓度相等，总浓度的差异主要来自血浆蛋白/组织结合的药物浓度，以及离解的药物浓度。影响药物分布速率的因素有药物的膜渗透性、各个器官的血流灌注速率等。由药物对组织膜的渗透性限速的药物分布称为渗透性限速的分布（permeability limited distribution），脂溶性药物的组织膜渗透速率较快。由器官或组织的血流灌注速率限速的分布称为灌注限速的分布（perfusion limited distribution）。肺、肾、肝、心和脑等器官血流灌注率高，如药物组织膜渗透性较好，那么药物可以快速地在血浆和这些组织器官之间达到平衡。脂肪、骨骼和骨骼肌等组织血流灌注率低，药物分布到这些组织的速率慢，达到平衡所需时间长（数分钟至数小时）。

（一）药物的血浆蛋白结合

许多药物会与血浆蛋白结合，药物的血浆蛋白结合影响药物的分布及生理功能。血浆蛋白主要成分是血浆白蛋白（albumin），其血浆浓度为 35～40 g/L。血浆白蛋白是酸性药物的主要载体。血浆蛋白中还有 α_1 -酸性糖蛋白（α_1 - acid glycoprotein），α_1 -酸性糖蛋白正常浓度为 0.4～1 g/L，但在人体出现炎症时表达量增加。α_1 -酸性糖蛋白倾向于与碱性药物如普萘洛尔（propranolol）结合。药物与血浆蛋白结合一般是可逆的，偶尔会出现反应性药物如烷基化试剂与血浆蛋白的共价结合。药物与血液中的其他蛋白质如脂蛋白、免疫球蛋白等的非特异性结合程度比血浆蛋白小得多。有些药物可能与特定的激素载体蛋白结合，如雌激素与性激素结合球蛋白的结合。

药物与血浆蛋白结合的程度用血浆蛋白结合率(与血浆蛋白结合的药物浓度占血浆药物总浓度的百分比)来表示。大部分药物与血浆蛋白的结合是一个可逆过程，结合速率与解离速率都很快，符合质量作用定律。影响药物血浆蛋白结合率的因素包括血浆蛋白上的结合位点数、药物与血浆蛋白结合位点的结合常数、血浆蛋白浓度和药物浓度。大多数药物在其治疗浓度下，血浆蛋白结合率近似为一常数。但对于血浆蛋白亲和性高的药物(如青霉素)，在给药剂量大时其血浆蛋白结合率会随浓度变化而变化。

药物的血浆蛋白结合受生理条件和病理条件的影响，这些影响来自两个方面，一方面是血浆蛋白量的改变，另一方面是其他竞争性底物的变化。如肾衰引起血浆白蛋白减少，同时给药的其他药物，在进食后，游离脂肪酸增加(游离脂肪酸与血浆白蛋白具有高亲和力)。

(二) 药物的组织结合及蓄积

如果药物与某组织亲和性较高，则会造成药物在该组织中的蓄积。例如，长期使用抗疟药喹那克林(quinacrine)，肝脏药物浓度将达到血药浓度的几千倍。药物蓄积有两个原因，一个是组织结合，另一个是存在主动转运。细胞中与药物结合的一般是蛋白质、磷脂和核蛋白，结合通常是可逆的。

亲脂性较高的药物可能在脂肪组织中蓄积。例如，在给药 3 h 后，70%的戊硫代巴比妥(thiopental)蓄积在脂肪组织。脂肪在肥胖者中的质量比可高达 50%，在体瘦者中也达到 10%。但药物在脂肪组织中的蓄积受到两方面的限制：首先，是大部分药物的亲脂性不是很高，如吗啡的油水分配系数为 0.4；其次，脂肪组织的血流灌注率低，流向脂肪组织的血流仅仅占心脏输出的 2%，因此药物由血液分配到脂肪组织的速率比较慢。由于脂肪血流灌注率低，其药物蓄积相对稳定。

二价金属离子螯合剂及重金属可以被骨骼吸附，然后沉积在骨骼中。如四环素(tetracycline)可以与牙齿和骨骼中的钙螯合，并在其中沉淀。骨骼吸附重金属(如铅)后，可以缓慢地将其释放到血液中，引起长期的毒副作用。利用骨骼吸收药物的现象可以提高骨质疏松症的治疗效果。

蓄积药物的组织可以起到药物储存库的作用，延长药物的作用时间。但药物蓄积也可能导致局部的毒性，如庆大霉素(gentamicin)的蓄积可导致肾脏毒性。如果药物在作用部位之外的组织蓄积量大，而且分布较快，在首次给药时需要加大药物剂量。

(三) 血-脑屏障

CNS 毛细血管内皮细胞之间的紧密连接及其周边的胶质细胞组成了血-脑屏障(blood-brain barrier)。药物通过血-脑屏障只能跨细胞运输，不能通过细胞旁路运输。血-脑屏障起保护 CNS 的作用。CNS 毛细血管内皮细胞有一些外排转运体(如 MDR1)和摄取转运体(如有机阴离子转运多肽，organic anion-transporting polypeptide，OATP)，可泵出或摄取许多具有结构多样性的药物。血-脑屏障使得只有分子量相对较小的脂溶性分子，或具有相应摄取转运体的化合物才能进入 CNS。药物的亲脂性越好，药物穿过血-脑屏障的可能性越大。这一现象可应用于药物研发。第二代抗组胺药物，如氯雷他定(loratadine)，进入 CNS 的浓度很低，因此避免了镇静作用。

(四) 分布容积

药物的分布容积是体内药物总量与血浆药物浓度的比值，并不是生理意义上的真实体积，因此也称为表观分布容积。药物分布容积可以反映药物分布到其他组织的程度。

人体中的体液包括血浆、细胞间液(intercellular fluid)和细胞内液(intracellular fluid)。血浆和细胞间液统称细胞外液(extracellular fluid)。一个 70 kg 的人体液体积大概 42 L(占体重比 60%)，其中血浆 3 L(血液体积约 5.5 L)，细胞间液 11 L，细胞内液 28 L。

如果药物不与血浆蛋白及组织蛋白结合，并且在血浆和组织间的分布均匀，则其分布容积约等于体液体积(42 L)，如安替比林(antipyrine)。如果药物不与血浆蛋白及组织结合，并且无法穿过细胞膜，则其分布容积与细胞外液体积相当(14 L)。如果药物倾向与组织结合，则其分布容积大于体液体积，如地高辛(digoxin)与肌肉、脂肪组织及其靶标(Na^+,K^+-ATP 酶)亲和性很高，其分布容积达到600 L。如果药物倾向与血浆蛋白结合，则其分布容积小于体液体积。

四、药物的代谢

药物自体内的消除方式包括代谢和排泄过程。药物代谢是指药物进入机体后，在体内代谢酶的催化下发生化学结构改变的过程。很多情况下，药物在体内的代谢速度决定了一个药物的药效强度和作用时间。根据反应类型可将代谢分为Ⅰ相代谢和Ⅱ相代谢。Ⅰ相代谢包括氧化、还原和水解反应(表2-2)，反应的结果是在药物分子结构中引入羟基、羧基、巯基、氨基等极性较大的基团。Ⅱ相代谢是药物的结合反应(表2-2)，即药物分子或Ⅰ相代谢产物结构中的极性基团与葡糖醛酸、硫酸、甘氨酸、谷胱甘肽等内源性物质结合，生成极性更大、易溶于水的结合物排出体外。

表2-2 Ⅰ相代谢和Ⅱ相代谢反应类型总结

Ⅰ相代谢反应	Ⅱ相代谢反应
氧化反应	结合反应
芳香环氧化	葡糖醛酸结合
烯烃氧化	硫酸结合
苄基、烯丙基碳原子和α碳原子氧化成羰基和亚胺	甘氨酸、谷氨酸及其他氨基酸结合
脂肪族和脂环族碳原子氧化	谷胱甘肽或硫醇尿酸结合
碳-杂原子体系的氧化	乙酰化
碳-氮体系(脂肪胺和芳香胺；包括 *N*-去烷基，氧化脱氨，*N*-氧化和 *N*-羟基化)	甲基化
碳-氧体系(*O*-去烷基)	
碳-硫体系(*S*-去烷基、*S*-氧化、脱硫反应)	
醇和醛氧化	
其他类型氧化反应	
还原反应	
醛酮还原	
硝基和含氮类化合物还原	
其他类型还原反应	
水解反应	
酯和酰胺水解	
环氧化物水解	

药物的代谢过程通常会导致药物失活。然而某些情况下，药物的代谢过程可使无药理活性的药物转化成为有药理活性的代谢产物(表2-3)。例如，免疫抑制剂咪唑硫嘌呤经氧化代谢产生活性代谢产物巯嘌呤发挥免疫作用；血管紧张素转换酶抑制剂依拉普利经水解代谢产生活性代谢产物依那普利拉发挥降压作用。把这类本身不具有药理活性，须经代谢产物发挥药效的药物称为“前药”。药物的代谢过程也可能使药物的药理活性发生改变。例如，阿司匹林具有抗炎活性和抑制血小板聚集作用，而其经水解代谢生成的代谢物水杨酸仅具有抗炎活性，不能有效抑制血小板聚集。也有一些药物，其代谢产物

具有与原形药物相近的药理活性,如苯二氮䓬类药物安定。此外,药物的代谢过程也可能产生毒性代谢产物。例如,非甾体抗炎药对乙酰氨基酚,其经氧化代谢可产生具有高反应活性的 *N*-乙酰对苯醌亚胺(*N*-acetyl-p-benzoquinone imine, NAPQI),后者一旦生成会迅速与细胞内的谷胱甘肽结合形成稳定的结合物,从肝脏中排出。当对乙酰氨基酚服用过量时,体内没有足够的谷胱甘肽与 NAPQI 结合,过量的 NAPQI 就会与细胞内的蛋白质、DNA 等亲核性生物大分子结合,导致生物大分子结构和功能发生改变,产生肝毒性。

表 2-3　活性及毒性代谢产物举例

无活性(前药)	活性药物	活性代谢物		毒性代谢物
咪唑硫嘌呤 →	→	巯嘌呤		
可的松 →	→	氢化可的松		
强的松 →	→	氢化泼尼松		
依那普利 →	→	依那普利拉		
齐多夫定 →	→	齐多夫定三磷酸肌醇		
环磷酰胺 →	→	环磷酰胺芥末 →	→	丙烯醛
	地西泮 →	去甲地西泮 →	去甲羟基地西泮	
	吗啡 →	吗啡-6-葡糖苷酸		
	氟烷 →	→	→	三氟乙酸
	甲氧氟烷 →	→	→	氟化物
	对乙酰氨基酚 →	→	→	*N*-乙酰对苯醌亚胺

药物的代谢过程通常是由代谢酶介导的。不同类型的代谢反应,其催化的代谢酶有所不同。如催化药物氧化代谢的代谢酶主要有细胞色素 P-450 酶(cytochrome P-450, CYP-450)、黄素单氧化酶、单胺氧化酶、醛氧化酶等;催化药物水解代谢的酶主要有羧酸酯酶、AChE、丁酰胆碱酯酶、对氧磷酶、芳香乙酰胺脱乙酰基酶等;催化药物结合反应的酶主要有 UDP-葡萄糖醛酸转移酶、硫酸转移酶、*N*-乙酰转移酶、甲基转移酶、谷胱甘肽 *S*-转移酶等。代谢酶主要分布于肝脏,此外,在小肠、肾、肺、脑、皮肤等部位也有一定分布。不同类型的代谢酶在细胞内的存在部位有所差异。通过对肝组织匀浆液进行差速离心可以制备不同的肝亚细胞组分。肝匀浆液在 9 000 g 下离心 20 min,上清液为 S9,下层沉淀为线粒体和溶酶体。进一步将 S9 在 100 000 g 下离心 60 min,得到的上清液为胞浆,下层沉淀为微粒体。常见的药物代谢酶及其在肝亚细胞组分中的分布如表 2-4 所示。

表 2-4　常见的药物代谢酶及其在肝亚细胞组分中的分布

代谢酶	微粒体	胞浆	S9	线粒体
CYP-450	+	-	+	-
黄素单氧化酶	+	-	+	-
单胺氧化酶	-	-	-	+
醛氧化酶	-	+	+	-
黄嘌呤氧化酶	-	+	+	-
醇脱氢酶	-	+	+	-
醛脱氢酶	-	+	+	+
还原酶	+	+	+	-
酯酶	+	+	+	-
UDP-葡糖醛酸转移酶	+	-	+	-
硫酸转移酶	-	+	+	-

续　表

代　谢　酶	微 粒 体	胞　浆	S9	线 粒 体
N-乙酰转移酶	-	+	+	-
甲基转移酶	+	+	+	-
氨基酸结合酶	+	-	+	-
谷胱甘肽 *S*-转移酶	+	+	+	-

注："+"代表存在；"-"代表不存在。

CYP-450 酶是催化药物氧化还原代谢最重要的一种酶系。CYP-450 酶在人体内共分为 3 个家族，即 CYP1、CYP2 和 CYP3。涉及大多数药物代谢的有 9 种亚型：CYP1A2、CYP2B6、CYP2C8、CYP2C9、CYP2C19、CYP2D6、CYP2E1、CYP3A4 和 CYP3A5。表 2-5 列举了上述 9 种 CYP-450 酶亚型的常见底物。在所有 CYP 酶亚型中，CYP3A4 最为重要，参与约 50%的药物代谢反应。值得一提的是，某一特定 CYP 酶亚型在肝脏中的含量不一定反映了其在药物代谢中的重要性。例如，CYP2D6 仅占肝脏 CYP-450 酶总含量的 2%，但在临床上却参与了约 25%常用药物的代谢反应。此外，许多酸性药物倾向于被 CYP2C9 和 CYP2C19 代谢。

表 2-5　常见 CYP-450 酶亚型的底物举例

CYP-450 亚型	底　　物
CYP1A2	阿洛司琼、茶碱、咖啡因
CYP2B6	安非他酮、依法韦伦
CYP2C8	胺碘酮、紫杉醇、瑞格列奈、罗格列酮
CYP2C9	*S*-华法林、萘普生、苯妥英钠、甲苯磺丁脲
CYP2C19	奥美拉唑、*S*-美芬妥因、西酞普兰
CYP2D6	地昔帕明、右美沙芬、帕罗西汀、氟卡尼
CYP2E1	氯唑沙宗、对乙酰氨基酚
CYP3A4/5	咪达唑仑、辛伐他汀、硝苯地平、红霉素、环孢霉素

CYP-450 酶活性容易被抑制或诱导，这使得作为其底物的药物在临床上与其他药物联合使用时易发生基于代谢的药物相互作用，即联合使用的药物通过抑制或诱导 CYP-450 酶活性，导致作为底物的药物在体内代谢过程发生改变，进而影响该药物的疗效和安全性。例如，CYP3A4 强诱导剂利福平与镇静催眠药三唑仑（triazolam）联用可显著增加三唑仑的代谢。与对照组相比，连续 5 天服用利福平的受试者体内三唑仑的药-时曲线下面积（area under the concentration-time curve，AUC）降低约 95%，消除半衰期降低约 54%，最终导致三唑仑的药效消失（图 2-1）。因此，在服用三唑仑等经 CYP3A4 代谢的镇静催眠药时，应避免使用利福平或其他 CYP3A4 的强诱导剂。辛伐他汀是经典的 CYP3A4 底物，CYP3A4 抑制剂克拉霉素与辛伐他汀联用可显著降低辛伐他汀的代谢，使其 AUC 升高约 10 倍（图 2-2），导致出现横纹肌溶解症

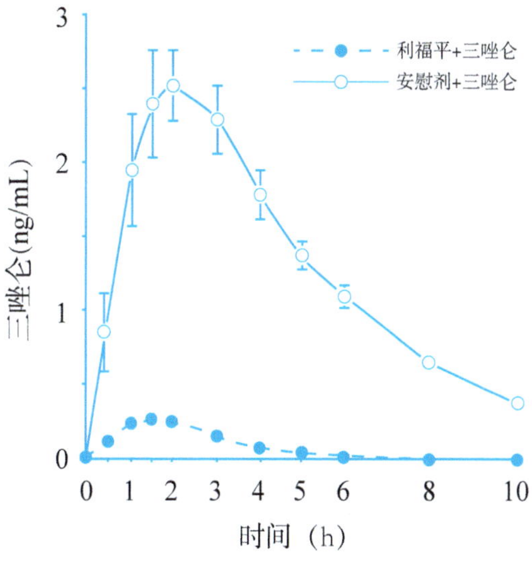

图 2-1　镇静催眠药三唑仑的平均血药浓度-时间曲线（$n=10$）

注：10 名健康受试者连续 5 天服用利福平或安慰剂，第 6 天口服 0.5 mg 三唑仑

的风险增加。因此,辛伐他汀药品说明书上明确指出应避免与在治疗剂量下对 CYP3A4 具有强抑制作用的药物如伊曲康唑、酮康唑、伏立康唑、红霉素、克拉霉素等联用。

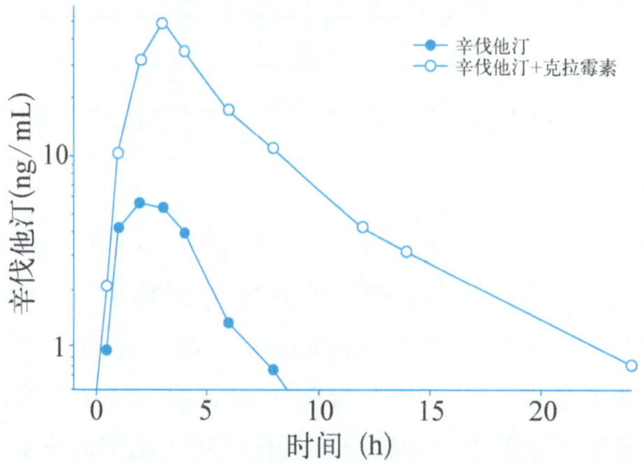

图 2-2 辛伐他汀的平均血药浓度-时间曲线

除了酶抑制和酶诱导外,年龄、性别、人种、疾病状态、代谢酶的遗传多态性等也会影响药物的体内代谢,导致药物在体内暴露量、消除等差异,临床上有时会因此进行剂量调整。例如,氯吡格雷是临床上常用的抗血小板药物,其本身并无活性,需在 CYP2C19 催化下产生活性代谢产物发挥疗效(图 2-3)。*CYP2C19* 基因的野生型为 *CYP2C19 * 1*,其存在多个突变位点,最常见的突变位点是 *CYP2C19 * 2* 和 *CYP2C19 * 3*,这两种基因突变均会使 CYP2C19 活性降低。Mega 等发现 162 例健康受试者中,携带 *CYP2C19* 突变等位基因者与非携带者相比,氯吡格雷活性代谢产物的浓度降低约 32.4%,血小板抑制率降低约 9%。而另一项临床试验同样发现携带 *CYP2C19* 突变等位基因者与非携带者相比,因心脑血管事件死亡的相对风险增加 53%(12.1% *vs* 8.0%),支架内血栓形成的风险增加 3 倍。因此,临床上有必要对服用氯吡格雷的患者进行 *CYP2C19* 基因型检测,进而调整给药方案(表 2-6)。

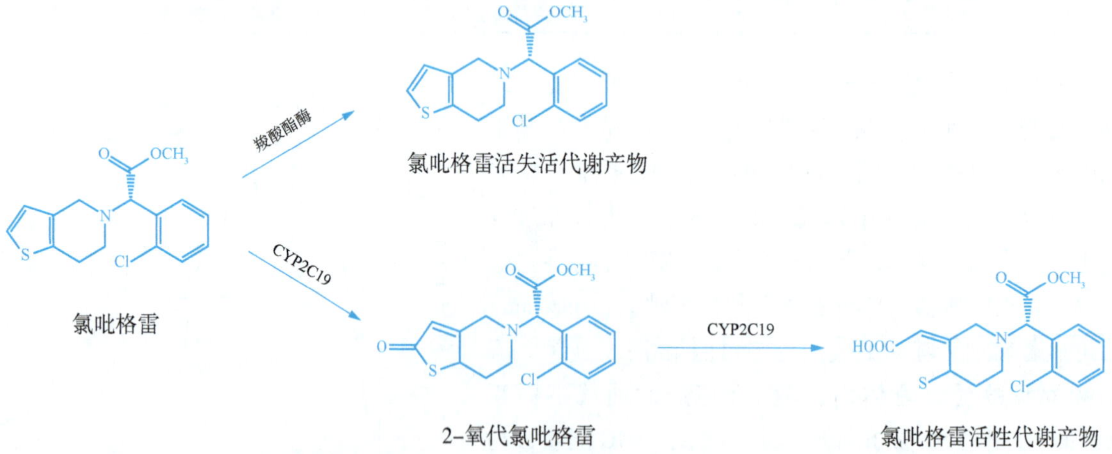

图 2-3 氯吡格雷主要代谢途径

转运体是位于细胞膜表面的膜蛋白,有学者将其称为“Ⅲ相代谢酶”。转运体在小肠、肝脏、肾脏等组织中均有分布。根据功能可将转运体分为将药物摄取进入细胞的摄取转运体和将药物排出细胞的外排转运体。转运体不会直接影响药物的代谢,但是其可以通过控制药物进出肝、肠和肾等组织,增加药物与代谢酶的接触,而影响药物代谢。

表 2-6　*CYP2C19* 基因型检测指导氯吡格雷用药建议

*1/*1	*1/*2、*1/*3	*2/*2、*3/*3、*2/*3
1. *CYP2C19* 基因对氯吡格雷药效无影响 2. ACS 及 PCI 术后使用常规氯吡格雷剂量(75 mg/d)	1. 高血栓风险患者可考虑增加剂量 2. PCI 术后一定时间内使用双倍氯吡格雷(150 mg/d),之后改为 75 mg/d 3. 换用替格瑞洛或普拉格雷	1. 氯吡格雷无效风险大大增加,易发生心脑血管事件 2. 优先考虑换用新药替格瑞洛或普拉格雷 3. PCI 术后联用其他抗血小板药物,如西洛他唑,两联变三联抗血小板

五、药物的排泄

药物的排泄指药物离开人体的过程。药物排泄的途径主要是尿液和胆汁,其他排泄途径包括汗液、唾液等。随尿液排泄的包括药物及药物代谢物。随粪便排泄的有未被吸收的口服药物,胆汁排泄或小肠分泌的药物代谢物。乳汁排泄的药物对婴儿有潜在危害。肺主要排泄麻醉气体。排泄器官(除肺外)排泄极性化合物比排泄非极性化合物更有效。亲脂性化合物只有在代谢成极性更强的化合物后,才容易被排泄。

(一) 肾脏排泄

肾脏的作用是排泄代谢产物和毒物。肾脏具有丰富的血流供应,肾脏质量是人体的 0.5%,但其血流供应占比达到 20%。肾脏的高血流灌注率与其排泄功能非常适应。成年人的肾功能随年龄增长而缓慢下降,每年降低约 1%。

尿液的形成包括肾小球过滤、肾小管重吸收和肾小管主动分泌 3 个步骤。

肾小球毛细血管壁具有丰富的孔洞。流入肾小球的血流速率为 1.2~1.5 L/min,其中 10%被滤出,形成原尿,一天的原尿量约 180 L。小分子可以通过肾小球毛细血管膜,但细胞或大分子(>60 kDa)无法通过。与血浆蛋白结合的药物无法滤出。

超过 99%的原尿被肾小管重吸收,最终的尿液大概每天 1.5 L。重吸收主要通过被动扩散完成。肾小管重吸收的反向浓度梯度是由水随 Na^+ 和其他无机离子重吸收造成的。尿液的 pH 为 4.5~8,尿液的 pH 会影响药物的重吸收。尿液的酸化和碱化对弱酸或弱碱性药物的排泄有相反的效果。

流入肾脏的血流 90%未经过滤,进入肾小管周边毛细血管后,一些分子通过肾小管主动分泌到尿液。血浆蛋白结合不会影响药物的肾小管主动分泌,因为药物与转运体的亲和性远远超过与血浆蛋白的亲和性,肾小管主动分泌引起游离药物浓度降低,与血浆蛋白结合的药物会被快速释放出来。肾小管分泌可能是最有效的肾脏药物清除机制。例如,青霉素的血浆蛋白结合率达到 80%,因此其肾小球过滤速率很慢,主要通过肾小管主动分泌来排泄。

(二) 胆粪排泄

肝脏也是一个排泄器官。肝脏每天产生约 1L 胆汁,胆汁被排入肠道后可随粪便一起排泄。

有一些药物被主动分泌到胆汁中。肝细胞的小管膜上有一些转运体。P-gp 和乳腺癌耐药蛋白(breast cancer resistance protein,BCRP,亦称 ABCG2)转运双亲性的脂溶性药物,MRP2 转运药物的结合代谢物。胆汁排泄的药物分子量在 400~500 Da。被胆汁排泄的药物一般有一个极性部分。许多被胆汁排泄的是代谢产物,通常是葡糖醛酸结合物。肠细胞的顶膜也有转运体,也可以转运药物及其代谢物。

随胆汁进入肠道的药物(或代谢物)可能随粪便排泄,也可能在小肠中重新吸收,称为肠肝循环(enterohepatic cycling)。药物结合物,如葡糖醛酸苷,可在肠道被微生物的酶水解,然后重新吸收。肠肝循环现象可应用于药物研发,如依泽替米贝(ezetimibe)由于存在肠肝循环,具有外周血浓度低,半衰期长的优点(>20 h)。

药物的药物代谢动力学性质影响药物的成药性、有效性和安全性。因此,药物代谢动力学研究是药物研发产业链中的重要环节,贯穿药物研究过程的始终。近年来,随着医学、生命学科的发展,药物代谢动力学研究已从“服务导向”逐步向“创新驱动”和“机制驱动”深入。目前,药物代谢动力学研究领域的热点主要有药物代谢酶和转运体的调控及表观遗传学研究,与代谢相关的组学(蛋白质组学、代谢组学、肠道微生物组学、基因组学等)和生物标志物研究,模拟人体代谢的体外代谢模型和模式动物研究,以及应用计算机模型预测药物代谢性质等。药物代谢动力学这门学科的不断发展将为解决与新药研发、临床用药、疾病诊断、毒理研究等相关的重要科学问题提供理论和方法。

(陈笑艳　罗小民)

第二节　药物安全性评价

药物的安全性是决定药物研发成败的关键要素。据报道,药物研发失败归因于药物安全性问题的比例约占31%,其中在实验动物研究阶段发现毒性问题而终止的约占20%,在临床试验阶段因不良事件而终止的占11%。还有许多药物因为上市后在更为广泛人群应用时观察到了严重的毒性而撤市。为了提高药物研发成功率,保障人类用药安全,安全性评价备受新药研发者和监管部门的关注。在药物上市的“安全、有效、可控”的标准中,安全性作为药物研发的核心内容之一位居首位。

药物安全性评价(drug safety evaluation)是评估药物对生物体的潜在毒性作用,以明确其安全剂量范围和使用条件,提示用药安全风险,制定相关药物临床治疗的管理方案,以最大限度减小其对人体的有害作用,使患者的用药安全性风险降至最低。药物安全性评价的核心价值在于药物安全风险的认知、评估和管理,是决定候选新药获得批准进入临床试验和最终获得批准上市的重要依据和必要程序。

安全性评价贯穿药物研发的发现阶段、临床前研究阶段、临床试验阶段和药品上市后安全性监测和再评价阶段。全面系统地描述药物潜在的毒性作用和不良反应是新药研发过程和药品注册上市规定的主要内容之一。在药物研发的早期阶段,多采用高通量的体外模型进行毒性筛选,必要时进行短期动物体内毒性试验研究。在确定候选药物后,根据注册法规要求,应当在《良好实验室规范》(*Good Laboratory Practice*, GLP)条件下进行常规毒理学试验,即药物非临床安全性评价。在临床试验阶段,应当在《药物临床试验管理规范》(*Good Clinical Practice*, GCP)条件下观察受试者的不良反应及药物剂量效应关系。同时进行必要的毒性机制研究。通过对上述资料的系统分析研究,科学评估药物的安全性及风险,制定管理方案,指导临床用药。

药物非临床安全性评价研究是在实验室条件下用实验系统(test system)进行的一系列实验,包括安全药理学试验、单次给药毒性试验、重复给药毒性试验、生殖毒性试验、遗传毒性试验、致癌性试验、局部毒性试验、免疫毒性试验、依赖性试验、毒代动力学试验及与评价药物安全性有关的其他试验。在体内实验中的实验系统指用于毒理试验的不同种属实验动物,常用的有大鼠、小鼠、犬、猴、兔、豚鼠等。在体外实验中的实验系统通常采用体外培养的微生物、细胞、细胞器、组织或器官,如遗传毒性试验常用的TA98、TA102等不同株鼠伤寒沙门氏菌。体外实验系统广泛应用于药物研发早期毒性筛选和药物毒性作用机制和代谢研究。应根据研究的不同目的和要求选择相应的实验系统,体内、体外不同水平所获得的研究结果可以互相验证,有利于进行毒性的综合评价。

药物非临床安全性评价的主要目的是为后续的临床试验提供参考依据,期望能够回答开展药物临床试验所关注的问题:人体临床试验可能会出现何种安全性担忧、安全性风险是否可接受,临床有无合理科学的监测、治疗方法或预防策略,临床试验起始剂量如何确定等问题。为此,需要开展系列毒理学试验研究。通常要与溶媒/空白对照相对比,明确药物暴露是否导致毒理学改变,改变是否与受试物直接相关、是否为有害的或不良反应。进一步需要了解并解释所采用动物模型与人体毒性的相关性,毒性反应特征和相关靶器官、剂量依赖性、暴露关系、时间关系以及可恢复性,是否有蓄积毒性或适应性,是否有毒性代谢产物产生,所观察到的毒性是否符合该类化合物的预期效应,是否有生物标志物或敏感的检测指标可以预测毒性等。虽然在临床试验启动时非临床安全性研究资料通常比较有限,但是非临床安全性评价应能够充分阐明药物在所支持的临床试验中可能出现的潜在不良反应。

在遵循多边国家和地区的 GLP 法规情况下开展新药安全性评价研究是药物安全性评价数据获得国际互认的先决条件。GLP 在我国的法规中指《药物非临床研究质量管理规范》,指有关非临床安全性评价研究机构运行管理和非临床安全性评价研究项目包括实验方案设计、组织实施、执行、检查、记录、存档和报告等全过程的质量管理要求。GLP 规范的目的是通过建立质量系统以实现对研究机构开展的研究进行科学合理的管理,来确保实验数据的完整、可靠、可追溯,促进研究机构的质量发展。

本节重点介绍与药物安全性评价相关的毒理学基本概念、毒性作用一般规律、药物毒理学研究的原则与局限性,以及药物非临床安全性评价试验类型和阶段性。

一、基本概念

(一) 药物毒性作用和分类

毒性(toxicity)指化合物引起生物体损害的能力。药物毒性的大小可以通过观察一定条件下化合物对机体产生损害的性质和程度来描述。毒性的大小或高低通常是在一定实验条件下进行比较而得。例如,将几个活性相当的化合物,在同等摩尔剂量下,同样途径和方式给予同样数量的小动物(如啮齿类动物),如当化合物 A 和 B 可见死亡或某些严重毒性反应,而化合物 C 给药后未见同样的效应,则认为化合物 A 和 B 的毒性大于化合物 C。药物早期研发过程中多会进行这样的短期体内实验筛选,以剔除毒性大的化合物。

毒性作用(toxic effect),是指化学物对机体所致的不良或有害的生物学改变,故又称不良反应、损伤作用或损害作用。药物通过消化道、呼吸道或皮肤黏膜等接触机体或进入机体后,在一定条件下,与组织细胞成分发生生物化学或生物物理作用,引起功能性或器质性改变,导致暂时性或持久性损害,甚至危及生命,这些有害作用为药物的毒性作用。常表现为生物体各种功能障碍、应激能力下降、维持机体内稳态能力降低,以及对其他环境有害因素的敏感性增高等。由于药物的性质和剂量不同引起生物体多种改变总称为毒作用谱,一般可将毒作用谱分为不具有明显毒理学意义的改变和具有毒理学意义的改变,前者多指机体对药物及代谢物的负荷增加,以及机体发生的意义不明的生理和生化的改变;后者则包括亚临床和临床中毒乃至死亡的表现。毒性作用可以通过一定的检测方法来评定,如药物引起的肝脏损伤可以表现出血生化学肝酶等系列指标改变,药物引起的造血功能抑制可以通过血常规指标改变进行检测。当机体由于药物毒性作用出现功能或器质性改变而表现出疾病状态时称为中毒,如对乙酰氨基酚和异烟肼中毒表现为急性肝炎。

靶器官(target organ)指药物发挥毒性作用的器官。药物对靶器官毒作用的强弱,主要取决于药物及其代谢产物在靶器官中的浓度。但由于不同组织器官的细胞学差异、对外源性物质生物转化的差异,以及对药物及其代谢物亲和力不同,对损害的修复能力等有不同等因素,靶器官不一定是药物或代谢产物浓度最高的场所。例如,与心脏、肝脏等器官相比,雷公藤甲素在睾丸中浓度极低,却可致特异性的睾丸损伤。常见的药物毒性靶器官如心脏、肝脏、肾脏、肺、胃肠道、血液等。

药物毒性作用可以根据毒性作用发生的部位、损伤可逆性及毒性的性质等进行分类。

(1) 按照发生部位可分为局部和全身毒性作用。局部毒性作用(local toxic effect)指药物对直接接触部位造成的损害,多表现为局部刺激作用和腐蚀作用等局部反应,常可见接触部位细胞广泛破坏和炎细胞浸润等改变。非口服给药制剂需要评估其对给药部位产生的直接作用。全身毒性作用(systematic toxic effect)指药物被吸收并随血液循环分布到靶器官或全身后呈现的毒性作用。指药物经吸收后,随血液循环分布到全身而产生的毒性作用。其损害一般主要发生于一定的组织、器官或系统,即靶器官。

(2) 根据损伤的恢复情况可分为停药后可以逐渐消失的可逆性毒性作用,以及停药后毒性作用持续存在甚至可进一步发展的不可逆性毒性作用。毒性作用是否可逆与受损组织的修复和再生能力有关,如大多数药物所致肝脏损伤是可逆的,而 CNS 的损伤、致畸和致癌一般为不可逆的。一般情况下较低剂量、短时暴露所产生的毒性反应多为可逆性的,而较高剂量、长时间暴露引起不可逆性损伤的概率较大。在重复给药毒性试验中,通常设置恢复期,以观察停药后一定时间段内,改变的恢复情况,依此判定毒性反应的恢复情况及可逆性。

(3) 根据毒性作用的性质分为一般毒性和特殊毒性等。一般毒性(general toxicity)指化学物质在一定的剂量、时间和方式给药均可能产生某些毒作用。药物的一般毒性评价主要通过单次给药毒性试验和重复给药毒性试验来评价。特殊毒性(specific toxicity)指接触化学物质后引起不同于一般毒作用规律或出现特殊病理改变的毒性作用。通常包括过敏性反应、特异体质反应及致癌、致畸和致突变作用等。

(二) 毒性参数

毒性参数通常是通过一定实验条件下的体内动物实验获得。在药物安全性评价中常用的毒性参数如下:

(1) 未观察到不良反应的剂量水平(no observed adverse effect level, NOAEL)指在一定的时间内,将受试物以一定的给药途径和给药频率与实验动物接触,根据规定的检测方法和观察指标,未能观测到任何与受试物有关的毒性作用或不良反应的最高剂量/浓度。

毒性作用和不良反应是否能够检出与观测指标的敏感性和样本量的大小有密切关系。在毒理学研究的实际工作中,当发现了一些与药理学作用相关的扩大效应时,NOAEL 的判定需要谨慎。由于不同的研究者对于此类效应是否为毒效应具有不同的观点,分歧点在于该作用是否为可接受的药效学反应且不会带来安全性担忧的判断,在这种情况下多需要毒理学研究者与临床医生或监管机构的审评者多方讨论达成一致。通常毒性病理学诊断在判定这些药物所引起的结构和功能变化是否具有毒理学意义起到关键作用。

同一药物,在不同的种属间、不同的实验条件下的 NOAEL 不尽相同。在同一动物种属给予同样的受试物,随着观察时间的不同也可能得到不同的 NOAEL,如汉防己甲素在大鼠短期给药实验中可见肝酶轻微升高,而普通的 HE 染色下未见显著的组织病理学改变,那么肝酶的轻微升高在短期毒性试验中可能被判定为具有毒理学意义或不具有毒理学意义。而同样剂量下的长期给药可见明显的肝脏组织病理学变化,此时则明确判定为肝损伤,具有明确的毒理学意义。

(2) 最大耐受量(maximum tolerated dose, MTD)指按照一定的暴露条件下给予受试物,不引起动物死亡的最高剂量或浓度。

(3) 10%动物严重毒性剂量(severely toxic dose in 10% of animals, STD_{10}):指按照一定的方式给予受试物,在一定的观察期限内,10%的动物出现严重毒性反应的剂量。啮齿类动物的 STD_{10} 可于抗癌药物的人体临床试验起始剂量计算。

(4) 最高非严重毒性剂量(highest non-severely toxic dose, HNSTD)指在一定实验条件下,未见产生致死、危及生命的毒性作用或不可逆转损伤改变证据的最高剂量水平。

(5) 安全界值(margin of safety, MOS):通常是动物在 NOAEL 暴露下与人临床药效剂量下暴露的比值。暴露指特定条件下获得的毒代/药代参数 AUC 或 C_{max}。通常用来评估候选药物的人临床应用的安全风险，比值越大，安全风险越低。理论上，理想化的药物应具有用于疾病预防和治疗的有益价值同时，其不良反应（即有害作用或毒性）应尽可能小或控制在可接受的范围内。与药理学作用相似，药物的毒效应也遵循一定的剂量-反应关系，为此尽可能地使药效和毒性之间的窗口最大化成为新药研究者追求的目标。

二、毒性作用一般规律

（一）药物毒性作用机制

1. *药物与靶部位的分子反应*　毒性作用的产生是药物和机体相互作用的结果。在药物吸收、分布、代谢和排泄的过程中，药物代谢过程中可能产生亲电产物、自由基、亲核物质或经氧化还原活性物质形成，这些化学性质活泼的物质可能与机体的靶分子反应而导致一系列的生化反应和级联效应等，导致生物体分子、亚细胞、细胞、组织和器官乃至整个机体的损伤和功能丧失，甚至死亡。具有毒性的活性化合物经过代谢转化后其代谢产物的毒性可能较原化合物毒性减小，这一转化过程为代谢解毒。

（1）靶分子功能异常：药物的毒性作用是其化学分子的固有属性，药物及其代谢物基于自身的化学活性与机体内源性物质反应。通过与内源性物质的共价结合和非共价结合，也可通过去氢、电子转移或酶促反应等改变靶分子，而导致靶分子的激活、抑制或失活，或可改变靶分子的结构而使其功能异常或功能丧失。例如，蛋白质中的巯基对维持蛋白质的构象和功能，包括酶的催化能力，或与生物大分子结合发挥重要作用，是必不可少的活性基团。这些基团可以无选择性地被活性化合物攻击而导致靶蛋白功能异常。与 DNA 共价结合的药物或毒物可能干扰 DNA 复制过程中的碱基配对，从而导致遗传密码的改变而产生致突变效应，如马兜铃酸。

（2）靶分子结构破坏：一些活性化合物可能通过使靶分子断裂或与其发生交联反应而改变内源性生物大分子的一级结构，或引发降解，产生一系列的级联反应，如脂质过氧化，进而使靶分子的结构和功能均受到损害。

（3）新抗原形成：一些药物或其代谢物还可能与蛋白质共价结合形成新的具有免疫原性的复合物而引起异常免疫反应。通常药物诱发的免疫反应是针对与药物结合的体内蛋白质，然而体内与该药物结合蛋白构象类似的蛋白质也受到了抗体的攻击，进而出现损伤和疾病。

（4）药物及其代谢物：① 可以通过改变细胞内外微环境而产生毒性作用，如改变氢离子的浓度、改变细胞膜的理化性质、破坏跨膜离子梯度。② 可能通过空间占位而产生损害，如一些化合物或其代谢产物经肾脏排泄过程中沉积于肾小管造成堵塞，如含有草酸根的化合物在肾小管内形成的草酸盐结晶造成肾小管扩张、肾小管上皮细胞损伤。

2. *药物致细胞毒作用*　细胞存活必须合成内源性分子，进而组装成大分子复合物、细胞膜和细胞器，从而维持细胞内环境和供给能量。当药物干扰这些功能时，细胞就会受到损伤。药物引起细胞功能的异常，取决于受影响的基因和信号分子在细胞中起的作用。基因表达的失调、信号转导失调及细胞外信号产生与传递失调等可能导致细胞内生物过程的改变，如 ATP 合成减少、细胞内 Ca^{2+} 浓度持续升高、ROS 和 RNS 产生过度，进而出现细胞功能失调、代谢失调、细胞兴奋性改变等细胞毒作用。

药物也可能与对其他细胞、组织或整个机体提供支持的特殊细胞发生作用，致其所支持细胞的功能无以为继而产生毒性作用。例如，华法林使肝脏合成凝血因子的功能抑制，此作用对肝细胞无损伤，但却可能引起出血。

3. *修复与修复失败*

（1）受损伤的生物大分子，蛋白质、脂质和 DNA 等均有不同的修复途径，有些化学分子的变化，如蛋白质巯基的氧化和 DNA 的甲基化，容易被修复。DNA 分子的脱氢、脂类的过氧化致使 DNA 脱碱基和脂类断裂等的修复过程要复杂一些,有时受损的分子完全降解,需要重新合成。当损伤未能及时修复时将直接影响这些生物大分子发挥正常功能。

(2) 大多数组织、受损的细胞,可被新的活细胞分裂代替。但神经组织除外,成熟的神经细胞无复制能力,当轴突周围神经元损伤时,在巨噬细胞和施万细胞的参与下修复。巨噬细胞先吞噬受损片段,然后产生细胞因子和生长因子,激活施万细胞增生并分化,当再生轴突移行时,施万细胞可引导轴突重新分布。在哺乳动物 CNS 中,轴突再生被抑制,包括糖蛋白、破骨细胞产生的硫酸软骨素蛋白多糖和星形胶质细胞产生的瘢痕。故对中枢神经的损伤是不可逆的。

(3) 对具有细胞增殖能力的组织来说,损伤是通过如启动凋亡和自噬等途径清除受损细胞和组织的再生而修复。组织损伤的修复过程可引起一些副反应,如损伤激活的巨噬细胞及内皮细胞会导致炎症反应,急性期蛋白质的产生进而导致发热等。炎症形成的标志为微环境的改变和炎症细胞的聚集。组织损伤时局部的巨噬细胞分泌各种细胞因子,如肿瘤坏死因子(tumor necrosis factor, TNF)、白细胞介素(interleukin, IL)等,这些细胞因子会刺激邻近的间质细胞,如内皮细胞和成纤维细胞,释放介质并引起毛细血管通透性增加。

分子、细胞和组织各水平独立的或联合的修复失败均可以导致毒性反应,突出表现为组织坏死、纤维化、致癌等毒性作用。

(二) 影响药物毒性作用的因素

1. *化合物的结构与毒性作用的关系*　药物的结构决定其理化性质,从而影响其在体内的代谢过程,进而决定其在体内的毒性,如碳原子数目、基团的数目及位置、分子中不饱和键、异构体、分子量的差异、烃类化合物的种类等。除了药物本身的结构外,其他如粒径、纯度、赋形剂不同等也影响其毒性。

2. *药物剂型和给药途径*　不同的药物制剂和给药途径影响药物吸收和分布的速率,使药物的暴露特征不同而导致不同的毒性作用。

(1) 药物剂型: 药物剂型主要影响药物的吸收,从而使生物利用度不同。药物制剂有多种,如口服的片剂、胶囊和口服液等,其中口服液更易被吸收。注射剂包括水溶性制剂、油性制剂、混悬剂,其中水溶性制剂起效易快。控释制剂使药物在预定的时间内释放,使血药浓度长时间维持在有效浓度范围内。临床前的毒理研究尽量选择全身暴露量大的给药制剂。另外,一些特殊制剂如纳米制剂可以改变药物的组织分布特征,在毒性评价中应予以特殊关注。

(2) 给药途径: 给药途径包括口服、注射、舌下给药、直肠给药、局部用药、雾化吸入等。给药途径不同,药物的吸收和分布的速率也不同。一般认为,静脉给药的吸收最快,其他途径的药物吸收速度依次为: 吸入给药>腹腔注射>肌内注射>皮下注射>皮内注射>口服给药>皮肤和黏膜给药。

3. *药物相互作用对毒性的影响*　药物对机体的毒性作用,可由于使用另一种药物,呈现出比其中单一药物的毒性增强或减弱的现象,为联合作用。相互作用还体现在化合物结合于特异性受体,一种拮抗剂阻断一种激动剂的作用。药物相互作用毒性表现主要包括相加作用、协同作用、增强作用、拮抗作用和独立作用。研究化合物之间的相互作用,不仅仅用于发现其联合作用,这些数据还为临床的联合用药安全提供了保障,尽量增加联合药物的疗效,避免联合用药的副作用。

4. *生物体的机体状况与毒性作用的关系*

(1) 年龄和性别: 动物和人体器官系统的成熟和衰老可以影响组织对药物毒性的敏感性和药物的 ADME 特征。如幼年和老年动物的肝脏和肾脏的代谢和排泄功能均较成年动物弱,其敏感性往往高于成年动物。且由于幼年、成年和老年动物在机体水量、脂肪含量、皮肤通透性、营养状态及某些受体的表达等方面具有明显差异,对药物毒性的敏感性差别较大。为此,在同一次实验中,动物的年龄和体重应尽可能一致。

同种同系的雌雄动物对药物的毒性反应一般具有相似性，但在敏感性方面往往具有量的差别，特别是在大鼠中。

（2）遗传因素：物种间和个体间均存在遗传差异。动物种属是影响药物毒性的重要因素，由于其解剖结构、遗传特性及代谢不同，因此对药物的毒性反应也不同。不同的动物种属对同一药物的反应不一，如啮齿类动物无呕吐、豚鼠易过敏。一般认为犬或猴的毒性试验结果与人更接近。某些药物在近似的条件下（如相同剂量和相同给药时间）作用于人群或动物群体，个体之间也会出现一定的差异，可表现为无任何作用到严重的毒副反应甚至死亡。

（3）机体的健康状态：

1）机体的生理状态：妊娠是比较特殊的生理状态，妊娠期间亲水性药物吸收增加，体内游离的药物增加，肾脏的药物的消除率增加，也可能因脂肪含量增加而增加亲脂性药物的吸收。妊娠状态还可以造成代谢酶活性的改变。

2）机体的应激状态：应激反应可以引起机体一系列的病理生理变化而影响药物毒性的判断，也可影响药物的代谢和分布。因此，实验动物应经过一定的适应期后方进入实验，如大小鼠通常为1周，犬通常为2~3周，猴通常为4~6周。并应提供良好的动物福利，尽量减轻和避免对动物的不良刺激。

3）营养条件：动物的营养条件对药物毒性有较大影响。营养过程是机体的一种最基本的生理过程，营养素的缺乏或供给不足时机体的一些细胞、组织受到影响，如蛋白质供给不足时蛋白质更新快的组织易受到影响，如肠黏膜及分泌消化液腺体功能受到影响，继而肝脏功能也受到影响等。这些改变不仅影响了机体对药物的处置，也改变了机体对药物毒性的敏感性。

4）内分泌状态：许多激素可以调节药物的代谢，当机体的腺体如胰腺、肾上腺、甲状腺功能异常时，动物对药物的代谢反应也不一致，有的敏感性增加，有的敏感性降低。

5）疾病：各种病理因素都能改变药物在机体的正常转运与生物转化，影响血药浓度，从而影响药效和毒性。如肝、肾是药物进行生物转化和药物清除的主要脏器，其疾病状态对机体的血药浓度影响较大。炎症过程使动物的生物膜通透性增加，会影响药物的转运。免疫抑制状态导致实验动物感染的机会增加。

6）前暴露：机体在接触某种药物之前，已暴露于外界环境可能会影响该药物的毒性效应，表现为增强或者抑制。如糖肽类药物万古霉素，个别患者用后出现的“红人”不良反应，这与其之前接触过类似结构的化合物而产生的免疫记忆有关。

7）机体组织器官的蓄积：毒物与机体接触后，可集中蓄积于某些组织器官。短时间的毒性蓄积可以减小药物的急性毒性，但是长期蓄积在器官中难以消除可能会导致毒性作用。

5. *环境因素与毒性作用的关系*　实验动物饲养的环境也对动物对于药物的反应有一定的影响，不同的条件可引起不同程度的生理、生化和内环境稳态的改变。包括昼夜节律及光照、温度和湿度、动物饲养笼具及垫料、噪声等。动物的饲养需要维持在一个相对稳定和适宜的条件下，获得的实验结果方具有代表性和重复性。

三、药物毒理学研究的原则与局限性

药物毒理学研究主要基于以下基本原则：

（1）药物非临床安全性试验是基于药物在实验动物产生的毒性作用可以外推于人的假设。主要概括为两个方面：① 实验动物与人在解剖、生理和生化、遗传等方面具有共性，药物在动物的反应能够很好地预测人的毒性。有调查研究显示，当将啮齿类和非啮齿类动物实验发现的毒性作用合并起来，与以人临床试验研究阶段发现的毒性作用的相符率为70%。动物实验对人的器官和系统毒性预测率较高的是血液系统、胃肠道和心血管系统;预测率较低的是皮肤毒性。在动物实验发现的各类毒性中,约94%首次出现在一个月或更短期的毒性试验研究中;② 实验动物与人的生物学过程具有相似性,对外源性物质的代谢等生物学过程与体重或体表面积相关,并且实验动物间和实验动物与人之间可以按照一定的规律,采用计算公式进行转换。如将剂量归一化为体表面积剂量(即 mg/m^2),通常在不同动物种属间可呈现良好的比例关系,也是临床试验起始剂量计算中采用的最为普遍的等效剂量转换方法。一般认为,如果某个药物对多个实验动物物种的毒性作用相同,则人的反应也可能相似。反之,根据动物实验结果外推于人的不确定性越大。

(2) 实验动物应暴露于高剂量方能表征药物毒效应全貌,这是发现药物对人潜在危害的必需和可靠的方法。按照规律,随着剂量或暴露的增加,群体中效应的发生率增加,为此毒理学研究中需要设置多个剂量组,一般设置 3 个或 3 个以上以观察剂量-反应关系,以确定可以观察到受试物引起的毒性作用和毒性参数。一般认为高剂量组动物应观察到较为严重的毒性反应,只有当高剂量组动物与人可能的暴露量具有足够的安全界限,则高剂量未观察到毒性作用的研究才是可以接受的。另外,毒理学试验中是基于小样本的观察试验,远比暴露的人群量小,需要较高的剂量方能使毒性作用发生频率与背景病变的频率显示出具有统计学意义的差别。在毒理学研究的指导原则中对毒性剂量的上限设定予以规定,根据人接受药物治疗的安全风险和受益的分析,不同疾病治疗药物在实验动物的暴露剂量与人的暴露剂量间可接受的距离具有较大的差异。对于糖尿病等慢性疾病的治疗药物,需要具有较高(几十倍)安全性,方可被接受。而对于抗肿瘤药物,可接受药效学剂量下出现可耐受不良反应的情况。

(3) 使用健康成年的实验动物是评价的基本选择。选用成年雄性和雌性未孕健康动物是因为其可以作为一般人群的代表性实验模型。同时其背景病变的发生率较低,个体间差异相对其他模型较小,由此带来的实验误差相对较小。可以实现在规定的实验条件下,较小样本检出受试物毒性的目的,使结果具有代表性和可重复性。在毒理学试验中,由于特殊的实验目的,可采用幼年和老年动物、妊娠动物和疾病动物模型进行研究。同时,毒理学常用的多种实验动物中,采用动物种属进行评价,需要具有科学的依据。例如,小分子药物的动物种属选择多依据其代谢物是否与人相似,如当药物在食蟹猴中具有与人相似的代谢产物,而在比格犬中则没有该代谢产物,此时,应选用食蟹猴作为一般毒性评价研究的实验系统。大分子生物技术药物的安全性评价的种属选择则更为复杂。例如,抗体类药物需要尽可能选择与人反应一致的动物种属,该种属的组织细胞上应有抗体药物对应受体的表达,并能够结合显示出具有阻断或激活效应等期望的药理学作用。

(4) 采用与人相同的暴露途径给药。由于不同途径给药,受试物吸收入血的速度和量不同,首先到达的器官和组织不同,实验动物表现出的毒性将有很大差异,为此在药物安全性评价中尽可能采用与人临床用药相同的途径和方式给药。

尽管在非临床阶段进行了一系列的毒理学试验研究,应用不同动物种属详细地描述其毒性反应,但在临床应用于人时,总是不可避免地冒着一定的风险。鉴于动物与人种属差异,外推于人必然带有局限性和不确定性。在动物实验中难于发现一些主观感觉的不良反应,如疲乏、头晕、耳鸣等。同时动物样本量有限,对于发生率低的以及特异质的反应不具有预测性。对于一些不符合一般剂量反应特性的特殊情况,如激素类药物,毒性研究中采用的较高剂量取决于受体饱和情况等,与临床应用时采用的较低剂量的反应规律不一致,毒性试验中观察到的作用不能够外推到实际应用的较低剂量的情况。

四、药物非临床安全性评价试验类型和阶段性

(一) 药物非临床安全性评价试验类型

药物非临床安全性评价试验类型包括:安全药理试验、一般毒性试验(单次给药毒性试验和重复给

药毒性试验)、生殖毒性试验、毒代动力学试验、遗传毒性试验、致癌性试验、免疫毒性试验、依赖性及其他特殊毒性试验等(过敏性、局部刺激性、溶血性等)。国际上,药物非临床安全性评价的毒理学试验规范趋于统一。多数国家以人用药品注册技术要求国际协调会(The International Council for Harmonization of Technical Requirements for Pharmaceuticals for Human Use, ICH)达成共识的药品注册技术要求,我国的相关技术指导原则也是充分研究和参考了 ICH 技术要求而制定的。对于上述非临床安全性评价试验的具体设计要求可参见相关技术指导原则。常见各试验类型简介如下。

1. *单次给药毒性试验*　单次给药毒性试验是评估药物单次或在 24 h 内多次(2~3 次)给予动物后一定时间内(一般不少于 14 天)所产生的毒性反应。所获得的信息对重复给药毒性试验的剂量设计和某些药物临床试验起始剂量的选择具有重要参考价值,并能提供一些与人类药物过量所致急性中毒相关的信息。一般啮齿类动物选择大鼠或小鼠、非啮齿类动物选择犬或猴。通常采用两种性别的动物进行实验。

2. *重复给药毒性试验*　重复给药毒性试验是评估药物重复给药后可能引起的不良反应,包括不良反应的性质、程度、量效和时效关系以及可逆性等;判断受试物重复给药的毒性靶器官或靶组织;如果可能,确定未观察到 NOAEL;推测首次临床试验(first in human, FIH)的起始剂量,为后续临床试验提供安全剂量范围;为临床不良反应监测及防治提供参考。它是非临床安全性评价的重要内容。通常采用健康、性成熟动物,啮齿类(大鼠或小鼠)和非啮齿类(犬或猴)2 个动物种属进行实验。实验期限的选定可以根据拟定的临床疗程、适应证、用药人群等进行设计,详细可参见 ICH S 系列指导原则。

3. *生殖毒性试验*　生殖和发育毒性研究是通过动物实验反映受试物对哺乳动物生殖功能和发育过程的影响,具体包括评估对母亲的毒性、对分娩的影响以及最后对后代的发育和行为的影响,其最终目标是评估从怀孕到性成熟的各个阶段对成年人以及发展中个体的生殖风险。生殖毒性研究在限定临床试验受试者范围、降低临床试验受试者和药品上市后使用人群的用药风险方面发挥重要作用。

生殖毒性试验多采用三段式独立试验设计:生育力与早期胚胎发育(fertility and early embryonic development, FEED)毒性试验(Ⅰ段)、胚胎-胎仔发育(embryo-fetal development, EFD)毒性试验(Ⅱ段)、围生期(pallidopontonigral degeneration, PPND)毒性试验(Ⅲ段)。联合试验设计可以减少动物使用。

(1) Ⅰ段生殖毒性试验:对雌雄动物由交配前到交配期直至胚胎着床给药,以评价受试物对动物生殖的毒性或干扰作用。建议采用啮齿类动物进行生育力评估,评价内容包括配子成熟度、交配行为、生育力、胚胎着床前阶段和着床等。通常使用组合的雄性/雌性 FEED 试验,在试验设计中可能替换适当数量的未经给药的雄性或雌性动物,具体根据个案考虑调整设计。

(2) Ⅱ段生殖毒性试验:妊娠动物自胚胎着床至硬腭闭合给药,评价药物对妊娠动物、胚胎及胎仔发育的影响。评价内容包括妊娠动物较非妊娠雌性动物增强的毒性、胚胎胎仔死亡、生长改变和结构变化等。预期药理机制可致 EFD 不良反应时无须进行该试验。对具有高度靶向性的生物大分子药物,应采用有药效活性的动物进行试验,否则,如果转基因动物或替代分子可行,可用转基因动物或替代进行试验。

(3) Ⅲ段生殖毒性试验:检测从胚胎着床到幼仔离乳给药对妊娠/哺乳的雌性动物以及胚胎和子代发育的不良影响。一般持续观察至子代性成熟阶段。评价内容包括妊娠动物较非妊娠雌性动物增强的毒性、出生前和出生后子代死亡情况、生长发育的改变以及子代的功能缺陷,包括 F1 代的行为、性成熟和生殖功能。在某些需要进行幼龄动物实验的情况下,可以改良 PPND 试验以增加幼龄毒性终点,以减少动物使用。

4. *遗传毒性试验*　遗传毒性试验是指用于检测通过不同机制直接或间接诱导遗传学损伤的受试物的体外和体内实验,这些实验能检测出 DNA 损伤及其损伤的固定。遗传毒性试验方法有多种,根据试验检测的遗传终点,可将检测方法分为三大类,即基因突变、染色体畸变、DNA 损伤;根据实验系统,可分为体内实验和体外实验。由于没有任何单一实验方法能检测出所有的与肿瘤发生相关的遗传毒性机制,因此,通常采用体外和体内实验组合的方法,以全面评估受试物的遗传毒性风险。这些实验相互补充,对结果进行判断时应综合考虑。

组合一:

(1) 一项细菌回复突变试验。

(2) 一项检测染色体损伤的体外细胞遗传学试验(体外中期相染色体畸变试验或体外微核试验),或一项体外小鼠淋巴瘤细胞 *Tk* 基因突变试验。

(3) 一项体内遗传毒性试验,通常为啮齿类动物造血细胞染色体损伤试验,用于检测微核或中期相细胞染色体畸变。

组合二:

(1) 一项细菌回复突变试验。

(2) 采用两种不同组织进行的体内遗传毒性试验,通常为一项啮齿类动物造血细胞微核试验和第二项体内试验。

对于药物的遗传风险评估,以上两种实验组合同等适合,可根据受试物特点自主选择。在某些情况下,标准实验组合中的一项或多项实验对于受试物不适合或因技术原因无法实施时,可采用其他经过验证的实验作为替代实验,但应提供充分的科学合理性及依据。

5. *致癌试验*　致癌试验的目的是考察药物在动物体内的潜在致癌作用,从而评价和预测其可能对人体造成的危害。在研究药物的潜在致癌作用中,致癌试验比现有遗传毒性试验和系统暴露评价技术更有意义。这些试验也可帮助理解无遗传毒性药物的潜在致癌作用。评价致癌性试验必要性的基本考虑是患者的最长用药时间及其他研究所出现的任何担忧因素,也可能会考虑其他因素,如拟用患者人群、潜在致癌性的预评估、系统暴露程度、与内源性物质的异同、适当的试验设计及与临床开发进程对应的试验时间安排等。具体可参见国际人用药品注册技术协调会 ICH S1 相关指导原则。

6. *免疫毒性试验*　免疫毒性是指外源性化合物对机体免疫系统的损伤作用,包括两类,一类是免疫抑制,即免疫系统补广泛地抑制,可致机体对感染的易感性增加及肿瘤发生率增高;另一类是免疫增强,即免疫系统反应性过度增强,包括过敏反应(超敏反应或变态反应)、自身免疫反应以及不良免疫刺激等。免疫毒性试验是通过设计一个或一系列试验来评估药物的免疫毒性潜能,这些试验可以整合在标准的毒理学试验(如重复给药的毒性试验)中或单独开展。

7. *安全药理试验*　安全药理试验是研究药物在治疗范围内或治疗范围以上的剂量时,潜在的不期望出现的对生理功能的不良影响,其核心组合为观察药物对 CNS、心血管系统和呼吸系统的影响。

(1) CNS:定性和定量评价给药后动物的运动功能、行为改变、协调功能、感觉/运动反射和体温的变化等,以确定药物对 CNS 的影响。

(2) 心血管系统:测定给药前后血压(包括收缩压、舒张压和平均压等)、心电图(包括 QT 间期、PR 间期、QRS 波等)和心率等的变化。建议采用清醒动物遥测技术进行心血管系统指标的测定。

(3) 呼吸系统:测定给药前后动物的各种呼吸功能指标的变化,如呼吸频率、潮气量、呼吸深度等。

8. *其他特殊毒性试验*　药物的原形及其代谢物、辅料、有关物质及理化性质(如 pH、渗透压等)均有可能引起刺激性和/或过敏性和/或溶血性的发生,因此药物在临床应用前应研究其制剂在给药部位使用后引起的局部和/或全身毒性,以提示临床应用时可能出现的毒性反应、毒性靶器官、安全范围。

刺激性、过敏性、溶血性是指药物制剂经皮肤、黏膜、腔道、血管等非口服途径给药,对用药局部产生的毒性(如刺激性和局部过敏性等)和/或对全身产生的毒性(如全身过敏性和溶血性等),为临床前安全性评价的组成部分，具体包括局部刺激试验、过敏性试验、溶血试验、光敏性及光毒性试验等。

9. 药物非临床依赖性研究 药物依赖性是指药物长期与机体相互作用，使机体在生理功能、生化过程和/或形态学发生特异性、代偿性和适应性改变的特性，停止用药可导致机体的不适和/或心理上的渴求。作用于 CNS 相关受体，和已知具有潜在依赖性化合物结构类似的新化合物或含有类似成分，以及拟用于戒毒的药物或发现具有依赖性倾向的药物等需要进行依赖性实验。药物非临床依赖性试验一般包括神经药理学试验、躯体依赖性试验和精神依赖性试验三部分内容。

10. 毒代动力学试验 毒代动力学试验是获知受试物在毒性试验中不同剂量水平下的全身暴露程度和持续时间，预测受试物在人体暴露时的潜在风险。其研究重点是解释毒性试验结果和预测人体安全性，而不是简单地描述受试物的基本动力学参数特征。

（二）药物非临床安全性评价的阶段性

药物研发过程中的非临床安全性评价的阶段性是由临床试验的阶段性来决定的，这种安全性研究的阶段性和互动性将促进计划和决策实施的高效性，从而缩短药物研发所需的时间。通过在较早期阶段（如发现 I 期临床试验阶段）集中研发资源推进更有希望的候选化合物，提高新药研发成功的可能性。针对不同时期的临床试验所需的非临床安全性评价要求，ICH 指导原则中的 ICH M3（R2）达成了一致的内容（表 2－7）。

表 2－7 ICH M3（R2）不同期临床试验所需的非临床安全性评价试验要求*

	Ⅰ期临床试验	Ⅱ期临床试验	Ⅲ期临床试验
安全药理学试验	核心组合试验	其他需要补充的研究	
一般毒性试验	重复给药毒性试验（2 周） 单次给药毒性试验或剂量递增试验或短期剂量范围试验	重复给药毒性试验（2 周至 6 个月）	重复给药毒性试验（1~9 个月）
遗传毒性试验	体外遗传毒性试验	体内遗传毒性试验	
生殖毒性试验	重复给药毒性试验中评估对生殖器官的影响		生殖毒性试验包括考察雄性、雌性生育力和早期胚胎发育、胚胎—胎仔发育、围产期前后子代发育毒性和雌性动物毒性
其他制剂相关特殊毒性	局部耐受性试验（推荐伴随一般毒性试验评估）		
毒代动力学试验	伴随重复给药毒性试验		

注：* 指根据药物结构、作用机制、临床用途、制剂和给药途径等，除表中所列的试验类型外，在不同期临床试验前需要增加免疫毒性试验、光毒性试验、幼年动物毒性试验、非临床依赖性评价及其他毒性试验等，具体要求见 ICH M3（R2）和 ICHS 系列各指导原则。

（宫丽崑）

参考文献

李波，袁伯俊，廖明阳. 药物毒理学. 北京：人民卫生出版社，2015.

Brunton L L, Chebner B A, Knollmann B C. Goodman & Gilman's the pharmacological basis of therapeutics, 12th ed. New York: McGraw-Hill, 1996.

Dembowski E, Davidson M H. Statin and ezetimibe combination therapy in cardiovascular disease. Curr Opin Endocrinol Diabetes Obes, 2009, 16(2): 183.

ICH. Harmonised Tripartite Guideline: Guidance on Nonclinical Safety Studies for the Conduct of Huamn Clinical Trials and Marketing Authorization for Pharmaceuticals M3(R2), 2009.

Jacobson T A. Comparative pharmacokinetic interaction profiles of pravastatin, simvastatin, and atorvastatin when coadministered with cytochrome P450 inhibitors. Am J Cardiol, 2004, 94: 1140－1146.

Klassssen C D. Casarerr and Doull's toxicology: The basic science of poisons. 7th ed. New York: McGraw-Hill Companies, 2008.
McGill M R, Jaeschke H. Metabolism and disposition of acetaminophen: Recent advances in relation to hepatotoxicity and diagnosis. Pharm Res, 2013, 30: 2174 - 2187.
Mega J L, Close S L, Wiviott S D, et al. Cytochrome p - 450 polymorphisms and response to clopidogrel. N Engl J Med, 2009, 360: 354 - 362.
Queckenberg C, Fuhr U. Influence of posture on pharmacokinetics. Eur J Clin Pharmacol, 2009, 65(2): 109.
Scott S A, Sangkuhl K, Gardner E E, et al. Clinical pharmacogenetics implementation consortium guidelines for cytochrome P450 - 2C19 (CYP2C19) genotype and clopidogrel therapy. Clin Pharmacol Ther, 2011, 90: 328 - 332.
Villikka K, Kivisto K T, Backman J T, et al. Triazolam is ineffective in patients taking rifampin. Clin Pharmacol Ther, 1997, 61: 8 - 14.
Wermuth C G. The practice of medicinal chemistry, 3rd ed. London: Elsevier Academic Press, 2008.

第三章
药物作用的重要靶标

药物靶标(drug target)是能够与治疗药物或其活性代谢产物相互作用,进而产生特定治疗效应的一类分子实体,是药理学的一个基本和重要的概念。目前,已被临床确认的药物靶点约 900 个。在人体的大约 2 万个基因中,理论估计可作为药物靶标的编码基因就有 2 000~3 000 个。根据靶点的数目、结构和功能特征,主要的药物靶点包括 GPCR、离子通道、激酶和核受体,以及近年来日益受到重视的蛋白质-蛋白质相互作用等靶标。本章围绕靶点分类、结构和药物作用机制、靶向药物发现技术、现有药物及研发进展等方面,对上述重要药物靶标作概括性的介绍和展望。值得注意的是,许多药物可能作用于多个靶标,药靶的概念和数目也是一个动态发展的过程,新靶标的发现和确证是新药创制的重要基础。

第一节　G 蛋白偶联受体

一、GPCR 概论

(一) GPCR 的发现

G 蛋白偶联受体(G protein coupled receptor, GPCR)是能接受外源信号,并与胞内异源三聚体 G 蛋白(hetero-trimeric GTP-binding regulatory protein)偶联的膜蛋白超家族,其在三维结构上都拥有类似的七个疏水跨膜 α 螺旋、位于细胞膜外侧的 N 端和胞质侧的 C 端。GPCR 的发现历史可以追溯到 19 世纪中期,美国科学家 George Wald 在 1933 年首次发现了视紫红质(rhodopsin),并进一步深入探究了其作用机制。但是在当时,并没有人把感光系统与体内激素的生理作用联系起来。1968 年,Robert J. Lefkowitz 通过放射性同位素的方法证明细胞表面存在特异识别肾上腺素的受体并进一步将其从细胞膜中抽离了出来。随后,Brian K. Kobilka 从仓鼠基因组中分离并鉴定了 β_2 受体的编码基因,并通过比较其蛋白质序列指出 β_2 受体与牛视紫红质蛋白的氨基酸序列具有显著的相似性,而且两者都具有七次跨膜的结构特征。2007 年,Brian K. Kobilka 及 Raymond Stevens 研究团队分别通过蛋白质融合以及脂立方相结晶方法解析了人类 β_2 受体的高分辨率三维晶体结构,这些在受体基因构建及结晶方法等方面的突破拉开了人类 GPCR 晶体结构解析的序幕。

(二) GPCR 的分类

人类基因组中已经发现的 GPCR 有 800 多种,目前针对 GPCR 有两种分类方式。一种分类方法是根据其序列同源性划分为 A(rhodopsin-like receptor family,类视紫红质受体家族)、B(secretin receptor family,分泌素受体家族)、C(metabotropic glutamate receptor family,代谢性 Glu 受体家族)、D(fungal mating pheromone receptor family,真菌交配信息素受体家族)、E(cyclic AMP receptor family,cAMP 受体家族)和 F(frizzled/smoothened receptor family,卷曲/平滑受体家族)6 个家族(D 和 E 家族在脊椎动物中不存在)。另外一种分类方法是"GRAFS"分类法,该方法将脊椎动物 GPCR 分为 5 个家族,分别为 Glu 受体家族(glutamate receptor family)、视紫红质受体家族(rhodopsin-like receptor family)、黏附受体家族

(adhesion receptor family)、卷曲受体/味觉受体2家族(frizzled/taste 2 receptor faimily)和分泌素受体家族(secretin receptor family),并取其首字母命名为"GRAFS"分类。

视紫红质受体家族是GPCR家族中最庞大的一类,拥有近700种受体并可以进一步分为α、β、γ和δ 4个分支:α分支多为小分子受体,这一分支包含如肾上腺素受体(adrenoceptors)、5-HT受体(5-hydroxytrpyamine receptor)、DA受体(dopamine receptor)、大麻素受体(cannabinoid receptor)、黑皮质素受体(melanocortin receptor)、组胺受体(histamine receptor)等多个重要的药物靶点;β分支主要为多肽结合受体,如神经肽Y受体(neuropeptide Y receptor)、神经降压素受体(neurotensin receptor)、内皮素受体(endothelin receptor);γ分支的受体同样以多肽受体为主并包含一些小蛋白受体,主要有阿片受体(opioid receptors)和趋化因子受体(chemokine receptor)等,同样是重要的药物靶点;δ分支主要包括嘌呤能受体P2Y(purinergic receptors)、糖蛋白结合受体(glycoprotein-binding receptors)、嗅觉受体(olfactory receptors)等。

分泌素受体家族共15个成员,这些受体的内源性配体多为大分子量多肽,这些多肽受体包括降钙素受体(calcitonin receptor)和降钙素受体样受体(calcitonin receptor like receptor)、促肾上腺皮质激素释放激素受体(corticotropin-releasing hormone receptor)、甲状旁腺素受体(parathyroid hormone receptor)、胰高血糖素受体(glucagon receptor)、葡萄糖依赖性促胰岛素多肽受体(glucose-dependent insulinotropic polypeptide receptor)、胰高血糖素样肽受体(glucagon-like peptide receptor)、血管活性肠肽受体(vasoactive intestinal peptide receptor)、垂体腺苷酸环化酶激活肽受体(pituitary adenylate cyclase-activating polypeptide receptor)、分泌素受体(secretin receptor)和生长激素释放激素受体(growth hormone-releasing hormone receptor)。

黏附受体家族共有33个受体,这些受体目前多为孤儿受体,包含脑特异性血管抑制受体(brain-specific angiogenesis-inhibitory receptors)、CD97抗原受体(CD97 antigen receptor)和GPR56等。Glu受体家族主要有代谢型Glu受体(metabotropic glutamate receptor)、$GABA_B$受体、钙敏感受体(calcium-sensing receptor)和味觉受体(taste1)等22个受体。Frizzled/taste2家族包含10个frizzled受体(FZD1-10),25个Taste2受体以及1个平滑受体(smoothened receptor, SMO)。

(三) 结构特征

自从2007年第一个通过体外重组表达获得的人源β_2受体与其抑制剂卡拉洛尔(carazolol)复合物的晶体结构被成功解析以来,已经有62种GPCR的三维结构被解析(表3-1),其中以A类家族GPCR为主。

表3-1 GPCR结构统计表

GPCR 家族	已解析结构的 GPCR 种类
A	52
B	6
C	2
F	2

分析目前已经解析的GPCR结构,具有以下特点:

(1) 整体来看,GPCR跨膜区具有典型的七次跨膜α螺旋结构,α螺旋之间由胞内和胞外三个环区(loop)连接并且大部分GPCR的C端具有一个与细胞膜平行的α螺旋结构。

(2) 从胞外区域来看,GPCR具有一个N端结构以及连接跨膜α螺旋的3个环区(extracellular loop, ECL1-3)。大部分A家族GPCR的N端较短并且构象较活,其他家族GPCR的N端通常较长并且能够形成特定结构域，在配体识别与结合中发挥重要作用。例如，在 GCGR 全长结构、SMO 受体全长结构中都能够观察到胞外结构域(extracellular domain, ECD)与跨膜区存在相互作用并且对于配体结合与受体激活至关重要。在某些受体中，胞外 loop 区域也参与了配体的结合。通常胞外第二环区 ECL2 是最长的胞外环区并且其结构在亚家族成员中具有一定保守性，在肾上腺素能受体中一般为 α 螺旋结构，而在肽类受体中则为 β 发卡结构。此外，ECL2 中的半胱氨酸与第三根跨膜螺旋(TM3)中的半胱氨酸能够形成保守的二硫键，稳定了胞外区域的构象。

(3) 由于 GPCR 能够识别的配体多种多样，因此配体结合口袋在大小、深浅以及电荷性质等方面表现出多样性。天然配体的结合位点被称为正构结合位点，结合在正构位点的配体被称为正构配体；相应地与正构位点不同的结合位点称为变构结合位点，结合在该位点的调节剂称为别构调节剂。正构位点一般较保守，位于跨膜区靠近胞外一侧，而变构位点位置较为多样化，可通过结合于螺旋束外表面、受体胞外侧(正构位点胞外侧)、受体中部(正构位点胞内侧)、受体胞内侧(下游信号分子结合位点)实现调控受体活性的功能。

二、GPCR 的生理和病理功能

(一) GPCR 介导的信号通路

1. *上游信号分子 GPCR*　GPCR 可以结合的配体具有多样性，大至蛋白质分子(趋化因子、生长激素等)，小至小分子(葡萄糖、ATP 等)、激素(DA、肾上腺素等)及光子等。根据受体结合配体后所引发的下游活性水平的不同可将上游信号分子分为完全激动剂(活化受体后引起最大的生物学效应)、部分激动剂(受体被部分激活，下游活性低于最高水平)、拮抗剂(与受体激活后不产生生物学效应)、部分反向激动剂(反向激动剂也属于拮抗剂，拮抗受体固有活性)、完全反向激动剂(图 3-1)。同理，根据对下游调节效应不同，别构调节剂分为正向别构调节剂、反向别构调节剂和中性别构调节剂。

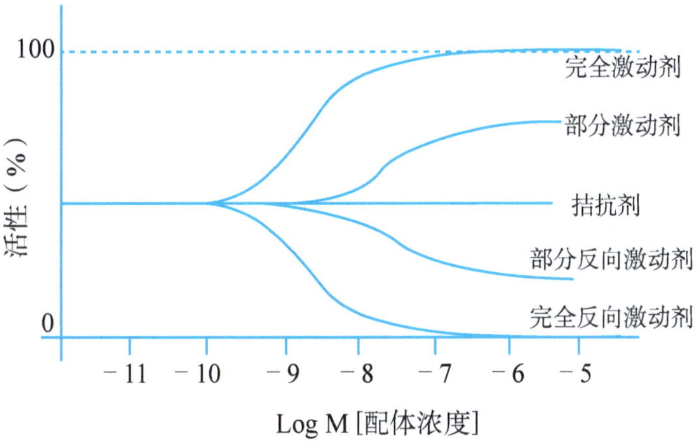

图 3-1　不同种类的配体引起受体不同的生物学响应

2. *结构与激活机制*　GPCR 与上游激动剂分子结合后，螺旋间构象变化发生一系列联动效应，最终将变化传递至细胞内部，使之与下游信号分子相结合的部分构象发生改变，完成信号的转导过程。在这一过程中所发生的氨基酸残基之间作用力的一系列变化在已解析的 GPCR 三维结构中被阐明。Brian K. Kobilka 以及他的研究团队在对 β_2 受体与不同类型的配体结合的不同状态下的 X 线晶体结构进行分析时发现，受体在抑制状态下跨膜第三螺旋上 E/DRY 保守结构域中的精氨酸与跨膜第六螺旋上相对位置的负电氨基酸形成离子锁结构，将第六螺旋的构象固定在非活性状态。而在激活状态下，该离子锁打开，同时由于激动剂配体引发的一系列传导效应导致第六螺旋胞内侧部分向外扩张 14 Å，形成可以

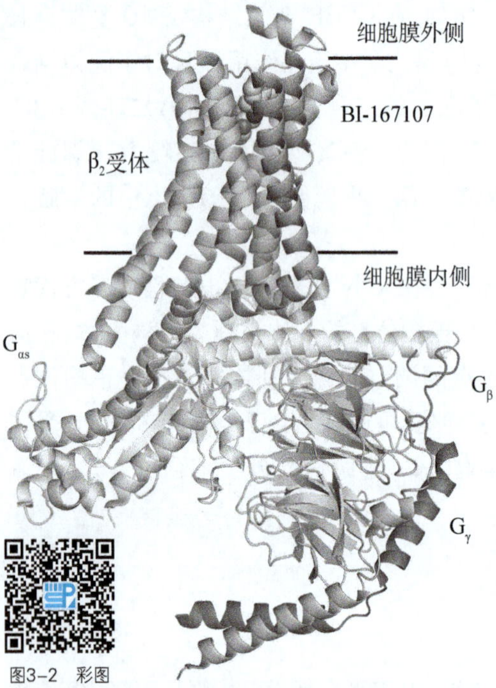

图3-2 彩图

图 3-2 β_2 受体与激动剂 BI-167107、三聚体 G 蛋白($G_{\alpha\beta\gamma}$)的复合物晶体结构

结合下游 G 蛋白或阻遏蛋白(arrestin)的口袋,引发下游信号通路(图 3-2)。

3. 所介导的细胞信号通路 G 蛋白由 G_α、G_β 和 G_γ 3 个亚基组成,G_α 是 GDP/GTP 结合蛋白,G_β 和 G_γ 亚基以异二聚体形式存在。在经典的 GPCR 激活模型中,受体被激动剂激活后,结合并激活 G 蛋白 α 亚基,其结合的 GDP 被 GTP 置换,G 蛋白解离为 α 亚基和 βγ 亚基。处于活化状态的 G_α-GTP 可进一步结合并激活下游效应器蛋白,传递信号;与此同时,GTP 被 G_α 水解成 GDP,恢复为非活性状态并与 βγ 亚基重新组装成非活性 G 蛋白。GPCR 活性状态的终止由 GPCR 激酶(G-protein coupled receptor kinase, GRK)蛋白对受体的磷酸化介导,胞内区域特定位点的磷酸化招募了 β-arrestin 蛋白与之结合,占据 G 蛋白的结合位点,造成受体脱敏,随后受体被内吞形成 clathrin 网格蛋白小窝。

G_α 亚基是 GPCR 信号转导过程中最重要的分子,目前发现至少有 27 种 G_α 基因,分子量为 39~52 kDa,根据其信号转导方式的不同分为具有代表性的四大类:$G_{\alpha s}$、$G_{\alpha i}$、$G_{\alpha q/11}$ 和 $G_{\alpha 12/13}$。$G_{\alpha s}$ 亚基主要激活腺苷酸环化酶(adenylate cyclase, AC),合成细胞内第二信使 cAMP;$G_{\alpha i}$ 亚基的功能与 $G_{\alpha s}$ 亚基正好相反,它与 $G_{\alpha s}$ 竞争性地结合 AC,从而对 AC 的激活造成直接抑制,导致胞内 cAMP 含量减少;$G_{\alpha q/11}$ 亚基的主要功能是激活磷脂酶 C-β(phospholipase C-β, PLC-β),水解细胞膜上的磷脂酰肌醇二磷酸(phosphatidyl inositol bisphosphate, PIP_2)形成三磷酸肌醇二酰甘油(diacylglycerol, DAG)和三磷酸肌醇(inositoltriphosphate, IP_3),两者均为重要的第二信使物质;$G_{\alpha 12/13}$ 亚基的主要功能是激活 Rho 信号通路,Rho 蛋白具有 GTP 酶的活性,能结合 GTP 和 GDP,并将 GTP 水解为 GDP。G_α 亚基通过不同的第二信使介导的通路参与调节细胞的增殖、分化、形态变化、膜泡运输、基因转录和细胞周期调控等过程。

除了 G_α 亚基,$G_{\beta\gamma}$ 复合物也在 GPCR 的信号转导中起重要作用。目前已知 β 亚单位有 5 种,分子量在 35~36 kDa,γ 亚单位有 14 种,分子量在 6~10 kDa。$G_{\beta\gamma}$ 能激活胞内的一种磷脂酰肌醇激酶(phosphoinositide 3-kinase, PI3K),PI3K 特异性磷酸化细胞膜上的 PIP_2,最终生成磷脂酰肌醇三磷酸 PIP_3。除此之外,$G_{\beta\gamma}$ 亚基还能激活 PLC-β/PKC 通路。

最新研究发现,阻遏蛋白 arrestin 的作用不仅仅是调控 GPCR 的脱敏,还参与诸如 MAPK(mitogen-activated protein kinase)、Src、NF-κB(nuclear factor-κB)和 PI3K 等信号通路的调节。

(二) GPCR 参与的生理功能调控与疾病

GPCR 虽然看不见摸不着,但参与了广泛且多样的生理过程,与人们的日常生活息息相关。超过半数的 GPCR 与感觉功能有关,参与嗅觉、味觉、感光功能。例如,已经进化了 6.5 亿年的视紫蛋白(opsin)利用光异构反应将电磁辐射转化成细胞信号,视紫红质蛋白(rhodopsin)通过 11-顺式黄醛转换成构象较直的全-反视黄醛实现信号的传导,产生视觉;分布在味觉细胞的 GPCR 通过释放味觉蛋白来传递苦味和甜味等;分布在嗅觉上皮细胞的 GPCR(olfactory receptor 和 vomeronasal receptor)参与嗅觉传导的生理过程。

GPCR 信号通路调节交感神经和副交感神经,与自主的血压、心率和消化功能密切相关;同时参与体内稳态调节，如胰高血糖素样肽受体(glucagon like peptide receptor，GLPR)和GCGR等参与调节体内的血糖平衡。分布在哺乳动物脑内的受体通过结合神经递质(5-HT、DA、GABA和Glu等)调节自身的行为与情绪；趋化因子受体与配体结合可以影响免疫系统中细胞间的相互作用；组氨受体等参与炎症反应的应答。这些非感觉相关的受体与心血管疾病、神经性疾病、代谢性疾病、免疫系统疾病、肿瘤及炎症等疾病密切相关，是大部分临床药物的作用靶点。例如，治疗2型糖尿病的多种药物(如利拉鲁肽、索马鲁肽)均以GLP-1R为作用靶点；以β_1受体和β_2受体为靶标而设计的普萘洛尔是治疗心律失常和心力衰竭的药物；奥曲肽为生长激素抑制素(somatostatin receptor，SSTR2和SSTR5)受体的激动剂，用于治疗肿瘤和肢端肥大症。

三、GPCR药物研发进展

(一) 概况

GPCR是最大的药物靶点家族，FDA批准上市的药物中有34%(共475种)药物靶向GPCR。据统计，2011~2015年，靶向GPCR的药物全球销售额高达9 100亿美元，约占销售总额的27%左右。靶向GPCR的药物研发进展迅速，在过去的5年间，共有69种靶向GPCR的药物获批上市，表3-2列出了2014年以来部分新获批的靶向GPCR的小分子药物，尚有321种候选药物处于临床试验阶段。Rita Santos等人对截至2015年FDA已批准的药物按已知靶点进行了分类汇总发现，约33%的小分子药物靶向GPCR受体家族(图3-3)。

表3-2 2014年以来部分FDA批准上市的GPCR药物

药物名称	商品名	应用	靶点	批准年份(年)
屈昔多巴(droxidopa)	Northera	直立性低血压	β_{1-3}、$\alpha_{2A/B/C}$、$\alpha_{1A/B/D}$-AR	2014
杜拉鲁肽(dulaglutide)	Trulicity	2型糖尿病	GLP-1R	2014
重酒石酸二氢可待因酮(hydrocodone Bitartrate)	Hycodan	麻醉咳嗽	δ-OR、μ-OR	2014
纳洛昔醇(naloxegol)	Movantik	阿片类引起的便秘	μ-OR	2014
奈妥匹坦(netupitant)	Akynzeo	恶心、呕吐	NK_1R	2014
奥达特罗(olodaterol)	Striverdi Respimat	慢性阻塞性肺病	β_2-AR	2014
Survorexant	Belsomra	失眠	OX_2R、OX_1R	2014
他司美琼(tasimelteon)	Hetlioz	睡眠-觉醒障碍	MT_1R、MT_2R	2014
沃拉帕沙(vorapaxar)	Zontivity	心血管疾病	PAR1	2014
月桂酰阿立哌唑(aripiprazole lauroxil)	Aristada	精神分裂症	$5-HT_{1A}$、$5-HT_{2A}$、DRD2	2015
依匹唑派(brexpiprazole)	Rexulti	抑郁症	$5-HT_{2A}$、$5-HT_{1A}$、DRD2、$5-HT_7$	2015
坎格雷洛(cangrelor)	Kengreal	冠状动脉介入治疗	$P2Y_{12}R$	2015
Cariprazine	Vratlar	精神分裂症和双相情感障碍	DRD3、DRD2	2015
伊卢多啉(eluxadoline)	Viberzi	过敏性肠综合征	δ-OR、μ-OR	2015
氟班色林(flibanserin)	Addyi	性欲低障碍	$5-HT_{2A}$、$5-HT_{1A}$	2015
甲状旁腺激素(parathyroid hormone)	NATPARA	甲状旁腺功能减退	PTH1R、PTH2R	2015

续 表

药 物 名 称	商 品 名	应 用	靶 点	批准年份(年)
罗拉匹坦(rolapitant)	Varubi	恶心、呕吐	NK_1R	2015
赛乐西帕(selexipag)	Uptravi	肺动脉高压	PI_2R	2015
索尼德吉(sonidegib)	Odomzo	基底细胞癌	SMO	2015
利西拉来(lixisenatide)	Adlyxin	2 型糖尿病	GLP－1R	2016
匹莫范色林(pimavanserin)	Nuplazid	帕金森病	$5-HT_{2A}$	2016
阿巴帕肽(abaloparatide)	Tymlos	骨质疏松	PTH1R	2017
维考西肽(etelcalcetide)	Parsabiv	甲状旁腺功能亢进	CASR	2017
Naldemedine	Symproic	阿片类药物引起的便秘	μ－OR	2017

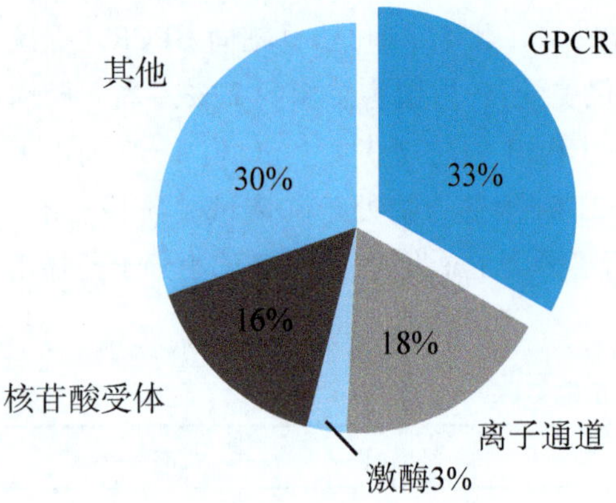

图 3－3 小分子药物靶标比例

(二) 主要药物靶点

GPCR 的药物靶点集中在胺类受体，其中作用于组胺受体、DA 受体、肾上腺受体、AChR 等受体的药物有 314 种，占靶向 GPCR 批准药物的 66%。组胺既是一种信号分子，又可以作为神经递质，它被不同亚型的组胺受体(H_1R～H_4R)识别。靶向 H_1R 的小分子早已作为治疗过敏的药物上市，而靶向 H_2R 的药物可以用来治疗胃溃疡；H_3R 在人体内与睡眠和认知过程有关，因此 H_3R 成为了抗失眠和认知功能障碍的药物靶点；最晚发现的 H_4R 则与炎症和免疫反应有关。

肽类受体如阿片受体、GCGR 以及蛋白受体家族中的趋化因子受体等也是许多药物的作用靶点。临床试验的 66 个新型 GPCR 受体靶点中，有 37 种是多肽类或蛋白受体，其中包括与 2 型糖尿病相关的胰高血糖素受体家族和与偏头痛相关的降钙素基因相关肽(calcitonin gene-related peptide, CGRP)受体。此外，还有 22 种正在研发的靶向趋化因子受体的药物，用于治疗哮喘、风湿性关节炎、艾滋病和多种癌症。

(三) 未来研发趋势

近年来，结构生物学和药理学等在 GPCR 领域的快速发展为靶向 GPCR 的药物发现开辟了新的途径，极大地促进了生物药(多肽、单克隆抗体等)、变构调节剂以及偏向性配体类药物的研发。

靶向 GPCR 的多肽药物主要以 B 家族为主要靶点，如靶向 GLP－1R 的治疗 2 型糖尿病药物利拉鲁肽(liraglutide)和阿必鲁肽(albiglutide)等。相对于小分子药物，单克隆抗体药物在体内的清除率更低、作用时间更长。2014～2016 年间 FDA 批准上市的药物中，单克隆抗体药物占比 27%～33%。然而靶向 GPCR 的上市抗体药物仅有协和发酵麒麟公司研发的靶向 CCR4 的 mogamulizumab，主要用于治疗 CCR4 阳性成人 T 细胞白血病，此外有十几个抗体药物处于临床试验阶段。

相较于剂量依赖的竞争性正构配体，低剂量给药的变构调节剂以及激活特定下游通路的偏向性激动剂具有副作用更低、选择性更强的优点。GPCR 的变构调节剂是药物开发的一个迅速发展的领域，已经获批的变构调节剂药物包括以钙敏感受体(CaSR)为靶点的正向变构调节剂药物西那卡塞(cinacalcet)和针对趋化因子受体 CCR5 的反向变构调节剂药物马拉维若(maravoroc)。偏向性激动剂中最成功的当属目前处于Ⅲ期临床试验的 oliceridine(TRV130)，TRV130 与 μ 型阿片受体(μ－opioid receptor，μ－OR)结合后只激活 G 蛋白而不激活 β－arrestin 通路，从而有效地避免了呼吸衰竭等副作用。

四、总结与展望

GPCR是人体内最大的膜受体家族，同时也是最重要的药物靶点，其承载着细胞与外界进行物质交换、能量传递和信号转导的使命，其功能的紊乱与糖尿病、阿尔茨海默病和心理疾病等的发生发展息息相关。因此，GPCR的结构与功能研究具有重要的实践意义，已成为国际各大药物研发企业和研究机构竞争的制高点，同时也是我国重点发展的新药研发关键技术之一。

中国科学院上海药物研究所具有悠久的GPCR研究历史，自建所以来就把靶向GPCR的药物研发列为研究重点。20世纪90年代，获得了活性比吗啡强6千至1万倍的μ阿片受体激动剂——羟甲芬太尼，具有较好的镇痛作用，属于国际领先水平。目前，中国科学院上海药物研究所多个研究组正在进行GPCR药理学研究并取得了一系列的科研成果。在靶向GPCR的配体筛选方面，王明伟研究组报道了第一个GLP-1R的小分子激动剂Boc5，引起了靶向GLP-1R抗2型糖尿病小分子药物研发的热潮；在发现新型靶点方向，谢欣研究组发现了腺苷受体A_{2B}和半胱氨酰白三烯受体CysLT1是治疗多发性硬化症（multiple sclerosis，MS）的潜在药靶，提示数个已上市药物可有效控制多发性硬化症，并提出多靶向药物是治疗这类复杂疾病的新思路；在GPCR三维结构测定方面，徐华强、吴蓓丽研究组主导测定了包括5-$HTR_{1B/2B}$、趋化因子受体CCR5、GCGR等在内的8种与免疫、神经、代谢性和心血管疾病密切相关的GPCR晶体结构，实现了我国GPCR晶体结构测定零的突破，使我国GPCR结构生物学研究迅速达到国际先进水平，为靶向GPCR的创新药物研发奠定重要基础。

需要注意的是，目前已经获批上市的GPCR药物靶向约110个GPCR靶点，只占人类非嗅觉GPCR的27%。在当前已有靶点空间接近饱和的情况下，确定靶点的生物功能和与疾病的相关性、发现新的成药靶点以及解析靶点的三维结构以辅助基于结构的药物设计是亟待解决的生物学问题，同时也是促进原创（first-class）新药开发的重要方向。

（赵 强 杨振霖）

第二节 离子通道

一、离子通道概论

离子通道是细胞膜上一类带有亲水性孔道的特殊蛋白质，在生命活动中具有重要功能。人们对离子通道的认识经历了一个漫长的过程，新技术的不断发现和应用推动了人们对离子通道的认知。20世纪中叶，A. Hodgkin和A. Huxley等利用电压钳技术把介导枪乌贼巨大轴突动作电位的离子流成功分为钠电流、钾电流和漏电流三部分，离子通道这一名词开始见诸文献。1976年，E. Neher和B. Sakmann发明了膜片钳技术，首次记录到单通道电流。1998年，R. Mackinnon等人利用X线衍射技术获得了首个离子通道的晶体结构，将离子通道的研究推进至分子和原子水平。

（一）基本特征

门控特性和离子选择性是离子通道的两个基本的生物物理特征。

1. *门控特性* 离子通道开放和关闭的过程称为门控（gating），一般包括静息、激活和失活3种状态。静息态通常为关闭态，激活后进入开放态，随后进入不通透且不被激活的失活态。并非所有通道都包括上述3种状态，如形成背景钾电流的双孔钾通道被认为可处于持续开放态，而有些通道则没有失活态。门控过程受生物信号的紧密调控，如跨膜电压、特定的配体和机械力刺激等。

2. *离子选择性*　通道选择性地允许适当大小和电荷的离子顺着电化学势能梯度以被动转运的方式快速跨膜,即离子选择性。该特性与孔道区的选择性滤器(selectivity filter)上特定的氨基酸序列有关,如钾通道的选择性滤器的 GYG (glycine-tyrosine-glycine)序列使其对 K^+的选择性高于 Na^+约 1 000 倍。

(二) 分类和结构特征

1. *离子通道的分类*　根据门控特性,传统上离子通道可以分为配体门控和电压门控离子通道两大类,有些通道还具有机械、温度等门控特性。根据通透的离子种类,可以分为阳离子通道和阴离子通道两大类,前者包括钾通道、钠通道、钙通道和非选择性阳离子通道等,后者主要为氯通道等。

2. *离子通道的结构特征*　电压门控离子通道可以分为电压门控阳离子通道和电压门控阴离子通道,电压门控阳离子通道主要包括钠、钾、钙等离子通道,电压门控阴离子通道主要有氯离子通道。对电压门控阳离子通道来讲,其共同的结构特征为均包含外周的电压感受区和中心的孔道区。以电压门控钾离子通道(Kv)为例,已解析的晶体结构显示,其有 4 个对称的亚基组成,每个亚基都含有 6 个跨膜片段(S1~S6)。其中 S1~S4 组成电压感受区(voltage sensing domain, VSD),S4 上因有 3~6 个带正电荷的氨基酸残基,与电压感受功能有关;S5~S6 构成孔道区,4 个亚基的 S5 和 S6 围成通道的跨膜孔道;S5 和 S6 之间的 P 连接(P－loop)组装成通道的选择性过滤器,GYG 序列是其重要结构特征(图 3－4)。电压门控钠通道离子(Nav)和电压门控钙离子(Cav)通道在分子构型上与 Kv 通道相似,区别是 Nav 和 Cav 通道的 4 个亚基是连接在一起的单分子。孔道区及电压感受区均可作为小分子调节剂的作用位点,而后者因保守性较孔道区低,有利于发展高选择性调节剂。电压门控氯离子通道结构特征和电压门控阳离子通道结构特征明显不同,电压门控氯离子通道常以二聚体行使功能,每个单体分别构成氯离子孔道,具有所谓的“双筒枪”特征。

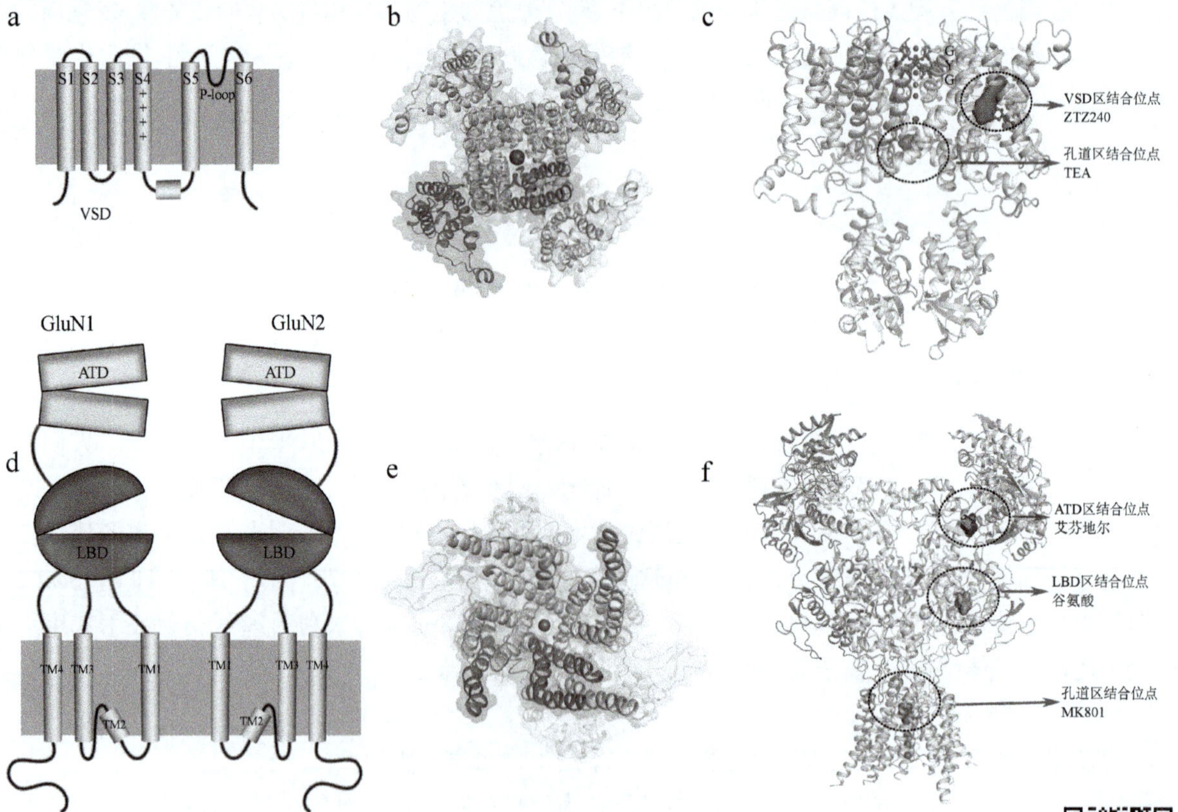

图 3－4　电压门控离子通道和离子型谷氨酸受体结构模型图

注:a. 电压门控离子通道拓扑结构;b. 电压门控离子通道空间以四聚体形式聚合;c. 已发现的电压门控离子通道中药物分子结合位点,如 TEA、ZTZ240 分子;d. NMDA 受体拓扑结构;e. NMDA 受体以异源四聚体形式聚合;f. NMDA 受体中已发现的药物分子作用位点,药物分子如艾芬地尔、谷氨酸和 MK801 可结合在相应位点

图 3－4 彩图

配体门控离子通道，又称为离子通道型受体，其门控过程受配体的调控。配体分子一般是神经递质，细胞内一些信号分子如 ATP、cAMP、IP_3 等也可以作为配体。不同类型的配体门控离子通道在结构特征上差别较大，但它们都包含有离子通透的孔道区和配体结合区。在这里，我们以离子型谷氨酸受体中的 *N*－甲基－*D*－天门冬氨酸（NMDA）受体为例来简单描述此类通道的结构特征。NMDA 受体是由同源性相近的 GluN1 亚基和 GluN2 亚基形成的异源四聚体。不同亚基具有相似的结构特征：胞外侧的 N 端区域可以分为 ATD 区域和 LBD 区域；跨膜区有 3 个全跨膜（M1、M3、M4）和 1 个半跨膜片段（M2）组成了离子通透的孔道，M2 片段有 1 个关键残基（天冬氨酸）控制着 NMDA 受体的离子选择性；相对较长的 C 端位于胞内区域，可能与通道的组装相关。NMDA 受体的孔道区、ATD 区和 LBD 区均可作为小分子调节剂的作用位点（图 3－4）。

二、离子通道的生理和病理功能

（一）生理功能

人类基因组中已发现超过 400 种离子通道编码基因。离子通道的最基本功能是产生细胞的生物电，与细胞的兴奋性直接相关，参与激素与递质分泌、细胞增殖与死亡、感觉传导、肌肉运动、学习记忆、水盐平衡等几乎所有生理过程。

（二）离子通道病

基于离子通道的重要生理功能，其基因突变导致的结构和功能改变可导致多种人类疾病，统称为“离子通道病”（ion channelopathy）。迄今，已发现 70 余种离子通道病（表 3－3）。离子通道是目前最重要的药物靶点家族之一，已有 120 余个离子通道成为临床药物的靶点。离子通道的基础研究和靶向离子通道的药物研发对人类健康具有重要意义。

表 3－3　已报道的人类离子通道病

通　道	相　关　疾　病	通　道	相　关　疾　病
Nav		**BEST**	
Nav1.1	全面性癫痫伴热性惊厥附加症，早期婴儿型癫痫性脑病，婴儿严重肌阵挛癫痫（Dravet 综合征），家族性发热性癫痫，家族性偏瘫型偏头痛	Best1	卵黄样黄斑营养不良，先天性视锥视杆细胞营养不良症，白内障，色素性视网膜炎，2 型黄疸型黄斑营养不良，肌萎缩侧索硬化症，玻璃体视网膜病变
Nav1.2	早期婴儿型癫痫性脑病，良性家族性婴儿癫痫	**$GABA_A$**	
Nav1.3	早期婴儿型癫痫性脑病，家族性局灶性癫痫	**$GABA_A\beta_3$**	婴儿早期癫痫性脑病
Nav1.4	高钾性周期性麻痹，低钾性周期性麻痹，先天性肌无力综合征，非典型乙酰唑胺反应	**$GABA_A\gamma_2$**	全面性癫痫伴热性惊厥附加症，家族性发热性癫痫
Nav1.5	家族性心房颤动，Brugada 综合征，扩张型心肌病，长 QT 综合征，病态窦房结综合征，阵发性家族性心室颤动，婴儿猝死综合征	**$GABA_A\delta$**	全面性癫痫伴热性惊厥附加症，特发性全身性癫痫发作，未成年肌阵挛癫痫
Nav1.6	早期婴儿型癫痫性脑病，良性家族性婴儿癫痫	**AMPA**	
Nav1.7	红斑性肢痛症，先天性无痛症，小纤维神经病，阵发性剧痛症，Dravet 综合征，发热性癫痫	$GluR_4$	伴或不伴癫痫发作和步态异常的智力障碍
Nav1.8	家族性发作性疼痛综合征	**NMDA**	
Nav1.9	家族性发作性疼痛综合征，遗传性感觉神经和自主神经病变	$GluN_1$	神经发育障碍
NALCN	先天性四肢和面部挛缩，肌张力减退，发育迟缓，低血压，婴儿精神运动性障碍和特殊面相	$GluN_2A$	癫痫，语言障碍伴或不伴智力障碍

续 表

通道	相关疾病	通道	相关疾病
ENaC		$GluN_2B$	婴儿早期癫痫性脑病,智力障碍
α - ENaC	支气管扩张,假性醛固酮减少症	**RYR**	
β - ENaC	Liddle 综合征,支气管扩张,假性醛固酮减少症	RYR_1	中央核肌病,King - Denborough 综合征,多微轴空病,恶性高热
γ - ENaC	Liddle 综合征,支气管扩张,假性醛固酮减少症	RYR_2	致心律失常性右室发育不良,儿茶酚胺敏感性多形性室性心动过速
Kv		**nAChR**	
Kv1. 1	发作性共济失调 I 型	$nAChR\alpha_2$	额叶癫痫
Kv1. 5	家族性心房颤动	$nAChR\alpha_3$	肺癌
Kv2. 1	早期婴儿型癫痫性脑病	$nAChR\alpha_4$	额叶癫痫, 尼古丁依赖
Kv3. 1	进行性肌阵挛癫痫	$nAChR\alpha_5$	肺癌,尼古丁依赖
Kv3. 3	脊髓小脑性共济失调	$nAChR\beta_2$	额叶癫痫
Kv4. 3	脊髓小脑性共济失调,Brugada 综合征	**CFTR**	
Kv7. 1	Jervell 和 Lange - Nielsen 综合征,长 QT 综合征,短 QT 综合征,家族性心房颤动	CFTR	囊性纤维化,先天性双侧输精管缺如,支气管扩张,新生儿高脂血症,遗传性胰腺炎
Kv7. 2	良性家族性新生儿癫痫,肌纤维颤搐,早期婴儿型癫痫性脑病	**CLC**	
Kv7. 3	良性家族性新生儿癫痫	CLC - Ka	Bartter 综合征
Kv7. 4	耳聋	CLC - Kb	Bartter 综合征
Kv8. 2	视锥细胞营养不良	CLC - 1	先天性肌强直
Kv10. 1	Temple - Baraitser 综合征, Zimm - ermann - Laband 综合征	CLC - 2	家族性醛固酮增多症,脑白质病变伴共济失调
Kv11. 1	长 QT 综合征,短 QT 综合征	CLC - 7	骨硬化病
K_{Ca}		**CLIC**	
$K_{Ca}1.1$	发作性非运动诱发性运动障碍,小脑萎缩,发育迟缓,惊厥	CLIC2	智力障碍
$K_{Ca}4.1$	夜间额叶癫痫,早期婴儿型癫痫性脑病	**Orai**	
$K_{Ca}4.2$	早期婴儿型癫痫性脑病	Orai1	原发性免疫缺陷病, 微管聚集肌病
Kir		**ITPR**	
Kir1. 1	Bartter 综合征	ITPR1	Gillespie 综合征,脊髓小脑共济失调
Kir2. 1	Andersen 综合征,家族性心房颤动,短 QT 综合征	**TRP**	
Kir4. 1	耳聋,SESAME 综合征	TRPA1	
Kir6. 2	暂时性新生儿糖尿病,永久性新生儿糖尿病,家族性高胰岛素性低血糖症,青少年发病的成年型糖尿病	TRPV4	脊椎干骺端发育不良,短脊柱畸形,间向性骨发育不良,脊髓性肌肉萎缩
Kir7. 1	先天性黑蒙症,雪花样玻璃体视网膜退化	TRPML1	黏脂贮积症Ⅳ型
K2P		**HCN**	
K2P3. 1	原发性肺动脉高压	HCN1	早期婴儿型癫痫性脑病
K2P9. 1	Birk - Barel 综合征	HCN4	Brugada 综合征,病态窦房结综合征
Cav		**CNG**	

续 表

通　道	相　关　疾　病	通　道	相　关　疾　病
Cav1.2	Brugada 综合征，Timothy 综合征	CNGA3	全色盲
Cav2.1	早期婴儿型癫痫性脑病，2 型发作性共济失调，家族性偏瘫型偏头痛，脊髓小脑性共济失调	CNGB3	全色盲
Cav2.2	肌张力障碍	**P2X**	
Cav3.1	脊髓小脑共济失调	P2X1	血小板性出血障碍
Cav3.2	家族性醛固酮增多症	P2X2	耳聋

注：数据来源于 https://www.ncbi.nlm.nih.gov/omim。

三、离子通道的药物发现

（一）离子通道的经典研究方法

1. *膜片钳技术*　膜片钳（patch clamp）技术可记录细胞膜上一个或多个离子通道介导的电流或电压变化，是离子通道研究的“金标准”。膜片钳的主要原理为首先采用玻璃微电极尖端与细胞膜形成高阻抗封接，进而检测不同条件下（记录形式、刺激电压和实验条件等）离子流的变化，包括全细胞记录、细胞贴附式、内面向外模式、外面向外模式等多种形式（图 3－5a）。

2. *人工细胞膜技术*　人工细胞膜技术是将分离或纯化的离子通道蛋白重建于体外的人工脂双分子层上，重组形成包含离子通道的细胞膜。该技术主要适用于单个离子通道的研究，对传统膜片钳研究较为困难的通道具有显著优势，评估参数包括电流、电导、平均开放时间以及开放概率等（图 3－5c）。

（二）靶向离子通道的药物的发现方法

离子通道介导的为电流信号，靶向离子通道的药物筛选需要专有的技术体系。早期用于离子通道药物筛选的方法有放射性配体结合、离子迁移检测（如放射性$^{22}Na^{+}$、$^{45}Ca^{2+}$、$^{86}Rb^{+}$流和原子吸收 Rb^{+}流）等，目前主要为荧光检测和自动化膜片钳检测等方法。

1. *荧光检测方法*　是一种基于荧光探针的间接检测方法，包括检测细胞膜电位变化的电压敏感类探针和检测细胞内外离子浓度变化的探针，优点是成本低且易操作，被广泛用于高通量初筛，缺点是假阳性和假阴性率较高。

2. *自动化膜片钳检测方法*　随着平板电极技术的发展，基于手动膜片钳技术原理开发的自动化膜片钳仪器相继出现，使通过检测跨膜电流开展靶向离子通道的高通量筛选成为现实。目前主流的自动化膜片钳仪器已可开展基于 384 孔板的检测（图 3－5b）。此方法是开展离子通道药物筛选的首选，但运行成本较高是其缺点之一。

离子通道药物的筛选须综合考虑项目所处的阶段、通道类型、成本投入和通量等因素选择合适的筛选手段，一般按照“三步走”的形式展开，即首先通过荧光检测方法进行大规模的初筛以获得活性化合物，然后采用自动化膜片钳开展复筛，最后用手动膜片钳方法确证及开展机制研究。中国科学院上海药物研究所已建成了系统、完备的离子通道药物研发体系，具备了从源头进行离子通道药物研发的能力。

（三）离子通道药物的分类

临床上常用的靶向离子通道药物约 280 个，根据其治疗的疾病领域大致包括如下四类。

1. *抗心律失常药*　常用的临床抗心律失常药分为 4 类，其中的Ⅰ、Ⅲ和Ⅳ类靶点为离子通道。Ⅰ类为钠离子通道阻滞剂，根据对通道的抑制强度又细分为Ⅰa 类（奎尼丁、普鲁卡因等）、Ⅰb 类（利多卡

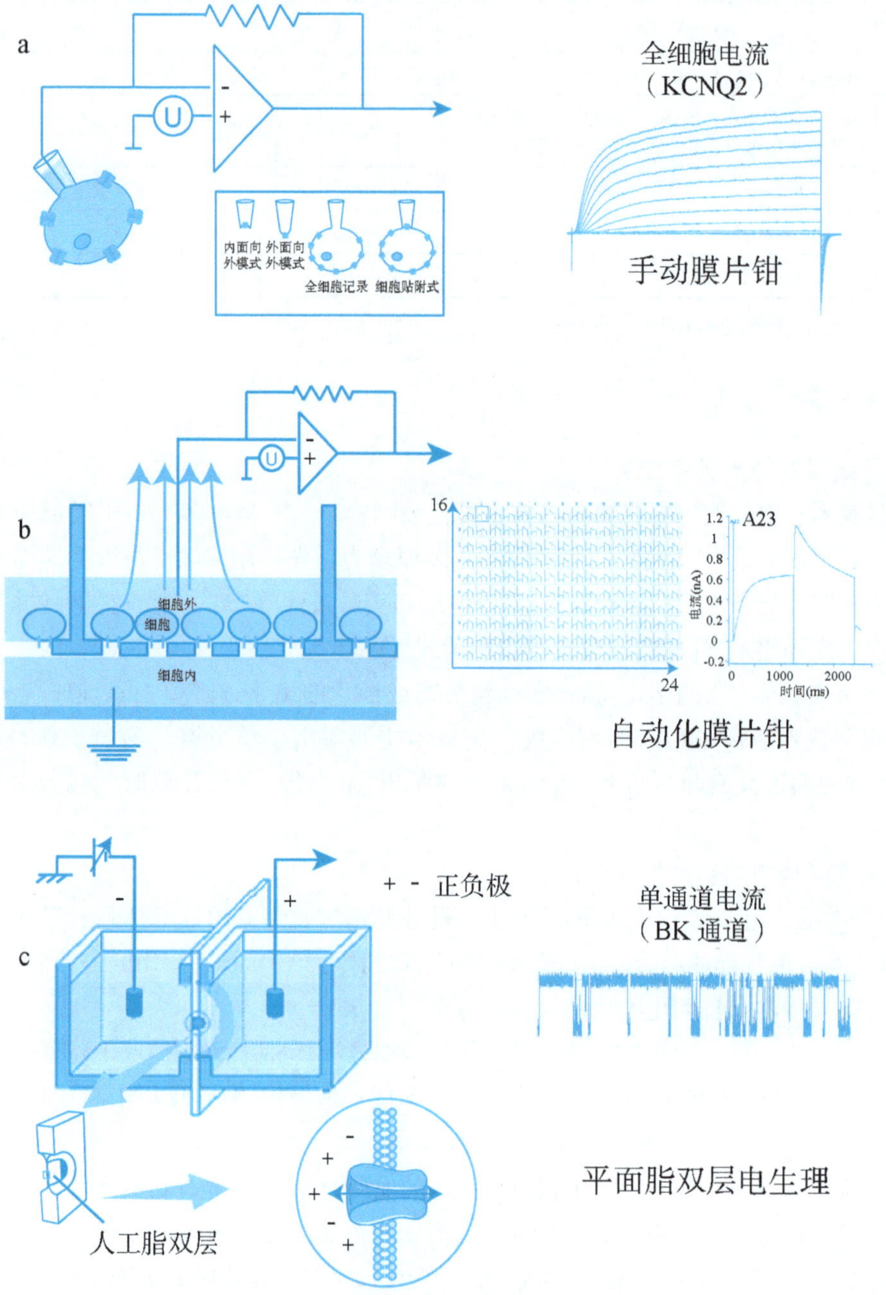

图 3-5 离子通道研究及靶向药物发现技术

因、苯妥英钠等)、Ⅰc 类(普罗帕酮、氟卡尼等);Ⅲ类为钾离子通道抑制剂,如胺碘酮、多非利特等;Ⅳ为钙离子通道阻滞剂,如维拉帕米等;Ⅱ类抗心律失常药靶点为 β 受体阻滞剂。

2. *镇痛药* 作用于离子通道的镇痛药物是继阿片类和非甾体抗炎药(nonsteroidal anti-inflammatory drug, NASID)的第三大类常用的镇痛药物,主要包括钠离子通道抑制剂如布比卡因、丁卡因等;钙离子通道抑制剂如加巴喷丁、齐考诺肽等;$GABA_A$ 受体拮抗剂如托吡酯、布他比妥等。

3. *抗癫痫和抗惊厥药* 离子通道是抗癫痫和抗惊厥的最重要靶点,目前临床使用的药物主要有钠离子通道抑制剂,如拉莫三嗪、拉科酰胺等;$GABA_A$ 受体拮抗剂,如苯巴比妥、丙戊酸等;Glu 受体拮抗剂,如非氨酯、吡仑帕奈;钙离子通道拮抗剂,如加巴喷丁、普瑞巴林等。

4. 降血压药　钙离子通道阻滞剂松弛血管平滑肌，是当前广泛使用的4类一线降压药之一，硝苯地平、尼群地平等均属此类。钾离子通道的开放剂也是常用的降压药，如 K_{ATP} 通道的激动剂米诺地尔、吡那地尔和二氮嗪。

离子通道也是其他多种疾病药物的靶点，如NMDA受体拮抗剂金刚烷胺用于帕金森病的治疗，钙离子通道拮抗剂可促进脑功能恢复，$GABA_A$ 受体开放剂用于镇静催眠，K_{ATP} 通道的阻滞剂如磺脲类（格列本脲等）和格列奈类（那格列奈等）药物用于治疗2型糖尿病。

四、离子通道家族

离子通道家族成员复杂多样，仅电压门控离子通道即有140余种。下面将分别从电压门控、配体门控、TRP通道等家族中选择具有代表性的通道，简要介绍其药理学研究进展（表3-4）。

表3-4　上市的离子通道选择性药物

离子通道亚型	药理效应和适应证	药　　物
Nav1.5	心律失常	奎尼丁（quinidine）
ENaC	利尿	阿米洛利（amiloride）
hERG	心律失常	伊布利特（ibutilide），多菲利特（dofetilide）
K_{ATP} 通道	糖尿病	甲苯磺丁脲（tolbutamide），格列本脲（gibenclamide），格列齐特（gliclazide）
L型Cav通道	高血压、脑中风、心律失常	氨氯地平（amlodipine），硝苯地平（nifedipine），依拉地平（isradipine），维拉帕米（verapamil），地尔硫䓬（diltiazem），尼卡地平（nicardipine），尼莫地平（nimodipine）
N型Cav通道	疼痛	齐考诺肽（ziconitide）
T型Cav通道	癫痫	乙琥胺（ethosuximide）
CLC-2通道	便秘	鲁比前列酮（lubiprostone）
Ryanodine受体	恶性高热	丹曲洛林（dantrolene）
HCN4	心绞痛	伊伐布雷定（ivabradine）
nAChR	肌肉松弛、尼古丁戒断	阿曲库铵（atracurium），伐尼克兰（varenicline）
NDMA受体	帕金森病、麻醉	布地品（budipine），氯胺酮（ketamine）
AMPA受体	癫痫	吡仑帕奈（perampanel）
GABA受体	镇静、催眠、麻醉、抗惊厥、肌肉痉挛、焦虑	苯二氮䓬类（benzodiazepines），唑吡坦（zolpidem），氯美噻唑（clomethiazole）
5-HT_3 受体	止吐、肠易激综合征	昂丹司琼（ondansetron），格拉司琼（granisetron），托烷司琼（tropisetron），多拉司琼（dolasetron），阿扎司琼（azasetron），帕洛诺司琼（palonoseton），阿洛司琼（alosetron），雷莫司琼（ramosetron）
CFTR通道	囊性纤维化	依伐卡托（ivacaftor），特扎卡托（tezacaftor）
TRPV1	疼痛	辣椒辣素（capsaicin），珠卡赛辛（zucapsaicin）

（一）电压门控离子通道

1. 电压门控钠离子通道　电压门控钠离子通道（voltage-gated sodium channel，Nav）包括9种α亚基（Nav1.1～Nav1.9）和4种β亚基（β_1～β_4）。Nav通道的分布具有组织特异性，Nav1.1、Nav1.2和Nav1.6主要分布于CNS，外周神经也有分布；Nav1.3在胎儿的神经系统中高表达；Nav1.4主要分布于骨骼肌；Nav1.5主要表达在心脏组织；Nav1.7、Nav1.8和Nav1.9主要分布在外周神经系统。Nav通道基因突变导致多种人类疾病，是癫痫、疼痛、心律失常等疾病的药物靶点。由于 Nav1.7 和 Nav1.9 基因突变导致先天性无痛症，是近来非阿片类镇痛药物开发的热点。芳香磺胺类小分子抑制剂 PF－05089771 对 Nav1.7 通道有极佳的选择性和抑制活性，但临床试验未显现出很好的镇痛效应；适应证为疼痛的 Nav1.7 阻断剂 AZD－3161、DSP－2230、DSP－3905 等小分子目前处于Ⅰ期临床试验，TV－45070 处于Ⅱ期临床试验。

2. 电压门控钾离子通道　电压门控钾离子通道(voltage-gated potassium channel, Kv)按序列同源性分成 Kv1.x～Kv12.x 共 12 个家族，组织分布广泛，在神经系统、心脏、骨骼肌、肾脏、胃肠等都有表达。主要功能是通过形成静息电位和调节动作电位的复极化影响细胞的兴奋性。Kv 通道可被多种毒素和小分子化合物阻断，如树眼镜蛇毒素、卡利蝎毒素等可在 pmol/L 或 nmol/L 水平阻断 Kv1.1～Kv1.6 等亚型。四乙胺(TEA)和 4－氨基吡啶(4－AP)也是经典的 Kv 通道阻断剂，可用于识别不同的通道亚型。Kv 通道是多种疾病的药物靶点，包括神经系统和心血管疾病、自身免疫性疾病、代谢性疾病等。

KCNQ(Kv7)通道包括 5 个成员，KCNQ1 主要在心脏中表达，其余 4 个成员主要在神经系统表达。与其他 Kv 通道相比，KCNQ 通道激活阈值低，在神经兴奋性调节中发挥基础性作用，是抗癫痫和镇痛的重要靶点。KCNQ 激动剂 retigabine 在 2011 年被批准用于成人患者部分癫痫发作的辅助治疗，但因色素沉积等临床副作用于 2017 年撤出市场。KCNQ 激动剂 ICA－105665 处于Ⅱ期临床试验，用于镇痛和抗癫痫的治疗；KCNQ2 激动剂 XEN－1101 处于Ⅰ期临床试验，用于治疗癫痫；KCNQ 激动剂 HN37 已完成临床前研究，用于治疗癫痫。

hERG (Kv11.1)通道在心脏中高表达，在心肌细胞膜动作电位复极化过程中发挥重要作用。hERG 通道抑制剂归属于Ⅲ类抗心律失常药，如多非利特被用于心房颤动和扑动的治疗。hERG 钾电流被抑制是药物导致 QT 间期延长最重要的机制，严重者可引发患者尖端扭转型室性心动过速、心室纤颤甚至猝死。hERG 活性检测是目前药物心脏安全性评价的重要指标之一，是新药申报的重要资料；在药物研发的早期评价 hERG 活性有助于提高药物发现效率。

3. 电压门控钙离子通道　电压门控钙离子通道(voltage-gated calcium channel, Cav)分为 L、T、N、P、Q、R 型等。N、P、Q、R 型通道主要分布于神经系统，调节中枢递质的释放；T 型通道分布于神经元、内分泌细胞、平滑肌和心肌细胞等；L 型通道在体内广泛分布，尤其是在骨骼肌和心肌细胞中高表达。L 型通道阻断剂用于多种疾病的治疗，处于Ⅱ期临床试验的 MPP－021、MEM－1003 用于治疗认知障碍，处于Ⅰ期临床试验的 AJG－049 用于治疗肠易激综合征。N 型 Cav 阻断剂 CNV－2197944 用于治疗糖尿病神经病变以及神经痛，目前处于Ⅱ期临床试验。T 型通道激动剂 ZSET－1446 处于Ⅱ期临床试验，用于提高阿尔茨海默患者的认知以及用于抗帕金森病。CX－8998 是Ⅱ期临床试验的 T 型通道阻断剂，用于原发性震颤及青少年耐药性癫痫综合征；另一个阻断剂 ABT－639 用于治疗糖尿病引起的神经病变，处于Ⅱ期临床试验。ACT－709478 是 Idorsia 公司开发的 Cav3 阻断剂，处于Ⅱ期临床试验用于治疗癫痫。

4. 电压门控 CLC 氯通道和转运体　哺乳动物的电压门控 CLC 氯通道(voltage-gated chloride channel)包括 CLC－1、CLC－2、CLC－Ka 和 CLC－Kb 4 个氯通道以及 CLC－3～CLC－7 5 个 Cl^-/H^+ 交换体。CLC 氯通道主要表达在细胞膜上，与膜电位稳定和离子的跨上皮转运等有关；CLC 交换体主要分布于内涵体和溶酶体等细胞器膜上，参与离子稳态的调节和酸化等。除肌强直、Bartter 综合征等遗传性疾病外，CLC 通道功能异常可能还与神经和骨骼肌兴奋性、血压调节和骨重吸收异常等非遗传性疾病有关，已发现 CLC－1 通道与癫痫、CLC－Ka 与心力衰竭有紧密联系。Lubiprostone 是新型 CLC－2 的激动剂，2006 年被 FDA 批准用于成年人慢性特发性便秘的治疗，2013 年批准用于阿片类药物导致的肠功能障碍。

5. *钙离子激活钾通道* 钙离子激活钾通道（calcium-activated potassium channel，K_{Ca}）是一类对电压和钙离子敏感的钾通道，包括大电导的 BK 通道、中电导的 IK 通道和小电导的 SK 通道。BK 通道在人体中广泛分布，参与神经放电、平滑肌张力维持、递质和激素释放、听觉等多种生理功能；IK 通道在免疫细胞、红细胞、血管内皮等非兴奋性细胞中广泛表达，调节 Ca^{2+} 信号和膜电位；SK 通道主要分布在神经系统和心血管系统中，其激活促进细胞膜极化。K_{Ca} 通道的开放剂 ASP－0819 正处于Ⅱ期临床试验，用于治疗纤维肌痛阶段；阻断剂 SGS－111 正处于Ⅱ期临床试验，用于认知障碍和脑中风的治疗。BK 通道选择性激动剂 BMS－223131 用于勃起功能障碍的治疗，处于Ⅱ期临床试验。IK 通道阻断剂 ICA－17043 本用于镰刀型红细胞贫血病（Ⅲ期临床试验）和哮喘（Ⅱ期临床试验）的治疗，但均未达预期，现用于遗传性干瘪红细胞增多症的治疗，处于Ⅰ期临床试验。SK 通道有两个阻断剂，均正处于Ⅰ期临床试验，包括用于治疗心律失常的 AP－30663 和治疗共济失调的 CAD－1883。

（二）配体门控型离子通道

1. *离子型 Glu 受体* Glu 是 CNS 重要的兴奋性神经递质，其受体包括离子通道和 GPCR。其中 AMPA、NMDA 和 KA 3 种受体是离子通道，被称为离子型 Glu 受体（glutamate receptor ion channel，iGluR）。iGluR 的拮抗剂可降低神经兴奋性，可用于疼痛、癫痫、帕金森病和精神分裂症等疾病的治疗。2012 年，AMPA 受体的非竞争性拮抗剂 perampanel 被 FDA 批准用于 12 岁以上癫痫患者部分性发作的辅助治疗。

2. *γ－氨基丁酸和甘氨酸受体* γ－氨基丁酸（GABA）和甘氨酸（glycine）是 CNS 中主要的抑制性神经递质。离子型 GABA 受体包括 $GABA_A$ 和 GABA－C，二者均介导 Cl^- 内流，使突触后膜超极化，抑制神经兴奋性。$GABA_A$ 受体的变构剂被广泛用于抗癫痫和镇静催眠，常用的如苯巴比妥和苯二氮䓬类的地西泮等。

3. *酸敏感离子通道和上皮钠通道* 酸敏感离子通道（acid-sensing ion channel，ASIC）和上皮钠通道（epithelial Na^+ channel，ENaC）同属于上皮钠通道/退化蛋白（ENaC/DEG）家族。ASIC 可被胞外的 H^+ 激活，参与疼痛感受、突触可塑性调节、恐惧反应和脑缺血导致的神经细胞死亡等生理病理过程；ENaC 介导 Na^+ 的跨上皮转运，在钠平衡、血压和呼吸道黏液水平调节中发挥重要功能，其突变功能丧失和突变增强分别导致遗传性高血压（Liddle 综合征）和低血压（假性低醛固酮血症）。抑制 ASIC 具有镇痛效应；抑制 ENaC 通道可改善呼吸道黏液水平，其抑制剂近来也被用于开发治疗囊性纤维化疾病的药物。

4. *ATP 敏感钾通道* ATP 敏感钾通道（ATP－sensitive potassium channel，K_{ATP}）是 Kir6.1 或 Kir6.2 四聚体以及 SUR 亚基组成的复合体，单独表达 SUR 或 Kir 亚单位均不能形成功能性离子通道。ATP 是其内源性抑制剂，*Kir* 和 *SUR* 基因突变使 K_{ATP} 通道丧失 ATP 的敏感性，通道持续性开放，阻碍胰岛素分泌，诱发新生儿糖尿病。K_{ATP} 通道的激动剂和抑制剂分别用于高血压和糖尿病的治疗，已有数种上市药物。

5. *钙释放激活钙通道* 钙释放激活钙通道（Ca^{2+} release-activated Ca^{2+} channel，CRAC）由定位在细胞膜上的通道蛋白 Orai1～Orai3 分子组成，并被内质网膜上的 Ca^{2+} 感受器 STIM1～STIM2 分子激活。CRAC 通道开放可补充内质网 Ca^{2+} 耗竭后的 Ca^{2+}，其功能缺陷可导致人类免疫缺陷和自身免疫疾病，是免疫调节剂开发的重要靶点。目前临床中尚缺乏靶向药物，用于急性胰腺炎治疗的 CRAC 通道的抑制剂 CM4620 处于Ⅱ期临床试验阶段。

6. *离子型嘌呤受体* 离子型嘌呤受体（P2X purinergic receptor，P2XR）是一类 ATP 门控的非选择性阳离子通道，包括 P2X1～P2X7 亚型，广泛表达在人体的各类细胞中。由于 ATP 激活 P2X7 受体是 IL－1β 等炎症因子释放的关键步骤，选择性 P2X7 受体抑制剂具有抗炎、镇痛等作用。P2X7 受体在宿主和肿瘤细胞相互作用中发挥重要作用，抑制 P2X7 受体也具有抗肿瘤活性，其用于治疗基底细胞癌的靶向抗体 BIL010t 正处于Ⅰ期临床试验。P2X3 同聚体和 P2X2/3 异聚体通道主要分布在伤害性感受相关的感觉神经元,是镇痛药物发现的重要靶点,用于骨关节炎治疗的 P2X3 抑制剂 gefapixant 已进入Ⅱ期临床试验。

7. 5 - HT_3 受体　5 - HT_3 受体是已发现的 7 个 5 - HT 受体中唯一的离子型受体(非选择性阳离子通道),在中枢和外周神经系统介导快突触传递,参与镇痛和呕吐反应。靶向该通道的药物如 bemesetron 和 tripisetron 等广泛用于缓解化疗放疗等导致的呕吐。葛兰素史克公司开发的 5 - HT_3 受体拮抗剂 alosetron 被 FDA 批准用于肠易激综合征。该通道的拮抗剂也用于抑郁、认知和精神障碍等疾病以及药物滥用,但到目前为止单靶点治疗反应不佳。尼古丁戒断药物 varenicline 也是 5 - HT_3 受体的部分激动剂,有助于缓解恶心副作用。

8. 囊性纤维化跨膜传导调节因子　囊性纤维化跨膜传导调节因子(cystic fibrosis transmembrane conductance regulator, CFTR)是在寻找囊性纤维化致病基因时发现的一类 cAMP 依赖激活的氯离子通道,已经发现至少 300 个(超过 1 900 种类型)致病基因突变。CFTRinh - 172 是 CFTR 特异性抑制剂,广泛用于通道功能与机制的研究。针对 *G551D* 基因突变的 kalydeco(ivacaftor)和 *F508* 缺失突变的 orkambi(lumacaftor 和 ivacaftor 复方)分别在 2012 年和 2015 年被 FDA 批准上市。

(三) 瞬时受体电位离子通道

瞬时受体电位离子通道(transient receptor potential channel, TRP)是一类在生物体内广泛分布的非选择性阳离子通道,包括 TRPV、TRPA、TRPM、TRPC、TRPP、TRPML 和 TRPN 七个亚家族,在温度、疼痛感受和呼吸系统疾病等生理病理过程中发挥重要作用。

1. 辣椒素受体　辣椒素受体(transient receptor potential cation channel subfamily V member 1, TRPV1)是 TRPV 亚家族的一个成员,主要表达在背根和三叉神经节等初级感觉神经元中。TRPV1 可被高温(≥43℃)、低 pH 和内/外源性激动剂等激活,参与痛觉感受及体温调节等。TRPV1 激动剂可导致感觉神经元急性脱敏和慢性丢失,产生镇痛效应,其激动剂辣椒素已用于临床骨关节炎和 HIV 疼痛的治疗,树脂毒素用于缓解癌症痛处于Ⅱ期临床试验。直接抑制 TRPV1 也可镇痛,其抑制剂 axomadol 和 SB - 705498 处于Ⅱ期临床试验,用于缓解慢性疼痛、非过敏性鼻炎和瘙痒。

2. 芥末油受体　芥末油受体(transient receptor potential cation channel subfamily A member 1, TRPA1)是哺乳动物 TRPA 亚家族的唯一成员,主要分布在外周神经系统的初级感觉神经元、胃肠道、肺和膀胱中。TRPA1 在人体中是一种重要的伤害性冷感受器。作为疼痛和呼吸系统疾病的治疗靶点,现已开发出多个 TRPA1 的小分子拮抗剂,如 A - 967079、Chembridge - 5861528、AP18 和 CB - 625 等。其中,HX - 100 和 GRC - 17536 正在被开发用于糖尿病性神经痛和哮喘等呼吸系统疾病的治疗,目前已分别进入Ⅰ期和Ⅱ期临床试验。

3. 薄荷醇受体　薄荷醇受体(transient receptor potential cation channel subfamily M member 8, TRPM8)最初在前列腺中被克隆,之后发现在外周的初级感觉神经元中高表达,并且在黑色素瘤、乳腺癌和结直肠腺癌等肿瘤中表达丰度显著上调。TRPM8 可被低温(8~28℃)和薄荷醇、冰片等物质激活,研究表明 TRPM8 参与调控细胞增殖、迁移和凋亡、炎症反应、冷痛觉等。TRPM8 的激动剂(-)- Menthol 被用于胃肠疾病的治疗;D - 3263 处于Ⅰ期临床试验,用于良性前列腺增生和晚期实体肿瘤的治疗。

靶向其他 TRP 通道的药物研发亦备受关注,如 TRPV4 的功能性突变导致骨骼发育不良、神经运动功能障碍和呼吸系统疾病,其抑制剂 GSK - 2798745 已处于Ⅱ期临床试验,用于慢性咳嗽的治疗;TRPV6 的拮抗剂 SOR - C13(一种多肽类物质),已处于Ⅰ期临床试验,用于卵巢癌和胰腺癌的治疗。

(四) 其他类型离子通道

1. 双孔钾通道　双孔钾通道(two-pore domain potassium channels, K2P)介导弱电压依赖和不失活

的细胞背景钾电流，在细胞静息膜电位调节中发挥重要作用。哺乳动物双孔钾通道按结构和功能分为6类，分别为TWIK、TREK、TRAAK、TASK、THIK和TALK。K2P通道可被pH、机械刺激、温度、麻醉剂和抗抑郁药等调节，参与血管舒张、呼吸、疼痛感受、癫痫、抑郁等众多生理和病理过程。例如，TASK通道可被细胞内的质子或缺氧抑制，激发呼吸反射过程。许多临床镇痛药物如灭酸酯类和阿片类药物均是TREK通道的开放剂，而局麻药则是该通道的抑制剂。尽管K2P通道具有重要的生理功能，但目前尚缺乏特异性的通道调节剂。

2. *机械敏感离子通道*　机械门控Piezo属于机械敏感离子通道（mechanically gated ion channel），是一类Ca^{2+}通透的非选择性阳离子通道，包括Piezo1和Piezo2两个亚型，参与触觉、本体感觉、血管发育及调节等众多生理过程，其基因突变导致脱水遗传性口形红细胞增多症和5型关节挛缩症等人类疾病。除Piezo外，部分离子通道除接受电压或配体调控外，也对机械刺激敏感，如K2P钾通道、TRP通道和CFTR氯通道等均能够感受渗透压和细胞膜张力的变化，进而调节通道的开放程度。

3. *细菌和病毒中的离子通道*　一些非人源组织中表达的离子通道蛋白也是重要的药物靶点，如流感病毒表达的M2通道，其介导的H^+流是病毒颗粒脱鞘和释放病毒RNA进入细胞质的关键步骤。M2通道抑制剂金刚烷胺及其甲基化衍生物甲金胺是目前临床使用的重要的抗流感药物之一，被用于甲型流感的治疗。

五、总结与展望

离子通道在人类的生理和病理过程中扮演着重要的角色，是最重要的药物靶点家族之一。发现新型离子通道、解析已知通道与疾病的相关性、通过基因测序发现新的离子通道相关疾病是靶向离子通道开展新药研发的重要方向。近年来，多个新型离子通道相继被发现和鉴定，包括我国科学家高召兵和王华翌等发现的与细胞坏死和炎症密切相关的新型阳离子通道MLKL以及我国科学家参与解析的机械门控通道Piezo等，将极大地推动相关疾病领域的药物研究。缺乏特异性的调节剂阻碍了对众多离子通道生理病理功能的认知以及药物研发，开展高通量筛选并结合基于结构的药物设计是发展特异性离子通道调节剂的重要手段之一。生物大分子如抗体等是发展离子通道特异性药物的有效手段，Nav1.7、nAchR和P2X7的抗体在动物水平均表现出较好的治疗效果。对于有明确致病机制的离子通道病，如CFTR突变导致的囊性纤维化等，基因疗法是具有较大潜力的重要方向。

（高召兵　阳怀宇　郑月明）

第三节　激　　酶

一、激酶概论

激酶（kinase）是一种催化ATP的磷酸基团转移到特定底物的蛋白质，广泛参与多种信号转导，从而调控基因转录、代谢、存活、凋亡、增殖和分化等过程。早在1954年，Kennedy等通过把大鼠肝细胞线粒体提取物与不同蛋白质共孵育首次发现了酶催化的蛋白质磷酸化过程。Fischer和Krebs发现磷酸化酶b（phosphorylase b）和磷酸化酶a（phosphorylase a）之间通过磷酸化和去磷酸化发生相互转化，磷酸化酶b在Mg-ATP存在的条件下转化为磷酸化酶a。他们把介导这一反应的酶称作磷酸激酶（phosphorylase kinase）。研究进而发现磷酸激酶催化ATP磷酸根转移到磷酸化酶b的特定丝氨酸残基。直到1968年，研究人员首次发现了基于蛋白激酶A（protein kinase A，PKA）级联信号转导。随后，激酶的生理和病理功能逐渐被揭示。在被称为“蛋白激酶级联十年”的 20 世纪 90 年代，MAPK/ERK(mitogen-activated protein kinases/extracellular signal-regulated kinase)、JAK(Janus kinase)以及 PI3K 等信号通路被逐步阐明。

目前,已经有 500 余个人类激酶、900 余个编码具有激酶活性的基因被发现和证实。虽然编码激酶的基因约占可编码蛋白质基因的 5%,但激酶是人类基因组编码的最大一类蛋白质之一。按照激酶的底物分类,激酶可以分为蛋白激酶、脂激酶、核苷酸激酶和糖激酶等,其中蛋白激酶又可分为以下五类(图 3-6)。① 酪氨酸蛋白激酶：磷酸基团的受体是酪氨酸的酚羟基;② 丝/苏氨酸蛋白激酶：磷酸基团的受体是丝/苏氨酸的羟基;③ 组/赖/精氨酸蛋白激酶：磷酸基团的受体是咪唑环、胍基和 ε 氨基;④ 半胱氨酸蛋白激酶：磷酸基团的受体是巯基;⑤ 天冬/谷氨酸蛋白激酶：磷酸基团的受体是酰基。

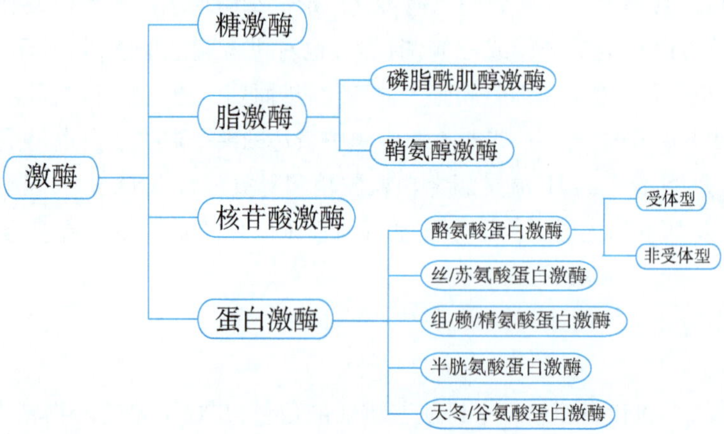

图 3-6　人类激酶按底物分类

在发现激酶以后的 15 年间,磷酸化被认为仅特异性参与糖原代谢的调控。20 世纪 70 年代以后,对于激酶对生理和病理过程调控的认识得到长足的进步。例如,Ray Erikson 发现 Rous sarcoma virus 编码的 v-Src 蛋白是一种能够催化蛋白酪氨酸残基磷酸化的激酶,开启了酪氨酸激酶在肿瘤发生以及治疗中的研究。越来越多的证据表明激酶参与多种疾病的发生发展过程,是治疗包括肿瘤、代谢性疾病、炎症、中枢神经性疾病、心血管疾病等的一类重要靶标。截至 2018 年 6 月,已有 65 个靶向激酶的药物被 FDA 批准上市,上百个药物处于不同的临床试验阶段,已建立约占人类激酶组 1/5 的激酶反应体系并且发现了相应的抑制剂。靶向激酶的药物发现和研究是目前最活跃的研究领域之一。

二、激酶分类及其生理病理功能

虽然所有激酶都催化磷酸化反应,但由于其底物不同,激酶在蛋白质结构、底物识别、活性调控等方面具有较大差别。根据激酶的序列同源性,激酶基因被归类到 25 个同源家族,每个家族根据其底物类别分为若干亚家族。其中,酪氨酸激酶、丝/苏氨酸激酶和脂激酶与多种疾病密切相关,是主要的激酶类药物作用靶标。

(一) 酪氨酸蛋白激酶

酪氨酸蛋白激酶(protein tyrosine kinase, PTK)是一类催化 ATPγ 位磷酸基团转移到蛋白质酪氨酸残基酚羟基的激酶,能催化多种底物蛋白质酪氨酸残基磷酸化,在细胞生长、增殖和分化中具有重要的作用。人类基因组包括约 90 个 *TK* 基因和 5 个 *TK* 样基因,多数酪氨酸蛋白激酶属于致癌 RNA 病毒的癌基因产物,也可由脊椎动物的原癌基因产生。根据其结构和亚细胞定位可分为两类：位于胞内的非受体酪氨酸蛋白激酶(non-receptor tyrosine kinase, NRKT)和跨膜的受体酪氨酸蛋白激酶(receptor tyrosine kinase, RTK)。

非受体酪氨酸蛋白激酶有 32 个成员，分为 10 个家族，如 Src、Abl、Syk、Csk、Tec、JAK、FAK 家族等，介导多种生长因子受体、细胞因子受体、淋巴细胞抗原受体和黏附分子整合素的信号转导。NRTK 包括 SH1（c－Src homology domain 1，SH1）、SH2、SH3 和 PH（pleckstrin homology）等结构域，分别在酶催化反应、酶定位、活性调节和与其他分子相互作用中发挥重要作用。在正常生理条件下，NRTK 在细胞的生长、分化、免疫细胞活化等过程中发挥重要作用，其活性失控与肿瘤、炎症、CNS 疾病密切相关。

RTK 是一类跨膜受体，有 58 个成员，分为 20 个家族，包括表皮生长因子受体（epithelial growth factor receptor，EGFR）、胰岛素受体（insulin receptor，IR）、成纤维细胞生长因子受体（fibroblast growth factor receptor，FGFR）等。RTK 一般由 3 个结构域组成：胞外配体（信号分子）结合域、跨膜域和含多个可磷酸化酪氨酸位点的胞质域。胞外结合域负责配体的结合。大多数 RTK 在以同源或异源二聚体形式与配体结合形成复合物后，其胞质区的若干磷酸化位点发生自磷酸化或寡聚的受体分子间磷酸化，从而使受体 PTK 激活，同时形成含磷酸化酪氨酸（pTyr）的短肽序列，为 PTK 的底物或一些靶蛋白提供识别、停靠和结合的位点。RTK 是重要的生长因子受体，在细胞的代谢、生长、增殖等过程中发挥重要作用，其基因扩增或激活性突变是肿瘤发生的重要原因之一。

（二）丝/苏氨酸激酶

丝/苏氨酸激酶（serine-threonine kinases，STK）催化底物蛋白的丝/苏氨酸残基的羟基磷酸化。大部分蛋白激酶为丝/苏氨酸激酶，包括 PKA、蛋白激酶 B（protein kinase B，PKB 即 AKT）、蛋白激酶 C（protein kinase C，PKC）、钙/钙调素依赖性的蛋白激酶（Ca^{2+}/calmodulin-dependent protein kinase，CaMK）、细胞周期素依赖性蛋白激酶（cyclin-dependent protein kinase，CDK）、DNA 依赖性蛋白激酶（DNA-dependent protein kinase，DNA－PK）、雷帕霉素靶体蛋白（mammalian target of rapamycin，mTOR）等。不同 STK 的活性受生长因子、细胞因子、物理或化学应激等的调控。STK 的底物种类繁多，包括转录因子、细胞周期调控蛋白以及众多细胞过程效应分子。

PKA 是依赖于 cAMP 的蛋白激酶。cAMP 与 PKA 的调节亚基结合，使催化亚基与之解离并进入细胞核，催化 cAMP 反应元件结合蛋白（CAMP responsive element binding protein，CREB）的丝氨酸磷酸化，调控相关靶基因的转录调控。Ca^{2+}可激活 PKA，而 PKA 又可使 Ca^{2+}通道/泵磷酸化而改变构象。PKA 广泛存在于各种组织中，对代谢、心血管系统、免疫系统以及 CNS 的正常运转发挥重要作用，因此成为相关疾病的重要靶标之一。

PKB 又名 AKT，是磷脂酰肌醇 3 激酶信号的一个重要传递者和响应者，隶属于 AGC 家族蛋白。AKT 被第二信使 PIP3 招募到细胞膜活化，继而磷酸化多种蛋白质介导细胞存活、周期调控、糖代谢以及蛋白质合成和基因转录。AKT 在多种肿瘤中发生基因扩增或激活性突变，是重要的抗肿瘤靶标之一。

PKC 是一类 Ca^{2+}、磷脂依赖性的蛋白激酶，在跨膜信号传递过程中起着重要作用。PKC 的底物广泛，参与信号转导、基因表达、DNA 合成等过程。不同亚型的 PKC 激活与多种疾病相关，包括肿瘤、心血管疾病、自身免疫性疾病以及神经精神性疾病等。

细胞内 Ca^{2+}与其受体钙调素结合激活 CaMK，通过一系列的磷酸化级联反应调控糖稳态、蛋白质翻译、细胞增殖、记忆形成等过程是治疗肿瘤、1 型糖尿病的可能靶标。

MAPK 家族是细胞生长因子通过受体蛋白以及 RAS－RAF 等激活的信号转导的重要环节，接收膜受体转换与传递的信号并将其带入细胞核内，在细胞增殖、应激相关信号通路中具有关键作用。MAPK 家族包括细胞外信号调节蛋白激酶 1/2（extra cellular signal-related protein kinase 1/2，ERKl/2）、c－Jun 氨基末端激酶（c－Jun N－terminal kinase，JNK）/应激激活蛋白激酶（stress-ac-tivated protein kinase，SAPK）和 p38 MAPK。哺乳动物细胞的受体酪氨酸激酶与其胞外配体结合并自磷酸化，与接头蛋白生长因子受体结合蛋白 2 (growth factor receptor bound protein 2, Grb2)与 Sos (son of sevenless)结合,导致 RAS 活化。活化 RAS 可激活另一原癌基因产物 RAF 蛋白,活化的 RAF 蛋白能磷酸化并活化 MEK,从而介导 MAPK 级联反应。MAPK 的异常激活与肿瘤的发生密切相关,是重要的抗肿瘤靶标之一。

CDK 的重要特点是需要与周期素(cyclin)相结合才能被激活,在细胞外源或内源信号的刺激下,CDK 在细胞分裂和转录调控中扮演重要的角色。哺乳动物 CDK 家族可分为细胞周期相关(Cdk1、Cdk4 和 Cdk5 等)和转录相关(Cdk7、Cdk8、Cdk9、Cdk11 和 Cdk20 等)两类,分别与一个或多个周期素蛋白相结合形成活性复合物。细胞周期相关 CDK 通过磷酸化下游底物推进细胞周期的进程。总视网膜母细胞瘤蛋白(retinoblastoma protein, Rb)是重要的 CDK 磷酸化底物,Rb 磷酸化解除其对 DNA 合成和细胞分裂相关基因表达的抑制,促进细胞向 S 期演进。不同细胞周期推进由不同的 CDK 和周期素完成。CDK 活性同时受到细胞内因子的负调控,以使细胞周期有序可控地进行。例如,蛋白激酶 Wee1 对 CDK 的磷酸化导致其失活,而 Cdc25 磷酸酯酶能够解除 CDK 的磷酸化。一些分子量较小的蛋白质如 INK4 或 Cip/Kip 家族成员能够与 CDK 或 CDK/cyclin 复合物相结合,抑制 CDK 活性。转录相关 CDK 能够磷酸化 RNA 聚合酶Ⅱ(RNA polymeRase Ⅱ,RNAPⅡ),调控 RNAPⅡ从低磷酸化的转录起始复合物状态向高磷酸化的转录延长复合物状态。由于肿瘤细胞的最大特征是细胞分裂失控,而转录相关 CDK 调控细胞增殖相关基因的表达,因此 CDK 是确证的抗肿瘤靶标。

mTOR 是非常保守的丝/苏氨酸蛋白激酶。1994 年首先在酵母 *Saccharomyces cerevisiae* 中发现两个与西罗莫司耐药相关的基因 *TOR1* 和 *TOR2*,随后在人细胞中发现了与之高度同源的蛋白质,并且发现该蛋白质是西罗莫司细胞内作用靶标,最初命名为 FRAP(FKBP - 12 - rapamycin associated protein),RAFT1 或 RAPT1。mTOR 的催化区域和 PI3K,共济失调毛细血管扩张症突变基因产物(ataxia telangiectasia mutated, ATM)、共济失调毛细血管扩张症突变基因产物相关蛋白(ATM - and Rad3 - related, ATR)高度同源,都属于 PI3K -相关激酶(PI3K - related kinase, PIKK)家族。mTOR 在细胞内通过和不同的蛋白质结合,形成 mTORC1 和 mTORC2 两种功能不同的复合体。这两种复合体由不同的上游信号激活并调节下游不同的信号通路。mTORC1 复合体包括 mTOR、Raptor、mLST8 和 PRas40;mTORC2 复合体包括 mTOR、Rictor、Sin 和 mLST8。mORC1 在细胞内感应细胞生长因子的信号和细胞营养状况,然后通过磷酸化底物真核细胞翻译启动因子 4E 结合蛋白 1(eIF4E - binding protein1,4EBP1)和核糖体 S6 蛋白激酶(S6 kinases,即 S6K1 和 S6K2)调节蛋白的翻译。TORC2 在细胞内磷酸化 AKT 的 473 位丝氨酸,介导 AKT 的充分活化。mTOR 是细胞信号通路的中心调节者,在蛋白质翻译、细胞代谢、生长和增殖等多个过程发挥重要作用,是肿瘤、自身免疫性疾病、衰老、神经精神疾病的重要靶标。

脂激酶是一类以脂类化合物为底物的激酶,包括磷脂激酶和鞘氨醇激酶(sphingosine kinases, SK)。PI3K 是一类能够催化磷脂酰肌醇的 3 - OH 磷酸化的脂激酶。根据蛋白质结构和底物偏好可把人类 8 个 PI3K 分为Ⅰ、Ⅱ、Ⅲ类。Ⅰ类能够在磷脂酰肌醇 4,5 二磷酸(PIP_2)、磷脂酰肌醇 4 磷酸(PIP)或磷脂酰肌醇(PI)的 3 - OH 上进行磷酸化。Ⅰ类 PI3K 进一步可分为ⅠA 类和ⅠB 类,其催化亚基分别为 p110α、p110β、p110γ 或 p110δ。Ⅰ类 PI3K 是唯一可以产生脂酰肌醇 3,4,5 三磷酸强效第二信使的蛋白质,PIP_3 定位于细胞膜,磷脂酰肌醇 3,4,5 三磷酸能够招募含有 PH 结构域的蛋白质如 PDK1、AKT 等至膜上使其活化,进而激活 AKT/mTOR 通路,调控多种细胞过程。PI3Kα 是唯一在肿瘤中发生高频激活性突变的 PI3K 亚型,而 PI3Kγ 和 PI3Kδ 在血液肿瘤中高度激活,是治疗肿瘤、自身免疫性疾病等重要靶标。人类细胞表达 SK1 和 SK2 两个鞘氨醇激酶,通过催化鞘氨醇磷酸化生成鞘氨醇磷酸。鞘氨醇磷酸是重要的第二信使,具有促进细胞存活、增殖、血管新生的作用,与肿瘤、心血管疾病、炎症、CNS 疾病发生发展密切相关。

三、靶向激酶药物

激酶广泛参与多种疾病的发生发展过程，是治疗包括肿瘤、代谢性疾病、炎症、中枢神经性疾病、心血管疾病等的一类重要靶标。截至2018年6月，已有65个靶向激酶的药物被FDA批准上市（表3－5），上百个药物处于不同临床试验阶段。靶向激酶的策略包括靶向受体激酶或其配体的抗体药物、多肽类受体激酶激活剂以及化学小分子激酶活性调控剂。

表3－5　被FDA批准上市的靶向激酶药物

药　物	适应证	类　型	作用模式	FDA批准时间（年）	靶　标
胰岛素（insulin）	糖尿病	重组胰岛素	激动剂	1982	INSR
二甲双胍（metformin）	糖尿病	化学小分子	激动剂	1995	mTOR
贝卡普勒明（becaplermin）	糖尿病足溃疡	重组PDGF	激动剂	1997	PDGFR
赫赛汀（herceptin）	肿瘤	单抗	抑制剂	1998	ERBB2
雷帕霉素（sirolimus）	肾脏移植 淋巴管平滑肌增生症	化学小分子	抑制剂	1999 2015	mTOR
伊马替尼（imatinib）	肿瘤	化学小分子	抑制剂	2001	BCR/ABL－1，ABL－1，CSF1R，DDR1
吉非替尼（gefitinib）	肿瘤	化学小分子	抑制剂	2003	EGFR
厄洛替尼（erlotinib）	肿瘤	化学小分子	抑制剂	2004	EGFR
西妥昔单抗（cetuximab）	肿瘤	单抗	抑制剂	2004	EGFR
贝伐单抗（bevacizumab）	肿瘤	单抗	抑制剂	2004	VEGF
哌加他尼（regaptanib）	黄斑病变	核算适配体	抑制剂	2004	VEGF
帕利夫明（palifermin）	口腔黏膜炎	重组KGF	激动剂	2004	FGFR
索拉非尼（sorafenib）	肿瘤	化学小分子	抑制剂	2005	B－RAF，FLT3，FLT4，KDR
美卡舍明（mecasermin）	生长迟缓	重组IGF1	抑制剂	2005	IGF1R
舒尼替尼（sunitinib）	肿瘤	化学小分子	抑制剂	2006	FLT1，FLT3，FLT4，KDR
达沙替尼（dasatinib）	肿瘤	化学小分子	抑制剂	2006	ABL－1，ABL－2，EPHA2
帕尼单抗（panitumumab）	肿瘤	单抗	抑制剂	2006	EGFR
雷珠单抗（ranibizumab）	黄斑病变	抗体片段	抑制剂	2006	VEGF
尼罗替尼（nilotinib）	肿瘤	化学小分子	抑制剂	2007	ABL1，KIT，LCK，EPHA3
拉帕替尼（lapatinib）	肿瘤	化学小分子	抑制剂	2007	EGFR，ERBB2
坦罗莫司（temsirolimus）	肿瘤	化学小分子	抑制剂	2007	mTOR
帕唑帕尼（pazopanib）	肿瘤	化学小分子	抑制剂	2009	FLT1，FLT4，KDR，KIT
依维莫司（everolimus）	肿瘤	化学小分子	抑制剂	2009	mTOR
凡德他尼（vandetanib）	肿瘤	化学小分子	抑制剂	2011	FLT1，FLT4，KDR，EGFR，RET
克唑替尼（crizotinib）	肿瘤	化学小分子	抑制剂	2011	c－MET，ALK
卢佐替尼（ruxolitinib）	骨髓纤维化 红细胞增多症	化学小分子	抑制剂	2011 2014	JAK1，JAK2
维罗非尼（vemurafenib）	肿瘤	化学小分子	抑制剂	2011	B－RAF

续 表

药　物	适 应 证	类　型	作用模式	FDA 批准时间(年)	靶　标
阿柏西普(aflibercept)	肿瘤	重组蛋白	抑制剂	2011	VEGF
阿西替(axitinib)	肿瘤	化学小分子	抑制剂	2012	FLT1, FLT4, KDR, KIT, PDGFRA, PDGFRB
卡博替尼(cabozantinib)	肿瘤	化学小分子	抑制剂	2012	KDR, MEK
帕妥珠单抗(pertuzumab)	肿瘤	单抗	抑制剂	2012	HER2
瑞格非尼(regorafenib)	肿瘤	化学小分子	抑制剂	2012	KDR, TEK
普纳替尼(ponatinib)	肿瘤	化学小分子	抑制剂	2012	BCR/ABL-1
托法替尼(tofacitinib)	类风湿关节炎	化学小分子	抑制剂	2012	JAK3
达帕菲尼(dabrafenib)	肿瘤	化学小分子	抑制剂	2013	B-RAF
曲美替尼(trametinib)	肿瘤	化学小分子	抑制剂	2013	MEK1/2
阿法替尼(afatinib)	肿瘤	化学小分子	抑制剂	2013	EGFR, ERBB
依鲁替尼(ibrutinib)	肿瘤	化学小分子	抑制剂	2013	BTK
Trastuzumab emtansine	肿瘤	抗体偶联药物	抑制剂	2013	ERBB2, Tubulin
雷莫芦单抗(ramucirumab)	肿瘤	单抗	抑制剂	2014	VEGFR2
色瑞替尼(ceritinib)	肿瘤	化学小分子	抑制剂	2014	ALK
帕尼单抗(panitumumab)	肿瘤	单抗	抑制剂	2014	EGFR
艾代拉里斯(idelalisib)	肿瘤	化学小分子	抑制剂	2014	PI3Kδ
宁特达尼(nintedanib)	特发性肺纤维化	化学小分子	抑制剂	2014	VEGFR, FGFR, PDGFR
帕博西尼(palbociclib)	肿瘤	化学小分子	抑制剂	2015	CDK4/6
乐伐替尼(lenvatinib)	肿瘤	化学小分子	抑制剂	2015	VEGFR2/3
考比替尼(cobimetinib)	肿瘤	化学小分子	抑制剂	2015	MEK1
奥斯替尼(osimertinib)	肿瘤	化学小分子	抑制剂	2015	EGFR
Necitumumab	肿瘤	单抗	抑制剂	2015	EGFR
艾乐替尼(alectinib)	肿瘤	化学小分子	抑制剂	2015	ALK
卡博替尼(cabozantinib)	肿瘤	化学小分子	抑制剂	20165	VEGFR2
Olaratumab	肿瘤	单抗	抑制剂	2016	PDGFα
瑞博西林(ribociclib)	肿瘤	化学小分子	抑制剂	2017	CDK4/6
雷德帕斯(midostaurin)	肿瘤	化学小分子	抑制剂	2017	PKC, Syk, Flk-1, AKT, PKA, c-KIT, VEGFR
布瑞替尼(brigatinib)	肿瘤	化学小分子	抑制剂	2017	ALK, ROS1
来那替尼(neratinib)	肿瘤	化学小分子	抑制剂	2017	HER2, EGFR
Copanlisib	肿瘤	化学小分子	抑制剂	2017	PI3K
Bevacizumab-awwb	肿瘤	单抗	抑制剂	2017	VEGF
Abemaciclib	肿瘤	化学小分子	抑制剂	2017	CDK4/6
阿可替尼(acalabrutinib)	肿瘤	化学小分子	抑制剂	2017	BTK
Trastuzumab-dkst	肿瘤	单抗	抑制剂	2017	HER2
Fostamatinib	慢性免疫性血小板减少症	化学小分子	抑制剂	2018	SYK
Baricitinib	类风湿关节炎	化学小分子	抑制剂	2018	JAK
Encorafenib	肿瘤	化学小分子	抑制剂	2018	MEK
Binimetinib	肿瘤	化学小分子	抑制剂	2018	MEK

（一）靶向酪氨酸蛋白激酶药物

虽然酪氨酸激酶仅占激酶家族的一小部分，但酪氨酸激酶介导多个重要的生理过程，功能过度激活或缺失与多种疾病密切相关。目前已上市的靶向激酶药物多数以酪氨酸激酶为靶标。1983年，研究发现白血病患者9号染色体上的*ABL*基因与22号染色体上的*BCR*基因融合产生了*BCR-ABL*融合基因，编码持续激活的BCR-ABL酪氨酸激酶，并且能够诱导白血病的发生。BCR-ABL抑制剂伊马替尼（imatinib）是第一个上市的激酶抑制剂，用于费城染色体阳性的慢性骨髓性白血病的治疗。伊马替尼开启了肿瘤分子靶向治疗的篇章，同时也树立了后基因组学时代药物研发的典范，即发现疾病驱动基因、理性设计药物分子、精准靶向患者群体。目前已有13个靶向酪氨酸激酶抗体药物、31个小分子抑制剂、5个多肽药物、1个核酸适配体被FDA批准用于肿瘤以及其他疾病的治疗（表3-5）。

随着伊马替尼的成功上市以及肿瘤基因组学的发展，小分子抑制剂成为靶向酪氨酸激酶药物的主要组成部分。按其选择性可以分为多靶点抑制剂和选择性抑制剂前者包括索拉非尼（sorafenib）、舒尼替尼（sunitinib）、达沙替尼（dasatinib）等，用于白血病、胃肠道间质瘤等肿瘤的治疗；后者包括吉非替尼（gefitinib）、厄洛替尼（erlotinib）等，用于肺癌等的治疗。由于小分子抑制剂多通过与ATP竞争结合酪氨酸激酶的ATP-结合口袋，而该结构域在蛋白激酶中高度保守，因此提高选择性、降低毒副作用是分子抑制剂面临的主要问题。随着对肿瘤驱动基因的不断揭示以及蛋白质精细结构的解析，多个高选择性小分子抑制剂已经成功上市。例如，克唑替尼（crizotinib）用于治疗携带*EML4-ALK*融合基因的肺癌。这类药物只对特定患者有效，临床应用上伴随生物标志物的鉴定，从而开启了精准医疗时代。小分子抑制剂在临床使用中往往发生耐药，靶标耐药性突变是EGFR抑制剂耐受的主要原因，靶向耐药性突变激酶是小分子抑制剂研发的另一重要方向。在EGFR一代抑制剂如吉非替尼和厄洛替尼在临床上发生耐受后，能够共价结合于EGFR ATP结合口袋、同时抑制野生型和耐药突变型EGFR的第二代抑制剂（afatinib）和共价结合于EGFR C797位点、选择性抑制敏感和耐药突变型EGFR的第三代抑制剂（osimertinib）陆续上市，显示了小分子抑制剂克服耐药的潜力。除肿瘤以外，酪氨酸激酶抑制剂具有其他疾病的潜力，JAK3抑制剂托法替尼（tofacitinib）被批准用于关节炎的治疗，CSF1R、SYK抑制剂用于关节炎等慢性炎症的临床试验正在进行之中。

RTK的胞外配体结合区与配体包括生长因子、细胞因子等结合后，发生同源或异源二聚化，胞内区发生自磷酸化而活化。靶向RTK的单克隆抗体与胞外段结合，通过阻断与配体结合抑制其活性，同时能够促进受体内吞与降解，诱导抗体依赖的细胞毒作用。曲妥珠单抗（trastuzumab）于1998年被批准上市用于ERBB2阳性的乳腺癌治疗，是第一个被批准上市的靶向RTK抗体药物。曲妥珠单抗偶联微管抑制剂emtansine（T-DM1）在靶向ERBB2阳性的乳腺癌细胞同时，释放emtansine到胞内提高细胞毒活性。目前已有多个靶向RTK如EGFR或其配体如血管内皮生长因子（VEGF）的抗体药物上市用于结肠癌、头颈部鳞癌的治疗。此外，黄斑退行性变性（age-related macular degeneration, AMD）为视网膜黄斑区结构的衰老性改变，与血管内皮生长因子（vascular endothelial growth factor, VEGF）密切相关。靶向VEGF抗体药物贝伐珠单抗（bevacizumab）片段兰尼单抗（ranibizumab）、多肽阿柏西普（aflibercept）以及核酸适配体培加他尼（pegaptanib）已被批准用于AMD的治疗。

靶向RTK的多肽类药物为RTK配体，通过激活RTK活性发挥作用。例如，帕利夫明（palifermin，重组角质细胞生长因子，KGF）用于治疗口腔溃疡，美卡舍明（mecasermin，重组胰岛素样生长因子，IGF1）用于治疗生长迟缓，重组胰岛素用于治疗1型糖尿病。

（二）靶向丝苏氨酸蛋白激酶药物

虽然丝/苏氨酸蛋白激酶种类繁多、与多种疾病的发生发展密切相关，但由于其同时发挥重要的生理功能，对疾病的驱动性较之酪氨酸激酶弱，靶向丝/苏氨酸蛋白激酶药物的研发较酪氨酸激酶滞后。

目前仅有靶向 mTOR、CDK4/6、MEK、RAF、AMPK 共计 13 个小分子抑制剂被批准上市。

西罗莫司是最早发现的 mTOR 抑制剂，是 20 世纪 70 年代从细菌 *Streptomyces hygroscopicus* 中分离出来的一种大环内酯类抗生素。西罗莫司结合 FKBP－12 后，再特异性与 mTOR 的 FRB 结构域结合，从而抑制 TORC1 的功能。1999 年美国 FDA 批准西罗莫司作为免疫抑制剂应用于肾移植。由于西罗莫司具有抗冠状动脉再狭窄的作用，西罗莫司于 2003 年被批准用于药物洗脱支架(drug-eluting stent, DES)，2015 年被批准用于治疗淋巴管平滑肌增生症。由于西罗莫司在溶液中溶解度和稳定性较差以及专利到期，各制药公司于 20 世纪 90 年代后期相继研发出多个西罗莫司衍生物。CCI－779(temsirolimus)、RAD001(everolimus)分别于 2007 年和 2009 年作为治疗晚期肾细胞癌的一线药物上市。此后美国 FDA 又陆续批准增加 RAD001 多项临床适应证。AP23573(deforolimus)在 2005 年被 FDA 认定为孤儿药物(orphan drugs)用于治疗软组织及骨肿瘤；而 mTOR ATP 竞争性抑制剂因能同时抑制 mTORC1 和 mTORC2 也备受关注，数个候选药物已进入临床试验。

Flavopiridol 是最早发现的广谱 CDK 抑制剂之一，由于毒副作用较大未能获批上市。后续的研究主要集中于 CDK 选择性抑制剂的研究。3 个 CDK4/6 选择性抑制剂 ribociclib、帕布昔利布(palbociclib)和 abemaciclib 分别在 2015 年和 2017 年被批准用于 HR－阳性、HER2－阴性晚期乳腺癌的治疗，用于肺癌等肿瘤临床试验正在进行之中。

B－RAF 是 MAPK 通路重要的信号转导分子。BRAFV600E 突变体继续激活 MAPK 通路，高频发现于黑色素肿瘤、肺癌、甲状腺癌等肿瘤中。维莫非尼(vemurafenib)和达拉非尼(dabrafenib)是 BRAFV600E 突变体特异性抑制剂，被批准用于 BRAFV600E 突变测晚期转移性或不能切除的黑色素瘤。

(三) 靶向脂激酶药物

Wortmannin 是在 1957 年从真菌 penicillium wortmanni 中分离得到的天然产物，具有显著细胞增殖抑制和抗炎活性，直到 1993 年才发现它能够抑制 PI3K 活性。随后礼来公司报道了首个化学合成抑制剂 LY294002。尽管这两个化合物未能成为上市药物，但在 PI3K 信号通路研究以及抑制剂发现过程中具有里程碑意义，相关的构效关系研究推动了 PI3K 抑制剂的发现。PI3K 抑制剂经历了从广普抑制剂到Ⅰ类 PI3K 选择性抑制剂，PI3K/mTOR 双重抑制剂以及 PI3K 亚型选择性抑制剂的发展历程。PI3Kδ 选择性抑制剂 CAL101(艾代拉里斯，idelalisib)是首个被 FDA 批准上市的 PI3K 激酶抑制剂，用于慢性淋巴细胞性白血病、小淋巴球性淋巴瘤和滤泡性淋巴瘤的治疗。PI3K 泛抑制剂 BAY80－6946(copanlisib)是第二个被 FDA 批准上市的 PI3K 抑制剂，主要用于治疗复发性滤泡性淋巴瘤。此外，数十个各类 PI3K 抑制剂处于临床试验的不同阶段。

Sonepcizumab 是靶向鞘氨醇激酶 1 的单克隆抗体，目前用于治疗肾癌、AMD 等的临床试验正在进行之中。ABC294640 是鞘氨醇激酶 2 的小分子抑制剂，处于治疗胰腺癌等实体肿瘤的临床试验阶段。

四、总结和展望

在最近 30 年中，激酶成为药物研发最为活跃的领域之一。虽然肿瘤是靶向激酶药物的主要适应证，但随着对激酶在其他疾病发生发展理解上的深入，多个靶向激酶药物已经获批治疗炎症、糖尿病和 AMD 等疾病，更有多个药物处于临床试验之中。此外，随着肿瘤基因组的发展，多个潜在激酶靶标被揭示，相关的候选药物处于不同的研发阶段。据统计，大约 130 个激酶是确证或预期的药物靶标，58 个激酶是确证的靶标，而约有靶向 72 个激酶的候选药物处于临床试验中。因此，靶向激酶的药物不仅在过去 30 年而且也将是药物研发的热点领域。然而，未来靶向激酶的药物研发面临疾病与激酶关系的深入认识、新型激酶调控剂的发现、靶向激酶药物临床应用的优化等诸多挑战。

（一）疾病与激酶关系的深入认识

目前，靶向酪氨酸蛋白激酶药物是肿瘤治疗中主要的靶向激酶药物。随着对酪氨酸激酶抑制剂耐药性的产生以及肿瘤驱动新基因的发现，多个 STK 和脂激酶成为确证的抗肿瘤靶标。最近，调控基因转录、肿瘤免疫、细胞代谢的多个激酶成为药物发现新的热点。肿瘤的发生发展伴随着转录组的重编程，基因转录相关的激酶如多个 CDK 激酶成为抗肿瘤药物新靶标，其中 CDK7、CDK9 抑制剂处于Ⅰ~Ⅱ期临床试验中。肿瘤免疫逃逸是肿瘤的一大特征，靶向肿瘤免疫检查点的治疗近年来取得了巨大的成功。随着对激酶在肿瘤微环境中介导肿瘤免疫逃逸机制认识的不断深入，多个激酶被确证为肿瘤免疫相关的靶标。例如，RTK 的 TAM 家族成员 AXL、TYRO3 和 MER 调控炎症过程以及凋亡细胞的吞噬；CSF1R 在调控巨噬细胞分化和存活中发挥重要作用，促进巨噬细胞从抑制肿瘤的 M_1 型向促进肿瘤的 M_2 型的极化；Ⅰ类 PI3K 家族成员 PI3Kδ 和 PI3Kγ 不仅与血液肿瘤密切相关，而且促进免疫抑制 T 细胞的活性。靶向上述激酶的抑制剂与肿瘤免疫治疗的联合应用在临床前研究具有显著的协同效应，相应的临床试验正在进行之中。代谢重编程是肿瘤另一大特征，糖代谢中多个激酶如丙酮酸激酶抑制剂 TLN－232 已进入临床试验。

激酶对其他疾病调控作用的认识正不断深入。靶向 JAK、BTK、SYK、PI3Kδ 和 PI3Kγ 治疗炎症、红斑狼疮、哮喘的临床试验正在进行之中；GSK 和 PKC 与阿尔茨海默病密切相关，其抑制剂 tideglusib 和 bryostatin 处于Ⅱ期临床试验；MAPK 和 LRKK2（leucine-rich repeat kinase 2）在帕金森病的发生发展中发挥重要作用，调控 JNK 的上游激酶 MLK1－3 抑制剂 CEP－347 处于Ⅱ期临床试验。此外，多个治疗疼痛、心血管疾病等的激酶抑制剂已进入临床试验。

（二）新型激酶调控剂的发现

现有的激酶小分子抑制剂多为 ATP－竞争性可逆抑制剂，具有特异性不高、易产生耐受的缺陷，因此多种靶向激酶的新策略正在兴起。激酶不仅通过其激酶活性还通过蛋白质-蛋白质相互作用行使其调控功能，诱导激酶降解是靶向激酶的新策略之一。一些化学小分子能够通过调控激酶的构象或降解系统促进激酶的降解，但缺乏选择性。新近发展的蛋白质水解靶向嵌合分子（proteolysis-targeting chimaera，PROTAC）技术连接能够分别识别 E_3－连接酶和目标蛋白的两个化学小分子，从而构建一个双功能分子，其能够选择性地诱导目标分子的泛素化和降解。该技术已用于靶向 AKT、BCR－ABL、PI3K 等激酶。此外，新型共价结合激酶抑制剂是将来研究的热点之一，人工智能在新激酶抑制剂发现中的应用也初见端倪。

（三）靶向激酶药物临床应用的优化

靶向激酶药物的核心是基于激酶在疾病发生发展中的驱动作用，即使同一种疾病其驱动因素却各有不同，因此靶向激酶药物应遵循个性化治疗的原则。个性化治疗根据患者个体遗传、环境和生活方式等信息为基础选择和确定治疗方案，使每个患者得到最大健康受益的同时降低无效治疗和毒副作用。靶向激酶药物应在疗效预测、药物基因组学、疗效监控、预后等一系列生物标志物的指导下使用。个性化治疗目前主要在肿瘤领域得到比较广泛的实践，在其他疾病领域的应用也将不断深入。另外，每一种疾病可能有多种驱动因素，不同靶向激酶药物以及与其他药物的理性联合应用值得进一步研究。

（蒙凌华）

第四节　核　受　体

一、核受体概论

人体是以细胞为基本单元，由不同组织和器官组成的有机整体。组织和器官间相互支持、相互沟通,执行多样化的生理功能,从而协调并维持每一个健康的生命个体。介导不同组织和器官通信的信使主要是神经递质和内分泌激素,它们是构成人体神经和内分泌系统的重要组成部分。核受体(也称核激素受体)是多种内分泌激素的受体,包括雄激素和雌激素受体及甲状腺素受体和维生素 D 受体等。人体中共有 48 个核受体,参与了生殖、发育、代谢和免疫调节等重要生理功能。核受体功能的失常会导致包括内分泌失调、代谢紊乱、自身免疫病及肿瘤在内的多种人类疾病。因此,核受体是一类重要的药物靶标。多年来,科学家对以核受体为靶标的药物研发孜孜以求,目前针对核受体的药物约占上市药物的 16%。

(一) 核受体发现简史

核受体的发现起源于 20 世纪初科学家对人体内分泌系统的认识,包括性激素和糖皮质激素等内分泌激素的发现,以及对受体概念的确证。受体最初只是模糊的理论概念,直至 20 世纪 50 年代末,受体理论才被实验证实。科学家利用放射性同位素标记的配体(雌激素)证实,雌激素的受体主要定位在细胞核内的染色体上,而非细胞膜表面。随后其他类固醇激素受体和甲状腺素受体等也被发现具有相似的细胞核定位,“核受体”的概念因此形成并被科学界广泛接受。

核受体概念的核心是内分泌激素如性激素等化学小分子,直接激活核受体的转录活性,从而直接调节相应基因的转录表达,并最终调控重要的生理活动。这一过程与本章所述的细胞表面受体如 GPCR 需要 cAMP 等第二信使介导信号传导存在根本不同。

在 20 世纪 80 年代前,核受体的概念一直停留在对其细胞核定位和功能的描述上,其物质基础尚不明确。随着分子生物学技术的变革,雌激素受体(estrogen receptor, ER)和糖皮质激素受体(glucocorticoid receptor, GR)被克隆,其蛋白质编码得以确定。随后孕激素受体(progesterone receptor, PR)、盐皮质激素受体(mineralocorticoid receptor, MR)和雄激素受体(androgen receptor, AR)也相继获得克隆。对这些类固醇激素受体的蛋白质序列的比对分析结果表明,该类受体具有两个高度保守的结构域:DNA 结合结构域(DNA -binding domain, DBD)和配体结合结构域(ligand-binding domain, LBD)。此外,还有一段非保守且具有转录调节功能的 N 端结构域。

随后,科学家发现类固醇受体的序列同源性可以扩展到其他类别受体,包括甲状腺素受体和维生素 D 受体等,从而确定这些脂溶性维生素受体与类固醇激素受体属于同一受体家族。此外,通过序列同源性的 DNA 分子杂交,科学家发现还有一系列配体的未知受体,这类受体被定义为“孤儿受体”。随着其相应配体相继被发现,这类“孤儿受体”又进一步被定义为“被领养的孤儿受体”,主要包括参与代谢调节的法尼醇 X 受体(farnesoid X receptor, FXR)、肝 X 受体(liver X receptor, LXR)、过氧化物酶体增殖活化受体(peroxisome proliferator-activated receptor, PPAR)、维 A 酸 X 受体(retinoic X receptor, RXR)和感受异源物质的孕甾烷 X 受体(pregnane X receptor, PXR)和组成型雄甾烷受体(constitutive androstane receptor, CAR)等。核受体基因的同源性不仅局限于人、鼠和鱼等脊椎动物,还可以追溯到果蝇和原虫,但植物和真菌中没有核受体同源序列。值得注意的是,人只有 48 个核受体,而原虫具有超过 200 个不同核受体,可能是原虫主要生长在土壤里,需要更多的核受体来感受应变其土壤环境中更为多样的化学小分子。

(二) 核受体家族分类

依据氨基酸序列的同源性,人源 48 个核受体可分为 7 个亚家族(表 3-6 和图 3-7)。

表 3-6 人源核受体家族分类

受体名称(中文)	受体名称(英文)	英文缩写	亚家族命名	内源性配体
第 1 亚家族				
甲状腺素受体	Thyroid hormone receptor	TRα	NR1A1	甲状腺素
		TRβ	NR1A2	甲状腺素

续　表

受体名称(中文)	受体名称(英文)	英文缩写	亚家族命名	内源性配体
维A酸受体	Retinoic acid receptor	RARα	NR1B1	维A酸
		RARβ	NR1B2	维A酸
		RARγ	NR1B3	维A酸
过氧化物酶体增殖活化受体	Peroxisome proliferator activated receptor	PPARα	NR1C1	脂肪酸
		PPARβ/δ	NR1C2	脂肪酸
		PPARγ	NR1C3	脂肪酸
反向 erbA	Reverse erbA	REV - ERBα	NR1D1	血红素
		REV - ERBβ	NR1D2	血红素
维甲酸受体相关孤儿受体	Retinoic acid receptor-related orphan receptor	RORα	NR1F1	氧化甾醇
		RORβ	NR1F2	氧化甾醇
		RORγ	NR1F3	氧化甾醇
肝X受体	Liver X receptor	LXRα	NR1H2	氧化甾醇
		LXRβ	NR1H3	氧化甾醇
法尼醇X受体	Farnesoid X receptor	FXR	NR1H4	胆汁酸
维生素D受体	Vitamin D receptor	VDR	NR1I1	维生素D
孕甾烷X受体	Pregnane X receptor	PXR	NR1I2	外源化合物
组成型雄甾烷受体	Constitutive androstance receptor	CAR	NR1I3	外源化合物
第2亚家族				
肝细胞核因子4	Hepatocyte nuclear factor 4	HNF4α	NR2A1	—
		HNF4γ	NR2A2	—
维A酸X受体	Retinoid X receptor	RXRα	NR2B1	9-顺维A酸
		RXRβ	NR2B2	9-顺维A酸
		RXRγ	NR2B3	—
睾丸受体	Testis receptor	TR2	NR2C1	—
		TR4	NR2C2	—
无尾式同源孤儿受体	Tailless	TLX	NR2E1	—
感光细胞特异性核受体	Photoreceptor-specific nuclear receptor	PNR	NR2E3	—
鸡卵清蛋白上游启动子转录因子	Chicken ovalbumin upstream promoter transcription factor	COUPTFI	NR2F1	—
		COUPTFII	NR2F2	—
ErbA2 相关基因 2	ErbA2 - related gene - 2	EAR2	NR2F6	—
第3亚家族				
雌激素受体	Estrogen receptor	ERα	NR3A1	雌二醇
		ERβ	NR3A2	雌二醇
雌激素受体相关受体	Estrogen receptor-related receptor	ERRα	NR3B1	—
		ERRβ	NR3B2	—
		ERRγ	NR3B3	—
糖皮质激素受体	Glucocorticoid receptor	GR	NR3C1	糖皮质激素
盐皮质激素受体	Mineralocorticoid receptor	MR	NR3C2	盐皮质激素
孕激素受体	Progesterone receptor	PR	NR3C3	孕激素

续 表

受体名称(中文)	受体名称(英文)	英文缩写	亚家族命名	内源性配体
雄激素受体	Androgen receptor	AR	NR3C4	雄激素
第 4 亚家族				
神经生长因子诱导蛋白 B	Nerve growth factor-induced factor B	NGFIB	NR4A1	—
Nur 相关因子 1	Nur-related factor 1	NURR1	NR4A2	—
神经元衍生孤儿受体 1	Neuron-derived orphan receptor 1	NOR1	NR4A3	—
第 5 亚家族				
类固醇生成因子 1	Steroidogenic factor - 1	SF - 1	NR5A1	磷脂
肝受体同系物 1	Liver receptor homologous protein 1	LRH - 1	NR5A2	磷脂
第 6 亚家族				
生殖细胞核因子	Germ cell nuclear factor	GCNF	NR6A1	—
第 0 亚家族				
染色体 DSS - AHC 决定区基因 1	DSS - AHC critical region on the chromosome gene 1	DAX1	NR0B1	—
小异源二聚体伴侣	Short heterodimeric partner	SHP	NR0B2	—

(1) 第一亚家族包括 TR、RAR、PPAR、ROR 和 LXR 等。这类家族受体通常与 RXR 形成异源二聚体,主要参与代谢调节,包括调节脂肪代谢(PPAR)、糖代谢(PPAR 和 FXR)、胆固醇代谢(FXR 和 LXR)以及异源物质代谢解毒(PXR 和 CAR)的核受体。RAR 和 ROR 参与组织发育和免疫功能调节。

(2) 第二亚家族受体包括 HNF4、COUP - TF、RXR、TR2/4、TLX 和 PNR 等。这类家族受体通常以同源二聚体的形式发挥作用,其中 RXR 可以形成同源四聚体。这类家族受体序列具有高度的保守性,同源基因可以追溯到原虫,因此这一亚家族受体被认为可能是核受体家族进化的起源。这类家族受体主要参与特定器官的发育形成,如 PNR 对眼睛发育、TLX 对 CNS 和神经干细胞再生的作用等,RXR 与第一亚家族成员形成异源二聚体也参与这些受体的功能调节作用。

(3) 第三亚家族成员是类固醇激素受体,包括 ER、GR、MR、PR 和 AR 等经典内分泌激素受体,针对这一亚类受体的研究奠定了当代药理学的基础。除此之外,还有 3 个雌激素相关受体(ERRα、ERRβ 和 ERRγ),它们主要以同源二聚体形式参与能量代谢调节。

(4) 第四亚家族是神经生长因子响应调节受体(NGF1B、NURR1 和 NOR1)。这类亚家族受体可以以单体或同源二聚体的形式作用于靶标基因,同时也可以与 COUP - TF 或 RXR 形成异源二聚体。这一亚家族的受体主要参与神经系统和免疫系统的细胞衰亡调节,目前尚未发现该亚家族受体的相应配体。

(5) 第五亚家族受体包括 SF - 1 和 LRH - 1。磷脂是这一亚家族的配体,多个中链脂肪酸磷脂被报道能调控 SF - 1 和 LRH - 1 的活性。SF - 1 和 LRH - 1 可以以单体形式存在,SF - 1 主要表达于性器官,参与性器官的发育和性激素合成的调节;LRH - 1 主要表达于肝脏和子宫,参与胆固醇、胆酸代谢以及女性卵巢和子宫的发育。

(6) 第六亚家族成员仅包括孤儿受体 GCNF。GCNF 可能以二聚体或同源多聚体的形式存在,主要调节生殖细胞的发育。

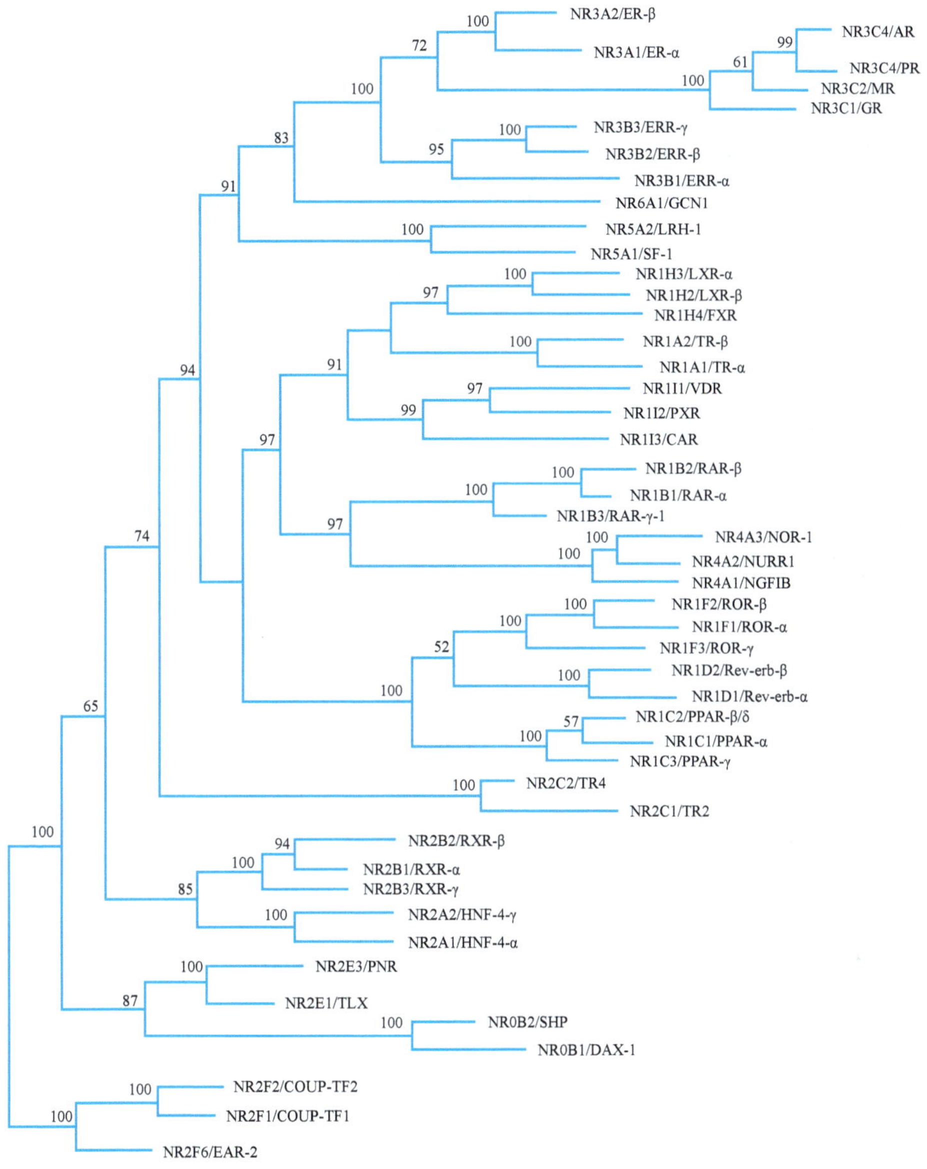

图 3－7　核受体分类进化树

（7）第零亚家族（NR0）包括孤儿受体 DAX－1 和 SHP。这一亚家族成员结构的最大特征是仅有 LBD，无 DBD。SHP 作用于 LRH－1，DAX－1 作用于 SF－1，从而抑制了它们的基因转录活性。

（三）核受体的结构特征

核受体的一级结构（即其氨基酸序列）具有典型的多结构域特征，其中两个最重要的结构域分别是与 DNA 结合的 DNA 结合域（DNA-binding domain，DBD）和与配体结合的配体结合域（ligand-binding domain，LBD）。DBD 是含有 6 个半胱氨酸的锌指结构域，具有高度保守性。LBD 是核受体结构中最大的结构域，序列相对保守，通常位于受体的 C 端。LBD 中靠近 C 端的位置含有一段配体依赖的转录激活功能区 2（activation function－2，AF－2）。LBD 可以与配体结合，同时具有能被配体调节的转录活性。DBD 和 LBD 之间是一段短且不保守的铰链区（hinge domain），其序列中含有大量碱性氨基酸，并含有细胞核定位信号（nuclear localization sequence，NLS）。除此以外，核受体 N 端通常为一段较长的具有转录激活活性的非保守序列，被称作 N 端结构域（N－terminal domain，NTD）。NTD 中含有一段不依赖配体结合的转录激活功能区1(activation function－1, AF－1),然而在全长受体里,其转录活性仍然被配体调控。部分核受体还包含序列高度可变的C端(图3－8)。

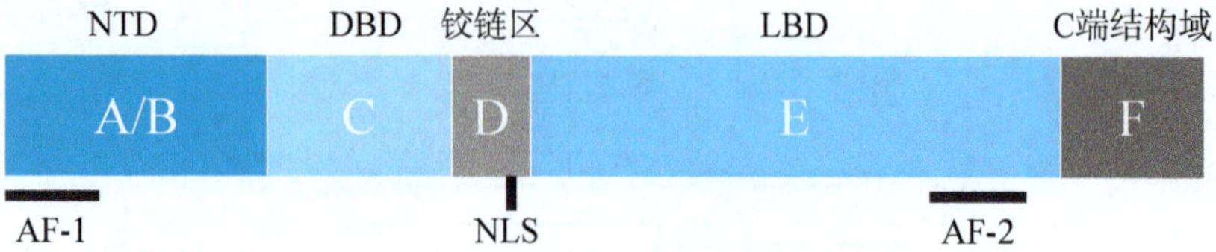

图3－8　核受体各结构域组成示意图

二、核受体的生理和病理功能

(一) 核受体介导的细胞信号通路

核受体是细胞内受体,其最重要功能特征是配体调节的转录因子。在结合配体后,核受体能直接作用于靶标基因,激活或者抑制其转录。类固醇激素受体如GR,在无配体存在的情况下,定位于细胞质,与热休克蛋白90(heat shock protein 90, HSP90)形成复合体。激素结合促使GR与HSP90分离并进入细胞核,定位于靶标基因。GR直接与靶标基因启动子结合激活靶标基因的转录,同时与其配合的GR也可以作用于其他转录因子,从而抑制转录因子与靶标基因的转录活性,又被称作反转录抑制。GR的反转录抑制是糖皮质激素抗炎、抗免疫的主要分子机制,大部分核受体都具有相应的反转录抑制活性。除类固醇激素受体外,其余大部分核受体即使没有配体存在也定位在细胞核。

在细胞核内,与激动剂结合的核受体可以直接招募共激活因子(coactivator)如类固醇受体共激活因子(steroid receptor coactivator, SRC)和CBP/P300等。这些共激活因子具有组蛋白赖氨酸乙酰化酶活性,通过修饰核小体,直接转录激活靶基因。与之相反,与拮抗剂结合的核受体不能与共激活因子结合,而与共抑制因子(corepressor)如核受体共抑制因子(nuclear receptor corepressor, NcoR)、维A酸和甲状腺素受体沉默子(silencing mediator for retinoic acid and thyroid hormone receptor, SMRT)等结合。NcoR和SMRT等能招募组蛋白去乙酰化酶,促使核小体高密度堆积,从而直接抑制靶标基因的转录活性。如上所述,配体以一种最直接的作用方式结合核受体,从而调节受体的转录活性(图3－9)。

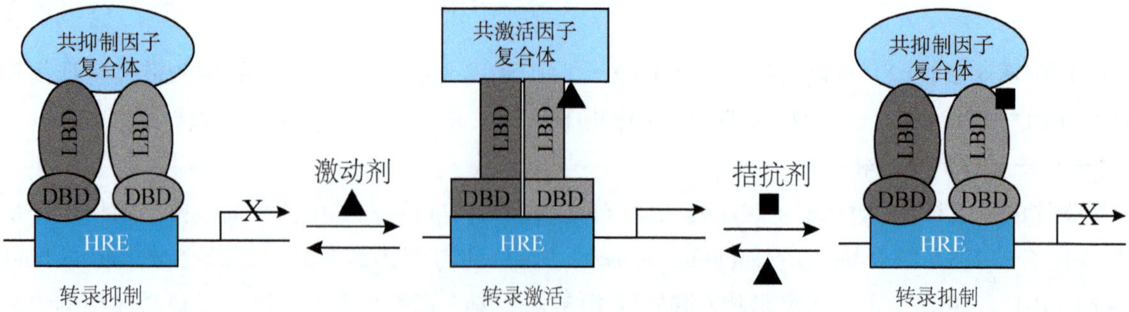

图3－9　核受体转录激活机制

核受体也具有独立于转录调节的非转录调节活性。与转录调节活性发生在数分钟到数小时不同,核受体的非转录调节活性发生更快(数秒到数分钟),显著短于mRNA的合成和蛋白质翻译的时间,且该过程也不受转录和翻译抑制剂调控。

核受体具有多样的非转录调节活性,但其确切的调节机制尚不明确,目前普遍认为该过程与核受体在细胞内的不同定位，导致受体与不同辅因子结合相关。定位于细胞质、细胞膜和线粒体等其他细胞器中的核受体更利于其发挥非转录活性，而当核受体定位于细胞核更利于其转录活性的发挥。

（二）核受体家族结构与激活机制

核受体结构的解析为核受体结构和功能关系及其调控机制的阐述提供了关键证据。目前已有3个核受体全长二聚体与DNA反应元件复合物的结构（图3－10a～图3－10c），以及多个DBD结构和所有人源LBD结构被报道。DBD是具有高度同源的锌指结构，结构中心部分是由六个半胱氨酸螯合的锌离子而组成的结构域，同时具有一段较长的α螺旋，定位于DNA双螺旋的主要凹槽（major groove），在DBD后的一小段序列可以介导DBD二聚体形成。在全长RXR－PPAR结构中，可以观测到结构域间的相互作用，包括DBD－DBD、LBD－LBD以及DBD－LBD间的作用。

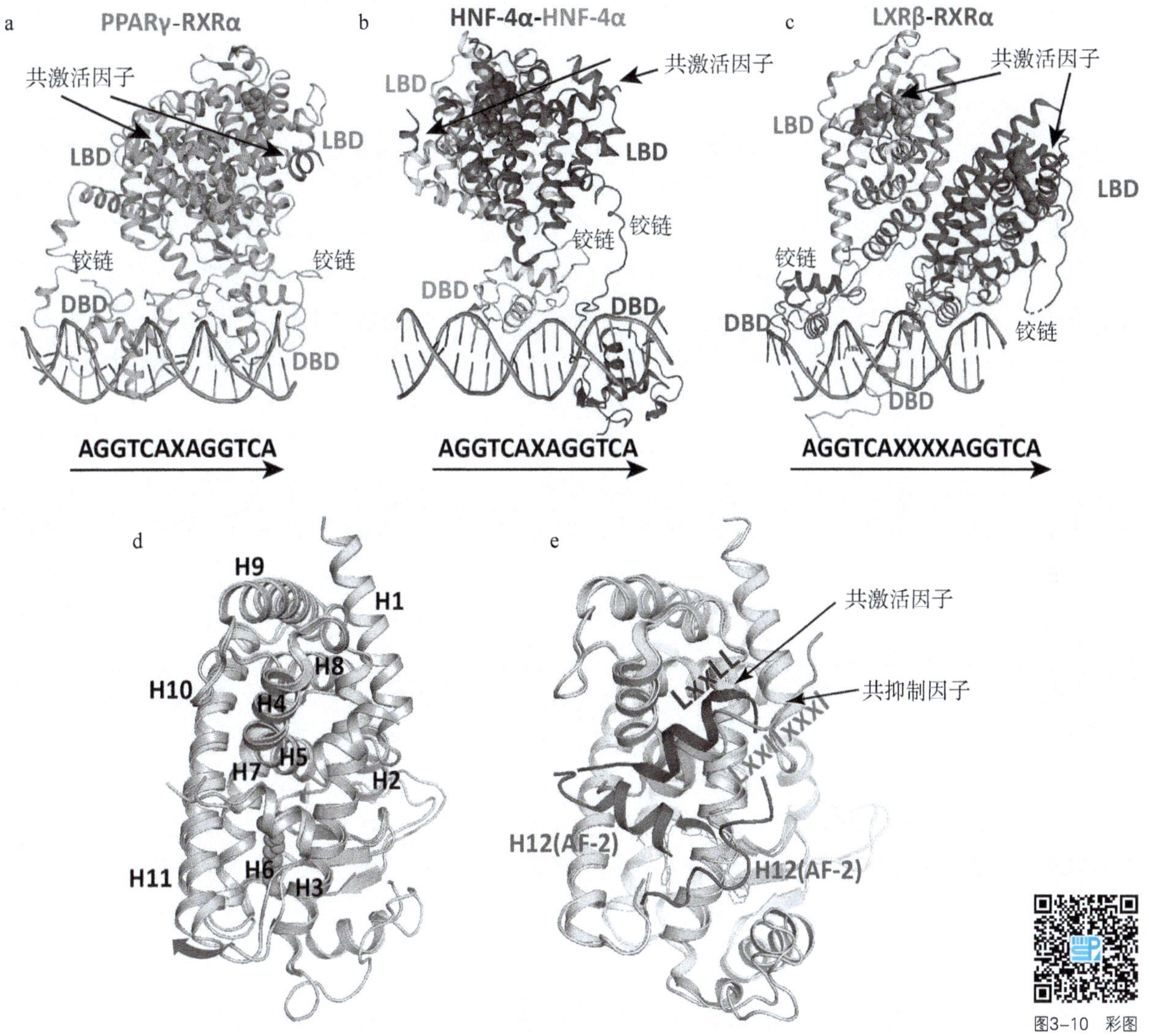

图3–10　彩图

图3－10　核受体典型结构

注：a～c. 核受体全长与DNA复合物晶体结构。a. PPARγ－RXRα异源二聚体与DNA复合物的晶体结构（PDB：3E00）。b. HNF－4α同源二聚体与DNA复合物晶体结构（PDB：4IQR）。c. LXRβ－RXRα异源二聚体与DNA复合物的晶体结构（PDB：4NQA）。DNA序列和转录方向如图所示。d. PPARγ LBD（PDB：1PRG）与PPARγ LBD－激动剂复合物结构（PDB：3U9Q）比对图。箭头方向，配体结合引起H11向H10摆动方向，H11向H10摆动并与H10融合形成配体结合口袋。e. PPARα LBD分别与激动剂和拮抗剂复合物（PDB：1K7L和1KKQ）的结构比对图。箭头方向，H12由拮抗剂复合物结构向激动剂结构的摆动方向；LXXLL基序；LxxIIxxxI基序，共抑制因子。图片来源于：PDB，protein databank（http://www.rcsb.org/）

LBD 是调控核受体与配体结合,进而调控核受体功能的关键结构域。LBD 的结构通常含有 12 个 α 螺旋(H1~H12),组成了三层螺旋折叠。H1 和 H3 组成前面一层,H7 和 H10 组成后面一层,中间一层的上半部分由 H8 和 H9 组成,中间一层下半部分在没有配体存在的情况下通常由 H11 组成。当配体存在时,H11 与 H10 融合,螺旋中心增加 2 埃(Å)的额外空间,从而形成了配体的结合口袋(图 3-10d)。

当结合激动剂时,H12 可以感应配体存在而引起相应的构象变化。H12 具有转录激活功能(即 AF-2 功能,因此 H12 也称 AF-2 螺旋)。当 AF-2 螺旋与受体 LBD 紧凑堆积时,形成了一个与共激活因子 LXXLL 基序相互作用的界面,从而有效招募共激活因子到靶向基因启动子,并激活靶向基因的转录。

当结合拮抗剂时,AF-2 螺旋被移出 LBD 结构中心,致使受体不能有效招募共激活因子,相反受体能招募共抑制因子,从而抑制靶向基因的转录。整体来讲,核受体 LBD 的结构特征使其能成为高效的小分子配体感应器。虽然核受体家族成员之间的基因同源性仅为 30%~50%,但其 LBD 空间结构具有高度的相似性。因此核受体经过长期进化仍保持其 LBD 空间结构的相对稳定,从而保留了其感受小分子配体的能力(图 3-10e)。

虽然核受体 LBD 整体三维结构相似,但是它们的配体结合口袋却存在巨大差异。不同核受体的口袋尺寸和形状都具有其独特特征,决定了其配体结合的特异性。例如,内分泌类固醇激素受体的口袋大小为 500~600 $Å^3$,口袋形状也与类固醇激素分子结构高度吻合。同时,类固醇激素内源性配体种类单一,结合力强(纳摩尔级),选择性高的特征也是类固醇激素与其结合口袋高度吻合特征的反映。相反,与代谢相关的核受体,如脂肪酸受体 PPAR、胆酸受体 FXR 和异源物质受体 PXR 等的口袋尺寸通常在 1 000~1 500 $Å^3$。这几类受体的配体更为复杂多样,配体结合力相应较低(微摩尔级)且选择性较差,这些特征也符合代谢受体的生理功能,因为这几类受体需要感受更多样的代谢产物。

此外,核受体 LBD 的配体结合口袋的结构并非一成不变,它的尺寸和形状会随具体结合的配体不同而改变。最典型的例子是 GR,当其与常用的抗炎药地塞米松(dexamethasone)结合时,它的口袋尺寸约为 500 $Å^3$。但当 GR 与另一种抗炎药脱酰可的发唑(DAC)结合时,它的口袋尺寸可以扩大至约 1 000 $Å^3$,几乎达到与地塞米松结合时口袋的两倍,然而与两者结合后,LBD 整体的骨架结构却基本保持不变。因此,与人体的胃相似,核受体 LBD 的配体结合口袋具有很大的弹性空间,这一特征也为靶向核受体药物设计提供了更大的可能性和挑战。

(三) 核受体参与的生理功能调控与疾病

核受体因对生理和代谢过程起着重要调节作用,故其信号通路紊乱与肿瘤、代谢性疾病、炎症及免疫相关疾病等人类重大疾病密切相关。例如,在肿瘤方面,AR 与前列腺癌、ER 与乳腺癌、PR 与子宫内膜癌的发生密切有关;代谢性疾病方面,PPARγ 与 2 型糖尿病、FXR 和 PPAR 与非酒精性脂肪性肝脏疾病、VDR 与骨质疏松治疗相关;GR 功能紊乱与抗炎及免疫疾病病理发生发展具有直接相关性等。因此核受体成为治疗癌症和代谢性疾病的重要靶标,其相关小分子激动剂或拮抗剂也成为新药研发的热点。

三、核受体及其靶向药物研究现状

(一) 核受体及其靶向药物概况

药物靶标是连接基因差异、药物临床疗效、安全性等和药物反应的桥梁,也是理解药物反应不同个体差异和预测药物有效人群的重要依据。美国 FDA 已批准上市的 1 578 个药物中共含 667 个人类基因组来源的药物靶点(ChEMBL、Drug Central 和 canSAR 数据库)。根据药物靶点基因家族的分布,GPCR、离子通道、蛋白激酶和核受体四大类药物靶点约占 44%,其中核受体约占 3%。根据药物靶点占临床药物的比例,这四大类靶点占所有临床药物靶点的约 70%,其中核受体是目前第三大类临床药物靶点,约

16%的药物靶向核受体。在人体所有的 48 个核受体中，目前仅有少量核受体作为临床药物靶点，核受体仍有作为药物靶点进一步开发的潜力。目前靶向核受体的药物共 167 个，其中靶向 GR 的药物多达 65 个（ChEMBL 数据库）。靶向核受体的药物研发处于平稳增长的趋势，核受体家族作为传统的药物靶点仍然是药物研发领域的重要组成部分。

（二）代表性核受体靶向药物

核受体靶向药物的典型适应证包括肿瘤、激素替代治疗和代谢性疾病等。本部分将重点介绍靶向雄激素受体、雄激素受体、糖皮质激素受体，以及过氧化物酶体增殖活化受体和法尼醇 X 受体等的代表性药物（图 3－11）。

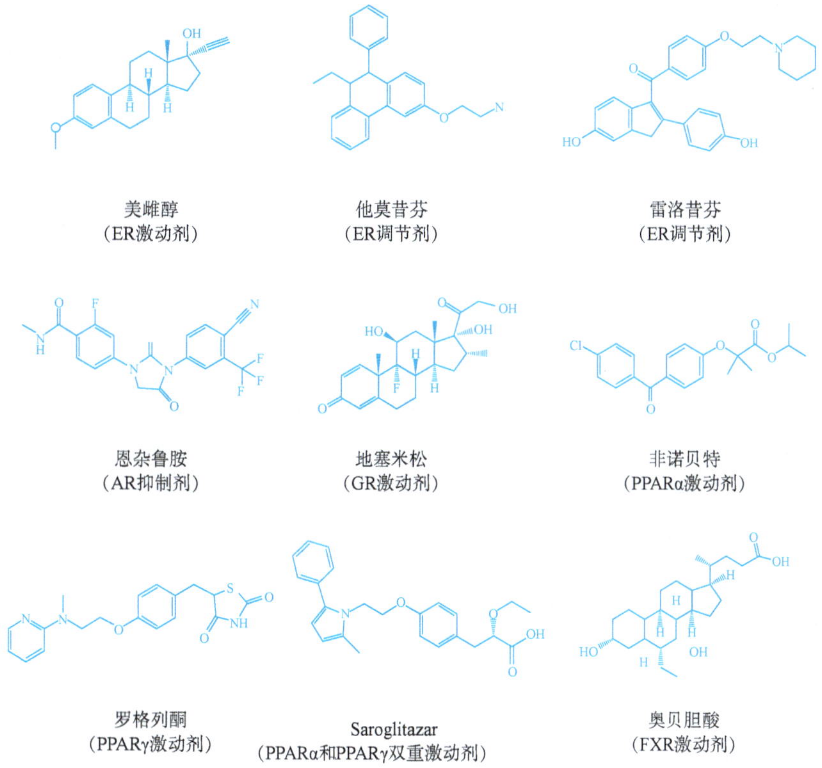

图 3－11　靶向核受体的代表性药物

1. *雌激素受体靶向药物*　雌激素受体（estrogen receptor，ER）是一类可同时被激动剂和拮抗剂靶向的核受体。ER 包括 ERα 和 ERβ 两个亚型，其天然配体是类固醇激素 17*β*－雌二醇，其中雌二醇优先结合 ERα。ERα 和 ERβ 两种亚型均以同源二聚体的形式发挥作用。ERα 的天然配体雌二醇促进乳腺癌的发生发展，同时 ERα 在约 70%的乳腺癌的乳腺组织中过表达，因此 ERα 拮抗剂被用于开发治疗 ERα 阳性乳腺癌。他莫昔芬（tamoxifen）是雌激素受体 ERα 的强效拮抗剂，作为前药，其在体内须通过肝细胞色素 CYP2D6 和 CYP3A4 等代谢酶转化成其活性形式 4－羟基他莫昔芬和 *N*－去甲基－4－羟基他莫昔芬从而发挥药效。该活性代谢活性产物对 ERα 的亲和力是其前药的 100 倍。他莫昔芬及其活性代谢产物与天然配体雌二醇化学结构不同，属于选择性雌激素受体调节剂（selective estrogen receptor modulator，SERM）。他莫昔芬在不同组织中对 ERα 的作用不尽相同，在乳腺组织中，他莫昔芬代谢产物与雌二醇竞争结合 ER 配体结合口袋发挥受体拮抗作用；然而在其他组织（如子宫内膜），其又可作为强效 ER 激动剂。这一激动效应容易增加子宫癌发病的风险，因此不宜长期服用。

另一个经典的选择性雌激素受体调节剂是雷洛昔芬，临床用于治疗和预防绝经后妇女骨质疏松和降低乳腺癌风险。与他莫昔芬前药不同，雷洛昔芬具有他莫昔芬活性代谢产物的活性基团，因此不需要经过体内代谢即可发挥 ERα 拮抗作用。雷洛昔芬不具有他莫昔芬的抗肿瘤活性,临床用于预防骨质疏松,并且可能用于降低绝经后妇女乳腺癌的发生风险。

2. *雄激素受体靶向药物*　前列腺癌和雄激素不敏感综合征的发生发展与雄激素密切相关。对于前列腺癌,利用药物或手术去势治疗进行药物剥夺是治疗前列腺癌的一线治疗方案,但往往治疗几年后患者即出现耐受,发展为去势疗法耐受的前列腺癌(castration-resistant prostate cancer, CRPC)。由于 *AR* 基因过表达和 *AR* 基因突变,CRPC 中 AR 活性显著上调,因此 AR 拮抗剂被开发用于 CRPC 的治疗。

AR 拮抗剂根据化学结构不同分为类固醇和非类固醇两类。类固醇类 AR 拮抗剂由于其对类固醇激素核受体(如孕激素受体和糖皮质激素受体等)的低选择性造成脱靶效应,导致严重肝脏和心血管毒性,限制了其临床应用。相对类固醇类 AR 拮抗剂,非甾体类抗雄激素药物(non-steroidal anti-androgen, NSAA)由于脱靶效应导致的副作用较小,主要用于治疗晚期和转移性乳腺癌。上市于 2009 年的恩杂鲁胺(enzalutamide)属于第二代 NSAA,用于临床 CRPC 的治疗。除了与内源性配体竞争结合 AR 结合口袋外,恩杂鲁胺也可以有效降低内源性配体的核转位,从而抑制受体与 DNA 的结合,从而发挥高效的 AR 抑制作用。恩杂鲁胺可有效延长未经化疗肿瘤患者的生存期,且毒副作用较低。然而,很多 CRPC 患者在治疗数月后即可出现恩杂鲁胺耐受。为克服耐药,科学家已建立 LBD 非靶向性的治疗方案,包括开发可结合于 DBD 的小分子,通过破坏受体与 DNA 的相互作用从而发挥 AR 拮抗作用,目前已有该类化合物被报道可以靶向恩杂鲁胺耐受 AR。

3. *糖皮质激素受体靶向药物*　糖皮质激素受体(glucocorticoid receptor, GR)包括 GR_{α} 和 GR_{β} 两个亚型,两者均为 GR 同一转录产物的不同剪切体。GR_{α} 几乎在所有组织和细胞中均有表达,且其含量远超 GR_{β},是糖皮质激素发挥生物学效应的主要受体亚型。研究发现,GR_{β} 对 GR_{α} 的功能有拮抗作用,可能对糖皮质激素的生理及药理功能发挥重要的负性调节作用。GR 的天然配体为皮质醇和皮质酮。皮质醇主要由束状带分泌,皮质酮则在肾上腺皮质的三个带区均有合成。肾上腺皮质分泌皮质醇和皮质酮的比例存在物种差异,人类以皮质醇为主。代表药物包括氢化可的松、可的松、泼尼松、泼尼松龙、曲安西龙和地塞米松等,主要用于治疗炎症和免疫相关性疾病。

4. *过氧化物酶体增殖活化受体靶向药物*　过氧化物酶体增殖活化受体(peroxisome proliferator activated receptors, PPAR)包括 PPARα、PPARβ 和 PPARγ 3 种亚型,3 种亚型均通过与 RXR 形成异源二聚体而发挥作用。与 ER 等核受体相比,PPAR 的 LBD 相对较大,可结合包括各种脂肪酸和类花生酸类物质等在内的多种天然配体。

目前批准上市的 PPAR 配体药物靶向 PPARα 和 PPARγ 两种亚型,用于治疗代谢性疾病。苯氧芳酸类药物是经典的 PPARα 靶向激动剂,包括氯贝丁酯、吉非贝齐和非诺贝特等。这类药物激活 PPARα 受体,上调与代谢相关的基因表达,如与脂质转运、氧化、脂肪生成或胆固醇转运相关的酶等,发挥代谢调节作用。噻唑烷二酮类是典型的 PPARγ 亚型靶向药物,包括罗格列酮、吡格列酮和曲格列酮等。罗格列酮和吡格列酮通过靶向激活 PPARγ,增加脂肪细胞对胰岛素的敏感性,降低血糖水平,从而发挥治疗 2 型糖尿病的作用。曲格列酮由于其强烈的肝毒性,目前已经退市。因罗格列酮、吡格列酮为代表的噻唑烷二酮类药物存在体重增加、水肿、充血性心力衰竭、骨质疏松等副作用,目前在欧洲和美国市场已经限制其使用。近年来,一类被称作 glitazar 类的 PPAR 双重激动剂(同时激活 PPARα 和 PPARγ)被开发。2013 年首个 glitazar 类药物 saroglitazar 在印度上市,被批准用于治疗糖尿病合并血脂异常和高甘油三酯血症。

5. *法尼醇 X 受体靶向药物*　原发性胆汁性胆管炎(primary biliary cirrhosis, PBC)是一种以胆汁淤积为特点的慢性自身免疫性肝病,多见于中老年女性,治疗不及时会发展为胆汁性肝硬化。熊去氧胆酸(ursodeoxycholic acid, UDCA)是此前唯一获批的 PBC 治疗药物,然而相当一部分患者(约 40%)对 UDCA 没有充分应答,或对 UDCA 不耐受。法尼醇 X 受体(farnesoid X receptor, FXR)激动剂奥贝胆酸

(obeticholic acid)是UDCA的衍生物，于2016年被FDA批准用于PBC的治疗。奥贝胆酸可联合UDCA用于对UDCA反应不足的PBC成人患者，或作为单药疗法用于对UDCA不耐受的原发性胆汁性胆管炎成人患者。奥贝胆酸的靶受体FXR是表达于肝脏和小肠的核受体，是胆汁酸、炎症、纤维化等代谢通路调节的关键因子。

6. *异源物质代谢解毒核受体靶向药物*　大多数核受体直接与疾病相关，然而有部分核受体家族成员，如孕甾烷X受体(pregnane X receptor, PXR)和组成型雄甾烷受体(constitutive androstane receptor, CAR)等，通过调节药物代谢过程发挥药效。PXR和CAR主要表达于肝脏和小肠，调控配体依赖的基因表达，其蛋白质表达产物涉及药物代谢的各个环节。由于其能够识别并结合化学结构多样的分子，包括许多上市药物和进入人体的其他合成化合物，PXR和CAR也被称作外源物感受器(xenosensor)。

PXR能够识别结构复杂多样的上市药物，包括钙通道阻断剂、他汀类药物、抗糖尿病药物、HIV蛋白酶抑制剂和青蒿素及其衍生物等，其可识别的化合物分子量范围为200~800 Da不等，利福平是目前分子量最大的PXR激动剂。由于CAR的配体结合口袋相对PXR更小且刚性更强，因此CAR结合的配体种类少于PXR。青蒿素和美克洛嗪等药物均是CAR的配体。除了通过配体直接激活外，CAR也被苯巴比妥和苯妥英钠等化合物通过未知的机制间接激活。

（三）核受体药物研究方法

传统核受体配体的亲和力测定方法基于小分子和同位素标记配体对配体结合口袋的竞争性结合，目前该方法已逐步被非同位素标记的方法，如基于荧光共振能量转移和表面等离子共振技术等亲和力测定方法所取代；基于报告基因的转录激活活性测定方法为小分子配体提供了细胞水平的筛选方案；基于完善的核受体结构信息，开展候选小分子化合物与靶标核受体复合物的结构解析，以及计算机虚拟筛选都为核受体靶向药物开发提供了更精准的研究途径。

1. *体外小分子与核受体结合亲和力测定*　荧光共振能量转移(fluorescence resonance energy transfer, FRET)技术利用了相互靠近的能量供体和受体两种荧光基团间能量转移的原理。将供体和受体分别与核受体和其相应的激活肽偶联，当小分子与核受体结合，促进核受体与激活肽的相互作用，从而拉近受体和供体间的距离，产生能量转移，因此荧光强度即可表征小分子与核受体结合能力。时间分辨荧光共振能量转移(time-resolved fluorescence resonance energy transfer, TR-FRET)技术则是在FRET的基础上，采用了拥有更长的发射半衰期的荧光供体，降低短荧光周期造成的背景干扰，进一步提高系统的灵敏度，TR-FRET已成为核受体靶标体外生化测试的主流方法。

表面等离子共振技术(surface plasmon resonance, SPR)基于将光能转变成电子振动能的物理光学现象。当小分子化合物流经偶联有靶标核受体的金属膜表面时，生物分子间的结合引起生物传感器表面质量的增加，导致折射指数按同样的比例增强，生物分子间反应的变化即可被检测。此方法不需标记，实时高效和无放射毒性等优点备受青睐，能够提供分子相互作用的结合和解离的详尽动力学参数。

2. *细胞水平转录激活活性测定*　转录激活活性测定基于核受体结合配体后的转录激活效应。将与核受体与配体结合后识别的DNA反应元件插入报告基因上游，将此报告基因质粒和相应的核受体表达质粒共转染细胞，通过检测化合物加入后报告基因的量来确定该分子对该核受体的激活能力。常用的报告基因包括萤火虫荧光素酶、分泌型碱性磷酸酶和氯霉素乙酰基转移酶等。

3. *小分子与核受体LBD复合物结构解析*　借助原核蛋白表达系统表达带特定标签的靶标核受体LBD结构域，通过亲和层析和凝胶过滤色谱等方法纯化核受体，体外筛选获得候选小分子与受体复合物的高质量晶体，收集X射线晶体衍射数据，解析小分子与核受体LBD复合物的晶体结构，获得小分子与靶标核受体结合口袋的结构特征，指导化合物的进一步优化。

4. *计算机虚拟筛选*　基于化合物的三维结构数据库，将库中的分子逐一与核受体结构进行“对接"寻找小分子化合物与核受体靶标的最佳构象,计算其相互作用及结合能,从库中找出与靶标结合的最优化合物。

四、小结与展望

由于核受体的广泛生理功能以及与疾病的紧密关联性,核受体依然是药物化学家热衷的药物靶点。靶向核受体的药物具有靶标明确、药效显著和机制清楚等优点。近年来,核受体的药物研发遇到了技术瓶颈。由于核受体是转录因子,调控多基因组的表达,因此如何控制核受体药物的毒副作用成为靶向核受体药物研发的关键科学问题。未来靶向核受体药物可能从如下几个方面解决这一问题。

(1) 开发靶向核受体的选择性调节剂。针对同一类核受体的同一种药物在不同组织器官发挥不同的调节作用。这类代表性药物是 ER 选择性调节剂 SERM,其在乳房组织作为拮抗剂抑制乳腺癌发生发展,而在骨骼作为激动剂防止女性骨质疏松。

(2) 开发多靶标的功能调节剂。如糖尿病、高血压和高血脂是代谢综合征的指标,分别受到 PPAR 和 FXR 的调控。能同时激活 PPAR 和 FXR 的配体将具有调控多项代谢综合征的功能,是当前代谢药物研发的重要方向。

(3) 发展组织器官药物选择性递送技术。通常针对一个器官疾病的药物会引起另一器官的药物副作用,如针对肝炎的药物通常具有肾毒性,而增加抗肝炎药物的肝递送选择性可避免其在肾脏的副作用。在这一方面,许多针对代谢性疾病的药物研发具有广阔的前景。

(4) 开发靶向核受体的结合力调节剂。核受体像一个分子开关,配体结合受体启动或者关闭响应的基因组和相应的生理功能。然而这一分子开关具有动态平衡的特征,通过对开关的精细调控维持机体的相对稳态,与靶标核受体的结合力强弱并非评价核受体药物的关键因素。结合力过强的药物会促使核受体长期处于激活或关闭的单一状态,从而导致所调节的生理功能失调和药物的毒副作用。以抗糖尿病药物 PPARγ 激动剂罗格列酮(Avandia™)和吡格列酮(Actos™)为例,吡格列酮与 PPARγ 的结合力相比罗格列酮弱 100 倍,可有效规避罗格列酮产生的积水和心肌毒性的副作用。因此研发靶向核受体药物,应客观看待配体亲和力,充分优化调控配体与受体的结合力。

(5) 发展靶向孤儿核受体药物研究的技术。目前核受体仍然有部分真正的孤儿受体较难被小分子配体所调节。随着现代生物学技术的发展,已有其他技术手段可以调节孤儿核受体,如 *CRISPER* 基因编辑技术和反义寡核苷酸(antisense oligonucleotide, ASO)技术,尤其 ASO 技术相对成熟,目前已有多个靶向非核受体的 ASO 药物上市,因此针对孤儿核受体的 ASO 药物研发前景光明。

药物研发是一项以科学为基础的系统工程,必须具有可控性和可重复性。随着科学与技术的发展,人们对各种疾病的生物学基础的认识更加深入,并掌握更多的药物合成技术手段,未来靶向核受体药物研发将对各类特殊疾病精确化,甚至个体化,从而真正达到靶点明确、机制清楚、药效显著和安全性高的药物研发的最高境界。

(徐华强　蒋　轶)

第五节　其他受体——蛋白质-蛋白质相互作用

一、蛋白质-蛋白质相互作用与药物发现概况

通常受体与信号分子结合后激活下游信号的释放,但生物体内存在一类特殊的"受体",它们并不

接受信号分子,而是通过与其他蛋白质结合、发生相互作用来激活下游信号通路。这些蛋白质-蛋白质相互作用(protein-protein interaction, PPI)数量庞大并且相互关联,形成了复杂的网络体系,寻找该类靶点的药物非常困难。一般来说,蛋白质-蛋白质相互作用的界面大而平坦,缺乏合适的沟槽或口袋,因此难以较好地容纳小分子。相应地,该类靶点也没有天然的配体小分子可以作为药物发现研究中的参照。此外,蛋白质-蛋白质相互作用界面的形成具有其特殊性,或者需要多个蛋白质的参与,在蛋白质复合物中才能构成,或者在其他蛋白质的诱导下发生构象变化而形成。有的蛋白质-蛋白质相互作用不能稳定存在,难以用现有的技术进行研究。

根据蛋白质的结构特征,蛋白质-蛋白质相互作用主要分为球形蛋白质之间的相互作用、球形蛋白质与肽段的相互作用以及肽段-肽段的相互作用三类。随着结构生物学的快速发展,越来越多的蛋白质复合物结构得到解析,基于蛋白质结构的计算机辅助药物设计和虚拟筛选方法也在蛋白质-蛋白质相互作用药物发现中作出了重大贡献。同时,得益于化学生物学技术的进步,研究者们可以更加方便地开展体内外的靶向蛋白质-蛋白质相互作用的化合物筛选工作,大大加快了药物研发进程。已经发现的蛋白质-蛋白质相互作用调节剂有的结合在蛋白质相互作用的界面上,影响(削弱、破坏或者稳定)蛋白质的结合,也有的作用于远端结构,通过变构调节来发挥功能。

二、蛋白质-蛋白质相互作用的检测技术与药物发现研究方法

(一) 常用检测技术

1. *荧光偏振技术*　荧光偏振(fluorescence polarization, FP)技术是一种常用的高通量药物筛选技术。带有荧光标记的小分子或多肽被平面偏振光激发,由于分子的旋转使得发射光与激发光位于不同的偏振平面,产生荧光偏振现象。荧光标记的小分子或多肽分子量小,旋转快,偏振值小;当其与大分子量的蛋白质结合后旋转变慢,体系偏振值变大。因此FP技术首先可用于检测蛋白质与小分子或多肽的结合。它能够在反应体系混合之后就开始读数,易于实现高通量。在药物筛选中,向有大分子蛋白质与荧光标记多肽的体系中加入不同的小分子化合物,化合物破坏蛋白质与多肽的相互作用,引起偏振值下降,从而被筛选出来。

2. *荧光共振能量转移技术*　荧光共振能量转移(fluorescence resonance energy transfer, FRET)技术使用被称为供体与受体的荧光基团,其原理是非放射性能量在供体与受体间的转移。当供体激发态的能量满足光学和空间上的要求时,其能量可以有效转移给受体。当供体的荧光光谱与受体的激发光谱重叠时,供体能激发受体发出荧光,同时供体自身的荧光强度减弱。由于FRET随着供体与受体距离的增加而减弱,所以这种方法可以检测生理状态下蛋白质-蛋白质之间的距离,进而用于筛选靶向特定蛋白质-蛋白质相互作用的抑制剂。

3. *时间分辨荧光共振能量转移技术*　时间分辨荧光共振能量转移(time-resolved fluorescence resonance energy transfer, TR-FRET)技术是对FRET技术的一种改进方法。生物样品中许多蛋白质本身就可以发出荧光,传统的基于荧光的检测方法灵敏度较低。TR-FRET利用镧系元素具有较长荧光寿命的特点,使用镧系元素作为供体的荧光基团,可以显著降低背景荧光的干扰,提高检测信号的信噪比。这种技术结合了FRET技术与时间分辨技术,具有较高的灵敏度和精确度。

4. *增强化学发光近均质测定技术*　增强化学发光近均质测定技术(amplified luminescence proximity homogenesous assay, ALPHA)是一种用于在微孔板上进行高通量筛选的同源微珠检测法。与FRET技术原理相似,ALPHA技术采用供体与受体两种微珠,通过化学反应产生光信号。主要的差别在于ALPHA技术使用的微珠,对作用距离具有更大的容忍度,因此可以用来检测更复杂的分子间相互作用,但这种差别也使其对环境中的各种因素更为敏感。由于采用化学级联反应对信号进行放大,

ALPHA 技术具有极高的灵敏度与信噪比,但这项技术依赖单线氧的传递,任何影响单线氧稳定性的因素,都有可能影响最终的信号值。

5. *表面等离子共振技术* 表面等离子共振(surface plasmon resonance, SPR)是药物研发领域最常用的无标记分子结合技术,能在接近生理条件下直接研究靶标与分析物的相互作用,并且具有较高的灵敏度,因此被广泛应用于各种规模的生物体系。SPR 技术既可以用于检测化合物与靶标蛋白的亲和力,实现化合物的快速筛选,亦可方便地提供结合速率常数,解离速率常数及解离平衡常数。在对结合动力学参数进行检测时,SPR 技术通过微流控芯片进行控制蛋白质与小分子的相互作用,当小分子被去除时,蛋白质与小分子形成的复合物随之解体,而且检测信号的改变与小分子的数量线性相关,使得 SPR 成为一项实时的定量检测技术。

6. *等温滴定量热法* 等温滴定量热法(isothermal titration calorimetry, ITC)是一种能够直接测量生物体系结合能的技术手段,已成为确定分子间相互作用驱动力及稳定性的金标准。ITC 技术适用的生物体系较为广泛,包括蛋白质与配体的结合,蛋白质与蛋白质的结合,蛋白质与核酸的结合等。它通过自动化的高灵敏度量热仪,直接测定由于两种组分的混合而引起的能量变化,是进行合理药物设计的有力工具。如果已知蛋白质与小分子的浓度,还可以确定小分子与蛋白质的结合比例。其基本操作是,用一种反应物滴定另一种反应物,并记录每一次滴定造成的体系温度变化。通过数据拟合可以确定关键的热力学参数,如结合常数、吉布斯自由能等。

(二) 计算机辅助药物设计方法在蛋白质-蛋白质相互作用药物研发中的应用

1. *针对蛋白质-蛋白质相互作用的小分子抑制剂的发现与设计* 针对蛋白质-蛋白质相互作用的小分子抑制剂药物设计方法主要有两类:第一类是靶向蛋白质-蛋白质互作界面的口袋,采用针对单一蛋白质特定口袋的药物设计方法,开展蛋白质-蛋白质相互作用抑制剂的发现研究。第二类是基于蛋白质二级结构的模拟抑制剂设计方法:蛋白质的二级结构主要包括 α 螺旋、β 折叠以及 β 转角等,这些二级结构在蛋白质与蛋白质的相互识别与结合过程中,发挥着十分重要的作用,进而成为蛋白质-蛋白质相互作用调控剂设计的模板。由 α 螺旋介导的蛋白质-蛋白质相互作用,通常具有比较可观的多样性,在整条序列上有足够的侧链变化来设计选择性。因此如果在蛋白质-蛋白质相互作用界面存在 α 螺旋,那么具有类似此 α 螺旋关键识别特征的小分子化合物,就很可能成为这对蛋白质-蛋白质相互作用的竞争性抑制剂。

2. *针对蛋白质-蛋白质相互作用的多肽类抑制剂的发现与设计* 由于不能口服及容易降解等因素,多肽通常被认为不适合用于治疗领域,但多肽抑制剂有其独特的优势,尚不能被小分子化合物类的抑制剂完全取代。目前常用的多肽类抑制剂药物设计方法主要有两类:第一类是关键残基嫁接法,通常蛋白质-蛋白质相互作用主要由少数几个关键残基构成,因此将这些残基嫁接到合适的骨架蛋白上,是一种有效的多肽抑制剂设计策略。这种方法首先需要确定参与形成蛋白质-蛋白质相互作用最重要的氨基酸残基,其次通过搜索蛋白质找到适于嫁接关键残基的位点,最后将位点的残基突变成配体蛋白的关键残基,得到可以和靶标蛋白结合的骨架蛋白突变体。第二类是蛋白质-蛋白质对接法,目前已有多种专门用于蛋白质-蛋白质对接的工具。Rosetta Dock 是使用比较广泛的网络对接程序,通过优化刚体朝向和侧链构象,预测给定的初始构象的蛋白质-蛋白质相互作用的低能构象。在计算过程中,程序需要构成蛋白质-蛋白质相互作用的两个蛋白质的三维结构,作为输入和搜索的起始位置。在产生的 1 000 个独立结构中,程序会返回打分最高的 10 个模型的坐标文件和详细打分等信息。而 HexServer 是首个图形处理器加速的傅立叶变换的蛋白质对接程序,一次典型的 6 D 对接需要约 15 s 的时间。程序的运行需要两个蛋白质的 PDB 文件,生成最多含有 1 000 个对接结果的排序列表,可以查看排名最高的 20 个结果。

三、药物研发现状

（一）蛋白质-蛋白质相互作用靶点及其小分子抑制剂

目前，已经有不少的关于蛋白质-蛋白质相互作用界面及其小分子抑制剂信息的数据库。常用的有2P2I DB（http://2p2idb.cnrs-mrs.fr）、TIMBAL（http://mordred.bioc.cam.ac.uk/timbal/）和iPPI－DB（http://www.ippidb.cdithem.fr/）。其中，2P2I DB收集了有复合物晶体结构的蛋白质-蛋白质相互作用界面与其对应的小分子抑制剂的信息并将其进行分类。同时，使用这些信息作为训练集并借助计算化学的方法，该网站还开发了蛋白质-蛋白质相互作用界面分析（2P2I inspector）、打分（2P2I score）和针对特定蛋白质-蛋白质相互作用的小分子化合物库（2P2I hunter）筛选的工具。TIMBAL和iPPI－DB主要涵盖的是蛋白质-蛋白质相互作用现有的小分子抑制剂的信息。早先的TIMBAL信息收集主要是通过科学家人工收集，但是人工的收集方式在面对海量出现的蛋白质-蛋白质相互作用的信息时效率十分低下。因此，目前TIMBAL在现有信息的基础上，通过与uniprot、ChEMBL这两大数据库连接来扩大搜索能力。TIMBAL和iPPI－DB都可以查询到蛋白质-蛋白质相互作用小分子抑制剂活性的实验数据及其原始文献。

根据蛋白质超家族类别和执行的生物学功能，将蛋白质-蛋白质相互作用靶点分为以下几类进行阐述：① 表观遗传修饰中的蛋白质-蛋白质相互作用；② 泛素降解过程中的蛋白质-蛋白质相互作用；③ RAS超家族蛋白质调控中的蛋白质-蛋白质相互作用；④ 免疫调节过程相关的蛋白质-蛋白质相互作用；⑤ 其他新兴的蛋白质-蛋白质相互作用。以下重点介绍几类前沿靶点小分子抑制剂的研究进展。

1. *表观遗传相关靶点*　表观遗传相关的信号通路中，表观遗传修饰程度由催化修饰酶（writer）和去修饰酶（eraser）调控，识别因子（reader）再识别特定的修饰形式来招募下游的效应蛋白，激活相关的信号通路。目前，表观遗传抑制剂的研发大多靶向修饰酶的催化口袋，其中不乏底物或辅因子类似物，因此导致抑制剂的选择性和特异性较差。而靶向表观遗传修饰相关的蛋白质-蛋白质相互作用界面则成为了一种新的研发策略，可以提高抑制剂的选择性从而降低副作用。

BET家族（bromodomain and extraterminal family）蛋白作为识别因子，含有高度保守的溴结构域（bromodomain）。其很深的疏水口袋能够特异识别乙酰化修饰的组蛋白H3K9、H3K27、H4K5和H4K8，调控下游基因的转录表达，调节细胞周期、增殖，肿瘤发生，免疫，氧化应激等多种生理过程。同时，这个理想的大的疏水口袋还能够与其他蛋白质相互作用，调控其他众多的生理过程。随着第一个小分子抑制剂（+）－JQ1的发现，BET家族的小分子抑制剂研究得到了飞速发展。该化合物与乙酰化的赖氨酸竞争溴结构域的同一结合口袋，从而破坏蛋白质与其底物组蛋白的结合。同年，I－BET762被报道，其结构与（+）－JQ1类似，同样占据了溴结构域的疏水口袋而起到抑制效果。近年来针对溴结构域的小分子抑制剂不断涌现，其中不乏许多进入临床试验的化合物。

另一个研究较多的表观遗传相关互作界面存在于两类多梳抑制蛋白质复合物（polycomb repressive complex，PRC）PRC1和PRC2中。其中PRC2主要调控H3K27的甲基化状态，PRC2的过表达会使下游的抑癌基因沉默，导致肿瘤等恶性疾病的发生。PRC2由EED（embryonic ectoderm development）、EZH（enhancer of zeste）和SUZ12（suppressor of zeste 12）等几个亚基组成，它们形成稳定的复合物以维持甲基化活性。其中，EZH有两种同源结构EZH1和EZH2，是甲基化催化的活性中心；EED能够结合H3K27me3激活PRC2的催化活性；SUZ12有助于复合物的结构稳定和活性发挥。目前PRC2的抑制剂研究可分为靶向PRC2复合物蛋白质-蛋白质相互作用界面和靶向PRC2催化核心EZH2蛋白两类。靶向EZH2的绝大多数抑制剂结构较相似，由于选择性较差，限制了其进一步的临床试验。随着复合物晶体结构的解析,研究者们把目标转向了其中的两个蛋白质-蛋白质相互作用界面——EED - $EZH2^{EBD}$ 和 EED - $EZH2^{SRM}$。有研究报道,抗过敏药物阿司咪唑能够结合在 EED 蛋白表面,破坏 $EZH2^{EBD}$ 和 EED 的结合,从而抑制 PRC2 活性。作用于 EED 和 EZH2 的 SRM 结构域的一系列化合物也相继被发现。这些化合物能有效抑制 PRC2 复合物的形成,其中 EED226 和 A - 395 的抑制活性达到了纳摩尔级别,并且具有优异的选择性,对后续研究具有重要意义。PRC1 复合物由于组成更为复杂,目前只有 UNC38866 和 PTC - 209 被报道,其中 UNC38866 作用于 CBX7 的染色质结合结构域,而 PTC - 209 的作用机制尚不明确。

2. *泛素体系* 泛素化修饰主要由泛素活化酶 E1、泛素结合酶 E2 和泛素连接酶 E3 组成的 E1 - E2 - E3 酶促级联反应调控。经泛素化修饰的底物可以被蛋白酶降解或发挥其他生物学效应。研究表明,泛素介导的过程与多种疾病的发生发展相关。这种酶活级联反应由于涉及复杂的、动态的蛋白质-蛋白质相互作用而很难被靶向,因此其研究集中在蛋白酶抑制剂的开发。临床结果表明,该类药物伴随严重的副作用并且已产生了耐药,所以人们再次把目光转移到 E1 - E2 - E3 复合物抑制剂的研发上。相比 E1 和 E2 的抑制剂研究,靶向 E3 相关的蛋白质互作界面(如 E2 - E3 互作界面,E3 -底物互作界面或者 E3 适配体-底物互作界面)的抑制剂研究可行性更高,且 E3 连接酶的多样性避免了抑制剂特异性差的弊端。目前已有报道一些抑制剂靶向 E3 连接酶的蛋白质互作界面,下面将举例介绍两个较新的 E3 连接酶靶点抑制研究进展。

HIF1α(hypoxia-inducible factor isoform 1α)作为转录因子,能够调控下游诸多蛋白质的转录翻译。在正常有氧环境下 HIF1α 的 PHD 结构域会被羟基化,与 E3 连接酶 VHL(Von Hippel-Lindau disease)蛋白结合从而被泛素化修饰最终降解,破坏该通路能够治疗慢性肾脏疾病和癌症化疗引起的慢性贫血。目前虽有靶向 PHD 的抑制剂进入临床试验,但是其副作用阻碍了药物的研发,因此靶向 VHL - HIF1α 互作界面成为另一种调控 HIF1α 的手段。在一系列化学改造后 Buckley 等人得到了活性较好的化合物,其晶体结构显示化合物占据了 VHL 与 HIF1α 的结合口袋,破坏了互作的产生,避免了 HIF1α 的降解。随着对 VHL 结构和化合物构效的分析深入,化合物的改造设计成功地将化合物的活性提高到了纳摩尔的水平,为靶向 VHL 的抑制剂研究提供了一个很好的候选化合物。

除了 E3 连接酶与底物的抑制剂研发,E3 适配体与底物作用界面也有较好的抑制剂发现。SPOP [BTB domain-containing speckle-type POZ (pox virus and zinc finger protein) protein]蛋白是 E3 连接酶 Cul3 的一个适配体,能够调控多种底物的泛素化。Guo 等人报道了首个 SPOP 小分子化合物,能够破坏 SPOP 与底物的 SBC 基序的结合,抑制了肿瘤抑制因子 PTEN 和 DUSP7 的泛素化降解,并降低了下游 AKT 和 ERK 的磷酸化修饰,在裸鼠移植的肾癌模型上有显著的治疗效果。这一研究证明了 SPOP 的可靶性,为肾癌的治疗提供了一种新型策略。

3. *RAS 超家族* RAS 超家族蛋白作为小 G 蛋白,在结合 GTP 时处于激活状态,结合 GDP 时处于非激活状态。非激活态的小 G 蛋白与鸟苷酸交换因子(guanine nucleotide exchange factor, GEF)结合后,GEF 蛋白能够催化小 G 蛋白释放底物 GDP 并帮助结合 GTP,使小 G 蛋白转变为激活态与下游的效应蛋白结合激活下游信号通路。反之小 G 蛋白与 GTP 酶激活蛋白(GTPase-activating protein, GAP)结合催化 GTP 水解成 GDP 使小 G 蛋白恢复成非激活态,终止下游信号的传递。RAS 超家族调控着下游诸多信号通路,功能的紊乱常常导致各种肿瘤疾病的发生,因此靶向 RAS 超家族的信号转导过程成为疾病治疗的一种手段。目前已发现的抑制剂包括靶向小 G 蛋白和 GEF 蛋白互作界面、小 G 蛋白和效应蛋白互作界面以及小 G 蛋白和其他辅助蛋白互作界面。其中靶向 RAS - SOS1 的抑制剂 NSC - 658497、DCAI、SML - 8 - 73 - 1 等和靶向 RhoA - GEF 的抑制剂 G04,Y16 和 A13 破坏了小 G 蛋白与 GEF 蛋白的互作,抑制下游信号通路的激活。靶向 RAS - RAF 的抑制剂 Rigosertib 和 MP1 破坏了 RAS 和下游效应蛋白 RAF 的互作,且 Rigosertib 已进入了Ⅲ期临床试验。其他如 K - RAS - PDEδ 和 Rac1 - Park1 的互作界面也有抑制剂报道能够抑制相关信号通路。

4. *免疫相关靶点*　蛋白质-蛋白质相互作用的精密调节对于如信号呈递、抗原识别及细胞间通信等多种免疫应答反应的正常运行至关重要。LFA-1 是一种表达于免疫细胞表面的整合素蛋白，可与位于内皮细胞表面的 ICAM-1 分子特异性结合，进而促进免疫细胞向局部组织迁移并介导炎症反应发生。Lifitegrast 是一种靶向 ICAM-1/LFA-1 作用界面的拮抗剂，并已获批上市用于治疗干眼症这一常见炎症相关疾病。另一知名案例则是靶向 TNF-α 的药物的发现。此外在过去的几年内还出现了一些与免疫治疗相关的新的蛋白质-蛋白质相互作用靶点。HIV-1 gp120 是 Env 糖蛋白上至关重要的组成元件，它可与宿主细胞表面的 CD4 受体结合，从而介导病毒附着并进入宿主细胞，因此干预 CD4-gp120 相互作用界面是一种有效阻止病毒早期入侵的措施。PD-L1 是一类表达于免疫细胞及某些人癌症细胞表面的跨膜蛋白，而 PD-1 则表达于免疫效应细胞表面，PD-1 和 PD-L1 的结合引起肿瘤微环境内抗原特异性效应 T 细胞的耗竭，使肿瘤细胞获得免疫逃逸。因此干预 PD-1 和 PD-L1 相互作用可逆转 T 细胞耗竭并重激活其抗肿瘤应答，为癌症治疗提供了新的策略。此外，破坏 IL-2 与其受体 IL-2Rα 的相互作用来抑制 IL-2 信号通路也被认为可以抑制移植手术后的免疫排异反应。

5. *其他蛋白质-蛋白质相互作用作靶点抑制剂研究现状*　除了上述靶点的抑制剂研究，还有很多其他靶点也有很多成功的抑制剂研发。例如，靶向 PLK1 的 PDB 结构域已有 3 个抑制剂通过临床试验批准上市；靶向整合素（intergrins），G_{α}-RGS4 和 HPV-E2/E1 的抑制剂研究也处于临床或临床前研究。此外，很多蛋白质-蛋白质互作靶点包括 VEGF-NRP1、VEGF-VEGFR、FAK-VEGFR3、ZipA-FtsZ、KEAP1-NRF2、β-catenin-TCF-4、SUR2-ESX、Atox1-CCS 和 RAD51-BRCA2 等，虽然已有抑制剂研究报道，但尚未进入临床试验。不过这些研究已为这些蛋白质-蛋白质互作界面的可靶性提供了依据并给予了很好的研究思路，只是后续药物研发还有很长的路要走。

（二）蛋白质-蛋白质相互作用靶点药物临床研发现状

在过去十年里，蛋白质-蛋白质相互作用抑制剂的研发取得了振奋人心的进展，许多小分子已进入临床试验阶段甚至获批上市（表 3-7）。例如，BCL-2 家族抑制剂 venetoclax（venclexta，ABT-199）在 2016 年获 FDA 批准上市用于治疗慢性淋巴细胞白血病。溴结构域家族中多靶点药物研究也取得了新进展。例如，激酶/BDT 和 HDAC/BET 双靶点抑制剂的研发，以及靶向降解 BET 家族蛋白的 PROTACs 技术的突破。此外，还有一些正处于临床试验阶段的蛋白质-蛋白质相互作用调控剂在相关疾病治疗中有良好表现。例如，靶向 MDM2-P53 蛋白作用界面的 RO5503781 能有效延长晚期肿瘤患者的生存期，正处于Ⅲ期临床试验阶段。此外，靶向 XIAP-caspase-9 蛋白互作界面的化合物 GDC-0917 目前也在Ⅱ期临床试验中发现对恶性实体瘤及淋巴瘤有较好疗效。相信随着科学研究的快速发展，会有越来越多的靶向蛋白质-蛋白质相互作用小分子药物被发现。

表 3-7　部分进入临床试验及以上阶段的蛋白质-蛋白质相互作用小分子抑制剂

药　　物	适　应　证	临床试验状态	临床试验编号
BCL-2 家族			
奥巴克拉（obatoclax）	肿瘤	Ⅲ期（终止）	NCT00521144
Nnavitoclax	肿瘤	Ⅱ期（终止）	NCT01557777
Venetoclax	肿瘤	上市（2016.04）	NCT01682616
MDM2-P53			
Idasanutlin	肿瘤	Ⅲ期	NCT02545283
AMG232	肿瘤	Ⅰ/Ⅱ期	NCT02110355

续 表

药 物	适 应 证	临床试验状态	临床试验编号
CGM097	肿瘤	Ⅰ期	NCT01760525
LFA1 - ICAM1			
Lifitegrast	干眼症	上市(2016.07)	NCT01743729
αⅡbβ_3			
替罗非班(Tirofiban)	心血管	上市	NCT01109134
奥波非班(orbofiban)	心血管	Ⅲ期(终止)	—
Xemilofiban	心血管	Ⅲ期(终止)	—
$\alpha L\beta_2$			
BMS - 587101	银屑病	Ⅱ期(终止)	—
BIRT 2584	银屑病	Ⅱ期(终止)	—
$\alpha_4\beta_1$			
CarotegRast methyl	溃疡性结肠炎	Ⅲ期	—
ValategRast	哮喘	Ⅱ期(终止)	—
FirategRast	多发性硬化症	Ⅱ期(终止)	—
$\alpha_5\beta_1$			
JSM6427	黄斑变性	Ⅰ期(终止)	—
IAP			
AT - 406	肿瘤	Ⅱ期	NCT02022098
LCL - 161	肿瘤	Ⅱ期	NCT01955434
Birinapant	肿瘤	Ⅰ/Ⅱ期	NCT02587962
溴结构域家族			
Apabetalone	心血管	Ⅲ期	NCT02586155
GSK525762	肿瘤	Ⅰ/Ⅱ期	NCT01587703
CPI - 0610	肿瘤	Ⅰ期	NCT02157636

四、小结和展望

近几十年以来,靶向蛋白质-蛋白质相互作用的小分子药物发现工作有了很大进展,该类型的靶点及小分子调控剂的不断涌现,为相关机制研究和疾病的治疗带来了诸多益处。然而,能推进到临床试验以及上市的小分子药物却非常少,并且众多具有重大临床意义的蛋白质-蛋白质相互作用靶标目前尚难以发现有效的小分子调节剂,该领域的研究工作仍然异常艰辛。弱相互作用、瞬时相互作用在现有的实验技术下也难以很好地被检测和研究。如今,变构调节的概念越来越受到重视,设计和筛选变构调节剂或许能更有效地实现对蛋白质-蛋白质相互作用的干扰。此外,研究者们也意识到传统的 Lipinski 五规则不太适用于蛋白质-蛋白质相互作用靶点化合物库的限定,而天然产物等结构信息更为丰富的化合物库可以作为药物筛选的扩充。同时,基于片段的药物设计策略也越来越多地被引入到该类药物的发现工作中。总的来说,该领域的研究需要更多新的研究思路和实验技术,从而推动创新药物的研发。

(罗 成)

参考文献

丁健,镇学初. 高等药理学. 北京：科学出版社,2013：1－202.

杨宝峰. 离子通道药理学. 北京：人民卫生出版社,2005.

翟中和,王喜忠,丁明孝. 细胞生物学. 4 版. 北京：高等教育出版社,2011：165－175.

Brian Cox, Martin Gosling. Ion channel drug discovery. Cambridge: RSC publishing, 2015.

Burris T P, Solt L A, Wang Y, et al. Nuclear receptors and their selective pharmacologic modulators. Pharmacol Rev, 2013, 65: 710－778.

Chunquan Sheng, Gunda I, Georg. Targeting Protein-Protein Interactions by Small Molecules. 152 Beach Road, #21－01/04 Gateway East, Singapore 189721, Singapore: Springer Nature Singapore Pte Ltd. 2018: 179－211.

Gronemeyer H, Gustafsson J A, Laudet A. Principles for modulation of the nuclear receptor superfamily. Nat Rev Drug Discov, 2004, 3: 950－964.

KhoRasanizadeh S, Rastinejad F. Visualizing the architectures and interactions of nuclear receptors. Endocrinology, 2016, 157: 4212－4221.

Malumbres M. Cyclin-dependent kinases. Genome Biol, 2014,15: 122.

Marcelo K L, Means A R, York B. The Ca^{2+}/Calmodulin/CaMKK2 Axis: Nature's Metabolic CaMshaft. Trends Endocrinol Metab, 2016, 27: 706－718.

Opera, Tudor & Bologa, Cristian & Brunak, et al. Unexplored therapeutic opportunities in the human genome. Nat Rev Drug Discov. 2018, 17(5): 317－332.

Pyne S, Adams D R, Pyne N J. Sphingosine 1－phosphate and sphingosine kinases in health and disease: Recent advances. Prog Lipid Res, 2016, 62: 93－106.

Rask-Andersen M, Zhang J, Fabbro D, et al. Advances in kinase targeting: current clinical use and clinical trials. Trends Pharmacol Sci, 2014, 35: 604－620.

Rask-Andersen, M S Masuram, H B Schioth. The druggable genome: Evaluation of drug targets in clinical trials suggests major shifts in molecular class and indication. Annu Rev Pharmacol Toxicol, 2014, 54: 9－26.

Rita Santos, Oleg Ursu, Anna Gaulton, et al. A comprehensive map of molecular drug targets. Nat Rev Drug Discov., 2017, 16(1): 19－34.

Scott D E, Bayly A R, Abell C, et al. Small molecules, big targets: drug discovery faces the protein-protein interaction challenge. Nat Rev Drug Discov, 2016, 15: 533－550.

Bingqing Xia, Sui Fang, Xueqin Chen, et al. MLKL forms cation channels. Cell Research. 2016, 26(5): 517－528.

本篇复习题

1. 查阅相关文献,简述药理学的最新发展趋势。
2. 总结药物代谢动力学和药物安全性评价的主要研究方法和技术。
3. 总结靶标发现和确证主要方法和技术,并阐述其在新药发现中的作用。

第二篇 神经精神药理学

神经精神药理学(neuropsychopharmacology)是一门跨学科科学,涉及精神药理学、神经药理学及基础神经科学。神经精神药理学的研究范围包括神经传递/受体活动、中枢神经系统(central nervous system, CNS)生物化学过程、神经环路以及药物影响脑功能和心理活动的机制等。神经精神药理学的研究及发展,直接影响多种严重危害人类健康的神经、精神类疾病的治疗,包括焦虑、情感性疾病、神经退行性疾病、神经免疫性疾病、疼痛、癫痫、药物依赖性及成瘾等。

近年来,现代显微、影像、实时技术的迅猛发展进一步推动了对CNS递质、神经肽、神经调质、神经激素、酶、第二信使、共递质、离子通道、受体蛋白等相互作用的微观研究,从而为研发治疗疼痛、癫痫、神经退行性疾病、精神性疾病、神经免疫性疾病、成瘾等疾病的分子病理机制及药物作用靶点奠定了基础。基因组学、蛋白质组学、神经干细胞、RNA干扰、基因治疗等的发展促进了神经精神系统疾病多个靶点的网络机制研究。这些新技术、新方法的应运而生及以此为思路开发的新药将有可能提高对神经和精神系统疾病的治疗效果。根据世界卫生组织(World Health Organization, WHO)统计,到2020年神经和精神疾病的医疗负担将占所有疾病经济总负担的20%,成为危害人类健康最为严重、社会负担最重的疾病。因此,神经精神药理学的研究是开发新的神经精神药物及生物医药产业发展的重要支撑。本篇的第四至七章主要介绍了神经退行性疾病、情感性疾病、癫痫与疼痛、神经免疫性疾病的最新分子病理机制及药物治疗。

行为药理学(behavioral pharmacology)是研究药物对大脑学习、记忆功能及情绪活动(如焦虑、抑郁等)影响规律的一门科学。神经精神药理学常涉及大脑的学习、认知障碍、记忆等功能,其实质还是属于行为障碍问题。许多神经精神疾病如帕金森病、阿尔茨海默病、精神失常和抑郁等均涉及行为学的变化。通过行为药理学研究能够深入了解神经精神疾病的各种行为障碍,对于发现新的治疗靶点及治疗药物具有十分重要的意义。因此,本篇的第八章介绍了行为药理学原则。

第四章
神经退行性疾病药理基础及药物治疗

神经退行性疾病是一大类因神经元出现退行性病变而导致的疾病的统称。这一类型的疾病主要表现为神经元逐渐丧失乃至最终丢失其结构和功能。目前常见的神经退行性疾病有阿尔茨海默病和帕金森病等。不同的疾病表现为不同类型的神经元退行性病变,因此患者的临床症状也不尽相同。例如,阿尔茨海默病主要影响大脑皮质中的谷氨酸(Glu)能和乙酰胆碱(ACh)能神经元,患者主要表现为逐渐加重的记忆和认知障碍;而帕金森病主要影响黑质中的多巴胺(DA)能神经元,患者出现不自主的震颤及运动功能的失调。但是,它们的病理表现也有相似点,如大脑中都会出现蛋白质的异常折叠与堆积。目前,神经退行性疾病的发病机制仍不清楚,也没有有效的治疗手段。基于不同的发病机制假说,人们开发了大量药物并有相当多的药物已经进入了临床试验阶段。本章将针对阿尔茨海默病和帕金森病这两种主要的神经退行性疾病类型,分别介绍它们可能的发病机制、分子药理机制及相应的药物研发进展情况。

第一节　阿尔茨海默病的分子病理机制及药物治疗

一、阿尔茨海默病

阿尔茨海默病(Alzheimer's disease, AD),俗称老年性痴呆,是目前最常见的一种神经退行性疾病。AD 多发于 65 岁以上的老年人群,临床表现为进行性的记忆损伤、认知障碍、精神症状及日常生活能力的丧失。AD 最早的记录源于 1906 年德国精神科医生 Alois Alzheimer 对一位多年遭受记忆问题及语言障碍困扰的女性患者的诊断。目前,全球约有 5 000 万痴呆患者,AD 患者占其中的 60%~80%。AD 患者日常认知和行为能力严重受损,但至今仍无延缓或治愈疾病的药物,这给患者家庭和社会都带来了沉重的负担。因此,开发安全有效的 AD 治疗药物是当务之急。

二、阿尔茨海默病的发病机制及治疗药物

β 淀粉样蛋白(amyloid-beta, Aβ)聚积形成的淀粉样斑块和神经元内过度磷酸化的 tau 蛋白形成的神经纤维缠结是 AD 的两大典型病理特征。此外,AD 还伴有脑内的慢性炎症反应、突触丢失及功能失调和神经元死亡等病理现象。大量流行病学研究表明,衰老是 AD 发病的最大风险因素。当年龄超过 65 岁之后,AD 的患病风险升高 1 倍,而年龄超过 85 岁之后,AD 的患病概率高达近 1/3。AD 具体的发病机制目前尚不明确,主要有四大假说:神经递质失调假说、Aβ 假说、tau 蛋白假说及慢性炎症假说。本节将分别介绍基于这四大假说的分子病理机制及相应的药物研发和治疗进展。目前,用于临床治疗 AD 的药物均是基于神经递质失调假说而开发,因此,我们首先介绍这一类药物及其分子病理机制。

(一) 神经递质失调假说及相关临床药物

在对 AD 患者的大脑进行解剖中,科学家发现病理改变最为严重的主要是与学习记忆能力相关的

皮质、海马、杏仁核等脑区。在 AD 患者脑内,ACh 能神经元明显丢失,提示 ACh 的合成减少。因此,提高 ACh 水平是临床治疗 AD 的主要干预策略之一。目前,已被美国 FDA 批准用于治疗 AD 的 5 个小分子药物中,有 4 个是乙酰胆碱脂酶(acetylcholinesterase, AChE)抑制剂,包括他克林(tacrine)、多奈哌齐(donepezil)、加兰他敏(galantamine)和立伐斯的明(rivastigmine)(表 4-1)。这类抑制剂主要通过抑制 AChE 分解 ACh,增加大脑中 ACh 的浓度,从而增强 AChR 的功能以改善 AD 患者的认知能力。目前,除他克林因肝毒性已基本停用,其余 3 种药物均已广泛用于轻度及中度 AD 的临床治疗。

表 4-1 神经递质失调假说及相关临床药物

药 名	研 发 公 司	成 分	临床试验状态	当前结果	副 作 用
他克林	辉瑞(Pfizer)、盐野义(Shionogi)	AChE 抑制剂	已批准用于临床治疗 AD	改善认知障碍	肝毒性,因肝毒性而逐渐被其他 AChE 抑制剂替代
多奈哌齐	卫材(Eisai)、辉瑞	AChE 抑制剂	已批准用于临床治疗 AD	延缓 AD 患者认知障碍	腹泻、恶心、呕吐、头昏、嗜睡、乏力、尿失禁等
加兰他敏	杨森(Janssen)、Ortho-McNeil、Sanochemia Pharmazeutika AG、Shire、武田制药(Takeda)	AChE 抑制剂	已批准用于临床治疗 AD	改善认知障碍	腹泻、恶心、呕吐、头昏、失眠、易怒等
立伐斯的明	诺华(Novartis)	AChE 抑制剂	已批准用于临床治疗 AD	改善认知障碍	腹泻、恶心、呕吐、无食欲、抑郁、头昏、乏力、失眠等
美金刚	森林实验室(Forest Laboratories)、灵北	NMDA 受体非竞争性拮抗剂	已批准用于临床治疗 AD	改善认知障碍	乏力、血压升高、头昏头痛、便秘、嗜睡等

在 AD 患者大脑组织中,除 ACh 能神经系统之外,谷氨酸能神经系统也出现了明显的退行性病变。Glu 是 CNS 中主要的兴奋性神经递质。谷氨酸能神经元释放 Glu 到突触间隙,随后 Glu 结合突触后膜上的离子型 Glu 受体,激活受体产生内向的 Ca^{2+} 或 Na^{+} 电流,促使神经元产生动作电位。在 AD 患者大脑中,谷氨酸能神经系统异常活化导致大量 Ca^{2+} 蓄积在神经元细胞内从而产生钙超载。钙超载造成的兴奋性毒性也是神经元丢失的重要原因之一。在 AD 患者大脑中,一类重要的离子型 Glu 受体——NMDA 受体表现为过度激活。因此,NMDA 受体抑制剂 MK801 可以抑制钙超载对神经元造成的兴奋性毒性,从而起到神经保护作用。小分子 NMDA 受体拮抗剂美金刚(memantine)于 2003 年被美国 FDA 批准用于治疗中度至重度 AD。迄今它是唯一可用于治疗 AD 的非 AChE 抑制剂类药物。尽管美金刚对早期 AD 的疗效仍有争议,然而其在临床上仍被用于治疗早期 AD。此外,美金刚常与 AChE 抑制剂联合使用。

(二) Aβ 假说及相关临床药物

20 世纪 80 年代初,科学家们发现 AD 患者脑内的淀粉样斑块的主要成分是 Aβ 多肽,由此提出 Aβ 聚集导致的淀粉样斑块是 AD 的主要致病机制。Aβ 过量聚集的原因可能是 Aβ 产生与清除之间的动态平衡失调。因此,基于 Aβ 假说的药物开发主要围绕抑制 Aβ 生成、抑制 Aβ 聚集和促进 Aβ 清除 3 方面进行。

1. 抑制 Aβ 生成 Aβ 是由 β 分泌酶和 γ 分泌酶两种天冬氨酸水解酶剪切淀粉样前体蛋白(amyloid precursor protein, APP)所产生(图 4-1)。APP 是一种长度约为 700 个氨基酸残基的单次跨膜蛋白,在哺乳动物细胞中分布广泛。APP 被 β 分泌酶及 γ 分泌酶先后剪切之后,这一过程会产生含有 40 及 42 个氨基酸残基的可溶性 Aβ 多肽: $Aβ_{40}$ 和 $Aβ_{42}$。相比于淀粉样斑块,可溶性 Aβ 多肽聚合产生的 Aβ 寡聚体对神经元的毒性更大。因此,通过抑制 β 分泌酶和 γ 分泌酶的活性进而抑制 Aβ 多肽及寡聚体的产生是 AD 药物研发的一个重要方向(表 4-2)。

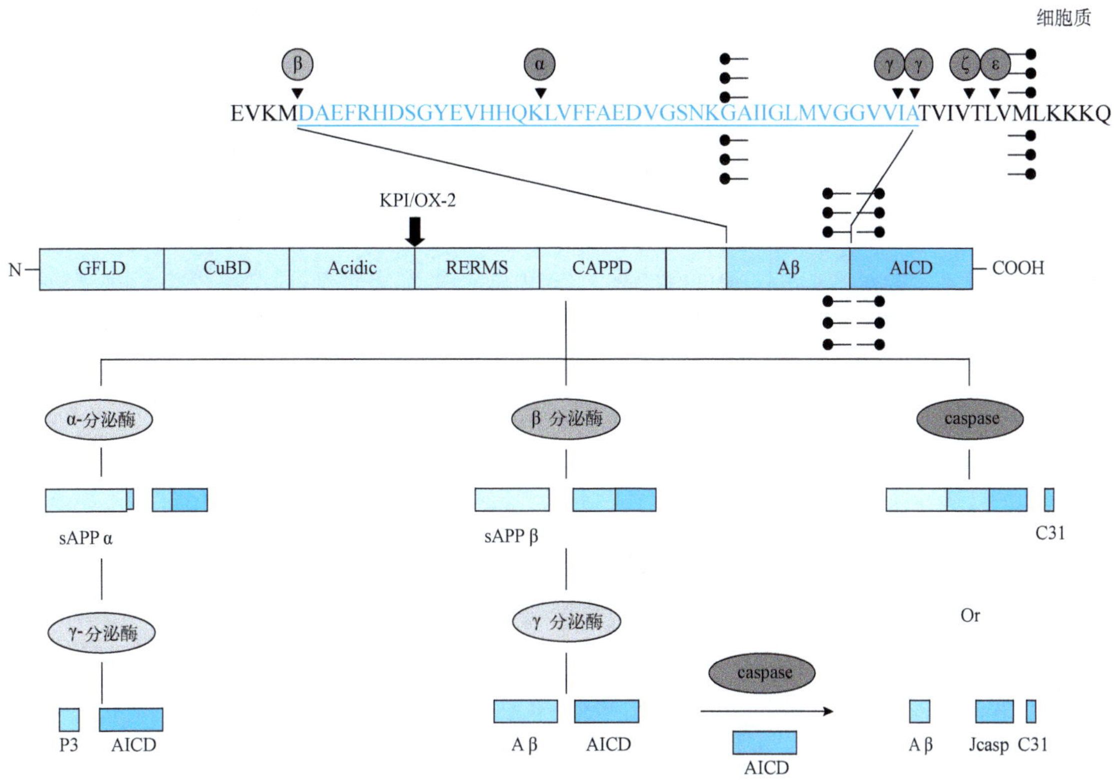

图 4－1　APP 剪切通路及相关治疗靶点

注：图片来源于 Wang H，et al．2013

表 4－2　抑制 Aβ 形成相关药物

药　名	研发公司	成　分	临床试验	当前结果	副作用
PF－06648671	辉瑞	γ 分泌酶调节剂	终止	360 mg 单剂量给药具有良好耐受性，呈剂量依赖性降低血浆 $A\beta_{40}$ 和 $A\beta_{42}$	未见相关报道
EVP－0962	FORUM Pharmaceuticals Inc	γ 分泌酶调节剂	Ⅱ期	动物实验证明，其可以减少 $A\beta_{42}$、淀粉样斑块及神经炎症，从而改善记忆	未见相关报道
NIC5－15	Humanetics Pharmaceuticals Corporation	γ 分泌酶调节剂	Ⅱ期	安全，可维持认知能力	未见相关报道
Verubecestat	默克（Merck）	BACE1 和 BACE2 抑制剂	Ⅲ期（终止）	无显著性作用	未见相关报道
Lanabecestat	阿斯利康（Astra Zeneca），礼来	BACE1 抑制剂	Ⅲ期	耐受性良好，并可导致血浆和脑脊液中 Aβ 的长期减少	未见相关报道
LY3202626	礼来	BACE1 抑制剂	Ⅱ期	剂量依赖性地降低血浆和脑脊液（CSF）中的 $A\beta_{40}$ 和 $A\beta_{42}$	没有不良状况
Elenbecestat	百健（Biogen），卫材	BACE1 抑制剂	Ⅲ期	Ⅱ期临床试验显示血浆中 Aβ 水平降低；Ⅱ期试验显示前驱期组的基线变化，用于预防 AD 的综合评分（ADCOMS），次要结果包括海马萎缩和脑脊液生物标志物及轻度 AD 组 ADCOMS 的变化	未见相关报道
LY3314814	阿斯利康，礼来	BACE1 抑制剂	Ⅱ/Ⅲ期	安全，可有效减少脑脊液中 Aβ 含量	未见相关报道

续 表

药　名	研发公司	成　分	临床试验	当前结果	副作用
BI1181181	Vitae	BACE1 抑制剂	Ⅰ期(终止)	安全,可有效减少脑脊液中 Aβ 含量,第三次Ⅰ期临床试验在调查参与者的皮肤反应后处于搁置状态,第四次Ⅰ期临床试验被撤销	某些受试者出现皮肤反应
MK-8931	默克	BACE1 抑制剂	Ⅲ期	基本安全,可以降低 AD 患者脑脊液中 Aβ 的浓度	未见相关报道
JNJ-54861911	杨森、盐野义	BACE1 抑制剂	Ⅲ期	剂量依赖性地降低 $A\beta_{1-37}$、$A\beta_{1-38}$、$A\beta_{1-40}$ 和 $A\beta_{1-42}$,减缓认知功能的下降	安全且耐受性良好
ELND005	伊兰(Elan)、Speranza		Ⅱ期	安全,可有效减少淀粉样斑块和降低 Aβ 造成的神经毒性,数据支持最严重的症状治疗组	感染概率高,出现 9 例可能相关的死亡

早期 AD 药物研发曾试图通过抑制 γ 分泌酶的酶活性而降低 Aβ 生成,进而防止或减缓 Aβ 寡聚体及淀粉样斑块的形成。但是,γ 分泌酶抑制剂的药物临床试验均失败了。这是由于 γ 分泌酶的底物并不限于 APP,还包括在其他关键信号通路中对发育有重要作用的蛋白质。例如,Notch 是调控细胞增殖和分化的关键信号通路的重要组分,正常发育依赖于 γ 分泌酶对它的剪切。因此,抑制 γ 分泌酶的药物会降低 Notch 的活性,导致其产生多种严重副作用甚至引起患者死亡。因此,当前以 γ 分泌酶为 AD 治疗靶点的药物主要集中在调整其功能,而非简单地抑制其酶活性。

β 分泌酶是一种天冬氨酸蛋白酶,通常被称为 β 淀粉样前体蛋白分解酶 1(β-site APP cleaving enzyme 1,BACE1)。对家族遗传性 AD 患者的研究表明,BACE1 的编码区内并不含有任何与 AD 相关的基因突变。此外,在散发性 AD 患者的大脑中,BACE1 蛋白水平及酶活性均显著高于健康同龄人。这说明通过药物调节 BACE1 的酶活性可能是治疗 AD 的有效手段。目前,大多数 BACE1 抑制剂类药物均在临床试验阶段失败。例如,2011 年在第十届阿尔茨海默病和帕金森病国际会议上,礼来公司宣布其开发的 BACE1 抑制剂 LY2811376 因可能导致视网膜色素上皮质缺损而止步于Ⅰ期临床试验。随后,选择性抑制 BACE1 且不影响其他天冬氨酸水解酶的 LY2886721,因为有 4 例受试者的肝生化指标出现异常导致其Ⅱ期临床试验终止。不过,这一不良事件被认为是药物脱靶效应所致,而非抑制 BACE1 引起。2017 年 2 月,默克公司宣布由于未达到预期效果,其开发的 MK-8931(Verubecestat)终止于Ⅱ/Ⅲ期临床试验。

BACE1 抑制剂的开发主要受限于以下几个方面:首先,是否可以特异性抑制 BACE1 的酶活性。因 BACE1 与其同家族蛋白 BACE2 有 51%的氨基酸序列相似性,如何特异性抑制 BACE1 的活性而不影响参与其他信号通路的 BACE2 的功能,是制约 BACE1 抑制剂开发的重要因素之一。其次,由于 BACE1 主要存在于大脑中,因此 BACE1 抑制剂必须通过血-脑屏障进入大脑才能发挥抑制 BACE1 的效应。血-脑屏障允许通过的最大分子质量约为 500 Da。因此,开发小分子 BACE1 抑制剂将是其疗效的关键之一。此外,BACE1 酶活性空间区域较大,大多数小分子化合物不能对 BACE1 酶活性产生有效抑制。因此,深入研究 BACE1 在 AD 发病机制中的作用及相关信号通路的调控将是研发安全有效的抑制 BACE1 酶活性的小分子化合物的必要条件。

2. 抑制 Aβ 聚集　除减少 Aβ 的生成,还可以通过抑制 Aβ 多肽的聚集而减少 Aβ 寡聚体的形成。具有生物活性的金属离子会促进 Aβ 聚集。因此,金属离子可作为抑制 Aβ 聚集的药物作用靶点。例如,PBT2 是一种金属-蛋白质衰减复合物,它通过降低胞外 Cu^{2+}、Zn^{2+}浓度而抑制 Aβ 聚集。尽管在 AD 模型小鼠的实验中,PBT2 可以有效减轻突触减少,但是在后续的Ⅱ期临床试验中,PBT2 未能显著降低 Aβ 聚集,具体数据尚未公布。

3. 促进 Aβ 清除——基于 Aβ 的免疫治疗　除了 Aβ 的生成增加，AD 患者的 CNS 中 $Aβ_{42}$ 和 $Aβ_{40}$ 的清除速率均显著降低。这也导致了 Aβ 产生与清除的动态平衡被破坏，从而产生淀粉样沉淀。而免疫系统的激活对清除大脑中过多的 Aβ 和淀粉样斑块具有重要作用，因此很多 AD 相关药物以免疫系统作为作用靶点。根据促进 Aβ 清除的药物引起免疫应答方式的不同，可分为主动免疫治疗药物和被动免疫治疗药物。主动免疫治疗是利用体外合成的 Aβ 多肽全长或部分片段作为抗原免疫机体，促使 B 细胞产生抗 Aβ 抗体进而清除 Aβ 蛋白。这一过程相当于给机体注射 Aβ 疫苗，从而达到预防和治疗 AD 的效果。2002 年，相关人员对第一个主动免疫治疗药物 AN1792（$Aβ_{42}$ 肽段全长）进行了轻度和中度 AD 患者的Ⅱ期临床试验，该药物显示出减少脑内 Aβ 斑块和延缓认知功能下降的疗效。然而由于 6%左右的患者在注射疫苗后出现严重的脑膜炎，该临床试验被迫终止。该副作用可能的原因是 AN1792 包含激活 T 细胞的 Aβ 肽段 C 端区域，从而引发了 CNS 的急性免疫炎症。因此，其后研发的针对 Aβ 的主动免疫治疗药物中，均将这一区域排除在外。目前，还有几个主动免疫治疗药物还处于研发和临床试验阶段（表 4－3），包括诺华公司的 CAD106、联合神经科学公司的 UB 311 等。虽然人们对 AD 疫苗期待甚高，但药物的安全性仍是主动免疫治疗药物的一大挑战。

表 4－3　Aβ 主动免疫治疗药物研发情况

药　名	研发公司	成　分	临床试验	当前结果	副作用
Affitope AD02	AFFiRiS AG	$Aβ_{1-6}$	Ⅱ期	未见报道	基本安全，耐受性良好
CAD106	诺华	$Aβ_{1-6}$	Ⅱ/Ⅲ期	未见报道	1 例患者出现脑水肿和出血
Lu AF20513	灵北（H. Lundbeck）、大冢（Otsuka）	$Aβ_{1-12}$ 含破伤风毒素序列	Ⅰ期	未见报道	未见报道
UB 311	联合神经科学（United Neuroscience）	$Aβ_{1-14}$	Ⅱ期	未见报道	安全，耐受性好
ACI－24	AC Immune SA	tetra-palmytoylated $Aβ_{1-15}$	Ⅰ/Ⅱ期	未见报道	未见报道

被动免疫治疗通过直接向体内注射人源化或人源 Aβ 单克隆抗体，从而避免主动免疫治疗中存在的副作用问题。这些抗体药物在穿过血-脑屏障进入大脑后，通过抗体的中和作用、免疫调理作用与补体激活作用，从而促进小胶质细胞对 Aβ 的吞噬和清除。除此之外，还有一个可能的作用机制是抗体将外周血中的 Aβ 清除之后使得大脑与外周血液之间形成了 Aβ 浓度差，促使大脑中的 Aβ 流向外周，这一理论也被称为“外周塌陷假说（peripheral sink hypothesis）”，但尚存争议。在之前的药物临床试验中，由辉瑞公司研发的 bapineuzumab 和 ponezumab 由于没有达到预期改善认知效果已被叫停。目前处于临床试验阶段的被动免疫治疗药物主要有 gantenerumab、solanezumab、BAN2401、aducanumab 等（表 4－4）。

表 4　4　Aβ 被动免疫治疗药物研发情况

药　名	研发公司	成　分	靶　点	临床试验	当前结果	副作用
Aducanumab	百健、Neurimmune	人 IgG1	Aβ 寡聚体和纤维	Ⅲ期	降低 Aβ 水平，减缓认知下降	基本安全，耐受性良好
BAN2401	百健、卫材	人源化 IgG1	Aβ 原纤维	Ⅱ期	用药 18 个月后显著减缓认知下降	基本安全，耐受性良好
Crenezumab	AC Immune SA、基因泰克（Genentech）	人源化 IgG4	Aβ 单体、纤维、斑块	Ⅲ期	有认知改善趋势	未见报道

续 表

药　名	研 发 公 司	成　分	靶　点	临床试验	当前结果	副作用
Gantenerumab	罗氏(Roche)	人源化 IgG1	Aβ 单体、寡聚体、纤维	Ⅲ期	Ⅱ期未见显著效果,有两项Ⅲ期正在开展	基本安全,耐受性良好
SAR228810	赛诺菲(Sanofi)	人源化 IgG4	Aβ 纤维	Ⅰ期	Ⅰ期临床已结束,未见报道	未见报道
LY2599666	礼来	不详	不详	Ⅰ期	未见报道	未见报道
LY3002813	礼来	人源化 IgG1	Aβ(p3－42)	Ⅱ期	预计到 2020 年结束	头晕,皮疹,发热等症状
MEDI1814	礼来	不详	$A\beta_{42}$ 单体	Ⅰ期	Ⅰ期临床已结束,未见报道	未见报道
Solanezumab	礼来	tetra-palmytoylated $A\beta_{1-15}$	Aβ 单体	Ⅲ期	实验组在给药 80 周后与安慰剂组无显著差异	基本安全,耐受性良好

Gantenerumab 是人类免疫 γ 球蛋白 1(immune γ globulin 1, IgG1)抗体,可以结合 Aβ 淀粉样斑块。目前已经结束的Ⅰ期临床试验结果证明,其基本安全且耐受性良好。然而,在 200 mg 高剂量组的 6 例患者中有 2 例患者在病灶区出现了短期的炎症反应和血管性水肿,这说明 gantenerumab 存在 Aβ 相关的影像学异常(ARIA)副作用。目前,尚有一项针对中度 AD 患者的Ⅲ期临床试验仍在进行中。

Solanezumab 主要识别可溶性 Aβ 的中间区域。Ⅱ期临床试验表明,solanezumab 对血浆及脑脊液中的 Aβ 水平的增强效果呈剂量依赖性。然而,在 2018 年 1 月宣布的一项Ⅲ期临床试验结果表明,相较安慰剂组,solanezumab 给药 80 周后对轻度 AD 患者认知功能并无明显改善。相关试验和数据分析还在进一步进行。

BAN2401 是卫材公司和百健公司研发的药物,主要靶向 Aβ 原纤维。从 2018 年公司发布的最新结果来看,BAN2401 在给药 18 个月之后能显著改善患者的认知功能,是第一个在Ⅱ期临床试验上同时实现减缓认知衰退和清除 Aβ 淀粉样蛋白的候选药物,为 AD 的药物研发领域注入了一剂强心剂,Ⅲ期临床试验也即将开展。该公司另一款备受期待的新药 aducanumab 目前有两项大型Ⅲ期临床试验也在紧锣密鼓地进行中,预计到 2021 年结束。

(三) tau 蛋白假说及相关临床药物

tau 蛋白广泛分布于 CNS 的神经元中,参与微管的组装和稳定,因此它对维持神经元的正常形态和保证马达蛋白的胞内运输有重要作用。在 AD 患者大脑中,过度磷酸化的 tau 蛋白形成的神经元纤维缠结普遍存在。过度磷酸化的 tau 蛋白结合微管的能力下降,也更容易形成纤维。由于 tau 蛋白相关的病理出现晚于 Aβ,因此一般认为神经元纤维缠结是 Aβ 病理的下游事件。目前,基于 tau 蛋白假说治疗 AD 的药物作用机制主要是抑制 tau 蛋白的过度磷酸化、抑制 tau 蛋白的聚合及纤维化、促进异常折叠 tau 蛋白的降解及免疫疗法(图 4－2)。

1. *抑制 tau 蛋白的磷酸化*　通过抑制磷酸激酶的活性或增强去磷酸化酶的活性,进而抑制 tau 蛋白的磷酸化也是一类药物的理论基础。tau 蛋白含有多个可以被磷酸化的丝氨酸和苏氨酸位点。同时,参与 tau 蛋白磷酸化的磷酸激酶包括糖原合成酶激酶 3(glycogen synthase kinase 3, GSK3)、细胞周期蛋白依赖性激酶 5(cyclin dependent protein kinase 5, CDK5)、丝裂原活化蛋白激酶 1(mitogen activated protein kinase 1, MAPK1)、蛋白激酶 A(protein kinase A, PKA)、P38 及微管亲和调节激酶 1～4(MARK1－4)。其中,GSK3 及 CDK5 与神经元纤维缠结空间定位高度一致,所以它们被认为是导致纤维缠结的关键激酶及抑制 tau 蛋白过度磷酸化的药物靶点。此外,tau 蛋白的磷酸化也受到其他转录后

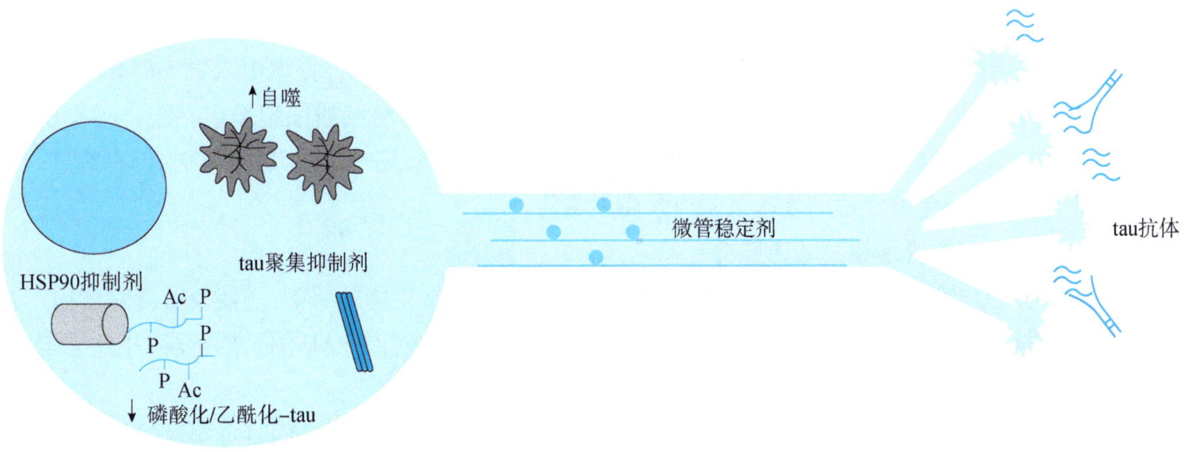

图 4-2　基于 tau 蛋白假说治疗 AD 的药物靶点

注：图片来源于 Lee V M, et al. 2011

修饰的调节。例如，tau 蛋白的 O-GlcNAc 糖基化修饰与乙酰化修饰都被证明与磷酸化存在相反作用。因此，通过调节 tau 蛋白的糖基化或者乙酰化，进而抑制磷酸化也是基于 tau 蛋白的药物研发的另一个思路。然而，磷酸化、糖基化及乙酰化在机体内分布广泛，如何特异性地抑制 AD 相关的 tau 蛋白过度磷酸化仍然是一个巨大的挑战。

2. *抑制 tau 蛋白的聚合及纤维化*　形成神经元纤维缠结的第一步是异常折叠的 tau 蛋白聚积形成晶核。晶核会进一步促进正常 tau 蛋白组装延长形成寡聚体，寡聚体最终聚集形成纤维缠结。因此，可以通过抑制晶核形成及组装延长减少神经元纤维缠结。目前，体外实验证明，亚甲蓝（methylene blue，MB）可以通过抑制 tau 蛋白之间的结合、促进寡聚体的降解、减少神经元纤维缠结。在前期临床试验中，以 MB 衍生物为活性成分的 TRx0237 未能减缓中度至重度 AD 患者的认知衰退。目前，一项Ⅱ/Ⅲ期临床试验正在进行中。

3. *促进异常折叠 tau 蛋白的降解*　大部分异常折叠的蛋白质都是经由泛素-蛋白酶体通路进行降解的，包括磷酸化 tau 蛋白的降解。在这一降解通路中，HSP90 调节 HSP70 及 HSP70 羧基结合蛋白形成的复合物（heat shock protein-carboxyl-terminus of HSP70 interacting protein，HSP70-CHIP）的活性，进一步调节磷酸化 tau 蛋白的降解。实验表明，敲除 *CHIP* 基因，小鼠体内磷酸化 tau 蛋白的水平上升，而抑制细胞中 HSP90 的活性，可以增加 HSP70 的表达，降低可溶性和不溶性的过度磷酸化 tau 蛋白的含量。然而，以 HSP90 作为药物靶点抑制过度磷酸化 tau 蛋白形成纤维缠结的难点在于 HSP90 在大多数组织中高度表达，它的底物包括调节细胞生长及生存的关键信号通路组分。抑制 HSP90 的活性很可能带来严重副作用。

除了泛素-蛋白酶体通路之外，自噬-溶酶体通路也可以降解过度磷酸化形成的不溶性 tau 蛋白。自噬激活剂西罗莫司可以增强 tau 蛋白的降解，然而它也会影响包括西罗莫司靶蛋白（mTOR）等信号通路，因此也可能导致潜在副作用。

4. *免疫疗法*　聚积的 tau 蛋白可以在神经元之间传播。受损或死亡的神经元将异常折叠的 tau 蛋白释放到细胞间液后，这些 tau 蛋白像“种子”一样，通过细胞的内化作用进入邻近神经元，从而导致 tau 蛋白在大脑中的扩散。以 tau 蛋白为直接靶点的主动与被动免疫疗法被认为可以清除异常折叠的 tau 蛋白及阻止其病理扩散。与 Aβ 的免疫治疗相似，tau 蛋白的主动免疫是指将体外合成的 tau 蛋白多肽或片段作为抗原注入人体，诱发免疫应答反应，产生 tau 抗体；被动免疫是指将 tau 蛋白的抗体直接注入宿主体内，避开了免疫应答过程及其可能诱发的副作用。前期动物实验表明，将磷酸化 tau 蛋白多肽作为疫苗注射到 P301L 或 Thy－tau22 两种 *tau* 转基因模型小鼠体内后，小鼠可以产生抗体，小鼠脑组织中 tau 蛋白纤维缠结减少和认知障碍的程度有所缓解。然而，也有实验表明，将重组人源 tau 蛋白注射到野生型小鼠体内之后，小鼠大脑中出现了神经元纤维缠结、轴突损伤与胶质细胞增生。这一结果说明，注入的人源 tau 蛋白可能成为“种子”，在小鼠脑内诱发 tau 蛋白的病理。虽然其具体机制仍有待进一步研究，但是 tau 蛋白的免疫疗法的临床试验前景尚不明朗。

(四) 慢性炎症假说及相关临床药物

免疫系统作为机体的防御系统，不仅能够保护机体免受病原微生物的感染，还能及时清除体内产生的“垃圾”，维持机体的稳态平衡。越来越多的研究表明，慢性炎症发生于 AD 的早期阶段，并且早于 Aβ 斑块的形成。因此，免疫炎症可能是 AD 最重要的致病因素。

小胶质细胞是存在于 CNS 的一类巨噬细胞，在神经发育、突触形成、神经环路可塑性的维持及防御外源感染等方面发挥重要作用。在正常生理条件下，小胶质细胞可以及时清除脑内产生的 Aβ，维持大脑的稳态平衡。而在衰老、感染、糖尿病等一系列因素引发的慢性炎症情况下，小胶质细胞会发生异常活化，分泌大量 TNF－α、IL－1β、IL－6 等促炎细胞因子。同时，脑内的肿瘤坏死因子受体和补体分子的表达异常升高，促进了脑内过度的炎症反应，从而导致神经突触功能的损伤和神经元的凋亡。此外，外周免疫系统在 AD 的发生过程中也扮演了重要角色。

目前，基于炎症假说的药物临床试验已有近十项正在进行(表 4－5)，宣告失败的也已有数十项，其中有 5 项是 NSAID，包括氟比洛芬(flurbiprofen)、布洛芬(ibuprofen)、罗非昔布(rofecoxib)、萘普生(naproxen)和塞来昔布(celecoxid)。NSAID 可抑制 COX－2 的活性，减少前列腺素的合成，进而减轻炎症反应。这些抗炎药物的临床试验失败可能和不同阶段 AD 免疫炎症的功能不同相关。

表 4－5　AD 免疫炎症相关药物研发情况

药　名	靶点及作用机制	临床试验	当前结果	副作用
ALZT－OP1	色甘酸钠和布洛芬组合药物	Ⅲ期	未见报道	未见报道
表没食子儿茶素，没食子酸酯	抗炎，抗氧化剂，抑制可溶性 Aβ 形成	Ⅱ/Ⅲ期	未见报道	未见报道
依那西普(etanercept)	抑制 TNF－α 的功能	Ⅱ期	耐受性良好，临床结果显示无统计学显著差异	胃肠炎，呼吸道和泌尿道感染，咽炎和蜂窝组织炎
GC 021109	结合小胶质细胞上的 P2Y6 受体，增强其吞噬能力	Ⅰ期	Ⅰa 期临床试验已结束；Ⅰb 期临床试验正在进行	未见报道
沙格司亭(GM－CSF)	激活小胶质细胞	Ⅱ期	认知改善	没有严重不良情况并且没有 ARIA 的迹象
neflamapimod	p38 MAPKα 抑制剂	Ⅱ期	轻微改善功能	无严重副作用
PQ912	谷氨酰胺环化酶抑制剂	Ⅱ期	无显著作用	皮肤和胃肠问题
沙利度胺(thalidomide)	抑制 TNF－α 释放，抑制 BACE 表达	Ⅱ/Ⅲ期	未见报道	未见报道
年轻人的血浆(young plasma)	年轻血液因子调控神经炎症、神经发生和认知功能	Ⅰ期	轻微改善	安全

虽然基于炎症假说的 AD 治疗药物已有诸多失败案例，但仍在进行的临床试验仍让人看到一些希望。例如，健赞公司和赛诺菲公司开发的沙格司亭，是一种合成的粒细胞－巨噬细胞集落刺激因子(GM－CSF)糖蛋白，已被美国 FDA 批准用于骨髓移植后新生单核白细胞和巨噬细胞等，而其用于 AD 临床试验的依据是其可以增加小胶质细胞等吞噬 Aβ 的能力并激活其他神经保护性的固有免疫应答。GM－CSF 被报道能减少 AD 模型小鼠的淀粉样病理，增加小胶质细胞数目，改善认知。2013 年，美国国

家老龄化研究所(National Institute on Aging, NIA)奖励支持了沙格司亭的一项Ⅱ期临床试验。此外,另一个可以抑制TNF-α释放的抗炎药沙利度胺,在AD模型小鼠的实验中发现其可以显著降低大脑中BACE1酶活性,减轻Aβ病理症状。目前,由赛尔基因公司主导的沙利度胺处于Ⅱ/Ⅲ期临床试验阶段。另外值得一提的是,著名的"换血疗法"通过将分离的年轻人的血浆输入到AD患者体内,调控和改善CNS的免疫炎症和认知功能,相关临床试验正在开展中。期待这些药物能够真正发挥作用。

三、结语

迄今,大量AD药物的临床试验均以失败告终,而经批准用于临床治疗的药物也疗效甚微。不过,根据AD研究专业论坛alzforum数据库(https://www.alzforum.org/therapeutics)的资料显示,当前仍有大量基于不同分子药理机制的药物尚处于临床试验阶段,这些都为AD的临床治疗保留着希望。

目前,AD药物研发领域的困境主要是有以下3个原因:① 药物缺乏临床应用指标,如难以通过血-脑屏障、存在副作用、易产生抗药性等;② 由于AD复杂的病理机制和临床表现,目前没有合适的动物研究模型;③ 药物研发都基于目前的致病假说,很多关键机制并未被完全揭示。

随着技术的发展,限制AD机制研究及药物研发的桎梏都有可能被打破。例如,单细胞测序技术进一步揭示AD大脑中病理机制及更多的药物靶点;基因编辑技术CRISPR(clustered regularly interspaced short palindromic repeat)等新型基因编辑技术的兴起大大加速了更符合人类病理的转基因小鼠及非人灵长类动物模型的构建。同时,越来越多新的技术手段被用于AD早期诊断与干预。例如,随着在体脑部成像技术的发展,PET、MRI和其他技术手段可以结合生物标志物作为AD早期诊断的方法;利用质谱技术检测血浆中Aβ的含量可以更早、更准确地预测AD的发生;利用扫描超声短暂打开血-脑屏障也被证明可以显著降低AD模型小鼠大脑中Aβ的含量。这些都为AD的临床治疗带来了新的契机。

(毕丹蕾　陈佐龙　申　勇)

第二节　帕金森病的分子病理机制及药物治疗

帕金森病(Parkinson's disease, PD)是一种多发于中老年期的进展性的以运动障碍为主要症状的CNS退行性疾病,发病率仅次于AD。帕金森病由James Parkinson于1817年首先描述,临床特征为静止性震颤(resting tremor)、肌强直(rigidity)、运动迟缓(bradykinesia)和姿势步态异常。这些症状是位于中脑黑质致密部(substantia nigra pars compacta, SNpc)的神经元和伴随的DA神经递质减少或丧失的直接结果。

60岁以上人群中帕金森病患病率为$100/10^4$,发病率随年龄增长而增加。50岁人群中发病率为$20/10^5$,70岁人群中的发病率达$120/10^5$,预计至2050年帕金森病的发病数将增至目前的一倍。帕金森病起病缓慢,一些早期症状如嗅觉减退、睡眠改变等非特异性病症常不被察觉,症状随着中脑DA能神经元的进行性死亡而逐渐明显,随着病程的进展,患者可出现走路、说话甚至吞咽困难,晚期生活不能自理。部分患者可伴随焦虑、抑郁、自主神经系统功能紊乱及痴呆等精神症状。目前,帕金森病没有血液或其他生化手段证明,诊断仅基于病史和神经系统检测。帕金森病的病理变化主要集中在中脑黑质及其靶区基底神经节区域。其特征为黑质致密部DA能神经元进行性死亡,纹状体DA递质含量下降,脑中出现"路易小体"(Lewy body),路易小体主要成分是名为"α-突触核蛋白(α-synuclein)"的蛋白。帕金森病患者出现明显症状时,中脑黑质DA能神经元往往已死亡80%以上,致使中脑及相关脑区DA递质和ACh递质失衡,患者运动系统功能障碍,出现一系列症状。帕金森病的治疗目前主要以DA替代为主,但其不能阻止病程的进展。因此寻找治疗帕金森病的药物和新方法始终是科研工作者关注的科学问题。

一、帕金森病的病因

帕金森病的病因尚不明确,多项研究表明其发生发展与年龄、环境和遗传等因素相关。

1. *年龄因素* 帕金森病常在50岁以后发病,发病率与年龄的增长呈线性关系,因此帕金森病是一种神经退行性疾病。

2. *环境因素* 多项流行病学研究发现,环境中的毒素可能是诱发帕金森病的因素之一,风险因素包括神经毒素、锰尘和一氧化碳等,经常暴露于杀虫剂、除草剂、化工产品甚至工程纳米粒子都可能增加帕金森病的风险。不可否认的是,尽管流行病学研究表明暴露于上述毒素环境会增加罹患帕金森病的风险,但并不是所有接触这些毒性物质的人都会出现帕金森病。环境因素对帕金森病的影响,有赖于环境和机体的相互作用。

3. *遗传因素* 研究者曾经认为遗传因素对帕金森病的影响甚微,然而,1997年,人们发现一种编码α-*synucle* 基因的点突变在一希腊家族中导致了显性遗传的帕金森病。随后在帕金森病患者脑中发现了抗α-synuclein抗体染色的路易小体。这些证据提供了散发性帕金森病和家族性帕金森病间的明确联系。迄今,已发现十几个基因与帕金森病相关,发生基因突变患者的近亲发生帕金森病的概率可比正常人群高10余倍,研究证明较年轻发病的患者其遗传因素所起作用较大。但有家族史的患者只占帕金森病患者的5%~10%,绝大部分属散发性患者。

二、帕金森病的分子病理机制

(一) 帕金森病的病理特点

帕金森病的病理特点是中脑黑质致密区DA能神经元的持续死亡。黑质DA能神经元的死亡导致其主要投射区纹状体DA递质的耗竭。除中脑黑质外,病理改变范围常常累及中缝核、蓝斑背侧运动核、前穿质尾部、大脑皮质等。除DA能神经元外,一些非肾上腺素能神经元如5-HT能、胆碱能神经元等也出现丢失,在这些核团的残存神经元的胞质内可发现特征性的圆形嗜酸性包涵体,称为路易小体。路易小体也可出现在皮质和脑干的非DA能神经元区域(图4-3)。

(二) 与帕金森病相关的基因

虽然散发性帕金森病患者和有家族史的患者致病途径不同,但引起的病理变化是相同的,即中脑黑质DA能神经元渐进性死亡,这意味着他们发病的分子机制至少有部分重叠。因此,了解帕金森病发病的相关基因和致病分子机制有助于理解该病的病理过程,也有助于寻找新的抗帕金森病的靶点和药物。

1. α-synuclein 又称α突触核蛋白,是一种蛋白质,在人类中由*SNCA*基因编码。*SNCA*是人类发现的首个与家族性帕金森病相关的基因,其定位于第4号常染色体q21-q23上,此基因第209位的核苷酸发生G-A错义突变,蛋白质第53位的丙氨酸(Ala)变成了苏氨酸(Thr),导致蛋白质的错误折叠。α-synuclein在大脑中含量丰富,在肠道中也有较高的表达,而在心脏、肌肉和其他组织中含量较少。synuclein分为α、β和γ三类,它们的氨基酸序列高度保守。α-synuclein在神经组织中广泛表达,以新皮质、海马、嗅球、纹状体和丘脑含量较高。α-synuclein主要定位于神经元的突触前末梢中,与磷脂和蛋白质相互作用促使突触小泡从突触前释放,对大脑行使正常功能至关重要。α-*synuclein* 基因(*SNCA*)变异的帕金森病患者通常在较年轻时发病。α-synuclein是路易小体的主要成分。除家族型帕金森病患者外,散发性的患者脑中也发现α-synuclein的表达水平变化。此外,AD等其他神经退行性疾病患者的脑中也发现α-synuclein的异常。研究表明,α-synuclein的聚集与帕金森病患者的临床症

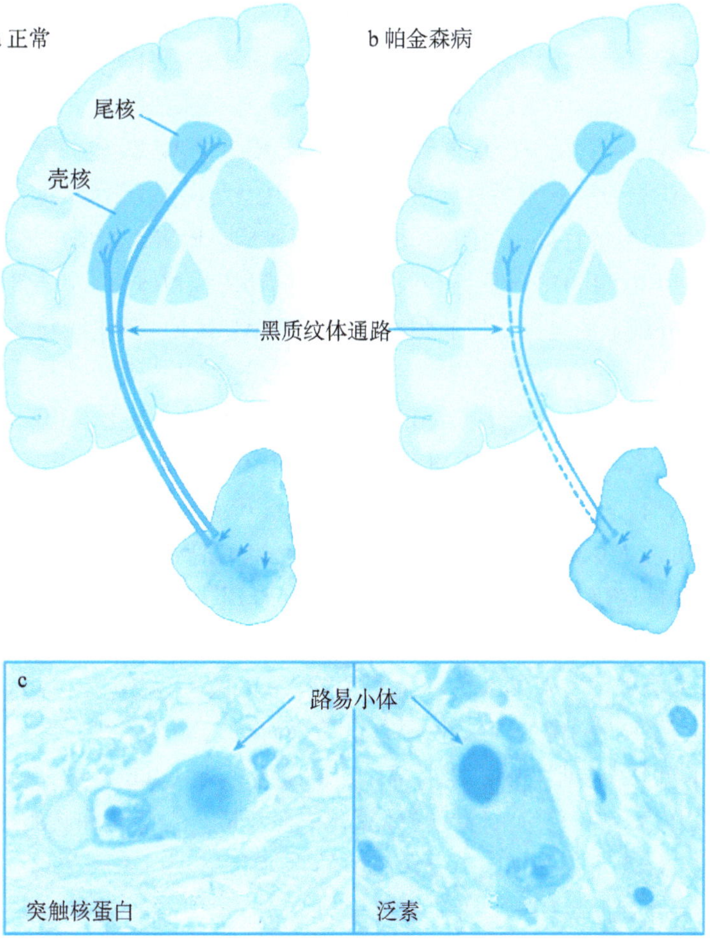

图 4-3 彩图

图 4-3 帕金森病的病理学改变

注：图片修改自 Dauer W, et al. 2003

状密切相关，典型帕金森病症状出现前的 10~15 年脑中就可能出现 α-synuclein 的累积。α-synuclein 的异常聚集参与了神经元的变性过程，这提示它可能是神经退行性疾病发生的分子桥梁。减少 α-synuclein 的聚集形成应能减缓或阻断病程发展，以 α-synuclein 为靶点的药物研究也是当前抗帕金森病药物研究的热点，数个抗 α-synuclein 的抗体药物和小分子化合物目前已进入Ⅰ/Ⅱ期临床试验。

2. *parkin* 基因　是从早发性帕金森病家族中扫描到的另一个与帕金森病相关的基因，1998 年在一个常染色体隐性遗传性早发型帕金森病家族中首次发现，该基因定位于第 6 号染色体 q25.2-q27 上。2 960 个核苷酸构成 *parkin* 基因，编码 465 个氨基酸残基的 parkin 蛋白。parkin 蛋白是泛素连接酶家族成员。*parkin* 基因的突变是常见的家族性帕金森病的原因，占早发性帕金森病的 10%，不少研究者认为仅 *parkin* 基因的突变就可导致帕金森病。parkin 蛋白在人体许多组织内存在，其功能是在泛素降解系统中发挥 E3 泛素蛋白连接酶的作用，参与了依赖泛素的蛋白质降解过程。作为泛素蛋白质降解系统的重要组成部分，parkin 蛋白突变后导致蛋白酶介导的靶蛋白降解过程缺失，从而使毒性蛋白质聚集。当 parkin 蛋白从细胞质转移到线粒体时可泛素化多个线粒体底物，包括电压依赖性阴离子通道 VDAC1 和线粒体膜蛋白、参与线粒体融合的线粒体外膜蛋白，parkin 蛋白对线粒体外膜蛋白的泛甲基化可以通过蛋白酶体和(或)p62/SQSTRM 的结合及选择性自噬使它们快速降解。果蝇中的研究表明，parkin 蛋白的缺失可导致线粒体缺陷和肌肉变性。*parkin* 基因突变果蝇中 DA-GIC 神经元出现形态异常。

3. *PINK1* 基因　*PINK1* 基因编码的蛋白质全称为 *PTEN* 基因诱导激酶 1，编码含 581 个氨基酸残基的蛋白质。该蛋白质是线粒体蛋白激酶,N 端存在一个线粒体定位序列及一个高度保守的与钙调蛋白激酶家族丝/苏氨酸激酶结构域相似的激酶结构域。与 parkin 蛋白共同定位于线粒体膜上,PINK1 位于 parkin 蛋白上游,磷酸化 parkin 蛋白并调节和维持其 E3 连接酶活性。在缺乏 *parkin* 基因突变的早发性帕金森病中,*PINK1* 基因突变是一个很重要的因素。迄今,共发现 20 多种突变位点,不仅家族性帕金森病患者存在 *PINK1* 基因的突变,散发性帕金森病患者中也发现了 *PINK1* 基因的突变,因此 *PINK1* 基因也是第一个与线粒体呼吸链直接相关的帕金森病关联基因。PINK1 蛋白可抑制线粒体释放细胞色素 C,减少神经元的凋亡。PINK1/parkin 通路与线粒体自噬有关,线粒体膜去极化时,parkin 汇聚于损伤的线粒体,泛素化线粒体外膜上的电压依赖的阴离子通道(VADAC1),阻止线粒体依赖的细胞凋亡通路,这一过程是 PINK1 依赖的。*PINK1* 基因的突变改变了其稳定性和激酶活性从而功能降低或丧失,导致 parkin 泛素化底物减少使异常蛋白质聚集。帕金森病家系中发现的突变体 PINK1(G309D)定位在 ADP 结合区域,干扰与 ADP 的结合而改变其激酶活性,从而使 PINK1 的保护功能削弱。

4. DJ－1　即去糖酶,又称帕金森病蛋白 7(parkinson disease protein 7, PARK7),由 *PARK* 基因编码。2003 年研究者分别在意大利籍和荷兰籍早发的帕金森病家族中发现了 *DJ－1* 基因的突变。*DJ－1* 基因编码的蛋白质在种间高度保守,人 DJ－1 是 DJ－1/PFPI 超家族成员(该家族包含真核和原核成员)。对 DJ－1/PfpI 超家族的序列和结构相似性分析表明,人类 DJ－1 是具有与超家族其他成员不同功能的独特蛋白质。人类 DJ－1 及其大肠杆菌同源物 YAJL 的晶体结构已得到解析,两者的骨架结构蛋白质非常相似,有大约 40%的序列同源性,晶体和溶液都为二聚体形式存在,都包含一个半胱氨酸残基定位在 DJ－1/PfPI 超家族中保守的亲核肘部。定点突变表明 C106 是对氧化最敏感的部位,用不可氧化的丙氨酸代替 C106 残基可完全消除线粒体氧化应激反应。神经元和胶质细胞中 DJ－1 蛋白均有较高的表达。过表达 DJ－1 可保护细胞免受鱼藤酮的毒性反应,而 DJ－1 剔除小鼠对 MPTP 的毒性和氧化应激比野生型小鼠更敏感。DJ－1 的突变可导致 PI3K/AKT 信号传导通路受阻,而后者是促进细胞存活的重要信号通路,其发生障碍可能是 DJ－1 导致 PD 发病的主要机制。

5. UCH－L1　又称泛素羧基末端水解酶 L1(ubiquitin carboxy terminal hydrolases L1, UCH－L1)在脑内含量丰富,其功能是水解以 lys－48 方式连接的多聚泛素链,催化 C 端泛素酯的水解。1998 年在一个家族遗传性帕金森病病例中发现了 UCH－L1 的显性突变(I93M)。I93M 突变的 UCH－L1 水解功能下降,其活性下降影响异常蛋白质的清除。UCH－L1 还有非 ATP 依赖的 lys－63 泛素连接酶功能,该连接方式不被 26S 蛋白酶体识别降解,容易使蛋白质聚集。UCH－L1 可稳定单个泛素分子的水平,调节其在细胞内的降解。靶蛋白的泛素化需要一定的泛素分子水平,如果泛素分子被过量降解,则会影响泛素化。而 UCH－L1 能通过调节泛素分子的降解稳定其水平,而突变的 UCH－L1 则没有这种功能。此外,UCH－L1 的多态性(S18Y)似乎对帕金森病的发展具有保护作用,UCH－L1 在二聚作用之前发挥了先前未识别的 UBI－鸟嘌呤连接酶活性。I93M 突变和 S18Y 多态性均改变 UCH－L1 连接。

6. *LRRK2* 基因　即富亮氨酸激酶 2(leucine-rich repeat kinase 2, *LRRK2*)基因,位于 12p11.2,*LRRK2* 基因的错义突变是家族性帕金森病的常见原因,散发性帕金森病患者中也存在 *LRRK2* 基因的突变,其外显率与年龄相关。LRRK2 蛋白是一种可溶性的蛋白质,含有 4 个结构域:亮氨酸富集区、酪氨酸蛋白激酶催化结构域、ROC 结构域(RAS 样结构域)和 WD40 区,LRRK2 蛋白主要定位于细胞质膜,包括线粒体膜。它起着激酶、GTP 酶和支架蛋白的作用。LRRK2 的激酶结构域和 Roc－COR 结构域突变后,其蛋白质稳定性、代谢及亚细胞定位并无显著改变,但其激酶活性增加和 GTP 酶活性下降,过度活跃的 LRRK2 阻碍了细胞残骸的有效清除,使异常蛋白质累积导致细胞死亡。如果降低突变的 LRRK2 蛋白的酪氨酸激酶活性,可以相应降低神经毒性。在果蝇中过度表达 LRRK2 可缩短寿命并增加果蝇对鱼藤酮的敏感性。LRRK2 突变影响囊泡运输和自噬、蛋白质合成、细胞骨架功能,因此 LRRK2

被认为是治疗帕金森病的新的靶标。研究者正在积极寻找 LRRK2 抑制剂，以抑制帕金森病患者过度活跃的 LRRK2 蛋白。

（三）帕金森病的分子病理机制

散发性和家族性帕金森病的病理学特征都是中脑黑质致密带内 DA 能神经元的进行性死亡，死亡神经元的胞质内出现球形嗜酸性颗粒即路易小体，免疫组化实验证明路易小体内主要成分为 α－synuclein、神经纤丝蛋白（neurofilament protein）、泛素蛋白（ubiquitin）、蛋白酶体等，表明帕金森病的病理变化有多个机制参与，它们之间的相互作用和联系导致了 DA 能神经元的渐进性死亡。研究表明，氧化应激、线粒体功能障碍、泛素蛋白酶体系统功能障碍（蛋白质降解受阻）与帕金森病相关的肠-脑环路等是帕金森病发病的重要分子机制，也可能是散发性和家族性帕金森病的共同机制。

1. *氧化应激*　诸多临床病理检验证明，帕金森病患者黑质部位的蛋白质、脂质、DNA 等出现明显氧化损伤。已知线粒体中的电子传输链是真核细胞中活性氧（ROS）的主要来源，正常情况下，ROS 参与由蛋白质中选择性的巯基残基介导的信号转导事件，然而，某些情况可能导致 ROS 的产生超过细胞的抗氧化能力，这种状态称为氧化应激，并会对细胞大分子造成不可逆的损伤，并最终导致细胞死亡。氧化应激的标志物，包括高水平的氧化修饰脂质、蛋白质和 DNA，均可在帕金森病患者的黑质样本中发现。鱼藤酮或 MPP^+ 等药物部分抑制线粒体呼吸链复合体Ⅰ，增加线粒体呼吸链复合体Ⅰ产生的超氧化物量。除了线粒体呼吸链复合体Ⅰ损伤，在帕金森病患者脑中还观察到抗氧化剂分子水平的改变。谷胱甘肽（GSH）是大多数细胞胞质中以毫摩尔浓度存在的三肽，是主要的抗氧化分子。神经元和胶质细胞都可以合成谷胱甘肽，星形胶质细胞能够将谷胱甘肽释放到细胞外，随后被代谢并由神经元吸收再合成为谷胱甘肽的组分。帕金森病中脑黑质中谷胱甘肽水平降低甚至缺乏，这种改变发生在疾病的早期。此外，帕金森病患者黑质致密带 DA 能神经元内铁含量升高，亚铁离子与 H_2O_2 的相互作用通过 Fenton 化学产生高毒性的羟基自由基，因此，反式铁蛋白介导的铁转运的改变可能是帕金森病黑质致密带中氧化应激增加的结果。除了抗氧化剂水平的降低和铁水平的增加之外，黑质致密带 DA 能神经元比大脑中的其他神经元受到更多的氧化应激的另一原因是 DA。单胺氧化酶代谢 DA 产生 H_2O_2，H_2O_2 与 Fe（Ⅱ）参与 Fenton 型反应生成 ROS。正常情况下，DA 代谢产生的 H_2O_2 被还原型谷胱甘肽清除，不会对神经元造成危害。但在帕金森病患者残存的 DA 能神经元中，由于 DA 的代偿作用，其共价结合的谷胱甘肽无法参与氧化还原反应，进一步危及细胞的活力，使得 DA 的毒性加速，H_2O_2 不能有效清除，对黑质神经元产生损害。

2. *线粒体功能障碍*　中脑黑质氧化应激发生的原因目前还不明确，许多研究表明，线粒体功能障碍可能是引发氧化应激的"元凶"。线粒体呼吸链复合体Ⅰ的功能缺失使 ATP 合成减少，导致 DA 代谢过程中氧自由基产生过多，从帕金森病患者中提取的线粒体 DNA 构建的细胞系的胞质中也发现线粒体呼吸链复合体Ⅰ的含量降低。杀虫剂鱼藤酮引起中脑黑质 DA 能神经元变性的原理就是抑制线粒体呼吸链复合体Ⅰ。MPTP 损伤黑质 DA 能神经元也是通过线粒体呼吸链复合体Ⅰ，MPTP 首先由胶质细胞摄取，经单胺氧化酶转化为 MPP^+ 后被 DA 能神经元主动摄取，再进入线粒体抑制线粒体呼吸链复合体Ⅰ的活性，产生自由基，耗竭 ATP，导致细胞凋亡。鱼藤酮和 MPTP 目前都可用来制作帕金森病动物模型。MPTP 诱导的灵长类动物如猴、狒狒等的帕金森病模型，症状与散发性帕金森病患者极其相似，中脑黑质中 DA 能神经元退行性变，有些微小的包涵物出现，有 α－synuclein 聚集，但没有典型的路易小体。鱼藤酮引发的帕金森病动物模型中伴随着全身性的线粒体呼吸链复合体Ⅰ的活力不足和类似路易小体的 α－synuclein 阳性包涵物，与真正的帕金森病患者更为接近。

3. *泛素蛋白酶体系统功能障碍*　泛素蛋白酶体系统（ubiquitin-proteasome system，UPS）由 3 组重要的功能酶组成（图 4－4），即将靶蛋白泛素化的泛素激活酶（E1）、泛素结合酶（E2）和泛素连接酶

(E3)。3个酶通过依赖ATP的级联反应使泛素与靶蛋白的赖氨酸残基结合,该级联反应重复进行形成多聚泛素链。研究表明,家族性和散发性帕金森病都与UPS功能障碍相关,与帕金森病相关的是几个UBD适配子,它们对26S蛋白酶体介导的低聚α-synuclein的识别和降解起至关重要的作用,散发性帕金森病患者中脑黑质中泛素蛋白酶体系统的3种主要酶E1、E2、E3活性均有明显下降,与线粒体呼吸链复合物Ⅰ的活性下降相一致。帕金森病患者黑质部位20S中心催化器的α亚单位缺失,26S蛋白酶体的催化活性明显下降。散发性帕金森病患者残存神经元内路易小体中发现大量未被降解的错误折叠或氧化修饰的α-synuclein蛋白,这些蛋白质不易被泛素蛋白酶体系统降解,由于DA的自身氧化产生氧化损伤蛋白质增多导致富含DA的中脑黑质DA能神经元对此更易感。

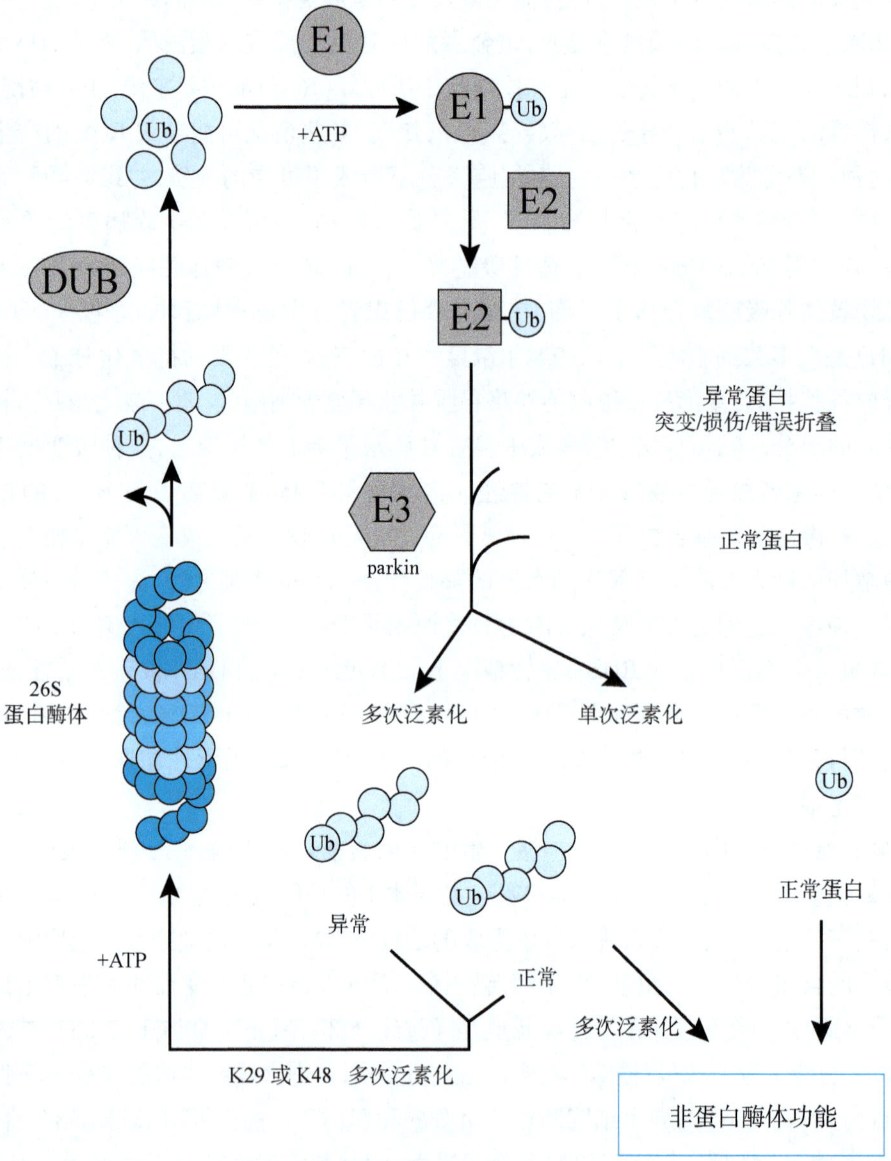

图4-4 泛素蛋白酶体系统在帕金森病中的作用

注:图片修改自Moore D J, et al. 2005

4. 与帕金森病相关的肠-脑环路 大量的临床和病理证据表明,错误折叠的α-synuclein在脑中出现之前就已经在肠道神经中出现。这表明帕金森病的病理学起源于肠道并通过细胞间朊病毒样繁殖传播至CNS。有研究发现,肠上皮细胞中的肠内分泌细胞(enteroendocrine cell, EEC)直接面对肠腔,具有许多神经元样特性并与肠神经相连。α - synuclein 在人肠的 EEC 中表达,含 α - synuclein 的 EEC 在肠道和神经系统之间形成神经环路,肠腔中的毒素或其他环境影响可能影响 EEC 中的 α - synuclein 折叠,从而开始一个错误折叠的 α - synuclein 从肠上皮传播到大脑的过程,肠道菌群也参与并影响了这一过程。

三、帕金森病的药物治疗

帕金森病的发病机制尚不明确,所以目前抗帕金森病的药物只能对症治疗。这些药物仅能减缓帕金森病的进程而不能阻止其发展。目前有效的治疗药物主要是提高纹状体 DA 递质或降价胆碱能递质的含量,以达到脑内神经递质的平衡。

(一) 补充脑内 DA 的药物

1. *拟 DA 药* 左旋多巴(L - Dopa)是最常用的拟 DA 药,是儿茶酚胺类神经递质酶促合成过程中的中间代谢产物,也是 DA 递质的前体物质,由酪氨酸羟化酶催化左旋酪氨酸生成。DA 不能穿过血-脑屏障,外周给药无效,左旋多巴进入血-脑屏障,代谢为 DA 起效。左旋多巴能有效控制和改善帕金森病症状,是治疗帕金森病最常用的药物。左旋多巴对帕金森病的少动、强直症状疗效显著,对震颤的疗效稍差,随着基本症状的改善,其他运动功能如姿势、步态、言语、书写、联合动作及感情淡漠等均可改善。长期使用(3~5 年)左旋多巴,30%~50%的患者可出现不自主运动、肌阵挛、肌张力障碍等副作用,并且会出现症状波动(开-关现象),从而使疗效降低。其与 DA 受体激动剂或儿茶酚胺氧位-甲基转移酶抑制剂合用,可延长作用时间和降低运动障碍发生率。

2. *DA 受体激动剂* DA 受体激动剂包括麦角碱类衍生物[溴隐亭、培高利特、二氢麦角隐亭、卡麦角林]和非麦角碱类衍生物(吡贝地尔、罗匹尼罗、普拉克索)。此类药物能显著、持续地控制帕金森病患者症状,并能降低运动障碍和症状波动,与左旋多巴合用有协同作用,晚期应用左旋多巴无效的患者加用此类药物可使“开-关期”缩短,并可减少左旋多巴的用量。近年来,国外的几项大规模临床研究结果表明,此类药物有神经保护作用,可降低 DA 能神经元退变的速率。培高利特在改善帕金森病症状方面优于其他 DA 受体激动剂。但应用大剂量培高利特可引起限制性瓣膜心脏病。应用一种 DA 受体激动剂疗效不佳时,更换另一种 DA 受体激动剂可能有效。国外已有从溴隐亭或培高利特或罗匹尼罗成功转换为卡麦角林或普拉克索的报道。

3. *单胺氧化酶 B(MAO - B)抑制剂* 司来吉兰是目前的选择性不可逆 MAO - B 抑制剂。其可抑制 DA 的降解,也可抑制突触处 DA 的再摄取而延长 DA 作用时间。其与左旋多巴合用可增强左旋多巴的作用(左旋多巴的用量可减少 30%~40%),并能降低运动障碍和症状波动。早期应用可延缓帕金森病症状进展和左旋多巴需加量的时间。但司来吉兰的苯丙胺类代谢物有一定的神经毒性,大剂量使用可引起血压的“干酪反应”。雷沙吉兰(rasagiline)是新上市的 MAO - B 抑制剂,不产生有潜在毒性的苯丙胺类代谢物,故不会引起“干酪反应”。雷沙吉兰可使帕金森病症状缓解长达 6 年,且用药越早,疗效越好。

4. *儿茶酚-O-甲基转移酶(COMT)抑制剂* 可抑制 DA 降解,与左旋多巴合用,可使左旋多巴生物利用度提高、半衰期延长、作用增强和用量减少,对于长期应用左旋多巴或多巴丝肼(美多巴)后出现疗效降低、症状波动的晚期帕金森病患者,加用此类药物可延长“开期”和缩短“关期”,显著改善运动障碍症状。无症状波动、病情稳定的早期帕金森病患者加用此类药物可改善帕金森病患者运动功能,提高生活质量,延缓运动并发症的发生。

(二) 抗胆碱药

纹状体中存在着两种主要的神经递质,一种是 DA,属于抑制性递质;另一种是 ACh,为兴奋性递质。

正常情况下两者处于平衡状态,维持着正常的运动能力。帕金森病状态下,DA 减少,但 ACh 含量却无明显变化。由于 DA 减少,纹状体失去抑制作用,而 ACh 的兴奋性作用相对增强,两递质之间的平衡被打破,就出现了帕金森病症状。此时,一方面,应补充 DA,恢复神经递质之间的平衡状态,从而改善临床症状;另一方面,应给予抗胆碱能药物,使两递质在低水平上保持相对平衡也能改善帕金森病症状。目前,临床上常用的中枢抗胆碱药作用较强的苯海索(安坦)、丙环定(开马君)、比哌立登(安克痉)、苯扎托品、普罗吩胺等,主要用于震颤为主的早期帕金森病患者。

(三) 神经保护药

神经保护药对损伤的神经元有保护和修复作用,治疗帕金森病有较光明的前景。胶质源性神经营养因子(glia derived neurotrophin factor, GDNF)是一种能特异性保护 DA 能神经元的神经营养因子,动物实验表明每天脑室或纹状体注射 GDNF 可以使 MPTP 损伤的帕金森病模型猴的运动功能改善,未出现左旋多巴治疗后产生的运动障碍。中脑黑质酪氨酸羟化酶阳性的 DA 能神经元数目比对照组增加超过 20%。GDNF 既可保护中脑 DA 能神经元,又可恢复损伤神经元的功能。虽然采用低剂量,持续 1 个月的脑室注射研究表明,GDNF 对帕金森病患者未产生任何临床效果,但纹状体直接给药的患者则显示出明显的改善且对 GDNF 的耐受性良好。神经保护药最重要的是早期应用,因此判别帕金森病运动功能损伤前的症状对帕金森病的早期治疗非常重要。例如,某些非运动性功能,包括嗅觉损失、抑郁症和快速眼球运动障碍、睡眠的改变等可以先发于帕金森病的运动障碍,遗憾的是目前尚无特定的诊断指标来进行早期诊断。现有各种成像方式,包括采用^{18}F－fluorodopa 的 PET 成像和单光子发射计算机 DA 转运蛋白配体成像等技术的运用将为帕金森病的早期发现带来光明前景,也将为除 DA 替代疗法以外的多种药物治疗帕金森病提供更广阔的研究平台。

帕金森病是一个进展性的神经退行性疾病,多个神经递质参与其中。过去几十年中,传统的 DA 替代疗法改善了许多患者的运动系统症状,但使用最广泛如左旋多巴类的长期应用所产生的副作用限制了该类药物的疗效。许多着眼于非 DA 系统的药物的研发正在蓬勃开展,因此非 DA 系统的新靶点的发现是药理学工作者今后努力的方向。

(冯林音)

参考文献

毕丹蕾,文朗,熊伟,等.阿尔茨海默病的可能药物靶点和临床治疗研究进展.中国药理学与毒理学杂志,2014,29(4):507－536.

Artavanis-Tsakonas S, Rand M D, Lake R J. Notch signaling: cell fate control and signal integration in development. Science, 1999, 284(5415): 770－776.

Bellono E W, Bayrer J R, Leitch D B, et al. Enterochromaffin Cells Are Gut Chemosensors that Couple to Sensory Neural Pathways. Cell, 2017, 170: 185－198.

Caudle W M, Guillot T S, Lazo C R, et al. Industrial toxicants and Parkinson's disease. Neurotoxicology, 2012, 33: 178－188.

Cheng X, Shen Y, Li R. Targeting TNF: A therapeutic strategy for Alzheimer's disease. Drug Discovery Today, 2014, 19(11): 1822－1827.

Congdon E E, Sigurdsson E M. Tau-targeting therapies for Alzheimer disease. Nature Review Neurology, 2018, 14(7): 399－415.

Cuello A C. Early and late CNS inflammation in Alzheimer's disease: two extremes of a continuum? Trends in Pharmacological Sciences, 2017, 38(11): 956－966.

Dauer W, Przedborski S. Parkinson's disease: mechanism Sand models. Neuron, 2003, 39(6): 889－909.

Dias V, Junn E, Mouradian M M. The role of oxidative stress in Parkinson's disease. J Parkinsons Dis, 2013, 3: 461－491.

Goedert M, Spillantini M G, Tredici K D, et al. 100 years of Lewy pathology. Nature Reviews Neurology, 2013, 9: 13－24.

Goldman S M. Environmental toxins and Parkinson's disease. Annu Rev Pharmacol Toxicol, 2014, 54: 141－164.

Hauser D N, Hastings T G. Mitochondrial dysfunction and oxidative stress in Parkinson's disease and monogenic parkinsonism. Neurobiology of Disease, 2013, 51: 35－42.

He P, Cheng X, Staufenbiel M, et al. Long-term treatment of thalidomide ameliorates amyloid-like pathology through inhibition of beta-secretase in a mouse model of Alzheimer's disease. PLoS One, 2013, 8(2): e55091.

Honig L S, Vellas B, Woodward M, et al. Trial of solanezumab for mild dementia due to Alzheimer's disease. New England Journal of Medicine, 2018, 378(4): 321－330.

Le Page A, Dupuis G, Frost E H, et al. Role of the peripheral innate immune system in the development of Alzheimer's disease. Exp Gerontol, 2017, 107: 59－66.

Lee V M, Brunden K R, Hutton M, et al. Developing therapeutic approaches to tau, selected kinases, and related neuronal protein targets. Cold Spring hard Perspect Med, 2011, 1(1): a006437.

Martin I, Kim J W, Dawson V L, et al. LRRK2 pathobiology in Parkinson's disease. Journal of Neurochemistry, 2014, 131: 554－565.

Montoliu-Gaya L, Villegas S. A beta-immunotherapeutic strategies: A wide range of approaches for Alzheimer's disease treatment. Expert Reviews in Molecular Medicine, 2016, 18.

Montoliu-Gaya L,Villegas S. A beta-Immunotherapeutic strategies: A wide range of approaches for Alzheimer's disease treatment. Expert Reviews in Molecular Medicine, 2016, 18(e13): 1－15.

Moore J, West A B, Dawson V L, et al. Molecular pathophysiology of Parkinson's disease. Annu Rev Neurosci, 2005, 28: 57－87.

Palop J J, Mucke L. Amyloid-beta-induced neuronal dysfunction in Alzheimer's disease: From synapses toward neural networks. Nature Neuroscience, 2010, 13(7): 812－818.

Schapira A H, Bezard E, Brotchie J, et al. Novel pharmacological targets for the treatment of Parkinsons disease. Nat Rev Drug Discov, 2006, 5: 845－854.

Schapira A V. Neurobiology and treatment of Parkinson's disease. Trends in Pharmacological Sciences, 2008, 30: 41－47.

Wang H, Li R, Shen Y. β－Secretase: Its biology as a therapeutic target in diseases. Trends Pharmacololgy Science, 2013, 34(4): 215－225.

Yang L B, Lindholm K, Yan R, et al. Elevated beta-secretase expression and enzymatic activity detected in sporadic Alzheimer disease. Nature Medicine, 2003, 9(1): 3－4.

第五章
精神药理学

精神疾病已经发展成为一个严重的健康及社会问题。WHO 估计，到 2020 年，精神疾病的负担将占到疾病总负担的近 20%。精神疾病是脑内病变导致的思维、情感、感觉、认知和行为异常的一大类疾病，包括抑郁障碍、精神分裂症、药物成瘾等。精神疾病确切病因目前仍不清楚，一般认是遗传与环境因素共同作用的结果。虽然各种类型的神经元功能环路异常是精神疾病的病理基础，但是神经胶质细胞异常、氧化应激损伤、神经内分泌轴失调亦是此类疾病的重要病理机制。脑内多种神经递质及其受体参与精神疾病的发生发展，比较重要的包括 DA 通路、5－HT 系统、Glu 及其受体、NE 及其受体、神经肽及其受体等。精神药理学在精神疾病防治药物发现中有非常重要的作用，自 20 世纪 50 年代发现氯丙嗪的抗精神病作用以来，精神疾病相关药物的药理研究进展迅速。药物可通过直接激动或阻断相应受体起效，如 D_2 受体阻断剂用于精神分裂症的治疗；或者作用于递质的生化环节，影响其合成、释放、再摄取及消除过程，如选择性 5－HT 再摄取抑制剂治疗抑郁症。随着疾病发病的分子病理机制研究的不断深入，更多新的药物靶点将提供更有价值的药物研发思路。同时，目前所有精神疾病的药物治疗并非病因治疗，基本上是对症治疗，所以大多需要长期甚至终生用药，如何针对病因，而根治精神疾病仍是精神药理学未来研究的重要挑战。

第一节　抑郁障碍的分子病理机制及药物治疗

抑郁障碍以情绪或心境低落为主要表现，有不同程度的认知和行为改变，可伴发精神病性症状，如幻觉、妄想等，部分患者存在自伤、自杀意念和自杀行为，是最常见的精神障碍。抑郁障碍多数急性或亚急性起病，好发于秋冬季，平均起病年龄为 20～30 岁，每个年龄阶段都有罹患该病的可能，女性患病多于男性（约 2∶1），抑郁障碍单次发作至少持续 2 周，发作病程平均为 16 周（中位数为 24.3 周）。即将出版的《国际疾病分类》第十一次修订本（*international classification of diseases－11*，ICD－11）中隶属于心境障碍的抑郁障碍包括单次发作或复发性的抑郁障碍、混合性抑郁和焦虑障碍、抑郁障碍、其他特定或未特定的抑郁障碍等亚型。美国《精神障碍诊断与统计手册》（第 5 版）（*diagnostic and statistical manual of mental disorders*，DSM－V）中的抑郁障碍包括破坏性心境失调障碍、抑郁症、持续性抑郁障碍、其他躯体疾病所致的抑郁障碍等亚型。

WHO 统计，2012 年全球约有 3.5 亿抑郁障碍的患者，患病率约为 1.5%，终身患病率高达 3.5%。国际精神疾病流行病学联盟对美洲（美国）、欧洲和亚洲等地区的 10 个国家 37 000 名成人进行调查，发现多数国家终身患病率为 8%～12%，其中美国人最高为 16.9%，日本人仅为 3%左右。2009 年 Phillip 调查资料显示，中国的人心境障碍患病率为 6.1%，2014 年一项全球流行病学结果提示，中国人抑郁障碍的患病率约为 3.02%。目前，我国缺乏全国大规模样本患病率的最新资料。从流行病学的调查结果提示社会文化因素对抑郁障碍的诊断和表现存在较大影响。抑郁障碍因其病因复杂，发病机制不详，一直是神经精神科学领域的一个难题。近年来，针对抑郁障碍在神经生化、神经内分泌、神经免疫、遗传、脑影像研究等领域取得重大进展，拓宽了对抑郁障碍的认识。目前，公认的单胺类神经递质假说，认为抑郁障碍是脑内 5－HT、DA 和 NE 等单胺神经递质的数量、功能相对或绝对不足所致。对抑郁障碍有效的化学药物多基于单胺类神经递质假说，尽管近十年来有多种抗抑郁障碍的药物陆续投放市场，但仅有 1/3 患者接受药物治疗，其中有一半疗效欠佳，部分患者症状反复发作。因此，寻找抗抑郁障碍的新药物和机制始终是研究者们关心的科学问题。

一、抑郁障碍的病因

抑郁障碍病因目前还不完全清晰，遗传、心理和社会环境等多种因素综合作用与其发病密切相关。

（一）遗传因素

迄今，研究发现，遗传因素在抑郁障碍发生中起重要作用，家系研究结果显示其中 40%～70% 的患者具有遗传倾向。抑郁障碍一级亲属罹患该病是普通人群的 2～4 倍，且具有病情程度逐代增加和发病年龄逐代减小的特征。双生子研究发现其遗传度约为 37%，单卵双胎之间同病率为 50%，异卵双胎同病率为 10%～25%。心境障碍与特定基因关联性研究提示，第 5、11 号和 X 染色体与其密切相关。编码酪氨酸酶（11q14－21）、色氨酸羟化酶（11q15）、DAD2 受体（11q22－23）和 DAD4 受体（11q15－5）都在第 11 号染色体上，这些基因表达的蛋白质在儿茶酚胺神经系统中起关键作用，因此被认为是心境障碍重要的候选基因。例如，色氨酸羟化酶（trytophan hydroxylase，TPH）是 5－HT 生物合成的限速酶，有 218A/C、1067G/A 和 347T/A 三个多态性位点，分析结果认为 218A/C 基因频率中健康与抑郁组间存在差异。第 12 号染色体上的一个 THP 亚型（THP12）发生的功能变异（Arg441His）与色氨酸的异常相关，且这种变异与自杀行为密切相关。一项纳入 183 项研究，涉及 102 个基因 393 种表型的 Meta 分析结果提示，抑郁障碍相关基因包括 5－HT 转运体基因（*SLCA6*）、鸟嘌呤核苷酸结合蛋白 3（*GNB3*）和编码载脂蛋白 E（*ApoE*）基因等。目前，未发现单个候选基因与抑郁障碍的发生存在明确关系，再次验证了抑郁障碍是一种由多个微小基因共同影响的复杂疾病。

（二）心理-社会因素

多项研究显示，生活中的应激事件、家庭教养模式、早年的生活创伤经历、人格特质及社会的支持度在抑郁障碍的发生、发展和转归中起到重要作用。童年期的负性经历显著影响青少年的身心健康，是青少年抑郁障碍发病的危险因素，且经历了躯体虐待、性虐待、情感忽视的影响尤为严重。研究发现，人们在经历危险的生活事件后 6 个月内，抑郁障碍发病的风险增加 6 倍，丧偶、离婚、躯体严重疾病等负性生活事件与抑郁障碍发生的关系最为密切。病前人格与抑郁障碍也存在明显相关，具有明显的焦虑、强迫、冲动等特质的个体易发生抑郁障碍，而神经质人格特征越明显的患者，其社会适应性越差、社会功能损害越严重，临床治愈需要的时间越长。另有学者指出，家庭社会的支持也与抑郁障碍相关，拥有良好的家庭支持的患者恢复较快，而缺乏家庭支持和家庭功能不良的患者相对病程会更长。

二、抑郁障碍的分子病理机制

（一）生物化学

大脑中有 3 个主要神经递质系统：5－HT 能、NE 能和 DA 能神经递质系统。抑郁障碍患者存在多种神经递质水平和相关神经通路功能的异常，不仅脑内神经递质含量发生异常，递质受体的数量和密度也会发生改变，累及受体后信号转导功能甚至影响基因转录过程。抑郁障碍的分子生物化学病理机制的主要假说如下。

1. 5－HT 假说　研究发现，5－HT 数量和功能的低下可能是抑郁障碍发生的关键原因。二者关系密切的依据为：① 部分三环及四环类抗抑郁药物（tricyclic and tetracyclic antidepressant，TCA）、选择性

5-HT 再摄取抑制剂(selective serotonin reuptake inhibitor, SSRI)可阻断该递质的再摄取,而耗竭 5-HT 可逆转 TCA、SSRI 的抗抑郁作用,如氯苯丙氨酸。② 5-HT 的前体色氨酸及代谢产物 5-羟基吲哚乙酸(5-hydroxyindole acetic acid, 5-HIAA)可引起抑郁样症状。③ 利血平可以耗竭 5-HT 引发抑郁障碍。增加突触间 5-HT 释放的化学药物能缓减抑郁症状,因此,5-HT 假说认为突触前膜 5-HT_{1A} 自身对 5-HT 敏感,受体数量增多,增加 5-HT 的合成及释放的抑制使突触间隙中 5-HT 含量明显下降;突触后膜 5-HT_{1A} 受体对 5-HT 不敏感,受体数目的减少,信息传导速度减慢。电生理的实验显示,抗抑郁药物的长期应用使突触前膜和后膜上的 5-HT_{1A} 受体的敏感性发生变化而发挥抗抑郁效应。新型抗抑郁药 SSRI 如氟西汀、帕罗西汀及西酞普兰等均通过抑制 5-HT 的再摄取过程来发挥其药理作用。研究发现,编码 5-HT 转运蛋白(5-serotonin transporter, 5-HTT)的基因 *SLC6A4* 具有两种多态性,且都与抑郁障碍密切相关,其中长等位基因是抵抗疾病发生的有效保护和预测 SSRI 治疗有效的因子。因此,5-HTT 基因多态性与情感障碍抑郁症发病及抗抑郁治疗的关系是目前研究热点之一。

2. DA 系统假说　DA 能神经元位于中脑与间脑交接处,有 3 条通路。第一条是黑质-纹状体通路,第二条是中脑-边缘通路,第三条是中脑-皮质通路,均与情绪抑郁密切相关。抑郁动物模型显示,伏隔核(nucleus accumbens, NAcc)和尾状核的 DA 耗竭,使用 DA 拮抗剂能使抑郁样症状恶化,而 DA 激动剂能预防 DA 的耗竭。增加 DA 功能的化学药物可缓解抑郁,如中枢兴奋剂哌甲酯和苯丙胺有短暂提高情绪的作用。新一代抗抑郁药安非他酮可阻断 DA 的再摄取,增加突触间隙 DA 含量发挥抗抑郁效应。研究发现,抑郁障碍患者脑脊液和尿中 DA 的主要降解产物高香草酸(homovanillic acid, HAV)水平降低,HAV 可作为衡量 DA 转化率的指标,提示 DA 在细胞外水平对抑郁症的发生、发展及治疗都有影响。

3. NE 系统假说　NE 主要参与觉醒、情感、意识、食欲、性欲等生理功能,抑郁障碍患者尿液中 NE 的代谢产物低下,提示 NE 与抑郁障碍相关。研究显示,突触前膜的 α_2 自主受体具有控制 NE 释放作用,α_2 受体活性增强剂即突触前 α_2 受体超敏引发 NE 释放减少导致抑郁障碍。部分抗抑郁药物能下调中枢 α_2 受体,减弱 α_2 受体介导的自主抑制作用而增加 NE 的释放。NE 可通过突触前膜的 NE 转运体(norepinephrine transporter, NET)将突触间隙的 NE 重新摄取进入前膜,干扰对突触后膜 NE 受体的作用。因而,NET 成为抑郁障碍的重点候选热点基因之一。研究还发现,5-HT、DA 和 NE 系统之间存在交互作用,可通过配体-受体之间的作用而相互影响。

4. 神经递质、神经肽系统异常　越来越多的研究提示,中枢兴奋性和抑制性神经递质水平异常与抑郁障碍的发生相关。磁共振成像(magnetic resonance imaging, MRI)研究结果提示,抑郁障碍患者的大脑背外侧前额叶皮质(prefrontal cortex, PFC)和杏仁核胶质细胞的数量与密度较非抑郁障碍患者都有不同程度减少。其中星形胶质细胞膜上的 Glu 转运体-1(glutamate transporter-1, GLT-1)表达减少,对突触间隙中的 Glu 转运和摄取造成影响,突触间 Glu 堆积引发神经毒性。Glu 主要通过激活不同的受体与突触前后的神经元发生作用。离子型 Glu 受体包括 *N*-甲基(酰)-*D*-门冬氨酸(NMDA)受体和 α-氨基-3-羟基-5-甲基-4-异恶唑丙酸(AMPA)受体。研究显示 AMPA 受体激活后,可以增加脑源性神经营养因子(brain derived neurotrophic factor, BDNF)的表达从而具有抗抑郁的作用。例如,氯胺酮的代谢产物[2*R*,6*R*]-羟基化去甲基氯胺酮(hydroxylation of ketamine, HNK)通过激活 AMPA,增加 BDNF 水平而使小鼠抑郁样的行为好转。抑郁障碍患者不仅脑脊液、血液中的 GABA 等抑制性神经递质水平降低,而且前额叶皮质 GABA 能神经元的密度及海马区域 $GABA_A$ 受体表达也下调,电休克疗法和部分抗抑郁药物能影响 $GABA_A$ 受体功能,可以恢复枕叶皮质的 GABA 水平。研究还发现,部分抗抑郁药物能激活丝裂原活化蛋白激酶(MAPK)通路、钙调蛋白激酶(CaMK)通路和环磷酸腺苷(cAMP)通路等多条信号通路,引起核转录因子 cAMP 反应元件结合蛋白(camp response element binding protein, CREB)磷酸化,进而调节许多神经生长因子、BDNF、血管内皮生长因子(vascular endothelial growth

factor, VEGF)等神经可塑性基因的表达,从而发挥抗抑郁的作用。动物实验证实,抑郁障碍患者存在cAMP功能的低下,临床试验发现磷酸二酶选择性抑制剂咯利普兰能阻止cAMP灭活过程,产生抗抑郁的作用。文献报道,神经肽Y、P物质、瘦素(leptin)、Nesfatin-1等与抑郁障碍的发生存在一定关系。

(二) 神经内分泌

1. 下丘脑-垂体-肾上腺(HPA)轴 HPA轴功能亢进是抑郁障碍的神经生物学特征之一,主要表现为促肾上腺素激素释放激素(corticotropin releasing hormone, CRH)分泌过多,血液及尿液中皮质醇水平升高,促肾上腺皮质激素(adrenocorticotropic hormone, ACTH)分泌增加及对CRH反应钝化等。抑郁程度越严重的患者HPA轴异常越明显,研究显示60%的抑郁障碍患者对外源性的糖皮质激素地塞米松不产生抑制反应[地塞米松抑制实验(dexamethasone suppression test, DST)],但该实验不是抑郁障碍患者的特异性改变。应用DST/CRH结合实验发现,DST/CRH反应增加的患者比反应正常者抑郁复发概率高4~6倍,因此该测试可用来作为预测抑郁复发、抑郁程度和类型的判断。研究证实,重复性压力事件可以使HPA轴的反应性增加,皮质类固醇水平升高,启动一系列分子水平的异常,对CNS造成不良影响。表观遗传学研究证实,皮质酮诱导的抑郁样大鼠和重度抑郁障碍患者血清及前额叶皮质中microRNA-124-3P(miRNA-124)的表达升高。miRNA-124是脑中最丰富的microRNA之一,在神经发生、神经元分化和突触可塑性中起到关键作用。

2. 下丘脑-垂体-甲状腺(HPT)轴 适量甲状腺激素是促进CNS的发育、成熟和正常功能的维持所必需的,也是情感障碍发病中不可或缺的因素。临床研究发现,甲状腺功能低下者常伴有情绪低落、疲劳、运动迟滞等抑郁样症状。部分抑郁患者也常出现甲状腺素昼夜节律分泌异常,三碘甲状腺原氨酸(three iodine thyroid gland acid, T_3)和促甲状腺素(thyrotropin, TSH)在血浆中浓度降低,约1/3患者出现TSH对促甲状腺素释放激素(thyrotropin releasing hormone, TRH)的反应迟钝。抑郁障碍伴发甲状腺功能低下者适量应用T_3和T_4可增强抗抑郁药物的效应。

3. 下丘脑-垂体-性腺(HPG)轴 临床试验发现,抑郁障碍患者HPG轴的活性下降。目前认为HPA轴功能亢进引起CRH和皮质醇水平升高,可能抑制了促性腺激素释放激(gonadotropin releasing hormone, GnRH)的分泌而使HPG轴活性下降,导致睾酮和雌激素浓度的下降。雌激素可与神经中枢相应的受体结合而增加5-HT受体数量、转运及吸收功能。雌激素水平的降低引起CNS中5-HT活性和浓度减少,从而产生抑郁样症状,这可能是女性经前期和产后抑郁障碍病因之一,适量应用雌二醇可改善此类患者的低落情绪。

(三) 免疫细胞因子

研究证实,情绪障碍与机体的免疫功能异常相关。抑郁障碍患者血清中IL-1、IL-1β、IL-6、IL-8、INF-α、IFN-γ、TNF-α、集落刺激因子(colony stimulating factor, CSF)等的升高,说明炎症过程参与疾病的发生。基于以上的发现,细胞因子假说得到广泛的认同,认为抑郁障碍是心理神经免疫紊乱性障碍。进一步的研究发现,定居在大脑巨噬细胞中的小胶质细胞在应激状态下可分泌IL-1、IL-6、TNF-8等细胞因子参与免疫调节,还在神经再生、分化、突触发育等过程中发挥重要作用。生理条件下,小胶质细胞由神经元释放的C-X3-C趋化因子配体(CXCL-1)、TGF-β、膜糖蛋白(CD200)和整合素相关蛋(CD47)等可溶性因子调节。多种内毒素、细胞因子、膜识别受体和神经递质可直接改变小胶质细胞的活化状态,导致小胶质细胞的功能改变,发生神经炎症和抑郁样症状。NLRP3炎症小体是细胞质内模式识别受体,它能识别病原体相关模式和损伤相关分子模式,并诱导caspase-1的活化,导致炎症因子IL-1β的增加,启动细胞程序性死亡。有研究显示,抑郁障碍患者血液中$NLRP_3$炎症小体和IL-1β的表达增高与抑郁障碍的严重程度密切相关。

三、抑郁障碍的药物治疗与作用机制

(一) 三环和四环类药物

自1959年丙咪嗪开始应用以来,美国FDA批准的抗抑郁药物均通过影响单胺递质起作用,主要是通过抑制突触前膜对5-HT和NE再摄取,增加突触内5-HT、NE或DA的浓度,或与突触后受体结合。其代表的药物有氯丙咪嗪、阿米替林、多塞平等。由于三环和四环类药物(TCA)拮抗M-胆碱受体,不同程度拮抗α-肾上腺素和组胺受体,因此常见口干等副作用。此外TCA因阻断α_1和H_1受体引起直立性低血压、心动过速、心律失常等心脏病和CNS毒性等一系列副作用。

(二) 单胺氧化酶抑制剂

单胺氧化酶(MAO)是位于细胞内的微粒体酶,能降解NE、5-HT、DA。单胺氧化酶抑制剂(monoamine oxidase inhibitor, MAOI)以反苯环丙胺和苯乙肼等非选择性MAOI为代表,它们属于不可逆性MAOI,A型MAOI以吗氯贝胺和溴法罗明为代表,属于可逆性MAOI。1954年异烟肼成为首个抗抑郁药物,但因严重肝脏毒性退出市场。MAOI用于治疗各种类型的抑郁障碍,但是因其恶心、高血压危象和肝萎缩等严重的副作用目前已少用。

(三) 选择性5-HT再摄取抑制剂

选择性5-HT再摄取抑制剂(selective serotonin reuptake inhibitor, SSRI)是20世纪80年代开发使用的一类的新型抗抑郁药物,主要选择性抑制突触前膜上的5-HT转运体,阻滞了5-HT的回收,使其浓度在突触间隙增加,对NE影响小,不影响DA的回收。目前临床上常用的SSRI主要有舍曲林、氟西汀、帕罗西汀、西酞普兰、氟伏沙明和艾斯西酞普兰6种。SSRI口服易吸收、易通过血-脑屏障进入CNS,生物利用度较高。SSRI主要通过肝药酶P-450代谢,代谢产物主要由肾脏排泄,因此肝、肾功能不良者,用药剂量须减量和慎用。SSRI虽然是使用最广泛抗抑郁的一线药物,但临床应用却存在明显缺陷:① 起效很慢,因为突触前膜$5-HT_{1A}$存在的自身受体的负反馈性机制,用药后2~4周才产生明显效应;② 药物起效前仍有或恶化自杀倾向;③ 容易引起性功能障碍;④ 禁与MAOI类药物合用;⑤ 在乳汁中分泌,增加了围产期和哺乳期新生儿健康风险。

(四) 5-HT和NE双靶点再摄取抑制剂

5-HT和NE双靶点再摄取抑制剂(serotonin norepinephrine reuptake inhibitor, SNRI)优势主要在于作用于两种单胺类神经递质,能同时激活细胞内两条信号通路,增加相关基因激活效应。SNRI类药物对其他受体的活性较低,尤其是胆碱受体、肾上腺素能α和β受体等,几乎没有抗胆碱、过度镇静及心血管等副作用。SNRI的代表性的药物包括文拉法辛、去甲文拉法辛、度洛西汀及米那普仑。SNRI广泛用于抑郁障碍各种靶症状,剂量-效应曲线较陡,增加用药剂量时,药物的疗效也会增加,但是同时抑制NE的回收,可能出现震颤、出汗、血压升高、恶心、口干等副作用。

(五) 5-HT、NE和DA再摄取抑制剂

目前的一线SSRI和SNRI类抗抑郁药物,疗效确切,副作用较前有所降低,但仍存在起效慢、无法改善认知、激励驱动和快感缺乏等缺点。研究结果提示,5-HT、NE、DA三重再摄取抑制剂(serotonin, norepinephrine, dopamine reuptake inhibitor, SNDRI),被称为最新一代抗抑郁药物,主要特点是增加了DA的再摄取抑制,能有效升高中脑边缘区突触间隙的DA的浓度,与D_1和D_4受体结合,加强伏隔核的DA能神经刺激。SNDRI可通过中脑-边缘-皮质系统、奖赏环路改善快感缺失、激励驱动和目标导向行为。通过PKA/PKB/PKC通路,影响CREB、p-CREB入核,启动BDNF表达,改善长时程增强作用(long-term potentiation, LTP)和增加突触可塑性及调整认知功能。增加结节漏斗束DA能细胞突触间隙的DA浓度并与D_2受体结合后,通过激活G_q-PLC-IP_3/IP_3R-PKC通路,促进GnRH分泌,促进

3β-羟基类固醇脱氢酶1(3β-HSD1)和17β-羟基类固醇脱氢酶3(17β-HSD3)表达,提升血清睾酮水平,改善男性患者性功能。据官方统计,许多制药公司在研制SNDRI抗抑郁药物,但是目前尚无该类药物成功上市。研发失败的原因主要是由于对5-HT、NE、DA的摄取比例不同,对治疗疗效和治疗缺陷尚不清晰,因而副作用不可预知,临床使用的安全性不可控。

常见抗抑郁药及典型药物见表5-1。

表5-1 常见抗抑郁药及典型药物

类型	典型药物
MAOI	环苯丙胺、苯乙肼和异卡波肼等
TCA	氯丙咪嗪、阿米替林、多塞平
SSRI	舍曲林、氟西汀、氟伏沙明、帕罗西汀、西酞普兰、艾司西酞普兰
NARI	马普替林、瑞波西汀、米安色林
选择性5-HT及SNRI	度洛西汀、文拉法辛、米那普仑
NE和特异性5-HT能抑制剂(NASSA)	米氮平
5-HT拮抗/再摄取抑制剂(SARI)	曲唑酮、奈法唑酮
NE和DA再摄取抑制剂(NDRI)	安非他酮
褪黑素类似物	阿戈美拉汀
植物类	圣约翰草提取物、巴戟天寡糖
速效抗抑郁药	氯胺酮

(六)其他新型抗抑郁药物

近60年来临床抗抑郁药物多以单胺系统为主,但是至少有1/3的患者对该类药物缺乏有效性应答反应。目前有许多不同发展阶段的药物为抗抑郁治疗提供了独特的补充,如NMDA阻断剂艾氯胺酮(esketamine)或拉帕斯汀(rapastinel)和阿片受体部分激动剂和拮抗剂alkermes 5461、$GABA_A$受体调节剂、brexanolone等。

1. NE和5-HT特异性拮抗剂　NE和特异性5-HT拮抗剂(noradrenergic antagonist-specific serotonin antagonist, NASSA)代表药物为米氮平,主要是通过抑制α_2受体,促进NE从神经末端释放,同时抑制$5-HT_{2A/2C}$和$5-HT_3$受体及抑制组胺受体的作用,发挥改善睡眠和增加食欲的作用。米氮平还是快速动眼睡眠抑制剂,能有效减少夜间觉醒次数和延长总的睡眠时间。米氮平较容易和其他种类抗抑郁药联合应用,适用于广泛性焦虑障碍、惊恐障碍和睡眠障碍等。

2. NE和DA再摄取抑制剂　NE和DA再摄取抑制剂(norepinephrine-dopamine reuptake inhibitor, NDRI)以安非他酮为代表,其特点是能双重抑制DA和NE,无5-HT再摄取抑制作用、$5-HT_{1A}$受体激动效应和$5-HT_2$受体的拮抗效应。安非他酮适应证为抑郁障碍和戒烟,也是美国FDA批准的预防性治疗季节性情感障碍的药物。速释型安非他酮的单次剂量超过200 mg或每日剂量超过400 mg有增加癫痫发作的风险,常与其他类型的抗抑郁药物合用治疗抑郁障碍、注意力缺陷多动障碍、肥胖症等。副作用为CNS激活引起的失眠、焦虑及激越等。

3. 5-HT拮抗剂和再摄取抑制剂　5-HT拮抗剂和再摄取抑制剂(serotonin antagonist and reuptake inhibitor, SARI)以曲唑酮为代表,主要药理机制是通过拮抗突触后$5-HT_{2A/2B}$受体,部分激动$5-HT_{1A}$受体,增加突触间隙的5-HT的水平,同时拮抗外周α受体容易引起头晕、直立性低血压和阴茎勃起异常等副作用。SARI对DA和NE受体没有明显活性作用,对胆碱和H_1受体的拮抗作用也很小。曲唑酮常用于抑郁障碍急性发作治疗时,对伴随焦虑和失眠的抑郁者疗效较好。最常见的副作用为嗜睡、直立性低血压。

4. *速效抗抑郁药物*　抑郁障碍的神经可塑性假说认为应激及压力损坏了情绪调节相关的神经通路结构和联系,抗抑郁药需要修复受损的突触,恢复突触间的联系,增强突触的可塑性,才能治愈抑郁障碍。单胺类的抗抑郁药物只能作为神经通路的调节因素,在促进突触形成和恢复突触间联系方面的功能较弱,治疗时间起效慢,不能满足临床患者的需求。虽然 SNRI 在提高治疗有效率和起效速度有所进步,但仍然不能快速控制抑郁及自杀症状,因此需要快速而持续抗抑郁效果的药物。氯胺酮快速抗抑郁作用是近期抗抑郁药物的研究最受人关注的热点,但氯胺酮的潜在的成瘾性和拟精神病样的副作用,影响了其临床应用。最近的研究显示,氯胺酮的代谢产物(2*S*,6*S*;2*R*,6*R*)-去甲基氯胺酮(hydroxynorketamine,HNK)能持续激活 AMPA 受体起到快速抗抑郁作用。尽管有了早期疗效的证据,但是我们仍需要考虑知识的局限性,特别是长期使用氯胺酮治疗抑郁障碍的有效性和安全性。随着越来越多的证据提示,NMDA 拮抗剂可能在安全范围内提供独特的疗效。NMDA 受体甘氨酸位点部分激动剂能增强海马 CA1 区含有 NR2B 亚基的 NMDA 受体信号通路,减弱了长时程抑制。目前针对重度抑郁障碍患者、对单一药物治疗无效者,目前正处于临床试验阶段,主要用来治疗难治性抑郁障碍。临床常会联合使用不同机制的抗抑郁药物或使用甲状腺素、锂盐及第二代抗精神病药物作为增效剂治疗难治性抑郁障碍。

5. *新型多靶点抗抑郁及植物药及其提取物等药物*　中医药及植物提取药物在轻中度抑郁治疗中也有广泛的应用。新型多靶点抗抑郁药物如褪黑激素 MT1、MT2 受体激动剂及 5-HT 受体亚型或 Glu 能受体及转运体的调节剂见表 5-1 及后面的章节详述。

目前,临床使用的抗抑郁障碍药物主要以单胺类为主要靶点且市场几近饱和,并存在起效时间长、不能涵盖所有类型的抑郁障碍及治疗效果不佳等缺点,对抗抑郁药物的研发提出了更高的要求,新的药物与传统的 SSRI 和 SNRI 相比较,需要起效速度更快和效能更佳,不良反应更少同时能适用于儿童、老年人、有躯体疾病的患者。随着对抑郁障碍神经生化机制的进一步了解,会有新的递质、受体和相关通路成为治疗的新的靶点。未来,抗抑郁药物的发展仍会遵循单胺类的研究策略,同时对 Glu 神经递质系统的研究也为提高抗抑郁药物的治疗效果提供了新的可能。

(陈京红)

第二节　精神分裂症的分子病理机制及药物治疗

精神疾病是以精神活动异常为主要表现的一大类疾病,表现为不同程度的情感、认知、意志及行为障碍。根据病情轻重可将其分为轻型和重型精神疾病。强迫症、抑郁症等是常见的轻型精神疾病,而严重精神疾病最常见的是精神分裂症。精神分裂症最早于 1896 年由德国的 Kraepelin E 描述为早发性痴呆,并首次作为一个独立疾病命名,1911 年瑞士的 Bleuler E 建议命名为精神分裂症。其在一般人群中总患病率为 0.5%~1%,农村发病率明显低于城市。其多于青壮年时期发病,通常会终身受累。

一、病因

精神分裂症病因复杂,环境和心理因素皆可诱发,父母的性格、言行、举止和放纵、溺爱、过严等教育方式都会影响子女的身心健康或导致个性偏离常态,家庭成员间的关系及其精神交流的障碍、生活不安定、职业不固定、人际关系不良、环境干扰、失学、失恋、学习紧张、家庭纠纷、夫妻不和、意外事故等均对发病有一定作用,但这些事件的性质均无特殊性,仅属诱发因素。

遗传因素对精神分裂症发病的影响是明确的，血缘关系越近，与精神分裂症患者的患病率越高。谱系研究证实精神分裂症患者亲属患病率远高于一般人群，达6.2倍。双生子研究发现，单卵双生子的同病率为56.7%，异卵双生子同病率为12.7%，两者相差4.5倍，是一般人口患病率的35~60倍，这证明了遗传因素在本病发生中起关键作用。寄养子研究的结果与双生子研究是一致的，这证明精神分裂症发病主要取决于遗传因素，而环境因素的影响较小。精神分裂症不符合孟德尔单基因遗传模式，并不按类型进行遗传。家系分析中可见到多种遗传类型，显性遗传、隐性遗传与多基因遗传皆有，遗传类型复杂，有多种因素参与。利用连锁分析和关联研究等分子遗传学研究手段，一些精神分裂症易感基因如神经调节蛋白基因、儿茶酚氧位甲基转移酶基因陆续在不同群体得到验证。

二、发病机制

尽管基因异常构成了精神分裂症患者的遗传基础，但脑内各种神经递质如Glu、DA、5-HT、GABA传递的失常及相应受体功能的紊乱是精神分裂症发病的直接原因。目前认为，在神经递质水平，Glu系统功能低下先于DA系统功能失调发生，NMDA受体的功能失调是精神分裂症发病的首要原因，随后通过复杂的神经递质网络系统引发脑内其他神经递质功能紊乱，最典型的就是脑内DA功能的不平衡，即皮质DA-1型受体（D_1）功能低下及皮质下DA-2型受体（D_2）功能亢进。

（一）NMDA受体与精神分裂症

NMDA受体的非竞争性拮抗剂苯环己哌啶（phencyclidine, PCP）和氯胺酮能在正常人身上诱导出类似精神分裂症的各种阳性和阴性症状，并能使精神分裂症患者的各种症状加重。而NMDA受体的激动剂如甘氨酸、*D*-环丝氨酸、*D*-丝氨酸等的辅助治疗，一定程度上能改善精神分裂症的症状。动物实验研究发现，抑制了NMDA受体NR1亚基的表达后，小鼠自发活动、刻板动作增加，且出现行为学异常如社交活动减少、孤僻等，抗精神分裂症药物如氟哌啶醇、氯氮平等可明显改善上述症状。这说明NMDA受体功能低下的确会导致类似精神分裂症的症状。

Glu能神经元是联系皮质、边缘系统及杏仁核等脑区的主要兴奋性通路，这些脑区与精神分裂症的发病密切相关。新近研究认为，NMDA功能低下是精神分裂症的起始因素。前额叶Glu能神经元兴奋GABA能中间神经元，抑制DA能神经元功能，后者再作用于5-HT能神经元，皮质NMDA功能低下引起皮质下DA功能亢进。而中脑的DA与5-HT能神经元则反向调控皮质的Glu能神经功能。精神分裂症病理情况下，首先是前额叶皮质Glu能神经功能低下，进而导致DA信号失衡和5-HT功能异常，最后出现精神分裂症的阳性症状、阴性症状和认知功能障碍。分子神经生物学研究也发现NMDA/D_1受体之间有相互作用且功能密切耦联。

（二）DA系统与精神分裂症

1. DA神经通路　DA上行神经环路主要有3条：① 起源于黑质致密区（substantia nigra zona compact, SNC, A_9）的DA能神经元末梢投射到纹状体，形成黑质-纹状体DA神经通路，该通路的功能失调导致运动障碍疾病如帕金森病。② 中脑腹侧被盖区（ventral tagmental area, VTA, A_{10}）是DA能神经元集中的另外一个重要神经核团，中脑-边缘通路是由腹侧被盖区DA能神经元投射到边缘系统有关脑区如伏隔核、嗅结节和终纹间隙背侧部分的通路，亦称中脑-纹状体DA神经系统的腹侧组分，它与情绪调控关系极其密切。③ 腹侧被盖区DA能神经元投射到大脑皮质有关脑区（如扣带回、鼻内侧区、前额叶、梨状皮质等）的通路，称为中脑-皮质通路。这个通路参与学习、记忆、认知等高级脑活动。从解剖和功能上，由腹侧被盖区支配的脑区可视为一体，合称为中脑-皮质-边缘DA系统，它们的功能失调或异常与精神分裂症的发生发展有密切的关系。皮质-皮质下有着密切的联系。这些通路互相作用，共同形成了复杂的DA神经网络。

2. *精神分裂症的DA机制*　DA的过度释放及传递即便不是精神分裂症发病的唯一机制,至少部分参与其发生,依据如下: ① 动物实验及临床试验均证实,苯丙胺等增加DA能神经元递质释放和传递的中枢神经兴奋药物,能诱导正常个体出现类似精神分裂症的症状,而当精神分裂症患者服用此类药物后,精神紊乱症状明显加剧。② 反之,降低DA能神经元的递质释放和传递则能改善精神分裂症患者的临床症状。临床试验证实D_2受体拮抗剂能有效缓解精神分裂症的阳性症状,是“DA学说”最有力的证据。

经典理论认为,精神分裂症阳性症状的发生主要是由皮质下D_2受体功能亢进引起的,腹侧纹状体、伏隔核、杏仁核、海马等神经核团是主要的靶部位。生理情况下,纹状体控制丘脑的感觉信息阀门,抑制不重要的信息向大脑皮质传入(如人们对路上的陌生人视而不见),并促使大脑皮质适度释放单胺类递质,有效整合重要信息(如专注于工作和学习)。D_2受体可抑制纹状体功能,当D_2受体功能亢进时,纹状体感觉门控机制丧失,主要的和次要的信息一起经丘脑传入大脑皮质,同时大脑皮质单胺类递质过度释放,信息整合能力即出现紊乱,从而出现阳性症状(如觉得陌生行人的举动都与自己有关)。类似的,伏隔核也有对信息进行过滤和门控把关的作用。杏仁核协助评估感觉经历如痛苦或愉快,而海马则记录事件的时间、地点、人物等信息,供前额叶皮质进行加工、协调和行动决策。这些部位的DA功能异常就会导致对外界刺激的敏感性增强,信息整合也出现问题,患者就会出现幻听、妄想等阳性症状。

前额叶皮质部位的D_1受体对大脑的认知功能有重要意义,向恒河猴大脑前额叶皮质部位局部注射D_1受体选择性拮抗剂,能导致实验猴在完成与记忆相关的任务中出错率和反应延时增加,此效应呈剂量依赖性。正电子发射断层扫描技术(positron emission tomography, PET)证明精神分裂症患者纹状体D_2受体密度与常人无异,但前额叶皮质部位D_1受体密度却不尽一致,部分患者比正常人表达减少(不论有无服用过抗精神分裂症药物),而且这种减少与阴性症状的严重程度有相关性。部分患者背外侧前额叶皮质的D_1受体表达比正常人上调,而前额叶皮质其他区域的D_1受体表达没有明显变化,慢性DA排空实验证实这种D_1表达上调是其功能低下的代偿性反应。尽管研究结果有分歧,但得到广泛认可的一点是,精神分裂症阴性症状及认知功能障碍与皮质D_1受体功能低下密切相关,D_1受体激动剂能够改善这种阴性症状更确定无疑地说明了这点。

6-羟基多巴损毁大鼠前额叶皮质部位的DA能神经元后,纹状体和伏隔核的DA代谢产物显著升高,伏隔核D_2受体表达也有显著增加。此外,前额叶皮质损毁后,纹状体DA系统对DA受体激动剂苯丙胺和阿扑吗啡的敏感性增强,表现为与正常大鼠相比,给予苯丙胺和阿扑吗啡后,前额叶皮质损毁大鼠的高自发活动、刻板动作等行为学异常更为显著。相反,在大鼠前额叶皮质部位注射阿扑吗啡后,其纹状体的DA代谢物减少了约20%,证实皮质DA活性增加会降低纹状体DA含量。当前额叶皮质的DA功能减弱,纹状体DA功能随之增加,纹状体DA系统对生理刺激的敏感性增强。反之,增强前额叶皮质的DA功能,纹状体的DA功能则随之减弱。皮质DA系统对皮质下DA系统的抑制性调节,使精神分裂症的DA机制更加完整而有说服力。

精神分裂症DA失衡的主要机制可以归结为皮质和皮质下DA系统功能的不平衡,即中脑-皮质下通路的DA功能亢进,从而产生阳性症状;中脑-皮质通路DA功能低下,导致阴性症状及认知障碍的发生。

(三) NMDA受体与DA系统的相互作用与精神分裂症的关系

1. *Glu-DA相互作用模式*　前额叶皮质通过Glu能神经元对腹侧被盖区神经元,包括DA能神经元和非DA能神经元产生兴奋性投射,调控腹侧被盖区部位神经元活性及前脑区域胞外的DA水平。

精神分裂症的发生涉及3种基本的神经递质失调: ① Glu递质传递异常;② 皮质DA递质传递异常;③ 纹状体DA传递异常。

从前额叶皮质投射到腹侧被盖区的Glu能神经元,可以通过激活通路和抑制通路两种方式调控中脑腹侧被盖区部位 DA 能神经元活性。激活通路又可以分为两种：① 直接作用于腹侧被盖区部位 DA 能神经元，对其起兴奋作用，这些 DA 能神经元是投射到皮质的；② 通过多突触机制，对投射到伏隔核、纹状体等皮质下边缘系统的 DA 能神经元起间接兴奋性作用。抑制通路则是通过兴奋 GABA 能的中间神经元，对投射到伏隔核等边缘系统的 DA 能神经元起抑制作用。

一方面，精神分裂症病理条件下，由于 NMDA 受体及 Glu 递质系统功能低下，导致投射到腹侧被盖区的 Glu 能神经元对腹侧被盖区反馈投射到皮质的 DA 能神经元的兴奋性传入减少，使得中脑-皮质 DA 能神经元活性下降，进而导致皮质 DA 受体尤其是 D_1 受体功能低下，从而产生情感缺失等阴性症状和认知功能障碍。另一方面，在应激状态下，由于对 GABA 能抑制性中间神经元的兴奋性传入减少，导致 GABA 神经元不能有效抑制投射到纹状体等皮质下结构的 DA 能神经元活性，最终导致中脑-皮质下 DA 能神经元功能亢进，患者即出现精神分裂症的阳性症状。同时，由于皮质 DA 系统可抑制皮质下 DA 系统的作用，一旦中脑-皮质 DA 能神经元活性下降，便可导致皮质下 DA 功能亢进，即精神分裂症病因的 DA－Glu 环路。

Glu－DA 的相互投射关系解释了精神分裂症病理中皮质 DA 功能低下与皮质下 DA 功能亢进同时共存的原因。精神分裂症中 NMDA 受体功能低下有可能是先于 DA 功能失调发生的，DA 功能失调是由于 Glu 递质功能低下而导致的。

2. *纹状体 Glu－DA 相互作用*　在纹状体部位，皮质 Glu 能神经传入和 DA 投射会聚于纹状体 GABA 能中间神经元的树突轴和棘上。在此汇聚点上，DA 对 Glu 传递有潜在的调控作用。激动 D_2 受体抑制 NMDA 受体介导的 Glu 传递和长时程增强（long-term potentiation，LTP），激动 D_1 受体促进 Glu 传递和 LTP（图 5－1）。D_2 受体对 Glu 传递的影响表现在突触前和突触后两个方面：D_2 受体的激活抑制突触前 Glu 的释放，降低突触后中间神经元的兴奋性。相反，D_1 受体的激活通常会增强 NMDA 受体的功能，增加中间神经元的兴奋性，尤其是当细胞由于兴奋性传入的会聚而处于去极化状态时。

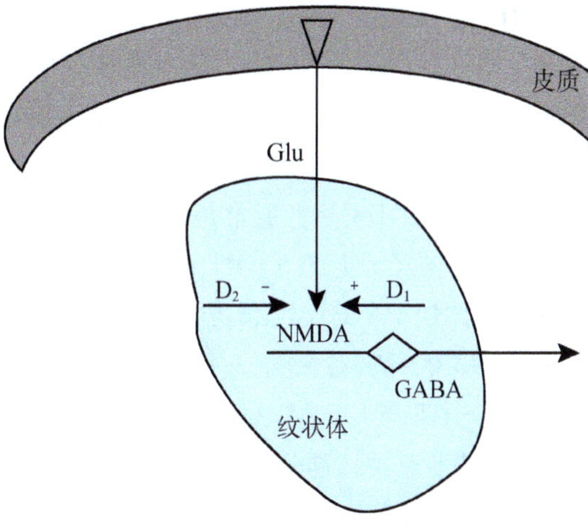

图 5－1　D_1 和 D_2 受体对纹状体 GABA 能中间神经元上 NMDA 受体相反的调控作用

注：图片引自 Marc Laruelle. 2003

D_1 和 D_2 受体分别对 Glu 递质传递起促进和抑制作用。精神分裂症病理条件下，纹状体 D_2 受体功能亢进就会进一步削弱 NMDA 受体介导的皮质向纹状体传递信息的功能。抗精神分裂症药物通过阻断 D_2 受体可以促进 NMDA 受体功能。相反，D_1 受体拮抗剂减弱 NMDA 受体功能，无法起到抗精神分裂症的作用。阻断 D_2 受体后，DA 递质更多地作用于 D_1 受体上，对 D_1 受体形成间接激动作用，也可能是 D_2 受体阻断剂能够治疗精神分裂症的原因之一。故 D_1 受体激动剂可能具有潜在的治疗精神分裂症作用。

纹状体 D_2 受体功能亢进，将抑制 Glu 介导的皮质-纹状体-丘脑-皮质环路，进一步恶化功能缺损的 NMDA 传递。从而导致皮质传递信息的能力下降。

3. *皮质 Glu－DA 相互作用*　前额叶皮质的 D_1 受体位于锥体神经元上，D_2 受体主要分布于 GABA 能中间神经元上。DA 可以通过 D_1 受体直接地或者通过 GABA 能中间神经元间接地调控锥体神经元兴奋性。激动 GABA 能中间神经元上的 DA 受体可促进 GABA 介导的对锥体神经元的抑制作用。而激动锥体神经元上的 D_1 受体，是兴奋还是抑制，取决于 D_1 受体被激活时该锥体神经元所处的状态。当神经元已经由于 Glu 的兴奋性传入而处于被激活状态,即去极化时,D_1 受体增加 NMDA 电流最为有效。相反,对于超极化神经元,兴奋性传入不能使其兴奋,此时 D_1 受体的激活则可以减少 Glu 介导的反应。D_1 受体这种“活性依赖”的特性,可以使已经兴奋的神经元更加兴奋,同时又可以使处于非兴奋状态的神经元更加稳定,进而可以提高信息传递的效率。

DA 直接作用于锥体神经元上的 D_1 受体,如果该锥体神经元处于激活状态则增强其兴奋性反应,如果该锥体神经元不参与此时的信息传递而处于非激活状态,则 D_1 受体的激活使其更加稳定而不被激活。DA 还可通过作用于 GABA 能中间神经元上的 DA 受体,激活 GABA 能中间神经元,对锥体神经元起到间接抑制作用,一定程度上降低了信息传递过程中的背景噪声。通过这两种调控作用,DA 增加了皮质信息传递环路中的信噪比。精神分裂症中由于前额叶皮质的 D_1 受体功能低下导致信息处理失调和传递紊乱的机制正基于此。

(四) 5-HT 受体系统与精神分裂症

5-HT 是除了 DA、Glu 之外,第三种与精神分裂症、抑郁症等精神疾病密切相关的神经递质。5-HT 能神经元起源于内侧和背侧脊核,在 DA 3 条主要的神经通路上均有投射,5-HT 能神经元末梢与 DA 能神经元胞体在中脑部位有直接的突触联系,5-HT 通过与 DA 能神经元胞体或末梢相互作用调控 DA 能神经元的功能。

5-HT 受体共有 7 种主要类型,分别为 $5-HT_1$~$5-HT_7$ 受体,每种又有数目不等的亚型,构成一个复杂的受体家族。其中 $5-HT_3$ 受体是离子通道,介导钙离子内流,对细胞起兴奋性作用。其他亚型均为 GPCR,通过胞内 cAMP 信号通路介导细胞的超极化($5-HT_1$ 受体)或去极化($5-HT_2$/$5-HT_4$/$5-HT_5$/$5-HT_6$/$5-HT_7$ 受体)。

5-HTR 调控 DA 活性通常是间接的,由复杂的神经环路介导,涉及多种神经递质。前额叶皮质部位 Glu 能锥体神经元上的 $5-HT_{1A}$、$5-HT_{2A}$ 受体通过对腹侧被盖区部位 DA 能神经元的反馈投射刺激 DA 的释放,调控 DA 的活性和功能。而腹侧被盖区部位中间神经元上的 $5-HT_{2C}$ 和 $5-HT_{1B}$ 受体则通过刺激 GABA 的释放对中脑-皮质-边缘系统 DA 能神经元起间接抑制性调控作用。Glu-DA 神经环路中也包含 5-HT 与 DA 复杂的相互作用。

(五) 其他有关精神分裂症药物靶点

1. *抑制甘氨酸转运体-1* 甘氨酸转运体(GlyT)共有两种: GlyT-1 和 GlyT-2。NMDA 受体突触周围主要分布着 GlyT-1,负责重摄取突触间隙的甘氨酸,降低其对 NMDA 的激动活性。如果选择性抑制 GlyT-1 功能,则能增加突触间隙中甘氨酸水平,激动 NMDA 受体,因而其具有抗精神分裂症的潜能。动物实验和临床试验均发现 GlyT-1 抑制剂对精神分裂症阳性症状、阴性症状和认知障碍皆有改善效果。遗憾的是,靶向抑制 GlyT-1 功能的抗精神分裂症药物Ⅲ期临床试验暂未得到理想结果。

2. *代谢型 Glu 受体 2/3* 代谢型 Glu 受体 2/3(metabolic glutamate recpetor 2/3, $mGluR_{2/3}$)作为抗精神分裂症药物靶点也受到关注。功能上 $mGluR_{2/3}$受体存在于突触前膜,作为自身受体调节神经元释放 Glu;而突触后膜的 $mGluR_{2/3}$ 受体可调节亲离子型 Glu 受体的活性(AMP, α-amino-3-hydroxy-5-methyl-4-isoxazole-propionic acid)。临床试验和动物实验显示,$mGluR_{2/3}$ 激动剂确实具有抗精神分裂症的作用,且较少引起镇静、遗忘、高泌乳素血症、锥体外系反应和体重增加等副作用,有一定优势。

3. *5-HT 受体及 GABA 受体* 已知 5-HT 受体有 7 种亚型。除 $5-HT_3$ 受体为离子通道外,其他 5-HT 受体均为 GPCR,通过胞内 cAMP 的介导,调控抑制性信号($5-HT_1$ 受体)或兴奋性信号($5-HT_2$/$5-HT_4$/$5-HT_5$/$5-HT_6$/$5-HT_7$ 受体)。其中 $5-HT_{1A}$、$5-HT_{2A}$、$5-HT_{2C}$、$5-HT_6$ 和 $5-HT_7$ 等类型与精神分裂症密切相关。$5-HT_{1A}$/$5-HT_{2C}$ 受体激动剂及 $5-HT_{2A}$/$5-HT_6$/$5-HT_7$ 受体拮抗剂

均有潜在的抗精神分裂作用。此外，GABA 转氨酶抑制剂、$GABA_B$ 受体激动剂等调节 GABA 活性的化合物也显示出潜在抗精神分裂作用。

精神分裂症的发病机制错综复杂，基因突变、神经元病变、神经递质-受体功能异常、miRNA 调控失常等都参与其中，尤以神经递质-受体功能异常最为关键，Glu 递质失常和 NMDA 受体功能低下可能是致病的关键。由于 Glu 神经元对 DA 能神经元和 5－HT 神经元存在直接和间接（通过中间抑制性 GABA 能神经元）的调控，DA 能神经元和 5－HT 神经元对 Glu 神经元又有反馈投射，形成一个复杂而多元的神经网络系统（图 5－2），因此 Glu 递质系统功能失调就会导致整个网络系统运转失灵，尤其是脑内 DA 系统功能的紊乱和不平衡。

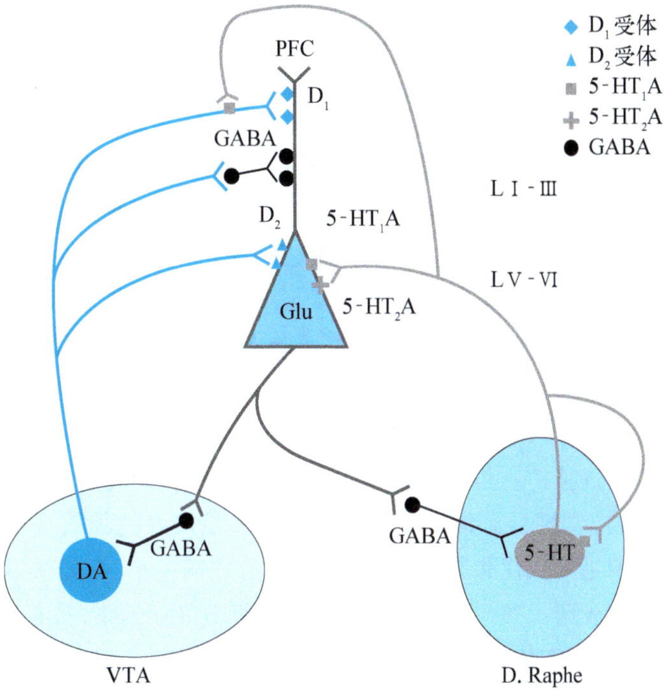

图 5－2　大脑前额叶皮质（PFC）的锥体细胞与 DA、GABA、5－HT 神经元相联系的示意图

三、临床表现

精神分裂症患者具有思维、情感、认知、感觉和行为等多方面的障碍，其精神活动脱离现实，与周围环境不协调，特征表现是思维、情感、意志活动之间互相分离。病程表现为间断发作，进行性加重。其可伴有认知功能障碍如思维混乱，注意力无法集中，工作记忆缺损，抽象思维障碍（如联想、判断、推理能力障碍），执行功能障碍（如决策、解决问题的能力），信息整合功能损伤（如视听及运动能力整合障碍）等症候（图 5－3）。这些障碍直接导致精神分裂症患者劳动、工作能力的丧失。同时，大量患者出现情感症状，尤其是抑郁和焦虑，约 10% 的精神分裂症患者因此出现自残、自杀倾向。精神分裂症患者往往兼有上

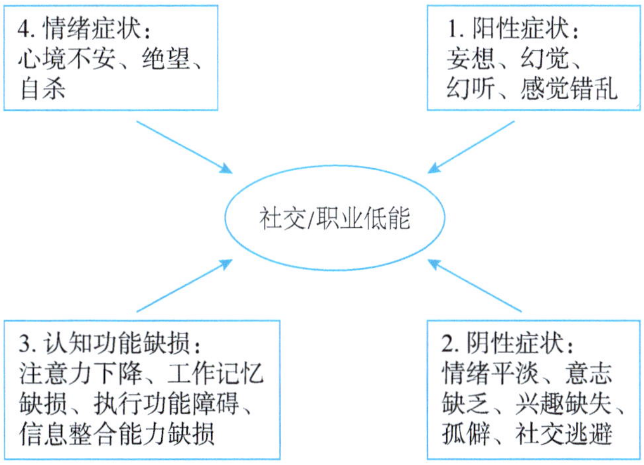

图 5－3　精神分裂症核心症候群

述各种症状,在某一时期以某些症状更为明显。阴性症状和认知功能缺损,是精神分裂症的核心症状,也是治疗的难题。

四、治疗

由于精神分裂症的病因与发病机制未明,目前尚无病因治疗方法,以缓解急性精神症状和改善社交能力,重返社会为主要目标。在症状明显阶段,以抗精神分裂症药物治疗为主,尽快控制精神症状。

1. 吩噻嗪类 以氯丙嗪(chlorpromazine,又称冬眠灵)为代表,包括奋乃静、氟奋乃静及三氟拉嗪。此类药物非选择性阻断脑内多条通路的DA受体,产生复杂的药理作用。其阻断中脑-边缘系统和中脑-皮质系统DA受体,尤其是对D_2受体有较高亲和力,从而发挥抗精神病作用,同时产生镇静、镇吐和抑制体温调节中枢的作用。其也可阻断黑质-纹状体DA通路导致锥体外系反应,产生帕金森综合征、静坐不能、急性肌张力障碍和迟发性运动障碍等症状。其还可阻断结节-漏斗通路D_2受体使催乳素上升,雌激素、孕激素、糖皮质激素、垂体生长素下降。同时,此类药物可以阻断M型胆碱受体引起广泛的自主神经功能紊乱如口干、便秘、视力模糊。阻断肾上腺素能α受体引起严重的低血压。尽管氯丙嗪作为第一个经典的吩噻嗪类药物应用多年,但由于其作用广泛、副作用多,现已较少用于精神分裂症的治疗。

2. 硫杂蒽类和丁酰苯类 硫杂蒽类(代表药氯普噻吨,chlorprothixene)和丁酰苯类(代表药氟哌啶醇,flupentixol)药理作用与氯丙嗪相似,氯普噻吨抗幻觉妄想的作用弱于氯丙嗪,但调整情绪、控制焦虑、抑郁的作用更强,副作用少;氟哌啶醇抗精神病和镇吐作用强,几乎无镇静作用,锥体外系反应严重。

3. 非经典类镇静剂 如氯氮平(clozapine)、五氟利多(penfluridol)、奥氮平(olanzapine)、利培酮(risperidone)、齐拉西酮(ziprasidone)等是继经典抗精神分裂症药物后开发的新型药物,它们的副作用,尤其是锥体外系症状较典型抗精神病药小。氯氮平疗效最为广泛,但可引起粒细胞减少,严重者可致粒细胞缺乏(女性多于男性),应常规做血常规检查。五氟利多是较好的长效抗精神分裂症药物,一次用药疗效可维持一周。利培酮是第二代非典型抗精神病药,治疗剂量小,起效快,副作用轻,依从性较好,已成为治疗精神分裂症的一线药。齐拉西酮是新型的抗精神分裂症药物,具有良好的安全性和耐受性,很少引起糖、脂代谢异常或体重增加,几乎无锥体外系反应,可用于帕金森病患者并发精神病的治疗。

非经典类镇静剂都是基于20世纪50年代的药理学模型而研发的,即都是选择性拮抗D_2或D_4受体,或者$5-HT_2$受体。虽然这些药物有一定的疗效,但并没有根治的作用。

(高 博 镇学初)

第三节 成瘾的分子病理机制及药物治疗

成瘾是一种慢性复发性脑疾病,表现为已知行为可能造成不良后果的情况下,仍然持续的强迫性行为。根据《精神疾病诊断与统计手册》(第五版)(DSM-5),成瘾分为物质成瘾及行为成瘾。成瘾性物质也称为精神活性物质,根据其主要药理学特性,分为以下几类:① CNS抑制剂(depressant),抑制CNS,如巴比妥类药物、苯二氮䓬类药物、酒精等;② CNS兴奋剂(stimulant),兴奋CNS,如可卡因、苯丙胺类物质、咖啡因等;③ 阿片类物质(opioid),包括天然、人工半合成或合成的阿片类物质,如阿片肽、吗啡、海洛因、美沙酮、二氢埃托啡、哌替啶(杜冷丁)、丁丙诺啡等;④ 大麻(cannabis, marijuana),主要成分为Δ9-四氢大麻酚,吸入或食用可使人欣快;⑤ 致幻剂(hallucinogen),能够改变意识状态或感知,如麦角酸二乙酰胺(LSD)、仙人掌毒素(mescaline)、苯环己哌啶(PCP)、氯胺酮(ketamine)等;⑥ 挥发性溶剂(solvents),如丙酮、汽油、嗅胶、甲苯等;⑦ 烟草(tobacco),致依赖活性成分为尼古丁(烟碱)。

行为成瘾又称“非物质相关性成瘾”或“非药物成瘾”，包括病理性赌博、网络成瘾、购物成瘾、游戏成瘾、性成瘾及贪食症等。目前，病理性赌博已经列入《精神疾病诊断与统计手册》（第五版）（DSM－5）中，WHO也将其列入精神疾病的范畴中，但其他行为成瘾尚未列入。行为成瘾与药物成瘾在症状学上表现出很高的相似性且具有较高的共病率，提示两者之间可能存在着共同的发病机制。本节重点关注物质成瘾，主要从发病的病因、神经生物学机制及药物治疗方面对其做以阐述。

一、病因

成瘾的发生、发展受基因和环境因素共同影响。总体来说，基因因素在成瘾易感性中大概起到50%的作用，而环境因素如毒品接触和社会心理压力与基因因素共同作用导致成瘾的发生。遗传和环境因素在成瘾不同阶段的作用程度各有不同，对于绝大部分患者，环境因素在成瘾物质使用初期、规律性用药、强迫性用药及复吸的不同阶段均有非常重要的作用，而在30%～60%的成瘾物质使用者中，遗传因素在最终发展为强迫性使用的过程中起到了更为重要的作用。

二、发病机制

精神活性物质所致成瘾的神经生物学机制涉及从靶分子、非靶系统到神经元、神经回路一系列的病理改变过程。首先，进入体内的精神活性物质和各自的靶分子发生相互作用，改变靶分子（如受体、转运体）及相关分子（如代谢酶、第二信使等）的功能，进而调节非靶系统（如DA、Glu、GABA）功能，产生包括奖赏和正性强化作用在内的急性药理作用，这被认为是成瘾过程的起点。在精神活性物质与机体发生长期相互作用的基础上，靶系统和非靶系统就会在相关脑区和核团发生受体前神经递质、受体和受体后信号转导水平的代偿性改变，继而在神经元和神经回路产生神经可塑性变化，机体产生敏化、耐受和依赖等行为改变；而一旦撤除成瘾性物质，机体则产生戒断综合征或某些精神情绪上的负性反应，药物相关线索如环境、小剂量药物引燃及应激均可诱发复吸。有学说认为，在精神活性物质的正性强化和习惯驱动下，使用者从偶然用药、规律性用药转变为强迫性用药；在精神活性物质撤出后的负性强化作用下，机体为摆脱痛苦的感觉，产生强迫性觅药。强迫性用药和觅药是药物成瘾的终极表现。

（一）精神活性物质的正性强化作用

中脑边缘皮质DA系统，包括腹侧被盖区及其投射靶区伏隔核和前额叶皮质，是经典的奖赏系统，介导所有的成瘾性物质发挥正性强化作用（图5－4）。阿片类物质进入体内后，首先激活位于腹侧被盖区内的GABA能中间神经元上与$G_{i/o}$蛋白偶联的μ阿片受体，下调GABA能神经元的功能，使受其调节的DA能神经元脱抑制，进而增加其投射靶区伏隔核等部位DA的释放，产生奖赏效应。可卡因主要通过阻断DA转运体、5－HT转运体和NE转运体，抑制如DA等单胺类神经递质的重摄取而直接上调细胞外单胺类神经递质浓度，增强DA等单胺类神经递质系统功能。苯丙胺类兴奋剂是囊泡单胺转运体2和细胞质膜的DA转运体、5－HT转运体、NE转运体的竞争性抑制剂，能使神经元囊泡中储存的单胺类神经递质逆转运至细胞外并同时抑制细胞外的DA等单胺类神经递质重摄取，另外苯丙胺类兴奋剂还具有一定的抑制单胺氧化酶活性的作用。大麻类药物激活GABA能神经元的Ⅰ型大麻受体；乙醇易化$GABA_A$受体和抑制NMDA受体功能，调节5－HT_3受体和烟碱受体及其他受体；尼古丁激活DA能神经元上的nAChR；麦角二乙胺等致幻剂部分激活5－HT_{2A}受体；巴比妥类和苯二氮䓬类直接激活$GABA_A$受体，上调奖赏环路DA功能。由此可见，药物在改变各自靶分子功能的基础上都能直接或间接上调伏隔核内的DA浓度，从而产生奖赏效应，启动机体成瘾过程。细胞外增加的DA通过激活DA受体发挥作用。其中，D_1受体主要介导成瘾药物的奖赏和动机敏化，在用药早期的CNS代偿性适应中发挥主导作用；而D_2受体可能更多地参与条件性强化和强迫性觅药用药行为，在用药后期的CNS代偿性适应中发挥主导作用。除 DA 系统外,5-HT 系统、GABA 能神经系统和阿片肽等也参与了药物的奖赏作用。

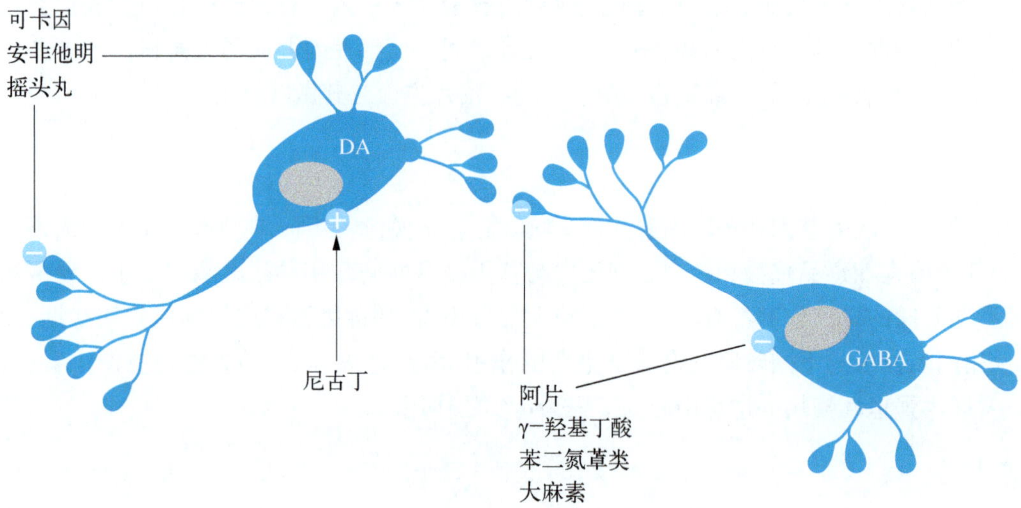

图 5-4 精神活性物质在中脑边缘 DA 系统的作用靶点

注:图片修改自 Christian Lüscher. 2013

除了药物本身的奖赏作用外,与药物相关的情景学习促进了药物的正性强化作用。成瘾的形成涉及奖赏相关的学习及戒断后对药物线索顽固的成瘾记忆,这些过程与神经可塑性密切相关。神经可塑性分为结构可塑性和功能可塑性。结构可塑性主要指神经元结构重塑,包括神经元胞体的大小、树突分支、树突棘形态和数量等改变。阿片类物质降低伏隔核中等棘状神经元、内侧前额叶皮质和海马锥体神经元的树突棘密度和复杂程度,使腹侧被盖区 DA 能神经元胞体变小,但是增加眶额皮质体神经元的树突棘密度。精神兴奋剂如可卡因等则增加上述核团神经元的树突棘密度和复杂程度。功能可塑性主要体现在突触传递功能的改变,表现为长时程增强(long-term potentiation, LTP)和长时程抑制(long-term depression, LTD),Glu 及其受体是介导突触功能可塑性最重要的神经递质系统。成瘾性物质引起兴奋性突触传递可发生两种适应性改变,包括促进突触前的 Glu 释放及突触后受体对 Glu 的反应性发生改变。突触前 Glu 释放的增加,主要是由于突触前 $mGluR_{2/3}$ 的抑制作用降低。突触后对 Glu 反应性的改变,主要与突触后膜的 NMDA 受体和 AMPA 受体水平及功能有关。AMPA 受体与 NMDA 受体介导的兴奋性突触后电流比(AMPA/NMDA)是反映兴奋性突触传递强度的指标。可卡因、阿片类、苯丙胺类兴奋剂、尼古丁和乙醇都能诱导腹侧被盖区 DA 能神经元突触传递功能,AMPA/NMDA 受体兴奋性突触后电流比增加;但是,非成瘾性精神药物氟西汀和卡马西平则不能引起这种突触效能改变,提示腹侧被盖区 DA 能神经元的 AMPA/NMDA 增加是成瘾性物质所特异的。然而,腹侧被盖区脑区的上述突触效能改变比较短暂,提示成瘾性物质诱发的腹侧被盖区脑区 DA 能神经元 LTP 效应可能与成瘾性物质的奖赏和成瘾启动有关。突触后膜的 NMDA 受体 NR_{2A} 和 NR_{2B} 的相对量可能影响可塑性的性质;AMPA 受体在神经元胞体迁移的动态调节对正常突触功能和病理情况下的突触功能的改变都非常重要。另外,PSD-95、Homer 蛋白等突触相关蛋白能够通过帮助 Glu 受体及与之关联的信号蛋白在突触处簇集而参与突触可塑性。

(二) 精神活性物质撤出后的负性强化作用

长期使用某种精神活性物质后,在 CNS 的协调下机体会发生代偿性适应并建立病理状态新的平衡,此时如果一旦停止用药,就会打破这种病理状态下的平衡并诱发某些系统的病理性反应,机体则表现为戒断综合征或负性情感。长期使用阿片类药物时，阿片受体及其偶联的信号转导通路被长时间过度激活，引起与阿片急性作用相反的代偿性适应改变，产生腺苷酸环化酶(adenylyl cyclase, AC)/cAMP通路的功能上调，导致阿片抑制蓝斑及周围灰质内的NE能神经元功能下降，引起耐受。如果突然撤药或使用阿片受体阻断剂就会打破这个平衡，cAMP通路功能骤然过度增强，出现神经元内cAMP浓度迅速升高，称为cAMP超射(cAMP overshooting)。cAMP超射引起蓝斑及导水管周围灰质内的NE能神经元放电增强，引起躯体戒断症状，因此蓝斑AC/cAMP通路功能的代偿性上调被认为是参与阿片躯体依赖的神经生物学基础。另外，长期使用阿片类药物，随着腹侧被盖区内的AC活性代偿性增强，对GABA神经元的抑制作用减弱，导致DA能神经传递降低，同时伴有D_2受体数量及功能降低。同时，伏隔核的GABA能神经传递降低及NMDA Glu能神经传递的增强也参与了药物的戒断反应。在药物依赖状态，丘脑-垂体-肾上腺轴和促肾上腺皮质激素释放因子介导的大脑应激系统功能下调，而药物戒断时，泛杏仁核的肾上腺皮质、皮质酮、促肾上腺皮质激素释放因子及内啡肽、强啡肽等释放增加，增强的强啡肽-κ阿片系统抑制伏隔核的DA释放，参与了负性情绪和戒断症状的形成。

（三）机体强迫性用药

强迫性是成瘾的核心特征，表现为不顾负性后果的失控性用药。目前，关于强迫性用药的机制主要有以下几个理论：① Koob和Le Moal提出的稳态失调理论，认为用药从正性强化转化为负性强化后，为了避免或减少负性感受从而驱使自己强迫性用药。② Everitt和Robbins提出的异常学习理论，认为用药动机从奖赏驱使的用药转变为异常的习惯化行为，进而形成强迫性用药。其控制脑区从皮质转变为纹状体以及从腹侧纹状体向背侧纹状体的转移。③ Robinson和Berridge的动机-敏化理论，认为成瘾性物质长期作用引起中脑边缘皮质DA系统功能发生适应性改变，使得该系统对药物及药物相关的刺激变得高度敏感，形成敏化(sensitization)。敏化的结果使与药物有关的刺激被赋予了动机凸显(incentive salience)的亚奖赏成分，使机体对药物相关线索的刺激变得异常敏感，反应性显著增强，构成了强迫性用药及复吸的主要驱动力。DA、Glu、GABA等神经递质系统都参与敏化的形成。脑源性神经营养因子(brain-derived neurotrophic factor, BDNF)、转录因子cAMP反应元件结合蛋白(cAMP response element binding protein, CREB)和ΔFosB(FOS转录因子家族的一个成员)等参与神经可塑性的分子改变被认为是介导成瘾性物质敏化作用的分子基础。

（四）戒断后复吸

在戒断一段时间后，重新使用精神活性物质并且很快恢复到戒断前的用药水平，称为复吸(relapse)。戒断后，药物相关线索和环境、小剂量药物引燃及应激均可诱发复吸，这也是药物成瘾治疗的难点。经过大量研究，Kalivas提出了复吸的神经环路，认为背内侧前额叶皮质(dorsomedial prefrontal cortex, dmPFC)至伏隔核核心区的Glu能投射是药物相关线索、小剂量药物和应激诱发的复吸的公共环路，其Glu系统稳态的失调通过影响神经可塑性而产生异常顽固的成瘾记忆，从而导致复吸。可卡因自身给药大鼠伏隔核内微注射AMPA可重建觅药行为，注射AMPA受体拮抗剂可抑制复吸。低剂量的NMDA受体拮抗剂能够抑制复吸，而高剂量的NMDA受体拮抗剂却增强复吸。其他能够恢复Glu稳态的手段，如阻断突触后NMDA受体和mGluR5、提高Glu转运体1表达也都能够防止复吸。因此，Glu能神经传导及其动态平衡的调节在防治复吸中具有重要意义。除此之外，DA系统在复吸中也发挥作用，应用D_1/D_2受体的拮抗剂能够抑制复吸。

（五）成瘾相关的转录因子及表观遗传学调节机制

持久的成瘾记忆以神经可塑性为基础的，而神经可塑性的改变则是以基因和蛋白质表达的时间、空间的改变为基础。因此，转录因子和表观遗传学的调节是药物成瘾神经生物机制的分子基础。

1. 转录因子　在成瘾研究中，发现环磷腺苷效应元件结合蛋白(cAMP - response element binding

protein, CREB)、ΔFosB、核因子 κB(NF－κB)、肌细胞增强因子 2(myocyte enhancing factor－2, MEF2)及糖皮质激素受体(glucocorticoid receptor, GR)与成瘾密切相关,而其中 CREB 和 ΔFosB 是研究比较透彻的转录因子。CREB 是受 cAMP 和 Ca^{2+}调节的一种转录因子,可卡因、苯丙胺类兴奋剂和阿片类药物反复使用均可使伏隔核、背侧纹状体(dorsal straitum, dStr)、前额叶皮质、杏仁核等核团 CREB 持久地表达上调、活性增强。CREB 活性升高对精神依赖是一种负反馈机制,与奖赏耐受和戒断期的负性情绪状态表达相关,CREB 介导的奖赏耐受与其诱导伏隔核中强啡肽过度表达有关。CREB 的下游靶分子还包括一些离子通道和 Glu 受体亚基,通过这些靶分子调节伏隔核神经元兴奋性和突触可塑性。

ΔFosB 是 *FosB* 基因的短截产物。急性给予精神活性物质能快速而短暂地升高伏隔核和 dStr 内 c－Fos 及 Fos 家族其他成员的表达水平,而长期使用则引起伏隔核和 dStr 内 ΔFosB 表达的持续升高,并且停药数周仍能维持这种高表达,因此 ΔFosB 被认为可能是启动与维持成瘾状态的分子开关。几乎所有的成瘾性物质(如阿片类物质、可卡因、苯丙胺类兴奋剂、酒精和尼古丁)均能引起伏隔核内 ΔFosB 的持续高表达,并且选择性表达于 D_1 受体阳性的中等棘状神经元中。ΔFosB 的下游靶分子包括强啡肽、突触结合蛋白、微管相关蛋白、激活调节的细胞骨架相关蛋白、actin 相关蛋白、细胞周期素依赖性激酶 5 及组蛋白甲基化转移酶 G9a 等。

2. 表观遗传　调节表观遗传是在不改变 DNA 序列的前提下,通过其他生化过程使机体内某些基因表达发生可遗传的改变。成瘾物质或者药物关联环境因素会导致长期的基因表观遗传变化,从而影响机体对成瘾物质的反应性及成瘾的发展。表观遗传改变主要包括组蛋白修饰(如甲基化和乙酰化)、DNA 甲基化及非编码 RNA。表观遗传信息可以遗传给后代,从而影响后代的成瘾易感性。表观遗传修饰极其稳定,可能是成瘾行为长期存在的分子基础之一。虽然目前对表观遗传调节成瘾的机制认识还很少,但是与成瘾相关的表观遗传改变,对了解成瘾的病理机制及开发潜在的靶点具有重要意义。

三、药物治疗

成瘾的治疗是个长期而艰辛的过程,由于成瘾既有躯体依赖又有精神依赖,因而对其治疗一般分为两个阶段:第一阶段是药物成瘾的脱毒治疗,控制患者的躯体戒断症状;第二阶段是消除患者的心理渴求,预防复吸。精神活性物质种类不同,其躯体依赖性、精神依赖性也有所不同。例如,阿片类物质的精神依赖性和躯体依赖性均强,酒、巴比妥和苯二氮䓬类药物的躯体依赖性强而精神依赖性次之,苯丙胺类物质的精神依赖性强而躯体依赖性较弱。因此,不同的成瘾性物质采取的治疗方案有所不同,以下就目前临床上使用的成瘾治疗药物做以阐述。

1. 美沙酮　美沙酮(methadone)是阿片受体激动剂,用于阿片成瘾的脱毒和替代治疗。与吗啡相似,美沙酮对 μ 阿片受体具有高亲和力,激活受体后产生奖赏效应,而同时致躯体依赖副作用相对较轻,从而用于阿片成瘾的脱毒治疗和维持治疗。因其作用时间长,能有效控制戒断症状,同时还能缓解长期阿片成瘾导致的免疫和内分泌系统方面的症状,治疗顺应性好,从而成为使用最为广泛的脱毒药物。由于美沙酮尚具依赖潜能,其应用只局限于指定的美沙酮维持治疗中心。

2. 丁丙诺啡　丁丙诺啡(buprenorphine)是 μ、κ 和痛敏素阿片受体部分激动剂,而对 δ 阿片受体是完全拮抗剂,用于脱毒和阿片的维持治疗。作为与 μ 阿片受体具有高亲和力的阿片受体部分激动剂,丁丙诺啡一方面能够作为海洛因成瘾的替代治疗;另一方面对于体内海洛因浓度偏高的患者,丁丙诺啡则发挥拮抗效应,故能大大减少因海洛因过量而导致的死亡。丁丙诺啡临床应用的优越性在于它的安全性,由于它是阿片受体部分激动剂,其呼吸抑制副作用较阿片受体激动剂(如美沙酮)低,滥用潜能也较低。尽管如此,如果吸毒者将丁丙诺啡片剂溶解后注射到体内后仍可产生欣快感,因此其仍具有滥用潜能。为了降低这种滥用风险,人们开发了含有丁丙诺啡和纳洛酮的舌下含服合剂。因为合剂含有阿片受体拮抗剂纳洛酮,吸毒者注射合剂后可产生一定的戒断症状,因此降低了滥用和注射丁丙诺啡的可能性。目前,丁丙诺啡/纳洛酮合剂在国外已经上市,国内处于临床试验阶段。

3. *中枢 α_2 受体激动剂* 可乐定(clonidine)作为非阿片类的脱毒药物,能够激活中枢 α_2 受体,同时可能激活 I_1 咪唑啉受体,从而抑制蓝斑的 NE 能神经元的过度活动,起到减轻阿片成瘾患者戒断症状的作用。可乐定作用迅速,一般服药后 0.5~2 h 即可抑制或解除阿片类成瘾者撤药后的躯体戒断症状,因此它常用于戒断早期的治疗及要求住院时间短的患者。由于脱毒后通常要进行纳洛酮维持治疗,在这期间,不能使用阿片类药物,此时可乐定就是首选药。2018 年 5 月,另一个 α_2 受体激动剂洛非西定(lofexidine)得到美国 FDA 批准,临床适应证为用于缓解阿片戒断症状。洛非西定缓解戒断症状的效果优于可乐定,并且在低血压和镇静等方面的副作用也比可乐定低。

4. *纳曲酮* 纳曲酮(naltrexone)为非选择性竞争性阿片受体拮抗剂,对 μ 阿片受体亲和力最高,同时对 δ 和 κ 阿片受体也具有亲和力。纳曲酮口服生物利用度高,作用时间长。纳曲酮拮抗阿片类物质产生的欣快感,能减轻或消除海洛因正性强化作用,是目前使用最多的防复吸药物。但由于纳曲酮诱发阿片成瘾的戒断症状,对于脱毒治疗效果并不理想。对于酒精成瘾,纳曲酮对酒精成瘾的脱毒治疗无效,但是能够有效防治复饮,并且患者对纳曲酮治疗的耐受性好。另外,临床研究显示,纳曲酮对尼古丁、可卡因、苯丙胺类中枢兴奋剂成瘾及赌博等行为成瘾的防复吸治疗也具有作用。纳曲酮作为成瘾的全能治疗药物,提示内源性阿片肽系统的激活是成瘾形成的重要神经生物学机制,纳曲酮通过抑制内源性阿片系统进而发挥抗成瘾防复吸作用。

5. *阿坎酸* 阿坎酸(acamprosate)作为戒酒治疗的一线用药,是 NMDA 受体的部分激动剂、代谢型 Glu 受体拮抗剂及 GABA 受体的正性别构调节剂,通过调节酒精戒断状态突触间隙的 Glu 水平、调节 NMDA 受体和 GABA 受体功能失调而发挥作用,主要用于酒精成瘾的防复吸治疗。

6. *戒酒硫* 戒酒硫(disulfirm/antabuse)是一种乙醛脱氢酶抑制剂,抑制促进酒精代谢的乙醛脱氢酶活性。患者用药后,由于对酒精的代谢能力降低,少量饮酒就可产生恶心、呕吐、脸红、心悸、焦虑等不适的表现,从而使患者对饮酒厌恶。该疗法至今仍是戒酒的主要方法之一。临床试验表明对于复饮患者及高风险的患者,戒酒硫可以明显降低饮酒的天数。

7. *戒必适* 戒必适(champix,学名 varenicline)是一种 $\alpha_4\beta_2$ nAChR 部分激动剂。戒必适与其靶受体结合后产生激活效应,可刺激中脑边缘 DA 系统,产生吸烟类似的快感;同时抑制了尼古丁和受体的结合,因此适用于尼古丁成瘾的脱毒治疗。但是,戒必适产生如头痛、恶心、呕吐甚至自杀念头等很多副作用,因此目前此药的使用须密切监控。

8. *安非他酮* 安非他酮(bupropion)为 DA 转运体和 NE 转运体的双重抑制剂,同时也是 $\alpha_3\beta_2$、$\alpha_3\beta_4$ 和 $\alpha_4\beta_2$ nAChR 的非竞争性拮抗剂。安非他酮是一种广泛应用的抗抑郁药物,在尼古丁成瘾中具有治疗作用,主要能够降低尼古丁的渴求以及缓解戒断症状。安非他酮对于无抑郁病史的吸烟患者的治疗有效,提示其治疗作用不是由于抗抑郁作用。

除了上述治疗成瘾的临床用药外,目前在研的药物主要分为以下几类。① 调节 DA 系统的药物,如 D_2 受体部分激动剂、DA 重摄取抑制剂(用于替代治疗)。② Glu 系统调节剂,如 $mGluR_{2/3}$ 抑制剂、AMPA 受体阻断剂和 NMDA 受体阻断剂等。③ GABA 能系统增强药物,如 GABA 受体激动剂、GABA 转氨酶抑制剂等。④ 应激系统调节剂,如糖皮质激素受体抑制剂、κ 阿片受体抑制剂、食欲素(orexin)受体拮抗剂、P 物质(substance P)抑制剂等,目的是调节 HPA 轴、缓解应激导致的负性强化;神经肽 Y(neuropeptide Y)受体拮抗剂、痛敏素受体激动剂和内源性大麻素(endocannabinoids)受体拮抗剂,目的是缓冲应激导致的情绪内稳态失调。

药物成瘾涉及奖赏、动机、学习记忆、决策等高级神经活动,机制至今尚未完全阐明。药物成瘾的脱毒治疗基本解决，其难点在防复吸治疗方面，特别是针对可卡因和苯丙胺类兴奋剂成瘾，迄今尚无批准的防复吸治疗药物。随着对成瘾机制的进一步认识，将成瘾的治疗重点从抑制药物的奖赏作用转移到预防复吸，在研的药物也显示出应用潜能，期望在不久的将来能够有新药应用到临床。

(李 斐 吴 宁)

参考文献

郭琳，镇学初. 抗精神分裂症药物的新靶点和新机制. 神经药理学报，2013，3(5)：2－12.

郝伟，赵敏，李锦. 成瘾医学：理论与实践. 北京：人民卫生出版社，2016：45－73.

江开达. 精神药理学. 2版. 北京：人民卫生出版社，2011：341－581.

金国章. 遐思：精神分裂症病因和药物治疗. 中国处方药，2005，41(8)：7－11.

李玥，贺敏，张磊阳，等. 抗抑郁药物的研究进展. 临床药物治疗杂志，2017，15(1)：8－13.

陆林. 沈渔邨精神病学. 6版. 北京：人民卫生出版社，2018：380－390.

张庆柱. 基础神经药理学. 北京：人民卫生出版社，2009：75－150.

朱翠珍，陈京红，崔东红. 抑郁症伴慢性疼痛的机制与药物治疗进展，神经疾病与精神卫生，2017，4：280－283.

Alex K D, Pehek E A. Pharmacologic mechanis MS of serotonergic regulation of dopamine neurotransmission. Pharmacology Therapeutics, 2007, 113(2): 296－320.

Aringhieri S, Carli M, Kolachalam S, et al. Molecular targets of atypical antipsychotics: From mechanism of action to clinical differences. Pharmacol Ther, 2018, 192: 20－41.

Auwera S V D, Peyrot W J, Milaneschi Y, et al. Genome-wide gene-environment interaction in depression: A systematic evaluation of candidate genes. American Journal of Medical Genetics Part B Neuropsychiatric Genetics, 2017, 177(1): 40－49.

Azadmarzabadi E, Haghighatfard A, Mohammadi A. Low resilience to stress is associated with candidate gene expression alterations in the dopaminergic signaling pathway. Psychogeriatrics, 2018, 17(1): 394.

Banzi R, Cusi C, Randazzo C, et al. Selective serotonin reuptake inhibitors (SSRIs) and serotonin-norepinephrine reuptake inhibitors (SNRIs) for the prevention of migraine in adults. Cochrane Database of Systematic Reviews, 2015, 4: 4.

Castner S A, Willia M S G V, Goldman-Rakic P S. Reversal of antipsychotic-induced working memory deficits by short-term dopamine D_1 receptor stimulation. Science, 2000, 289(5476): 56－58.

Chaki S. Beyond ketamine: New approaches to the development of safer antidepressants. Curr Neuropharmacol, 2017, 15(7): 963－976.

Everitt B J, Robbins T W. Drug Addiction: Updating Actions to Habits to Compulsions Ten Years On. Annual review of psychology, 2016, 67: 23－50.

Everitt B J. Neural and psychological mechanisms underlying compulsive drug seeking habits and drug memories-indications for novel treatments of addiction. The European journal of neuroscience, 2014, 40(1): 2163－2182.

Gass N, Becker R, Sack M, et al. Antagonism at the NR2B subunit of NMDA receptors induces increased connectivity of the prefrontal and subcortical regions regulating reward behavior. Psychopharmacology, 2018, 235(4): 1055.

Ge J F, Xu Y Y, Gan Q, et al. Resveratrol ameliorates the anxiety- and depression-like behavior of subclinical hypothyroidism rat: Possible involvement of the HPT axis, HPA axis, and wnt/β－catenin Pathway. Frontiers in Endocrinology, 2016, 7: 4－115.

Girgis R R, Zoghbi A W, Javitt D C, et al. The past and future of novel, non-dopamine－2 receptor therapeutics for schizophrenia: A critical and comprehensive review. J Psychiatr Res, 2019, 108: 57－83.

Haaf M, Leicht G, Curic S, et al. Glutamatergic deficits in schizophrenia-biomarkers and pharmacological interventions within the ketamine model. Curr Pharm Biotechnol, 2018, 19(4): 293－307.

Harrison P J, Weinberger D R. Schizophrenia genes, gene expressionand neuropathology: On the matter of their convergence. Molecular Psychiatry, 2005, 10 (1): 40－68.

Inan M, Petros T J, Anderson S A. Losing your inhibition: Linking cortical GABAergic interneurons to schizophrenia. eurobiol Dis, 2013, 53: 36－48.

Jones S, Bonci A. Synaptic plasticity and drug addiction. Current opinion in pharmacology, 2005, 5(1): 20－25.

Koob G F, Mason B J. Existing and future drugs for the treatment of the dark side of addiction. Annual review of pharmacology and toxicology, 2016, 56: 299－322.

Koob G F. Negative reinforcement in drug addiction: The darkness within. Current opinion in neurobiology, 2013, 23(4): 559－563.

Kubera M, Kenis G, Bosmans E, et al. Plasma levels of interleukin－6, interleukin－10, and interleukin－1 receptor antagonist in depression: comparison between the acute state and after remission. Polish Journal of Pharmacology, 2000, 52(3): 237.

Liu W X, Wang J, Xie Z M, et al. Regulation of glutamate transporter 1 via BDNF-TrkB signaling plays a role in the anti-apoptotic and antidepressant effects of ketamine in chronic unpredictable stress model of depression. Psychopharmacology, 2016, 233(3): 405－415.

Luscher C, Malenka R C. Drug-evoked synaptic plasticity in addiction: From molecular changes to circuit remodeling. Neuron, 2011, 69(4): 650－663.

Meltzer H Y, Massey B W. The role of serotonin receptorsn the action of atypical antipsychotic drugs. Curr Opin Pharmacol, 2011, 11(1): 59－67.

Nerea L, Perez-Caballero L, Berrocoso B, et al. Ketamine promotes rapid and transient activation of AMPA receptor-mediated synaptic transmission in the dorsal raphe nucleus. Progress in Neuro-Psychopharmacology and Biological Psychiatry, 2019, 88(10): 243－253.

Nestler E J. Cellular basis of memory for addiction. Dialogues in clinical neuroscience, 2013, 15(4): 431－443.

Phillips K A, Epstein D H, Preston K L. Psychostimulant addiction treatment. Neuropharmacology, 2014, 87: 150－160.

Phillips M R, Zhang J, Shi Q, et al. Prevalence, treatment, and associated disability of mental disorders in four provinces in China during 2001－05: An epidemiological survey. Lancet, 2009, 373(9680): 2041.

Rakesh G, Pae C U, Masand P S. Beyond serotonin: Newer antidepressants in the future. Expert Rev Neurother, 2017, 17(8): 777－790.

Renthal W, Nestler E J. Epigenetic mechanisms in drug addiction. Trends in molecular medicine, 2008, 14(8): 341－350.

Smith K. Mental health: A world of depression. Nature, 2014, 515(7526): 181.

Stansley B J, Conn P J. The therapeutic potential of metabotropic glutamate receptor modulation for schizophrenia. Curr Opin Pharmacol, 2018, 38: 31－36.

Steketee J D, Kalivas P W. Drug wanting: Behavioral sensitization and relapse to drug-seeking behavior. Pharmacological reviews, 2011, 63(2): 348－365.

Szczypiński J J, Gola M. Dopamine dysregulation hypothesis: The common basis for motivational anhedonia in major depressive disorder and schizophrenia? Rev Neurosci, 2018, 29(7): 727－744.

Udina M, Navinés R, Egmond E, et al. Glucocorticoid receptors, brain-derived neurotrophic factor, serotonin and dopamine neurotransmission are associated with interferon-induced depression. International Journal of Neuropsychopharmacology, 2016, 19(4): 135.

Wang S S, Mu R H, Li C F, et al. microRNA－124 targets glucocorticoid receptor and is involved in depression-like behaviors. Prog Neuropsychopharmacol Biol Psychiatry, 2017, 79: 417－425.

Whittington C J, Kendall T, Fonagy P, et al. Selective serotonin reuptake inhibitors in childhood depression: Systematic review of published versus unpublished data. Lancet, 2004, 363(9418): 1341－1345.

Wise R A, Koob G F. The development and maintenance of drug addiction. Neuropsychopharmacology: Official publication of the American College of Neuropsychopharmacology, 2014, 39(2): 254－262.

Xu M Y, Wong A H C. GABAergic inhibitory neurons as therapeutic targets for cognitive impairment in schizophrenia. Acta Pharmacol Sin, 2018, 39(5): 733－753.

Zhu C, Xu J, Lin Y, et al. Loss of microglia and impaired brain-neurotrophic factor signaling pathway in a comorbid model of chronic pain and depression. Front Psychiatry, 2018, 4(9): 442.

第六章
癫痫与疼痛药理基础及药物治疗

癫痫(epilepsy)是一种多病因引起的常见的CNS疾病,其特征为脑内神经系统过度兴奋导致的反复性、发作性和短暂性的CNS功能失常,给患者及其家庭带来沉重负担。癫痫的发病机制非常复杂,尚未完全研究清楚。目前,主要认为癫痫发病是由于CNS兴奋与抑制的不平衡所导致,与脑内离子通道、神经突触传递及胶质细胞的功能改变等多种因素密切有关。临床上抗癫痫药物治疗是癫痫治疗最重要和最基本的治疗,也往往是癫痫的首选治疗,根据发作类型选择药物是治疗癫痫的基本原则。本章第一节主要概述了癫痫的分子病理机制及目前的药物治疗现状。

疼痛是一种令人不快的感觉和情绪上的主观感受,伴有实质上或潜在的组织损伤。伤害性感受(nociception)是指机体对有害刺激的察觉,而疼痛是机体对伤害传入刺激的反应,通过行为和反射性防御使组织免受进一步伤害。伤害感受性疼痛多为急性疼痛(如挤、压等)。炎症性疼痛和神经病理性疼痛多为慢性疼痛(如炎症和肿瘤等),在组织伤害已修复后仍可自发或诱发出现,不仅使患者感到不适或痛苦,还可造成诸多生理功能障碍和心理障碍。根据药理作用机制,镇痛药可分为三类:阿片受体激动药、非甾体抗炎药及新型镇痛药物。这些药物对急性疼痛的效果好,对慢性疼痛尤其是神经病理性疼痛疗效差。此外,长期使用阿片类药物后机体易对其止痛作用产生耐受,并可产生依赖和成瘾。因此,寻求新的止痛药物靶点,研究开发出有效而副作用小的新制剂是当前研究的热点。本章第二节主要概述了疼痛发生的分子病理机制及目前的药物治疗现状。

第一节 癫痫的分子病理机制及药物治疗

癫痫是一种常见的CNS疾病,其特征为脑内神经系统过度兴奋导致的反复性、发作性和短暂性的CNS功能失常。癫痫发作时,身体某一部位或整个身体短暂非自主性抽搐,有时伴有意识丧失和尿便失禁。临床上出现两次(间隔至少24 h)的非诱发性癫痫发作即可被诊断为癫痫。据统计,全球约有5 000万癫痫患者,其中中国约有900万,并且以每年40万左右数量增加。

癫痫发作的表现形式多样。根据2017年国际抗癫痫联盟(International League Against Epilepsy, ILAE)的最新分类,癫痫发作按照发作类型可分为局灶性发作、全面性发作和不明类型发作。局灶性发作(focal seizure)是指发作恒定地起源于一侧大脑半球内,呈局限性或广泛分布的致痫网络,并有着放电的优势传导途径,可以继发累及对侧半球。全面性发作(generalized seizure)是指发作起源于双侧大脑皮质及皮质下结构所构成的致痫网络中的某一点,并快速波及整个网络。每次发作起源点在网络中的位置均不固定。全面性发作又可以分为强直-阵挛发作、失神发作、肌阵挛发作、阵挛发作、强直发作、失张力发作等。

癫痫患者常并发一些共患病,其偏头痛、抽动症、孤独症、注意缺陷多动障碍、情感障碍和精神病性障碍的发生率均远高于一般人群。癫痫给患者及其家人带来了很多的危害,如发作导致的躯体损伤甚至意外死亡、认知功能损害、心理负担、家庭经济负担、社会歧视等。

一、病因

癫痫是一种由多种病因引起的慢性脑部疾病，70%的癫痫患者找不到明确的病因，其余 30%的病因存在多种可能性。癫痫的发病是内在遗传因素和外界环境因素在个体内相互作用的结果。目前，ILAE 分类工作组建议将癫痫病因分为六大类：遗传性、结构性、代谢性、免疫性、感染性及病因不明性。

遗传因素是导致癫痫尤其是经典的原发性癫痫的重要原因。分子遗传学研究发现，大部分遗传性癫痫的分子机制为离子通道或其相关分子的结构或功能改变，如 T 型钙通道相关的 *CACAN1H* 基因与特发性癫痫大发作，钾离子通道相关的 *KCNA1* 基因与部分性癫痫与发作性共济失调，钠离子通道相关的 *SCN8A* 基因与早发癫痫脑病等。癫痫致病或易感基因的陆续发现为将来基因疗法和精准医学治疗提供帮助。

除遗传因素外，癫痫还有一些获得性的致病因素，主要包括颅脑外伤、脑肿瘤、CNS 感染、海马硬化、出生前及围生期脑损伤、脑血管病、神经变性、脱髓鞘病变等。脑外伤（取决于外伤的部位和严重程度）是癫痫的重要病因之一，在外伤后第 1 年内，严重创伤 1 年内发生癫痫的风险是轻微创伤的 30 倍。在所有新诊断的癫痫中，6%的病例是由脑肿瘤引起的。原发性脑肿瘤所致癫痫与其病理特性、生长速度和部位有关。常引起癫痫的原发性脑肿瘤包括神经胶质瘤、神经节神经胶质瘤、胚胎发育不良性神经上皮瘤等。此外，CNS 感染也是发生癫痫的重要危险因素之一，脑炎或脑膜炎患者发生癫痫的风险是普通人群的 7 倍，并且在数年内持续存在癫痫发病的高风险。

癫痫的病因与年龄的关系十分密切，不同的癫痫年龄组往往有不同的病因（表 6－1）。

表 6－1　癫痫患者不同年龄组常见病因

新生儿及婴儿期	先天围生期因素（缺氧、窒息、头颅产伤）、遗传代谢性疾病、皮质发育畸形等
儿童及青春期	特发性（与遗传因素有关）、先天围生期因素（缺氧、窒息、头颅产伤）、CNS 感染、脑发育异常等
成人期	海马硬化、头颅外伤、脑肿瘤、CNS 感染性疾病等
老年期	脑血管意外、脑肿瘤、代谢性疾病、变性病等

二、病理机制

癫痫的发病机制非常复杂，尚未完全研究清楚。目前主要认为癫痫发病是由于 CNS 兴奋与抑制的不平衡所致，近年来研究表明这种“兴奋-抑制失衡”与离子通道、神经突触传递及胶质细胞功能改变等多种因素密切有关。

（一）离子通道

离子通道是体内可兴奋性组织调节其本身兴奋性的物质基础。目前研究表明多种人类原发性癫痫是“离子通道病”，其中钠离子通道、钾离子通道、钙离子通道功能改变与癫痫发生的相关性的研究较为明确。

1. 钠离子通道　电压门控性钠离子通道是一类镶嵌在细胞膜上的糖蛋白，在细胞动作电位的产生和传播过程中起着十分重要的作用。基因组分析发现有超过 700 多个编码电压门控的钠离子通道的位点的突变与癫痫的病理过程密切相关。突变后的钠离子通道容易反复开放，从而引起神经元持久的过度兴奋状态。例如，伴热性惊厥的全身性癫痫是一种常染色体显性遗传的原发性全身性癫痫，其发病是由于染色体 19q13.1 位点上的编码电压门控性钠通道 β 亚基（*SCN1B*）的点突变所致。

2. 钾离子通道　钾离子通道是分布最广、类型最多的一类离子通道。它存在于所有的真核细胞，主要参与细胞膜静息电位和动作电位复极化过程的调节，决定着动作电位的发放频率和幅度。钾离子通道有多达 80 个亚型,其中约 10%的亚型与癫痫的发生密切相关。例如,良性家族性新生儿惊厥是一种少见的呈常染色体显性遗传的原发性全身性癫痫,基因克隆分析发现其是由染色体 20q 13.3 位点上的电压门控式的钾离子通道基因 *KCNQ2* 或 8q24 位点上的 *KCNQ3* 基因突变所致。*KCNQ2* 或 *KCNQ3* 基因的突变会导致去极化后激活的超极化电流受抑制,继而引起细胞兴奋性增强。

3. 钙离子通道 钙离子通道广泛存在于机体的不同类型组织细胞中,参与神经、肌肉、内分泌和生殖等系统的生理过程。Ca^{2+} 内流与神经元的阵发性去极化漂移、同步放电和抑制性突触后电位形成均密切相关。临床试验和动物实验均显示失神性癫痫发作与编码电压门控 T-型钙离子通道不同亚基的基因突变密切相关。钙离子通道的基因突变会影响正常的 Ca^{2+} 内流,破坏丘脑-皮质节律,从而导致产生异常棘慢波发放,引起失神样癫痫发作。

(二) 突触传递

正常的神经信号传递由一系列复杂的由细胞内信号传导调控的突触前和突触后的活动组成。Glu 能传递和 GABA 能突触传递是脑内最主要的兴奋性和抑制性传递系统,多种致痫病理过程都通过这两种递质及其受体途径介导癫痫发生。

1. Glu 能传递 大量研究表明,癫痫患者脑内 Glu 含量大量增加。突触间隙的 Glu 以神经元去极化引起的钙依赖的方式从突触前释放到突触间隙,通过与离子型和代谢型两大类受体结合发挥作用。

(1) 离子型 Glu 受体:与阳离子通道偶联,本质是配体门控的离子通道,包括 *N*-甲基-*D*-门冬氨酸(NMDA)、α-氨基羟甲基恶唑丙酸(AMPA)和海人藻酸(KA)受体,介导快速的兴奋性突触传递。在癫痫活动中,NMDA 受体直接开放钙离子通道引起的 Ca^{2+} 内流是导致癫痫样放电维持和扩散的重要基础。同时,Ca^{2+} 流入细胞内,激活第二信使,触发一系列生化反应,进而改变膜的性质,对神经元起长时程调节作用,是长时程癫痫易感性增加的基础。AMPA 受体兴奋时,离子通道开启允许 Na^+、K^+ 单价阳离子进出,主要介导快速的兴奋性神经突触传递,对突触的传递效率、可塑性及神经元的整合功能均有重要影响。同时,AMPA 受体引起的膜去极化使结合于 NMDA 受体上的 Mg^{2+} 移开,为激活 NMDA 受体创造了条件。目前,对于 KA 受体在癫痫中的作用尚不清楚。

(2) 代谢型 Glu 受体(mGluR):与 G 蛋白偶联,根据氨基酸序列的同源性、信号转导机制及生理特性,分为Ⅰ、Ⅱ、Ⅲ三大组。第一组包含突触前的 $mGluR_1$ 和突触后的 $mGluR_5$。突触前的 $mGluR_1$ 可以增加 Glu 的囊泡释放,而 $mGluR_5$ 可以调节突触后离子通道(NMDA/AMPA)的活动;第二组包含 $mGluR_2$ 和 $mGluR_3$,它们主要位于突触前末梢并且可以抑制突触前的 Glu 释放;第三组以抑制性突触前受体的方式起作用,包含 $mGluR_4$、$mGluR_6$、$mGluR_7$、$mGluR_8$。第一组 mGluR 的活性主要表现为兴奋性神经毒性,可能与癫痫发作的起始、传播、维持及迟发性神经元死亡有关;第二组 mGluR 的激动可有效抑制癫痫发作程度,作用机制可能与抑制神经元去极化导致的 Glu 释放有关;第三组 mGluR 激活后通过阻滞持续活化区持续性的突触活动,可减轻癫痫大发作,但对失神小发作不仅无效甚至加重。

2. GABA 能传递 在 GABA 能突触传递过程中,GABA 可通过与突触后神经元膜表面不同类型的 GABA 受体结合,使突触后膜神经元发生超极化,从而抑制神经元的兴奋性。GABA 能神经元的丢失、GABA 神经递质合成和释放减少或终止异常及 GABA 受体结构功能的改变都是癫痫发生的重要因素。GABA 能受体根据药理学特征分为 $GABA_A$ 受体、$GABA_B$ 受体和 GABA-C 受体。$GABA_A$ 受体和 GABA-C 受体均为配体门控氯离子通道,也称促离子型受体,主要位于突触后,激活后通道打开,Cl^- 内流引起神经元超极化。$GABA_B$ 受体是 GPCR,也称代谢型受体,位于突触后者可使 K^+ 外流或使 Ca^{2+} 内流减弱,位于突触前者可抑制 Glu 释放。其中 $GABA_A$ 受体是介导 GABA 能系统快速抑制活动的主要参与者。$GABA_A$ 受体的功能失常也参与到癫痫的病理机制中,在癫痫调控相关研究中最受关注。人脑中编码 $GABA_A$ 受体的互补 DNA 分子有 8 个亚类,包括至少 20 个亚基(6 个 α、4 个 β、3 个 γ、1 个 δ、1 个 ε、1 个

π、1个θ、3个ρ)，是许多抗癫痫药物的作用位点。例如，苯二氮䓬类药物发挥作用依赖于α亚单位(α_1、α_2、α_3、α_5)和1个β亚单位，1个γ_2亚单位。由于每一个亚单位在脑部呈现区域性、细胞性和亚细胞性的特殊分布，癫痫中$GABA_A$受体的异常也具有多样性。研究表明，$GABA_A$受体亚基的基因突变足以诱发癫痫，尤其编码$GABA_A$受体γ_2亚基的基因*GABRG2*是癫痫中最常见的突变基因，与各种遗传性癫痫密切相关。另外，编码$GABA_A$受体α、β和δ亚基的基因突变也分别通过不同的病理机制诱发不同类型的癫痫发作。值得注意的是，除了$GABA_A$受体的亚基组成和表达数量异常能够诱发癫痫外，细胞内磷酸化过程和受体锚定过程也能够影响$GABA_A$受体介导的突触抑制发生改变，从而促进癫痫发生。有趣的是，近来研究表明$GABA_A$受体介导的突触传递在某些癫痫状态下会从超极化作用转变为去极化作用，使得对神经元的作用由抑制变为兴奋，也部分解释了临床应用的促进GABA功能的药物容易发生耐药的原因。这种转变可能是与细胞膜上调控氯离子稳态的转运体NKCC1和KCC2容易在癫痫后发生改变有关。目前研究也正在积极研发NKCC1的特异性拮抗剂来治疗难治性癫痫。

3. *其他类型突触传递*　研究发现其他类型的突触传递也密切参与癫痫的发生。一般认为单胺类递质(DA、NE、5-HT)对癫痫发作主要起抑制作用，而ACh则对癫痫发作起促进发作。近来研究发现，AChR β_2亚基(*CHRNβ2*)基因发生了错义突变和插入突变可能是导致夜间额叶癫痫的重要原因。

(三) 胶质细胞功能改变

传统上，癫痫的发病机制研究聚焦于神经元的功能异常。近年来逐渐认为胶质细胞也密切参与癫痫的发病过程。在癫痫病灶手术切除标本的观察中发现，慢性癫痫患者的脑组织中星形胶质细胞和小胶质细胞大量增生，提示神经胶质细胞在癫痫的发生中发挥了重要作用。目前认为，胶质细胞可能主要从以下四个方面参与了癫痫的发病。

1. *离子稳态*　微环境的离子稳态平衡是维持神经元正常兴奋性的基础。星形胶质细胞依靠细胞膜上多种具有调节电解质代谢功能的酶或离子通道参与细胞间离子的交换，维持细胞内微环境离子的平衡。例如，星形胶质细胞可通过膜上的向内整流钾离子通道(Kir4.1)缓冲癫痫发作的过量K^+，而抑制星形胶质细胞对K^+的摄取或基因敲除星形胶质细胞上的Kir4.1通道可以直接诱发癫痫发作。

2. *神经递质转运*　Glu有兴奋性毒性，其作用的终止主要依赖于星形胶质细胞的摄取。在星形胶质细胞中，Glu在谷氨酰胺合成酶催化下转化成无兴奋毒性的谷氨酰胺，后者可被转运回神经元，经线粒体谷氨酰胺酶的作用重新合成Glu，形成Glu-谷氨酰胺循环。星形胶质细胞对维持细胞外低水平Glu和防止其形成慢性神经毒性是必要的。反复长期发作可使星形胶质细胞对Glu的摄取能力降低，成为癫痫反复发作的原因。此外，星形胶质细胞摄取抑制性神经递质GABA或者腺苷等的能力异常也与癫痫发作有关。

3. *胶质递质的调控*　癫痫发作时，星形胶质细胞内的Ca^{2+}大量增加，可以刺激星形胶质细胞主动释放多种递质调节神经元的兴奋性和突触传递。这些胶质递质包括Glu、*D*-丝氨酸、ATP等，可以影响周边神经元的兴奋性并改变癫痫发生的易感性。

4. *神经免疫调控*　现有临床及动物研究均表明癫痫患病脑内的炎症介质呈现高表达。小胶质细胞作为定居在CNS内固有的免疫效应器，是神经免疫-内分泌网络信息交流的关键载体。癫痫发病中，小胶质细胞被大量激活，合成并分泌TNF-α、IL-6、INF-γ、IL-1β等炎症因子或细胞因子参与调节周边微环境中神经元的兴奋性。例如，IL-1β可以作用于神经元上的IL-$1R_1$受体，导致神经元膜上的钙离子通道打开，使Ca^{2+}大量内流，从而提高神经元的兴奋性。此外，激活的小胶质细胞还可以改变氧化应激及启动细胞凋亡等途径参与癫痫的发病过程。

三、癫痫的药物治疗

(一) 抗癫痫药的选择

药物治疗是癫痫最重要和最基本的治疗,也往往是癫痫的首选治疗。现有抗癫痫药物都是控制癫痫发作的药物,根据发作类型选择药物是治疗癫痫的基本原则。初始治疗的药物选择非常重要,选药正确可以增加治疗的成功率。表 6-2 列出了不同类型癫痫发作的临床表现和常用的抗癫痫药。

表 6-2 癫痫发作的分类和常用抗癫痫药

癫 痫 类 型	临 床 特 征	常用抗癫痫药
局灶性发作		
单纯局灶性发作	根据癫痫激活的病灶区域不同而有不同的表现,持续时间为 20~60 s,核心特征是有持续的清醒意识	卡马西平、拉莫三嗪、奥卡西平、左乙拉西坦、丙戊酸、加巴喷丁、托吡酯
复杂局灶性发作	意识不清,持续 30 s 至 2 min,通常伴有无目的地拍打唇部、扭动手部等动作	卡马西平、拉莫三嗪、奥卡西平、左乙拉西坦、丙戊酸、加巴喷丁、托吡酯
继发全面性发作	由单纯、复杂部分发作发展为强直-阵挛发作,表现为丧失意识,持续全身肌肉收缩(强直),之后为间隔性的肌肉收缩(阵挛),本质上仍为局灶性发作	卡马西平、拉莫三嗪、奥卡西平、左乙拉西坦、丙戊酸、苯巴比妥、托吡酯
全面性发作		
失神发作	突然意识丧失,伴有凝视、突然停止正在进行的动作等,持续时间低于 30 s,脑电呈 3 Hz 左右高幅同步化棘波	乙琥胺、丙戊酸、拉莫三嗪
肌阵挛发作	极其短暂(约 1 s)触电样肌肉收缩,全身发作或仅限于某一肢端发作,脑电表现为特有的短暂爆发性多棘波	丙戊酸、左乙拉西坦、托吡酯
强直-阵挛发作	表现为丧失意识,持续全身肌肉收缩(强直),之后为间隔性的肌肉收缩(阵挛),脑电呈高幅度棘波或棘慢波,发作后呈现长时间的 CNS 全面抑制	丙戊酸、拉莫三嗪、卡马西平、奥卡西平、左乙拉西坦、苯巴比妥、托吡酯
癫痫持续状态	指发作的长时间持续状态,至少 5 min 以上,反复抽搐,持续昏迷,不及时解救会危及生命	地西泮、劳拉西泮、苯巴比妥

(二) 抗癫痫药的药理作用机制和临床应用特点

根据药物的化学结构特点,抗癫痫药还可以分为乙内酰脲类、亚芪胺类、巴比妥类、琥珀酰亚胺类、苯二氮䓬类等。概括地讲,抗癫痫药的作用机制有两个方面:① 抑制病灶神经元异常过度放电;② 作用于病灶周围的正常组织,防止异常放电的扩散。下文将对各种类型抗癫痫药的作用机制、临床应用特点进行介绍,如表 6-3 所示。

表 6-3 抗癫痫药的作用机制和临床应用特点

抗癫痫药	药理作用机制	临床应用特点	给 药 剂 量	副 作 用
乙内酰脲类				
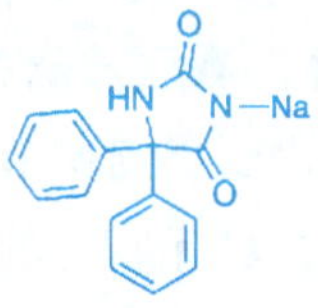 苯妥英钠	1. 降低神经元细胞膜的兴奋性 2. 阻滞高频异常放电神经元的钠离子通道 3. 高剂量时抑制 K^+ 外流,延长动作电位时程和不应期 4. 抑制神经末梢对 GABA 的摄取	治疗大发作和部分发作,对失神发作无效。第一代抗癫痫药物,由于毒副作用较大,目前一般不作为一线用药	1. 成人口服每次 50~100 mg,每日 2~3 次 2. 儿童剂量每日 5~8 mg,每日 2~3 次	1. 轻症反应:眩晕、共济失调、头痛和眼球震颤 2. 长期用药:牙龈增生、多毛症、巨幼细胞贫血 3. 致畸风险 4. 肝药酶诱导剂

续　表

抗癫痫药	药理作用机制	临床应用特点	给 药 剂 量	副 作 用
亚芪胺类				
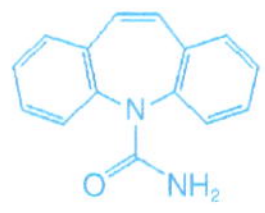 卡马西平	1. 阻滞电压依赖性钠离子通道，抑制癫痫病灶放电及其向周围组织传播 2. 增强 GABA 的突触后作用，加强抑制异常高频放电的发生和扩散	有效的广谱抗癫药，对复杂部分性发作疗效好，也是全面性发作和局灶性发作的首选药之一	1. 成人开始剂量，每次 100 mg，每日 2 次，以后逐渐增加至每日 600～900 mg 2. 儿童剂量每日 20～30 mg/kg，每日 3～4 次	1. 用药早期：头昏、恶心、手指震颤、水钠潴留、皮疹和心血管反应 2. 长期服药：嗜睡、眩晕、共济失调、复视和视物模糊，偶见肌张力障碍和肌痉挛、低钠血症 3. 致畸风险 4. 肝药酶诱导剂
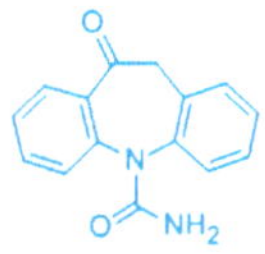 奥卡西平	1. 阻滞电压依赖性钠离子通道，抑制癫痫病灶放电及其向周围组织传播 2. N 型和 P 型钙通道阻滞剂	有效的广谱抗癫药，对复杂部分性发作疗效好，也是全面性发作和局灶性发作的首选药之一，作为不能耐受卡马西平患者的替代药物	1. 成人剂量：每日 600～1 200 mg，分 2 次服用，一般从 300 mg 开始逐渐增加剂量 2. 儿童剂量：每日 20～30 mg/kg，分 2 次服用	疲劳、困倦、复视、头晕、共济失调、恶心，长期用药可导致低血钠症
巴比妥类				
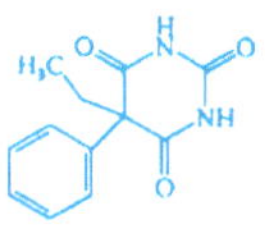 苯巴比妥	1. 非麻醉剂量时 $GABA_A$ 受体结合，促进 GABA 能神经功能 2. 延长氯离子通道开放时间而增加 Cl^- 内流，引起超极化	为普遍性中枢抑制药，随剂量增大，出现镇静、催眠、抗惊厥和麻醉作用；10 倍催眠剂量时抑制呼吸甚至可致死	1. 治疗大发作剂量：由每次 15～30 mg，每日 2 次开始，逐渐增加至每次 60 mg，每日 2 次 2. 治疗癫痫持续状态：每次肌内注射 200～400 mg，或静脉注射 100～200 mg	1. 催眠剂量：眩晕和困倦、精细运动不协调 2. 中等剂量：轻度抑制呼吸 3. 连续久服：可引起依赖性，突然停药发生“反跳”现象，快动眼睡眠延长 4. 致畸风险 5. 肝药酶诱导剂
琥珀酰亚胺类				
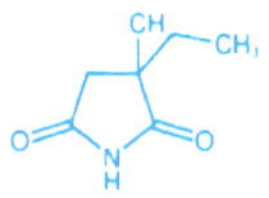 乙琥胺	对丘脑神经元中的 T 型 Ca^{2+} 电流具有选择性阻断作用	只对失神发作有效，是治疗失神发作的首选药	成人开始剂量：每日 500 mg，以后每周增加 250 mg	胃肠道刺激症状和 CNS 反应，偶见嗜酸性粒细胞增多症和粒细胞缺乏症
苯二氮䓬类				
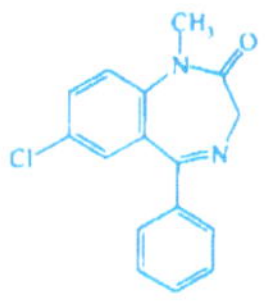 地西泮	加强 GABA 能神经功能，加速与 GABA 受体偶联的氯离子通道开放，使 Cl^- 内流增加，增强抑制作用	是控制癫痫持续状态的首选药之一；静脉注射起效快，安全性高	成人剂量每次 2.5～10 mg，每日 2～4 次	1. 中枢抑制作用较为明显；久用产生耐受，突然停药会导致“反跳”现象和戒断症状 2. 致畸风险
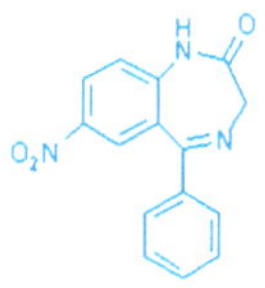 硝西泮	加强 GABA 能神经功能，加速与 GABA 受体偶联的 Cl^- 通道开放，使 Cl^- 内流增加，增强抑制作用	对肌痉挛性癫痫、不典型发作和婴儿痉挛有较好疗效	初始剂量为每日 0.75～1 mg，分 2～3 次服用，以后逐渐增加；维持量，每日 4～8 mg，分 2～3 次服用	1. 中枢抑制作用较为明显；久用产生耐受，突然停药会导致“反跳”现象和戒断症状 2. 致畸风险

续 表

抗癫痫药	药理作用机制	临床应用特点	给药剂量	副作用
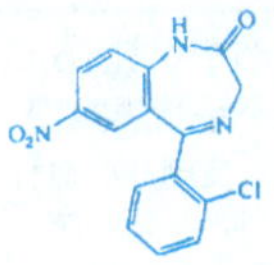 氯硝西泮	加强 GABA 能神经功能，加速与 GABA 受体偶联的氯离子通道开放，使 Cl^- 内流增加，增强抑制作用	对各型癫痫都有效，尤其对失神发作、婴儿痉挛、肌阵挛发作和不典型小发作为佳	初始剂量为每日 0.75～1 mg，分 2～3 次服用，以后逐渐增加；维持量，每日 4～8 mg，分 2～3 次服用	1. 中枢抑制作用较为明显；久用产生耐受，突然停药会导致“反跳”现象和戒断症状 2. 致畸风险
其他化学结构类				
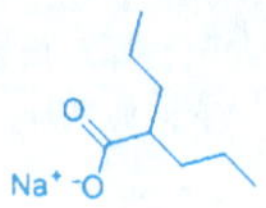 丙戊酸钠	1. 阻断电压敏感性钠离子通道，阻断动作电位的形成，减少持续性的高频放电频率 2. 通过加强 GABA 合成酶的活性，或者通过抑制 GABA 摄取转运的活性，共同增强 GABA 能神经系统的抑制功能	对各种类型癫痫均有效	1. 成人剂量：每日 600～1 200 mg，分 3 次服用 2. 儿童剂量：每日 15～60 mg/kg	1. 胃肠道反应：恶心、呕吐和畏食 2. CNS 反应：嗜睡、共济失调、乏力、精力不集中、不安和震颤等 3. 成人久用可能发生肝功能损害。偶见血小板减少及出血时间延长 4. 致畸风险 5. 肝药酶抑制剂
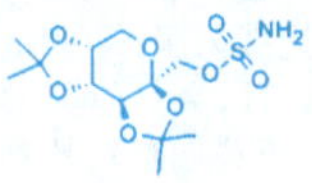 托吡酯	1. 阻断电压依赖性钠离子通道，限制持续反复放电 2. 加强 GABA 的抑制效应 3. 阻滞 L 型钙离子通道	主要作为抗癫痫药的辅助药，尤其是对儿童难治性癫痫的疗效好	1. 成人剂量：每日 200～600 mg，一般从 25 mg 开始逐渐增加剂量 2. 儿童剂量：从每日 12.5～25 mg 开始，逐渐增量	1. 与以上药物的 CNS 反应类似 2. 致畸风险
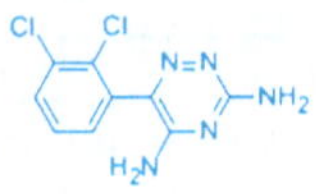 拉莫三嗪	1. 阻断电压依赖性钠离子通道，限制癫痫病灶快速放电 2. 增强脑内或突触的 GABA 水平，从而加强抑制性作用	对各种类型癫痫均有效	1. 成人剂量：每日 100～200 mg，分 2 次服用，一般从 50 mg 开始逐渐增加剂量 2. 儿童剂量：每日 2～10 mg/kg，分 2 次服用	复视、头晕、头痛、恶心、呕吐、困倦、共济失调、嗜睡等，偶见变态反应及弥散性血管内凝血
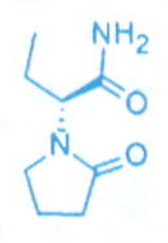 左乙拉西坦	确切抗癫痫作用不清楚，可能与突触前囊泡糖蛋白 2A 结合，抑制 Glu 的释放有关	有效的广谱抗癫药，本品单药用于治疗部分性发作和肌阵挛发作，也可作为添加药物用于难治性部分性发作、全身性强直阵挛发作及肌阵挛发作的辅助治疗	1. 成人剂量：每日 1 000～4 000 mg，分 2 次服用 2. 儿童剂量：每日 20～60 mg/kg	头痛、困倦、易激惹、感染、类流感综合征
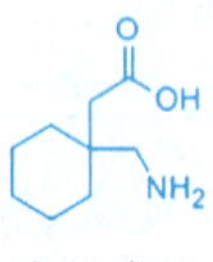 加巴喷丁	1. 多种类型的钙通道阻滞剂 2. GABA 的类似物，改变 GABA 体内的代谢过程	用于常规抗癫痫药无法有效控制的癫痫患者的附加治疗	1. 成人剂量每日 900～1 800 mg，分 3 次服用，一般从 300 mg 开始逐渐增加剂量 2. 儿童剂量：未定	嗜睡、头晕、疲劳、复视、感觉异常、健忘

(汪　仪　陈　忠)

第二节　疼痛的神经分子机制及药物治疗

一、疼痛的神经分子机制

按痛觉产生及疼痛信号传递，机体可通过脊髓和脑干 2 个专门的投射系统，产生 2 类成分：一类涉及躯体感觉，对痛觉定位，区分不同类型的痛觉；另一类与情感有关，激活脑部回路，产生不良情绪；激活脑干，促使警觉；激活下丘脑和杏仁体，引起应激反应。躯体感觉成分使机体能判断疼痛的大致位置，并识别其性质，如刺痛或灼痛。情感成分干扰注意和行为，抑制机体的行为发生。情感成分对机体避免受损很重要，但疼痛持续存在时，则可诱发相关的疾病。疼痛的神经生物学机制主要包含 4 个方面：刺激信号转换、伤害感受传导、疼痛感知，以及痛觉信号调制。

（一）刺激信号转换

疼痛的发生首先是刺激的转换，即机械性、化学性或温度刺激转换为神经元动作电位。周围神经细胞受到压力、温度、酸碱度刺激后，可在 $A_δ$ 或 C 纤维上的初级传入伤害感受器（primary afferent nociceptors，PAN）产生动作电位。PAN 是伤害感受刺激加工过程中的一级神经元，其纤维穿过脊神经节沿 $A_α$（肌肉感觉）、$A_β$（皮肤感觉）及交感传入纤维进入脊髓背角并形成突触联系。

1. *传入性伤害感受器*　皮肤伤害性感受的接收器是游离神经末梢，也即 PAN。在参与躯体感觉的接收器中，伤害感受器的辨别能力最低。它们将组织所受到的有害性刺激转换为一系列动作电位，后者沿轴突传送至脊髓或脑干的相应区域。与所有的躯体感觉传入神经一样，周围伤害感受器的胞体位于脊髓背根神经节，在脊髓背角换元后，经脊髓丘脑束和脊髓网状系统，将伤害感受信息投射至下丘脑、丘脑、脑干和网状结构，最终到达大脑皮质。

2. *伤害感受的化学介质*　组织损伤产生多种化学物质。C 纤维由组织受损或炎症时释放的许多内源性化学物质激活，通常对组织损害介导的外源性化学物质起间接反应，但也能直接对外源性化学物质，如辣椒素反应。辣椒素直接刺激香草型 1 型离子通道受体（TRPV1），后者在体内能被高热和 H^+ 激活。临床上，由于辣椒素阻断剂能使神经末梢伤害感受器失敏，因而用于止痛。辣椒素受体为辣椒素和另一种天然植物产品树脂毒素所共有，后者是强力的 TRPV1 配体。TRPV1 是一种热门控的非选择性阳离子通道，能介导小直径感觉神经元对中等温度刺激的反应，也可由组织受损产生的 H^+ 激活，因而直接导致疼痛或使伤害感受器敏感。TRPV1 除了在感觉神经元表达外，还在许多其他类型的神经细胞表达。初级伤害感受神经元除了表达 TRPV1 外还表达许多其他受体，如 NMDA、$GABA_A$、nACh、5 - HT_3 及 P_2X_3 等受体。此外，初级伤害感受神经元也表达 GPCR，包括缓激肽 B_2、组胺、5 - HT_1、5 - HT_2、$GABA_B$、生长抑素、神经肽 Y 及 μ、β 和 κ 等阿片样受体。由于初级伤害感受神经元上存在这一系列受体，使其能对众多的介质起反应。

3. *致敏作用*　体细胞破坏后，磷脂和其他物质进入细胞内，启动花生四烯酸级联反应过程，分别通过 5 -脂氧合酶和环氧合酶合成白三烯和前列腺素，后两者不直接刺激伤害感受器，但能使 PAN 对随之而来的其他刺激敏感，致使原先无害的刺激也可导致疼痛，此一现象为称为痛觉超敏（allodynia）。而在炎症时，$A_β$ 纤维受刺激，引起伤害感受器在有害刺激下放电增加，持续时间延长，导致疼痛。这种对有害刺激的反应增强称为痛觉过敏（hyperalgesia），可能是机体保护受损部位的一种适应机制。神经营养因子（nerve growth factor，NGF）也与致敏有关，发育期伤害感受神经元的发生需要 NGF，编码 NGF 或其受体 *Trk - A* 基因无效突变的转基因小鼠缺乏多数小直径的初级感觉神经元，并出现感觉减退。

(二) 伤害感受的传导

PAN 转换后,动作电位即在感知疼痛前传入 CNS。伤害感受信号传导过程包括 3 个步骤: ① 疼痛信息向脊髓投射;② 脊髓背角的信息加工;③ 上传至大脑。

1. *疼痛信息向脊髓投射*　PAN 末梢转换后使胞膜去极化,Na^+内流,K^+外流,形成神经元动作电位。传入神经纤维通常有两种分类方法: 生理学上,根据不同的传导速度和动作电位特点,将传入神经纤维分为 A、B、C 三类(表 6-4),A 神经纤维又进一步分为 A_α、A_β、A_γ 和 A_δ 亚类;组织学上,根据有无髓鞘及直径大小,将神经纤维分为 4 类,两种分类之间有一定的对应关系(表 6-4)。A_α 纤维支配肌肉和关节,传导本体感觉;A_β 纤维传导触觉和压觉;A_γ 纤维传导肌梭运动觉;A_δ 纤维传导痛觉和温度觉。B 纤维为自主神经节前纤维。C 纤维无髓鞘,传导速度慢,与慢痛觉有关。A_δ 感受器为阈值较高的机械性刺激感受器,感受有害的,尤其是锐利物体的机械刺激。C 纤维较之有髓纤维阈值更高,对有害的机械、化学和温度刺激不加选择地感受,故称为多样化伤害感受器。

表 6-4　传入神经纤维分类

电生理分类	组织学分类	直径(μm)	功　能	髓　鞘
A_α	Ⅰ	12~20	本体、运动觉	有　髓
A_β	Ⅱ	5~12	触、压觉	—
A_γ	—	3~6	肌梭运动觉	—
A_δ	Ⅲ	2~5	痛(快痛)、温度觉	—
B	—	1~3	自主神经节前纤维	有　髓
C	Ⅳ	0.4~1.2	痛(慢痛)、温度觉	无　髓
—	—	0.3~1.3	自主神经节后纤维	—

2. *脊髓背角的信息加工*

(1) 脊髓背角解剖学特征: 脊髓灰质是复杂的板层结构,由大小和密度不同的多种神经元组成。根据神经元的大小、形态、密度及细胞特征,脊髓灰质可划为 10 层,大致从灰质的背侧向腹侧排列。初级伤害感受神经元与脊髓背角板层Ⅰ、Ⅱ、Ⅳ和Ⅴ的神经元发生突触联系。板层的神经元有两种: 一种为投射神经元,将信息投射至脑干、下丘脑和丘脑;另一种为局部回路神经元,包括兴奋性和抑制性中间神经元。回路神经元不仅处理传入信息,并将伤害感受信息传送至自主神经系统及与局部回缩反射有关的运动神经元。A_δ 纤维与板层Ⅰ的投射神经元形成突触,这些神经元接受 C 纤维的间接输入。C 纤维与板层Ⅱ的中间神经元形成突触。板层Ⅴ的神经元是投射神经元,同时接受携带无害刺激信息的 A_δ 和 C 纤维的直接输入。脊髓背角不仅是伤害感受的中转站,还是伤害感受的重要整合区。

(2) 脊髓背角的神经递质及受体: 脊髓背角对疼痛信息的处理过程包括 PAN 释放神经递质进入突触间隙并与邻近细胞及可能位于此处的神经元树突上的受体结合。释放的神经递质包括: ① 兴奋性氨基酸,如 Glu 和天冬氨酸;② 抑制性氨基酸,如 GABA;③ 多种肽类,如 SP、血管活性肠肽、CGRP 等。氨基酸是快速神经递质,而肽类是慢递质。神经递质释放的终效应可能是促进或抑制伤害感受刺激的传导。刺激 A_δ 和 C 传入纤维诱发背角神经元产生快速的兴奋性突触后电位(excitatory postsynaptic potential, EPSP),主要由 Glu 介导,后者通过 AMPA 和 NMDA 受体发挥作用。细胞体位于背角的某些投射神经元称为伤害感受特异性神经元;另一些称为广动力范围(wide dynamic range,WDR)神经元,接受来自伤害感受和非伤害感受神经元的输入冲动,在刺激增强时,其发放频率增加。脊髓背角神经元的可塑性可能是持续性疼痛的重要因素。皮肤伤害感受器的致敏能引起背角神经元致敏(又称中枢敏感化)。这种敏感化可即刻发生,也可持续很长时间,前者由受体或离子通道磷酸化(或去磷酸化)引起,后者由转录变化引起，如 *COX-2* 基因被诱导并生成 PGE 从而改变神经元的兴奋性。

3. 上传至大脑　脊髓背角神经元兴奋达一定程度后，可将伤害感受刺激传至第三级神经元，后者主要位于丘脑和其他脑区。背角投射神经元（二级神经元）的轴突交叉过中线，在脊髓的前外侧处上行。也有部分轴突不交叉而在脊髓同侧上行（这可能是顽固性疼痛患者切除一侧脊髓前外部后，疼痛仍然存在的原因）。在脊髓前外侧部上行的伤害感受神经元大部分终止于脑干网状结构（脊髓网状束）和丘脑（脊髓丘脑束）。脊髓网状束的神经元接受的输入冲动来自较广的区域，缺乏精确的位置信息。这些神经元投射至脑的许多部位，主要是丘脑（网状丘脑束）。从脊髓背角（或三叉神经尾核）向丘脑投射的神经元分成两部分：外侧部分起源于板层Ⅰ和Ⅴ，传导躯干和四肢的痛觉信息终止于丘脑腹后外侧核（nucleus ventralis posteriolateralis，VPL），传导三叉神经系统痛觉信息的纤维止于丘脑腹后内侧核（ventral posteromedial thalamic nucleus，VPM）。外侧部分在系统发生学上出现较迟，故也称为新脊髓丘脑束。丘脑的 VPL 和 VPM 接受所有类型的躯体感觉，其中仅有不到十分之一的神经元接受伤害感受，其他主要是接受来自脊髓后索神经元的触觉和本体感觉，称为内侧丘系。内侧部分起源于背角较腹侧的板层，主要终止于丘脑板内核，后者向皮质（包括联络皮质如前额叶皮质）广泛投射，缺乏精确定位。内侧部分在种系发生上较为古老，故称为古脊髓丘脑束，其缺乏精确的躯体定位组构，其神经元接受的感觉范围大且复杂，有些神经元甚至接受整个躯体的感觉，不能对疼痛精确定位，但能引起对疼痛的广泛反应。因此，与脊髓网状束、网状丘脑束和脊髓丘脑束的投射一样，古脊髓丘脑束的投射也与疼痛所致的情感改变和警觉有关。另外，来自背角板层Ⅰ的纤维投射至中脑（脊髓中脑束），其主要靶位是中脑导水管周围灰质（periaqueductal gray matter，PAG）。PAG 神经元是从脊髓上行携带感觉信息的轴突与从处理情绪的脑（如杏仁核）下行轴突的汇聚点。PAG 有可能在脑的内源性止痛系统中起重要作用。

（三）疼痛的感知

疼痛知觉在脑内涉及多个脑部结构。由于伤害感受加工过程的神经机制非常复杂，疼痛主要表现为以下几个方面：① 对疼痛的情绪反应，表现为恐惧、焦虑、抑郁等；② 疼痛的行为表现，包括防止疼痛发作、疼痛耐受、止痛治疗；③ 疼痛对认知的影响，包括对既往疼痛的记忆等；④ 疼痛发生后的伴随生理反应。

（四）疼痛的调制

机体存在一些内源性止痛机制，主要涉及三种结构：中脑导水管周围灰质、延髓嘴端腹侧及脊髓。对于下行疼痛调制系统的传入目前了解并不明确，可能涉及下丘脑、杏仁体及额叶和岛叶皮质。下行止痛系统通过复杂的神经回路产生，涉及多种受体系统，如 μ、δ 和 κ 阿片受体以及 α_2、5-HT、GABA、生长抑素等受体，其中以内阿片肽系统最为重要。

1. 内阿片肽和其他肽类　内阿片肽类由三种前体：阿黑皮素原、脑啡肽原和强啡肽原转化而成，这些前体由各自的基因编码。阿黑皮素原是阿片肽和一些非阿片肽类的前体，可衍生出内啡肽、促黑素和促肾上腺皮质激素。脑啡肽原可衍生出甲啡肽和亮啡肽。而强啡肽原是强啡肽及其相关肽的前体。在体外，这些肽类与 μ 阿片受体结合，其亲和力和选择性高于任何其他的内源性物质。根据分子克隆技术，已识别出 3 类阿片受体：μ、κ 和 δ 受体。内啡肽对 μ 和 δ 受体亲和力高；甲啡肽和亮脑啡肽能结合 μ、κ 或 δ 受体，其中对 δ 受体亲和力高；强啡肽也与所有阿片受体结合，对 κ 受体的亲和力最高。此外，目前已克隆出另一种受体，其配体是孤啡肽 FQ-伤害感受素，称为孤啡肽 FQ-伤害感受素（OFQN）受体。与阿片受体不同，OFQN 受体对非选择性阿片样拮抗剂纳洛酮等阿片配体不敏感。所有阿片受体及 OFQN 受体都属于 7 次跨膜的 GPCR 家族，与 $G_{i/o}$ 蛋白偶联，通过开放内向整流的钾离子通道及关闭电压门控钙离子通道而抑制神经元放电。

2. 下行抑制系统　在机体，伤害感受信息可通过下行通路进行修饰调节，如电刺激 PAG 可产生显著的镇痛效果。非选择性阿片受体拮抗剂纳洛酮能部分抑制 PAG 电刺激所致的止痛作用,提示电刺激 PAG 可促使某些作用于阿片受体的物质释放。同样,将微量吗啡直接注入 PAG 也有止痛作用。在延髓中缝核及网状结构局部电刺激或注射吗啡可产生有效的止痛效应。中脑 PAG 神经元被下行投射(如杏仁核)激活后,发出下行冲动至延脑腹侧中缝大核(nucleus raphes magnus, NRM)、邻近网状结构及部分脑桥背外侧网状结构的蓝斑,经脊髓背外侧束至背角。此外,背角浅层伤害感受性神经元发出纤维向脊髓以上结构投射过程中,还通过网状核间接地与 PAG 和 NRM 组成的下行内源性痛觉调制系统发生联系,负反馈对伤害性信息进行调制。

二、镇痛药物

临床上对轻度和中度疼痛一般用非甾体抗炎药治疗,而对严重的急性疼痛,如外伤或手术所致者,则常用阿片类药物进行治疗。但对严重的慢性疼痛,长期使用阿片类药物则可产生依赖和成瘾性甚至产生社会问题。

(一) 阿片类

不少阿片类制剂是重要的止痛剂,因为它们有很强的镇静作用,故常被称为麻醉药品。吗啡样阿片类制剂包括多种用于治疗严重急性疼痛和癌性疼痛的重要制剂,它们主要与 μ 阿片受体结合。μ 受体是与脊髓及脊髓以上水平止痛有关的最重要的阿片受体,位于下行止痛通路相关区,如 PAG、延髓腹侧和脊髓背角;也存在于中脑腹侧被盖区和腹侧纹状体,与阿片的强化效应有关。蓝斑的 μ 受体则主要介导阿片类药物的躯体依赖性。吗啡样制剂因有多种副作用而使其应用受限。这些副作用包括便秘、呼吸抑制及使用后出现依赖和成瘾的可能性。使用后可出现瞳孔缩小,临床上可据此判断阿片过量。反复应用易产生止痛作用耐受。尽管从细胞水平上对产生耐受的分子适应性的研究已取得了很大进展,但对哪些适应性在行为水平上引起止痛耐受仍未阐明。

1. 阿片受体激动剂

(1) μ 受体激动剂:临床上应用的吗啡样阿片类制剂颇多,它们的药物动力学特性,尤其是在口服制剂的可应用性及对 μ 受体的相对亲和力方面各有所不同。可待因是弱效 μ 受体激动剂,口服有效,常与阿司匹林或对乙酰氨基酚合用。盐酸二氢吗啡和芬太尼是很高效的 μ 受体激动剂,前者适合于口服,而后者经皮下注射给药。如前所述,这些制剂均有产生耐受、依赖及成瘾危险。但应用丁丙诺啡等 μ 受体部分激动剂则较少出现这些副作用,这是因为这些药物能足以激活受体以产生止痛效果,但又不足以诱导能造成耐受和依赖的分子适应性。由于部分激动剂在较大剂量时对行为也无明显影响,不易滥用,因而更适合临床应用。

(2) κ 受体激动剂:苯丙吗啡烷类阿片类制剂,如喷他佐辛对 κ 阿片受体的亲和力很高。同其他许多阿片类制剂一样,κ 受体激动剂也有镇静和睡孔缩小等副作用。κ 受体激动剂常引起不良情绪反应,但也会被滥用或成瘾。κ 受体见于脊髓背角、皮质深层及其他许多脑区。许多 κ 受体激动剂具有 μ 受体拮抗剂特性,能促使对吗啡制剂依赖的个体发生戒断症状,临床上常取代 μ 受体激动剂用于产科止痛,以减少新生儿呼吸抑制的危险。

(3) δ 受体激动剂:近 20 年来已做了很大的努力来开发小分子 δ 受体激动剂,然而,发现一些对 δ 受体有高度亲和力的肽类在临床上并无疗效。δ 受体不仅存在于边缘系统和脊髓背角,也见于与疼痛无明确关系的其他脑区。同 κ 受体一样,δ 受体也可能在脊髓背角水平介导止痛作用,并引起低血压下降和瞳孔缩小。

2. 阿片受体拮抗剂　也在临床中使用。纳洛酮是非选择性阿片受体拮抗剂,对受体的相对亲和力大小依次为 μ>δ>κ,用于治疗海洛因和其他阿片类制剂过量。海洛因过量常因抑制呼吸而危害生命,故应用纳洛酮对挽救生命尤为重要。长效阿片受体拮抗剂纳曲酮在海洛因成瘾者迅速撤药时应用。由于阿片受体拮抗剂促使依赖个体产生严重的戒断症状，故常与抑制躯体戒断症状的药物，如 α_2 受体拮抗剂可乐定等合用。纳曲酮也有助于防止阿片或乙醇成瘾者戒毒后复吸。吗啡等阿片类制剂直接注入体内炎症部位（如关节内）也有效果，同时应用纳洛酮可阻断这种作用，但局部应用吗啡不能产生全身止痛作用。

（二）非甾体抗炎药

非甾体抗炎药（NSAID）包括布洛芬、阿司匹林、吲哚美辛（即消炎痛）及许多其他相关制剂，具有解热、镇痛和抗炎作用。而对乙酰氨基酚能有效地解热和止痛，但无抗炎作用。NSAID 主要通过降低致敏性发挥止痛效应，它们抑制环氧化酶，后者催化花生四烯酸生成前列腺素、白三烯和其他类花生酸类物质。NSAID 对轻度疼痛很有效，但对急性严重的疼痛无效。环氧合酶有 COX－1 和 COX－2 两种同工酶，NSAID 对它们均有非选择性抑制作用，但由于 COX－2 在炎症和疼痛时被诱导产生，故以其作为抗炎和止痛作用的主要靶点。NSAID 的主要副作用在胃和十二指肠，是由 COX－1 受抑制及胃肠道上皮组织失去前列腺素的保护作用所致。随后开发的选择性 COX－2 抑制剂具有强大的抗炎和止痛作用，但对胃肠道无副作用，临床所用的有罗非昔布（rofecoxib）和塞来昔布（celecoxib）等。与阿司匹林和非选择性 NSAID 不同，选择性 COX－2 抑制剂不影响血小板聚集，故不能用于预防心肌梗死和脑卒中。但罗非昔布能增加脑卒中和心肌梗死的发病风险，其副作用已在临床引起注意。

（三）非阿片、非 NSAID 类止痛药

阿片或 NSAID 类止痛剂的局限性促使开发具有新的作用机制的止痛剂，但对一些缓激肽和 SP 拮抗剂的试验结果令人失望。目前，尚处于研究开发阶段的新型镇痛药物靶点有以下几类。

1. *nAChR 激动剂*　对烟碱的抗伤害感受作用认识已久。地棘蛙素是从厄瓜多尔青蛙分离出的 nAChR 激动剂，其止痛作用较烟碱更强。然而，地棘蛙素的作用为非选择性，不仅刺激神经元 nAChR，还刺激自主神经节和神经肌肉接头的 nAChR，因此有肌肉瘫痪、致癫痫和低血压等副作用。20 世纪 90 年代成功合成了选择性 nAChR 激动剂，仅作用于 CNS 表达的 nAChR，如 ABT－594 选择性作用于 $\alpha_4\beta_2$ 亚基组成的 nAChR，亲和力高，而该亚型与 α_7 寡聚体是啮齿类 CNS 主要的 nAChR，剔除编码 nAChR α_4 或 β_2 亚基基因的小鼠对烟碱的抗伤害感受反应减弱。

2. *大麻素（cannabinoids）*　为大麻的活性成分，也有止痛作用。大麻素受体有两类：CB1 受体在脑内表达，CB2 受体仅见于周围组织。大麻素的止痛效果主要由 CB1 受体介导，缺乏 CB1 受体的剔除小鼠对伤害感受的反应减弱。CB1 受体介导的抗伤害感受需要完整的延髓嘴端腹侧下行止痛通路。CB2 受体在止痛中的作用不明，由于此受体见于某些激活的炎症细胞，故推测这些受体可以是旨在减轻炎症反应的药物的有用靶位，但需进一步确定。虽然用大麻素作为止痛剂令人感兴趣，但因可能滥用，临床应用受限。

3. *兴奋性氨基酸受体拮抗剂*　兴奋性氨基酸受体主要有 NMDA 受体、AMPA 受体及代谢型受体。近年来，随着对 NMDA 受体的分子生物学、神经药理学及形态学研究的不断深入，许多学者已经发现，NMDA 受体拮抗药具有镇痛活性。在损伤电诱导大鼠神经病理疼痛模型中，NMDA 受体拮抗剂 CPP 及美金刚等能抑制这种病理过程，但不足之处是在镇痛剂量时，伴有共济失调、精神行为失常等严重副作用。NMDA 受体拮抗剂 AP5 和 AMPA 受体拮抗剂 DNQX 在痛敏模型中有较好镇痛效果。非竞争性 NMDA 受体拮抗剂 CNS5161 正在作为治疗神经性疼痛和偏头痛的镇痛药物进行临床试验。近年已将 NMDA 受体拮抗药用于缓解癌痛。

4. *N 型及 T 型钙通道阻滞剂*　N 型钙通道参与伤害性信息的传导已受普遍公认，其阻滞剂的镇痛效应也已被证实。N 型钙通道在神经元中的特异性表达主要是在初级传入神经元及脊髓背角浅层和伤害性传入神经元至 CNS 的突触连接部位。此外，N 型钙通道在背根神经节（dorsal root ganglion，DRG）

及脊髓背角感受伤害性刺激的神经元上有大量分布,而且主要分布于神经元突触部位,如密集分布于终止于脊髓背角浅层的传入纤维轴突末梢,而且在延髓、中脑、丘脑、黑质、大脑皮质浅层等突触分布密集区域均有分布,这为N型钙通道参与疼痛的传递及调节提供解剖基础。N型钙通道阻滞与镇痛阻断钙通道可减少神经递质的释放从而达到镇痛目的。N型钙通道基因敲除模型证实了这一点。与阿片受体不同,伤害性受体对N型钙通道抑制作用是由G蛋白介导的而且不依赖于受体激动剂。此调节方式主要依靠信号复合物的形成,由N型钙通道C端与伤害性受体的相互作用产生。基于此,这些通道在相对较低的水平的受体活性时即可起作用,并且在无受体激动剂时亦可被G蛋白所抑制。N型钙通道的特异性阻断剂 ω-芋螺毒素(ω-Ctx),MVIIA(ziconotide)是从致幻芋螺中分离出的具有25个氨基酸残基长度的多肽,能可逆性阻断N型钙通道。动物实验及临床试验结果均表明其具有较显著地镇痛作用,可通过临床鞘内注射起到较好的镇痛作用。

近来,反义寡核苷酸技术的应用则初步揭示了T型钙通道在疼痛中的作用。T型钙通道在神经元中主要位于胞体和树突,对不同的兴奋传入可产生不同的反应。研究显示钙通道Cav3.2是外周感觉神经元中伤害性刺激信号处理的重要调节因素,可作为疼痛治疗的外周特异性分子靶位。在脊髓背角,T型钙通道Cav3.2亚型也可能介导疼痛。Cav3.2定位于脊髓背角神经Ⅰ层投射神经元中,可致中枢敏化,提示其参与疼痛信号传递,并可作为新型的镇痛靶点。

应当指出,治疗上也应该针对引起疼痛的神经生物学机制,确定每一个体引起疼痛的主要机制,并对这种机制进行更为合理的治疗。

三、临床疼痛综合征

(一) 偏头痛

偏头痛反复发作,以搏动性居多,疼痛位于一侧,常伴有畏光、畏声、恶心、呕吐。部分病例发病前有先兆。由于偏头痛发生率高,发作频繁,对患者的身心危害颇大,故长期以来一直是疼痛研究的重点。

1. 发病机制

(1) 三叉神经-血管系统学说:偏头痛的发病机制至今仍不明确,直到20世纪80年代提出了偏头痛发病机制的三叉神经-血管系统学说,对偏头痛的发病作了较为全面的阐述。该学说认为,偏头痛的发病是由于在应激、疲劳等诱发因素的刺激下,脑干蓝斑和中缝核分泌过量的NE和5-HT,引起脑内血管痉挛,脑血流量减少,皮质活动受抑,从而出现偏头痛先兆。同时,三叉神经冲动逆向传至末梢,刺激其释放CGRP和SP等神经肽,导致以脑膜血管扩张、血小板活化及肥大细胞脱颗粒为特征的神经炎症,降低对血管搏动和头部运动等的疼痛反应阈值,进一步加重疼痛。诱导三叉神经节神经元激活的因子较多,其中典型的包括组胺、花生四烯酸、缓激肽、K^+等。激活因子的释放可刺激外周感觉神经神经节神经元释放降钙素基因相关肽(calcitonin gene-related peptide, CGRP)等,引起偏头痛发作。

(2) 5-HT系统:在偏头痛发病中,多年来的研究支持5-HT参与偏头痛的血管和神经改变,主要由脑血管平滑肌和三叉神经血管系统的 $5-HT_{2B/2C}$ 和 $5-HT_7$ 受体介导。而 $5-HT_{1B/1D}$ 和 $5-HT_{1F}$ 受体介导的血管和三叉神经血管系统反应则被认为不是病理性的,而是舒马曲坦和其他 $5-HT_{1B/1D}$ 受体激动剂治疗急性期偏头痛的主要机制。$5-HT_{2B/2C}$ 受体在偏头痛发病中的作用主要与产生一氧化氮有关;而 $5-HT_7$ 受体则通过引起血管扩张,并介导神经源性炎症反应,参与偏头痛的发病。有学者提出 $5-HT_7$ 受体在偏头痛中的作用假说:中缝背核和蓝斑活化分别导致5-HT能和含有5-HT的NE能纤维释放大量的5-HT,刺激位于脑部大血管(如大脑中动脉)上的 $5-HT_7$ 受体,产生异常血管扩张。引起支配血管壁的三叉神经末梢机械性扩张和激活,随后的轴突反射引起硬脑膜血管的三叉神经感觉末梢逆向激活,释放炎性肽类如CGRP。这种病理变化伴有偏头痛发作期间出现的局部脑血流严重和持续缺乏。这种假定机制不排除神经元释放的 5－HT 也与三叉神经血管传入纤维相互作用，触发和促进脑膜血管释放神经肽。

（3）CGRP：近来对 CGRP 与偏头痛发病关系的研究令人注目。CGRP 是脑循环中最强的血管舒张肽，表达于支配所有脑部大血管及接受脑膜血管痛觉的三叉神经节细胞。最近的研究显示，硬脑膜三叉神经传入纤维在受到电或化学刺激后 CGRP 释放显著增多，进而在偏头痛的病理生理中起关键作用。已发现所有的有先兆或无先兆偏头痛患者发作期颈外静脉血中 CGRP 水平均增高，无先兆者缓解期也增高，外源性 CGRP 可诱导偏头痛患者发作。患者服用舒马曲坦后在头痛缓解的同时，原先增高的 CGRP 水平也降低，且下降程度与头痛缓解程度相一致。用原代培养的三叉神经元首次证实神经元在受到 KCl 化学性去极化刺激后释放 CGRP。致炎剂处理原代培养的三叉神经元可介导神经源性炎症，增加痛觉传入纤维的敏感性，显著刺激 CGRP 释放。辣椒辣素选择性地通过瞬时受体电位通道香草醛亚型－1（transient receptor potential vanilloid type－1，TRPV1）激活感觉 C 纤维，也显著刺激 CGRP 的分泌。偏头痛发作期间血清 CGRP 水平增高，由此推测 CGRP 受体可作为抗偏头痛治疗的一个潜在靶点，并可避免曲坦类药物因激活冠状动脉上的 5－HT_{1B} 受体引起血管收缩所导致的心血管副作用。

2. *临床治疗*　轻度或中度偏头痛，治疗包括弱止痛剂如阿司匹林或 NSAID，可与止吐剂合用。阿司匹林与咖啡因等制成的复方制剂长期以来用以治疗偏头痛。麦角生物碱如麦角胺或二氢麦角胺也常使用。近十多年来，偏头痛药物治疗的重大突破是开发了一系列曲坦类（triptan）制剂。它们均激动 5－$HT_{1B/1D}$ 受体，5－$HT_{1B/1D}$ 受体为 5－HT 能神经末梢突触前的抑制性自身受体，可能通过以下两种途径对偏头痛起治疗作用：① 刺激脑血管 5－HT_{1B} 受体使其收缩；② 通过刺激脑干的 5－HT_{1B} 或 5－HT_{1D} 受体抑制三叉神经核的兴奋。最早的曲坦类制剂是舒马曲坦，国内报道治疗总有效率达 80%；后又相继开发出佐米曲坦（佐米格）、那拉曲坦和利扎曲坦等。少数病例服用曲坦类药物后出现胸痛等不适，由于担心 5－HT_{1B} 受体激活会导致冠状动脉收缩，故禁用于冠脉疾病者。曲坦类制剂不宜与麦角腔或单胺氧化酶抑制剂合用。偏头痛是一种慢性病，故对复发频繁或发作严重的病例预防性治疗很有必要。三环抗抑郁药如阿米替林、肾上腺素受体拮抗剂如普萘洛尔、钙通道阻滞剂氟桂利嗪（西比灵）及 L 型钙离子通道阻滞剂如维拉帕米（异搏定）常用于偏头痛的预防。

（二）神经病理性疼痛

伤害感受通路神经元的损害通常引起正常痛觉的部分丧失，然而，该损害随后可导致严重的神经性疼痛。后者可由某些损害神经元或引起神经元死亡的病理过程所致，如神经病理性疼痛、病毒感染（如疱疹后神经痛）或肿瘤等。疱疹后神经痛由潜在的水痘带状疱疹病毒的激活所致，此类病毒能在初级感觉神经元中隐藏数十年，并在未知的原因下激活，疱疹病毒通常仅影响单一的脊神经或脑神经，造成其分布区的皮损，并引起持续和严重的疼痛。神经性疼痛可因截肢（幻肢痛）、脊髓受损、神经撕脱伤、神经受压及脑卒中（如丘脑腹后核受累所致的丘脑痛）所致。神经性疼痛也可为特发性，如三叉神经痛。对三叉神经痛的治疗药物为卡马西平或三环抗抑郁药，但治疗机制不明。神经病理性疼痛患者的痛阈显著降低，以致本来无害的刺激也可引起疼痛（异常性疼痛），或对有害刺激的反应增强（痛觉过敏）。神经性疼痛可能由于来自受损神经组织的高强度动作电位的异常发放并维持。这种发放引起脊髓背角和更高级中枢的可塑性变化，从而导致疼痛复发，甚至在手术切除受损的神经或中枢结构后，疼痛依然存在。存在交感神经症状时的治疗包括通过注射局部麻醉剂进行交感神经阻滞。有报道对存在肌张力障碍的患者鞘内注射 $GABA_B$ 受体激动剂氯苯氨丁酸能缓解症状。尽管如此，对神经性疼痛的治疗目前仍不能令人满意，阿片类制剂虽能部分改善症状，但长期使用可引起成瘾，从而应用受限。

（陶　金）

参考文献

邵福源,王宇卉. 分子神经药理学. 上海:上海科学技术出版社,2005.

中国抗癫痫协会. 临床治疗指南——癫痫病分册(2015 修订版). 北京:人民卫生出版社, 2015.

Avoli M, Louvel J, Pumain R, et al. Cellular and molecular mechanis MS of epilepsy in the human brain. Prog Neurobiol, 2005, 77: 166-200.

Davis K D, Flor H, Greely H T, et al. Brain imaging tests for chronic pain: Medical, legal and ethical issues and recommendations. Nat Rev Neurol, 2017, 13(10): 624-638.

Devinsky O, Vezzani A, O'Brien T J, et al. Epilepsy. Nat Rev Dis Primers, 2018, 4: 18024.

Dodick D W. Migraine. Lancet, 2018, 391(10127): 1315-1330.

Edvinsson L, Haanes K A, Warfvinge K, et al. CGRP as the target of new migraine therapies-successful translation from bench to clinic. Nat Rev Neurol, 2018, 14(6): 338-350.

Edvinsson L. The trigeminovascular pathway: Role of CGRP and CGRP receptors in migraine. Headache, 2017, 57(2): 47-55.

Nestler E J, Hyman S E, Malenka R C, et al. Molecular neuropharmacology: A foundation for clinical neuroscience, 3th ed. New York: McGraw-Hill Education, 2001: 1-544.

Fisher R S, Cross J H, D'Souza C, et al. Instruction manual for the ILAE 2017 operational classification of seizure types. Epilepsia, 2017, 58: 531-542.

Gasparini C F, Smith R A, Griffiths L R. Genetic and biochemical changes of the serotonergic system in migrainepathobiology. J Headache Pain, 2017, 18(1): 20.

Kandel E R, Schwartz J, Jessell T, et al. Principles of neural science. 5th ed. New York: McGraw-Hill Education, 2002: 1-1760.

Keezer M R, Sisodiya S M, Sander J W. Comorbidities of epilepsy: Current concepts and future perspectives. Lancet Neurol, 2016, 15: 106-115.

Mc Namara J O. Cellular and molecular basis of epilepsy. J Neurosci, 1994, 14: 3413-3425.

Robel S, Sontheime rH. Glia as drivers of abnormal neuronal activity. Nat Neurosci, 2016, 19: 28-33.

Rogawski M A, Loscher W. The neurobiology of antiepileptic drugs. Nat Rev Neurosci, 2004, 5: 553-564.

Staley K. Molecular mechanis MS of epilepsy. Nat Neurosci, 2015, 18: 367-372.

Thomas R H, Berkovic S F. The hidden genetics of epilepsy-a clinically important new paradigm. Nat Rev Neurol, 2014, 10: 283-292.

Törnblom H, Drossman D A. Centrally targeted pharmacotherapy for chronic abdominal pain: Understanding and management. Handb Exp Pharmacol. 2017, 239(106): 417-440.

第七章
神经免疫药理学

神经免疫药理学(neuroimmune pharmacology)是神经科学、免疫学和药理学的“交叉”学科(图7-1)。神经系统和免疫系统是机体重要的感受和调节系统,两系统通过共同的生物信息分子相互影响、相互作用,形成复杂的神经免疫网络,共同维持机体的内环境稳态。神经系统通过分泌神经递质和激素调节免疫系统;免疫细胞通过分泌神经递质样物质、激素和细胞因子作用于神经系统。应激和免疫条件反射时可以产生某些调节物质,它们在神经、免疫系统之间起桥梁作用,使神经系统和免疫系统对它们自身的功能和全身各器官系统的功能进行调控,使机体在不同条件下维持稳态。神经系统和免疫系统间的这种相互作用影响药物的药理作用、作用机制、临床应用和副作用。在神经退行性疾病的最新治疗学中,免疫调节、基因治疗和疫苗接种等新兴治疗方法在神经修复过程中起到重要作用。

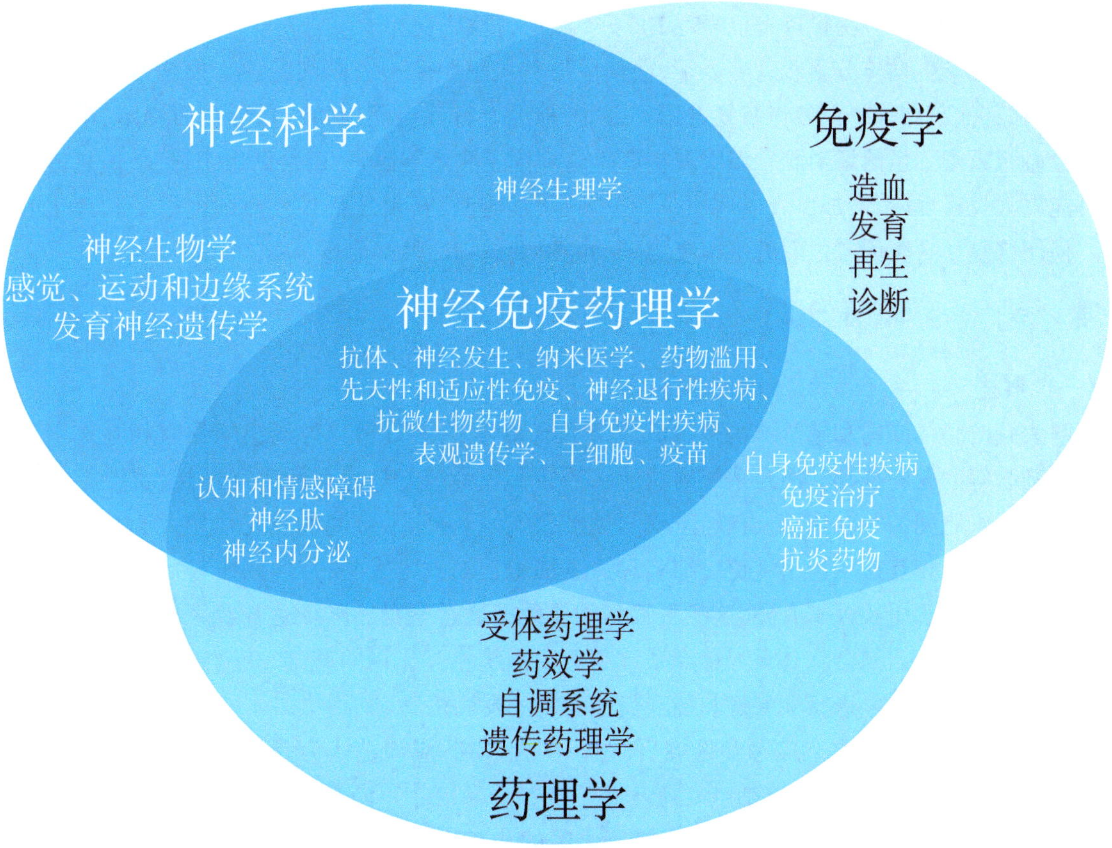

图7-1 神经免疫药理学:神经科学、免疫学和药理学的“交叉”学科

神经系统与免疫系统相互关联性的研究起源于20世纪20~30年代,苏联科学家Metal' nikov等用巴甫洛夫经典条件反射的方法,成功影响了人的免疫系统功能。此后,免疫学向神经、精神病学领域渗透,神经、精神病学和免疫学的交叉研究取得了丰硕成果,尤其是20世纪80年代发现免疫细胞可以合

成和释放神经肽,这引发了对免疫系统与神经系统相互关系研究的迅速进展,并成为生命科学研究的新领域。除了在神经、免疫两大系统是否存在直接联系和相互影响的研究上取得长足进展之外,还对临床上难治性精神、神经病症的发病机制进行了有益探索,为神经退行性疾病、多发性硬化症、精神分裂症、吉兰-巴雷综合征、脱髓鞘神经病等的临床研究和治疗提供了指导。目前认为,神经系统具有重要的免疫调节功能,免疫活性物质也对神经系统的功能状态产生影响,神经系统与免疫系统的相互作用对机体在不同条件下维持稳态起到关键性作用。

第一节　神经免疫基础

一、神经炎症

在健康或疾病状态的神经系统中神经炎症发挥重要作用,神经炎症参与调控脑细胞及脑细胞连接的发育和营养供给。具有潜在神经毒性的小胶质细胞参与神经炎症的主要进程。在正常状态下,小胶质细胞通过清除细胞碎片、杀灭病原微生物、调节先天性和获得性免疫应答,对神经系统发挥保护作用。在神经退行性疾病中,激活的小胶质细胞通过在其他细胞间产生 Glu、促炎因子、活性氧、喹啉酸,促发适应性免疫应答和细胞趋化,导致免疫细胞跨越血-脑屏障发生迁移,最终引发神经元的损伤和死亡。炎性分泌物还可扩散到邻近的神经胶质细胞,包括星形胶质细胞和内皮细胞,这导致了自分泌的恶性循环和炎性组织损伤的旁分泌扩增,进一步加重了神经退行性病变。

受损神经元产生粘连分子和营养因子,促使星形胶质细胞和小胶质细胞参与损伤修复的进程。此外,微血管和其他胶质系统也参与修复进程。因此,神经退行性疾病伴随着星形胶质细胞、小胶质细胞增生和微血管重塑。虽然星形胶质细胞最初产生营养因子和细胞因子,以帮助组织修复,但是最终这些因子可能放大炎症反应、增加血管通透性、导致小胶质细胞激活,引发更多炎性细胞因子和趋化因子的产生。损伤修复和致炎因素之间的平衡决定了神经退变进程的最终命运。

二、神经免疫系统的结构基础

(一) 概述

理解大脑的整体结构和超微结构是认识神经系统如何工作、如何与外周组织器官相互作用及如何应对外界刺激等问题的基础。神经系统的功能和活性不仅受控于神经系统内在连接,也受控于神经系统与周边组织细胞间的相互作用。神经系统与免疫系统、内分泌系统间的相互作用尤为重要。神经系统与免疫系统间的相互作用包括将免疫细胞和造血细胞运输进入大脑;神经系统与内分泌系统间的相互作用主要由激素和生长因子介导,这些激素和生长因子通过全身循环抵达神经系统并发挥效应。了解神经系统的结构和组织器官是学习神经系统和免疫系统相互作用的基础,从而进一步阐明阿尔茨海默病、帕金森病、其他神经退行性疾病和神经炎性疾病的发病机制。

虽然 CNS 通常被认为是免疫赦免区域,但是事实上,CNS 应该被认为是一个免疫特异区域。在生理条件下免疫系统的细胞(如淋巴细胞、巨噬细胞)在神经系统中不断循环。这些被运送到神经系统的免疫细胞和神经系统自身的神经细胞、胶质细胞之间的相互作用对维持神经环路的稳定性和功能性是至关重要的。例如,运输 T 细胞到达成人海马有助于促进神经形成和学习功能。值得注意的是,不仅免疫系统能够调控神经系统功能,相反,神经系统也能调控免疫应答。例如,胆碱能神经传递能够抑制促炎性细胞因子的释放,从而对抗全身性炎症反应。然而,神经系统中的免疫反应并不仅仅与病理条件相关(如病毒感染、自身免疫性疾病和炎性疾病),也涉及生理条件和应激条件下的神经系统内环境稳态的调控。事实上,神经系统的重要解剖学特点决定了神经系统中发生的免疫反应的独特性。例如,淋巴引流的相对不足、内源性抗原提呈细胞的缺乏、血-脑屏障的选择性渗透。

神经免疫细胞的分布和迁移模式受控于遗传编码程序、解剖区域的结合模式和血流状态。神经免疫细胞包括内源性衍生的神经免疫细胞如星形胶质细胞和小胶质细胞,也包括外周循环衍生的细胞如淋巴细胞和巨噬细胞。白细胞通过 3 种途径进入神经系统:① 由 P-选择素(P-selectin)介导的蛛网膜下隙循环;② 由血小板内皮细胞黏附分子(platelet endothelial cell adhesion molecule, PECAM)介导的脉络丛迁移;③ 由 P-选择素、淋巴细胞功能相关抗原-1(lymphocyte function-associated antigen-1, LFA-1)和细胞间黏附分子(intercellular adhesion molecule, ICAM)介导的毛细血管后微静脉外渗。

综上所述,神经系统中脑脊液的流动、微脉管系统和血-脑屏障的存在,使得神经系统具有了独特的循环系统。神经系统的活动可调控血流状态,从而选择性地调控神经系统中的细胞与从周围组织运送至神经系统的细胞间的相互作用。

(二) 血-脑屏障

血-脑屏障参与神经免疫轴的调控。血-脑屏障可防止 CNS 中的液体与血液系统的无限性混合。血-脑屏障可选择性地调节 CNS 和血液系统中的细胞、细胞因子和其他溶质的相互交换。血-脑屏障调控作用的机制是多方面的,并受神经免疫生理和病理生理状态的影响。在正常生理条件下存在血-脑屏障/神经免疫的相互作用,同时,神经免疫疾病中也涉及血-脑屏障。血-脑屏障参与了这些疾病的发生和发展,一方面,血-脑屏障可能对疾病进行适应性调节;另一方面,血-脑屏障可能促进疾病进程的发展。

(三) 脑室周围器官

由于血-脑屏障不具有渗透性,受到血-脑屏障保护的 CNS 结构难以检测到循环系统中的关键信号分子,因此这些结构几乎不可能对这些信号分子做出适应性应答。那么 CNS 是如何成功地对外周系统所提供的信息做出应答呢?外周系统和 CNS 之间存在一些通讯机制,如扩散和主动转运。然而,因为扩散方式只允许小分子和非极性分子穿过屏障,所以通过任何一种方式穿过血-脑屏障的物质的数量都是有限的。相比之下,较大的疏脂物质需要合适的转运体才能通过血-脑屏障,迄今,研究人员几乎没有识别出特异性转运体。

这些问题主要依靠大脑的脑室周围器官(circumventricular organ, CVO)来解决。这些 CVO 结构是大脑中高度血管化的区域,它们的毛细血管不包含血-脑屏障的紧密连接,而是具有孔隙,内皮细胞之间的间隙形成血脑周围间隙,即 Virchow-Robin 间隙(Virchow-Robin space),含有较大疏脂性信号分子的循环血进入这些间隙,从而促进血液系统和神经组织之间信号分子的自由交换。脑室周围器官主要分为分泌型(神经垂体、正中隆起、垂体中叶和松果体)和感觉型(极后区、穹窿下器和终板血管器)。这些结构在感受和整合循环系统中的、不易通过血-脑屏障的、自主状态相关的信号方面发挥关键性作用。

(四) 脊椎动物视网膜

视网膜是 CNS 的前哨基地,视网膜不仅具有神经结构,而且具有专门用于将光信号转导成大脑可识别的神经代码的蛋白质。与视网膜的光信号转导或突触传递相关的蛋白质发生突变,导致视觉缺陷,这些缺陷包括轻微的色觉障碍或完全失明。虽然在通常情况下,血-视网膜屏障隔离了血液介导的免疫反应,但是,胶质增生和补体系统介导的炎症反应,是导致视网膜退化的重要因素,尤其是老年性黄斑变性(age-related macular degeneration, ARMD)。研究视网膜的免疫反应及其药理学干预策略,为治疗和预防视网膜退化提供了新思路。

(五) 海马、记忆和免疫

海马是一种位于颞叶内的脑部结构,是大脑边缘系统的组成部分,在情景记忆的形成、巩固和检索中发挥重要作用。海马中兴奋性突触的重复激活导致突触强度增加,持续数小时或数天,这被定义为长时程增强(long-term potentiation, LTP)。LTP是理解性记忆形成和储存的细胞和分子机制的关键。感觉信息主要是通过穿质通路(perforant pathway, PP),包括内嗅皮质的Ⅱ和Ⅲ层的神经元轴突,从而进入海马。PP轴突终止于海马齿状回颗粒细胞的树突。信息流通过海马从齿状回到达CA3、CA1和下脚海马回,从而形成海马中的三突触回路。海马不仅在学习记忆中发挥重要作用,也参与神经免疫反应。海马的损伤可改变免疫性,同时,海马的神经功能受控于各种免疫活性分子。

理解神经退行性疾病的生物学基础的重要进展之一是认识到CNS和免疫系统之间存在的广泛相互作用。CNS对全身细菌感染做出先天性免疫应答,而没有病原体直接进入大脑。由微生物、外伤、毒性代谢产物、自身免疫反应引起的免疫系统激活,或是由变性过程中的部分进程引起的免疫系统激活,都可导致个别脑神经元(包括海马神经元)活性的改变。这些机制与感染、炎症、自身免疫及肿瘤性疾病相关。

三、参与神经免疫的细胞及其功能

(一) 星形胶质细胞、少突胶质细胞和施万细胞

CNS主要由两种细胞构成:神经元和神经胶质细胞。神经胶质细胞包括星形胶质细胞和少突胶质细胞等。星形胶质细胞在血管周围形成复杂的网络结构,为CNS提供营养、水分和离子,并维持CNS的内环境稳态。星形胶质细胞在神经形成中发挥积极作用。但是,在炎症反应或神经退行性疾病状态下,星形胶质细胞产生促炎因子并参与随后的一系列级联反应。CNS的神经元被髓鞘覆盖,髓鞘可维持神经冲动的传导。少突胶质细胞是CNS的髓鞘形成细胞。施万细胞(Schwann cell)是周围神经系统的髓鞘形成的细胞。基因的平衡表达及转录因子的激活调控星形胶质细胞、少突胶质细胞和施万细胞的复杂神经免疫功能网络。

(二) 单核吞噬细胞

单核吞噬细胞(mononuclear phagocyte, MP)系统或网状内皮系统均属于先天性免疫系统,它们通过吞噬作用和细胞内杀伤活动,执行非特异性监控和清除的功能。单核吞噬细胞存在于结缔组织、脾、肝和大脑中。当病原体、癌细胞和损伤因素侵入皮肤和黏膜表面时,单核吞噬细胞(单核细胞、巨噬细胞和树突状细胞)发挥机体第一道防线的重要作用。单核吞噬细胞摄取并破坏微生物(如分枝杆菌、真菌、细菌、原生动物和病毒),对它们进行免疫监控。单核吞噬细胞清除受损组织、衰老或死亡细胞,从而为衰老的红细胞、白细胞、巨核细胞和其他类型细胞创造稳态环境。这些吞噬细胞在通过炎症清除器官和免疫肿瘤监控中发挥重要作用。通过吞噬、消化和细胞内降解等途径,清除受损的生物物质。

据估计,任何时刻每升血液中含有60亿个单核吞噬细胞。单核吞噬细胞按功能划分为非专职和专职两类。非专职吞噬细胞包括上皮细胞、内皮细胞、成纤维细胞、间充质细胞、淋巴细胞和自然杀伤细胞。与巨噬细胞和树突状细胞不同,非专职单核吞噬细胞的吞噬功能比较有限,吞噬并不是它们的主要功能。但是它们确实可以清除体内凋亡细胞和外来生物,但它们不会产生活性氧。专职吞噬细胞表达主要组织相容性复合体,在T细胞免疫中发挥特定作用。专职吞噬细胞主要包括巨噬细胞、树突状细胞和B细胞。

单核吞噬细胞是从血液系统中的单核细胞进化而来的。当它们到达组织并完全分化时,按照各自不同的存在位置,它们被冠以不同的名字。它们在肝脏被称为库普弗细胞(Kupffer cell),在脾脏被称为脾脏巨噬细胞,在结缔组织被称为组织细胞,在大脑被称为小胶质细胞,在骨头被称为破骨细胞,在胎盘被称为霍夫鲍尔细胞(Hofbauer cell),在淋巴结被称为窦组织细胞,穿越体腔被称为血管周围巨噬细胞。它们发挥吞噬、免疫调节、加工并提呈抗原、参与炎症反应、杀伤肿瘤细胞等作用。

(三) 小胶质细胞

从细胞水平来看,尽管小胶质细胞的数量只占脑细胞总数的10%,但它却是近年来研究的热点。小

胶质细胞是大脑中的单核巨噬细胞，它们在机体发育、免疫功能和神经退行性疾病进程中发挥重要的调控作用。小胶质细胞作为大脑的免疫细胞，参与先天性免疫反应，但是由于其独特的稳态表型和 CNS 微环境的严密调控，它们不同于其他组织的巨噬细胞。根据所处环境的不同，它们表现出多种形态表型和功能特征。小胶质细胞积极监控周围组织，并对其产生的变化迅速做出反应，因此，神经结构或功能的任何破坏都能促发小胶质细胞表型失调。小胶质细胞功能的改变参与大脑退化和神经退行性疾病。在许多神经退化和神经毒性模型中，突触变性和神经元丢失的早期事件都会伴有炎症反应，这些炎症反应包括小胶质细胞、血管周围单核细胞的激活及白细胞的募集。小胶质细胞作为促炎细胞因子的主要来源，被认为是神经炎症的中枢介质，可以诱导或调节多种细胞反应。神经炎症诱发组织损伤，还是组织损伤导致神经炎症呢？这一关键性问题至今尚未解决，但应该是相互诱导和放大的。小胶质细胞在监测神经元活动、监控神经元环境、神经元结构重塑、调节神经元和突触可塑性方面发挥重要作用，最终确保神经元和神经网络发挥最佳功能。

（四）淋巴细胞和神经系统

免疫系统通过识别和消除外来的新抗原及内部产生的变性物质，维持人体功能的完整性。与机体其他组织的免疫应答的调控相比，大脑中感染、肿瘤及变性所引起的免疫应答的调控更加困难。随着移植学的发展，大脑中免疫调控的研究不断发展。1873 年，荷兰眼科医生 van Dooremaal 观察到小鼠皮肤移植物在狗眼中存活时间延长。随后在 1948 年，Peter Medawar 为了解释同种角膜移植的成功，将皮肤移植到未免疫或免疫的家兔的大脑和眼睛的前房（之前的实验将同一供体的皮肤样本移植到胸部）。他阐述了大脑中免疫学调控的主要机制是供体皮肤的全身免疫和血管状态。大脑或眼的组织移植比机体任何其他部位的移植存活更久。人体中一些部位由于移植免疫耐受而被称为“特权”区域（睾丸和胎盘）。这种大脑实质中（不包括脑膜和脉络膜丛）的免疫反应与机体其他非特权部位是不同的，这是因为大脑实质中缺乏内源性的专门触发免疫应答的抗原提呈细胞，但是大脑实质中非专门的抗原提呈小胶质细胞具有特殊的性质。病原体或异常蛋白质所引起的原位炎症反应将诱发大脑的损伤及淋巴结构的出现。大脑中免疫反应的调控大部分归功于特异细胞膜结合分子、可溶性因子和大脑相关免疫偏离（brain-associated immune deviation, BRAID）。

淋巴细胞主要包括 T 细胞（胸腺衍生）、B 细胞（与抗体的生成有关）和自然杀伤细胞（natural killer cell，NK 细胞，先天免疫效应）。由于淋巴细胞各亚型的表达分子和基因模式的不同，表现出不同的功能。这些分子通常是它们标记的亚型的独特功能的基础。例如，CD3 定义为 T 细胞，是由于它是 TCR 复合物必不可少的组成部分，CD4 与主要组织相容性复合物（major histocompatibility complex, MHC）Ⅱ类的识别有关，而 CD8 与 MHC Ⅰ类的识别和细胞毒性反应有关，B 细胞通过它们的免疫球蛋白（Ig）表达或生成而被定义。20 世纪 80~90 年代的免疫学研究主要针对白细胞标记的鉴定和表征，首先是通过单克隆抗体产物，然后是通过基因测序。这促成了大多数 CD 分子的发现，现在它们被用来标记白细胞亚型及定义亚型功能。

1. *适应性免疫反应一般规律* 免疫系统的主要功能是调控生物体的独特性。免疫应答的强度和质量是基于高度多态性的 MHC 分子及 T 细胞、B 细胞受体的各种重组。外部蛋白、自身蛋白及自我修饰蛋白诱导的细胞因子/趋化因子被传送到树突状细胞/巨噬细胞，从受累组织（包括大脑）传送到局部引流淋巴结，从而控制免疫诱导和免疫耐受之间的平衡。抗原特异性免疫和耐受的诱导依赖于树突状细胞与未致敏 T 细胞间的相互作用。这些相互作用主要发生在高内皮微静脉（high endothelial venule, HEV）附近的淋巴结 T 细胞区。

2. *神经-免疫相互作用* 1975 年 Ader 和 Cohen 通过经典的免疫条件反射实验，最早提出了神经和免疫相互作用和相互调控的观点。自此明确了 CNS 和免疫系统的相互作用和相互调控。无论是在损伤或感染的心理因素引起的应激中,还是在生理应答引起的应激中,神经和免疫的相互作用都发挥了重要作用。CNS 调节免疫系统功能主要通过以下途径:通过 CNS 的经典神经递质作用和交感神经系统的外周神经递质作用;通过中枢和外周神经系统的神经肽作用。相反,免疫系统也改变 CNS 的功能,特别是通过释放细胞因子发挥调控作用。虽然 CNS 和免疫系统间的这种相互调节作用的目标是保持内环境稳态,但是其中一方的功能障碍都能导致另一方的功能紊乱,最终导致病理状态的出现。

免疫系统和神经系统间的相互作用是非常复杂的,目前这种相互作用并不完全明了。证实免疫系统和神经系统间相互作用的最初证据是在免疫系统的细胞中发现了神经激素受体和神经肽受体,这意味着免疫细胞能应答这些受体的内源性配体。相反,在 CNS 中也存在许多细胞因子和细胞因子受体,这些小分子量蛋白质在 CNS 中发挥功能性作用,免疫系统释放的细胞因子可调控 CNS 的功能。研究表明,免疫细胞也能合成和释放许多神经激素和神经肽,这说明,除了周围神经系统和 CNS 介导的远程控制之外,还存在一种局部控制方式,即这些神经递质的生理效应的局部控制。CNS 和免疫系统中配体和受体的共享构成了一个完整的生化信息网络,两系统间相互作用的网络系统为"免疫系统充当感觉系统的角色、大脑发挥免疫调节的作用"提供了基础。

(1) 淋巴组织的神经分布:与血管类似,在淋巴器官中,交感/NE 和交感/神经肽 Y (neuropeptide Y, NPY)神经分布比副交感(胆碱能神经)神经分布占优势,并与血管伴生。在胸腺超微结构水平,NE 能纤维接近胸腺细胞、肥大细胞和成纤维细胞。儿茶酚胺能神经纤维也与胸腺上皮细胞(thymic epithelial cell, TEC)密切关联。由于 TEC 在外胸腺皮质形成血-胸腺屏障,这些细胞可能成为肾上腺分泌的肾上腺素或血管周围神经释放的 NE 的靶点。在脾脏中,交感神经纤维存在于 T 依赖区域的细胞中,巨噬细胞和 B 细胞存在于边缘区和边缘窦。在淋巴结中,NE 能纤维在副皮质区和皮质区(富含 T 细胞的区域)分布,而不在含有 B 细胞的结节区分布。肠道、肺和鼻黏膜拥有最丰富的、与淋巴组织关联的神经分布。在淋巴聚集的 T 细胞区中含有神经肽和交感神经递质 NE,使得神经支配占主导地位。激活的交感神经系统和静息的交感神经张力都对先天性和获得性免疫反应的调控发挥重要作用。

(2) 神经递质和神经肽对免疫细胞活性的调节:抗原提呈细胞,如胸腺上皮细胞和组织固有巨噬细胞/树突状细胞,在淋巴细胞的功能发挥中起关键性作用。巨噬细胞/树突状细胞来源的细胞表达 NE(α_1、α_2、β_1、β_2)、DA(D_1~D_5)、阿片类(μ、δ、κ)、副交感 AChR 以及神经肽的 Y1 受体。这些受体的复杂信号可影响抗原提呈细胞的激活状态、影响协同促进/协同抑制分子的表达、影响分泌的细胞因子/趋化因子的特性。AChR 信号可激活淋巴细胞,抑制 TNF 的分泌,这表明 AChR 发挥了抗炎作用。

巨噬细胞/树突状细胞和淋巴细胞表达不同的肾上腺素受体。NE 或 DA 浓度的增加可以调节 T 细胞极化向 Th2 细胞,刺激 IL-4、IL-5 和 IL-13 的分泌。组胺、5-HT、神经肽(如 P 物质)、血管活性肠肽、脑垂体腺苷酸环化酶激活肽、降钙素基因相关肽、促黑激素(α-melanocyte-stimulating hormone, α-MSH)和瘦素可诱导同样的 Th2 细胞极化。

(五) 干细胞

以前的观点认为在成年人大脑中没有新的神经细胞产生。而现在人们普遍认为,在整个生命过程中神经形成在不断发生着。发育过程中和成年人整个生命过程中的神经形成是神经干细胞(neural stem cell, NSC)增殖、迁移和分化的结果。神经干细胞能分化成所有的 CNS 细胞,在保留其多潜能能力的同时进行自我更新。许多因素影响神经干细胞的生存、增殖、迁移和分化。这些因素包括趋化因子、生长因子和神经递质等。

虽然已知成人体内可产生新的神经元和支持细胞,但是,这些新的细胞存活多久?它们如何融入 CNS 的神经通路?这些问题目前仍不清楚。现在许多研究都集中在通过胚胎、胎儿或成人干细胞的移植或通过刺激内源性神经干细胞进行生长和分化,从而取代受损的神经元。这些研究中既存在优势,也存在许多待解决的问题,例如,激活神经元形成的机制是什么?新的神经元成功进入CNS的机制是什么?因此,需要进一步的研究来解决这些问题,从而为神经系统损伤疾病的发展和治疗提供指导。

四、参与神经免疫的细胞因子和趋化因子

趋化因子、细胞因子和生长因子是协调全身免疫反应、协调免疫系统与CNS间通信交流的重要信号分子。因此,趋化因子、细胞因子和生长因子的失调将诱发CNS疾病的发生。HIV-1相关性痴呆(HIV-1 associated dementia, HAD)、阿尔茨海默病、多发性硬化症的发病机制中都包括巨噬细胞/小胶质细胞的激活,产生高水平的致炎细胞因子,损伤的神经元功能。免疫反应干扰和神经功能受损之间的关系是科学研究的热点问题。理解趋化因子、细胞因子和生长因子在CNS疾病的发病机制中的作用,可为神经退行性疾病的治疗提供潜在的治疗靶点。

(一) 参与神经免疫的细胞因子

细胞因子是一种肽因子,它与免疫系统元件间的体液通信相关联。但是,这个分子大家族中的许多成员也在神经系统中发挥重要作用。在神经系统发展的各个方面中(包括细胞增殖、迁移、分化和程序性细胞死亡)都涉及细胞因子介导的神经元件之间的交流。此外,成人脑中的细胞因子在学习记忆进程中的细胞和突触可塑性方面也发挥重要作用。脑损伤过程中,细胞因子协调整合神经免疫元件的应答反应,包括星形胶质细胞和小胶质细胞、大脑中单核细胞衍生的吞噬细胞。

细胞因子除了调节免疫系统功能之外,还参与调控外周免疫系统和中枢、外周神经系统之间的通信。在先天性免疫应答中,由巨噬细胞、血管内皮细胞和其他细胞释放的细胞因子激活HPA轴,最终导致肾上腺糖皮质激素的释放。促炎细胞因子除了激活HPA轴,也影响行为,这种影响结果被认为是一种病态行为综合征。此综合征的特征主要包括许多行为反应,如快感缺乏、一般性活动和探索性行为减少、进食和性活动减少、睡眠增加等。现在人们逐渐认识到了细胞因子在调节CNS功能中的作用,一些神经系统疾病进程中致炎细胞因子的水平发生改变,如神经元死亡之前可检测到TNF-α和IL-1β等因子表达增多。然而,致炎细胞因子IL-1β和TNF-α的综合效应仍有争议。这些细胞因子在健康脑组织和正常神经元中都不导致神经元死亡。但是在疾病状态中,这些致炎细胞因子导致CNS发生炎症反应。

(二) 参与神经免疫的趋化因子及其受体

虽然趋化因子常由免疫细胞产生,但是大脑中的细胞(包括内皮细胞、神经元、星形胶质细胞、小胶质细胞和少突胶质细胞)也能表达趋化因子,它们调节大脑中粒细胞的迁移、募集、累积和激活。一些趋化因子,如基质细胞衍生因子-1α(stromal-derived factor-1α, SDF-1α,又称CXCL12)和趋化因子CX3CL1(fractalkine, FKN),由大脑产生并对CNS内环境稳态和发育起重要作用。此外,炎症刺激可诱导一些趋化因子,如巨噬细胞炎症蛋白-1α(MIP-1α,又称CCL3)和巨噬细胞炎症蛋白-1β(MIP-1β,又称CCL4)、单核细胞趋化蛋白-1(MCP-1,又称CCL2),激活正常T细胞表达和分泌因子(regulated upon activation normal T-cell expressed and secreted, RANTES,又称CCL5)。这些趋化因子可能参与了神经退行性疾病的病理机制。

神经系统的人免疫缺陷病毒(human immunodeficiency virus type 1, HIV-1)感染中大脑出现炎症反应,导致化学诱导物梯度的出现,最终形成人免疫缺陷病毒性脑炎(human immunodeficiency virus encephalitis, HIVE)中的多核巨细胞的出现。这使炎性单核细胞衍生的巨噬细胞(monocyte-derived macrophages, MDM)进入大脑,感染并扩散神经毒性分泌因子,最终导致疾病的病理和临床症状的出现。此外,趋化因子受体对血管周围的巨噬细胞和小胶质细胞的感染起重要作用。研究表明,趋化因子和它们的受体在HIV-1感染的神经系统疾病发病机制中发挥直接作用。神经元、神经胶质细胞和神经干细

胞表达趋化因子受体,HPV－1 gp120 和神经趋化因子受体间的相互作用导致神经元凋亡的发生。这些通路可能受控于作用于相同受体的趋化因子。神经细胞上存在趋化因子受体,这为“趋化因子调控神经生理功能”的观点提供了有力的证据。因此,趋化因子受体可能在神经保护与神经损伤的平衡中起关键性作用。

五、人免疫缺陷病毒相关神经认知障碍中的生长因子和神经营养因子

目前,全球 HIV－1 感染者超过 4 000 万。抗反转录病毒联合疗法(combination antiretroviral therapy, cART)的问世成功地控制了病毒的复制,从而延长了感染者的寿命。因此,HIV 疾病的发病率和死亡率有了显著改善。然而矛盾的是,虽然 cART 疗法的广泛使用提高了患者的生存率,但同时也导致患者普遍出现轻度神经认知损伤,统称为 HIV 相关神经认知障碍(HIV－associated neurocognitive disorder, HAND)。临床上,HAND 的生活质量下降、记忆力减退、社会和职业障碍。病理方面,最严重病情的患者表现出持久性 HIV 脑炎(HIV－encephalitis, HIVE)和轻微的胶质细胞增生。然而,病理结果并不总是与疾病体征和症状相关,且患者常表现出轻微的认知障碍而不是明显的痴呆症。当观察到神经退行性病变时,其特征表现为皮质和皮质下区域的神经退行性病变,以及新皮质和海马的神经元突触端结构的简化。

神经营养因子和神经毒性因子之间的动态平衡维持着 CNS 稳态。神经毒性因子的研究充分,而神经营养因子的研究相对不够充分,这些神经营养因子包括脑源性神经营养因子(brain derived neurotrophic factor, BDNF)、成纤维细胞生长因子(fibroblast growth factor, FGF)、神经生长因子(nerve growth factor, NGF)和胶质细胞源性神经营养因子(glial cell derived neurotrophic factor, GDNF),他们可以保护神经元免受各种神经毒素的侵害。HIV 感染后 BDNF 下调导致抗凋亡和促凋亡的神经营养因子失衡。研究表明,血小板衍生生长因子(platelet-derived growth factor, PDGF)在逆转 HIV 蛋白、转录的反式激活因子(trans-activator of transcription, Tat)和 HIV－1 gp120 介导的神经毒性中发挥关键作用。神经营养因子通过阻止神经毒素介导的突触和轴突变性而发挥作用。这些因子干扰了凋亡性细胞死亡的基本机制,这些机制是许多神经退行性疾病的潜在特征。神经营养因子还能促进轴突生长并维持正常的神经元形态。对于 HAND 而言,神经营养因子和(或)其受体的表达减少会损害神经信号传导并影响疾病进程。尽管 cART 可抑制全身病毒复制,但存在于 CNS 和淋巴结组织中的不受 cART 影响的 HIV 蛋白(如 Tat 或 HIV－1 gp120)可诱发神经毒性。病毒蛋白通过多种机制干扰神经元的存活。这些机制包括产生自由基、一氧化氮,释放 Glu、炎性细胞因子或其他兴奋性毒素。此外,神经营养因子还能促进神经元分化、神经发生和血管生成,从而促进修复。目前,大多数神经退行性疾病都没有有效的治疗方法。因此,研究治疗这些疾病的新型神经保护分子是非常必要的。

六、RNA 结合蛋白

肌萎缩侧索硬化症和其他运动神经元障碍疾病的分子遗传学研究,使 RNA 结合蛋白(RNA binding protein, RBP)成为研究人员关注的焦点。与运动神经元疾病相关的大量突变都发生在 RBP 中,原因主要在于 RBP 独特的结构和生物学特性以及 RBP 在神经元核外结构域中的独特丰度。

调节 mRNA 翻译和蛋白质合成可以使细胞快速改变蛋白质组以响应各种信号。RBP、RNA 颗粒的发现及它们在决定 mRNA 转录的命运和活性中的关键作用,说明了翻译调控的重要性。RBP 和各种颗粒类型之间的相互作用调控了 mRNA 的稳定性和翻译活性,并在正常条件下和应激条件下对蛋白质表达的微调起重要作用。

RBP 家族由大约 800 种蛋白质组成,它们共享保守结构域和相关功能。这些 RBP 通常包含两种类

型的保守结构域：富含甘氨酸的结构域和RNA识别基序(RNA recognition motif, RRM)。富含甘氨酸的结构域具有疏水性，并介导这些蛋白质的可逆聚集。RRM具有广泛的特异性，但在转录谱的范围内存在差异，这种特异性也依赖于细胞的应激类型。RBP及其形成的颗粒调控RNA生物合成的各个方面，包括RNA成熟、监视、转运、亚细胞定位、翻译和RNA降解。在核糖核蛋白(ribonucleoprotein, RNP)复合物这种功能单位中，RBP与编码的、未翻译的和非蛋白质编码的RNA形成动态相互作用。RNP复合物中的RBP可以在从合成到降解的整个过程中稳定地与RNA结合，或者在时间和空间上选择性地与RNA结合。

RBP的功能通常分为核活性和胞质活性。在细胞核中，RBP调控mRNA的成熟，包括剪接、RNA螺旋酶活性、RNA聚合酶延伸和出核。在细胞质中，RBP调控RNA转运、沉默、翻译和降解。这些细胞质RBP通过形成RNA颗粒来调控转录活性和分布，这些RNA颗粒是含有RBP的大分子复合物。通过富含甘氨酸的结构域介导的蛋白质-蛋白质相互作用和RRM介导的蛋白质-mRNA相互作用，mRNA转录物被整合形成颗粒。RNA颗粒因分子组成和功能而异。RNA降解由一种称为加工体或处理小体(P-body, PB)的RNA颗粒介导。转运颗粒在神经元中扮演着重要的角色，它们将转录物从胞体转移到树突和轴突。应激颗粒(stress granule, SG)对哺乳动物的应激反应非常重要，它可以隔离mRNA，并允许mRNA进行翻译、储存或降解的动态分选，以保证细胞存活。

七、外泌体与神经调节

外泌体是细胞分泌的微泡，可作为药物、RNA、微生物和蛋白质的转运体。这种转运通过体液流动实现，并且促进细胞间的通讯和免疫稳态反应。细胞来源和生理状态都可以决定外泌体的组成和载体，从而确定细胞之间如何相互通讯。当多泡体(multi-vesicular body, MVB)与质膜融合时，外泌体被释放到细胞外环境中。外泌体携带具有特异功能的细胞成分，这些功能包括细胞间信号、细胞稳态、生长、分化、抗原提呈、微生物感染和肿瘤增殖。研究人员观察到从成熟的网状细胞内体到细胞外环境的囊泡释放，从而首次证实了外泌体的存在。以往外泌体的功能被认为只是废物管理，最近由于外泌体的信号传导功能，引起了研究人员的广泛关注。

外泌体是由体内大多数细胞类型所分泌的30~150 nm的膜结合囊泡。这些囊泡存在于大多数体液中，包括血液、唾液、尿液、初乳、精液和脑脊液。循环中的外泌体，据估计有2/3来自血小板。当它们被释放到细胞外之后，外泌体可以与相邻细胞相互作用或进入循环。然后，外泌体通过与特定靶细胞相互作用而发挥效应。它们的主要作用是通过结合细胞受体和(或)转运功能蛋白、RNA、代谢物和脂质来实现细胞间的通讯。这些生物活性分子的传递对靶细胞的正常功能至关重要，但也可能促发疾病进程。由于这些特性，外泌体作为生物标志物和治疗性载体工具显得很有吸引力。此外，外泌体的免疫调节和再生的特性，促使其应用于其他治疗目的。

八、microRNA

分子生物学的中心法则指出，RNA的唯一功能是破译储存于DNA中的遗传密码。三种类型RNA，即信使RNA(messenger RNA, mRNA)、转移RNA和核糖体RNA，都在蛋白质合成中发挥作用。RNA的唯一作用是转录和翻译之间的中间体。蛋白质负责所有后续的细胞功能。

然而，在中心法则提出后不久，Howard Temin和David Baltimnre进行了一系列实验，发现RNA也可以作为DNA合成的模板，这为RNA更广泛的功能作用提供了第一个证据。随后，核糖核酸酶(ribonuclease, RNase)P作为一种核酶，即具有催化功能的RNA分子，以及在mRNA剪接中起作用的小核RNA(small nuclear RNA, snRNA)的发现，说明RNA具备一定的蛋白质执行细胞功能的作用。

随着人类基因组计划的完成,RNA 的多样性和复杂性变得更加明显。该计划表明,虽然只有 1%的基因组被翻译成蛋白质,但绝大多数基因组被转录为 RNA。不断增长的“非经典”RNA 列表中,增添了一些新型 RNA 种类。例如,负责其他 RNA 分子中核苷酸的转录后修饰的小核 RNA,调控染色质结构和基因组印记的长链非编码 RNA,以及调控 mRNA 翻译的 microRNA。Gary Ruvkun 和 Victor Ambros 的实验室共同发现了第一个 microRNA。在对秀丽隐杆线虫中负责暂时调控胚胎发育的 *lin-4* 基因的研究中,发现 *lin-4* 缺乏传统的起始或终止密码子。将突变引入 *lin-4* 的开放阅读框中,也未能再现其功能缺失突变引起的表型。由此得出结论,*lin-4* 不能编码蛋白质。然而,lin-4 RNA 似乎是它的功能形式,因为发现其在线虫胚胎发生中的功能与 lin-14 蛋白的功能相反。Wightman 等证实,lin-4 RNA 与其靶 mRNA lin-14 的 3′非翻译区(3′-untranslated region, UTR)上的互补序列结合,导致 lin-14 蛋白水平降低。

Lee 等研究表明,*lin-4* 初级转录物被加工为两个较小的 RNA:61 个核苷酸长度的 lin-4L 和 22 个核苷酸长度的 lin-4s。这种 22 个核苷酸长度的 lin-4s 现在被认为是一种新的小型非编码 RNA(即 microRNA)的创始成员。2000 年之前,lin-4 被认为是唯一能够结合并下调其靶 mRNA 的 RNA,直到 2000 年研究发现 let-7 与 lin-4 的作用机制相似。与 lin-4 不同,let-7 的序列在进化水平上是保守的。这为在其他生物中系统性地寻找类似的小的非编码 RNA 提供了线索,最终在线虫、果蝇和 HeLa 细胞中发现了几种这样的 RNA。3 个研究小组共同命名这类新的小调控 RNA 为 microRNA。

microRNA 是一种由 20~22 个核苷酸组成的长链单链 RNA。microRNA 是从更长的转录本(被称作初始 microRNA)转录而来的,初始 microRNA 是由 RNAeⅢ酶(DROSHA 和 Dicer)加工而产生的成熟形式。在细胞质中,microRNA 募集一种名为 RNA 诱导的沉默复合体(RNA-induced silencing complex,RISC)的蛋白质复合物,介导靶 mRNA 的翻译下调。microRNA 的表达具有组织特异性、细胞类型特异性和发育阶段特异性。因此,microRNA 的异常表达引发靶蛋白水平失调,从而介导疾病的病理进程。

(王　燕　秦正红)

第二节　神经免疫疾病的分子病理机制及药物治疗

一、多发性硬化症

多发性硬化症(multiple sclerosis, MS)是 CNS 中最常见的自发性脱髓鞘性疾病,其病理改变是 CNS 内发生炎症反应、脱髓鞘反应,出现神经细胞轴突损伤、胶质细胞增生及神经轴突的脱髓鞘和萎缩引发 CNS 中出现斑块或瘢痕。其临床表现可出现肢体无力、感觉障碍、视力障碍及共济失调等。大多数 MS 的诊断中,疾病的症状和进程都比定义中描述的情况更加复杂。对于大多数 MS 患者,最初的症状表现为复发期与缓解期交替进行(复发缓解型 MS, relapsing/remitting multiple sclerosis, RR-MS),经过一段时间后大部分转为继发进展型,病情进行性加重不再缓解,严重者可能致残。此外,有一部分诊断为 MS 的患者表现出更具攻击性的 MS 形式,这种疾病形式不具显著的缓解周期,也对治疗不产生反应。这种攻击性的疾病形式被称为原发进展型 MS(primary progressive multiple sclerosis, PP-MS)。近 10 年来,随着免疫学、病理学、神经影像学等基础研究技术的发展,为神经系统自身免疫性疾病的研究提供了更为丰富的手段,进而对这些疾病的发病机制与治疗有了更多新的认识。

（一）多发性硬化症的分子病理机制

MS 通过感染和环境因素等启动事件，在 CNS 以自身为抗原发展成为自身免疫性疾病。由于 MS 疾病的特殊病因仍不明确，所以，许多关于 MS 的研究着重于由不明损伤触发的 CNS 免疫应答，这种系统免疫应答以细胞免疫为主导，体液免疫、先天免疫系统亦参与其中。

1. *细胞免疫在 MS 发病机制中的作用*　虽然 $CD4^+$ T 细胞一般被认为是 MS 的致病因素，但是，研究表明 $CD4^+$ $CD25^+$调控的 T 细胞（$CD4^+$ $CD25^+$ regulatory T－cell，Treg）可抑制人类和啮齿类动物模型的自身免疫性疾病。Treg 的抑制作用在阻止自体反应的 T 细胞诱发自身免疫疾病和在诱导外周耐受等进程中发挥重要作用。因此，敲除 Treg 导致小鼠发生自身免疫性疾病。2004 年，Viglietta 等对 RR－MS 患者和健康对照者的外周血 Treg 的数量和功能进行研究，发现两组受试者外周血 Treg 数量无明显区别，但 MS 患者 Treg 功能明显降低。因此，MS 患者 Treg 的功能明显降低可能是其发病原因之一，应着重从 Treg 本身进行研究。监控 Treg 免疫调控的治疗效果将有助于明确这些细胞在自身免疫疾病中的作用，并为 MS 的治疗提供新靶点。一种新的基于 T 细胞受体肽的免疫治疗（T－cell receptor peptide-based immunotherapy）NeuroVax 可修复 $Foxp3^+$ Treg 的正常功能，并已进入Ⅱ期临床试验阶段。MS 的治疗药物中有 35 种药物通过限制 T 细胞进入 CNS，进而可以减少或消除新的多发性硬化病变。

2. *体液免疫在 MS 发病机制中的作用*　B 细胞在 MS 患者的 CNS 及脑脊髓液中浸润，这提示 B 细胞参与 MS 发病过程。在 MS 患者的 CNS 及脑脊髓液中发现 B 细胞的克隆扩展及滤泡样的聚集物，此外免疫球蛋白及补体在病变部位浸润，这表明在 CNS 中存在抗原诱导的 B 细胞应答。这些 B 细胞参与了脑组织中 IgG 的生成，从而形成 MS 特征性的寡克隆区带（oligoclonal band，OCB），所以 OCB 是临床上用以诊断 MS 的生物学指标之一。抗体结合研究表明，RR－MS 患者和其他 CNS 炎性疾病患者相比，RR－MS 患者中，与神经细胞结合的抗体数量是上调的。这种方法可诱导识别细胞表面的自身抗原，这些自身抗原参与介导脱髓鞘或神经元损伤。此外，IgM 抗体可能通过使免疫系统偏离 Th1 细胞应答而向 Th1 细胞因子发展，或通过髓磷脂修复而对 MS 发挥有益作用。CNS 抗原的 IgM 抗体可增强 MS 的髓鞘再生。静脉注射 Ig 对 MS 的治疗起积极作用，说明抗体在 MS 治疗中的益处。这种益处的发挥主要通过以下几种机制：细胞因子的灭活、Fc－受体的阻断、CD4 和 MHC 的阻断、凋亡的调控等。

3. *先天免疫系统在 MS 发病机制中的作用*　MS 在病理生理学方面的讨论主要集中在适应性免疫应答的 T 细胞和 B 细胞上，而较少涉及在 MS 发病机制中也起着重要作用的先天免疫系统的髓系细胞（树突状细胞、单核细胞、巨噬细胞和小胶质细胞）。先天免疫系统细胞在 MS 的发病机制中尤为重要。活动性 MS 病变区域存在血源性巨噬细胞浸润，其功能在于去除髓鞘碎片和炎症产物。MS 硬化斑块中可观察到激活的星形胶质细胞和小胶质细胞，有时可观察到 caspase 非依赖途径凋亡的少突胶质细胞。小胶质细胞在白质病变激活显著，但是灰质中激活较少。小胶质细胞发挥双重作用，可介导炎症反应，也可通过髓鞘碎片的清除促进修复。在灰质中，小胶质细胞可以通过表达经典补体级联蛋白（C1q 和 C3）来修剪功能失调的突触进而限制损伤。但在此过程中如果存在星形胶质细胞的活化会使这种修剪过程朝向损伤的方向发展。突触中补体的异常表达，也会加速突触的变性。星形胶质细胞的作用也是多重的，它通过释放效应分子来增强炎症，也可以通过摄取 Glu，为轴突提供代谢支持和维持血-脑屏障来限制损害。

（二）MS 的药物治疗

截至 2017 年 12 月，美国 FDA 已经批准了 15 种治疗 MS 的药物：5 种 IFN－β 制剂；2 种醋酸格拉替雷制剂；4 种单克隆抗体包括那他珠单抗、阿仑单抗、达克珠单抗及奥克里西单抗（第一个 B

细胞靶向治疗)；1 种化学治疗剂米托蒽醌；3 种小分子口服剂芬戈莫德、富马酸二甲酯和特立氟胺，详见表 7－1。

表 7－1　美国 FDA 批准的 15 种治疗 MS 的药物

药　物	批准时间(年)	药　理
IFN－β	1995	稳定血－脑屏障、Th 细胞分化和抗原提呈的影响
醋酸格拉替雷	1996	调节抗原提呈、Th 细胞分化及细胞的诱导
米托蒽醌	2003	阻断Ⅱ型拓扑异构酶，抑制 DNA 合成和修复，减少淋巴细胞数量
那他珠单抗	2003	VLA4 抗体，抑制白细胞进入 CNS
芬戈莫德	2010	抑制淋巴细胞从淋巴结中释放
特立氟胺	2012	抑制嘧啶合成，阻断活化 T 细胞的增殖
富马酸二甲酯	2013	抗氧化作用，调控 Th 细胞分化和调控树突状细胞
阿仑单抗	2014	抗 CD52 抗体，延长 T 细胞和 B 细胞的耗竭
达克珠单抗	2016	抗 CD25 抗体，阻断 IL－2 和 NK 细胞的结合并提高其利用率
奥克里西单抗	2017	CD20 抗体，延长 $CD20^+$ B 细胞耗竭
克拉屈滨	2017	抑制 DNA 合成，阻断的 T 和 B 细胞活化增殖

虽然 MS 不能治愈，但是美国 FDA 批准了 RR－MS 的几种免疫治疗方案。这些疗法能减少疾病发作达 30%，并延长发作之间的时间间隔，但也伴随副作用的发生。疗法包括以下两种。① IFN－β 变体：IFN－β－1a 和 IFN－β－1b；② 醋酸格拉默：Copaxone 和 Cop－1。早在 20 世纪 70 年代初就提出了调节免疫应答的方法，当时人工合成化合物模拟抗原，通过对自身抗原的部分交叉反应性诱导免疫反应。抗原的部分识别或是诱导抗炎反应，或导致无反应性。基于这一点，由 4 个氨基酸(*L*-丙氨酸、*L*-赖氨酸、*L*-谷氨酸、*L*-酪氨酸，摩尔比 4.2∶3.4∶1.4∶1.0)合成的共聚物 Cop－1(4.7～11 kDa)出现了，目的是模拟髓鞘碱性蛋白(myelin basic protein，MBP)的显性抗原表位。Cop－1 免疫接种诱导的 T 细胞应答，部分与髓磷脂碱蛋白交叉反应，但不诱导自身免疫性疾病。此外，如果 Cop－1 与乳液混合，那么 MBP 的免疫接种不诱导实验过敏性脑脊髓炎(experimental alergic encephalomyelitis，EAE)。因此，Cop－1 发展为治疗 MS 的药物，并被美国 FDA 批准。每天给 MS 患者皮下注射 Cop－1，副作用很小。Cop－1 介导的抗炎作用的机制主要基于与 MBP 部分交叉反应的 T 细胞克隆扩增和增强的 Th2 细胞表型。因此，Cop－1 反应性 T 细胞通过分泌抗炎细胞因子影响疾病发展中的炎症反应，这一现象称为“旁观者抑制”。另一种解释是，Cop－1 从外部结合 MHC 分子的能力无须加工，可以取代主要的髓磷脂蛋白，并被提呈给 MBP 反应性 T 细胞。由于 T 细胞受体和抗原(Cop－1)间的不完全匹配，因此 T 细胞的激活并不完全，那么这种激活将诱导细胞的无反应性或产生非常强的抗炎表型。

由于 Cop－1 与髓磷脂碱性蛋白的部分交叉识别，所以研究者重新评估了 Cop－1 的神经保护作用。Cop－1 免疫接种能显著改善有髓鞘的中枢和外周神经元的急性损伤之后的神经元生存能力。最近发现 Cop－1 在各种慢性疾病和严重的心理功能障碍中具有神经保护作用。虽然 Cop－1 的神经保护作用的机制并不完全明了，但是 Cop－1 免疫接种可诱导 T 细胞穿过血-脑屏障并在损伤部位累积。这些细胞迁移至大脑，诱导神经胶质细胞产生生长因子。在大脑中，通过 Cop－1 反应性 T 细胞产生和诱导的重要生长因子是脑源性神经营养因子(brain derived neurotrophic factor，BDNF)，这些因子在疾病治疗中发挥了重要作用。

二、吉兰-巴雷综合征

1916 年,两名法国士兵急性感染后瘫痪,脑脊液中蛋白质表达升高,此病症被描述为吉兰-巴雷综合征(Guillain - Barré syndrome, GBS)。GBS 是一种急性自身免疫性多发性神经疾病,表现为进行性上行性对称性麻痹、四肢松弛性瘫痪及不同程度的感觉障碍。GBS 有多个亚型,其主要的脱髓鞘形式被称为急性炎症性脱髓鞘性多发性神经病(acute inflammatory demyelinative polyradiculoneuropathy, AIDP),是欧洲和北美最常见的 GBS 亚型;而急性运动轴索性神经病变(acute motor axonal neuropathy, AMAN)是北美和欧洲第二种常见的 GBS 亚型,但在中国和孟加拉国是最常见的亚型,其中,中国 AMAN 患者占 GBS 患者的比例为 65%~78%,孟加拉国为 67%。据统计工业化国家 GBS 每年发病率将近 $2/10^5$。即使在专门的治疗中心,由于自主神经系统的失能,GBS 急性呼吸衰竭或心律失常可造成至少 3%死亡率的发生,特别是在疾病迅速发展的老年患者中尤为显著。

(一) GBS 的分子病理机制

1. *自身抗原* 大约 2/3 的 GBS 病例会预先出现呼吸道或胃肠道感染,其中大约一半病例发现病原体。空肠弯曲杆菌感染是 GBS 中最常见的感染,根据地理位置的不同在总病例中占比 26%~65%;其他 GBS 常见感染包括巨细胞病毒感染、非洲淋巴细胞瘤病毒感染、肺炎支原体感染、流感嗜血杆菌感染、甲型流感病毒感染、戊型肝炎病毒感染及寨卡病毒感染。GBS 与上述感染之间的关联可以通过病毒或细菌病原体组分与轴突或髓鞘结构之间的分子模拟来解释。例如,空肠弯曲杆菌细菌壁的脂质寡糖与其结构相似的运动神经轴突的神经节苷脂之间的交叉反应,导致产生针对 GM1 和 GD1a 的自身抗体,从而导致阻断 AMAN 中的运动轴突中的电流。对于空肠弯曲杆菌感染导致 AIDP 是有争议的,因为 AMAN 和 AIDP 病例早期阶段的神经传导研究结果可能是相似的,在症状出现后进行两周或更长时间的神经传导研究可以更可靠地区分两者。

2. *T 细胞* T 细胞和 T 细胞因子参与了 GBS 的发病机制,主要有以下几个方面:① 神经内膜 T 细胞浸润存在于因 AIDP 而死亡的患者的神经中,并且 CD31 T 细胞密度与脱髓鞘的程度相关;② GBS 患者的血液中 Th1 细胞和 Th17 细胞相关细胞因子水平的增加,脑脊液中 IFN-γ、IL-4、IL-17 和 IL-22 的水平增加;③ 血清 IL-17A 水平与 GBS 残疾量表评分相关,静脉免疫球蛋白注射治疗后,Th17 细胞和 IL-17A 减少;④ 在 GBS 患者的血液中已经证实了 Treg(CD41Foxp31)的数量减少和功能异常。

3. *巨噬细胞* 巨噬细胞在 GBS 的发病机制中有着至关重要的作用,因为它们促进 Th1 细胞途径,并分泌能导致组织炎症和损伤的炎症及毒性细胞因子和趋化因子,并且在脱髓鞘及轴突变性中起到效应细胞的作用。在该过程的后期,巨噬细胞去除碎片,从而促进髓鞘和轴突再生。AMAN 和急性运动感觉轴索性神经病(acute motor-sensory axonal neuropathy, AMSAN)患者尸检的结果显示巨噬细胞通常浸润髓鞘节间的轴突周围的空间,而很少浸润在轴突。巨噬细胞和 Th1 细胞分泌的 TNF-α,可能在 GBS 的发病机制中发挥作用;多种 TNF-α 的启动子及某些等位基因能够促进 AMAN。此外,GBS 临床严重程度与其急性期血清中 TNF-α 水平升高有关,经静脉注射 Ig 或血浆置换治疗后,TNF-α 水平降低。AIDP 患者急性期外周血中单核细胞的 IL-12 和 IL-12 受体表达增加。

4. *小胶质细胞* 实验性自身免疫性神经炎(experimental autoimmune neuritis, EAN)是 GBS 的动物模型。这种疾病在外周神经已经有了广泛的研究,但在 CNS 的研究甚少,目前仅有少数的研究报道。P2X(4)受体是一种 ATP 门控离子通道,在外周神经损伤后,它在脊髓中上调并对神经病理性疼痛的发展至关重要。在 EAN 中,小胶质细胞数量短暂增加,并且 P2X(4)受体上调,它们表达的 P2X(4)受体参与脊髓背角的异常性疼痛和疼痛超敏反应。还有研究表明,角质素硫酸盐(keratan sulphate, KS)(蛋白多糖的糖链)的表达与神经元损伤后积累的活化的小胶质细胞/巨噬细胞有关。KS 仅在正常大鼠脊髓中的小胶质细胞中表达,在 EAN 中,小胶质细胞数量增加,但 KS 表达却减少。而 KS 表达减少会促使炎因子上调,如 TNF－α、IL－1－β 和 IFN－γ 等,使抗炎因子下调,如 IL－4 和 IL－10。因此,小胶质细胞在 GBS 的发展中发挥重要的作用。

(二) GBS 的药物治疗

GBS 的治疗需要多学科联合,包括一般支持治疗和免疫治疗。需要呼吸、心脏和血流动力学功能监测及并发症的预防和处理,早期开始物理康复治疗及社会心理支持。此外,使用阿片类药物镇痛治疗及非甾体抗炎药是非常重要的。虽然 GBS 没有特效药,但一些免疫应答靶向药物已经被用于 GBS 的治疗。免疫调节治疗主要是静脉注射 Ig 治疗及血浆置换,这些治疗目前已证明有利于加速康复和提高疗效。静脉注射 Ig 和血浆置换应在神经不可逆损伤之前尽快启动。治疗过程中 2 天内 1 g/(kg·d)的静脉注射 Ig 剂量与 5 天内 0.4 g/(kg·d)的静脉注射 Ig 治疗剂量相比,两者的疗效的差别目前仍无明确的定论。至于血浆置换治疗,目前推荐 2 周内至少 5 次以上的血浆置换治疗。但是在许多治疗中心,静脉注射 Ig 治疗常作为首选,因为其具有良好的耐受性,虽然它更昂贵。

目前研究发现口服或者静脉注射类固醇,单独或联合静脉注射 Ig 或血浆置换并没有对 GBS 患者更具有治疗效果。目前正在尝试一些新的免疫治疗: IFN－β 治疗,该药物可减少 MS 复发的次数,但是其对 GBS 患者的治疗作用仍存在争议。也有病例报道表明 IFN－β 与静脉注射 Ig 联合应用对治疗 GBS 是有益的。除此之外,治疗上还使用到人源化单克隆抗体: 利妥昔单抗是一种抗 CD20 抗体,可靶向诱导 B 细胞耗竭,埃库珠单抗是一种补体因子 C5 高亲和力的抗体。但是,目前单克隆抗体的有效性和安全性仍然需要临床研究进行验证。

三、肌萎缩侧索硬化症

肌萎缩侧索硬化症(amyotrophic lateral sclerosis, ALS)又称"渐冻人",是运动神经元病的一种,是既累及上运动神经元(大脑皮质、脑干、脊髓),又影响到下运动神经元(脑神经核、脊髓前角细胞)及其支配的躯干、四肢和头面部肌肉的一种慢性进行性变性疾病,表现为上运动神经元和下运动神经元损伤之后,导致包括球部(指延髓支配的这部分肌肉)、四肢、躯干、胸部及腹部的肌肉逐渐无力和萎缩。在欧洲其发病率在 $2.6/10^4$ ~ $3.0/10^4$,其中男性发病率较高,$3/10^5$,而女性发病率为 $2.4/10^4$。该病的发病率在 80 岁以后显著降低。

ALS 的主要表现为延髓和肢体受累的症状,其中延髓受累患者约占 25%,肢体受累患者约占 70%,另有 5%的患者为躯体其他部位受累。ALS 是多系统功能障碍疾病,典型的临床表现为进行性痉挛、反射亢进、肌无力萎缩等,首发症状多为肢体力弱、构音障碍和吞咽困难,不典型的表现有体重减轻、情绪失常及认知障碍等。依据家族史,可分为家族性肌萎缩侧索硬化症(familial amyotrophic lateral sclerosis, fALS)和散发性肌萎缩侧索硬化症(sporadicamyotrophic lateral sclerosis, sALS),其中 fALS 患者占 5%~10%。虽然 sALS 患者和 fALS 患者致病途径不同,但主要特征是相同的,即上、下运动神经元受侵犯,这意味着他们发病的分子机制至少有部分重叠。因此,了解 ALS 的发病的遗传因素和致病的分子机制有助于理解 ALS 的病理过程,也有助于寻找新的抗 ALS 的靶点和药物。

(一) ALS 的遗传致病基因

1. C9orf72　*C9orf72*(chromosome 9 open reading frame 72)基因位于第 9 号染色体上。在美国、欧洲和日本患者的研究中发现该基因突变与 ALS 有关。该突变发生在基因的非编码部分的 6 个核苷酸重复序列 GGGGCC 的扩增。在 ALS 患者中,重复次数可超过 1 000 次,而对照组仅为 2~30 次重复。在美国和欧洲的 fALS 患者中 *C9orf72* 基因突变高达 40%,在 sALS 患者中高达 7%~11%。*C9orf72* 基因中的重复扩增突变可能导致功能性 C9ORF72 蛋白减少,因此可能是一种功能丧失性的突变。但是,*C9orf72* 也可能是一种获得毒性功能的基因突变,如重复区域转录的 RNA 可能在细胞核中积累并干扰细胞功能。因此,*C9orf72* 基因的突变在 ALS 的发生过程中起着重要的作用。

2. SOD1　SOD1(superoxide dismutase - 1)是 3 种超氧化物歧化酶同工酶之一,负责将游离超氧化物自由基转化为分子氧和过氧化氢。目前已发现 170 多个与 ALS 相关 *SOD1* 的基因突变。在 fALS 患者中有 10%~20% 发生 SOD1 突变;在 sALS 患者中也有 1%~5% 发生 SOD1 突变。这些异常表达的 SOD1 发生错误折叠并在细胞内形成不溶性蛋白质聚集体。在 SOD1 突变的转基因鼠上发现,当运动神经元中开始出现不溶性的 SOD1 蛋白聚集体时,动物也开始表现出运动障碍,因此研究者认为这些异常的 SOD1 蛋白聚集体可能参与了 ALS 的发病。

3. TARDBP　*TARDBP*(TAR - DNA bindging protein)基因位于人类第 1 号染色体 lp36.2 上,序列高度保守,广泛表达于多种组织。其 6 个外显子编码 TDP - 43 (TAR - DNA bindging protein 43),TDP - 43 位于细胞核,是一种 DNA 和 RNA 结合蛋白,参与基因转录和 RNA 的加工。迄今,在约 5%的 fALS 患者和 1%的 sALS 患者中发现了 30 个该基因的突变,其中 A315T、M337V、G348C 和 A382T 突变是临床上最常见的 4 个表型。*TARDBP* 基因突变后,在 ALS 患者的运动神经元中,TDP - 43 被切割和异常磷酸化,并积聚在泛素化的细胞质内含物中,这提示着 *TARDBP* 基因突变与 ALS 的发病有关。

4. FUS　FUS(fused in sarcoma)也称 TLS (translated in liposarcoma),能结合 DNA 或者 RNA,在多个进程中起作用,包括基因转录与调控、RNA 剪切、RNA 转运、翻译、microRNA 的加工及基因组稳定性的维持。*FUS* 基因突变在 fALS 中约占 5%。FUS 主要定位于细胞核,而其突变形式聚集于细胞质。这种蛋白质的异常定位导致了运动缺陷。

(二) 胶质细胞和免疫机制在 ALS 中的作用

ALS 潜在的发病机制尚不清楚。越来越多的理论都提出了 ALS 是一种非细胞自主机制,这意味着 ALS 的发病机制是多种细胞共同作用的结果,但免疫系统改变可能积极参与到这种机制中。在 ALS 中,损伤的运动神经元能够激活小胶质细胞、星形胶质细胞和 T 细胞等,这进一步相互影响并促成神经变性。

小胶质细胞被认为是 CNS 抵御伤害和感染的第一道防线之一。作为先天免疫系统的一个组成部分,小胶质细胞在早期发育过程中定植于 CNS,作为常驻巨噬细胞。小胶质细胞除了监测环境和提呈抗原外,还具有模式识别受体,如 CD14 和 TLR2 和 TLR4,当受刺激时会导致先天免疫应答。小胶质细胞的激活可以分为 M1 和 M2 状态,M1 有神经毒性作用,能促进神经毒性 T 细胞反应,促进 ROS 和促炎症因子的释放,而 M2 有神经保护作用,能产生抗炎因子和神经营养因子。在 ALS 的早期,免疫系统是有保护作用的,小胶质细胞以 M2 状态占优势。随着疾病的发展,小胶质细胞由 M2 转变为 M1,进而加重了 ALS 的进程。

星形胶质细胞具有许多复杂的功能,包括调节细胞外神经递质浓度,发挥代谢或离子稳态功能,为神经元提供结构和营养支持,并有助于免疫反应。在 ALS 中,星形胶质细胞可以通过免疫和非免疫机制损伤运动神经元。在 ALS 患者和动物模型中,星形胶质细胞减少 Glu 转运蛋白-1 的表达,导致 Glu 兴奋毒性,从而损伤运动神经元。星形胶质细胞还可通过模式识别受体(包括 TLR 和甘露糖受体)促进免疫应答。在 ALS 患者中,星形胶质细胞增生比小胶质细胞增生更为弥漫,发生在脊髓、灰质和皮质下白质中。星形胶质细胞被激活后,会导致神经炎症,加重运动神经元的损伤。

T 细胞在调控获得性免疫应答和多种抗原中起重要作用。特定 T 细胞亚群在疾病发生过程中会渗透进 CNS,促成 ALS 中的神经炎症反应。在患有 ALS 患者和动物模型的 CNS 组织中,观察到 $CD4^+$ Th 细胞与小胶质细胞活化相关,并且在疾病晚期在这些组织中观察到细胞毒性 $CD8^+$ T 细胞。$CD4^+$ T 细胞可分为 2 个简化类:具有神经保护作用的 Th2 细胞和 Treg,具有促炎和神经毒性作用的 Th1 细胞和

Th17 细胞。有研究表明,增加 Treg 的数量和功能可能会减缓 ALS 的发病进程。在 ALS 患者中,有证据表明 Th17 细胞参与神经炎症的发生。在病情快速发展的 ALS 患者中,神经保护性 T 细胞(Th2 细胞和 Treg)显著降低,而神经毒性 T 细胞(Th1 细胞和 Th17 细胞)占优势。

(三) ALS 的药物治疗

迄今,虽然在 ALS 治疗方面仍然未取得有效进展,但是对疾病适当的管理仍然可以对患者的生存和生活质量产生非常大的影响。欧洲 ALS 协会会定期更新《ALS 指南》。采用标准的神经心理测验来评估认知功能障碍,在疾病的早期能有效帮助到患者及护理人员,这对临床管理和研究也是非常重要的。

目前,利鲁唑作为抗 Glu 药物,虽然效果并不显著,但是目前唯一被认为可改变疾病进程的药物。尽管许多研究揭示了 ALS 中的多种神经损伤机制,但是目前仍然没有一种治疗 ALS 的有效方法。基于目前的研究数据,针对 ALS 中神经炎症反应的细胞免疫疗法可能成为治疗 ALS 的有效途径。Treg 是其中最受关注的一种治疗方案,因为在 ALS 的 mSOD1 小鼠模型中发现 Treg 的被动转移能够显著改善 ALS 症状和延长的 ALS 小鼠的存活时间。其他的备选方案包括能够维持早期小胶质细胞 M2 表型的化合物及将晚期小胶质细胞 M1 表型转化为保护性 M2 表型的化合物。因此,研究 ALS 中小胶质细胞和 T 细胞交互的信号机制及针对调节 ALS 中的神经炎症反应的细胞免疫疗法能够给 ALS 患者带来希望。

近年来,研究者们把精准医疗引入了 ALS 的治疗中,治疗试验的方式有了大幅改变:纳入标准将基于遗传学或其他生物标志物,需要大规模国际协调分类,以允许足够数量的患者加入试验。目前,针对 ALS 患者的精准医疗已经取得了突破性进展。2017 年,国外对 SOD1 的反义寡核苷酸的 Ⅰ 期临床试验已经成功,Ⅱ 期临床试验正在进行中。此外,对 C9orf72 反义寡核苷酸的临床前研究已经成功地完成,并即将开始开展其治疗 ALS 的临床试验。希望精准医疗在未来能给 ALS 患者带来福音。

(倪 勇 张慧灵)

参考文献

Birey F, Kokkosis A G, Aguirre A. Oligodendroglia-lineage cells in brain plasticity, homeostasis and psychiatric disorders. Curr Opin Neurobiol, 2017, 47: 93-103.

Birnbaum J H, Bali J, Rajendran L, et al. Calcium flux-independent NMDA receptor activity is required for Aβ oligomer-induced synaptic loss. Cell Death Dis, 2015, 18(6): e1791.

Blandford S N, Galloway D A, Moore C S. The roles of extracellular vesicle microRNAs in the central nervous system. Glia, 2018, 66(11): 2267-2278.

Brown R B, Al-Chalabi A. Amyotrophic Lateral Sclerosis. The new England journal of medicine, 2017, 377(01): 162-172.

Cook L, Melamed A, Yaguchi H, et al. The impact of HTLV-1 on the cellular genome. Current Opinion in Virology, 2017, 26: 125-131.

Dendrou C A, Fugger L. Immunomodulation in multiple sclerosis: promises and pitfalls. Current Opinion in Immunology, 2017, 49: 37-43.

Depledge D P, Cudini J, Kundu S, et al. High viral diversity and mixed infections in cerebral spinal fluid from cases of varicella zoster virus encephalitis. Journal of Infectious Diseases, 2018, 218(10): 1592-1601.

Erickson M A, Banks W A. Neuroimmune axes of the blood-brain barriers and blood-brain interfaces: Bases for physiological regulation, disease statesand pharmacological interventions. Pharmacol Rev, 2018, 70(2): 278-314.

Escárcega R O, Lipinski M J, Garcíacarrasco M, et al. Inflammation and atherosclerosis: Cardiovascular evaluation in patients with autoimmune diseases. Autoimmunity Reviews, 2018, 17(7): 703-708.

Esposito S, Longo M R. Guillain-Barré syndrome. Autoimmunity Reviews, 2017, 16(2017): 96-101.

Gallo R C, Willems L, Hasegawa H. Screening transplant donors for HTLV-1 and -2. Blood, 2016, 128(26): 3029-3031.

Hooten K G, Beers D R, Zhao W, et al. Protective and toxic neuroinflammation in amyotrophic lateral sclerosis. Neurotherapeutics, 2015, 12(2): 364-375.

Ingre C, Roos P M, Piehl F, et al. Risk factors for amyotrophic lateral sclerosis. Clinical Epidemiology, 2015, 7: 181-193.

Jevtic S, Sengar A S, Salter M W, et al. The role of the immune system in Alzheimer disease: Etiology and treatment. Ageing Research Reviews, 2017, 40: 84-94.

Lacagnina M J, Rivera P D, Bilbo S D. Glial and neuroimmune mechanisms as critical modulators of drug use and abuse. Neuropsychopharmacology, 2017, 42(1): 156-177.

Matsui H, Ohgomori T, Natori T, et al. Keratan sulfate expression in microglia is diminished in the spinal cord in experimental autoimmune neuritis. Cell Death and Disease, 2013, 4(12): e946.

Mocchetti I, Bachis A, Campbell L A, et al. Implementing neuronal plasticity in NeuroAIDS: The experience of brain-derived neurotrophic factor and other neurotrophic factors. J Neuroimmune Pharmacol, 2014, 9(2): 80-91.

Ontaneda D, Thompson A J, Fox R J, et al. Progressive multiple sclerosis: Prospects for disease therapy, repair, and restoration of function. Lancet, 2017, 389(10076): 1357-1366.

Palop J J, Mucke L. Network abnormalities and interneuron dysfunction in Alzheimer disease. Nature Reviews Neuroscience, 2016, 17(12): 777.

Ponath G, Park C, Pitt D. The Role of Astrocytes in Multiple Sclerosis. Front Immunol, 2018, 9: 217.

Reich D S, Lucchinetti C F, Calabresi P A. Multiple sclerosis. The new England journal of medicine, 2018, 11(01): 169-180.

Rezania K. Role of Inflammatory Mechanisms in Guillain-Barre'Syndrome Neuroinflammation. New York: Academic Press, 2018, 505-516.

Rothhammer V, Borucki D M, Tjon E C, et al. Microglial control of astrocytes in response to microbial metabolites. Nature, 2018, 557(7707): 724-728.

Saper C B. The dance of the perivascular and endothelial cells: Mechanisms of brain response to immune signaling. Neuron, 2010, 65(1): 4-6.

van Es M A, Hardiman O, Chio A, et al. Amyotrophic lateral sclerosis. The Lancet, 2017, 390(10107): 2084-2098.

Willison H J, Jacobs B C, Doorn P A. Guillain-Barré syndrome. Lancet, 2016, 388(10045): 717-727.

Yang L, Niu F, Yao H, et al. Exosomal miR-9 released from HIV tat stimulated astrocytes mediates microglial migration. J Neuroimmune Pharmacol, 2018, 13(3): 330-344.

Zhou Q, Kunder N, De la Paz J A, et al. Global pairwise RNA interaction landscapes reveal core features of protein recognition. Nat Commun, 2018, 9(1): 2511.

第八章
行为药理学原则

第一节　阿尔茨海默病的动物模型及行为学评价

一、抗 AD 药物研发的模型和方法

（一） AD 实验动物模型

阿尔茨海默病（Alzheimer disease, AD）的主要发病假说包括胆碱能缺损假说、Aβ 级联反应假说、tau 蛋白过度磷酸化假说等。目前抗 AD 药物研究动物模型主要是基于不同的 AD 发病机制，采用化学诱导或基因调控的方式模拟 AD 的行为学和病理学改变。

1. 胆碱能缺损假说相关模型

（1） 东莨菪碱损伤动物模型：东莨菪碱是高效选择性毒蕈碱 AChR 阻断剂，阻断毒蕈碱 AChR 可以诱发认知功能障碍。通常采用腹腔内注射进行实验造模，通过观察实验动物的认知功能障碍的改善程度评价药理的疗效。该模型是急性动物模型，造模时间短，是评价药物能否通过提高胆碱能功能，改善认知障碍的最常用模型之一。

（2） 兴奋性毒剂损伤动物模型：AD 患者脑皮质和海马脑区的胆碱能缺损主要表现为胆碱能神经的丢失，而脑内胆碱能神经元主要位于 Meynert 基底核、Broca 斜角带及内侧隔核区域，因此可以通过对实验动物的特定胆碱能脑区注射神经兴奋性毒剂，从而选择性诱导脑内胆碱能功能缺损，常用的兴奋性毒剂包括海仁藻酸、鹅膏蕈氨酸、*N*－甲基天冬氨酸。该类模型可以应用于评价拟胆碱药物，尤其是 AChE 抑制剂的药效作用。

（3） AF64A 损伤动物模型：通过脑内注射胆碱能神经递质 ACh 前体——胆碱的结构类似物 AF64A，进行造模。该模型表现出显著的认知功能障碍，并且由于主要通过不可逆抑制高亲和力胆碱转运体活性，减少突触 ACh 水平，因此能较好地模拟了突触前胆碱能功能退变。

（4） 192IgG－saporin 损伤动物模型：脑内注射 192IgG－saporin 损伤动物模型可以更高选择性地诱导胆碱能功能永久性损伤。192IgG－saporin 胆碱能免疫毒剂由两部分组成，包括针对低亲和力神经营养因子受体 $p75^{NTR}$ 的单克隆抗体 192IgG 部分和核糖体失活蛋白 saporin 部分。$p75^{NTR}$ 选择性存在于基底前脑胆碱能神经元胞体和神经末梢，192IgG－saporin 通过免疫靶向含 $p75^{NTR}$ 基底前脑胆碱能神经元，经内吞后，特异性靶向损伤。

2. Aβ 级联反应假说相关模型　AD 的两大主要病理特征之一老年斑的主要组成成分是 Aβ，是由 β 淀粉样前体蛋白（amyloid precursor protein, APP）经过水解产生，基于该毒性多肽的生成、寡聚化、纤维化、清除、毒性等系列环节形成的假说为“Aβ 级联反应假说”。

（1） APP 转基因动物模型：分为 APP 过表达和 APP 敲入动物模型。

APP 过表达动物模型分为 APP 单转、APP/PS1 双转动物模型。APP 单转小鼠指 APP 单基因过表达小鼠，常见的包括 PDAPP、Tg2576、J20 及 TgCRND8 小鼠。APP 单转基因小鼠通常具有老年斑，部分

动物在老年斑出现之前已经表现出认知功能障碍。APP 双转基因动物模型指 APP 和 PS1 双基因过表达动物，常见的包括 APPKM670/671NL/PS1[E9、5×FAD(APPK670N/M671L/I716V/V717I/PS1M146L/L286V)]APPKM670/671NL/PS1M146L、APPKM670/671NL/PSA246E 小鼠。PS1 是 APP 重要剪切酶——γ 分泌酶复合物的重要组成，早老蛋白 1(presenili 1, PS1)转基因结合 APP 突变可以显著加速 Aβ 的生成、聚集及沉积，缩短建模周期，提高基础研究和新药评价效率。这些双转基因动物中出现病理最早的是 5×FAD 转基因小鼠。

APP 敲入动物模型是基于 *APP* 基因敲入策略建立的选择性产生病理关键多肽 Aβ，而避免生成大量 APP 的动物模型。相关动物模型主要包括 APPKM670/671NL、I716F(简称 APPNL－F)和 APPKM670/671NL、E693G、I716F(简称 APPNL－G－F)。APP 敲入动物模型没有 APP 过量生成现象，在脑内 $A\beta_{1-42}$ 水平及 $A\beta_{1-42}/A\beta_{1-40}$ 比率显著增加的同时，大脑皮质和海马已有 Aβ 沉积。

(2) 脑内注射 Aβ 动物模型：另一类常用的“Aβ 级联反应假说”相关动物模型是 Aβ 脑内注射或者脑室内注射动物模型。$A\beta_{1-42}$、$A\beta_{1-40}$、$A\beta_{25-35}$ 是最常应用于构建 Aβ 脑内注射的 3 种 Aβ 片段。根据选用 Aβ 片段的类型、Aβ 片段制备的方式包括寡聚化处理的程度、Aβ 的浓度、注射的脑区位置等的不同，脑内注射 Aβ 产生的认知行为学改变和病理学效应会有很大差异。相比于 APP 转基因动物，脑室内注射 Aβ 周期相对较短，可以应用于干预 Aβ 候选化合物的早期发现和评价。

3. tau 蛋白过度磷酸化假说和模型　AD 的另一主要病理特征是细胞内神经纤维缠结。基于介导该病变的主要蛋白 tau 形成了 tau 蛋白过度磷酸化假说，其涉及的病理环节主要包括 tau 过度磷酸化、聚集、病理传输等。

(1) tau 蛋白过度磷酸化动物模型：是应用于 tau 研究的常见 AD 动物模型，主要通过激活内源性或外源性 tau 过度磷酸化。常见的内源性 tau 过度磷酸动物模型是冈田酸定位注射动物模型。冈田酸是丝/苏氨酸蛋白磷酸酶 1 和 2A 的选择性抑制剂，定位注射可以诱导 tau 过度磷酸化、细胞凋亡及 Aβ 样蛋白生成；外源性 tau 蛋白过度磷酸化动物模型多数通过构建过表达人源 tau 的转基因动物模型实现，然而这些 tau 转基因小鼠通常仅仅出现 tau 过度磷酸化，而不会产生临床上出现的神经纤维缠结和其他 tau 蛋白病理变化。

(2) tau 蛋白病理性聚集动物模型：聚集状态的 tau，尤其是可溶性的 tau 寡聚体，可以诱发神经元退行性病变和死亡。最常见的 tau 聚集动物模型携带 tau 蛋白 P301L 和 P301S 突变位点，该突变位点可以影响 tau 蛋白与微管结合和纤维形成。该动物模型多数出现进行性的 tau 蛋白过度磷酸化，并且相对快速地形成不可溶 tau 蛋白。另一种常见的构建 tau 聚集动物模型方式是采用脑内注射携带 tau 目的基因片段的腺相关病毒(adeno-associated viral vector, AAV)。相比于 tau 转基因动物模型，应用注射腺病毒方式构建的 tau 动物模型可以相对快速地激发注射脑区 tau 相关神经元退行性病变(几个星期)。

(3) tau 蛋白病理性传播动物模型：tau 在 AD 病变脑区间和细胞间会发生扩散和蔓延，首先出现在嗅皮质，进而扩散到海马和扣带回皮质，最终侵袭整个大脑皮质。主要通过在病变起始脑区注射 tau 病理诱导剂或在特异脑区选择性表达突变 tau 的方式构建 tau 蛋白病理性传播动物模型，在建模过程需要选用严格的对照以区分注射物被动扩散和主动病理性传播。

4. *APP/tau* 双转或三转基因动物模型　通过将 *APP* 转基因动物和 *tau* 转基因动物杂交建立双转或者三转基因动物模型。成功构建的双转小鼠包括 Tg2576 和 JNPL3 杂交鼠、APP23 和 JNPL3 杂交鼠，三转基因小鼠指携带 APPK670N、M671L、PS1M146V 和 MAPTP301L 的 *APP/PS1/tau* 转基因动物。三转基因小鼠能较好模拟 AD 的老年斑和神经纤维缠结两大病理，以及重现 AD 患者的脑内胶质细胞增生、突触损伤和认知功能障碍。

(二) 抗 AD 药行为学药理实验方法

AD 的主要临床表现为认知功能损害症状。认知功能的损害通常包括学习记忆障碍、失认、失用和失语及由于这些认知功能损害导致的执行功能障碍。由于动物的内部心理过程无法直接观察,往往只能根据可观察到的刺激反应推测发生的过程,对脑内学习记忆过程的研究往往通过实验动物学习或执行某项任务后间隔一定时间,测量它们的行为操作、反应时间、保持时间等。常用的实验动物学习、记忆实验方法如下。

1. 迷宫法　根据不同的实验原理迷宫装置繁多,包括 Morris 水迷宫、放射状(八臂)迷宫、Y 迷宫、Barnes 迷宫等。

(1) Morris 水迷宫实验:是目前国际公认的较为客观的学习记忆能力评价方法。大、小鼠 Morris 水迷宫实验方法均较为常见。此法利用鼠类的逃生反应而设计。实验装置为圆形水箱,水箱的直径根据实验动物品系和实验方案不同有较大差异。测试通常分为两个阶段:① 定位航行实验(训练期),通过记录动物在水箱内游泳并找到隐藏于水面下逃避平台所需的时间(潜伏期)、采用的策略及游泳的轨迹,测量动物对迷宫学习和记忆的获取能力;② 空间搜索实验(记忆测试期),通过撤去平台,记录第一次到达平台时间、在平台区域和象限停留的时间、路径、穿越平台的次数,分析和推断动物对平台空间位置记忆的保持能力。

(2) 放射状迷宫实验:用于测定动物空间参考记忆和工作记忆。此法的实验装置包括一个中心区及其周围连接的八条臂组成,在其中一些臂末端放入食物或者电击作为刺激手段,记录动物的取食或逃避策略,包括进入每个臂的次数、时间、活动路径、重复进入错误臂的次数等,分析和评价其空间参考记忆和工作记忆能力。

(3) Y 迷宫实验:主要用于动物的辨别性学习、工作记忆和参考记忆的测试。该装置用 3 个完全相同的臂组成,根据分析动物进入各臂的次数、时间、正确次数、错误次数、路线等参数可以反映出实验动物的自发性交替反应和学习记忆能力。

(4) Barnes 迷宫:用于测定动物对于目标的空间记忆能力。此法的实验装置由一个圆形抬高平台构成,在平台的周围平均分布了多个穿透平台的小圆孔洞,数目一般为 10~30 个,在其中一个孔洞底部放置有动物逃生装置,其余孔洞底部均是空的。测试时,将动物置于高台中央,通过纪律实验动物找到正确洞口的时间(潜伏期)及进入错误洞口的次数,反映动物空间记忆、工作记忆和参考记忆能力。

2. 跳台法　大鼠和小鼠跳台法均为常用的学习记忆能力评估方法。此法实验装置通常为一长方形反射箱,用黑色塑料板分隔,底部铺以铜栅,可以通电。箱体左右角置一逃离平台。动物放入反应箱适应后,立即通以合适电压的交流电(常用 36 V)。动物受到电击后,正常反应是跳回平台。多数动物可能再次或多次跳至铜栅上,受到电击后又迅速跳回平台。记录 5 min 内动物受到电击的次数,作为学习成绩。24 h 后重复该实验,记录第一次跳下平台的时间(潜伏期)及 3 min 内受到电击的次数,作为记忆保持测试成绩。

3. 避暗法　此法利用鼠类的嗜暗习性而设计。实验装置分为明、暗两室,两室相通。两室底部均铺有铜栅,其中暗室铜栅可以通电。将小鼠背朝暗室入口放入明室,同时开始计时,小鼠穿过暗室入口进入暗室受到电击,计时停止。小鼠从明室到暗室遭受电击的时间为潜伏期。24 h 后重复该实验,记录进入暗室的潜伏期和 5 min 内电击次数,作为记忆能力测试成绩。

4. 条件恐惧实验　此法用于测试条件信号影响下的短期和长期记忆。此法实验装置为一密闭隔音长方形箱体,底物铺有可通电铜栅,箱体内可进行声音刺激。测试通常分为 3 个阶段:第一个阶段为训练实验,实验动物给予条件性声音刺激(给予声音信号后给予电击);第二阶段将实验动物放入第一阶段中的环境中,通过记录动物不动时间和次数等评价环境相关的条件恐惧程度;第三阶段将实验动物置于改变环境箱体中,进行条件性声音刺激,记录动物不动时间和次数等,评价实验动物的条件性恐惧程度。

(章海燕)

第二节　帕金森病的动物模型及行为学评价

目前PD的主要动物模型是神经毒素诱导的PD模型，也有以α－*synuclein*基因为代表的遗传学模型。

1. *6－羟基多巴胺(6－OHDA)模型*　6－羟基多巴胺可被DA能神经元主动摄取到细胞内，其神经毒性作用可致DA能神经元变性死亡，可用来模拟PD症状。向大鼠定位注射单侧黑质前致密区、纹状体和(或)内侧前脑束，微量注射剂量一般为8 μg。实验后12～14天检查损毁效果。外周给予DA促释剂苯丙胺2.5 mg/kg以测定对照组同侧旋转行为，外周注射DA受体激动剂阿扑吗啡0.5～1 mg/kg来测定对侧旋转行为，观察并记录1～3 h每15 min大鼠的旋转次数。阿扑吗啡连续注射4周旋转次数多已保持稳定，即损毁效果好，可用于评价治疗药物的药效，如旋转百分率的变化、不同剂量给药可求药物ED_{50}(半数有效量)。

2. *1－甲基－4苯基－1,2,3,6－四氢吡啶(MPTP)模型*　MPTP为DA能神经元神经毒素。MPTP在脑内首先被星形胶质细胞摄取，由单胺氧化酶代谢为MPP^+，再由DA转运体转入DA能神经元，抑制线粒体呼吸链复合体Ⅰ，引起电子连传递障碍，导致活性氧产生，诱导中脑黑质DA能神经元死亡，可致PD综合征。从PTP对人和灵长类动物最敏感，其次是猫和小鼠，对老年动物的敏感性大于年轻动物。

3. *百草枯或鱼藤酮模型*　除草剂和杀虫剂等环境因素与PD发病有关。其主要原理为线粒体呼吸链复合体Ⅰ的抑制导致的DA能神经元损伤。

4. *转基因动物模型*　尽管PD多散发，但遗传因素在PD发病中的机制研究中提供了很好的提示。但目前已发现20多个基因突变与PD发生直接相关，其中常见的有*LRRK2*、*SNCA*、*PINK1*、*parkin*、*DJ－1*基因，以及较近发现的*VPS35*和*GBA*基因。这些基因中，*SNCA*编码的α－synuclein参与了PD的主要病理改变，即路易小体的形成。α－synuclein的A53T转基因小鼠黑质、海马及新皮质神经元中逐渐出现α－synuclein及泛素化免疫反应性内涵体的积聚，但并不形成典型的路易小体，其行为学表现也未出现运动障碍。而*PINK1*、*parkin*或*DJ－1*敲除鼠也未出现PD的行为症状和病理学改变，提示鼠发生PD相关的遗传背景可能与人的有差异。

(王光辉)

第三节　精神分裂症的动物模型及行为学评价

经典的精神分裂症动物模型主要用苯环已哌啶(phencyclidine, PCP)诱导大鼠形成精神分裂症，通过各种症状及指标的检测，评价动物精神分裂症的症状，在此基础上，进一步评价受试药物的抗精神分裂症作用。通常所用动物为成年SD雄性大鼠，实验起始体重250～300 g，3～4只/笼饲养，12 h光/12 h暗周期，温度为23℃，湿度为50%～60%，自由进食进水。以行为学方法检测模型感觉、运动、知觉和思维、记忆等的异常。

一、阳性症状

高自发活动(hyperlocomotion)：将动物放入自发活动箱内，红外线录像记录动物活动情况，软件分析动物活动轨迹及路程数据，评价动物自发活动的程度。

感觉运动门控障碍：惊反射的前脉冲抑制(prepulse inhibition, PPI)。

动物置于惊吓反应箱内,70 dB 白噪声为背景噪声,预适应 3 min。给予以下 4 种刺激类型：① 单纯脉冲刺激(pulse-alone),120 dB 噪声,持续 20 ms;② 前脉冲-脉冲刺激(prepulse-pulse)：前脉冲的强度分别为高出背景噪声(70 dB)5 dB、9 dB、13 dB,即 75 dB、79 dB、83 dB,频率 3 kHz,持续时间 20 ms,100 ms 后为脉冲刺激(120 dB 噪声,持续 20 ms);每种刺激类型随机重复 15 次,间隔 15~35 s。仪器记录大鼠对脉冲的惊吓反应,计算前脉冲对脉冲的抑制率：

$$PPI\% = (1-单纯脉冲刺激的惊吓峰值/前脉冲-脉冲刺激的惊吓峰值) \times 100\%$$

二、阴性症状

社交逃避(social withdrawal)多功能自发活动箱：将同一处理组的不同笼陌生大鼠同时放入多功能自发活动箱,记录 10 min 内两只陌生大鼠在陌生环境中的社交时间,包括追逐、嗅、理毛、轻微格斗等,评价社交逃避程度。

三、认知功能障碍

新物体识别(novel object recognition)检测方法：① 训练阶段,给予大鼠 2 个完全相同的物体 A 和 A′,记录 5 min 内大鼠对其的探索时间。将大鼠取出,放回笼子。② 记忆阶段,24 h 后将其中一个物体 A′换成另一个体积类似,颜色形状不同的新物体 B,记录 5 min 内大鼠对新旧物体的探索时间,新物体识别率=探索 B 的时间/探索(A+B)的总时间。该模型用来评价受试动物新物体识别率下降的程度,即认知功能障碍。

四、条件躲避反应

在刺激箱中,动物在非条件刺激下,会逃至另一边没有电击的箱子,如果在电击前 10 s 给予条件刺激(声音或灯光),动物会逐渐学会在条件刺激下就逃至安全箱,以躲避接下来的非条件刺激。这种躲避称为条件主动躲避。非条件刺激即电击造成的躲避成为被动逃避。抗精神分裂症药物可以降低条件主动躲避,而不影响被动逃避。该实验与抗精神分裂症药物的临床疗效最为吻合,已在药物研发中应用了 50 余年。

五、执行功能障碍

注意力定势转移(attentional set shifting task)仪器见图 8－1。

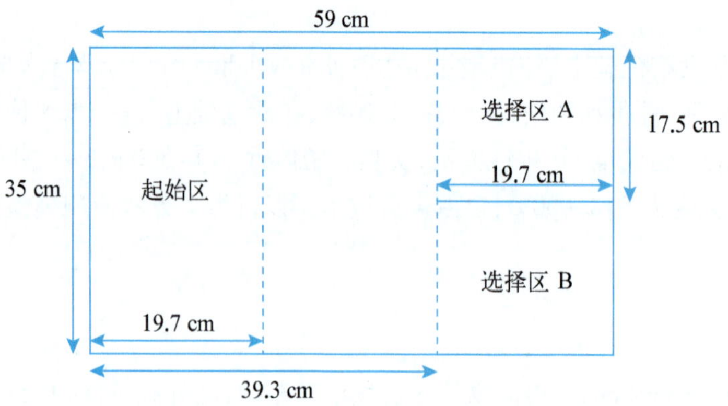

图 8－1　注意力定势转移饲养笼

在2个选择区中各放置一个陶瓷碗(内径10 cm,高10 cm),里面装有不同的介质,如木屑、玉米芯、碎泡沫、塑料碎片,碗表面涂一层不同气味的芳香油,碗底放食物(坚果)作为奖赏。介质和芳香油作为标志,来提示动物哪个碗中有食物。当动物形成思维定式后,转换标志(如原来木屑下面有食物,现在变成玉米芯下有食物等),动物需要摒弃旧的经验,这个过程称为注意力定势转移。转换标志后,用动物经过几次训练能够建立新的思维习惯,来作为衡量动物执行功能的指标。

（高　博　镇学初）

第四节　抑郁症的动物模型及行为学评价

抗抑郁药行为学评价应遵循多模型、多指标原则,以获得准确的评价结果。目前常用的抗抑郁药评价动物模型主要包括应激模型、药理学模型、脑损伤模型、操作行为模型和遗传型抑郁动物模型等5个主要类别。应激模型是最常用的药效学评价模型,主要包括行为绝望模型、获得性无助模型、慢性不可预知性应激模型、慢性温和应激模型和社会挫败模型等。

(一) 行为绝望模型

行为绝望模型包括大/小鼠强迫游泳实验和小鼠悬尾实验。因其具有操作简单、快速、无特殊设备需求、预测效度良好等特点,是抗抑郁药物初筛最常用的行为学检测手段,悬尾或游泳不动时间降低提示药物可能具有抗抑郁作用。该实验需采用自发活动测试排除中枢兴奋或抑制造成假阳性或假阴性结果的可能性。

1. *经典强迫游泳实验*　经典强迫游泳实验是Porsolt等分别于1977年和1978年建立。其原理是当大/小鼠被迫在一个受限的空间游泳时,它们首先拼命游动,当逃跑无法实现时即处于一种漂浮不动姿势,并定义这种"不动行为"为"行为绝望状态"。大鼠强迫游泳实验为5 min,须提前24 h预游15 min,药物24 h内给药3次结果较稳定。小鼠强迫游泳实验为6 min,记录后4 min的累计不动时间。判定"不动"的标准是动物在水中停止挣扎,仅有轻微的肢体运动以保持头部浮在水面。

2. *小鼠悬尾实验*　小鼠悬尾实验是Stern等于1985年建立。其原理是当小鼠尾巴被悬挂时,起初会剧烈挣扎试图逃脱,但之后发现逃跑无望即处于不动状态。单次给药30 min或1 h后(根据给药方式确定),将小鼠尾部固定在悬尾箱顶部的夹子上,使小鼠呈倒悬体位,头部离悬尾箱底面约5 cm。观察6 min,记录后4 min的累计不动时间。判定不动的标准是动物停止挣扎,身体呈垂直倒悬状态,静止不动。

(二) 获得性无助模型

获得性无助现象是美国心理学家Seligman等在犬上最早发现,目前已发展为常用的抑郁动物模型,用于抗抑郁药物的筛选和评价。其原理是当动物反复经历不可逃避的厌恶性刺激(如电击)后,即使将其放在可以逃避的环境,仍然呈现操作行为缺陷。获得性无助模型可分为3个实验阶段,分别为获得性无助模型诱导期、筛选期和逃避性回避反应学习期。现常用大鼠和小鼠作为实验对象,其中大鼠结果更稳定。观察指标为逃避失败次数和逃避潜伏期。

(三) 慢性应激模型

慢性应激模型是抗抑郁剂药效评价及作用机制探讨的常用模型,具有良好的表观效度、结构效度和预测效度。其主要包括两种:① 1981年Kaze等建立的慢性不可预知性应激(chronic unpredictable stress, CUS)模型;② 1987年Willner等建立的慢性温和应激(chronic mild stress, CMS)模型。二者都是采用多种不可预知性的应激因子进行慢性造模,主要区别在于应激强度、应激时间、行为检测手段等的不同。慢性应激模型常用应激方式包括禁食、禁水、潮湿饲养、倾笼、通宵照明、噪声、冷水游泳、制动、夹尾、配对饲养等,行为学检测方法为蔗糖饮水、开场实验、被动回避实验等,另可采用新奇抑制摄食、新物体识别等实验评价慢性应激后焦虑状态和认知功能损伤。另外,慢性应激模型也常用于抗抑郁药起效速率的评价。

(四) 药理学模型

药理学模型又称药物相互作用模型,是最早用于抗抑郁药物评价的动物模型。目前多用于抗抑郁药物评价和作用机制的初步研究(主要判断药物对单胺能系统的影响)。药理学模型主要包括利血平拮抗实验、5-羟基色胺酸(5-HTP)诱发甩头实验、阿扑吗啡降温实验和育亨宾毒性增强实验等。5-HTP诱发甩头实验可用于增强5-HT神经系统功能的药物评价,高剂量阿扑吗啡降温实验和育亨宾毒性增强实验可用于增强NE神经系统功能的药物评价,低剂量阿扑吗啡降温实验可用于增强DA神经系统功能的药物评价,而利血平拮抗实验在对3种单胺系统功能有影响的药物评价中均可应用。值得注意的是,药理学模型影响因素较多,且易出现假阳性结果,因此实验结果需要进一步多模型验证。

(五) 嗅球切除模型

嗅球切除属于脑损伤抑郁模型,多以大鼠为实验对象。大鼠麻醉后,采用立体定位仪确定嗅球位置,双侧颅骨钻孔后用自制探针搅动破坏嗅球,再用真空泵将破坏的嗅球组织吸出。术后采用75%乙醇-云南白药混合剂涂抹伤口,并肌内注射青霉素钠(40 000 U/mL)以防感染。术后恢复14天后可进行药物处理及行为学测试。行为学测试主要包括开场实验、蔗糖饮水实验、被动回避实验等。该模型亦可进行行为学周期性检测以用于评价抗抑郁药物的起效速率。

(六) 其他抑郁动物模型

除上述模型外,抑郁动物模型还包括:社会挫败应激模型、束缚应激模型、孤养模型、分离模型、操作行为模型和遗传型抑郁动物模型等。其中,社会挫败应激模型也是一种常用的应激性抑郁动物模型,可用于抗抑郁药效评价和起效速率的研究、束缚应激模型和孤养模型目前较少独立应用、操作行为模型(大鼠低速率差示强化程序法)和遗传型动物模型,由于训练周期过长和动物来源有限/遗传背景单一等因素,使用也受到一定限制。

(薛　瑞　张有志　李云峰)

第五节　药物依赖性的动物模型及行为学评价

麻醉药物(narcotic drug)、精神药物(psychotropic drug)等可以诱导行为和神经可塑性变化,表现为药物依赖状态,其中包括躯体依赖(physical dependence)和精神/心理依赖性(psychic/psychological dependence)。WHO有关"药物依赖"的定义包括下列4个方面的内容:① 药物依赖是药物与机体相互作用所形成的一种精神状态和躯体状态;② 持续地或定期地强迫性用药是药物依赖主要的行为表现;③ 强迫性用药属于非医疗性质,仅仅在于体验某种精神效应和避免戒断后所出现的不快感;④ 药物依赖的形成不一定伴发药物耐受,药物滥用者可能对多种药物形成依赖。

一、依赖性药物的药理学特点

依赖性药物药理活性的特点是药物滥用和成瘾形成的基础,下面介绍与依赖性药物相关重要的药理学特性。

1. *药物耐受性*　药物耐受性(drug tolerance)系指反复多次用药后,机体的药物效应明显降低,必须增加药物剂量才能达到原有的药物效应。其包括先天性药物耐受(innate drug tolerance)和获得性药物耐受(acquired drug tolerance)。药物交叉耐受性(cross tolerance)系指反复多次用药产生耐受后,机体不但对原用药物产生耐受,而且,对作用机制相同和化学结构相似的其他药物同样产生耐受性。药物的交叉耐受是替代脱毒治疗(detoxification)的基础。

2. *药物敏化* 药物敏化(drug sensitization)系指反复多次给予药物,可以增加药物的药理作用,使量-效应曲线左移,也称之为反向耐受(reverse tolerance)。药物敏化不仅表现行为的敏化(behavioral sensitization),而且还可反映 CNS 细胞外液神经递质的变化。研究结果显示,连续数天注射可卡因后,DA 的含量明显高于第一天给药的水平。与之相对应是,大鼠行为反应也明显增加。

3. *强化作用* 许多精神活性药物具有驱使人或动物反复用药的潜能,即药物强化作用(reinforcement)。药物强化作用越强,导致滥用和成瘾的可能性越大。药物强化作用的高低都可以通过动物实验进行定量测定。

4. *躯体依赖性* 躯体依赖性是指反复用药后,机体所形成的异常的功能性平衡稳态。这种平衡稳态并非生理性的,一旦突然停止用药,将出现戒断综合征。停药所致的戒断综合征包括戒断症状和体征两个方面,是躯体依赖性形成的标志。

5. *精神/心理依赖性* 精神活性药物可以产生许多微妙的主观感觉和精神效应,其典型的精神效应表现为激动(rush)、舒适(high, well-being)、超脱(nod, being out of it)及稳态安全(straight)。精神/心理依赖性系指反复用药后,机体对药物的主观感觉和精神效应所形成的一种与之相关的异常精神状态,表现为强迫性用药。

6. *药物渴求* 药物成瘾者对麻醉药物、精神药物等强烈、持久的需求欲望,即药物渴求(drug craving)。药物渴求的动因和目的包括两个方面:① 满足既往精神活性物质所产生的正性主观体验(如欣快感等);② 缓解和减轻停用精神活性药物所造成的负性主观体验(如负性情绪、戒断症状等)。其核心特征性症状是持续增加的觅药行为。

二、药物躯体依赖性动物模型和实验方法

通过评定停药后戒断症状和体征的严重程度,可以判断药物引起躯体依赖潜力的大小。戒断症状和体征主要包括 3 个方面:① 自主神经系统症状,如体温下降、腹泻、流涎、出汗、湿狗样抖动、震颤、竖尾反射(straub reflex)、立毛反应、上睑下垂、体重下降等;② 行为活动异常,如跳跃、扭体、咬牙、咀嚼、摇头、扫尾、逃避行为、刻板行为、自主活动和探究行为增加等;③ 其他,如食欲下降、易激惹、恐惧不安等。必须指出的是,不同种属动物(如人、猴、小鼠及大鼠等)的药物戒断症状和体征并不完全相同,因此,在观察和评价药物戒断综合征的实验中,应该注意动物的种属差异。常用的评价自然戒断的实验方法有以下 3 种:① 自然戒断实验(spontaneous withdrawal test);② 催促戒断实验(precipitated/induced-withdrawal test);③ 替代实验(substitution test)。

1. *自然戒断实验* 分为两个阶段:① 慢性给药阶段;② 戒断阶段。在慢性给药期间,可采用剂量递增和恒量给药两种方法。给药途径有注射法(肌内、皮下、腹腔和静脉注射)、皮下埋藏法、灌胃法、掺食法和饮水法。大/小鼠和猴是常用的实验动物。实验的基本流程:反复多次给予动物依赖性药物(如吗啡、海洛因、可待因等),以期建立药物依赖动物模型。然后,突然停药,观察和记录戒断综合征,按专业评分标准和条目进行评分。同时,记录药物戒断前后动物体重的变化。药物自然戒断实验不仅可以评价药物的躯体依赖潜力,同时也可以观察成瘾治疗药物对躯体依赖戒断症状的干预作用。

2. *催促戒断实验* 吗啡、海洛因、可待因等属于阿片受体激动剂,而纳洛酮、烯丙吗啡则是阿片受体拮抗剂。在短时间内以高剂量、多次递增的方式给予动物阿片类药物(如吗啡、海洛因、可待因等)可

以建立阿片类药物依赖动物模型,使机体达到一种非生理性的平衡稳态,此时,给予阿片受体拮抗剂(如纳洛酮、烯丙吗啡)可以打破这种平衡稳态,催促戒断反应的发生,表现为跳跃、竖尾、扭体、体重减轻等症状。催促戒断实验具有简单方便、节约时间的优点。此外,催促戒断反应发作较快,症状严重明显,便于观察,但持续时间短。

3. 替代实验　替代实验是观察受试药替代阿片类药物(如吗啡、海洛因、可待因等)对动物戒断症状和体征的影响,用来评价受试药产生躯体依赖的潜能。采用经典的阿片类药物(如吗啡、海洛因、可待因等)建立药物依赖动物模型,用受试药替代建模的阿片类药物,观察动物的戒断反应,其实验结果包括下列3种情况:① 完全替代;② 部分替代;③ 替代失败。在实验结果的分析和讨论中,完全替代并不能断定受试药和建模药物具有相同的致躯体依赖性。应该结合其他实验数据综合考虑,排除假阳性或假阴性。

三、药物精神依赖性动物模型和实验方法

与药物躯体依赖性实验相比较,对药物的精神依赖性做出评价较为复杂,难度比较大。成瘾性药物或者能产生愉快的精神体验,或者可以消除负性情绪,对人或动物周期性或持续性觅药或用药行为具有驱动作用。虽然动物实验难以对成瘾性药物精神效应和主观体验做出恰当的评价,但是,人和动物的觅药行为(drug-seeking behavior)和用药行为(drug-taking behavior)却是客观存在。在动物实验中,采用不同方法对动物用药和觅药行为做出定量评定,分析和讨论觅药和用药行为的意义。根据药物强化-奖赏理论和条件反射的基本原理,建立动物实验方法,从不同角度模拟人觅药和用药行为,评价依赖性药物在人群中产生精神依赖性的潜力。目前主要的实验方法包括:① 自身给药实验;② 药物鉴别实验;③ 条件性位置偏爱实验;④ 行为敏化实验。

1. 自身给药实验　自身给药实验(self-administration, SA)能够充分反映实验动物的主观需求,模拟人药物滥用的方式。自身给药实验方法是基于操作式强化行为和药物强化-奖赏理论来实现的。其强化调节作用分为两种情形:① 正性强化作用,增加行为再次发生的频率;② 负性强化作用,减少再次发生行为的频率。大鼠和猴是自身给药的主要实验对象。通常,大鼠适用于大样本量的实验,猴在种属上与人更近,能够更好地模拟人的觅药行为。给药途径的选择非常重要,目前主要的给药途径有静脉、脑室、腹腔注射及吸入和口腔途径等。

自身给药的实验程序包括:① 率反应程序;② 时间间隔反应程序;③ 续发指令程序;④ 选择性程序;⑤ 并存程序。其中率反应程序与时间间隔反应程序比较常用。

2. 药物鉴别实验　药物鉴别(drug discrimination, DD)实验药物鉴别技术建立于20世纪60年代,主要研究药物鉴别刺激的性质。药物鉴别实验由药物鉴别实验箱和训练程序构成,训练动物区分和鉴别不同药物的内在感受,并产生与之相对应的稳定的行为反应,进而观察受试药对特定行为反应重现频率的影响。研究结果表明,相似的药物刺激(内在感受)可以产生相似的操作性行为反应,产生药物鉴别反应泛化现象。药物鉴别实验不需要手术,而且动物维护简单。目前主要用于辅助评价药物滥用和成瘾潜能。药物鉴别实验的对象可以选择大鼠、猴、鸽等。常用的实验装置:① T型迷宫(T-maze);② 双踏板操作行为箱(two lever operant behavior box)。

鉴别行为的形成说明药物具有鉴别刺激的特点和性质,相关实验结果的分析,应该注意下列3个方面:① 药物鉴别行为形成的速率,达标时间的长短可以衡量药物鉴别刺激的效应强度。② 每个训练期的首次踏板正确率。首次踏板正确率反映动物感受药物精神效应的能力及作出适当反应的能力。首次踏板正确率越高,说明药物的主观效应越强。③ 延长药物鉴别训练后的踏板正确率反映动物区分和鉴别药物主观效应的准确性。

3. 条件性位置偏爱实验 条件性位置偏爱(conditioned place preference, CPP)实验属于非操作式行为药理学研究方法。根据条件反射原理,将非条件性奖赏刺激(药物的强化效应)和某个中性条件刺激(环境,如条件性位置偏爱实验箱)反复联系后,中性条件刺激可以获得产生条件性反应的能力。条件性位置偏爱实验是研究药物奖赏效应的常用的、有效的反应性强化模型,具有设备简单、实验周期短、动物不受操作式运动方式的影响等优点。

条件性位置偏爱实验分为3个阶段: ① 预测试期;② 训练期;③ 测试期。观察指标包括: ① 测试期动物在伴药箱停留时间。如果大于非伴药箱停留时间或伴药箱基线值,则认为条件性位置偏爱效应形成,说明受试药对动物产生了正性强化效应;如果小于非伴药箱停留时间或伴药箱基线值,则认为产生了条件性位置厌恶(conditioned place aversion, CPA)效应,说明受试药具有负性强化效应(厌恶效应);② 偏爱分值: 伴药箱停留时间/(非伴药箱停留时间+伴药箱停留时间)×100%;③ 穿梭次数: 反映动物的自主活动性。

4. 行为敏化实验模型 行为敏化实验(behavioral sensitization test)可以分为多次给药和单次给药两种动物模型。虽然行为敏化的定义强调“反复、多次、间断性给予成瘾性药物对机体药物行为反应的增强作用”。然而,近年来相关研究工作表明,反复、多次、间断地给予成瘾性药物并非行为敏化产生的必要条件,仅仅一次性给予成瘾性药物就足以诱导动物产生行为敏化效应。单次给药行为敏化模型的实验流程更为简单。

行为敏化的实验程序由形成期(development)、转化期(transfer)和表达期(expression)3个阶段组成。行为敏化效应的形成可以表现为: ① 形成期,随着给药次数的增多,动物的自发活动明显增加;② 表达期的激发实验(challenge test),动物对成瘾性药物的行为效应明显增强。

(宫 琦 王燕婷 梁建辉)

第六节 癫痫和疼痛的动物模型及行为学评价

一、研究癫痫的模型和实验方法

1. 急性单纯部分发作模型

(1) 电惊厥法: 最常用的方法为最大电休克发作实验(maximal electroshock test, MES),是癫痫大发作的动物模型。实验对象为小鼠、大鼠或兔。刺激电极一般采用角膜电极或耳电极,通电强度为5~6倍惊厥阈值的交流电。通电后,动物发生惊厥过程,可分为4个时期: 潜伏期、强直期、阵挛期和惊厥后抑制期,之后逐渐恢复正常。判断的指标为后肢强直性惊厥。

(2) 化学刺激致惊厥法: 利用大剂量化学物质(如戊四唑、士的宁、印防己毒素、3-硫基丙酸、荷包牡丹碱、喹啉酸等)可诱发动物产生惊厥,以上化学物质的作用机制主要是竞争性抑制GABA合成酶(如3-硫基丙酸)或选择性拮抗GABA受体(如荷包牡丹碱、$GABA_A$受体选择性拮抗剂),通过降低GABA的含量或减弱GABA能神经的功能来诱发惊厥发作。

2. 慢性单纯部分发作模型

(1) 大脑皮质埋置金属法: 在猴或猫的新皮质注射4%氢氧化铝,1~2个月后可出现自发反复性发作癫痫,持续时间长,类似人类的单纯部分性发作。注射部位的对侧肢端和面部出现节律性抽动,逐渐发展为强直-阵挛发作,也可在动物皮质埋置铁或其他金属(如钴、钨、锌等),诱导慢性或亚急性反复发作。

(2) 系统局灶性癫痫模型：通过射线破坏大鼠血-脑屏障后，蛋氨酸荷包牡丹碱全身给药(2 mg/kg)，连续注射数周，可形成发作病灶，并伴有脑电图棘波。此模型的特点为兼有局部和全身性发作，常用抗癫痫药如苯巴比妥、苯妥英钠、丙戊酸等能够抑制脑电图棘波的产生。

3. 复杂部分发作模型

(1) 海人草酸(kainic acid, KA)模型：海人草酸是一种外源性氨基酸，由海人草提取而来，特异性激动兴奋性谷氨酸KA受体，兴奋作用强，可引起明显的神经毒性，作用特点是损毁脑细胞体而不破坏轴突。小鼠侧脑室给予KA可引起实验性癫痫，出现奔跑、前肢抬起、头部震颤、四肢痉挛性惊厥发作等症状，抗癫痫药三唑仑可抑制以上症状。

(2) 破伤风毒素模型：给予大鼠海马区破伤风毒素可诱导复杂性部分发作症状，发作时的表现是首先活动突然停止，继而出现前肢肌阵挛，一个月内每天发作平均约100次，之后发作次数逐渐减少。

(3) 点燃模型：点燃是指反复、间隔性地给予动物某一脑区惊厥阈下电流刺激后，最初动物并无异常表现，随着电流刺激的增加，动物的惊厥阈值不断下降，最终出现全身性强直-阵挛性惊厥，该模型称为点燃模型，一般分为5个阶段，Ⅰ级为“面部阵挛”，Ⅱ级为“面部阵挛+节律性点头”，Ⅲ级为“面部阵挛+单侧肢体阵挛+点头”，Ⅳ级为“面部阵挛+单侧肢体阵挛+点头+后肢站立”，Ⅴ级为“Ⅳ级+跌倒”。点燃的机制涉及长时程增强及突触可塑性。点燃一旦形成，可持续很长时间甚至终生。此模型除用于抗癫痫药物的筛选和机制研究外，还可用于学习记忆、药物成瘾的相关研究。

4. 内嗅区和海马脑片模型　用低镁的人工脑脊液灌注内嗅区切片，发现出现癫痫样发作放电和迟发性重复放电，可被临床治疗证实有效的抗癫痫药所阻断。同样的方法灌注海马切片，诱导重复短时相放电，可被高剂量丙戊酸和乙琥胺所抑制。

5. 遗传性癫痫发作模型　除了传统的人为诱导癫痫动物模型外，一些癫痫易感性动物模型更接近人类的癫痫发作。目前已用于药物开发的这类模型有光敏感狒狒(papio papio)、听源性癫痫发作易感小鼠(DBA/2J)、遗传性癫痫易感大鼠(GEPR－3、GEPR－9)、蒙古沙土鼠(meriones unguiculatus)、光敏感性家禽、蹒跚小鼠(tottering mouse, tg/tg)和癫痫狗。

听源性发作小鼠是指暴露于高频(10~20 kHz)、高强度(90~120 dB)声源环境中会出现疯狂奔跑、全身强直性阵挛发作的遗传易感性小鼠。常用的听源性发作小鼠有DBA/2J、A/J和BALB/L小鼠，其发作易感性随年龄而变化，一般2~4周达到最高水平，成年后敏感性逐渐下降(除Fings和O'Grady小鼠外)。听源性发作易感小鼠的特点是发作具有反复性，始发部位在脑干或中脑，脑组织无器质性病变，无刺激时其行为与正常小鼠并无区别。然而，这种模型的缺点是发作死亡率高(60%~70%)。目前，国内研究的P77－PMC听源发作敏感大鼠具有发作率高(80%以上)、反复发作不死亡、发作可维持终生的优点，已用于抗癫痫药物和癫痫发病机制的研究。

蹒跚小鼠也是一种典型的遗传易感性癫痫模型，发作时的表现类似人类失神性发作和单纯局限性发作，可单独出现，也可由失神发作转为单纯局限性发作，表现为双侧同步波峰放电，每秒6~7次，对失神发作有效的药物可减轻此症状。

6. 癫痫持续状态模型　将蹒跚小鼠(tg/tg)与倾斜小鼠(leaner mouse, LA)杂交繁殖，可获得tg/tg/LA小鼠，出生17天左右出现平衡失调，21天左右出现间断性局限性发作，25天发作达到高峰，持续时间为每次70~80 min，可用于癫痫持续状态动物模型的相关研究。此外，给予狒狒静脉注射200 mg/kg丙烯甘氨酸后2~8 h，1 h间隔闪光刺激1次，可诱导狒狒连续性出现全身肌痉挛。苯巴比妥和苯二氮䓬类药物可有效抑制癫痫持续发作。

给予大鼠静脉注射$D-L$-硫基丁胺酸后，运动皮质出现癫痫样损伤，诱导全身痉挛性癫痫持续状态，脑电图与人类癫痫持续状态的情况极为相似，可被临床有效抗癫痫药所抑制。

二、研究疼痛模型和实验方法

目前对疼痛的测量主要有两类方法：① 测量标准伤害性反应的阈值(刺激的强度和时程)；② 测量标准化刺激下产生伤害性反应的大小。常用的疼痛刺激方法有冷热刺激、化学刺激、电刺激和缺血刺激等。对疼痛的行为学评价较为理想的方法应具备以下几个条件：① 能区分动物对伤害性和非伤害性刺激的不同反应；② 疼痛刺激引起的行为反应随刺激强度从痛阈到耐痛阈间出现相应改变；③ 测得的行为改变可以反映动物的疼痛感受；④ 动物的行为反应对镇痛药物敏感；⑤ 可以将非感觉性变化(如注意力、活动能力)与感觉性变化区分开；⑥ 反复、间隔刺激不引起明显的组织损伤；⑦ 接近或符合临床上疼痛的实际情况，能模拟人体的痛觉。对实验动物疼痛评价的模型主要有化学刺激致痛模型、热刺激致痛模型和神经源性疼痛模型。

1. 化学刺激致痛模型

(1) 扭体法：对小鼠腹腔注射化学刺激物(如醋酸)会诱导广泛而持久的疼痛，引起小鼠的扭体反应(writhing response)，表现为腹部凹陷、后腿和躯干伸张、臀部抬起等特征性躯体伸缩行为。此模型适用于中枢和外周镇痛药的研究，为筛选镇痛药的常用方法之一。

扭体反应的最高频率一般出现在给予动物化学刺激物后 15 min 之内，因此常用这段时间内发生的扭体次数作为衡量痛阈的指标。评价受试药物的镇痛效果，可用它对扭体反应的抑制率来表示，抑制率=(对照组平均扭体次数-给药组平均扭体次数)/对照组平均扭体次数×100%。

(2) 福尔马林致痛法：福尔马林实验最初由 Dubbisson 和 Dennis 于 1977 年创立。由于福尔马林所致的持续性紧张痛(tonic pain)与临床上常见的慢性痛非常相似。因此，是一种很好的模拟临床慢性严重疼痛的动物模型。本实验对象常用大鼠，皮下给予大鼠福尔马林立即诱导 C 纤维自发活动剧增，通过快速的单突触递质传递到脊髓投射神经元，并继续以第二相传入爆发，激活脊髓背角神经元，并对 C 纤维传入表现出过强的放电，诱发中枢痛觉易化。关于疼痛的定量，多采用大鼠痛反应加权 4 级积分法(weighted scores)评分。

2. 热刺激致痛模型

(1) 甩尾法(tail-flick test)：以研究吗啡的镇痛反应为例，将大鼠尾部末端 4~5 cm 浸于恒温水浴箱中(温度为 52±0.5℃)。以大鼠将尾巴从热水中抬出的潜伏期作为评价痛阈的指标。为了防止热水对组织的损伤，最长浸润时间为 10 s。实验开始时先测定基线值，分为两个测试期(sessions)，每个测试期大鼠被测定 5 次，两个测试期的时间间隔为 10 min。以测试期的平均值作为痛阈的基线值。20 min 后给予大鼠吗啡，在给药后的 20 min、40 min 和 60 min 分别测定甩尾潜伏期 5 次，以(给药后甩尾潜伏期-基线值)/基线值作为评价吗啡给药的痛阈提高率。此外，还可用小型聚光灯产生一定强度的光束，经透镜聚焦后照射大鼠尾部或家兔头部，以大鼠甩尾或家兔甩头的潜伏期作为评价痛阈的指标。

(2) 热板测痛法(hot plate test)：实验对象为小鼠，实验装置为 55±0.5℃ 自控温度热板仪，评价痛阈的指标为小鼠舔后足反应或跳跃反应的潜伏期。实验前应筛选反应潜伏期小于 5 s 或大于 30 s 的动物。为防止足部烫伤，截止时间设为 40 s 或基础痛阈的两倍。每次测定痛阈的时间间隔应大于 5 min，测定 2~3 次取平均值。热板痛阈的变化率=(给药后各时间点热板痛阈-给药前基线值)/给药前基线值×100%。

3. 神经源性疼痛模型　神经源性疼痛(neurogenic pain, NP)是一种由中枢或外周神经系统损伤或疾病所引起的慢性疼痛综合征，临床特征主要表现为自发性疼痛(spontaneous pain)和诱发性疼痛(evoked pain)。诱发性疼痛可分为痛觉过敏(hyperalgesia)和痛觉超敏(allodynia)两种情况。其中，痛觉过敏是指机体对伤害性刺激产生过强的伤害性反应，主要由 C 纤维损伤引起；而痛觉超敏是指机体对非伤害性刺激产生伤害性反应,主要由 Aβ 纤维损伤引起。研究神经源性疼痛有其独特的动物模型,前文所述的化学刺激和热刺激致痛模型都难以有效地评价神经源性疼痛治疗药物。

神经源性疼痛模型的原理是:在动物的感觉传导通路上制造损伤,用 Von Frey Hair 测定机械痛觉过敏和痛觉超敏;用辐射热及冷板刺激引起缩足的潜伏期,以此代表对冷热刺激的敏感程度。这类模型可以分为外周神经损伤和中枢神经损伤两大类。

(1) 外周神经损伤模型:

1) 神经瘤模型:是指将大鼠坐骨神经完全横切,坐骨神经残端形成神经瘤而导致痛觉异常,是一种完全去传入神经损伤模型。其优点是手术简单、损伤稳定、重复性好。但是,由于动物外周感觉丧失,会出现自噬,无法观察诱发痛,因此近年来这种模型已逐渐少用。

2) 坐骨神经慢性压迫性损伤模型(chronic constriction injury model, CCI):最初是由 Bennett 和 Xie 于 1988 年创建。方法是轻度结扎大鼠单侧坐骨神经中部,术后 5~7 天动物的手术侧肢体出现痛敏。术后 7 天至 2 个月内手术侧肢体对机械、冷热刺激的反应均加强。该模型在感觉异常的产生时程和行为表现上与临床神经源性疼痛非常相似,是目前神经源性疼痛研究的常用模型。但其主要的缺点是:结扎神经的手法与松紧程度不同,则神经损伤的程度也就不同,因此实验条件难以控制,重复性不佳。

3) 坐骨神经部分结扎模型(partial sciatic nerve ligation model, PSL):是分离大鼠坐骨神经中枢端,在大转子附近将一根 8.0 nm 丝线插入神经中,紧密结扎 1/3~1/2 的神经纤维。术后 1~4 周为急性期,4 周以后为慢性期,在两个时期分别测定痛阈值,给受试药后 30 min 再次测定痛阈,进行药效学评价。利用此模型可观察机械和冷热过敏和超敏,持续时间长达 7 个月以上。由于在坐骨神经中,支配外周区域的神经纤维具有随机分布的特点,因此本模型不会造成特定区域感觉丧失,几乎无自噬现象发生。并且该模型造成的诱发痛不仅局限于损伤侧,在未损伤侧后肢也可观察到痛觉超敏现象。然而,与 CCI 模型类似,该模型的神经损伤程度同样难以控制,因此,重复性不佳。

4) 脊神经结扎模型(spinal nerve ligation model, SNL):是指将 L5 - L6 脊神经分离、切断后观察以单侧为主的对冷热和机械刺激的痛觉超敏现象,持续时间长达 4 个月以上,无自噬现象发生。优点是损伤程度较为一致,重复性好;缺点是手术复杂。

5) 坐骨神经冷冻破坏模型(sciatic cryoneuro-lysis model, SCN):指通过冷冻坐骨神经造成神经损伤的模型,术后 7 天,动物出现与神经瘤模型、坐骨神经部分结扎模型类似的疼痛症状。此模型的优点在于冷冻造成的损伤有恢复的可能。因此,可以研究暂时性神经损伤的影响及其愈合过程。然而,此模型的主要缺点是自发痛和诱发痛的持续时间很短,仅能维持 15~21 天。

(2) 中枢神经损伤模型:脑卒中、脊髓损伤、多发性硬化症等中枢神经损伤或疾病引发的疼痛称为中枢痛。大多数中枢痛的来源是脊髓损伤,下面介绍两种脊髓损伤致中枢痛的动物模型。

1) 光化学脊髓损伤模型:藻红 B(erythrosin B)等静脉内光敏染料被氩离子射线激发后可诱导大鼠脊髓局部缺血性损伤,表现出一系列对机械刺激和冷刺激的痛觉过敏、痛觉超敏和自噬等疼痛症状。

2) 兴奋性毒性脊髓损伤模型:向脊髓内注射使君子酸(quisqualic acid, QA)等神经化学物质可产生类似人类脊髓损伤的异常疼痛,产生持续的自发痛、机械性痛觉超敏和热痛觉过敏现象。QA 还能诱导脊髓灰质某些区域神经元丢失。注射的深度、神经元丢失的程度和疼痛的程度具有重要的相关性。此外,谷氨酸、红藻氨酸等兴奋性氨基酸脊髓内注射或鞘内注射也能诱导慢性疼痛症状。

(宫　琦　王燕婷　梁建辉)

参考文献

陈奇,张伯礼. 中药药效研究方法学. 北京：人民卫生出版社,2016：181 - 186.
库宝善. 神经精神药理学. 北京：北京大学医学出版社,2006：323 - 324.
李俊旭. 药物辨别技术：理论与应用. 中国药物依赖性杂志,2008(4)：267 - 270.
梁建辉,韩容. 行为敏化动物模型在药物依赖性评价中的应用. 中国药理学通报,2004,20(7)：726 - 730.
陆林,沈渔邨. 精神病学. 6 版. 北京：人民卫生出版社,2018：380 - 390.
汪桐. 疼痛的研究方法. 皖南医学院学报,1984(2)：60 - 63.
王桂林,郑继旺. 自身给药实验. 中国药理学通报,1995(5)：424 - 428.
徐叔云,卞如濂,陈修. 药理实验方法学. 3 版. 北京：人民卫生出版社,2005：826 - 845.
薛瑞,张有志,李云峰. 单胺重摄取抑制剂抗抑郁作用评价策略和体系. 中国药理学通报,2011,27(12)：1636 - 1639.
张均田. 现代药理实验方法. 北京：北京医科大学中国协和医科大学联合出版社,1998：1072 - 1092.
Chaki S. Beyond Ketamine：New approaches to the development of safer antidepressants. Curr Neuropharmacol. 2017, 15(7)：963 - 976.
Connolly K R, Thase M E. Vortioxetine：A new treatment for major depressive disorder. Expert Opin Pharmacother. 2016, 17(3)：421 - 431.
Detke M J, Rickels M, Lucki I. Active behaviors in the rat forced swimming test differentially produced by serotonergic and noradrenergic antidepressants. Psychopharmacology (Berl), 1995, 121(1)：66 - 72.
Dujardin S, Colin M, Buée L. Invited review：Animal models of tauopathies and their implications for research/translation into the clinic. Neuropathol Appl Neurobiol, 2015, 41(1)：59 - 80.
Dunn L A, Atwater G E, Kilts C D. Effects of antipsychotic drugs on latent inhibition：Sensitivity and specificity of an animal behavioral model of clinical drug action. Psychopharmacology (Berl), 1993, 112(2 - 3)：315 - 323.
Epperly T, Dunay M A, Boice J L. Boice, Alzheimer disease：Pharmacologic and nonpharmacologic therapies for cognitive and functional symptoms. Am Fam Physician, 2017, 95(12)：771 - 778.
Fisher A, Hanin I. Potential animal models for senile dementia of Alzheimer's type, with emphasis on AF64A - induced cholinotoxicity. Annu Rev Pharmacol Toxicol, 1986, 26：161 - 181.
Jentsch J D, Roth R H. The neuropsychopharmacology of phencyclidine：From NMDA receptor hypofunction to the dopamine hypothesis of schizophrenia. Neuropsychopharmacology. 1999, 20(3)：201 - 225.
Katz R J, Roth K A, Carroll B J. Acute and chronic stress effects on open field activity in the rat：Implication for a model of depression. Neurosci Biobehav Rev, 1981, 5(2)：247 - 251.
Lipska B K, Jaskiw G E, Weinberger D R. Postpubertal emergence of hyperresponsiveness to stress and to amphetamine after neonatal excitotoxic hippocampal damage：a potential animal model of schizophrenia. Neuropsychopharmacology. 1993, 9(1)：67 - 75.
MacIsaac S E, Carvalho A F, Cha D S. The mechanism, efficacy, and tolerability profile of agomelatine. Expert Opin Pharmacother. 2014, 15 (2)：259 - 274.
Mesulam M M, Cuello A C, Harald H, et al. The cholinergic system in the pathophysiology and treatment of Alzheimer's disease. Brain, 2018, 141 (7)：1917 - 1933.
More S V, Kumar H, Cho D Y, et al. Toxin-induced experimental models of learning and memory impairment. Int J Mol Sci, 2016, 17 (9)：E1447.
Oddo S, Caccamo A, Shepherd J D, et al. Triple-transgenic model of Alzheimer's disease with plaques and tangles：Intracellular Abeta and synaptic dysfunction. Neuron, 2003, 39(3)：409 - 421.
Porsolt R D, Anton G, Blavet N, et al. Behavioural despair in rats：A new model sensitive to antidepressive treatments. Eur J pharmacol, 1978, 47：378 - 391.
Porsolt R D, Bertin A, Jalfre M. Behavioural despair in micc：A primary screening test for antidepressants. Arch Int Pharmacodyn, 1977, 229：327 - 336.
Rakesh G, Pae C U, Masand P S. Beyond serotonin：Newer antidepressants in the future. Expert Rev Neurother. 2017, 17(8)：777 - 790.
Rossner S. Cholinergic immunolesions by 192IgG - saporin-useful tool to simulate pathogenic aspects of Alzheimer's disease. Int J Dev Neurosci, 1997, 15(7)：835 - 850.
Sams - Dodd F. Phencyclidine-induced stereotyped behaviour and social isolation in rats：A possible animal model of schizophrenia. Behav Pharmacol. 1996, 7(1)：3 - 23.
Sasaguri H, Nilsson P, Hashimoto S, et al. APP mouse models for Alzheimer's disease preclinical studies. EMBO J, 2017, 36(17)：2473 - 2487.
Seligman M E, Beagley G. Learned helplessness in the rat. J Comp Physiol Psychol, 1975, 88(2)：534 - 541.
Seligman M E, Maier S F. Failure to escape traumatic shock. Exp Psychol, 1967, 74(1)：1 - 9.
Steru L, Chermat R, Thierry B, et al. The tail suspension test：A new method for screening antidepressants in mice. Psychopharmacology, 1985, 85：367 - 370.
Willner P, Towell A, Sampson D, et al. Reduction of sucrose preference by chronic unpredictable mild stress and its restoration by a tricyclic

antidepressant. Psychopharmacology (Berl), 1987, 93(3): 358-364.

Xing S H, Zhu C X, Zhang R, et al. Huperzine a in the treatment of Alzheimer's disease and vascular dementia: A meta-analysis. Evid Based Complement Alternat Med, 2014: 363985.

Xue R, Jin Z L, Chen H X, et al. Antidepressant-like effects of 071031B, a novel serotonin and norepinephrine reuptake inhibitor. Eur Neuropsychopharmacol, 2013, 23(7): 728-741.

Xue R, Li Y, He X H, et al. Pharmacokinetic profiles contribute to the differences in behavioral pharmacology of 071031B enantiomers as novel serotonin and norepinephrine reuptake inhibitors. J Psychopharmacol, 2017, 31(3): 377-386.

Zhang L M, Wang Y L, Liu Y Q, et al. Antidepressant-like effects of YL-IPA08, a potent ligand for the translocator protein (18 kDa) in chronically stressed rats. Neuropharmacology, 2017, 113(Pt A): 567-575.

本篇复习题

1. 与精神分裂症和抑郁症相关的中枢神经系统递质及其受体有哪些？它们在这两类疾病的发病中起什么作用？针对这些靶点所开发的药物有哪些？
2. 阿尔茨海默病和帕金森病的治疗策略及可选用的药物有哪些？目前的治疗所存在的主要问题和未来的治疗思路是什么？
3. 试论述胶质细胞在精神神经系统疾病中的作用及与其相关的药物研发。

第三篇 肿瘤药理学

肿瘤是威胁人类健康的重大疾病,20世纪40年代开始的肿瘤药物治疗,为肿瘤的治疗提供了重要的手段,也揭开了肿瘤药理学研究的篇章。近几十年来,生物学技术日新月异,对肿瘤致病机制的认识达到前所未有的深度,推动了抗肿瘤药物研发的蓬勃发展,抗肿瘤药物研究一跃成为新药创制的主导力量。时至今日,肿瘤药物研究经历了从传统化疗药物到分子靶向药物再到肿瘤免疫治疗的历史转变,并正在迎来三者联合用药、协同治疗的新格局。与此同时,肿瘤药理学也从传统的研究药物与肿瘤相互作用机制的支撑学科,逐渐发展成为引领新药研发方向、指导临床用药的肿瘤药物研究的中坚力量。

本篇以抗肿瘤药物药理学概论开篇,希望能让读者对肿瘤药理学的研究形成基本的认识。在此基础上,结合当前抗肿瘤药物最前沿进展,以药物靶点领域为依据,对当前抗肿瘤新药研发的重点领域,特别是已经有新药上市的领域进行逐一介绍,包括蛋白激酶(protein kinases)、DNA损伤修复通路、表观遗传调控、泛素-蛋白酶体系统、肿瘤代谢、肿瘤免疫调控、细胞周期和死亡。具体内容覆盖了各个领域的发展历程、已经上市药物、最前沿发展方向及对未来发展方向的展望。

第九章
抗肿瘤药物药理学概述

手术、放射和药物治疗是现代肿瘤综合治疗的三大支柱疗法。相对于以局部治疗为主的手术和放射治疗，抗肿瘤药物治疗为全身性治疗，不仅可以用于治疗原发性实体瘤，而且还可以治疗非实体瘤、转移瘤及作为手术和放疗后的辅助治疗。但是，药物治疗通常毒副作用较大、对转移和复发肿瘤疗效较差、总体远期疗效较差，特别是几乎不可避免地会产生耐药性。这些不足使得抗肿瘤药物治疗具有广阔的发展与改进空间和巨大的开发与应用潜力。生命科学的迅猛发展，特别是随着人类基因组计划的完成、新基因及其新功能的不断发现、新技术的涌现、对肿瘤细胞信号转导通路认识的不断深入，越来越多的抗肿瘤新靶点的发现和确证，深刻地改变着抗肿瘤药物研究开发的思路和策略。特别是近 30 年来，免疫治疗类抗肿瘤药物从其诞生、成长，直至成为被广泛接受的治疗药物，已成为从基础研究到临床治疗的热点。

一、抗肿瘤药物的发展历史

从 20 世纪 40 年代至今，抗肿瘤药物经历了从低选择性、严重毒性向高选择性和毒性减轻方向不断发展的历史过程（表 9－1）。

表 9－1　抗肿瘤药物发展史的标志性事件及其意义

年份(年)	事　件	意　义
1942	氮芥	1942 年发现，1946 年用于治疗晚期恶性淋巴瘤，成为首个抗肿瘤药物；随后发展了迄今仍在使用的环磷酰胺、苯丁酸氮芥、甲氧芳芥等同类烷化剂药物
1948	抗代谢类药物	甲氨蝶呤成功用于儿童急性淋巴细胞性白血病治疗，开启了抗代谢治疗领域；其中核酸类抗代谢如 5－氟尿嘧啶、6－巯基嘌呤、吉西他滨（gemcitabine）等成为目前临床常用一线治疗药物
1964	紫杉醇类	发现紫杉醇及其抗肿瘤作用，但直到 1992 年才被批准用于临床，随即成为乳腺癌和卵巢癌等实体瘤治疗的重要药物类别
1966	联合化疗	提出联合化疗的概念并成为肿瘤临床药物治疗的基本原则应用至今
1966	喜树碱	发现并报道喜树碱结构，由此推动了 DNA 拓扑异构酶结构和功能的研究；但因其毒性严重，直至 1996 年其衍生物拓扑替康和伊立替康才用于临床，并成为包括肺癌、结肠癌等实体瘤的重要治疗药物
1970	多药耐药	肿瘤多药耐药概念的提出及随后相关细胞株的建立，对肿瘤耐药研究特别是分子机制的阐明、克服耐药方式的探索产生了很大的推动作用
1977	他莫昔芬	被批准用于乳腺癌治疗，开启了激素及其受体拮抗剂治疗肿瘤的领域；此外，他莫昔芬还作为选择性雌激素受体调节剂被用于调节某些组织雌激素的作用
1978	顺铂	首个被美国 FDA 批准上市的铂类药物，最初被用于睾丸癌和卵巢癌的临床治疗，后推广至多种类型肿瘤。1989 年同类药物卡铂上市。铂类药物在抗肿瘤药物中至今占有重要地位
1987	曲妥珠单抗	人表皮生长因子受体 2（human epidermal growth factor receptor 2，HER2）。HER2/neu 被发现在某些乳腺癌中过度表达，并与患者存活密切相关，该靶点单抗曲妥珠单抗（trastuzumab）1998 年上市并取得巨大成功
1997	利妥昔单抗	靶向 CD20 的利妥昔单抗（rituximab）被批准用于 B 细胞非霍奇金淋巴瘤治疗，标志着抗体类药物正式进入抗肿瘤临床治疗阶段

续 表

年份(年)	事 件	意 义
2001	伊马替尼	BCR-ABL 抑制剂伊马替尼(imatinib)有效治疗慢性髓细胞性白血病,开启了分子靶向治疗的新纪元
2003	硼替佐米	蛋白酶体抑制剂硼替佐米(bortezomib)被批准治疗复发性多发性骨髓瘤,是首个针对蛋白质降解机制的抗肿瘤药物
2004	吉非替尼	表皮生长因子受体(EGFR)抑制剂吉非替尼(gefitinib)被批准用于非小细胞肺癌(nonsmall-cell lung cancer, NSCLC)治疗,随后发现亚洲和欧美患者的敏感性差异,揭开了肿瘤个性化治疗研究的序幕,并推动了肿瘤基因组学、分子标志物等的深入研究
2004	贝伐单抗	贝伐单抗(bevacizumab)被批准用于转移性结肠癌治疗,确立了通过抑制血管生成治疗肿瘤的新理念
2005	索拉菲尼	索拉菲尼(sorafinib)靶向 B-RAF、KIT、VEGFR、PDGFR 等多种酪氨酸激酶,与 2006 年上市的舒尼替尼(sunitinib)共同成为多靶点激酶抑制剂的代表,为分子靶向药物的开发提供了新思路和新方向
2006	达沙替尼	达沙替尼(dasatinib)针对 ABL 突变引起的格列卫耐药患者的第二代 ABL 激酶和 SRC 激酶双重抑制剂,成为克服分子靶向药物耐药的成功案例
2007	坦罗莫司	坦罗莫司(temsirolimus)是首个被批准用于抗肿瘤治疗的 mTOR 抑制剂,目前用于晚期肾细胞癌临床治疗
2011	易普利单抗	易普利单抗(ipilimumab)是首个 CTLA-4 单克隆抗体,用于治疗晚期黑色素瘤。易普利单抗是免疫检查点抑制剂,通过促进 T 细胞介导的抗肿瘤免疫应答而发挥抗肿瘤作用,开启了免疫治疗的新时代
2011	本妥西单抗	本妥西单抗(brentuximab vedotin)是靶向 CD30 的抗体偶联药物(antibody-drug conjugate, ADC),被批准用于霍奇金淋巴瘤和系统性间变性大细胞淋巴瘤的治疗。adcetris 可特异性结合 CD30 并释放小分子 MMAE,是首个 ADC 药物。
2013	依鲁替尼	依鲁替尼(ibrutinib)是首个上市的布鲁顿酪氨酸激酶(Bruton's tyrosine kinase, BTK)抑制剂,获批治疗套细胞淋巴瘤
2014	纳武利尤单抗	纳武利尤单抗(nivolumab)是全球首个批准上市的程序性死亡受体 1(programmed cell death protein 1,PD-1)单抗,最早在日本获批治疗晚期黑色素瘤。PD-1 和程序性死亡配体 1(programmed death-ligand 1, PD-L1)免疫疗法是备受瞩目的一类新肿瘤免疫疗法,已经在多种肿瘤中取得突破
2014	奥拉帕尼	奥拉帕尼(olaparib)是首个获批上市的 PARP 抑制剂,用于 BRCA 基因缺陷的晚期卵巢癌,是首个基于协同致死理论抗肿瘤药物
2015	帕博西尼	帕博西尼(palbociclib)抑制 CDK4/6 激酶,阻断细胞从 G_1 进入 S 期,从而抑制肿瘤细胞增殖过程,被批准联合来曲唑(letrozole)治疗 ER+/HER2-晚期乳腺癌
2015	奥希替尼	奥希替尼(osimertinib)是第三代 EGFR 抑制剂,首个用于 EGFR-T790M 突变阳性非小细胞肺癌的药物,为 T790M 耐药突变的治疗掀开了崭新的一页
2016	维奈托克	维奈托克(venetoclax)是首个上市的 BCL-2 抑制剂,用于治疗染色体 17p 缺失的慢性淋巴细胞白血病。维奈托克是第一个蛋白质-蛋白质相互作用(protein-protein interaction, PPI)抑制剂
2017	克瑞亚	克瑞亚(CTL019)是首个被批准上市的嵌合抗原受体 T 细胞疗法(CAR-T),靶向 CD19,用于 B 细胞急性淋巴细胞白血病的治疗。在临床试验中表现了非常高的完全缓解率,因此受到极大的关注

抗肿瘤药物发展的历史显示出以下特点:① 肿瘤治疗具有对药物多样性的需求。肿瘤发生的遗传背景、分子机制、发病原因等存在显著的个体差异性;每个个体所患的肿瘤都可被视为一种疾病。因此,虽然截至 2018 年,全球已有超过 200 种抗肿瘤药物获准上市,但仍不能满足临床治疗的实际需求。肿瘤治疗对多样性药物的需求,直接推动着新化学实体、新靶点和新作用机制药物的发现研究。② 从细胞毒类药物向分子靶向药物发展。传统化疗药物主要针对肿瘤细胞和正常细胞共有且必需的成分包括 DNA、RNA、拓扑异构酶、微管蛋白等,不可避免地产生严重的毒副作用。以 2001 年伊马替尼上市为标志,抗肿瘤药物研发的重点从细胞毒类药物转向选择性明显增加的分子靶向药物。③ 药物选择性提高的同时毒副作用谱发生了改变。细胞毒类抗肿瘤药物的毒性靶器官通常是具有快速增殖细胞的组织器官包括骨髓、胃肠道,引起骨髓抑制、胃肠道毒性等。与此形成对比,分子靶向药物对肿瘤细胞的选择

性增强,其毒性作用谱也发生相应改变,其中心脏和皮肤黏膜相关毒性明显增加。药物毒性作用谱的改变要求对新药研发的安全性评价和治疗过程中毒性监控的重点进行适当调整。④ 药物治疗范围从血液造血系统肿瘤为主不断向多种类型的实体瘤扩展。肿瘤药物治疗起步于血液造血系统肿瘤如淋巴瘤、白血病等,1955 年启动的美国国家抗肿瘤药物筛选计划也以白血病为药物的基本筛选和评价模型,这两方面的原因使得早期阶段研发的抗肿瘤药物主要对血液造血系统肿瘤显示较好疗效;随着氟尿嘧啶、蒽环类、紫杉醇类、喜树碱类等药物进入临床及在药物筛选和评价体系中大幅引入实体瘤模型,使这一状况逐渐得到改善,直到以 EGFR 抑制剂、多靶点抑制剂为代表的分子靶向药物进入临床,才使得实体瘤的治疗药物具有较大的选择范围。⑤ 肿瘤免疫治疗蓬勃发展。随着 1997 年靶向 CD20 的利妥昔单抗被批准用于 B 细胞非霍奇金淋巴瘤的治疗,一批分别针对 EGFR、VEGF 和白细胞分化抗原(CD)的抗体药物进入临床治疗,标志着抗肿瘤抗体药物成为新的发展方向。21 世纪以来,抗体类药物快速发展,目前已有超 30 种抗体药物用于肿瘤临床治疗,成为发展最快的抗肿瘤药物领域之一。此外,以 CAR－T 为代表的细胞免疫疗法也临床取得成功,Kymriah 和 Yescarta 已于 2017 年先后获批治疗 B 细胞淋巴瘤。

二、影响抗肿瘤药物发展的重要因素

基础研究的进步,新机制、新靶点与新化学实体的发现以及药物筛选与评价新方法的引进对抗肿瘤药物的发展发挥着至关重要的影响。

(一) 基础研究进步对抗肿瘤药物发展的推动作用

1. *DNA、RNA、蛋白质及组学*　生命科学的进步,如 1953 年建立的 DNA 双螺旋模型、1956 年提出后经丰富完善的中心法则以及 2001 年完成的人类基因组“工作框架图”和随后的基因组学、蛋白质组学等基础研究领域的进步,对抗肿瘤药物研究研发及治疗应用产生了深刻的影响。

2. *细胞周期、分化、凋亡、坏死、衰老、自噬*　这些现象的发现与调控机制研究不但提供了对肿瘤细胞生长、增殖、分化、死亡过程从多个不同角度进行研究的可能性,而且还促进了对抗肿瘤药物作用模式的阐释、新类型抗肿瘤药物的研发及抗肿瘤药物的分类和应用。

3. *癌基因、抑癌基因、细胞信号转导通路与网络*　癌基因、抑癌基因及细胞信号转导通路与网络的发现和阐明,直接推动了分子靶向抗肿瘤药物的研究开发并指导其临床应用,特别是利用肿瘤的癌基因依赖性和协同致死机制,已成为当前分子靶向抗肿瘤药物研发的重要策略。

(二) 新机制、新靶点与新化学实体的发现直接促进抗肿瘤药物的发展

新机制、新靶点与新化学实体三者常常紧密相关,具有新化学实体的药物常常意味着具有潜在的新靶点和新机制,而新靶点与新机制也常常借由新结构类型的药物体现其价值。因此,新机制、新靶点与新化学实体的发现成为推动抗肿瘤药物发展的直接动力。

(三) 药物筛选与评价新方法的引进在很大程度上决定着抗肿瘤药物的发展

方法和技术的进步,常常影响和决定着科学发展的程度。这一点在抗肿瘤药物的发展过程中表现得尤其突出。抗肿瘤药物的筛选与评价方法和技术的发展大致经历了如下 3 个阶段:① 以动物瘤模型为基础的筛选与评价:20 世纪 50~80 年代,以小鼠白血病 L1210、P388 移植瘤为基础进行抗肿瘤药物的筛选与评价,产生的药物主要对白血病有效。② 以人肿瘤细胞模型、人肿瘤裸鼠异种移植瘤模型为基础的疾病导向的筛选与评价:20 世纪 80 年代后期,建立了快速、简便、高通量体外测试方法如噻唑蓝(MTT)和磺酰罗丹明 B(SRB)法以及发展了以人肿瘤细胞模型、人肿瘤裸鼠异种移植瘤模型为基础、疾病导向的抗肿瘤药物筛选与评价模型和方法,推动了针对实体瘤的抗肿瘤药物的研究研发。③ 以虚拟筛选结合分子、细胞、动物模型为基础的靶点导向的筛选与评价:进入 21 世纪,随着对信号

转导通路、药物分子靶点认识的深入,逐渐建立了以虚拟筛选结合分子、细胞、动物模型为基础的靶点导向的筛选与评价模型方法体系,由此推动了分子靶向药物走向繁荣。

三、抗肿瘤药物的分类

根据作用方式结合多数人的使用习惯,将目前已正式用于肿瘤临床治疗的抗肿瘤药物分为传统抗肿瘤药(conventional anticancer agents)和分子靶向抗肿瘤药(molecularly-targeted anticancer agents)两大类。

传统抗肿瘤药除激素调节剂外,大多数具有以下共同的特点:① 靶向肿瘤细胞和正常细胞共有且必需的细胞成分,包括 DNA、RNA、拓扑异构酶、微管蛋白等;② 通过诱导细胞周期阻滞和细胞凋亡,杀伤细胞,属细胞毒类药物;③ 选择性差、毒性大、毒性靶器官通常是血液造血系统、胃肠道等;④ 易于产生耐药,多药耐药是常见的耐药机制。与此形成对比的是,多数分子靶向抗肿瘤药具有以下的特点:① 靶向肿瘤细胞和正常细胞差异的细胞成分,包括发生突变、过度表达、异常激活等的酶、受体和其他蛋白质分子;② 通过抑制存活信号、诱导细胞周期阻滞或细胞凋亡,抑制或杀伤肿瘤细胞;③ 选择性增加,对正常细胞影响较小,毒性作用谱发生改变、毒性靶器官通常是心血管系统及皮肤等;④ 可产生耐药性,但耐药机制更多涉及作用靶点改变、替代性旁路的激活与利用等。

(一) 传统抗肿瘤药

目前在临床使用的传统抗肿瘤药达 150 种以上,根据其化学结构和来源进行分类如下。

1. *烷化剂*　氮芥类、乙撑亚胺类、亚硝脲类、甲烷磺酸酯类等。

(1) 氮芥类:盐酸氮芥、乌拉莫司汀、贝尼达氮芥、苯丁酸氮芥、美法仑和环磷酰胺等。

(2) 乙撑亚胺类:塞替哌、三乙撑三聚氰胺和六甲嘧胺等。

(3) 亚硝脲类:卡莫司汀、洛莫司汀、司莫司汀和尼莫司汀等。

(4) 甲烷磺酸酯类:白消安、二溴甘露醇和二溴卫矛醇等。

2. *抗代谢物*　叶酸、嘧啶、嘌呤类似物等。

(1) 抗叶酸类:甲氨蝶呤、亚叶酸钙、雷替曲塞、左亚叶酸和培美曲塞二钠等。

(2) 嘧啶类:阿糖胞苷、氟尿嘧啶、溴呋啶、卡莫氟、氟脲苷、卡培他滨和吉西他滨等。

(3) 嘌呤类:6-巯嘌呤、6-硫鸟嘌呤、磷酸氟达拉滨、克拉屈滨和硫唑嘌呤等。

3. *抗肿瘤抗生素*　蒽环类抗生素、丝裂霉素、博莱霉素类、放线菌素类等。

(1) 蒽环类抗生素:阿霉素、表柔比星、柔红霉素、米托蒽醌和吡柔比星等。

(2) 丝裂霉素:丝裂霉素 A、丝裂霉素 B 和丝裂霉素 C。

(3) 博莱霉素类:博莱霉素和平阳霉素等。

(4) 放线菌素类:放线菌素 D。

4. *抗肿瘤植物药*　长春碱类、喜树碱类、紫杉醇类、三尖杉生物碱类、鬼臼毒素衍生物等。

(1) 长春碱类:长春碱、长春新碱、长春地辛和长春瑞滨等。

(2) 喜树碱类:喜树碱、羟喜树碱、伊立替康和力诺替康等。

(3) 紫杉醇类:紫杉醇和多西他赛。

(4) 三尖杉生物碱类:三尖杉酯碱和高三尖酯碱。

5. *激素药物*　乳腺癌、卵巢癌、前列腺癌等肿瘤表现出一定的激素依赖性,调节体内激素平衡可控制这些肿瘤的生长。影响激素功能的抗癌药物主要包括以下 3 类。

(1) 肾上腺皮质激素类药物:泼尼松、泼尼松龙、甲泼尼松、地塞米松、氢化可的松、氨鲁米特。

(2) 雌激素抑制类药物:他莫昔芬、托瑞米芬、屈洛昔芬、福美坦、依西美坦、阿那曲唑、来曲唑、亮丙瑞林、丙酸睾酮。

(3) 雄激素抑制类药物：已烯雌酚、溴醋己烷雌酚、甲羟孕酮、甲地孕酮、氟他胺、戈舍瑞林、亮丙瑞林、醋酸阿比特龙(zytiga)、恩杂鲁胺(xtandi)、布地奈德(erleada)。

6. 其他 铂类配合物等，包括顺铂、卡铂、奥沙利铂等。

(二) 分子靶向抗肿瘤药

21世纪以来，分子靶向抗肿瘤药的研发进展迅速，目前在临床使用的分子靶向抗肿瘤药有70种以上，此外还有千种以上(截至2018年，仅美国即有1 500种以上)的该类药物处于各期临床试验阶段。

对临床使用的分子靶向抗肿瘤药物，根据其作用特点和药物本身的性质进行分类如下。

1. 已上市药物 本类药物选择性靶向肿瘤细胞与正常细胞内表达水平、活性水平、结构特征等存在差异的分子靶点，包括小分子药物和生物制品类药物。

(1) 小分子抑制剂：

1) 酪氨酸激酶抑制剂：① EGFR抑制剂，如吉非替尼(gefitinib)、厄洛替尼(erlotinib)、奥希替尼(osimertinib)等；② ALK抑制剂，如克唑替尼(crizotinib)、色瑞替尼(ceritinib)、艾乐替尼(alectinib)、布格替尼(brigatinib)等；③ BCR-ABL抑制剂，如尼洛替尼(nilotinib)、达沙替尼(dasatinib)、博舒替尼(bosutinib)、帕纳替尼(ponatinib)等；④ BTK抑制剂，如依鲁替尼(ibrutinib)、acalabrutinib等；⑤ ErbB2/HER2抑制剂，如阿法替尼(afatinib)、拉帕替尼(lapatinib)等；⑥ 血管内皮细胞生长因子受体(vascular endothelial growth factor receptor, VEGFR)抑制剂，如乐伐替尼(lenvatinib)、司马沙尼(semaxanib)、凡德他尼(vandetanib)等；⑦ 多靶点抑制剂，如甲磺酸伊马替尼(imatinib，抑制BCR-ABL、PDGFRβ、c-KIT)，索拉菲尼[sorafinib，抑制RAF/MEK/ERK信号传导通路、VEGFR、血小板源生长因子受体(platelet-derived growth factor receptor, PDGFR)]，舒尼替尼(sunitinib，抑制PDGFR、VEGFR、c-KIT、FLT3)等。

2) 其他激酶抑制剂：① PI3K-AKT-mTOR通路抑制剂，PI3Kδ抑制剂艾代拉里斯(idelalisib)，PI3Kα/δ抑制剂copanlisib，mTOR抑制剂坦罗莫司(temsirolimus)、依维莫司(everolimus)等；② MAPK信号通路抑制剂，B-RAF抑制剂威罗菲尼(vemurafenib)、达拉非尼(dabrafenib)和MEK抑制剂曲美替尼(trametinib)、卡比替尼(cobimetinib)等。

3) 泛素-蛋白酶体抑制剂：硼替佐米(bortezomib)、卡非佐米(carfilzomib)、伊沙佐米(ixazomib)。

4) 表观遗传修饰酶抑制剂：① DNA甲基转移酶(DNA methyltransferase, DNMT)抑制剂，5-氮杂胞苷(5-azacytidine)、地西他滨(2′-deoxy-5-azacytidine)。② 组蛋白去乙酰化酶(histone deacetylase, HDAC)抑制剂，辛二酰苯胺异羟肟酸(suberoylanilidehydroxamic acid, SAHA)、罗米地辛(romidepsin)、贝利司他(belinostat)、伏立诺他(vorinostat)、帕比司他(panobinostat)。

5) 周期蛋白依赖性激酶(cyclin-dependent kinases, CDK)抑制剂：帕博西尼(palbociclib, ibrance)、瑞博西尼(ribociclib, kisqali)、玻玛西林(abemaciclib)。

6) BCL-2抑制剂：维奈妥拉(venetoclax, ABT-199)。

7) PARP1/2抑制剂：奥拉帕尼(olaparib)、卢卡帕尼(rucaparib)、尼拉帕尼(niraparib)。

8) 异柠檬酸脱氢酶(isocitrate dehydrogenase, IDH)抑制剂：ivosidenib(tibsovo)、恩西地平(enasidenib, idhifa)。

9) Hedgehog通路抑制剂：维莫德吉(vismodegib)、索尼德吉(sonidegib)。

10) 免疫调节剂：来那度胺(lenalidomide)、泊马度胺(pomalidomide)。

(2) 抗体类药物：

1) 抗EGFR单抗：西妥昔单抗(cetuximab)、帕尼单抗(panitumumab)、尼妥珠单抗(H-R3)和耐昔妥珠单抗(necitumumab)等。

2）抗 HER2 单抗：曲妥珠单抗(trastuzumab,赫赛汀)、帕妥珠单抗(pertuzumab)。

3）抗 VEGF 及受体 VEGFR2 抗体：贝伐单抗(bevacizumab)、阿柏西普(ziv-aflibercept)、雷莫芦单抗(ramucirumab)等。

4）抗 PDGFR：奥拉单抗(olaratumab)。

5）抗白细胞分化抗原(CD)抗体：抗 CD20 的利妥昔单抗(rituximab)、奥滨尤妥珠单抗(obinutuzumab)、奥法木单抗(ofatumumab)、替伊莫单抗(ibritumomab tiuxetan)、托西莫单抗(tositumomab),抗 CD22 的依帕珠单抗(epratuzumab),抗 CD38 的达雷木单抗(daratumumab)、抗 CD52 的阿仑单抗(alemtuzumab)等。

6）抗 PD－1/PD－L1 抗体：派姆单抗(pembrolizumab, keytruda)、纳武利尤单抗(nivolumab, opdivo)、阿特珠单抗(atezolizumab, tecentriq)、阿维单抗(avelumab, bavencio)、度伐鲁单抗(durvalumab, imfinzi)等。

7）抗 CTLA－4 抗体：易普利单抗(ipilimumab, yervoy)。

8）抗体偶联药物(ADC)：本妥西单抗(brentuximab vedotin,抗 CD30 和小分子 MMAE)、T－DM1(ado-trastuzumab emtansine,偶联曲妥珠单抗和 DM1)、依托珠单抗(inotuzumab ozogamicin,偶联抗 CD22 抗体和卡奇霉素)等。

(3）其他：

1）嵌合抗原受体 T 细胞免疫疗法(CAR－T)：CTL－019(靶向 CD19 抗原)、KTE－C19(靶向 CD19 抗原)等。

2）疫苗：sipueucel－T(前列腺癌治疗疫苗)、HPV 疫苗(宫颈癌)、T－VEC 溶瘤病毒(晚期黑色素瘤)。

2. 处于临床试验的药物　此外,处于各期临床试验开发中的药物,除部分属于上述类别之外,还有多种针对其他靶点和作用机制的药物类别,根据其作用通路和作用机制,大致分类如下：

(1）丝/苏氨酸蛋白激酶抑制剂：

1）aurora 激酶抑制剂：alisertib(MLN8237)、ENMD－2076、tozasertib (VX－680, MK－0457)、AZD2811。

2）Plk 激酶抑制剂：PCM－075、volasertib (BI6727)、BI2536、CFI－400945。

3）CDK 激酶抑制剂：dinaciclib(MK－7965, SCH727965)、AT7519M、voruciclib (P1446A－05)、seliciclib (CYC202)、P276－00。

(2）蛋白酪氨酸激酶抑制剂：

1）c－MET 抑制剂：沃利替尼(volitinib, AZD6094)、INC280 (capmatinib)、PLB1001。

2）成纤维细胞生长因子受体(FGFR)抑制剂：厄达替尼(erdafitinib)(JNJ－42756493)、AZD4547。

3）ERK 抑制剂：LTT462、BVD－523。

(3）DNA 损伤修复信号通路抑制剂：

1）MGMT 抑制剂：KRX－0402 (O^6－benzylguanine)。

2）ATR/ATM 抑制剂：VX－970、BAY1895344、AZD6738、M6620、AZD1390。

3）CHK1 抑制剂：prexasertib (LY2606368)、SRA737。

(4）HSP90 抑制剂：luminespib (AUY922)、ganetespib (STA9090)、onalespib (AT13387)。

(5）MDM2 抑制剂：idasanutlin(RG7388)、AMG－232、DS－3032b、HDM201。

(6）BET 抑制剂：OTX015、CPI－0610、GSK525762、RO6870810、RVX000222、FT－1101。

四、分子靶向抗肿瘤药物研究与应用中的共性问题

分子靶向抗肿瘤药大规模应用仅 10 余年,虽然对肿瘤治疗产生了巨大的推动作用,但同时也出现

了许多引人深思、值得深入探讨和研究的问题，其研究结果可能会深刻影响该类药物的研发与应用进程。在此对其中一些重要的共性问题进行简要讨论。

(一) 癌基因依赖性

癌基因依赖性（oncogene addiction）是指肿瘤的发生和发展依赖于某一特定癌基因的现象，癌基因或其表达产物的灭活可以导致相关表型丧失或抑制肿瘤细胞生长、存活甚至导致肿瘤细胞死亡。其中，多种癌基因的表达产物为激酶或受体，常常表现为表达异常增高或因发生突变而持续性激活，从而使肿瘤细胞明显区别于正常细胞，构成了肿瘤高选择性治疗的分子基础之一。表 9－2 列举了部分癌基因依赖性肿瘤及代表性药物。其中的典型代表如 *BCR－ABL* 基因。*BCR－ABL* 是由第 9 号染色体上的 *ABL* 原癌基因与第 22 号染色体上的 *BCR* 基因易位形成的融合基因，引起 ABL 蛋白激酶组成性激活，与 90% 以上的慢性髓细胞性白血病发病相关。伊马替尼有效抑制 BCR－ABL 激酶活性，对慢性髓细胞性白血病产生显著的治疗作用，5 年总生存率达 90% 以上；不良反应相对较少而轻，发生率随着时间推移而降低，不到 4% 的患者因药物相关不良反应而停药。因此，伊马替尼已成为慢性髓细胞性白血病的一线治疗用药。

表 9－2　部分癌基因依赖性肿瘤及代表性药物

癌基因	相关肿瘤	代表性药物
ALK	ALK 阳性的非小细胞肺癌	克唑替尼
BCR－ABL	慢性髓细胞性白血病	伊马替尼
BTK	套细胞淋巴瘤（MCL）	依鲁替尼
B－RAF	黑色素瘤、甲状腺癌、结直肠癌	威罗菲尼
c－KIT	胃肠道间质瘤（GIST）	伊马替尼
c－MET	MET 扩增的 EGFR 突变肺癌	沃利替尼（Ⅲ期临床试验）
EGFR	非小细胞肺癌、胶质母细胞瘤、结肠癌、胰腺癌	吉非替尼
FGFR	治疗转移性尿路上皮癌（mUC）	厄达替尼（Ⅱ期临床试验）
HER2	乳腺癌、卵巢癌、非小细胞肺癌	曲妥珠单抗
MEK	B－RAF V600E 或 V600K 突变的不可切除或转移性黑色素瘤	曲美替尼
PDGFR－β	胶质瘤、胃肠道间质瘤（GIST）	伊马替尼
VEGFR	分化型甲状腺癌、晚期肾细胞癌	乐伐替尼
RAS	非小细胞肺癌、结肠癌、胰腺癌等	Salirasib
RET	甲状腺髓样癌	凡德他尼

(二) 协同致死

细胞在单个基因缺陷时能够存活，但两个（或以上）基因同时缺陷时则死亡，这种基因间的相互作用称为协同致死（synthetic lethality）（图 9－1）。协同致死可以发生在两/多条执行相同功能的通路上。例如，*PARP－1* 与 *BRCA1/2* 基因分属 DNA 切除修复和同源重组修复通路，但均参与 DNA 断裂损伤修复，两个基因同时缺陷将导致细胞死亡。协同致死也可发生在同一条通路上，如 PTEN 突变的肿瘤中，抑制 mTOR 具有协同致死效应。

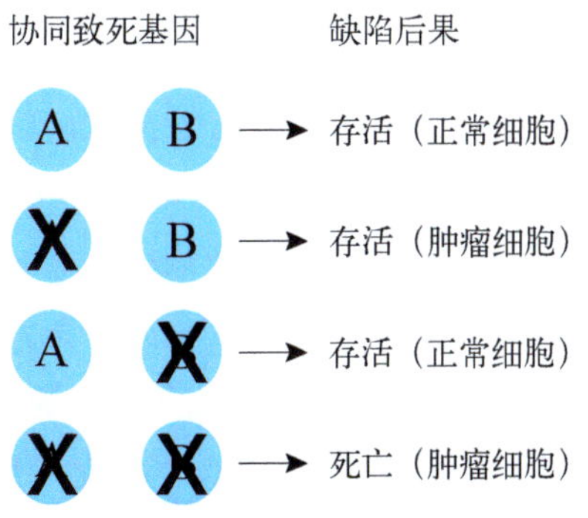

图 9－1　协同致死与选择性抗肿瘤的分子基础

协同致死靶向治疗具有如下潜在优势：① 仅杀死具有特异性遗传突变的肿瘤细胞，而不影响正常细胞，可产生选择性抗肿瘤作用。② 为其他方法难以靶向的潜在靶点提供了独特的机会,如因突变导致功能丧失的抑癌基因;对于目前缺乏有效方法进行靶向的癌基因如转录因子包括 *c-Myc*,协同致死策略也提供了很好的选择。③ 药物可以与包括细胞毒类药物、放疗、其他分子靶向药物等联合应用,还可用于复发病例。④ 肿瘤的发生发展是多阶段的过程,不同阶段可能涉及不同的基因突变,其中促进肿瘤发生和引起肿瘤转移的突变基因具有很大的差异。这为针对处于不同阶段的肿瘤进行协同致死靶向治疗提供了可能性,特别是对目前缺乏有效治疗方法的转移肿瘤,协同致死策略可能具有很大的潜力。针对 BRCA 突变肿瘤的 PARP 抑制剂成功上市,表明协同致死效应可产生临床抗肿瘤疗效。

基于这些优势,近年来,对协同致死基因进行了广泛研究,已发现多组基因组合(表 9-3)。针对这些基因组合,已有多种药物处于各期临床试验阶段。

表 9-3　代表性协同致死基因组合

突变基因	可能的协同致死基因
Ha-RAS	*PKCγ*
Ki-RAS	*STK33*、*TBK-1*、*PLK-1*、*APC*、*CDK4*、*CDK1*
P53	*AMPK*、*ATM*、*CHK*、*GEF-H1*、*MAP4*、*MK2*、*MYT-1*、*PAK3*、*PLK1*、*SGK2*
Rb	*Skp2*
PTEN	*mTOR*
HER2	*Notch*
IGFR-1	*MST1R* (*RON*)
EGFRvⅢ	*AKT-2*
c-Myc	*DR5*、*GSK3β/FBW7*、*CDK1*、*Aurora-B*
n-Myc	*CDK2*
VHL	*CDK6*、*MEK1*、*MET*、*mTOR*
BRCA	*PARP*、*Polθ*
ATM	*PARP*
MSH2	*DHFR*、*DNA Polβ*
MSH1	*DNA Polγ*
MSH2/MLH1/MSH6	*PINK1*
WEE1	*SETD2*、*LKB1*
Chk1	*ATMMAP2K1*、*CDK9*、*ADA*

(三) 耐药性

耐药性是肿瘤的内在属性,分为原发性耐药(primary resistance)和获得性耐药(acquired resistance),前者指肿瘤细胞对药物固有的不敏感性,后者则指肿瘤细胞在治疗过程中,对药物由敏感变为不敏感的特性。根据肿瘤耐药涉及的药物范围,又可分为单药耐药与多药耐药(multiple drug resistance, MDR)。肿瘤细胞对一种或一类药物的耐药称为单药耐药;与之相对,多药耐药则是肿瘤细胞对多种结构无关、作用机制各异、作用靶点不同、来源各异的药物同时耐药。分子靶向抗肿瘤药典型耐药机制包括药物靶点继发性突变、启用旁路途径及交叉对话等。① 药物靶点继发性突变:典型代表如 ABL 的突变使伊马替尼与之结合减少,导致 35%~45%慢性髓细胞性白血病患者对伊马替尼耐药。② 旁路激活:MAPK 信号通路由 RAS/RAF/MEK/ERK 信号级联构成。靶向 B-RAF-V600E 的抑制剂威罗菲尼对黑色素瘤显示很好疗效,但 40%的患者在治疗 8~12 个月后产生显著耐药。这些患者没有发生靶点(B-RAF)的继发性突变,而是通过 N－RAS/RAF1 或 COT 旁路激活 MEK/ERK，替代了被威罗菲尼抑制的 B－RAF 的作用，产生耐药。③ 交叉对话：吉非替尼治疗的部分非小细胞肺癌患者，其肿瘤发生 *MET* 基因异常扩增和活化，表达高水平的 c－MET 蛋白；后者通过磷酸化 HER3、激活 AKT 信号通路产生吉非替尼的获得性耐药。

自 2014 年抗 PD－1 单抗纳武利尤单抗和派姆单抗被批准上市后，肿瘤免疫治疗迅速发展，取得了很大成功，对肿瘤治疗产生了积极影响。然而免疫检查点抑制剂同样会发生耐药，主要机制包括：① T 细胞功能丧失；② 肿瘤抗原提呈机制存在缺陷；③ 其他抑制性免疫检查点的补偿效应。

上述耐药机制为新型抗肿瘤药的研发和应用提供了新的思路，不断开发抗肿瘤新药是克服肿瘤耐药性的内在要求。例如，*EGFR* 基因、*T790M* 基因突变是 EGFR 抑制剂耐药的最常见机制。针对 *EGFR* 的 T790M 耐药突变研发的奥希替尼是第三代 EGFR 抑制剂，于 2015 年被美国 FDA 批准治疗携带 *T790M* 基因突变，并对第一代 EGFR 抑制剂耐药的晚期非小细胞肺癌。

（四）联合用药

肿瘤具有高度异质性，同一肿瘤包含多种处于发展不同阶段、对药物敏感性可能有很大差异的肿瘤细胞，使用单一药物常常难以产生好的疗效；即使能够获得较好疗效，也常因获得性耐药的产生而最终导致治疗失败。因此，联合用药治疗已成为肿瘤药物治疗的基本原则之一。

联合用药的基本目的是提高疗效、延缓耐药性的产生、减低毒性或毒性可控。理想的联合用药方案中，对分子靶向药物的选择应当依据以下基本原则：① 单一药物应具有可接受的疗效和毒性；② 单一药物对相应靶点有明确的调节作用；③ 在根据预测敏感性/耐药性的分子标志进行选择的合适人群中具有可靠的单药疗效；④ 合用各药对同一适应证均应具有临床疗效；⑤ 合用各药在不同的非临床试验中均显示协同作用；⑥ 在合适的患者人群中合用各药具有协同作用的分子基础。但这是理想状态，实际应用时一个或几个条件不能满足，可能并不妨碍达成联合用药的目的。联合用药的方式包括传统药物联用、分子靶向与传统药物联用、分子靶向药物之间联用、免疫检测点抑制剂之间联用及其他方式（与激素、放射治疗联用等）。例如，抗 PD－1 抗体与抗 CTLA－4 抗体联合用于治疗转移性黑色素瘤显示出了更高的有效率。其中，分子靶向、免疫治疗药物与传统药物联用已逐渐成为临床联合用药治疗的主流。例如，在治疗晚期肺癌中，贝伐单抗与铂类、易普利单抗与卡铂/多烯紫杉醇及贝沙罗汀（bexarotene）与厄洛替尼等不同联合方案，均取得了较好治疗效果。

（五）个体化治疗与生物标志物

肿瘤个体化治疗之所以必要，是因为：① 全球销售排行榜排名前 30 位的“重磅炸弹”级药物通常有效性也不过 40%～60%；② 一种抗肿瘤药物仅对个别肿瘤组织类型的部分患者有一定疗效；③ 约 1/6 的使用者发生不同程度的不良反应，药物不良反应已经成为人类第五大死亡原因；④ 遗传因素、环境因素、遗传-环境因素的相互作用，造成药物反应（药物疗效和毒性）个体差异和种族差异。通过甄别遗传和非遗传因素在药物反应中的细微差别，区分药物反应潜在的“有效人群”“无效人群”“毒性人群”，实现量体裁衣的个体化药物治疗，才能科学指导临床合理用药，提供安全、有效的联合用药方案，避免药物不良反应。关于个体化治疗与标志物，详见本书第八篇。

（贺金雪　缪泽鸿）

参考文献

Draghi A, Chamberlain C A, Furness A, et al. Acquired resistance to cancer immunotherapy. Semin Immunopathol, 2019, 41(1): 31－40.

Du Z, Lovly C M. Mechanisms of receptor tyrosine kinase activation in cancer. Mol Cancer, 2018, 17(1): 58.

Hargadon K M, Johnson C E, Williams C J. Immune checkpoint blockade therapy for cancer: An overview of USA FDA - approved immune checkpoint inhibitors. Int Immunopharmacol, 2018, 2(62): 29 - 39.

He J X, Yang C H, Miao Z H. Poly(ADP - ribose) polymerase inhibitors as promising cancer therapeutics. Acta Pharmacol Sin, 2010, 31(9): 1172 - 1180.

Klausen U, Jørgensen N G D, Grauslund J H, et al. Cancer immune therapy for lymphoid malignancies: Recent advances. Semin Immunopathol, 2019, 41(1): 111 - 124.

Nevedomskaya E, Baumgart S J, Haendler B. Recent advances in prostate cancer treatment and drug discovery. Int J Mol Sci, 2018, 19(5): 1359.

Paraiso K H, Fedorenko I V, Cantini L P, et al. Recovery of phospho - ERK activity allows melanoma cells to escape from BRAF inhibitor therapy. Br J Cancer, 2010, 102(12): 1724 - 1730.

Santos R, Ursu O, Gaulton A, et al. A comprehensive map of molecular drug targets. Nat Rev Drug Discov, 2017, 16(1): 19 - 34.

Shen J P, Zhao D, Sasik R, et al. Combinatorial CRISPR - Cas9 screens for de novo mapping of genetic interactions. Nat Methods, 2017, 14(6): 573 - 576.

Tan C S, Kumarakulasinghe N B, Huang Y Q, et al. Third generation EGFR TKIs: Current data and future directions. Mol Cancer, 2018, 17(1): 29.

Wang Y Q, Wang P Y, Wang Y T, et al. An update on poly(ADP - ribose) polymerase - 1 (PARP - 1) inhibitors: Opportunities and challenges in cancer therapy. J Med Chem, 2016, 59(21): 9575 - 9598.

Wang Z, Han W. Biomarkers of cytokine release syndrome and neurotoxicity related to CAR - T cell therapy. Biomark Res, 2018, 6(1): 4.

第十章
蛋白激酶抑制剂

第一节 概　　述

近 30 年来，随着人类基因组学、蛋白质组学和肿瘤生物学等研究的不断深入和发展，对肿瘤发生发展的生物学基础的认识，取得了诸多理念上的飞跃。人们发现，尽管恶性肿瘤发生了诸多纷繁复杂的变化，但其恶性生长往往高度依赖个别癌基因特异性的变化，如癌基因突变、扩增、融合及染色质重排等。这种现象又称“癌基因依赖（oncogene addiction）”，赋予肿瘤靶向治疗的重大契机。目前，已经明确驱动恶性肿瘤的癌基因中，蛋白激酶是最重要的一类，已经取得诸多治疗突破，多个蛋白激酶抑制剂被批准上市。自 1998 年首个针对受体酪氨酸激酶 HER2 的分子靶向药物曲妥珠单抗（trastuzumab）上市后，激酶抑制剂一直是抗肿瘤药物研究的热点。目前已经批准上市的分子靶向抗肿瘤药物中，蛋白激酶抑制剂占有绝对的主导地位。特别是小分子蛋白激酶抑制剂，目前共上市 38 个药物，其中 34 个为抗肿瘤药物。

对于蛋白激酶的研究始于 20 世纪 50 年代。从 20 世纪 70~80 年代起，随着酪氨酸激酶在肿瘤中的功能被逐渐揭示，激酶抑制剂的研究开始迅速发展，并逐渐成为药物开发的热点。目前已经上市的蛋白激酶抑制剂可分为小分子蛋白激酶抑制剂与大分子蛋白激酶抑制剂。小分子蛋白激酶抑制剂根据其靶点选择性又可分为选择性蛋白激酶抑制剂与多靶点蛋白激酶抑制剂。本书第一篇第三章已对蛋白激酶及其抑制剂的概况进行了全面的介绍，故本节仅从抗肿瘤药物的角度进行简要阐释，并在后续各节对已经上市的最具代表性的蛋白激酶抑制剂类抗肿瘤药物进行逐一介绍。

一、蛋白激酶抑制剂概况

（一）小分子蛋白激酶抑制剂

2001 年，首个小分子蛋白激酶抑制剂伊马替尼（imatinib）获美国 FDA 批准上市。从发现该药靶点 BCR－ABL 是慢性粒细胞白血病的致病基因到该药上市，经历了差不多 40 年的时间。在过去 20 多年，小分子蛋白激酶抑制剂的研发，占据了抗肿瘤新药研发的主体。截至 2017 年 12 月 31 日，美国 FDA 共批准 38 个小分子激酶抑制剂，其中多数为酪氨酸激酶抑制剂，其他多为丝/苏氨酸激酶抑制剂和少数脂激酶抑制剂。与大分子蛋白质、抗体药物相比，小分子药物可口服，使用方便、价格相对便宜，专利过期后费用大幅下降，在可见的将来仍旧是药物研发的重要组成部分。

1. 选择性抑制剂　选择性抑制剂是在治疗剂量下仅作用于单个靶点的抑制剂。其作用靶点单一、选择性好，往往预示着具有更好的安全性。在小分子抑制剂研发过程中，提高选择性一直是抑制剂优化的重要目标，也因此催生了一批活性强、选择性高的小分子药物。例如，针对特异 B－RAF－V600E 突变的维罗非尼（vemurafenib），同等剂量下对野生型 B－RAF 无抑制作用；针对 EGFR 敏感突变的抑制剂吉非替尼（gefitinib），对野生型 EGFR 的作用大大减弱。但是需要强调的是，所谓的选择性均是相对的，是在有限的评价范围内和一定的作用浓度下。

2. *多靶点抑制剂*　多靶点药物可以同时作用于肿瘤信号网络系统的多个环节,不易产生耐药。针对各靶点的协同效应也利于获得更好的疗效,曾经一度成为肿瘤新药研发的热点。多靶点抑制剂对某些耐药肿瘤也有抑制作用,如抑酶谱较广的达沙替尼(dasatinib)可以用来治疗伊马替尼耐药的慢性粒细胞白血病和急性淋巴细胞白血病。当然,多靶点抑制剂由于作用靶点较多,在应用过程中的较强的副作用成为一大挑战。

(二) 大分子蛋白激酶抑制剂

大分子蛋白激酶抑制剂,主要是单克隆抗体和融合蛋白。单克隆抗体药物通过抗原-抗体相互作用结合于激酶的胞外受体结构域,竞争性阻断其与配体的结合,进而抑制蛋白激酶的激活,阻断细胞内信号转导途径,从而抑制癌细胞增殖,诱导细胞的凋亡。除单抗外,融合蛋白也应用于肿瘤治疗中。例如,靶向 VEGFR 的融合蛋白药物阿柏西普和康柏西普通过串联多个亚型 VEGFR 相对应的配体,一次竞争性占据多种 VEGFR 亚型,阻止 VEGF 同其受体结合。大分子药物特异性强,避免了小分子抑制剂脱靶效应带来的问题,但是往往受限于细胞膜上的激酶,无法到达细胞内的非受体类激酶,且作为生物药价格高,仅能通过静脉给药。

二、蛋白激酶抑制剂的机遇与挑战

(一) 选择性

蛋白激酶在三维结构上具有高度的保守性,特别是具催化活性 ATP 结构域附近。该区域包括一个由 β 折叠构成的 N 端- lobe 区域及由 α 螺旋构成的 C 端- lobe 区域。而 ATP 结合在两者之间构成的沟状区(hinge area),也是多数激酶小分子抑制剂的直接竞争结合位点。正是因为该区域的保守性,也决定了小分子蛋白激酶抑制剂的选择性成为一大挑战。大多数小分子蛋白激酶抑制剂,哪怕是一些有较好选择性的抑制剂,也很难避免对同家族激酶的抑制作用。为了避免 ATP 结构域高度保守带来的挑战,近几年,针对非 ATP 结构域的共价抑制剂(covalent inhibitor)成为激酶抑制剂研发的一个重要方向。这类抑制剂往往结合在激酶保守性较低的区域,通过和激酶的氨基酸残基发生化学反应,进而诱导激酶构象变化来调节 ATP 分子与激酶结合,从而使激酶处于非激活状态。例如,针对 EGFR T790M 突变的第三代抑制剂奥希替尼(osimertinib),就是通过与 EGFR 797 位的半胱氨酸形成共价键,选择性抑制 EGFR 激活和耐药突变,但是对野生型 EGFR 几乎不产生抑制作用。

选择性一直是蛋白激酶抑制剂研发过程中高度关注的内容,以避免因为脱靶效应(off-target)带来的毒性和不良反应。但是也有观点认为单一靶点的抑制很容易通过被代偿而产生耐药,且针对的人群非常有限。因此,在针对蛋白激酶抑制剂的研发历程中,曾经一度存在着“多靶”和“单靶”孰优孰劣的争论。时至今日,为了避免毒性追求抑制剂的选择性已经得到领域共识,但是个别靶点的组合也可能带来新的治疗机会。例如,已经上市的蛋白激酶抑制剂克唑替尼(crizotinib),该抑制剂本来是针对 c-MET 开发的抑制剂,但是对同家族的 ALK,因其保守性,也有抑制作用。但是在临床开发的过程中,针对 ALK 的抑制剂作用反而带来了新的治疗契机,率先被批准上市。

(二) 耐药性

当前,蛋白激酶抑制剂临床上遇到的最大问题是耐药性的问题,特别是获得性耐药的问题尤其严峻,大多数患者在用药后 6~12 个月内纷纷发生耐药。对耐药机制的研究是寻求克服耐药策略的重要途径。根据现有认识,小分子的耐药性机制主要可以分为两大类: ① 靶点激酶本身(on-target)的变化,主要指靶点本身发生耐药突变;② 通过旁路信号途径实现耐药。

激酶最常见的耐药突变经常发生在化合物与激酶直接相互作用的位点。如 ATP 口袋深处有一个与小分子频繁作用的氨基酸残基叫门控位点(gatekeeper),该门控位点的突变是激酶耐药突变频发位点，如靶向 EGFR、ABL 等第一代抑制剂均多诱导此位点的突变。另一个突变多发位点为溶剂前沿区域（solvent-front），许多激酶小分子与这个区域直接相互作用，如 ALK 的第二代抑制剂耐药多产生这个位置的突变。而不可逆激酶小分子的耐药突变多为赖氨酸（Cys）突变，直接破坏化合物与激酶的共价结合。耐药突变位点的发现，促成了第二、三代抑制剂的研发，当前多个激酶靶点都有了第二、三甚至四代抑制剂。一般来讲第二、三代抑制剂除了克服了第一代药物的耐药性外，其活性也多大幅提高。这样的药物推到一线治疗，许多情况下能够比第一代抑制剂疗效更佳。

与靶点突变相比，旁路激活导致的耐药机制更具多样性，也为耐药克服提出了更大的挑战。旁路激活最常见的是相关信号通路的激活，如 *MET* 基因扩增导致对 EGFR 抑制剂耐药。理论上，通过联合抑制代偿通路，可以实现克服耐药的作用。然而，近年来的研究发现，激酶抑制剂的耐药原因可能异常复杂，通常涉及不止一条通路，往往涉及整个系统的重编程。例如，c－MET 抑制剂耐药细胞中体现出数十个激酶的代偿性变化。新近，细胞外泌组、细胞代谢网络、表观遗传等网络重塑被发现可能贡献于激酶抑制剂耐药，为耐药克服带来了极大的挑战，克服耐药治疗方案的寻求可能有待于概念性的改变。

（三）联合用药

蛋白激酶抑制剂在临床的成功，代表着过去 20 多年分子靶向抗肿瘤药物研发的长足进步。随着肿瘤个性化治疗的发展，已经基本形成了“一个分子分型，一种抑制剂”的治疗格局。但是，目前抑制剂的覆盖范围还非常有限，仅限于极少数人群。拓展蛋白激酶抑制剂的治疗范围很大程度上将依赖于机制指导下的联合用药。例如，B－RAF 加 MEK 抑制剂联合用于治疗黑色素瘤，能够克服因 MEK 突变引起的 B－RAF 抑制剂耐药，延长获益时间。事实上，新近的研究发现，除了激酶信号通路自身的相互代偿，激酶信号通路与肿瘤免疫、表观遗传、细胞代谢均有着纷繁复杂的联系。通过与上述领域抑制剂的联合用药，可能大幅度提升激酶抑制剂的获益人群，为更多尚无药物可治的肿瘤带来治疗方案。最近，VEGFR、MEK1/2 等靶点的激酶抑制剂与免疫疗法 PD－1/PD－L1 抗体的组合初步临床试验显示出了极大的潜力。通过认识药物对肿瘤细胞多层面的影响，探索通路之间的联系，提出基于机制的理性联合方案，有望将激酶抑制剂与表观遗传、肿瘤代谢等各个领域的抑制剂联合用药，提升彼此的治疗空间，带来治疗突破。

（耿美玉）

第二节　血液肿瘤靶向抑制剂

一、ABL 激酶抑制剂

（一）ABL 激酶简介

c－ABL（abelson tyrosine kinase－1，ABL－1）是非受体酪氨酸激酶 ABL 家族成员之一，是在 20 世纪 70～80 年代研究 A－MuLV（abelson murine lymphosarcoma virus）病毒与肿瘤关系中被发现。其进化保守，在胞质、细胞核、线粒体及内质网中广泛分布表达，参与多种信号转导与生物学功能，如细胞生长调控、细胞侵袭等。*c－ABL* 异常激活与血液癌症密切相关，在包括慢性髓细胞白血病（chronic myelocytic leukemia，CML）、急性淋巴细胞白血病（acute lymphoblastic leukemia，ALL）等不同类型的白血病中，主要以各种不同融合基因形式存在。其中以 BCR－ABL 融合基因与白血病的关系研究最为充分。融合基因会通过激活下游包括 RAS、NF－κB、PI3K－AKT、JUN、β－catenin 及 STAT3 等信号通路，促进白血病发生发展。

(二) 伊马替尼

从20世纪60~70年代在CML中发现"费城染色体",到20世纪80~90年代,才最终确定费城染色体阳性白血病患者的致病基因就是*BCR-ABL*融合基因。开发小分子激酶抑制剂治疗癌症的概念在那时已经形成。但激酶家族庞大(在20世纪90年代初已发现180多个不同激酶),不仅激酶催化域结构保守,而且激酶家族成员功能复杂,广泛参与细胞生长、凋亡等过程。发现选择性的激酶抑制剂在当时被认为是非常困难甚至是几乎不可能的事情。

瑞士诺华公司的癌症研究团队一直致力于酪氨酸激酶抑制剂的研究。从1993年发现一个蛋白激酶C的小分子抑制剂开始,药物化学家与生物学家密切合作,通过一系列的化学结构修饰和优化及生物活性评价,发现其中一个编号为STI571(伊马替尼上市前所用代号)的小分子化合物在体外可选择性地杀死CML癌细胞而对正常细胞没有明显作用。但是否推进到临床试验,还需要考虑到未来市场的商业价值。CML是一种罕见病,全球患CML的比例每年为$(1\sim2)/10^6$,其市场相对其他癌症如乳腺癌等市场小很多。但最终诺华公司管理层基于对科学家的信任及公司使命——要解决临床治疗问题、提高患者生活质量的考虑,决定继续将STI571向临床推进。1994~1998年,历经包括犬肝毒性、给药方式等各种困难与问题,完成了系统临床前评价。伊马替尼仅历32个月,从1998年6月临床试验开始到2001年上市。Ⅰ期临床试验招募了干扰素疗法治疗失败后的患者,其对90%患者有效的实验结果非常令人兴奋。于是,Ⅱ期和Ⅲ期临床多中心试验在1999~2000年得以迅速展开,并取得了惊人效果:初诊CML患者的疗效反应比现有的干扰素疗法更加有效,极大延缓了患者病情发展。虽然其有包括恶心、呕吐、水肿、腹泻等副作用,但其疗效优于已有治疗CML的化疗、干扰素和骨髓移植等治疗手段,并且是口服给药方式,所以伊马替尼作为治疗癌症的新型药物,从2001年2月27日提交申请到2001年5月10日批准上市,总共审批时间两个半月,刷新美国FDA最快药物审核记录。

伊马替尼开创了肿瘤分子靶向治疗的时代,其研发历程堪称靶向药物发现的鼻祖和典范,其在临床应用中获得的巨大成功,直接推动和促进了工业界和学术界采用靶向药物研发策略在更多的药物研发领域开花结果。伊马替尼临床用于治疗费城染色体阳性的CML患者,这也是罕见病和个性化药物开发之先行者,其商业价值和社会效益对当下开展罕见病药物开发和个性化用药都有着极好的示范意义。

(三) 第二代BCR-ABL抑制剂

伊马替尼在临床应用大获成功,但仍有副作用和耐药问题亟待解决。所以继伊马替尼之后,各大制药公司仍在积极努力地开展BCR-ABL抑制剂药物研发竞赛。除伊马替尼外,已先后有4个药物获批治疗CML,包括达沙替尼(2006年)、尼洛替尼(2007年)、博舒替尼(2012年)和帕纳替尼(2012年)。与伊马替尼一样,尼洛替尼及帕纳替尼都是Ⅱ型ATP竞争型的BCR-ABL激酶抑制剂,作用于激酶的非活性构象,具有相对更好的活性与选择性;达沙替尼和博舒替尼则是作用于激酶的激活构象的Ⅰ型激酶抑制剂。但即便选择性最好的两个药物尼洛替尼和伊马替尼,也对包括KIT、PDGFR等其他激酶有着较好的抑制活性。2017年*Topics in Medicinal Chemistry*一书中有专门章节介绍BCR-ABL抑制剂抗白血病进展,并对目前获批上市的5个药物的结构、与靶标蛋白相互作用方式、激酶选择性、生物活性及成药性特点均有详细介绍。

达沙替尼是第二个获批的BCR-ABL抑制剂。该项目最初是用于发现LCK激酶抑制剂,但最后通过结构优化,最终获得了对ABL和SRC家族激酶抑制活性达到纳摩尔水平的达沙替尼。虽然达沙替尼与伊马替尼都是ATP竞争型抑制剂,但具体作用机制不同,达沙替尼与ABL的活性状态结合,其对19种中除T315I突变以外的18种伊马替尼耐药相关的BCR-ABL突变型仍敏感,所以在2006年被获批用于治疗伊马替尼耐药或不耐受的CML患者。但到2010年,达沙替尼在与伊马替尼的面对面的比较中胜出,从而得以获批治疗初诊CML患者。但因为其对其他激酶选择性较差,如对SRC家族激酶有较好的抑制活性,所带来的免疫抑制、感染风险等副作用隐患,使得其在其他适应证上的临床试验进展缓慢。

尼洛替尼是诺华公司推出的第二个 BCR - ABL 抑制剂,相对于伊马替尼,其具有更好的激酶抑制活性和选择性。这一工作是基于已有的伊马替尼与 BCR - ABL 的晶体结构开展的构效关系研究,最终获得的理想分子。尼洛替尼不仅比伊马替尼的活性高出 30 倍,而且对其他激酶选择性也大大提高。晶体结构解析显示,其与伊马替尼类似,均作用于非活性的 ABL 激酶的 ATP 结合口袋,但其相互作用的氨基酸残基却又有明显不同,导致其解离常数比伊马替尼小 7 倍。因为尼洛替尼与 BCR - ABL 的强效结合能力与慢解离特点,所以其对除 T315I 突变的其他伊马替尼耐药相关的 BCR - ABL 突变型敏感。2007 年尼洛替尼被美国 FDA 批准用于治疗伊马替尼失败的慢性或加速期 CML 患者,2010 年因其比伊马替尼具有更快、更好的治疗效果,又被批准用于治疗初诊 CML 患者。

博舒替尼最初是作为 SRC 激酶抑制剂开发,后来发现其具有很好的 ABL 抑制活性,细胞水平也表现出 ABL 抑制剂的抗 CML 细胞特点,活性比伊马替尼好 10 倍以上。晶体结构显示其与达沙替尼类似,是Ⅰ型激酶抑制剂,激酶选择性较差,但与前面获批的 BCR - ABL 抑制剂药物不同的是其对 KIT 或其他 PDGFR 家族激酶不抑制。与达沙替尼和尼洛替尼一样,其能够对绝大多数的伊马替尼耐药相关的 BCR - ABL 突变型敏感,但对 T315I 突变型仍不敏感。博舒替尼因其临床较好的安全性和疗效,在 2012 年获批用于治疗此前经过 BCR - ABL 抑制剂治疗失败的不同阶段的 CML 患者。但由于在初诊 CML 患者治疗效果方面没有优于伊马替尼,而未能获批作为一线治疗。

帕纳替尼是在尼洛替尼作为 SRC 和 ABL 的双靶点抑制剂的基础上进行改造获得的,主要目的是要满足此前获批药物对 T315I 突变型不敏感这一临床需求。通过表型筛选和虚拟筛选,最终获得了在细胞和整体动物水平对 T315I 突变型 BCR - ABL 细胞具有较好抑制活性的候选药物帕纳替尼。作用机制显示其与尼洛替尼及伊马替尼类似,属于Ⅱ型 BCR - ABL 激酶抑制剂,但其相互作用残基有着明显不同,从而对所有的伊马替尼耐药相关的 BCR - ABL 突变型敏感。虽然帕纳替尼的激酶选择性较差,除对 SRC 家族激酶有抑制外,对其他激酶如 FGFR、KIT、PDGFR 及 VEGFR 家族也有抑制。但其临床试验中对 T315I BCR - ABL 突变型或者其他已有 BCR - ABL 抑制剂治疗失败的患者具有较好的应答率,所以虽然被标注肝脏毒性和动脉血栓风险,仍于 2012 年获批上市,用于治疗 T315I 突变或其他 BCR - ABL 抑制剂治疗失败的患者。此外,帕纳替尼具有更长血浆半衰期和透过血-脑屏障能力的药物代谢特点。

(四) 变构抑制剂

虽然已有 5 个药物上市,但如 T315I 突变之类的耐药性及毒副作用等问题仍未能得到很好解决,新的药物研发仍在继续。诺华公司采用表型筛选策略,筛选只对 BCR - ABL 过表达细胞具有高度选择性杀伤作用的化合物,从中发现了 GNF - 2 化合物,并在此基础上获得了 asciminib (ABL001)。作用机制显示 asciminib 作用位点在 ATP 结合口袋之外,以变构调控方式抑制 BCR - ABL 激酶,从而对临床所有的 ATP 竞争型抑制剂耐受的突变类型均有效。在细胞及动物水平 asciminib 与尼洛替尼联用可以避免药物耐药的发生。Asciminib 正在开展治疗 CML 的Ⅲ期临床试验和 ALL 的Ⅰ期临床试验。其因完全不同的变构调控机制,有望在此前 ATP 竞争型抑制剂的获得性耐药方面具有明显优势。

(五) ABL 抑制剂的新适应证拓展

目前开发的 ABL 抑制剂对其他激酶也有较好的抑制作用,如伊马替尼对 PDGF、SCF、c - KIT 具有非常好的抑制活性,所以伊马替尼在 2002 年被获批治疗不能手术的胃肠道基质瘤(gastrointestinal stromal tumor, GIST),此后又在 2006 年分别获批治疗 ALL、骨髓异常增生综合征(myelodysplastic syndrome, MDS)等 6 个适应证,此外还在开展包括肺动脉高压Ⅲ期临床试验、急性呼吸窘迫综合征的Ⅰ期临床试验等。达沙替尼作为 BCR - ABL 和 SRC 激酶双靶向抑制剂,2006 年获批 CML 和 ALL 后,也在对其他适应证开展临床试验,正在开展非小细胞肺癌的Ⅰ/Ⅱ期临床试验,也正要开展针对 MDS 和卵巢癌的临床治疗。

近年越来越多的证据表明,c-ABL 的过度激活在包括 AD 和 PD 等神经退行性疾病中扮演重要角色。伊马替尼在 AD 和 PD 小鼠动物模型已被证明具有一定作用,但其在中枢神经分布差,从而限制了其在这方面的应用。尼洛替尼具有更好的 c-ABL 抑制活性,相对较好的血-脑屏障通透性,但与伊马替尼类似,其在 CNS 中的分布还是有限,一组小规模使用尼洛替尼治疗 PD 的临床试验也不能得出明确结论,而且其中 2 人有着明显心脏毒性。

理想的治疗 PD 的 c-ABL 抑制剂药物既要具有较高 CNS 分布能力,还要有较好的激酶选择性,以避免诱导外周毒性。例如,阿斯利康的塞卡替尼(saracatinib)作为 BCR/ABL 和 SRC 激酶双靶向抑制剂,虽然在抗肿瘤方面的临床试验全部停止,但正在开展抗 AD 的Ⅱ期临床试验。塞卡替尼具有非常好的血-脑屏障穿透能力,血浆/脑脊液的药物比例达到 0.4。另一个第二代抑制剂巴非替尼(bafetinib, INNO-406)也具有较好的 CNS 分布,在小鼠的 PD 模型中表现出神经保护作用,但其抗肿瘤临床试验全部停止,用于 PD 的临床试验也尚未开展。

另外,新开发的 c-ABL 抑制剂正在向靶向治疗神经退行性疾病方面努力。例如,inhibikase、1ST bio therapeutics 等小型生物技术公司正在开发具有更好血-脑屏障通过能力,更好的 c-ABL 抑制活性的 c-ABL 抑制剂专门用于 PD 的治疗,目前处于新药临床研究申请(investigational new drug application, IND)阶段。

虽然伊马替尼已经上市 17 年,但新 ABL-1 抑制剂围绕耐药和副作用这 2 个临床所面临的永恒问题,仍在不断推陈出新,使得临床肿瘤患者预后和生活质量不断提高;另外,随着 ABL 激酶在其他疾病中重要作用的揭示,具有鲜明药物代谢特征的 ABL-1 抑制剂在新适应证治疗方面也充满希望。

二、BTK 激酶抑制剂

(一) BTK 激酶简介

Bruton 酪氨酸激酶(Bruton's tyrosine kinase, BTK)属于非受体酪氨酸激酶 TEC 激酶家族成员。BTK 蛋白主要表达于 B 细胞,是 BCR 信号通路的关键调控因子,此外 BTK 也参与趋化因子受体信号通路、TLR 信号通路及 GPCR 信号通路、介导下游包括 NF-κB、MAPK 等在内的参与细胞增殖相关的多种信号通路。BTK 在多种 B 细胞恶性肿瘤高表达,异常激活 BCR 信号通路,从而介导相关肿瘤发生发展,因此靶向 BTK 用于治疗 B 细胞恶性肿瘤引人关注。

(二) 第一代 BTK 抑制剂

2013 年,第一代 BTK 抑制剂——依鲁替尼获批用于治疗套细胞淋巴瘤(mantle cell lymphoma, MCL),此后在血液肿瘤领域先后获批治疗多种适应证,包括慢性淋巴细胞白血病(chronic lymphocytic leukemia, CLL)、小淋巴细胞白血病(small cell lymphocytic lymphoma, SLL)、淋巴浆细胞性淋巴瘤(lymphoplasmacytic lymphoma, LPL)、华氏巨球蛋白血症(Waldenstrom macroglobulinemia, WM)及边缘区淋巴瘤(marginal zone lymphoma, MZL)。2017 年依鲁替尼的全球销售已高达 32 亿美元,成为名副其实的重磅药物。依鲁替尼单药及组合疗法对其他血液系统恶性肿瘤也展现出显著疗效,包括弥漫性大 B 细胞淋巴瘤(diffuse large B-cell lymphoma, DLBCL)、滤泡性淋巴瘤(follicular lymphoma, FL)、多发性骨髓瘤(multiple myeloma, MM)等,其治疗潜力将进一步扩大。依鲁替尼抗肿瘤机制:一方面与 BTK Cys481 位点发生不可逆结合,影响 BTK 的 Y223 位的磷酸化,从而不可逆抑制 BTK 活性,抑制肿瘤细胞的 BCR 及 NF-κB 信号通路;另一方面,依鲁替尼也可影响肿瘤微环境,抑制整合素的激活,导致肿瘤细胞更多进入外周血,脱离其生存的滋养环境,促进细胞死亡。

依鲁替尼上市之前的代号为 PCI-32765,是通过共价不可逆结合方式抑制 BTK,由在人类基因组测序中赫赫有名的塞雷拉基因公司(Celera Genomics)的药物化学团队合成。虽然共价抑制剂药物已有成功案例,但在当时,因为共价抑制剂不可逆抑制靶点而带来的潜在安全性问题,在开展靶向药物研发项目中很少予以考虑。2006 年,Pharmacyclics 公司以 200 万美元现金首付获得了塞雷拉基因公司小分子 BTK 抑制剂研究项目,并将该化合物作为研究 BTK 功能的工具化合物,但在后续的功能研究中,PCI-32765 表现出众,不仅显著抑制 B 细胞肿瘤细胞生长,并在关节炎等自身免疫性疾病动物模型特别是在犬的自发性 B 细胞淋巴瘤上治疗效果极为显著。这些关键性临床前数据促使 Pharmacyclics 公司在 2009 年推动依鲁替尼进入临床试验,并在两年时间内完成Ⅰ期临床和Ⅱ期临床试验。其优异的临床表现吸引了强生公司花费数亿美元获得在美国的共同开发和美国以外地区的商业化权利。从 2009 年进入临床试验到 2013 年被批准上市仅花了 4 年。其临床疗效和商业价值迅速提升,2016 年艾伯维公司,耗资 210 亿美元收购 Pharmacyclics 公司,获得依鲁替尼美国市场的销售权。

(三) 第二代 BTK 抑制剂

依鲁替尼作为第一代 BTK 抑制剂在临床使用中出现了如出血、皮疹、心房震颤等副作用,部分副作用与依鲁替尼的激酶选择性较差所带来的脱靶效应相关。因此以提高激酶抑制选择性为代表的第二代 BTK 抑制剂相继涌现。

于 2017 年上市的 ACP-196(acalabrutinib)也是与 BTK 的 Cys481 位点发生不可逆结合抑制,从而抑制下游的 ERK、IKB 及 AKT 磷酸化及下游相关信号通路。临床数据显示 acalabrutinib 对 CLL 具有较好的临床响应率,多项在血液肿瘤和实体瘤上的临床试验正在进行中,其与依鲁替尼差异性还需进一步临床试验比较。但 acalabrutinib 与依鲁替尼相比较具有较小的副作用,其对其他 TEC 激酶成员,如 ITK、TXK、BMK 及 TEC 具有较好的选择性,并且对 EGFR 没有抑制活性,这与临床皮疹、严重腹泻等毒副作用减少具有一定相关性。

此外,还有百济神州、吉利德等多个公司的 BTK 抑制剂处于Ⅰ、Ⅱ、Ⅲ期临床试验(表 10-1)。其中 SNS-062 与包括依鲁替尼(ibrutinib)、ACP-196 在内的已获批药物相比,其与 BTK 的 Cys4811 并不形成共价键,通过非共价作用的结合模式,对突变和野生型 BTK 的抑制 IC_{50} 均小于 5 nmol/L。SNS-062 这一特点让其在临床对于 BTK 共价抑制剂的 Cys481 耐药患者的治疗中具有独特竞争优势。

表 10-1 BTK 抑制剂的抗肿瘤临床进展

药物名称	作用机制	公司	适应证	阶段
依鲁替尼	Cys481 共价	艾伯维	MCL、CLL、WM	2013 年上市
Acalabrutinib(ACP-196)	Cys481 共价	阿斯利康	MCL	2017 年上市
Zanubrutinib(BGB-3111)	Cys481 共价	百济神州	WM、CLL、SLL	Ⅲ临床试验
Tirabrutinib(GS-4059)	Cys481 共价	吉利德	CLL、SLL	Ⅱ期临床试验
Vecabrutinib(SNS-062)	非共价抑制	Sunesis Pharmaceuticals	MCL、CLL	Ⅱ期临床试验
Spebrutinib(AVL-292)	Cys481 共价	新基	CLL	Ⅰ期临床试验

(四) BTK 抑制剂临床问题及展望

依鲁替尼大大提高多种血液肿瘤的临床治疗率：MCL 临床标准治疗方案 CHOP 疗效并不好,5 年生存率约 25%,但依鲁替尼对复发或难治性套细胞淋巴瘤患者临床治疗反应率为 70%;未经治疗的 CLL 或 SLL 患者中,依鲁替尼在无进展生存期、总生存期、缓解率和提高血细胞数上均优于标准疗法苯丁酸氮芥效果;依鲁替尼对 CLL del(17p)、复杂核型或者 TP53 突变型的 CLL 更为敏感,总应答率(overall response rate, ORR)达到 90%以上。所以说,BTK 抑制剂的临床应用将 B 细胞血液肿瘤治疗效果提升到了一个新的高度。

但 BTK 抑制剂在临床应用仍存在药物副作用及获得性耐药问题。从化合物结构改造出发,提高活性与选择性,改善药物毒副作用,这已经在选择性更好的第二代 BTK 抑制剂相对较少临床副作用方面得到体现。依鲁替尼在临床获得性耐药 CLL 患者以 BTK 和 PLCγ2 突变为主。BTK 突变中以 C481S 的突变频率最高,该位点是共价抑制剂的关键结合位点,目前已有的共价 BTK 抑制剂对该类突变效果有限。所以开发非共价的 BTK 抑制剂是应对这一类型耐药问题的方案之一,已有 SNS-062 处于Ⅱ期临床试验,但对于临床不断新出现的其他 BTK 突变形式如 T316A 是否仍有效果,尚未见报道。此外,也有基于 PROTAC 降解技术,通过促进 BTK 蛋白降解解决这一耐药问题,但其成药性及临床效果如何还有待观察。

BTK 不仅在 B 细胞表达,在部分实体瘤中也有表达。此外,骨髓来源的抑制性细胞(myeloid-derived suppressor cell, MDSC)也表达 BTK,介导免疫抑制和肿瘤细胞的免疫逃逸。依鲁替尼能够减少乳腺癌及黑色素瘤的小鼠模型中脾脏与肿瘤组织中 MDSC 的数量,与 PD-L1 的抗体联合用药能够显著抑制乳腺癌生长。两个已上市的 BTK 抑制剂药物已经在开展相关实体肿瘤的临床试验:依鲁替尼在胰腺癌上开展Ⅱ/Ⅲ期临床试验;ACP-196 在胰腺癌、卵巢癌、膀胱癌、非小细胞肺癌、脑癌、头颈癌等实体肿瘤上开展Ⅱ期临床试验,主要考察单独用药和与 PD-1 单抗联合用药效果。多中心临床数据摘要显示 ACP-196 与 PD-1 抗体联用对恶性程度很高的转移性胰腺癌患者有益。BTK 抑制剂在临床与其他药物的联用,可能不仅一定程度上能够对抗药物耐药问题,而且能够进一步拓展其适应证应用。

(周宇波　张小团　李　佳)

第三节　表皮生长因子受体抑制剂

表皮生长因子受体(epithelial growth factor receptor, EGFR)属于保守的 ErbB 受体酪氨酸激酶家族(EGFR 家族)。该家族共有 4 个成员,分别为 EGFR、ErbB2/HER2、ErbB3/HER3 和 ErbB4/HER4。EGFR 是位于细胞膜表面的跨膜糖蛋白,由 1 186 个氨基酸残基组成的相对分子质量为 170 kDa 的受体酪氨酸激酶。EGFR 由胞外配体结合区,跨膜结构域和胞内激酶活性区域三部分组成。EGFR 具有配体诱导的酪氨酸蛋白激酶活性,已发现的 EGFR 配体包括 EGF、TGF、双调蛋白、β 细胞素、肝素结合表皮生长因子等。配体与 EGFR 胞外配体结合区结合后,EGFR 发生同源或异源二聚化,进而胞内区发生构象改变,与 ATP 结合而自磷酸化,激活其激酶活性。磷酸化的 EGFR 末端结合下游多种接头蛋白,激活 RAS/RAF/MEK/ERK 和 PI3K/AKT 等多条信号通路,从而发挥维持细胞生长、运动、血管生成、抑制细胞凋亡等生理功能。

EGFR 在多种细胞中表达,对细胞的生长、增殖和分化等生理过程发挥重要的作用。而在多种肿瘤中,如非小细胞肺癌、结肠癌、头颈鳞癌、胶质母细胞瘤、卵巢癌等,存在 EGFR 高表达或异常活化(如基因扩增、大片段缺失、点突变等),导致 EGFR 下游信号通路激活,持续促进细胞生长和侵袭。在这些肿瘤中,非小细胞肺癌的发生、发展与 EGFR 关系最为密切,EGFR 驱动非小细胞肺癌发生、发展的分子机制研究也最为深入。EGFR 小分子抑制剂的敏感标志物的发现,不仅是肺癌治疗史上里程碑式的进展,也成了肿瘤个性化治疗的典范。目前已经有多个靶向 EGFR 的抑制剂用于治疗非小细胞肺癌。

一、EGFR 靶向药物

EGFR 靶向药物主要分为两类,一类为单克隆抗体,通过与 EGFR 胞外段结合,阻断其与配体结合从而发挥作用;另一类为小分子酪氨酸激酶抑制剂(tyrosine kinase inhibitor, TKI),与 EGFR 胞内激酶区结合,抑制其激酶活性从而发挥作用。目前美国 FDA 批准上市应用于临床的 EGFR 单克隆抗体主要包括西妥昔单抗、帕尼单抗和耐昔妥珠单抗等,小分子抑制剂有吉非替尼、厄洛替尼、阿法替尼及奥希替尼等,分别用于肺癌、头颈癌、结肠癌、胰腺癌等的临床治疗。图 10-1 显示 EGFR 靶向抗肿瘤药物研发历史进程。

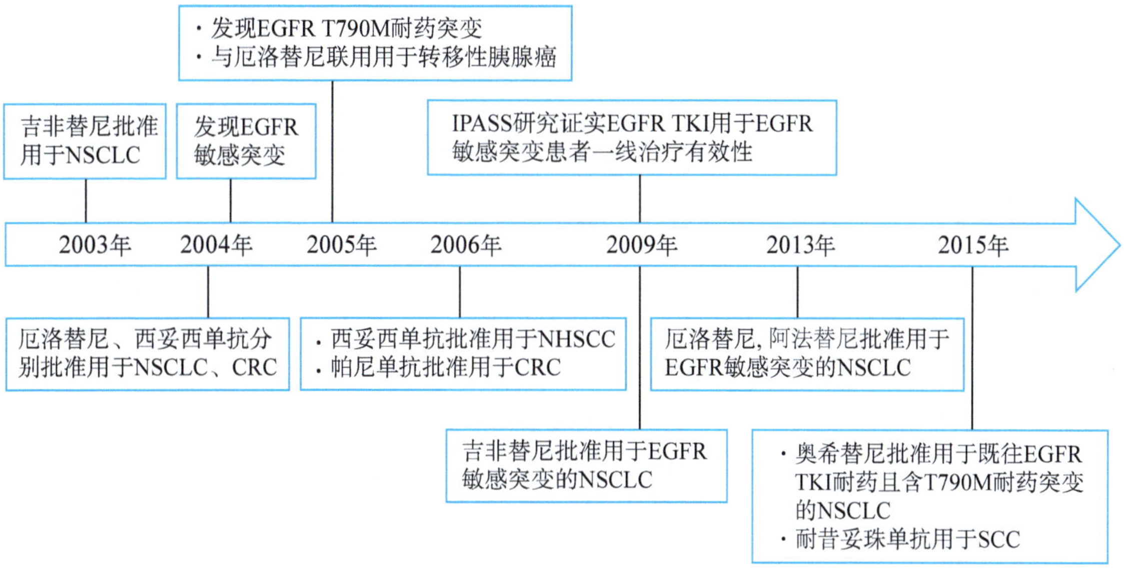

图 10－1　EGFR 靶向抗肿瘤药物研发历史进程

(一) 靶向 EGFR 抗体

西妥昔单抗(cetuximb, IMC－C225,erbitux)是抗 EGFR 的 IgG1 人鼠嵌合的单克隆抗体,可选择性地与 EGFR 结合,抑制内源性配体与 EGFR 胞外区的结合,同时促进受体内吞与降解,诱导抗体依赖的细胞毒作用。2004 年,美国 FDA 批准西妥昔单抗上市用于治疗对伊立替康无法耐受的结直肠癌,或与伊立替康联用治疗 EGFR 高表达的耐药转移性结直肠癌。2006 年,美国 FDA 批准西妥昔单抗用于顺铂治疗后复发和转移的头颈鳞状细胞癌(head and neck squamous cell carcinoma, HNSCC)治疗或与放疗联用治疗局部进展的 HNSCC。西妥昔单抗耐受性良好,最常见的 3~4 级不良反应为皮疹、乏力、疲倦、抑郁、嗜睡等。

帕尼单抗(panitumumab, ABX－EGF, vectibix)是靶向 EGFR 的全人源化 IgG2 型单抗,可以阻断 EGF 和 TGF－α 与 EGFR 结合,同时促进受体内吞与降解从而发挥作用。2006 年,美国 FDA 批准帕尼单抗用于氟嘧啶、奥沙利铂和伊立替康治疗后进展的 EGFR 高表达结直肠癌患者的治疗。

耐昔妥珠单抗(necitumumab, IMC－11F8, portrazza)是一个全人源的 IgG1 型单抗。通过抑制内源性配体与 EGFR 胞外区结合及促进受体内吞与降解,诱导抗体依赖的细胞毒作用。美国 FDA 于 2015 年 11 月批准耐昔妥珠单抗联用吉西他滨和顺铂作为局部进展期或转移性的鳞状非小细胞肺癌患者的一线治疗。常见不良反应有皮疹和低镁血症。

此外,百泰生物公司的尼妥珠单抗(nimotuzumab)是一种 EGFR 人源单克隆抗体,是我国第一个用于治疗恶性肿瘤的功能性单抗药物。尼妥珠单抗于 2008 年在中国上市用于 EGFR 表达阳性的Ⅲ/Ⅳ期鼻咽癌的治疗。

(二) EGFR 小分子抑制剂

除了靶向 EGFR 抗体类药物的研发,EGFR 小分子抑制剂的研究也备受关注。1994 年首次报道了喹唑啉类化合物对 EGFR 的抑制作用,随后第一个靶向 EGFR 的小分子抑制剂吉非替尼于 2003 年经美国 FDA 批准用于非小细胞肺癌治疗。但是,随着 EGFR 抑制剂耐药问题的凸显及耐药机制研究,克服耐药的新型抑制剂不断开发,EGFR 小分子抑制剂经历了从第一代抑制剂到第四代抑制剂的研发历程。EGFR 也成了临床试验最多也是最成功的抗肿瘤分子靶点之一。表 10－2 总结了美国 FDA 批准上市的各代 EGFR 小分子抑制剂。

表 10-2 美国 FDA 批准上市 EGFR 小分子抑制剂

分类	药物名称	与靶点结合方式	研发公司	美国 FDA 批准上市时间(年)
第一代抑制剂	吉非替尼	ATP 竞争性可逆结合	阿斯利康	2003
	厄洛替尼	ATP 竞争性可逆结合	罗氏	2004
第二代抑制剂	阿法替尼	共价结合,不可逆抑制	勃林格殷格翰	2013
第三代抑制剂	奥希替尼	共价结合,不可逆抑制	阿斯利康	2015

1. *EGFR 第一代抑制剂*　吉非替尼(iressa,易瑞沙)和厄洛替尼(tarceva,特罗凯)为 EGFR 第一代抑制剂。该类抑制剂通过与 EGFR 激酶区 ATP 结合位点上的 ATP 发生竞争性结合,可逆地抑制 EGFR 激酶区活性,进而阻断 EGFR 下游信号转导通路。吉非替尼于 2003 年被美国 FDA 批准用于化疗失败的晚期非小细胞肺癌患者。厄洛替尼于 2004 年被美国 FDA 批准上市用于治疗局部晚期或转移性非小细胞肺癌,随后被批准联合吉西他滨用于治疗局部晚期或转移性胰腺癌。

多项临床试验显示 EGFR 第一代抑制剂对亚洲人种、女性、非吸烟、腺癌患者具有较好疗效。敏感标志物 EGFR 第 19 号外显子的缺失突变(exon19del)和第 21 号外显子上的 L858R 碱基替换突变(L858R 突变)的发现,揭示了 EGFR 抑制剂对于部分人群敏感的原因。在肺癌患者中,EGFR 敏感突变的概率只有 10%,但是在亚洲非吸烟的腺癌群体中,这一比例达到了 50%。EGFR 敏感突变均位于胞内段的 ATP 连接口袋激酶区,会增强结合口袋与 ATP 之间的亲和力,从而导致 EGFR 自抑制途径被破坏,引起下游信号通路的持续性激活从而致癌。吉非替尼和厄洛替尼对于这种突变的 EGFR 的亲和力相较于 ATP 分子更强,使得具有这些突变的患者获得的临床效果更为显著,因此获批用于进展性 EGFR 突变非小细胞肺癌的一线临床治疗,EGFR 突变检测也成为全球大多数癌症中心的常规临床检测。

此外,我们国家自主研发的 EGFR 第一代抑制剂埃克替尼(icotinib,凯美纳)于 2011 年 6 月批准用于 EGFR 基因敏感突变的局部晚期或转移性非小细胞肺癌患者的一线治疗。

相对于化疗药物,作为分子靶向药物的 EGFR 抑制剂具有对肿瘤细胞选择性高、低毒性的显著特点。EGFR 第一代抑制剂常见不良反应包括腹泻、皮疹、瘙痒、痤疮等,通常是可逆性的。少数患者可出现 3 级以上不良反应,如严重消化系统病变、间质性肺炎等。

2. *EGFR 第二代抑制剂*　尽管吉非替尼和厄洛替尼治疗 EGFR 敏感突变的非小细胞肺癌疗效明显,但是患者在平均用药 9~14 个月即不可避免地发生耐药,耐药问题严重限制了 EGFR 第一代抑制剂的临床使用。EGFR 耐药突变的发生是 EGFR 第一代抑制剂耐药的主要原因,其中 EGFR 20 号外显子 790 位的 T790M 突变(790 位的苏氨酸被甲硫氨酸所取代)是最主要的耐药原因,约占获得性耐药的 50%以上。EGFR 的 790 位氨基酸是 ATP 结合的“门控氨基酸”,当亲水性的苏氨酸被疏水性的甲硫氨酸所取代后,一方面降低药物与靶点的结合能力,另一方面能够使 EGFR 与 ATP 的亲和力发生数量级的提高,从而使药物失去应有的抑制作用。除此之外,还有研究称 EGFR T790M 突变能够改变催化结构域的构象动力学。因此,同时靶向野生型 EGFR 和 EGFR T790M 耐药突变的 EGFR 第二代抑制剂的研发引起重视。

EGFR 第二代抑制剂代表性药物为阿法替尼,可共价结合 EGFR ATP 结合口袋中的 C797 位点,同时抑制野生型 EGFR 和 T790M 耐药突变,具有不可逆性抑制激酶活性的特点。该药于 2013 年被美国 FDA 批准用于晚期非小细胞肺癌及 HER2 阳性的晚期乳腺癌患者的治疗,并于 2016 年被批准用于铂类化疗后疾病进展的晚期肺鳞癌患者的治疗。除了阿法替尼之外,还有多个 EGFR 第二代抑制剂被报道。

但是由于 EGFR 第二代抑制剂对 EGFR T790M 耐药突变和野生型 EGFR 激酶之间缺乏选择性,在抑制 EGFR T790M 的同时也会强效抑制野生型 EGFR,因而引起明显的毒副作用,使其无法在人体内达到有效抑制 EGFR T790M 的血药浓度，限制了其临床使用。

3. EGFR 第三代抑制剂　EGFR 第二代抑制剂的临床应用的受限促进了选择性抑制 EGFR T790M 的第三代抑制剂的研发，该类抑制剂对野生型 EGFR 活性较弱，因此潜在毒副作用较小。WZ－4002 是第一个被报道的 EGFR 第三代抑制剂，与第二代抑制剂相似，其可共价结合在 EGFR C797 位点，不可逆性抑制激酶活性。在体外实验中，WZ－4002 相较于第二代抑制剂对 EGFR 突变的亲和力提高了 30 倍以上，而对野生型 EGFR 的亲和力显著降低。虽然 WZ－4002 未进入临床试验，但为后续研究提供了有价值参考，开启了 EGFR 第三代抑制剂研究的序幕。

奥希替尼（osimertinib, AZD9291）是 EGFR 第三代抑制剂代表性药物。奥希替尼由阿斯利康公司研发，选择性抑制 EGFR 敏感突变和耐药突变，而对野生型 EGFR 抑制较弱，临床上对含 EGFR T790M 耐药突变患者显示出很好的疗效及较小的副作用（腹泻、皮疹等）。奥希替尼于 2015 年 11 月被美国 FDA 批准上市用于 EGFR T790M 突变阳性非小细胞肺癌患者的二线治疗。该药于 2017 年 3 月在中国批准上市，用于 EGFR T790M 突变阳性的局部晚期或转移性非小细胞肺癌的治疗，从临床试验到上市仅用了近两年半的时间，创造了进口新药审批的新纪录。2018 年美国 FDA 批准奥希替尼作为 EGFR 敏感突变阳性的转移性非小细胞肺癌患者的一线治疗药物。此外，奥希替尼有效通过血-脑屏障，对肺癌脑转移（包括脑膜转移）患者疗效突出，是该药相较于其他 EGFR 小分子抑制剂的一大优势。

除了成功上市的奥希替尼之外，EGFR 第三代抑制剂开发过程中也有终止或失败的案例。罗乐替尼（rociletinib, CO－1686）为最早进入临床试验的 EGFR 第三代抑制剂，由克洛维斯（Clovis）公司开发。2014 年被美国 FDA 授予 EGFR T790M 突变的非小细胞肺癌二线治疗的突破性疗法认定。但是随后美国 FDA 通过对其数据进行分析发现临床试验中的总缓解率远低于公司所宣称的数据；且该药可引发高血糖症、QTc 间期延长等严重不良反应，被美国 FDA 提出黑框警告并撤销了“快速审批”的资格。公司在 2016 年终止了该化合物的所有研究。此外，韩美药业（Hanmol/Li）的第三代抑制剂奥莫替尼（olmutinib，HM61713）也是 EGFR 第三代抑制剂，于 2016 年在韩国上市。但在美国开展的临床试验中，奥莫替尼引发 2 例严重皮肤溶解，并造成 1 例死亡，其在美国开展的临床试验被迫终止。

国内也有多个第三代抑制剂进入临床试验。艾维替尼（avitinib, ACOOIO）是由杭州艾森医药研发公司开发、我国首个进入临床试验的 EGFR 第三代抑制剂，拥有全球化合物的专利，该化合物目前已完成Ⅲ期临床试验。此外，艾力斯公司的艾氟替尼（alflutinib, AST2818）、豪森公司的 HS－10296 及江苏奥赛康公司开发的 ASK120067 等多个化合物正在开展临床试验，有望为 EGFR T790M 突变的中国非小细胞肺癌患者提供更多的治疗选择。

4. EGFR 第四代抑制剂　虽然奥希替尼的临床应用取得成功，但是耐药问题仍然是限制其临床应用的重要问题。已报道的 EGFR 第三代抑制剂耐药机制多样，其中 EGFR 第 797 位点突变（C797S）成为最主要的耐药原因，且与 EGFR T790M 是顺式共存或反式共存直接相关。EGFR 的 C797S 突变与 T790M 突变共同位于 20 号外显子上，当两种突变位于同一条染色单体上时，则会导致患者对 EGFR 第一至第三代的所有抑制剂耐药，而若是突变分别位于不同的同源染色单体上时，则患者虽会对 EGFR 第三代抑制剂产生耐受，但是却对 EGFR 第一代抑制剂和第三代抑制剂的联合治疗敏感。第 797 位半胱氨酸是奥希替尼与靶蛋白共价结合位点，该药的激酶选择性也是通过与 Cys797 之间形成共价结合而实现的，该位点发生突变导致药物无法与靶蛋白结合，从而无法发挥作用。因此，克服 EGFR exon19del/T790M/C797S 和 L858R/T790M/C797S 三突变的第四代抑制剂的研发成为新的迫切临床需求。目前 EGFR 第四代抑制剂尚处于早期阶段，尚无药物进入临床。

2016 年，*Nature* 报道了第一个 EGFR 第四代抑制剂 EAI045，该化合物由诺华公司开发。与第一代至第三代 EGFR 抑制剂不同，EAI045 为别构调节抑制剂，可以克服 EGFR L858R/T790M/C797S 耐药三突变。由于 EGFR 存在非对称式二聚化激活,EAI045 需要联用 EGFR 单克隆抗体才能有效抑制 EGFR C797S 耐药三突变。随后文献报道,美国 FDA 批准上市的 EGFR/ALK 双靶点小分子抑制剂布格替尼(brigatinib)有效抑制 EGFR L858R/T790M/C797S 突变,联用 EGFR 单克隆抗体具有良好体外和体内抗肿瘤效果。随着越来越多 EGFR 第四代抑制剂被报道,相信不久的将来会有多个新型、高效、低毒的药物进入临床试验,有望为 EGFR L858R/T790M/C797S 突变阳性的患者提供新的治疗手段。

5. 其他　EGFR 抑制剂除了以上所介绍的第一代至第四代抑制剂之外,上市的 EGFR 靶向药物还包括一些 EGFR 家族蛋白抑制剂或者多靶点抑制剂,如拉帕替尼和凡德他尼等。拉帕替尼是 EGFR/HER2 抑制剂,于 2007 年经美国 FDA 批准联合卡培他滨用于治疗 HER2 阳性的晚期或转移性乳腺癌。凡德他尼作为同时作用于 EGFR、VEGFR 和 RET 的多靶点酪氨酸激酶抑制剂,于 2011 年经美国 FDA 批准用于治疗无法切除、局部晚期或转移的有症状或进展的髓样甲状腺癌成年患者。

二、EGFR 抑制剂获得性耐药

由上不难看出,EGFR 抑制剂的研发是一个发现药物、临床出现耐药、解析耐药机制、进而开发克服耐药新药物曲折前进的过程。EGFR 抑制剂耐药问题是限制其临床药效的最主要问题,几乎所有临床患者用药一段时间后都会出现获得性耐药,促使人们不断开展研究,揭示 EGFR 抑制剂耐药机制。

(一) EGFR 抗体耐药机制

EGFR 靶点自身改变是导致 EGFR 抗体类药物耐药的主要原因,如抗原表位突变(S468R 或 S492R 等)阻止抗体与 EGFR 结合,导致西妥昔单抗耐药;EGFR 激酶区的突变也可使 EGFR 抗体作用减弱;下游信号通路活化也是导致 EGFR 抗体耐药的重要因素,多数 EGFR 抗体耐药病例中存在下游 MEK/ERK 和 PI3K/AKT 信号通路的激活,如 RAS、B-RAF、PI3KCA 突变和 PTEN 功能下调。此外,HER2、MET 扩增和激活导致的旁路代偿激活也可导致 EGFR 抗体药物耐药。

(二) EGFR 小分子抑制剂耐药机制

EGFR 第一代抑制剂的耐药机制多样。已发现的主要耐药机制包括以下几点:① EGFR 扩增和 EGFR 突变,除了已介绍的最常见点突变 T790M 之外,EGFR L747S、D761Y、T854A 突变亦可介导第一代抑制剂耐药;② 下游或代偿性旁路信号激活,如 K-RAS、B-RAF、PIK3CA 突变等导致的下游 MEK/ERK 和 PI3K/AKT 信号通路异常活化及旁路蛋白(如 MET、FGFR、IGF1R、AXL)的高表达或异常激活等。此外,非小细胞肺癌向小细胞肺癌转变、上皮细胞向间质转变(epithelial-mesenchymal transition, EMT)及 NF-κB 通路激活等也被报道参与了 EGFR 第一代抑制剂耐药。

以奥希替尼为代表的 EGFR 第三代抑制剂耐药机制近期被陆续报道。EGFR 自身点突变仍是主要耐药机制之一。除了最常见 EGFR C797S 突变之外,还有多种 EGFR 点突变被报道介入其中,如 EGFR L792 位点突变和 L718/G719 位点突变,分别在 10.8% 和 9.7% 的奥希替尼耐药患者中出现。EGFR L718Q、EGFR L844V 突变也被报道介导第三代抑制剂耐药。除了点突变,EGFR 扩增和 T790M 突变比例下降也是重要耐药原因。同时,下游 RAS/RAF/MEK/ERK 和 PI3K/AKT 信号通路激活,如 N-RAS 突变,N-RAS、K-RAS 扩增,MAPK1、AKT3 高表达,抑癌基因 PTEN 缺失等,也参与第三代抑制剂耐药。多种旁路代偿激活也参与三代抑制剂耐药,如 HER2、MET、FGFR、EPHA2 扩增及 IGF1R-AKT 通路激活等。此外,凋亡蛋白相关的凋亡抵抗,Rb 低表达相关的小细胞肺癌转变和 EMT 等也被报道与第三代抑制剂耐药相关。

三、EGFR 抑制剂研发趋势

随着 EGFR 抑制剂临床应用和研究的不断深入,新型 EGFR 抑制剂的开发仍具有重要意义,克服新型耐药的 EGFR 抑制剂及有效通过血-脑屏障抑制剂尤其值得关注。此外,肿瘤的药物治疗近年来逐步发展成为化疗、分子靶向治疗、免疫治疗等多途径治疗手段,联合用药也成为增强药效、降低不良反应的有效途径,因此 EGFR 抑制剂与其他疗法联用值得进一步尝试。

(一) 克服第三代抑制剂耐药的新型抑制剂研发

如前所述,克服 EGFR C797S 突变的第四代抑制剂研发成为迫切临床需求,已有多个新型第四代抑制剂陆续被报道,如别构抑制剂 EAI-045 及 EGFR/ALK 抑制剂布格替尼联用 EGFR 抗体具有一定的克服 EGFR C797S 耐药突变作用。此外,一类原本为 BTK 抑制剂的 4-氨基吡唑并嘧啶化合物被发现也是 EGFR T790M 的选择性抑制剂,其中有化合物对 EGFR L858R/T790M/C797S 也表现出一定的抑制活性。这些发现提示了单药克服 EGFR C797S 突变的可能性,也为第四代抑制剂的开发提供了设计思路。目前,尚无有效克服 EGFR C797S 的抑制剂进入临床,设计开发克服 EGFR C797S 耐药突变的第四代抑制剂成为新的临床需求和研究热点。

同时,EGFR L792、L718Q、L844V 等 EGFR 点突变陆续被报道参与第三代抑制剂耐药,有效克服各种新型耐药点突变的药物开发同样值得重视。

(二) 治疗脑部转移或原发肿瘤的新型 EGFR 抑制剂研发

1. *治疗肺癌脑转移的 EGFR 抑制剂开发* 研究表明,高达 25%~40% 的 EGFR 突变非小细胞肺癌患者在治疗受益后出现 CNS 转移。开发治疗 EGFR 突变的 CNS 转移患者的新型 EGFR 抑制剂是新的研究热点之一。除了奥希替尼可以通过血-脑屏障,对存在 CNS 转移的 EGFR 突变非小细胞肺癌患者有效之外,阿斯利康公司开发的另一个药物 AZD3759,其是一个为解决有效穿过血-脑屏障问题而设计的 EGFR 小分子抑制剂,研究显示其对存在 CNS 转移的含 EGFR 敏感突变的肿瘤有效。在未来 EGFR 抑制剂的研发过程中,有效通过血-脑屏障将成为候选药物的重要特征之一。

2. *治疗胶质母细胞瘤的 EGFR 突变体Ⅲ靶向药物开发* EGFR 突变体Ⅲ(EGFR vⅢ)是一种常见的 EGFR 突变体,为 EGFR 的胞外区 2~7 外显子产生框内缺失(移去 801 个碱基)而形成,较野生型 EGFR 胞外区少了 267 个氨基酸。与野生型 EGFR 相比,EGFR vⅢ不依赖与配体组成型激活。且该突变体只在肿瘤细胞中出现,而在正常组织不表达,因此成为一个很好的肿瘤治疗靶标。

研究表明,EGFR vⅢ在多种肿瘤中(如乳腺癌、肺癌、头颈癌)都有发现,但在胶质瘤中最为常见,见于 30%以上的晚期胶质瘤,包括恶性度最高的胶质母细胞瘤。EGFR vⅢ不与任何已知配体结合,处于持续激活状态,通过下游 PI3K/AKT/mTOR 和 GRB2/MEK/ERK 信号通路及一系列转录因子(如 STAT3、NF-κB、AP1)的激活抑制肿瘤细胞凋亡,促进胶质母细胞瘤进展和侵袭。因此,EGFRvⅢ成为治疗胶质母细胞瘤的潜在靶点。已有多个靶向 EGFR vⅢ的药物被报道,如特异性单克隆抗体 ABT-806,抗体偶联药物 ABT-414 及肽类肿瘤疫苗 rindopepimut (CDX-110)等,也有小分子抑制剂处于临床或临床前研究阶段,具有广阔的应用前景。

(三) EGFR 靶向药物的联合用药研究

联合用药是延缓或克服耐药及提高 EGFR 靶向药物的临床疗效的有效策略。EGFR 下游信号通路的激活及代偿性旁路激活,广泛介导 EGFR 第三代抑制剂耐药,因此第三代抑制剂与耐药通路抑制剂联用成为潜在治疗策略,同时靶向 EGFR 与耐药通路的多靶点抑制剂的开发,有可能成为新的有效治疗手段。此外,随着肿瘤免疫疗法近年来取得的突破性进展,EGFR 抑制剂与之联用成为新的研究内容。

目前,临床在研究的 EGFR 靶向药物的联合用药正在广泛开展,主要的联用方案归纳如下:① EGFR 小分子抑制剂与其靶向抗体联用,如阿法替尼与西妥昔单抗、奥希替尼与耐昔妥珠单抗等;② EGFR 靶向药物与化疗药物,如 EGFR 抑制剂联用铂类药物或吉西他滨等;③ EGFR 靶向药物与代偿性通路靶向药物联用,如奥希替尼与 MEK 抑制剂司美替尼联用,EGFR 第三代抑制剂与 MET 抑制剂苯扎米特(capmatinib)联用等;④ EGFR 靶向药物与抗新生血管生成药物联用,如 EGFR 抑制剂联用贝伐单抗;⑤ EGFR 靶向药物与免疫检查点抑制剂联用,如联用度伐鲁单抗 (anti－PD－L1)、纳武利尤单抗 (anti－PD1) 或派姆单抗 (anti－PD1)等;⑥ EGFR 靶向药物与抗凋亡蛋白抑制剂联用,如奥希替尼联用 BCL－2 抑制剂 navitoclax 等。

四、展望

由上述可知,EGFR 是目前研究最成功的抗肿瘤靶点之一,也是肿瘤个性化治疗的成功典范。已有众多 EGFR 靶向抗体及小分子抑制剂上市用于肿瘤的治疗,并取得了很好的临床疗效。EGFR 抑制剂敏感和耐药生物标志物的研究、新型 EGFR 抑制剂在脑肿瘤及脑转移瘤中的应用及 EGFR 靶向药物联合用药的研究正在深入开展。目前,EGFR 第三代抑制剂的应用使含 EGFR 敏感突变的进展性非小细胞肺癌患者的总生存期得到显著延长,随着免疫治疗应用、联合用药和新一代 EGFR 小分子抑制剂的研发,有望继续延长患者生存期,改善生活质量。相信随着个性化医疗的发展,EGFR 抑制剂临床应用将更为精准和有效,为肿瘤患者带来福音。

与此同时,现有分子靶向药物基础研究和临床应用充分表明,即使在敏感标志物的指征下,原发性耐药和获得性耐药的产生仍然不可避免,新的耐药机制和耐药生物标志物的发现和研究,是分子靶向治疗药物的重要研究内容。随着科学技术的发展与进步,新技术、新方法不断涌现,紧密结合前沿技术、系统性开展分子靶向药物耐药标志物研究、寻求有效克服耐药新策略,是 EGFR 抑制剂及其他分子靶向药物的重要研究方向,也将有助于指导非小细胞肺癌个性化治疗、监测并延缓耐药的发生,及时制订联合用药策略,并将为克服耐药的新型抑制剂的研究提供新的思路。

(谢　华　张　弢)

第四节　间变性淋巴瘤激酶抑制剂

间变性淋巴瘤激酶(anaplastic lymphoma kinase, *ALK*)基因重排是 *EGFR* 基因突变后在非小细胞肺癌中发现的又一肿瘤驱动基因,由辉瑞公司研发的 ALK 抑制剂——克唑替尼在短短 4 年内经历了从临床前研究、早期临床试验到批准上市的历程,是靶向药物成功的典范,2011 年 8 月被美国 FDA 以突破性疗法批准用于治疗 ALK 阳性的局部晚期或转移性的非小细胞肺癌。但亦如其他靶向药物共性问题,克唑替尼用药一段时间后产生耐药。系列次级耐药突变得到揭示,最常见的是 L1196M“门控位点”突变(gatekeeper mutation)。此外,耐药常涉及 CNS 肿瘤复发,ALK 第二代抑制剂研发聚焦克服耐药突变和增强血-脑屏障渗透能力,目前有 3 个 ALK 第二代抑制剂上市,分别为色瑞替尼、艾乐替尼及布格替尼,均能克服 L1196M 耐药突变并改善了透脑能力。然而,ALK 第二代抑制剂也同样面临获得性耐药问题,相对高发的耐药突变是 G1202R,辉瑞公司的 lorlatinib 具有克服 G1202R 突变能力,被誉为 ALK 第三代抑制剂,2017 年被美国 FDA 授予重大突破新药资格。2018 年 11 月被美国批准上市,在我国尚没有具有我国自主知识产权的靶向 ALK 的新药问世,少数几个抑制剂均处于 Ⅰ ~ Ⅱ 期临床试验阶段。本节综述了 ALK 在肿瘤中进展、抑制剂研发历程和代表性抑制剂。

一、ALK 与肿瘤

ALK 是受体酪氨酸激酶家族重要成员。在 1994 年,首次在间变性大细胞淋巴瘤中发现了其基因重排形式 NPM－ALK 异常激活。后续在其他多种肿瘤中发现 ALK 的异常活化,涵盖基因重排、基因扩增和突变。例如,非小细胞肺癌、弥漫性大 B 细胞淋巴瘤(diffuse large B - cell lymphoma, DLBCL)乳腺癌、炎性肌纤维母细胞瘤、肾癌、甲状腺癌、神经母细胞瘤等均与肿瘤的预后密切相关。ALK 在肿瘤中的异常形式以基因重排为主,染色体易位重排编码产生 ALK 融合蛋白,融合蛋白同源二聚化持续激活 ALK 及其下游多条信号通路,包括 PLC - γ、JAK - STAT、PI3K - AKT、RAS - ERK 等。关于 ALK 融合基因在肿瘤中的调控大多均采用淋巴瘤与非小细胞肺癌作为代表性体系进行研究。

淋巴瘤中主要的基因重排形式是 NPM - ALK、NPM - ALK 的 Y664 位点与 PLC - γ 对接激活 PLC - γ,依赖 IL - 3 生长的 BaF3 细胞转染 NPM - ALK 后可以不依赖 IL - 3 生存,而转染 NPM - ALK^{Y664F} 后,BaF3 细胞在无 IL - 3 情况下不能存活。推测 NPM - ALK 可以通过激活 PLC - γ 控制细胞存活。ALK 阳性的间变性大细胞淋巴瘤(anaplastic large cell lymphoma, ALCL)细胞生长很大程度上依赖于 RAS - ERK。ALK 融合蛋白可以与效应子 IRS1、SHC 和 GRB2 结合,导致 RAS 的组成型活化,促进细胞持续增殖。NPM - ALK 能够直接或间接地与 PI3K 相互作用,使 PI3K 催化亚基(p110)激活 PKB/AKT 通路。AKT 信号通路的激活使下游 BAD 蛋白磷酸化,阻止其与 BCL - 2 和 BCL - XL 结合,介导抗凋亡效应。信号转导和 STAT3 是 ALCL 中 ALK 介导的信号转导的另一关键效应分子,NPM - ALK 可以直接或者通过 JAK3 激活 STAT3,从而上调周期相关调控蛋白如细胞周期蛋白 D3(cyclinD3)和 c - Myc 及抗凋亡调控分子如存活蛋白和 MCL - 1,进而促进细胞增殖。NPM - ALK 也可与酪氨酸激酶受体 c - Src 的 418 位酪氨酸残基结合,并持续激活 c - Src,调控 Cdc42,从而参与细胞形态与迁移的调控。

非小细胞肺癌主要的基因重排形式 EML4 - ALK,通过在具有该融合形式的少数几株肺癌细胞株和工具细胞株研究提示,可能拮抗凋亡是 ALK 融合蛋白在非小细胞肺癌中维持存活增殖的重要效应,分子机制显示 ALK 融合蛋白主要协同激活 ERK 和 STAT3,分别抑制下游促凋亡蛋白 BIM 和存活蛋白水平。PI3K/AKT 通路、PLC - γ 也参与了 ALK 融合蛋白在非小细胞肺癌中存活增殖通路的调控。此外,研究显示 ALK 融合蛋白也参与调控重要的免疫抑制性分子表面 PD - L1 的表达,EML4 - ALK 阳性的非小细胞肺癌细胞株中通过激活 ERK、AKT 上调 PD - L1 的表达,促进肺癌免疫抑制性微环境,利于肺癌细胞的免疫逃逸。临床回顾性研究也表明具有 ALK 融合蛋白的非小细胞肺癌患者对 PD - 1、PD - L1 抗体的治疗响应不高。

(一) ALK 与非小细胞肺癌

2007 年,*ALK* 基因重排首次由两个课题组分别鉴定发现。Hiroyuki 团队利用逆转录病毒 cDNA 表达文库及采用 NIH - 3T3 细胞转化实验,从一位 62 岁吸烟患者肿瘤样本中分离鉴定了 *EML4 - ALK* 融合基因,采用 RT - PCR 检测了 75 例肺癌患者样本,发现其中 5 例患者样本为 *EML4 - ALK* 融合基因阳性。同年,Michael Comb 团队对 41 株非小细胞肺癌细胞株及 150 例非小细胞肺癌样本综合运用磷酸激酶谱、RT - PCR、DNA 测序分析,发现 6 例患者样本中存在 ALK 融合蛋白。流行病学研究揭示 *ALK* 基因融合在非小细胞肺癌人群中的比例为 5%~8%。患者以腺癌、不吸烟或者轻度吸烟的年轻患者(中位年龄为 52 岁)为主。通常情况下,*ALK* 融合基因不与 EGFR 和 *K - RAS* 基因突变共存。根据临床试验统计,非小细胞肺癌中 ALK 融合蛋白以 EML4 - ALK 为主,其具有 15 种不同的剪接体,肺癌中以 1、3 两个亚型为主。目前,在个别患者中也发现其他 10 余种不同的融合伴侣参与 *ALK* 基因重排,如 KIF5B、TFG、KLC1、PTPN3、STRN 等。目前已上市 ALK 抑制剂首要适应证均是用于 ALK 融合蛋白阳性的非小细胞肺癌患者。临床在研究的 ALK 抑制剂也大多在 ALK 融合蛋白阳性的非小细胞肺癌群体开展临床试验。

(二) ALK 与间变性大细胞淋巴瘤

间变性大细胞淋巴瘤属于非霍奇金淋巴瘤(non-Hodgkin lymphoma, NHL)亚型,占总非霍奇金淋巴瘤的 2%。间变性大细胞淋巴瘤 *ALK* 基因重排患者中,成年人约占 3%,儿童约占 10%。*ALK* 基因重排阳性患者一般较为年轻(小于 40 岁),主要为晚期淋巴瘤,外围和腹部淋巴结病变患者,并伴随着发热、盗汗、体重减轻等症状。75%~85%的 ALK 融合蛋白形式为 NPM - ALK 融合蛋白,其余融合蛋白类型有 ALO17 - ALK、TFG - ALK、MSN - ALK、TPM3 - ALK、TPM4 - ALK、ATIC - ALK、MYH9 - ALK、CLTC - ALK 等。ALK 阳性的 ALCL 预后良好,对于常规化疗药物敏感,用常规化疗药物治疗的患者总体 5 年生存率接近 80%。Crizotnib、entrectinib 和 ensartinib 也在 ALK 阳性的间变性大细胞淋巴瘤患者中拓展临床试验(NCT01524926、NCT02568267、NCT03213652)。

(三) ALK 与弥漫大 B 细胞淋巴瘤

弥漫大 B 细胞淋巴瘤是大 B 细胞弥漫性恶性增生性疾病,是最常见的非霍奇金淋巴瘤,占非霍奇金淋巴瘤的 30%~40%。ALK 阳性 DLBCL 是 DLBCL 的一种罕见亚型,侵袭性强,预后差。ALK 阳性大 B 细胞淋巴瘤以男性患者居多(男女比例为 4∶1),临床目前以化疗及放疗为主要治疗手段,5 年生存率仅为 25%。大 B 细胞淋巴瘤中主要的 *ALK* 基因融合形式为 CLTLC - ALK,有少量病例中为 NPM - ALK、SQSTM1 - ALK、SEC31A - ALK 等。

二、ALK 抑制剂研发历程

目前有 5 个 ALK 抑制剂在不同国家和地区上市,均获得了美国 FDA 的突破性疗法和孤儿药地位认定,分别为克唑替尼、色瑞替尼、艾乐替尼、布格替尼及劳拉替尼。其他数个抑制剂处于临床研发的不同阶段,下述就代表性抑制剂展开具体介绍(表 10-3)。

表 10-3　ALK 抑制剂临床试验进展

药物名称	临床进展	靶　点	适　应　证	研 发 公 司
克唑替尼	已上市	ALK、MET、ROS1	肺癌、间变性大细胞淋巴瘤、肾癌、乳腺癌、胃癌等	辉瑞公司、OxOnc Development LP
色瑞替尼	已上市	ALK、IGF1R、ROS1	晚期实体瘤	诺华公司
艾乐替尼	已上市	ALK、RET	非小细胞肺癌	罗氏制药、中外制药
布格替尼	已上市	ALK、ROS1	转移性非小细胞肺癌	阿瑞雅德
劳拉替尼	已上市	ALK、ROS1	间变性大细胞淋巴瘤、神经母细胞瘤、转移性非小细胞肺癌	辉瑞公司
恩沙替尼	Ⅲ期临床试验	ALK、ROS1	非小细胞肺癌、黑色素瘤等	贝达药业、Xcovery 公司
恩曲替尼	Ⅱ期临床试验	ALK、ROS1、TrkA、TrkB、TrkC	神经内分泌瘤、急性髓性白血病、间变性大细胞淋巴瘤等	中外制药、Ignyta 公司
TPX - 0005	Ⅱ期临床试验	ALK、ROS1、Trk	晚期实体瘤	Patheon Inc、Syneos Health Inc、TP Therapeutics Inc
SAF - 189s	Ⅰ/Ⅱ期临床试验	ALK	非小细胞肺癌、晚期实体瘤	重庆复创医药研究、上海药物研究所、江苏万邦生化医药股份有限公司
WX - 0593	Ⅱ期临床试验	ALK	非小细胞肺癌、晚期实体瘤	齐鲁制药
TQ - B3139	Ⅰ期临床试验	ALK、HGFR	晚期癌症	正大天晴制药有限公司
CM - 118	Ⅰ期临床试验	ALK、HGFR	癌症	上海再信生物技术有限公司、北京赛林泰医药技术有限公司
CT - 707	Ⅰ期临床试验	ALK、FAK2	非小细胞肺癌	北京赛林泰医药技术有限公司
EBI - 600208	Ⅰ期临床试验	ALK	癌症	江苏豪森药业股份有限公司

续 表

药物名称	临床进展	靶　点	适 应 证	研 发 公 司
CEP－37440	Ⅰ期临床试验	FAK、ALK	癌症、实体瘤	塞法隆制药公司
4SC－203	Ⅰ期临床试验	AXL、FLT3、ALK、VEGFR2、FAK	急性髓性白血病、实体瘤	ProQinase GmbH

(一) 一代抑制剂——克唑替尼

克唑替尼(cnzotinib)是靶向 ALK、c－MET 和 ROS1 激酶抑制剂,研发最早始于2005 年,由辉瑞公司 Cui 团队对 c－MET 蛋白激酶结构域结合的竞争性抑制剂 PHA－665752 进行改造优化获得。2011 年,克唑替尼在美国获批上市,目前已在欧洲、日本、中国等几十个国家地区获批上市用于 ALK 阳性的非小细胞肺癌。此外,克唑替尼用于 *ROS1* 基因重排的非小细胞肺癌患者于 2016～2018 年被美国 FDA、欧盟、日本、中国等批准上市;用于 MET14 外显子缺失突变的非小细胞肺癌患者于 2018 年被美国 FDA 批准上市。

克唑替尼显著抑制人间变性大细胞淋巴瘤 Karpas299 和 SU－DHL－1 细胞中 NPM－ALK 融合蛋白的磷酸化,IC_{50} 约为 24 nmol/L。对两株细胞增殖的 IC_{50} 值分别为 32 nmol/L 和 43 nmol/L。在 Karpas299 细胞皮下移植小鼠瘤模型中,灌胃给予克唑替尼(100 mg/kg)连续给药 15 天,肿瘤完全消退。

2011 年 6 月,在芝加哥召开的第 47 届美国临床肿瘤学会(American Society of Clinical Oncology, ASCO)会议上,研究者公布了克唑替尼首个Ⅰ期临床试验(PROFILE 1001)拓展组的更新结果。对于使用二线/三线克唑替尼治疗的 82 例晚期 ALK 阳性非小细胞肺癌癌患者(1 年和 2 年生存率分别为 70%和 55%),与未服用克唑替尼的 23 例 ALK 阳性非小细胞肺癌对照者相比(1 年和 2 年生存率分别为 44%和 12%),总生存期(orerall survival, OS)显著延长。另一项在 119 例 ALK 阳性非小细胞肺癌患者的临床试验中,患者每天两次口服 250 mg 克唑替尼,28 天为一个治疗周期,ORR 为 61%,其中完全缓解(complete response, CR)2 例,部分缓解(partial resonse, PR)69 例,疾病稳定(stable disease, SD)31 例,临床获益率(完全缓解+部分缓解+疾病稳定)为 88%。

2011 年 3 月,一项随机、平行分配、开放、全球性的Ⅲ期临床试验评估了克唑替尼与培美曲塞/顺铂或培美曲塞/卡铂的研究(PROFILE 1007),共纳入 343 名先前未接受过治疗的 ALK 阳性的非小细胞肺癌的患者。2014 年 6 月,研究者公布了克唑替尼和化疗药物的中位无进展生存期(progression free survival, PFS)分别为 10.9 和 7 个月,OS 分别为 74%和 45%。克唑替尼在显著延长 PFS 方面优于标准的铂类化疗方案。在一项多中心,单臂Ⅱ期临床试验中(PROFILE 1005),ALK 阳性非小细胞肺癌患者接受每天两次口服 250 mg 克唑替尼治疗,连续治疗 3 周。166 例患者接受了克唑替尼治疗,与治疗有关的不良事件主要为视力障碍、恶心、腹泻和呕吐。其他常见事件(≥30%)是水肿、便秘和转氨酶升高。最常见的 3 或 4 级治疗相关的不良事件为中性粒细胞减少和转氨酶升高。

(二) 克唑替尼的获得性耐药机制

虽然克唑替尼临床疗效显著,但患者服用一段时间后同样面临获得性耐药的问题。克唑替尼的耐药突变机制可以分为两类:一类是靶基因 *ALK* 的改变,占耐药机制的 30%～50%,对克唑替尼治疗期间复发患者的胸膜液标本进行深度测序,发现 ALK 激酶结构域中的 2 个非重叠突变,即 L1196M 和 C1156Y。其中,位点 L1196M 突变是激酶经典的"门控位点"突变。后续克唑替尼其他系列次级耐药突变被逐渐揭示,包括 1151TinS、L1152R、F1174L/V、I1171T、D1203N、S1206Y、G1269A/S、G1128A 等,不同于 EGFR T790M 突变在 EGFR 第一代抑制剂耐药中的绝对高频发生率,ALK 各耐药突变散发,在所有突变位点中,L1196M 突变相对高发,占耐药突变比例的 40%左右,所以,能够克服系列耐药突变尤其是

L1196M 突变是 ALK 第二代抑制剂的研发重点。另外,*ALK* 基因的再扩增也介导克唑替尼的耐药,基因拷贝数的增加可能导致克唑替尼仅能抑制部分 *ALK* 基因的活性,但是少量激活的 *ALK* 基因即可维持下游信号通路的激活。

第二类耐药机制是非 ALK 靶分子依赖的,主要是旁路的代偿激活,使得原来对 ALK 通路高度依赖的肿瘤细胞丧失 ALK 的唯一驱动性,导致 ALK 抑制剂的耐受。研究发现,在体外对克唑替尼耐药的 ALK 融合蛋白阳性细胞系中,EGFR 信号上调。与之一致,11 例临床克唑替尼耐药患者,1 例具有 EGFR 通路的活化。通过 FISH 鉴定在 13 例克唑替尼耐药患者中存在 2 例 *CKIT* 基因扩增。报道的其他代偿耐药激酶通路还涉及胰岛素样生长因子 1 受体(insulin-like growth factor 1 receptor, IGF1R)、HER2、HER3、c-MET、MEK1 激活突变型(K57N)等,此外,还有表观层面的调控如甲基转移酶及组织学变化,如 EMT 介导 ALK 抑制剂的耐药。系统的重编程在 ALK 抑制剂的耐药中也逐渐引起关注,包括基于微环境的分泌因子谱的重编程、表观重编程、激酶重编程等。

不容忽视的是,在临床中,克唑替尼治疗复发通常涉及 CNS。在一项研究中,28 例 ALK 阳性、接受克唑替尼治疗的患者中,其中 13 例(46%)疾病进展的首个部位均是 CNS。在对接受克唑替尼治疗后发生脑转移患者检测时发现脑脊液中的药物水平相对于血浆药物水平极低,表明对 CNS 的渗透性差。因此,ALK 第二代抑制剂研发的另一个关注点是提高药物在脑脊液中的暴露量,增强药物透过血-脑屏障能力,克服脑转移。

(三) 代表性 ALK 第二代抑制剂

1. 色瑞替尼 色瑞替尼(ceritinib)是由诺华公司在 TAE684 基础上优化改造的 ALK 第二代抑制剂。2014 年,色瑞替尼在美国获批上市,随后在加拿大、英国、日本等地区也获批上市。2018 年 5 月,色瑞替尼在中国获批上市。

色瑞替尼可以显著抑制 ALK、IGF-1R、InsR 激酶酶活,其对 ALK 酶活抑制程度明显优于克唑替尼。色瑞替尼显著抑制 ALK 融合蛋白驱动的肿瘤细胞、工具细胞的增殖、肿瘤的生长。Karpas299、NCI-H2228 肿瘤细胞株皮下移植瘤小鼠模型中,色瑞替尼(25 mg/kg)可以诱发肿瘤的消退。色瑞替尼具有克服克唑替尼耐药突变的能力,其对耐药突变 L1196M、G1269A、I1171T 和 S1206Y 抑制作用明显,但对 G1202R 和 F1174C 突变无效。色瑞替尼具有一定的血-脑屏障穿透能力,利用同位素标记检测脑组织与血浆暴露量比值约为 15%。

在一项多中心、单臂、开放的Ⅰ期临床试验(ASCEND-1)中,共纳入 246 例患者,其中 163 例为转移性的 ALK 阳性并对克唑替尼不耐受或克唑替尼治疗进展的非小细胞肺癌患者,83 例为从未接受过 ALK 抑制剂治疗的患者。所有患者每天接受 750 mg 的色瑞替尼,无论治疗前是否接受过 ALK 抑制剂治疗,接受色瑞替尼治疗后均有较大的获益,ORR 为 61.8%,其中 CR 为 1.6%,PR 为 60.2%,中位缓解持续时间(duration of response)为 9 个月。对于其中 94 例经过 MRI 或者 CT 扫描确认脑转移的患者,19 例先前未接受 ALK 抑制剂治疗,颅内疾病控制率为 79%(15/19);而 75 例先前接受克唑替尼治疗的患者中,颅内控制率为 65%(49/75)。基于Ⅰ期临床试验数据,美国加速色瑞替尼批准上市,用于治疗克唑替尼耐药的 ALK 阳性的转移性非小细胞肺癌患者。

ASCEND-2 临床试验主要研究色瑞替尼对之前接受化疗和(或)克唑替尼治疗患者的有效性。该临床试验招募了 140 例患者,患者之前接受了两次或更多的治疗方案,且先前均有接受克唑替尼治疗。140 名患者接受 750 mg 的色瑞替尼治疗,4 例患者为完全缓解,50 例患者为部分缓解,ORR 为 38.6%,疾病控制率为 77.1% (108/140),PFS 为 5.7 个月。其中 100 例脑转移患者治疗颅内总有效率为 45%。2017 年分别发表的两项色瑞替尼与化疗的Ⅲ期比较研究,一项是基于铂类的化疗药物(培美曲塞/顺铂或培美曲塞/卡铂)(ASCEND-4),另一项是基于非铂类化疗药物(培美曲塞或多西他赛)(ASCEND-5),

均显示，与化疗药物相比，色瑞替尼在 PFS 上更加显著获益。

ASCEND－1 试验确定了色瑞替尼的最大耐受剂量（maximum tolerated dose, MTD）为 750 mg，并为色瑞替尼后期临床试验的推荐剂量。基于 255 例（246 例为非小细胞肺癌，9 例为其他瘤种）ALK 阳性患者的安全性数据，所有患者每天服用色瑞替尼的剂量为 750 mg。最常见的导致药物减量或中止给药的不良事件（发生率为 10% 以上）包括谷丙转氨酶（alanine transaminase, ALT）升高（29%）、恶心（20%）、天冬氨酸氨基转移酶（aspartate aminotransferase, AST）升高（16%）、腹泻（16%）和呕吐（16%）。发生率≥2%的严重不良事件包括惊厥、肺炎、间质性肺炎/局限性肺炎、呼吸困难、脱水、高血糖、QT 间期延长和恶心。致死的不良事件发生率为 5%，包括肺炎（4 例）、呼吸衰竭、间质性肺炎/局限性肺炎、气胸、胃出血，一般身体情况恶化、肺结核、心脏填塞、脓毒症患者（各 1 例）。10%的患者发生了不良事件导致的中止给药，最常发生的不良事件（发生率为 1%以上）为肺炎、间质性肺炎/局限性肺炎和食欲下降。上述不良反应也见于其他各项临床试验。

2. 艾乐替尼（alectinib, CH5424802）　罗氏公司 Nobuhiro Oikawa 团队通过优化苯并[b]咔唑衍生物侧链基团，筛选获得了口服有效、高度选择性的 ALK 抑制剂 CH5424802。艾乐替尼在 2014 年首先在日本获批上市，随后在美国、欧洲、中国等地区上市。

临床前研究报道显示，CH5424802 显著抑制 ALK 酶活，IC_{50} 为 1.9 nmol/L，对于拓展评价的其他 401 种蛋白激酶及突变激酶，其中只有对 GAK、LTK 激酶酶活抑制的 IC_{50} 小于 10 nmol/L，相较于对 ALK 的抑制作用，弱了数倍，而对于其他激酶则无抑制作用，提示 CH5424802 是高度特异性 ALK 抑制剂，CH5424802 对 ALK 依赖的非小细胞肺癌、淋巴瘤模型高度敏感，在裸小鼠皮下移植瘤模型中，6 mg/kg 剂量的 CH5424802 诱发 NCI－H2228 和 Karpas299 细胞皮下移植瘤静息，20 mg/kg 剂量 CH5424802 导致肿瘤显著消退。CH5424802 作为第二代抑制剂，能够克服系列克唑替尼突变耐药的能力，其活性优势位点涵盖 L1196M、C1156Y、F1174L。CH5424802（60 mg/kg）可以显著抑制 BaF3－EML4－ALK^{L1196M} 移植瘤的生长，用药 18 天，肿瘤出现消退。大鼠模型中，利用同位素标记检测，在 T_{max} 时，脑组织与血浆中的药物浓度比值为 0.63~0.94，具有较好的透脑性。

AF－001JP 是一项多中心、单臂、开放的Ⅰ/Ⅱ期临床试验，患者没有接受过任何 ALK 抑制剂的治疗且没有脑转移。2013 年，第 49 届美国临床肿瘤学会（American Society of Clinical Oncology, ASCO）上艾乐替尼临床试验结果被公布，46 例患者中，ORR 为 93.5%。2014 年在芝加哥胸科肿瘤学多学科研讨会，艾乐替尼的临床数据进一步更新，CR 为 19.6%，两年 PFS 为 76%，OS 为 79%。另一项 AF－002JP 的Ⅰ/Ⅱa 临床试验中，对经克唑替尼治疗耐药的 ALK 阳性非小细胞肺癌患者及对脑转移患者的显示，可评估的 44 例患者中，ORR 为 55%，其中 CR 为 2%，在 21 例伴有 CNS 转移的患者中，ORR 为 52%，其中 CR 为 29%。基于此，艾乐替尼在日本被批准用于治疗 ALK 阳性的晚期复发非小细胞肺癌。

NP28673 与 NP28761 两项Ⅱ期临床试验主要观察艾乐替尼对经克唑替尼治疗耐受的 ALK 阳性非小细胞肺癌患者的有效性和安全性。其中 NP28673 临床试验招募了来自 16 个国家的 138 例患者每天 2 次口服 600 mg 艾乐替尼，在 122 例可评估患者中，ORR 为 49.2%，疾病控制率（disease control rate, DCR）为 79.5%。对于既往接受化疗和（或）crizotonib 治疗（$n=96$）的患者，ORR 为 43.8%，DCR 为 78.1%。对于基线可测量 CNS 疾病患者（$n=34$），ORR 为 55.9%，其中包括 5 例完全缓解患者。NP28761 临床试验主要招募了来自美国和加拿大的 87 名经荧光原位杂交（fluorescence *in situ* hybridization, FISH）检测为 ALK 阳性的非小细胞肺癌患者。在可评估的 69 例患者人群中，ORR 为 47.8%，DCR 为 79.7%。对于其中 16 例 CNS 转移患者 ORR 为 68.8%，DCR 为 100%。

2018 年 ASCO 会议上，罗氏公司公布艾乐替尼的一项随机开放Ⅲ期临床试验的主要终点，主要是 ALK 第二代抑制剂与克唑替尼对比研究，在延长 10 个月随访后，与克唑替尼组相比，艾乐替尼显著降低

57%的疾病进展/死亡风险。艾乐替尼组中位无进展生存期(median progression free survival, mPFS)为34.8个月,克唑替尼组只有10.9个月。在基线脑转移的患者中,艾乐替尼和克唑替尼组的mPFS分别为27.7个月和7.4个月。

AF-001JP于2014年2月更新的安全性数据显示,发生率超过25%的常见治疗相关不良反应为味觉障碍、AST升高、胆红素升高、血肌酐升高和皮疹,多数不良反应为1~2级。14例患者发生治疗相关3级不良反应(ALT升高、中性粒细胞降低和肌酸磷酸激酶升高各2例)。未发现治疗相关4~5级不良反应。AF-002JP临床试验安全性数据显示,47例患者中有12例发生了由于不良事件引起的剂量下调或暂停给药。多数不良事件为1~2级,包括乏力、肌痛、外周水肿等。最常见的3~4级不良事件为γ-谷氨酰转肽酶升高、中性粒细胞减低和低磷酸盐血症。3例患者发生了1级的视力障碍,后来在没有进行剂量调整的情况下得到了恢复,均提示了艾乐替尼长期给药的良好耐受性。

3. 布格替尼　布格替尼(brigatinib)为ALK、EGFR共靶向激酶抑制剂。武田制药公司David Dalgarno团队基于TAE684定向优化改造获得布格替尼。2017年,布格替尼在美国被批准上市。

除了ALK和EGFR外,布格替尼也可靶向抑制ROS1、FLT3野生型、D835Y突变型激酶酶活。其对系列ALK耐药突变酶活具有抑制作用,包括C1156Y、F1174L、L1196M、G1202R、R1275Q突变。临床前体内药效显示,50 mg/kg剂量布格替尼可以导致Karpas299、NCI-H2228皮下移植瘤缩小甚至完全消退,并且在停药15~30天后,肿瘤未见明显反弹。对于NCI-H2228原位脑肿瘤模型,50 mg/kg布格替尼可以显著抑制颅内病灶并延长小鼠生存期。同位素标记检测布格替尼脑组织的渗透率为克唑替尼的4倍。

非小细胞肺癌Ⅱ期临床试验ALTA研究(NCT02094573)是一项双臂、开放、多中心临床试验,主要评价布格替尼对克唑替尼用药期间发生肿瘤进展或无法耐受克唑替尼的*ALK*融合基因阳性的已经发生转移的非小细胞肺癌患者的有效性。该临床试验招募了222位ALK阳性且对克唑替尼耐药的晚期非小细胞肺癌患者。患者被随机分成两组,第一组112例患者每天口服90 mg布格替尼;第二组110例患者前7天每天口服90 mg,之后每天口服180 mg布格替尼。第一组ORR为45%,其中1例CR,49例PR。第二组ORR为54%,4例CR,55例PR。其中第一组112例患者中26例患者具有明显的脑转移,接受布格替尼治疗后,42%的患者颅内肿瘤有明显缩小,而第二组110例患者中18例患者具有明显的脑转移,67%的患者在接受布格替尼治疗后颅内肿瘤缩小。2015年ASCO会上公开了一项正在进行的单臂、开放标签、多中心的Ⅰ/Ⅱ期临床试验(NCT01449461)的信息。在78例可评估的ALK阳性非小细胞肺患者中,有58例出现应答反应,ORR为74%,其中在70例先前接受克唑替尼治疗的患者中,ORR为71%,8例未接受克唑替尼治疗的患者均能响应布格替尼治疗。基于Ⅱ期临床试验数据,布格替尼被美国加速批准上市,用于治疗克唑替尼耐药的ALK阳性的转移性非小细胞肺癌患者。

Ⅱ期临床试验ALTA(NCT02094573)研究过程中,布格替尼展现了较好的安全性,主要的1~2级副作用是腹泻、乏力、恶心、呕吐,较为常见3~4级副作用是肺炎、高血压、呼吸困难、缺氧、出疹等。

4. ALK第二代抑制剂耐药机制　ALK第二代抑制剂依然面临耐药的问题。目前报道的耐药机制主要涉及基于靶点自身的二次突变及代偿通路激活介导,目前3个上市的ALK第二代抑制剂共性的高发耐药突变位是G1202R,比例为20%~50%,这个位点也是ALK第三代抑制剂的研发关注点。

(四) ALK第三代抑制剂劳拉替尼

劳拉替尼(lorlatinib)是辉瑞公司Martin P. Edwards团队依据克唑替尼改造筛选获得。2017年被美国FDA授予重大突破新药资格,2018年被美国FDA批准上市。

劳拉替尼显著抑制ALK、ROS1激酶酶活,K_i均小于0.1 nmol/L。劳拉替尼可以克服系列耐药突变,尤其是G1202R。对于耐药患者来源的具有G1202突变MGH021-5(SQSTM1-ALK^{G1202R})细胞的增

殖 IC_{50} 为 63 nmol/L;NIH3T3 - EML4 - ALK^{G1202R} 皮下移植瘤模型中,在 20 mg/kg 剂量下劳拉替尼明显抑制肿瘤的生长。劳拉替尼具有较好的 CNS 渗透能力,大鼠模型中,单次口服给予 10 mg/kg 劳拉替尼,劳拉替尼在脑脊液与血浆暴露量(AUC)比值约为 31%。

2017 年 12 月 Benjamin J Solomon 团队公开了一项开放、单臂、安全性/有效性评估的Ⅰ/Ⅱ期临床试验(NCT01970865)结果。2014 年 1 月 22 日至 2015 年 7 月 10 日,54 例患者至少接受 1 次劳拉替尼治疗,其中 ALK 阳性 41 例(77%),ROS1 阳性非小细胞肺癌 12 例(23%);1 名患者无法获得 ALK 和 ROS1 状态。28 名(52%)患者之前接受了两种或更多的 TKI,39 名(72%)患者有 CNS 转移。Ⅰ期临床试验中没有出现剂量限制性毒性,且没有确定最大耐受剂量,推荐Ⅱ期临床试验剂量为每天 100 mg。Ⅱ期临床试验,患者接受每天 1 次 100 mg 的劳拉替尼治疗。对于 ALK 阳性患者,41 例患者中有 19 例(46%)具有客观的肿瘤反应,19 例治疗响应患者中 8 例患者颅内肿瘤客观响应;对于接受过两种或两种以上 TKI 的患者,26 例患者中有 11 例(42%)有客观反应,其中有 4 例患者为 G1202R 突变。在 32 例 ALK 阳性具有基线可测或不可测的 CNS 疾病患者中,10 例患者治疗后具有完全或部分的颅内反应,其中 5 例患者先前接受过两种或两种以上不同的 ALK 抑制剂治疗,包括 ALK 第二代抑制剂。同时,公布了该项临床试验不良反应,54 例患者中最常见的治疗相关不良反应事件是高胆固醇血症、高三酰甘油血症、周围神经病变和周围性水肿。

(五)克唑替尼克服劳拉替尼耐药——基于机制的个性化精准序贯用药

2015 年 Jeffrey AEngelman 团队报道了一名 52 岁的转移性 ALK 重排非小细胞肺癌患者的治疗状况。患者首先接受了一线克唑替尼治疗,疗效持续了 18 个月。淋巴结活检显示 ALK C1156Y 突变并更改治疗方案,接受色瑞替尼治疗。5 周再次进行 CT 扫描显示肝转移病变,患者接受 HSP90 抑制剂(AUY922)治疗,疾病迅速恶化。然后患者接受化疗(卡铂-培美曲塞)治疗 6 个月。化疗再次复发后,尝试克唑替尼治疗,但是治疗无效。患者入组劳拉替尼的Ⅰ期临床试验,患者肿瘤负荷降低了 41%。8 个月后,CT 显示肝转移恶化,患者抗肝损伤的活检揭示了两个 ALK 抗性突变(C1156Y、L1198F)。ALK 突变激酶结合活性及 BaF3 工具细胞株增殖检测提示克唑替尼可以对这种化合物突变体具有活性。最后患者重新开始使用克唑替尼治疗。治疗后患者的临床症状得到迅速而显著的改善,并且肝功能衰竭得到了有效缓解。L1198F 突变后,激酶与克唑替尼的结合活性比未突变的激酶更强。ALK 第三代抑制剂耐药突变却对 ALK 第一代抑制剂克唑替尼敏感,形成了一个针对机制的精准序贯用药选择,患者的生存期得到了大幅度延长,是个性化精准序贯治疗的范例。

三、展望

近年基于 ALK 抑制剂的多类联合用药研究在临床也有拓展尝试,基于已报道耐药机制、上下游协同调控或潜在增敏联合尝试,涉及激酶靶向抑制剂、免疫治疗、细胞毒类抑制剂等,如 MEK 抑制剂、mTOR 抑制剂、CDK4/6 抑制剂、PD - 1/PD - L1 抑制剂、HSP90 抑制剂、铂类等。但是一些关键科学问题远未阐明,如具体的联合用药如何理性选择、用药群体如何精准遴选、用药间隔和序贯用药的合理设计等,有待于在临床前转化研究以及对应的临床试验中探索优化。

(艾 菁)

第五节 新生血管生成激酶抑制剂

Folkman 在 1971 年首次提出肿瘤生长中需要新生血管的生成提供肿瘤生长所需要的氧气和营养物

质,并进而假设抑制新生血管的生成可能成为肿瘤治疗的新疗法。此后很多科学家和 Folkman 一起在该领域努力探索,迄今,已有 11 个该类抑制剂被美国 FDA 批准作为单药或联合用药用于肿瘤的治疗(表 10-4),包括单克隆抗体和小分子化合物。本节对其基本作用模式、相应药物及目前临床应用情况进行介绍。

表 10-4　被批准用于肿瘤治疗的新生血管生成抑制剂

药物名		商品名	靶点	适应证
抗体	贝伐单抗(bevacizumab)	Avastin	VEGF 单克隆抗体	转移性结肠癌、非小细胞肺癌、神经胶质瘤、卵巢癌、输卵管癌、原发性腹膜癌、宫颈癌
	aflibercept	Zaltrap	VEGF 融合蛋白(VEGF-A、VEGF-B、PLGF)	转移性结肠癌
	雷莫芦单抗(ramucirumab)	Cyramza	VEGFR2 多克隆抗体	转移性结肠癌、非小细胞肺癌、胃癌
多靶点小分子抑制剂	索拉非尼(sorafenib)	Nexavar	VEGFRs、PDGFRs、RAF、KIT、RET、FLT3	肾癌、肝癌、甲状腺癌
	舒尼替尼(sunitinib)	Sutent	VEGFR、PDGFR、FLT3、CSF1R、RET	肾癌、胰腺神经内分泌肿瘤、胃肠道间质瘤
	瑞格非尼(regorafenib)	Stivarga	VEGFR、PDGFR、FGFR、TIE2、KIT、RET、RAF	胃肠间质瘤、转移性结肠癌、肝癌
	帕唑帕尼(pazopanib)	Votrient	VEGFR、PDGFR、FGFR1-2、c-KIT	肾癌、软组织肉瘤
	阿西替尼(axitinib)	Inlyta	VEGFR、PDGFR、c-KIT	肾癌
	凡德他尼(vandetanib)	Caprelsa	VEGFR、EGFR、RET	髓样甲状腺癌
	乐伐替尼(lenvatinib)	Lenvima	VEGFR、FGFR、PDGF、RET、c-KIT	甲状腺癌、肾癌
	卡博替尼(cabozantinib)	Cometriq	VEGFR、Tie2、c-MET、AXL	髓样甲状腺癌、肾癌
	阿帕替尼(apatinib)	艾坦	VEGFR	胃癌(中国批准上市)
	安罗替尼(anlotinib)		VEGFR、PDGFR、FGFR、c-KIT	非小细胞肺癌(中国批准上市)

肿瘤内的新生血管生成是肿瘤生长的必需条件。在肿瘤生长早期,肿瘤体积较小,通过组织渗透即可以保证肿瘤生长的需要。随着肿瘤体积的增加,渗透所提供的氧气、养料就不足以满足肿瘤生长所需。通常认为当肿瘤体积增加至 1.0~2.0 mm^3 时,新生血管的生成就成为肿瘤能否继续生长的限制性因素。此外,现有研究还表明血道转移是肿瘤转移的一个重要途径,因此肿瘤内新生血管的生成还能为肿瘤转移提供通路。一系列血管生长因子、细胞因子、细胞外基质和黏附分子等都参与了血管生成过程。酪氨酸激酶家族中有多个成员与促进新生血管生成密切相关,如 VEGFR、FGFR、PDGFR 等。当肿瘤内部处于缺氧状态时,HIF 会刺激肿瘤细胞及其他间质细胞分泌多种促血管生长因子如 VEGF、b-FGF、PDGF 等,作用于血管内皮细胞上相应的受体,参与调控肿瘤新生血管的生成。因此,很多药物学家将目光瞄准了这些与新生血管密切相关的酪氨酸激酶受体,希望通过发现相应的抑制剂阻碍肿瘤内新生血管的生成,最终"饿死"肿瘤细胞,抑制肿瘤的生长。研究者通常认为抗新生血管生成疗法不直接针对肿瘤细胞本身,而是通过影响肿瘤的生长环境抑制肿瘤生长,因此可能对正常细胞没有很大的

影响,毒副作用相对较小,这点吸引了很多研究人员和药物开发者。但在临床应用过程中已发现该类抑制剂的长期使用可能导致高血压、出血、凝血、心功能异常方面的问题,仍需重视。

一、VEGF/VEGFR 酪氨酸激酶抑制剂

肿瘤细胞分泌的多种血管生长因子之间存在相互联系和调控,通常认为 VEGF 在新生血管生成中处于核心地位,是目前已知活性最强、特异性最高的血管生成因子。VEGF 通过作用于血管内皮细胞上相应的高亲和力的酪氨酸激酶受体——VEGFR 而发挥生物学作用。在正常血管中,血管生成因子和血管生成抑制因子保持着相对平衡,而在肿瘤的生长过程中,为了适应肿瘤生长的需求,通常会打破这一平衡,而出现 VEGFR 和 VEGF 的高表达,促进肿瘤中新生血管的形成,因此靶向 VEGF/VEGFR 阻断肿瘤新生血管生成成为肿瘤治疗的重要靶点之一。

最初发现 VEGF 时,认为它具有诱导血管渗透的能力,同时也能促进内皮细胞的增殖。该家族由 7 个成员组成,具有不同的生物学特性,分别是 VEGFA、VEGFB、VEGFC、VEGFD、VEGFE、VEGFF 和胎盘生长因子(placenta growth factor, PGF)。这些不同亚型的 VEGF 主要通过与 3 种特异性酪氨酸激酶受体,分别是 VEGFR1(又名 Flt1)、VEGFR2(又名 KDR/FLK1)及 VEGFR3(又名 Flt4)和两个非激酶受体 neuropilin-1 和 neuropilin-2 结合而发挥作用。VEGFR 与大部分受体酪氨酸激酶相似,其结构由胞外结构域、跨膜区和胞内激酶区这 3 部分组成。当其与相应配体结合后,受体发生二聚化和自磷酸化,继而为细胞中的信号分子提供结合位点,启动信号级联转导。在这些受体中通常认为 VEGFR2 在新生血管生成中起到关键性的作用。VEGFR2 主要位于血管内皮细胞表面,在多种实体瘤的血管内皮细胞中都发现 VEGFR2 和 VEGFR3 的高表达。此外,人们还发现黑色素瘤、血液肿瘤中 VEGFR2 表达也有增加。VEGFA 和 VEGFR2 结合后,磷酸化 VEGFR2,进而激活 MAPK、PI3K 等通路,促进内皮细胞的增殖、存活、逃避凋亡、迁移及管腔形成。VEGFR3 相对更为独特,它在血管生成中可能也有较重要的作用,但在成人组织中 VEGFR3 主要在淋巴管内皮细胞表达,研究认为与肿瘤的淋巴管转移密切相关。

当前有多种靶向 VEGF 及其受体的肿瘤生长抑制策略,包括靶向 VEGF 或者 VEGFR 的抗体、靶向抑制 VEGFR 的小分子抑制剂、反义寡核苷酸等。2004 年在美国被批准上市的 VEGF 抗体——贝伐单抗作为全球首个抗血管生成类药物曾引起极大的轰动。贝伐单抗是一种可特异性结合 VEGF 的人源化单克隆抗体,由美国基因技术(Genetech)公司研发。该抗体能在胞外识别 VEGF 的各种主要亚型,阻断 VEGFR 的激活。临床前的动物模型和临床观察的结果均提示,贝伐单抗可在整个肿瘤生长过程中发挥持续的抗血管效应。它可使现存的肿瘤血管出现快速退化,抑制肿瘤血管再生,从而使肿瘤内微血管密度显著降低,并使存活的成熟血管正常化,进而抑制肿瘤生长和转移。临床试验结果表明,该单抗与化疗药物合用可提高疗效。贝伐单抗与 5-氟尿嘧啶、四氢叶酸和伊立替康联用,可提高患者的中位生存期和中位无进展生存时间。该药物与奥沙利铂和四氢叶酸联用治疗晚期的、有转移的结直肠癌,同样能延长中位生存期和中位无进展生存时间。在肺癌的临床试验中同样发现在紫杉醇加卡铂的肺癌标准化疗方案中加入贝伐单抗可延长晚期或复发的非小细胞肺癌的疾病进展时间,提高缓解率。目前在临床该药物和 5-氟尿嘧啶合用治疗转移性结肠癌;与铂类和紫杉醇等肺癌标准化疗合用于治疗非小细胞肺癌;或与 IFN-α 联用治疗转移性肾癌。贝伐单抗能改变肿瘤的血液供应和血液灌注,降低血管容量、毛细血管密度及肿瘤周围组织间隙液压,减少循环内皮细胞的数量,增加周细胞覆盖的血管分支。因此,认为该药除直接的抗血管生成以外,还可以减轻肿瘤压迫造成的细胞质液压,从而有利于化疗药物到达肿瘤部位发挥抗肿瘤作用。贝伐单抗除与化疗药物联用外,很多临床试验也围绕该抗体与其他分子靶向药物合用展开,目前已获不少进展并进行继续扩大研究。贝伐单抗的不良反应主要表现为引起高血压、出血,也可能导致胃肠穿孔及心脏病发作或心力衰竭。2008 年 2 月美国 FDA 曾批准贝伐单抗联合

紫杉醇用于乳腺癌的治疗。但2010年美国FDA在总结贝伐单抗用于治疗乳腺癌妇女的4项临床试验结果后,认为所得数据明确表明此药物对乳腺癌的无进展生存期影响微弱,并没有延长乳腺癌患者的总生存期,在减缓疾病恶化方面为患者提供的受益没能超过其可能获得的风险,为此在2010年12月16日建议去除乳腺癌这个适应证。

二、PDGF/PDGFR抑制剂

生长因子PDGF在20世纪70年代被人们发现,它具有广泛的生理活性,是平滑肌细胞、成纤维细胞和神经胶质细胞生长所必需的成分。PDGF在单体状态时没有活性,通常通过二硫键形成五个不同的二聚体,包括PDGF-AA、PDGF-BB、PDGF-CC、PDGF-DD和PDGF-AB,结合靶细胞中的相应受体PDGFR使其活化,在胚胎发育和成人的伤口愈合等过程中发挥重要作用。PDGFR存在3种不同形式:α或β的同二聚体及α/β的异二聚体。在结构上RDGFR也是跨膜受体,包括胞外结构域、跨膜结构域及胞内的酪氨酸激酶域。PDGF与PDGFR结合后,使受体自身磷酸化并进一步磷酸化相应的底物蛋白,将信号级联传递。PDGFR诱导的信号通路由多个与PDGFR相互结合作用的蛋白质引发,包括PI3K、PLC-γ、Src家族、SHP-2、Grb2、Shc和Crk等,最终诱发包括细胞增殖、分化和迁移等各种细胞效应。已发现PDGFR在许多癌症中异常表达,并与总体生存率的下降密切相关。在胶质瘤、肉瘤、淋巴细胞白血病等癌症中,PDGF和PDGFR在肿瘤细胞中共表达,通过自分泌环路发挥致癌作用。也有些癌症中,肿瘤细胞并不表达PDGFR,PDGFR仅在肿瘤微环境或基质细胞等非肿瘤细胞上表达,很多实体瘤组织切片结果显示PDGFR在内皮细胞或血管周细胞上表达,这也能和肿瘤细胞形成交互信号转导,促进肿瘤的发生、发展。例如,在肺癌、结肠癌、乳腺癌、黑色素瘤、前列腺癌和卵巢癌中,PDGFR就主要在基质细胞表达,但同样对这些肿瘤的发生、发展非常重要。PDGF/PDGFR在影响血管生成上有很大作用。鸡胚尿囊膜实验中PDGFAB和PDGFBB及鼠角膜实验中PDGFAB、PDGFBB和PDGFCC均显示具有促新生血管生成活性。在基因敲除的小鼠模型上发现PDGF还具有募集周细胞及维持周细胞存活的作用。周细胞是正常微脉管稳定所必需的细胞,周细胞缺乏的小鼠其微脉管系统存在一定程度的异常。在PDGFB保守序列缺失的小鼠的移植瘤上只能观察到极少的周细胞,相反肿瘤细胞转基因表达PDGFB则明显增加周细胞的密度。PDGF信号通路和VEGF通路在调控血管生成过程中具有互补作用,通常VEGF的作用更倾向于促进新血管的生成,而PDGF的作用更能稳定成熟血管。同时,PDGF/PDGFR信号还可以调节实体瘤中组织间质液压,进而影响药物传送。肿瘤组织中组织间质液压通常高于正常组织中的组织间液压,虽然原因并不清楚,但这种高组织间液压可影响抗肿瘤药物的摄取,从而减少肿瘤细胞死亡。而PDGFR的活化对提高肿瘤组织间质液压起关键的作用。PDGFR抑制剂的使用可以降低肿瘤间质组织液压,促进化疗药物的吸收,提高疗效。在动物模型上发现,PDGFR抑制剂伊马替尼与埃博霉素联合给药时,肿瘤中埃博霉素的浓度增加了3倍,其抗肿瘤作用也得到了提高,而肝、肾和组织间质系统的药物浓度则并没有明显增加,对它的耐受并未降低。基于PDGF/PDGFR信号通路在肿瘤发生发展中的重要作用,研究者寻找相应的抑制手段,包括抗体和小分子抑制剂等。这些抑制剂无论是单独用药或与化学治疗,抑或与其他的受体酪氨酸激酶抑制剂联合用药都显示了较好的应用前景。研发中的小分子PDGFR抑制剂大部分都是多靶点酪氨酸激酶抑制剂,并不是特异性抑制PDGFR。有文献结果表明,同时抑制VEGFR和PDGFR受体更易在肿瘤治疗中获益。例如,诺华公司研发的伊马替尼,该化合物能抑制BCR-ABL和c-KIT的活性,从而被批准用于治疗慢性髓样白血病和胃肠道间质瘤。它同时也是PDGFR抑制剂,因此在很多牵涉到PDGF/PDGFR的恶性肿瘤中进行了评价。在伊马替尼治疗的所有隆突性皮肤纤维肉瘤(dermatofibrosaroma protuberans, DFSP)患者中都观察到明显的缓解,可有效地辅助外科切除术。另外,也有报道伊马替尼在神经胶质母细胞瘤患者中的作用。此外,在与一些传统化疗药物联合用药后,还能增加疗效。如有报道,伊马替尼与羟基脲合用,能增加羟基脲透过血-脑屏障的摄取,提高难治神经胶质母细胞瘤患者的缓解率。

三、多靶点新生血管激酶抑制剂

迄今,许多靶向 VEGF/VEGFR 的新生血管生成抑制剂在临床前及临床试验中被证实是有效的,但是随着临床试验的进一步开展及患者用药时间的延长,人们发现肿瘤对这些靶向 VEGF/VEGFR 治疗的抑制剂出现耐受。这很大程度是由于调控新生血管生成的复杂的网络状的信号通路的代偿机制。新生血管的生成受多种生长因子调控,当其中某条通路被阻断后,其他通路可能会被要求过度活化。已有实验表明,当用 VEGFR2 的抗体治疗肿瘤 10 天后,肿瘤组织内的血管密度下降,但是 4 个星期后,伴随着 FGF 家族成员表达的上升,肿瘤组织内的新生血管生成开始反弹。与此同时,也有实验发现在进行靶向 VEGF 的治疗后,血液中循环的 b－FGF 的量开始增加,以上结果提示 FGF 参与了靶向 VEGF 肿瘤治疗的耐受。周细胞参与了内皮细胞通透性的调节,以及通过与内皮细胞的直接接触来增强内皮细胞的抗凋亡能力。周细胞的增殖及迁移主要通过 PDGFBB 与细胞上的 PDGF 受体(PDGFR)来介导,而内皮细胞是分泌 PDGF 的主要来源,有实验表明,同时抑制 VEGF 和 PDGF 相对于抑制两者之一,能够更有效地抑制血管新生。因此,在新生血管激酶抑制剂的研发上,现在人们更多地将目光投向同时能抑制多个相关激酶的分子。索拉非尼和舒尼替尼的成功上市更证实了广谱型酪氨酸激酶抑制剂的应用价值及研发策略的正确性。

索拉非尼是 2005 年上市的口服 RAF/VEGFR/PDGFR 多靶点酪氨酸激酶抑制剂,由拜耳公司开发,主要用于治疗肝细胞癌和晚期肾细胞癌。该产品是第一个被美国 FDA 批准上市的口服多靶点酪氨酸激酶抑制剂,也是第一个可靶向 RAF 的抑制剂(IC_{50} 为 6 nmol/L)。它的抗肿瘤作用的发挥具有双重途径,一方面通过抑制 RAF/MEK/ERK 信号转导通路直接抑制肿瘤生长,另一方面通过抑制 VEGFR 和 PDGFR 等新生血管激酶而阻断肿瘤新生血管的形成,切断肿瘤细胞的供养而达到抑制肿瘤生长。索拉非尼的作用靶点较为广泛,还能不同程度地抑制 FGFR、c－KIT、Flt－3 和 RET 等多种酪氨酸激酶。现有的临床试验表明,索拉非尼对黑色素瘤和非小细胞肺癌等也具有潜在的抗肿瘤效应。该药物在临床治疗中的耐受性较好。最常见的不良反应包括手足综合征、疲乏、腹泻、皮疹、高血压、脱发、瘙痒、恶心和食欲缺乏等。

舒尼替尼是由辉瑞公司研发的口服多靶点酪氨酸激酶抑制剂,2006 年被美国 FDA 批准上市作为治疗转移性肾细胞癌的一线治疗用药。它的激酶作用谱与索拉非尼较为类似,主要作用靶点同样为新生血管激酶 VEGFR 和 PDGFR。此外,该化合物还能很好地抑制 c－KIT 的活性(IC_{50} 为 1～10 nmol/L),因此也被批准用于伊马替尼治疗失败或不能耐受的胃肠间质瘤。该药耐受性也较好,不良反应与索拉非尼类似,但高血压发生率低于索拉非尼。

帕唑帕尼则是由葛兰素史克(Glaxo Smith Kline)研发的新生血管激酶抑制剂,该产品于 2009 获美国 FDA 批准上市用于治疗晚期肾癌。它同样主要作用于 VEGFR、PDGFR 和 c－KIT。该药口服吸收迅速,但不良反应要小于索拉非尼和舒尼替尼,其手足综合征和皮疹发生率要低于前两个药,患者通常仅出现腹泻或疲乏等症状。

瑞格非尼是由拜耳公司研发的产品。迄今该产品是现有该类抑制剂中第一个,也是唯一一个被证明在肝癌二线治疗中能改善患者总生存率,因而受到大家的关注。该产品目前被批准用于治疗转移性结肠癌、胃肠间质瘤和肝细胞肝癌,而且是用于索拉非尼治疗失败的肝细胞肝癌。

阿帕替尼与安罗替尼是由中国自主研发上市的新生血管生成抑制剂。阿帕替尼通过抑制多种 VEGF 受体发挥抗肿瘤作用,它是全球第一个在晚期胃癌治疗中被证实安全有效的小分子抗血管生成靶向药物。该药物单药治疗能明显延长晚期胃癌标准化疗失败后患者的生存期。安罗替尼则能同时抑制 VEGFR、PDGFR、FGFR、c－KIT,在中国被批准用于非小细胞肺癌的治疗,此外还有针对多个肿瘤的临床试验正在进行中,为肿瘤患者的治疗提供更多的选择。

四、新生血管激酶抑制剂与肿瘤转移

贝伐单抗、索拉非尼、舒尼替尼和帕唑帕尼的成功上市及其在临床表现出的良好疗效为新生血管生成激酶抑制剂的研发和临床应用提供了良好的前景。但随着在临床使用时间的延长以及观察患者例数的增加,在其带来疗效的同时,人们也看到了新的问题。在多种肿瘤中使用新生血管生成抑制剂都能减少血流和血管通透性,当新生血管生成抑制剂与化疗药物联合用于肿瘤治疗时,患者的无进展生存期会延长,但总存活数并未改变。在临床,有些患者在使用该类抑制剂后病情得到很好缓解,有些患者则毫无效果,这其中的机制目前我们并未能清晰了解,但这严重限制了这类药物的临床应用。此外,即便是该疗法的受益人群,随着治疗时间的延长,往往也会出现抗性。新生血管生成调控网络的复杂可能是一个重要原因。体内促进血管生成的调控因子种类较多,参与血管生成的细胞种类也较多,包括内皮细胞、周细胞等。当某条通路如 VEGF 信号通路被抑制时,会代偿性地活化其他相关通路,从而减弱治疗的效果。例如,VEGFR 单抗的应用会促进 b－FGF 的分泌,从而代偿性激活 b－FGF/FGFR 信号通路。此外,新生血管抑制剂的使用会加剧肿瘤内部的缺氧状况,而低氧则是另一个对抗肿瘤治疗出现耐受的重要原因。低氧状态下,肿瘤内 HIF－1 表达增加,进而促进新生血管生成、糖酵解通路、细胞迁移转移等相关基因的转录,从而导致治疗失败。

近来的研究结果还表明,虽然新生血管抑制剂的使用在临床前及临床对肿瘤都有较好的治疗效果,但随着治疗时间的延长,该类疗法能增加肿瘤细胞的局部侵袭和转移的发生。在多形性胶质母细胞瘤原位小鼠模型中,当小鼠缺乏 VEGF、HIF－1 和 MMP－9 这些促进新生血管生成基因或使用 VEGFR 抑制剂 Su5416,肿瘤细胞的侵袭性能会显著增加并促使肿瘤继续生长。同样,在使用贝伐单抗治疗多形性胶质母细胞瘤的临床试验中也发现了同样的现象,随着该单抗使用时间的延长,患者脑内又出现多病灶复发。在严重联合免疫缺陷(severe combined immunodeficient, SCID)小鼠实验性转移模型和手术切除原位移植瘤导致转移的模型中,选用索拉非尼和舒尼替尼按临床给药方案进行短期实验性治疗后均加速了转移的发生,并使小鼠生存期缩短。这些结果使得新生血管生成抑制疗法的使用受到了限制,但这里面的确切机制还有待于进一步阐明。

五、新生血管激酶抑制剂与肿瘤免疫治疗

虽然已有多个抗体及小分子新生血管生成抑制剂上市应用于肿瘤治疗,但单药治疗疗效较有限,如我们前面所讨论这可能归因于抑制血管生成后在肿瘤内部造成低氧。这不仅影响肿瘤的生成,还可能引起耐药并加剧肿瘤内部的免疫抑制,因此总的来说,对生存期的改善并不十分显著。由此人们需要通过寻找合理的联合用药的方式来提高治疗效果。

临床前研究结果表明,不同剂量或者持续作用不同的时间,新生血管抑制剂在合用中可能会有不同的结果。在肿瘤内部由于大量促血管生成因子的高表达,形成的新生血管通常是无序而曲折的,且常是过度分支化、渗漏高的血管。新生血管抑制剂治疗早期,可以降低血管通透性、改善肿瘤灌注和血液流量,使肿瘤内血管正常化。虽然这个作用可能是瞬时的,但这个时候,肿瘤内部的缺氧状况得到改善,同时药物递送至肿瘤内部的能力也有提高,因此若与化疗药物合用也应该能提高抗肿瘤效果。而当高剂量或者长时间作用后,肿瘤内部的血管生成被显著抑制,加剧肿瘤内的低氧状态,可能诱导肿瘤内 PD－L1 表达升高,产生免疫抑制。当然也有结果表明 PD－L1 的升高与低氧无关。此外,还有临床前

研究的结果表明，这种低氧环境能促进肿瘤内的 Treg、MDSC 和 M2 型巨噬细胞的浸润，从而影响治疗效果。这些结果提示我们，新生血管抑制剂与免疫检查点抑制剂 PD－1、PD－L1 的联合治疗具有协同作用，但我们必须要注意选择合适的新生血管抑制剂的剂量、使用时间和使用方案，才能显示联合用药的效果。目前正进行的多项临床试验初步显示了这两种疗法合用的积极效果。

2004 年靶向 VEGF 的贝伐单抗成功上市，标志着抑制新生血管生成用于肿瘤治疗的成功。但该类抑制剂有限的治疗效果及较大的毒副作用，限制了该类抑制剂的临床应用。随后以瑞格非尼、帕唑帕尼、卡博替尼（cabozanitinib）为代表的第二代抑制剂，其作用模式与第一代抑制剂相同，但对靶点的抑制能力和选择性有提高，毒性明显减小。瑞格非尼的单药治疗效果就有了很大的提高。该类抑制剂更大的成功应在于与多种肿瘤治疗的联合应用，这还有待进一步在临床中探索与证实。

（陈　奕）

第六节　PI3K/mTOR 通路抑制剂

一、概述

PI3K/AKT/mTOR 信号通路是传递来自受体酪氨酸激酶和 GPCR 信号的主要通路之一，在多种细胞功能中扮演着重要的角色，包括细胞周期、增殖、生长、存活、运动、蛋白质合成和糖代谢的调控。在多种肿瘤中，PI3K 介导的信号通路中多个关键组分或发生基因扩增如 PIK3CA、AKT 和 PDK1，或发生激活性点突变如 PIK3CA、PIK3R1 和 AKT。此外，PI3K 负向调控因子 PTEN 率在多种肿瘤中缺失或发生失活性突变。PI3K/mTOR 通路与肿瘤的发生发展密切相关。小分子抑制剂通过阻断 PI3K/mTOR 通路在临床前研究和临床试验中显示出积极的治疗活性。由于肿瘤中 PI3K 自身发生激活性突变，可以不依赖于上游生长因子受体而激活，因此抑制该通路有可能克服对第一代分子靶向药物酪氨酸激酶抑制剂的耐受。最近研究发现，PI3K/mTOR 通路介导了免疫抑制的肿瘤微环境，抑制该通路可增强肿瘤免疫治疗的活性。PI3K/mTOR 通路是目前国际上肿瘤生物学研究和肿瘤分子靶向治疗的热点领域和前沿领域之一。最近 10 年来，靶向 PI3K/mTOR 通路抗肿瘤药物的研发经历了跨越式的发展过程，目前已有 5 个靶向该通路抑制剂被批准用于肿瘤的治疗，数十个抑制剂处于不同阶段的临床试验。本节概括介绍 PI3K/mTOR 信号通路，该通路与肿瘤发生发展，靶向 PI3K/mTOR 通路的代表性候选药物及在临床应用中制定治疗方案的策略。

二、PI3K/mTOR 信号通路

根据蛋白质结构和底物偏好可把人类 8 个 PI3K 分为Ⅰ、Ⅱ和Ⅲ类。Ⅰ类能够在磷脂酰肌醇 4,5－双磷酸（PIP_2）、磷脂酰肌醇 4 磷酸（PIP）或磷脂酰肌醇（PI）的 3－OH 上进行磷酸化。Ⅰ类 PI3K 进一步可分为ⅠA 类和ⅠB 类，ⅠA 类由受体酪氨酸激酶或其接头蛋白激活，ⅠB 类由 GPCR 激活，由一个催化亚基 p110α、p110β、p110δ 和 p110γ 及与之结合的一个 p85 调节亚基组成异二聚体。Ⅱ类 PI3K 能够磷酸化 PI 和 PIP，分为 PIK3C2α、PIK3C2β 或 PIK3C2γ 三个亚型，主要参与细胞内物质的运输，细胞存活和膜受体蛋白的内化过程。Ⅲ类则能够磷酸化 PI，只有一种亚型即 Vps34（vacuole protein-sorting defective 34），参与了高尔基体的囊泡运输过程，在细胞自噬过程中扮演重要角色。PI3K 脂激酶活性的产物是 3－OH 磷酸化的磷脂酰肌醇，包括 PIP_3 主要由Ⅰ类 PI3K 催化产生，PIP_2 主要由Ⅱ类 PI3K 催化产生，PIP_3 主要由Ⅱ、Ⅲ类 PI3K 催化产生。由于Ⅰ类 PI3K 是唯一可以产生 PIP_3 强效第二信使的蛋

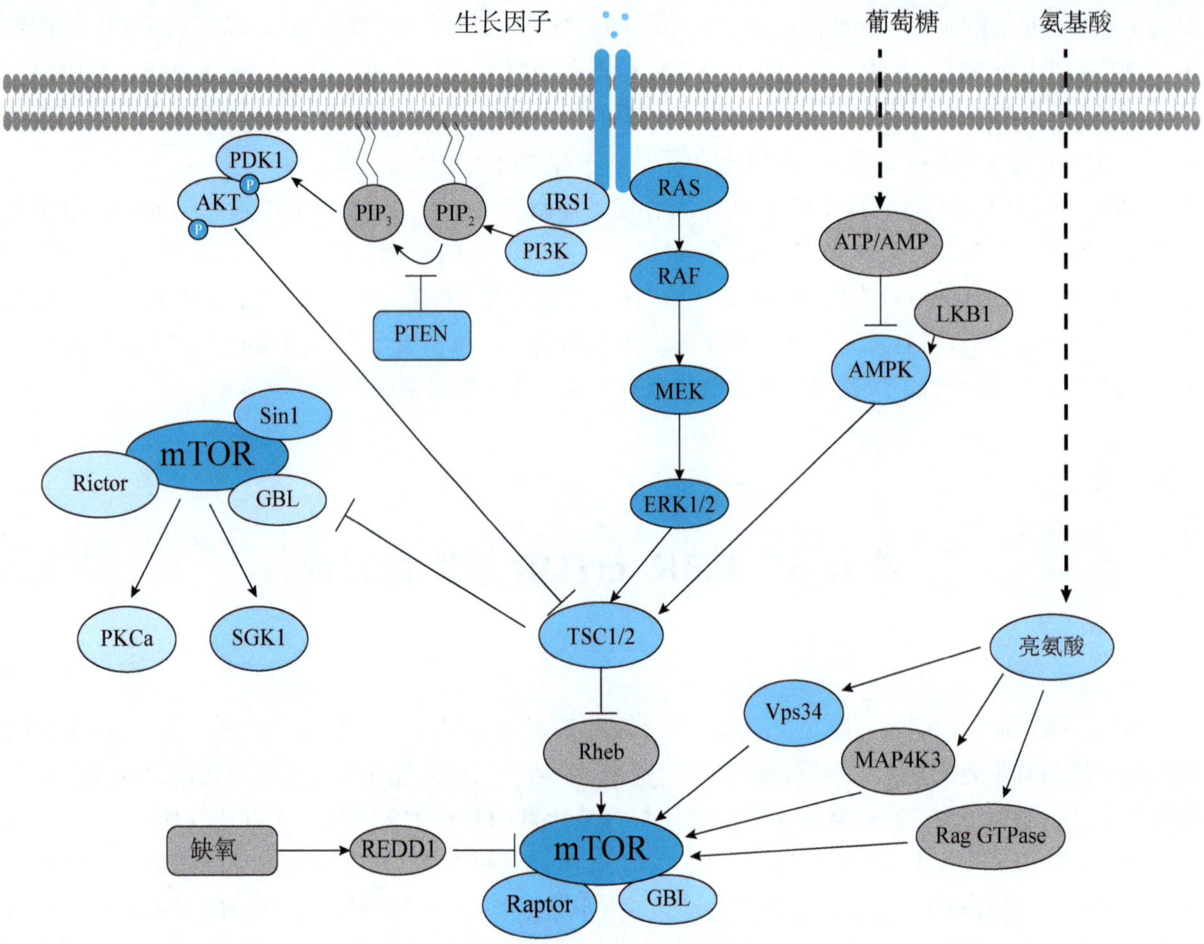

图 10-2　PI3K/mTOR 信号通路

白,对其研究最为深入。PIP3 定位于细胞膜,能够招募含有 PH 结构域的蛋白如 PDK1、AKT 等至膜上形成信号复合物,从而传递信息(图 10-2)。PI3K 的负调控因子主要包括能够水解 PIP_3 肌醇环上磷酸根的磷酸酶,包括 PTEN、SHIP 家族蛋白及 INPP4A/4B 家族蛋白。

PI3Kp110 催化亚基分为 ABD(配体结合结构域)、RBD(RAS 结合结构域)、C2 螺旋(PIK 同源结构域)和激酶结构域。调节亚基是 p85α、p55α、p50α、p85β 或 p55γ 中的一个。P110 的 ABD 结构域与 p85 的 iSH2 结构域结合,保护 p110 免于降解,同时抑制 p110 的催化活性。调节亚基的 SH2 结构域通过与受体酪氨酸激酶或其接头蛋白如 Gab 家族蛋白中酪氨酸被磷酸化的 YXXM 结构域结合,使 PI3K 接近细胞膜上的底物,同时解除 nSH2 和(或)cSH2 对 p110 亚基的抑制。p110α 或 p85α 点突变阻碍二者相互作用从而解除 p85 对 p110 的抑制,这类突变包括位于 p110α 的 E542K、E545K、Q546K 和位于 p85α 的 K379E。Ⅰ类 PI3K 的催化亚基的 RBD 结构域通过与活性形式的 RAS(GTP-RAS)结合而被活化。

mTOR 是丝/苏氨酸蛋白激酶,由 2 549 个氨基酸残基组成。N 端含有的重复序列是蛋白质-蛋白质相互作用的序列,C 端为丝/苏氨酸蛋白激酶区域。mTOR 的催化区域和 PI3K,共济失调毛细血管扩张症突变基因产物(ataxia telangiectasia mutated, ATM)、共济失调毛细血管扩张症突变基因产物相关蛋白(ATM-and Rad3-related, ATR)高度同源,都属于 PI3K-相关激酶(PI3K-related kinase, PIKK)家族。mTOR 在细胞内通过和不同的蛋白质结合,形成 mTORC1 和 mTORC2 两种功能不同的复合体。两种复合体由不同的上游信号激活并调节下游不同的信号通路。mTORC1 复合体包括 mTOR、Raptor、mLST8 和 PRAS40。其中 Raptor 作为 mTORC1 的衔接蛋白负责底物的识别,并将底物运送至 mTORC1 的激酶区。PRAS40是mTORC1的负调节因子,与mTOR结合抑制其活性。mLST8同时出现在两个复合物中,能促进mTORC1和mTORC2的激酶活性。mTORC2复合体包括至少mTOR、Rictor、Sin和mLST8。TORC1的活性受依赖于AKT的调控和不依赖于AKT的调控(图2-2),能够感应细胞生长因子的信号和细胞营养状况,通过磷酸化底物真核细胞翻译启动因子4E结合蛋白1(eIF4E-binding protein1,4EBP1)和核糖体S6蛋白激酶(S6 kinases)即S6K1和S6K2来调节蛋白质的翻译。mTORC2能够被细胞内生长因子信号激活,并且TSC1/2能抑制mTORC2的活性。目前已发现的mTORC2细胞内底物主要为AGC激酶家族成员,如AKT、PKC和SGK1。TORC2可磷酸化AKT 473位丝氨酸,介导AKT的充分活化。

三、PI3K/mTOR信号通路与肿瘤

PI3K/mTOR所介导的信号促进细胞存活,对抗细胞死亡和衰老,促进细胞运动和加强物质和能量代谢能力,使机体生长更加旺盛。如果这些信号被过度放大可能导致肿瘤的发生或者加剧已转化细胞的恶性程度使其更具生长侵袭能力。随着肿瘤基因组学的发展,发现PI3K介导的信号通路中多个关键组分在多种肿瘤中或发生基因扩增如PIK3CA、AKT和PDK1,或发生激活性点突变如PIK3CA、PIK3R1和AKT。此外,PI3K负向调控因子PTEN在多种肿瘤中发生高频突变。PTEN缺失或失活会导致AKT的激活,从而增强mTOR信号活性。在胶质瘤、子宫内膜癌、乳腺癌、前列腺癌等多种肿瘤中发现PTEN突变或缺失。

迄今,临床样本中已经鉴定出了多种Ⅰ类PI3K的突变,但只有编码p110α的*PIK3CA*基因和编码p85α的*PKI3R1*基因发生了与肿瘤相关的体细胞突变。在不同肿瘤中的突变发生率依次为:乳腺癌为26%,内皮细胞癌为23%,卵巢癌为7%,尿道癌为17%,结肠癌为14%,胰腺癌为8%,胃癌8%,肝癌为6%,肺癌为3%。PIK3CA大约80%的突变集中在螺旋区和激酶区,在螺旋区主要是以E542、E545、Q546突变为碱性氨基酸赖氨酸,在激酶区主要为H1047R突变,突变的PI3Kα活性则不再受GTP-RAS的影响。P85α在肿瘤组织中突变包括点突变如N564K、D560Y和G376R/K或者一些位于571位左右的截短突变,典型的是p65截短蛋白。一般认为,p85α这些突变削弱了p85α对p110α的抑制作用,导致突变PI3Kα的活性增强甚至持续活化。

mTOR在肿瘤中发生突变的频率较低,但其上下游多个关键调控蛋白基因突变或扩增导致mTOR活化。上游调控蛋白除如PI3K、PTEN或AKT外,LKB1失活可导致mTOR信号持续激活,是发生消化管错构瘤和黏膜黑斑的临床综合征即Peutz-Jeghers综合征的重要因素。TSC1/TSC2失活导致的mTOR的活化与非恶性错构瘤(hamartoma)的发生有关,也可引起结节性硬化(tuberous sclerosis)综合征。mTOR信号下游效应蛋白也与肿瘤发生发展密切相关,如S6K1在部分乳腺癌中呈高表达,*eIF4E*基因在乳腺癌和头颈部肿瘤发现扩增及cyclin D1在乳腺癌中和套细胞淋巴瘤发生基因扩增和移位。

四、靶向PI3K/mTOR信号通路抗肿瘤药物

PI3K/mTOR通路与肿瘤的发生发展密切相关。目前各类抑制剂已获批上市或处于临床试验,下面对其中代表性的小分子抑制剂作简要的介绍。

(一) wortmannin和LY294002

Wortmannin是在1957年从真菌*Penicillium wortmanni*中分离得到的天然产物,直到1993年才发现它能够抑制PI3K活性。Wortmannin对人Ⅰ类PI3K、Ⅱ类的PIK3C2β和Ⅲ类Vps34的IC_{50}低于10 nmol/L,更高浓度下也可以抑制mTOR 。Wortmannin通过共价结合到PI3K ATP口袋的赖氨酸而抑制激酶活性,其与PI3Kα/γ的共结晶结构表明除了这个共价结合位点外,wortmannin还通过若干个氢键

和疏水相互作用与 PI3K 结合。

LY294002 是礼来公司在 1994 年通过改造天然产物槲皮素得到的人工合成的 ATP 竞争性 PI3K 抑制剂。LY294002 的吗啉环以椅式结构的方式接近 ATP 口袋的疏水区,其中的氧原子和 V882 位的氢形成氢键,类似于 ATP 的腺嘌呤 N1 位和 p110 结合的氢键。另一个重要的药效基团是芳香环连接吗啉环构成芳香基吗啉结构,这样的结构骨架在很多后期发现的 PI3K、mTOR 和 ATM 抑制剂中均有体现。

Wortmannin 及 LY294002 作为第一代 PI3K 信号通路抑制剂,对 PI3K 分子均具有较强的抑制活性,但是由于其选择性差、毒副作用大限制了在药物治疗领域的应用潜力。围绕二者开展的临床前研究阐明了 PI3K 信号通路在肿瘤中的重要性及详尽的构效关系研究推动了新型 PI3K 抑制剂的发现和研究。

(二) PI3K/mTOR 双重抑制剂

PI3K/mTOR 双重抑制剂同时抑制 4 个 PI3K 亚型、mTORC1 和 mTORC2,从而抑制 PI3K/AKT/mTOR 通路中 3 个最关键的节点蛋白。咪唑并喹啉酮类化合物 dactolisib(BEZ235)通过结合 ATP 口袋抑制 PI3K 和 mTOR 活性,抑制包括 PTEN 缺失的胶质瘤和前列腺癌肿瘤细胞和移植瘤的生长,目前处于Ⅰ/Ⅱ临床试验中。此外,LY3023414 和 PQR309 等多个 PI3K/mTOR 双重抑制剂也处于Ⅰ/Ⅱ临床试验中。

(三) PI3K 泛抑制剂

PI3K 泛抑制剂能够抑制Ⅰ类 PI3K 4 个亚型活性,而对其他 PIKK 家族成员抑制活性较弱。Copanlisib(BAY80-6946)是注射型Ⅰ型 PI3K 激酶抑制剂。美国 FDA 授予 copanlisib 优先审评资格,并获得孤儿药资格。Copanlisib 于 2017 年 9 月 14 日获美国 FDA 批准上市,用于治疗罹患复发性滤泡性淋巴瘤且已经接受了至少两次系统疗法的成人患者。Buparlisib(BKM120)对 p110α/β/δ/γ 的 IC_{50} 分别为 52 nmol/L、166 nmol/L、116 nmol/L、262 nmol/L。最新Ⅲ期临床试验数据表明 buparlisib 与氟维司群联用可以有效治疗绝经后 HR 阳性、HER2 阴性的局部晚期或转移性乳腺癌。

(四) PI3K 亚型选择性抑制剂

PI3K 4 种亚型的组织分布和介导生理功能不同,PI3K 亚型选择性抑制剂能够增加治疗的靶向性和选择性,同时可减少毒副作用。

p110δ 是 B 细胞增殖信号中的一个重要组分,介导多种 B 细胞受体的信号,包括 B 细胞受体、细胞因子受体及黏附分子等,对于血液和免疫细胞增殖发挥重要的调控作用。艾代拉里斯(CAL-101)是首个获批上市的口服 PI3Kδ 选择性抑制剂,于 2014 年 7 月 23 日正式被美国 FDA 批准与利妥昔单抗联合治疗用于治疗复发性 CLL、作为单药治疗滤泡性淋巴瘤(FL)和小淋巴细胞性淋巴瘤(SLL)。Alpelisib(BYL719)是选择性 PI3Kα 抑制剂,治疗晚期实体瘤患者的疾病控制率为 58.2%,在治疗 PIK3CA 突变型、ER+/HER2-乳腺癌患者和其他 PIK3CA 突变的晚期实体瘤患者表现出显著的抗肿瘤活性。目前,alpelisib 与氟维司群的联合治疗正处于Ⅲ期临床试验阶段。CYH33 是我国自主研发的全新结构的高选择性 PI3Kα 抑制剂。CYH33 显著抑制 PI3K 激活的多种组织来源肿瘤,尤其对中国人种特色肿瘤表现出优异的抑制活性。CYH33 目前处于Ⅰ期临床试验。GSK2636771 是口服 PI3Kβ 选择性抑制剂。GSK2636771 选择性抑制 PTEN 缺失肿瘤,并可以增强 $CD8^+$T 细胞在肿瘤组织中的浸润。GSK2636771 目前处于治疗晚期实体瘤的Ⅱ期临床试验研究。IPI-549 是一种口服有效的 PI3Kγ 选择性抑制剂,联合使用 IPI-549 和免疫检查点抑制剂 PD-1 单抗或者 CTLA4 单抗具有显著协同抗肿瘤活性。目前,IPI-549 处于单药或与免疫检查点抑制剂 nivolumab 联用的Ⅰ期临床试验。

(五) 西罗莫司及其衍生物

西罗莫司是最早发现的 mTOR 抑制剂,是一种大环内酯类抗生素。西罗莫司通过结合 FKBP-12 再特异性与 mTOR 的 FRB 结构域结合,从而抑制 TORC1 的活性。1997 年美国 FDA 批准西罗莫司作为免疫抑制剂应用于肾移植。1994 年,Dilling 等报道了西罗莫司能够抑制横纹肌肉瘤的生长,从此引起了各界对mTOR和西罗莫司的关注。由于西罗莫司在溶液中溶解度和稳定性较差及专利到期，各制药公司于20世纪90年代后期相继研发出多个西罗莫司的衍生物。Temsirolimus（CCI－779）是由美国惠氏公司开发的西罗莫司衍生物，2007年在美国和欧洲被批准上市治疗转移性肾细胞癌。Temsirolimus还被批准用于治疗复发性套细胞淋巴瘤。Everolimus（RAD001）是由诺华制药公司开发的口服西罗莫司衍生物，于2009年3月经美国FDA批准上市，主要用于舒尼替尼或索拉非尼治疗无效的晚期肾癌患者。此后，美国FDA又陆续批准其增加多项临床适应证，包括用于绝经后女性患者晚期激素受体阳性HER2阴性乳腺癌的治疗，用于成人晚期胰腺神经内分泌肿瘤，用于成人无须立即手术的肾血管平滑肌脂肪瘤和结节性硬化症，用于治疗不宜手术的罕见遗传性疾病脑部良性肿瘤室管膜下巨细胞星形细胞瘤。

（六）mTOR激酶抑制剂

选择性mTOR激酶抑制剂能同时抑制mTORC1和mTORC2的激酶活性，但对同家族其他激酶成员如PI3K并没有抑制作用。这类抑制剂与西罗莫司相比，能更加彻底地抑制TORC1的活性及其底物4EBP1的磷酸化，且通过抑制mTORC2的活性进而抑制了AKT的活化。近年来，多个mTOR激酶抑制剂陆续进入临床试验，其中包括vistusertib（AZD2014）、AZD8055，sapanisertib（INK－128）、CC－223、OSI－027等。

五、靶向PI3K/mTOR抑制剂的临床应用

尽管靶向PI3K/mTOR抗肿瘤药物在临床前研究及临床试验中显示出令人鼓舞的结果，由于肿瘤的异质性及基因背景的复杂性，存在疗效个体差异大，单药治疗疗效欠佳的问题。因此，基于生物标志物的个体化治疗和合理联合用药对于提高PI3K/mTOR信号通路抑制剂疗效非常重要。

靶向PI3K/mTOR抑制剂作为抗肿瘤新药进入临床试验以来，其抗肿瘤作用生物标志物的探寻和确证一直是该类抑制剂开发研究的热点领域，主要包括预测性生物标志物和疗效监控标志物的探寻。PI3K突变或扩增、PTEN或TSC2缺失及AKT高度磷酸化一度被视为靶向PI3K/mTOR个体化治疗疗效预测生物标志物，但是在部分临床试验中，PTEN缺失或突变、AKT磷酸化水平较高的肿瘤细胞或患者对该类药物并不敏感。目前仅有艾代拉里斯和copanlisib两个PI3K抑制剂用于慢性淋巴性白血病和淋巴瘤的治疗。PI3K抑制剂不仅通过直接作用于肿瘤细胞，而且通过对肿瘤微环境的调控发挥其抗肿瘤活性，目前对于PI3K抑制剂治疗血液肿瘤疗效预测相关的研究进展较为缓慢。PI3K选择性抑制剂已进入Ⅲ期临床试验研究，主要适应证包括乳腺癌、头颈部肿瘤等，其疗效预测生物标志物研究也同期开展。现有的临床试验结果显示，患者对BYL719的响应呈现出差异性且与PIK3CA突变无显著相关性。最近研究发现，PI3K选择性抑制剂抑制AKT磷酸化同时通过非经典PDK1/AKT/mTOR下游信号通路抑制ERK磷酸化。乳腺癌细胞中受体酪氨酸激酶表达谱决定PI3K对ERK活性的调控，从而决定乳腺癌对PI3K控选择性抑制剂的敏感性。当然，上述疗效预测生物标志物仍需临床试验加以验证。靶向PI3K/mTOR通路抑制剂疗效监控生物标志物是指能够监测药效的指标。应用在体分子影像或非侵入方式得到的组织如皮肤、毛囊、外周血单核细胞作为替代组织监测该通路抑制剂的治疗效果，检测指标通常为葡萄糖摄入量、PI3K下游蛋白如AKT或S6K1的磷酸化。

基于靶向PI3K/mTOR通路抗肿瘤药物的联合用药主要包括以下4种策略：① 与细胞毒类药物联合应用，以降低药物毒性，同时抑制细胞毒类药物可能导致的该通路激活，如与顺铂、紫杉醇类药物的联用；② 与交互通路中靶点蛋白抑制剂联合应用，如与受体酪氨酸激酶抑制剂、MEK抑制剂联用；③ 与反馈激活通路抑制剂联合应用，如与PIM抑制剂、CDK4/6抑制剂联用；④ 与肿瘤免疫治疗联用，如与EGFR、CD20单抗及免疫检查点抑制剂联用。

（蒙凌华）

参考文献

Di L A, Johnston S, Lee K S, et al. Buparlisib plus fulvestrant in postmenopausal women with hormone-receptor-positive, HER2 - negative, advanced breast cancer progressing on or after mTOR inhibition (BELLE - 3): A randomised, double-blind, placebo-controlled, phase 3 trial. Lancet Oncology, 2017, 19(1): 87.

Ferguson F M, Gray N S. Kinase inhibitors: The road ahead. Nat Rev Drug Discov, 2018, 17: 353 - 377.

Greuber E K, Smith-Pearson P, Wang J, et al. Role of ABL family kinases in cancer: From leukaemia to solid tumours. Nat Rev Cancer, 2013, 13(8): 559 - 571.

Henau O D, Rausch M, Winkler D, et al. Overcoming resistance to checkpoint blockade therapy by targeting PI3K - γ in myeloid cells. Nature, 2016, 539(7629): 443.

Janku F. Phosphoinositide 3 - kinase (PI3K) pathway inhibitors in solid tumors: From laboratory to patients. Cancer Treatment Reviews, 2017, 59: 93.

Ke E E, Wu Y L. EGFR as a pharmacological target in EGFR-mutant non-small-cell lung cancer: Where do we stand now? — Trends Pharmacol Sci, 2016, 37: 887 - 903.

Lemmon M, Schlessinger J. Cell signaling by receptor tyrosine kinases. Cell, 2010, 141: 1117 - 1134.

Manley P. W. S N J. Progress in the discovery of BCR-ABL kinase inhibitors for the treatment of leukemia. In: Topics in Medicinal Chemistry Springer, Berlin, Heidelberg 2017.

Pao W, Miller V A, Politi K A, et al. Acquired resistance of lung adenocarcinomas to gefitinib or erlotinib is associated with a second mutation in the EGFR kinase domain. PLoS Med, 2005, 2: e73.

Peng W, Chen J Q, Liu C, et al. Loss of PTEN promotes resistance to T cell-mediated Immunotherapy. Cancer Discovery, 2016, 6(2): 202.

Ramjiawan R, Griffioen A, Duda D. Anti-angiogenesis for cancer revisited: Is there a role for combiniations with immunotherapy? Angiogenesis, 2017, 20: 185 - 204

Rikova K, Guo A, Zeng Q, et al. Global survey of phosphotyrosine signaling identifies oncogenic kinases in lung cancer. Cell, 2007, 131(6): 1190 - 1203.

Rotow J, Bivona T G. Understanding and targeting resistance mechanisms in NSCLC. Nat Rev Cancer, 2017, 17(11): 637 - 658.

Sharma S V, Bell D W, Settleman J, et al. Epidermal growth factor receptor mutations in lung cancer. Nat Rev Cancer, 2007, 7: 169 - 181.

Shaw AT, Friboulet L, Leshchiner I, et al. Resensitization to crizotinib by the lorlatinib ALK resistance mutation L1198F. New England Journal of Medicine, 2016, 374(1): 54 - 61.

Singh J, Petter R C, Baillie T A, et al. The resurgence of covalent drugs. Nat Rev Drug Discov, 2011, 10: 307 - 317.

Soda M, Choi Y L, Enomoto M, et al. Identification of the transforming EML4 - ALK fusion gene in non-small-cell lung cancer. Nature, 2007, 448(7153): 561 - 566.

Solomon B, Wilner K D, Shaw A T. Current status of targeted therapy for anaplastic lymphoma kinase-rearranged non-small cell lung cancer. Clin Pharmacol Ther, 2014, 95(1): 15 - 23.

Stiff A, Trikha P, Wesolowski R, et al. Myeloid-derived suppressor cells express bruton's tyrosine kinase and can be depleted in tumor-bearing hosts by ibrutinib treatment. Cancer Res, 2016, 76: 2125 - 2136.

Sun Y, Zhao X, Ding N, et al. PROTAC-induced BTK degradation as a novel therapy for mutated BTK C481S induced ibrutinib-resistant B - cell malignancies. Cell Res, 2018, 28: 779 - 781.

Tan C S, Kumarakulasinghe N B, Huang Y Q, et al. Third generation EGFR TKIs: Current data and future directions. Mol Cancer, 2018, 17: 29.

Thompson P A, Burger J A. Bruton's tyrosine kinase inhibitors: First and second generation agents for patients with chronic lymphocytic leukemia (CLL). Expert Opin Investig Drugs, 2018, 27: 31 - 42.

Tian L, Goldstein A, Wang H, et al. Mutual regulation of tumour vessel normalization and immunostimulatory reprogramming. Nature, 2017, 544: 250 - 254.

Zirlin K, Duyster J. Anti-angiogenics: Current situation and future perspectives. Oncol Res Treat, 2018, 41: 166 - 171.

第十一章
DNA 损伤修复通路与抗肿瘤药

机体单个细胞因受环境和自身代谢等影响，每天遭遇 1 000~1 000 000 次的 DNA 损伤，正常功能的 DNA 修复系统是保证其及时有效修复的重要前提。DNA 修复功能异常引起的遗传不稳定性，是肿瘤发生、发展的基本机制之一。DNA 是多种传统抗肿瘤药物的治疗靶点，DNA 修复系统的异常（包括缺陷和过度激活）显著影响该类药物的疗效及耐药性。因此，对 DNA 修复系统异常的研究为发展新型抗肿瘤药物提供机遇。

第一节　DNA 损伤修复通路

哺乳动物细胞内不同类型的 DNA 损伤主要通过 6 种方式进行修复（图 11－1，表 11－1）：① 直接修复（direct repair，DR）：直接修复 DNA 的烷基化损伤；② 碱基切除修复（base excision repair，BER）：主要修复内源性的氧化、烷基化和脱氨基的碱基损伤；③ 核苷酸切除修复（nucleotide excision repair，NER）：主要

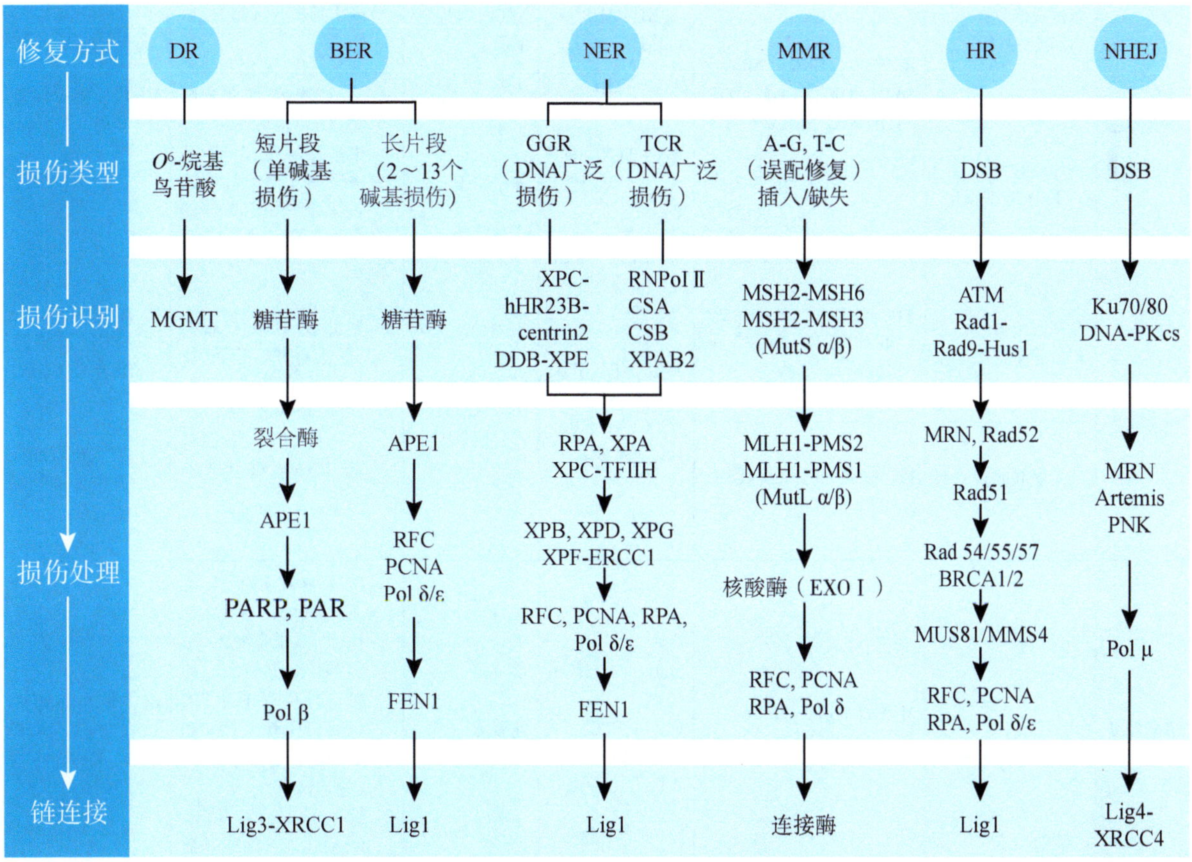

图 11－1　主要的 DNA 修复方式及通路组成

修复外源性辐射、化学物质及蛋白质形成的 DNA 加成物;④ 错配修复(mismatch repair, MMR):修复自发产生的和碱基脱氨基、碱基氧化及碱基甲基化等导致的碱基错配;⑤ 同源重组修复(homologous recombination repair, HR);⑥ 非同源末端连接(non-homologous end-joining, NHEJ):修复 DNA 双链断裂(double strand break, DSB)。以上修复方式除需特异性修复因子外,还需要 DNA 解旋酶(DNA helicases),复制因子 C(replication factor C,RF-C),增殖细胞核抗原(proliferating cell nuclear antigen, PCNA)(又称 DNA 聚合酶辅助蛋白,DNA polymerase delta auxiliary protein),DNA 聚合酶(DNA polymerases)和 DNA 连接酶(DNA ligases)等通用修复因子的参与。此外,一种 DNA 损伤可能经多种方式进行修复。例如,O^6-甲基鸟嘌呤可以被 DR、BER 或 NER 修复,而链间交联的修复需要 NER 和 HR 的共同参与。

表 11-1 DNA 损伤修复的主要方式、抗肿瘤药物诱导的 DNA 损伤类型及参与修复通路

修复方式	亚类	修复因子			损伤来源、形式及相关抗肿瘤药物	遗传综合征(突变基因)
		损伤识别	损伤处理	链连接		
直接修复	—	MGMT		—	1. 烷化剂(达卡巴嗪、链佐星、替莫唑胺、卡莫司汀、洛莫司汀、尼莫司汀等) 2. O^6-烷基鸟嘌呤(O^6-甲基、O^6-乙基呤、O^6-丁基、O^6-异丙基及O^6-氯乙基鸟嘌呤等)	—
		DNA 双加氧酶 ALKBH2 和 ALKBH3		—	烷化剂(甲磺酸甲酯),1-甲基腺嘌呤和3-甲基胞嘧啶	
碱基切除修复	短片段修复:1个碱基损伤	糖苷酶:UNG、SMUG1、MBD4、TDG、OGG1、MYH、NTH1、MPG、NEIL1、NEIL2、NEIL3	APE1、PARP、Pol β	XRCC1-连接酶Ⅲ	1. 内源性代谢、紫外线、离子辐射和烷化剂(亚硝胺) 2. 碱基氧化、烷化和脱氨基(尿嘧啶、嘧啶分解物、7-甲基鸟嘌呤、3-甲基腺嘌呤、3-甲基鸟嘌呤、8-氧-7,8-二氢鸟嘌呤和乙二醇胸腺嘧啶等)	MUTYH 相关性息肉(*MutY*)
	长片段修复:2~13个碱基损伤		APE1、FEN1、RF-C、PCNA、DNA Pol δ/ε	连接酶Ⅰ		
核苷酸切除修复	全基因组修复:转录静止区域	XPC-HR23B-centrin 2、DDB(DDB1-DDB2)-XPE	TFⅡH、XPA、RPA、XPG、PCNA、RFC、ERCC1-XPF、DNA Pol δ/ε	DNA 连接酶Ⅰ或 XRCC1-连接酶Ⅲ	1. 紫外线、DNA 交联剂(顺铂),多环芳烃(黄曲霉素、苯并芘) 2. DNA 光化产物(6-4PP 和 CPD)、黄曲霉素-DNA 大型 DNA 加成物	1. 人类着色性干皮病(*XPA-XPG*);科凯恩综合征(*CSA*、*CSB*) 2. 毛发低硫营养不良(*XPB*、*XPD*) 3. 颅-眼面-骨骼综合征(*CSB*、*XPD*、*XPG*、*ERCC1*)
	转录偶联修复:转录活跃区域	RNA Pol Ⅱ、CSA、CSB、XAB2				
错配修复	—	MutSα(MSH2-MSH6) MutSβ(MSH2-MSH3)	MutLα(MLH1-PMS2) EXO Ⅰ、RFC、PCNA、RPA、DNA Pol α	连接酶	1. DNA 复制和重组,代谢、辐射、化合物(顺铂、5-氟尿嘧啶、6-巯鸟嘌呤)产生的 O^6mG:C、O^6mG:T、G(cisPt)G、6-4PPs 和 6-4PPs 及 O^8G 等引起的错配 2. 碱基错配:G:T,G:G,A:C,C:C;碱基插入或缺失	遗传性非息肉性结直肠癌(*MLH1* 或 *MSH2*)

续　表

<table>
<tr><th rowspan="2">修复方式</th><th rowspan="2">亚　类</th><th colspan="3">修复因子</th><th rowspan="2">损伤来源、形式及相关抗肿瘤药物</th><th rowspan="2">遗传综合征（突变基因）</th></tr>
<tr><th>损伤识别</th><th>损伤处理</th><th>链连接</th></tr>
<tr><td>同源重组修复</td><td>—</td><td>ATM、Rad9－Rad1－Hus1</td><td>MRN、Rad51、Rad51B/C/D、Rad52、Rad54、Xrcc2、Xrcc3、BRCA1/2、MUS81－MMS4、RFC、PCNA、RPA、DNA Pol μ</td><td>连接酶 I</td><td rowspan="2">1. DNA 复制、有丝分裂和减数分裂及 V(D)J 重排、活性氧、离子辐射、化合物（拟辐射剂如博来霉素、拓扑异构酶抑制剂如铂类、喜树碱，DNA 嵌入剂如阿霉素，微管抑制剂如长春新碱、紫杉醇、烷化剂如替莫唑胺等）
2. DNA 双链断裂</td><td>1. 共济失调毛细血管扩张症（ATM）
2. Nijmegen 断裂综合征（NBS1）
3. 共济失调毛细血管扩张样疾病（Mre11）
4. Bloom 综合征（BLM）
5. Werner 综合征（WRN）</td></tr>
<tr><td>非同源末端修复</td><td>—</td><td>Ku70、Ku80、DNA－PK</td><td>Artemis、MRN、PNK、FEN1、Pol μ</td><td>XRCC4－连接酶Ⅳ</td><td>电离辐射敏感的重症联合免疫缺陷综合征（Artemis）</td></tr>
</table>

一、直接修复

直接修复（DR）直接将损伤 DNA 进行切除或修正，是最简单的 DNA 修复方式。在哺乳动物细胞中，负责直接修复的关键酶是 O^6－甲基鸟嘌呤 DNA 甲基转移酶（O^6－methylguanine－DNA methyltransferase，MGMT）。MGMT 通过直接将 DNA 链鸟嘌呤 O^6 位上的烷基不可逆地转移到酶催化中心的 145 位半胱氨酸残基上，将 O^6 位烷基加成物从 DNA 链上移除。O^6－甲基鸟嘌呤（O^6－methylguanine，O^6－MeG）、O^6－乙基鸟嘌呤（O^6－ethylguanine）等烷化损伤以 MGMT 直接修复为主。

MGMT 具有以下特点：① MGMT 是自杀性酶，其唯一已知的生理底物是 O^6－烷基鸟嘌呤，一旦其 145 位半胱氨酸残基接受烷基后，MGMT 将不可逆地失活。② 一个 MGMT 分子只能接受一个烷基加成物。因此，每个细胞去除 O^6－烷基鸟嘌呤加成物的能力受细胞中 MGMT 分子的总量和重新合成速率的限制；③ 烷基转移到 MGMT 的速率随着烷基分子体积增大而降低。

多种烷化剂类抗肿瘤药能使 DNA 分子鸟嘌呤 O^6 位发生烷基化，如替莫唑胺等甲基化剂引起 O^6－MeG，卡莫司汀等引起 O^6－氯乙基鸟嘌呤产生。细胞的 MGMT 水平直接与这些药物的疗效相关，其水平的增加将导致疗效减低或耐药。因此，MGMT 已成为新型化疗增敏剂的重要分子靶点。

二、碱基切除修复

碱基切除修复（BER）切除小的碱基加成物，主要包括 DNA 碱基的氧化和烷基化损伤。这些 DNA 损伤主要来自于内源性生理代谢，包括：① 细胞有氧代谢产生的 ROS 导致的 DNA 碱基氧化；② DNA 碱基的自发脱氨基；③ *S*－腺苷甲硫氨酸产生的 DNA 甲基化。部分离子辐射和 DNA 烷化剂导致的氧化和烷基化损伤也通过 BER 方式进行修复。BER 的主要特点是在糖苷酶催化下，使异常碱基从 DNA 链脱落下来。基于碱基切除的长度可以将 BER 分为短片段（short-patch）和长片段（long-patch）BER 修复 2 条通路，前者只修复 1 个碱基的损伤，后者在一个位点可以修复 2～13 个碱基的损伤。

BER 通路由 5 个步骤组成，即识别和切除损伤碱基、切开无碱基位点、处理切口位点、填补空隙和断链连接。BER 缺陷可能与某些多发性结直肠腺瘤/癌的发生相关，其修复因子如聚腺苷二磷酸核糖聚合酶［poly（ADP－ribose）polymerase 1，PARP1］已成为重要的抗肿瘤靶点。

三、核苷酸切除修复

核苷酸切除修复(NER)能够修复各种结构上无相关性的 DNA 损伤,但主要修复各种导致 DNA 天然构象改变的 DNA 碱基损伤,包括由紫外线和多种化学物质引起的损伤;还能切除单碱基突变。NER 非常保守,包含两条通路:全基因组修复(global genome repair, GGR)和转录偶联修复(transcription-coupled repair, TCR)。前者执行全基因组范围内转录静止区域的 NER,后者主要修复转录活跃区域的 DNA 损伤。TCR 修复速度和效率远大于 GGR。两者区别的关键是识别损伤的分子机制不同。目前对于 GGR 的研究相对更清楚。

在 GGR 修复通路中,两个独立的复合物 XPC－HR23B－Centrin 2 和 DDB1－DDB2 异二聚体参与 DNA 损伤的早期识别。DNA 损伤一旦被识别后,转录因子 TFIIH 即被募集到损伤位点并启动后续的修复过程。TFIIH 复合体由 XPB、XPD、GTF2H1、GTF2H2、GTF2H3、GTF2H4、GTF2H5(TTDA)、CDK7、CCNH 和 MNAT1 10 个组分组成。随后 XPA、RPA(replication protein A)和 XPG 在损伤位点募集,XPC－HR23B－Centrin 2 从 DNA 损伤部位释放出来,形成剪切前复合物。DNA 链的全面解旋促进了结构特异的核酸内切酶 XPG 和 ERCC1－XPF 对 DNA 损伤的双重切割,产生一个长 24~32 个碱基的核苷酸单链区。产生的空隙在 PCNA、RFC、RPA 的协助下,由 DNA Polδ/ε 合成新的 DNA 链进行填补,最后由 DNA 连接酶Ⅰ或 XRCC1－DNA 连接酶Ⅲ连接两个断端。

TCR 修复通路由转录链损伤导致的 RNA 聚合酶Ⅱ复合物(RNPⅡ)前进受阻启动。随后 CSA、CSB、XAB2、TFIIH、XPG 及其他可能的修复因子被募集到损伤位点,RNPⅡ从损伤位点解离下来,形成剪切前复合物。然而,目前关于 TCR 更精确的作用机制,特别是这些蛋白组件募集到 DNA 上的具体顺序和过程,还不完全清楚。随后的修复步骤与 GGR 相同,包括 XPA 和 RPA 结合到损伤位点,然后募集核酸内切酶 XPG 和 XPF－ERCC1,促进 DNA 损伤部位 3′和 5′端的切割,损伤的寡核苷酸被移除,在 DNA Polδ/ε、PCNA、RFC、RPA 和 DNA 连接酶Ⅰ或 XRCC1－DNA 连接酶Ⅲ的共同作用下将产生的空隙补齐。

目前至少发现有 4 种罕见的人类隐性遗传病的发生与 NER 通路缺陷有关。着色性干皮病(xeroderma pigmentosum, XP)患者以对光敏感、慢性进行性退行性病变和易发皮肤癌为特点,是由 *XPA*~*XPG* 7 个基因中的一个或多个基因突变引起。着色性干皮病患者易发皮肤基底细胞和鳞状细胞癌、黑色素瘤和舌鳞状细胞癌。此外,科凯恩综合征、毛发低硫营养不良和颅-眼面-骨骼综合征也与 NER 缺陷有关。

四、错配修复

错配修复(MMR)系统是细胞 DNA 三大切除修复通路之一,在进化上高度保守。MMR 的天然底物是两种非损伤性的错配,即碱基错配和插入/缺失环(insertion/deletion loop, IDL),两者都产生于 DNA 复制或重组过程中。由代谢、辐射及化合物导致的碱基脱氨、氧化及甲基化等产生的损伤性错配也是 MMR 的底物。人类 DNA 错配修复蛋白包括 MSH2、MSH3、MSH6、MLH1、MLH3、PMS1、PMS2 和 PMS5。与大肠杆菌 MutS 蛋白类似的是 MutSα 和 MutSβ 两种异源二聚体,其复合物成分分别为 MSH2－MSH6 和 MSH2－MSH3。前者与碱基错配及插入/缺失环错配结合,后者只与插入/缺失环错配结合。多数复制错配都由 MutS 辨认识别,所以在人类的 MMR 修复过程中,MSH2 和 MSH6 比 MSH3 更重要一些。MMR 通路在很多其他的 DNA 事件中具有重要作用,包括同源重组、染色体减数分裂配对和分离、自适应性突变和免疫球蛋白类别转换和高频突变等。MMR 通路蛋白失活将导致全基因组范围内点突变的发生概率大大增加,产生微卫星不稳定性(microsatellite instability),癌症发生率也大大增加。遗传性非息肉性结直肠癌(hereditary nonpolyposis colorectal cancer, HNPCC)又称 Lynch 综合征,是临床最常见的遗传性结直肠癌,与 MMR 通路基因突变有关。70%~80%的 HNPCC 家族携带有 *MLH1* 或 *MSH2* 基因突变,大约 10%的 HNPCC 家族携带有 *MSH6* 突变。

五、同源重组修复和非同源末端连接

DSB 是最严重的 DNA 损伤形式，来源于 DNA 双螺旋的两条链上同时存在缺口，两个缺口之间的距离小于 12 bp。活性氧、离子辐射、拟辐射剂（如甲磺酸甲酯、博莱霉素）和拓扑异构酶抑制剂都可以引起 DSB。DNA 复制、有丝分裂和减数分裂及 V(D)J 重排等正常生命活动过程中也产生 DSB。

同源重组修复（HR）和非同源末端连接（NHEJ）是 DSB 修复的两条主要通路，分别是无错和易错修复。简单的真核生物如酵母，其 DSB 主要通过 HR 通路修复，而高等真核生物中，如哺乳动物，可能主要通过 NHEJ 通路修复。

参与 HR 修复通路的关键蛋白包括 MRN 复合物（Mre11 - Rad50 - NBS1）、RAD51 及 RAD51 同源异构体（RAD51B、RAD51C、RAD51D）、RAD52、RAD54、BRCA1、BRCA2、CtIP、PALB2、BRIP1 等。HR 修复需要高同源的 DNA 序列作为修复模板，主要分为 3 个时期：① 联会前期，MRN 复合物与 CtIP、Exo1 等共同作用持续产生 ssDNA（single-stranded DNA）；随后，RPA 识别并包被 ssDNA，形成特征性二级结构；最后，RAD51 在 ssDNA 上形成联会前核蛋白纤丝（Rad51 filament）。② 联会期：Rad51 - ssDNA 联会前核蛋白纤丝介导的同源序列搜寻和 DNA 链入侵，这是 HR 修复核心反应。靶 DNA 和 Rad51 纤丝之间进行 DNA 链交换，导致 D -环形成。③ 联会后期：DNA 聚合酶使链侵入位点形成的 Holliday 联结向两边分叉迁移，Holliday 联结在解旋酶 GEN1 或 MUS81 - EME1 的作用下被切割形成两条完整的 DNA 新链。

NHEJ 修复的两个 DSB 末端之间不需要具有同源性。NHEJ 修复的第一步是 Ku70/80 异二聚体结合到 DSB 末端，募集 DNA - PK 后成为全酶。XRCC4 是 DNA - PK 的有效底物，被磷酸化后，与连接酶Ⅳ形成复合物，对处理后的 DSB 末端进行连接。连接前，DSB 末端需要由 artemis、MRN 复合物、FEN1（flap endonuclease 1）、多聚核苷酸激酶（PNK）等进行处理，形成不同的 DNA 结构如 5′悬垂结构、3′悬垂结构、发夹结构和环状结构等。最后，DNA 单链末端链由 Pol μ 补齐后，XRCC4 -连接酶Ⅳ再将两个断端连接起来。

DSB 选择 HR 通路还是 NHEJ 通路进行修复的机制尚不清楚，细胞周期和 DNA 断端的结构可能参与 HR 通路和 NHEJ 通路的选择。HR 是严格的细胞周期依赖性的，只发生在 S 期和 G_2 期，NHEJ 在细胞周期的任何一个阶段都会被激活，特别是在 G_0/G_1 期。HR 需要未受损的 DNA 分子和广泛的序列同源性，而 NHEJ 并不需要。损伤 DNA 末端结构的复杂性，也可能有助于 DSB 修复机制的选择，但确切的机制仍有待确定。一个简单的、可以直接连接的 DSB 可能是 NHEJ 的底物；而更复杂的断裂可能更容易激活 HR 修复通路。

虽然在哺乳动物细胞中，HR 通路中只修复 10%的 DSB，但是 HR 在维持基因组的稳定性方面起重要作用。HR 先天缺陷导致多种人类遗传病的发生，而体细胞中 HR 通路基因突变导致肿瘤易感性增加。HR 缺陷导致的人类遗传症主要有共济失调毛细血管扩张症、Nijmegen 断裂综合征、共济失调毛细血管扩张样疾病、Bloom 综合征、Werner 综合征及 *BRCA1/2* 相关的遗传性乳腺癌。

NHEJ 通路是哺乳动物细胞中 DSB 的主要修复方式，而且其在 T 细胞 α/β 受体和免疫球蛋白的 V(D)J 重排中起重要作用，为 T 细胞和 B 细胞抗原受体库发育所必需。DNA - PK 突变的小鼠表现出 SCID，SCID 小鼠表现出错误的 V(D)J 重排和 T 细胞和 B 细胞停留在发育的早期阶段。一种罕见的人类遗传病，电离辐射敏感的重症联合免疫缺陷综合征是由核酸酶 *ARTEMIS* 基因突变导致的。*ARTEMIS* 基因突变小鼠的症状与 DNA - PK 缺陷小鼠的症状相似，大小正常，但出现严重的联合免疫缺陷，T、B 细胞停滞在早期发育阶段。

（贺金雪　缪泽鸿）

第二节 DNA 损伤修复系统与抗肿瘤药

针对 DNA 修复系统进行抗肿瘤药物研发近年取得快速发展,特别是 DNA 修复酶 PARP1 抑制剂。目前已有 3 个 PARP 抑制剂进入临床应用、多个正在临床试验。此外,针对直接修复酶 MGMT、BER 修复酶 APE1、DSB 信号转导酶 ATM 和 DNA-PK 的抑制剂,也在积极研发中。本节将重点介绍 PARP1 抑制剂研究进展,并对其他药物进行简介。

一、PARP1 抑制剂

PARP1 是近年来备受关注的个性化抗肿瘤药物靶点。2005 年发现 PARP1 抑制剂高选择性地杀伤同源重组修复因子 BRCA1 或 BRCA2 缺陷的肿瘤细胞,极大地推动了 PARP1 抑制剂作为新型高选择性抗肿瘤药物的研究开发。首个该类新药奥拉帕尼于 2014 年在美国和欧洲同时获批上市,随后卢卡帕尼(2016 年)和尼拉帕尼(2017 年)也在美国获批上市;并且还有一批各具特色的 PARP1 抑制剂正在或即将开展临床试验,显示本类药物在肿瘤临床治疗中极具前景。PARP1 抑制剂属于典型的个性化抗肿瘤药物,仅在特定遗传背景、主要包括 DNA 同源重组修复缺陷肿瘤患者中产生疗效;而 PARP1 抑制剂采用联合用药方式也是其临床应用的重要发展方向。

(一) PARP1 抑制剂的抗肿瘤作用机制与潜在标志物

抑制 PARP1 可选择性杀伤携带 HRR 缺陷肿瘤细胞,产生协同致死效应。已知抑制 PARP1 至少可以引起 3 种形式的协同致死(图 11-2)。第一种为经典的协同致死,发生于因 PARP1 抑制进而抑制 BER 和 HRR 缺陷之间[图 11-2 中协同致死(1)];第二种协同致死发生于因 PARP1 抑制进而抑制替代性非同源末端连接(alternative nonhomologous end-joining, Alt-NHEJ)和 HRR 缺陷之间[图 3-2 中协同致死(2)];第三种则发生于因 PARP1 抑制进而激活 NHEJ 和 HRR 缺陷之间[图 11-2 中协同致死(3)]。虽然此处的协同致死表现为 3 种形式,但是它们共同的核心均是 HRR 缺陷。因此,凡是影响 HRR 功能的因素,包括直接、间接影响 HRR 相关修复因子的结构、功能及 DSB 的 HRR 替代性修复的因素,均可能影响 PARP1 抑制剂的抗肿瘤疗效。相关因素因此成为 PARP1 抑制剂疗效预测标志物、耐药预测标志物、毒性监控标志物及联合用药方案制订等研究的重要对象。

PARP1 抑制剂的疗效标志物主要被用于对肿瘤患者的分层选择,确定 PARP1 抑制剂合适的治疗对象,而对 PARP1 抑制剂不可能产生疗效或产生疗效可能性很低的患者进行排除。如前所述,由于能够影响 HRR 的因素众多,因此,潜在的和研究中的 PARP1 抑制剂疗效标志物也非常多。迄今,最被公认并被广泛用于临床患者选择的是 HRR 因子 BRCA1 和 BRCA2 的突变,其他绝大多数均处于研究或确认阶段。非 BRCA 突变的 HRR 缺陷疗效标志物可以是突变的 HRR 因子及其下游因子,如 *MRE11A*、*ATM*、*RAD51C/D*、*PALB2*、*ARID1A*、*CHK1/2*、*FANCA*、*FANCC*、*FANCD2*、*FANCM* 或 *BRCA1/2* 基因启动子的表观遗传学沉默;也可以为调控 HRR 因子表达或功能等相关因子的突变或异常表达,如 *IDH1/2*、*SLFN11*、*CDK12*、*INPP4B*、*PTEN*、*PPP2R2A*、*EMSY*、*AuroraA* 等(图 11-2)。它们均导致 HRR 缺陷,使受累细胞难以经 HRR 及时有效修复 DSB。在 BRCA1 缺陷肿瘤中,53BP1 缺失将使 HRR 功能部分恢复,因此 53BP1 可以作为 PARP 抑制剂的耐药预测标志物。

(二) PARP1 抑制剂的临床应用

目前,已有 3 个 PARP1 抑制剂在美国和欧洲获批上市:奥拉帕尼、尼拉帕尼、卢卡帕尼;同时还有部分 PAPR 抑制剂处于临床试验阶段(表 11-2)。已上市药物的适应证主要为单药用于铂类敏感的卵巢癌的维持治疗(无须要求 BRCA 突变)及 *BRCA* 基因突变的乳腺癌等。在临床试验中的用药方案主要

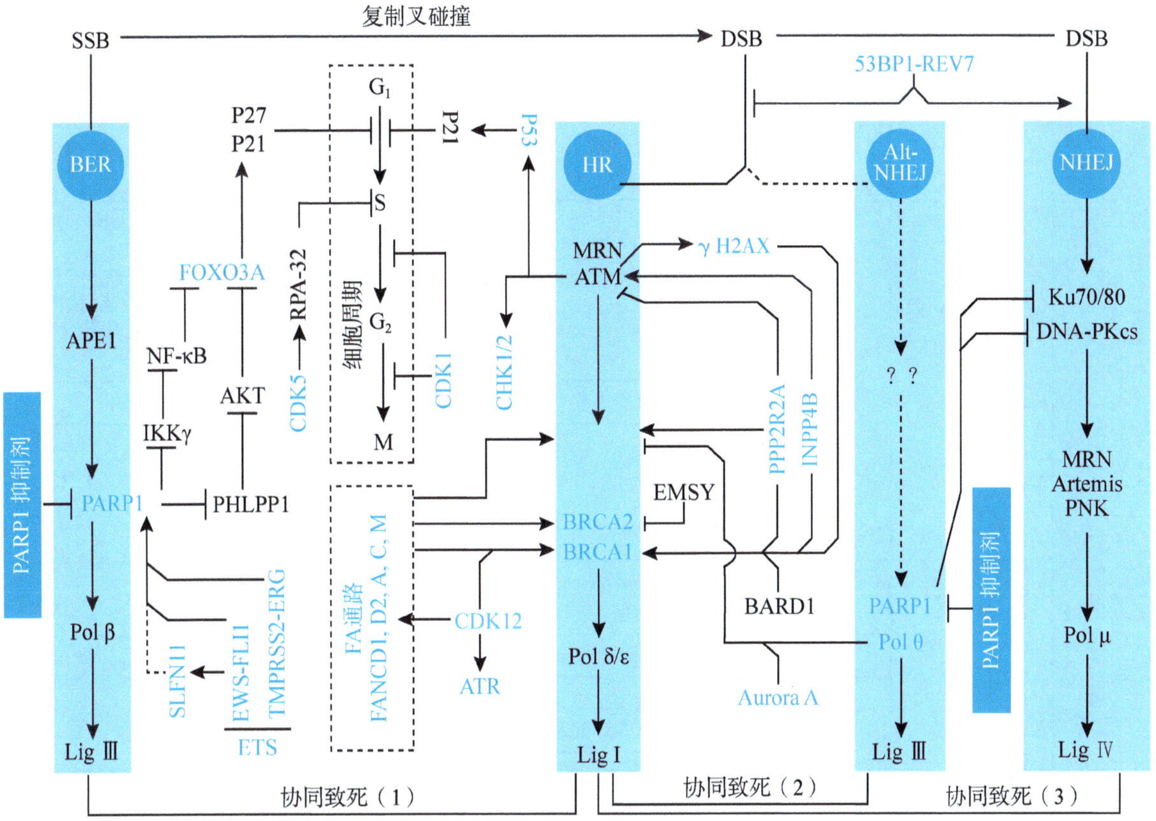

图 11-2　PARP1 抑制剂作用机制及潜在标志物之间的关系

为单药治疗 BRCA1/2 突变的乳腺癌、胰腺癌、前列腺及晚期实体瘤患者，携带 DNA 修复缺陷尤其是 HRR 缺陷的三阴性乳腺癌、前列腺癌、尤文肉瘤及其他晚期实体瘤；或与替莫唑胺、卡铂、吉西他滨、紫杉醇、西地尼布、PD-1/PD-L1 单抗等联用，作为增敏剂治疗三阴性乳腺癌、转移性乳腺癌、去势抵抗性前列腺癌、黑色素瘤肉瘤及恶性胶质瘤等肿瘤。下面对代表性药物奥拉帕尼、卢卡帕尼、尼拉帕尼和部分在研 PARP1 抑制剂的研发情况进行介绍。

表 11-2　临床试验中 DNA 修复抑制剂

靶　点	化合物(公司)	阶　段	适　应　证	联用或单用
PARP1/2	Olaparib（阿斯利康）	已上市	*BRCA* 基因突变的晚期卵巢癌；铂敏感的 *BRCA* 突变卵巢、输卵管或原发腹膜癌的维持治疗	单用
			携带 *BRCA* 突变的 HER2－转移性乳腺癌	单用
		Ⅱ期临床试验	*BRCA* 突变胰腺癌、尤文肉瘤、小细胞肺癌、晚期非小细胞肺癌、非霍奇金淋巴瘤、IDH 突变胶质瘤	单用
			复发性卵巢癌、晚期卵巢癌、上皮性卵巢癌	单用，或与西地尼布、脂质体阿霉素、卡铂、吉西他滨、紫杉醇、顺铂、西地尼布中的一个或多个联用
			三阴性乳腺癌、复发小细胞肺癌、复发实体瘤	放疗，AZD6738、AZD1775
			膀胱癌、转移性三阴性乳腺癌	度伐鲁单抗
			转移性或去势抵抗性前列腺癌	单用，或与阿比特龙、泼尼松、西地尼布中的一个或多个联用

续 表

靶　点	化合物(公司)	阶　段	适 应 证	联用或单用
PARP1/2	Olaparib (阿斯利康)	Ⅰ期临床试验	卵巢癌、乳腺癌	与派姆单抗、BYL719、AZD2014、AZD5363、PM1183、卡铂、放疗中的一个或多个联用
			小细胞肺癌、非小细胞肺癌、恶性胶质瘤	与CRLX101、顺铂、替莫唑胺中的一个或多个联用
			复发淋巴瘤	与伏立诺他、吉西他滨、白消胺、米尔法兰、利妥昔单抗中的一个或多个联用
			原发性腹膜癌、卵巢癌	与CTLA-4单抗联用
			晚期实体瘤	单用,或与拓扑替康、顺铂、吉西他滨、卡铂、紫杉醇、贝伐单抗、AZD5363、prexasertib、司美替尼中的一个或多个联用
	Niraparib (Tesaro)	已上市	铂类敏感的卵巢上皮癌、输卵管癌和原发性腹膜癌	单用
		Ⅲ期临床试验	扩散期小细胞肺癌	单用
		Ⅱ期临床试验	转移性胰腺癌、前列腺癌、乳腺癌、子宫内膜癌、DNA修复缺陷实体瘤	单用
			非小细胞肺癌、晚期卵巢癌	与PD-1抑制剂、贝伐单抗中的一个或多个联用
		Ⅰ期临床试验	*BRCA*突变乳腺癌、慢性淋巴或T细胞淋巴白血病	单用
			三阴性乳腺癌、卵巢癌、输卵管癌、晚期或转移乳腺癌、输卵管癌、腹膜癌、胰腺癌	与派姆单抗、纳武利尤单抗、易普利单抗中的一个或多个联用
			神经胶质母细胞瘤、黑色瘤、尤文肉瘤	与替莫唑胺、伊立替康中的一个或多个联用
			转移性乳腺癌、卵巢癌	与曲妥珠单抗、依维莫司中的一个或多个联用
			晚期尿路上皮细胞癌	与卡博替尼联用
			晚期实体瘤	单用,或与卡铂、紫杉醇、贝伐单抗中的一个或多个联用
	Rucaparib (Clovis oncology)	已上市	接受过两次及以上化疗的BRCA突变晚期卵巢癌	单用
		Ⅲ期临床试验	卵巢癌、上皮性卵巢癌、输卵管癌、腹膜癌	与化疗联用
			转移性去势抵抗前列腺癌	与阿比特龙、恩杂鲁胺、多西紫杉醇中的一个或多个联用
			上皮性卵巢癌、原发腹膜癌、输卵管癌	与纳武利尤单抗联用
		Ⅱ期临床试验	*BRCA*突变前列腺或DNA修复缺陷转移前列腺、膀胱癌、尿路上皮癌、胰腺癌、转移乳腺癌	单用
			宫颈癌、子宫内膜癌	与贝伐单抗联用
			食管腺癌、胃腺癌	与卡培他滨、MEDI4736、曲妥珠单抗中的一个或多个联用
			转移性去势抵抗前列腺癌、前列腺癌	单用,或与卡铂、多西紫杉醇中的一个或多个联用
				与纳武利尤单抗、恩杂鲁胺、泼尼松中的一个或多个联用

续 表

<table>
<tr><th>靶 点</th><th>化合物(公司)</th><th>阶 段</th><th>适 应 证</th><th>联用或单用</th></tr>
<tr><td rowspan="23">PARP1/2</td><td rowspan="5">Rucaparib (Clovis oncology)</td><td rowspan="5">Ⅰ期临床试验</td><td>实体瘤、晚期实体瘤、BRCA 突变实体瘤</td><td>单用,或与伊立替康、卡铂、吉西他滨、紫杉醇、INCB057643、阿比特龙中的一个或多个联用</td></tr>
<tr><td>前列腺癌、子宫内膜癌、三阴性乳腺癌</td><td>与纳武利尤单抗、阿特珠单抗中的一个或多个联用</td></tr>
<tr><td>BRCA 相关子宫内膜癌、卵巢癌、输卵管癌、腹膜癌</td><td>与 IMGN853 联用</td></tr>
<tr><td>晚期卵巢癌、原发性腹膜癌、输卵管癌</td><td>与卡铂、紫杉醇、贝伐单抗中的一个或多个联用</td></tr>
<tr><td>晚期非小细胞肺癌</td><td>与派姆单抗、培美曲噻、卡铂中的一个或多个联用</td></tr>
<tr><td rowspan="9">Talazoparib (BioMarin)</td><td rowspan="2">Ⅲ期临床试验</td><td>BRCA 突变乳腺癌</td><td>单用</td></tr>
<tr><td>DNA 修复缺陷的转移性去势抵抗前列腺癌</td><td>与恩杂鲁胺联用</td></tr>
<tr><td rowspan="3">Ⅱ期临床试验</td><td>BRCA 突变乳腺癌、三阴性乳腺癌、同源重组修复缺陷晚期肺鳞状细胞癌、转移性去势抵抗前列腺癌</td><td>单用</td></tr>
<tr><td>BRCA 相关晚期或复发实体瘤</td><td>与阿维单抗联用</td></tr>
<tr><td>复发或晚期肺鳞状细胞癌</td><td>与多西紫杉醇、度伐鲁单抗、厄洛替尼、易普利单抗、纳武利尤单抗、帕博西尼、rilotumumab、taselisib、tremelimumab 中的一个或多个联用</td></tr>
<tr><td rowspan="4">Ⅰ期临床试验</td><td>晚期实体瘤、尤文肉瘤、小细胞肺癌、前列腺癌、胰腺癌、输卵管癌、卵巢癌、腹膜癌、晚期血液肿瘤</td><td>单用</td></tr>
<tr><td>晚期或转移实体瘤、BRCA 相关实体瘤</td><td>与阿维单抗、卡铂、紫杉醇、替莫唑胺、伊立替康中的一个或多个联用</td></tr>
<tr><td>急性骨髓性白血病</td><td>与地西他滨联用</td></tr>
<tr><td>儿童实体瘤、儿童复发急性淋巴细胞白血病、复发 CNS 肿瘤、复发尤文肉瘤</td><td>与伊立替康、替莫唑胺、非格司亭中的一个或多个联用</td></tr>
<tr><td rowspan="4">Veliparib</td><td rowspan="3">Ⅲ期临床试验</td><td>三阴性乳腺癌</td><td>与卡铂联用</td></tr>
<tr><td>鳞状非小细胞肺癌、转移乳腺癌、卵巢癌</td><td>与卡铂、紫杉醇中的一个或多个联用</td></tr>
<tr><td>非小细胞肺癌</td><td>与卡铂、紫杉醇、顺铂和培美曲塞中的一个或多个联用</td></tr>
<tr><td>Ⅱ期临床试验</td><td>转移直肠癌、恶性胶质瘤、睾丸癌、胰腺癌、实体瘤</td><td>单用,或与替莫唑胺、吉西他滨、顺铂中的一个或多个联用</td></tr>
<tr><td>2X-121</td><td>Ⅱ期临床试验</td><td>转移乳腺癌</td><td>单用</td></tr>
<tr><td>CEP-9722</td><td>Ⅰ期临床试验</td><td>实体瘤、套细胞淋巴瘤</td><td>单用,或与吉西他滨、顺铂中的一个或多个联用</td></tr>
<tr><td>E7016</td><td>Ⅰ期临床试验</td><td>实体瘤</td><td>与替莫唑胺联用</td></tr>
<tr><td>AZD2461</td><td>Ⅰ期临床试验</td><td>实体瘤</td><td>单用</td></tr>
</table>

续 表

靶 点	化合物(公司)	阶 段	适 应 证	联用或单用
MGMT	O^6 - BG	Ⅲ期临床试验	胶质母细胞瘤、胶质肉瘤	与卡莫司汀、放疗中的一个或多个联用
		Ⅱ期临床试验	骨髓瘤、神经胶质瘤、T 细胞淋巴瘤和软组织肉瘤	与卡莫司汀、替莫唑胺中的一个或多个联用
	Lomeguatrib	Ⅱ期临床试验	直肠癌和黑色素瘤等实体瘤	与卡莫司汀、替莫唑胺中的一个或多个联用
APE1	Methoxyamine	Ⅱ期临床试验	神经胶质瘤	与替莫唑胺联用
		Ⅰ期临床试验	非小细胞肺癌、恶性血液肿瘤、晚期实体瘤	与顺铂、培美曲塞、氟达拉滨、替莫唑胺中的一个或多个联用

奥拉帕尼(olaparib)是首个被批准上市的 PARP1 抑制剂,也是研究最广泛的 PARP1 抑制剂,由阿斯利康公司研发。2014 年 12 月,欧洲药品管理局(European Medicines Agency, EMA)、美国 FDA 分别首次批准奥拉帕尼胶囊单药治疗已接受过≥3 次化疗的 *BRCA* 突变晚期卵巢癌患者。同时批准了伴随诊断试剂 BRACAnalysis CDx,可有效鉴定卵巢癌患者血样的 *BRCA* 基因突变。

奥拉帕尼胶囊存在患者服用量大(每次 8 粒,400 mg,每天 2 次)、稳定性欠佳、需特殊储存条件等缺陷。因此,阿斯利康公司又研发了其新制剂(片剂),也改变了给药方式(每次 2 片,300 mg,每天 2 次)。2017 年 8 月 17 日,美国 FDA 批准了奥拉帕尼片用于铂敏感的复发性卵巢上皮癌、输卵管癌和原发性腹膜癌成人患者的二线维持治疗(不考虑 *BRCA* 突变情况)。2018 年 1 月 12 日,美国 FDA 批准了奥拉帕尼的新适应证,用于治疗携带 *BRCA* 突变的 HER2 阴性转移性乳腺癌,同时批准了伴随诊断检测 BRACAnalysis CDx。这是时隔 4 年后,PARP1 抑制剂首次获批用于治疗乳腺癌。奥拉帕尼用于治疗乳腺癌的安全性和有效性在包含 302 位 HER2 阴性、伴有生殖系 *BRCA* 突变的转移性乳腺癌患者的随机临床试验中得到证实。服用奥拉帕尼组患者的中位 PFS 为 7 个月,而化疗组患者的中位 PFS 为 4.2 个月;ORR 达 59.9%且毒性作用明显更低。

卢卡帕尼(rucaparib)由美国 Clovis Oncology 公司研发,于 2007 年进入Ⅰ期临床试验、2014 年进入Ⅲ期临床试验。在两项Ⅱ期临床试验中,卢卡帕尼治疗 106 例 BRCA 突变晚期卵巢癌患者后 ORR 达 54%,PFS 为 9.2 个月。2016 年 12 月 19 日,美国 FDA 批准卢卡帕尼上市,批准剂型为片剂,规格为 200 mg 和 300 mg,单药用于接受过 2 次及以上化疗的 BRCA 突变卵巢癌的治疗。该药是继 2014 年奥拉帕尼后第二个在美国上市的 PARP 抑制剂。

尼拉帕尼(niraparib)是美国 FDA 批准(2017 年 3 月 28 日)上市的第三个 PARP1 抑制剂,适应证为铂敏感的复发性上皮性卵巢癌、输卵管癌或原发性腹膜癌的维持治疗(无须 *BRCA* 突变检测),批准剂型为胶囊型,规格为 100 mg。临床试验显示,尼拉帕尼治疗组的卵巢癌患者的 PFS 显著优于对照组。在 *BRCA* 突变组 PFS 显著延长到近 4 倍(21 个月 *vs* 5.5 个月);在所有非 *BRCA* 突变者中 PFS 也延长到 2 倍以上(9.3 个月 *vs* 3.9 个月)。这一结果提示,尼拉帕尼不仅对 *BRCA* 突变患者具有显著疗效,对非 *BRCA* 突变患者也有效。因此,尼拉帕尼成为首个上市的无须进行 *BRCA* 突变生物标志物检测的 PARP1 抑制剂。

此外,国际上还有多个抑制剂在开展临床试验;其中,veliparib 和 talazoparib 正在开展Ⅲ期临床试验。veliparib 的活性较弱,主要进行联合用药的Ⅲ期临床试验。Talazoparib 被认为是迄今活性最强的 PARP1 抑制剂,正在开展两项Ⅲ期临床试验(表 11 - 2)。

(三) PARP1 抑制剂的联合用药

目前已被批准应用于临床抗肿瘤治疗的 PARP1 抑制剂均采用单药治疗方式,联合用药治疗方案仍处于临床试验中。在研联合用药方案包括与铂类(卡铂、顺铂)、替莫唑胺、紫杉醇、抗血管生成药物西地尼布、PI3K 抑制剂 BKM120、免疫检查点抑制剂易普利单抗或派姆单抗等联用,主要针对多种没有携带 HRR 缺陷的实体瘤如乳腺癌、卵巢癌、前列腺癌、神经胶质瘤、非小细胞肺癌、胃癌、黑色素瘤等开展临床试验。

二、其他 DNA 修复抑制性抗肿瘤药

(一) MGMT 抑制剂

氯乙基化剂和甲基化剂通过攻击鸟嘌呤的 6 位氧原子形成 O^6-烷基鸟嘌呤-DNA 加成物来杀死肿瘤细胞。O^6-甲基鸟嘌呤-DNA 甲基转移酶(O^6-methylguanine-DNA methyltransferase, MGMT)通过直接切除烷基加成物使肿瘤细胞免受烷化剂损伤,与肿瘤细胞的烷化剂耐药密切相关。通过抑制 MGMT 活性可以增强该类烷化剂的抗肿瘤活性。

代表性 MGMT 抑制剂是鸟嘌呤类似物 O^6-苄基鸟嘌呤(O^6-benzylguanine,O^6-BG)和 O^6-(4-溴苯基)鸟嘌呤[O^6-(4-bromothenyl) guanine,罗米鲁曲(lomeguatrib)](表 11-2),通过转移苄基基团到 MGMT 活性位点的 145 位半胱氨酸残基从而使 MGMT 的活性丧失。临床试验中,O^6-BG 与卡莫司汀、替莫唑胺、顺铂、伊立替康等联用治疗骨髓瘤、胶质瘤、T 细胞淋巴瘤和软组织肉瘤等多种肿瘤。在 O^6-BG 与卡莫司汀、放疗联合治疗神经胶质母细胞瘤和胶质肉瘤的Ⅲ期临床试验显示,O^6-BG、卡莫司汀、联合放疗并没有显著提高患者 OS 或 PFS,反而使毒副作用增加。罗米鲁曲口服给药的生物利用度高于 O^6-BG,目前正在结直肠癌和黑色素瘤患者中进行临床试验。在已完成的罗米鲁曲和替莫唑胺联用治疗转移性结肠癌和转移性皮肤黑素瘤的两个Ⅱ期临床试验中,罗米鲁曲都没有产生明显的增敏效果。

已有的研究结果表明 O^6-BG 和罗米鲁曲与细胞毒类药物联用时,骨髓抑制毒性明显增加,所以进行该类联合用药时,要严格控制烷化剂的剂量。MGMT 抑制剂对肿瘤细胞和正常细胞缺乏选择性,这可能会限制本类药物的进一步开发。

(二) APE1 抑制剂

目前主要通过两种方式抑制 APE1 的活性: ① 对 AP 位点进行修饰,抑制 APE1 的结合,从而阻断酶的活性;② 直接抑制 APE1 的核酸内切酶活性。

甲氧明(methoxyamine,TRC102)通过与 AP 位点结合来阻断 APE1 的活性。它能与 DNA 糖苷酶产生的脱氧核糖的开环异构体相互作用,这一反应速度远高于后者与 APE1 结合。甲氧明与 AP 位点结合后不能被 APE1 催化,从而阻断经 BER 通路进行修复。甲氧明与替莫唑胺或卡莫司汀联用,能增加它们对结肠癌和恶性异种移植胶质瘤的抗肿瘤效果。甲氧明与培美曲塞(pemetrexed)联合治疗晚期实体瘤的Ⅰ期临床试验显示,病情稳定(SD)达 60%,剂量限制性毒性为贫血。此外,甲氧明与培美曲塞、顺铂、替莫唑胺等联用放疗治疗非小细胞肺癌、脑胶质瘤、晚期实体瘤和难治性或复发血液肿瘤等多种肿瘤的临床试验正在进行中。

甲硫蒽酮(lucanthone)和 CRT0044876(7-nitroindole-2-carboxylic acid)是 APE1 的特异性抑制剂,临床前研究表明,它们可以增加肿瘤细胞对甲磺酸甲酯和替莫唑胺等烷化剂的敏感性。甲硫蒽酮单用治疗脑转移的非小细胞肺癌、联合替莫唑胺治疗脑胶质瘤的Ⅰ期临床试验均已被终止或取消,而 CRT0044876 目前还没有进入临床试验阶段。

(三) ATM 抑制剂

来自磷脂酰肌醇-3-激酶相关激酶(phosphatidylinositol 3-kinase-related kinase,PIKK)超家族的 ATM 是重要的 DSB 感受器,能够瞬时调控 HR 通路和细胞周期检查点。ATM 突变细胞选择性地对 DSB 诱导剂高度敏感,表明抑制 ATM 的活性能够增加肿瘤细胞对放疗和化疗的敏感性。

ATM 在放疗耐受的脑胶质瘤中常表达上调,研究表明 ATM 抑制剂可增加放疗对神经胶质瘤的敏

感性。AZD1390 是新型选择性、口服给药的 ATM 抑制剂,抑制 ATM 活性的 IC_{50} 为 0.78 nmol/L,强于其他 PIKK 和相关激酶超过 1 000 倍。更为重要的是 AZD1390 能透过血-脑屏障。AZD1390 与放疗联用治疗脑肿瘤的 I 期临床试验正在进行中。选择性 ATM 抑制剂 KU-60019 具有活性强、水溶性好等特点,与舒尼替尼、帕唑帕尼、坦罗莫司联用治疗肾癌的临床试验也正在进行中。

(四) DNA-PK 抑制剂

DNA-PK 也属于磷脂酰肌醇-3-激酶相关激酶超家族的成员,在 NHEJ 修复通路中起重要作用。DNA-PK 缺陷导致细胞对放疗和化疗的敏感性显著增加,使 DNA-PK 成为潜在的抗肿瘤药物靶标。

Nedisertib 是选择性 DNA-PK 抑制剂,体内试验显示,与放疗联用后,可显著增加其对肿瘤生长的抑制作用。目前,nedisertib 单用治疗慢性淋巴白血病和与顺铂、放疗联合治疗晚期实体瘤的 I 期临床试验均正在进行中。此外,其他已报道的 DNA-PK 选择性抑制剂包括 Nu7026、Nu7441、IC87361、vanillin 和 Su11752 也表现出类似的放疗和化疗增敏性,但这些化合物都尚未进入临床研发阶段。

(贺金雪　缪泽鸿)

参考文献

Balasubramaniam S, Beaver J A, Horton S, et al. FDA approval summary: Rucaparib for the treatment of patients with deleterious BRCA mutation-associated advanced ovarian cancer. Clin Cancer R, 2017 23(23): 7165-7170.

Blumenthal D T, Rankin C, Stelzer K J, et al. A phase Ⅲ study of radiation therapy (RT) and O^6-benzylguanine + BCNU versus RT and BCNU alone and methylation status in newly diagnosed glioblastoma and gliosarcoma: Southwest Oncology Group (SWOG) study S0001. Int J Clin Oncol, 2015, 20(4): 650-658.

Caimi P F, Cooper B W, William B M, et al. Ⅰ phase clinical trial of the base excision repair inhibitor methoxyamine in combination with fludarabine for patients with advanced hematologic malignancies. Oncotarget, 2017, 8(45): 79864-79875.

Carrassa L, Damia G. DNA damage response inhibitors: Mechanisms and potential applications in cancer therapy. Cancer Treat Rev, 2017, 60: 139-151.

Ding J, Miao Z H, Meng L H, et al. Emerging cancer therapeutic opportunities target DNA-repair systems. Trends Pharmacol Sci, 2006, 27(6): 338-344.

Durant S T, Zheng L, Wang Y, et al. The brain-penetrant clinical ATM inhibitor AZD1390 radiosensitizes and improves survival of preclinical brain tumor models. Sci Adv, 2018, 4(6): eaat1719.

Feng L, Li N, Li Y, et al. Cell cycle-dependent inhibition of 53BP1 signaling by BRCA1. Cell Discov, 2015, 4(1): 15019.

Golding S E, Rosenberg E, Valerie N, et al. Improved ATM kinase inhibitor KU-60019 radiosensitizes glioma cells, compromises insulin, AKT and ERK prosurvival signaling, and inhibits migration and invasion. Mol Cancer Ther, 2009, 8(10): 2894-2902.

Gordon M S, Rosen L S, Mendelson D, et al. A phase 1 study of TRC102, an inhibitor of base excision repair, and pemetrexed in patients with advanced solid tumors. Invest New Drugs, 2013, 31(3): 714-723.

Harnor S J, Brennan A, Cano C. Targeting DNA-dependent protein kinase for cancer therapy. ChemMedChem, 2017, 12(12): 895-900.

He J X, Yang C H, Miao Z H. Poly(ADP-ribose) polymerase inhibitors as promising cancer therapeutics. Acta Pharmacol Sin, 2010, 31(9): 1172-1180.

Helleday T, Petermann E, Lundin C, et al. DNA repair pathways as targets for cancer therapy. Nat Rev Cancer, 2008, 8(3): 193-204.

Lee J M, Cimino-Mathews A, Peer C J, et al. Safety and clinical activity of the programmed death-ligand 1 inhibitor durvalumab in combination with poly (ADP-Ribose) polymerase inhibitor olaparib or vascular endothelial growth factor receptor 1-3 inhibitor cediranib in women's cancers: A dose-escalation, Ⅰ phase clinical Study. J Clin Oncol, 2017, 35(19): 2193-2202.

Liu J F, Barry W T, Birrer M, et al. Combination cediranib and olaparib versus olaparib alone for women with recurrent platinum-sensitive ovarian cancer: a randomised phase 2 study. Lancet Oncol, 2014, 15(11): 1207-1214.

Moor N A, Lavrik O I. Protein-protein interactions in DNA base excision repair. Biochemistry (Mosc), 2018, 83(4): 411-422.

Renkawitz J, Lademann C A, Jentsch S. Mechanisms and principles of homology search during recombination. Nat Rev Mol Cell Biol, 2014, 15(6): 369-383.

Wang Y Q, Wang P Y, Wang Y T, et al. An update on poly(adp-ribose) polymerase-1 (PARP-1) inhibitors: Opportunities and challenges in cancer therapy. J Med Chem, 2016, 59(21): 9575-9598.

第十二章
表观遗传调控与抗肿瘤药

长期以来人们认为基因突变是肿瘤形成的主要原因，但越来越多的证据表明，表观遗传修饰异常参与了众多肿瘤的发生、发展。表观遗传调控在不涉及 DNA 序列改变的情况下可以影响基因转录活性，其作为“中心法则”的有力补充，调控着众多重要的生物学过程。随着对表观遗传作用研究的深入，一系列表观遗传修饰调控靶标逐渐被发现和确证，相关的功能研究及药物发现已成为治疗肿瘤的重要策略。本章重点阐述表观遗传学的发展、与肿瘤发生发展的关系，以及表观遗传相关靶标的抗肿瘤药物的最新研究进展。

第一节　表观遗传学基础

表观遗传学（epigenetics）是研究基因的核苷酸序列不发生改变的情况下，基因表达的可遗传的变化的学科。遗传调控主要包括基因转录、转录后加工、翻译以及翻译后修饰，而表观遗传调控是指转录前在染色质水平上基因结构的调整，它是真核基因组一种独特的调控机制。表观遗传具有 3 个基本特征：遗传性，即这些表观修饰在增殖中可以稳定遗传；可逆性，即表观遗传对基因表达的调控可恢复；核苷酸序列不变，而是通过改变序列的修饰来影响基因表达。

一、表观遗传学的发展历史

表观遗传学是由“epigenesis”和“genetics”缩合而成。这里希腊字母前缀“epi-”表示“以外”的含义，加在“genetics”前面组成“epigenetics”，表示“DNA 序列编码蛋白质信息以外的信息”，即表观遗传学信息。

1939 年，奥地利发育生物学家 Waddington CH 首次提出了“epigenetics”这一术语，他认为发育和遗传是相互关联且不可分割的，并认为表观遗传学是所有能引起发育相关遗传信息发生演变的事件，因而在表观遗传学命名方面作出杰出的贡献。

1975 年，Holliday R 对表观遗传学进行了较为准确的描述。他在此基础上，提出表观遗传学应该是对基因活性在时间和空间上的调控机制的研究，基因表达信息在不借助于 DNA 序列改变的情况下，可以在细胞和个体世代间传递，也就是说表观遗传是非 DNA 序列差异的核遗传。

近年来，表观遗传学成为生命科学领域一个重要的研究热点，其研究内容已经从 DNA 甲基化扩展到 RNA 甲基化以及广泛的组蛋白修饰。研究方法从单个基因位点研究扩展到全基因组研究。更为重要的是，对表观遗传调控机制的深入研究以及第一个表观遗传药物的成功开发极大地推进了生物学家和医学科研人员在表观遗传领域的研究和应用，因此表观遗传学已经成为生命科学中一个普遍而又十分重要的研究领域，并且在肿瘤、免疫等许多疾病的发生和防治中具有广泛的应用前景。

二、表观遗传学的研究内容

广义上，DNA 修饰、组蛋白修饰、RNA 修饰、基因组印记、基因沉默、染色质重塑、X 染色体失活、

RNA 干扰等均可归为“表观遗传”范畴。这些表观修饰在细胞中共同参与基因的表达调控。常见的表观遗传修饰主要包括 DNA 甲基化修饰和组蛋白修饰,此外,近年来 RNA 的各种修饰及其功能得到了科学家广泛高度的关注,这使得 RNA 修饰研究成为表观遗传研究领域的新热点之一。目前在抗肿瘤药物研究方面比较成熟的是 DNA 甲基化/去甲基化和组蛋白的乙酰化/去乙酰化研究,相关领域已有药物上市。此外,靶向组蛋白甲基化/去甲基化相关研究进展迅速,已有相关药物处于临床试验阶段。在本章中,将主要阐述与抗肿瘤药物密切相关的 DNA、RNA 和组蛋白的表观遗传修饰及其相应的调控靶标蛋白,并总结相关的药物研究现状。

三、DNA 的表观遗传学修饰

发生于 DNA 分子上的表观遗传学修饰目前主要研究的是 DNA 甲基化和去甲基化,它们参与调节基因组功能,包括转录调控、基因组印记、染色质结构的形成、X 染色体失活等。

在真核生物中,DNA 甲基化的主要位点是 CpG 双核苷酸序列的胞嘧啶上,但它们在基因组中呈不均匀分布。DNA 甲基化多发生在散在基因组中的 CpG 双核苷酸序列中,从而更好地维持染色体结构的稳定性;而启动子区的 CpG 通常处于非甲基化状态,确保基因能够正常表达。

DNA 甲基化在体内由 DNA 甲基转移酶(DNA methyltransferases, DNMT)催化产生,由其将 *S*-腺苷酰-*L*-甲硫氨酸(*S*-Adenosyl-*L*-methionine, SAM)的甲基引入 DNA 链中。在哺乳动物中,根据作用底物机制的不同,DNA 甲基转移酶可分为两类:一类是从头甲基转移酶(*de novo* methyltransferases),主要为 DNMT3a 和 DNMT3b,其作用底物为非甲基化 DNA,是将 DNA 双链进行从头甲基化;另一类是维持性甲基转移酶(maintenance methyltransferase),即 DNMT1,其主要催化半甲基化 DNA,也就是新合成子链的甲基化修饰,从而将亲链的甲基化形式遗传下去。

DNA 去甲基化(demethylation)与 DNA 甲基化相反,是将胞嘧啶甲基去除的过程。目前研究人员发现 DNA 去甲基化有两种方式:一种是主动去甲基化(active demethylation),由双加氧酶 Tet 蛋白(ten-eleven translocation proteins, Tet)——Tet1、Tet2 和 Tet3 三个蛋白质在 Fe^{2+}、*a*-KG 和 O_2 的参与下将 5-mC 的甲基逐步氧化为 5-羟甲基胞嘧啶(5-hydroxylcytosine, 5-hmC)、5-醛基胞嘧啶(5-formylcytosine, 5-fC)以及 5-羧基胞嘧啶(5-carboxylcytosine, 5-caC)。这些核酸氧化产物接着在下游胸腺嘧啶糖苷酶(thymine DNA glycosylase, TDG)和碱基切除修复途径酶系的催化下将 DNA 胞嘧啶的去甲基化。另一种是复制相关的 DNA 去甲基化(replication-coupled demethylation),即随着细胞分裂事件的进行,DNA 甲基化程度逐渐减少。

除了以上具有催化功能的酶动态调控 DNA 甲基化以外,泛素样含 PHD 和环指域 1(ubiquitin-like with PHD and ring finger domains 1, UHRF1)作为一个重要的“阅读子”,参与调控 DNA 的半保留复制。UHRF1 能识别并结合 DNA 母链上半甲基化修饰的位点,然后招募 DNMT1 并与多种调控蛋白形成复合物,共同完成由母链 DNA 至子链 DNA 高保真的 DNA 甲基化修饰的传承。

由于 DNA 甲基化在细胞生长发育及基因转录调控中的重要作用,DNA 甲基化异常与肿瘤的发生、发展密切相关。在肿瘤中发现众多抑癌基因的启动子被高度甲基化,从而抑制了它们的正常表达。针对 DNA 甲基化的调控已成为肿瘤治疗的重要手段。

四、RNA 的表观遗传学修饰

近年来,RNA 的表观遗传修饰同样得到科学家的高度关注。发生于 RNA 分子上的表观遗传学修饰目前主要研究集中于 6-甲基腺嘌呤(N^6-methyladenosine, m^6A)的产生与去修饰,其是 mRNA 上最为广泛的一种修饰形式,存在于 mRNA 的 5′UTR 区、编码区(coding sequence, CDS)、3′UTR 区和前体

mRNA 的内含子,以及一些非编码 RNA 和 miRNA 中。在组织中,m^6A 分布具有普遍性、偏好性,在不同类型的细胞中也具有多样性和动态性,参与调控发育、配子发生、细胞重编程、DNA 损伤修复、生物节律等多种生理功能。

RNA 的甲基化修饰是在 RNA 甲基转移酶 3(methyltransferase like 3, METTL3)和甲基转移酶 14(methyltransferase like 14, METTL14)的催化下将甲基基团引入 RNA 链中。现有研究表明,在催化 m^6A 形成的过程中,由 WT1 相关蛋白(WT1 associated protein, WT1AP 蛋白)首先与目标 RNA 结合,进而招募 METTL3 和 METTL14 按 1∶1 的比例形成二聚体直接相互作用,行使催化功能。

与 RNA 甲基化相反,RNA 去甲基化是指 m^6A 被腺嘌呤(adenine,A)替代的过程。目前已知的 RNA 去甲基化酶(RNA demethylase)有 α－KG 依赖性双加氧酶(alpha-ketoglutarate dependent dioxygenase,又称 fat mass and obesity-associated protein, FTO)和(alkB homolog 5, ALKBH5)两种。FTO 通过对 m^6A 连续氧化,经历 hm^6A、f^6A 等中间体,最终实现 m^6A 的去甲基化。由于 FTO 的催化速度快,氧化中间产物是否具有特异性生物学功能未知。不同于 FTO,目前研究表明 ALKBH5 倾向于与 m^6A 修饰的单链 RNA 结合直接氧化 m^6A 为 A,尚未发现中间产物的存在。

除了以上具有催化功能的酶动态调控 RNA 甲基化以外,还包含 YTH(YT521－B homology)结构域的结合蛋白(YTH N6－methyladenosine RNA binding protein, YTHDF; YTH domain containing, YTHDC)——YTHDF1、YTHDF2、YTHDF3、YTHDC1 和 YTHDC2 通过识别、结合 m^6A 修饰来发挥其生物学功能。其中,YTHDF1 促进 m^6A 修饰的 mRNA 分子的核糖体加载,并且通过与翻译起始因子相互作用促进靶 mRNA 的翻译;YTHDF2 可能与介导 mRNA 翻译的 rRNA 竞争性结合甲基化的转录物,加速 RNA 的降解,影响 mRNA 的稳定性。在热激条件下,YTHDF2 可阻止 FTO 将 mRNA 5′UTR 区的 m^6A 修饰去甲基化。总之,RNA 甲基转移酶、去甲基化酶以及结合蛋白相互调控、相互辅助,共同调控体内 RNA 修饰的动态平衡,维持细胞的正常功能,其调控紊乱亦是多种癌症等重大疾病的根源之一。

五、组蛋白的表观遗传学修饰

组蛋白是真核生物染色体的基本结构蛋白,包括 5 种类型: H1/H5、H2A、H2B、H3、H4,其富含带正电荷的碱性氨基酸,能够同负电荷 DNA 相互作用。其中,H1/H5 被称为连接组蛋白(linker histone),而 H2A、H2B、H3 和 H4 是核心组蛋白(core histone)。组蛋白的化学修饰可以改变其与 DNA 间的相互作用,从而调节基因表达、DNA 修复、染色体浓缩等重要遗传过程。组蛋白修饰包括乙酰化、甲基化、泛素化、磷酸化、糖基化等,主要化学修饰见图 12－1。下文主要介绍组蛋白的乙酰化和甲基化两者修饰模式。

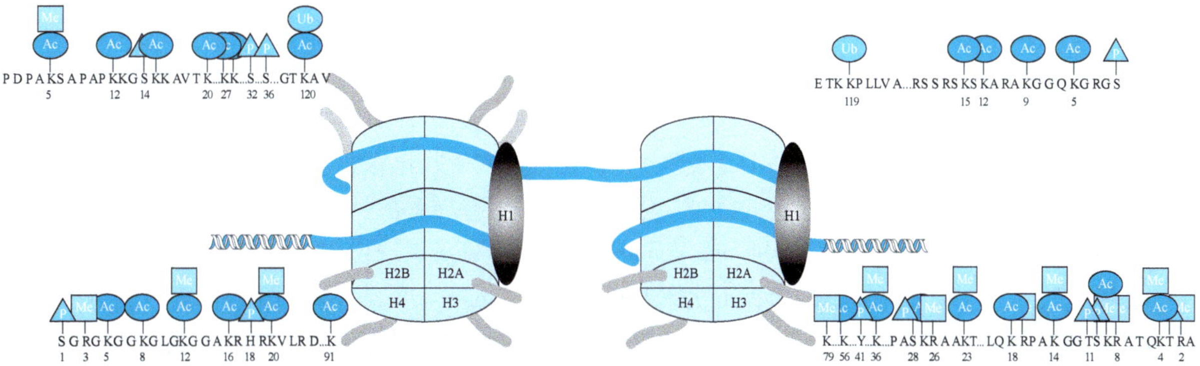

图 12－1　组蛋白可在 N 端发生多种化学修饰

注: 化学修饰包括乙酰化、甲基化、磷酸化、泛素化等。其中,Me: 甲基化;Ac: 乙酰化;P: 磷酸化;Ub: 泛素化

(一) 组蛋白的乙酰化修饰

组蛋白乙酰化修饰发生在赖氨酸上,由组蛋白乙酰转移酶(histone acetyltransferase, HAT)和蛋白去乙酰化酶(histone deacetylase, HDAC)共同调控。HAT 的功能是在组蛋白 H3、H4 的 N 端赖氨酸加上乙酰基,该修饰可以被"阅读子"来识别,通过"阅读子"招募其他伴侣蛋白,发挥重要的生理功能。HDAC 的功能与 HAT 相反,可将赖氨酸残基上的乙酰基去除。

1. HAT　HAT 通过对组蛋白的乙酰化,减弱了其与 DNA 的相互作用,促进了转录因子与 DNA 的结合,从而促进转录。通常认为组蛋白的高乙酰化(hyperacetylation)是染色质转录活跃的一个标志,而低乙酰化(hypoacetylation)则与转录抑制有关。根据 HAT 的结构和功能的差异可将其分为 3 个家族:MYST 家族、p300/CBP 家族和 GNAT 家族。MYST 家族主要由 MOZ、MOF、SAS3 和 TIP60 组成,主要负责组蛋白 H3、H4 的乙酰化,P300/CBP 家族主要由 P300 和 CBP 组成,主要负责组蛋白 H3 的乙酰化,GNAT 家族主要由 PCAF 和 GCN5 组成,催化位点有 H3、H4 和 H2B。

2. HDAC　当基因的转录不再需要时,HDAC 可以去乙酰化降低核小体的乙酰化水平,使染色质恢复转录非活性状态。人类 HDAC 成员目前已知有 18 个亚型,可分为四大类:Ⅰ型(HDAC1、HDAC2、HDAC3、HDAC8,主要分布在核内)、Ⅱ型(HDAC4、HDAC5、HDAC6、HDAC7、HDAC9、HDAC10,可穿梭于细胞核和细胞质之间)、Ⅲ型(SIRT1－7)和 IV 型(HDAC11)。其中Ⅰ、Ⅱ、Ⅳ型为经典家族,均是 Zn^{2+} 依赖性的 HDAC,Ⅲ型活性不依赖于 Zn^{2+},而依赖于辅酶Ⅰ。

HDAC 对核小体组蛋白的去乙酰化作用通常是形成复合物如 Sin3－HDAC 复合体、NuRD 复合体等来实现的。HDAC 是复合物中的酶促活性成分,复合物中还包括其他参与转录阻遏和染色质形成的蛋白质,这些复合物可以与 DNA 结合蛋白相互作用,使 HDAC 结合到靶基因的启动子区域以行使功能。

3. 阅读子　组蛋白乙酰化修饰可以被"阅读子"识别,通过"阅读子"招募其他伴侣蛋白,富集于特定基因转录位点,改变 RNA 聚合酶活性,进而发挥重要的生理功能。其中溴结构域蛋白(bromodomain, BRD)家族通过特异性识别 N(ε)-乙酰化赖氨酸[N(ε)－KA],精密调控着下游与细胞生长和周期调控相关基因的表达。目前共发现有 61 种 BRD 蛋白家族成员,根据其功能不同,BRD 可分为八大亚家族:组蛋白乙酰转移酶组分(GCN5、PCAF、p300/CBP)、解旋酶组分(SMARCA)、组蛋白甲基转移酶组分(MLL、ASH1L)、ATP 依赖的染色质重塑复合物组分(BAZ1B 等)、核骨架蛋白组分(PB1)、转录介导因子组分(TAF1)、转录共激活因子组分(TRIM、TAF 等)及 BET 家族组分(BRD2/3/4/T)。BRD 家族蛋白具有由 4 个反向平行 α 螺旋围成的桶状的保守的高级结构,约含 110 个氨基酸残基。其通过非常保守的天冬酰胺残基形成的氢键相互作用识别乙酰化的赖氨酸,在底物识别与基因转录调控中发挥重要的作用。其中 BET 家族研究最为深入,BET 家族包含 4 个成员:BRD2、BRD3、BRD4 及 BRDT。相关研究表明,BRD4 是转录延伸的关键调控因子,负责招募正电性的转录延伸因子 P－TEFb,调控下游基因表达。

(二) 组蛋白的甲基化修饰

组蛋白甲基化是由组蛋白甲基转移酶(histone methyltransferase, HMT)和组蛋白去甲基转移酶(histone demethylase, HDM)共同调控。HMT 负责引入甲基化修饰,而 HDM 负责去除甲基化修饰。

1. HMT　组蛋白甲基化通常被认为是染色质活跃的标志。甲基化修饰主要在组蛋白 H3 和 H4 的赖氨酸和精氨酸两类残基上。因此,HMT 也分为组蛋白赖氨酸甲基转移酶(histone lysine methyltransferase, HKMT)和组蛋白精氨酸甲基转移酶(histone arginine methyltransferase, HRMT)两个家族。

在赖氨酸甲基转移酶中,类端粒沉默干扰体 1(disruptor of telomeric silencing 1 like, DOT1L)是催化核小体组蛋白 H3 内部 79 位赖氨酸上 ε-氨基单甲基化、二甲基化和三甲基化的酶。其涉及众多的生理和病理过程,如基因转录、细胞周期、DNA 修复、胚胎发育和白血病发生、发展等。除了 DOT1L 以外,在 HKMT 中还有一个重要的调控蛋白,即组蛋白甲基转移酶 zeste 基因增强子同系物 2(enhancer of zeste homolog 2,

EZH2),其主要负责催化组蛋白 H3K27 的一甲基化、二甲基化和三甲基化修饰,从而抑制基因的表达。研究表明,EZH2 异常在肿瘤的发生、发展中起到关键因素,故 EZH2 已成为肿瘤治疗的重要靶标。

在精氨酸甲基转移酶中,已知的 9 种蛋白精氨酸甲基转移酶(protein arginine methyltransferase, PRMT)可分为 3 类:第一类包括 PRMT1、PRMT2、PRMT3、PRMT4、PRMT6 和 PRMT8,主要催化精氨酸的一甲基化和不对称二甲基化;第二类包括 PRMT5 和 PRMT9,催化一甲基化和对称二甲基化;第三类只包括 PRMT7,主要催化精氨酸的一甲基化。研究表明,PRMT 参与机体内众多生理过程,包括转录调控、RNA 剪切、DNA 修复、信号转导、核糖体稳定和细胞周期。

2. HDM　直到 2004 年,第一个组蛋白去甲基化酶赖氨酸特异性组蛋白去甲基化酶 1A(lysine-specific histone demethylase 1A, KDM1A),其也叫做赖氨酸特异性组蛋白去甲基化酶 1(lysine specific demethylase 1, LSD1)才被发现,证实了组蛋白甲基化同样是可逆的。

目前发现的组蛋白去甲基化酶主要可分为 LSD1 和 JHDM(JmjC domain-containing histone demethylation)两个家族。LSD1 主要负责特异性去除组蛋白 H3K4 一甲基化和二甲基化修饰,对于三甲基化无作用,进而抑制基因的表达。LSD1 含有 3 个主要结构域:N 端的 SWIRM(Swi3p、Rsc8p、Moira)结构域、C 端的胺氧化酶(amine oxidase like, AOL)结构域和中部的 Tower 结构域。研究表明,LSD1 在胚胎发育、细胞增殖、染色体分离、干细胞调控等过程中发挥关键作用,并在多种癌症中发现 LSD1 表达明显升高,过表达的 LSD1 能够抑制抑癌基因表达,从而促进肿瘤的发生和恶化。JHDM 家族可作用于三甲基化位点。目前,人类 JHDM 家族已发现了 30 多个成员,它们在不同物种中高度保守,都含有一个 Jumonji 结构域。JHDM3A(又名 JMJD2A)已被证实可以与 Rb 以及 HDAC 发生相互作用,并影响细胞增殖与肿瘤发生过程。此外,JHDM1B(又名 FBXL10)被认为是一个肿瘤抑制因子,其表达下调与肿瘤的发展密切相关。

(罗　成　毛新良　陈示洁)

第二节　表观遗传学与恶性肿瘤

恶性肿瘤发生的原因从根本上说是基因表达系统的紊乱,即基因发生调控错误,这些基因包括癌基因、抑癌基因以及与 DNA 修复有关的基因等。随着表观遗传学的不断发展,人们逐渐认识到几乎所有的恶性肿瘤都是由表观遗传的异常与基因改变所共同引起的。恶性肿瘤发生中涉及的表观遗传异常现象主要包括 DNA 甲基化异常、RNA 甲基化异常、组蛋白的修饰及它们相互作用造成的非编码 RNA 异常表达和染色体重塑等,这些表观遗传的变化使某些基因出现异常激活或沉默,从而使细胞的生长进入不受控制的状态。

一、DNA 甲基化与肿瘤

DNA 甲基化修饰是调控基因转录的一种重要方式,DNA 甲基化水平和甲基化模式(pattern of methylation)的改变直接导致某些重要基因的表达失调,从而引起肿瘤的发生。目前已普遍观察到基因组 DNA 低甲基化和启动子特异性高甲基化是肿瘤早期的典型特征,其中低甲基化通常发生在重复 DNA 序列,如长散在核重复序列(long interspersed nuclear element, LINE),而高甲基化主要发生在启动子区域的 CpG 岛。

(一)肿瘤基因组的低甲基化

1983 年约翰·霍普金斯大学 Feinberg 和 Vogelstein 在 *Nature* 报道了他们比较分析肿瘤和正常组织 DNA 甲基化的结果,发现多种肿瘤组织存在甲基化丢失现象。DNA 低甲基化可发生于基因组的大多数序列,如重复元件、反转录转座子、内含子等,从而导致基因组稳定性降低。在重复元件,低甲基化导致了染色体重排的可能性升高,在反转录转座子则表现为染色体易位的可能性增大。此外,异常的 DNA 低甲基化还可能导致某些原癌基因的激活以及印记缺失。例如,*IGF2* 基因定位于 11p15.5,正常情况下由父本染色体表达,而母本染色体为印记基因,但是在 Wilms 肿瘤中,DNA 低甲基化导致印记缺失,因此双亲染色体均可表达 IGF2,导致 IGF2 的过表达。DNA 低甲基化主要发生在长散在核重复序列,它们是人类基因组中可移动的 DNA(mobile DNA)或逆向转位子(retrotransposon)。这些移动 DNA 的低甲基化引起癌基因(如 *c-Myc* 和 *H-RAS*)的转录激活和高表达。此外,移动 DNA 的低甲基化也可以引起邻近基因的转录异常。

(二) 抑癌基因启动子区的高度甲基化

与基因组低甲基化不同,抑癌基因启动子区的高甲基化在肿瘤的发生、发展中发挥着重要的作用。目前发现有大量的基因存在 DNA 甲基化,它们主要有参与细胞周期的调控基因(如 $p16^{INK4A}$、$p15^{INK4A}$、*Rb*、$p14^{ARF}$)、DNA 修复基因(如 *BRCA1*、*MGMT*)、凋亡基因(*DAPK*、*TMS1*),以及其他重要功能的基因等。

在乳腺癌细胞中,DNA 高甲基化导致某些重要基因的表达抑制,如 $p16^{INK4A}$、雌激素受体 α(*ERα*)、睾酮受体(*PR*)、*BRCA1*、*GSTP1*、*TIMP-3*、*E-cadherin* 等基因均见失活。进一步的研究发现,在这些基因的启动子或其他区域存在 CpG 岛。例如,*ER* 基因的启动子和第一个外显子上存在 CpG 岛,该 CpG 岛容易被甲基化,而使 ER 基因的转录失活。在白血病和其他恶性血液病细胞中,DNA 甲基化也是非常普遍的现象。例如,*calcitonin*、$p15^{INK4B}$、$p21^{Cip1/Waf1}$、*ERa*、*SDC4*、*MDR* 等基因都存在不同程度的高甲基化。其中 *calcitonin* 在 65%的骨髓异常增生综合征(myelodysplastic syndrome, MDS)和 95%的急性白血病患者中存在高甲基化。*p15* 在急性粒细胞白血病和 MDS 中均见高甲基化,并且 *p15* 的甲基化与其预后直接相关。

肿瘤中 DNA 甲基化的异常与相关调控蛋白的异常密切相关。例如,已在多种肿瘤组织中发现 DnMT1 的异常高表达,在 AML 中发现了 DnMT3a 的突变、TET 家族蛋白的表达异常,以及 UHRF1 在肝细胞性肝癌、膀胱癌、喉鳞癌及肺癌等多种恶性肿瘤组织中的异常高表达,这些都造成了甲基化调控紊乱,染色体不稳定,引发肿瘤。因此,DNA 甲基化调控蛋白是重要的抗肿瘤药物靶标,寻找可调控这些靶点的药物对于抗恶性肿瘤具有重要意义。

二、RNA 甲基化与肿瘤

除了 DNA 以外,RNA 甲基化也是调控基因转录的一种重要方式,其异常与肿瘤发生、发展密切相关。m^6A 的甲基转移酶、去甲基化酶和结合蛋白的表达水平可以动态调控肿瘤细胞中 RNA 甲基化的水平与分布。RNA 甲基化水平、分布的变化将会影响转录调控、RNA 剪接、mRNA 的稳定性及翻译速率,从而影响癌细胞的增殖。

2016 年,研究人员发现 m^6A 去甲基化酶 *ALKBH5* 作为原癌基因,其在暴露于缺氧环境下的乳腺癌细胞中高表达,它可对多能因子 NANOG mRNA 的 3′UTR 上 m6A 进行去甲基化,从而增加了 NANOG mRNA 的稳定性,进而维持和增加乳腺肿瘤干细胞的表型和数量。另外,研究人员发现 ALKBH5 能够维持恶性胶质瘤细胞的干性。在恶性胶质瘤(glioblastoma)细胞中,ALKBH5 通过 lnc RNA FOXM1-AS 介导识别并催化转录因子 FOXM1 上的 m^6A 修饰的去甲基化,从而使其处于较高的表达水平。接着,2017 年研究人员发现另一个去甲基化酶 FTO 在 AML 中高表达,促进癌细胞增殖存活并促进动物模型体内白血病的发育,抑制癌细胞对治疗药物的应答,同时解析了 FTO 在 AML 中的致癌机制,发现 ASB2 和 RARA 等抑制白血病细胞生长或介导药物应答的基因在 AML 样本中受到抑制,并且这些基因表达的 mRNA 都受到 FTO m^6A 去甲基化酶的调节。

与去甲基转移酶类似,m^6A 的甲基转移酶的异常同样出现于多种恶性肿瘤中。例如,在恶性胶质瘤中，m^6A 甲基转移酶 *METTL14* 作为抑癌基因，它异常低表达使 *ADAM19*、*EPHA3*、*KLF4* 等原癌基因异常高表达，从而促进肿瘤发生和细胞增殖。此外，在肺腺癌（lung adenocarcinoma，LUAD）中，m^6A 另一个甲基转移酶 METTL3 也被发现异常高表达，从而显著提高了靶基因 *EGFR*、*TAZ* 等的表达水平，促进 LUAD 的发生与发展。

因此，RNA 甲基化调控蛋白已成为新的关键性抗肿瘤靶标，针对 RNA 修饰的检测、修饰调控蛋白功能研究和相关小分子调控剂的发现研究将为肿瘤的预防、诊断与治疗提供有力的理论指导，成为目前抗肿瘤的有效手段。

三、组蛋白修饰与肿瘤

肿瘤的另一个标志是组蛋白共价修饰的模式发生紊乱，典型例子是许多原发肿瘤 H4K20 位点三甲基的减少及 H4K16 位点的乙酰化，伴随着 DNA 重复序列的低甲基化。此外，已经在多种肿瘤中发现由于染色体易位、扩增、缺失、过表达或沉默导致的组蛋白修饰酶（如 HMT、HDM）的表达或活性异常。

（一）组蛋白乙酰化异常

1. HAT 异常　HAT 具有肿瘤抑制功能，因此 HAT 活性缺失或失调可能导致肿瘤的发生。目前已发现多种类型的肿瘤中编码 HAT 的基因发生异常。涉及 HAT 的染色体易位，如 E1A 结合蛋白 p300（EP300）、CREB 结合蛋白（CBP）、核受体共激活因子 2（NCOA2）、MYST3 和 MYST4 已经在血液肿瘤中被证实。研究发现，结肠直肠、胃、乳腺、胰腺等肿瘤表现为 EP300 的错义突变，在 80% 的恶性胶质瘤和急性白血病中发现 EP300 的杂合性缺失，另外，在去势抵抗性前列腺癌细胞中，对 p300/CBP 进行敲减，可以显著降低雄激素受体的表达，p300 选择性抑制剂 A－485 可以显著抑制前列腺癌细胞 LnCap 和 22Rv1 的增殖。

虽然 HAT 有抑制肿瘤的功能，但是 HAT 的过量表达同样也可以诱导肿瘤的发生。在急性白血病和骨髓发育异常的患者中，EP300 或 CBP 与混合谱系白血病（mixed lineage leukemia，MLL）相融合，融合蛋白导致了异常的组蛋白乙酰化。在 MLL－AF9 型白血病中，由于 MOF 的高表达导致 H4K16 乙酰化升高而促进肿瘤细胞的增殖，在小鼠中敲减 MOF 可以显著抑制肿瘤细胞的增殖并提高小鼠存活率。在 ALL 中，GCN5 可以乙酰化 E2A－PBX1 增加其稳定性，促使 ALL 的发生。综上所述，HAT 的高表达或活性异常增高均可能诱发白血病。

2. HDAC 异常　HDAC 表达或功能异常也常使细胞恶性病变。例如，急性前髓细胞性白血病和急性髓系白血病中常出现 PML－RARα、PLZF－RARα 融合蛋白，这些融合蛋白可募集 HDAC，形成阻遏复合物并抑制特定基因（尤其是抑癌基因）的表达，因此 HDAC 抑制剂联合维 A 酸对 APL 和 AML 表现出较好的疗效。此外，转录因子 BCL－6 在 40 % 的弥漫性大 B 细胞淋巴瘤中过表达，BCL－6 可募集 HDAC2 从而抑制特定的生长调控基因（如 $p21^{WAF1/CIP1}$）的表达。由于 BCL－6 可被 HDAC 作用从而降低其自身的乙酰化水平，因此对弥漫性大 B 细胞淋巴瘤给予 HDAC 抑制剂治疗可升高 BCL－2 的乙酰化水平，使其释放出 HDAC2，从而使受到抑制的基因重新具有转录活性并诱导细胞凋亡。

有些肿瘤组织表现为单个 HDAC 的过表达。例如，HDAC1 过表达于前列腺癌、胃癌、结肠癌和乳腺癌；HDAC2 过表达于结肠直肠癌、颈部肿瘤及胃癌；HDAC3 过表达于结肠癌；HDAC6 过表达于乳腺癌。但是 HDAC2 在肿瘤中的作用还存在争议，因为在一组微卫星不稳定型结直肠癌（microsatellite-unstable colorectal cancer）细胞和原发肿瘤样品中报道了截断突变导致的 HDAC2 缺失。许多肿瘤中也发现了Ⅲ型 HDAC（sirtuin，SIRT）的过表达。例如，有研究报道，抑制 SIRT1 可部分导致抑癌基因的再活化，甚至在其启动子处于高甲基化状态时仍可激活抑癌基因。

目前已认识到 HDAC 的异常表达与肿瘤的发生有着密切的联系，而利用 siRNA 技术在过表达

HDAC 的肿瘤细胞株中敲除 HDAC 可有效抑制肿瘤细胞的生长和存活。这些数据表明 HDAC 表达水平的改变是肿瘤发生、发展中的一个重要因素,因此 HDAC 成为肿瘤治疗的一个重要靶标。

3. BRD 异常　组蛋白赖氨酸乙酰化修饰的"阅读子"表达及功能异常也与诸多恶性疾病如肿瘤的发生、发展有着密切的联系。相关研究表明,BET 家族成员如 BRD4 等与癌基因 *c-Myc* 的功能及表达异常表现出较强的相关性。在造血系统肿瘤中,BRD4 显著过表达,通过招募 P-TEFb,调控细胞周期蛋白激酶 9(CDK9)的表达,促进癌细胞的增殖。在去势抵抗前列腺癌中,BRD4 与雄激素受体的 N 端结构域直接相互作用,促进雄激素受体介导的原癌基因 *TMPRSS2-ERG* 的激活。在三阴性乳腺癌中,BRD4 与有丝分裂调控子 LIN9 直接作用,通过控制有丝分裂进程,促进癌症的发生、发展。BRD4 已被确证为三阴性乳腺癌、混合谱系白血病及多发性骨髓瘤等多种恶性血液疾病和实体瘤的明确靶标,其高表达与癌症患者预后不良显著相关,是现今抗肿瘤药物研发的热点。

(二) 组蛋白甲基化异常

1. HMT 异常　组蛋白的甲基化和基因的转录激活相关。在含有 *MLL* 融合型基因白血病中,染色体易位后表达的 *MLL-AF10* 融合基因可以募集组蛋白 H3K79 甲基转移酶 DOT1L 到其靶基因 *HOXA9* 处,并甲基化该处组蛋白,导致 HOXA9 表达上调而引起白血病。在 80%的儿童白血病和 5%~10%的成人急性粒细胞白血病及淋巴细胞白血病中发现该基因出现部分串联重复及超过 50 个基因的融合。因此,DOT1L 是治疗含有 *MLL* 融合型基因白血病的重要靶点,其为治疗 *MLL* 融合型白血病的提供新方案。

SMYD3 是另一个 H3K4 的甲基转移酶,常在结直肠癌和肝癌细胞株中表现为上调,从而增加了细胞的存活并加速恶变。核受体结合 SET 域蛋白 1(nuclear receptor-binding set domain-containing protein, NSD1)是 H3K36 的甲基转移酶,对 H4K20 也有较弱的作用,参与了与白血病有关的染色体易位,并在神经胶质瘤和神经母细胞瘤中使启动子高甲基化从而导致基因沉默,该基因的杂合子突变或杂合性丢失导致儿童发育过度伴随高致瘤风险,称为 Sotos 综合征。在实体瘤如乳腺癌、膀胱癌、胰腺癌、结肠癌、前列腺癌、恶性淋巴瘤中也发现了 H3K27 特异性甲基转移酶 EZH2 的过表达。过表达的 EZH2 可以抑制多种抑癌基因及促分化基因的表达,从而加速肿瘤的发生和恶化。除了过表达之外,在弥漫性大 B 细胞淋巴瘤(diffuse large B-cell lymphoma, DLBCL)中,EZH2 会发生突变,并改变了 EZH2 催化底物特异性,导致肿瘤细胞中 H3K27 的过度三甲基化。由于过表达或突变而导致的 EZH2 异常在肿瘤的发生、发展中起到关键因素,故 EZH2 已成为肿瘤治疗的重要靶标。

除了赖氨酸甲基转移酶,精氨酸甲基转移酶 PRMT 的异常表达也与多种癌症相关。PRMT1 作为主要的甲基转移酶,承担细胞内约 90%的精氨酸的甲基化修饰,在乳腺癌、前列腺癌、肺癌、结肠癌、膀胱癌及白血病中都存在高表达的现象;PRMT2、PRMT3 在乳腺癌中高表达;PRMT4 在乳腺癌、前列腺癌和直肠癌中高表达;PRMT6 在膀胱癌和肺癌中高表达;PRMT7 在转移性乳腺癌中与肿瘤转移有关;PRMT8 在卵巢癌、皮肤癌和大肠癌中存在突变。

2. HDM 异常　此外,最近的研究也突出了组蛋白去甲基化酶在肿瘤中的作用。例如,在多种癌症中发现 LSD1 表达明显升高,过表达的 LSD1 抑制抑癌基因表达,从而促进肿瘤的发生和恶化。最新研究表明,抑制 LSD1 的酶活可以刺激抗肿瘤免疫应答从而抑制肿瘤生长,且可以增敏现有免疫检查点 PD-1 抑制剂的疗效。另有研究发现,KDM5A 是 H3K4me3/2 的去甲基化酶,其家族成员的过表达和功能缺失被认为促进了多种肿瘤的形成。在非小细胞肺癌患者中,*KDM4A* 基因的单核苷酸多态性被发现与肺癌患者的不良预后密切相关。KDM4B 及 KDM4C 在乳腺癌中过表达,且敲除 *KDM4B* 基因可以抑制人胃癌皮下移植瘤的生长。此外,在横纹肌肉瘤及神经母细胞瘤中,*KDM4B* 基因也被发现高表达。

(罗　成　毛新良　陈示洁)

第三节　表观遗传调控与抗肿瘤药

相对于基因突变而言，表观突变是一个可逆过程，这也是近年来集中寻找以表观遗传为靶点的抗肿瘤药物的原因，这些药物能够通过恢复或矫正与表观遗传有关的酶从而使肿瘤细胞恢复正常的表观遗传图谱。目前通过了美国 FDA 的批准用于肿瘤治疗的表观遗传学药物有：DNA 甲基化抑制剂阿扎胞苷（azacitidine）和地西他滨（decitabine），用于治疗骨髓增生异常综合征（myelodysplastic syndromes, MDS）及进展期的急性白血病；组蛋白去乙酰化酶抑制剂伏立诺他、罗米地辛、西达本胺等，用于治疗皮肤 T 细胞淋巴瘤（cutaneous T cell lymphoma, CTCL）及其他一些恶性血液病。此外，针对 HDAC、HAT、HMT、HDM 的特异性抑制剂也都在研究中。在不久的将来，这些表观遗传学药物将成为肿瘤治疗手段的重要部分。

一、靶向 DNA 甲基化修饰的相关药物

（一）美国 FDA 批准的 DNA 甲基化抗肿瘤药物

2004 年，美国 FDA 批准阿扎胞苷作为 MDS 的治疗药物。随后，2006 年地西他滨也被美国 FDA 批准用于 MDS 治疗。这两种药物均属于核苷类似物，他们在 DNA 新合成时插入到 DNA 中，代替胞嘧啶被 DNMT 甲基化，并且同时和 DNMT 形成共价键，致使 DNMT 的降解和基因组去甲基化。

阿扎胞苷为史上第一个进入临床应用的 DNMT 抑制剂。在阿扎胞苷治疗 MDS 的Ⅲ期临床试验中，患者接受阿扎胞苷治疗的响应率达到 60%，并且延迟白血病的发生（21 个月 *vs* 13 个月）。与此同时，地西他滨治疗 MDS 的Ⅲ期临床试验也表明更高的响应率（17% *vs* 0）和更迟的白血病发生或死亡时间（12.1 个月 *vs* 7.8 个月）。

地西他滨除被应用于 MDS 的治疗外，在治疗慢性髓系白血病（chronic myeloid leukemia, CML）和急性髓系白血病（acute myeloid leukemia, AML）的临床试验中也取得了成功，使得地西他滨在欧洲获批用于治疗 AML。在实体瘤方面，由于实体瘤细胞增殖缓慢，药物穿透更慢，导致 DNMT 抑制剂效果不佳。虽然目前已有两种上市药物，但他们选择性差，毒副作用大，不稳定，而且对于实体瘤的治疗效果很差，因此仍需要寻找新型 DNMT1 应用于抗肿瘤临床试验。

（二）处于临床试验的抗 DNA 甲基化药物

1. SGI－110　SGI－110 最早是为了规避阿扎胞苷和地西他滨的代谢不稳定性开发而来，其可以抵抗胞苷脱氨酶的作用。在肿瘤移植模型中，SGI－110 显现出良好的活性。目前，SGI－110 在 MDS 和 AML 适应证研究已处于Ⅲ期临床试验，此外其在实体瘤如卵巢癌和肝癌上的研究也处在Ⅰ/Ⅱ临床试验。

2. NSC－48006　有研究表明 NSC－48006 能有效阻断 DNA 甲基化，但临床前研究显示核苷类似物 NSC－48006 在体内会被快速降解，且降解产物无法阻断甲基化修饰。为了增加其在体内的代谢稳定性，NSC－48006 常与四氢尿苷（tetrahydrouridine, THU）配合使用。THU 能有效减缓 NSC－48006 的降解，从而降低抑癌基因的甲基化水平，重新激活抑癌基因的转录、表达。目前，NSC－48006 与 THU 在 MDS、AML 和实体瘤适应证研究已进入Ⅱ期临床试验。

目前，抑制 DNA 甲基化的已上市药物和临床在研化合物均属于核苷类似物（表 12－1），不可避免地具有体内易被快速代谢、选择性较差、毒副作用较大等共同缺点。将能有效抑制该类化合物降解的药物或化合物与之联用通常能获得较好的疗效，甚至可能减少该类化合物的毒副作用。例如，将胞苷脱氨酶抑制剂地氮尿苷（cedazuridine）与地西他滨联用在 MDS 和 CML 适应证的研究已进入Ⅲ期临床。这表明地西他滨、阿扎胞苷等与其他药物联用可能具有较大的发展前景。

表 12-1 处于临床试验阶段的靶向 DNMT 抗肿瘤药物

化合物	分类	靶向肿瘤	在研机构	研发阶段
5-氮杂胞苷	核苷类	MDS,AML	新基	Launched — 2004
地西他滨	核苷类	MDS,AML	大冢制药	Launched — 2006
NSC-48006	核苷类	AML,MDS,实体瘤	美国国家癌症研究所(NCI)	Ⅱ期临床试验
RX-3117	核苷类	胰腺癌,膀胱癌	Rexahn	Ⅰ/Ⅱ期临床试验
SGI-110	核苷类	AML,CML,MDS	ASTEX 制药	Ⅲ期临床试验
		肾细胞癌,胃肠道间质瘤,副神经节瘤,嗜铬细胞瘤	NCI	Ⅱ期临床试验
		卵巢癌	ASTEX 制药	
		膀胱癌	英国癌症研究所	Ⅰ/Ⅱ期临床试验
		结肠直肠癌	西德尼·坎摩尔癌症中心	
		非小细胞肺癌,黑色素瘤	ASTEX 制药	Ⅰ期临床试验
ASTX-727(地氮尿苷/地西他滨)	核苷类联合用药	MDS,CML	ASTEX 制药	Ⅲ期临床试验

二、靶向组蛋白乙酰化修饰的相关药物

目前靶向 HDAC 的抑制剂已经被美国 FDA 批准用于患者治疗,靶向 BRD 蛋白家族的抑制剂临床试验也在进行之中,而靶向 HAT 的抑制剂相对处在早期阶段,还没有进入临床试验研究阶段。

(一) 靶向 HDAC 的相关药物

目前靶向 HDAC 的相关药物主要包括天然及合成的化合物,按化学结构的不同,可将 HDAC 抑制剂分为 4 类:羟肟酸类、短链脂肪酸类、环肽类以及亲电酮类,均能不同程度地抑制 HDAC 的酶活性。

1. 美国 FDA 批准的靶向 HDAC 的抗肿瘤药物

(1) 伏立诺他(vorinostat):伏立诺他即 SAHA(suberoylanilide hydroxamic acid),为羟肟酸类化合物,于 2006 年 10 月获得美国 FDA 批准并生产,用于难治或复发性的皮肤 T 细胞淋巴瘤(cutaneous T cell lymphoma, CTCL)的Ⅲ线治疗,是第一个被批准的抗肿瘤 HDAC 抑制剂。伏立诺他是 HDAC1、HDAC2、HDAC3 和 HDAC6 的强效抑制剂,可使组蛋白乙酰化水平升高,染色体结构更加开放,从而激活抑癌基因($p21^{WAF1}$)的转录。

CTCL 是一种异质性的淋巴细胞增生性疾病,由侵入皮肤的 T 细胞增生引起。在一项开放标记、单组的非随机化临床试验中,74 名进展期 CTCL 患者应用伏立诺他(每日口服 400 mg)进行治疗,所有患者的缓解率为 29.7%(22/74),对于ⅡB 期或更晚期的患者,缓解率为 29.5%(18/61),其中一名ⅡB 的患者获得完全缓解。另一项临床试验结果也显示缓解率为 30%左右。伏立诺他具有较好的耐受性,大多数的药物相关副作用评分为 2 级或更低,3 或 4 级 AE 多为疲倦(12%)和血小板减少(11%),而且伏立诺他与其他抗肿瘤药常见的血液系统毒性无明显联系。此外,伏立诺他的耐受性好,大部分患者在单用或联合使用伏立诺他时没有要求调整剂量。当伏立诺他与其他抗肿瘤药合用时,也未出现任何意料之外的毒性反应。

(2) 罗米地辛(romidepsin):罗米地辛作为一个新的具有抗肿瘤活性的二环缩酚酸肽(bicyclic depsipeptide),最早从革兰阴性杆菌紫色杆菌的培养基中被分离出来。体外研究显示其具有较弱的抗菌活性,并能使 H-RAS 转化的细胞逆转为正常的细胞形态。另一项体外研究发现罗米地辛对人类多种

肿瘤细胞株,如肺腺癌、肺鳞状细胞癌、胃腺癌、乳腺癌及结肠腺癌等均具有抗肿瘤活性。进一步的体内实验表明罗米地辛可显著抑制人肺癌和乳腺癌细胞移植瘤的生长。

罗米地辛的抗肿瘤活性主要是通过抑制 HDAC、影响细胞核内的 DNA 转录来完成的,于 2009 年和 2011 年被美国 FDA 批准用于治疗 CTCL 和外周 T 细胞淋巴瘤(peripheral T cell lymphoma, PTCL)。罗米地辛是一个比较例外的 HDACI,因为它是一个含有二巯基的前体药物,在细胞内脱去一个谷胱甘肽而成为有锌离子结合活性的化合物进入细胞,然后可逆性地与 HDAC 活性中心的锌离子相互作用并抑制其功能。细胞内谷胱甘肽的增多与多重药物抵抗有关,由于在蛋白质介导下药物被运送到了肿瘤细胞外,因此,罗米地辛对于谷胱甘肽介导的药物抵抗型肿瘤可能有着更好的治疗作用。然而,罗米地辛是药物外排蛋白(drug efflux protein)P－gp 的底物,因此 P－gp 的上调可能是其产生耐药性的一个主要机制。

(3) 贝利司他(belinostat):贝利司他是 HDAC1 和 HDAC2 的小分子抑制剂,最早由 Oxeo 开发研制。于 2014 年在美国获批用于复发或难治性 PTCL 的治疗。另外该药物用于治疗 CTCL 和非霍奇金淋巴瘤的临床试验也在进行中,对 AML 的早期临床试验也已经完成。

贝利司他通过抑制 HDAC1 和 HDAC2,阻断肿瘤细胞增殖,诱导癌细胞凋亡,促进癌细胞分化,抑制肿瘤组织血管生成,同时能够与其他抗癌药物联合使用对耐药肿瘤细胞增敏。

(4) 帕比司他(panobinostat):帕比司他是 HDAC 抑制剂,由美国诺华公司开发研制。于 2015 年被美国 FDA 批准用于多发性骨髓瘤(multiple myeloma, MM)的治疗。之后获得欧盟委员会批准,与硼替佐米和地塞米松联合使用治疗复发或难治性多发性骨髓瘤。

帕比司他通过阻断细胞周期循环,诱导 IL－2 的生成,上调 p21、p53 和 p57 启动 caspase 介导的凋亡通路,增加线粒体外膜通透性而导致肿瘤细胞死亡。该药物除了在多发性骨髓瘤的小鼠模型中有明显药效,对非小细胞肺癌的细胞活性在 5~100 nmol/L 间。

(5) 西达本胺(chidamide):西达本胺是深圳微芯生物科技有限公司开发的 HDAC 抑制剂,是我国拥有自主知识产权的药物。在 2014 年于中国上市用于治疗复发或难治性 PTCL。其用于治疗非小细胞肺癌和弥漫性大 B 细胞淋巴瘤的Ⅱ期临床试验也在进行中,另外,该药物与纳武利尤单抗(nivolumab)联用治疗晚期实体肿瘤的Ⅱ期临床试验也在进行中。

西达本胺作为苯甲酰胺类 HDAC 抑制剂,显示出更强的靶标特异性和更低的副作用。西达本胺可以剂量依赖降低 HCT－8 结肠癌、A－549 肺癌、BEL－7402 肝癌和 MCF－7 乳腺癌小鼠的肿瘤体积和肿瘤重量并且无明显体重损失。

2. *其他* 处在临床试验中的 HDACI 药物除了以上几个已经被批准正式用于肿瘤治疗药物外,目前还有许多 HDACI 处于研发之中。这些药物有的已经进入了Ⅲ期临床试验,并取得了令人满意的治疗效果,相信在不久的将来会有更多的 HDAC 抑制剂用于肿瘤患者的治疗(表 12－2)。

表 12－2 处于临床试验阶段的靶向 HDAC 抗肿瘤药物

化合物	分类	靶向肿瘤	开发公司	研发阶段
PCI－27481	羟肟酸类	实体瘤和淋巴瘤	Pharmacyclics	Ⅱ期临床试验
JNJ－26481585	羟肟酸类	白血病、骨髓增生异常综合征	强生	Ⅰ期临床试验
CHR－2845	羟肟酸类	急性白血病、淋巴瘤	Chroma	Ⅰ期临床试验
CHR－3996	羟肟酸类	多发性骨髓瘤	Chroma	Ⅰ期临床试验
CUDC－101	羟肟酸类	胃癌、肝癌、头颈癌	居里制药	Ⅰ期临床试验
恩替诺特(SNDX－275)	苯甲酰胺	乳腺癌、肺癌	Syndax	Ⅱ期临床试验

续　表

化　合　物	分　类	靶 向 肿 瘤	开发公司	研发阶段
莫西诺特(MGCD－0103)	苯甲酰胺	霍奇金淋巴瘤	Methylgene	Ⅱ期临床试验
泰克地那林	苯甲酰胺	非小细胞肺癌、胰腺癌	辉瑞	Ⅱ期临床试验
Givinostat	苯甲酰胺	多发性骨髓瘤、淋巴瘤	Italfarmaco	Ⅲ期临床试验
Spiruchostatin A	环肽	实体瘤	Oncolys	Ⅰ期临床试验

(二) 靶向 BRD 抗肿瘤药物

目前已有多个靶向溴结构域小分子抑制剂进入了临床试验,但迄今,还没有溴结构域和末端结构域(bromodomain and extra-termal domain, BET)抑制剂被批准上市。2010 年,丹娜法伯癌症研究院 Jay Brander 研究团队报道了第一个与溴区结构域特异性结合的 BRD4 抑制剂 JQ1,虽然 JQ1 有较好的活性,但因其半衰期短,暂时处于临床前研究阶段。在此基础上,葛兰素史克公司研发了 I－BET762(又称为 GSK－525762),该抑制剂选择性结合识别乙酰基的 BET 口袋,并于 2012 年开展Ⅰ期临床试验,I－BET762 初期被应用于炎性疾病,后期被发现具有针对骨髓瘤、急性白血病、实体瘤等的抗肿瘤活性,目前正在进行针对血液系统恶性肿瘤、乳腺癌、实体瘤的Ⅱ期临床试验。

JQ1 与 I－BET762 的成功带动了 BRD4 小分子抑制剂的发展,产生了一系列临床试验的小分子抑制剂(表 12－3)。星座公司研发的 CPI－0610(又称 CPI－232、CPI－267232)用于治疗骨髓增生异常综合征、多发性骨髓瘤、淋巴瘤及外周神经系统肿瘤的研究正处于Ⅰ/Ⅱ期临床试验;罗氏公司研发的 TEN－010(又称 RO6870810)自 2013 年起开展Ⅰ期临床试验,用于实体瘤、AML、多发性骨髓瘤及 MDS 治疗,目前正在进行与 CD38 抑制剂达雷木单抗、BCL－2 抑制剂维特克拉及 PD－L1 抑制剂阿特朱单抗药物联用的Ⅰ期临床试验;艾伯维研发的 ABBV－075 也处于同一研究阶段,用于治疗实体瘤、血液癌症;由瑞士生物技术公司 OncoEthix 研发的 OTX－015(又称 MK－8628、Y－803)用于治疗复发性胶质瘤、实体瘤及难治性白血病,OncoEthix 公司于 2014 年底被默克公司收购,后续临床试验由默克公司负责推进;因塞特公司研发的 INCB－54329(又称 INCB－054329)用于治疗实体瘤、血液癌。此外,勃林格殷格翰、百时美施贵宝、阿斯利康、赛尔基因及 Forma 等公司药物研发公司也都有相应 BET 小分子抑制陆续进入临床试验阶段,相关研究正在进行之中。

表 12－3　处于临床试验阶段的靶向 BRD 抗肿瘤药物

化　合　物	靶　向　肿　瘤	开　发　公　司	研　发　阶　段
I－BET762 (GSK525762)	动脉粥样硬化、炎症、血液癌、实体瘤	葛兰素史克	Ⅱ期临床试验
GSK2820151	癌症	葛兰素史克	Ⅰ期临床试验
BI－2536	实体瘤、髓性白血病、非霍奇金淋巴瘤	勃林格殷格翰	Ⅱ期临床试验
CPI－0610 (CPI－232、CPI－267232)	多发性骨髓瘤、骨髓增生异常综合征、淋巴瘤、骨髓纤维变性、外周神经系统肿瘤	星座制药	Ⅰ/Ⅱ期临床试验
BMS－986158	晚期血液病及实体肿瘤	百时美施贵宝	Ⅰ/Ⅱ期临床试验
ABBV－075	多发性骨髓瘤、髓性白血病、实体瘤	艾伯维	Ⅰ期临床试验
OTX－015 (MK－8628、Y－803)	多形性成胶质细胞瘤、实体瘤	Oncoethix GmbH	Ⅰ/Ⅱ期临床试验
AZD－5153	卵巢癌、淋巴瘤、恶性实体瘤	阿斯利康	Ⅰ期临床试验
TEN－010 (RO6870810)	MDS、AML、实体瘤	罗氏	Ⅰ期临床试验
FT－1101	MDS、非霍奇金淋巴瘤、AML	Forma Therapeutics, Inc.	Ⅰ期临床试验

续　表

化　合　物	靶　向　肿　瘤	开　发　公　司	研　发　阶　段
CC－90010	淋巴瘤	新基	Ⅰ期临床试验
INCB－54329	实体瘤、血液病	因塞特公司	Ⅰ/Ⅱ期临床试验

三、靶向组蛋白甲基化修饰的相关药物

（一）靶向 HMT 的临床在研药物

DOT1L 组蛋白甲基转移酶中的重要靶点，靶向 DOT1L 的抑制剂发现吸引了大量的药物研发公司和团队。2011 年中期，Epizyme 公司报道了第一个选择性的 DOT1L 小分子抑制剂 EPZ004777。该化合物能极好地抑制 DOT1L 的体外酶活（IC_{50} = 0.4 nmol/L），并且具有良好的细胞活性。遗憾的是其药物代谢动力学性质不够理想，血浆半衰期短，不适于长时间植入式渗透泵给药，未能进入临床试验。随后在 2011～2013 年间，Epizyme 公司以 EPZ004777 为基础，进一步通过基于结构的优化，发现设计了化合物 EPZ－5676，其中 EPZ－5676（pinometostat）已于 2012 年 9 月进入 MLL 重排型白血病治疗的临床试验，该化合物作为第一个进入临床试验的蛋白甲基化转移酶抑制剂，在表观遗传药物研发领域是一个大的突破（表 12－4）。虽然 EPZ－5676 的药物代谢动力学性质较 EPZ004777 有所提高，但其口服生物利用度仍然较低，仍需通过连续静脉给药 14 天以上才达到最佳活性并抑制肿瘤生长。

表 12－4　处于临床试验阶段的靶向组蛋白甲基化修饰的抗肿瘤药物

化　合　物	靶标蛋白	靶　向　肿　瘤	开　发　公　司	研发阶段
EPZ－5676	DOT1L	复发性 MLL 重排型白血病	洛杉矶儿童医院	Ⅰ期临床试验
GSK2816126	EZH2	复发性、难治性弥漫性大 B 细胞淋巴瘤（DLBCL），滤泡性淋巴瘤	葛兰素史克	Ⅰ期临床试验
CPI－1205	EZH2	B 细胞淋巴瘤	Horizon Oncology Center	Ⅰ期临床试验
EPZ－6438	EZH2	晚期实体瘤，非霍奇金 B 细胞淋巴瘤	克拉特布里奇癌症中心	Ⅱ期临床试验
GSK－3326595	PRMT5	实体瘤，非霍奇金淋巴瘤	葛兰素史克	Ⅰ期临床试验
TCP	LSD1	AML，MDS	迈阿密大学	Ⅱ期临床试验
GSK2879552	LSD1	AML，小细胞肺癌	葛兰素史克	Ⅰ期临床试验
IMG－7289	LSD1	急性粒细胞白血病，MDS	阿德莱德医院	Ⅱ期临床试验

EZH2 是 HMT 另一个关键靶点，各制药公司先后研发了多个针对 EZH2 的小分子抑制剂。在这其中，以 Epizyme 公司研发的化合物 EPZ005687 为代表，其为第一个 EZH2 选择性小分子抑制剂。在 EPZ005687 的基础上，Epizyme 公司研发了活性和药物代谢动力学性质均有提升的 EPZ－6438（又称为 E7438）。EPZ－6438 具有良好的口服生物利用度，可以 28 天为周期，两天一次口服给药。目前，EPZ－6438 正处于针对晚期实体瘤以及非霍奇金 B 细胞淋巴瘤的Ⅱ期临床试验研究。葛兰素史克公司的 GSK2816126，目前也已进入针对复发性、难治性弥漫性大 B 细胞淋巴瘤及滤泡性淋巴瘤患者的Ⅰ期临床试验。此外，处于Ⅰ期临床试验的还有星座公司研发的 CPI－1205，适用于 B 细胞淋巴瘤。

除了 DOT1L 与 EZH2，PRMT 也是一类重要的表观遗传学靶标。虽然针对 PRMT 的小分子抑制剂的研究很多，但只有作用于 PRMT5 的 GSK－3326595（又称 3326595、EPZ－015938）是目前处于Ⅰ期临床试验。该小分子化合物由葛兰素史克公司和 Epizyme 公司共同研发，用于治疗实体瘤和非霍奇金淋巴瘤。

(二) 靶向组蛋白去甲基化酶的临床在研药物

最早发现的 LSD1 抑制剂为反式环苯丙胺(tranylcyprominc, TCP),其在临床上被用来治疗抑郁症。虽然它能够抑制 LSD1 活性,但对胺氧化酶家族的选择性较差。研究发现,TCP 可以增强非急性早幼粒细胞白血病(non－APL)细胞对全反式维 A 酸(all-trans retinoic acid, ATRA)治疗的敏感性。因此,在临床上联合使用 TCP 和 ATRA 来研究其在 AML 的治疗效果,此外,TCP、ATRA 和化疗试剂阿糖胞苷(cytarabine)联用治疗 AML 和 MDS 的研究也进入Ⅰ/Ⅱ期临床试验。

葛兰素史克公司的 LSD1 抑制剂 GSK2879552 也进入Ⅰ期临床试验,研究其在 AML 和小细胞肺癌上的效果。GSK879552 能促进 AML 细胞分化,抑制 AML 和小细胞肺癌细胞的增殖。2017 年,Imago BioSciences 公司宣布 IMG－7289 治疗急性粒细胞白血病和 MDS 的Ⅱa 期临床试验入组第一例患者并给药。

(罗　成　毛新良　陈示洁)

第四节　表观遗传抗肿瘤药的特点及展望

对癌症患者的肿瘤样本进行基因组测序发现,调控表观遗传状态的基因的改变引起癌症事件时有发生。并且,携带这些突变的亚克隆可能在治疗后持续存在。几年来的研究主要集中于深入理解肿瘤细胞群中表观遗传缺陷机制,以及开发更加有效的癌症疗法。去甲基化药物,HDAC 抑制剂等的成功开发在血液肿瘤中取得了不错的效果。然而,表观遗传药物的开发并没有掀起工业界开发的热潮,反而多个跨国药企在各自表观遗传重要项目(如 LSD－1,BRD4 等)上遇阻。同时,已上市药物的也因为较低的药效/副作用比而销售不佳(相对于重磅炸弹林立的全球创新药物市场,表观遗传药物频频遇冷: 伏立诺他销售峰值不到 6 000 万美元,罗米地辛销售峰值也未超过 7 000 万美元,阿扎胞苷销售峰值未超过 9 000 万美元)。这其中一个很重要的原因便是表观遗传修饰的广泛性导致的治疗指数较低,高/低选择性药物容易引起预期外的毒副作用。另一个因素是目前已上市的表观遗传药物在实体瘤上的效果没有出现令人满意的效果。目前新的干预策略包括: ① 充分利用不同表观机制的串扰,如临床试验中联合使用去甲基化药物、HDAC 抑制剂同时干预 DNA 甲基化和组蛋白去乙酰化对基因表达的协同作用,这种组合疗法可以降低给药剂量进而降低表观遗传药物的副作用及其获得性抗性;② 靶向在细胞内半衰期更短的 RNA 表观修饰酶,以期开发治疗指数更高的表观遗传调控药物。

另外,免疫检查点抑制剂的到来颠覆了许多类型肿瘤的标准疗法。其在多个适应证上的应用(如帕博利珠单抗已获得美国 FDA 批准,用于治疗黑色素瘤、非小细胞肺癌、霍奇金淋巴瘤、头颈癌、膀胱癌、高度微卫星不稳定实体瘤、大 B 细胞淋巴瘤、胃癌及子宫颈癌,并且纳武利尤单抗已获得上述癌症以外的肾癌、结直肠癌、肝癌)促使许多组合策略作为个性化癌症治疗的强有力的新方法。

肿瘤内在的免疫逃避机制包括通过基因突变或表观遗传修饰的改变,表观遗传修饰酶调控因子,包括 DNA－MT 和组蛋白修饰酶,可通过影响抗原加工和呈递机制组分(如 TAP、HLA 类分子和 B2M)、肿瘤相关抗原(如癌症-睾丸抗原)和细胞因子的表达引起细胞内信号转导通路的变化进而减弱细胞毒性 T 细胞的对肿瘤细胞的杀伤能力。用 DNMT 或 EZH2 抑制剂治疗后,患者恢复 Th1 细胞因子产生、对检查点阻断的增强反应性。改变基因组非编码区的甲基化也可能影响对免疫疗法的反应。去甲基化剂(如 5－氮杂胞苷)可诱导先天免疫应答、影响 T 细胞引发和效应功能,调节 TME 内的免疫抑制细胞。另外,有新的证据表明,T 细胞衰竭与表观遗传变化有关,这些变化会引起效应或记忆 $CD8^+$ T 细胞的转录情况明显不同;而且重要的是,这些表观遗传变化似乎限制了 PD－1 阻断后 CD8 T 细胞功能的持久性。

目前肿瘤免疫检查点抑制剂与表观遗传药物的联用正在积极开展之中。默沙东公司的 PD－1 抑制剂派姆单抗与 HDAC 抑制剂伏立诺他和恩替诺特分别有 4 项临床试验正在早期验证研究之中，主要覆盖了晚期非小细胞肺癌、肾癌等实体瘤及非霍奇金淋巴瘤等。派姆单抗与 DNMT 抑制剂阿扎胞苷和（或）HDAC 抑制剂罗米地辛也正在开展结直肠癌的临床试验。百时美施贵宝公司的 PD－1 抑制剂纳武利尤单抗与深圳微芯公司的 HDAC 抑制剂西达本胺的联用也正在实体瘤的 Ⅰb/Ⅱ 期临床试验的临床药效验证阶段。

展望未来，随着人们对表观遗传的研究更加深入，更多 DNA、RNA 和组蛋白的转录、翻译后修饰酶相关抑制剂的开发，表观遗传与肿瘤抑制性微环境的机制进一步阐明，临床组合疗法的进一步丰富，表观遗传药物在抗肿瘤药物治疗领域的应用会更加广泛，其治疗效果及商业化应用也将站上新的台阶。

（罗　成　毛新良　陈示洁）

参考文献

丁健，镇学初. 高等药理学. 北京：科学出版社，2012：238－253.

Bolden J E, Peart M J, Johnstone R W. Anticancer activities of histone deacetylase inhibitors. Nature Reviews Drug Discovery, 2006, 5(9): 769－784.

Dawson M A. The cancer epigenome: Concepts, challenges, and therapeutic opportunities. Science, 2017, 355(6330): 1147－1152.

Fraietta J A, Nobles C L, Sammons M A, et al. Disruption of TET2 promotes the therapeutic efficacy of CD19－targeted T cells. Nature, 2018, 558(7709): 307－312.

Fullgrabe J, Kavanagh E, Joseph B. Histone onco-modifications. Oncogene, 2011, 30(31): 3391－3403.

Kim K H, Roberts C W. Targeting EZH2 in cancer. Nature Medicine, 2016, 22(2): 128－134.

Li Z, Weng H, Su R, et al. FTO plays an oncogenic role in acute myeloid leukemia as a N(6)－methyladenosine RNA demethylase. Cancer Cell, 2017, 31(1): 127－141.

Sen D R, Kaminski J, Barnite R A, et al. The epigenetic landscape of T cell exhaustion. Science, 2016, 354(6316): 1165－1169.

Sheng W, La Fleur MUS, Ngmyen T H, et al. LSD1 Ablation Stimulates Anti-tumor Immunity and Enables Checkpoint Blockade. Cell, 2018, 174(3): 549－563.

Wang S, Sun C, Li J, et al. Roles of RNA methylation by means of N(6)－methyladenosine (m(6)A) in human cancers. Cancer letters, 2017, 408: 112－120.

第十三章
泛素-蛋白酶体系统与抗肿瘤药研究

泛素-蛋白酶体系统(ubiquitin-proteasome system, UPS)也称为泛素-蛋白酶体途径(ubiquitin-proteasome pathway, UPP),是细胞内蛋白质修饰和蛋白质降解的主要系统。UPS 对蛋白质的结构和功能具有重要的调节作用,它广泛参与细胞的各项生命活动,包括细胞的增殖、分化、周期调控、糖原合成、抗原提呈、膜受体信号传递等;也与各类疾病的发生、发展和转归密切相关。例如,DNA 损伤修复、肿瘤发生、炎症反应,甚至病毒感染等。

UPS 是一个看似简单,实则非常复杂的系统,它由至少 6 个不可分割的部分组成,包括 Ub、泛素激活酶 E1(ubiquitin-activating enzyme, E1)、泛素结合酶 E2(ubiquitin-conjugating enzyme, E2)、泛素连接酶 E3(ubiquitin ligase, E3)、26S 蛋白酶体、去泛素酶(deubiquitinase, DUB)等。研究表明,UPS 的这些组分在肿瘤的发生、发展中起着非常重要的作用。以 UPS 重要组成部分为治疗靶标的抗肿瘤新药研发备受关注,有的已经成功地应用于临床。例如,蛋白酶体抑制剂硼替佐米(bortezomib,商品名万珂®,Velcade®)、卡非佐米(carfilzomib)、伊沙佐米(lxazomib,又称 Ninlaro)等。本章中,将围绕 UPS 及近 5 年来基于其开发的抗肿瘤药物进行介绍,并对该领域研究趋势进行分析。

第一节　泛素-蛋白酶体系统与抗肿瘤药研究

蛋白质泛素化(protein ubiquitination)是指在蛋白质的赖氨酸残基上以共价形式结合小分子泛素的现象,是一类受到严格控制的生物过程,与蛋白质的磷酸化、乙酰化、糖基化等同为蛋白质翻译后化学修饰的重要方式,在调节蛋白质结构和功能方面起着非常重要的作用。在环境发生变化时,细胞必须能准确而快速地做出反应以维持细胞的稳定性。细胞的这种反应一方面可以通过基因转录水平的调控进行,但更迅速的方式是蛋白质的化学修饰,如蛋白质的泛素化和磷酸化。蛋白质的磷酸化是将磷酸基团结合到目标蛋白特定氨基酸上的过程,常见为含羟基的苏氨酸、丝氨酸和酪氨酸。磷酸化在调控蛋白质信号方面至关重要,尤其是某些蛋白酶的激活都依赖于磷酸化修饰。相比于磷酸化,泛素化除了可以激活或抑制某些蛋白质功能外,还可以介导蛋白质经蛋白酶体水解,因而可以调控蛋白质的稳定性和丰度。由于蛋白质泛素化在调节蛋白质结构、功能以及丰度上的重要性,蛋白质泛素化广泛参与细胞周期、增殖、凋亡、分化、转移、基因表达、转录调节、信号传递、损伤修复、炎症免疫等重要生命活动,在肿瘤、心血管等重大疾病的发生、发展和治疗转归中也起着十分重要作用。蛋白质的泛素化常与蛋白酶体偶联,聚泛素化修饰的蛋白质可以进一步在蛋白酶体发生水解。因此,UPS 由蛋白质泛素化和蛋白酶体降解两个部分组成,即待降解的目标蛋白质首先被标记上 Ub(即泛素化),然后被转移到 26S 蛋白酶体并被水解成多肽片段。

一、蛋白质的泛素化

UPS 是由蛋白酶体和其偶联的蛋白泛素化体系组成,至少包含 6 个重要组分,即 Ub、泛素激活酶

E1,泛素结合酶 E2、泛素连接酶 E3、蛋白酶体(proteasome)和 DUB。在 UPS 中,泛素位于该系统的中心位置,在泛素化过程中,泛素首先在 ATP 供能作用下与激活酶 E1 形成硫酯键而被 E1 活化,然后激活的泛素被转移到泛素结合酶 E2 上,与其活化的半胱氨酸结合从而形成 E2－Ub 中间复合物,最后连接酶 E3 识别待降解的目标蛋白并以共价结合的方式把泛素从 E2 转移到目标蛋白的赖氨酸残基上,从而使目标蛋白泛素化。到目前为止研究者已经发现 2 种 E1(UBA1 和 UBA6)、40 多种 E2、600 多个 E3 和 90 多种 DUB。E3 的种类多且具有底物特异性,E3 能特异识别待降解的蛋白质并使之泛素化。蛋白质的泛素化又可以分为两种,一种是单泛素化(monoubiquitination)或寡泛素化(oligoubiquitination),一种是多聚泛素化(polyubiquitination)。单泛素化是指蛋白质底物上只连接上单一的泛素分子;寡泛素化是指底物蛋白质上连接 2~3 个泛素分子;多聚泛素化指的是蛋白质底物上某一泛素化位点上连接至少在 4 个以上,形成一个泛素链。因为 Ub 分子含有 7 个赖氨酸残基,包括 K6、K11、K27、K29、K33、K48 和 K63,理论上每一个赖氨酸残基均可以结合新的泛素分子,因此可形成不同的泛素化形式。目前研究较多的包括单泛素化和多聚泛素化。单泛素化与磷酸化一样会进一步影响蛋白质的功能或在细胞内再分布。例如,抑癌蛋白 PTEN 在发生单泛素化可以进入细胞核内而避免降解,同时在核内发挥特异磷酸酶功能而抑制 AKT/mTOR 信号通路的激活。多聚泛素化目前研究较多的形式为发生于第 11、48 或 63 位赖氨酸残基上的泛素化,即 K11、K48 和 K63 位多聚泛素化。发生 K11 或 K48 位多聚泛素化的靶蛋白通常会被 26S 蛋白酶体识别并被其特异性蛋白水解酶降解。而发生 K63 位多聚泛素化的靶蛋白则通常不会发生水解,而是参与许多关键的生物过程,包括信号转导、转录调节、DNA 修复和 DNA 复制等。同样以 PTEN 蛋白为例,PTEN 蛋白除了单泛素化外,还可以发生 K48 和 K63 位多聚泛素化。PTEN 的 K48 位多聚泛素化后可以被蛋白酶体识别并被转移至蛋白酶体降解。PTEN 发生 K63 位多聚泛素化后蛋白质稳定性不变,但是会导致细胞质膜的分布减少从而抑制其磷酸酶活性。值得注意的是,在整个反应体系中,DUB 随时可以从泛素化的蛋白质上去除泛素,从而使泛素化和去泛素化达到一定的动态平衡(图 13－1)。

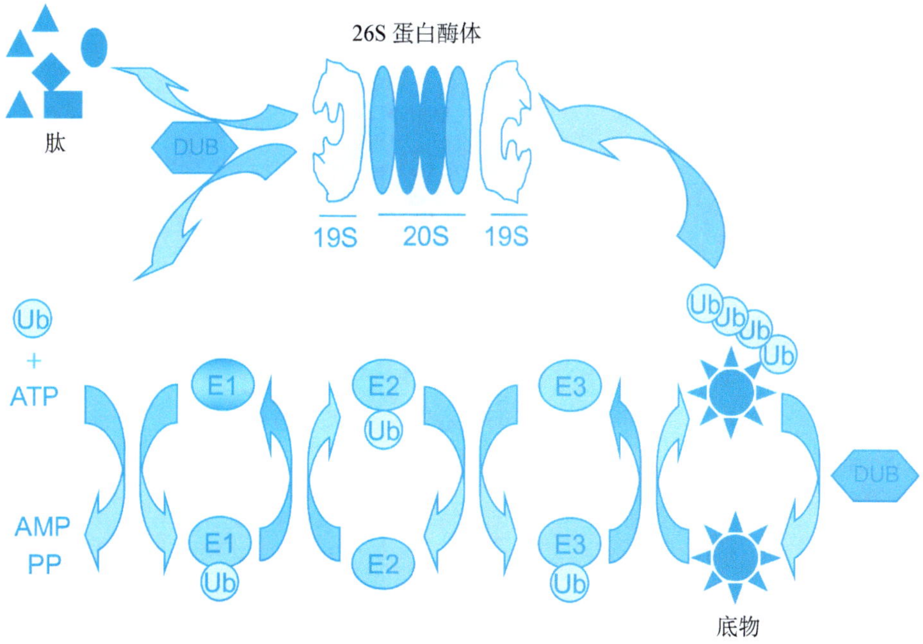

图 13－1　泛素-蛋白酶体系统(UPS)

注:UPS 由 Ub、泛素激活酶 E1、泛素结合酶 E2、泛素连接酶 E3、蛋白酶体以及 DUB 组成。泛素化蛋白质随时可以被去泛素化

二、蛋白酶体

蛋白酶体(proteasome)是一个相对分子质量高达2 000 kDa、沉降系数达26S的桶状复合物,包含一个沉降系数为20S的核心颗粒和两个沉降系数为19S的调节颗粒。核心颗粒为中空结构,由4个堆积在一起的环组成(即$\alpha_{1\sim7}\beta_{1\sim7}\beta_{1\sim7}\alpha_{1\sim7}$),其中α亚基位于两端,中间由β亚基组成(图13-2)。外部的两个环每个环都含有7个α亚基($\alpha_{1\sim7}$),一方面作为调节颗粒的结合部,另一方面发挥"门"的作用,阻止未被K48位或K11位多聚泛素化标记的蛋白质进入核心颗粒的内部。内部的两个环每个环都含有7个β亚基($\beta_{1\sim7}$),其中β_1、β_2和β_5包含蛋白酶活性位点,分别主要体现为类胰蛋白酶活性(trypsin-like,T-L)、肽-谷氨酰肽水解酶活性(post-glutamyl-peptide hydrolyzing,PGPH-L)、类糜蛋白酶活性(chymotrypsin-like,CT-L)。除了水解多聚泛素化标记的蛋白质外,错误折叠的蛋白质和冗余的蛋白质也经由蛋白酶体水解而清除。19S调节颗粒至少由20个不同亚基组成,构成两个复合物,一个是含有6个ATP酶位点和两个Non-ATP酶单元构成的基底部(the base),另一个是由至少12个Non-ATP酶亚基组成的"盖"部(the lid)。调节颗粒在蛋白质的降解过程中起着很重要的作用,它通过与泛素化蛋白的直接作用,使泛素化的底物在进入蛋白酶体降解前去泛素化和去折叠。值得一提的是,在20S核心颗粒的重新合成过程中,其固有表达的β_1、β_2和β_5亚基可以被IFN-γ诱导的同源类似物免疫亚单元β_{1i}(LMP2)、β_{2i}(MECL1)和β_{5i}(LMP7)取代,导致蛋白酶体水解优先位点的改变,促进蛋白酶体对抗原性多肽的水解。蛋白酶体和泛素化体系组成一个环环相扣的系统,能够快速调节细胞内众多蛋白质的清除,在DNA转录、蛋白质表达、细胞周期调节、代谢调节、免疫应答、信号传递等生物学过程中发挥重要作用。

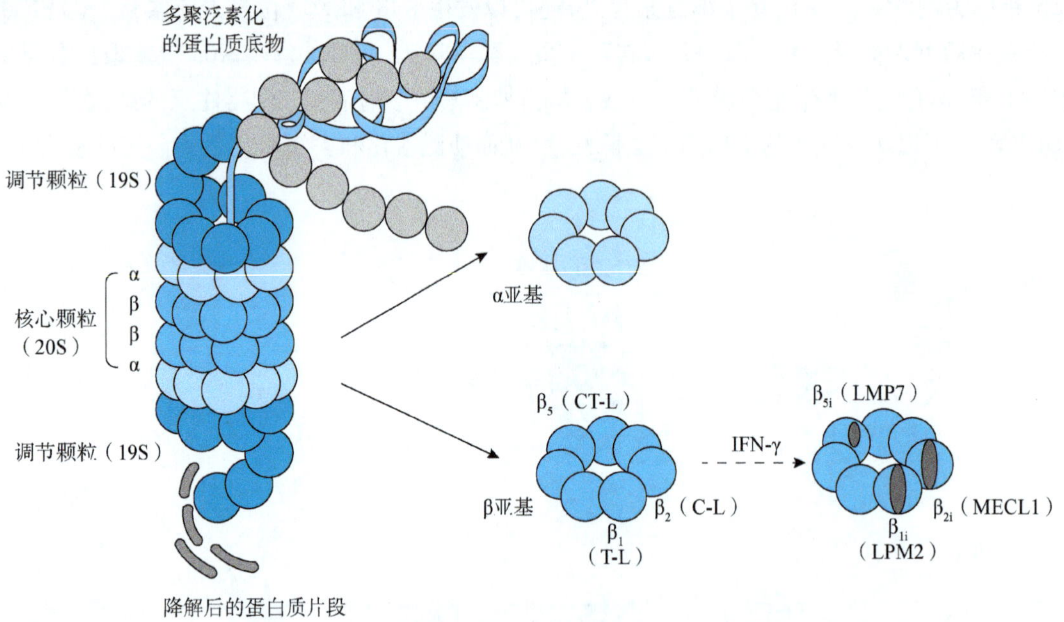

图13-2 蛋白酶体由20S核心颗粒和19S调节颗粒组成

注:其中20S的β亚基(β_1、β_2和β_5)具有催化活性,并可以被IFN-γ诱导(图片修改自McNaught K, et al. Nature Rev Neuroscience,2001, 2(8): 589-594)

(毛新良 张祖斌)

第二节 UPS与肿瘤的发生发展

随着对蛋白质泛素化认识的不断深入,蛋白质泛素化已成为和蛋白质磷酸化一样重要的调节蛋白质功能的化学修饰方式,广泛参与了细胞的各项生命活动,如免疫调节、信号传递、细胞生长等,并与诸多疾病的发生、发展密切相关。

愈来愈多的研究发现,UPS 系统的 6 大组分(Ub、E1、E2、E3、DUB 和蛋白酶体)广泛参与了肿瘤的发生、发展过程。例如,作为 UPS 系统的关键因子,Ub 的表达与多发性骨髓瘤的治疗密切相关。地塞米松等激素类药物能够诱导 Ub 的表达,使某些重要蛋白质如转录因子 c - Maf 发生多聚泛素化并经由蛋白酶体降解从而参与地塞米松对多发性骨髓瘤的治疗。有意思的是泛素激活酶 E1 在急性粒细胞白血病和多发性骨髓瘤细胞中高表达,并与这些细胞中蛋白质的高泛素化水平相关。同时通过 siRNA 干扰或小分子抑制剂干预 E1 的表达,细胞内蛋白质的总体泛素化水平明显降低,这一结果导致肿瘤细胞内未折叠或错误折叠蛋白质的大量聚集,并且诱导肿瘤细胞内质网应激反应从而导致肿瘤细胞凋亡。除了 Ub 和 E1 外,成员众多的 E2、E3 和 DUB 更是与肿瘤关系密切,有的与肿瘤特异性关联。例如,泛素结合酶 UBE2O 在多发性骨髓瘤细胞中低表达,它可以介导癌转录因子 c - Maf 和 MafB 的 K48 位多聚泛素化而导致 Maf 蛋白的降解,抑制其转录因子活性,使骨髓瘤细胞不能进入细胞周期而死亡。而具有 600 多个成员的 E3 连接酶更能特异性诱导底物蛋白的泛素化而广泛参与某些特定肿瘤的发生发展或存活。例如,E3 连接酶 MDM2 和 Skp2 在肿瘤细胞中表现为高度活性,从而负性调节细胞分裂和细胞周期调节因子 P53 和 P27 的稳定性,与多种肿瘤有关。另一个代表性的泛素连接酶是与乳腺癌和卵巢癌易发性高度相关的肿瘤抑制基因 *BRCA1*。BRCA1 是一个含有 RING 结构域的泛素连接酶,它与另外一个含有 RING 结构域的蛋白质 BARD1 形成具有 E3 活性的复合物。其中 BRCA1 蛋白的 RING 结构域具有与 E2 泛素结合酶 UB2D3 的结合位点。BRCA1 的泛素化底物目前报道的有磷酸化的 RBBP8。而有的泛素连接酶具有肿瘤特异性,如 HERC4。HERC4 是 HECT 家族的泛素连接酶,它在多种实体瘤如肺癌、肝癌和乳腺癌中高表达,促进这些肿瘤细胞的增殖和存活,但是在骨髓瘤细胞中 HERC4 的表达却被抑制。而在骨髓瘤细胞中重新表达 HERC4 后,骨髓瘤细胞中的特异性转录因子会发生降解从而触发骨髓瘤细胞的凋亡。除了上述基因和蛋白质之外,DUB,如 CYLD 和 USP4、USP6、USP9x 等与肿瘤的增殖有关。CYLD 主要通过去除 BCL - 3 的多聚泛素链,抑制其降解,提高其稳定性,从而负性调节 NF - κB 的功能。USP9x 的表达与滤泡状淋巴瘤和弥散性大 B 细胞淋巴瘤 MCL - 1 的表达直接相关,并且是多发性骨髓瘤的不良预后因子,下调 USP9x 的表达则可以使 MCL - 1 发生泛素化降解,从而使肿瘤细胞的生长受抑制并走向凋亡。最近研究最为热门的是 DUB 中的 USP7。一方面,USP7 可以使 MDM2 的泛素化水平降低而增强其蛋白质稳定性,而后者促进 P53 的降解。另一方面,USP7 可以使 PTEN 发生去泛素化而提高其蛋白质水平。由于 USP7 一方面促进抑癌蛋白 P53 发生降解,而另一方面抑制抑癌蛋白 PTEN 发生蛋白酶体降解,提示其功能具有细胞特异性。而作为多聚泛素化蛋白质发生降解的重要场所,蛋白酶体在肿瘤细胞中的表达水平也是高的,并且与细胞的高度增殖性和细胞周期的快速进行密切相关。这是可以理解的,因为众多细胞周期的控制因子如 P53、P21、P27 和 Rb 等均可以被多聚泛素化并被蛋白酶体降解。具有临床意义的是,蛋白酶体表达高的肿瘤细胞与正常细胞被蛋白酶体抑制剂处理后,肿瘤细胞发生凋亡的敏感性要比正常细胞高 10 多倍。例如,用蛋白酶体抑制剂 lactacystin 处理正常人外周 B 细胞和 B 细胞淋巴瘤,就细胞凋亡率而言,后者是前者的 10 多倍。这一研究表明蛋白酶体与肿瘤的发生、发展和治疗有关,也为开发以蛋白酶体为治疗靶标的小分子新药提供了理论基础。

(毛新良 张祖斌)

第三节 以 UPS 为靶标的抗肿瘤新药的研制

随着对 UPS 参与肿瘤机制的深入研究,以 UPS 为分子靶标的抗肿瘤新药研究方兴未艾,有的药物,如硼替佐米(万珂)等已经纳入临床成为治疗多发性骨髓瘤的一线药物,并且在治疗套细胞淋巴瘤(mantle cell lymphoma)中也逐渐受到重视。

如前所述,UPS 中几乎所有组分都参与了肿瘤的发生、发展和治疗、转归,因此理论上每一组分都可以应用于抗肿瘤的靶向药物开发,事实上,医药学家们也正在努力进行这方面的尝试,并取得了令人振奋的成果。从 E1 到 DUB,再到蛋白酶体,几乎都有候选药物在研究中,其中一些已经被批准于临床治疗。泛素-蛋白酶体系统及其主要的抑制剂靶标(图 13-3)。这些小分子药物依据作用靶标大概可以分为两类,一类是以泛素化酶,即以 E1、E2、E3 或 DUB 为治疗靶标,另一类是以蛋白酶体为治疗靶标,目前进入Ⅰ期临床试验的各类代表性候选药物有 10 多个。

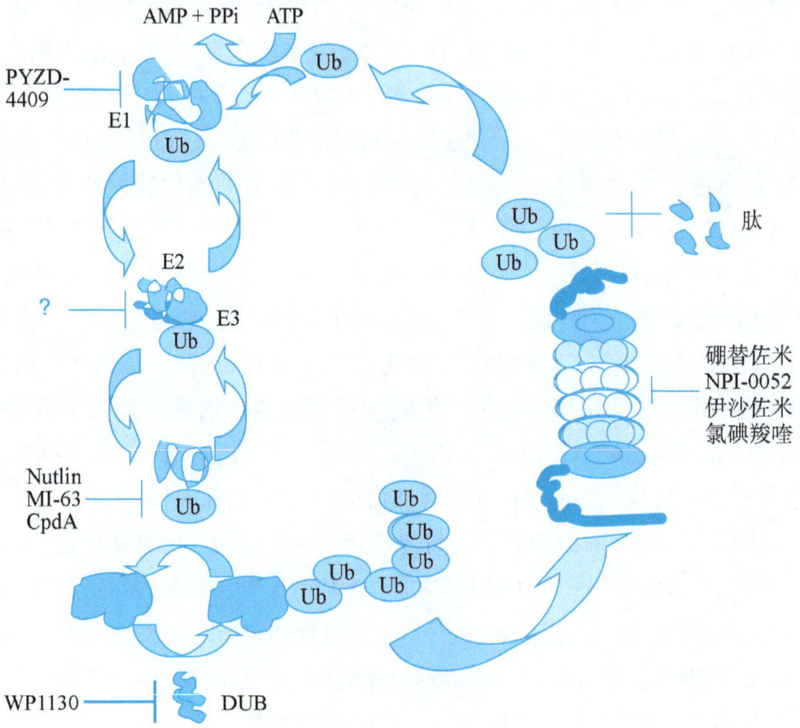

图 13-3 以 UPS 为分子靶标的代表性药物

注:UPS 各个通路的重要节点均可作为抗肿瘤药物的作用位点。目前硼替佐米(bortezomib)、卡非佐米(carfilzomib)和伊沙佐米(ixazomib)已经被批准作为单一药物或者与其他药物如地塞米松联合治疗多发性骨髓瘤,其他药物均处于研究阶段

在以泛素化关联酶为分子治疗靶标的抗肿瘤药物研究中,目前主要报道的有 E1、E3 和去泛素化酶抑制剂(表 13-1)。

表 13-1 代表性的泛素化酶抑制剂

小分抑制剂	目 标 酶	靶 向 肿 瘤	主 要 机 制
E1 抑制剂			
PYR-41	E1	白血病	PYR41 呋喃上的硝基基团共价结合到 E1 上的半胱氨酸残基;抑制细胞因子诱导的 NF-κB 的激活;稳定 P53,增强其转录活性
PYZD4409	E1	多发性骨髓瘤、粒细胞白血病	诱导 E1 活性,诱导内质网应激反应和细胞凋亡
TAK-243	E1	急性髓性白血病	抑制 UBA1 活性,降低底物蛋白的泛素化水平,导致细胞死亡

续 表

小分抑制剂	目 标 酶	靶 向 肿 瘤	主 要 机 制
E2 抑制剂			
CC0651	Cdc34(YBE2P1)	前列腺癌、结肠癌	与 Cdc34 结合,抑制 Cdc34 活性,上调 P27 的表达,进而抑制细胞增殖
Leucettamol A Manadosterols A, Manadosterols B NSC697923	YBX13(YBE2N),UEV1A	骨肉瘤、成神经母细胞瘤、淋巴细胞瘤	抑制 UBC13/UEV1A 复合物结合并抑制其功能;抑制 UBE2N 作用,促进 P53 的核转位,诱导细胞凋亡
E3 抑制剂			
Nutlin - 3a、RITA、MI - 63, RG7112,RG7338	E3 - MDM2	多种肿瘤,包括乳腺癌、肺癌、食管癌等	促进 P53 的稳定,恢复 P53 的功能;抑制 Mdm_2 - P53 结合位点
银胶菊内酯(parthenolide)	MDM2	多种肿瘤、包括乳腺癌、肺癌、食管癌等	促进 Mdm_2 的泛素化
SJ - 172550,NSC207895,FL118	MdmX	乳腺癌、结肠直肠癌	抑制 MdmX - P53 结合位点,阻止 MdmX 的转录
SCF12,冬凌草甲素(oridonin)	FBW7	白血病、淋巴瘤	阻止其与底物蛋白的结合
AEG35156、雷公藤甲素(triptolide)	XIAP	乳腺癌、急性粒细胞白血病	干扰 XIAP 的合成或活性,抑制 AIF、MEKK2 、TGF - β 等的活性
CpdA,ZL25,维生素 D_3(Vitamin D_3),水飞蓟素(silibilin)	Skp2	多发性骨髓瘤、淋巴细胞白血病粒细胞白血病、前列腺癌	防止 SCF 复合物的形成,上调 P21/P27 的表达,诱导细胞周期阻滞
PRT4165	BMI1/RING1A	B 细胞和 T 细胞白血病等	抑制 BMI1/RING1A 活性,增强 TOP2 的药效
对甲苯磺酰-*L*-精氨酸甲酯盐酸盐(tosyl - *L* - arginine methyl ester, TAME),Apcin	Cdc20	乳腺癌	降低 Cdc20 的表达或激活
DUB 抑制剂			
WP1130	USP9x	多发性骨髓瘤、慢性粒细胞白血病等	抑制 DUB 的活性,促进 MCL - 1 的泛素化降解;同时抑制 BCR - ABL 的活性
HBX41108, HBX19818, P5091, P22077,ADC - 01,ADC - 03	USP7	多种肿瘤包括:前列腺癌,非小细胞肺癌,神经母细胞瘤等	抑制 USP7 介导的 P53 去泛素化,激活 P53 的转录活性
自噬抑制剂(spautin 1)	USP10,USP13	乳腺癌、宫颈癌	促进了 Vps34 的降解,阻止 USP10、USP13 对 Beclin1 的去泛素化作用
米托蒽醌(mitoxantrone)	USP11	胰腺癌	抑制 BRCA2 信号通路
LDN57444,VLX1570	UCHL1,USP14	肺癌、多发性骨髓瘤	抑制 UCHL 活性,诱导细胞凋亡
ML364	USP2	结肠直肠癌、淋巴瘤	促进 CCND1 降解,阻滞细胞周期

一、以 E1 为靶标的小分子药物

如上所述,Ub 首先在 ATP 供能的条件下,在泛素激活酶 E1 的催化下使 Ub 活化,形成 E1 -酰基腺苷酸,它控制着整个 UPS 的第一步。因此选择性阻断 E1 的催化活性将使 Ub 不能结合到 E1,从而阻断整个蛋白质泛素化反应链。根据对 E1 酶作用的分析,多个位点可以阻断 E1 的酶活性。例如,由于泛素化激活是一个 ATP 依赖过程,因此开发 ATP 竞争性抑制剂能够抑制 E1 的活性。另外,阻断 E1 - Ub 复合物的形成也是一个有效的抑制 E1 活性的方式。已经报道的 E1 抑制剂中,PYR41 是一个吡唑酮衍生物,其呋喃环上的硝基能结合到E1分子上的半胱氨酸残基,从而抑制其活性。PYR41抑制蛋白质的泛素化,但是可以促进类泛素蛋白修饰(small ubiquitin-like modifier, SUMO),从而抑制IkBa的泛素化和蛋白酶体降解。PYR41也能抑制P53的降解,促进P53的转录活性。但是PYR41作为抑制剂分子经常出现脱靶抑制作用,它在抑制E1作用的同时也能抑制其他泛素调节酶,说明其是非特异性抑制剂。E1的另一个抑制剂PYZD4409具有与PRY41相似的结构特点。其可阻止E1和Ub分子之间硫酯键的形成,从而抑制了细胞因子引起的NF-κB的激活和稳定P53蛋白。体内外的试验表明,PYZD-4409对急性粒细胞白血病的小鼠模型具有很好的治疗作用,能显著抑制肿瘤细胞的生长。最近,研究者新发现了一个E1抑制剂小分子化合物TAK-243,它可以和UBA1相结合并抑制其活性,进而降低底物靶蛋白的泛素化水平,最终导致肿瘤细胞的死亡。

二、以E2为靶标的小分子药物

E2在蛋白质的泛素化过程中起着承上启下的作用,它能特异识别数目众多的E3,准确地将激活的泛素从E1转移到E3上。此外,E2决定着泛素链的组装和泛素链的链接拓扑异构学,以及泛素链延伸的初始化和延长。

CC0651化合物是E2抑制剂之一,结构为(2*R*,3*S*,4*S*)-5-(3,5-二氯比苯-4-基)-2,3-二羟基-4-(2-甲氧基乙酰氨基乙酸)戊烷酸。研究报道证实,CC0651可以抑制泛素结合酶Cdc34的功能,使泛素连接酶Skp2的底物P27得以不被多聚泛素化而发生降解,从而导致肿瘤细胞死亡。另外一个E2抑制剂是Leucettamol A,是一种从海生海绵(*Leucetta aff. microrhaphis*)中提取的环肽化合物,它可以抑制泛素结合酶UBC13与UEV1A的结合从而抑制其功能,导致细胞死亡。在海生海绵中还提取出另两种二聚体甾醇化合物Manadosterols A和B,它们也可抑制UBC13/UEV1A复合物的泛素结合酶功能。除此之外,研究者们还发现小分子化合物NSC697923,可以抑制泛素结合酶UBE2N的功能。在*P53*野生型的神经母细胞瘤(NB)细胞中,NSC697923可激活P53的核转位,增强其转录活性,抑制细胞增殖;而在*P53*突变的NB细胞中,NSC697923则可以通过激活JNK信号通路导致细胞死亡。且NSC697923对耐药的NB细胞株和小鼠肿瘤在体模型中也展现出很好的抑制效果。

三、以E3为靶标的小分子药物

E3连接酶在真核细胞内的成员是所有泛素化关联酶中最多的,目前已被证实发现有600多种。根据分子结构和组分的不同,泛素连接酶主要可以分为3类:RING(really interesting new gene, RING)结构域的E3、HECT(homologous to E6-associated protein cterminus, HECT)结构域的E3以及RING-in-between-RING (RBR)E3。E3成员众多,具有底物特异性。一般认为E3能特异性识别待泛素化的蛋白质底物,并准确地将Ub从E2以共价结合的方式转移到底物蛋白质的赖氨酸残基上。越来越多的研究表明,E3通过调节肿瘤致癌蛋白或者抑癌蛋白的降解,在各种肿瘤中扮演着重要的角色。一些与肿瘤相关的重要蛋白质,如经典抑癌蛋白P53,已经证明其功能可被多种E3连接酶调节。因此,可以选择性抑制特定E3从而达到调节某一特异的蛋白质信号通路而达到肿瘤治疗的目的。目前以E3为治疗靶标的小分子抑制剂报道较多。例如,X染色体连锁凋亡抑制蛋白(X-linked inhibitor of apoptosis protein, XIAP)。XIAP是一个含有RING结构域的E3,它除了使其他蛋白发生泛素化外,还能介导自身泛素化。XIAP在多种肿瘤细胞中高表达,包括多发性骨髓瘤、白血病、肺癌、乳腺癌等,除了作为一个E3发挥作用外,它还能抑制凋亡相关酶caspase-3、caspase-7和caspase-9的活性,从而阻断细胞的凋亡,而抑制XIAP的表达或抑制XIAP的活性能直接诱导肿瘤细胞的死亡,因此,XIAP可以作为一个很好的抗肿瘤分子靶标。已经报道的XIAP的小分子抑制剂包括XIAP的反义寡核苷酸(antisense oligonucleotide, ASO)(如 AEG 35156)和抑制剂(如人工合成的三肽,苯喹酮、多聚苯基脲等)(表 13-1)。它们能有效地通过抑制 XIAP 的表达,而达到诱导肿瘤细胞凋亡的目的。

在以 E3 为靶标的抗肿瘤新药研究中,除了 XIAP 外还有两个研究比较多的 E3 是 HDM2 和 Skp2。HDM2 也是一个含有 RING 结构域的蛋白质,作为一个 E3 泛素连接酶,它是 P53 主要的负性调节因子,通过两种不同机制起作用: ① 识别 P53 蛋白质氨基端的反式激活单元,抑制其正常结合功能,使之不能形成转录复合物从而不能转录表达;② 介导 P53 蛋白的泛素化,通过蛋白体途径使其降解。因此,抑制 HDM2 一方面能够诱导 P53 的表达,同时抑制 P53 的泛素化降解,稳定 P53,恢复 P53 的肿瘤抑制作用。因此抑制 HDM2 与 P53 相互作用,已成为近年肿瘤药物研究的一个主要领域。目前有多个 HDM2 抑制剂的报道,比较重要的有 Nutlins、MI-63 和 RITA (表 13-1)。这些小分子能有效地恢复 P53 的凋亡诱导功能,在多个肿瘤的体内外模型中得到了很好的验证。遗憾的是,这些小分子只对表达野生型 P53 的肿瘤细胞有诱导凋亡作用,而对突变体(型)P53 的肿瘤细胞没有生物学功能。

Skp2 含有一个 F-box 结构域,是多蛋白 E3 复合物 SCF(SKP1-cullin-F-box)的一个组成部分,同时也是 S 期激酶 Cyclin A-CDK2(cyclin A-CDK2 S-phase kinase)的必需组分。Skp2 特异性地识别磷酸化的细胞周期素依赖性激酶抑制剂 1B (cyclin-dependent kinase inhibitor 1B,CDKN1B,又称 P27),并在 SCF 的作用下使之泛素化,而进一步在蛋白酶体降解。*Skp2* 已经证明是一个原癌基因,与多发性骨髓瘤和淋巴瘤的病理发生有关。而高水平 *Skp2* 的表达在乳腺癌中尤其重要,是乳腺癌的不良预后指征。因此,Skp2 是一个很被看好的抗肿瘤分子靶标。目前报道的 Skp2 抑制剂有 CpdA,该小分子能够特异性结合 Skp2,抑制 P27 的泛素化,使 P27、P53 等肿瘤抑制蛋白质的水平升高,从而抑制肿瘤细胞周期的进行,诱导肿瘤细胞的增殖抑制并进一步凋亡。除了 CpdA 之外,另一个复合物 ZL25 也被证实是 Skp2 的特异性抑制剂,它不影响其他 SCF 复合物成员的活性,如 FBW7 或者 βTrCP。ZL25 可以直接与 Skp2 结合从而阻止 Skp2 和 SKP1 的相互作用,最终抑制细胞的存活。

Cdc20 是 APC/C 复合物中的协同致癌因子,诸多研究已经证实其在肿瘤的发生、发展过程中起着十分重要的作用。研究者们也开发出了很多针对 Cdc20 的抑制剂,如 TAME(tosyl-L-arginine methyl ester),它可以结合到 APC 复合物上,从而阻止 Cdc20 和 Cdh1 的激活。另一种小分子化合物 Apcin,它可以直接结合到 Cdc20 上进而抑制其作用。

不同于 E1、E2,E3 连接酶对底物靶标蛋白具有很高的特异性。因此以 E3 作为靶标设计药物,可使药物疗效更好,具有副作用更低和安全性更高的优点。另外,因为一些 E3 可以靶定泛素化并降解肿瘤的多种致癌基因,因此以这些 E3 为靶标设计药物比单纯以某致癌基因设计药物更合理。此外,一些 E3 连接酶的突变似乎与癌症的发生、发展也密切相关。比如 FBXW7,在很多癌症中都发现了 *FBXW7* 突变,包括黑色素瘤、T 细胞急性淋巴细胞白血病和胆管癌等。因此,开发可针对多个靶点的药物,并配合个体化治疗方案可以增加这些药物的应用范围。

四、以 DUB 为靶标的小分子药物研究

DUB 在泛素-蛋白酶体通路中发挥着重要的作用,它可以水解用以连接 Ub 和底物蛋白之间的异构肽或者 α 多肽,使泛素化的蛋白质去泛素化,从而影响泛素化蛋白的稳定性,改变蛋白质命运,维持细胞内正常的稳态环境。目前已经报道在人类组织细胞中大约有 90 多种 DUB,其中大多数被报道可作为癌症或其他疾病的治疗靶点。DUB 主要可分为两类: 半胱氨酸蛋白酶和金属蛋白酶。其中半胱氨酸蛋白酶包括: 泛素特异性蛋白酶(ubiquitin specific protease, USP),泛素 C 端水解酶(ubiquitin C-terminal hydrolase, UCH),Machado-Josephind 蛋白酶(MJD)和卵巢肿瘤蛋白酶(ovarian tumor protease, OTU);而金属蛋白酶种类包括: Jab1/Mov34/Mpr1 Pad1 N 端蛋白酶(JAMM)。DUB 像去磷酸化酶一样能够逆

转泛素化的蛋白质,使多聚泛素化链发生水解,从而通过以下两方面发生作用:一方面是使一些已经泛素化的蛋白质去泛素化,另一方面是使某些尚未发生泛素化的蛋白质免于泛素化。例如,DUB 中的 USP9X,它能够使癌蛋白 MCL-1 去泛素化,从而使 MCL-1 在细胞内的浓度提高,增强 MCL-1 的抗凋亡活性。而抑制 USP9X 的活性则可以增强 MCL-1 的泛素化降解,促进肿瘤细胞的凋亡,有助于肿瘤的治疗。WP1130 就是以 USP9X 为靶标的一个 DUB 抑制剂。除了抑制 USP9X 外,WP1130 对 USP5、USP14 和 UCH37 也有抑制作用。WP1130 在促进 MCL-1 泛素化降解的同时,也能够使 P53 免于泛素化,从而提高 P53 的胞内水平,诱导细胞凋亡。此外,WP1130 对慢性粒细胞白血病(chronic myeloid leukemia, CML)标志性蛋白质 BCR-ABL 的泛素化也有促进和增效作用。在不改变 *BCR-ABL* 基因表达水平的前提下,WP1130 能特异而快速地下调野生型和突变型的 BCR/ABL 的水平,从而促进 CML 细胞的凋亡。除了 WP1130 外,另一个 DUB 抑制剂 HBX41108 也有较好的生物学作用。HBX41108 是 USP7 的小分子抑制剂。USP7 调节 P53 的泛素化降解,也可以使发生单泛素化的转录因子 FOXO4 去泛素化,从而使 FOXO4 不能向核内转移,因而抑制 FOXO4 的活性,同时激活 PI3K/AKT 的活性。小分子抑制剂 HBX41108 对 USP7 的 IC_{50} 为 0.53 μmol/L,能有效激活 P53 的活性,使结肠癌细胞发生凋亡。近些年来,研究者们也发现了一些新的氨基四氢吖啶衍生物,如 HBX19818 和 HBX28258。结果显示,HBX19818 可共价结合到 USP7 结构域上具有催化功能的半胱氨酸残基上,以达到稳定 P53,促进 G_1 期阻滞和诱导细胞内凋亡的作用。除此之外,还有一些非特异性抑制 USP7 的小分子化合物,如 P5091 和 P22077,除了抑制 USP7 外,它们同时也可抑制 USP47。在多发性骨髓瘤细胞中,P5091 可以抑制 USP7 的 DUB 活性,稳定 P53 蛋白和抑制肿瘤细胞生长。P22077 在小鼠原位神经母细胞瘤中也体现出了很好的抑制肿瘤生长的作用。最近,Almac Discovery 和基因泰克公司开发出了更好特异性的 USP7 抑制剂小分子 ADC-01 和 ADC-03。

已经证实 DUB 与肿瘤发生、发展的多个层面有着密切关联。例如,调节肿瘤致癌基因或抑癌基因的功能,调控着肿瘤发生过程中的关键表观遗传学变化。而有一些 DUB,却和蛋白酶体的功能直接相关,包括 PSMD14 (also known as POH1)、USP14 和 UCHL5。它们可以与蛋白酶体相结合,通过剪切掉靶蛋白上的 Ub,从而阻止靶蛋白的泛素-蛋白酶体降解。这 3 个 DUB 已经被证实在多种肿瘤的中高表达并与肿瘤的恶性程度高度相关,包括多发性骨髓瘤、肝癌、非小细胞肺癌和结肠癌等。以这些与蛋白酶体相关的 DUB 作为设计药物的靶点应该更具有吸引力,因为它们的抑制可能对癌症细胞的生理过程产生重大影响,但毒性却比那些直接针对核心蛋白酶体的药物要小。例如,小分子药物 VLX1570,目前已经进入 I 期临床试验用于治疗多发性骨髓瘤及其他一些实体瘤。除此之外,其他生物医药公司也在不断研究开发这些 USP 的小分子抑制剂,如 Cleave Biosciences 公司开发的 8-mercapto-N-[(tetrahydro-3-furanyl) methyl]-4-quinolinecarboxamide,并申请了相应的专利。

五、以蛋白酶体为靶标的小分子药物研究

肿瘤细胞内蛋白酶体的表达水平、蛋白质浓度和酶活性都比正常细胞高,抑制蛋白酶体对肿瘤细胞具有更显著的效应。因此,研究蛋白酶体特异性抑制剂具有很大的应用前景。目前在临床上使用的蛋白酶体抑制剂有 3 种,包括硼替佐米(2003 年被美国 FDA 批准的第一个蛋白酶体抑制剂药物)、卡非佐米(2012 年被美国 FDA 批准的第二个蛋白酶体抑制剂药物)和伊沙佐米(2015 年被美国 FDA 批准的第 1 个口服蛋白酶体抑制剂药物)。除这 3 种已经用于临床的蛋白酶体抑制剂药物之外还有很多化合物正在临床前研究过程中。表 13-2 列出的是目前具有代表性的蛋白酶体抑制剂,主要包括硼替佐米、卡非佐米、Marizomib、Oprozomib、伊沙佐米、CEP18770、氯碘羟喹及其衍生物 5-氨基-8-羟基喹啉(5AHQ)。

表 13-2　蛋白酶体抑制剂

小分子抑制剂	作用特点	靶向肿瘤	研发进展
硼替佐米(PS-341) 硼替佐米,万珂	β_1、β_2 和 β_5 亚基上苏氨酸残基,抑制全部 T-L、C-L 及 CT-L 活性。为竞争性、可逆性抑制	多发性骨髓瘤、套细胞淋巴瘤等	批准上市
卡非佐米 (PR-171,Kyprolis)	高度选择性抑制 CT-L 样蛋白酶体活性,而对其他酶的几乎没有抑制作用。为不可逆性抑制	主要为多发性骨髓瘤、乳腺癌、肺癌、卵巢癌、前列腺癌等	批准上市(多发性骨髓瘤)
NPI-0052 (Marizomib、Salinospormide A)	海洋放线菌提取物,可抑制 β_1、β_2 和 β_5。为非可逆性抑制,具口服活性	多发性骨髓瘤、急慢性粒细胞和淋巴细胞白血病等	Ⅱ期临床试验
Oprozomib	抑制全部 T-L、C-L 以及 CT-L 活性。具口服活性。为非可逆性抑制	多发性骨髓瘤和其他实体瘤	Ⅰ~Ⅱ期临床试验
伊沙佐米 (MLN9708,Ninlaro)	抑制全部 T-L、C-L 以及 CT-L 活性。具口服活性。为可逆性抑制	多发性骨髓瘤	批准上市
Delanzomib (CEP18770)	选择性抑制 CT-L 样蛋白酶体活性,抑制 NF-κB 活性,抑制血管生成活性	多发性骨髓瘤、淋巴细胞白血病、粒细胞白血病	Ⅱ期临床试验
氯碘羟喹(CQ) 5-氨基-8-羟基喹啉(5AHQ)	抑制 20S 蛋白酶体的 α 亚基,非竞争性抑制,与硼替佐米具有协调作用	多发性骨髓瘤、白血病	Ⅰ期临床试验

(一) 硼替佐米

硼替佐米是由亮氨酸、苯丙氨酸和吡嗪酰胺组成的三肽化合物,即 Pyz-Phe-boroLeu,其中亮氨酸的羧基由硼酸基取代。硼酸基在硼替佐米的抗肿瘤活性中起重要作用,硼替佐米特异性地对 20S 核心颗粒的 β 亚基 β_1、β_2 和 β_5(尤其是 β_5)氨基端的苏氨酸呈可逆性结合,表现为竞争性抑制。硼替佐米对 CT-L 活性具有很强的抑制作用,在较小程度上,对 20S 蛋白酶体的 C-L 活性具有抑制作用。而其去硼酸化的代谢产物无抑制 26S 蛋白酶体的活性。通过对 26S 蛋白酶体的抑制进而防止某些特异蛋白的水解,如 IκBα、P21、P27、P53、RB、PTEN 等。这些重要蛋白质参与肿瘤细胞的生长、增殖和凋亡调节等。通过抑制这些重要蛋白质的水解,激活肿瘤细胞的凋亡细胞信号系统,从而抑制肿瘤细胞的生长增殖、促进肿瘤细胞的凋亡。此外,硼替佐米也可以通过诱导细胞的自噬作用而杀死肿瘤细胞。体外实验证明硼替佐米对多种类型的肿瘤细胞具有杀伤作用。临床前肿瘤模型体内实验证明硼替佐米能够抑制包括多发性骨髓瘤在内的多种肿瘤的生长。通过对多中心多个临床试验的研究表明,多发性骨髓瘤对硼替佐米的反应性最好。在对难治性和复发性多发性骨髓瘤患者的研究中发现,使用硼替佐米 4~6 个疗程总缓解率达到 30%以上,与其他药物联用可使总缓解率达到 97%。2003 年硼替佐米经美国 FDA 以快速审批的方式批准用于多发性骨髓瘤和套细胞淋巴瘤的治疗。硼替佐米因与其他治疗药物联合用药在临床上展现出很好的疗效,于 2005 和 2008 年相继被美国 FDA 批准用于多发性骨髓瘤的二线和一线用药。2014 年,硼替佐米也被美国 FDA 批准用于套细胞淋巴瘤治疗。现在,硼替佐米广泛与其他抗骨髓瘤药物联合使用,如沙利度胺和来那度胺等免疫调节剂、美法仑等细胞毒性药物、地塞米松和泼尼松等糖皮质激素类药物等。但是,随着对硼替佐米应用的增多和临床认识的增强,硼替佐米的一些毒副作用也逐渐被发现,其中主要的是硼替佐米引起的外周神经病变和外周神经痛,这一作用甚至可以影响患者的日常生活。硼替佐米引起的外周神经病变和外周神经痛可能与某些基因的表达改变有关,尤其那些与外周神经发育有关的基因,如 *SOX8* 和 *MYO5A* 等。另外,对硼替佐米耐药性的认识也逐渐提高。最初对硼替佐米治疗敏感的患者,随着时间的推移,几乎不可避免地会产生耐药性,临床反应的平均持续时间通常为 12 个月。细胞对硼替佐米的耐药性可能与靶基因突变(如 β_5'-氨基端丙氨酸突变为苏氨酸)和靶基因过表达有关。另外,一些靶外蛋白如 HSP27 的高表达也与硼替佐米耐药有关。

（二）卡非佐米

卡非佐米(PR－171)是一个四肽环氧酮类化合物，特异性地抑制 $β_5$ 亚基上的 CT－L 样蛋白酶体活性而对其他的酶类没有抑制作用或作用非常微弱，此外对结构性和诱导性 20S 蛋白酶体都有抑制作用。与硼替佐米相比，卡非佐米的一个显著特点是对蛋白酶体抑制是非可逆性的。共结晶研究表明，$β_5$ 的氨基端的苏氨酸残基上的羟基能亲核性地攻击卡非佐米上环氧酮的羧基形成一个半缩醛中间物，直接导致环氧环的断开和分子内环化从而产生吗啉加合物。通过对蛋白酶体的抑制作用，卡非佐米诱导多聚泛素化蛋白质的聚集和由之导致的细胞凋亡。细胞实验表明卡非佐米对包括多发性骨髓瘤、乳腺癌、肺癌、卵巢癌、前列腺癌等在内的多种肿瘤都有凋亡诱导作用。动物体内研究显示卡非佐米主要对肿瘤组织和肿瘤细胞具有杀伤作用而对多种正常组织和正常细胞的毒作用甚微。相比较于硼替佐米，卡非佐米还可以大大降低周围神经病变的风险。卡非佐米在治疗过程中也会有很多副作用，包括心血管并发症、高血压和心力衰竭，但幸运的是，这些不良反应是可逆的并且可以通过严格的临床监测来控制。除此之外，卡非佐米和硼替佐米一样，也有一些类似如贫血、疲劳和腹泻等副作用。另外，卡非佐米的一个潜在的缺点是它的水溶性很差，因此它不能通过口服吸收，这也促使了第三代蛋白酶体，即第一个口服蛋白酶体抑制剂药物伊沙佐米的开发和诞生。

（三）伊沙佐米

伊沙佐米是第一个在临床治疗复发和难治性多发性骨髓瘤的口服蛋白酶抑制剂。伊沙佐米是一种双肽硼酸盐，它可以可逆地选择性抑制蛋白酶体 $β_5$ 亚单位上的 CT－L 样蛋白酶体活性，IC_{50} 约为 3.4 nmol/L。而如果使用高剂量的伊沙佐米，其可抑制 $β_1$ 亚单位上的 caspase 样蛋白酶体活性和 $β_2$ 亚单位上的 Trypsin 样蛋白酶体活性，IC_{50} 分别为 31 nmol/L 和 3 500 nmol/L。伊沙佐米是一种柠檬酸酯类药物(MLN9708)，它在生理条件下可迅速水解为药理学活性形式(MLN2238)。

尽管伊沙佐米与硼替佐米有相似的效力和选择性，但它们的物理化学特性不完全相同，伊沙佐米具有更好的药物动力学和药效动力学，伊沙佐米的蛋白酶解离半衰期较短。这些特性的改进也体现在其抗肿瘤活性上，如伊沙佐米在临床前实体瘤和血液肿瘤动物模型研究中表现出了更好的抗肿瘤活性。同时，伊沙佐米和地塞米松或来那度胺联合使用时也显示出很好的协同作用。

伊沙佐米于 2015 年被美国 FDA 的批准，并于 2016 年在欧盟得到了 EMA 的批准。正在进行的临床试验也在密切关注其作为单一药物，或与其他抗多发性骨髓瘤药物，如 melphalan、泼尼松、来那度胺和地塞米松等联合用药时的反应，结果显示其具有很好的抗多发性骨髓瘤活性，且拥有良好的耐受性和安全性。但是也与硼替佐米一样，伊沙佐米最常见的副作用是血小板减少症、胃肠道症状、嗜中性粒细胞减少和疲劳，但神经病变发生率较低。

（四）NPI－0052(marizomib、salinospormide A)

Marizomib 是海洋放线菌提取物，能非可逆性抑制 $β_1$、$β_2$ 和 $β_5$ 亚基的活性。与硼替佐米相比，marizomib 的作用迅速而持久，这可能与其非可逆性作用有关。例如，肿瘤细胞暴露 marizomib 15 min 就可以诱导肿瘤细胞凋亡，而相同浓度的硼替佐米需要处理 8 h 以上才能达到相同的药效作用。不同于硼替佐米，marizomib 优先抑制 CT－L 酶活性，其 IC_{50} 为 2.6 nmol/L，而对 caspase 样酶活性的 IC_{50} 为 430±60 nmol/L。Marizomib 对硼替佐米耐药的多发性骨髓瘤细胞也有杀伤作用，并与硼替佐米有协调作用，能减轻硼替佐米诱导的神经病变。目前 marizomib 已经进入多发性骨髓瘤治疗的Ⅱ期临床试验，初步结果表明 marizomib 的耐受性好，毒副作用少而轻，有望不久用于难治复发多发性骨髓瘤的治疗。

（五）Oprozomib(ONX0912，PR－047)

Oprozomib 是卡非佐米的衍生物，在使用三肽环氧酮的药物化学中被研究者发现，能非可逆性抑制 20S 蛋白酶体的 chymotrypsin-like 活性。Oprozomib 相比较于卡非佐米的静脉注射方式，其有更好的口服生物利用度。

在多个动物肿瘤模型研究中，oprozomib 通过激活 caspase－3、caspase－8、caspase－9 和多聚 ADP 核糖聚合酶(poly ADP-ribose polymerase, PARP)，抑制血管生成和多发性骨髓瘤细胞迁移，具有显著的抗多发性骨髓瘤活性，减少肿瘤的发展，延长存活期。体内外多个实验也证实其与硼替佐米、lenalidomide 和地塞米松等药物联合使用时可增强抗多发性骨髓瘤活性，抑制肿瘤细胞生长和血管生成。此外，oprozomib 也能抑制人多发性骨髓瘤异体移植小鼠模型的肿瘤生长，减少了肿瘤的进展并提高存活率。与卡非佐米类似，oprozomib 不仅可以直接抑制骨髓瘤细胞的生长，也可以通过抑制破骨细胞分化从而增强成骨细胞的形成和功能，最终达到减少骨髓相关疾病发生的目的。

在实体肿瘤的临床前研究模型中，也发现 oprozomib 具有很好的抑制活性。例如，在头颈部鳞状细胞癌(head and neck squamous cell carcinoma, HNSCC)细胞中，通过上调 Bik 蛋白，激活 caspase－8、caspase－9、caspase－3 和 PARP 剪切，导致细胞死亡。在 HNSCC 的动物肿瘤模型中，oprozomib 同样也显示出很好的抑制肿瘤生长活性。Oprozomib 目前正在进行 Ⅰ/Ⅱ 期临床试验，可以作为复发和难治多发性骨髓瘤治疗的单一药物或也可与其他抗多发性骨髓瘤药物如地塞米松联合治疗。

（六）Delanzomib (CEP－18770)

Delanzomib 是一种可逆的、口服生物可利用的硼替佐米结构类似物。Delanzomib 可选择性抑制 CT－L 样蛋白酶体活性(IC_{50} 约为 3.8 nmol/L)，对 CT－L 样蛋白酶体活性具有稍弱的抑制作用(IC_{50} 为 20～50 nmol/L)。Delanzomib 的一个显著特点是，在多发性骨髓瘤异种移植小鼠模型中，它在肿瘤组织中蛋白酶抑制作用时间长。目前 delanzomib 已经进入多发性骨髓瘤治疗的Ⅱ期临床试验研究阶段。

（七）氯碘羟喹和其类似物 5－氨基－8－羟基-喹啉(5AHQ)

氯碘羟喹和其类似物 5－氨基－8－羟基-喹啉(5AHQ)是一类新的蛋白酶体抑制剂。氯碘羟喹是一个经典的抗真菌、抗寄生虫药物，除了可能与日本患者的亚急性髓性视神经病变有关外，未见其他毒性。另一个就是它们对蛋白酶体的作用特点。前面讲到硼替佐米通过与 20S 的 β 亚基进行竞争性抑制，而氯碘羟喹等主要通过与 20S 的 α 亚基结合以非竞争性的方式抑制蛋白酶体的活性。因此这类药物能够与硼替佐米起协调作用，并能克服硼替佐米的细胞耐药性。目前氯碘羟喹正在进行对难治性和复发性急性粒细胞白血病的 Ⅰ/Ⅱ 期临床试验。

（毛新良　张祖斌）

第四节　UPS 靶向抗肿瘤新药研究策略

UPS 的靶向药物研究方兴未艾，虽然发现了一系列新的化合物，对肿瘤的靶向治疗产生了极大的推动作用，在临床上取得了很令人鼓舞的疗效，但同时也出现了很多值得深入研究和探讨的问题。医药学家们需要研究如何筛选并开发出更高效低毒的 UPS 靶向抗肿瘤新药。综合概括，主要可以采取以下几种研究策略。

一、蛋白酶体抑制剂的高效筛选

蛋白酶体中起主要作用的是 20S 蛋白酶体核心颗粒，其中多数蛋白酶体通过抑制 CT－L 样蛋白酶活性而达到抑制蛋白酶体的作用。20S 蛋白酶体可以从兔红细胞中制备，并进行商业化生产。通过在 20S 蛋白酶体中加入筛选化合物和荧光标记的 CT－L 样蛋白酶底物，在 37℃ 孵育 30 min 后，即可以在多孔微板荧光分析仪(如 molecular device)上分析荧光产物，通过对荧光产物量的变化发现蛋白酶体的有效抑制剂。该筛选过程可以在机器人的辅助下完成。例如，新型蛋白酶体抑制剂 PI－083 就是通过这种策略发现的。在 70 ng 20S 蛋白酶体中分别加入 20 μmol/L 的 Suc－Leu－Leu－Val－Tyr－AMC、

Bz - Val - Gly - Arg - AMC 或 Z - Leu - Leu - Glu - AMC,用以分析 CT - L、T - L 或 PGDH 样蛋白酶体活性;同时加入 10 μmol/L 的小分子化合物或天然产物。通过分析荧光底物/产物的变化,最终发现了比硼替佐米作用更强的新的蛋白酶体抑制剂。值得注意的是,这种基于药物的计算机虚拟筛选方法为寻找新的蛋白酶体抑制剂化合物提供了一种新的策略。这些方法也可能被纳入未来的药动学-药效学模型,以提高对患者体内药物作用的预测。

二、泛素化酶相互作用抑制剂的发现

蛋白质的泛素化过程是一个 ATP 依赖性的三级酶联反应过程。目前已经初步明确了泛素激活酶 E1、泛素结合酶 E2、泛素连接酶 E3、蛋白质底物间相互识别和相互作用过程。例如,E2 在泛素化过程中具有承上启下的作用,它将激活的 Ub 通过高度特异性的相互作用转移到蛋白质底物上。通过分析 E2 - Ub 间巯酯键的形成,可以设计合成小分子多肽 UBC12N26。该多肽分子能够特异性地结合并干扰 NEDD8 激活酶的活性。又如通过对泛素连接酶 MDM2 和 P53 间相互作用的分析,设计合成了小分子 MI - 63 和 Nutlin。这些小分子能够特异性地识别并干扰 MDm2 - P53 的相互作用,恢复 P53 的活性,从而诱导细胞的凋亡。

三、泛素化增强剂的发现

通常情况下,酶激活剂的发现较抑制剂更为困难。在 UPS 中,由于泛素化底物的多样性,通过加强某些癌蛋白的泛素化降解则能一定程度上诱导治疗肿瘤的凋亡。为了发现此类激活剂,美国加利福尼亚大学的科学家设计出一种称为泛素化激活增强分子设计策略。蛋白靶向降解嵌合分子(proteolysis targeting chimeric molecule, PROTAC)是一类增强蛋白质泛素化水解的杂合分子,它能募集诱导癌症发生的靶蛋白分子到 E3 附近并被泛素化而进一步降解。基本原理是在 PROTAC 中存在一个可以被 E3 识别的多肽,而该多肽分子以化学共价结合方式连接到能够识别靶蛋白的另一个小分子,从而通过相互作用使底物分子快速被 E3 泛素化,并进一步降解。

四、原有化合物的结构优化

化合物的结构优化是快速发现和提高已有药物或已有候选药物的药效学的重要方法,这类方法主要基于已有抑制剂。例如,硼替佐米是一个含有硼酸的蛋白酶体抑制剂,为了提高其活性,一系列新的含硼酸基团的蛋白酶体抑制剂被开发出来。如 SMNT 1、SMNT 2、SMNT 3,它们比硼替佐米(MG341 或 PS - 341)具有更强的生物学活性。例如,基于氯碘羟喹设计出新的化合物 5 -氨基- 8 -羟基喹啉(5AHQ),比氯碘羟喹的 IC_{50} 更低,能够显著克服硼替佐米的耐药性。

五、天然抗肿瘤化合物的筛选

天然药物具有多种活性成分,现有的抗肿瘤药物中,约有超过一半的活性成分是来源于天然产物,因此天然药物具有巨大的挖掘潜力。由于肿瘤发病复杂,大多数肿瘤的发生、发展受到多个环节的调控,某一单一靶点的小分子药物常会出现治疗范围窄,且易产生耐药性的缺点。多靶点抗肿瘤药物的开发则显得尤为重要,而天然药物因其具有多种活性成分,可能具有多靶点的优点,因此这些药物的开发可能是肿瘤靶向治疗的一个新的策略方法之一。

六、联合用药策略

肿瘤具有高度的异质性,即使同一肿瘤,其在不同的发展阶段,患者对药物的敏感性也有可能存在很大的差异。硼替佐米、卡非佐米和很多分子靶向抗肿瘤药物一样，起初表现出很好的疗效，但随着治疗的深入，始终不可避免会出现不同程度的获得性耐药的问题，最终导致治疗失败。联合用药策略可能是这些问题的解决途径之一，如分子靶向药物联合传统化疗药物、不同分子靶向抗肿瘤药物联合及与其他治疗方式如放疗等联合。例如，硼替佐米、伊沙佐米和地塞米松联合使用，在临床上展现出较单药更好的疗效。

（毛新良　张祖斌）

第五节　小　　结

自蛋白酶体抑制剂硼替佐米被美国 FDA 批准用于多发性骨髓瘤治疗，蛋白质泛素化过程的发现被授予 2004 年诺贝尔化学奖，以 UPS 为靶点的抗肿瘤药物的研究掀起了一波又一波的热潮。在过去的 10 年中，对 UPS 及其成员功能、分子调控机制及其与疾病之间关系的研究取得了巨大进步。与此同时，以 UPS 组分为靶标进行的药物筛选的基础理论和技术应用方面也取得了重大进展，推动了小分子抑制剂的发现和不断优化。同时这些化合物的发现也为进一步深入了解 UPS 的细胞生物学机制及在疾病中的确切作用提供了重要工具。随着该领域的研究不断深入，相信未来几年会有更多令人振奋的进展，有望从肿瘤治疗拓展到其他重大疾病如免疫性疾病等的治疗。

（毛新良　张祖斌）

参考文献

Aaron Ciechanover. The ubiquitin-proteasome pathway: On protein death and cell life. The EMBO Journal, 1998, 17 (24): 7151－7160.

Daniela Hoeller, Ivan Dikic. Targeting the ubiquitin system in cancer therapy. Nature, 2009, 458(7273): 438－444.

Francesca Bernassola, Michael Karin, Aaron Ciechanover, et al. The HECT family of E3 ubiquitin ligases: Multiple players in cancer development. Cancer Cell, 2008, 14(1): 10－21.

Harrigan J A, Jacq X, Martin N M, et al. Deubiquitylating enzymes and drug discovery: Emerging opportunities. Nat Rev Drug Discov, 2018, 17(1): 57－78.

Lynn Bedford, James Lowe, Lawrence R. Dick, et al. Ubiquitin-like protein conjugation and the ubiquitin-proteasome system as drug targets. Nat Rev Drug Discov, 2011, 10(1): 29－46.

Mansour M A. Ubiquitination: Friend and foe in cancer. Int J Biochem Cell Biol, 2018, 101(8): 80－93.

McNaught K S, Olanow C W, Halliwell B, et al. Failure of the ubiquitin-proteasome system in Parkinson's disease. Nat Rev Neurosci, 2001, 2(8): 589－594.

Park J E, Miller Z, Jun Y, et al. Next-generation proteasome inhibitors for cancer therapy. Transl Res. 2018, 198(8): 1－16.

Philippe Guédat, Frédéric Colland. Patented small molecule inhibitors in the ubiquitin proteasome system. BMC Biochemistry, 2007, 8(SUPPL1): S14.

Wang D, Ma L, Wang B, et al. E3 ubiquitin ligases in cancer and implications for therapies. Cancer Metastasis Rev, 2017, 36(4): 683－702.

Yihong Ye, Michael Rape. Building ubiquitin chains: E2 enzymes at work. Nature Reviews Molecular cell Biology, 2009, 10(1): 755－764.

第十四章
靶向肿瘤代谢通路抗肿瘤药

代谢(metabolism)即新陈代谢,是营养物质在细胞内进行的一切化学变化的总称,是生命现象的基本特征。代谢通路由一系列的酶促反应构成,前一个反应的产物是后续反应的底物。尽管所有化学反应都是可逆的,但细胞中的条件往往是在热力学上更有利于往反应的一个方向上进行。通常情况下,细胞整体处于代谢稳态,维持细胞的生长需要和代谢物质的可及性之间的平衡。

近年来,代谢通路异常在肿瘤中的作用也逐渐引起了人们的关注。2011 年,肿瘤领域先驱人物 Robert A. Weinberg 和 Douglas Hanahan 撰写的《肿瘤重大特征》一文,正式将肿瘤细胞代谢异常列为肿瘤十大特征(hallmarks of cancer),认为肿瘤细胞的代谢改变,对于肿瘤的恶性化过程至关重要。

靶向肿瘤代谢通路被认为有望开辟肿瘤药物治疗的新方向,获得了药物研发界的广泛关注。2017 年,首个针对代谢酶异柠檬酸脱氢酶 2(isocitrate dehydrogenase2,IDH2)的抑制剂 vorasidenib 获批上市用于急性白血病的治疗,代表着肿瘤代谢抗肿瘤领域的首个突破。本章将从代谢基础、代谢异常与肿瘤和代谢通路抑制剂 3 个方面对这一领域进行介绍。

第一节　代谢基础

机体代谢反应主要涉及糖、脂质、蛋白质和核酸四大物质,用以维持生命体基本的能量和物质需求。四大物质在代谢过程中相互影响、密切联系,通过中间代谢产物的相互转化,形成复杂的代谢网络,多种代谢酶在代谢过程中发挥重要作用。关于四大物质的代谢特点在生物化学教材中已经有非常详细的介绍,本节仅做简略介绍。

一、糖代谢

葡萄糖是绝大多数哺乳动物细胞的主要能量来源,经细胞膜上的葡萄糖转运体进入细胞。糖代谢途径将糖类转化为供能小分子(如 ATP、GTP)及物质代谢的碳骨架(如蛋白质、核酸和脂质合成的碳骨架)。真核细胞中,糖代谢主要有 3 条途径:糖酵解(glycolysis)、三羧酸循环(tricarboxylic acid cycle, TAC)和戊糖磷酸途径(pentose phosphate pathway, PPP)。

(一) 糖酵解

糖酵解是细胞糖代谢过程的第一步,在胞质中经过十步酶催化反应,将葡萄糖转化为丙酮酸(图 14－1)。糖酵解反应全过程没有氧的参与,发生在几乎所有的有氧和厌氧生物中。糖酵解可分为准备阶段和放能阶段。在前期的准备阶段 ATP 被消耗,因此也被称为投入阶段,通过消耗能量将葡萄糖转变为两分子丙糖磷酸,即甘油醛－3－磷酸和磷酸二羟丙酮。第二阶段为放能阶段,产生高能分子 ATP 和 NADH。1 分子葡萄糖经过糖酵解后净得 2 分子 ATP 和 2 分子 NADH。ATP 用于其他需能反应,而 NADH 则会进入呼吸链或作为还原剂参与细胞内其他反应。在原核生物和真核生物的大部分缺氧细胞或组织(如骨骼肌)中,丙酮酸会转化成乳酸。另外,人体在肝或肾能以丙酮酸等非糖物质为原料,通过糖异生重新合成葡萄糖。

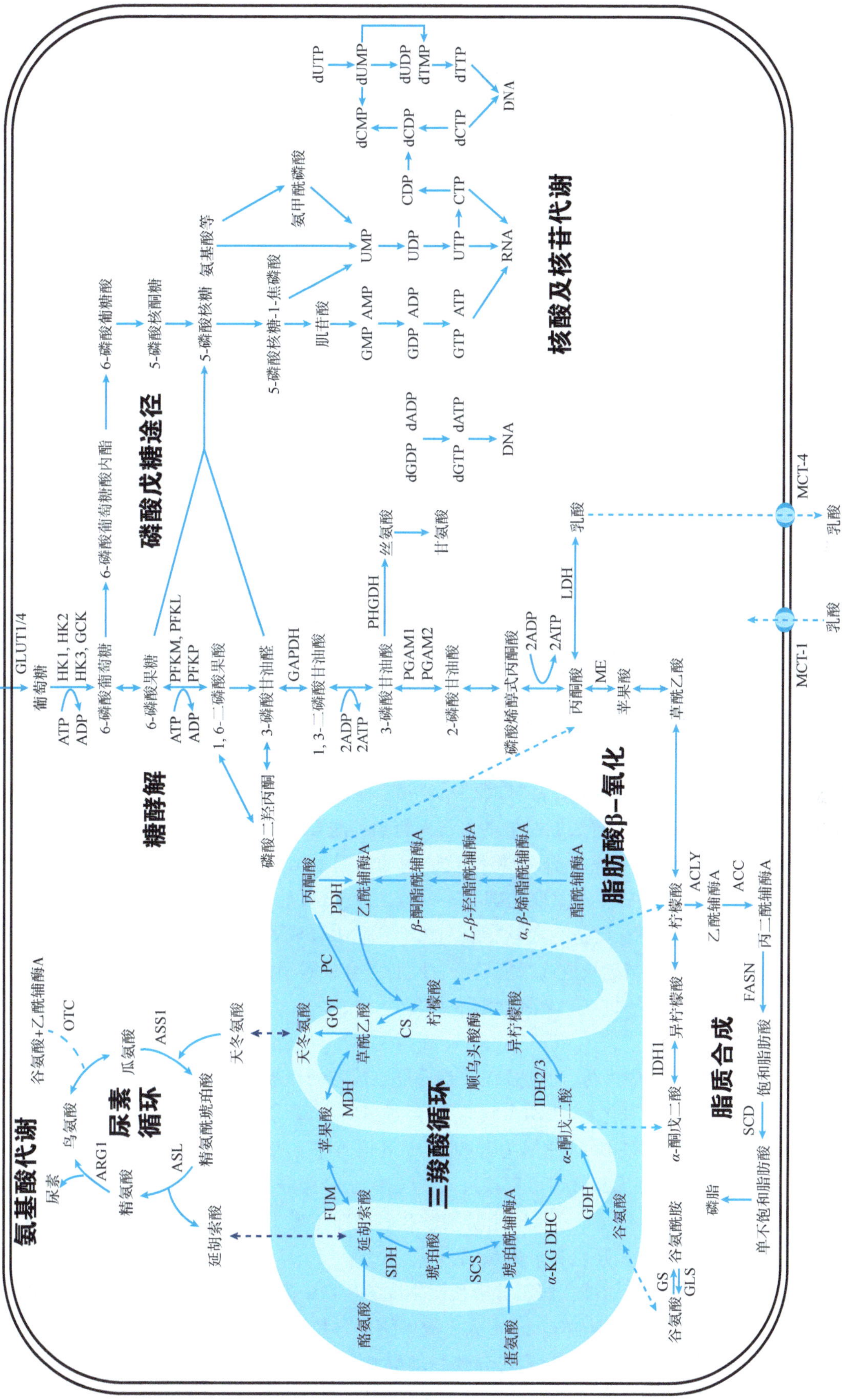

图 14－1　四大物质代谢通路及其之间的关系

(二) 三羧酸循环

在氧气充足的环境,葡萄糖生成的丙酮酸能进一步进入三羧酸循环(又称柠檬酸循环)。该循环亦因由德国生物化学家克雷布斯(Krebs)发现而称为克雷布斯循环(Krebs cycle),克雷布斯亦因此获得1953年的诺贝尔生理学或医学奖。

丙酮酸进入线粒体后,被丙酮酸脱氢酶脱氢生成乙酰辅酶A(CoA)。乙酰CoA是糖类、脂类、氨基酸代谢的共同的中间产物,经多步反应彻底分裂释放CO_2,并产生氢并传递给辅酶烟酰胺腺嘌呤二核苷酸(NAD^+)和黄素腺嘌呤二核苷酸(FAD)。后者携带氢进入呼吸链,将电子传递链给O_2产生H_2O,并且偶联氧化磷酸化产生ATP提供能量。三羧酸循环既是分解代谢途径,生成ATP来满足细胞的能量需求,又为生物合成提供了前体分子。另外,新近有研究表明,糖酵解产生的乳酸同样也能为三羧酸循环提供碳源。

(三) 磷酸戊糖途径

磷酸戊糖途径,也称戊糖磷酸途径、五碳糖磷酸途径、磷酸戊糖旁路,通常认为是葡萄糖代谢的一个旁路。磷酸戊糖途径发生于细胞质中,是葡萄糖氧化分解的一种方式。其主要特点是葡萄糖直接氧化脱氢和脱羧,不必经过糖酵解和三羧酸循环,无ATP的产生和消耗。该途径的所有中间产物均为磷酸酯,产生大量的还原性物质NADPH,参与脂肪酸、固醇类物质和核苷等的生物合成。

二、脂质代谢

脂质代谢指脂质的合成和分解代谢。脂质的组成较为复杂,涉及脂肪[三酰甘油(triglyceride,TG)]、胆固醇、磷脂、脂肪酸及相对含量较少的神经鞘脂质、酮体等。其中,脂肪酸(fatty acid)是最简单的一种脂,也是许多复杂脂的组成成分。在氧气充足的情况下,脂肪酸可氧化分解为CO_2和H_2O,释放大量能量,是机体主要能量来源之一。

(一) 脂肪酸合成

机体内的脂肪酸大部分为食物来源的外源性脂肪酸。机体也可以将糖和蛋白质转变为内源性脂肪酸,用于TG的生成,贮存能量。合成脂肪酸的直接原料是乙酰CoA,首先生成十六碳的软脂酸。脂肪酸合成在细胞的胞质中进行,在合成之前,须将线粒体内的乙酰CoA转运入胞质,再由乙酰CoA羧化酶(acetyl CoA carboxylase)催化转变成重要的碳源——丙二酰CoA,后者通过缩合-加氢还原-脱水-再加氢还原等步骤的循环,逐步延长碳链合成软脂酸。在细胞质中合成的软脂酸,能够以乙酰CoA为碳源,在线粒体或内质网中进一步被延长成高级脂肪酸。脂肪酸合成需消耗ATP和NADPH,其中NADPH主要来源于磷酸戊糖途径,少量来自于苹果酸氧化脱羧。

(二) 脂肪酸β氧化

脂肪酸的分解在线粒体中进行,通过β氧化最后经三羧酸循环被彻底氧化生成CO_2和H_2O并释放能量。脂肪酸每完成一次β氧化,失去两个碳原子;经过多次β氧化,分解成乙酰CoA(碳链为偶数)或多分子乙酰CoA和1分子丙酰CoA(碳链为奇数)。β氧化前需要将脂肪酸活化生成脂酰CoA,这是一个耗能过程。中、短链脂肪酸无需载体可直接进入线粒体,长链脂酰CoA需要肉毒碱转运。β氧化是需氧过程,释放大量的ATP。1分子十六碳的脂肪酸经β氧化净生成106分子的ATP。生成的ATP除了为机体利用合成高能化合物外,还会释放大量的热量。

酮体(acetone bodies)是脂肪酸在肝脏分解代谢生成的特殊中间产物,包括β-羟丁酸(约占70%)、乙酰乙酸(约占30%)和极少量的丙酮。正常人血液中酮体含量极少,在某些生理(饥饿、禁食)或病理(如糖尿病)情况下,糖来源或氧化供能障碍导致脂动员增强,脂肪酸成为主要供能物质。新近的研究发现,营养缺乏条件下的肝癌细胞通过代谢重编程激活酮体产能而促进肿瘤的发生发展。

三、蛋白质代谢

蛋白质是生命活动的主要承担者，氨基酸是其基本组成单位。动物体内氨基酸分为不能合成而需要从食物中摄入的必需氨基酸，如赖氨酸、色氨酸、苏氨酸等；体内虽能合成但不能满足正常需要的半必需氨基酸，如酪氨酸、半胱氨酸等；体内能由简单的前体合成的非必需氨基酸，如甘氨酸、丙氨酸。

（一）蛋白质的合成代谢

原核生物与真核生物的蛋白质合成过程中有很多的区别，真核生物的过程更复杂。蛋白质生物合成可分为氨基酸的活化、肽链合成起始、肽链的延长、肽链的终止和释放、蛋白质合成后的加工修饰五步。从 DNA 转录得到 mRNA 是蛋白质生物合成的模板，每三个连续的核苷酸决定一个氨基酸的种类和位置。核糖体为蛋白质合成的活动场所。氨基酸以肽键连接形成多肽，多肽经过不同方式加工、修饰转变成具有生物功能的蛋白质。

（二）蛋白质的分解代谢

各种生物均含有水解蛋白质的蛋白酶或肽酶，这些酶的专一性不同，但均能破坏肽键，使各种蛋白质水解成其氨基酸成分的混合物。氨基酸的分解代谢分为脱氨、脱羧和碳骨架分解三类反应，不同的氨基酸降解途径不同，脱下的氨经尿素循环生成尿素，如精氨酸、鸟氨酸、瓜氨酸。氨基酸经脱氨后的碳骨架可以通过乙酰 CoA、α-酮戊二酸、琥珀酸、延胡索酸和草酰乙酸等 5 个入口进入三羧酸循环，如天冬氨酸可与草酰乙酸相互转化从而进入三羧酸循环。氨基酸在体内还可转变成重要的含氮化合物，如神经递质、嘌呤、嘧啶、磷脂、卟啉、辅酶等。

四、核酸代谢

核酸基本原件是核苷酸（nucleotide），由核苷和磷酸组成；核苷又由碱基和戊糖构成。这一结构组成也为认识核苷酸代谢提供了重要线索，五碳糖与有机碱合成核苷，核苷与磷酸合成核苷酸，4 种核苷酸组成核酸。

（一）核苷酸合成代谢

在生物体内，核苷酸可由一些简单的化合物合成，合成原料包括天冬氨酸、甘氨酸、谷氨酰胺、CO_2 及一碳单位（甲酰基及次甲基，由四氢叶酸携带）等。核苷酸合成途径的起始反应是以磷酸戊糖途径产生的 5-磷酸核糖作为原料生成 5-磷酸核糖 1-焦磷酸（PRPP），进而通过生成次黄嘌呤核苷酸（肌苷酸，IMP）形成嘌呤核苷酸。嘌呤核苷酸再经转氨成腺嘌呤和鸟嘌呤核苷酸；嘧啶核苷酸的合成正相反，先合成嘧啶环，再与磷酸核糖结合转变为嘧啶核苷酸。最先合成的一磷酸核苷（NMP）的磷酸基还可以进一步磷酸化为二磷酸核苷（NDP）及三磷酸核苷（NTP）。脱氧核糖核苷酸是通过已合成的核糖核苷酸的还原作用而生成的，还原作用发生于二磷酸核苷分子上，腺嘌呤脱氧核苷酸（dADP）、鸟嘌呤脱氧核苷酸（dGDP）、胞嘧啶脱氧核苷酸（dCDP）及尿嘧啶脱氧核苷酸（dUDP）均可由此而来，胸腺嘧啶脱氧核苷酸（dTMP）不同，由 dUMP 甲基化生成。核苷酸在体内的合成受到反馈性的调节作用。例如，嘌呤核苷酸合成的终产物是 AMP 及 GMP，可反馈性地抑制 IMP 转变为 AMP 及 GMP，并与 IMP 一起反馈抑制起始反应 PRPP 的生成。

（二）核苷酸分解代谢

核酸在核酸酶的作用下分解成核苷酸，核苷酸继续被核苷酸酶分解成磷酸和核苷。核苷可被核苷磷酸化酶分解成戊糖-1-磷酸和碱基，戊糖-1-磷酸进入戊糖途径或重新用于合成核酸。嘌呤核苷酸在体内分解代谢可产生尿酸，随尿液排出体外；嘧啶核苷酸分解生成 CO_2、β-丙氨酸及 β-氨基异丁酸等。

（黄　敏）

第二节　代谢异常与肿瘤

代谢重编程(metabolic reprogramming),又称代谢重塑,是肿瘤细胞的重大特征,涉及细胞代谢的各个方面,包括糖酵解增加、线粒体代谢改变、脂质代谢增强等,有利于满足肿瘤细胞快速增殖对能量和生物大分子物质等的需求。当前,对于代谢重编程如何发生,认识还非常有限,通常认为是肿瘤细胞自身变化和所处环境共同作用的结果。本节将重点介绍肿瘤细胞代谢重编程的关键特征和调控这些代谢变化的关键因素。

一、肿瘤代谢异常

(一) 有氧糖酵解

前文提到,在氧气充足的情况下,正常细胞倾向于在线粒体中将葡萄糖充分氧化成 CO_2。而肿瘤细胞即使在有氧条件下也更倾向于利用葡萄糖生成乳酸,这一代谢特征被称为有氧糖酵解(aerobic glycolysis),由德国生物化学家 Warburg 于 1924 年首次提出,所以又称 Warburg 效应。有氧糖酵解是一种相对低效的能量利用方式,大量利用葡萄糖的同时,仅产生极少量的 ATP。因此,这一现象被发现之初,被认为是肿瘤细胞线粒体功能受损所致。然而,之后的研究表明,大多数肿瘤细胞线粒体的氧化磷酸化的功能并未受损,肿瘤细胞的代谢向有氧糖酵解转变似乎更可能是主动发生的、有利于肿瘤生长和恶性化的变化。最近,对这一代谢改变的生物学意义的认识,也逐步深入。

1. 满足能量供给　葡萄糖代谢是肿瘤细胞产能的主要方式。1 分子葡萄糖经糖酵解转变为乳酸产生 2 分子 ATP,也可经糖酵解后进入线粒体进行氧化磷酸化产生 36 分子 ATP。尽管糖酵解产生 ATP 的量比线粒体氧化磷酸化少很多,但 ATP 生成的速度却比氧化磷酸化快 100 倍。有观点认为,由于肿瘤细胞在单位时间内能够摄取大量的葡萄糖,有氧糖酵解产生的 ATP 总量足以满足肿瘤细胞的需求。也正是这一发现,催生了基于葡萄糖类似物 ^{18}F-脱氧葡萄糖(^{18}FDG)的正电子发射型计算机断层显像(^{18}FDG-positron emission computed tomography, ^{18}FDG-PET)技术。^{18}FDG 作为葡萄糖类似物,会被代谢旺盛的肿瘤细胞摄取并在肿瘤组织大量积累,通过正电子核素成像,实现了对肿瘤及其转移病灶的放射显影,具有灵敏度高、辐射低等优势。

2. 支持生物大分子合成　大量摄入的葡萄糖,通过糖酵解途径除了产生 ATP,还产生了大量的代谢中间产物,而这些代谢中间产物,正是合成生物大分子的前体。例如,葡萄糖可以通过糖酵解支路转化为非必需氨基酸,还可通过一碳代谢与磷酸戊糖途径合成嘌呤与嘧啶核苷酸的前体物质。糖酵解带来了蛋白质、核苷等细胞增殖分裂所必需的生物大分子合成的优势,保证了细胞快速增殖的物质供给。

(二) 线粒体代谢

尽管肿瘤细胞有氧糖酵解能力增强,但线粒体仍是肿瘤细胞 ATP 的主要来源,同时还协同有氧糖酵解为肿瘤细胞生长增殖合成生物大分子物质。

1. 线粒体与合成代谢　线粒体是细胞重要的代谢中心,参与脂质、蛋白质的合成并通过产生活性氧自由基(ROS)和 NADPH 维持氧化还原平衡。线粒体中关键的代谢过程是三羧酸循环。正常细胞中,三羧酸循环中的碳来源于葡萄糖的氧化,而在肿瘤细胞中,线粒体则利用谷氨酰胺替代葡萄糖作为三羧酸循环的碳源。线粒体中谷氨酰胺的氧化对依赖谷氨酰胺的肿瘤细胞尤其重要。Glu 代谢可以生成草酰乙酸,也可通过还原羧化生成柠檬酸。柠檬酸可通过柠檬酸转运蛋白(citrate transport protein, CTP)运出至细胞质中用于脂质合成。肿瘤细胞中 CTP 的活性高于正常细胞,加速了该转运过程,供给肿瘤细胞中的脂质合成。

2. *线粒体与氧化应激* 代谢过程对细胞的氧化还原平衡有重要调节作用。线粒体呼吸链是细胞内氧化自由基的主要来源,通过线粒体呼吸链复合体Ⅰ和Ⅲ产生超氧自由基。产生的自由基可被线粒体内的超氧化物歧化酶及过氧化氢酶所清除,部分游离自由基则能进入线粒体内外膜的间隙并形成ROS。过量的ROS会带来氧化应激甚至导致细胞死亡。糖酵解中的磷酸戊糖旁路、苹果酸酶1(malic enzyme, ME1)催化苹果酸氧化脱羧为丙酮酸的过程及IDH1催化柠檬酸转化为α-酮戊二酸的过程均可产生NADPH用于清除ROS,使肿瘤细胞的氧ROS水平维持在一个较为合适的水平,既能促进肿瘤生长,又不会导致不可逆的氧化损伤从而导致细胞衰老或死亡。

(三) 脂质代谢

除了有氧糖酵解和线粒体代谢的改变,脂质合成的增加也被认为是肿瘤代谢重塑的一部分。许多肿瘤细胞出现脂肪酸从头合成反应的再激活。在正常情况下,脂肪酸的从头合成利用葡萄糖中的碳。这一过程首先需要葡萄糖在三羧酸循环中分解为柠檬酸。之后,柠檬酸被运出到细胞质中进而被ATP-柠檬酸裂解酶(ATP-citrate lyase, ACLY)转变为乙酰CoA,再进一步被乙酰CoA羧化酶(acetyl-CoA carboxylase, ACC)催化生成丙二酰CoA。最终,通过脂肪酸合酶(fatty acid synthase, FASN)多次组装乙酰基和丙二酰基生成棕榈酸。FASN、ACLY和ACC都被发现在肿瘤中上调,促进脂质合成支持肿瘤细胞的快速增殖。另外,谷氨酰胺经过还原羧化可以生成柠檬酸,也是脂质合成的主要贡献者之一。

二、代谢重编程的驱动因素

一直以来,肿瘤代谢的异常被认为是肿瘤恶性化进程的结果。直到最近,越来越多的研究发现,肿瘤细胞代谢重编程是主动事件,用以满足肿瘤快速增殖和恶性化过程中所需的能量供给、物质合成及微环境维持。驱动肿瘤细胞的代谢重编程的主要有两种因素,一是肿瘤代谢通路自身的变化导致,其中最典型的是代谢酶基因突变导致的代谢酶活性或功能的改变。另外一个重要原因是上游癌基因的异常激活,通过影响代谢酶表达水平,驱动代谢改变。

(一) 代谢酶异常

1. *异柠檬酸脱氢酶* 异柠檬酸脱氢酶(isocitrate dehydrogenase, IDH)是迄今发现的在肿瘤中突变最为广泛的代谢酶。IDH1、IDH2在脑胶质瘤及急性髓性白血病中具有较高的突变率,常见的突变位点是IDH一个等位基因编码的氨基酸发生改变,最常见突变是IDH1 R132H、IDH2 R140Q和IDH2 R172K。有意思的是,突变型IDH并没有丧失原有的酶活,而是获得了一种新的酶活功能,将原本的产物α-酮戊二酸进一步催化形成2-羟基戊二酸(2-hydroxyglutarate,2-HG),在肿瘤中形成2-HG的累积。2H-G可以抑制α-酮戊二酸依赖的双加氧酶等诸多代谢酶的活性,导致表观遗传、代谢通路、细胞干性等多种有利于肿瘤恶性化的改变,这一发现提示小分子也可以作为细胞癌变的驱动力。

2. *丙酮酸激酶* 丙酮酸激酶(pyruvate kinase, PK)是细胞糖酵解通路的关键酶,催化糖酵解最后一步,将磷酸烯醇丙酮酸(PEP)转变为丙酮酸,对糖酵解进入三羧酸循环至关重要。相比于ATP合成,肿瘤细胞生物大分子的合成更加旺盛,提供维持快速增殖需要的大量糖代谢中间产物,如3-磷酸甘油酸用于氨基酸、磷脂的合成。肿瘤往往发生二聚体形式的M2型丙酮酸激酶(PKM2)的大量表达。PKM2二聚体几乎无活性,导致了肿瘤细胞内糖酵解中间体的高浓度,对肿瘤细胞的增殖具有重要作用。

3. *3-磷酸甘油酸脱氢酶* 3-磷酸甘油酸脱氢酶(phosphoglycerate dehydrogenase, PHGDH)由葡萄糖进入丝氨酸合成途径是肿瘤细胞代谢的一条重要分支代谢。PHGDH是丝氨酸合成通路的第一个酶,转化3-磷酸甘油酸为3-磷酸羟基丙酮酸。最近的研究显示肿瘤中如三阴乳腺癌中存在着*PHGDH*基因的扩增,导致PHGDH活性提高,促进葡萄糖流入丝氨酸合成途径,支持肿瘤细胞的增殖。

4. *延胡索酸水合酶和琥珀酸脱氢酶* 线粒体中的延胡索酸水合酶(fumarate hydratase, FH)和琥珀酸脱氢酶(succinate dehydrogenase, SDH)在肿瘤中发生突变。研究发现,FH 失活导致延胡索酸的积累,可抑制缺氧诱导因子(hypoxia inducible factor, HIF)的脯氨酰羟化酶,造成肿瘤中 HIF 的累积与激活。延胡索酸和琥珀酸的累积还可竞争抑制一系列 α-酮戊二酸依赖的双加氧酶的活性,通过影响表观遗传学修饰,上调促进肿瘤恶变的基因表达。此外,延胡索酸还可结合在类 KEAP1 蛋白的巯基上,导致核因子 E2 相关因子的激活,产生了强大的抗氧化作用,促进肿瘤发生发展。

(二) 癌基因与抑癌基因

癌基因引起肿瘤代谢通路改变,是代谢重编程的重要机制。目前,被发现在代谢重塑中发挥重要作用的癌基因和抑癌基因主要有如下几个:

1. K-RAS 癌基因 *K-RAS* 在 30%~40%的肿瘤中发生突变,突变肿瘤中线粒体复合体 I 活性降低,导致线粒体呼吸功能剧烈下调、糖酵解显著增强。K-RAS 也参与调控脂类的从头合成,其机制是通过激活促分裂素原活化蛋白激酶(MAPK)信号通路,上调转录因子固醇调节元件结合蛋白(SREBP)的活性,诱导胆固醇和脂肪酸合成相关的代谢酶的表达。

2. TP53 抑癌基因 *TP53* 是肿瘤发生发展中的最重要抑癌基因之一,在多种类型的肿瘤中发生高频突变。突变 *TP53* 的表达产物 P53 蛋白在肿瘤的代谢重编程中发挥了重要的作用,通过促进细胞色素 C 氧化酶 2 的表达维持线粒体功能。P53 的失活导致线粒体功能受损,诱导 Warburg 效应的产生。此外,P53 失活下调 P53 诱导的糖酵解和凋亡调节子(TIGAR)的表达。TIGAR 为 2,6-二磷酸果糖酶的同源类似物,可以抑制糖酵解的活动。

3. PI3K/AKT 通路 PI3K/AKT 通路的活化在肿瘤中广泛发生。活化的 PI3K/AKT 可促进细胞表面葡萄糖转运体表达增加,以及己糖激酶与磷酸果糖激酶的激活,从而增强糖酵解。PI3K/AKT 下游的 mTORC1 是著名的细胞生长调节元件,会影响线粒体的代谢,活化 SREBP 介导的脂质从头合成,以及通过激活 HIF 调控代谢转变。

(三) 转录因子

在癌基因驱动的代谢重塑中,转录因子是非常重要的执行分子,被认为是代谢重塑的关键节点。

1. HIF-α 实体瘤的缺氧环境激活的转录因子 HIF-α 可上调一系列基因的转录,驱动肿瘤细胞转向缺氧代谢。例如,HIF 可以促进丙酮酸脱氢酶激酶 1(PDK1)的表达进而抑制丙酮酸脱氢酶(PDH)。丙酮酸脱氢酶活性下调,抑制葡萄糖流向线粒体,从而促进了有氧糖酵解,生成乳酸。

2. Myc 转录因子 Myc 可以通过 PK 的异常剪切导致 PKM2 表达增加从而调控糖酵解通路。除此之外,Myc 能够通过增强 GLS 的表达使谷氨酰胺脱氨变为 Glu,从而增强线粒体谷氨酰胺的利用。Myc 还可直接调控多种核苷酸代谢酶基因的转录,如 GMP 合成酶、焦磷酸磷酸核糖合成酶等,促进肿瘤细胞核苷酸合成。

(黄 敏)

第三节 代谢通路抑制剂

肿瘤细胞的代谢重塑往往伴随着对特定代谢通路的生长依赖(metabolic dependency),又称代谢弱点(metabolic vulnerability),据此催生了靶向肿瘤代谢的抗肿瘤策略。希望通过干预代谢过程,引起肿瘤细胞的代谢危机,导致细胞生长减慢或死亡。事实上,代谢抑制剂在抗肿瘤治疗领域由来已久,传统化疗药中有多个是针对核苷代谢的,一般是嘌呤、嘧啶、叶酸的类似物。它们的作用机制十分相似,通常在膜转运体的作用下进入细胞,然后在嘌呤和嘧啶代谢通路中的酶催化下转变为核苷类似物,进一步通过抑制 DNA 合成引起肿瘤细胞死亡。代表性的药物有吉西他滨、卡培他滨和氟尿嘧啶等。这类药物针对的是肿瘤细胞快速增殖时核酸合成旺盛的特点,和其他化疗药一样,对增殖较快的正常组织如骨髓、消化道黏膜等也呈现一定的毒性。

本章重点讨论的是特异瞄准肿瘤代谢弱点研发的分子靶向抗肿瘤药物,主要通过对代谢通路中的关键代谢酶的直接抑制,或者针对调控代谢的上游通路,达到对代谢表型的干预。随着肿瘤代谢特征逐渐被揭示,靶向肿瘤相关代谢通路的抑制剂研究层出不穷,但大多仍处于早期临床前研究(表 14-1),其中,代谢酶抑制剂构成了当前肿瘤代谢类药物的主体。

表 14-1 靶向代谢通路的抑制剂

代谢靶点	药物名称	研发阶段*
糖酵解通路		
GLUT1	水飞蓟宾(Silibinin)、WZB117	临床前研究
HK	2-DG、氯尼达明(Lonidamine)、3-bromopyruvic acid、methyl jasmonate	临床、临床前研究
PFKFB3	PFK158	Ⅰ期临床试验
PKM2	TLN-232	Ⅱ期临床试验
LDH	草氨酸盐(Oxamate)、GNE-140、FX11、galloflavin	临床前研究
MCT4	AZ93	临床前研究
MCT1	AZD3965、CHC	Ⅰ期临床试验
碳酸酐酶 9	Indisulam	Ⅱ期临床试验
PGAM1	PGMI-004A	临床前研究
三羧酸循环		
IDH	Ivosidenib (AG-120)、Enasidenib (AG-221)、AG-881	上市
α-KGDH	CPI-613	Ⅲ期临床试验
PDK	二氯乙酸盐(dichloroacetate, DCA)	临床前研究
氧化磷酸化		
线粒体膜电势	MKT-077	临床
线粒体呼吸链复合体Ⅰ	二甲双胍(metformin)、苯乙双胍(phenformin)	临床前研究
线粒体呼吸链复合体Ⅲ	三氧化二砷(arsenic trioxide)	临床前研究和临床
谷氨酰胺代谢		
谷氨酰胺酶(GLS1)	CB-839、BPTES	临床前研究、临床
脂肪酸 β 氧化		
CPT1	Etomoxir、哌克昔林(perhexiline)	临床前研究
脂质合成		
FASN	TVB-2640	Ⅱ期临床试验
ACC	NDI-010976	Ⅱ期临床试验
胆碱激酶	TCD-717、CK37、MN58b、RSM932A	临床前研究、临床
ACL	Hydroxycitrate	临床前研究
氨基酸代谢		
天冬酰胺	*L*-asparaginase	上市
精氨酸	Pegylated arginine deiminase (ADI-PEG20)	Ⅲ期临床试验
IDO	Epacadostat, indoximod	Ⅲ期临床试验

注:"*"指针对肿瘤适应证的研发阶段。

一、糖酵解通路抑制剂

Warburg 效应的发现使糖酵解通路成为抗肿瘤药物研究的热门靶点。靶向糖酵解通路的代谢酶和代谢物转运体抑制剂已有较多研究,特别是葡萄糖转运体、已糖激酶、6-磷酸果糖-2-激酶、丙酮酸激酶同工酶2、乳酸脱氢酶A以及单羧酸转运体1等。已有一些抑制剂进入了临床试验阶段,但是尚未涌现出有较大潜力的抑制剂。

(一) 葡萄糖转运蛋白1抑制剂

葡萄糖转运蛋白1(GLUT1)抑制剂的研究是针对肿瘤细胞摄取葡萄糖显著增加的特点,通过抑制葡萄糖转运,使细胞缺糖。目前报道的抑制剂包括 WZB117、BAY-876、STF-31 和 silibinin 等已经在肿瘤细胞或移植瘤模型上显示了抗肿瘤作用,但是 GLUT1 的抑制剂研究都处于早期,且靶点的特异性大多不明。

(二) 已糖激酶抑制剂

已糖激酶(hexokinase, HK)催化葡萄糖转化为葡萄糖-6-磷酸,是糖酵解中的一个限速步骤,也是糖酵解中研究较早的一个靶点。目前有报道的 HK 抑制剂包括 2-DG、过茉莉酮酸甲酯(MeJA)、氯尼达明(lonidamine)和3-溴丙酮酸甲酯(3-bromopyruvic acid),均可有效抑制糖酵解,并在临床前研究中显示可以增强紫杉醇等化疗药的抗肿瘤作用。然而,在临床试验中,这些化合物治疗效果不佳或体现出相当的系统毒性,阻碍了其进一步开发。2-DG 是使用最为广泛的靶向 HK 的工具化合物,其原理是通过底物竞争作用抑制 HK 的活性。

(三) 磷酸甘油酸变位酶1抑制剂

磷酸甘油酸变位酶1(phosphoglycerate mutase 1, PGAM1)催化底物3-磷酸甘油(3-phosphoglycerate, 3-PG)转化为2-磷酸甘油(2-PG)。新近发现 PGAM1 能通过调节其底物和产物含量变化,同时影响糖酵解的分支磷酸戊糖旁路和丝氨酸合成通路。3-PG 结合并抑制磷酸戊糖旁路中的6-磷酸葡萄糖酸脱氢酶,2-PG 则激活3-磷酸甘油脱氢酶来反馈调节3-PG 水平。PGAM1 抑制剂 PGMI-004A 能通过调节3-PG 和2-PG 含量,同时削弱糖酵解、PPP 通路及丝氨酸合成通路,显示出极大的代谢调控能力和显著的抗肿瘤作用。这一认识为 PGAM1 抑制剂的开发提供了理论基础。新近,茶多酚(EGCG)也被证实对 PGAM1 有抑制作用,其活性可能与其多酚结构有关。

(四) 乳酸脱氢酶抑制剂

乳酸脱氢酶(lactate dehydrogenase, LDH)执行有氧糖酵解的最后一步,催化丙酮酸与乳酸之间的相互转变。LDHA 亚型与肿瘤发生、发展的关系已有大量报道,LDH 抑制剂的研究也有了一定的进展。丙酮酸的类似物 oxamate 通过阻断丙酮酸结合位点抑制 LDH 活性,但其选择性较低,抑制作用较弱;GNE-140 是筛选及结构改造获得的特异性较强的 LDH 抑制剂,通过其羰基上的氧原子与酶活位点结合来达到抑制作用;FX-11 是棉酚衍生物,对 LDHA 具有选择性抑制作用,在临床前试验中对淋巴瘤、胰腺癌及前列腺癌有抗肿瘤效应。

二、三羟酸循环抑制剂

(一) 异柠檬酸脱氢酶抑制剂

异柠檬酸脱氢酶(isocitrate dehydrogenase, IDH)是肿瘤代谢领域最受关注的靶点。2017年8月1日美国 FDA 批准了 IDH2 突变体的选择性抑制剂 enasidenib (AG-221)上市,用于治疗 IDH2 突变的、复发性或难治性急性髓性白血病,代表着整个肿瘤代谢领域抗肿瘤药物研发的重大突破。临床试验结果表明,IDH2 突变的复发急性髓性白血病患者接受 enasidenib 治疗后,中位存活期达到9.3个月,34位患者(19.3%)病症完全消除,总存活率达到19.7个月。新近,针对 IDH1 突变蛋白的 ivosidenib (AG-120)

获美国 FDA 批准上市，用于治疗 IDH1 突变的复发性急性髓性白血病。临床数据显示，响应率达到 41.6%，中位存活期达 8.8 个月；完全缓解患者的 18 个月存活率达到 50.1%。另外，还有多个 IDH1、IDH2 以及 IDH1/2 双靶的抑制剂正在进行临床试验。

（二）丙酮酸脱氢酶激酶抑制剂

二氯乙酸盐（dichloroacetate，DCA）是线粒体丙酮酸脱氢酶激酶（pyruvate dehydrogenase kinase，PDK）的抑制剂，通过激活 PDH 复合体，上调线粒体氧化磷酸化。DCA 一方面使糖酵解向氧化磷酸化转变，同时通过将乳酸氧化为丙酮酸，缓冲氢离子，因此临床上也被用来治疗酸中毒。临床初步结果显示，DCA 对脑胶质瘤有一定的抗肿瘤作用，与 DNA 损伤和免疫类药物联合使用时具有叠加或联合抗肿瘤效应。

三、谷氨酰胺和 Glu 代谢抑制剂

谷氨酰胺分子上的氮元素是核苷生物合成的必需底物，同时也可通过三羟酸循环产生能量，是细胞增殖的关键营养物质。缺氧条件下，谷氨酰胺驱动的氧化磷酸化是体外培养细胞 ATP 合成的主要来源。谷氨酰胺可替代葡萄糖为脂质合成提供碳源。另外，谷氨酰胺还影响谷胱甘肽合成，谷胱甘肽作为抗氧化物调控着细胞的氧化还原稳态，对氧化应激下的肿瘤细胞的存活至关重要。

（一）谷氨酰胺酶抑制剂

谷氨酰胺酶催化谷氨酰胺转化为 Glu，并进一步生成 α -酮戊二酸来补充三羧酸循环、合成脂质和谷胱甘肽。Bis - 2 -（5 - phenylacetamido - 1,2,4 - thiadiazol - 2 - yl） ethyl sulfide （BPTES）是谷氨酰胺酶抑制剂，在一些谷氨酰胺酶活性升高的肿瘤中具有抗肿瘤效果；CB - 839 是另一种谷氨酰胺酶抑制剂，目前正在肉瘤和血液系统恶性肿瘤患者中进行临床试验。

（二）Glu 代谢

谷氨酰胺在谷氨酰胺酶催化下产生的 Glu 是很多非必需氨基酸的前体，包括天冬氨酸、丙氨酸、精氨酸和脯氨酸。在肿瘤细胞中，催化 Glu 转化为这些非必需氨基酸的酶活性增强。例如，K - RAS 通过刺激 Glu 丙酮酸氨基转移酶（GPT）活性、产生大量 α -酮戊二酸供给三羧酸循环来促进肿瘤细胞生长。Glu 代谢酶可能是潜在的抗肿瘤治疗靶点，但是目前抑制剂的研发还处于早期。

四、脂肪酸代谢抑制剂

（一）脂肪酸氧化抑制剂

在低糖等代谢压力下，脂肪酸氧化是肿瘤细胞重要的能量来源。肿瘤细胞通常从环境中获取脂肪酸，并进一步为三羧酸循环提供底物，促进氧化磷酸化产生 ATP。每摩尔脂肪酸氧化产生的 ATP 是糖酵解产生的 2.5 倍，有些肿瘤细胞更依赖脂肪酸氧化来提供能量维持其快速增殖。直接抑制脂肪酸氧化代谢酶的抑制剂还比较有限。肉毒碱棕榈酰基转移酶（CPT1）催化脂肪酸氧化的限速步骤，这一靶点的抑制剂在体外和体内实验中均被证明有抗肿瘤作用。其中，CPT1 抑制剂 etomoxir 由于肝毒性及充血性心脏衰竭的副作用已停止临床研发，其他 CPT1 抑制剂包括 perhexiline 和 oxfenicine 已获批用于抗心绞痛治疗，但是抗肿瘤作用至今还停留在早期实验阶段。

（二）脂质合成抑制剂

肿瘤细胞的快速增殖需要脂质合成来供给细胞膜合成、蛋白质修饰及信号转导定位。脂肪酸是这些重要脂质的基本单元，脂肪酸合成酶（fatty acid synthase，FASN）也因此被认为是重要靶点。FASN 抑制剂 TVB - 2640 正在星状细胞瘤、乳腺癌和结直肠癌中进行Ⅱ期临床试验研究，靶向乙酰 CoA 的 NDI - 010976 在Ⅱ期临床试验阶段，靶向胆碱激酶的 CK37 和 MN58b 在治疗肺癌的临床前研究中。

五、展望

代谢作为一个古老的领域,数十年前人们对代谢通路的描绘已经相当详尽。而肿瘤代谢却是一个新兴领域,有大量的基础和转化的科学问题有待回答。越来越多的证据表明,迄今对肿瘤代谢的了解还是非常有限的,除了上面提到的有氧糖酵解、线粒体代谢、脂肪酸代谢以外,一碳循环、氨基酸代谢、磷酸戊糖通路、尿素循环、精氨酸代谢等可能均在肿瘤恶性化中扮演重要的角色,但是在不同的肿瘤中具体扮演怎样的角色还有待回答。在纷繁复杂的代谢网络中,什么是真正好的抗肿瘤靶点,需要更多的肿瘤生物学和治疗学数据支持。

新近,肿瘤微环境对于肿瘤的代谢重塑的作用日益受到关注。在低氧、低糖或氧化应激等压力条件下,肿瘤细胞会发挥其代谢灵活性,增加对其他可利用能源的利用,来满足自身快速增殖等生命需求。因此,对肿瘤代谢的研究必须高度关注微环境的作用。已经有研究证明,不同组织的肿瘤细胞能通过从微环境中摄取不同的代谢前体,而产生不同的代谢特征。另外,探索微环境细胞,如T细胞的代谢依赖性,可能为认识代谢异常对于肿瘤发生、发展的作用开辟新的空间。研究肿瘤微环境的代谢重塑机制,以及这种机制如何影响肿瘤发生发展,是肿瘤代谢研究的前沿热点。

此外,从最早受关注的糖酵解抑制剂至今,大多数肿瘤代谢抑制剂在临床前和临床的抗肿瘤作用并不尽如人意。背后的科学问题是不同肿瘤存在着极大的代谢异质性。代谢抑制剂敏感人群的发现必须依赖于明确的生物标志物的指导。阐明不同肿瘤的代谢依赖性,才有可能最大限度地挖掘肿瘤代谢抑制剂的治疗空间。

(黄　敏)

参考文献

Boroughs L K, DeBerardinis R J. Metabolic pathways promoting cancer cell survival and growth. Nat Cell Biol, 2015, 17(4): 351-359.

Chen Q, Kirk K, Shurubor Y I, et al. Rewiring of glutamine metabolism is a bioenergetic adaptation of human cells with mitochondrial DNA mutations. Cell Metabolism, 2018, 27(5): 1007-1025.

DeBerardinis R J, Chandel N S. Fundamentals of cancer metabolism. Science Advances, 2016, 2(5): e1600200.

Hui S, Ghergurovich J M, Morscher R J, et al. Glucose feeds the TCA cycle via circulating lactate, 2017, 551(7678): 115-118.

Lane A N, Fan T W M. Regulation of mammalian nucleotide metabolism and biosynthesis. Nucleic Acids Research, 2015, 43(4): 2466-2485.

Martinez-Outschoorn U E, Peiris-Pagés M, Pestell RG, et al. Cancer metabolism: A therapeutic perspective. Nat Rev Clin Oncol, 2017, 14(1): 11-31.

Nagarajan A, Malvi P, Wajapeyee N. Oncogene-directed alterations in cancer cell metabolism. Trends Cancer, 2016 1, 2(7): 365-377.

Pavlova N N, Thompson C B. The emerging hallmarks of cancer metabolism. Cell Metabolism, 2016, 23(1): 27-47.

Perry R J, Wang Y, Cline G W, et al. Leptin mediates a glucose-fatty acid cycle to maintain glucose homeostasis in starvation. Cell, 2018, 172(1-2): 234-248.

Sciacovelli M, Gaude E, Hilvo M, et al. The metabolic alterations of cancer cells. Methods in Enzymology, 2014, 542: 1-23.

Vander Heiden M G, Cantley L C, Thompson C B. Understanding the Warburg effect: The metabolic requirements of cell proliferation, Science, 2009, 324(5930): 1029-1033.

Waitkus M S, Diplas B H, Yan H. Biological role and therapeutic potential of IDH mutations in cancer. Cancer Cell, 2018, 34(2): 186-195.

第十五章
肿瘤免疫调控与抗肿瘤药

肿瘤细胞来源于机体正常细胞但又有所不同,可被免疫系统识别和清除,即肿瘤的免疫监视(immune surveillance)。免疫监视最早在20世纪50年代由Macfarlane Burnet教授提出,免疫系统既可识别和破坏成瘤前的恶性转化细胞克隆,又能杀死成瘤后的肿瘤细胞。20世纪50年代用化学致癌剂(甲基胆蒽)涂抹皮肤诱导肉瘤的近交系小鼠移植瘤实验,首次证实了肿瘤可诱导保护性的免疫反应。现在,多个临床试验及动物实验证实肿瘤可启动机体的免疫反应,大量的组织病理学研究显示许多肿瘤细胞被免疫细胞包围,包括淋巴细胞、NK细胞及巨噬细胞,以及肿瘤周围淋巴结中存在活化的淋巴细胞和巨噬细胞。免疫系统可通过先天或固有免疫(innate immunity)和适应性免疫(adaptive immunity)来识别及杀伤肿瘤细胞,特别是适应性免疫反应展现了特异性和记忆性的特点。然而,肿瘤细胞又能演化出多种机制逃避免疫系统的攻击,涉及肿瘤细胞的内源性因素和免疫微环境中的外源性因素,导致免疫耐受。因此,免疫系统和肿瘤细胞间的交互作用,导致肿瘤细胞的清除、平衡或逃逸。本章将简要介绍肿瘤的免疫学基础、肿瘤免疫药及肿瘤免疫治疗现存的一些问题及发展趋势。

第一节　肿瘤免疫学基础

一、肿瘤抗原

肿瘤抗原指细胞在癌变过程中出现的新抗原(neoantigen)或过量表达的抗原物质。肿瘤抗原基于其表达模式,分为肿瘤特异性抗原(tumor-specific antigens, TSA)和肿瘤相关抗原(tumor-associated antigens, TAA)。TSA指表达于肿瘤细胞而不表达于正常细胞的抗原。肿瘤细胞由于基因突变或蛋白质异常表达及修饰等产生新抗原,其中一些是个别肿瘤所特有的抗原,一些是同类肿瘤共有的抗原。TAA指在肿瘤细胞和正常细胞中均有表达的抗原,在大多数情况下这些抗原是正常细胞成分,但在肿瘤中的表达异常增高。基于刺激宿主T细胞或抗体反应的肿瘤细胞表达的抗原结构和来源,肿瘤抗原主要可分为以下一些类型。

(一)肿瘤抗原的分类

1. 基因突变表达的抗原　基因突变编码的肽,不同于正常细胞内的蛋白质,因此可能刺激宿主中的T细胞产生特异性免疫应答。许多肿瘤中突变基因的表达产物是恶性转化及维持恶性表型所必需的,这些基因通常是原癌基因或抑癌基因的点突变、缺失、染色体易位等产生。如一些癌症患者的循环T细胞,可对突变癌基因如*RAS*编码的肽,或染色体易位产生的BCR-ABL新肽,以及突变抑癌基因如*P53*编码的肽产生免疫反应。在动物中,用突变的RAS或P53蛋白去免疫动物,可诱导细胞毒性T细胞(cytotoxic T lymphocyte, CTL)杀伤含有这些突变蛋白的肿瘤细胞。然而,上述这些蛋白质仍不是多种肿瘤患者的肿瘤特异性CTL的主要靶点。此外,由于肿瘤抗原是随机突变的基因产生,这些突变基因产物也可与恶性表型无关。

基因突变可由理化因素诱发或自发产生。物理因素包括紫外线和 X 射线等,化学因素包括甲基胆蒽、氨基偶氮染料和二乙基亚硝胺等,在这些理化因素作用下,细胞 DNA 受损,导致某些基因发生突变、染色体断裂或重排。这些理化因素在纯系动物模型中诱发的肿瘤抗原具有个体特异性,如化学诱导啮齿动物肉瘤的研究,证实了由相同致癌物诱导的不同肿瘤表达不同的抗原,即在不同种系、不同个体及不同部位发生的肿瘤,都可能具有不同的抗原特异性。这些抗原差异很大,因为诱发肿瘤的致癌物可以随机诱变任何宿主基因,MHC Ⅰ类抗原提呈途径可以显示来自每个肿瘤中任何突变胞质蛋白的肽。自发基因突变指无明确诱发因素的基因突变,人类大多肿瘤突变属于此类。自发基因突变产生的肿瘤抗原与理化因素诱发的肿瘤抗原相比,免疫原性更弱,其中一些肿瘤抗原具有个体特异性,一些肿瘤抗原具有共性。人类常见癌症基因测序显示,许多肿瘤携带大量肿瘤特异性突变,其中大部分是与肿瘤的发展和恶性表型无关的基因。

2. *异常高表达的抗原*　引发免疫反应的肿瘤抗原可以是在肿瘤细胞中异常高表达的正常细胞蛋白,并非基因突变引发。这类抗原能引起机体产生免疫应答,可能的原因是正常细胞表达水平极低,机体尚未形成对这类抗原的免疫耐受。如 HER2/neu,在部分乳腺癌及胃癌等肿瘤中存在基因扩增及高表达,其抗原肽(HER2/neu：369－377)与 HLA－A＊02：01 结合可在体外刺激 T 细胞并被识别。其他如酪氨酸酶、gp－100、MART－1 等参与黑色素生物合成的酶,在正常黑色素细胞中也有表达,黑色素瘤患者中的 $CD8^+$ CTL 和 $CD4^+$ Th 细胞均可识别来自酪氨酸酶的肽段及 MART－1 的肽段。

癌/睾丸抗原是在配子和滋养细胞中表达的蛋白质,在许多类型的肿瘤中也有表达,但在正常体细胞组织中不表达。由于生殖细胞不表达 MHC Ⅰ类分子,故此类抗原不被提呈,无 CTL 杀伤效应。第一种癌/睾丸抗原是通过克隆人黑色素瘤基因鉴定的,在黑色素瘤患者中,这些基因编码黑色素瘤特异性 CTL 识别的抗原,被称为 MAGE 蛋白。随后,其他肿瘤包括膀胱癌、乳腺癌、皮肤癌、肺癌、食管癌、前列腺癌、一些肉瘤及正常睾丸中也发现有表达。此外,人们还发现了 BAGE 和 GAGE 等,它们都是拥有多个成员的基因家族,与 MAGE 类似,这些抗原在大多数正常组织中是沉默的,除了在睾丸或胎盘中的滋养细胞表达。NY－ESO－1 是一种非 MAGE 家族的癌/睾丸抗原,在约 30%的乳腺癌、前列腺癌及黑色素瘤中表达,以及 70%～80%的滑膜细胞肉瘤中表达。现已鉴定出 40 多个不同的癌/睾丸抗原家族,约一半由 X 染色体上的基因编码,其余分散在基因组中其他染色体。尽管一些癌/睾丸抗原已被证明可以调节其他基因的转录或翻译,但这些蛋白质的功能大部分尚不清楚。

3. *致癌病毒表达的抗原*　病毒主要通过其基因组整合到宿主细胞基因组或诱导慢性炎症等方式,使宿主细胞发生恶性转化并表达病毒相关抗原。在大多数病毒诱导的肿瘤中,病毒编码的蛋白质抗原在肿瘤细胞内合成,这些内源性合成的病毒蛋白可由 MHC 分子提呈至细胞表面,激发特异性 T 细胞反应,可能有助于清除肿瘤。病毒抗原肽是外来抗原,所以 DNA 病毒可以诱导强的免疫应答。同一病毒诱发的不同肿瘤可表达相同的肿瘤抗原。DNA 病毒与人类多种肿瘤的发生有关。例如,Epstein－Barr 病毒(EBV)与 B 细胞淋巴瘤及鼻咽癌有关,人乳头瘤病毒(HPV)与宫颈癌等有关。许多观察研究发现了适应性免疫预防 DNA 病毒诱导肿瘤生长的能力。例如,EBV 相关淋巴瘤和 HPV 相关宫颈癌在免疫抑制的个体中发生更为常见,卡波西肉瘤在免疫缺陷的艾滋病患者最为常见。RNA 病毒中已知比较明确引起肿瘤的是人 T 细胞淋巴细胞病毒 1 (HTLV－1),它是成人 T 细胞白血病-淋巴瘤(adult T cell leukemia lymphoma, ATL－L)的病原体,是一种 $CD4^+$ T 细胞的恶性肿瘤。

4. *胚胎抗原*　胚胎抗原是在发育的胎儿组织表达的蛋白质,它在胎儿出生后消失或仅有微量存留。通常认为这些基因编码的蛋白质在发育后沉默,而在细胞恶性转化中再表达。由于胚胎抗原在发育阶段是以自身蛋白质的形式出现,宿主已对其形成免疫耐受,因此在体内难以激发有效的抗肿瘤免疫反应。胚胎抗原在成人中的表达不局限于肿瘤,在各种炎症反应条件下也会有增加,甚至在正常组织中也发现有少量表达。尽管如此，胚胎抗原在肿瘤辅助诊断中起到重要作用。常见的胚胎抗原有癌胚抗原（CEA）、甲胎蛋白（AFP）、胚胎性硫糖蛋白抗原（FSA）、α_2 - H 铁蛋白、胎盘碱性磷酸酶及 γ 胚胎蛋白等。

5. *组织特异性分化抗原*　组织特异性分化抗原指细胞在分化成熟的不同阶段出现的抗原，这些抗原仅在某些特定的组织细胞中表达，对各种细胞类型的特定谱系或分化阶段具有特异性。肿瘤可以表达通常只在肿瘤来源细胞上表达的分子，由于这些分化抗原是正常的自身分子，因此它们通常不会在荷瘤宿主中诱导强免疫应答。尽管因此而不能作为肿瘤疫苗来治疗肿瘤，但组织特异性分化抗原可作为免疫治疗的潜在靶点和鉴定肿瘤的组织来源。例如，淋巴瘤可通过检测该谱系特征性的表面标志物，如 CD10 和 CD20，诊断为 B 细胞来源的肿瘤。针对这些分子的抗体也用于肿瘤免疫治疗。例如，抗 CD20 抗体（利妥昔单抗）应用于非霍奇金 B 细胞淋巴瘤的免疫治疗，前列腺特异抗原（PSA）是前列腺癌早期筛查、诊断及监测治疗反应的重要血清标志物。

6. *糖脂和糖蛋白抗原*　大多数人和实验性肿瘤存在高表达或异常结构的细胞表面糖蛋白和糖脂，包括神经节苷脂、血型抗原和黏蛋白等。神经节苷脂，包括 GM2、GD2 和 GD3，是一种在神经母细胞瘤、黑色素瘤和许多肉瘤中高水平表达的糖脂。由于这些分子在肿瘤中选择性表达，它们是肿瘤特异性治疗如抗体治疗的潜在靶点。抗神经节苷脂抗体和神经节苷脂疫苗正在黑色素瘤患者中进行临床试验。黏蛋白是在核心多肽上含有大量 *O* -连接糖类侧链的高分子量糖蛋白，在肿瘤中通常合成这些糖类侧链的酶表达失调，这导致在糖类侧链或异常暴露的多肽核心上出现肿瘤特异性表位。一些黏蛋白是诊断和治疗研究的热点，包括在卵巢癌上表达的 CA - 125 和 CA - 19 - 9，以及在乳腺癌和结肠癌上表达的 MUC - 1。MUC - 1 是一种完整的膜蛋白，通常只在乳腺导管上皮的顶面表达，这是一个与免疫系统相对隔离的部位。然而，在乳腺导管癌中，该分子表达明显增加且极性消失，糖链的糖基化不全、变短、变少等，导致新表位形成或隐蔽表位的暴露，成为可被免疫系统识别的肿瘤相关抗原。

（二）肿瘤新抗原的发现方法

各种生物化学及分子遗传方法已用于鉴定肿瘤新抗原。细胞内蛋白质必须被消化及加工，产生的肽与 MHC Ⅰ 或 MHC Ⅱ 分子结合提呈至细胞表面，才能被淋巴细胞识别及激活免疫反应。研究人员从癌症患者中建立了肿瘤反应性 CTL 克隆株，并将其用作探针，检测对肿瘤衍生肽的反应或对肿瘤 cDNA 文库产生的蛋白质的反应，以特异性地鉴定相关肽抗原或编码肽的基因。近年来，随着下一代测序技术的成熟和广泛应用，通过全外显子测序方法分析了来自多种常见肿瘤的所有可能体细胞突变，通过生物信息学分析预测肿瘤突变的新抗原，再合成候选新抗原与 MHC 分子结合后刺激 T 细胞反应在体内实验中进行鉴定，或者应用串联质谱分析肿瘤细胞表面 MHC 分子洗脱肽的序列等方法。此外，表达人 HLA 分子的转基因小鼠用候选抗原进行免疫等，也可发现及鉴定 T 细胞高亲和力的肿瘤抗原。通过这些工作有望发现新的有效启动 T 细胞反应的新抗原，用于肿瘤的免疫治疗。

二、肿瘤免疫效应机制

免疫系统通过先天免疫应答和适应性免疫应答发挥抗肿瘤作用。先天免疫应答主要是 NK 细胞等参与的直接杀肿瘤作用，在肿瘤形成早期时发挥重要抗肿瘤作用。适应性免疫应答主要是抗原提呈细胞（antigen presenting cell，APC）参与的 T 细胞介导的特异抗肿瘤作用。抗肿瘤的免疫效应可分为细胞免疫效应和体液免疫效应。细胞介导的免疫效应发挥主要的抗肿瘤作用，发挥免疫效应的细胞主要包括 T 细胞、NK 细胞及巨噬细胞等。抗体介导的体液免疫效应在肿瘤免疫中起辅助作用，但有时反而促进肿瘤的生长。

（一）细胞免疫效应机制

1. T 细胞 肿瘤适应性免疫保护的主要效应细胞是 $CD8^+$ CTL。$CD8^+$ CTL 可通过识别和杀伤表达 MHC Ⅰ类分子的提呈肿瘤抗原肽的肿瘤细胞，来执行监视功能。人类实体瘤中炎性浸润的单个核细胞，即肿瘤浸润淋巴细胞(tumor infiltrating lymphocyte, TIL)，含有能够杀伤该肿瘤的 $CD8^+$ CTL。某些患者不能检测到肿瘤特异性 $CD8^+$ CTL，可能是由于肿瘤存在特定的调节机制。肿瘤抗原特异性 $CD8^+$ CTL 免疫应答，是在多重信号作用下活化和克隆增殖的。大多数肿瘤细胞不表达启动 T 细胞应答所需的共刺激因子或 MHC Ⅱ分子以刺激辅助性 T 细胞，来刺激活化 $CD8^+$T 细胞。那么 T 细胞对肿瘤的反应是如何启动的？目前认为可能是肿瘤细胞或其抗原被宿主 APC 吞噬并进行加工处理形成抗原肽，抗原肽与 MHC Ⅰ类分子结合并提呈至 $CD8^+$T 细胞。APC 表达共刺激因子，这些共刺激因子为 $CD8^+$ T 细胞分化为 CTL 提供所需的信号，即抗原的交叉提呈(cross-presentation)或交叉引发(cross-priming)。一旦 CTL 效应细胞产生，它们就能够识别和杀伤肿瘤细胞，而不需要共刺激信号。$CD8^+$ CTL 对肿瘤细胞直接杀伤作用方式主要有两种：一是 CTL 分泌穿孔素插入到靶细胞膜上，形成膜通道，使颗粒酶与 TNF 等效应分子进入靶细胞，导致靶细胞死亡；二是 CTL 激活后表达 Fas 配体(FasL)，当它被释放到胞外与靶细胞表面的 Fas 结合，传导凋亡信号进入胞内，激活 DNA 裂解酶，引起靶细胞凋亡。

$CD4^+$ Th 细胞在抗肿瘤中发挥辅助作用。$CD4^+$ Th 细胞可分泌细胞因子，如 IL－2、TNF 和 IFN－γ 等，可增加肿瘤细胞的 MHC Ⅰ类分子表达，调节 CTL、NK 细胞、巨噬细胞的抗肿瘤效应，还可促进初始 $CD8^+$T 细胞分化为效应细胞和记忆细胞。其中，IFN－γ 是一种具有抗肿瘤作用的重要细胞因子，它可激活巨噬细胞杀死肿瘤细胞；另外，在缺乏 IFN－γ 或其受体或下游信号级联元件的敲除小鼠中，肿瘤的发病率显著增加。

T 细胞根据其 T 细胞受体(T cell receptor, TCR)的类型，分为 αβ T 细胞和 γδ T 细胞两类，αβ T 细胞即通常是指由 α 链和 β 链组成 TCR 分子。γδ T 细胞是指由 γ 链和 δ 链组成 TCR 分子，多数为 $CD4^-CD8^-$ T 细胞，少数为 $CD8^+$T 细胞。γδ T 细胞在正常外周血淋巴细胞中占 1%～10%，在各种实体肿瘤 TIL 中也有发现。γδ T 细胞通过其 TCR 识别靶细胞中 CD1 分子提呈的脂类抗原，或通过 NKG2D 识别靶细胞中的 MIC 或 ULBP 而被激活，以非 MHC 限制性方式杀伤肿瘤细胞。γδ T 细胞的杀伤机制与 CTL 类似，即穿孔素/颗粒酶途径和 FasL/Fas 途径，此外还可释放 IFN－γ、TNF－α、MIP－1α/1β、IL－8 等增强抗肿瘤免疫效应。

2. NK 细胞 NK 细胞是淋巴细胞谱系的一个亚群，作为固有免疫的重要成员在抗肿瘤早期防御中发挥重要作用。人类 NK 细胞表达 CD16 和 CD56 分子，能够作为效应细胞杀伤肿瘤细胞和病毒感染细胞，且不受 MHC 限制。NK 细胞的功能受活化性受体和抑制性受体的调节，活化性受体包括 CD16、NKG2C、NKG2D 等，抑制性受体包括 KIR－L、NKG2A、TIGIT 等。NK 细胞能杀死多种类型的肿瘤细胞，特别是低表达 MHC Ⅰ类分子及高表达 NK 细胞激活型配体的肿瘤细胞。NK 细胞对缺少 MHC Ⅰ类分子的细胞产生反应，是由于 MHC Ⅰ类分子向 NK 细胞传递抑制信号。一些肿瘤失去了 MHC Ⅰ类分子的表达，可能是由于 CTL 选择杀伤表达 MHC Ⅰ类分子肿瘤细胞的结果，使之成为 NK 细胞的靶点。一些肿瘤也表达 MIC－A、MIC－B 和 ULB，它们是 NK 细胞上 NKG2D 的活化性配体。

NK 细胞可通过 Fc 受体(FcγRⅢ或 CD16)靶向 IgG 抗体包被的肿瘤细胞，产生抗体依赖性细胞介导的细胞毒作用(antibody-dependent cell-mediated cytotoxicity, ADCC)，释放杀伤介质如穿孔素、TNF、FASL 等杀伤肿瘤细胞。细胞因子，包括 IL－2、IFN－γ、IL－15 和 IL－12，可增强 NK 细胞的抑瘤能力。如 IL－2 激活的 NK 细胞，称为淋巴因子激活的杀伤细胞(lymphokine-activated killer cell, LAK 细胞)，是通过体外高剂量 IL－2 培养来自肿瘤患者的外周血细胞或肿瘤浸润淋巴细胞而获得。LAK 细胞分为 NK－LAK 细胞和 T－LAK 细胞，NK－LAK 细胞由 NK 细胞衍生而来，无 MHC 限制性；而 T－LAK 细胞由T细胞衍生而来，具有MHC限制性。在一些研究中，T细胞缺陷小鼠的自发性肿瘤发病率不高，这是由于正常数量的NK细胞具有免疫监视功能。一些患者发现存在NK细胞缺陷，其EBV相关淋巴瘤的发病率增加。NK细胞在肿瘤免疫中的重要性需进一步探索。

3. *巨噬细胞* 巨噬细胞具有抑制和促进肿瘤细胞的两面性，这取决于它们的活化状态。经典激活的M1型巨噬细胞，可以杀伤肿瘤细胞。巨噬细胞如何被肿瘤激活尚不清楚，可能的机制包括巨噬细胞的TLR和其他先天免疫受体识别死亡肿瘤细胞的损伤相关分子模式(damage associated molecular pattern, DAMP)，以及肿瘤特异性T细胞产生的IFN－γ激活巨噬细胞。M1型巨噬细胞杀伤肿瘤细胞的机制包括分泌多种杀伤作用的效应分子，如一氧化氮、过氧化氢、TNF及溶酶体产物，还通过ADCC途径杀伤肿瘤细胞。其中最突出的是一氧化氮的产生，它已被证明在体外培养和体内小鼠模型中杀伤肿瘤。肿瘤中的一些巨噬细胞能促进肿瘤进展，属于M2型巨噬细胞。M2型巨噬细胞分泌VEGF、转化生长因子－β(transforming growth factor－β, TGF－β)和其他促进肿瘤血管生成的可溶性因子，促进肿瘤的生长和扩散。

此外，其他参与抗肿瘤免疫的细胞还包括NKT细胞及中性粒细胞等，这些细胞在体内的抗肿瘤作用有待于深入的探索和验证。

(二) 体液免疫效应机制

体液免疫效应主要包括补体依赖的细胞毒作用(complement dependent cytotoxicity, CDC)和ADCC。参与CDC的抗体主要为IgM和某些IgG亚类(IgG1和IgG3)，这些抗体与肿瘤细胞结合后可激活补体系统，杀伤肿瘤细胞。不同肿瘤细胞对CDC敏感性不同，白血病细胞较为敏感，多数实体瘤不太敏感。介导ADCC作用的抗体主要为IgG，其Fab段结合肿瘤细胞表面抗原，Fc段与携带Fc段受体的巨噬细胞、NK细胞或中性粒细胞结合，刺激这些细胞释放多种效应分子杀伤肿瘤细胞。抗体还具有调理作用，即介导吞噬细胞通过表面Fc受体增加吞噬结合了抗体的肿瘤细胞，在溶酶体作用下肿瘤细胞被溶解和破坏。虽然体液免疫效应在体外得到了很大程度的证明，但在体内的抗肿瘤作用有限，在有些情况下反而促进肿瘤的生长。

三、肿瘤免疫逃逸机制

肿瘤免疫编辑(immunoediting)理论将肿瘤与机体免疫系统相互作用分为三个阶段：清除期(elimination)、平衡期(equilibrium)和逃逸期(escape)。清除期，即免疫监视过程，免疫系统可清除肿瘤细胞。平衡期，即免疫系统无法完全清除肿瘤细胞，而肿瘤细胞因免疫系统的杀伤而无法显著增殖，两者处于相持而形成一个动态的平衡阶段。逃逸期，即肿瘤细胞通过自身变异或者通过肿瘤微环境重塑，下调免疫活性细胞的功能，从而逃避了免疫系统对肿瘤细胞的识别和杀伤，肿瘤进行性生长。肿瘤免疫逃逸机制相当复杂，大致可分为肿瘤细胞的内源性机制和其他细胞或分子介导的外源性机制。因此，研究肿瘤细胞通过何种机制逃避免疫系统的攻击是肿瘤免疫学的一项核心内容。通过对免疫逃逸机制的研究，来开发相应的干预方法，有效地提高机体的抗肿瘤免疫应答。

(一) 肿瘤细胞的免疫原性低下

肿瘤细胞的免疫原性低下主要包括以下原因：肿瘤细胞抗原表达存在异质性和遗传不稳定性、MHC Ⅰ类分子减少或缺乏、抗原加工处理缺陷及共刺激信号缺乏等。

肿瘤细胞之间存在免疫原性的差异，免疫系统对肿瘤细胞的免疫反应产生选择性压力，导致免疫原性较高的肿瘤细胞可以被免疫系统清除，而免疫原性低的肿瘤细胞存活和生长。鉴于肿瘤细胞的有丝分裂率高及其遗传不稳定性，编码肿瘤抗原的基因突变或缺失比较常见。如果肿瘤生长或转化表型的维持不需要这些抗原，则抗原阴性的肿瘤细胞将具有面对宿主免疫系统的生长优势。经过不断的选择，肿瘤的免疫原性越来越弱,从而使免疫系统不能有效识别,即抗原调变。肿瘤细胞表达的抗原免疫原性弱,无法诱导适应性免疫应答;抑或这些弱抗原反复刺激宿主免疫系统,导致免疫耐受。此外,一些肿瘤组织中表达过多的黏蛋白和多糖分子覆盖肿瘤抗原,或激活凝血系统形成纤维蛋白外壳,或血清中存在封闭因子,覆盖或隔离肿瘤抗原,使免疫系统不能有效识别肿瘤抗原,逃避免疫系统的攻击。

在肿瘤细胞中 MHC Ⅰ类的表达可能下调或缺失,导致 MHC Ⅰ类分子提呈功能缺陷,这是肿瘤免疫逃逸的常见原因。它可由 MHC Ⅰ分子转录水平的降低,编码基因的丢失、β_2-微球蛋白基因的突变等引起。抗原加工处理系统成分,包括与抗原加工相关的转运体和蛋白酶体的一些亚单位的合成减少,如 LMP2、LMP7、TAP1、TAP2 等,也可导致免疫逃逸。此外,肿瘤细胞表面常缺乏共刺激信号,如 B7(CD80 和 CD86)、ICAM-1、LFA-3 等,无法为 T 细胞活化提供共刺激信号,有可能导致 T 细胞耐受或 T 细胞无能。

(二) 免疫抑制相关分子的作用

1. T 细胞表面的免疫抑制分子　免疫细胞表面除了有多种共刺激信号受体外,还有多种免疫抑制性受体分子负向调控免疫反应。这些负向免疫调控的表面受体包括 CTLA-4、PD-1、TIM-3、LAG-3、TIGIT 等,其中 CTLA-4 和 PD-1 是 T 细胞表面两种研究最明确的抑制途径。CTLA-4 在活化的 T 细胞中表达,与共刺激分子 CD28 竞争结合 APC 表面配体 CD80 和 CD86,但具有更高的亲和力,从而介导 T 细胞的抑制性信号。CTLA-4 在抑制早期免疫反应启动中发挥重要作用。PD-1 也是一种 T 细胞表面的抑制性受体,但主要外周免疫调控中起重要作用。PD-1 的配体是 PD-L1 和 PD-L2,PD-L1 是一种 B7 家族蛋白,在多种人肿瘤细胞上表达,PD-L1 表达抑制了抗肿瘤 T 细胞反应。PD-L2 表达于 APC 细胞,其参与抑制肿瘤特异性 T 细胞的活化过程。

2. 肿瘤细胞分泌的免疫抑制分子　肿瘤细胞可分泌免疫抑制性细胞因子,如 TGF-β、IL-10、VEGF 等。TGF-β 是许多肿瘤细胞大量分泌的免疫抑制因子,抑制淋巴细胞和巨噬细胞的增殖和效应功能,促进肿瘤的浸润和转移,拮抗 IL-2、IFN 和 TNF 等细胞因子的作用。IL-10 和 VEGF 在多种人类肿瘤中过量表达,如肾癌、结肠癌、乳腺癌、黑色素瘤等,具有抑制宿主对肿瘤的免疫应答及促进肿瘤生长的作用。

(三) 免疫抑制相关细胞的作用

1. 调节性 T 细胞　Treg 是一群特异性表达转录因子 FoxP3 的 T 细胞亚群,具有抑制其他免疫细胞功能的负调控细胞。其细胞表面标记主要为 $CD4^+CD25^+$,其 CD25 表达量在 Treg 中有所不同,具有异质性。Treg 可通过表达免疫抑制性配体 PD-L1 等或分泌免疫抑制性分子如 TGF-β、IL-10 及吲哚胺 2,3-双加氧酶(IDO)等,抑制肿瘤特异性 T 细胞的免疫效应功能。一些小鼠模型和癌症患者中 Treg 的数量增加,并且在某些肿瘤的浸润细胞中可以发现 Treg。去除 Treg 或封闭其功能,可以增强抗肿瘤免疫,抑制肿瘤的生长。Treg 是肿瘤免疫治疗领域的热点,如何逆转或清除 Treg 的免疫抑制作用是肿瘤免疫治疗领域的一个重要方向。

2. 髓系来源的抑制性细胞　髓系来源的抑制性细胞(myeloid derived suppressor cell, MDSC)是从骨髓中招募的未成熟髓系前体,其积聚在荷瘤动物和癌症患者的淋巴组织、血液或肿瘤中,抑制抗肿瘤先天免疫反应和适应性免疫反应。MDSC 是多种细胞类型的集合,包括未成熟树突状细胞、单核细胞和中性粒细胞的前体,是一群具有免疫抑制功能的异质性细胞。它们有一些共同的表面标记,包括小鼠的 Ly6C 或 Ly6G 和 CD11b,以及人的 CD33、CD11b 和 CD15。肿瘤产生的各种促炎介质可诱导 MDSC 向淋巴结和其他组织聚集,如 PGE_2、IL-6、VEGF 和补体片段 C5a。MDSC 通过分泌 IL-10 抑制固有免疫反应,抑制巨噬细胞和 DC 的功能。MDSC 还通过多种机制抑制 T 细胞反应,如产生 TGF-β、精氨酸酶、一氧化氮合酶及自由基等,还可产生 IDO,其分解 T 细胞增殖所需的色氨酸。此外,MDSC 通过诱导 Treg

的发育和使辅助性 T 细胞向 Th2 细胞分化，从而间接抑制抗肿瘤 T 细胞反应。

3. 肿瘤相关巨噬细胞　肿瘤内浸润有丰富的巨噬细胞，功能上类似于 M2 型巨噬细胞，被称为肿瘤相关巨噬细胞（tumor associated macrophage，TAM）。TAM 参与肿瘤的发生发展、侵袭转移、血管新生和免疫逃逸等。TAM 可分泌免疫抑制分子如 TGF－β、IL－10、PGE_2 等，抑制 T 细胞的激活和增殖；TAM 可通过分泌趋化因子如 CCL2、CCL17 等，募集 Treg、Th2 等免疫抑制性 T 细胞亚群；TAM 还可分泌 VEGF、b－FGF、PDGF、ANG1/2、IL－1 及 IL－8 等促进血管新生，也分泌蛋白酶如丝氨酸蛋白酶、基质金属蛋白酶及组织蛋白酶等促进肿瘤侵袭与转移。因此，TAM 通过改变肿瘤微环境和抑制 T 细胞反应来促进肿瘤生长和侵袭。

4. 肿瘤相关成纤维细胞　肿瘤相关成纤维细胞（cancer-associated fibroblast，CAF）可分泌 TGF－β 和胸腺基质淋巴生成素（thymic stromal lymphopoietin，TSLP）抑制 T 细胞反应和促进 Th2 细胞分化，也可分泌炎症因子如 CXCL－8、IL－4 和 IL－6 等，促进 M2 型巨噬细胞的产生，抑制 T 细胞的活化。

（四）其他因素

其他因素包括效应 T 细胞的功能异常、肿瘤微环境中的代谢异常、肿瘤细胞的抗凋亡作用及宿主免疫功能的影响等。效应 T 细胞功能异常指 TCR 的下游信号通路存在异常，主要包括 CD3ζ 链、Src 家族蛋白（Lck、Fyn）、Syk 家族蛋白（ZAP70）。T 细胞信号转导分子发生异常，可直接引起 T 细胞成熟障碍和免疫功能低下，使肿瘤抗原特异性 T 细胞激活受阻。肿瘤微环境中的代谢异常，导致大量的乳酸等代谢物分泌引起低 pH，或者肿瘤新生血管的血供不足导致低氧及低营养因子，导致效应细胞功能低下。人类多种肿瘤细胞表面的 Fas 表达下调或 *Fas* 基因突变，导致 CTL 细胞表面 FasL 介导的细胞凋亡受阻，使得肿瘤细胞逃避免疫攻击；一些肿瘤细胞高表达 FasL，它们与浸润到肿瘤周围的 T 细胞上的 Fas 结合，实施反向攻击诱导 T 细胞的凋亡。此外，宿主免疫功能的高低也影响肿瘤的免疫逃逸，如宿主长期服用免疫抑制剂、HIV 感染、APC 功能低下或缺陷等，都可使得肿瘤逃避宿主免疫系统的攻击。

（谢作权）

第二节　肿瘤免疫药

近年来，抗肿瘤免疫治疗取得了突破性进展，特别是免疫检查点的抑制剂和嵌合抗原受体修饰的 T 细胞（CAR－T）治疗相继获批上市。肿瘤免疫治疗是通过增强宿主对肿瘤的免疫应答（主动免疫治疗），或给机体输注外源性的免疫效应分子或细胞（被动免疫治疗）等方式，达到抗肿瘤的效果。其中一些患者达到了长期的治疗效应，与传统的化疗或分子靶向药物易于发生耐药和复发的特点有所不同。这些已批准用于临床的一些肿瘤免疫治疗方法，包括肿瘤疫苗、细胞因子、免疫检查点抑制剂、T 细胞治疗及溶瘤病毒。

一、肿瘤疫苗

肿瘤疫苗指用肿瘤抗原通过特定途径进行免疫接种，激发机体抗肿瘤免疫应答的预防或治疗方法。肿瘤疫苗的抗原来源有多种形式，包括肿瘤细胞全裂解液或提取物、人工合成多肽或蛋白质、重组病毒、树突状细胞及核酸（DNA 和 RNA）等。肿瘤疫苗分预防性疫苗和治疗性疫苗。预防性疫苗主要指通过用病毒抗原或减毒活病毒预防性接种，可以减少病毒诱导肿瘤的发展，如 HPV 疫苗（CERVARIX 与 GARDASIL）可降低 HPV 诱导的宫颈癌前病变发生。治疗性疫苗是在宿主发生肿瘤后给予治疗，其必须克服肿瘤建立的免疫调节才会有效。尽管肿瘤疫苗实验时许多可以诱发循环 T 细胞识别肿瘤抗原，但这些T细胞极少能抑制肿瘤的生长，且许多不同类型肿瘤疫苗的实验结果并不一致，这可能反映了肿瘤的一个特征是逃避宿主免疫，即肿瘤通过多种方式来抑制抗肿瘤免疫反应。

Sipuleucel－T(商品名 Provenge)是 Dendreon 公司开发的一种基于树突状细胞的治疗性疫苗。它于2010年被美国FDA批准用于晚期前列腺癌的治疗，属首款抗肿瘤的治疗性疫苗。Sipuleucel－T由患者外周血白细胞来富集树突状细胞，树突状细胞与粒细胞-巨噬细胞集落刺激因子(GM－CSF)和前列腺酸性磷酸酶(PAP)组成的重组融合蛋白进行孵育，其中GM－CSF促进树突状细胞成熟，PAP在约95%的前列腺癌细胞中表达，因此树突状细胞提呈肿瘤抗原PAP并刺激T细胞的抗肿瘤反应。Sipuleucel－T的批准主要基于一项随机双盲Ⅲ期临床试验(IMPACT)。IMPACT临床试验总共入组512名激素抵抗型前列腺癌患者，患者血液中提取的树突状细胞随机给予重组融合蛋白或安慰剂刺激，然后回输至患者体内。在接受疫苗的患者中，1名患者可见客观响应，前列腺特异抗原(PSA)下降达50%以上的患者有8名。疫苗组(341名)和安慰剂组(171名)的无疾病进展时间无显著差异，然而疫苗组的中位存活期显著长于安慰剂组(25.8个月 *vs* 21.7个月)。基于生存期的延长，Sipuleucel－T获得美国FDA的批准，用于转移性的无症状或轻微症状激素抵抗型前列腺癌。随后，另一项Sipuleucel－T的随机双盲Ⅲ期临床试验(D9901)，总共入组了127名无症状转移性的激素抵抗型前列腺癌患者，疫苗组和安慰剂对照组的患者比例为2∶1，疫苗组和安慰剂对照组的中位生存期分别为25.9个月和21.4个月，两组间具有显著的统计学差异，可延长患者的生存时间。

二、细胞因子

细胞因子具有直接或间接杀伤肿瘤细胞能力，如IL－2、IL－12、IFN及TNF等。细胞因子是早期非特异性刺激机体抗肿瘤免疫治疗的重要尝试，特别是1990年IL－2在转移性肾癌和转移性黑色素瘤的临床试验成功获批上市，推动了免疫治疗的发展。IL－2非特异性刺激机体的抗肿瘤免疫反应，这种治疗手段在一些患者中持久且有治愈的可能，其系统及局部免疫相关副作用在有经验医生监护下可得到快速有效地控制。对于一些实体瘤，IL－2的联合用药临床试验初步显示更高的缓解率和生存率，后续临床试验在验证这些联合用药的有效性和安全性。此外，重组IFN－α－2a(商品名 Roferon A)也批准用于Ph^+慢性髓系白血病及卡波西肉瘤等，但其副作用较大，治疗时需密切监控不良反应。

IL－2是人血白细胞受刺激后分泌并能促进体外T细胞生长和扩增的细胞因子，它是T细胞的可溶性生长因子，也使得T细胞能在体外进行培养。IL－2是相对分子质量为15 kDa的糖蛋白，外周血淋巴细胞及T细胞杂交瘤在受到刺激后少量分泌，仅微量蛋白能纯化到，因此IL－2的起初研究受到限制。1983年分离到IL－2的cDNA克隆，1984年生产重组IL－2蛋白，使得大量生产IL－2成为可能，推动了IL－2的研究。尽管鼠类实验显示IL－2能引起肿瘤的消退，但早期的Ⅰ期临床试验并未显示抗肿瘤效应，不过受IL－2的药物代谢动力学和毒性数据的启发，随后设计了高剂量给予IL－2(720 000 IU/kg·8 h)的临床试验，同时给予非特异性的淋巴因子活化自然杀伤细胞(LAK细胞)，这是首次记录用免疫治疗引起晚期实体瘤的消退(黑色素瘤、肾癌、肺癌及结肠癌)。紧接着一项临床试验给予高剂量IL－2或其联合LAK细胞，显示肿瘤的消退是由高剂量IL－2引起，而非LAK细胞所致。同时，该研究将IL－2敏感作用的肿瘤类型缩小至肾癌和黑色素瘤。

随后，高剂量IL－2在肾癌患者中开展了临床治疗研究。1985～1996年，美国国立癌症研究所(NCI)开展一项转移性肾癌患者的Ⅱ期临床试验，静脉给予高剂量的IL－2，显示客观响应率为19%，其中10%部分响应及9%完全响应，完全响应患者最长存活时间超过10年。另一项报告总结了255名转移性肾癌患者，给予高剂量IL－2，显示客观响应率为14%，其中9%部分响应及5%完全响应，且在所有肿瘤部位都出现反应，包括肾脏原发灶、骨骼转移灶及内脏转移灶。因此，IL－2于1992年获得美国

FDA 批准,用于转移性肾癌的治疗。为研究不同剂量及给药途径对 IL－2 抗肿瘤作用的影响,一项临床试验招募了 400 名转移性肾癌患者,随机给予高剂量静脉输注 IL－2、低剂量静脉输注 IL－2(72 000 IU/kg)及低剂量皮下注射 IL－2(第 1 周为 250 000 IU/kg・d,后 5 周为 125 000 IU/kg・d)。结果显示 3 个不同治疗组均可见治疗反应病例,高剂量 IL－2 组的总体响应率(21%)显著高于低剂量 IL－2 组(13%)及低剂量皮下注射 IL－2 组(10%),提示高剂量静脉输注 IL－2 的治疗反应较好。IL－2 在转移性黑色素瘤治疗中的作用也得到开展。在 1985～1993 年,共 270 名转移性黑色素瘤患者入组了 8 项临床试验,静脉给予高剂量 IL－2,结果显示总体响应率为 16%,其中 10%部分响应及 6%完全响应,且治疗反应发生于所有肿瘤部位,与原发灶负荷无关。因此,1998 年批准了 IL－2 用于转移性黑色素瘤的治疗。

高剂量 IL－2 的不良反应可累及多个器官,其毒性主要来自 IFN－γ 和 TNF－α 介导的炎症反应,导致毛细血管渗漏综合征及全身血管阻力降低,引起发热、低血压、心律失常、昏睡、肾功能不全、肝功能异常、全身水肿及肺水肿等。随着对 IL－2 的临床药理更为清楚,其 3～4 级副作用发生率显著下降,以及确立了如何筛选患者并给予安全剂量,一旦发生不良反应也可得到有效的控制。整体上,对使用高剂量 IL－2 的患者先进行心肺功能储备筛选,在有经验医生和护理人员监控毒性的基础上进行临床用药,及时处理出现的不良反应。

三、免疫检查点抑制剂

T 细胞表面存在共抑制(co-inhibition)受体,它与肿瘤细胞或其他免疫细胞表面的配体结合后,可抑制 T 细胞的活化增殖及效应功能,因而又称为免疫检查点(immune checkpoint),如细胞毒 T 淋巴细胞相关抗原－4(cytotoxic T lymphocyte-associated antigen－4, CTLA－4)和程序性细胞死亡蛋白－1(programmed cell death－1, PD－1)。这些分子的阻断性抗体已获批用于多种临床肿瘤的治疗,其常见并发症是自身免疫反应和炎症反应,这是由于它们在维持自身耐受性和调节 T 细胞反应中的抑制作用被解除所致。

(一) CTLA－4 抑制剂

1. CTLA－4　CTLA－4 属 CD28 家族分子成员,由细胞外单个免疫球蛋白可变区(IgV)、茎部、跨膜区及胞质结构域组成。CTLA－4 与免疫共刺激受体 CD28 属结构同系物,与 CD28 共享配体 B7－1(CD80)和 B7－2(CD86),但它的亲和力更强。CTLA－4 是共价同源二聚体,它对 B7 配体具有更高亲和力,是因为 CTLA－4 同源二聚体与两个二价 B7 分子结合而在细胞表面形成了稳定的结构,这不同于 CD28 与 B7 分子的单价结合。CTLA－4 的胞质结构域酪氨酸磷酸化可与磷酸酶 SHP－2 和 PP2A 作用,从而分别抑制 TCR 和 CD28 下游的信号传递。CTLA－4 缺陷小鼠在出生后 2～4 周内发生致命性多器官炎性疾病,类似于系统性自身免疫疾病,表明了 CTLA－4 在免疫耐受中的关键作用。阻断 CTLA－4 可加剧狼疮、多发性硬化和 1 型糖尿病小鼠模型的自身免疫性。

CTLA－4 在物种间高度保守,它由 4 个外显子组成:外显子 1 编码信号肽序列,外显子 2 编码 IgV 样结构域,外显子 3 编码跨膜区,外显子 4 编码胞质结构域。*CTLA－4* 基因可进行选择性剪接,发现有 4 种剪接体。其中,全长 CTLA－4 转录本(flCTLA－4)具有所有 4 个外显子,可溶性 CTLA－4 转录本(sCTLA－4)由外显子 3 剪接而缺少跨膜区,1/4 CTLA－4 转录本为仅编码外显子 1 和 4 的转录本;liCTLA－4 转录本缺少外显子 2。T 细胞活化后,flCTLA－4 迅速上调,成为主要转录本,而 SCTLA－4 的表达主要可在静止的 T 细胞中检测到,其 mRNA 水平与 flCTLA－4 相似。sCTLA－4 多态性与人类自身免疫疾病有关,包括家族性 Grave's 病、1 型糖尿病和桥本甲状腺炎。1/4 CTLA－4 的基因过表达能促进体内 T 细胞活化和自身免疫反应。liCTLA－4 在小鼠中具有强抑制功能,但在人类中尚未发现。*CTLA－4* 基因多态性与人类自身免疫疾病相关,它可以通过多种方式进行调节,导致不同 CTLA－4 转录本表达或表达水平的改变,影响 CTLA－4 细胞内转运、表面表达、二聚化或其他功能,但需进一步研究确定多态性如何影响功能和 T 细胞反应。

2. *CTLA－4 的功能与表达调控*　CTLA－4 抑制早期 T 细胞活化阶段的细胞增殖、细胞周期进程和 IL－2 产生,并影响幼稚 $CD4^+$ T 细胞分化。CTLA－4 的抗体阻断或基因缺失都导致 Th2 细胞分化增加,并有利于诱导 Th17 细胞。除了在 T 细胞激活过程中的作用,CTLA－4 还可以控制 Treg 功能,如小鼠 $FoxP3^+$ Treg 中 CTLA－4 缺陷可发展成淋巴增殖性疾病和多器官自身免疫,类似于 CTLA－4 缺陷小鼠,但发生相对延迟。尽管 CTLA－4 在 Treg 中的抑制作用已被确立,但如何发挥其抑制功能的具体机制仍不十分清楚。目前认为 CTLA－4 通过细胞内源和细胞外源两个方面抑制 T 细胞反应。内源机制是通过竞争 CD28 来结合 B7 分子,可以抑制自身的激活。细胞外源机制可通过直接机制,如 CTLA－4 介导 B7 分子从 APC 表面转移到 T 细胞内部,降低 APC 上 CD80 和 CD86 的表达,从而降低了 CD28 共刺激信号;或通过间接机制,如促进细胞因子 IL－10 或 TGF－β 等的分泌。此外,CTLA－4 也可通过结合 CD80/CD86 诱导树突状细胞表达色氨酸降解酶 IDO,来抑制 T 细胞的反应。目前认为,CTLA－4 抑制性抗体的作用不仅是阻断了 CTLA－4 与其配体的相互作用,还介导了 ADCC 作用消耗了肿瘤内高表达 CTLA－4 的 Treg(图 15－1)。

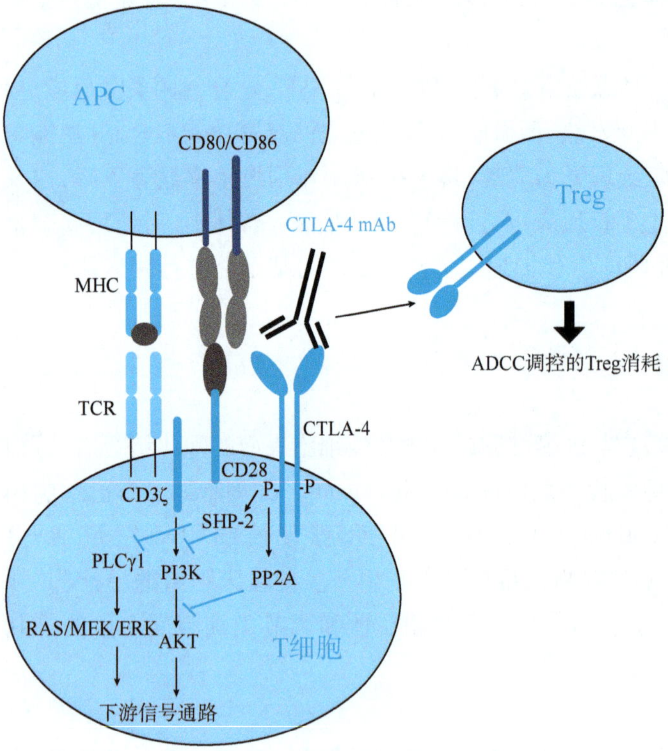

图 15－1　CTLA－4 抗体的作用机制

CTLA－4 在 $CD4^+$ $FoxP3^-$ T 细胞和 $CD8^+$ $FoxP3^-$ T 细胞活化后诱导表达,但在 $CD4^+$ $FoxP3^+$ Treg 中是组成性表达。CTLA－4 的表达不限于 T 细胞,还在 B 细胞、树突状细胞、单核细胞、粒细胞及 CD34+干细胞等中表达。CTLA－4 的表达调节发生在转录和转录后水平。CTLA－4 的两个重要转录调控因子为 FoxP3 和 NFAT。转录后,CTLA－4 mRNA 的稳定性和翻译效率通过其 3′－UTR 来进行调节。在 T 细胞内 CTLA－4 蛋白的定位受到动态调节,这取决于其胞质结构域的酪氨酸磷酸化状态。在静止 T 细胞的细胞表面只能检测到小部分 CTLA－4,而大部分定位在核周高尔基囊泡、内涵体和溶酶体的胞内隔室中,并持续循环至细胞表面,随后 CTLA－4 分子与未磷酸化的胞质结构域快速内吞,抑或再循环至质膜或溶酶体降解。CTLA－4 胞内转运部分是通过胞质结构域与网格蛋白(clathrin)相关衔接蛋白 AP－1 和 AP－2 的结合来介导的,这两种衔接蛋白参与选择性识别和招募蛋白。在 TCR 受到刺激后,CTLA－4 被释放到细胞表面,并定位到免疫突触。CTLA－4 在细胞表面的表达和定位于免疫突触与 TCR 刺激的强度成正比,以提供反馈机制来抑制 T 细胞的活化,但具体机制不清。因此,CTLA－4 表达的精细平衡,不仅在转录水平上受到调控,而且还受到囊泡运输、内吞和循环的调控。这种动态调节在 T 细胞激活过程中提供了 CTLA－4 介导的抑制信号的时空控制。

3. *CTLA－4 抑制剂的临床应用*　Ⅱ期临床试验表明 CTLA－4 阻断性抗体易普利单抗(ipilimumab,全人源 CTLA－4 抗体,IgG1 型)与两种 gp－100 疫苗(gp－100：209－217 和 gp－100：280－288)在转移

性黑色素瘤患者中联用,其总体响应率在 11%~22%,但伴随严重毒副作用,如结肠炎、皮炎及下垂体炎,这些与 CTLA-4 的作用机制相关。事实上,这些自身免疫性副作用看起来与易普利单抗响应有关。这些早期研究经验促使免疫相关不良反应的筛选和治疗策略的形成,如常规筛选内分泌病变、快速处理免疫相关不良反应、高剂量固醇类用于严重结肠炎。总体上,易普利单抗在某种程度上相对于 IL-2 更容易使用,因为它可用于门诊患者的静脉输注,然而免疫相关不良反应不能预测,可能在某一次给药几周后突然出现。

在 2010 年,一项标志性随机Ⅲ期临床试验结果比较了 3 种治疗策略(易普利单抗单用组,gp-100 肽段疫苗组,易普利单抗和 gp-100 联用组)在转移性黑色素瘤患者上的疗效,结果显示易普利单抗组(10 月)的中位生存期显著高于 gp-100 疫苗组(6 个月),尽管响应率较低,仅 7%。另一项随机Ⅲ期临床试验比较了氮烯唑胺与易普利单抗联用和氮烯唑胺单用的效应,再次显示联用显著提高存活率(11.2 个月 *vs* 9.1 个月)。这两项研究均显示易普利单抗对生存期的改善,具有持久的抗肿瘤效应,因此其于 2011 年获得美国 FDA 批准上市,用于晚期黑色素瘤患者。一项随访研究分析了早期临床试验使用易普利单抗的 177 名转移性黑色素瘤患者,显示治疗反应可持续 99 个月以上。15 名完全缓解患者中有 14 名无病生存期在 55~99 个月,提示在一些患者中可能治愈,而且一些部分缓解的患者在几年后转为完全缓解。易普利单抗在其他实体瘤中也进行了测试,肾癌是唯一对易普利单抗有显著响应的肿瘤。在 61 名转移性肾癌患者接受易普利单抗治疗后,有 6 例响应,然而 33%的病例出现 3~4 级免疫相关不良反应。随后,有更低毒性的靶向药物舒尼替尼和索拉非尼出现,使其在肾癌中的应用受到影响。另一个 CTLA-4 抗体 tremelimumab,也显示在黑色素瘤患者中有响应。一项Ⅲ期临床试验:在 655 名转移性黑色素瘤患者中随机给予 tremelimumab 或氮烯唑胺等化疗方案,然而两组间的生存期无显著差异,患者无明显获益。其临床失败原因不明,可能与临床试验方案设计或抗体 IgG2 亚型有关。

(二) PD-1/PD-L1 抑制剂

1. PD-1/PD-L1 PD-1 由 *Pdcd1* 基因编码,在小鼠和人中分别位于第 1 号和第 2 号染色体,均有 5 个外显子区组成。第 1 外显子编码信号肽,第 2 外显子编码胞外段免疫球蛋白可变区(IgV),第 3 外显子编码茎部及跨膜区,第 4 外显子编码胞质区的前 12 个氨基酸,第 5 外显子编码胞质区剩余氨基酸及 3′末端的非翻译区。人 PD-1 是由 288 个氨基酸残基组成的单次跨膜蛋白,胞内段有两个含酪氨酸的序列区,分别为免疫受体酪氨酸抑制基序(immunoreceptor tyrosine-based inhibition motif, ITIM)和免疫受体酪氨酸转换基序(immunoreceptor tyrosine-based swith motif, ITSM)。PD-1 于 1992 年由 Tasuku Honjo 等在诱导程序性细胞坏死的 T 淋巴瘤中发现,属于 CD28 家族分子,当时认为可能与程序性细胞坏死有关。进一步研究发现 PD-1 表达于活化的 T 细胞及 B 细胞中,但不表达于静息状态的淋巴细胞中。随后,大量的实验研究表明 PD-1 是调控 T 细胞和 B 细胞的共抑制分子。如 PD-1 缺陷的 C57BL/6 背景小鼠,出现 B 细胞的过度活化及狼疮类似的自身免疫性疾病,小鼠血清中的 IgG2b、IgA 及 IgG3 含量的增加,缓慢自发地出现狼疮类似的关节炎和大量 IgG3 沉积的肾小球性肾炎。PD-1 缺陷的 BALB/c 背景小鼠则出现自身免疫性的扩张性心肌病,表现为严重的心脏收缩功能障碍及充血性心力衰竭导致的猝死,受累心肌表面有大量的自身抗体沉积。因此,这些研究均提示 PD-1 作为免疫的负调控因子来维持周围免疫的耐受。此外,PD-1 还表达于 NK 细胞、树突状细胞及巨噬细胞等,介导免疫抑制性的信号。

PD-L1 由 *Cd274* 基因编码,在小鼠和人中分别位于第 19 号和第 9 号染色体。*Cd274* 基因有 7 个外显子,第 1 外显子编码 5′非翻译区,第 2、3、4 外显子分别编码信号肽、IgV 区及 IgC 区,第 5、6 外显子编码跨膜区及胞质区,第 7 外显子编码 3′末端非翻译区。PD-L1 是由 290 个氨基酸残基组成的单次跨膜蛋白,胞外段有可变区(IgV)和恒定区(IgC),胞内段比较短,由 30 个氨基酸残基组成,缺乏蛋白质结合特征序列,其下游信号通路仍不清楚。PD-L1(B7-H1)分子于 1999 年由陈列平等在表达标签序列

EST 库中搜索 B7－1/B7－2 的类似序列中发现，因此命名为 B7 homologue 1（B7－H1）。2000 年，Tasuku Honjo 鉴定了 PD－1 的配体 PD－L1(PD－1 ligand 1)，属于 B7 家族分子，通过序列比对发现 PD－L1 与 B7－H1 属同一分子。PD－L1 除了在淋巴组织中表达之外，还广泛分布于非淋巴组织，包括心脏、肺、肝脏、血管内皮组织等正常组织中，以及表达于多种肿瘤细胞。PD－1 的另一配体 PD－L2(B7－DC)，在 2001 年由 Gordon J. Freeman 和 Drew M. Pardoll 两个研究团队发现。PD－L2 的分布相对比较局限，主要表达于 APC，如树突状细胞与巨噬细胞，在肥大细胞中也有表达。

2. PD－1 的信号通路与表达调控　PD－L1 或 PD－L2 与 PD－1 结合后，介导 PD－1 下游的负调控信号通路，抑制 T 细胞、B 细胞、树突状细胞及巨噬细胞等活化。当配体与 PD－1 结合后，PD－1 进入中央超级分子活化簇(c－SMAC)聚集至 T 细胞受体(TCR)的附近，PD－1 胞内段 ITIM 和 ITSM 区的酪氨酸受蛋白激酶催化发生磷酸化，进而招募蛋白酪氨酸磷酸酶 SHP－1 和 SHP－2。研究显示 PD－1 的抑制作用主要依赖于 ITSM 序列。SHP－1 和 SHP－2 均可结合 ITSM 区，SHP－2 可介导 PD－1 的抑制性信号通路，但 SHP－1 的介导作用不明确。SHP－2 进一步使邻近的多个下游效应分子去磷酸化，拮抗 TCR 和 CD28 介导的下游信号，如 PI3K/AKT、CD3ζ/Lck/ZAP70、RAS/MEK/ERK 等(图 15－2)，抑制 T 细胞等免疫细胞的增殖及活化。PD－1 还可抑制细胞存活因子 BCL－xL 的表达及效应 T 细胞相关的转录因子表达，如 GATA－3、T－BET 及 Eomes。在 B 细胞中，PD－1 可抑制 BCR 下游的钙离子信号及 Igβ、Syk、PLC－γ2 及 ERK1/2。PD－L1 与 PD－1 结合后，还可引起 T 细胞的代谢改变，如抑制 T 细胞的糖酵解代谢、促进脂肪分解及脂肪酸氧化等，来抑制 T 细胞的增殖和活化。

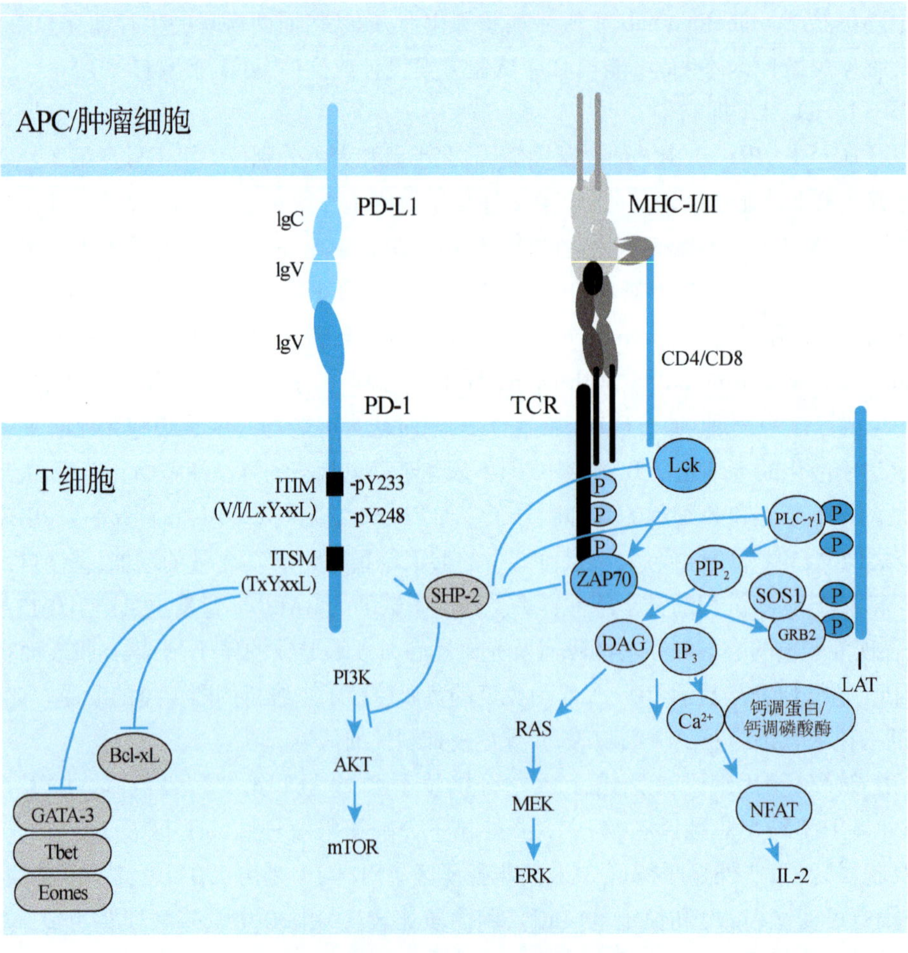

图 15－2　PD－1 介导的抑制性信号通路

T 细胞中 PD－1 的转录因子为 NFAT 和 NFATc1，其他转录因子包括 FOXO1、NOTCH 及 IRF9 等，均可诱导 PD－1 的表达；PD－1 转录抑制因子为 T－BET 和 BLIMP1。B 细胞中 PD－1 的诱导表达主要受 B 细胞受体（B cell receptor，BCR）的活化调控，而 IFN－γ、IL－4、IL－5 及 CpG 则抑制 PD－1 的表达。PD－1 的表达处于动态的调控中，PD－1 作为 T 细胞和 B 细胞活化诱导表达的标志分子，同时也是终止免疫反应的重要分子。PD－L1 表达受多种不同的机制调控：① 炎症因子的调控，其中 IFN－γ 的诱导作用最强，IFN－γ 诱导 PD－L1 的表达主要通过磷酸化 JAK1/2－STAT1 通路。此外，IFN－α/β、TNF－α 及一些白介素等均报道有诱导作用；② 癌基因信号通路的调控，如 MEK/ERK、PI3K/AKT/mTOR 通路及 PTEN 缺失；③ 转录因子，如 Myc、STAT3 及 HIF 等可诱导表达 PD－L1；④ 染色体区段 9p24.1 的扩增，导致 PD－L1/PD－L2 及 JAK2 的高表达，见于霍奇金淋巴瘤及大 B 细胞淋巴瘤；⑤ miRNA 的调控，如 miR－34a、miR－200 及 miR－513 等，能下调细胞表面的 PD－L1 表达，而 miR－20、miR－21 及 miR－130b 可上调细胞表面的 PD－L1 表达；⑥ 翻译后调控，如 CMTM6、CMTM4 及 B3GNT3 等，可上调细胞表面 PD－L1 的表达，而 CDK4 及 GSK3B 可下调细胞表面的 PD－L1 表达。

3. *PD－1/PD－L1 作为抗肿瘤的靶点研究*　PD－1 发现于活化的淋巴细胞，敲除 PD－1 的小鼠出现自身免疫性疾病的症状，且 PD－1 的基因多态性发现与人类系统性红斑狼疮有关，因而起初认为 PD－1 是自身免疫性疾病治疗的重要靶点。随后，发现 PD－L1 在肺癌、卵巢癌、结肠癌、黑色素瘤、膀胱癌、肝癌、宫颈癌及头颈癌等多种肿瘤细胞中高表达，PD－L1 与 T 细胞表面的 PD－1 结合后抑制其免疫反应，提示 PD－L1/PD－1 通路在肿瘤免疫逃逸中起重要作用，因此靶向 PD－L1/PD－1 通路的研究拓展至肿瘤领域。2002 年，研究发现鼠源 PD－L1 抗体在转染 PD－L1 的 P815 肥大细胞瘤小鼠模型中显示良好的抗肿瘤效应。PD－L1 抗体可激活 T 细胞的增殖及促进细胞因子分泌，如 IFN－γ、IL－10，且 PD－L1 与 PD－L2 抗体存在联合激活 T 细胞和促进细胞因子分泌的作用。在转染 Kb－结合肽 SIYRYYGL 的 B16F10 小鼠黑色素瘤模型中，其提呈肽段可被携带高亲和力 2C TCR 的 T 细胞识别，在加入 PD－L1 抗体后，可显著提高 T 细胞对黑色素瘤细胞的杀伤效应，表明靶向 PD－L1 具有促进杀伤性 T 细胞的抗肿瘤效应。在转染 PD－L1 的 P815 肥大细胞瘤小鼠模型中，PD－L1 抗体或 PD－1 抗体促进 CD137 抗体（4－1BB 抗体）的抗肿瘤效应。多个研究表明阻断 PD－L1/PD－1 激活抗肿瘤免疫主要发生于免疫反应的效应期，而对 $CD8^+$ T 细胞的活化增殖期的影响相对较弱。正常组织也表达 PD－L1，主要抑制免疫效应细胞对自身组织的免疫攻击，介导免疫耐受。

4. *PD－1/PD－L1 抑制剂的临床应用*　近年来，PD－1/PD－L1 抑制剂的研究进展迅速，大量临床试验显示其持久的抗肿瘤效应，目前已有多个抑制剂获批上市，均为静脉输注用药。然而，PD－1/PD－L1 抑制剂仅对部分肿瘤患者有效，许多肿瘤患者对 PD－1/PD－L1 抑制剂的作用无明显获益，因此需要通过多种方法来提高疗效，并减少毒副作用的发生。现有 PD－1/PD－L1 抑制剂在临床应用的情况见表 15－1。

表 15－1　临床使用的 PD－1/PD－L1 抑制剂

靶　点	药物名称	商品名及研发公司	适　应　证	批准日期	客观响应率（%）	≥3 级不良反应发生率（%）
PD－1	纳武利尤单抗	Opdivo（百时美施贵宝/小野制药）	晚期黑色素瘤	2014.12	30～40	22.4
			非小细胞肺癌	2015.03	19～20	7～10
			肾细胞癌	2015.11	20～27	11～19
			经典霍奇金淋巴瘤	2016.05	66.3～87	22
			头颈部鳞癌	2016.11	13.3	13.1
			尿路上皮癌	2017.02	19.6～28.4	18

续 表

靶 点	药物名称	商品名及研发公司	适 应 证	批准日期	客观响应率(%)	≥3 级不良反应发生率(%)
PD－1	纳武利尤单抗	Opdivo (百时美施贵宝/小野制药)	dMMR/MSI－H 结肠癌	2017.08	28~31.1	21
			肝细胞癌	2017.09	14.3	49
	派姆单抗	Keytruda (默克)	晚期黑色素瘤	2014.09	32.9~33.7	10.1~13.3
			非小细胞肺癌	2015.10	19.4~45.2	26.6
			转移性头颈鳞癌	2016.08	16~18	15~17
			经典霍奇金淋巴瘤	2017.03	65~69	16
			尿路上皮癌	2017.05	21.10	15
			dMMR/MSI－H 实体瘤	2017.05	39.6~54	20
			胃癌或胃食管交界癌	2017.09	22	13
			宫颈癌	2018.06	14.3	39
			原发性纵隔大 B 细胞淋巴瘤	2018.06	45	26
PD－L1	阿特朱单抗	Tecentriq (基因泰克/罗氏)	膀胱癌	2016.05	15~23	16
			非小细胞肺癌	2016.10	18~31	11~15
	阿维单抗	Bavencio (默克、辉瑞)	默克尔细胞癌	2017.03	31.8~33	5
			尿路上皮癌	2017.05	18.2	6.8
	度伐鲁单抗	Imfinzi (MedImmune/阿斯利康)	尿路上皮癌	2017.05	17.8	6.8
			非小细胞肺癌	2018.02	28.4	29.9

(1) 纳武利尤单抗(nivolumab)是人源 IgG4 型 PD－1 单克隆抗体。2014 年 7 月,纳武利尤单抗在日本由小野制药公司全球首个获批上市,用于治疗晚期黑色素瘤,同年 12 月在美国由百时美施贵宝公司申请获批上市,用于肿瘤扩散或无法手术切除的晚期黑色素瘤,不限于 *B－RAF* 基因突变与否,其客观响应率为 30%~40%。随后,美国 FDA 批准了纳武利尤单抗在黑色素瘤的术后辅助治疗,用于淋巴结受累或转移性黑色素瘤患者在手术切除后的单药辅助治疗。

纳武利尤单抗在转移性非小细胞肺癌中的应用,是针对铂类化疗药物治疗及靶向药物治疗后但无法控制的患者。纳武利尤单抗的Ⅲ期临床试验分别测试了对鳞状非小细胞肺癌和非鳞状非小细胞肺癌的疗效。在 272 名晚期鳞状非小细胞肺癌中,纳武利尤单抗治疗组(135 名)和多烯紫杉醇治疗组(137 名)的中位总体生存期分别为 9.2 个月和 6 个月,1 年存活率分别为 42%和 20%,客观响应率分别为 20%和 9%,治疗相关的 3~4 级不良反应分别为 7%和 55%;在 582 名晚期非鳞状非小细胞肺癌中,纳武利尤单抗治疗组(292 名)和多烯紫杉醇治疗组(290 名)的中位总体生存期分别为 12.2 个月和 9.4 个月,1 年存活率分别为 51%和 39%,客观响应率分别为 19%和 12%,治疗相关的 3~4 级不良反应分别为 10%和 54%。上述临床试验中肿瘤细胞表面 PD－L1 阳性临界值分别设为 1%、5%和 10%,但这些阳性临界值不能很好地预测纳武利尤单抗的疗效。纳武利尤单抗在鳞状和非鳞状非小细胞肺癌治疗中两年随访结果显示,纳武利尤单抗具有持续的临床效应和较低的不良反应,效果显著优于多烯紫杉醇。

纳武利尤单抗在复发或恶化的经典霍奇金淋巴瘤患者中的应用,是针对接受过自身干细胞移植与 brentuximab vedotin(靶向 CD30 抗体耦联药物)治疗或是采用过 3 种不同治疗方案仍失败的患者。霍奇金淋巴瘤含有巨大细胞即 Reed－Sternberg 细胞,这些细胞通常来源于 B 细胞,是经典霍奇金淋巴瘤的一个典型特征,这些肿瘤细胞含有染色体区段 9p24.1 的扩增(含 *PD－L1* 和 *PD－L2* 基因),导致 PD－L1/PD－L2 的高表达。在 23 名复发及难治性霍奇金淋巴瘤患者的纳武利尤单抗Ⅰ期临床试验中,20 名患者显示完全响应(17%)或部分响应(70%),因此客观响应率高达 87%;其余 3 名患者显示疾病稳定(13%),药物相关的 3 级不良反应为 22%。在随后的Ⅱ期临床单臂试验中,对入组的 80 名自体干细胞移植或化疗失败的霍奇金淋巴瘤患者,静脉输注 3 mg/kg 的纳武利尤单抗(每周 2 次),结果显示客观响应率为 66.3%。

此外,纳武利尤单抗还被批准用于其他多种肿瘤治疗,如新生血管抑制剂治疗失败的晚期肾细胞患者、含铂类化疗方案治疗期间恶化或治疗后复发及扩散的头颈鳞癌患者、含铂类化疗方案无法控制的局部晚期或转移性尿路上皮癌患者、化疗无效并存在错配修复缺陷(dMMR)或高频微卫星不稳定(MSI－H)的转移性结肠癌患者,以及索拉菲尼治疗失败的肝细胞癌患者。

(2) 帕博利珠单抗是人源化的 IgG4 型 PD－1 单克隆抗体。2014 年 9 月,帕博利珠单抗是首个被美国 FDA 批准的 PD－1 抑制剂,用于不能手术或转移性黑色素瘤患者,包括易普利单抗治疗后或 *B－RAF* 基因突变接受易普利单抗和 B－RAF 抑制剂治疗后的晚期黑色素瘤患者。一项Ⅲ期临床试验比较了帕博利珠单抗与易普利单抗在晚期黑色素瘤的治疗效果,结果显示帕博利珠单抗(10 mg/kg,每周 2 次)治疗组、帕博利珠单抗(10 mg/kg,每周 3 次)治疗组与易普利单抗(3 mg/kg,每周 3 次)治疗组的客观响应率分别为 33.7%,32.9%及 11.9%;治疗相关不良反应分别为 13.3%、10.1%及 19.9%。可见,每 2 或 3 周一次给予帕博利珠单抗的治疗效果相差不大,而与易普利单抗相比,帕博利珠单抗具有更高的客观响应率及更低的不良反应。此外,结缔组织增生性黑色素瘤(desmoplastic melanomas)对 PD－1/PD－L1 的客观响应率可高达 70%(42/60),对部分临床样本进行全基因组测序分析发现,结缔组织增生性黑素瘤具有较高的突变载量及高频的 *NF1* 基因突变,且肿瘤组织浸润边缘有高密度的 $CD8^+$T 细胞浸润及 PD－L1 的表达,提示其存在适应性免疫反应。

帕博利珠单抗在转移性非小细胞肺癌的治疗,包括:① 培美曲塞和卡铂化疗药物一线治疗失败的患者,② 作为一线治疗用于肺癌组织 PD－L1 阳性表达且无 *EGFR* 和 *ALK* 基因突变的患者,③ 肺癌组织 PD－L1 阳性但铂类化疗失败的患者,若 *EGFR* 或 *ALK* 基因突变,则先使用靶向药物,在靶向药物失败的情况下再使用帕博利珠单抗。帕博利珠单抗在非小细胞肺癌中开展了史上最大规模的Ⅰ期临床试验,共招募了 495 名患者,分训练组 182 名和验证组 313 名,肿瘤细胞 PD－L1 的表达占比≥50%设为阳性样本,结果显示在所有患者中的客观响应率为 19.4%,而 PD－L1 阳性患者的客观响应率可达 45.2%,中位耐受治疗反应的时间为 12.5 个月;常见不良反应为疲劳、瘙痒及食欲下降。该研究提示非小细胞肺癌肿瘤细胞 PD－L1 阳性率≥50%,可作为预测帕博利珠单抗敏感性的生物标志物。随后,一项Ⅲ期临床试验比较了帕博利珠单抗与含铂化疗方案在非小细胞肺癌的效应,305 名入组非小细胞肺癌患者为 PD－L1 阳性率≥50%,且无 EGFR 增敏突变及 *ALK* 基因融合,结果显示帕博利珠单抗组的中位无疾病进展期长于化疗组(10.3 个月 *vs* 6 个月),其客观响应率高于化疗组(44.8% *vs* 27.8%),且具有更低的 3~5 级不良反应(26.6% *vs* 53.3%),可见帕博利珠单抗在这些患者亚群中与传统化疗药相比具有显著的治疗优势。

比较有里程碑意义的事件是美国 FDA 批准了派姆单抗用于存在 dMMR/MSI－H 的实体瘤治疗,不受限于肿瘤组织的来源,这是美国 FDA 史上首个批准的生物标志物指导的跨肿瘤类型的治疗药物。dMMR/MSI－H 肿瘤指存在碱基错配修复(dMMR)的肿瘤,其特征为微卫星不稳定性高(MSI－H)。在这些肿瘤中,由于存在碱基错配修复,导致大量的体细胞基因突变,由此可能产生大量的肿瘤新抗原,启动抗肿瘤免疫反应。一项Ⅰ期临床试验,招募 41 名患者,包括 dMMR 转移性结肠癌患者、非 dMMR 的转移性结肠癌患者及 dMMR 的其他肿瘤类型患者,静脉输注 10 mg/kg 的帕博利珠单抗(每周 2 次),结果显示 dMMR 结肠癌患者的客观响应率和无疾病进展存活率分别为 40%(4/10)和 78%(7/9),而在非 dMMR 的转移性结肠癌患者中分别为 0(0/18)和 11%(2/18),dMMR 的其他肿瘤类型患者分别为 71%

(5/7)和67%(4/6)。可见,dMMR可预测肿瘤对PD-1/PD-L1抑制剂的反应性。进一步的临床试验招募了88名存在dMMR的肿瘤患者,涉及12种肿瘤类型,静脉输注10 mg/kg的帕博利珠单抗(每周2次),结果显示存在dMMR的结肠癌患者的客观响应率为52%,其他来源的肿瘤类型客观响应率为54%,可见存在dMMR的肿瘤对帕博利珠单抗的反应性不受限于肿瘤类型。

此外,帕博利珠单抗还批准用于其他多种肿瘤的治疗,包括3种及以上的治疗方案失败的霍奇金淋巴瘤患者、铂类化疗失败的复发或转移性头颈部鳞状癌患者、铂类化疗失败的局部晚期及转移的尿道上皮癌患者、肿瘤细胞PD-L1阳性且用两种及以上治疗方案后仍进展的局部复发性晚期或转移性的胃癌及胃食管交界癌患者、PD-L1阳性且化疗药物无法控制的复发或转移性宫颈癌患者,以及两种以上治疗方案仍无法控制的原发性纵隔大B细胞淋巴瘤患者。

(3) 阿特珠单抗(atezolizumab)是美国FDA于2016年批准的首款PD-L1抑制剂,它是全人源化的IgG1型单抗。阿特珠单抗已在尿道上皮癌和非小细胞肺癌中使用。在Ⅱ期临床试验研究中,入组310名铂类化疗失败的转移性尿路上皮癌患者,给予1200 mg的阿特珠单抗(每周3次),PD-L1阳性临界值以肿瘤组织的浸润免疫细胞(infiltrating immune cell, IC)占比进行划分(IC0为<1%,IC1为1%~5%,IC2/3为≥5%),结果显示IC2/3的客观响应率为27%,IC1/2/3的客观响应率为18%,所有患者的客观响应率为15%,3~4级不良反应发生率为16%。在另一项Ⅱ期临床单臂试验中,共入组123名不适用铂类治疗的局部晚期或转移性尿路上皮癌患者,结果显示客观响应率为23%,中位总体生存期为15.9个月,常见不良反应为疲劳、腹泻及瘙痒。

阿特珠单抗在非小细胞肺癌的使用是针对含铂化疗方案治疗失败的转移性非小细胞肺癌。若存在*EGFR*或*ALK*基因异常,则需先使用分子靶向药物,若无法控制,再使用阿特珠单抗。临床上静脉给药剂量为1200 mg。在非小细胞肺癌的Ⅱ期临床试验中,阿特珠单抗比多烯紫杉醇具有更高的总体生存率(12.6月 *vs* 9.7月),更低的3~4级不良反应发生率(11% *vs* 39%);阿特珠单抗治疗组的客观响应率在18%~22%,在肿瘤细胞PD-L1阳性率≥50%(TC3)或肿瘤浸润免疫细胞PD-L1阳性率≥10%(IC3)的病例样本中,客观响应率为26%~31%。在非小细胞肺癌的Ⅲ期临床试验中,阿特珠单抗治疗组和多烯紫杉醇治疗组均有425名患者,两组的总体存活率分别为15.7个月和10.3个月,3~4级不良反应发生率分别为15%和43%。这些结果表明阿特朱单抗在非小细胞肺癌治疗中有相对较高的响应率和较低的不良反应。

(4) 阿维单抗(avelumab)是全人源的IgG1型PD-L1单克隆抗体。2017年,美国FDA快速通道批准了阿维单抗在转移性默克尔细胞癌(Merkel-cell carcinoma)的应用,它适用于成人及12岁以上的儿童患者。默克尔细胞癌是一类罕见的侵袭性皮肤肿瘤,预后差,治疗手段有限,其发病与polyomavirus病毒整合和紫外线放射引起的突变有关。在一项多中心单臂Ⅱ期临床试验中,招募88名对化疗耐药的默克尔细胞癌临床Ⅳ期患者,静脉给予10 mg/kg的阿维单抗(每周两次),结果显示客观响应率为31.8%,3级不良反应为5%,无4级不良反应及治疗引起的死亡,可见阿维单抗在患者中的良好耐受性及抗肿瘤活性。阿维单抗在膀胱癌的使用是针对在含铂化疗方案治疗期间及治疗后仍恶化的局部晚期及转移性尿道上皮癌患者。阿维单抗的Ⅰb期临床试验选择了44名难治性转移尿路上皮癌,静脉给药剂量为10 mg/kg(每周两次),结果显示客观响应率为18.2%,中位总体生存期为13.7个月,常见不良反应为疲劳、输注反应及恶心,3~4级不良反应为6.8%。

(5) 度伐鲁单抗(purvalumab)是全人源化IgG1型PD-L1单克隆抗体。2017年,美国FDA快速通道批准了度伐鲁单抗在膀胱癌患者中的使用,针对含铂化疗方案治疗仍疾病进展的局部晚期或转移性尿道上皮癌类型患者。度伐鲁单抗的Ⅰ/Ⅱ期临床试验招募了191名局部晚期或转移尿路上皮癌患者,包括化疗失败及不适用化疗的成年患者,静脉给药剂量为10 mg/kg(每周两次),结果显示客观响应率为17.8%,治疗反应不限于肿瘤组织PD-L1的表达情况,中位无疾病进展期及中位总体生存期分别为1.5个月和18.2个月,1年总体存活率为55%,3~4级不良反应发生率为6.8%。

度伐鲁单抗在非小细胞肺癌的使用是针对无法手术切除、铂类化疗及放疗后仍恶化的Ⅲ期临床试验非小细胞肺癌患者。在非小细胞肺癌的Ⅲ期临床试验中,患者在化疗或放疗后1~42天内,给予10 mg/kg的度伐鲁单抗治疗(473人)或安慰剂(236人),结果显示度伐鲁单抗治疗组和安慰剂组的中位无疾病进展期分别为16.8个月和5.6个月,客观响应率分别为28.4%和16.0%,3~4级不良反应的发生率分别为29.9%和26.1%,因此度伐鲁单抗与安慰剂对照组相比,具有更长的无疾病进展期及更高的客观响应率。

此外,全球有大量的PD-1/PD-L1抑制剂在临床开发阶段。在研有100余种PD-1/PD-L1抑制剂,共有1 000余项临床试验,其中大部分是组合疗法试验,可见联合用药是一个重要趋势。随着临床试验的结束,将会有更多的PD-1/PD-L1抑制剂上市,以及更多的适应证获批。

四、过继性细胞治疗

过继性细胞治疗(adoptive cell therapy,ACT)在抗肿瘤免疫中的应用是将具有抗肿瘤反应的免疫细胞注入至肿瘤宿主体内,发挥抗肿瘤作用。免疫细胞来源于癌症患者的血液或实体肿瘤,然后进行处理以扩大其数量并增强其抗肿瘤活性,然后回输到患者体内,达到抗肿瘤的目的。ACT最初使用分离天然存在的肿瘤浸润淋巴细胞(tumor-infiltrating lymphocyte,TIL),在IL-2体外诱导下进行筛选和扩增,再回输到患者体内,对部分黑色素瘤和肾细胞癌患者产生持久的抗肿瘤作用。现在,可采用基因工程方法使T细胞表达常规TCR或嵌合抗原受体(chimeric antigen receptor, CAR),进一步扩展了其在癌症治疗中的应用,这也是高度个性化的肿瘤治疗方式。

1. *IL-2体外诱导的细胞治疗*　早期的ACT是通过高浓度IL-2培养来自肿瘤患者实体肿瘤内和周围存在的炎性浸润标本中分离TIL,并将细胞注射回患者体内。第一个成功病例是1988年由美国国立癌症研究所外科分部完成,在转移性黑色素瘤患者中,TIL从切除的肿瘤中分离,并在个体培养体系中鉴定高亲和力识别肿瘤和高增殖潜能的细胞,这些细胞在体外进行扩增并与IL-2一起回输至患者体内。这研究清楚地表明ACT具有消退人类晚期转移性肿瘤的效应。这些细胞因其在体外大量扩增而不受体内因素限制,另一重要因素是宿主可以在治疗前进行处理以提供优化的肿瘤微环境。如采用化疗药环磷酰胺和氟达拉滨进行淋巴细胞消减预处理后,可显著增强免疫细胞的存活和耐力及增加其体内的抗肿瘤活性。在3项小规模临床试验中共有93名患者,客观响应率从49%到72%,有20名转移性黑色素瘤患者的肿瘤完全消退,其中1例患者复发,其余患者肿瘤消退时间到80个月至104个月以上,5年存活率为29%。大规模的基因组研究显示TIL介导肿瘤完全消退是通过识别肿瘤细胞提呈的突变肽段。使用外显子测序结合体外抗肿瘤活性测试可以筛选抗肿瘤活性的T细胞群体,这种方法现已用于识别肿瘤特异的T细胞。

2. *基于基因修饰的T细胞治疗*　由于难以从肿瘤中获得抗肿瘤活性的TIL,促使开发新的技术。现可采用基因工程方法改造T细胞受体,如转染天然TCR或CAR。使用传统TCR引导T细胞特异结合受限于MHC分型,这种治疗仅对表达特殊MHC单倍型的患者有效。CAR是由免疫球蛋白可变区基因编码的肿瘤抗原特异结合位点(V_H和V_L)、连接片段及其刺激分子胞质部分的信号域组成,其结合抗原后可激活T细胞。CAR不受限于MHC类型,只与细胞表面表达的肿瘤抗原有关。CAR也能识别糖类和脂质分子,进一步扩大其应用范围。CAR作为基因工程受体,历经三代的发展(图15-3)。这些方法均属于自体的T细胞免疫治疗。

(1) TCR-T细胞治疗:在鉴定高亲和力及特异TCR的基础上,采用构建γ-逆转录病毒或慢病毒

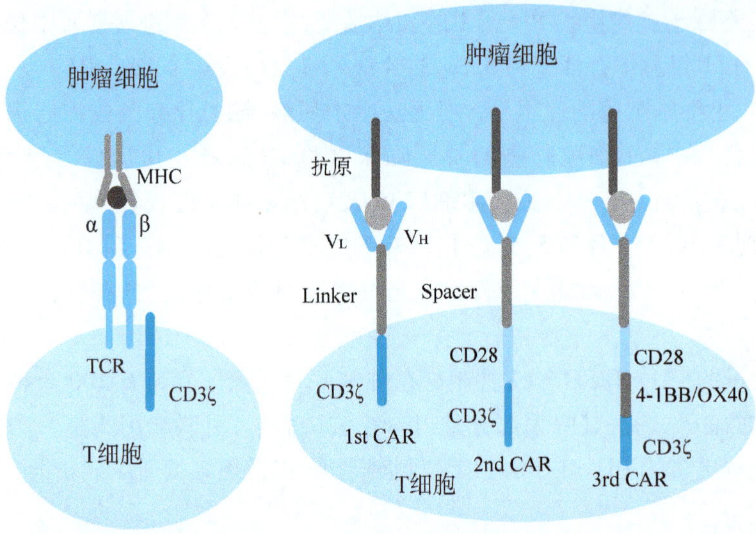

图 15-3 TCR 和三代 CAR 的结构示意图

等方法转染至 T 细胞,T 细胞表达 TCR 识别相应肿瘤抗原发挥抗肿瘤作用。第一个成功使用基因修饰自体 T 细胞的传统 αβ 型 TCR 是靶向 MART-1 分子,用于治疗黑色素瘤患者。这种方法是基于鉴定了自然产生的 TCR 具有高亲和力识别肿瘤抗原。在这个临床试验中,肿瘤特异 TCR 直接从黑色素瘤 TIL 中克隆出来,然而针对 MRAT-1 分子的 TCR 靶向副作用较大,可引起正常皮肤、眼睛及耳朵中的黑色素细胞破坏,是由于靶向了正常细胞的毒性所致。这个临床试验显示了 ACT 在抗肿瘤中的潜力,也同时提示需要寻找合适肿瘤抗原以减少对正常细胞的毒性。癌-睾丸抗原仅表达于生殖细胞和肿瘤中而不表达于正常细胞,可能是比较合适的肿瘤抗原,且睾丸中不表达 MHC Ⅰ类分子,因此免受免疫相关不良反应。NY-ESO-1 是黑色素瘤及多种实体上皮癌细胞表达的癌-睾丸抗原。高亲和力靶向 NY-ESO-1 的 TCR 转染至自体 T 细胞进行治疗,在黑色素瘤患者中,显示 8/17 患者(47%)有响应,有 2 名患者获得完全缓解;在滑膜细胞肉瘤中,9/19 患者(47%)有客观响应,其中 1 名完全缓解。值得注意的是,这些临床试验中无明显毒性发生。因此,靶向 NY-ESO-1 及其他癌-睾丸抗原是一种应用 TCR-T 细胞治疗实体瘤的重要策略。

(2) CAR-T 细胞治疗:CAR-T 细胞治疗方案流程是分离患者的外周血 T 细胞,用抗 CD3 和(或)抗 CD28 抗体刺激,并用 CAR 编码载体进行转染,然后将表达 CAR 的 T 细胞体外扩增并注射回患者体内,发挥抗肿瘤作用。CAR-T 细胞对肿瘤抗原识别后产生反应,CAR-T 细胞在患者体内经历进一步的高度增殖,通过直接细胞毒性和细胞因子介导的机制实现肿瘤杀伤。

迄今,有两款 CAR-T 细胞治疗用于临床,即诺华公司的 tisagenlecleucel(商品名 Kymriah™)和 Kite Pharma 公司的 axicabtagene ciloleucel(商品名 Yescarta™),均是靶向 CD19 抗原。CD19 分子是 CAR-T 细胞治疗比较理想的靶抗原,因为它在几乎所有的 B 细胞恶性肿瘤中表达,虽在正常 B 细胞中也有表达,但不表达于其他正常细胞。在 CAR-T 细胞与表达 CD19 的靶细胞接触后,CD28 和 CD3ζ 等共刺激结构域激活下游信号级联,导致 T 细胞活化、增殖、发挥效应功能以及炎性细胞因子和趋化因子的分泌,导致表达 CD19 的靶细胞死亡。虽然正常 B 细胞会因表达 CD19 被杀死,但大部分患者仍可以耐受,另外寿命长的抗体产生细胞不表达 CD19 而不被杀死,所以它们可继续提供抗体介导的免疫力。

Kymriah™ 是首个批准的靶向 CD19 分子的 CAR-T 细胞治疗,它用于复发或难治性 B 细胞型急性淋巴细胞白血病的儿童及青年患者(3~25 岁)。Kymriah™ 的 CAR 蛋白由细胞外部分和细胞内部分组成,细胞外部分具有鼠抗 CD19 单链抗体片段(scFv),细胞内部分包含 T 细胞信号传导(CD3-ζ)和共刺激(4－1BB)结构域。这些胞内结构域在 Kymriah™ 的功能中起着关键作用,包括 T 细胞活化及体内持久的抗肿瘤活性。Kymriah™ 有效性的主要证据基于 1 项Ⅱ期临床试验的研究(B2202)。患者接受了 Kymriah™ 单次静脉输注,结果受试者的 ORR 为 82.5%(52/63)。严重不良事件包括威胁生命的细胞因子释放综合征(cytokine release syndrome, CRS)和噬血细胞性淋巴组织细胞增多症(hemophagocytic lymphohistiocytosis, HLH)、CRS 发生时或消退后延迟的神经毒性、CRS 合并凝血病和威胁生命的感染。其中 47%的受试者出现 3~4 级 CRS,但无死于 CRS 病例。除了短期安全问题,由于其是病毒转导的免疫治疗产品,因此其潜在的长期安全问题包括产生复制能力逆转录病毒的可能性和插入诱变导致新恶性肿瘤(遗传毒性)的可能性,需要进一步观察。

Yescarta™ 也是靶向 CD19 分子的 CAR－T 细胞治疗。Yescarta™ 用于使用两种或以上治疗方案仍无法控制的大 B 细胞淋巴瘤患者,大 B 细胞淋巴瘤包括弥漫性大 B 细胞淋巴瘤(diffuse large B－cell lymphoma, DLBCL)、原发性纵隔大 B 细胞淋巴瘤、高级别 B 细胞淋巴瘤和转化滤泡淋巴瘤,但不用于原发性中枢神经系统淋巴瘤的治疗。Yescarta™ 的有效性证据是基于一项单臂、开放标记、多中心的临床试验,该研究评估了单次输注 Yescarta™ 在成人复发性或难治性侵袭性 B 细胞非霍奇金淋巴瘤患者的疗效,入组患者是对近期治疗有耐药或者在自体造血干细胞移植(hematopoietic stem cell transplantation, HSCT)后 1 年内复发的患者。101 名患者在进行白细胞除去法后患者接受了 Yescarta™ 治疗。在接受治疗的患者中,大多数(76%)为 DLBCL,16%为滤泡性淋巴瘤,8%为原发性纵隔大 B 细胞淋巴瘤。Yescarta™ 客观响应率为 73%,其中完全响应为 52%,部分响应为 21%。最常见的临床不良反应是 CRS 和神经毒性两大类,包括发热、低血压、心动过速、疲劳、头痛、食欲下降、寒战、腹泻、中性粒细胞减少及不明病原体感染等。

五、溶瘤病毒

溶瘤病毒(oncolytic viruses)是选择性地在肿瘤细胞和(或)免疫抑制肿瘤微环境中繁殖的病毒。肿瘤细胞为逃避免疫系统攻击进行演化,常导致其对损伤相关分子模式(damage associated molecular pattern, DAMP)和病原体相关分子模式(pathogen associated molecular pattern, PAMP)反应缺陷,这使得它们特别容易受到病毒感染。为了增加溶瘤病毒抗肿瘤的效应,病毒通常被改造来增加其特异性、安全性、免疫原性、溶瘤效力和成药性。不管肿瘤分子信号机制或免疫微环境的重编程程度如何,引入溶瘤病毒均会导致细胞损伤,最终诱导促炎的 DMAP 和 PAMP 反应,并促进受损肿瘤细胞被吞噬。溶瘤病毒感染通常会打破肿瘤的免疫耐受性,引发抗肿瘤免疫反应,因此它为免疫检查点抑制剂提供理想的联用选择。目前,作为溶瘤治疗的病毒种类正在迅速增长,包括单纯疱疹病毒、痘苗病毒、柯萨奇病毒 A21、水泡性口炎病毒、麻疹病毒、脊髓灰质炎病毒、C 型逆转录病毒、腺病毒和其他病毒的溶瘤菌株正在一系列癌症类型的早期临床试验中。

Talimogene laherparepvec(T－vec)是一种减毒的单纯疱疹病毒(HSV)融合了 *GM－CSF* 基因的溶瘤病毒疗法,商品名为 IMLYGIC,2015 年由 AMGEN 公司申请获美国 FDA 批准上市,用于黑色素瘤患者在初次手术后复发的不可切除的皮肤、皮下和淋巴结病变的局部治疗。T－vec 可以在肿瘤内复制并产生免疫刺激蛋白 GM－CSF,导致肿瘤溶解,随后释放相关肿瘤抗原,这些抗原与病毒产生的 GM－CSF 一起可以促进抗肿瘤免疫反应。然而,确切的作用机制尚不清楚。T－vec 的有效性研究是基于一项多中心、开放标记、黑色素瘤随机Ⅲ~Ⅳ期临床试验。该研究比较了 T－vec 的瘤内注射与 GM－CSF 皮下注射的效果。共有 436 名患者被随机分为两组,一组接受 T－vec 治疗(295 名),另一组接受 GM－CSF 治疗(141 名)。T－vec 组的缓解率为 16.3%,GM－CSF 组的缓解率为 2.1%。T－vec 组和 GM－CSF 组的 OS 没有显著统计学差异,其中 T－vec 组中位 OS 为 22.9 个月而 GM－CSF 组中位 OS 为 19.0 个月。基于缓解率和适度的存活期延长,T-vec 获得上市批准。T-vec 最常见的药物不良反应是疲劳、寒战、发热、恶心、流感样疾病和注射部位疼痛。随后,T-vec 与易普利单抗联合使用,并在 1 项 200 名患者的Ⅱ期黑色素瘤随机临床试验中,将总有效率从单独使用易普利单抗的 18%提高到联合治疗的 39%。T-vec 与帕博利珠单抗联合在黑色素瘤Ⅰb 期临床试验时,总有效率高达 68%,其中 33%的患者获得了完全缓解。这些研究显示了溶瘤病毒与免疫检查点抑制联用产生抗肿瘤的联合效应。

(谢作权)

第三节 肿瘤免疫治疗的问题与展望

肿瘤免疫治疗的一个重要特征是具有持久的抗肿瘤效应,达到长期控制肿瘤的目的,但也存在一些问题,如免疫治疗的有效率不高且存在多种复杂的耐药因素,因此需要联合用药及生物标志物指导下的用药等方式以克服其不足。近年来,肿瘤免疫治疗的进展迅速,出现多种新的治疗方式,包括免疫检查点抑制剂、基因修饰 T 细胞治疗及溶瘤病毒等,它们通过不同的途径激活机体的先天免疫或适应性免疫反应,打破机体对肿瘤的免疫耐受,引发抗肿瘤免疫反应。

一、肿瘤免疫治疗面临的问题

(一)机体对肿瘤细胞的免疫耐受

人体内肿瘤一旦生成后,免疫反应常不能阻止肿瘤的生长和扩散,抗肿瘤免疫反应常无法清除恶性转化细胞。其中可能有多个原因。首先,许多肿瘤存在逃避机体免疫反应的特殊机制,包括肿瘤细胞和肿瘤微环境的重塑。其次,肿瘤细胞起源于机体细胞,在多个方面与正常细胞十分类似,因此许多肿瘤免疫原性较弱。病毒诱导的肿瘤免疫原性比较强,然而许多自发肿瘤的免疫原性十分微弱甚至无法检测,这可能是因为肿瘤在生长中进行突变以减少其刺激引起强烈免疫反应的能力。此外,快速生长和扩散的肿瘤可能逾越免疫系统的控制能力,不能被彻底消除。因此,抗肿瘤免疫治疗的关键是针对免疫耐受的机制,解除肿瘤的免疫抑制微环境及激活抗肿瘤免疫反应,达到清除肿瘤的目的。

(二)免疫反应可促进肿瘤的生长和扩散

尽管肿瘤免疫学的重点一直放在免疫系统在根除肿瘤中的作用上,但免疫系统也可能有助于一些实体肿瘤的发展。事实上,慢性炎症一直被认为是许多不同组织中肿瘤发展的危险因素,尤其是那些受到慢性炎症影响的组织,如巴雷特氏(Barrett's)食管、克罗恩病(Crohn's)病和溃疡性结肠炎等疾病。一些与感染相关的癌症也被认为是由感染生物体诱导的慢性炎症状态间接的致癌作用结果。这些包括慢性幽门螺杆菌感染背景下的胃癌、与慢性乙型和丙型肝炎病毒感染相关的肝细胞癌。

先天免疫系统的细胞被认为是免疫细胞中最直接的促肿瘤因素。如 M2 型肿瘤相关巨噬细胞和其他细胞可分泌促进血管生成的 VEGF 及修饰细胞外基质的基质金属蛋白酶(matrix metalloproteinase, MMP),促使血管生成和组织重塑,有利于肿瘤的生长和扩散。先天免疫细胞也可能通过产生自由基导致 DNA 损伤并导致肿瘤抑制基因和癌基因突变,从而导致细胞恶性转化。一些数据表明,先天免疫系统的细胞,包括肥大细胞、中性粒细胞和巨噬细胞,分泌可促进细胞周期进展和肿瘤细胞存活的可溶性因子。此外,转录因子 NF-κB 是先天免疫反应的关键介质,可能在炎症相关癌症进展中发挥重要作用。适应性免疫系统可以通过多种方式促进先天免疫细胞的慢性活化,包括在细胞内微生物持续感染的情况下及肿瘤早期,T 细胞可介导巨噬细胞活化。还有实验证据表明,B 细胞可能通过分泌直接调节肿瘤细胞增殖的因子,以及在早期肿瘤中慢性激活天然免疫细胞,促进肿瘤进展。理论上,慢性炎症的这些影响也是药物干预的目标,已经有多种有效的抗炎药物。当前面临的挑战是实现一种有益的平衡,在这种平衡中,保护性抗肿瘤适应性免疫反应不会受到损害,同时潜在的有害肿瘤促进炎症反应得到控制。

(三) 肿瘤免疫治疗的多种耐药因素

免疫治疗的耐药可分原发性耐药(primary resistance)和适应性免疫耐药(adaptive immune resistance)。原发性耐药指肿瘤细胞对免疫治疗无任何反应。适应性免疫耐药指肿瘤细胞可被免疫细胞识别,起初对免疫治疗有反应,但采取了自我保护措施来抵抗免疫细胞的攻击,在治疗一段时间后出现复发或进展。根据发生来源可分为肿瘤细胞的内在因素和肿瘤细胞的外部因素。

1. *肿瘤细胞的内在因素*　肿瘤细胞的内在因素可导致原发性耐药或适应性免疫耐药,包括肿瘤相关抗原的缺乏、肿瘤抗原提呈的缺陷、肿瘤组织对T细胞的排斥及肿瘤细胞对T细胞的作用不敏感等。肿瘤相关抗原的缺乏有多种情况,如突变载量低或缺乏肿瘤特异抗原等。细胞内的抗原提呈缺陷也与多种因素有关,如转运相关蛋白的缺失、β_2-微球蛋白的缺失及HLA分子的异常。肿瘤细胞内的信号通路异常可导致对肿瘤组织对T细胞的排斥:如MAPK通路的活化,导致VEGF和IL-8的分泌增加,进而抑制T细胞的招募和功能等。肿瘤细胞对T细胞不敏感的因素,主要有肿瘤细胞内IFN-γ信号通路的基因发生突变,如*JAK1/2*、*STAT*及*IFNR*等基因突变,导致IFN-γ介导的抗肿瘤作用失效。此外,受T细胞识别的肿瘤细胞特异抗原发生下调,肿瘤细胞的基因突变及表观遗传改变等也可导致耐药。

2. *肿瘤细胞的外部因素*　肿瘤细胞的外部因素指肿瘤微环境中除肿瘤细胞外的其他介导免疫治疗耐药的因素,也可导致原发性耐药或适应性免疫耐药,包括T细胞的缺失、免疫抑制细胞的存在、免疫抑制分子的存在及异常代谢微环境。T细胞的缺失(主要是T细胞无法识别肿瘤细胞的抗原)、无肿瘤抗原相关的T细胞扩增和浸润、T细胞功能的缺陷等,导致免疫逃逸。肿瘤微环境中存在多种免疫抑制细胞,Treg、骨髓来源的抑制性细胞(myeloid derived suppressor cell, MDSC)、M2型巨噬细胞。免疫抑制分子的存在也可导致耐药,如免疫抑制分子PD-1、TIM-3及LAG-3的表达,可抑制T细胞活性。异常代谢微环境包括低pH、低氧及低营养因子,如色氨酸代谢酶即IDO的高表达,引起T细胞的代谢异常,导致效应T细胞的功能障碍,也影响抗肿瘤免疫效应。还有一些细胞因子如TGF-β、CCL5及CCL7的大量分泌,趋化MDSC和Treg等免疫抑制细胞进入肿瘤微环境,抑制抗肿瘤免疫反应。此外,一些肿瘤如胰腺癌,存在大量的纤维组织包裹肿瘤,导致T细胞无法进入肿瘤组织发挥作用,也可影响抗肿瘤免疫反应。

(四) 肿瘤免疫治疗的不良反应

肿瘤免疫治疗的不良反应主要是免疫介导的自身免疫炎症反应,如免疫相关肺炎、肝炎、结肠炎、皮肤炎症、内分泌器官炎症及感染。最常见的症状包括皮疹,疲劳,肌肉、骨骼、关节的疼痛,腹泻,食欲下降,上呼吸道感染,头痛,恶心,咳嗽,便秘,背痛,发热及胃痛。特别是CAR-T细胞治疗的不良反应需要严密监控,包括CRS和神经毒性两类,最严重的毒副作用可危及生命,可发生于治疗期间及治疗后。因此,患者若发现有不良反应或恶化,应及时告知医护人员,医护人员在治疗期间会严密监控及进行处理,若有严重的毒副作用,可延缓或停止治疗。

二、肿瘤免疫治疗的展望

(一) 肿瘤疫苗

近年来,由于高通量测序(high-throughput sequencing)技术、质谱鉴定技术及生物信息系预测新抗原方法等的进展,针对CTL识别肽段的鉴定及相应基因的克隆,为肿瘤疫苗提供了许多新抗原。对于肿瘤个体特有的抗原,如细胞基因随机点突变产生的抗原,目前正在尝试个性化疫苗方法。肿瘤基因突变新抗原、致癌病毒表达的抗原及癌-睾丸抗原的免疫原性较强,是肿瘤疫苗开发相对比较理想的抗原。肿瘤疫苗在过去20多年的临床试验中大部分失败,主要原因是难以克服肿瘤的免疫抑制微环境。随着对肿瘤微环境的认识深入,免疫检查点抑制剂等多种治疗手段的应用,肿瘤疫苗与其他疗法的联合使用成为今后的重要发展趋势。目前有多个肿瘤疫苗处于临床试验,大部分为联合用药,如与免疫检查点抑制剂联用,包括 GVAX、gp-100、MART-1 及 NY-ESO-1 pulsed DC 等。

肿瘤疫苗的成功受到多种因素的影响,包括肿瘤抗原的免疫原性、疫苗剂型、免疫佐剂及运送载体。此外,肿瘤疫苗可采用一些策略提高其成功率。① 使用促炎因子提高接种部位的活化树突状细胞的数量,包括先天免疫配体如 Poly-ICLC、CpG DNA 和 BCG 等,以及细胞因子如 GM-CSF 和 IL-12 等。② 肿瘤抗原以树突状细胞疫苗的形式递送。在这种方法中,树突状细胞从患者体内纯化,与肿瘤抗原一起孵育,然后注射回患者体内。③ 使用 DNA 疫苗和编码肿瘤抗原的病毒载体,这些抗原是在细胞的胞质中合成的,如树突状细胞吸收这些抗原、质粒和载体,肽进入抗原提呈的 MHC-Ⅰ类途径,进而激活 $CD8^+$T 细胞。

(二) 细胞因子

一些具有抗肿瘤作用的细胞因子正处于开发中,如 IL-12。增强宿主对肿瘤反应的一种方法是提供能增强树突状细胞和肿瘤特异性 T 细胞活化的细胞因子,许多细胞因子还具有诱导非特异性炎症反应的能力,这些反应本身可能具有抗肿瘤活性。一些细胞因子,如 TNF 和 IFN-γ,在动物模型中是有效的抗肿瘤剂,但是它们在患者中的应用受到其毒副作用的限制。因此,细胞因子今后应用的一个重要途径是与其他治疗药物进行联合用药,减少细胞因子的用量,降低其毒副作用。细胞因子可与肿瘤疫苗、免疫检查点抑制剂或 CAR-T 细胞治疗进行联合,克服肿瘤免疫抑制微环境,增强肿瘤免疫治疗的效应。其他如一些造血生长因子,包括 GM-CSF 和 G-CSF,可被用于癌症治疗方案中,以缩短化疗或自体骨髓移植后中性粒细胞减少症和血小板减少症的时间,减轻毒副作用。

(三) 免疫共抑制或共刺激分子的调节剂

CTLA-4 与 PD-1 是 T 细胞中重要的共抑制因子,除此还有其他多个调控 T 细胞活性的免疫分子,也称之为共抑制(co-inhibitory)分子和共刺激(co-stimulatory)分子。共抑制分子包括 TIM-3、LAG-3、VISTA 及 TIGIT 等,共刺激分子包括 OX40、4-1BB、CD40、GITR、CD27 及 ICOS 等(图 15-4)。目前,这些抗体药物均处于临床前和临床开发中。

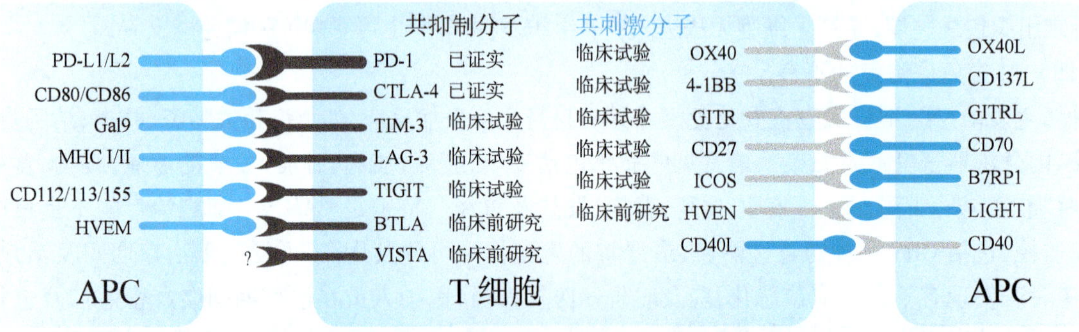

图 15-4　免疫共刺激分子和共抑制分子

TIM-3 是 TIM 蛋白家族中的抑制性受体,可诱导 T 细胞免疫耐受。TIM-3 在多种人类 T 细胞(Th1 细胞、$CD8^+$ T 细胞和 Treg)、NK 细胞、NKT 细胞及 APC 中表达。已知 TIM-3 与几个配体相互作用,如 galectin-9、HMGB1、磷脂酰丝氨酸和 CEACAM-1,但阻断 TIM-3 导致激活抗肿瘤作用的确切机制尚不清楚。TIM-3 在耗竭 T 细胞(exhausted T cell)中与 PD-1 发生共同上调,可抑制 T 细胞功能和诱导凋亡。在结肠癌、黑色素瘤和肉瘤小鼠的临床前研究中,TIM-3 抗体单用的抗肿瘤效果有限,但与 PD-1 阻断抗体或 4-1BB 激动性抗体联合具有显著的抗肿瘤效应。TIM-3 抑制性抗体正与 PD-1 抗体联合进行临床试验。

与 MHC-Ⅱ类分子结合，LAG-3 是 CD4 同系物，比 CD4 具有更高的亲和力。LAG-3 表达于活化的 $CD4^{+}$ T 和 $CD8^{+}$ T 细胞、Treg、NK 细胞、NKT 细胞、B 细胞和浆细胞样树突细胞(pDC)。从机制上讲，LAG-3 是与 CD4 结合的 MHC-Ⅱ的直接竞争者，这导致 T 细胞活化的抑制和 Treg 抑制能力的增强，但 LAG-3 的下游信号通路尚不清楚。单独缺乏 LAG-3 的小鼠不会产生自发的自身免疫反应，而缺乏 LAG-3 和 PD-1 的小鼠会产生致命的系统性自身免疫反应，显示了这两种途径在控制 T 细胞耐受性方面的协同作用。LAG-3 与 PD-1 在耗竭 T 细胞上共同表达，两者在肿瘤模型中协同作用，联合阻断比单一阻断更能恢复 T 细胞的反应能力。因此，许多临床试验测试同时阻断两种分子的作用，如 LAG-3 抗体 BM 986016 已经进入Ⅰ期临床试验，其与纳武利尤单抗进行联合用药。

VISTA 是 PD-1 同系物(PD-1H)，其胞外结构域中与 PD-L1 具有同源性。人 VISTA 蛋白表达于 $CD4^{+}$ T 细胞和 $CD8^{+}$ T 细胞、$CD11b^{hi}$ 单核细胞亚群、淋巴样和髓样树突状细胞亚群、中性粒细胞及肿瘤细胞。VISTA 的细胞表面受体尚不清楚，但 VISTA 与 BMP4 受体复合体的一个成分 ALK3 相互作用，并控制小鼠胚胎干细胞中的 BMP4 信号传递。VISTA 对 APC 和 T 细胞具有抑制作用。在临床前小鼠实验中，VISTA 显示抑制 T 细胞增殖和细胞因子产生，VISTA 抗体也被证明与 PD-1 抗体有协同作用。目前的 VISTA 抗体还处于临床前研究中，尚未进入临床试验。

TIGIT 是免疫球蛋白超家族成员中的抑制性受体。TIGIT 和共刺激受体 CD226 共享配体 CD155 和 CD112，但 TIGIT 的亲和力更高。此外，TIGIT 还结合 CD113。TIGIT 在激活幼稚 T 细胞时被诱导，表达在 Treg、活化和记忆 $CD4^{+}$T 细胞和 $CD8^{+}$ T 细胞及 NK 细胞等中。TIGIT 可以通过几种机制发挥免疫抑制作用。如，TIGIT 抑制 $CD4^{+}$T 细胞和 $CD8^{+}$ T 细胞启动，并通过控制自身反应性 T 细胞活化和 Treg 来调节 T 细胞耐受性；TIGIT 可以通过结合树突细胞上的 CD155 来诱导 IL-10，并抑制树突细胞中 IL-12 的产生，从而抑制 Th1 反应；TIGIT 还抑制 NK 细胞的细胞毒性等。TIGIT 在多种人类肿瘤类型的 $CD8^{+}$ TIL 上表达，并且在分离自转移性黑色素瘤的大部分 TIL 上与 PD-1 共同表达。在临床前动物模型中，与单独阻断 TIGIT 的弱效相比，TIGIT 和 PD-L1 或 PD-1 的联合阻断可以增强 $CD8^{+}$ TIL 的功能，并导致肿瘤显著消退。这些发现表明 PD-1 和 TIGIT 在抗肿瘤免疫方面存在协同作用。TIGIT 抗体与 PD-L1 抗体(阿特珠单抗)或 PD-1 抗体(纳武利尤单抗)联用正处于临床试验中，测试对局部晚期或转移性实体瘤患者的抗肿瘤效应。

4-1BB(CD137) 是在 T 细胞、NK 细胞和单核细胞上表达的一种共刺激分子，其配体为 CD137L。T 细胞上的 4-1BB 与树突状细胞上的 4-1BB 配体结合导致 T 细胞增殖与抗凋亡蛋白的上调，最终保护 T 细胞免于活化诱导的细胞死亡(activation-induced cell death, AICD)。临床前研究已显示单独使用 4-1BB 激动性抗体或与其他疗法联合使用，可以促进肿瘤的消退。虽然 4-1BB 激动性抗体的最初临床试验由于肝脏毒性而停止，但有新的临床试验正在测试与各种药物联合应用。

OX40(CD134)是一种在 T 细胞、NK 细胞和中性粒细胞上表达的共刺激分子。它与 APC 及其他免疫细胞上的配体 OX40L 相互作用，OX40L 激活 OX40 可导致 T 细胞增殖、存活和细胞因子的分泌，并且还被发现诱导活化 Treg 死亡。在小鼠的临床前实验中，OX40 抗体已被证明能够介导 T 细胞依赖的抗肿瘤活性和肿瘤特异性记忆。在黑色素瘤和肾细胞癌的Ⅰ期临床试验中可观察到 OX40 抗体的抗肿瘤活性，其他临床试验正在进行中。

GITR 是一种在活化 T 细胞中上调表达及 Treg 中组成型表达的共刺激分子，其配体为 GITRL。GITR 的作用是增强效应 T 细胞的功能，并拮抗 Treg 的抑制性作用。在临床前研究中，GITR 激动性抗体在多种小鼠癌症模型中介导肿瘤排斥反应。目前，GITR 激动性抗体正处于几个不同癌症的早期临床试验中。

CD27 是 TNF 超家族中与 CD40、4-1BB 和 OX40 相关的共刺激分子，在 T 细胞、一些 B 细胞和 NK 细胞上组成型表达。它唯一已知的配体是 CD70。CD27 的活化导致 NF-κB 途径的活化以及细胞存活、活化和增殖,也显示促进T细胞库的扩大。在临床前模型中CD27激动剂抗体显示了增强$CD8^+$T细胞的活性,并与PD-1抗体治疗具有协同效应。临床上,CD27激动剂抗体varlilumab被证明耐受性良好,并在患者亚群中可减少Treg数量和介导$CD8^+$ T细胞反应;此外,varlilumab还可以通过介导ADCC直接杀死过度表达CD27的肿瘤细胞。

ICOS是CD28家族的一种共刺激分子,其配体为ICOS-L。ICOS在活化的T细胞上表达,对于Th2细胞反应尤为重要。临床前实验显示ICOS基因敲除显著降低了CTLA-4抗体的抗肿瘤效应。ICOS激动性抗体与CTLA-4抗体存在协同抗肿瘤作用,正在临床试验测试其联合用药。

CD40通常在巨噬细胞、单核细胞和B细胞及各种癌症上表达,包括黑色素瘤、淋巴瘤、白血病等。其配体CD40L在$CD4^+$ T细胞上表达,并在APC激活T细胞中发挥作用。在小鼠模型中,CD40激动性抗体主要的抗肿瘤反应似乎取决于活化巨噬细胞的抗肿瘤效应。临床前数据显示CD40激动性抗体具有良好的抗肿瘤效应,因此正在一些临床试验中测试效果。

(四)CAR-T细胞治疗

靶向CD19的CAR-T细胞治疗在其他B细胞恶性肿瘤中正处于临床试验,随着临床试验的结束,可能会有新的适应证出现。CAR-T细胞治疗的首要问题是寻找到的肿瘤特异抗原,以及CAR-T细胞在体内的持久性、增殖和效力等问题。除了CD19-CAR,其他一些CAR-T细胞治疗处在临床试验的靶点包括CD20、CD22、CD30、CD123、CEA、VEGFRvⅢ、EPCAM、GD2、GPC3、HER2、Mesothelin及MUC1等,涉及血液肿瘤和多种实体瘤。当前被测试的绝大多数肿瘤靶抗原显示在肿瘤上过度表达,在正常组织中低水平表达。

许多因素会影响CAR-T细胞治疗。编码*CAR*基因的载体类型是一个重要因素,目前用于CAR-T细胞临床试验的载体类型有γ-逆转录病毒、慢病毒和转座子系统。另一个重要因素是CAR融合蛋白的设计,CAR融合蛋白包括一个抗原识别结构域,最常来源于抗体;共刺激结构域,如CD28和4-1BB或OX-40,以及T细胞活化结构域,通常来源于CD3ζ分子。其他因素影响CAR-T细胞治疗有效性包括用于制备细胞的培养方法、在CAR-T细胞输注前的化疗或放疗方法。

CAR-T细胞治疗的安全性问题须特别注意,包括靶向非肿瘤的正常细胞和脱靶效应,可能是限制其临床应用的重要因素。较少数量的CAR-T细胞显示出较少的毒性,其他正在探索降低毒性的方法包括通过瘤内注射和(或)局部激活或通过调节CAR的抗原结合结构域亲和力,来限制CAR-T细胞活性。CAR-T细胞治疗也面临多种耐药因素,包括肿瘤抗原的丢失或突变、免疫抑制细胞的存在(MDSC、Treg及肿瘤相关巨噬细胞和成纤维细胞)、免疫抑制分子(PD-L1等)及异常代谢微环境(低pH、低氧及低营养成分)。

(五)免疫佐剂

首次成功尝试肿瘤免疫疗法的科学家是19世纪的William Coley博士,他用灭活细菌(化脓性链球菌和黏质沙雷氏菌)注射不能手术的肿瘤,这就是所谓的Coley毒素。后来发现Coley毒素的抗肿瘤作用是由于刺激多种模式识别受体(pattern-recognition receptors,PRR),包括TLR,如TLR4。在此之后,类似的尝试用卡介苗(BCG)来治疗膀胱癌,BCG是一种活的减毒牛分枝杆菌菌株。事实上,膀胱内卡介苗注射仍然是美国FDA批准的治疗浅表膀胱癌的免疫疗法。

一些临床试验使用免疫佐剂刺激PRR,特别是TLR、RLR、STING与CLR的激动剂,不仅可作为疫苗佐剂,而且还具有抗肿瘤的潜力。DAMP和PAMP激活先天免疫细胞的多种PRR,可引发一系列免疫反应,形成针对入侵病原体或肿瘤细胞的先天和适应性免疫应答。这些免疫佐剂或先天免疫调节剂与其他抗肿瘤药物的组合显示出优于其单独使用的效应,因此开发先天免疫调节剂为肿瘤免疫治疗提供了新的治疗手段。

1. TLR 激动剂 TLR 家族有多个成员,如 TLR1、TLR2、TLR3、TLR4、TLR7 及 TLR9 等。TLR 识别多种病原体中的 PAMP,也识别死亡或应激细胞释放的 DAMP。这种识别引发炎症反应,有助于清除宿主内的肿瘤细胞或感染细胞。TLR 信号可以打破免疫耐受,促进 APC 对肿瘤相关抗原的提呈,上调共刺激分子,促炎细胞因子的产生,特别是Ⅰ型干扰素的产生等,引发针对肿瘤的先天免疫和适应性免疫应答。TLR4 的配体为 LPS,LPS 经改造为无毒性衍生物 MPL,它作为 TLR4 激动剂已批准作为癌症疫苗佐剂。TLR7 激动剂咪喹莫特,已批准用于治疗光化性角化病和基底细胞癌。虽然咪喹莫特作用模式尚不完全清楚,但已知通过 TLR7/MyD88/IRF7 途径诱导Ⅰ型干扰素,在介导其抗病毒和抗肿瘤活性方面发挥了重要作用。TLR9 激动剂 CpG ODN,能够激活 TLR9/MyD88/NF-κB 信号通路来诱导免疫细胞产生促炎细胞因子,还能够激活 TLR9/MyD88/IRF7 信号通路来诱导Ⅰ型干扰素。CpG ODN 在人体的临床试验中可以诱导 Th1 细胞免疫反应,因此有可能成为肿瘤疫苗佐剂;CpG ODN 单独疗法或联合化疗在临床试验中显示能诱导有效的抗肿瘤免疫反应。其他 TLR 亚型的一些激动剂还在临床前或临床试验中。

2. RLR 激动剂 RLR 包括 RIG-1 和 MDA5,它们是细胞质 RNA 感受器,通过 IPS1/IκB 或 TBK1 途径,诱导Ⅰ型干扰素的生成。脂质体递送合成的双链 RNA (dsRNA)或 Poly I:C 到黑色素瘤细胞中,在体外和体内模型中均可看到 IPS1 和Ⅰ型干扰素依赖的细胞凋亡。Poly I:C 不仅被 RLR 识别,也被 TLR3 识别。用聚赖氨酸和羧甲基纤维素修饰 Poly I:C(PolyICLC)可起稳定作用,防止被核酸酶降解。临床前小鼠的试验表明,当用作佐剂时,Poly I:C 和 PolyICLC 可诱导有效的肿瘤特异性 CTL 细胞、NK 细胞和 NKT 细胞反应,促进肿瘤的消退和延长荷瘤小鼠的存活时间。目前,Poly I:C 和 PolyICLC 在多个临床试验中与疫苗或免疫检查点抑制剂等进行联用,测试其抗肿瘤效应。

3. STING 激动剂 STING 是内质网上胞质双链 DNA 感受通路的衔接分子。其上游分子 cGAS 能直接感受胞质的双链 DNA,产生环二核苷类酸(CDN),CDN 能够激活 STING,导致 STING 由内质网向溶酶体转运,进一步活化 TBK1/IRF3 信号通路,诱导Ⅰ型干扰素的产生,进而引发抗原特异性 CTL 反应。STING 与机体产生天然抗肿瘤免疫反应密切相关。除了作为有效的疫苗佐剂之外,STING 激活性配体被证明具有抗肿瘤作用。例如,5,6-二甲基黄原酮-4-乙酸(DMXAA)小鼠中产生强有力的抗肿瘤免疫应答,但 DMXAA 不能激活人源 STING,因而限制了其临床应用。此外,CDN,如 cGAMP、c-di-AMP 或 c-di-GMP,当用作免疫治疗激活剂时,已在动物模型中显示增强抗肿瘤的免疫反应。目前,STING 激活剂 ADU-S100 正与 CTLA-4 抑制剂或 PD-1 抑制剂联用在Ⅰ期临床测试中验证对实体瘤和淋巴瘤的效应。

4. CLR 激动剂 CLR 包括 Mincle、Dectin-1、Dectin-2 和 CLEC9A,含有糖类结合结构域,通过这些结构域它们识别微生物上的各种糖类基序。例如,β-葡聚糖是一种研究比较清楚的 Dectin-1 配体,大量存在于细菌、酵母和真菌的细胞壁中。Dectin-1 识别β-葡聚糖后激活 Syk/NF-κB 通路,诱导促炎细胞因子产生。小鼠的临床前研究显示,除了激活 Dectin-1 信号通路之外,β-葡聚糖还可以通过激活补体系统和招募抑瘤粒细胞来增强抗肿瘤免疫反应。目前,β-葡聚糖作为免疫激活剂正在临床上与其他治疗方法包括 PD-1 抗体进行联用抗肿瘤。

(六) 其他免疫调节剂

此外,还有许多研究聚焦在调节巨噬细胞、NK 细胞、Treg 及 MDSC 等其他免疫细胞,以及免疫代谢微环境或肠道菌群等。如 CD47 抗体调节巨噬细胞的吞噬作用、将 CAR 装载至 NK 细胞介导抗肿瘤作用,以及采用 IDO 抑制剂来改善 T 细胞的代谢微环境等。另外,一些靶向药物如 HER2 抗体和 CD20 抗体等也是通过 ADCC 作用介导抗肿瘤效应,因此调控机体免疫系统的方式多种多样。然而,免疫治疗单一疗法往往响应率不高,需要通过联合用药等来加强抗肿瘤免疫反应,提高肿瘤治疗的有效率。联合用药是肿瘤免疫治疗的重要趋势，包括免疫治疗药物之间及与化疗药物及分子靶向药物之间的联用，在严密监控毒副作用及生物标志物的指导下，有望提高抗肿瘤治疗的效果。

（谢作权）

参考文献

曹雪涛，何维. 医学免疫学. 3 版. 北京：人民卫生出版社. 2015.

周光炎. 免疫学原理. 4 版. 上海：科学出版社. 2018.

Abul K Abbas, Andrew H Lichtman, Shiv Pillai, et al. Cellular and molecular immunology. EIGHTH EDITION. Philadelphia: ELSEVIER, 2015.

Baumeister S H, Freeman G J, Dranoff G, et al. Coinhibitory pathways in immunotherapy for cancer. Annu Rev Immunol, 2016, 34: 539－573.

Chen D S, Mellman. Oncology meets immunology: The cancer-immunity cycle. Immunity, 2013, 39(1): 1－10.

Chen L, Flies D B. Molecular mechanisms of T cell co-stimulation and co-inhibition. Nat Rev Immunol, 2013, 13(4): 227－242.

Hu Z, Ott P A, Wu C J. Towards personalized, tumour-specific, therapeutic vaccines for cancer. Nat Rev Immunol, 2018, 18(3): 168－182.

Johnson L A, June C H. Driving gene-engineered T cell immunotherapy of cancer. Cell Res, 2017, 27(1): 38－58.

Keir M E, Butte M J, Freeman G J, et al. PD－1 and its ligands in tolerance and immunity. Annu Rev Immunol, 2008, 26: 677－704.

Lohmueller J, Finn O J. Current modalities in cancer immunotherapy: Immunomodulatory antibodies, CARs and vaccines. Pharmacol Ther, 2017, 178: 31－47.

Maeng H, Terabe M, Berzofsky J A. Cancer vaccines: Translation from mice to human clinical trials. Curr Opin Immunol, 2018, 51: 111－122.

Okazaki T, Honjo T. PD－1 and PD－1 ligands: From discovery to clinical application. Int Immunol, 2007, 19(7): 813－824.

Patel S A, Minn A J. Combination cancer therapy with immune checkpoint blockade: Mechanisms and Strategies. Immunity, 2018, 48(3): 417－433.

Russell S J, Barber G N. Oncolytic viruses as antigen-agnostic cancer vaccines. Cancer Cell, 2018, 33(4): 599－605.

Schildberg F A, Klein S R, Freeman G J, et al. Coinhibitory pathways in the B7－CD28 ligand-receptor family. Immunity, 2016, 44(5): 955－972.

Sharma P, Hu-Lieskovan S, Wargo J A, et al. Primary, adaptive, and acquired resistance to cancer immunotherapy. Cell, 2017, 168(4): 707－723.

Sun C, Mezzadra R, Schumacher T N. Regulation and function of the PD－L1 checkpoint. Immunity, 2018, 48(3): 434－452.

Vincent T Devita, Theodore S Lawrence, Steven A Rosenberg, et al. Cancer. 10th Edition. US: 2015.

Wellenstein M D, de Visser K E. Cancer-cell-intrinsic mechanisms shaping the tumor immune landscape. Immunity, 2018, 48(3): 399－416.

第十六章
细胞周期、细胞死亡与抗肿瘤药

细胞循周期而变化、细胞凋亡和自噬是参与维持机体正常的生理平衡和内环境稳定的重要机制，与细胞生长和机体发育密切相关，而这些过程的失调控则直接导致肿瘤等多种疾病发生。因此靶向干预细胞周期、细胞凋亡失调控的关键蛋白和通路已成为抑制肿瘤的重要治疗策略。细胞周期相关激酶CDK4/6的抑制剂已经成功应用于临床治疗。而多数化疗药物杀伤肿瘤的主要途径是诱导肿瘤细胞发生凋亡。因此，凋亡抵抗和凋亡逃逸的出现是影响抗肿瘤治疗效果的主要障碍。近年来，通过诱导细胞其他的死亡方式致肿瘤细胞死亡已经成为有潜力的新的抗肿瘤机制。自噬作为另外一种细胞程序性死亡方式与凋亡一样有着复杂的分子机制和调控机制，它们之间存在密切的联系，并且存在许多相同的调节蛋白。现在普遍认为自噬在肿瘤发生、发展中起促进和抑制的双重作用。一方面，这种自我吞噬的效应及死亡程序能够抑制肿瘤的发生、发展。有研究认为，自噬被抑制的情况下，细胞在遇到极端情况（如饥饿等）时蛋白质丢失减少，肿瘤细胞更易于存活。另一方面，更多的研究则显示，自噬对于肿瘤细胞来说是一种保护机制，使其在遭遇电离辐射和化疗的情况下，可以通过诱发自噬而持续生存。本章讨论细胞周期、细胞凋亡及细胞自噬的特征、发生过程、关键信号通路及其在肿瘤药物治疗过程中的关系。

第一节　细胞周期调控机制与抗肿瘤药

一、细胞周期进程

肿瘤细胞无限复制潜能的基础之一是细胞周期的失控。因此，阐明细胞周期（cell cycle）进程与调控机制对深入认知肿瘤发生、发展的过程及寻找治疗方案具有非常重要的意义。

通常将子细胞形成作为一次细胞分裂结束的标志，细胞周期为细胞从一次分裂完成开始到下一次分裂结束所经历的过程，可分为4个连续的时期，即 G_1 期、S 期、G_2 期和 M 期，其中 M 期又分为前期（prophase），前中期（prometaphase）、中期（metaphase）、后期（anaphase）、末期（telophase）和胞质分裂（cytokinesis）。同一种类的细胞周期时间长短接近。对于高等生物，细胞周期的长短差别主要在 G_1 期。

（一）G_1 期

G_1 期指从上一次有丝分裂完成到本次 DNA 复制之前的间隙期。在不同条件下，G_1 期的长短可能会差异非常大，其主要原因可能是 G_1 期内存在一个限制点（restriction point，简称 R 点）。R 点控制着 G_1 期的时间长短。R 点之前称为早 G_1 期的生长因子依赖性阶段，R 点之后称为晚 G_1 期的生长因子非依赖性阶段。当细胞进入 G_1 期，细胞体积逐渐增大，物质代谢，特别是与 DNA 合成启动相关的代谢处于活跃状态。处于 G_1 早期的细胞合成 G_1 期特有的 RNA 和蛋白质，而在 G_1 晚期至 S 期，细胞则主要合成 DNA 复制所需的酶，包括脱氧胸腺嘧啶核苷酸合成酶、胸腺嘧啶核苷酸激酶及胸腺嘧啶激酶等，DNA 聚合酶的量也随之剧烈增加。

（二） S 期

细胞在这一阶段完成 DNA 复制、组蛋白等染色质蛋白合成及组装成染色质等任务。当完成 S 期时，DNA 的含量将增加 1 倍，每条染色体将被复制为两个染色单体。实验表明，真核生物的 DNA 复制具有不同步性。大多数培养的哺乳动物细胞的 DNA 复制时间通常需要 6~8 h，存在多种复制方式，包括半保留复制、冈崎片段复制、复制叉，同一时间点或不同时间点还存在多个复制起始点。

（三） G_2 期

G_2 期是从细胞的 DNA 复制结束到有丝分裂开始之间的间隙期。大多数哺乳动物的 G_2 期持续时间为 3~5 h。G_2 期过程中，细胞将为进入有丝分裂提供物质条件：主要包括合成有丝分裂因子，M 期纺锤丝的组装所需的微管蛋白等。

（四） M 期

M 期即有丝分裂期，其中又分成前期、前中期、中期、后期及末期。在 M 期过程中，细胞形态和结构均发生显著变化，包括染色质浓缩、纺锤体出现，染色体精确均等分配到两个子细胞，使分裂后的细胞仍然能保持遗传上的一致性。虽然形态变化最为显著，但在 M 期过程中，细胞的呼吸作用反而降低，蛋白质合成呈现下降，RNA 合成及其他代谢也处于停滞的状态。

在前期开始时，细胞中复制的染色质开始凝集，有丝分裂纺锤体在核外组装。可观察到染色质的折叠、缩短变粗，每条染色体含有两条染色单体。在中心体周围，微管大量装配成辐射排列的星状星体，参与纺锤体的装配过程。核被膜崩解标志着前中期的开始。破裂的核膜形成小囊泡分散至细胞质中，核膜下面的核纤层不再黏附在这些核膜片段上，而解聚成分散的核纤层蛋白，纺锤体微管进入细胞中心。中期的特征是染色体排列在有丝分裂纺锤体中心赤道板上。在后期，染色体的着丝粒分为 2 个，2 对子染色体彼此分开后同时移向两极。在末期中，两组染色体将分别抵达两极时，核膜重新形成，动粒微管消失，染色体伸展延长成为染色质，核仁也开始出现。

二、细胞周期检查点

细胞周期检查点(cell cycle checkpoint)是细胞周期完整进程过程中一套保证 DNA 复制和染色体分配的检查机制，是一类负反馈调节机制。细胞周期检查点是控制细胞增殖周期的限速位点，当细胞周期进程发生异常时，如 DNA 损伤或复制受阻，这类调节机制就被激活，及时中断细胞周期进程。根据检查点的工作时相不同，细胞周期检查点可分为 G_1 期检查点、S 期检查点、G_2 期检查点和有丝分裂检查点。根据监测的内容不同则可分为 DNA 复制检查点、DNA 损伤检查点及纺锤体组装检查点(图 16-1)。

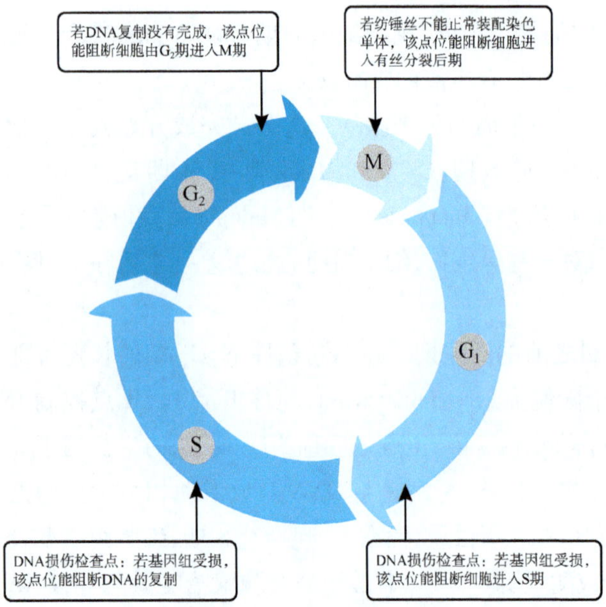

图 16-1　细胞周期检查点

（一） G_1 期检查点

G_1 期检查点主要监控细胞个体大小和遗传物质的完整性。G_1 期检查点功能的失活是肿瘤细胞的重要标志。而在肿瘤发生过程中，Rb 和 Myc 是推动 G_1/S 期转换的信号通路中最常见的失调控节点。

（二） S 期检查点

在真核细胞中 S 期主要的细胞行为包括

DNA 复制、组蛋白等染色质蛋白质合成及染色质蛋白质与 DNA 组装成核小体等染色质结构。S 期是一个更容易发生错误的时期，当 DNA 受到损伤时，S 期检查点蛋白就会暂时减慢或者终止细胞周期。

（三）G_2 期检查点

当细胞 DNA 复制不完全或在外界因子作用下导致 DNA 损伤均可以通过检查点的作用，使细胞停止在 G_2 期，从而保证遗传物质的稳定性。

（四）纺锤体检查点

纺锤体检查点又称为有丝分裂检查点，功能为监控纺锤体形态、染色体着丝点与微管连接及其产生的张力、染色体排列、确保姐妹染色单体精确分离，可以在染色体分离过程中发生错误的情况下，限制细胞进入有丝分裂后期。纺锤体检查点蛋白最先是从芽殖酵母中发现的，主要包括 Mad 与 Bub 等蛋白质。

三、细胞周期调控及周期相关蛋白的作用

（一）周期素

周期素的含量随着细胞周期的变化而改变，由于变化呈周期性，故也称为周期蛋白（cyclin）。周期蛋白是英国伦敦帝国癌症研究基金会（Imperial Cancer Research Fund）的 Tim Hunt 于 1982 首先发现，故 Tim Hunt 获得了 2001 年诺贝尔生理学或医学奖。周期蛋白的特点是能与细胞周期蛋白依赖性激酶（cyclin-dependent kinase，CDK）特异性结合，调控 CDK 的活性，从而推动细胞周期的前进。

周期蛋白家族有多个成员，包括 cyclin A1、cyclin A2、cyclin B1、cyclin B2、cyclin B3、cyclin C、cyclin D1、cyclin D2、cyclin D3、cyclin E1、cyclin E2 等。这些成员的共同特征是含有约 100 个氨基酸残基的保守序列，称为周期蛋白框（cyclin box）。各个周期蛋白，在不同的细胞周期中，依靠各自的周期蛋白框，结合不同的 CDK 形成复合物，从而表现出特定的 CDK 激酶活性，调控细胞的周期进程。

周期蛋白 cyclin D 包括 cyclin D1、cyclin D2 和 cyclin D3 等，在 G_1 早期表达增加，与 CDK4/6 结合，促使细胞越过 R 点。在 G_1 晚期 R 点之后，E 型周期蛋白（cyclin E1 和 cyclin E2）与 CDK2 结合，使进入 S 期所需的适当的物发生磷酸化。当细胞进入 S 期时，A 型细周期蛋白（cyclin A1 和 cyclin A2）取代 E 型细胞周期蛋白与 CDK2 结合，进一步推动 S 期的进展。在 S 晚期，A 型细胞周期蛋白与 CDK2 解离并与 CDC2 等结合。随着细胞进入 G_2 期，B 型细胞周期蛋白（cyclin B1 和 cyclin B2）取代 A 型细胞周期蛋白与 CDC2 结合。最后，在 M 期开始时，cyclin B－CDC2 复合物启动复杂的分子事件，推动了前期、中期、后期和末期的细胞分裂程序。

（二）周期蛋白依赖性激酶

细胞周期的主要推动力来自于一组丝/苏氨酸激酶——周期蛋白依赖性激酶（cyclin dependent kinase，CDK）。多种 cyclin－CDK 复合物分别具有不同的生物学功能，通过磷酸化相应底物，实现对细胞周期的精密调控。同一种 CDK 可结合一种或多种周期蛋白；同一种周期蛋白也可与多种 CDK 结合。

细胞周期有 3 个检查点，其中以 G_1/S 期检查点最为关键。CDK4 主要调控 G_1 期，在一些肿瘤中（胃癌、乳腺癌、淋巴癌、头颈鳞癌等多见）其编码基因往往发生扩增、突变或高表达。CDK2 则主要控制 G_1 期完成和 S 期起始，通过与 cyclin E 结合，并使后者活化，从而维持着 G_1 后期 pRb 的磷酸化，保证细胞能顺利进入 S 期。

（三）周期蛋白依赖性激酶抑制因子

细胞周期蛋白依赖性激酶抑制因子（cyclin-dependent kinase inhibitor，CKI）是 CDK 抑制剂，具有抑癌基因的作用。目前已经发现的 CKI 可分为两大家族，INK4 和 CIP/KIP。INK4 家族，包括 P15、P16、P18、P19 等，它们的蛋白质结构和功能高度相似，能够通过和 CDK4/6 结合，特异性抑制其激酶活性。

KIP/CIP 家族包括 P21、P27、P57 等,它们具有结构和功能均高度相似的 N 端,能广泛抑制 cyclin - CDK 的作用。

1. P16 蛋白 *P16* 基因是一种多肿瘤抑制基因(multiple tumor suppressor,Mtsi),完整的 P16 蛋白由 156 个氨基酸残基组成,且大部分由 4 个 ankyrin 重复序列组成。Ankyrin 是一种在一些与巨大的靶标分子发生识别反应的蛋白质中存在的结构。P16 蛋白主要通过抑制 CDK4 参与正常细胞周期从 G_1 期到 S 期的调控。P16 能和 CDK4 结合,并抑制 CDK4/cyclin D 复合物的催化活性。因此,*P16* 基因突变将导致其无法结合 CDK4,反而增强 cyclin D 和 CDK4 的结合,促进细胞发生分裂。

2. P21 蛋白 P21 属于包括 P21、P27 和 P57 的 CDK 抑制剂的 CIP 和 KIP 家族。P21 通过 N 端同源序列广泛抑制不同类型的 CDK -细胞周期蛋白复合物的激酶活性。此外,P21 还通过干扰活化片段中 CDK1 和 CDK2 活化磷酸化而间接抑制 CDK 活性。P21 主要通过抑制 CDK2 活性抑制细胞周期发展,P21 蛋白抑制复合物 cyclin E - CDK2 复合物的活性,使得 Rb 磷酸化降低,细胞无法进入 S 期,从而停滞于 G_1 期。P21 蛋白的 C 端有增殖细胞核抗原(PCNA)结合域,与 DNA 聚合酶竞争性结合 PCNA,抑制 DNA 复制过程。

3. P27 蛋白 P27 作为细胞周期依赖性激酶抑制剂,也是调控细胞周期的关键因子。P27 可与 cyclin E - CDK2 及 cyclin D - CDK4 等复合物结合,抑制其活性,使细胞停滞于 G_1 期。在分裂间期 G_0 及 G_1 期细胞内 P27 水平达到最高,当细胞进入有丝分裂后导致 P27 发生磷酸化,影响其稳定性,而为蛋白水解酶所降解,其蛋白质含量随细胞进入增殖周期而逐渐降低。人体多种肿瘤均存在 P27 蛋白表达的下调及缺失,目前对乳腺癌、非小细胞肺癌、前列腺癌及结肠癌的临床试验中都发现有 P27 蛋白的下调或者缺失,且该缺失与肿瘤的预后差相关。

4. P57 蛋白 P57 蛋白由 319 个氨基酸残基组成 3 个功能域,与 P21、P27 蛋白具有 40%以上的同源性,介导 CDK 抑制的两个 Ser 磷酸化位点位于 28~87 位氨基酸范围内,而决定核定位序列的 17 个氨基酸序列则位于 153~169 位。P57 在肿瘤细胞增殖中起着非常重要的作用,主要通过抑制 cyclin E - CDK2,cyclin A - CDK2,阻止细胞进入 S 期。因此,P57 通常被认为是抑癌基因,在肝癌、肺癌等肿瘤中均存在 *P57* 基因缺失、突变或者表达下调的情况。

(四) Rb 基因和周期调控

1986 年,人类分离出了 *Rb* 基因。不久以后,科研人员又发现该基因编码分子量约为 105 kDa 的核磷酸蛋白,这类蛋白质被称作视网膜母细胞瘤肿瘤抑制蛋白(retinoblastoma tumor suppressor protein family,Rb 或 pRb)。作为肿瘤抑制基因,*Rb* 基因不同的缺陷形式与多种肿瘤的发病机制密切相关,如视网膜母细胞瘤、肉瘤及小细胞肺癌等。同样的,Rb 蛋白在上述肿瘤中不表达,或者以缺陷形式存在。

在不同的周期阶段,Rb 蛋白处于磷酸化和去磷酸化的动态调节过程中。当细胞处在 G_0 期时,Rb 基本上处于去磷酸化的状态。随着细胞进入 G_1 期,由于少量的丝氨酸和苏氨酸残基被磷酸化,Rb 呈现出低磷酸化状态。伴随着细胞周期的推进,Rb 上越来越多的丝氨酸和苏氨酸残基被磷酸化,直至细胞跨越晚 G_1 期的 R 点(restriction point),Rb 呈现出超磷酸化的状态并以该状态存在于后续周期进程中。细胞有丝分裂的结束是整个细胞周期的终点,此时 Rb 上的磷酸基团便会被蛋白磷酸酶 1(protein phosphatase type 1,PP1)剥离下来。随后,去磷酸化的 Rb 进入到下一个细胞周期进程中。

由此可见,在细胞周期进程中,Rb 的磷酸化水平决定了细胞的增殖和增殖抑制。低磷酸化形式的 Rb 起到了细胞周期阻滞的作用,对细胞具有生长抑制作用,而超磷酸化形式的 Rb 有利于细胞的增殖。Rb 的超磷酸化与细胞跨越 R 点在时间上的一致性提示,Rb 是细胞周期 R 点转换的调控者。然而 Rb 的磷酸化又受到细胞周期时钟(cell cycle clock)成分的调控:促分裂生长因子(mitogenic growth factor)主要通过 RAS/RAF/MAPK 通路诱导细胞 cyclin D 的表达,后者与 CDK4/6 互作,进而启动 Rb 的磷酸化。这种由 cyclin D－CDK4/6 介导的磷酸化是 Rb 超磷酸化所必需的，但是不足以触发 Rb 的超磷酸化，此时 cyclin E－CDK2 复合物在驱动 Rb 超磷酸化的进程中发挥重要作用。

那么 Rb 的磷酸化水平具体是如何调控细胞周期的呢？早在 20 世纪 90 年代，Rb 对细胞周期的调控作用与转录因子 E2F 家族密切相关。当 Rb 处于去磷酸化或低磷酸化状态时，Rb 与 E2F 结合形成复合物，抑制其下游靶基因的表达。然而，当 Rb 在 R 点达到超磷酸化状态后，Rb 便从 E2F 上解离，结合在启动子上的 E2F 诱导靶基因的表达，这类表达产物能够促进细胞从晚 G_1 期进入到 S 期。当然，Rb 对于细胞周期的调控作用也受到多种因素的干扰。例如，TGF－β 可以磷酸化 Smad2/3，一对磷酸化的 Smad2 或 Smad3 同 Smad4 形成异源三聚体进入细胞核，在转录因子 Miz－1 的参与下，共同发挥转录激活的作用，诱导两个 CDK 抑制剂 $p15^{INK4B}$ 以及 $p21^{Cip1}$ 的表达，进而抑制 Rb 的超磷酸化，最终起到细胞周期阻滞的作用。然而，高表达的 Myc 可以抑制这两个 CDK 抑制剂的表达，这有利于细胞周期向前推进。

（五）E2F1 和周期调控

作为腺病毒 E2 启动子的活化因子，E2F 转录因子首次映入人类眼帘。至今，E2F 家族成员已被证实由十个成员组成，不同形式的 E2F 功能不同。E2F1、E2F2 及 E2F3a 具有转录激活的作用，而 E2F3b、E2F4、E2F5 及 E2F6 具有部分或完全的转录抑制作用。除此之外，作为非典型 E2F 蛋白，E2F7a、E2F7b 及 E2F8 自身带有 DNA 结合结构域，对靶基因的转录具有完全抑制作用。

E2F1 是 E2F 家族中转录激活成分的典型代表，在细胞周期进程中发挥重要作用（图 16－2）。在细胞周期调控方面，E2F1 和 DP 蛋白形成异源二聚体，结合在靶基因启动子的特定序列上，调节转录过程。细胞周期初期，袋蛋白（pocket proteins）Rb 磷酸化程度低，紧密结合在 E2F1－DP 复合物上，E2F1 转录激活的作用被抑制。当细胞进入晚 G_1 期，超磷酸化的 Rb 从 E2F1－DP 复合物上解离，E2F1 促进靶基因的转录。一方面，E2F1 促进 cyclin E 的表达，进而使得 cyclin E－CDK2 复合物积累，加速 Rb 超磷酸化，诱导细胞跨越 R 点。另一方面，E2F1 促进自身基因的表达，形成有利于细胞进入 S 期的正循环。当细胞成功进入 S 期后，cyclin A 激活，与 CDK2 形成复合体，促进 E2F1－DP 蛋白复合体解聚，E2F1 转录激活作用丧失进而通过泛素-蛋白酶体途径降解。与此同时，E2F7 和 E2F8 的表达量提高，进一步抑制 E2F1 介导的转录激活。然而，当进入下一个细胞周期进程时，E2F1 重新发挥转录激活作用，如此循环。由此可见，E2F1 在细胞周期进程中发挥转录激活作用的时间窗口很窄，即从晚 G_1 期开始，跨越 R 点，当细胞进入 S 期后逐渐停止。

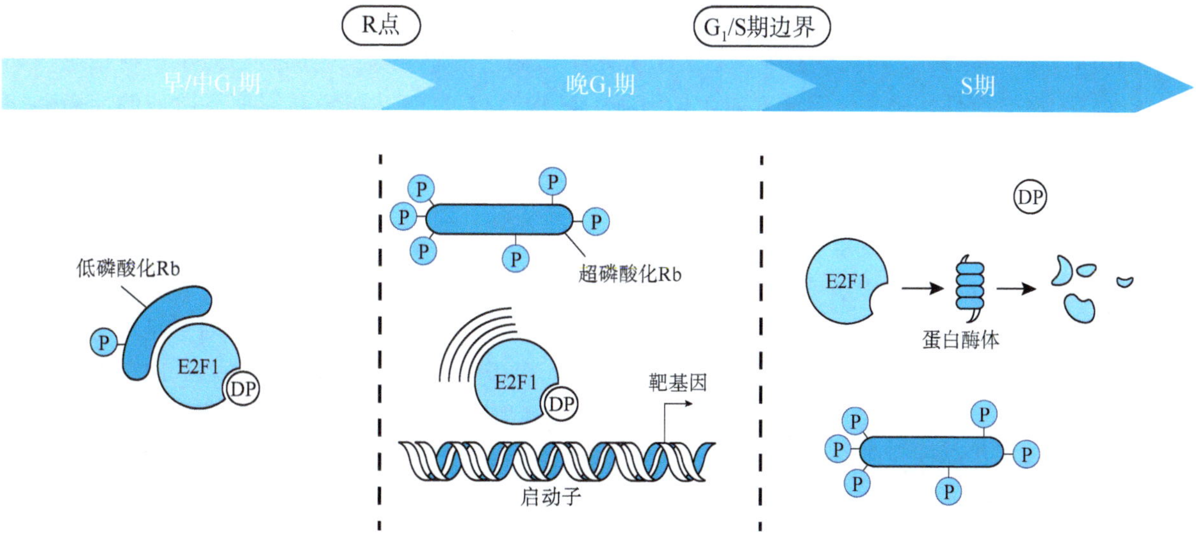

图 16－2 Rb 的磷酸化水平对 E2F1 转录激活活性的调控作用

(六) *P53* 基因和周期调控

P53 基因被认为是抑癌基因,然而在人类肿瘤基因组中,*P53* 基因是迄今发现的突变频率最高的基因之一。其可读框上发生点突变后,可以表达出功能获得性的 P53 突变体。

发生遗传毒性药物诱导的 DNA 损伤时,细胞内 P53 蛋白水平提高以响应此信号。P53 通过细胞周期阻滞抑制细胞增殖,同时发挥 DNA 修复作用。细胞在应激状态下激活 P53 蛋白的方式主要分为三类。第一类,能感应双链 DNA 断裂的功能蛋白,将信号经 ATM 激酶(ataxia telangiectasia-mutated kinase, ATM)传递给细胞周期检查点激酶 2(cell cycle checkpoint kinase 2,Chk2),Chk2 促进 P53 磷酸化,使 P53 免受 Mdm2 介导的泛素-蛋白酶体途径降解。第二类,能感应单链 DNA 断裂的功能蛋白,将信号经 ATR 激酶(ATM and rad－3 related kinase,ATR)传递给 Chk1 激酶,Chk1 促进 P53 磷酸化,使 P53 免受 Mdm2 介导的泛素-蛋白酶体途径降解。第三类,部分异常生长信号,可以使 Rb－E2F 控制系统失调,当细胞感受到该信号时,胞内 P53 可以在不依赖于激酶的情况下上调。

DNA 损伤诱导 P53 蛋白水平上调后,作为转录因子,P53 发挥细胞周期阻滞及诱导 DNA 修复的作用。P53 具有能和启动子结合的 DNA 靶向结构域,可以诱导多种下游靶基因的表达。$p21^{Cip1}$ 是重要的 CDK 抑制剂,P53 可以诱导其表达,进而抑制 CDK2 和 CDC2(又称 CDK1)在晚 G_1 期至 M 期的活性,起到细胞周期阻滞的作用,抑制细胞增殖。与此同时,在 DNA 修复蛋白的作用下,细胞完成 DNA 修复。若 DNA 损伤发生时,细胞已经进入 S 期,P53 通过与 PCNA 结合,进而干扰在复制叉上的 DNA 聚合酶 δ 和 ε 的功能,最终起到细胞周期阻滞的作用。除此之外,P53 可以指挥 E3 泛素连接酶 SIAH－1 介导的 β－catenin 的降解,后者蛋白质水平下调可以抑制细胞周期关键蛋白 cyclin D1 的合成,或者降低 *Myc* 基因的转录水平,进而起到细胞周期阻滞的作用。14－3－3σ 是另一个 *P53* 下游靶基因的表达产物。它能将 cyclin B－CDC2 复合物限制在细胞质中,使其不能进入细胞核发挥诱导 G_2/M 期转换的作用,直至 DNA 修复完成。

综上所述,细胞承受范围之内的 DNA 损伤可以诱导 P53 蛋白水平上调,进而起到细胞周期阻滞及 DNA 修复的作用。当然,严重的 DNA 损伤将诱导细胞走向 P53 介导的凋亡。

四、周期相关蛋白和肿瘤发生发展的关系

细胞周期调控过程十分复杂,涉及很多原癌基因、抑癌基因的生物学效应,而这些基因大多数可以直接参与细胞周期的调控,它们在致癌因素作用下可发生突变、缺失、异位、扩增等,从而导致细胞周期失去正常的调控,进而异常地无限增殖,形成肿瘤。

(一) 细胞周期蛋白和周期蛋白依赖性激酶异常

细胞周期蛋白是细胞周期运行的起始因子,又是生长因子的感受器。它的蛋白质水平在细胞周期内呈周期性变化,而且表达受外界因素如生长因子的刺激影响,其表达可激活周期蛋白依赖性激酶如 CDK4、CDK6 等的活性,导致 G_1 期缩短,降低细胞增殖对有丝分裂原的依赖,造成周期调节失控、细胞异常增殖等现象,最终导致肿瘤的发生。

(二) 细胞周期蛋白依赖性激酶抑制因子异常

细胞周期蛋白依赖性激酶抑制因子 CKI 可阻止细胞通过限制点,具有抑癌基因的活性。当 CKI 缺失或者突变,会导致细胞不受调节和控制的增殖。P16－cyclinD－CDK4－pRb 调节通路是细胞周期中重要的周期调控通路,其中 P16 抑制 CDK4 的激酶活性,使其丧失对 pRb 的作用,导致 E2F 无法被释放,阻碍 G_1 期到 S 期的转换。在所有细胞周期调控的成分中,P16 是在肿瘤中基因改变频率最高的,在 75%的肿瘤细胞中均存在 *P16* 基因纯合性缺失和突变,突变率为 30%～80%,癌种涉及大肠癌、膀胱癌、骨肉瘤、卵巢癌、肺癌、子宫上皮癌以及肾癌等。*P16* 基因的突变率高低与肿瘤类型相关,并且存在很大的差异性。在黑色素瘤、胃癌和乳腺癌中突变率极低甚至为零,在子宫内膜癌中突变率也仅为 6%,但是

在胆囊癌中 P16 的突变率高达 64%。此外，同一组织来源的肿瘤在不同地区也存在很大的差异。而且，P16 表达缺失程度与转移程度正相关。

（三）细胞周期检查点异常

当细胞周期检查点发生异常时，会导致细胞对于外源性刺激的反应滞后，从而导致异常分裂和增殖。如果 G_1 期检查点改变，将无法阻止携带有 DNA 损伤的细胞进入 S 期，从而 DNA 损伤累积，导致肿瘤发生。当 M 期检查点发生障碍，则会导致染色体错排的细胞进入 G_1 期。

（四）抑癌基因的突变

Rb 基因的抑癌作用主要包括：抑制正常细胞生长和抑制肿瘤细胞的生长作用。在视网膜母细胞瘤或者小细胞肺癌中均能观察到高频率的 *Rb* 突变。在不同的肿瘤类型中 Rb 信号通路的改变也存在区别。在一些肿瘤中，*Rb1* 基因的缺失主要出现疾病的晚期进展中或者在肿瘤的转移过程中。

此外，另一个抑癌基因 *P53* 的突变在肿瘤中也非常常见，详细内容请见第十六章第二节内容。

五、基于周期调控的抗肿瘤药物

细胞的增殖通过细胞周期完成，细胞周期的失调将导致细胞的异常增殖，进而逐步演变成肿瘤。机体调控细胞周期的机制分为驱动机制和监控机制两类。基于该调控机制设计研发分子靶向抗肿瘤药物是该领域研究的关键。

（一）周期蛋白依赖性激酶抑制剂

在细胞周期驱动机制中，CDK 可以和 cyclin 形成复合物，促进肿瘤细胞完成 G_1/S 期或 G_2/M 期的转换。由此可见，CDK 是重要的治疗靶点，cyclin 在细胞内的水平也直接影响细胞周期进程。这使得科学家们进一步关注周期蛋白及周期蛋白依赖激酶抑制剂的抗肿瘤作用（表 16－1）。其中辉瑞公司研发的抑制剂爱博新（palbociclib）是美国 FDA 批准的首个 CDK4/6 抑制剂，于 2018 年 7 月 31 日获得中国国家药品监督管理局批准，适用于治疗 HR 阳性、HER2 阴性的局部晚期或转移性乳腺癌，应与芳香化酶抑制剂联合使用作为绝经后女性患者的初始内分泌治疗。

表 16－1　基于周期蛋白及周期蛋白依赖激酶调控的抗肿瘤药物（候选化合物）

药　　物	作 用 靶 点
1. 周期蛋白依赖激酶抑制剂	
Flavopiridol（Ⅱ期临床试验）	CDK1、CDK2、CDK4、CDK6、CDK7
UCN－01/staurosporine（Ⅲ期临床试验）	CDK1、CDK2、CDK4
丁内酯	CDK1、CDK2
Roscovitine（Ⅱ期临床试验）	CDK1、CDK2、CDK5、CDK7
Olomucine	CDK1、CDK2、CDK5
6－二甲胺嘌呤	CDK1、CDK2
Isopentenyladenine	CDK1、CDK2
CVT－313	CDK1、CDK2、CDK4
Purvalanol B	CDK2、CDK4、CDK5
Indigoids（Indirubin，Ⅱ期临床试验）	CDK1、CDK2、CDK4、CDK5
Palbociclib（上市）	CDK4、CDK6
2. 调控周期蛋白水平的药物	
Flavopiridol（Ⅱ期临床试验）	cyclin D
Rapamycin（CCI－779）（Ⅲ期临床试验）	cyclin A、cyclin D

(二) 基于细胞周期检查点的抗肿瘤药物

细胞周期检查点是细胞周期监控机制的关键,在DNA修复过程中发挥重要作用。当细胞感受DNA损伤刺激后,ATR/ATM磷酸化激活Chk1/Chk2,激活的Chk1/Chk2发生自磷酸化,进而激活属于磷酸酶类的Cdc25家族蛋白(Cdc25A/B/C),Cdc25家族蛋白使得cyclin E-CDK2或cyclin B-CDK1复合物失活,最终起到细胞周期阻滞的作用,为DNA修复创造条件。目前已经发展了多个ATM、ATR及Chk2等周期检查点激酶的抑制剂(表16-2)。研究表明,DNA损伤药物和细胞周期检查点相关蛋白的抑制剂联合使用,具有显著的协同抗肿瘤作用,因此周期检查点抑制剂用于肿瘤治疗的主要策略是与造成DNA损伤的传统化疗药物进行联合应用。

表16-2 基于细胞周期检查点的抗肿瘤药物(候选化合物)

药物	作用靶点
Wortmannin	ATM/ATR
CGK 733	ATM/ATR
KU-55933	ATM
VE-821	ATR
AZD-7762(Ⅰ期临床试验)	Chk1/Chk2
UCN-01(Ⅱ期临床试验)	Chk1
PF-00477736(Ⅰ期临床试验)	Chk1
LY2603618(Ⅱ期临床试验)	Chk1
MK-8776(Ⅱ期临床试验)	Chk1
CHIR-124	Chk1
NB-506	Chk1
J-107088(Ⅱ期临床试验)	Chk1

(三) Aurora激酶抑制剂

除了以上两大类抗肿瘤药外,科学家们发现Aurora激酶家族作为正常细胞分裂的关键分子,也是一个极具潜力的治疗靶点。目前针对该靶点发现或设计的抗肿瘤药物主要有VX-680和ZM447439等。VX-680通过抑制细胞分裂并诱导凋亡起到抗肿瘤作用。ZM447439可以竞争性抑制ATP从而影响纺锤体的完整性,进而阻碍染色体的分离,最终抑制肿瘤细胞的分裂增殖。

(四) 基于其他周期相关蛋白的抗肿瘤药物

细胞周期调控是一个复杂而精密的过程,除了以上提及的各类激酶外,还涉及的P53、Mdm2等多种功能蛋白。野生型P53作为抑癌蛋白,其激动剂JNJ-26854165和NSC 319726等有利于发挥P53介导的细胞周期阻滞作用。而Mdm2拮抗剂Nutlin-3和YH239-EE等使得P53免受Mdm2介导的泛素-蛋白酶体途径降解,进一步保障P53的抑癌活性。

随着现代医药学的不断发展,细胞周期相关的调控机制不断被揭示,其中涉及的信号通路也逐渐清晰和日渐完整。科学家们将源源不断地研发出基于细胞周期调控的抗肿瘤药物,最终造福人类。

(杨　波)

第二节 细胞凋亡调控机制与抗肿瘤药

细胞凋亡在肿瘤的发病机制中占有重要地位。癌前的细胞可以通过细胞凋亡的正常调节而被清除。恶性肿瘤发病过程中，常可见到凋亡抑制基因和凋亡活化基因表达异常。

一、细胞凋亡的特征

细胞凋亡是指细胞在某种信号刺激下，发生的一种主动、高度有序的自发性死亡过程，该生物学过程受到特定基因的调控，并有一系列相关生物酶参与，又称Ⅰ型细胞程序性死亡(type Ⅰ programmed cell death, type Ⅰ PCD)，是维持机体内环境稳定的重要机制之一。

在形态学上，细胞凋亡可分为以下3个阶段(图16-3)。① 起始：细胞表面的特化结构，如微绒毛、细胞间接触消失；内质网腔膨胀，并与质膜融合；染色质固缩形成新月形等边集现象。② 凋亡小体形成：细胞膜发生反折，包裹着断裂的染色质和一些细胞器，以出泡的方式形成芽状突起，逐渐与细胞分离，形成凋亡小体。③ 邻近细胞吞噬清除凋亡小体。从起始到凋亡小体出现仅需数分钟，而整个凋亡过程可能会持续数小时。

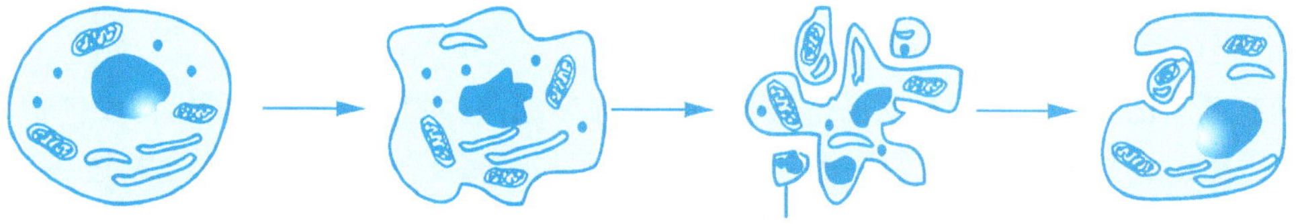

图16-3 细胞凋亡过程

细胞凋亡的生化特征是由于凋亡细胞核酸内切酶的活化，使染色质核小体之间的连接处断裂，裂解成长度为180~200 bp及其整倍数的不同长度的DNA片段，进行琼脂糖凝胶电泳时呈现DNA梯形(ladder)带。

二、调控细胞凋亡的蛋白质及通路

(一) 调控细胞凋亡的关键蛋白

根据调控凋亡作用的不同，可以将细胞内调控凋亡的蛋白质分成两大类：促凋亡蛋白以及抗凋亡蛋白。一旦细胞内的抗凋亡蛋白被激活和(或)促凋亡蛋白的活性下调，细胞凋亡进程将被抑制，从而打破机体内细胞增殖与凋亡之间的平衡，出现过度增殖，最终导致肿瘤发生。此外，在药物治疗过程中，耐药的肿瘤细胞也往往通过过量表达抗凋亡蛋白(如BCL-2)，减少表达或突变失活促凋亡蛋白(如Bax)而获得凋亡抵抗的能力，从而逃避抗肿瘤药物的杀伤。因此，认识凋亡发生的机制对于了解肿瘤生物学特性、发展肿瘤治疗策略具有重要的意义。

迄今，调控细胞凋亡的关键蛋白主要包括以下几类：

1. caspase 家族　Caspase(cysteine aspartic acid specific protease)家族蛋白是一组结构相关的半胱氨酸蛋白水解酶，是细胞凋亡过程中最重要的影响因素之一。根据caspase在级联活化中的位置，可将哺乳动物的caspase家族分为两类，即上游的起始caspase和下游的效应caspase。例如，caspase-2、caspase-8、caspase-9和caspase-10等在上游参与凋亡起始，主要通过活化下游效应caspase发挥作用；caspase-3、caspase-6和caspase-7等位于下游，降解PARP等底物，导致DNA修复抑制，启动DNA降解；caspase-1、caspase-4和caspase-11参与白细胞介素前体活化；caspase-6切割底物Lamin A等，导致核纤层和细胞骨架崩解。总之,caspase 家族通过重组细胞骨架,破坏 DNA 和核结构,诱导凋亡小体形成等,在凋亡过程中发挥重要作用。

2. *BCL-2 家族* BCL-2 家族是调控细胞凋亡的重要参与者,目前发现哺乳动物细胞中该家族至少有 15 个成员,按其对凋亡的调节功能抑凋亡成员(BCL-2、BCL-xL、MCL-1 等)和促凋亡成员(包括 Bax、Bad、Bid 等),前者含有 BH4 结构域,后者则包含 BH3 结构域。

3. *Fas 和 FasL* Fas 也称为自杀相关因子(factor associated suicide),是广泛存在于哺乳动物正常细胞和肿瘤细胞膜表面的凋亡信号受体,是肿瘤坏死因子受体及神经生长因子受体家族成员。Fas 配体 FasL(Fas ligand)主要表达于活化的 T 细胞,通过与其受体 Fas 的结合,促进细胞凋亡的发生。

4. *P53 蛋白* *P53* 基因是重要的抑癌基因,其产物 P53 蛋白是转录因子,主要位于细胞核。*P53* 基因是人肿瘤相关基因中突变频率最高的基因,人类肿瘤中有 50%以上是由该基因缺失或突变造成的。当 DNA 损伤时 P53 蛋白含量升高并活化,从而转录激活编码 CDK 抑制蛋白 P21 的基因。P21 进一步与 S 周期蛋白-CDK 复合物结合,使之失活,将细胞阻止在 G_1 期,直到 DNA 损伤得到修复。如果 DNA 损伤不能被修复,P53 将持续增高引起细胞凋亡,避免细胞演变为肿瘤细胞。当 *P53* 基因发生突变或 P53 蛋白被抑制时,DNA 受损细胞存活,成为生长失控的肿瘤细胞前体,从而导致多种肿瘤的发生。因此,P53 是从 DNA 损伤到细胞凋亡途径上的一种分子感受器,以“分子警察”的身份监视细胞 DNA 状态,是细胞的一种防护机制。

(二) 调控细胞凋亡的信号通路

调控细胞凋亡的途径主要包括两条信号通路:线粒体通路(内源性途径)和死亡受体信号通路(外源性途径)。这两条信号通路可分别激活起始 caspase:caspase-8 和 caspase-9,进一步激活效应 caspase:caspase-3 和(或)caspase-7,最终导致细胞凋亡。细胞经由线粒体途径促使细胞色素 C 从线粒体中释放激活凋亡信号通路。死亡受体通路主要调控细胞凋亡的外在信号通路,通过经典配体-跨膜受体结合发挥作用。

1. *死亡受体通路* 目前认为死亡受体通路主要有 3 条:Fas/FasL、TRAIL/TRAIL-R1(R2)、TNFR1 信号转导通路。死亡受体均属于肿瘤坏死因子受体(tumor necrosis factor receptor,TNFR)超家族蛋白成员,均含有一个富含半胱氨酸的胞外区和位于胞内的死亡结构域(death domain,DD),介导死亡受体诱导的细胞凋亡。这些受体与各自配体结合,经由一系列的信号转导过程,激活起始 caspase-8,以及其下游 caspase 级联反应,导致细胞凋亡的发生。

(1) Fas/FasL:FasL 与 Fas 结合形成 Fas 相关死亡结构域(Fas-associated death domain,FADD)、caspase-8 和 caspase-10,形成死亡诱导信号复合体(death-inducing signaling complex,简称 DISC),进一步活化 caspase-8,激活凋亡级联反应,启动 caspase-3,进而促使凋亡的发生。

(2) TRAIL:TRAIL 通过与其同源受体 TRAIL-R1 和 TRAIL-R2 结合,诱导细胞的凋亡,当 TRAIL-R1/R2 发生三聚化,将募集 FADD。后者包含一个 C 端的 DD 和一个 N 端的死亡效应结构域(即 death effector domain, DED),FADD 通过 DD 之间的作用结合受体,而 DED 之间的作用则结合未活化的前体 caspase-8,继而形成 DISC,同样激活 caspase-8,诱导凋亡的发生。

(3) TNFR1:当 TNF 与 TNFR1 结合后,可形成两种复合物,即复合物Ⅰ和复合物Ⅱ,其中复合物Ⅰ主要调控抗凋亡蛋白的表达,发挥抗凋亡作用,而复合物Ⅱ则在受体激活后诱导细胞凋亡。当 TNFR1 与配体结合后,形成 TNFR1 相关死亡结构域蛋白(TNFR-associated death domain protein,TRADD),TRADD 并不能直接结合或激活 caspase-8,而是作为膜结合蛋白富集其他信号蛋白膜如结合蛋白 1(receptor-interacting protein 1,RIP1)和泛素连接酶 TRAF2 和 Ciap1/2。一旦配体激活 TNFR1,RIP1 通过去泛素化酶 CYLD 发生去泛素化,随后 RIP1 和 TRADD 从 TNFR1 中释放至胞质,TRADD 通过 DD 结合富集 FADD,激活 caspase - 8,同样形成 DISC 即复合物Ⅱ进而诱导细胞发生凋亡。

2. 线粒体通路　线粒体通路也被称作细胞凋亡的内在信号通路,是最常见的脊椎动物发生凋亡的机制。细胞的应激压力如 DNA 损伤、生长因子剥夺、内质网应激及发育信号均能激活线粒体通路。调控线粒体通路的关键蛋白是 BCL - 2 家族蛋白,包括促凋亡成员 Bax、Bak、Bad 等,以及抗凋亡成员 BCL - 2、BCL - XL、MCL - 1 等。BCL - 2 家族成员都含有 1~4 个 BCL - 2 同源结构域,其中 BH4 是抗凋亡蛋白所特有,而 BH3 则与促凋亡有关。当细胞发生凋亡,促凋亡线粒体外膜的通透性增加,形成膜通道,释放细胞色素 C 和 Smac。细胞色素 C 一旦释放到胞质中,可迅速与凋亡蛋白酶激活因子 1(apoptosis protease activating factor - 1, Apaf - 1)结合并激活 Apaf - 1,活化的 Apaf - 1 再激活前体 caspase - 9,最后引起细胞凋亡。

三、细胞凋亡和抗肿瘤药物

(一) 抗肿瘤药物引起的凋亡

尽管凋亡是细胞死亡的一种生理途径,但是它仍然可以被多种病理性刺激所引起。通常来说,大部分直接破坏造成细胞坏死的因素在细胞的存活阶段都伴随着凋亡的发生。目前临床上应用的治疗方法如放疗、化疗等主要通过诱导细胞凋亡的方式杀伤肿瘤细胞,因此,探讨细胞凋亡在肿瘤治疗中的作用,将一方面有助于对治疗手段的抗肿瘤机制进行深入研究,另一方面也将有助于针对凋亡失衡而采取相应措施以提高治疗效果。

烷化剂是细胞毒性药物,主要包括氮芥类、乙烯亚胺类、甲磺酸酯类及多醇类、亚硝基脲类等,这类药物的烷化基团可以和机体细胞中巯基、氨基、羟基等重要生物活性基团发生烷化作用,从而使得这些重要的生物活性基团不能在细胞代谢中发挥作用,从而导致凋亡的发生。而氮芥类化合物是各种抗肿瘤药物中使用较早而又非常重要的一类抗肿瘤药物,它是 β -氯乙胺类化合物的总称,主要通过在体内形成高度活泼的乙撑亚胺离子或碳正离子,成为亲电性的强烷化剂,进而与 DNA、RNA 等生物大分子中的富电子基团(如氨基、羟基、羧基等)发生共价结合,使其失活或 DNA 分子断裂,从而达到抗肿瘤的目的。然而,并不是所有烷化剂在任何情况下都能诱导凋亡的发生,如 1,3 -二-(2 -氯乙基)- 1 -亚硝基脲(BCNU)能够通过使拓扑异构酶Ⅱ抑制剂依托泊苷(etoposide)诱导凋亡必需的半胱氨酸蛋白酶失活,从而抑制凋亡的发生。BCNU 这种抑制凋亡的能力可以影响抗癌化疗方案的有效性。

DNA 拓扑异构酶是调节 DNA 空间构型动态变化的关键性核内酶,与 DNA 的功能紧密相关,研究表明,DNA 拓扑异构酶抑制剂显著诱发凋亡。拓扑异构酶的主要功能为: 调控 DNA 的空间结构,在其复制、转录及基因重组过程中,保持基因构型的完整性。而拓扑异构酶抑制剂则是通过干预 DNA 拓扑异构酶的功能,导致 DNA 单链或双链断裂,最终导致细胞的凋亡。研究发现拓扑异构酶抑制剂诱导细胞凋亡发生的机制主要包括促进 DNA 拓扑酶介导的 DNA 断裂及阻断基因的转录两种。

(二) 基于凋亡调控的抗肿瘤药物

上述内容提到目前临床上大多数化疗药物和放射疗法,均通过激活凋亡信号通路发挥肿瘤治疗作用。肿瘤细胞内凋亡的失衡与肿瘤的发生发展息息相关,是肿瘤产生耐药性的主要原因。因此不同于传统药物,直接作用于抗凋亡或促凋亡蛋白的化合物逐渐显示出其特有的优越性。由于凋亡失调在肿瘤发生、进展过程中发挥着重要的作用,因此针对肿瘤细胞凋亡失控的环节进行干预可成为有效的肿瘤治疗策略。

1. BH3 类似物　BCL - 2 家族蛋白作为与细胞存活和凋亡相关的关键蛋白,可分为 BCL - 2、Bax、BH3 - only 3 种亚型,其中 BH3 - only 家族蛋白能够直接结合并激活 Bax 和 Bak,使 Bax/Bak 在线粒体外膜上形成同源低聚物孔道,介导细胞色素 C 的释放,促进细胞凋亡。除此之外,BH3 - only 蛋白还能够将 BH3 结构域插入抗凋亡蛋白的疏水槽中拮抗该类蛋白活性,介导 Bax 和 Bak 的释放和间接活化。因此,研究人员致力于开发 BH3 类似物以模拟 BH3 - only 蛋白的作用来促进细胞凋亡。

其中,ABT－737及其可口服衍生物ABT－263是以Bad为原型设计合成的典型BH3类似物,作用于BCL－2、BCL－xL和BCL－w的疏水口袋中,依赖于Bax/Bak及caspase信号通路发挥促凋亡作用,对于晚期慢性淋巴细胞性白血病细胞具有良好的促凋亡作用。对于晚期慢性淋巴细胞性白血病细胞仍具有良好的促凋亡作用,但该类化合物与MCL－1和A1的亲和力弱。研究认为淋巴瘤细胞内MCL－1和A1的高表达是产生耐药性的主要原因,因此,联用ABT－737/ABT－263与CDK抑制剂、flavopiridol或蛋白酶抑制剂等能够产生协同作用。由于BCL－xL是血小板形成所必需的,因此ABT－263等可造成血小板缺少症。BCL－2选择性抑制剂ABT－199应运而生,目前已进入Ⅲ期临床试验阶段,其中Ⅰ期临床试验(NCT01328626)显示其治疗CLL和小淋巴细胞淋巴瘤的应答率为79%(完全应答率为22%),治疗非霍奇金淋巴瘤的应答率为48%(完全应答率为7.5%),有望成为第一个上市的BCL－2抑制剂。

2. *死亡受体激动剂*　在外源性凋亡途径中,包括TNF－α、TRAIL和Fas在内的死亡配体结合于细胞膜表面肿瘤坏死因子受体(TNFR1/2、DR4/5、Fas),从而激活caspase－8及下游效应caspase家族蛋白,并截断Bid成tBid(truncated Bid)使其转移至线粒体膜促进细胞色素C的释放(图16－4)。死亡受体激动剂因而具有抗肿瘤作用,被认为存在以下特点:① 对肿瘤细胞的特异性高;② 不依赖于P53发

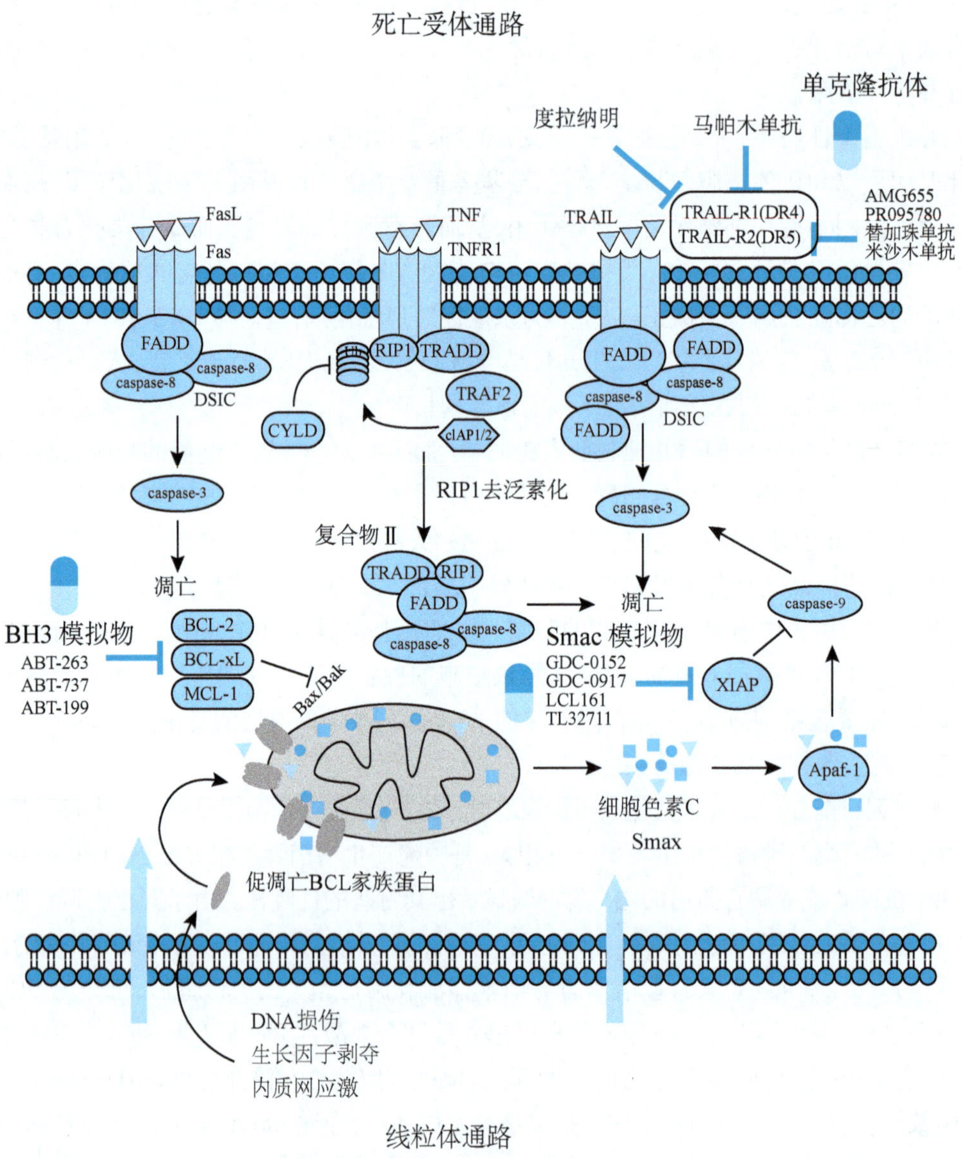

图16－4　细胞凋亡途径及凋亡相关抗肿瘤药物

挥抗肿瘤作用；③ 与传统化疗药物或靶向治疗联用可增强疗效。

20 世纪 90 年代，TRAIL 的抗癌潜能首次被确证，随后的早期临床试验显示 TRAIL 蛋白能够选择性诱导结肠癌和乳腺癌等多种癌细胞凋亡，且毒副作用小，与化疗药物和放射治疗之间也存在良好的协同作用，但遗憾的是，其在后期的大型临床试验中并没有取得可喜的结果。

随后大量的单克隆抗体激动剂相继进入临床前和临床试验阶段。其中 AmG655（conatumumab）、PR095780（drozitumab）、替加珠单抗（tigatuzumab）和来沙木单抗（lexatumumab）是选择性 DR5 激动剂，马帕米单抗（mapatumumab）是 DR4 激动剂。度拉纳明（dulanermin）是一类 Apo2L/TRAIL 重组蛋白，能够同时作用于 DR4 和 DR5。该类激动剂具有更长的半衰期，但对实体瘤的治疗效果尚待提高，新一代死亡受体激动剂亟待开发。

3. *IAP 拮抗剂*　内源性凋亡途径被激活时，线粒体结合蛋白 Smac 中的线粒体信号肽被切除并释放出来，其 N 端四肽序列 Ala－Val－Pro－Ile（AVPI）与凋亡抑制蛋白 IAP 的 BIR 特征结构域结合，从而释放出与 IAP 结合的 caspase 家族蛋白，促进细胞凋亡。因此研究人员模拟 AVPI 的作用，合成大量的小分子化合物，以抑制 IAP 的抗凋亡活性。IAP 抑制剂可分为包括 GDC－0152、GDC－0917、AT－406、LCL－161 在内的单体抑制剂和包括 APG－1387、HGS－1029、Birinapant 在内的二聚体抑制剂，其中单体抑制剂与 BIR3 结构域结合促进 caspase－9 的释放，而二聚体抑制剂则能够同时与 BIR2 和 BIR3 结合促进 caspase－3、caspase－7、caspase－9 释放。

GDC－0152 是第一个进入临床试验的 IAP 单体抑制剂，作用于 XIAP、cIAP1/2、ML－IAP 的 BIR3 结构域，能够显著减小乳腺癌的瘤体积，同时具有良好的药物代谢动力学特性和耐受性，可用于局部晚期或者转移性恶性肿瘤患者的治疗。GDC－0917 是可口服的第二代 IAP 单体抑制剂，然而在Ⅰ期临床试验中，患者出现了恶心、呕吐等不良反应，该毒性产生的具体原因仍待探寻。

LCL161 是口服 IAP 抑制剂，能够导致 cIAP1 蛋白降解和循环趋化因子上调，在多种实体瘤中显示出良好的治疗效果，Ⅱ期临床试验已证实 LCL161 联合紫杉醇可治疗三阴性乳腺癌，但该药物易出现 CRS，限制了其使用剂量。

TL32711（birinapant）是一种 IAP 二聚体抑制剂，能够增强 TRAIL 在炎性乳腺癌治疗中的效价。在Ⅱ期临床试验实验中发现，联用 birinapant 和伊利替康可在复发性/难治性及 K－RAS 突变的结直肠癌中产生良好的效应，同时减轻了患者出现贝尔面神经麻痹的风险。

目前在临床前和临床试验中，已证明 IAP 抑制剂具有确切的疗效，但多数仍处于临床前/临床试验阶段，距其上市尚有一定距离。

（杨　波）

第三节　细胞自噬调控机制与抗肿瘤药

自噬是广泛存在于真核细胞中的基本生命现象，是程序性细胞死亡形式之一，即Ⅱ型程序性细胞死亡。近年来研究表明，自噬与肿瘤发生发展密切相关，从多个层面影响肿瘤恶性进展和治疗过程。

一、自噬的基本过程和分类

自噬是细胞降解和清除生物大分子，包括受损的蛋白质和细胞器等重要机制。其发生过程主要是如下：双层膜包裹待降解物形成自噬体（也称自噬泡，autophagosome），然后运送到溶酶体形成自噬溶酶体，进而降解其中的内容物，从而实现细胞代谢需要和细胞器的更新。因这一生命现象的全部过程均在同一细胞中完成而被称为自噬。自噬是一种动态稳定的,进化高度保守的生物过程。细胞自噬允许低等真核生物在饥饿情况下存活,而在哺乳动物中,自噬被认为与许多生理和病理生理学过程有关,包括抗衰老机制、分化和发育、免疫及肿瘤的发生发展。

（一）自噬发生过程

自噬发生过程分为 3 个阶段: ① 在自噬诱导条件(如饥饿、氧化应激、损伤等情况)下,内质网的非核糖体区域、高尔基体等来源的自噬体膜脱落形成双层的分隔膜,包绕在待降解物(须降解的细胞器、蛋白质等)周围;② 双层膜结构逐渐延伸,将待降解物质完全包绕形成自噬体;③ 自噬体通过细胞骨架微管系统运输至溶酶体,并和后者融合形成自噬溶酶体,继而降解其中内容物,而自噬体膜则发生脱落,循环利用(图 16－5)。在此过程中,自噬体的形成是关键事件,自噬体的直径一般为 300~900 nm,其中包含的线粒体、过氧化物体等细胞器常作为自噬形态学检测的依据。

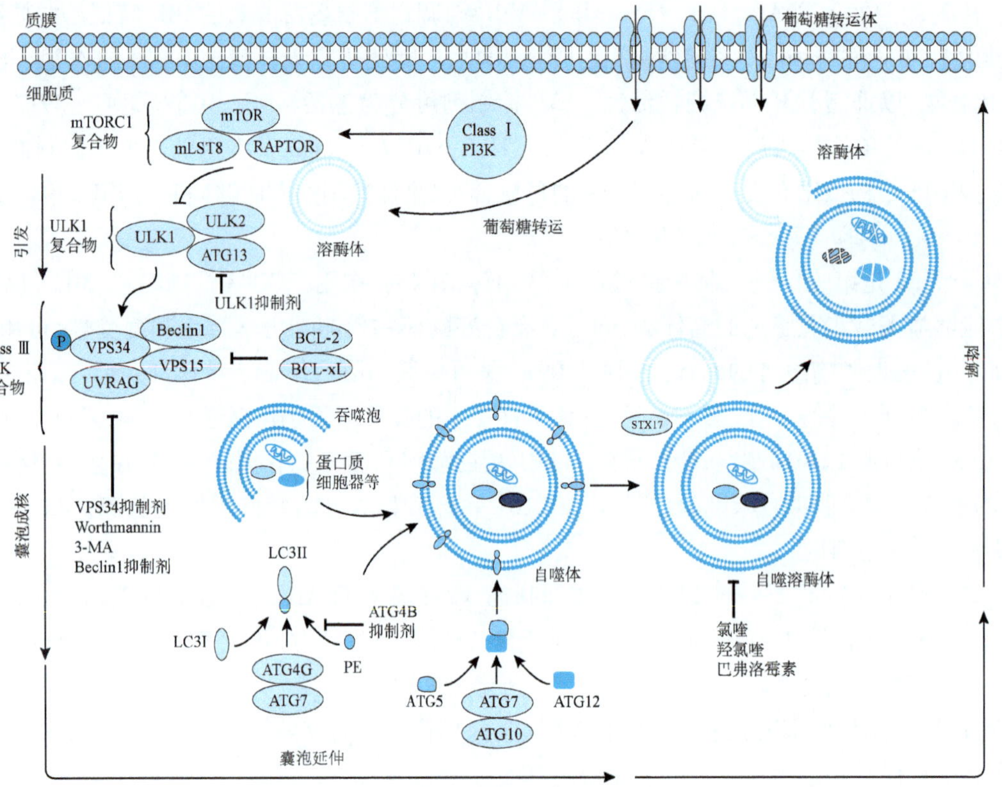

图 16－5　自噬的发生过程及调控自噬的药物

（二）自噬的分类

根据自噬降解底物转运入溶酶体的途径不同,自噬可分为 3 种不同的类型: 微自噬(microautophagy)、巨自噬(macroautophagy)及分子伴侣介导的自噬(chaperone-mediated autophagy)。

巨自噬即通常所指的自噬,研究的最为透彻。下文中凡是提到的自噬如无特别指明,均为巨自噬。在自噬发生过程中,胞质中的待降解物被来源于内质网的非核糖体区域、高尔基体等脱落的双层膜所包裹。而微自噬中也发生类似的包裹过程,但包围底物的是自身发生内陷的溶酶体膜。分子伴侣介导的自噬则是由胞质内蛋白结合到特定的分子伴侣后,再进而转运到溶酶体腔中,最后被溶酶体酶消化。

二、调控自噬的基因和通路

（一）调控自噬的基因

参与自噬调控的基因一般命名为 ATG(autophagy-related gene),这些基因在进化上非常保守。迄今共发现40种自噬相关蛋白ATG，而核心的15种编码ATG蛋白的基因（ATG1－10、ATG12－14、ATG 16和ATG 18）在酵母中与哺乳动物是保守一致的，提示自噬是一种进化保守的生物过程。自噬相关基因参与自噬的简单过程如下：首先是包含丝/苏氨酸激酶ULK1（Atg1）的复合物的激活，该复合物是mTOR通路的直接靶标，同时也是自噬的调节因子；接着自噬体膜发生延伸，该过程由Beclin 1及VPS34来控制，同时也依赖于ATG5、ATG12及ATG8（LC3）的参与；最后自噬体膜融合形成一个完整的自噬体，与溶酶体融合，该过程需要融合小GTP酶的活性，特别是RAB7和SNARE样蛋白的参与；这种融合产生了自噬溶酶体，将其中的包涵物降解，并且使生物大分子前体再循环回到胞质中。以下分述几个关键ATG蛋白的功能。

1. ATG6（Beclin－1）　*Beclin－1*基因是Atg6的哺乳动物同源基因，是编码蛋白参与调控自噬体双层膜形成过程的关键因子。作为肿瘤抑制基因，Beclin－1通过调控自噬维持机体的内环境稳定。

*Beclin－1*具有BH3结构域，通过CCD和ECD结构域与PI3K3C形成复合物，后者是感受细胞内氨基酸浓度的关键激酶，当环境中的氨基酸减少时，PI3K3C会被激活，以此调节Beclin－1的功能，诱导自噬发生。

2. ATG8（LC3）　在自噬启动期间阶段，ATG5－ATG12－ATG16复合物的形成促进细胞溶质相关的蛋白质轻链3（LC3－Ⅰ）招募到膜上，并转化成脂质形式的LC3－Ⅱ。随之，LC3受ATG7和ATG3依赖性激活后，缀合到磷脂酰乙醇胺并嵌入膜中，在半胱氨酸蛋白酶ATG4作用下切割产生转移级联反应。自噬体形成后，除一定比例LC3－Ⅱ仍然与管腔结合外，其他主要ATG蛋白已再循环在胞质中。而LC3－Ⅱ一直保留在成熟的自噬体上直到其与溶酶体融合完成，这通常可用来监测自噬的过程。LC3－Ⅱ也与接头蛋白P62/SQSTM 1结合，其主要作用是促进泛素化蛋白质聚集体的自噬降解。

（二）调控自噬发生的主要蛋白及通路

自噬的发生相当普遍，广泛参与到个体发育、细胞应对外界刺激及疾病发生、发展过程中。诱导因素不同，调控自噬的机制可能也有所差异。因此，参与自噬过程的调控机制和通路非常复杂，近年来在相关领域已经展开大量研究，但是至今尚未完全阐明。以下分别介绍目前发现的参与自噬调控的主要通路。

1. mTOR　mTOR是抗真菌药西罗莫司的作用靶点激酶，其主要功能是感受氨基酸、ATP和激素的丰度，从而调控细胞生长。同时，它也可抑制自噬的发生，是自噬的负调控分子，发挥“门卫”（gatekeeper）作用。在营养丰富的条件下，mTOR可磷酸化ATG13，使后者与ATG1的亲和力下降，抑制ATG1的激酶活性。反之，在饥饿条件下，mTOR活性被抑制，ATG13发生去磷酸化，进而和ATG1激酶紧密结合，导致后者被激活，启动自噬发生。mTOR抑制剂西罗莫司是非常经典的自噬诱导剂。

2. PI3K　PI3K也是调控自噬的重要蛋白，具有促细胞生长的作用，在人类肿瘤中存在突变而发生异常激活。Class Ⅰ与Class Ⅲ这两种PI3K激酶均参与调控细胞自噬。Class Ⅰ PI3K是自噬的负调节分子，其产生的PI(3,4)P_2和PI(3,4,5)P_3可结合AKT及其活化分子PDK1，抑制自噬的发生。PTEN磷酸酶是自噬的正向调节分子，它使PI(3,4,5)P_3去磷酸化，从而解除Class Ⅰ PI3K/AKT途径对自噬的抑制。而Class Ⅲ PI3K则是促进自噬发生的关键激酶，经典的自噬抑制剂3－甲基腺嘌呤（3－MA）就是通过阻断Class Ⅲ PI3K的活性抑制自噬的发生。

三、凋亡和自噬通路的交互作用

细胞凋亡和自噬作为细胞死亡的两种不同类型，它们之间发生转化的机制尚不清楚。目前已有大量研究提示，线粒体可能涉及两种细胞死亡过程的交互作用，主要包括BCL－2家族成员等。基于这两种死亡途径在肿瘤治疗过程中的重要作用，参与该类交互作用的蛋白质很有可能在肿瘤发生、发展中扮演了关键角色,因此相关研究对于基于凋亡及自噬调控的抗肿瘤药物的开发十分关键。

(一) BCL-2 家族成员和 Beclin-1 的互作对自噬和凋亡的影响

BCL-2 家族成员和凋亡调控功能密切相关,其中主要成员 BCL-2 可抑制细胞凋亡从而促进肿瘤发展;该蛋白同时也参与自噬的调节,主要通过与 Beclin-1 之间的相互作用实现。如前所述,Beclin-1 的主要功能是参与自噬体形成,其调节自噬的方式主要是通过其 BH3 结构域与 BCL-2 的相互作用而实现,当 Beclin-1 与 BCL-2 通过 BH3 结构域结合时,细胞自噬被抑制。而当细胞处于饥饿或应急状态时,Beclin-1 和 BCL-2 的相互作用将显著减少,从而 Beclin-1 得以释放,发挥促自噬作用。

缺少 BCL-2 或 Beclin-1 均可影响自噬和凋亡。例如,增加 Beclin-1 的表达可导致 Bak/Bax 从 BCL-2 处释放,从而促进凋亡;而减少 BCL-2 的表达可导致自噬发生。

由于 BCL-2 可调节 Beclin-1 诱导的自噬,还可通过直接结合 Beclin-1 和 Bak/Bax 调节线粒体途径凋亡,因此 BCL-2 抑制剂如 ABT-737 等可同时上调自噬和凋亡。

(二) 凋亡效应蛋白对自噬关键蛋白的切割

除了 BCL-2 家族蛋白通过与 Beclin-1 直接相互作用来调节自噬之外,细胞凋亡的效应蛋白酶还可通过切割自噬相关蛋白来抑制自噬。比如,caspases-3、caspases-6、caspases-9 和 caspases-10 都可诱导 Beclin-1 的切割。一旦发生切割,Beclin-1 将失去诱导自噬的能力,而 C 端 Beclin-1 切割产物的过多反而会导致凋亡的增加。

凋亡相关蛋白酶除了切割 PARP 和细胞骨架蛋白等之外,还可切割自噬相关蛋白,这就导致自噬和细胞凋亡之间平衡的转变。这些被切割的蛋白质可能具有直接介导凋亡发生的能力(如线粒体细胞色素 C 的释放),证明了这种平衡的复杂相互作用。对自噬相关蛋白的蛋白质水解修饰作用的进一步研究不仅可对通过促凋亡刺激对自噬的调节有更多了解,而且还可以鉴定修饰的自噬相关蛋白的新的促凋亡功能。

四、基于自噬调控的抗肿瘤药物

自噬体的形成和转换分为多个阶段: 自噬体成核,自噬体膜的膨胀,溶酶体的融合及囊内物质的降解。在这些步骤中存在多个潜在的药物作用靶点,提供了正向和负向调控自噬的方式(图 16-5)。

(一) 自噬抑制剂的抗肿瘤作用

自噬抑制剂可分为早期或晚期抑制剂。早期抑制剂包括了 3-甲基腺嘌呤(3-methyadenine, 3-MA)、渥曼青霉素(wortmannin)和 LY294002,通过靶向Ⅲ类 PI3K(Vps34)并干扰其募集到膜上发挥自噬抑制作用。晚期自噬抑制剂则包括抗疟药氯喹(CQ)、羟氯喹(HCQ)、巴弗洛霉素 A1 等。巴弗洛霉素 A1 是液泡 ATP 酶的特异性抑制剂,氯喹和羟氯喹则是溶酶体抑制剂,可阻止溶酶体的酸化而抑制自噬。其中氯喹和羟氯喹作为靶向自噬的抗肿瘤药物(表 16-3)已进入临床试验阶段,安全性可控。此外,一些传统化疗药物,如微管破坏剂(紫杉烷、诺考达唑、秋水仙碱等)也可抑制自噬体与溶酶体的融合。

表 16-3　自噬抑制剂氯喹和羟氯喹作为抗肿瘤药物的临床前和临床试验情况

肿瘤类型	发展现状	治疗组合形式
结肠癌	体内外研究	氯喹+硼替佐米
	体内外研究	氯喹+伏立诺他
	Ⅱ期临床试验	羟氯喹+XELOX*+贝伐单抗
胃肠道间质瘤	体内外研究	氯喹+伊马替尼

续 表

肿瘤类型	发展现状	治疗组合形式
前列腺癌	体内外研究	氯喹+Src 激酶抑制剂
外阴癌	体外研究	氯喹+西妥昔单抗
慢性粒细胞白血病	体外研究	氯喹+伏立诺他
	Ⅱ期临床试验	羟氯喹+伊马替尼
淋巴瘤	体内研究	氯喹+环磷酰胺
胰腺癌	Ⅱ期临床试验	羟氯喹
	Ⅰ/Ⅱ临床试验	羟氯喹+吉西他滨
前列腺癌	Ⅱ期临床试验	羟氯喹+多西紫杉醇
肺癌	Ⅱ期临床试验	羟氯喹+厄洛替尼
多形性胶质母细胞瘤	Ⅰ/Ⅱ期临床试验	羟氯喹+替莫唑胺+放疗
多发性骨髓瘤	Ⅰ/Ⅱ期临床试验	羟氯喹+硼替佐米
肾细胞癌	Ⅰ期临床试验	羟氯喹
乳腺癌	Ⅱ期临床试验	羟氯喹
慢性淋巴细胞白血病	Ⅱ期临床试验	羟氯喹
晚期实体瘤	Ⅰ期临床试验	羟氯喹+西罗莫司+伏立诺他
	Ⅰ期临床试验	羟氯喹+替西罗莫司
	Ⅰ期临床试验	羟氯喹+舒尼替尼
	Ⅰ期临床试验	羟氯喹+替莫唑胺

注：* 指“奥沙利铂+卡培他滨”。

（二）自噬诱导剂和抗肿瘤药物治疗

传统的细胞毒药物和离子辐射具有诱导自噬的作用。其他具有自噬诱导作用的抗肿瘤药物还包括酪氨酸激酶抑制剂伊马替尼（抑制 BCR－ABL）和西妥昔单抗（靶向 EGFR）、TNF 相关凋亡诱导配体（TRAIL）、蛋白酶体抑制剂硼替佐米及 HDAC 抑制剂伏立诺他等。此外，三氧化二砷通过调节线粒体应激效应蛋白 BNIP，可在白血病和神经胶质瘤细胞中诱导自噬发生。

如前所述，mTOR 是细胞生长的关键调控蛋白，也行使着调节蛋白质翻译和自噬的重要功能。其天然抑制剂西罗莫司是经典的自噬诱导剂，而西罗莫司的类似物 Temsirolimus（CCI－779）、Everolimus（RAD－001）和 Deforolimus（AP－23573）等也均通过选择性靶向 mTORC1 诱发自噬。而 mTORC1 和 mTORC2 的双重抑制剂（Torin1、PP242、AZD8055 和 WYE132）拥有比 mTORC1 抑制剂有更为显著的自噬诱导作用。

由于自噬在肿瘤中发挥的主要是保护作用，因此在大多数情况下，上述提到的抗肿瘤药物诱导的自噬不利于相关药物抗肿瘤活性的发挥，在肿瘤细胞中发挥着保护作用。此种情况下，联合应用氢喹或羟氯喹等自噬抑制剂可起到增效作用（表 16－3）。

（杨 波）

参考文献

Asghar U, Witkiewicz A K, Turner N C, et al. The history and future of targeting cyclin-dependent kinases in cancer therapy. Nat Rev Drug

Discov, 2015, 14(2): 130－146.
Bai L, Wang S. Targeting apoptosis pathways for new cancer therapeutics. Annual Review of Medicine, 2014, 65(1): 139－155.
Cang S, Iragavarapu C, Savooji J, et al. ABT－199 (venetoclax) and BCL－2 inhibitors in clinical development. Journal of Hematology & Oncology, 2015, 8(129): 1－8.
Fulda S. Promises and challenges of smac mimetics as cancer therapeutics. Clinical Cancer Research, 2015, 21(22): 5030－5036.
Green D R, Llambi F. Cell death signaling. Cold spring harbor perspectives in biology, 2015, 7(12): 1－24.
Holland P M. Death receptor agonist therapies for cancer, which is the right TRAIL? Cytokine & Growth Factor Reviews, 2014, 25(2): 185－193.
Levy J M M, Towers C G, Thorburn A. Targeting autophagy in cancer. Nature Reviews. Cancer, 2017, 17(9): 528－542.
Sarosiek K A, Letai A. Directly targeting the mitochondrial pathway of apoptosis for cancer therapy using BH3 mimetics-recent +successes, current challenges and future promise. The FEBS Journal, 2016, 283(19): 3523－3533.
Su M, Mei Y, Sinha S. Role of the crosstalk between autophagy and apoptosis in cancer. Journal of oncology, 2013, 2013: 1－14.
Weinberg R. The biology of cancer. Second ed. United States: Garland Science, 2014.

本篇复习题

1. 简述分子靶向抗肿瘤药物的主要研究领域及其代表性药物。
2. 简述抗肿瘤药物耐药的概念及常见的耐药机制。
3. 简述肿瘤个体化治疗和生物标志物的概念及临床应用实例。

第四篇 抗炎免疫药理学

“炎症与免疫是疾病的两个侧面、相互重叠不可分割”。抗炎免疫药理学(anti-inflammatory and immunopharmacology)是研究具有抗炎和影响免疫功能药物(即抗炎免疫药物)的药理作用和临床应用的一门学科,其内容同时包括抗炎药理学(anti-inflammatory pharmacology)和免疫药理学(immunopharmacology)两部分,是现代药理学的一个重要分支学科。

本篇包括第十七章至第二十二章。第十七章为抗炎免疫药理学概述,系统地阐述了抗炎免疫药理学的性质与任务、抗炎免疫药理学研究内容以及该领域的研究进展与展望;第十八章至第二十二章分别阐述了重要的抗炎免疫药物如皮质激素类抗炎药、非甾体类抗炎药、免疫调节剂、自身免疫性疾病及其药物治疗以及微生态制剂等,对于认识和了解抗炎免疫药理学及其研究现状与新进展有重要意义。

第十七章
抗炎免疫药理学概述

人体的炎症(inflammation)与免疫(immune)反应都是一种针对内外刺激的防御保护反应,如果反应过度就可能导致机体损伤,引起病理反应和疾病发生。虽然,传统观点认为炎症与免疫是机体的两种独立病理过程,但大量研究提示,炎症和免疫反应涉及许多共同的细胞和分子,在多个层面具有交互作用(cross-talk)。我国老一辈药理学家于 1982 年提出"炎症与免疫是疾病的两个侧面、相互重叠不可分割"的学术观点,创办了中国抗炎免疫药理专业委员会,成为我国抗炎免疫药理学研究起步的重要标志。抗炎免疫药理学(anti-inflammatory and immunopharmacology)是研究具有抗炎和影响免疫功能药物(即抗炎免疫药物)的药理作用和临床应用的一门学科,其内容同时包括抗炎药理学(anti-inflammatory pharmacology)和免疫药理学(immunopharmacology)两部分,是现代药理学的一个重要分支学科。抗炎免疫药理学的研究涵盖生理学、免疫学、生物化学及分子生物学、病理学、临床医学等多门学科,旨在通过体内外系统研究,揭示炎症免疫性疾病的病理机制,探讨抗炎免疫药物的药理作用和机制,指导抗炎免疫药物的合理应用以及研发新型抗炎免疫药物。

第一节　抗炎免疫药理学的性质与任务

一、炎症与免疫反应的关系

炎症和免疫反应二者涉及许多共同的细胞(如巨噬细胞、中性粒细胞、树突状细胞、淋巴细胞、单核细胞等)和介质(如 TNF、IL－1、前列腺素、补体等),具有密不可分的联系。炎症过程在对机体造成损伤的同时,可诱导机体的免疫反应,抑制或者中和致病因子,并修复损伤组织;免疫反应在对抗致病因子、保护机体的同时,也可能会反应过度,激发、诱导炎症反应,通过炎症介质导致组织损伤。炎症免疫性疾病包括类风湿关节炎、强直性脊柱炎、骨关节炎、慢性肾炎、慢性活动性肝炎、局限性肠炎、重症肌无力、白塞病、眼葡萄膜炎、系统性红斑狼疮、皮肌炎等一大类疾病。近年来的研究还表明,炎症免疫反应在高血压、糖尿病、阿尔茨海默病、帕金森病、恶性肿瘤等慢性疾病的发病过程中同样发挥着极其重要的作用。

炎症反应可导致交感神经兴奋,促进去甲肾上腺素、肾上腺素、腺苷等神经递质释放增加,作用于免疫细胞上的相应受体,调节免疫细胞的反应。血管内皮细胞(vascular endothelial cell, VEC)位于血管腔血液和血管外组织之间,形成血管内外的物理屏障,除了具有调节血管通透性、调节血管收缩舒张、调节血液凝固功能外,还能调节白细胞的黏附和免疫功能,与多种疾病的发生、发展具有密切关系。VEC 是 APC 的一种,可向 T 细胞提呈抗原,并表达黏附分子和细胞因子,参与免疫应答。表达 MHC－Ⅱ分子的 VEC 可诱导 $CD4^+$ T 细胞发生活化 T 细胞核因子(nuclear factor of activated T cell, NFAT)的核移位,表达 CD69、IFN－γ、IL－2,以及促进增殖等一系列事件,其抗原提呈能力强于成纤维细胞、平滑肌细胞,弱于 B 细胞和巨噬细胞。同时,VEC 可通过 B7/CD28、CD40/CD40L、CD58/CD2 等途径为 T 细胞提供活化所必需的共刺激信号,如血管细胞黏附分子－1(vascular cell adhesion molecule －1, VCAM －1,

CD106)、细胞间黏附分子-1(intercellular cell adhesion molecule -1,ICAM -1, CD54)、淋巴细胞功能相关性抗原-3 (lymphocyte function-associated antigen -3,LFA -3, CD58)等,诱导 $CD4^+$ T 细胞产生 CD86,增强其激活其他 Th 细胞、$CD8^+$ T 细胞或 B 细胞的能力。VEC 还可合成分泌多种细胞因子,如 IL -1、IL -6、G -CSF、M -CSF、IL -8、单核细胞趋化蛋白-1(monocyte chemoattractant protein -1, MCP -1)等,影响免疫细胞的功能。此外,MCP -1、IL -8、巨噬细胞炎性蛋白 (macrophage inflammatory protein, MIP)-1α、MIP -1β 等趋化因子也可与 VEC 表面分子结合并被呈递给临近的淋巴细胞,增强其迁移运动。另外,一些免疫因子,如 IFN -γ、MCP -1 、MIP -1α 可促进内皮细胞表达内皮素-1 (endothelin -1, ET -1)和内皮素转换酶-1(endothelin-converting enzyme -1, ECE -1),收缩血管和支气管,促进平滑肌细胞和成纤维细胞增殖,在高血压、冠状动脉粥样硬化、心肌重构等疾病的发病过程中发挥重要作用。

二、抗炎免疫药理学的性质

1959 年美国南佛罗里达大学的药理学家 Andor Szentivanyi 在过敏性疾病治疗研究的基础上提出免疫药理学的概念,用于说明神经系统和免疫系统之间的关联。1980 年,国际免疫药理学会(International Society of Immunopharmaclogy, ISIP)成立,标志着这一学科的正式成立,但并未充分认识到炎症与免疫之间的密切关系。20 世纪 80 年代初期,我国药理学家根据大量基础和临床研究结果,高屋建瓴,首次提出"炎症和免疫是一个问题中的两个侧面,两者相互重叠但是不可分割"的学术观点,提出了发展我国抗炎免疫药理学的倡议并付诸行动。1982 年,著名药理学家周金黄、卞如濂、胥彬、徐叔云、林志彬、李晓玉、钱玉昆等倡导组织、创办了中国药理学会抗炎免疫药理专业委员会(由于中国药理学会是从中国生理学会分出,于 1985 年正式成为国家一级学会,因此抗炎免疫药理学专业委员会成立时间要早于中国药理学会)。至此,中国抗炎免疫药理学正式创立。

随着我国抗炎免疫药理学的发展,其内涵日益丰富和清晰,不仅是一门交叉学科,既关注抗炎免疫药物的基础和临床研究及其应用,又与炎症病理、基础免疫、临床免疫治疗学联系密切,不断从这些快速发展的学科中吸取最新研究成果,而且其内容同时包括抗炎药理学和免疫药理学两部分。

三、抗炎免疫药理学的任务

1. *加强炎症、免疫和药理学研究的深度融合* 抗炎免疫药理学植根于药理学,并伴随着炎症病理和免疫学的发展而快速成长。炎症免疫是现代生物医学中发展最为迅速的前沿学科之一,已渗透到生物医学的各个领域。加强与病理学和免疫学的深度融合是抗炎免疫药理学发展的重要路径,也是抗炎免疫药理学研究的主要任务之一。

2. *加强基础研究与应用研究的结合* 抗炎免疫药理学主要任务是研究并寻找新的对炎症反应具有抑制作用,对免疫反应具有调控作用的药物并阐明其作用机制。伴随着几个相关学科研究的不断发展,抗炎免疫药理论研究不断取得进步,同时又促进了应用研究的蓬勃开展。在逐步阐明炎症免疫性疾病分子机制的基础上,研究能代表疾病发病机制本质的动物模型,继而逐渐建立了一批适应性好的体内外疾病模型,从而为抗炎免疫药物的临床应用奠定基础。近年来我国抗炎免疫药理学以分子生物学为研究工具探索炎症免疫性疾病的发病机制,在分子层次上认识药物的作用机制,并在此基础上寻找新的药物作用靶点,筛选特异性免疫功能调节药物。此外,还在基因工程技术生产抗炎免疫药物等方面取得了显著进展,逐步开始形成一些具有我国特色和优势的研究领域。

3. *加强抗炎免疫药物的研究* 抗炎免疫药物作为一大类药物,其中绝大部分是化学合成药物和生物制品,尤其是近年来的靶向性单抗药物,大多为国外研制开发,国内外差距较大。目前治疗此类疾病的单克隆抗体(monoclonal antibody, McAb)药物均属于人鼠嵌合抗体或人源化抗体,可以通过抑制细胞及生长因子活性、拮抗和下调受体信号通路活性、耗竭异常免疫细胞等方式发挥疗效。我国在这一领域虽然刚刚起步，但发展迅速，有望取得突破。

此外，中药是我国得天独厚的资源，许多中药成分，如多糖类（人参多糖、枸杞多糖、灵芝多糖等）、苷类（三七皂苷、黄芪苷类、雷公藤总苷等）、生物碱类（粉防己碱、青藤碱、苦参碱等）均具有抗炎和免疫调节作用，因此对中药及其有效部位的深入研究应该是我国科学家今后研究的主要方向之一。由于具有我国特色的中药研究存在科学合理的评价体系尚待完善及如何和与国际接轨等问题，尚需继续努力。

（张海港　李晓辉）

第二节　抗炎免疫药理学的研究内容

抗炎免疫药理学研究的内容主要包括以下几个方面：即炎症免疫性疾病的发病机制的基础理论研究，针对新的药物靶点的抗炎免疫药物的研制，抗炎免疫药物的药效学、药动学和药理机制研究，抗炎免疫药物的临床药理研究。

一、炎症免疫性疾病发病机制研究

炎症免疫性疾病可以大致分为以下三类：① 自身免疫性疾病，如类风湿关节炎、系统性红斑狼疮、强直性脊柱炎、支气管哮喘等；② 免疫直接相关的疾病，如移植排斥、多种原因导致的免疫低下等；③ 近年方引起重视，炎症免疫反应在其发病、进展中具有关键作用的重大慢性疾病，如心脑血管疾病、神经退行性疾病、代谢性疾病及肿瘤等。尽管在过去的数十年间，人们对于炎症免疫反应机制的认识获得了巨大的进展，包括自身免疫耐受缺失的体内过程、自身免疫性疾病中组织的损伤和破坏机制、移植排斥的效应机制以及炎症反应加剧的驱动因素等，针对这些领域的研究获得了大量线索，然而关于如何选择性地干预免疫反应，使得自身免疫性疾病或移植排斥得以控制，同时维持机体的正常炎症免疫反应能力和防御能力，仍然是科学家们面临的挑战。尤其是关于重大慢性疾病如心脑血管疾病、神经退行性疾病等炎症免疫学机制的研究，尽管已成为从基础到临床的国际热点，但仍将有很长的探索之路。发病机制的深入研究不仅有利于为药物研究提供新的靶点和思路，而且有利于加深对疾病机制的理解，还可以为新的动物疾病模型的创建奠定基础。

二、新型抗炎免疫药物研发

炎症免疫性疾病发病机制复杂，可能涉及多种细胞因子和多条信号转导途径，且其中存在交互调节和反馈作用。因此，抗炎免疫新药的研究必须立足于扎实的基础研究和规范的新药研发过程。针对自身免疫性疾病的抗炎免疫药物通常分为甾体抗炎药（steroid anti-inflammatory drug，SAID）、非甾体抗炎药（non-steroid anti-inflammatory drug，NSAID）和疾病调修抗风湿药（disease-modifying antirheumatic drug，DMARD）。SAID 因具有强大的抗炎作用和免疫抑制作用，易导致严重的不良反应。为此，除了进行结构修饰和进一步优化以其减轻副作用外，还对某些天然化合物如人参皂苷类物质既可以发挥抗炎作用且其机制可能与其激活糖皮质激素受体相关，但又不产生明显的糖皮质激素类药物的副作用这一领域展开了探索。NSAID 通过抑制环氧酶（cyclooxygenase，COX）、减少前列腺素（prostaglandin，PG）的产生而发挥作用，具有解热、镇痛和抗炎作用。此外，NSAID 同时还抑制胃肠道等部位的 COX 活性，产生一系列不良反应，如胃黏膜损害、胃溃疡和肾损害等，针对 NSAID 的这一不良反应，学界正在尝试开发能够在抑制 COX 活性同时释放一氧化氮的 NSAID，以及新的选择性 COX－2/5－LOX 双重抑制剂。

与此同时,SAID 和(或)NSAID 对心血管、神经退行性疾病、突发性耳聋等其他疾病的治疗作用值得关注。DMARD 多属抗代谢类抗肿瘤药和免疫抑制药,因而毒副作用明显,且起效慢,用药数周或数月后,炎症的症状和体征逐渐减轻。针对免疫直接相关疾病的免疫调节剂,主要包括免疫抑制药物和免疫增强药物;免疫抑制药物的进展主要体现在新的细胞因子抑制剂如 IL-17A 抑制剂苏金单抗(secukinumab)及 JAK 抑制剂托法替尼(tofacitinib)等获批上市;免疫增强药物方面,益生菌的免疫调节作用是一个值得关注的新领域。

三、抗炎免疫药物的药理研究

抗炎免疫药物的药理研究包括抗炎免疫药物的药效学、药动学及作用机制研究。在进行抗炎免疫药理学研究时,选择合理的研究手段尤为重要。此类药物可作用于炎症免疫过程的多个环节,同时受到机体神经内分泌系统的相互影响,作用及其机制非常复杂。此外,不同品种、性别年龄的实验动物,以及同一动物的不同病理模型、同一模型的不同时相对抗炎免疫药物的反应也会不同,影响结果的准确性。进入 21 世纪以来,随着分子生物学、免疫学、病理学等相关学科的快速发展,多学科相互渗透,无疑对抗炎免疫药理实验方法学产生了积极的推动作用。除了与药理学其他分支学科一样的实验方法外,由于炎症免疫调节信号网络的复杂性,抗炎免疫药理学研究的实验方法学还有其独特性,须在研究过程中注意。

(张海港　李晓辉)

第三节　抗炎免疫药理学的研究进展与展望

近年来,随着相关学科的发展与有机融合,炎症与免疫学研究的各个领域迅猛发展,在生物技术和药物研发中的巨大价值日益显现,特别是高通量筛选技术、高内涵筛选技术、丰富多样的组学技术、单细胞测序技术、可视化技术等前沿技术体系的发展和逐步成熟,为抗炎免疫药理学的发展提供了新的推动力,为人类重大疾病的诊断与防治带来新的希望,同时也为生物高技术产业的进一步发展提供了新的生长点。

一、天然免疫应答调控

TLR 通过 MyD88 依赖和 TRIF 依赖(或者称为 MyD88 非依赖)两条通路,激活丝裂原激活的蛋白激酶(mitogen-activated protein kinase, MAPK)和核因子(nuclear factor κB, NF-κB)等转录因子,诱导相关促炎因子和 I 型干扰素的基因表达,启动天然免疫应答。调控 TLR 的信号通路,对于维持 TLR 适度的活化水平具有重要的意义,如 MyD88s、SOCS3 能抑制 MyD88 依赖或 MyD88 非依赖信号途径,E3 连接酶 TRIAD3A 可以促进 TLR 本身的泛素化而抑制 TLR 信号,而 Bruton 酪氨酸激酶 Btk 通过 TLR4 和 TLR9 信号途径增强 NF-κB p65 亚基的磷酸化,转录抑制因子 DREAM 可通过 TLR4 和 TNF 促进 NF-κB 活化,诱导内毒素休克。近年来的研究表明,翻译后修饰的多个环节,如泛素化、乙酰化、磷酸化、甲基化等,均可参与调控天然免疫应答。化疗药物可通过激活 caspase-3 引起细胞凋亡,caspase-3 又可剪切活化削皮素 E(gasdermin E, GSDME)蛋白,形成具有膜穿孔功能的 GSDME-N 片段,诱导肿瘤细胞从凋亡迅速转入焦亡程序。该研究首次解析细胞焦亡在天然免疫之外的病理过程中发挥重要功能,也揭示了传统化疗药物产生毒副作用的重要原因。JNK1 能通过抑制 NFATc1 活性,进而影响 *Cd23* 基因表达,抑制抗真菌天然免疫,在真菌致病过程中发挥关键作用。Babdor 等报道胰岛素调节的氨肽酶(insulin-responsive aminopeptidase, IRAP)可将 TLR9 及其配体 CpG 锚定于 $IRAP^+$ 内体,阻滞其进入溶酶体,从而防止 TLR9 信号过度活化。

炎症小体是由多种蛋白质组成的大分子复合物，通过招募 pro-caspase－1 并使之发生自身水解，产生具有酶活性的 caspase－1，释放大量的 IL－1β 和 IL－18，诱导细胞焦亡，介导天然免疫和炎性应答。以往认为 K^+外流是不同信号触发 NLPR3 炎症小体活化的共有条件。然而靶向 TLR7 的小分子配体咪喹莫特（imiquimod）及其相关分子 CL097 能够诱导胞内活性氧大量产生，并通过新发现的炎性复合体成分蛋白 NEK7 激活 NLRP3 炎症小体，表现出不依赖钾离子外流的激活 NLRP3 炎症小体的方式。除了 NLRP1、NLRP3、NLRC4 和 AIM2 等经典的炎症小体，还在人单核细胞中发现了新的替代性炎症小体（alternative inflammasome）。与经典炎症小体信号途径不同，替代性炎症小体受 TLR4/TRIF/RIPK1/FADDCASP8 信号调控，并且不引起细胞焦亡。脂多糖能诱导替代性炎症小体的活化，进而通过 NLRP3/ASC/caspase－1 信号通路诱导 IL－1β 的分泌。除了促进天然免疫细胞分泌 IL－1β、IL－18 和诱导细胞焦亡，NLRP3 炎症小体活化可能是 NK 细胞形成免疫记忆的关键检查点。目前有大量针对炎症小体设计开发的新药，如抗 IL－1β 抗体已成功应用于临床；P2X7 受体激动剂和 caspase－1 抑制剂也已进入临床试验阶段。格列苯脲能不依赖钾离子通道或者 ATP 酶抑制 NLRP3 炎症小体，进而抑制 IL－1 β 的产生。调脂药物罗伐他汀能通过抑制 NLRP3 炎症小体和 MAPK 信号转导而改善糖尿病性心肌损害。小白菊内酯（par-thenolide）既是一种 NF－κB 抑制剂，同时又可通过 NLRP3、NLRP1 或 NLRC4 抑制 caspase－1 的活性。另一种 NF－κB 抑制剂 Bay 11－7082 能通过抑制 ATP 酶活性而特异性抑制 NLRP3 功能。NK 细胞是天然免疫的重要细胞亚群，对其成熟及功能调控分子机制的探索一直是免疫领域的热点和难点之一。近期研究表明 Foxo1 位于 Tbx21 信号通路的上游，并通过蛋白质相互作用的方式抑制另一转录因子 Sp1 对 *T－BET* 基因的转录，进而抑制 NK 细胞终末期成熟和肿瘤杀伤功能。

二、T 细胞亚群及其调控

按功能不同，T 细胞可分为辅助性 T 细胞（Th 细胞）、抑制性 T 细胞（Ts 细胞）、细胞毒 T 细胞（cytotoxic T cell，CTL 或 Tc 细胞）和迟发型超敏反应 T 细胞（delayed type hypersensitivity T cell，TDTH 细胞）。Th17 细胞是一类特殊的 Th 细胞亚群，由 Th0 细胞在 IL－6 和 IL－23 的刺激下分化而成，能分泌 IL－17，在自身免疫性疾病和机体防御反应中发挥重要作用。系统性红斑狼疮（systemic lupus erythematosus，SLE）患者上皮细胞可表达 CD95L，在基质金属蛋白酶作用下生成 cl－CD95L，进而促进 Th17 细胞迁移并抑制调节性 T 细胞（regulatory T cell，Treg）生成，维持免疫平衡。此过程依赖于 CD9 的钙诱导结构域（calcium-inducing domain，CID）和磷脂酶 C1 的 SH3 结构域之间的相互作用。因此，CD95 介导的非凋亡信号可成为防治系统性红斑狼疮的潜在靶点，值得深入研究。通过滴鼻方式给小鼠接种流感病毒后，小鼠肠道黏膜中 Th17 细胞大量聚集，并伴随肠道菌群的改变，采用中和抗体或其他方法抑制 IL－17 可显著减轻肠道炎症。此外，肾炎小鼠小肠中 Th17 细胞可通过 CCL20/CCR6 信号及 S1P 受体 1 依赖性方式向肾迁移。在抗中性粒细胞胞质抗体相关性肾炎患者的肾组织也发现存在大量 Th17 细胞。由此可以推断，小肠可能是自身免疫性肾炎中肾组织 Th17 细胞的“储备库”。萜类化合物毛萼乙素可抑制 Th1 细胞及 Th17 细胞分化，有效抑制实验性自身免疫性脑炎（experimental autoimmune encephalitis，EAE）的进展，为 EAE 及多发性硬化症等自身免疫性疾病的治疗提供了新的选择。

抑制性 T 细胞目前称为调节性 T 细胞，主要功能是负性调节机体免疫反应，维持自身耐受和避免免疫反应过度损伤。近期研究进一步揭示了 Treg 功能调控的细胞和分子机制。IL－2 信号系统在 Treg 获得免疫抑制功能、抑制 $CD8^+$ T 细胞活化过程中发挥关键性作用。上皮细胞凋亡后暴露出的磷脂酰丝氨酸能抑制树突状细胞分泌 IFN－β，抑制 Treg 增殖，破坏组织稳态。当自噬基因 *Atg7* 及 *Atg5* 缺失时，mTORC1 在 Treg 中表达上调，诱导糖酵解，导致 Treg 稳定性降低和功能障碍，一方面可诱导发生炎症性疾病，另一方面又能激活免疫反应而发挥抗肿瘤作用。

滤泡辅助性 T 细胞(follicular helper T cell, TFH)是一群定位于淋巴滤泡区的新型 $CD4^+$ T 细胞亚群,是调控体液免疫的重要细胞,也是近年来细胞免疫领域的研究热点。TFH 细胞的活化受生发中心免疫微环境的精密调控,进而影响免疫应答的整体平衡。肠道共生菌分节丝状菌能通过转录因子 BCL－6 诱导 TFH 细胞分化和迁移,提高全身性 TFH 细胞应答水平,诱导产生自身抗体,导致关节炎。T 细胞招募进入滤泡区的过程依赖于诱导性共刺激分子(inducible costimulator, ICOS)CD278。TFH 细胞标志分子 PD－1 是调控 T 细胞招募进入滤泡区的关键信号分子,这种抑制作用主要来源于滤泡区幼稚 B 细胞上的 PD－1 配体 PD－L1。此外,PD－1 能帮助已经进入滤泡区的 TFH 集中于生发中心,以便其发挥作用。

三、表观遗传与免疫功能调控

表观遗传修饰包括 DNA 甲基化、组蛋白修饰、RNA 干扰、染色质重塑等,是一种转录水平的基因表达调控。表观遗传修饰通过调控免疫因子基因的表达,影响免疫细胞分化发育、细胞因子表达与分泌,以及免疫应答分子的活化等,进而调节免疫系统的应答和耐受。例如,在 PD－1 抑制剂使用过程中,DNA 甲基化转移酶 DNMT3a 介导 DNA 重头甲基化可导致 $CD8^+$T 细胞耗竭,导致药物耐受和免疫检查点阻断疗法失效。而化疗药物地西他滨能够逆转这一过程,提高 $CD8^+$T 细胞对 PD－1 抑制剂的敏感性。在 Treg 分化过程中,组蛋白甲基转移酶 MLL4 通过染色质环结构调控远端未结合染色质功能。OX40/OX40L 是一对重要的协同刺激分子,在 T 细胞的活化、增殖和迁移及生发中心的形成等方面发挥重要的调控作用。OX40 可通过活化 RelB 招募组蛋白甲基化转移酶 G9a 和 SETDB1 结合到 IL－17 基因位点,诱导 H3K9 组蛋白修饰,进而降低 IL－17 表达。

长链非编码 RNA 通过与 DNA、RNA 或蛋白质之间复杂的相互作用调控细胞功能。lncRNA－ACOD1 可通过非干扰素机制调控谷草转氨酶 2(glutamic oxaloacetic transaminase, GOT2),促进病毒复制。中国科学院生物物理所报道了 lncKdm2b 在维持调控 3 型天然淋巴细胞(group 3 innate lymphoid cell, ILC3)功能方面发挥关键作用。lincRNA－EPS 定位于免疫应答基因的调节区域,可抑制炎症性基因表达,控制核小体重塑,并抑制 IRG 启动子在基础水平及 TLR4 刺激后的功能,而 *lincRNA－EPS* 基因缺陷小鼠在 LPS 刺激后则会出现过度炎症反应,导致死亡率增加。

四、细胞代谢与免疫功能调控

免疫系统通过作用于脂肪细胞、肝细胞、胰岛细胞等影响机体代谢,另外,多种代谢酶也通过影响巨噬细胞极化、树突状细胞活化、T 细胞分化等,参与免疫信号的活化和调控。例如,IL－4 能够诱导 M2 巨噬细胞脂肪酸氧化和氧化磷酸化水平提高,以及依赖于 mTORC2/IRF4 信号的葡萄糖利用增加,促进 M2 巨噬细胞活化。脂质激酶 PI3K、丝/苏氨酸激酶 AKT 及代谢检查点激酶复合物 mTORC1 均可诱导葡萄糖转运蛋白 GLUT1 表达,增加有氧糖酵解,促进效应 T 细胞增殖及活化。Foxp3 与 TLR 介导的炎症信号之间可相互拮抗,平衡控制 Treg 中的 PI3K/AKT/mTORC1 信号及有氧糖酵解,调控 Treg 的增殖和功能。从脓毒症免疫崩溃患者中分离的免疫细胞存在糖酵解和氧化代谢障碍,阻断代谢通路会导致小鼠真菌感染的死亡率显著升高。

五、炎症免疫疾病的防治新策略

尽管无论国际免疫药理或是我国的抗炎免疫药理学均取得了诸多新的进展,但在抗炎或免疫调节的干预思路和理论方面尚缺乏根本性突破。比如,NSAID 通过抑制 COX 减少前列腺素产生发挥解热、镇痛和抗炎作用,但因抑制胃肠道等部位 COX 影响正常的生理功能,同时促进脂氧酶产物的生成,产生一系列的不良反应;SAID 因显著抑制脂氧酶具有强大的抗炎作用和免疫抑制作用,又可导致严重的不良反应；DMARD尽管能减轻自身免疫性疾病患者的症状，但其细胞毒性无法避免；用于治疗移植排斥反应的各种免疫抑制剂同时也会造成机体的免疫低下，等等。分析认为，过去的干预思路主要是基于炎症免疫反应在疾病发生中的病理作用，少有考虑其生理意义，即既往的干预/调节是粗放的，是一种非平衡调节。据此提出，未来在炎症免疫性疾病治疗时应采用一种非失衡调节（non imbalance regulation）或称为"精调节"（accurate regulation）的策略。也就是在干预炎症介质、因子、反应在某一组织的病理作用时，同时应尽可能地保留在其他组织的正常生理功能，这可通过提高药物对组织器官及病理状态的选择性、靶向性，补充及协同用药等策略来实现。

生命早期如胚胎发育时期的不良刺激尤其是炎症免疫的刺激，会对子代的疾病易感性、发生率和生命质量产生显著影响。本团队多年的研究表明，孕期炎症/免疫刺激暴露可导致子代发生高血压、学习记忆等能力下降，同时出现炎症免疫反应增强或亢进，这提示正常动物子代存在"炎症免疫反应自稳态"，即个体遭遇外界刺激时会给出一个适度的反应（过强或不足均会导致伤害或疾病），而这可能与发育的精细调控和干细胞稳态有关，值得继续深入求证。

展望未来，随着多种新型基因操作技术、可控性新型荧光分子的问世和双光子成像等新兴技术的快速发展和相继应用，以及各类组学（基因组学、表观转录组学、蛋白质组学、代谢组学等）与药理学进一步相互渗透，随着人类疾病谱的重大变化，非感染性慢性疾病如心血管疾病、糖尿病和癌症日益成为威胁人类健康的主要病因，抗炎免疫药理学学科发展也迎来了新的时代。上述新技术为抗炎免疫药理学研究提供了新的技术方法，也为其发展提供新的研究领域和发展契机。

（张海港　李晓辉）

参考文献

魏伟，李晓辉. 抗炎免疫药理学. 北京：人民卫生出版社，2005：1－57.

Abramson J S, McGree B, Noyes S, et al. Anti－CD19 CAR T cells in CNS diffuse large－B－Cell lymphoma. N Engl J Med, 2017, 377(8): 783－784.

Cheng S C, Scicluna B P, Arts R J, et al. Broad defects in the energy metabolism of leukocytes underlie immunoparalysis in sepsis. Nat Immunol, 2016, 17(4): 406－413.

Deng Y, Kerdiles Y, Chu J, et al. Transcription factor foxo1 is a negative regulator of natural killer cell maturation and function. Immunity, 2015, 42(3): 457－470.

Deng Y, Song L, Nie X, et al. Prenatal inflammation exposure-programmed cardiovascular diseases and potential prevention. Pharmacology and Therapeutics, 2018, 190: 159－172.

Ghoneim H E, Fan Y, Moustaki A, et al. De Novo epigenetic programs inhibit PD－1 blockade－mediated T cell rejuvenation. Cell, 2017, 170(1): 142－157.

Ishii M. Immunology proves a great success for treating systemic autoimmune diseases-a perspective on immunopharmacology: IUPHAR review 23. Br J Pharmacol, 2017, 174(13): 1875－1880.

Krebs C F, Paust H J, Krohn S, et al. Autoimmune renal disease is exacerbated by S1P－receptor－1－dependent intestinal Th17 cell migration to the kidney. Immunity, 2016, 45(5): 1078－1092.

Lu Y, Chen B, Song J H, et al. Eriocalyxin B ameliorates experimental autoimmune encephalomyelitis by suppressing Th1 and Th17 cells. Proc Natl Acad Sci USA, 2013, 110(6): 2258－2263.

Shi H, Wang Y, Li X, et al. NLRP3 activation and mitosis are mutually exclusive events coordinated by NEK7, a new inflammasome component. Nat Immunol, 2016, 17(3): 250－258.

Shi J, Hou S, Fang Q, et al. PD－1 controls follicular t helper cell positioning and function. Immunity, 2018, 49(2): 264－274. e4. Steinman R M, Banchereau J. Taking dendritic cells into medicine. Nature, 2007, 449(7161): 419－426.

Wang Y, Gao W, Shi X, et al. Chemotherapy drugs induce pyroptosis through caspase－3 cleavage of a gasdermin. Nature, 2017, 547(7661): 99－103.

第十八章
皮质激素类抗炎药

糖皮质激素由肾上腺束状带合成分泌，其基本结构均为甾核，是保持其生理功能所必需的结构。糖皮质激素的天然结构为氢化可的松，而后合成了一系列糖皮质激素类药。生理剂量下的糖皮质激素在体内主要调控糖、脂代谢并参与水盐代谢，药理剂量的糖皮质激素则主要表现为抗炎、抑制免疫系统和抗休克等作用。糖皮质激素抗炎的作用强大，对多种原因导致的炎症反应均有显著的抑制作用。糖皮质激素能通过多种途径抑制炎症反应，其抗炎作用的基本机制是基因效应。糖皮质激素通过细胞膜进入细胞质后，能够与非活化状态的 HSP90 -糖皮质激素受体复合物结合，导致该复合物释放 HSP90，并形成糖皮质激素-糖皮质激素受体复合物。该复合体易位进入细胞核后，在细胞核内与糖皮质激素反应元件相结合，在转录水平影响相关下游基因的表达，进而导致相关蛋白表达水平的变化，从而发挥抗炎作用。除抗炎作用外，研究还发现糖皮质激素可以应用于 IgA 肾病和突发性耳聋的治疗，以及围生期和围术期的使用等。随着对抑郁症中糖皮质激素受体重要作用认识的增加，糖皮质激素受体拮抗药被认为具有治疗抑郁症的潜力。

第一节　糖皮质激素与盐皮质激素

人体所需的皮质激素由肾上腺皮质部(adrenal cortex)进行合成分泌。肾上腺位于两侧肾脏的上方，故得其名。人体左肾上腺呈半月形，右肾上腺为三角形。两侧肾上腺总重约 30 g。肾上腺的腺体分为周围部分的肾上腺皮质和内部的肾上腺髓质两部分，肾上腺皮质与髓质在发生学上的来源不同，且两者都与肾脏的发育无直接关系。肾上腺皮质来源于中胚层，而髓质来源于外胚层，两者在胎儿期相互靠近，形成肾上腺。故肾上腺皮质主要合成分泌皮质激素，而肾上腺髓质主要分泌肾上腺素。

从解剖结构上看，肾上腺皮质由里向外依次为网状带、束状带及球状带。网状带约占肾上腺的 7%，主要作用是合成性激素类物质；束状带约占 78%，是合成氢化可的松(hydrocortisone)等糖皮质激素(glucocorticoids)的部位；最外侧的球状带占肾上腺皮质约 15%，因该结构内不表达 17α -羟化酶，因此只能合成醛固酮(aldosterone)和去氧皮质酮(desoxycorticosterone)等盐皮质激素(mineralocorticoid)。肾上腺皮质激素的合成具有明确的昼夜节律性，其原因是调节肾上腺皮质激素合成和分泌的促肾上腺皮质激素(adrenocorticotropic hormone, ACTH)的分泌受昼夜节律的影响。

在以上各类肾上腺皮质激素中，目前在临床上最常使用的是糖皮质激素。尽管 1855 年英国医生 Thomas Addison 及其同事就已经描述了原发性慢性肾上腺皮质功能减退导致的艾迪生病(Addison's disease)，但是人们直到 1920 年才认识到肾上腺皮质对于维持人体功能的重要性。继之于 1936 年，自肾上腺皮质提取物中制备了多种固醇结晶，1948 年人工制备了可的松(cortisone)并用于临床研究，1950 年发现可的松本身无生物活性，其产物氢化可的松具有生理学及药理学效应。而盐皮质激素的主要生理作用是通过促进肾小管重吸收钠从而保留水并排泄钾，达到维持人体内水和电解质的平衡的作用，其保钠排钾作用在唾液腺、汗腺及胃肠道也有体现。醛固酮作为作用最强的一种盐皮质激素，其调节水盐代谢的能力是等量糖皮质激素的几百倍。但是，由于生理条件下糖皮质激素的分泌量远大于盐皮质激素，所以这两种激素在人体保持水电解质平衡方面的作用相当。

糖皮质激素与盐皮质激素的共同基本结构为甾核，以下结构为保持其生理活性所必需：A 环的 C4 与 C5 间的双键，C3 的酮基以及 C20 的羰基。天然存在的肾上腺皮质激素及个别人工合成的制剂如氟氢可的松（fludrocortisone）第 1、2 位碳原子之间以单键结合，而人工合成的制剂绝大部分都为不饱和的双键，后者在机体内的加氢还原灭活反应减弱，故作用更强。糖皮质激素的特征性结构是在甾核 D 环的 17 位碳原子上有 α-羟基，在 C 环的 11 位碳原子上为氧原子即为可的松，变为羟基后则得到氢化可的松（hydrocortisone），具有此特征性结构的皮质激素影响糖代谢作用较强，而影响水盐代谢作用较弱，故称之为糖皮质激素。与之相对，在甾核 D 环的 17 位碳原子上无 α-羟基且 C 环的 11 位碳原子上没有氧原子则为去氧皮质酮，或 11 位碳原子上的氧原子与 18 位碳原子相结合即得到醛固酮，这两种结构影响水盐代谢的作用比较强，只具有较弱的糖代谢作用，故称之为盐皮质激素。

可的松或氢化可的松口服后血药浓度 1~2 h 达峰值。氢化可的松在血液中有 90% 以上与血浆蛋白可逆性结合，其中 80% 与皮质激素运载蛋白（corticosteroid binding globulin, CBG）相结合，呈结合状态的药物无生物活性。雌激素对肝脏中 CBG 的合成具有促进作用，故妊娠过程中可因雌激素水平增加导致 CBG 浓度增高 2 倍，导致游离态糖皮质激素水平降低，但因为游离糖皮质激素的降低会引起 ACTH 释放反馈性增加，最终不会显著影响游离型糖皮质激素水平。

尽管静脉注射后的氢化可的松血浆 $t_{1/2}$ 为 80~144 min，但因其生物学活性一般能够维持 2~8 h，所以一次给予氢化可的松后的作用时间能够维持 8~12 h。糖皮质激素的代谢主要在肝脏中进行。首先是 4 位碳原子与 5 位碳原子之间的双键被加氢还原，而后是羟基取代 3 位碳原子上的酮基，接着该羟基与葡糖醛酸或硫酸根结合形成代谢终产物，该代谢产物最终由泌尿系统进行排泄。所以，如果使用该药的患者肝、肾功能不全，就会显著影响其代谢和排泄过程，导致其血浆 $t_{1/2}$ 延长。因为可的松和泼尼松（prednisone）等药物本身没有活性，需在肝脏中通过代谢将两者 11 位碳原子上的氧原子转化为羟基后才能变为有生物学活性的氢化可的松和泼尼松龙（prednisolone），所以严重肝功能不全的患者不宜使用可的松与泼尼松，而宜用氢化可的松或泼尼松龙。因为利福平、苯巴比妥和苯妥英钠等肝药酶诱导剂能加快糖皮质激素代谢，故合用时须增加糖皮质激素的用量。另外，甲状腺功能亢进患者的肝脏代谢速度加速，会缩短糖皮质激素的 $t_{1/2}$，应调整用药量。表 18-1 中比较了常用糖皮质激素的活性。

表 18-1 常用糖皮质激素类药物的比较

药 物 名 称	抗炎强度	等效剂量	糖代谢强度	水盐代谢强度
短效糖皮质激素（$t_{1/2}$<12 h）				
氢化可的松（hydrocortisone）	1.00	20.00	1.00	1.00
可的松（cortisone）	0.80	25.00	0.80	0.80
中效糖皮质激素（$t_{1/2}$=12~36 h）				
泼尼松（prednisone）	3.50	5.00	4.00	0.80
泼尼松龙（prednisolone）	4.00	5.00	4.00	0.80
甲泼尼龙（methylprednisolone）	5.00	4.00	5.00	0.50
曲安西龙（triamcinolone）	5.00	4.00	5.00	0
长效糖皮质激素（$t_{1/2}$>36 h）				
倍他米松（betamethasone）	25~30	0.60	20~30	0
地塞米松（dexamethasone）	30	0.75	20~30	0

注：与氢化可的松比较的相对强度。

（贾 乙 李晓辉）

第二节　糖皮质激素药理学作用机制

糖皮质激素(glucocorticoids)随着剂量的变化,表现出广泛而复杂的生理学和药理学作用。在生理剂量下,糖皮质激素的作用主要表现为调控糖、脂和水盐代谢过程。而在药理剂量时,临床上主要使用其抗炎、抗休克及抑制免疫等作用。

一、糖皮质激素的药理学作用机制

(一) 对代谢的影响

(1) 葡萄糖代谢:糖皮质激素是调节机体葡萄糖代谢的重要激素,其重要作用主要表现为维持正常血糖水平及肌肉与肝脏中的糖原含量。其作用机制主要包括:① 促进糖原异生过程,尤其是利用氨基酸及其代谢产物进行的糖异生过程,从而促进糖原的合成;② 促进肝脏等脏器中丙酮酸和乳酸等向葡萄糖的转化;③ 减少机体对葡萄糖的利用水平,并降低葡萄糖分解氧化的速度。

(2) 脂肪代谢:尽管短时间使用该药不会显著影响脂肪的代谢,但长期使用则会导致血清胆固醇水平显著升高,并且会形成四肢消瘦而躯干肥胖的"向心性肥胖"。其原因是糖皮质激素激活四肢皮下的脂酶活性,分解了四肢皮下的脂肪,而将这些脂肪重新分布在面部与躯干部分,尤其是颈背部、上胸部、腰腹部和臀部,形成"满月脸,水牛背"的特殊体形。患者通常还伴有痤疮、紫纹、糖尿病、高血压和骨质疏松等多种症状,被称为"库欣综合征"(Cushing syndrome)。

(3) 蛋白质代谢:糖皮质激对肌肉和骨组织中蛋白质的分解具有加速作用,从而增加尿中氮元素的排泄量;另外,糖皮质激素还可以显著抑制蛋白质的合成,所以患者长期用药后可能会出现肌肉消瘦、骨质疏松等变化。因此,在本来就有负氮平衡的患者(包括患有肾病等)中,如果需要长期使用糖皮质激素的话,应同时使用蛋白质同化类激素以防止出现严重的蛋白质流失。

(4) 水和电解质代谢:如上所述,糖皮质激素还在调控水盐代谢方面具有重要作用,表现为一定的利尿作用。所以如果不能分泌足够的糖皮质激素,患者会出现水盐积蓄,甚至导致"水中毒",需要补充糖皮质激素。此外,长期使用该药会出现钙、镁等元素的流失,可能与其减少小肠对钙的吸收并抑制肾脏对钙的重吸收有关。

(二) 允许作用

允许作用(permissive action)指的是虽然糖皮质激素对某些组织没有直接的生物学活性,但能够为其他激素发挥作用提供有利的条件。例如,糖皮质激素有利于儿茶酚胺发挥血管收缩作用、胰高血糖素发挥升血糖作用等。

(三) 抗炎作用

糖皮质激素能够抑制多种原因如化学性、物理性、免疫性及病原生物所引起的炎症反应。其作用贯穿炎症反应的全过程:在初期通过降低毛细血管通透性、抑制白细胞的浸润及吞噬等作用减轻炎症反应;而在后期,则能够通过抑制肉芽组织增生发挥防止粘连和瘢痕形成的作用。

目前公认糖皮质激素抗炎作用的基本机制是基因效应。糖皮质激素的胞质内受体是糖皮质激素受体(glucocorticoid　receptor, GR)。GR 由约 800 个氨基酸残基构成,有 GRα 和 GRβ 两种亚型。GRα 能与糖皮质激素结合并发挥生物学活性,而 GRβ 因为不能与糖皮质激素结合而作为 GRα 的生理拮抗剂。GRβ 的表达水平与患者对糖皮质激素的敏感性有关。未结合糖皮质激素前,GRα 在胞质内与 HSP90 等结合成无活性的复合物。结合糖皮质激素后,GRα 脱离该复合物,并进入细胞核与基因启动子区域的相应反应元件结合从而在转录水平发挥生物学效应。细胞核内的糖皮质激素反应元件（glucocorticoid response element）包括 GRE 和 nGRE。受糖皮质激素在转录水平调节而改变蛋白质表达水平的下游基因包括：诱导型 NO 合成酶（iNOS）、COX－2、TNF－α 等多种炎性细胞因子，以及 E－选凝素（E－selectin）等黏附因子。除此以外，还包括能够导致细胞凋亡的 caspase 和其他特异性核酸内切酶等。

除经典的基因效应外，非基因效应的快速效应也是糖皮质激素发挥作用的重要机制。如大剂量激素的抗过敏作用在数分钟内发生，并且对放线菌素 D 抵抗。初步的研究认为快速效应的可能机制包括：激活细胞膜类固醇受体、直接对细胞能量代谢产生影响、直接抑制阳离子循环、与 GRα 解离的 HSP90 蛋白激活 Src 信号通路等。

（四）免疫抑制与抗过敏作用

（1）抑制免疫系统：糖皮质激素对免疫系统的抑制机制主要包括以下几点。① 减少淋巴细胞中氨基酸和核苷的跨膜转运，从而降低淋巴细胞中核糖核酸和蛋白质的合成。② 诱导淋巴细胞 DNA 的降解：这种由糖皮质激素诱导的细胞核 DNA 降解现象只发生于淋巴组织中。③ 诱导淋巴细胞凋亡：糖皮质激素能导致胸腺细胞皱缩、膜起泡、染色体凝缩、核碎裂，进而出现凋亡。能够引起凋亡的主要是 CD4/CD8 双阳性的未成熟淋巴细胞和 B 细胞。④ 抑制核转录因子 NF－κB 活性：NF－κB 是促进多种炎性细胞因子生成的上游基因。糖皮质激素能够直接与 NF－κB 的活性亚基 p65 作用，阻断其促炎作用，而且糖皮质激素能够增加 *IκBα* 基因的转录，抑制 NF－κB 活性。

（2）抗过敏作用糖皮质激素能够减少免疫过程中肥大细胞脱颗粒释放的组胺、5－TH 等过敏性反应物质的生成，从而减轻过敏性反应的症状。

（五）抗休克作用

大剂量使用糖皮质激素常用于感染中毒性休克的治疗。其机制可能包括：① 通过强大的抗炎作用减轻全身炎症反应综合征，改善微循环状态从而缓解休克；② 扩张血管，增强心肌的收缩力；③ 升高机体对细菌内毒素耐受的阈值，但对外毒素无此作用；④ 稳定细胞内溶酶体膜，并能够降低心肌抑制因子（myocardial depressant factor，MDF）的水平。

（六）其他作用

（1）退热作用：由于糖皮质激素能够提高体温中枢对致热源的耐受力，从而在严重中毒性感染的患者中具有迅速而良好的退热作用。

（2）造血系统：糖皮质激素能增加红细胞和血红蛋白含量，其机制与刺激骨髓造血功能有关。同时，还能够增高血小板和纤维蛋白原浓度，导致凝血酶原时间的缩短。另外，尽管糖皮质激素可以刺激骨髓内中性粒细胞向循环中的释放，但这些中性粒细胞的游走、吞噬等功能都是降低的。对淋巴细胞的作用具有明显的种属差异及个体差异。

（3）CNS：由于糖皮质激素能够提高中枢兴奋性，所以偶尔可见其诱发精神失常；另外，糖皮质激素对大脑电兴奋阈的降低还可能导致癫痫的发作，大剂量使用还能导致儿童惊厥。还有研究发现糖皮质激素能够改变杏仁核代谢可塑性从而对恐惧记忆产生适应性调节。

（4）心血管系统：该药能够增强血管对其他活性物质的反应性。有研究发现糖皮质激素可以增加血管壁肾上腺受体的表达，而库欣综合征患者可能会出现高血压。

二、糖皮质激素的临床应用

（一）严重感染或炎症

（1）严重急性感染：对严重中毒性感染患者，在应用抗菌药物有效控制感染的情况下，可以辅助使用糖皮质激素。而对于病毒性感染一般不建议使用糖皮质激素，其原因是目前并没有能够有效控制病毒感染的药物。

而对于以渗出反应为主的结核病早期,可辅以短程糖皮质激素,以迅速退热,减轻炎症渗出,减少纤维增生及粘连。一般使用常规剂量的1/2~2/3。

(2) 抗炎治疗及防止后遗症:适当应用糖皮质激素能够防止风湿性心瓣膜炎、损伤性关节炎、睾丸炎及烧伤引起的严重功能障碍;除角膜溃疡患者禁用外,在虹膜炎、角膜炎等患者中可以使用糖皮质激素,通常能够达到减轻炎症反应、防止角膜混浊及粘连的作用。

(二) 自身免疫性疾病、器官移植排斥反应和过敏性疾病

(1) 自身免疫性疾病:可用于系统性红斑狼疮、风湿性及类风湿关节炎、自身免疫性贫血和肾病综合征等。且糖皮质激素为多发性皮肌炎的首选药,但不宜单用。

(2) 器官移植排斥反应:可使用糖皮质激素预防器官移植手术后产生的免疫性排斥反应。一般在术前1~2 h即开始使用,术后逐渐减量。如果患者已经发生排斥反应,则应通过静脉给予大剂量氢化可的松进行治疗,待排斥反应不明显后再逐步减量。为了减少糖皮质激素的用药剂量并提升疗效,也常与环孢素A等免疫抑制剂合用。

(3) 过敏性疾病:对严重荨麻疹、血管神经性水肿和过敏性休克等过敏性疾病通常不以糖皮质激素为首选药,但如果使用抗组胺药效果不好,则可考虑使用糖皮质激素作为辅助手段。利用吸入型糖皮质激素防治哮喘效果较好且安全可靠,副作用极少。

(三) 抗休克

对感染中毒性休克的患者,可短时间突击使用大剂量糖皮质激素,但应注意必须以有效的抗感染治疗为前提,若患者脱离休克状态,则尽早停用。过敏性休克患者首选药是肾上腺素,糖皮质激素为次选药。对补液或输血效果不佳的低血容量性休克患者,也可突击使用超大剂量的糖皮质激素。

(四) 血液病

糖皮质激素可与抗肿瘤药物联合使用治疗急性淋巴细胞性白血病患儿。此外,尽管停药后易复发,糖皮质激素还可用于再生障碍性贫血和粒细胞减少症等的治疗。

(五) 局部使用

糖皮质激素可用于湿疹等皮肤疾病的局部治疗,注意应在控制感染的前提下使用。另外,临床上常将醋酸氢化泼尼松加入1%普鲁卡因注射液进行肌内或关节内封闭以治疗肌肉、韧带或关节劳损。

(六) 替代疗法

对于各种原因导致糖皮质激素合成不足的患者,可使用糖皮质激素进行替代治疗。

三、糖皮质激素的用法

1. *大剂量冲击疗法* 常用氢化可的松静脉给药,一般适用于重症抢救,首次给药量为200~300 mg,每日最大剂量可超过1 g,而后经3~5天逐渐减量。给药时应口服氢氧化铝凝胶等胃黏膜保护剂以防止出现胃肠道溃疡及出血。

2. *长期疗法* 常用于肾病综合征和未分化结缔组织病等的治疗。开始时建议口服泼尼松每天10~30 mg,控制病情后可逐渐减少药物用量,每3~5天减量20%,直到最小有效维持量。为符合糖皮质激素分泌的昼夜节律性,建议每天服药的时间最好在每天上午7~8时,以防止对下丘脑-垂体-肾上腺轴产生抑制作用。

3. *小剂量替代疗法* 适用于无法正常生成糖皮质肾上腺激素的患者进行替代疗法。使用剂量换算为可的松为12.5~25 mg/d。

四、使用糖皮质激素的不良反应

(一) 长期大剂量应用引起的不良反应

1. *消化系统* 使用本药品可能会诱发胃及十二指肠溃疡,甚至出现出血或穿孔。其机制与糖皮质激素增加胃蛋白酶及胃酸的分泌,导致胃黏膜防御力降低有关。此外,糖皮质激素偶可诱发胰腺炎或脂肪肝。

2. *诱发或加重感染* 长期使用糖皮质激素易导致免疫力低下,从而诱发感染,尤其应该注意在患有某些易导致抵抗力下降的原发疾病(白血病和肾病综合征等)患者中的使用。由于糖皮质激素也会导致潜在的感染灶播散,所以对于必须使用本药的各类结核患者,应严格合用抗结核药。

3. *医源性肾上腺皮质功能亢进* 即库欣综合征。如患者无法停止用药,则应对患者进行饮食控制和对症治疗。

4. *心血管系统并发症* 长期应用糖皮质激素会因其干扰水盐代谢而引起钠、水潴留,并导致高血压,血脂升高者使用糖皮质激素可增加罹患动脉粥样硬化的风险。

5. *骨质疏松等* 因为糖皮质激素能够增加钙、磷等元素以及骨组织中蛋白质的流失,长期使用糖皮质激素可能会导致骨质疏松,严重者甚至可出现自发性骨折,往往多见于儿童、绝经妇女和老人。糖皮质激素在孕妇中应用偶会引起胎儿畸形,孕妇必须使用糖皮质激素时需权衡利弊并做好监测。有研究发现长期使用激素引发的高脂血症会导致中性脂肪栓子黏附于血管壁上,阻塞软骨下的骨终末动脉,甚至造成股骨头无菌性缺血坏死。针对糖皮质激素导致的骨质疏松,美国 Amgen 公司公布了抗骨质疏松症药物狄诺塞麦(denosumab, Prolia,一项 RANK 配体抑制剂)Ⅲ期临床试验的结果。该研究对象是正在接受糖皮质激素治疗的患者,评估了狄诺塞麦相对于利塞磷酸钠(risedronate)的疗效和安全性。结果显示与利塞磷酸钠相比,狄诺塞麦使腰椎和髋关节骨密度实现显著更大幅度的增加。两种治疗方式导致的不良事件和严重不良事件相似。

6. *糖尿病* 长期应用药理剂量下糖皮质激的患者会出现糖代谢的紊乱,其发生机制与糖皮质激素能够促进糖异生、降低葡萄糖利用和抑制肾小管对葡萄糖重吸收有关,停药后可减轻或消失。如因治疗的需求不能停药,应酌情使用降糖药或胰岛素。

(二) 停药反应

1. *医源性肾上腺皮质功能不全* 对于长期连续用药的患者,若在伴有严重感染、创伤、手术等应激情况时突然停药或减量过快,可能会导致停药反应。表现为呕吐、乏力、低血压和休克等,必须及时抢救。医源性肾上腺皮质功能不全的发生机制是垂体-肾上腺皮质轴受长期大剂量使用糖皮质激素的反馈性抑制,从而在突然停药时无法分泌足够的糖皮质激素。为防止出现该反应,患者的停药过程须缓慢减量,断不可骤然停药。一般停用糖皮质激素后应该连续使用促肾上腺皮质激素(ACTH)7 天;若停药 1 年内遇到上述严重应激情况,应注意为患者及时补充糖皮质激素。一般来说,停用激素后,恢复垂体分泌 ACTH 的功能需 3~5 个月;而恢复肾上腺皮质对 ACTH 的反应需 6~9 个月,甚至更长。

2. *反跳现象* 该现象为患者在病情尚未完全控制时突然停药或减量过快会导致原发疾病复发甚至恶化,其机制可能与患者对激素产生依赖有关,故在病情未完全控制前不可骤然减量甚至停药。若出现反跳现象,则应该加大糖皮质激素剂量继续治疗,待症状缓解后再缓慢减量。

(三) 禁忌证

糖皮质激素使用的禁忌证有其相对性。在治疗危重症时,即使有禁忌证存在,权衡风险与收益后仍需使用,解决危急情况后再考虑停药或减量。通常情况下,糖皮质激素的禁忌证主要包括:严重的精神病(包括既往患病)和癫痫、活动性消化性溃疡病、骨折、创伤修复期、新近胃肠吻合术、肾上腺皮质功能亢进症、角膜溃疡、妊娠、严重高血压、糖尿病,以及药物无法控制的各类感染。

(四) 进展

1. 活动期炎症性肠病　使用糖皮质激素更容易发生贫血,Portela 对 1 313 名活动期炎症性肠病(克罗恩病及溃疡性结肠炎等)患者进行了研究,其治疗方式分别为氨基水杨酸、糖皮质激素、免疫调节剂及抗肿瘤坏死因子。最终却发现接受糖皮质激素治疗的患者较其他治疗方式的患者更容易发生贫血。提示对活动期炎症性肠病患者的治疗方案仍需临床医生进行考量。

2. 入院前使用糖皮质激素增加脑卒中患者死亡的风险　因为糖皮质激素对脑卒中死亡率的影响尚不确定,所以 Sundboll 对 100 042 例首次脑卒中的患者在入院前使用糖皮质激素的情况与其缺血性脑卒中、脑出血或蛛网膜下腔出血后短期死亡率的相关性进行了研究。结果提示,与未使用糖皮质激素的脑卒中患者相比,发病当时应用了糖皮质激素的患者的 30 天病死率显著增加。该差异在缺血性脑卒中患者中更显著,在出血性脑卒中患者中轻度升高。但既往应用糖皮质激素者与病死率不相关。作者认为,数据显示入院前使用糖皮质激素会显著升高缺血性脑卒中、出血性脑卒中和蛛网膜下腔出血患者的 30 天内病死率。临床医生在为有该类疾病隐患的患者用药时应更加谨慎。

(贾　乙　李晓辉)

第三节　糖皮质激素类抗炎药研究进展

糖皮质激素与盐皮质激素的基本结构均为甾核,其共同的结构特点为甾核 A 环的 C4 与 C5 之间为一双键,C3 上有酮基,C20 上有一个羰基,这些结构是保持其生理功能所必需。天然存在的肾上腺皮质激素及个别人工合成的制剂如氟氢可的松(fludrocortisone)第 1、2 位碳原子之间以单键结合,而人工合成的制剂,绝大部分都为不饱和的双键,后者在机体内的加氢还原灭活反应减弱,故作用更强。糖皮质激素的结构特征是在固醇核 D 环的 C17 上有 α -羟基,而在 C 环的 C11 有氧(如可的松)或羟基(如氢化可的松),这类皮质激素具有较强的影响糖代谢及抗炎等作用,而对水、盐代谢的作用较弱,故称糖皮质激素。盐皮质激素结构的特征是在甾核 D 环的 C17 无 α -羟基及 C 环的 C11 无氧(如去氧皮质酮),或虽有氧但与 18 位碳结合(如醛固酮),因其对水、盐代谢有较强的作用,而对糖代谢的作用很弱,故称为盐皮质激素。为了提高临床疗效,降低副作用,曾对该类药物的结构进行改造,合成了一系列的皮质激素类药物(图 18－1)。

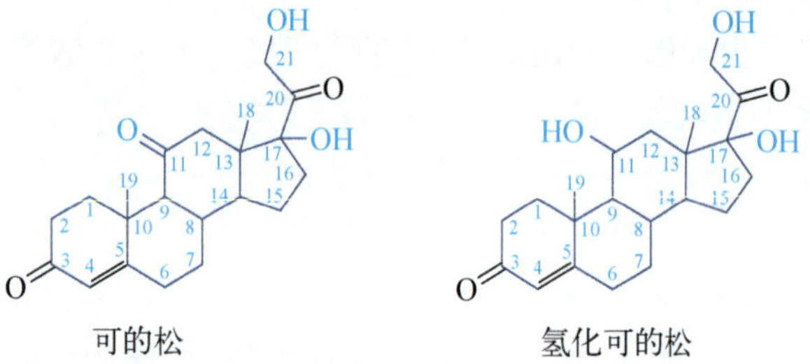

图 18－1　可的松和氢化可的松

糖皮质激素上有 4 个可以提供结构修饰的官能团,分别是 C3 和 C11 的羰基,C17 和 C21 的羟基,氢化可的松就是将 C11 的羰基还原为羟基。近 5 年来,对于糖皮质激素结构修饰主要基于对氢化可的松的结构修饰,氢化可的松 C11 上的羟基为其药效官能团需保留,所以所有的结构改造都集中在 C3 的羰基和 C17、C21 的羟基上,已报道的氢化可的松的衍生物抗炎活性在细胞实验上相对于氢化可的松都有所提升,但还没有进入临床阶段的药物出现。有些研究对单一官能团进行改造,如化合物 1、2 和 3 分别在在 C21 的羟基上引入 2－甲硫基喹啉、糖环和丁二酸。有些研究则对两个官能团进行改造,如化合物 4、5 和 6 分别在 C21 的羟基上引入 2－乙酰胺－3－巯基丙酸。而 C17 的羟基上则用不同的取代基的二氧戊环(4 和 5)和呋喃(6)进行修饰。有些将 3 个官能团都进行了结构改造,如化合物 7、8 和 9 在 C17 和 C21 的羟基上分别引入 2－呋喃甲酸和苯乙胺,用不同取代基的苯并吡唑修饰 C3 的羰基(表 18－2)。

表 18－2 氢化可的松衍生物

化合物	化学结构	化合物	化学结构
1	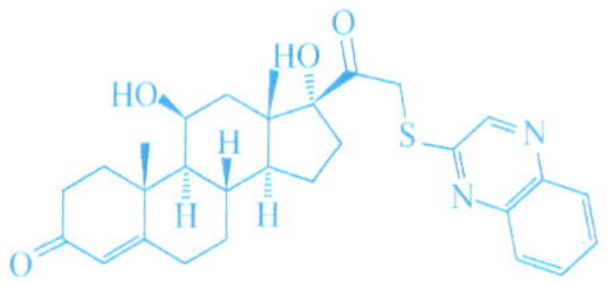	6	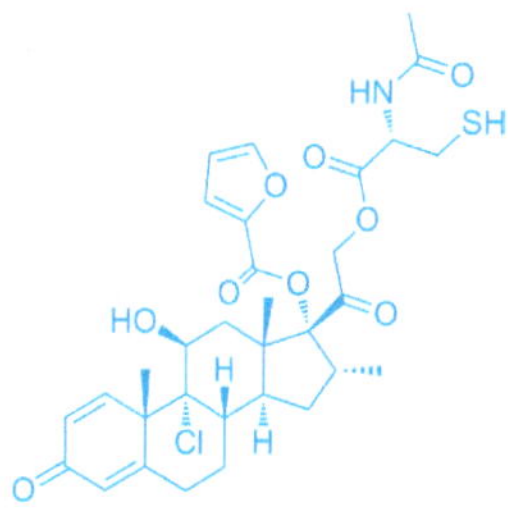
2	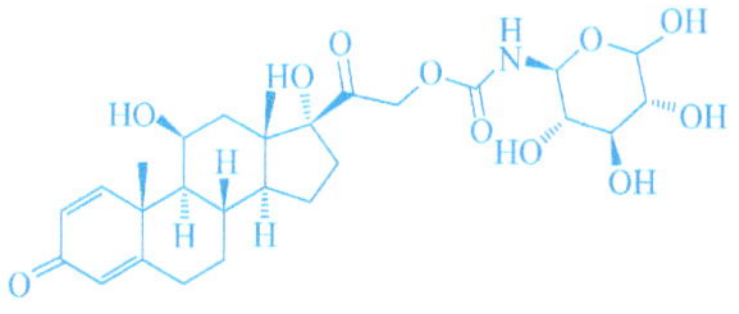	7	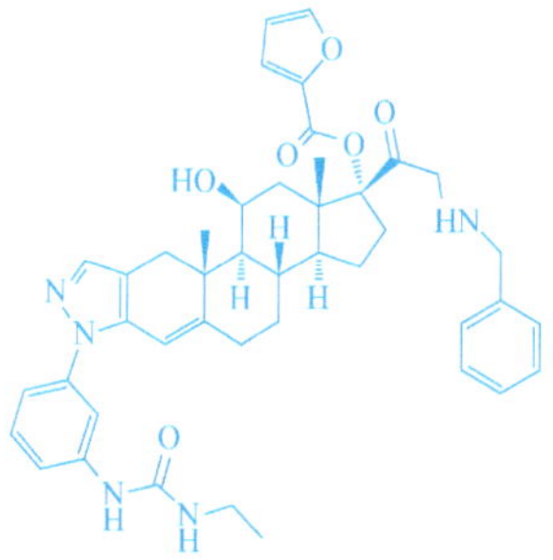
3	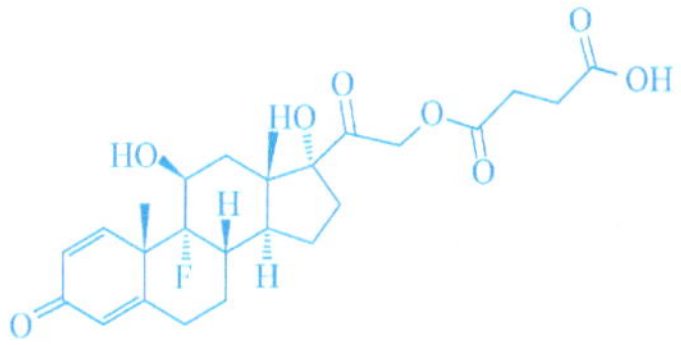	8	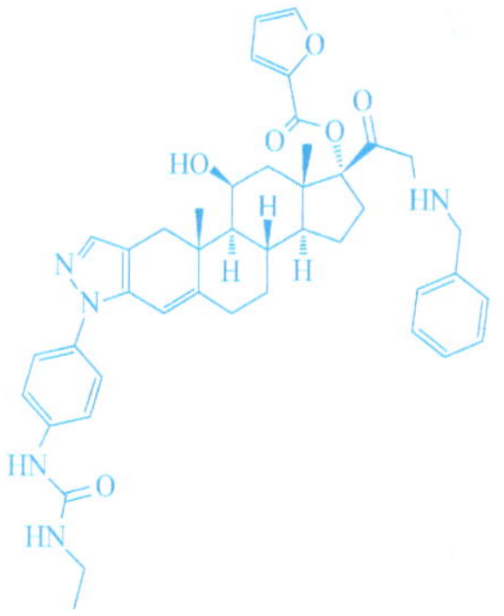
4	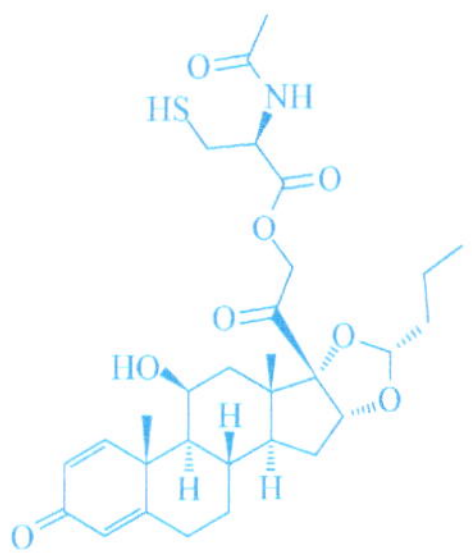	9	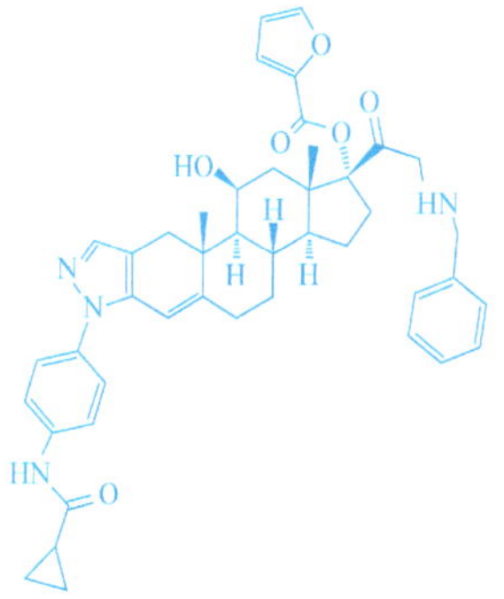
5	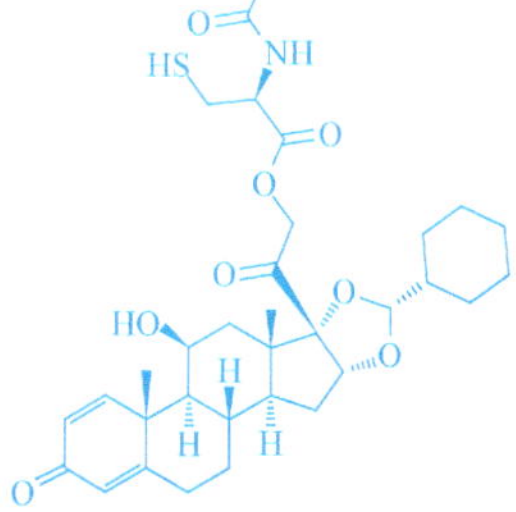		

（贾 乙 李晓辉）

第四节 糖皮质激素的其他用途

随着对有关肾上腺皮质激素快速作用及膜受体的新认识,使激素的作用机制得到了新的阐明,也为临床应用提供了更好的理论依据。诸如大剂量激素治疗某些严重疾病可获得良好疗效的原因,并非仅是剂量增加的效果,而可能是另一些性质不同的非基因效应在起重要作用。以下对糖皮质激素在除支持治疗、抗炎和抑制免疫等常用领域外的使用进行概要总结。

一、糖皮质激素在治疗 IgA 肾病中的应用

IgA 肾病是一种常见的原发性肾小球疾病,特征性病理表现以肾小球系膜区 IgA 沉积为主,患者多在上呼吸道感染 1~3 天后出现肉眼可见的血尿,持续数小时至数天后转为镜下血尿和不同程度蛋白尿,部分患者会逐渐发展为终末期肾脏病。鉴于免疫反应在其发病过程中的重要地位,提示糖皮质激素可能对该病有治疗作用,但关于糖皮质激素在 IgA 肾病中的使用仍存在较大争议。

2017 年,Coppo 教授在 *Journals of the American Society of Nephrology* 对糖皮质激素在 IgA 肾病治疗中的临床研究结果进行了简要综述,提出了一些可供借鉴的使用建议。总结临床结果后发现,糖皮质激素的使用在改善 IgA 肾病的预后中具有一定的积极意义,但考虑到其本身的副作用,必须严格进行评估。尤其是对早期出现高蛋白尿的慢性肾病患者,糖皮质激素的治疗效果并不确定;而对于晚期慢性肾病患者,由于其副作用的增高,导致肾脏保护作用降低。故文中建议按图 18-2 流程系统评估糖皮质激素在该疾病中的使用意义。

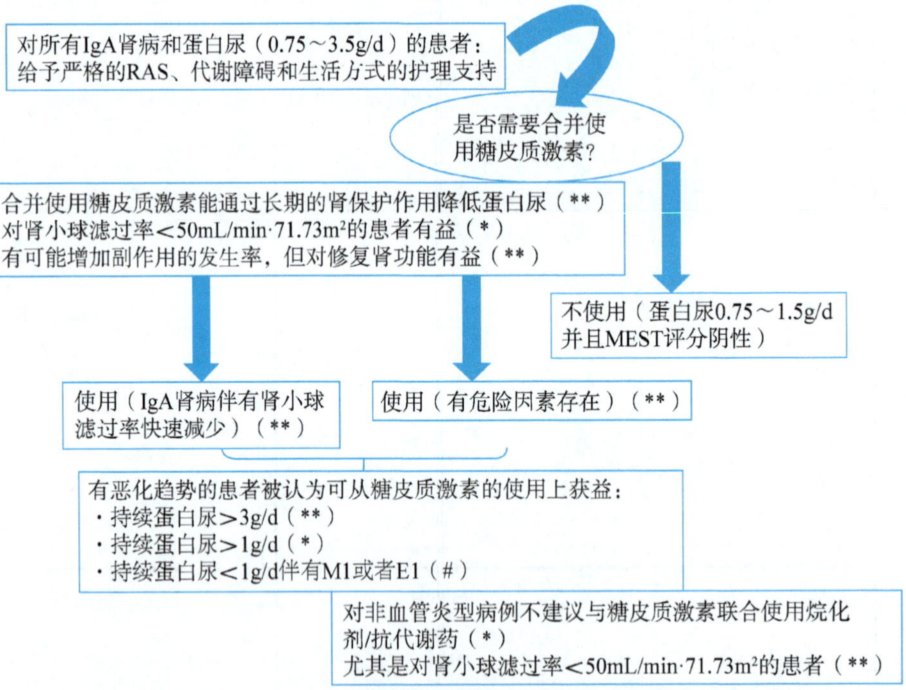

图 18-2 基于大型回顾性研究的治疗 IgA 肾病的建议流程图

注:RAS:肾素血管紧张素系统;*:一般共识;**:强烈提示;#:建议

二、糖皮质激素在围生期的应用

(1) 产前使用糖皮质激素,可以降低足月儿、晚期早产儿的呼吸系统疾病风险。Saccone 等利用荟

萃分析评估了孕妇在妊娠 34 周后使用糖皮质激素对新生儿呼吸系统疾病的影响。该研究共纳入了 6 项试验结果，病例数为 5 698 例单胎妊娠：其中妊娠 34~37 周入院且有早产风险的孕妇 3 200 例，其余 2 498 例孕妇在妊娠 37 周后进行计划性剖宫产手术，主要评估指标是新生儿严重呼吸窘迫综合征（respiratory distress syndrome, RDS）的发生率。结果显示与对照组相比，孕妇使用了糖皮质激素（倍他米松）后生产的婴儿具有更低的严重呼吸道疾病风险：包括 RDS 发生率、新生儿暂时性呼吸困难（新生儿湿肺）等，从而显著降低新生儿机械通气时间、吸氧时间、吸氧浓度、住院时间，并获得更高的 APGAR 评分。对于计划性剖宫产出生的新生儿，在分娩前 48 h 使用糖皮质激素，同样可以显著改善以上风险指标。

（2）产前使用糖皮质激素，可以降低早产儿死亡率。Park 等对妊娠 24 周前出生的新生儿产前使用糖皮质激素的效果进行了系统分析，该分析参考、引用了 17 项临床观察性研究结果，以出院死亡率作为主要指标，案例数为 3 626 名新生儿。结果显示，与对照组相比，糖皮质激素干预可以使新生儿出院死亡率从 71.8%降为 58.1%，质量评价等级为“中等”，但其他严重疾病的发病率在两组间无显著差异。作者认为，根据现有的数据可以得出产前使用糖皮质激素和积极强化治疗等措施确实能够降低妊娠 24 周前出生的新生儿出院死亡率。所以，对于那些妊娠 24 周前不得不选择分娩且不愿意放弃新生儿治疗的案例，可以选择使用糖皮质激素进行干预。

三、糖皮质激素在治疗川崎病中的应用

川崎病（Kawasaki's disease），学名为皮肤黏膜淋巴结综合征（mucocutaneous lymph node syndrome, MCLS），由日本的川崎富作首先在 1967 年报道。该病是一种急性发热出疹性小儿疾病，以全身血管炎为主要病变表现。临床多表现为发热、皮疹、颈部淋巴结肿大、眼结合膜充血、杨梅舌、掌跖红斑、手足硬性水肿等，未经治疗的患儿约 20%左右可发生严重心血管并发症。本病的发病原因至今未明，尽管临床上有许多表现酷似急性感染，但目前无任何明确证据证明其为感染类疾病。目前对该病的临床治疗主要为静脉输注丙种球蛋白，一般用药后 1~2 天发热和其他炎症反应迅速减轻。

对于糖皮质激素是否适合于本病，目前尚未达成一致的观点。但 Chen 发表在美国医学会儿科期刊（*JAMA Pediatrics*）上的 1 项小型荟萃分析结果提示联合使用糖皮质激素治疗川崎病，静脉注射免疫球蛋白（IVIG）治疗川崎病，似乎可以使患儿受益。分析结果显示，与单独使用 IVIG 相比，无论在初始治疗阶段还是在抢救治疗阶段，IVIG 联合糖皮质激素治疗都能使心血管并发症的总体相对风险降低 58%。而对于那些可能出现 IVIG 治疗无效的患儿，联合使用糖皮质激素的治疗效果更加显著，与单独使用 IVIG 相比，风险会降低 76%。联合糖皮质激素治疗也会更加更好地改善发热症状，且未明显增加副作用。作者认为糖皮质激素联合 IVIG 治疗显示了良好的心血管并发症保护作用，且对高风险患者在初始时就进行干预疗效会更明显，能够改善冠状动脉疾病等并发症预后。该杂志编辑在随后发表述评，认为该研究有效地汇集了最重要的川崎病临床试验结果，并有力地支持了在发病早期联合使用糖皮质激素能够显著提升患儿（尤其是 IVIG 无响应的患儿）的治疗效果。但对于使用哪种糖皮质激素，以及如何使用仍有待新的临床试验进行证实。

四、糖皮质激素在治疗突发性耳聋中的应用

突发性耳聋（sudden deafness）指突然（可在数分钟、数小时或数日内）发生的感音神经性听力损失，可伴有耳鸣、眩晕、恶心等不良反应，严重影响患者的学习、工作和生活。尽管本病自愈率可达 30%~60%，但目前临床上多主张早期积极治疗和干预。该病病因复杂，目前通常认为内耳微循环障碍与其有直接关系。但由于糖皮质激素可引起患者全身的不良反应（如血糖升高、骨质疏松、消化性溃疡等），导致其使用受到了一定程度的限制。1996 年，Silverstein 首次采用经鼓室内激素给药治疗突发性耳聋取得满意疗效，但对技术要求较高且容易出现头晕、恶心等不良反应，其效果是否与全身用药相当也引发了争议。2011 年，Rauch 通过对 250 例患者进行前瞻性、随机、非劣效性试验后，证实鼓室内给药和口服给

药治疗效果无显著差异。临床常用与治疗突发性耳聋的糖皮质激素药物主要有地塞米松和甲强龙等。治疗时间一般设定为发病后2周内,原因是研究发现治疗2周内能够改善听力症状的患者往往会获得较好的最终听力恢复,而2周内听力提高不明显的患者在4个月后仍无法获得良好的听力恢复。

五、糖皮质激素在围术期的应用

众所周知,手术尤其是大型手术,会导致患者循环中炎症因子,包括IL-6的迅速上升,从而增加深静脉血栓形成等并发症的风险。Sculco对27名进行全膝关节置换术的患者在围术期应用糖皮质激素能否抑制IL-6的释放,并影响预后进行研究。该研究采用随机、双盲、对照的方式,给药组患者给予泼尼松,实验过程中检测IL-6及凝血酶原片段等指标,并记录患者住院期间痛觉评分、患者自控镇痛使用量和爬楼梯能力等。结果显示给药组术后平均血清IL-6水平明显更低,但凝血指标没有差异,严重疼痛更少且使用自控镇痛的量更低,术后3个月有功能改善的趋势。作者认为,在围术期使用糖皮质激素对患者体内炎症因子水平具有显著的降低作用,且具有改善术后功能的趋势。

(贾 乙 李晓辉)

第五节 作用于糖皮质激素受体的其他药物

糖皮质激素受体(glucocorticoid receptor,GR)属于甾体激素受体(steroid hormone receptor,SHR)家族中的一员,属于配体诱导的核转录因子。在与配体结合前,糖皮质激素受体以无活性的多蛋白复合物形式存在,与其结合的蛋白质一般为胞质中的HSP、亲免疫分子等。当糖皮质激素受体与配体结合后,糖皮质激素受体发生磷酸化并从多蛋白复合物上解离下来,与配体形成二聚物进入细胞核与靶基因上的反应元件结合,进而介导靶基因的转录改变。显然,糖皮质激素是该受体的激动剂,随着对糖皮质激素受体生理和病理学作用研究的深入,一批糖皮质激素受体的拮抗剂被研发出来。另外,还有一些非糖皮质激素的物质,尤其是天然化合物,其药理学作用机制被证实与激动糖皮质激素受体有关。例如,人参皂苷类物质的抗炎作用机制有可能与其激活糖皮质激素受体相关,但有待进一步明确构效关系。

除已知的在糖代谢方面的作用外,研究还发现糖皮质激素受体在抑郁症的发生、发展中扮演着重要角色。长期应激刺激导致糖皮质激素水平升高,引起糖皮质激素受体表达丰富的海马区糖皮质激素受体受损,从而导致下丘脑-垂体-肾上腺轴(hypothalamic-pituitary-adrenal axis,HPA轴)脱抑制,进而出现糖皮质激素、ACTH等应激激素水平显著升高,参与抑郁症的发生。大量实验已经证实抑郁症患者的海马和脑脊液中糖皮质激素水平显著增加,更重要的是HPA轴负反馈调控出现了障碍。

由上可知,缓解高水平糖皮质激素对该受体的毒性作用可能是潜在的抗抑郁治疗的新靶点,因而糖皮质激素受体拮抗剂受到了研究者的关注。研究发现,具有糖皮质激素受体抑制活性的米非司酮能够缓解糖皮质激素增高和受体表达下调,同时引起糖皮质激素受体表达代偿性升高,继而增强HPA轴的负反馈作用。Howland的研究证实给药数日后即可出现显著的抗抑郁作用。

尽管目前除米非司酮外,国内临床上尚无其他糖皮质激素受体拮抗剂广泛使用,但鉴于其在糖脂代谢及其他领域的潜在巨大应用空间,对该受体拮抗剂的研究并未受到冷落。下面对现有的糖皮质激素受体拮抗剂研究进展做简要介绍。

一、非选择性糖皮质激素受体拮抗剂

米非司酮(mifepristone)早在1988年就已经于法国上市销售,随后销遍全球。作为孕激素受体拮抗剂,其在临床上主要用于紧急避孕、终止早孕和引产。后来,随着对米非司酮作用机制的进一步研究,发

现其还具有糖皮质激素受体抑制作用，能够降低糖皮质激素诱导的血糖增高等效应。鉴于研究发现其在抑郁症治疗中的良好表现，已经在进行相关临床试验。但该药是孕激素受体和糖皮质激素受体的双重拮抗剂，且与孕激素受体结合能力更强，不具有组织特异性，在一定程度上限制了其作为糖皮质激素受体拮抗剂在临床上的使用。结构与活性上均与之类似的还有奥那司酮（onapristone）等。

二、选择性糖皮质激素受体拮抗剂

为了减少对孕激素受体的非选择性结合，研究者通过修改化合物结构来达到选择性拮抗糖皮质激素受体的目的。RU－43044是处于临床前研究阶段的选择性糖皮质激素受体拮抗剂，其对糖皮质激素受体的亲和力（K_i＝0.1 nmol/L）略优于米非司酮（K_i＝0.24 nmol/L），但更重要的是其对孕激素受体的亲和力（K_i＝10 μmol/L）远低于米非司酮（K_i＝15 nmol/L），导致其具有选择性拮抗糖皮质激素的能力。还有研究将米非司酮与胆酸偶联，实验显示该结构不仅对糖皮质激素受体的选择性高于其他核受体，而且还具有一定的肝脏选择性。除了基于甾核结构设计拮抗剂外，研究者还研发设计了非甾体类选择性糖皮质激素受体拮抗剂，但都仅处于研究阶段。比如辉瑞公司的CP－409069显示出对糖皮质激素受体的完全拮抗作用，在1 μmol/L时能完全拮抗40 nmol/L地塞米松的效应。其他还有一些化合物结构也显示出了一定的潜力，包括姜黄素等（图18－3）。

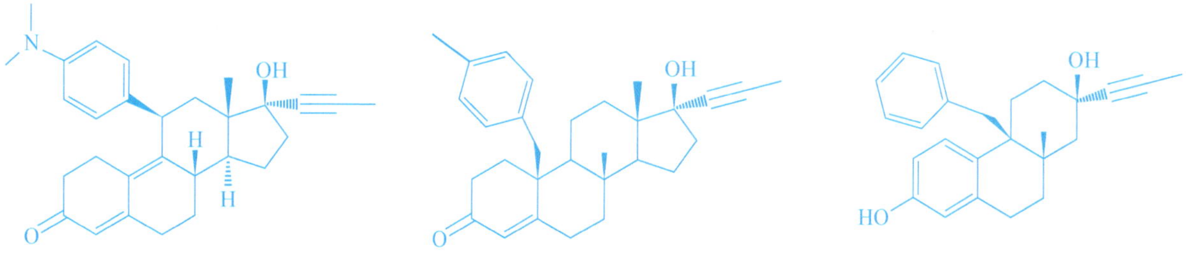

图18－3　糖皮质激素受体拮抗剂结构图

三、肾上腺皮质激素生成抑制剂

米托坦（mitotane）能够选择性地对肾上腺皮质细胞线粒体产生直接的细胞毒作用，导致网状带及束状带细胞坏死，但该药不影响球状带细胞功能，故不影响醛固酮的分泌，本品还可阻断促皮质素对肾上腺皮质的刺激作用。临床上用于治疗肾上腺皮质细胞癌，也治疗因肾上腺皮质增生或肿瘤所致的皮质醇增多症。用药后血、尿中氢化可的松及其代谢物迅速减少。主要不良反应包括恶心、厌食、腹泻、头痛、乏力、嗜眠、中枢抑制、皮疹及运动失调等。为避免出现肾上腺皮质功能不足，在使用该药期间可适当补充糖皮质激素。

美替拉酮（metyrapone）是11β－羟化酶抑制剂，能抑制氢化可的松及醛固酮等皮质醇的合成，从而降低皮质激素的血浆水平，但同时会反馈性地导致促皮质素的分泌增加。该药不良反应较少，主要包括恶心、呕吐、眩晕，也可引起高血压和低钾性碱中毒。

（贾　乙　李晓辉）

参考文献

刘春艳，向华，廖清江. 糖皮质激素受体拮抗剂的作用机制研究与相关药物开发. 药学进展，2008，32(6)：256－262.

Chen S, Dong Y, Kiuchi M G, et al. Coronary artery complication in kawasaki disease and the importance of early intervention: A systematic review and meta-analysis. JAMA Pediatr, 2016, 170(12): 1156－1163.

Coppo R. Corticosteroids in IgA nephropathy: Lessons from recent studies. J Am SocNephrol. 2017,28(1): 25－33.

Herrera C, Marcos M, Carbonell C, et al. Association between allelic variants of the human glucocorticoid receptor gene and autoimmune diseases: A systematic review and meta-analysis. Autoimmun Rev, 2018, 17(5): 449－456.

Howland R H. Mifepristone as a therapeutic agent in psychiatry. J PsychosocNursMent Health Serv, 2013, 51(6): 11－14.

Inoue R, Abdou K, Hayashi-Tanaka A, et al. Glucocorticoid receptor-mediated amygdalarmetaplasticity underlies adaptive modulation of fear memory by stress. Elife, 2018, 7: pii: e34135.

Koenen M, Culemann S, Vettorazzi S, et al. Glucocorticoid receptor in stromal cells is essential for glucocorticoid-mediated suppression of inflammation in arthritis. Ann Rheum Dis, 2018, 77(11): 1610－1618.

Park CK, Isayama T, McDonald SD. Antenatal corticosteroid therapy before 24 weeks of gestation: A systematic review and meta-analysis. Obstet Gynecol, 2016, 127(4): 715－725.

Portela F, Lago P, Cotter J, et al. Anaemia in Patients with Inflammatory Bowel Disease-A Nationwide Cross-Sectional Study. Digestion, 2016, 93 (3): 214－220.

Rauch S D, Halpin C F, Antonelli P J, et al. Oral vsintratympanic corticosteroid therapy for idiopathic sudden sensorineural hearing loss: a randomized trial. JAMA, 2011, 305(20): 2071－2079.

Rice B A, Eaton SE, Prendergast M A, et al. A glucocorticoid receptor antagonist reduces sign-tracking behavior in male Japanese quail. Exp Clin Psychopharmacol, 2018, 26(4): 329－334.

Saccone G, Berghella V. Antenatal corticosteroids for maturity of term or near term fetuses: Systematic review and meta-analysis of randomized controlled trials. BMJ, 2016, 355: i5044.

Sculco P K, McLawhorn A S, Desai N, et al. The effect of perioperative corticosteroids in total hip arthroplasty: A prospective double-blind placebo controlled pilot study. J Arthroplasty, 2016, 31(6): 1208－1212.

Sundbøll J, Horváth-Puhó E. Preadmission use of glucocorticoids and 30－day mortality after stroke. Stroke, 2016, 47(3): 829－835.

Sung W N, Kwok H H, Rhee M H, et al. Korean Red Ginseng extract induces angiogenesis through activation of glucocorticoid receptor. J Ginseng Res, 2017, 41(4): 477－486.

第十九章
非甾体抗炎药

非甾体抗炎药(NSAID)是指一类不含肾上腺皮质激素及其衍生物,具有解热、镇痛、抗炎和抗风湿作用的药物。这类药物的化学结构中缺乏肾上腺皮质激素所具有的甾环,因此被称为 NSAID。NSAID 是临床常用的解热药物,可使发热者体温降至正常,而对正常体温无影响。NSAID 有中等程度镇痛作用,对临床常见的慢性钝痛如头痛、牙痛、神经痛和肌肉关节痛等有较好的镇痛效果,但是对严重创伤性剧痛及内脏平滑肌绞痛无效。NSAID 能减轻炎症的红、肿、热、痛反应,对控制风湿性及类风湿关节炎的症状有较好疗效。本章主要讲述 NSAID 的分类、作用机制、药理作用、临床应用以及最新的研究进展。

第一节　非甾体抗炎药分类及作用机制

一、非甾体抗炎药分类

NSAID 有两种分类方法,一种是根据化学结构分类,另一种是根据对环氧化酶(cyclooxygenase, COX)选择性的不同进行分类。

(一) 根据化学结构进行分类

根据化学结构不同将 NSAID 分为如下类别:

(1) 水杨酸类: 阿司匹林(aspirin)、水杨酸钠(sodium salicylate)、柳氮磺吡啶(sulfasalazine)。

(2) 苯胺类: 对乙酰氨基酚(paracetamol)、非那西汀(phenacetin)。

(3) 吲哚类和茚乙酸类: 吲哚美辛(indometacin)、舒林酸(sulindac)、依托度酸(etodolac)。

(4) 杂环芳基乙酸类: 托美汀(tolmetin)、双氯芬酸(diclofenac)。

(5) 芳基丙酸类: 布洛芬(ibuprofen)、萘普生(naproxen)、氟吡洛芬(flurbiprofen)。

(6) 吡罗昔康类: 吡罗昔康(piroxicam)、替诺昔康(tenoxicam)。

(7) 吡唑酮类: 保泰松(butazodine)。

(8) 灭酸类: 甲芬那酸(mefenamic acid)、甲氯芬那酸(meclofenamic acid)。

(二) 根据 COX 选择性不同进行分类

普遍认为 COX 有两种同工酶,结构型 COX－1 和诱导型 COX－2。最近在人大脑皮质、心脏和主动脉中发现一种新的同工酶 COX－3。COX－1 为结构型,主要存在于血管、胃和肾等组织中,参与调节外周血管阻力、血小板聚集、保护胃肠黏膜和调节肾血流量。COX－2 为诱导型,是由各种损伤性的物理、化学和生物因子诱导所产生,进而催化合成前列腺素(prostaglandin, PG),参与炎症反应。由于 COX－2 在炎症和疼痛时被诱导产生,故以其作为抗炎和镇痛作用的主要靶点。NSAID 的主要副作用在胃和十二指肠,是由于 COX－1 受抑制及胃肠道组织失去 PG 的保护作用所致。实验证明,COX－3 也在 PG 的生物合成过程中发挥重要的作用。COX－3 可能参与具有血管活性的 PG 的合成,在调节血压方面起重要作用。此外,COX－3 可能也参与了 AD 和癌症的发展过程。

根据 NSAID 对 COX 选择性的不同,将 NSAID 分为三类: 非选择性 COX 抑制药、COX－2 选择性抑制药和 COX－1 选择性抑制药。常用 IC_{50} 判断药物对 COX 的选择性,IC_{50} 表示抑制 50% 酶活性所需的药物浓度。传统 NSAID 是通过抑制 COX－2 发挥镇痛和抗炎作用，一般常用 COX－2 与 COX－1 的 IC_{50} 比值来表示 NSAID 对 COX－2 和 COX－1 选择性抑制作用的强弱，该比值越大，说明药物选择性抑制 COX－1 的作用越强，该药的不良反应越大；该比值越小，说明药物选择性抑制 COX－2 的作用越强，该药的不良反应越小。具体见表 19－1。

表 19－1　常用 NSAID 对 COX－1 和 COX－2 抑制活性的 IC_{50} 值

分　类	药　物	COX－1	COX－2	COX－2/COX－1
非选择性 COX 抑制药	美洛昔康	0.214	0.171	0.8
	双氯芬酸	1.57	1.1	0.7
	萘普生	9.5	5.6	0.58
	吲哚美辛	0.028	1.68	60
	布洛芬	4.8	72.8	15.16
COX－2 选择性抑制药	塞来昔布	15	0.04	0.002 7
	罗非昔布	0.018	0.001 5	< 0.001 3
	尼美舒利	> 10	0.07	< 0.007
	氯美昔布	> 30	0.007	< 0.000 2
COX－1 选择性抑制药	阿司匹林	1.6	277	173

注：IC_{50}(μmol/L)表示抑制 50%酶活性所需的药物浓度。

二、作用机制

NSAID 共同的作用机制是抑制 COX，干扰体内 PG 的生物合成。PG 在哺乳动物的各种组织和体液中广泛存在，体内多种细胞均可合成 PG。花生四烯酸(arachidonic acid，AA)以磷脂的形式存在于细胞膜中，在磷脂酶 A_2 的作用下，AA 从细胞膜磷脂中释放出来。游离的 AA 一方面经 COX 催化生成各种 PG，如 PGE_2、PGF_2、PGI_2 及血栓素 A_2(thromboxane A_2，TXA_2)等，调节炎症、发热、疼痛、凝血、胃酸分泌及血管、支气管和子宫平滑肌的舒缩等多种生理和病理过程。此外，AA 经脂氧化酶(lipoxygenase，LOX)催化生成白三烯类(leukotriene，LT)，LT 可调节白细胞的功能，改变白细胞的趋向性，诱发炎症反应、收缩支气管和增强血管通透性等。AA 这两条途径的代谢产物有相互调节和制约作用(图 19－1)。

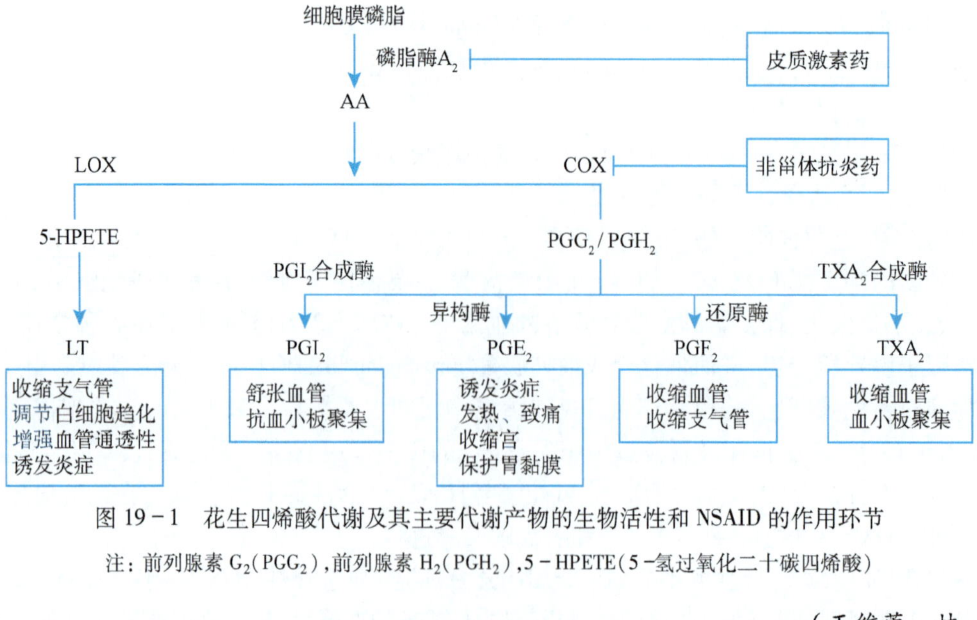

图 19－1　花生四烯酸代谢及其主要代谢产物的生物活性和 NSAID 的作用环节

注：前列腺素 G_2(PGG_2)，前列腺素 H_2(PGH_2)，5－HPETE(5－氢过氧化二十碳四烯酸)

(王维蓉　林　蓉)

第二节 非选择性环氧化酶抑制药

NSAID 对 COX 的抑制作用是其发挥解热镇痛抗炎作用的物质基础,COX 又称 PG 合成酶,是催化 AA 转化为 PG 的关键酶。早期研究发现,COX 有两种亚型,即结构型 COX-1 和诱导型 COX-2,2002 年一种新的 COX 亚型 COX-3 被发现。由于 NSAID 抑制了 PG 的生理作用,成为产生不良反应的根源,尤其长期大剂量应用时,不良反应发生率更高。

一、环氧化酶生理功能

(一) COX-1

COX-1 为结构酶,广泛表达于体内各种组织中。正常情况下,COX-1 的表达比较稳定,体内各组织中产生的 PG 也保持着相对恒定的水平。COX-1 是维持人体正常生理需要的酶,促进生理情况下 PG 合成,能够调节外周血管阻力和血小板聚集,保护胃黏膜和维持肾血流量。在一些激素或生长因子的激发下,COX-1 的表达水平可提高 2~4 倍,但一般情况下其水平保持相对稳定。

(二) COX-2

COX-2 为诱导酶,在正常组织中的表达较少。COX-2 主要在炎症细胞如组织损伤后的内皮细胞、巨噬细胞、树状细胞及软骨细胞中表达,表达水平与炎症的严重程度相关。COX-2 在炎症组织中可被内毒素、LPS、TNF-α、IL-1 等多种因子诱导产生,其水平可增加至原来的 8~10 倍,引起炎症部位的 PGE_1、PGE_2 和 PGI_2 的水平增加,促进了炎症反应和组织损伤。

1. *影响炎症反应* 研究发现,COX-2 主要参与早期炎症,而在慢性炎症阶段具有抗炎作用。在炎症早期阶段,就发现有 COX-2 表达,此时 COX-2 具有促炎作用,但在 6 h 后,检测不到 COX-2 的表达。虽然 48 h 后重新检测到 COX-2 表达,但体内外实验均表明,此时并不产生具有促炎作用的 PGE_2,而是产生具有抗炎作用的 PGD_2、PGF_2-α 和 15-脱氧-△12,14-PGJ_2,从而拮抗炎症反应的发生。在致炎后 24~48 h 使用 COX-2 选择性抑制剂或非选择性 COX 抑制剂,均能造成炎症反应的持续进行。

2. *调节肾脏功能* COX-2 在肾脏的致密斑、近曲小管、集合管和髓袢升枝粗段中均有表达,从而对肾素-血管紧张素-醛固酮系统有调控作用,然后调节近端小管的重吸收功能,维持水钠平衡和血压稳定。COX-2 抑制剂能够引起低肾素血症和水钠潴留,导致肾功能降低和血压升高。*COX-2* 基因敲除小鼠肾脏明显发育不良、功能性肾单位减少甚至产生严重肾脏病变。

3. *影响 CNS 功能* 在 CNS,COX-2 主要分布在大脑皮层兴奋性锥体神经元和其他端脑的树突,与痛觉的传递过程相关。由 COX-2 催化产生的 PGE_2 能够调节海马齿状回突触后膜兴奋性及突触可塑性,增强痛觉,参与发热反应及学习记忆功能。研究发现 *COX-2* 基因敲除小鼠发热作用明显减弱。

4. *调节生殖功能* 生理情况下,COX-2 在卵巢、子宫和精囊中的表达量非常丰富。研究发现,正常排卵时 COX-2 表达升高,抑制 COX-2 则能够阻止排卵过程。同时,COX-2 催化产生的 PGI_2 和 PGE_2 在受精、卵裂和胚囊植入过程中也发挥着重要的作用,*COX-2* 基因敲除小鼠会出现生殖功能障碍。

(三) COX-3

COX-3 是 2002 年克隆出的一种新型 COX,该发现迅速引起广泛关注。COX-3 来源于 *COX-1* 基因,但 COX-3 的活性低于 COX-1,且 COX-3 表达量约为 COX-1 的 20%。

一方面,与 COX-1 和 COX-2 相比,COX-3 最显著的特点就是对对乙酰氨基酚更敏感,COX-3 对对乙酰氨基酚敏感是因为 COX-3 主要在大脑和心脏中表达,尤其在大脑中的表达最高;另一方面,是由于 COX－3 在 N 端结构上的改变导致其与对乙酰氨基酚的结合能力增强。此外,COX－3 在下丘脑、脑垂体和脉络丛中的表达比较丰富,对乙酰氨基酚主要在这些部位发挥解热镇痛作用。

二、NSAID 的药理作用及临床应用

(一) 解热作用

下丘脑体温调节中枢通过对产热和散热两个过程的调节,使体温维持相对恒定的水平。发热是由于病原体刺激中性粒细胞,产生与释放内热原,然后作用于 CNS 的体温调节中枢,将体温调定点提高至 37℃以上,此时产热增加,散热减少,导致体温升高。NSAID 对内热原引起的发热有解热作用,但对直接注射 PG 引起的发热无效,因此 NSAID 是通过抑制中枢 PG 合成而发挥解热作用的。治疗浓度的 NSAID 抑制 PG 合成酶 COX,减少 PG 的合成,它们对 COX 抑制程度的大小与其药理作用的强弱正相关。

NSAID 通过抑制中枢 PG 的合成发挥解热作用,其能使发热患者的体温降低,而对正常体温没有影响。临床上 NSAID 主要用于儿科和急诊的高热患者。发热对人体来说不一定都是有害的,但是如果达到高热的程度,对人体健康会非常的不利。所以,在高热时有必要应用解热药物。但是解热药只是对症治疗,体内的药物清除后体温将会继续升高,故对发热患者应注重病因治疗,仅在高热时使用 NSAID。

(二) 镇痛作用

在组织损伤或炎症反应时,组织局部会产生某些致痛化学物质缓激肽,同时产生与释放 PG。缓激肽刺激痛觉感受器引起疼痛,PG 使痛觉感受器对缓激肽等致痛物质的敏感性增加。因此,PG 增强炎症刺激引起的疼痛,此外 PGE_1、PGE_2 和 $PGF_{2\alpha}$ 也有致痛作用。NSAID 主要通过抑制 PG 的合成、减少对传入神经末梢的刺激及阻止致痛物质的形成和释放起到镇痛作用。因此,这类药物对由直接刺激感觉神经末梢引起的尖锐的刺痛无效,而对炎症引起的持续性钝痛有效。

NSAID 镇痛作用部位主要在外周,有中等程度的镇痛作用,对各种严重创伤性剧痛及内脏平滑肌绞痛无效;对临床常见的头痛、肌肉关节痛和痛经等慢性钝痛则有良好镇痛效果。NSAID 无欣快感与成瘾性,是临床上最常用的镇痛药,广泛应用于骨关节炎疼痛、腰痛、偏头痛、术后镇痛和癌痛等的治疗。

(三) 抗炎作用

大多数 NSAID 具有抗炎作用,PG 是参与炎症反应的重要物质,皮内或血管内注射极微量的 PGE_2,均能引起炎症反应。在炎症组织如类风湿关节炎中也存在大量的 PG,PG 与其他致炎物质有协同作用。NSAID 主要通过抑制 PG 的合成、减少缓激肽产生、抑制白细胞聚集和血小板凝集等减轻炎症反应,临床用于类风湿关节炎、强直性脊柱炎、骨性关节炎、牙周炎、呼吸系统和泌尿系统感染等疾病的治疗。NSAID 能够明显缓解风湿性和类风湿关节炎的症状,但不能根治,也不能阻止疾病发展及并发症的发生。

三、NSAID 不良反应及预防

NSAID 通过抑制炎症部位的 COX 活性,减少 PG 的合成,从而发挥解热、镇痛、抗炎作用。但是,NSAID 对胃肠道等部位的 COX 也有抑制作用,导致胃溃疡、上消化道出血和肾损害等不良反应,尤其是对于类风湿关节炎需要长期服药的患者,是临床上最常见也最严重的不良反应之一。NSAID 对 COX－1 和 COX－2 选择性抑制作用的不同与其药理作用和不良反应密切相关。

(一) 不良反应

1. *胃肠道反应* 胃肠道刺激是最常见的不良反应,主要表现为恶心、呕吐,大剂量可诱发和加重溃疡及无痛性出血,故溃疡病患者禁用。NSAID 胃肠道不良反应的发生机制主要有两种,一种是直接损害作用,另一种是抑制 COX 活性,干扰 AA 代谢,从而阻断 PG 合成。

2. 凝血障碍延长 肝损害患者和凝血酶原过低、维生素 K 缺乏及血友病患者的出血时间延长，容易导致出血。

3. 过敏反应 以荨麻疹和哮喘最常见，哮喘的发生与抑制 PG 的合成有关。

4. 水杨酸反应 是阿司匹林的不良反应之一，主要症状为头痛、眩晕、耳鸣、视听力减退，用药剂量过大时，可出现精神错乱、惊厥甚至昏迷等。

5. 瑞夷综合征 表现为严重肝损伤和脑病。水痘或病毒性感染者慎用阿司匹林，可用对乙酰氨基酚代替。

6. 肾损害 可引起肾脏血流量的减少、肾小球的滤过率和尿量减少。特殊情况下，血容量的增加可导致充血性心力衰竭、自发性肺水肿和呼吸衰竭。

（二）NSAID 不良反应的预防

（1）避免长期大剂量应用 NSAID，如需长期用药时，应在医师指导下使用，并且注意监测在用药过程中可能出现的组织、器官和系统的损害。

（2）活动性消化性溃疡和近期胃肠道出血者、NSAID 过敏者、肝肾功能不全者、严重高血压和充血性心力衰竭患者、妊娠和哺乳期妇女等应禁服或慎服 NSAID。

（3）权衡 NSAID 的获益与所致溃疡和出血的风险比。年龄大于 65 岁伴其他疾病时服用 NSAID 不良反应多，风险高。有胃肠道病史者应服用 COX－2 选择性抑制剂。有心肌梗死、脑梗死病史者则避免使用 COX－2 选择性抑制剂。

（4）用药过程中出现疑似不良反应时应立即停药，咨询医师是否能够继续用药。用药期间饮酒会加重胃肠道黏膜的刺激。因增加出血风险，不宜与抗凝药合用。

（5）不宜同时使用两种或两种以上的 NSAID，同时注意一药多名，避免重复用药，导致不良反应的叠加。

（王维蓉 林 蓉）

第三节 选择性环氧化酶抑制药

NSAID 通过抑制 COX，阻断 AA 转化为 PG 发挥镇痛抗炎作用。已知 COX 有两种：COX－1 和 COX－2，COX－3 是 2002 年新发现的一种 COX 亚型。COX－1 为结构酶，是正常细胞的组成蛋白，它调节 PG 的产生，维持胃、肾和血小板等组织器官的生理功能，抑制 COX－1 易导致胃溃疡和出血等不良反应。COX－2 为诱导酶，在组织损伤后的细胞中表达，参与炎症反应。阿司匹林选择性抑制 COX－1，不良反应的发生率较高；塞来昔布、罗非昔布、伐地昔布、帕瑞昔布和尼美舒利等选择性抑制 COX－2，不良反应的发生率较少。理想的 NSAID 应选择性抑制 COX－2，而对 COX－1 没有影响。传统的 NSAID 多为非选择性 COX 抑制剂，对 COX－1 和 COX－2 都有抑制作用，在解热、镇痛、抗炎的同时，胃肠道不良反应也很严重，影响其临床应用。高选择性 COX－2 抑制剂的研究和开发应用是近年来 NSAID 发展的重要方向。

一、COX－2 选择性抑制剂

NSAID 是临床应用非常广泛的药物，但是传统 NSAID 胃肠道的不良反应较大。现在已经研发出一些 COX－2 选择性抑制剂，将药理作用与不良反应进行分离，避免了传统 NSAID 引起的胃肠道不良反应，高活性且高选择性的 COX－2 抑制剂是未来 NSAID 的研究方向。

COX－2 选择性抑制剂的代表药物有塞来昔布、罗非昔布、伐地昔布、帕瑞昔布和尼美舒利，它们对

COX－2有高度选择性抑制作用,从而抑制炎症反应,而对COX－1几乎无作用,不影响胃肠道黏膜中PG的合成,从而减轻了长期用药对胃肠道黏膜的损伤,避免了其他NSAID的胃出血和消化道溃疡等不良反应。因此,高选择性COX－2抑制剂,既可抑制COX－2催化的PG合成,抑制炎症反应,又对COX－1无抑制作用,对COX－1正常生理功能没有影响,不良反应少,是较理想的NSAID。

(一) 塞来昔布

塞来昔布(celecoxib)是COX－2选择性抑制剂,对COX－2的抑制作用是COX－1的375倍,1998年获得美国FDA批准上市。塞来昔布在治疗浓度时,对COX－1抑制作用不明显,因而在发挥解热、镇痛及抗炎作用的同时,不影响胃黏膜屏障、血小板及肾功能。塞来昔布口服吸收良好、迅速,3 h后血药浓度达峰值,主要通过肝药酶CYP2C9代谢,血浆$t_{1/2}$为10~12 h。吸收后广泛分布于全身各组织,血浆蛋白结合率为97%,可通过血-脑屏障。其主要代谢产物不具活性,由尿液和粪便排出。

临床上用于缓解急性疼痛如骨关节炎、类风湿关节炎、强直性脊柱炎的疼痛,也用于缓解手术前后、软组织创伤等引起的疼痛。塞来昔布属于COX－2选择性抑制剂,它导致胃肠道溃疡及出血风险较其他传统NSAID低。适用于消化性溃疡及胃肠道出血患者。长期服用塞来昔布可引起水钠潴留、水肿、血压升高等,长期服用患者宜监测血压、血象及肝肾功能。此外,塞来昔布有类磺胺过敏反应,常见皮疹、瘙痒、荨麻疹,严重者出现Stevens－Johnson综合征。近年来有研究指出,COX－2选择性抑制剂导致血管内的PG和血小板中的血栓素动态平衡失调,导致血栓素升高,促进血栓形成,引起心血管栓塞事件的风险。塞来昔布是该类药物中唯一的没有因为心血管事件风险而退出市场的药物。尽管如此,既往有心梗或脑卒中史、有明确的心脏病家族史及有糖尿病、原发性高血压史的患者应慎用本品。

(二) 罗非昔布

罗非昔布(rofecoxib)是1999年美国FDA批准上市的第2个新型的COX－2抑制剂。罗非昔布具有较强的解热、镇痛和抗炎作用,用于类风湿关节炎的治疗,且胃肠道耐受性较好。对COX－2的抑制作用较塞来昔布具有更高的特异性。但是2004年9月23日,美国FDA发布了关于罗非昔布引起心血管不良事件风险性增加的临床研究结果,并于同年9月30日宣布将罗非昔布在全球范围内撤回。

(三) 伐地昔布和帕瑞昔布

伐地昔布(valdecoxib)是2001年11月在美国上市的COX－2选择性抑制剂,主要用于治疗骨关节炎、类风湿关节炎和原发性痛经。但是2004年10月报道,在心脏手术后服用伐地昔布的患者心血管风险性增加,易导致心脏病和脑卒中发作。由于与其他同类药物相比,伐地昔布易引起严重心血管不良反应,皮肤的不良反应也增加,因此FDA宣布停止了伐地昔布在美国的销售。

帕瑞昔布是伐地昔布的水溶性前体药物,是第一个可供注射的COX－2选择性抑制剂。临床用于无法口服给药或术后镇痛等需快速起效的患者。但有报道表明帕瑞昔布增加了心脏搭桥术后心脏病发作的风险,并且其体内代谢产物伐地昔布也有严重的皮肤不良反应。

(四) 尼美舒利

尼美舒利(nimesulide)对COX－2的选择性与塞来昔布相似,抑制白细胞产生氧自由基,减轻炎症时氧自由基导致的组织损害,并抑制组胺释放和LT合成,具有较强的解热、镇痛和抗炎作用,其抗炎作用是保泰松的17倍、阿司匹林的100倍、布洛芬的10倍、吲哚美辛的3倍;镇痛作用是阿司匹林的25倍、丙氧芬的5倍,与双氯芬酸、吡罗昔康相当;其解热作用是对乙酰氨基酚的200倍。尼美舒利的口服生物利用度大于90%,口服吸收快速且完全,不受食物影响,与食物同服不影响吸收速度与程度。血浆蛋白结合率高,主要分布在细胞外液。在肝脏进行代谢,代谢产物大部分随尿液排出,其余约20%随粪便排出。

尼美舒利临床用于慢性关节炎症、手术和急性创伤后的疼痛、耳鼻咽部炎症引起的疼痛、痛经、上呼吸道感染引起的发热症状等。老年人和轻中度肾功能不全者应注意观察。有胃肠道溃疡或出血史者、心肌梗死或脑卒中史者和儿童慎用。由于尼美舒利可能对肝功能造成影响，导致药物性肝损伤、肝衰竭，甚至有致死的可能，国家食品药品监督管理局采取进一步措施加强尼美舒利口服制剂使用管理，调整尼美舒利临床使用，明确规定尼美舒利禁止用于12岁以下儿童。

二、COX－1选择性抑制剂

COX－1选择性抑制剂的代表药物是低剂量阿司匹林，其对COX－1的选择性抑制作用是COX－2的173倍。低剂量的阿司匹林主要抑制COX－1活性，减少血小板中TXA_2的生成，能够抗血小板聚集和血栓形成。血小板在动脉粥样硬化和血栓形成中起关键作用，血小板中只有COX－1，COX－1主要产生TXA_2，导致动脉血栓形成，诱发心脑血管疾病。低剂量阿司匹林对血小板的COX－1抑制作用具有不可逆性，使血小板不能再生成TXA_2。目前低剂量阿司匹林（每日口服75 mg）临床上广泛应用于心肌梗死、脑卒中或其他栓塞性疾病的预防。

三、COX/5－LOX双重抑制剂

众所周知，AA经两种酶代谢，一种为COX，另一种为LOX。NSAID抑制COX的活性，阻断PG生物合成，LOX催化的代谢产物LT的生成将相对增加，LT亦为一类重要的致炎物质。一个作用广泛且不良反应小的抗炎药物应对COX和5－LOX同时产生抑制作用。目前已知某些NSAID如苯噻羟脲对LOX有较强抑制作用，可减少其代谢产物LT的生成；替美加定和替尼达普则对COX和LOX有双重抑制作用，有较好的镇痛抗炎作用。

在AA的两条代谢途径中，COX与5－LOX催化的代谢产物存在着一定平衡制约关系。当COX的活性受抑制时，5－LOX的活性就会增强，更多的AA被5－LOX催化代谢生成LT；同样，当5－LOX的活性受抑制时，则有更多的AA被COX催化代谢，PG的生成增加，导致炎症反应的进一步加重。因此COX/5－LOX双重抑制剂有协同抗炎作用。替尼达普是具有COX和5－LOX双重抑制作用的药物，但由于肝毒性其在上市后不久即被撤出市场。

NSAID尤其是COX－2选择性抑制剂具有较强的镇痛抗炎作用，但是目前COX－2选择性抑制剂的安全性问题仍要引起足够的重视，虽然NSAID能够减少胃肠道不良反应，但应用COX－2抑制剂时，应关注其心血管方面的潜在风险。应用此类药物时，宜采用短期低剂量治疗方法，并对患者心血管功能进行监测。

（王维蓉　林　蓉）

第四节　非甾体抗炎药研究新进展

随着对NSAID的进一步研究，NSAID新的作用机制及在其他治疗领域中的应用也逐渐引起关注。近年来的研究证明NSAID通过转录因子、蛋白激酶和核受体等不依赖于COX活性的途径发挥抗炎作用。NSAID有广泛的临床用途，在风湿性疾病范畴中，尤其适用于各种急慢性关节疾病、成人Still病、儿童关节炎和各种软组织风湿病等。此外，NSAID常用于解热和各种疼痛如癌性疼痛、牙痛、痛经、胆肾绞痛和围术期镇痛等。目前，越来越多的临床观察报道了NSAID在肿瘤、神经退行性疾病和眼科等疾病中的应用。针对NSAID的不良反应，也开发了许多NSAID新产品与新剂型。

一、NSAID 作用机制新进展

(一) 抑制转录因子

1994 年首次发现高浓度的阿司匹林能够抑制 NF－κB 的激活。由于 NF－κB 的激活促进炎症因子 ICAM－1、VCAM－1 及 E－选择素的释放,阿司匹林、布洛芬和舒林酸通过抑制 NF－κB 的激活从而抑制这些炎症因子的释放,降低炎症反应。

激活蛋白 1(activator protein 1, AP－1)在紫外线照射、炎症因子等刺激下可激活,AP－1 激活可诱导多种炎症基因的表达,实验证明阿司匹林抑制紫外线诱导的小鼠内皮细胞中 AP－1 的激活。研究发现在风湿性关节炎和骨关节炎患者的滑膜中 NF－κB 和 AP－1 的活性增加,从而导致基质金属蛋白酶(matrix metalloproteinase, MMP)的生成增加,而 MMP 在软骨和骨的降解中发挥着非常重要的作用。NSAID 醋氯芬酸通过降低 AP－1 的活性,减少风湿病患者滑膜细胞中 MMP－1、MMP－9 及前基质裂解素的生成。

(二) 抑制蛋白激酶和前列腺素的转运

哺乳动物体内的丝裂原活化蛋白激酶(mitogen-activated protein kinase, MAPK)有 3 个主要家族:ERK、JNK 和 p38 MAPK。MAPK 是细胞应激反应的重要信号分子,阿司匹林通过抑制 ERK 而抑制紫外线诱导的小鼠内皮细胞中 AP－1 的激活,并且抑制 ERK 激活导致的中性粒细胞的活化。

普遍认为 NSAID 通过抑制 PG 合成,发挥解热、镇痛、抗炎作用,最近的研究表明 NSAID 不仅抑制 PG 的合成,还抑制其向细胞外的转运。布洛芬、吲哚美辛和酮洛芬能够抑制 PG 向细胞外转运。

(三) 激活核受体 PPAR

核受体 PPAR 主要有 3 种亚型:PPARα、PPARδ 和 PPARγ。研究表明 NSAID 可通过 PPAR 发挥作用,如布洛芬对 PPARγ 和 PPARδ 均有激活作用,二氯芬酸也可选择性激活 PPARγ,虽然吲哚美辛对核转录因子 NF－κB、AP－1 及 MAPK 均无作用,但可以选择性激活 PPARγ。

总之,NSAID 的各个作用机制之间存在着相互联系,它们之间的共同作用抑制 COX 表达,减少细胞因子和炎症介质的产生。因此,NSAID 可通过多种途径产生抗炎作用。为了开发新型的抗炎药物和加强对炎症过程的认识,NSAID 作用机制仍需进一步研究。

二、NSAID 临床应用新进展

(一) NSAID 在肿瘤治疗中的应用

随着对肿瘤疾病的深入研究,发现 NSAID 能够抑制肿瘤的发生、发展及转移,并且与其他抗肿瘤药物有协同治疗作用,在肿瘤治疗中发挥重要作用。研究表明在炎症性肠病、结肠腺瘤和结肠癌组织中,COX－2 的表达水平明显高于 COX－1,提示 COX－2 与肿瘤有关。进一步发现 COX－2 对肿瘤的作用与其调节细胞黏附和细胞凋亡的功能密切相关。但有研究发现 NSAID 也可通过影响磷酸戊糖途径和增加活性氧产生诱导肿瘤细胞凋亡,因此其对肿瘤的抑制作用并非完全依赖于 COX－2。实验表明,COX－2 选择性抑制剂塞来昔布与抗肿瘤药物顺铂、博莱霉素或长春新碱联用,对人鼻咽部鳞状上皮癌的抑制作用为协同或相加作用。

临床研究发现,NSAID 具有预防肿瘤发生的作用。服用 NSAID 的人群,结直肠癌的发病率明显低于未服用 NSAID 的人群,而规律服用 NSAID 的人群,结直肠癌的发病率也明显低于未规律服用 NSAID 的人群。此外,NSAID 能减少患者结直肠息肉的数量和减小息肉的体积。因此,服用 NSAID 不仅对结直肠癌有预防作用,对其癌前疾病也有治疗效果。

（二）NSAID在神经退行性疾病中的应用

研究发现，COX－2在神经退行性疾病阿尔茨海默病患者脑中的表达增高。NSAID对阿尔茨海默病的神经保护机制，部分是由于抑制了脑中COX－2的活性。研究表明，服用NSAID至少2年的患者与短期或间断服药者相比，患阿尔茨海默病的风险明显降低。但是要发挥NSAID的神经保护作用，应在阿尔茨海默病发作前至少2年就要开始服药。临床研究也得出结论，甾体抗炎药、传统NSAID、COX－2选择性抑制剂均不能减弱阿尔茨海默病患者认知功能的衰退。

（三）NSAID在心血管疾病中的应用

由于阿司匹林能够抗血小板聚集，可降低急性心肌梗死和脑卒中的高危人群血栓性疾病的发病率，且不良反应发生率较少。因此，可用于心脏手术后血栓的防治和周围血管性疾病的治疗。血小板含有COX－1而不含有COX－2，所以小剂量阿司匹林抑制血小板COX－1的活性，可用来预防血栓形成。临床上广泛应用阿司匹林的抗血小板作用，预防缺血性心脑血管疾病如心绞痛、心肌梗死、脑梗死及一过性脑缺血发作等。

其他NSAID特别是COX－2选择性抑制剂，有潜在的心血管风险。NSAID心血管不良事件风险依次增加的是塞来昔布、布洛芬、美洛昔康、罗非昔布、双氯芬酸、吲哚美辛、依托度酸和依托考昔。因此，心脏病患者尽量选用最小剂量和疗程，此外动脉粥样硬化病变进展期的患者应慎用COX－2选择性抑制剂。

（四）NSAID在眼科中的应用

吲哚美辛滴眼剂主要用于治疗葡萄膜炎、角膜炎和巩膜炎等眼部疾病及机械性或化学性刺激引起的眼部损伤，其能迅速进入眼内，其中角膜和房水中的浓度最高。双氯酚酸滴眼剂可抑制眼科手术引起的炎症及其他感染性眼部炎症，缓解外伤或手术后眼部的疼痛和炎症。酮咯酸氨丁三醇滴眼剂用于缓解过敏性结膜炎所致的眼部瘙痒，具有抗炎止痛作用。氟比洛芬钠滴眼剂主要用于抑制眼内手术时的瞳孔缩小及术后抗炎。

三、NSAID新产品与新剂型开发

（一）缓释制剂和复方制剂

缓释制剂的胃肠道不良反应比普通制剂少，患者易耐受，又方便患者服药。目前已经研发的NSAID缓释剂有布洛芬、双氯芬酸和萘普生。

根据NSAID不良反应的发生机制，将NSAID与防治其不良反应的药物制成复方制剂，既发挥NSAID的治疗作用，又可减少其不良反应。米索前列醇为PGE_1衍生物，具有强大的抑制胃酸分泌的作用。奥湿克每片含双氯芬酸50 mg和米索前列醇200 μg，奥湿克主要用于骨性关节炎和类风湿关节炎的治疗，其治疗效果与单用双氯芬酸相同，但胃肠道不良反应发生率与双氯芬酸相比明显降低。

（二）外用剂型

外用剂型直接作用于患处，可避免药物对胃肠道的直接刺激，血液中浓度也较低，很少引起内脏损害。

常用品种有双氯芬酸二乙胺乳、依托芬那酯乳膏和吡罗昔康凝胶等，这种剂型主要用于局部抗炎镇痛的治疗。

（三）无活性的前体药

由于NSAID前体药物没有活性，对胃肠黏膜生理性PG的合成几乎没有影响，故不良反应发生率较低。萘丁美酮是一种无活性的前体药，胃肠道吸收后，经肝脏代谢为有活性的6－甲氧基－2－萘乙酸而发挥解热、镇痛和抗炎作用。由于萘丁美酮是一种非酸性和非离子性前体药物，在吸收过程中对胃黏膜无明显的直接影响,同时本品对胃黏膜生理性 COX 的抑制作用较小,因此该药胃肠道的不良反应较双氯芬酸和吡罗昔康等明显减少。

(四) 开发释放 NO 的 NSAID

开发能够释放 NO 的 NSAID 是减少胃肠道不良反应的另一个研究方向,NO 是胃肠道重要的保护因子之一,其对胃肠道的保护作用与 PG 基本相同,且两者具有协同作用。因此,可将 NSAID 与化学结构基团相连接,此化学结构基团具有释放 NO 的作用,可降低 NSAID 胃肠道不良反应。研究发现,NSAID 如氟吡洛芬、酮洛芬、萘普生和双氯芬酸与具有 NO 释放作用的化学结构基团连接后,患者服用数周也无明显胃肠道不良反应。

(王维蓉　林　蓉)

参考文献

Chandrasekharan N V, Dai H, Roos K L, et al. COX-3, a cyclooxygenase-1 variant inhibited by acetaminophen and other analgesic/antipyretic drugs: Cloning, structure, and expression. Proc Natl Acad Sci USA, 2002,99(21): 13926-13931.

Crusz S M, Balkwill F R. Inflammation and cancer: Advances and new agents. Nat Rev Clin Oncol,2015, 12(10): 584-596.

Cuzick J, Thorat M A, Bosetti C, et al. Estimates of benefits and harms of prophylactic use of aspirin in the general population. Ann Oncol, 2015, 26(1): 47-57.

Kessel L, Tendal B, Jørgensen K J, et al. Post-cataract prevention of inflammation and macular edema by steroid and nonsteroidal anti-inflammatory eye drops. Ophthalmology, 2014, 121(10): 1915-1924.

Köhler O, Benros M E, Nordentoft M, et al. Effect of anti-inflammatory treatment on depression, depressive symptoms, and adverse effects: A systematic review and Meta-analysis of randomized clinical trials. JAMA Psychiatry, 2014, 71(12): 1381-1391.

Lenzer J. Prifer criticised over delay in admitting drug's problems. BMJ. 2004, 329(7472): 935.

Liggett JL, Zhang X, Eling TE, Baek SJ. Anti-tumor activity of non-steroidal anti-inflammatory drugs: Cyclooxygenase-independent targets. Cancer Lett. 2014, 346(2): 217-224.

Negm A A, Furst D E. Nonsteroidal anti-inflammatory drugs, disease-modifying antirheumatic drugs, nonopioid analgesics, & drugs used in gout. Basic and clinical pharmacology. 10th ed. New York: McGraw. 2001.

Patrignani P, Patrono C. Cyclooxygenase inhibitors: From pharmacology to clinical read-outs. Biochim Biophys Acta, 2015, 1851(4): 422-432.

Serrano-Pozo A, Aldridge G M, Zhang Q. Four decades of research in Alzheimer's disease (1975-2014): A bibliometric and scientometric analysis. J Alzheimers Dis, 2017, 59(2): 763-783.

第二十章
免疫调节剂

免疫调节剂(immunomodulator)是对免疫系统发挥调节作用或使之恢复稳态功能的物质,可由天然来源或化学合成途径获得。免疫调节剂可改变免疫功能低下状况,亦可减弱过度激活的免疫反应,其作用方式不同于免疫刺激剂(immune stimulant)的增强作用。免疫调节剂适用于治疗自身免疫性疾病,而对于长期服用抗生素或抗病毒类药物的慢性疾病的患者,通过使用免疫调节剂可纠正异常的免疫系统功能。

机体的免疫应答是由多种类型的细胞通过直接或间接的相互作用所形成的复杂调控反应。不同类型细胞之间的反应可由细胞-细胞相互作用(配体与受体作用)或可溶性因子作用(如细胞因子、趋化因子及生长因子)介导。因此免疫调节作用可通过以下方式实现:直接干预"辅助性"或"效应性"免疫细胞的活化、分化或存活;间接干预细胞间相互作用或中和可溶性因子。固有免疫细胞(innate immune cell)及获得性免疫细胞(adaptive immune cell)均可作为干预的靶细胞。

在过去的数十年间,人们对于免疫反应机制的认识获得了巨大的进展:包括自身免疫耐受缺失的体内过程、自身免疫性疾病中组织的损伤和破坏机制、移植排斥的效应机制及炎症反应加剧的驱动因素等。尽管针对这些领域的研究获得了大量线索,然而关于如何选择性地干预免疫反应,使得自身免疫性疾病或移植排斥得以控制,同时可维持机体对于感染性侵害的防御能力,仍然是科学家们面临的挑战。

本章将主要介绍目前广泛应用的免疫抑制剂及免疫增强剂的作用机制,并在现有发现的基础上分析新型免疫调节剂研究发展的趋势。

第一节　免疫抑制药物及应用

一、针对 T 细胞的免疫抑制剂

T 细胞来源于骨髓的多能干细胞,具有多种生物学功能,如直接杀伤靶细胞、辅助或抑制 B 细胞产生抗体,对特异性抗原和促有丝分裂原(mitogen)产生应答反应及产生细胞因子等。药物作用的 T 细胞分子靶点主要指参与 T 细胞活化过程的关键分子和信号通路:如 TCR、共刺激分子及其辅助受体、细胞因子及其信号转导分子等。

T 细胞的完全活化依赖于第一信号与第二信号的激活,当仅具有第一信号(抗原信号)而缺失第二信号时,会造成 T 细胞对同种抗原的再次刺激发生特异性无应答(anergy),表现为无法诱导细胞因子的产生以及维持细胞增殖,或发生细胞凋亡。

T 细胞活化的第一信号主要涉及 TCR 对抗原表位的特异性识别过程。TCR 通过识别由 APC 通过 MHC 与抗原多肽形成的复合物,引发系列抗原特异性的 T 细胞反应,包括细胞内钙调磷酸酶、MAPK 和 NF-κB 三条信号通路的活化,导致的下游分子事件启动多种基因的表达,包括 IL-2、IL-2L 受体(CD25)、CD69 和 CD154 等。

T细胞活化的第二信号主要通过共刺激分子的相互作用实现。共刺激分子是一类跨膜蛋白,通过其胞内段结构对T细胞介导的胞内信号进行修饰。共刺激分子的激活作用依赖于与TCR信号发生交联(crosslink),其胞外段与APC表达的配体结合后,能增强T细胞与APC的连接并加强第一信号。

(一) 作用于T细胞活化第一信号的抑制剂

(1) 抗TCR单克隆抗体TCR/CD3复合体是T细胞功能和特异性的主要调节者,因此抑制MHC/TCR复合物一直是器官移植研究中的热点。1986年第一种抗CD3单克隆抗体OKT3批准上市,用于预防肾、肝、心、肺移植的急性排斥反应,该药靶向TCR复合体的CD3亚基并导致功能性T细胞的急剧减少,但由于抗体鼠源相关的活化丝裂原会引起显著的副作用,目前已不再生产。随后,人源化的抗TCR抗体及靶向TCR其他亚基的抗体产生,这些新一代抗体药物被用作治疗移植后糖尿病,并作为肾移植过程中的免疫诱导剂,但安全性和有效性的问题始终存在。

(2) 钙调磷酸酶抑制剂环孢素(cyclosporin, Cs)和他克莫司(tacrolimus, FK506)是目前最常用的两种钙调磷酸酶(钙依赖的丝/苏氨酸蛋白磷酸酶)抑制剂,两者的问世是现代器官移植的重要里程碑。环孢素是一种由11个氨基酸残基组成的环肽,1969年从真菌培养液中分离出来,1978年用于预防器官移植排斥反应并获得较好的疗效,临床上环孢素主要用于预防肾、肝、心、肺、骨髓移植的急性排斥反应。

他克莫司是1984年从土壤放线菌发酵产物中分离出的一种具有强大免疫抑制作用的大环内酯类药物,虽然其结构与环孢素迥然不同,但免疫抑制特性类似,且作用效果是环孢素的10~100倍。他克莫司进入细胞后可与FK506结合蛋白(FKBP-12)形成功能复合物,与钙神经磷酸酶相互作用,从而影响其对多种底物的去磷酸化作用。在这些底物中,T细胞核因子(nuclear factor of activated T cell, NFAT)对于调节淋巴因子的基因表达至关重要,他克莫司可抑制NFAT入核,从而抑制环磷腺苷酸(cAMP)转录过程,阻断TCR-CD3信号诱发的早期T细胞活化基因转录,阻碍IL-1和IL-2受体基因的激活和转录,阻断T细胞从G_0期向G_1期进展,从而发挥抑制T细胞活化、增殖的作用。

(二) 作用于T细胞活化第二信号的抑制剂

(1) 靶向CD80/86-CD28:APC与T细胞表面多种协同刺激分子相互作用产生T细胞活化的第二信号,共刺激分子CD80/86与CD28的相互作用是T细胞活化所必需的。在机体内,为保持免疫应答的平衡,避免过度活化,T细胞的活化过程也受抑制性信号的调节。与CD28分子具有高度同源性的CTLA-4,其配体也是CD80/86。CTLA-4与CD80/86结合的亲和力是CD28分子的20倍,当T细胞激活后,CTLA-4的表达上调,可竞争性地与APC表面的CD80/86结合,启动抑制性信号,下调T细胞的应答。

为模拟CTLA-4对T细胞的下调作用,临床上将人类IgG重链与CTLA-4连接,生产出一类融合蛋白。第一代CTLA-4-Ig融合蛋白阿巴西普(abatacept)已被批准用于类风湿关节炎的治疗,目前正开展对系统性红斑狼疮等其他自身免疫性疾病的临床试验。另一种CTLA-4-Ig融合蛋白贝拉西普(belatacept),在肾移植过程中表现出对CD80/86更高的亲和力,已被美国FDA批准用作钙调磷酸酶抑制剂的替代药物。

(2) 靶向CD154-CD40:由于CD154(CD40L)与CD40之间的相互作用能引起APC表面CD80/86表达的上调,因此该相互作用也是共刺激信号传导过程中的关键步骤。早期人们将药物开发的靶点集中在T细胞表面分子的CD154上,但后续研究表明,CD154分子也存在于血小板上,药物与CD154结合会导致灵长类动物和人类血栓的发生率增加。因此,目前的研究主要集中在T细胞表面的CD40分子上,许多针对CD40的单克隆抗体正在研发过程中,如CD40全人抗体ASK1240正处于肾移植的Ⅱ期临床试验中。

二、针对 B 细胞的免疫抑制剂

B 细胞来源于骨髓的多能干细胞，当受到抗原刺激时，会增殖分化为大量浆细胞，浆细胞分泌抗体并在血液中循环，发挥体液免疫的作用。同时 B 细胞表面表达多种膜表面分子，包括白细胞分化抗原、MHC 以及膜表面受体等，参与机体免疫调节。

理想的 B 细胞抑制剂不仅能够抑制自身或同种异体抗原的体液免疫应答，而且能够有效地抑制 B/T 细胞间的相互作用。目前，针对 B 细胞的免疫抑制疗法主要通过抑制静息 B 细胞的成熟和分化，从而抑制浆细胞的形成和抗体的产生。

(一) 靶向 B 细胞表面抗原

CD20 是一种磷酸化蛋白质分子，相对分子质量约为 35 kDa，属于 4 次跨膜的蛋白超家族，为 B 细胞表面特有的分化抗原。它表达于 90%以上的 B 淋巴瘤细胞和正常 B 细胞，但在造血干细胞、正常浆细胞和其他细胞系表面不存在。CD20 分子具有不易脱落、与抗体结合后不发生内吞、在血清中不以游离形式存在等特征，因此作为治疗 B 细胞淋巴瘤的理想作用靶点而受到广泛关注。

1997 年美国 FDA 批准上市的 CD20 单克隆抗体利妥昔单抗(rituximab)是一种人鼠嵌合抗体(30%鼠源+70%人源)，能通过多种机制导致 B 细胞数量的减少，包括 ADCC、补体依赖性细胞介导的细胞毒作用(complement-dependent cytotoxicity, CDC)等。虽然利妥昔单抗在肿瘤及自身免疫病的治疗中发挥巨大作用，但由于其为人鼠嵌合抗体，引起部分患者产生耐药或治疗无效。常见不良反应包括发热、支气管痉挛和血压降低等。因此目前已开发了人源化抗体或全人抗体等第二代抗体药物，与人的同源性达到 90%~100%，如奥瑞珠单抗(ocrelizumab)、奥法木单抗(ofatumumab)等。FDA 和欧洲药品管理局(European Medicines Agency, EMA)于 2011 年分别批准其在美国和欧洲上市，用于治疗氟达拉滨(fludarabine)和阿仑珠单抗(alemtuzumab)无效的慢性淋巴细胞白血病(chronic lymphocytic leukemia, CLL)。

(二) 抑制 B 细胞分化

B 细胞分化的关键步骤是 TNF 家族的 B 细胞激活因子(B cell activating factor belonging to the TNF family, BAFF)和细胞因子增殖诱导配体与 B 细胞表面相应受体结合，活化 NF-κB 信号通路，进而促进 B 细胞分化并抑制凋亡。贝利木单抗(belimumab)是完全人源化的抗 BAFF 单克隆抗体，2011 年获得美国 FDA 批准上市。该药通过结合可溶性的 BAFF，阻止 BAFF 与其 B 细胞受体 TACI、BCMA、BAFF-R 结合，抑制 B 细胞分化，减少异常 B 细胞的数量。

(三) 抑制浆细胞形成和抗体产生

上述的 B 细胞抑制剂对浆细胞无直接抑制活性，但某些疾病与浆细胞的成熟及抗体的异常积累有关。浆细胞等代谢旺盛的细胞通过蛋白酶体调节蛋白质的降解，因此，抑制蛋白酶体的活性可抑制细胞周期，并诱导细胞凋亡。硼替佐米(bortezomib)是哺乳动物细胞中 26S 蛋白酶体的可逆抑制剂，能有效地治疗恶性浆细胞多发性骨髓瘤，2003 年被 FDA 批准用于治疗晚期骨髓瘤。

三、针对细胞因子的免疫抑制剂

细胞因子(cytokine)由免疫细胞(如单核/巨噬细胞、T 细胞、B 细胞、NK 细胞等)和某些非免疫细胞(内皮细胞、表皮细胞、成纤维细胞等)经刺激而合成、分泌的一类具有广泛生物学活性的小分子蛋白质。通过结合相应受体调节细胞生长、分化和效应，调控免疫应答，靶向特定的细胞因子可用于改变或抑制不利的免疫应答反应。

(一) 非特异性细胞因子抑制剂

1. *皮质类固醇* 皮质类固醇与细胞内糖皮质激素受体结合,并通过与核内的糖皮质激素响应元件结合以调节多种细胞功能。影响免疫系统稳定性的因素有很多,其中最显著的是通过阻断 NF - κB 和 AP - 1,抑制细胞因子的生成,从而引起多种下游效应。例如,由于抑制 IL - 2 导致 T 细胞数目减少,抑制 IL - 5 引起嗜酸性粒细胞凋亡,抑制 IL - 1 和 TNF - α 引起巨噬细胞功能障碍等。然而,皮质类固醇对中性粒细胞无明显抑制作用,反而导致中性粒细胞向炎症部位的迁移受阻,细胞凋亡减少,最终导致白细胞数目明显增多。此外,皮质类固醇对 B 细胞也无显著抑制作用。

由于类固醇类药物对免疫反应的多个环节均有广泛的抑制作用,因而在临床上具有重要价值。但研究表明长期使用该类药物,会导致诸多不良反应,如高血压、高血脂、消化道出血、骨质疏松等,儿童中还会出现生长迟缓、肾上腺皮质功能不全等副作用。

2. *JAK 抑制剂* JAK(Janus kinase)是一类胞内非受体酪氨酸激酶,包括 4 个成员：JAK1、JAK2、JAK3 和 TYK2。JAK 通过与 STAT 蛋白的相互作用在细胞因子受体信号通路中发挥重要作用。JAK/STAT 信号通路是由多种细胞因子受体偶联的信号转导通路,与多种炎症疾病的发病机制有关,如类风湿关节炎。当前,JAK 抑制剂已成为类风湿性关节炎治疗药物研究的热点。

托法替尼(tofacitinib)是辉瑞公司研发用于治疗自身免疫性疾病和器官移植排斥反应的一个强效 JAK 抑制剂,于 2012 年 11 月获美国 FDA 批准,用于治疗对甲氨蝶呤应答不充分或不能耐受的中至重度类风湿性关节炎成年患者,托法替尼主要通过抑制 JAK3 的活性,抑制 IL - 2、IL - 4、IL - 7、IL - 9、IL - 15 和 IL - 21 等多种细胞因子的表达,从而发挥疗效。

(二) 特异性细胞因子抑制剂

1. *IL - 2 受体拮抗剂* IL - 2 受体由 α、β、γ 3 个亚基组成,其中 α 亚基又被称为 CD25。IL - 2 受体拮抗剂通过特异性阻断 IL - 2 与 T 细胞表面的 IL - 2 受体 α 链结合,阻止 T 细胞的活化,从而达到免疫抑制的效应。目前使用较多的 IL - 2R 受体拮抗剂主要有巴利昔单抗(basiliximab)和达利珠单抗(daclizumab),两种药物都是基因工程的人源化单克隆抗体,广泛用于轻至中度急性排斥反应危险因素肾移植受者的诱导治疗。

2. *TNF - α 抑制剂* TNF 是由巨噬细胞、T 细胞、B 细胞、中性粒细胞、NK 细胞、肥大细胞和一些非免疫细胞(如平滑肌细胞和上皮细胞)对组织损伤应答而释放的急性期细胞因子。TNF 通过与其受体相互作用,在机体免疫系统、造血系统及器官形态发生和发育等过程中发挥重要生理作用。迄今,TNF - α 抑制剂是市场上最畅销的细胞因子靶向药物。

目前,临床上主要有 5 种 TNF 抑制剂可用于治疗各种自身免疫性疾病。1992 年首例 TNF - α 抑制剂的临床试验证实了对类风湿关节炎的治疗作用。1998 年 FDA 首次批准 TNFR2 - Fc 融合蛋白依那西普(etanercep),用于治疗类风湿性关节炎和强直性脊椎炎;1999 年批准人源化嵌合抗体英夫利昔单抗(infliximab),用于治疗类风湿性关节炎和克罗恩病。此后,FDA 于 2003 年批准全人源化抗体阿达木单抗(adalimumab)用于类风湿关节炎、强直性脊柱炎等的治疗;2008 年批准聚乙二醇化的抗 TNF - α 抗体 Fab 片段——赛妥珠单抗(certolizumab pegol)用于结肠克罗恩病;2009 年批准该产品用于中度至重度类风湿性关节炎,同年批准戈利木单抗(golimumab)用于治疗成人中至重度活动型类风湿性关节炎及银屑病关节炎。

3. *IL - 1 抑制剂* IL - 1 是促炎细胞因子,包括两种亚型：IL - 1α 和 IL - 1β,它们与细胞表面 Ⅰ 型受体结合,引起一系列炎性介质、趋化因子和细胞因子的释放,在许多急性和慢性炎症性疾病中起着重要作用。IL - 1α 分布较广,正常皮肤角蛋白细胞、全身黏膜上皮细胞以及肝、肺和肾等器官细胞中都含有 IL - 1α 前体,在疾病状态下,IL - 1α 移至细胞膜,直接激活表达 IL - 1 受体的细胞。而 IL - 1β 仅由外周血单核细胞、组织巨噬细胞和树突状细胞等少数细胞产生，且需要一系列的胞内事件才被激活。

目前IL－1抑制剂研发策略包括阻断或拮抗IL－1受体以及中和IL－1，其中阿那白滞素(anikinra)、利洛纳塞(rilonacept)和卡纳单抗(canakinumab)是临床上常用的抑制剂。阿那白滞素是一种重组的非糖基化的人源IL－1受体拮抗剂，可以阻断IL－1α和IL－1β的活性。利洛纳塞是一种二聚体融合蛋白，包含人IL－1受体胞外配体结合区域，能中和IL－1α或IL－1β，阻断IL－1与细胞表面受体相互作用及信号转导。卡纳单抗是一种重组的、完全人源化的抗IL－1β单克隆抗体，由于其特异性和半衰期长，已经成为1型糖尿病等一些慢性疾病的最优治疗策略。

4. IL－6抑制剂　IL－6可由多种细胞分泌，包括APC、B细胞、T细胞、肿瘤细胞等。IL－6在机体内发挥非常重要的生理作用，已成为自身免疫性疾病、肿瘤等的重要治疗靶标。目前，IL－6抑制剂主要有两种，针对IL－6或IL－6受体的单克隆抗体。

2005年首个注射用IL－6受体特异性人源化单克隆抗体，托珠单抗(tocilizumab)在日本上市，最初用于Castleman's病的治疗。随后临床试验结果表明，对于TNF抑制剂或甲氨蝶呤(MTX)疗效不佳或耐受的中度至严重类风湿关节炎患者，托珠单抗表现出良好的安全性和有效性。基于此，该药在日本和欧洲相继被批准用于类风湿关节炎的治疗。目前托珠单抗通常作为单一药物或与抗风湿药物联合使用，用于缓解中度至重度类风湿关节炎，耐受性较好。

5. IL－17抑制剂　IL－17或IL－17A是重要的炎性因子，主要由Th17细胞产生。IL－17A作为具有显著趋化作用的炎性因子，能够招募包括单核细胞和中性粒细胞在内的免疫细胞富集至炎症部位；同时，IL－17A亦可与TNF－α及IL－1协同作用，促进炎症效应。研究表明，IL－17是许多自身免疫疾病中的关键介质，包括强直性脊柱炎、银屑病和多发性硬化症。2015年第一个靶向IL－17A的抑制剂苏金单抗(secukinumab)获批上市，用于治疗中度至重度斑块状银屑病。

表20－1　特异性细胞因子抑制剂及其适应证

靶点	生物药	药物类型	适应证
IL－2	巴利昔单抗	人源化单克隆抗体	预防肾移植后的早期急性器官排斥
TNF－α	英夫利昔单抗	鼠/人嵌合抗体	类风湿关节炎、强直性脊柱炎、银屑病、克罗恩病
	依那西普	受体-人Fc融合蛋白	类风湿关节炎、强直性脊柱炎
	阿达木单抗	全人单克隆抗体	类风湿关节炎、强直性脊柱炎、银屑病、克罗恩病
	赛妥珠单抗	全人单克隆抗体	类风湿关节炎、克罗恩病
	戈利木单抗	全人单克隆抗体	类风湿关节炎、强直性脊柱炎
IL－1	阿那白滞素	重组人源化受体拮抗剂	类风湿关节炎
	利洛纳塞	二聚体融合蛋白	Cryopyrin相关周期性综合征(CAPS)
	卡纳单抗	全人单克隆抗体	急性痛风性关节炎、周期性发热综合征
IL－6	托珠单抗	人源化单克隆抗体	类风湿关节炎、克罗恩病、Castleman's病
IL－17	苏金单抗	全人单克隆抗体	银屑病

四、多细胞靶向的免疫抑制剂

(一) mTOR抑制剂

哺乳动物雷帕霉素靶蛋白(mammalian target of rapamycin, mTOR)是一种非典型的丝/苏氨酸蛋白激酶，当淋巴细胞受到IL－2等细胞因子刺激时，通过mTOR途径，能促进细胞由G_1期向S期转化并实现大量增殖。临床上常用的mTOR抑制剂如西罗莫司(sirolimus)、依维莫司(everolimusm)等主要作用于T细胞,发挥免疫抑制作用,此外除淋巴细胞外,mTOR 信号通路也存在于单核细胞、巨噬细胞、树突状细胞、自然杀伤细胞和内皮细胞中,因此,抑制 mTOR 可以发挥抗增殖、抗病毒、抗炎和抗肿瘤等多种作用。

西罗莫司,又名雷帕霉素(rapamycin),是最早发现的 mTOR 抑制剂,1999 年 FDA 批准其作为免疫抑剂应用于肾移植排斥反应,具有很好的抗排斥作用,且与环孢霉素 A(CsA)和 FK506 等免疫抑制剂有良好的协同作用,是一种低毒、无肾毒性的新型高效免疫抑制剂。

(二) DNA 合成抑制剂

1. 硫唑嘌呤　1960 年人们发现 6-巯基嘌呤能延缓皮肤移植的排斥反应,随后人们发现 6-巯基嘌呤的类似物硫唑嘌呤(azathioprine, AZA)能延缓器官移植排斥反应。在体内硫唑嘌呤能代谢成活性产物 6-巯基嘌呤,通过干扰嘌呤生物合成而抑制 DNA、RNA 以及蛋白质的合成,从而抑制淋巴细胞增殖反应。

硫唑嘌呤口服吸收良好,体内代谢完全,对多种细胞的嘌呤核苷酸的合成均有一定的抑制作用。目前硫唑嘌呤主要用于肾移植排斥反应的常规三联疗法(硫唑嘌呤+环孢素 A+泼尼松),临床上常见不良反应包括骨髓抑制、肝毒性、胃肠道毒性等,并有诱发肿瘤的危险。

2. 霉酚酸酯　霉酚酸酯(mycophenolate)是由青霉素属真菌产生的具有抗代谢的霉酚酸半合成物,是一种高选择性、非竞争性次黄嘌呤单核苷酸脱氢酶(inosine monophosphate dehydrogenase, IMPDH)的可逆性抑制剂,1995 年被美国 FDA 批准用于同种异体肾移植急性排斥的预防治疗。

IMPDH 是鸟嘌呤核苷酸合成的限速酶,霉酚酸酯口服吸收后在血浆酯酶的作用下迅速水解为代谢产物霉酚酸,霉酚酸能高效、选择性地抑制 IMPDH,阻断鸟嘌呤核苷酸的从头合成途径,进而阻断 DNA 合成,由于淋巴细胞只能利用经典途径合成嘌呤核苷酸,而其他细胞可通过补救途径合成,因此霉酚酸酯对于淋巴细胞具有选择性作用。此外,霉酚酸酯还能有效阻断混合淋巴细胞反应,抑制巨噬细胞产生 TNF-α、IL-1β 等细胞因子,抑制血管平滑肌细胞、系膜细胞、成纤维细胞、内皮细胞的增殖等。

临床研究表明霉酚酸酯能够有效预防和治疗心、肝、肾移植患者的移植物排斥反应,有助于减轻移植物慢性排异的动脉病变,与硫唑嘌呤相比具有较好的耐受性,目前已成为对硫唑嘌呤禁忌患者或作为抗代谢药物的首选药物。除此之外,作为高效低毒的第二代免疫抑制剂,霉酚酸酯在类风湿关节炎、银屑病等自身免疫性疾病的治疗中亦取得初步的疗效,不良反应较少见且较轻微,具有良好的应用前景。

3. 来氟米特　来氟米特(leflunomide)是一种嘧啶拮抗剂,可阻断细胞内 DNA 的合成以及细胞从 S 期到 G_2 期的转换,主要通过抑制二氢乳清酸脱氢酶(dihydroorotate dehydrogenase, DHODH)发挥作用,DHODH 是嘧啶核苷酸从头合成途径中的关键酶,抑制 DHODH 使得细胞内嘧啶池耗竭,从而抑制细胞的增殖。

该药是一个具有多重活性的新型免疫调节剂,已被 FDA 批准用于成年人活动性关节炎的治疗,具有起效快、疗效好、不良反应少、服用方便、价格适中等优点,且可保护肾功能,延缓疾病进展,当与激素联用时能减少激素用量及不良反应,但来氟米特的远期疗效及安全性有待进一步的研究。

(左建平　何世君)

第二节　免疫增强药物及应用

一、人或动物生理性来源的免疫增强剂

(一) 神经内分泌激素

机体的免疫系统和神经系统之间存在着紧密的相互作用,免疫细胞可表达多种神经内分泌因子的

受体,其自身也可分泌许多的因子。这种相互作用对于机体内环境稳态的维持至关重要。目前的研究发现,CNS 调控免疫系统的活动主要是通过以下两种机制来完成的: ① HPA 系统;② 交感神经和副交感神经分别释放的 NE 和 ACh,以调控免疫器官功能。此外,外周感觉神经元通过逆向激活机制,也可释放神经肽作用于组织,如 P 物质、生长激素抑制素等,这些分子能够调节淋巴细胞的功能及活性。对于免疫系统和神经内分泌系统而言,细胞因子是重要的内源性调节因子,神经内分泌系统广泛表达细胞因子及其受体,从而对于中枢及外周组织均可发挥作用。迄今,约 30 种神经内分泌调节因子已被研究证实对免疫细胞具有活性作用。

(二) 胸腺产物

淋巴系统形成于出生前和出生后早期,胸腺在这一形成过程中发挥了重要的作用,它对淋巴系统的精细调控贯穿整个生命活动的始终。目前已经发现了超过 20 多种胸腺产物,包括胸腺素 $-\alpha_1$、胸腺生成素、胸腺素、胸腺素 - 5、胸腺体液因子(thymic humoral factor, THF)等。其中胸腺生成素(thymopoietin, TP)主要是从牛胸腺分离获得,由 49 个氨基酸残基组成,相对分子质量为 5 kDa。该蛋白质主要作用于神经肌肉系统,且对 T 细胞分化及其生理功能产生影响。该蛋白质与在淋巴结和脾脏中发现的脾素(splenin)显示交叉反应性。这些胸腺产物可显著提高免疫缺陷、癌症、细菌和病毒感染患者免疫系统的效能。

(三) 细胞因子

细胞因子作为免疫调节剂,被认为是未来治愈疾病的一种重要手段。细胞因子以自分泌、旁分泌或内分泌的形式发挥作用,并且能够通过协同或拮抗作用对自身的表达水平进行调控。

(1) 细胞因子作为抗感染的辅助免疫调节剂为了替代或增强宿主天然抗感染物质的作用,可采用细胞因子作为辅助免疫调节剂,以提高抗病原微生物药物的作用效果(表 20 - 2)。临床应用中的典型例子包括: 使用 PEG 化的 IFN 和利巴韦林联用治疗丙型肝炎病毒(HCV)感染;重组核苷酸类似物与 IFN - α 联用治疗乙型肝炎病毒(HBV)感染;通过诱导 Th1 细胞免疫反应可增强 IFN 抗 HCV 的效能;联合佐剂及细胞因子的免疫疗法有助于念珠菌感染的治疗;IFN - γ 通过 Th1 细胞反应,在侵袭性真菌感染中对机体发挥保护性作用;IL - 10 可有效抵抗细螺旋体(leptospira)感染等。

(2) 细胞因子可以作为疫苗的新型免疫调节因子为了使疫苗佐剂或免疫调节剂在用于宿主后可有效启动保护性免疫,需要选择合适的辅助性制剂如细胞因子(表 20 - 2)。细胞因子可以通过编码入疫苗基因或以可溶性蛋白质形式发挥疫苗佐剂作用。可溶性细胞因子策略已成功应用于调节牛、羊、猪及家禽的免疫系统。细胞因子和趋化因子如 MCP、GM - CSF 和 MIP 最近已被纳入疫苗方案中。这些细胞因子可以促进树突状细胞和单核细胞从血液循环进入组织间质,在疫苗到达的靶部位招募免疫细胞,以增强机体对疫苗抗原的免疫应答。

表 20 - 2　重要细胞因子及其来源,功能及其治疗应用

细胞因子	来　　源	功　　能	治　疗　应　用
IL - 1	单核细胞,淋巴细胞,内皮细胞	造血,共刺激 T 细胞,成纤维细胞增殖	阻断 IL - 1 的活动
IL - 2	激活的 T 细胞和树突状细胞	T 细胞增殖和分化,B 细胞增殖和抗体分泌	治疗癌症和感染性疾病,骨髓移植
IL - 3	激活的 T 细胞,肥大细胞,NK 细胞	髓系前体干细胞增殖和分化,抑制巨噬细胞的凋亡诱导	骨髓移植
IL - 4	T 细胞,肥大细胞,嗜酸性粒细胞,嗜碱性粒细胞	B 细胞增殖和分化,免疫球蛋白类别转换	抗肿瘤因子,免疫刺激因子
IL - 6	T 细胞,单核细胞,内皮细胞,肥大细胞	刺激 B 细胞产生抗体,刺激 T 细胞生长并向细胞毒性 T 细胞分化	抗肿瘤因子

续　表

细胞因子	来　源	功　能	治 疗 应 用
IL－8	单核细胞,淋巴细胞,内皮细胞	嗜中性趋化作用和激活,趋化因子功能	
IL－10	单核细胞,淋巴细胞,内皮细胞	抑制粒细胞和单核细胞产生促炎性因子,抑制 T 细胞产生 IL－2,抑制抗原特异性 T 细胞激活	抗炎,用于自身免疫性疾病
IL－12	单核细胞,B 细胞	T 细胞和 NK 细胞增殖,针对肿瘤细胞的细胞毒性 T 细胞应答,通过 T 细胞和 NK 细胞产生 IFN－γ 抑制 IgE 产生	抗转移因子,抗肿瘤,疫苗佐剂
IL－13	活化的 T、B 细胞	B 细胞生长和分化因子,促进趋化作用	抗肿瘤,抗炎性因子
IL－15	单核细胞,NK 细胞	刺激 B 细胞、T 细胞和 NK 细胞激活,化学引诱物	抗肿瘤,用于类风湿性关节炎
IL－16	T 细胞,嗜酸性粒细胞	CD4T 细胞的趋化作用	抗 HIV
IL－17	Th17 细胞	调节炎症作用	系统性红斑狼疮,银屑病,系统性硬化,多发性硬化症和 1 型糖尿病

二、微生物来源的免疫增强剂

(一) 细菌

微生物产物能够非特异性激活巨噬细胞和刺激 NK 细胞活化。多种细菌组分通过作用于 TLR 从而激活巨噬细胞和树突状细胞,并刺激其释放多种细胞因子。其中最有效的细胞因子合成促进剂是来源于牛分枝杆菌减毒活疫苗株的卡介苗(Bacillus Calmette-Guerin, BCG)。BCG 通常能增强 B 细胞和 T 细胞介导的免疫应答,如吞噬作用、移植物排斥和对感染的抗性。胞壁酰二肽(muramyl dipeptide, MDP)是一种简单的糖肽,同时也是具有许多生物学活性的完整分枝杆菌的最小活性结构,通过激活巨噬细胞和增强体液免疫,可增加针对传染性病原体的非特异性抗性,并在某些条件下增加了对肿瘤移植物的抵抗力。

细菌可以调节对非相关抗原的免疫应答。经典的例子是短棒菌苗(propionibacteria),它能够有效地激活参与非特异性防御的细胞群。通过抗原识别和清除机制,活化的免疫系统可整体上保护机体免受感染性病原体的侵袭,并抑制恶性肿瘤细胞的扩散和生长。用短棒菌苗 KP－40 可有效诱导免疫激活,尤其是在结肠癌中对非特异性免疫的刺激作用。在加速胸腺细胞成熟过程的同时,还能增加胸腺的重量。此外,它通过激活 IL－2 受体和巨噬细胞 3 抗原(MAC－3)显著增加外周血淋巴细胞和单核细胞的绝对数量。

(二) 益生菌

微生物是哺乳动物胃肠道的重要功能成分。抗生素和免疫抑制剂的应用可导致胃肠道的正常菌群组成的改变,引入有益菌群有助于重建正常菌群,利于疾病预防。Lilly 和 Stillwell(1965)首先引入了“益生菌”一词,以便定义一种生物体产生的物质,这种物质能够促进另一种生物体的生长。

益生菌是天然存在的活微生物,其存在对宿主的生理状态产生积极作用。益生菌包括细菌、真菌和酵母。通常,由肠球菌属、链球菌属和乳酸杆菌属组成的无致病性活菌株主要应用于家禽和家畜。作为生长促进剂,已发现益生菌能够提高饲料转化效率,改善生长性能并改善家禽和家畜的免疫应答。

益生菌的各类菌株具有不同的免疫调节机制,可包括促进抗体分泌、诱导细胞介导的免疫应答、增加粒细胞的吞噬活性、增加 T 细胞和 NK 细胞活化表型(CD25 和 CD45RO)及促进细胞因子的产生等。白联珠菌和链球菌菌株是 Th1 细胞因子的强效增强剂;短棒菌苗属和双歧杆菌属是诱导 IL－10 分泌的强效抗炎益生菌;由干酪乳杆菌和副干酪乳杆菌产生的乳糖酶选择性地降解促炎趋化因子,因此可用于辅助控制和治疗炎性疾病如炎症性肠炎、过敏性皮肤炎症和银屑病。乳酸乳球菌激活人类浆细胞样树突状细胞诱导干扰素的产生，因此可以在抗病毒免疫中发挥有利作用。

涉及益生菌作用的常见机制包括：增加免疫球蛋白（IgG、IgM 和 IgA）的产生；吸收死亡微生物释放的抗原；刺激细胞介导的免疫力；提高重要免疫因子（干扰素等）的表达量。此外，益生菌可增强巨噬细胞、淋巴细胞和 NK 细胞活性，并上调异嗜性细胞的氧化暴发和脱粒。

三、化学合成的免疫增强剂

（一）沙利度胺及衍生物

沙利度胺（thalidomide）及其衍生物来那度胺和泊马度胺是常用的抗肿瘤药物。它们作用于参与炎症反应的细胞因子、调控免疫细胞表达和调节的分子，影响血管生成。

沙利度胺及其衍生物的作用机制有两种模式，一种是直接作用于肿瘤细胞，另一种是下调其功能。沙利度胺的第一种作用模式是通过减少维持肿瘤细胞存活的细胞因子（如 TNF－α、IL－6 和 IL－8）产生来实现；第二种作用模式则是干预肿瘤细胞之间，以及肿瘤细胞与微环境之间的相互作用。

（二）左旋咪唑

左旋咪唑（levamisole，LMS）具有双重免疫作用：一是恢复免疫效应细胞的功能，二是诱导 T 细胞和粒细胞分化成熟。左旋咪唑最显著的作用就是使 T 细胞及巨噬细胞功能恢复正常。如促进 T 细胞自发或/和丝裂原（抗原）诱导的增殖能力、细胞因子产生水平及抗体活性的恢复；增强巨噬细胞的吞噬活性、游走及趋化能力，改善补体受体及过氧化酶活性低下的情况。左旋咪唑并不直接激活 B 细胞，不能促进抗体形成和 B 丝裂原的增殖反应，但可以通过作用于辅助性 T 细胞而间接影响 B 细胞功能。此外，左旋咪唑在体内能诱导早期 T 细胞分化成熟为功能性 T 细胞，促进裸鼠和胸腺切除小鼠的淋巴细胞增殖，并通过增加集落刺激因子的释放促进粒细胞形成。

（左建平 何世君）

第三节 未来免疫调节剂的发展趋势

据统计，2015 年全球免疫调节剂市场达到 1 317 亿美元，预计 2018～2025 年，该市场的年均复合增长率可达到 5.8%。慢性疾病如哮喘、癌症、过敏性疾病等发病率的升高，以及在自身免疫性疾病（如多发性硬化症、银屑病、狼疮等）和器官移植排异反应的治疗策略中应用增加，使得医疗市场对免疫调节剂的需求在未来的 8 年中将逐步增强。

目前靶向体内复杂分子及细胞通路的免疫调节剂研究已获得良好进展，通过实验动物模型可发现并确证潜在的新型干预靶点，而构建人源化的动物模型，将有利于对临床前研究结果转化至患者的治疗效果发挥更好的预测作用。

未来免疫调节剂的发展可能出现多个方面新颖的研究视角。

（1）如临床研究中提出的“卫生假说（hygiene hypothesis）”，采用寄生虫或细菌的提取物刺激免疫系统，研究其对自身免疫性疾病的影响作用：通过动物模型及部分临床干预等研究，证实生活方式改变所导致的感染性疾病减少与免疫系统功能紊乱及自身免疫性疾病的增加存在因果关系。例如，在糖尿病动物模型［非肥胖型糖尿病（NOD）小鼠及生物育种的糖尿病易发（BB－DP）大鼠］中观察到，较低的感染压力［“无特殊致病菌”（specific pathogen-free，SPF）环境］可导致较高的 1 型糖尿病的发生率，而普通非 SPF 环境饲养以及接触多种细菌、病毒及寄生虫的 NOD 小鼠，1 型糖尿病发病率显著降低。类似的现象在炎症性肠病以及特发性皮炎(atopic dermatitis)的模型动物中均得到证实。目前,“卫生假说”的分子机制包括 Th1 细胞与 Th2 细胞反应失衡、抗原竞争性免疫应答、调节性免疫细胞以及基因多态性等。上述概念的提出为过敏性及自身免疫性疾病的治疗提供了一个崭新的研究思路,但这些潜在的治疗策略仍然存在明显的局限性,包括缺乏治疗用病原提取物的标准化,与疾病进程及患者未知的免疫缺陷情况相关的不良反应等。

(2) 针对表观遗传调控的治疗策略将凸显其优势,靶向 DNA 甲基化及染色质重构[如组蛋白去乙酰化酶(HDAC)抑制剂]的药物已用于癌症治疗,并在小鼠的器官移植模型中显示出良好的耐受特性。

(3) RNA 沉默的药物(siRNA、miRNA、miRNA 拮抗剂等)正引起越来越多的关注:RNA 沉默通路的效应分子是小 RNA,按来源及功能主要分为 3 类:微小 RNA(miRNA)、小干扰 RNA(siRNA)及小发卡 RNA(shRNA)。小单链 RNA 分子结合至特定 mRNA 靶点的 3′非编码区(3′-UTR),引起靶基因的降解或转录抑制。这些小 RNA 可用于开发基于 RNA 干扰策略的治疗手段,尤其适于成药性不理想的疾病靶点分子。

总的来说,免疫调节剂未来可能通过以下方式使病理性机体恢复自身耐受状态,阻断疾病进展:① 通过联合具有组织再生作用的疗法,建立免疫治疗策略;② 通过联合用药,靶向 2 个或以上的通路,协同修复发生功能紊乱的免疫系统中不同的组成部分,以获得更为理想的治疗效果。

(左建平　何世君)

参考文献

魏伟,李晓辉,张洪全,等. 抗炎免疫药理学. 北京:人民卫生出版社,2005:120-122, 142-143.

Alyanakian M A, Grela F, Aumeunier A, et al. Transforming growth factor-beta and natural killer T-cells are involved in the protective effect of a bacterial extract on type 1 diabetes. Diabetes, 2006, 55(1): 179-185.

E A Georgakopoulou, C Scully. Systemic use of non-biologic agents in orofacial diseases: Other immunomodulatory agents. Oral Diseases, 2015 (21), 273-282.

Goldfarb D A. Immunosuppressive drugs for kidney transplantation. New England Journal of Medicine, 2004, 351(26): 2715.

Jeffrey A B, Hélène B J. Current and future immunomodulation strategies to restore tolerance in autoimmune diseases. Cold Spring Harbor Perspectives in Biology, 2012, 4(11): a007542.

Jiri Kovarik. From immunosuppression to immunomodulation: Current principles and future strategies. Pathobiology, 2013, 80(6): 275-281.

Kuldeep Dhama, Mani Saminathan, Siju Susan Jacob, et al. Effect of immunomodulation and immunomodulatory agents on health with some bioactive principles, modes of action and potent biomedical applications. International Journal of Pharmacology, 2015, 11(4): 253-290.

Lai Y C, Dong. Therapeutic antibodies that target inflammatory cytokines in autoimmune diseases. Int Immunol, 2016, 28(4): 181-188.

Naesens M, Kuypers D R, Sarwal M. Calcineurin inhibitor nephrotoxicity. Clinical Journal of the American Society of Nephrology, 2009, 481-508.

Nighat Sultana, Zafar Saeed Saify. Naturally occurring and synthetic agents as potential anti-inflammatory and immunomodulants. Anti-Inflammatory & Anti-Allergy Agents in Medicinal Chemistry, 2012, 11(1): 3-19.

Pauley K M, Cha S. RNAi therapeutics in autoimmune disease. Pharmaceuticals (Basel), 2013, 6(3): 287-294.

Priyanka Saroj, Mansi Verma, Jha K K, et al. An overview on immunomodulation. Journal of Advanced Scientific Research, 2012, 3(1): 07-12.

Shimobayashi M, Hall M N. Making new contacts: The mTOR network in metabolism and signalling crosstalk. Nature Reviews Molecular Cell Biology, 2014, 15(3): 155-162.

Wiseman A C. Immunosuppressive Medications. Clinical Journal of the American Society of Nephrology Cjasn, 2016, 11(2): 332.

第二十一章
自身免疫性疾病及药物治疗

自身免疫性疾病(类风湿关节炎、系统性红斑狼疮、炎症性肠病、干燥综合征、强直性脊柱炎、慢性活动性肝炎、支气管哮喘等)表现为局部或全身性异常炎症免疫反应。炎症免疫反应涉及了许多炎症免疫细胞(淋巴细胞、巨噬细胞、树突状细胞、单核细胞等)活化、细胞因子及趋化因子释放等。遗传因素、感染因素、免疫系统异常等参与了自身免疫性疾病的异常炎症免疫反应。自身免疫性疾病的治疗包括两个目标,第一是症状缓解和功能维持,第二是延缓组织损害进程。目前治疗自身免疫性疾病药物主要分为非甾体抗炎药、甾体抗炎药和疾病调修抗风湿药(化学药物、天然药物以及生物制剂)等。随着对自身免疫性疾病病理机制的深入阐明和新药物靶点的发现,靶向细胞因子(TNF-α、IL-1、IL-6、IL-17、IL-12、IL-23)和细胞表面分子(CD20、CD80/86)的新型生物制剂获得较快发展。靶向JAK/STAT信号通路的多个小分子药物近年来也被研发。这些新开发的药物已经应用于临床或正处于临床试验阶段。炎症免疫反应软调节(soft regulation of inflammatory immune responses,SRIIR)药物是一类选择性调控机体组织细胞功能、基因和蛋白质异常变化所致的病理状态恢复至生理水平的药物,该类药物是抗炎免疫药物研发的新策略和主要方向之一。

第一节　自身免疫性疾病的概述

一、炎症免疫反应参与了自身免疫性疾病

炎症免疫反应(inflammatory immune responses,IIR)是机体炎症免疫细胞依据内外环境变化所表现出的适度或异常反应,适度的IIR对于保护机体免受内外环境病理损害具有重要作用,但过度的IIR则可导致自身免疫性疾病发生、发展。IIR涉及了许多炎症免疫细胞(淋巴细胞、巨噬细胞、树突状细胞、单核细胞等)活化、细胞因子及趋化因子释放等。细胞因子及趋化因子通过受体,激活相应信号转导通路,引起促炎性细胞因子和抗炎性细胞因子失平衡以及促炎症细胞和调节细胞之间失平衡,从而导致异常IIR。自身免疫性疾病如类风湿关节炎、系统性红斑狼疮、银屑病、炎症性肠病、干燥综合征、强直性脊柱炎、慢性活动性肝炎、支气管哮喘等虽然发病机制尚未完全明确,但都表现局部或全身异常IIR。

二、治疗自身免疫性疾病药物

治疗自身免疫性疾病药物主要分为NSAID、SAID和疾病调理性抗风湿药(disease-modifying antirheumatic drug, DMARD)等三类。NSAID通过抑制环氧酶(cyclooxygenase,COX)活性,减少PG,抑制多种细胞因子分泌而发挥抗炎、解热和镇痛作用,可改善疾病症状和体征,主要用于自身免疫性疾病的对症治疗。该类药只能治标,不能治本,难以阻止疾病的发展。NSAID共有的不良反应包括胃肠道(上腹痛、纳差、溃疡和出血等)、心血管(高血压、心肌梗死和心力衰竭等)、CNS(疼痛、眩晕、耳鸣等)、造血系统(血小板减少)、肝肾功能不全、哮喘和皮肤药疹等不良反应。SAID具有较强抗炎作用和免疫

抑制作用,阻止炎症细胞向炎症部位聚集,抑制炎性因子释放,抑制T细胞、B细胞增殖和分泌。长期使用有较严重的不良反应。DMARD包括化学药物、天然药物及生物制剂等,能够抑制炎症,改善症状,延缓组织破坏,广泛应用于自身免疫性疾病治疗。DMARD起效缓慢,用药数周或数月后症状和体征才逐渐减轻,需长时间连续用药方可获得比较稳定的疗效。该类药多存在较严重不良反应。

炎症细胞因子(TNF-α、IL-1、IL-6、IL-17、IL-12/23等)、细胞表面分子(CD20、CD80/86等)及其介导的信号通路(MAPK、PI3K、NF-κB、JAK/STAT等)参与免疫细胞功能紊乱和自身免疫性疾病的病理进程。以这些细胞因子和细胞表面分子为治疗靶点的靶向生物制剂近年来获得较快发展,如靶向IL-1(anakinra、canakinumab)、IL-17(secukinumab、ixekinzumab、brodalumab)、IL-6(tocllizumab、sarilumab、sirukumab)、TNF-α(infliximab、adalimumab、etanercept、golimumab、certolizumab)、IL-12/23(ustekinumab、briakinumab、guselkumab、tildrakizumab、brazikumab、mirikizumab、risankizumab)、CD20(rituximab)和CD80/CD86(abatacept)等用于治疗自身免疫性疾病获得明确疗效。不同细胞因子和生长因子结合细胞表面受体触发JAK家族蛋白(JAK1、JAK2、JAK3、TYK2)磷酸化,进一步活化STAT,启动JAK/STAT信号通路,参与炎症免疫性疾病的细胞应答。JAK抑制剂(tofacitinib、baricitinib、upatacitinib、filgotinib等)通过抑制细胞因子和生长因子的信号转导而抑制多种免疫细胞功能,包括T细胞、B细胞、巨噬细胞、树突状细胞等。靶向JAK/STAT信号通路的多个小分子药物近年来研究活跃,多个药物已经应用于临床或临床试验。

炎症免疫反应软调节(soft regulation of inflammatory immune responses, SRIIR)药物是一类选择性调控机体组织细胞功能、基因和蛋白质异常变化所致的病理状态恢复至生理水平的药物。该类药物不完全或过度抑制细胞、基因和蛋白质活性,在发挥治疗作用时尽量不损害生理功能,以减少不良反应。控制IIR相关细胞过度活化且不损害其生理功能的SRIIR药物是抗炎免疫药物研发的新策略和主要方向之一。

(魏 伟 张玲玲)

第二节 类风湿关节炎的药物治疗

类风湿关节炎(rheumatoid arthritis, RA)是以关节滑膜炎症,伴有骨和软骨破坏为病理特征的慢性自身免疫性疾病。病变可累及全身大小关节,如不及时治疗,会导致关节破坏、畸形和功能丧失,致残率高。类风湿关节炎多发生于女性,临床表现主要为晨僵、关节肿痛、软骨破坏和关节间隙变窄。

一、类风湿关节炎发病原因及机制

1. *遗传因素* 主要组织性抗原复合体在遗传效应中有一定作用。HLA-DR4分子与类风湿因子(rheumatoid factor, RF)阳性患者有关,70% HLA-DW4阳性人群具有类风湿关节炎易感性。

2. *感染因素* 一些细菌、病毒等可作为致病源,引起类风湿关节炎发病。类风湿关节炎患者滑液和血清中可检测出高水平的抗EB病毒胞膜抗原抗体。另外,链球菌及菌壁肽聚糖可能是类风湿关节炎发病的抗原,可刺激机体产生抗体,发生免疫病理损伤。

3. *免疫系统异常* 免疫细胞包括T细胞、B细胞、巨噬细胞、树突状细胞和滑膜细胞,是参与类风湿关节炎免疫应答和炎症反应的关键细胞。T细胞是类风湿关节炎滑膜组织中主要浸润的细胞。T细胞活化后产生大量细胞因子如IFN、IL-2和IL-6等,通过旁分泌和自分泌形式刺激巨噬细胞和T细胞,产生促炎因子IL-1和TNF等,参与关节炎症的发生。作为APC,类风湿关节炎关节滑膜内B细胞参与T细胞活化,并产生包括抗瓜氨酸蛋白/肽抗体(anti-citrullinated protein antibodies, ACPA)、RF等多种自身抗体来激活补体。此外,B 细胞产生多种趋化因子,诱导炎症免疫细胞浸润关节滑膜组织,导致滑膜增厚和血管翳形成。促炎症细胞因子诱导滑膜细胞炎性转变,参与滑膜炎症反应。滑膜组织中浸润的其他免疫细胞,如巨噬细胞、单核细胞、树突状细胞及成纤维细胞等在滑膜炎中也发挥重要作用。

炎症免疫细胞产生的细胞因子通过受体介导不同信号通路参与了类风湿关节炎滑膜炎症及骨和软骨破坏。类风湿关节炎患者血清 IL－1β、IL－2、TNF－α、IL－6、IL－17、PGE_2、BAFF 和 MMP 等水平明显升高。BAFF 对促进 B 细胞存活、增殖和分化至关重要。关节中过量表达的 BAFF 抑制 B 细胞凋亡,促进 B 细胞分化增殖,促进中性粒细胞聚集关节滑膜中,加重炎症免疫反应。TNF－α、IL－6、IL－17、PGE_2 等细胞因子异常调节 G 蛋白/AC/cAMP 信号转导通路、活化 RAS/MAPK、PI3K/AKT/mTOR 信号通路及其信号网络,参与滑膜炎症及骨和软骨破坏。

类风湿关节炎类诊断标准主要包括: ① 美国风湿病学会 1987 年修订的类风湿关节炎分类标准; ② 2010 年 ACR/EULAR 关于类风湿关节炎新的分类标准; ③ 2012 年早期类风湿关节炎分类诊断标准。

二、类风湿关节炎药物治疗

(一) 非甾体抗炎药

NSAID 有抗炎、镇痛、解热作用,是类风湿关节炎治疗常用经典药物,适用于活动期等各个疾病阶段患者。NSAID 主要作用机制是抑制炎症部位的 COX－1/COX－2 活性,减少 PGE_2 合成,从而减轻临床表现。此外,NSAID 还可抑制炎症细胞趋化,减少 IL－1、自由基和超氧化物产生。NSAID 虽能有效减轻类风湿关节炎患者临床症状,缓解关节局部炎症反应,但不能控制疾病的病程进展。继阿司匹林之后,众多 NSAID 被研发,包括塞来昔布(celecoxib)、双氯芬酸(diclofenac)、二氟尼柳(diflunisa)、依托度酸(etodolac)、非诺洛芬(fenoprofen)、氟比洛芬(flurbiprofen)、布洛芬(ibuprofen)、吲哚美辛(indomenthacin)、酮洛芬(ketoprofen)、美洛昔康(meloxicam)、萘丁美酮(nabumetone)、萘普生(naproxen)、奥沙普嗪(oxaprozin)、吡罗昔康(piroxicam)、舒林酸(sulindac)甲苯酰吡咯乙酸(tolmetin)等。

1. 阿司匹林　对控制类风湿关节炎症状疗效肯定,为治疗类风湿关节炎经典药物,可迅速镇痛,减轻关节炎症,不良反应包括胃肠道反应、肝肾损害、出血时间延长、过敏反应、水杨酸反应等。

2. 塞来昔布　高度选择性 COX－2 抑制剂——塞来昔布对 COX－2 的选择性抑制作用比对 COX－1 的抑制作用强 375 倍,最大限度抑制 COX－2。在发挥抗炎、镇痛、解热同时,对胃黏膜屏障、血小板及肾功能影响较小。不良反应包括上腹疼痛、腹泻与消化不良、肾脏不良反应和转氨酶升高等,可增加心血管不良反应的危险性,对有血栓形成倾向的患者仍需慎用。塞来昔布说明书已经加入黑框警告,以提醒此类药品有增加心血管和胃肠道不良反应的风险。

3. 奥沙普秦　为丙酸类 NSAID 药,具有抗炎、镇痛、解热作用。其镇痛作用强于布洛芬、保泰松和阿司匹林 2~9 倍。临床用于治疗类风湿关节炎。不良反应主要为消化道症状,少见为头晕、头痛、困倦、耳鸣和抽搐,及一过性肝功能异常。

4. 依托度酸　为吲哚乙酸类 NSAID,具有抗炎、镇痛和解热作用。临床用于治疗类风湿关节炎。不良反应表现为腹痛等消化系统症状,乏力,不适,寒战,发热,焦虑、抑郁、头晕等神经系统症状,搔痒,皮疹,视物模糊,耳鸣,排泄困难,尿频等。

(二) 疾病调修抗风湿药

DMARD 又被称为慢作用抗风湿药物。常用的有甲氨蝶呤、来氟米特、环磷酰胺、硫唑嘌呤、环孢素 A 和柳氮磺吡啶(sulfasalazine, SSZ)等。

1. 甲氨蝶呤　是叶酸类似物,可通过抑制二氢叶酸还原酶,减少四氢叶酸而阻断 DNA 合成,能延缓并修复骨破坏,适用于活动期类风湿关节炎患者,是目前治疗类风湿关节炎的首选药物。尽管多个指南推荐甲氨蝶呤单药治疗是首选策略,但研究显示甲氨蝶呤联合其他 DMARD 治疗类风湿关节炎患者获益更多。甲氨蝶呤联合生物制剂或托法替尼,疗效均优于甲氨蝶呤单药治疗。甲氨蝶呤有良好耐受性,长期应用会导致骨髓抑制、胃肠道反应,偶有皮肤发红、瘙痒或皮疹、脱发、伪膜性或出血性肠炎等。大剂量应用会导致肝肾功能损害、白细胞和血小板减少、药物性间质性肺炎。叶酸可预防甲氨蝶呤引起的胃肠道反应、黏膜损害和全血细胞减少。

2. 来氟米特　是异噁唑类免疫抑制剂。其作用机制主要是通过抑制 DHODH 活性,影响淋巴细胞嘧啶合成,而发挥抗增殖活性。来氟米特抑制 T 细胞增殖和自身抗体产生,降低 IL－8 受体转录和 NF－κB 活化,促进 IL－10 受体转录。来氟米特可改善类风湿关节炎患者临床症状,提高患者关节功能和日常生活能力,降低血沉及 C－反应蛋白。临床多与甲氨蝶呤联合应用,起效快,耐受性好。来氟米特治疗类风湿关节炎有效率与甲氨蝶呤相当,不良反应主要有胃肠道不适、皮疹、可逆性脱发、肝功能损害、耳鸣等,大部分患者减量或停药后可恢复,发生率低于甲氨蝶呤。

3. 环孢素 A　是从真菌中提取的一种环状多肽,选择性作用于 T 细胞,通过与细胞内环孢素结合蛋白(cyclophilin)结合,抑制辅助性 T 细胞活化及对 IL－2 的反应性。抑制巨噬细胞产生细胞因子及嗜碱性粒细胞和肥大细胞释放炎性介质组胺、LT、C4、PGD_2 等。主要用于难治性类风湿关节炎和幼年特发性关节炎(juvenile idiopathic arthritis,JIA)。不良反应为血肌酐升高和血压上升,用药时间长或剂量过大可有骨髓抑制。一定程度损伤对精子、卵子,可出现巨红细胞血症、白细胞及血小板减少、贫血。

4. 艾拉莫德　是具有抗炎和免疫调节作用的治疗类风湿关节炎药物。艾拉莫德可选择性抑制 COX－2,进而减少炎性组织中 PG 产生;还能够抑制抗原特异性 T 细胞增生,降低缓激肽释放,抑制血清 IgG 和 IgM 生成,抑制滑膜成纤维细胞分泌细胞因子 IL－1β、TNF－α、IL－6、IL－8 及 MPC－1,抑制 IFN－γ 刺激的滑膜细胞 CD54、CD58 和 CD106 等表达,促进成骨细胞分化,抑制骨吸收和关节破坏,而发挥其抗炎、镇痛和促骨形成作用。临床用于治疗活动性类风湿关节炎,其起效时间早于传统 DMARD。常见不良反应主要有消化道不良反应、转氨酶升高、皮疹、白细胞减少、视物模糊、皮肤瘙痒、脱发、血小板减少、失眠、心电图异常、月经失调、血红蛋白下降等。

(三) 生物制剂

生物制剂通过阻断关键炎症细胞因子或细胞表面分子而发挥治疗作用,如靶向 IL－1、IL－6、TNF－α 和 IL－17 的单克隆抗体等。

1. TNF－α 抑制剂　TNF－α 抑制剂包括英夫利昔单抗、阿达木单抗、依那西普和戈利木单抗等。英夫利昔单抗是人鼠嵌合性 TNF－α 单克隆抗体,对甲氨蝶呤等治疗无效的类风湿关节炎患者具有满意疗效,早期应用的效果更好。依那西普是人重组 TNF 受体 p75 和 IgGFc 段的融合蛋白,治疗类风湿关节炎耐受性较好。阿达木单抗是针对 TNF－α 的全人源化单克隆抗体。通过皮下注射给药,用于治疗类风湿关节炎疗效确切。TNF－α 抑制剂主要不良反应是注射部位反应、感染和肿瘤发生风险等。其他靶向 TNF－α 的抑制剂见表 21－1。

表 21－1　靶向细胞因子生物制剂

细胞因子	抑制剂	成　分	治疗疾病	研发阶段
TNF－α	英夫利昔单抗(infliximab)	人鼠嵌合性单克隆抗体	类风湿关节炎、银屑病、溃疡性肠炎、关节炎型银屑病、强直性脊柱炎	已上市用于临床
	阿达木单抗(adalimumab)	人重组 TNF 受体融合蛋白	类风湿关节炎、银屑病、克罗恩病、溃疡性肠炎、关节炎型银屑病、强直性脊柱炎、幼年特发性关节炎	已上市用于临床

续　表

细胞因子	抑制剂	成　　分	治疗疾病	研发阶段
TNF－α	依那西普（etanercept）	全人源化单克隆抗体	类风湿关节炎、关节炎型银屑病、强直性脊柱炎	已上市用于临床
	戈利木单抗（golimumab）	全人源化抗 TNF－α 单克隆抗体	类风湿关节炎、关节炎型银屑病、强直性脊柱炎、溃疡性肠炎	FDA 批准上市
	赛妥珠单抗（certolizumab）	聚乙二醇人源化 Fab 片段	类风湿关节炎、克罗恩病、关节炎型银屑病、强直性脊柱炎	FDA 批准上市
IL－6	托珠单抗（tocllizumab）	IL－6 受体单克隆抗体	中重度类风湿关节炎	已上市治疗类风湿关节炎
	Sarilumab	全人源 IgG1κ 单克隆抗体	类风湿关节炎	Ⅲ期临床试验
	Clazakizumab	人源化单克隆抗体	类风湿关节炎	Ⅱb 期临床试验
	ALX－0061	26 kD 纳米抗体，由单体可变抗体结构域组成	中重度类风湿关节炎	Ⅱ期临床试验
IL－17	苏金单抗（secukinumab）	人 IgG1κ 型 IL－17A 单克隆抗体	银屑病	FDA 批准治疗银屑病
	Ixekinzumab	人源化 IL－17A 单克隆抗体	斑块状银屑病	FDA 批准治疗银屑病
	Bimekizumab	人源化 IL－17A 单克隆抗体	关节炎型银屑病	Ⅱb 期临床试验
	Brodalumab	人 IL－17 受体拮抗剂	银屑病	FDA 批准治疗银屑病
IL－1	阿那白滞素（anakinra）	IL－1 受体抑制剂	类风湿关节炎、系统性红斑狼疮、成人斯蒂尔病、幼年特发性关节炎	已上市治疗类风湿关节炎，开放Ⅱ期临床试验治疗 SLE 及成人斯蒂尔病
	卡纳单抗（canakinumab）	人源化 IL1－β 单克隆抗体	类风湿关节炎、幼年特发性关节炎	已上市治疗类风湿关节炎
	利纳西普（rilonacept）	人源化 IgG1 型二聚体融合蛋白	Cryopyrin 蛋白相关的周期综合征	被 FDA 定义为孤儿药
IL－12/23	Ustekinumab	人源化 IL－12/23p40 单克隆抗体	银屑病、关节炎型银屑病、克罗恩病	已上市治疗银屑病
	Briakinumab	人源化 IL－12/23p40 单克隆抗体	多发性硬化症、克罗恩病、银屑病	Ⅱ期临床试验
	Guselkumab	人源化 IL－23p19 单克隆抗体	中重度斑块状银屑病	Ⅲ期临床试验
	Tildrakizumab	人源化抗 IL－23p19 的 IgG1/κ 抗体	斑块状银屑病	Ⅲ期临床试验
	Brazikumab	人源化 IL－23p19 单克隆抗体	克罗恩病	Ⅱ期临床试验
	Mirikizumab	人源化抗 IL－23p19 的 IgG4 单克隆抗体	中重度溃疡性肠炎，银屑病	Ⅱ期临床试治疗溃疡性结肠炎；Ⅲ期临床试验治疗银屑病
	Risankizumab	人源化 IL－23p19 单克隆抗体	中重度溃疡性肠炎，银屑病	Ⅲ期临床试验治疗银屑病

2. *IL－6 抑制剂托珠单抗*　是抗 IL－6 受体单克隆抗体，通过结合 IL－6 跨膜受体来抑制 IL－6 介导的信号转导，抑制自身抗体如 RF 和抗 ACPA 抗体的产生。主要用于中重度类风湿关节炎，对 TNF－α 抑制剂反应欠佳的患者可能有效，也用于治疗幼年特发性关节炎。继托珠单抗研发成功后，以 IL－6 信号通路作为靶点的多个生物制剂也正在研发，用于临床治疗类风湿关节炎。IL－6 抑制剂主要不良反应是输液反应、感染、肿瘤发生风险、消化道溃疡、血脂检查异常、肝转氨酶升高、中性粒细胞减少等。靶向 IL－6 的其他抑制剂见表 21－1。

3. *抗 CD20 单抗利妥昔单抗*　利妥昔单抗是靶向 B 细胞 CD20 抗原的嵌合鼠/人单克隆抗体，该抗体与前 B 和成熟 B 细胞膜 CD20 特异性结合，通过补体依赖性细胞毒性和抗体依赖性细胞介导的细胞毒性诱导B细胞凋亡。2005年利妥昔单抗获得批准用于治疗TNF-α抑制剂疗效不佳的类风湿关节炎患者,与甲氨蝶呤联用适用于治疗成年中度严重活动性类风湿关节炎,也可与环孢素A联合用药。不良反应表现为1 000 mg首次治疗,30%患者出现皮疹,滴注部位反应、原有心脏病加重、轻微和可逆性出血以及真菌、细菌和病毒感染等。严重或活动性感染禁用。可导致B细胞耗竭。

4. BAFF抑制剂 BAFF在类风湿关节炎的B细胞增殖分化和活化中起重要作用。贝利木单抗(belimumab)是抗可溶性BAFF人源化IgG1型单克隆抗体。治疗类风湿关节炎的Ⅱ期临床试验,达到ACR20应答的比例为34%。阿塞西普(atacicept)是BAFF受体融合蛋白,由BAFF受体TACI胞外区和人IgG1的Fc片段构建而成(TACI-Fc)。动物实验研究显示TACI-Fc融合蛋白能显著抑制关节炎症,降低骨和软骨的破坏,延缓疾病的发展。Ⅰ期临床试验显示TACI-Fc能降低血清免疫球蛋白、抗ACPA抗体及降低RF水平,降低IgM、IgG、IgA及RF水平。

5. 阿贝西普 阿贝西普是选择性T细胞共刺激抑制剂,是由免疫球蛋白IgG1的Fc区和细胞毒T淋巴细胞抗原4(cytotoxic T lymphocyte-associated antigen-4, CTLA-4)细胞外结构域组成的融合蛋白。阿贝西普通过与APC上的CD80和CD86结合,抑制T细胞激活,从而抑制炎性因子如TNF-α、IFN-γ和IL-2的产生。临床适用于经1种或多种DMARD应答不足的中、重度活动性类风湿关节炎患者,也可用于JIA。Abatacept可降低血清IL-6、RF、C-反应蛋白、MMP-3及TNF-α水平,延缓组织结构性破坏进程,减轻症状和体征。不良反应为上呼吸道和泌尿道感染,恶性肿瘤等。

(四) JAK靶向小分子抑制剂

类风湿关节炎滑膜细胞、淋巴细胞、单核/巨噬细胞等炎症免疫细胞产生大量炎症细胞因子。这些促炎性细胞因子通过多个途径激活JAK/STAT信号通路。特异性抑制JAK/STAT信号通路,可阻断炎症细胞因子介导的级联放大效应,从而改善类风湿关节炎患者临床表现。托法替尼(tofacitinib)成为第一个靶向JAK1和JAK3的抑制剂,于2012年被FDA批准治疗类风湿关节炎。托法替尼说明书上有严重感染和恶性肿瘤风险增加的黑框警告。近期研发的其他小分子JAK抑制剂见表21-2。

表21-2 JAK抑制剂研发情况

JAK抑制剂	分子靶点	研发阶段					
托法替尼	JAK1和JAK3	上市类风湿关节炎治疗	Ⅱ期临床试验治疗系统性红斑狼疮和皮肌炎	Ⅱ期临床试验治疗硬化症	Ⅱ期临床试验治疗强直性脊柱炎和克罗恩病	Ⅲ期临床试验治疗溃疡性结肠炎和幼年特发性关节炎	上市关节炎型银屑病治疗
Baricitinib	JAK1和JAK2	上市类风湿关节炎治疗	Ⅱ期临床试验治疗系统性红斑狼疮	Ⅱb期临床试验治疗银屑病	Ⅱ期临床试验治疗糖尿病肾病	Ⅱ期临床试验治疗过敏性皮炎	—
Upatacitinib	JAK1	Ⅲ期临床试验治疗类风湿关节炎	Ⅱ期临床试验治疗强直性脊柱炎	Ⅲ期临床试验治疗溃疡性结肠炎	Ⅱ期临床试验治疗克罗恩病	Ⅲ期临床试验治疗关节炎型银屑病	—
Filgotinib	JAK1	Ⅲ期临床试验治疗类风湿关节炎	Ⅱ期临床试验治疗系统性红斑狼疮	Ⅱ期临床试验治疗强直性脊柱炎	Ⅲ期临床试验治疗溃疡性结肠炎	Ⅲ期临床试验治疗克罗恩病	Ⅱ期临床试验治疗关节炎型银屑病
Decernotinib	JAK3	Ⅲ期临床试验治疗类风湿关节炎	—	—	—	—	—
SHR0302	JAK1	Ⅱ期临床试验治疗类风湿关节炎	—	—	—	—	—

续　表

JAK 抑制剂	分子靶点	研发阶段					
Peficitinib	JAK1 和 JAK3	Ⅲ期临床试验治疗类风湿关节炎	Ⅱ期临床试验治疗银屑病	—	—	—	—
Momelotinib	JAK1 和 JAK2	Ⅲ期临床试验治疗骨髓纤维化	—	—	—	—	—

（五）天然药物

用于治疗类风湿关节炎天然药物包括苷类和生物碱，苷类药物如白芍总苷、人参总苷、绞股蓝总苷、黄芪甲苷、雷公藤总苷、三七总皂苷等，生物碱类如青藤碱、川乌总碱、槐果碱、雷公藤新碱。

（1）雷公藤总苷（tripterygium glycosides，TG）是雷公藤根部提取物，为雷公藤的主要有效成分，可抑制T细胞增殖、自身抗体产生及炎症细胞因子IL－1、IL－6、IL－8、TNF－α和PGE_2产生，具有较强抗炎和免疫抑制作用。临床上雷公藤总苷常联合小剂量甲氨蝶呤治疗类风湿关节炎。雷公藤总苷不良反应主要有皮肤过敏反应、心血管、消化、造血、神经、生殖等不良反应。还可引起脱发、色素沉着、腰痛等。引起月经紊乱及精子活力降低，数量减少，停药可恢复正常。孕妇忌服。老年患者及严重心血管病的患者慎用。

（2）白芍总苷（total glucosides of paeony，TGP）是从白芍中提取的有效部位，其成分包括芍药苷、芍药花苷、芍药内酯苷、羟基芍药苷、苯甲酰芍药苷等，其中芍药苷是白芍总苷的主要活性成分。白芍总苷作为天然药物来源的Ⅱ类化学药品被批准生产上市，用于治疗类风湿关节炎。白芍总苷的免疫调节作用是其发挥治疗类风湿关节炎重要基础，可调控细胞因子的产生，调节免疫细胞信号转导。白芍总苷具有一定的抗炎镇痛作用，抑制PGE_2、IL－1、LTB4、TNF－α等的产生。白芍总苷能改善类风湿关节炎患者的临床症状和体征，降低血沉和RF。白芍总苷不良反应少，发生率低且轻微，偶有软便和稀便，长期使用患者耐受性好。

（3）青藤碱（Sinomenine）是青风藤中提取的生物碱，有较强的抗炎、镇痛及免疫抑制作用。青藤碱抑制淋巴细胞增殖，降低培养细胞上清液中IL－1、IL－6、TNF等炎症细胞因子浓度。临床上青藤碱可有效缓解类风湿关节炎疼痛和局部炎症。青藤碱不良反应显示少数患者出现皮疹或白细胞减少，停药后即可消失。对本品过敏者禁用，孕妇及哺乳期妇女慎用。

（六）甾体抗炎药物

糖皮质激素（glucocorticoid）可抑制免疫细胞介导的炎症免疫反应及细胞因子的等。糖皮质激素起效快，可控制急性期病变，延缓类风湿关节炎患者早期关节破坏，改善关节功能，常与DMARD药物联合应用。糖皮质激素不良反应多，停药后会复发。然而近些年研究表明，低剂量糖皮质激素有疾病调修特性，特别对早期类风湿关节炎患者，可减慢类风湿关节炎病情进展，不良反应小。目前类风湿关节炎治疗主要选用泼尼松、泼尼松龙、甲泼尼松龙。糖皮质激素不作为治疗类风湿关节炎的首选药物，但在下述情况可选用：① 在重症类风湿关节炎患者过度治疗，可用小量激素快速缓解病情，一旦病情控制，减少或缓慢停用激素。② 伴随类风湿血管炎的类风湿关节炎患者可短期小剂量应用。③ 对于关节肿胀明显、受累关节少、全身治疗有禁忌的患者，可在关节腔内注射，此疗法与口服相比全身不良反应小，可短期小剂量应用。④ 经正规DMARD治疗无效患者可加用小剂量糖皮质激素。

（魏　伟　张玲玲）

第三节　系统性红斑狼疮的药物治疗

系统性红斑狼疮（systemic lupus erythematosus，SLE）是全身性多器官多系统受累自身免疫性疾病。

本病病因尚未阐明,遗传、内分泌、感染、免疫异常和环境因素与发病有关。本病多发于青年女性,男女之比约为 1∶7,发病年龄以 20~40 岁最多,幼儿或老人也可发病。临床表现包括皮损、骨骼肌肉受累和多脏器受累。皮损有特异性皮损和非特异性皮损。骨骼肌肉受累有关节炎、关节畸形、骨坏死、骨质疏松及肌无力。多脏器受累包括心脏受累、呼吸系统受累、肺间质病变、肾脏受累、神经系统受累、血液系统受累、消化系统受累。狼疮肾炎(lupus nephritis,LN)是系统性红斑狼疮最常见的内脏损害。

一、系统性红斑狼疮病理机制与诊断分类标准

(一) 多克隆 B 细胞激活

系统性红斑狼疮患者多伴有细胞及体液免疫异常,多种细胞(如 T 细胞、B 细胞、单核-巨噬细胞等)活化,释放细胞因子,造成细胞因子网络失常,最终导致多克隆 B 细胞激活和产生一系列自身抗体。自身抗原与抗体形成免疫复合物,沉积在关节、肾小球、皮肤、小血管等部位。在补体参与下,引起炎症反应及组织坏死,从而导致机体的多系统损害。B 细胞表达的转录因子 T-BET 可促进系统性红斑狼疮小鼠多种自身抗体和生发中心产生。T-BET 缺失的 B 细胞可导致 B 细胞和 T 细胞活化降低,并减缓生发中心形成,减轻肾脏损害和小鼠死亡率。

(二) 细胞因子参与系统性红斑狼疮发病过程

异常增高的细胞因子可引起免疫系统网络紊乱。B 细胞刺激因子(B cell activating factor, BAFF)、TNF-α、TGF-β、IFN-γ、IL-1、IL-2、IL-6、IL-10、IL-12、IL-16、IL-18 等细胞因子参与系统性红斑狼疮疾病活动及器官受累。T 细胞分泌的 IL-21 与 B 细胞上 IL-21R 结合可磷酸化细胞胞质区的 JAK1 和 JAK3,并将信号传递给下游分子 STAT1 和 STAT3。STAT1 和 STAT3 继而磷酸化,并转入胞核调控靶基因的转录与表达,诱导 B 细胞分化增殖及免疫球蛋白产生等。

(三) 系统性红斑狼疮血清学改变

外周血补体分子异常,抗核抗体(antinuclear antibody, ANA)、抗可溶性抗原及抗 ds-DNA 抗体水平升高,且抗体滴度的升降与疾病活动程度相关。狼疮细胞阳性率、内皮细胞抗体阳性率、血清Ⅳ型胶原、层粘连蛋白水平和抗心磷脂抗体水平较高。系统性红斑狼疮患者血清免疫复合物能够触发核苷酸结合寡聚化结构域样受体蛋白 3(nucleotide-binding oligomerization domain-like receptors family pyrin domain containing 3, NLRP3)炎症小体,激活巨噬细胞,导致细胞和组织损伤。

(四) 狼疮肾炎

50%~70%的系统性红斑狼疮患者在疾病过程中会伴随狼疮肾炎。狼疮肾炎是系统性红斑狼疮患者最常见并发症,影响患者长期预后。

(五) 系统性红斑狼疮诊断分类标准

2017 年欧洲抗风湿病联盟(European League Against Rheumatism, EULAR)发布了系统性红斑狼疮诊断新的分类标准。根据这一标准,将 ANA≥1∶80 滴度作为入围标准,并包含全身症状、关节病变、神经系统病变、皮肤病变、浆膜炎、肾脏病变和血液系统损害 7 个指标,抗磷脂抗体、补体、特异性抗体 3 个免疫学指标。根据每个指标权重评分,当总分>10 分时,可诊断为系统性红斑狼疮。

二、药物治疗

目前治疗系统性红斑狼疮的药物包括糖皮质激素、抗疟药、免疫抑制剂和少数生物制剂。糖皮质激素和免疫抑制剂仍然是系统性红斑狼疮主要治疗策略。

(一) 糖皮质激素

糖皮质激素(glucocorticoid):可降低免疫球蛋白结合细胞表面受体能力,抑制白介素合成和释放,

减少嗜酸性粒细胞、T 细胞和单核细胞数量，降低 T 细胞向淋巴母细胞转化，下调补体成分和免疫球蛋白水平，达到治疗的目的。糖皮质激素是治疗系统性红斑狼疮最有效的药物之一，特别是狼疮肾炎首选的基础治疗药物，但是长期使用糖皮质激素会产生许多副作用。同时在糖皮质激素撤减过程中往往会出现病情反复，目前临床多主张与其他免疫抑制剂联合使用。

（二）抗疟药

羟氯喹（hydroxychloroquine，HCQ）：具有抗炎、免疫抑制、光保护、抗血小板聚集及降低血脂等作用。HCQ 可以高浓度积累在细胞溶酶体内涵体，增加酸性囊泡的 pH，抑制酸性蛋白酶功能，阻止抗原抗体复合物的形成和转运，抑制内吞作用。HCQ 也能够抑制淋巴细胞增殖、巨噬细胞抗原提呈、NK 细胞活性和免疫复合物的形成，降低免疫应答及炎症细胞因子产生。HCQ 也抑制多种酶如磷脂酶 A 和溶酶体的活性，干扰 DNA 功能和蛋白质合成，并抑制 DNA 和 RNA 多聚酶反应。

HCQ 于 1955 年开始用于系统性红斑狼疮的治疗，临床用于轻、中度脏器受累的系统性红斑狼疮患者，能够改善病情、维持病情稳定及预防疾病复发。对低热、关节炎、皮疹、轻度贫血和血白细胞计数减少、轻度胸膜炎和心包炎、合并干燥综合征者有效。该类药物安全有效、耐受性良好。长期应用有助于减少激素剂量，维持病情缓解，减少狼疮肾炎复发、延长发展至终末期肾病的时间。主要不良反应为心脏传导障碍和视网膜色素沉着，视网膜病是抗疟药最严重的不良反应，几乎不可逆，应定期心电图和眼科检查。HCQ 半衰期长，个体差异较大，临床约有高达 39%的患者对该药物无响应或不耐受。

（三）免疫抑制剂

（1）环磷酰胺（cyclophosphamide，CTX）：是一种细胞周期非特异性烷化剂药物，通过结合 DNA，从而抑制细胞分裂和增殖，在 S 期作用最为明显。CTX 抑制补体活性，减少免疫复合物在肾小球的沉积，降低肾损伤，对伴有肺出血、肾炎、自身免疫性溶血性贫血和 CNS 血管炎的系统性红斑狼疮患者有效。临床治疗狼疮肾炎的经典方案是常采用 CTX 联合泼尼松冲击治疗狼疮肾炎，可有效改善患者远期肾功能。对严重弥漫增殖性狼疮肾炎，CTX 冲击治疗显著优于单独应用激素冲击治疗。长期大剂量 CTX 治疗可能会导致骨髓抑制、性腺抑制、重度感染及恶性肿瘤等并发症，目前间断小剂量 CTX 冲击联合激素治疗为治疗狼疮肾炎的一线方案。CTX 不良反应包括骨髓抑制、感染、胃肠道反应、肝脏损害、脱发、出血性膀胱炎、闭经和生育能力降低等。

（2）环孢素 A：是一环状多肽免疫抑制剂，能够抑制 T 细胞活化、细胞因子基因转录和释放，目前主要用于对其他药物治疗无效的系统性红斑狼疮患者。环孢素 A 对于膜性及增殖性狼疮肾炎均有疗效，并有较高的蛋白尿缓解率。环孢素 A 或硫唑嘌呤联合 CTX 治疗狼疮肾炎均可有效降低系统性红斑狼疮复发率，而环孢素 A 联合 CTX 更显著降低蛋白尿，对蛋白尿严重患者较适用。环孢素 A 不良反应包括可预见的白细胞、血小板减少，贫血，高剂量出现肝肾毒性、神经毒性、心脏毒性等。

（3）硫唑嘌呤：小剂量即可发挥免疫抑制作用，对早期狼疮肾炎和缓解期狼疮肾炎治疗更具优势。目前治疗缓解期狼疮肾炎，临床常采用硫唑嘌呤，正常剂量下长期使用具有较高安全性。对于妊娠期患者，采用硫唑嘌呤也较适合。《EULAR 指南》推荐吗替麦考酚酯和硫唑嘌呤作为维持治疗阶段的首选免疫抑制剂。硫唑嘌呤不良反应有消化道不适、骨髓抑制、肝脏损害及过敏反应等。

（4）他克莫司（FK506）：是新型钙调磷酸酶抑制剂，可通过抑制钙调磷酸酶活性，选择性抑制 IL－2 产生。他克莫司也可抑制 T 细胞活化和增殖，抑制 B 细胞功能。其免疫抑制作用是环孢素 A 的 10～100 倍。他克莫司联合激素能抑制弥漫增殖性狼疮肾炎，缓解蛋白尿症状，降低复发率。他克莫司诱导治疗活动期狼疮肾炎的疗效与吗替麦考酚酯相当，系统性红斑狼疮活动度评分、24 h 尿蛋白、血肌酐、血清胱抑素 C、尿素氮水平均明显降低，较 CTX 疗效更显著。他克莫司安全性较好，存在心肌肥厚、神经系统毒性、肝肾损伤、血糖异常等不良反应，且治疗窗窄，因而无法作为治疗的狼疮肾炎一线用药。

(5) 吗替麦考酚酯(mycophenolate mofetil, MMF):主要作用于次黄嘌呤核苷酸脱氢酶,通过抑制次黄嘌呤核苷酸脱氢酶,而抑制嘌呤合成,进而阻碍T细胞、B细胞增殖反应和抗体产生。MMF也抑制系膜细胞增殖和血管平滑肌细胞,改善肾小球增生性病变以及血管炎性病变。MMF用于系统性红斑狼疮、狼疮肾炎等治疗,可明显改善系统性红斑狼疮患者血肌酐、清蛋白、24 h尿蛋白及补体C3,与激素联用有协同作用。MMF诱导治疗狼疮肾炎可降低终末期肾病或死亡风险,且治疗狼疮肾炎疗效优于CTX。MMF耐受性好,主要不良反应有胃肠道反应、骨髓抑制、肿瘤和感染等。对本药或霉酚酸过敏者禁用。孕妇、活动性消化性疾病、骨髓抑制及伴有次黄嘌呤-鸟嘌呤转磷酸核糖激酶遗传缺陷患者慎用。

(6) 来氟米特:其联合激素治疗Ⅳ型狼疮肾炎有效,且疗效与CTX相当,对增殖性狼疮肾炎诱导治疗,效果较甲氨蝶呤更为显著。不良反应见本章第二节。

(7) 沙利度胺:具有抗炎免疫作用,稳定溶酶体膜,抑制中性粒细胞趋化性等。沙利度胺对于系统性红斑狼疮皮肤损害及黏膜溃疡缓解作用比较明显,缓解时间为服药后1~12周。不良反应包括致畸作用和外周神经病,主要表现为下肢有痛性感觉异常和"针刺"样感觉。大多数停药后可恢复,服用维生素B_1、维生素B_6、维生素B_{12}、叶酸等减轻症状。少见严重的肝功能损害、甲状腺功能减退、中毒性上皮坏死及心动过缓等。

(8) 硼替佐米:是一种蛋白酶抑制剂,可明显改善系统性红斑狼疮病情。硼替佐米联合糖皮质激素治疗难治性狼疮肾炎,系统性红斑狼疮活动度评分下降,尿蛋白减少,C3升高,肾功能得到改善,自身抗体滴降低度。硼替佐米不良反应主要是胃肠道症状、血小板减少、血肌酐升高、外周神经毒性、发热等。

(9) 咪唑立宾(mizoribine, MZR):是抑制核酸嘌呤合成途径的咪唑核苷,具有较高免疫抑制活性,可抑制单磷酸鸟嘌呤核苷酸合成酶及次黄苷酸脱氢酶,减少鸟苷酸合成,降低抗体水平。MZR治疗活动性系统性红斑狼疮的疗效与MMF、CYC相当且耐受性较好,可减低系统性红斑狼疮患者DAI积分、24 h尿蛋白定量、抗ds-DNA抗体滴度,提高外周血白细胞计数、血红蛋白含量、血小板计数以及血清C3、C4水平。MZR临床治疗狼疮肾炎疗效较好。MZR相对于其他细胞毒药物,MZR安全性较高,不良反应发生率低于MMF、他克莫司等。

(四) 天然药物

(1) 雷公藤总苷(TG):具有较强的抗炎作用,可能通过多个免疫环节发挥对系统性红斑狼疮的治疗。雷公藤总苷抑制T细胞增殖反应、IL-2产生以及IL2-R表达,抑制B细胞增殖和IgG分泌。雷公藤总苷改善系统性红斑狼疮临床症状,能降低γ-球蛋白,使ANA转阴或滴度下降。泼尼松联合雷公藤总苷治疗LN远期疗效较好。

(2) 白芍总苷(total glucosides of peony, TGP):具有抗炎免疫调节作用,能有效下调系统性红斑狼疮患者血清IL-6、IL-8、IL-18、TNF-α和INF-α水平。白芍总苷通过升高CD11a启动子甲基化水平降低系统性红斑狼疮患者外周血$CD4^+$ T细胞中CD11a表达。白芍总苷能够降低狼疮小鼠血清抗双链DNA和抗核抗体水平,降低尿蛋白,缓解狼疮小鼠肾脏损伤。临床系统性红斑狼疮治疗中,白芍总苷可减少每日免疫抑制剂和糖皮质激素用量,降低复发及感染率。狼疮肾炎患者接受白芍总苷联合中低剂量糖皮质激素治疗,尿蛋白减少,肾功能恢复正常,疾病活动得到控制,抗双链DNA抗体和抗核抗体滴度下降,狼疮细胞转阴。血沉、血清抗S-DNA抗体阳性率以及感染发生率也显著降低。

(五) 生物制剂

1. *B细胞靶向治疗治疗* 系统性红斑狼疮的生物制剂主要针对B细胞的靶向治疗。目前B细胞清除治疗有两种:直接阻断,如针对B细胞表面标志物CD19、CD20和CD22的单克隆抗体。间接阻断,如抑制BAFF(belimumab)和TACI-Ig(atacicept)等。

(1) 利妥昔单抗(rituximab)是一种针对人CD20的人鼠嵌合单克隆抗体,可显著改善蛋白尿、血清白蛋白，并可减少维持阶段激素的剂量。利妥昔单抗对活动期狼疮肾炎诱导治疗，缓解率升高，系统性红斑狼疮活动度评分显著降低，不良反应较少且轻微。

（2）贝利木单抗（belimumab）于2011年被美国和欧盟批准用于自身抗体阳性的成年系统性红斑狼疮患者治疗，是近50多年来获批用于系统性红斑狼疮治疗的首个生物制剂。贝利木单抗能抑制BAFF的生物活性，从而降低系统性红斑狼疮抗体水平，控制病情发展，可降低系统性红斑狼疮治疗对激素的依赖性，显著抑制疾病活动性，且未发现安全性问题。2016年美国风湿病学会报道大部分系统性红斑狼疮患者可获得临床缓解，总体健康、躯体疼痛、生命活力等健康相关生活质量功能评分均显著改善。在免疫抑制剂和糖皮质激素基础上加用贝利木单抗能够降低复发率。贝利木单抗适用于治疗活动性、自身抗体阳性的正在接受标准治疗的系统性红斑狼疮成年患者。贝利木单抗与标准疗法联用长期治疗耐受良好。有重要器官受累的系统性红斑狼疮患者接受贝利木单抗治疗可取得显著疗效。贝利木单抗常见不良反应包括恶心、腹泻、发热、鼻咽炎、支气管炎、失眠、肢体疼痛、抑郁、偏头痛等。

（3）TACI－Ig（atacicept）是一种由TACI受体胞外配体结合域和人IgG的Fc片段组成的融合蛋白，可减少系统性红斑狼疮红斑样皮损发生率，防止红斑样皮损复发，提高受试者生活质量。目前TACI－Ig已进入对非肾炎系统性红斑狼疮患者的Ⅱ/Ⅲ期临床试验。

其他治疗系统性红斑狼疮的生物制剂见表21－1和表21－3。

表21－3　治疗系统性红斑狼疮的生物制剂

靶向分子	抑制剂	成分	治疗疾病	研发阶段
CD20	利妥昔单抗（rituximab）	嵌合鼠/人单克隆抗体	活动性类风湿关节炎，狼疮肾炎	获批上市
	Obinutuzumab	第二代抗CD20单克隆抗体	狼疮肾炎	治疗狼疮肾炎多中心临床研究
CD22	依帕珠单抗（epratuzumab）	人源化单克隆抗体	中重度系统性红斑狼疮	FDA批准上市
BAFF	贝利木单抗（belimumab）	BAFF人源化单克隆抗体	系统性红斑狼疮，类风湿关节炎	获批上市治疗系统性红斑狼疮，类风湿关节炎治疗Ⅱ期临床试验
	Blisibimod	新型BAFF特异性抑制剂	免疫球蛋白A肾病	Ⅲ期临床试验
	阿塞西普（atacicept）	BAFF受体TACI融合蛋白	系统性红斑狼疮，类风湿关节炎	Ⅱ/Ⅲ期临床研究
抗ds－DNA抗体	阿贝蒂莫斯钠（abetimus sodium）	B细胞耐受原	系统性红斑狼疮	Ⅲ期临床试验
IFN	Anifrolumab	Ⅰ型IFN受体单克隆抗体	系统性红斑狼疮，肾性和非肾性狼疮	Ⅱ期和Ⅲ期多中心临床研究
C5	C5b－9单抗	抑制复合物C5b－9形成	系统性红斑狼疮	Ⅰ期临床试验

（魏　伟　张玲玲）

第四节　其他自身免疫性疾病的药物治疗

一、干燥综合征的药物治疗

（一）简述

干燥综合征（Sjogren syndrome，SS）是以侵犯唾液腺和泪腺等外分泌腺为主的系统性自身免疫性疾病。临床表现为口、眼干燥,且常伴有内脏损害。干燥综合征可分为原发性干燥综合征(primary Sjogren syndrome, pSS)和继发性干燥综合征(second Sjogren syndrome,sSS),以中年女性最为常见。该病发病机制尚未明确,临床实践发现,B细胞多克隆增生是导致免疫球蛋白及多种自身抗体增多的重要原因。

(二)药物治疗

目前尚无干燥综合征根治方法,主要通过缓解症状,阻止疾病发展,以延长患者生存期。常见治疗措施是唾液和泪液替代物、M_3受体激动药等的对症治疗。另外,给予羟氯喹、环孢素A、糖皮质激素等免疫抑制药物治疗。口服羟氯喹可减轻干燥综合征关节肌肉疼痛程度。来氟米特治疗干燥综合征效果显著,可有效缓解患者眼部发干、疼痛症状,增加唾液分泌量,降低血清lgG水平,缓解炎症。艾拉莫德临床治疗干燥综合征患者,能提高外分泌腺泪腺、唾液腺分泌量,缓解口干、眼干等干燥症状,达到缓解病情的目的。

白芍总苷治疗干燥综合征有效且安全,可改善口干、眼干症状,降低血沉,减少其饮水量等临床症状,长期应用具有良好的耐受性。白芍总苷还能改善患者一般状况,包括睡眠、食欲和体力等,提高患者生活质量。白芍总苷联合硫酸羟氯喹治疗干燥综合征患者,其口干症状评分、眼干症状评分及饮水量均低于单独使用硫酸羟氯喹治疗的患者。白芍总苷治疗干燥综合征疗效与硫酸羟氯喹相当,安全性优于硫酸羟氯喹。

另外,阿贝西普用于治疗原发性干燥征,目前处于Ⅲ期临床试验阶段。阿贝西普是治疗干燥综合征的第一个生物制剂,能够显著降低疾病活动度,改善疼痛和疲劳等症状。

二、银屑病的药物治疗

(一)简述

银屑病(psoriasis)是一种多基因免疫性皮肤疾病,多由遗传与内、外环境等多种因素相互作用导致的。临床以表皮增殖过度、真皮血管扩张和白细胞炎性浸润为特点。银屑病患病率与地域、年龄有关。免疫系统紊乱、免疫细胞异常在银屑病发生、发展中起重要作用。炎症反应和角质形成细胞过度生长分化是其病理特征。T细胞、树突状细胞和各种细胞因子、趋化因子参与了免疫系统紊乱。Th1细胞和Th17细胞通过分泌IL-2、INF-γ和IL-17等细胞因子参与皮肤损害。IL-22和IL-23维持炎症反应。活化树突状细胞可产生TNF-α、IL-1、IL-6和IL-23等细胞因子,引发和放大细胞免疫应答,导致角质形成细胞功能失调。朗格汉斯细胞诱导$CD4^+$T细胞和$CD8^+$ T细胞分泌IL-22,进一步诱导STAT3磷酸化,促进角质形成细胞过度增生。NKT细胞可能通过分泌INF-γ促进树突状细胞成熟参与皮损形成。银屑病发病机制中另一个关键环节是新生血管增生。在炎性环境下,大量促血管生成因子被激活,促进血管内皮细胞产生大量血管内皮细胞生长因子,促进表皮血管增生。表皮生长因子和TNF-α能促进皮肤巨噬细胞活化,减少细胞凋亡,血管生成增多,形成银屑病样皮损。

(二)药物治疗

目前临床上用于治疗银屑病的方法有局部治疗、全身治疗。全身治疗药物包括免疫抑制剂和生物制剂。

1. *局部治疗*

(1)糖皮质激素:既可有效抑制表皮增生,又具有很好的抗炎作用,是临床理想的外用药物。

(2)他克莫司软膏:用于对慢性斑块状银屑病治疗。他克莫司软膏联合应用复方甘草酸苷能够有效降低银屑病的复发率,提高临床疗效。

（3）维A酸类药物：外用维A酸类药物他扎罗汀可诱导Ⅰ型转谷氨酰胺，进一步抑制角质形成细胞过度增殖和异常分化。

（4）吡硫翁锌：吡硫翁锌气雾剂能有效抑制表皮角朊细胞过度增殖，抑制皮脂过度分泌，也能够抑制表皮细菌和表皮真菌，减轻皮损炎性反应，缓解皮损瘙痒及疼痛，对于头皮型银屑病治疗效果较佳。

（5）维生素 D_3 类似物：卡泊三醇属于维生素 D_3 衍生物，具有抗炎和免疫抑制作用。卡泊三醇可诱导皮肤角质细胞分化，抑制皮肤角质形成细胞增生。长期应用虽然起效时间较慢，但不会出现严重不良反应。卡泊三醇临床疗效与中强效糖皮质激素相当，与糖皮质激素联合外用，降低不良反应发病率，并提高临床疗效。其他维生素 D_3 类似物马沙骨化醇、他卡西醇不影响钙磷代谢，不良反应小、刺激性低，也是理想的药物。

2. 免疫抑制剂

（1）甲氨蝶呤抑制角质形成细胞增殖，可用于脓疱型银屑病、中重度寻常型银屑病、红皮病型银屑病、关节病性银屑病，尤其对关节炎型银屑病临床效果较佳。

（2）环孢素A常用于治疗顽固性寻常型银屑病、关节炎型银屑病（psoriasis arthritis，PsA）、脓疱型银屑病、红皮病型银屑病，可选择抑制T细胞的功能，临床疗效较佳。

（3）维A酸类药物阿维A化学结构与维生素A相似，是阿维A酯的活性代谢产物，主要用于治疗中、重度银屑病。阿维A可调节上皮细胞和其他细胞的生长分化，具有抗增生、抗角化、抗炎等作用。阿维A不良反应包括皮肤黏膜干燥、肝功能异常和血脂升高等。维A酸类药物不良反应有较强致畸作用，也易出现心血管疾病。因此，生育期妇女在服用维A酸类药物期间务必要避孕，对妊娠期妇女要禁用该类药物。阿维A联合白芍总苷治疗银屑病能够提高临床疗效和降低不良反应。其他免疫抑制剂硫唑嘌呤和柳氮磺吡啶用于治疗关节炎型银屑病。

3. 生物制剂

（1）TNF-α拮抗剂：常用于治疗银屑病的TNF-α拮抗剂主要包括依那西普、阿达木单抗和英夫利昔单抗等。依那西普可减轻银屑病患者的疲劳感，并且对患者的烦躁、抑郁情绪予以有效缓解。阿达木单抗适用于治疗难治性重型银屑病。英夫利昔单抗对于中、重度银屑病疗效较佳。

（2）抗IL-12/23单克隆抗体优特克单抗（ustekinumab）：是目前临床应用较广的抗IL-12/23抗体，其临床疗效明显优于其他生物制剂。2009年美国FDA批准优特克单抗用于银屑病的治疗。其他抗IL-12/23单克隆抗体见表21-1。

（3）IL-17：单克隆抗体——苏金单抗2015年美国FDA批准苏金单抗用于治疗成人中重度斑块型银屑病，对银屑病具有良好疗效。Brodalumab是人IL-17 A受体（IL-17AR）拮抗剂。2017年美国FDA批准治疗成人中重度斑块性银屑病。其他IL-17单克隆抗体见表21-1。

（4）JAK抑制剂：用于治疗银屑病的JAK抑制剂研发活跃，包括tofacitinib、baricitinib、upatacitinib、peficitinib等，该类药物研发情况具体见表21-2。

（5）T细胞抑制剂阿法西普（alefacept）：是重组人LFA-3/IgG1融合蛋白，能与T细胞上CD2结合，阻断T细胞活化，促进效应性T细胞凋亡，被美国FDA批准用于银屑病治疗。另一个T细胞抑制剂阿贝西普（abatacept）也用于治疗关节炎型银屑病，详见第二节。

4. 天然药物　白芍总苷能减轻银屑病患者免疫炎症反应，抑制血管增生，临床取得较好疗效。可抑制人角质形成细胞分泌炎症细胞因子，改善患者临床症状。白芍总苷可降低TC水平，提高肝脏抗氧化能力，起到降低血脂、保护肝脏功能的作用。另外，白芍总苷也可降低阿维A在银屑病治疗中的不良反应，阿维A联合白芍总苷能改善银屑病面积，降低疾病严重程度指数评分，提高总有效率，且降低口唇干裂、眼干、皮肤干燥及瘙痒。雷公藤总苷常用于治疗关节病型银屑病,既可对局部微循环进行改善,又可对体液免疫、细胞免疫予以抑制,还可直接抑制炎症反应。

三、多发硬化病的药物治疗

(一) 简述

多发性硬化症(multiple sclerosis, MS)是一种炎症性、脱髓鞘的、慢性 CNS 疾病,可引起感觉改变、视觉障碍、肌肉无力、精神忧郁等各种症状。多发性硬化症主要分为复发缓解型多发性硬化症(relapsing multiple sclerosis, RRMS)、继发进展型多发性硬化症、原发进展型多发性硬化症(primary progressive multiple sclerosis,PPMS)、复发进展型多发性硬化症 4 种类型,其中,原发进展型多发性硬化症是多发性硬化症一种严重病程类型,约占多发性硬化症的 10%,临床没有缓解复发过程,疾病呈缓慢进行性加重,预后最差。复发缓解型多发性硬化症更常见,约占多发性硬化症病例的 85%。多发性硬化症发病多为青、中年,女性较男性多见。其病理特征表现为 CNS 白质内多发的神经髓鞘破坏及炎性细胞浸润。多数患者呈复发缓解型,每次疾病复发后会出现程度不同后遗症,随着发作次数增多,病情呈阶梯式恶化,这种病程变化是青壮年患者致残的主要原因。T 细胞介导、抗体和补体介导的脱髓鞘、末梢少突神经胶质细胞的病变和凋亡、原生少突神经细胞退化是其主要病理特点。自身反应性 $CD4^+$T 细胞、$CD8^+$ T 细胞和 B 细胞等参与免疫损伤作用。CD20 阳性 B 细胞被认为是造成神经细胞髓磷脂和轴突损伤的关键细胞。轴突神经细胞损伤可导致多发性硬化症患者的残疾。遗传易感性等因素也增加了多发性硬化症的异质性。

(二) 药物治疗

目前有十余种药物获批治疗多发性硬化症,包括化学药物、干扰素、单克隆抗体以及肽类药物。

(1) 芬戈莫德(fingolimod, FGLM):是首个调节鞘氨醇-1-磷酸盐受体的化学药物,主要通过促使淋巴细胞回迁至淋巴结。芬戈莫德可降低复发缓解型多发性硬化症年复发率近 50%,延缓致残进程。芬戈莫德不良反应包括病毒感染、淋巴细胞减少、心动过缓、胃肠道症状和头痛等,心血管病风险患者禁用。

(2) 富马酸二甲酯(dimethyl fumarate, DMF):2013 年化学药物 DMF 被批准用于治疗成人原发进展型多发性硬化症。DMF 具有抗炎和神经保护剂的作用,可激活核因子 E2 相关因子-2[nuclear factor (erythroid-derived 2)-like 2, Nrf2]通路,对抗氧化应激反应,诱导神经细胞保护应答,抑制 CNS 髓鞘和神经元发生炎性反应和损伤。DMF 还抑制 NF-κB、促进活化 T 细胞凋亡、增加细胞因子 IL-4 和 IL-5 以及谷胱甘肽的水平等。DMF 不良反应包括淋巴细胞减少、恶心、呕吐、腹泻和潮红等。

(3) 聚乙二醇干扰素 β_{1a}(IFN-β_{1a}):2014 年 IFN-β_{1a} 分别获欧洲药品管理局和美国 FDA 批准上市用于治疗复发缓解型多发性硬化症。IFN-β_{1a} 降低复发缓解型多发性硬化症复发率,减少残疾患者比例。IFN-β_{1a} 不良反应是注射局部反应、头痛和流感样症状,较严重不良反应包括抑郁、感染和转氨酶升高等。

(4) 那他珠单抗(natalizumab):是重组 α_4-整合素单克隆抗体,可抑制活化 T 细胞穿过血-脑屏障。Natalizumab 临床用于治疗复发性多发性硬化症,可降低多发性硬化症的复发率。Natalizumab 常见不良反应包括头痛、疲劳、呼吸道感染等。由于罕见不良反应“进行性多灶性白质脑病”(progressive multifocal leukoencephalopathy,PML)发生,Natalizumab 于 2005 年撤市。后因疾病治疗的迫切需求,2006 年 FDA 同意 Natalizumab 在风险最小化方案下重新上市。治疗多发性硬化症的其他单克隆抗体见表 21-4。

表 21－4　治疗多发性硬化症的药物

中文名称	英文名称	分　类	治疗疾病	不 良 反 应
芬戈莫德	Fingolimod（FGLM）	化学药物	复发缓解型多发性硬化症	淋巴细胞减少、病毒感染、头痛、心动过缓和胃肠道症状等
富马酸二甲酯	Dimethyl fumarate（DMF）	化学药物	成人复发进展型多发性硬化症	潮红、恶心、呕吐、腹泻和淋巴细胞减少等
特立氟胺	Teriflunomide（TRFNM）	化学药物	复发缓解型多发性硬化症	淋巴细胞减少、肝酶升高、高血压、腹泻、恶心、呕吐、脱发、周围神经病变和急性肾衰竭等
聚乙二醇干扰素-$β_{1a}$	IFN－$β_{1a}$	干扰素	复发缓解型多发性硬化症	注射部位反应、流感样症状和头痛，较严重不良反应包括感染、抑郁和转氨酶升高
那他珠单抗	Natalizumab	重组$α_4$-整合素单克隆抗体	复发型多发性硬化症	进行性多灶性白质脑病
阿仑单抗	Alemtuzumab	CD52 单克隆抗体	复发缓解型多发性硬化症	继发性自身免疫性疾病、输注反应、疱疹和感染等
达利珠单抗	Daclizumab	CD25 单克隆抗体	成人复发型多发性硬化症	严重感染、严重皮肤事件以及肝功能异常
—	Ocrelizumab	人源化 CD20 单克隆抗体	成年缓解型和复发型多发性硬化症	瘙痒、皮疹、荨麻疹、红斑、支气管痉挛、喉刺激、口咽炎、呼吸困难、咽或喉水肿、脸红、低血压、发热、疲乏、头痛、眩晕、恶心和心动过速
醋酸格拉替雷	Glatirameracetate	肽类化合物	复发型多发性硬化症	注射部位反应，包括：红斑、疼痛、肿胀、瘙痒、水肿、发炎与过敏反应

（5）醋酸格拉替雷（glatirameracetate）是合成的肽类化合物，由 *L*-谷氨酸、*L*-丙氨酸、*L*-赖氨酸与 *L*-酪氨酸组成。醋酸格拉替雷能够促使 T 细胞由 Th1 向 Th2 转化，促进抑炎性细胞因子分泌，诱导髓鞘反应性 T 细胞免疫耐受。醋酸格拉替雷可有效降低复发型多发性硬化症患者复发率，防止患者中枢神经内进一步损害与病况恶化，恢复轴突功能以及神经元的完整性。醋酸格拉替雷较之干扰素更能显著降低复发率，也具有更好耐受性，临床主要用于治疗多发性硬化症。醋酸格拉替雷最常见不良反应是注射部位反应，包括：红斑、疼痛、肿胀、搔痒、水肿、发炎与过敏反应。注射后立即发生的症状包括血管扩张、呼吸困难、心悸和胸痛，常发生在注射后几分钟内。

治疗多发性硬化症的其他药物见表 21－4。

四、溃疡性结肠炎和克罗恩病的药物治疗

（一）简述

溃疡性结肠炎（ulcerative colitis，UC）是以复发性和慢性持续性为特征的炎性肠道疾病，病变部位主要局限于大肠黏膜和黏膜下层，黏膜炎症呈弥漫性分布，且向近端延伸到直肠。溃疡性结肠炎主要临床表现为腹痛、腹泻以及黏液脓血便等，发病年龄在 15~25 岁，患者数呈逐年上升趋势。遗传基因易感性、免疫损伤和环境因素等联合导致肠道黏膜炎症反应诱发溃疡性结肠炎。肠道菌群在溃疡性结肠炎发病中发挥重要作用。某些致病菌在 UC 患者肠道中检出率高于健康人群，如大肠杆菌、克雷白杆菌、空肠弯曲杆菌等。微生物感染如人芽囊原虫感染等也可引起溃疡性结肠炎。肠道黏膜损伤主要是 T 细胞因子激活，如 TNF、IL－6、IL－1β、IL－23 和 IL－17 呈上升趋势，而抗炎细胞因子降低。细胞因子通过信号转导 JAK2 和 TYK2 通路，诱发溃疡性结肠炎。

克罗恩病（Crohn's disease，CD）又称局限性肠炎和肉芽肿性肠炎，是一种原因不明的肠道炎症性疾病。克罗恩病和溃疡性结肠炎统称为炎症性肠病（inflammatory bowel disease，IBD）。克罗恩病好发于

末端回肠及右半结肠,主要症状表现为腹痛、腹泻、肠梗阻,肠外表现有发热、营养障碍等,病程迁延反复。炎症免疫细胞(单核-巨噬细胞、中性粒细胞、树突状细胞等)和淋巴细胞(T 细胞、B 细胞)产生促炎症细胞因子参与了克罗恩病发病。

(二) 药物治疗

1. 氨基酸水杨酸盐类药物　柳氮磺吡啶、美沙拉嗪和巴柳氮等氨基酸水杨酸盐类药物是目前治疗轻度溃疡性结肠炎的主要药物。

(1) 柳氮磺吡啶为磺胺类抗菌药物,在肠道微生物作用下可分解为磺胺吡啶和 5 -氨基水杨酸。5 -氨基水杨酸停留在肠壁组织中,从而发挥抗菌、抗炎和免疫抑制作用,抑制梭状芽孢杆菌和大肠埃希菌,抑制白三烯和前列腺素的合成,抑制 T、B 细胞增殖反应。临床主要用于克罗恩病和溃疡性结肠炎治疗。柳氮磺吡啶不良反应主要包括过敏反应,血细胞减少。溶血性贫血及血红蛋白尿。高胆红素血症和新生儿核黄疸。肝脏肾脏损害,胃肠道反应,偶有发生 CNS 毒性反应和甲状腺肿大及功能减退。罕见胰腺炎、男性精子减少或不育症等。一旦出现均需立即停药。

(2) 美沙拉嗪即 5 -氨基水杨酸,对肠壁炎症有显著抑制作用,可以剂量依赖方式抑制前列腺素 PGE_2 合成和释放。美沙拉秦还可通过抑制中性粒细胞脂肪氧化酶活性,抑制趋化性 LTB_4 和 LT 产生。高剂量美沙拉秦抑制中性粒细胞迁移、脱颗粒、吞噬及氧自由基和血小板活动因子合成。美沙拉秦临床用于治疗溃疡性结肠炎和克罗恩病,是治疗炎症性肠病常用药物之一。美沙拉嗪不良反应可能出现轻度的胃部不适和诱发慢性肝炎。

(3) 巴柳氮(baisaiazide)是一种 5 -氨基水杨酸前药,可用于治疗轻度至中度活动性溃疡性结肠炎、直肠炎和克罗恩病。巴柳氮起效快、疗效好、耐受性好、副作用性小,是目前较为理想的抗结肠药。孕妇、哺乳期妇女、严重肾功能减退者及对水杨酸、对巴柳氮过敏者或巴沙拉嗪钠代谢物过敏者禁用。

2. 免疫抑制剂　从 20 世纪 70 年代,免疫抑制剂开始用于炎症性肠病的治疗。免疫抑制剂治疗难治性 IBD,可减少激素依赖患者的糖皮质激素用量,且安全性和耐受性较好。临床常用的免疫抑制剂包括 6 -巯基嘌呤、硫唑嘌呤、环孢素 A 及 MTX 等。

(1) 6 -巯基嘌呤因其起效慢,主要用于溃疡性结肠炎的维持缓解。6 -巯基嘌呤用于活动性克罗恩病治疗时,常与糖皮质激素合用来提高疗效,大部分患者服用 6 -巯基嘌呤后可逐渐停止或显著减少糖皮质激素的用量。

(2) 硫唑嘌呤常用于激素依赖型溃疡性结肠炎患者的缓解治疗。硫唑嘌呤可通过抑制 T、B 细胞免疫反应而发挥抗炎作用,主要用于维持缓解,能减少激素用量,对克罗恩病的缓解有较好疗效,且其缓解率高于 5 -氨基水杨酸。

(3) 甲氨蝶呤起效较慢,初次给药后 2~3 个月才能起效,主要用于炎症性肠病维持治疗,能够控制慢性活动性克罗恩病患者病情,预防克罗恩病复发。MTX 可用于对嘌呤类药物抵抗的克罗恩病患者及糖皮质激素无效或者依赖者。

(4) 环孢素 A 用于治疗中、重度溃疡性结肠炎,是治疗难治性重症溃疡性结肠炎的一线药物。而环孢素 A 用于治疗克罗恩病时需使用较高剂量,但副作用较大。环孢素 A 与肾上腺糖皮质激素联用效果更好。

其他免疫抑制剂包括他克莫司和吗替麦考酚酯等。他克莫司可减轻肠道内炎症反应,常与糖皮质激素或其他免疫抑制剂联合应用,对重度溃疡性结肠炎短期诱导缓解作用与英夫利昔单抗效果相似。吗替麦考酚酯对硫唑嘌呤无反应或不耐受的溃疡性结肠炎患者能发挥较佳的维持缓解作用。吗替麦考酚酯安全性明显优于硫唑嘌呤,对纤维化阶段的溃疡性结肠炎也有转归作用。

3. 生物制剂

(1) TNF -α 单克隆抗体目前常用于治疗溃疡性结肠炎的抗 TNF -α 制剂主要有英夫利昔、阿达木单抗和戈利木单抗，并均被美国 FDA 批准用于临床。英夫利昔是被 FDA 批准最早用于治疗 IBD 的抗 TNF－α 单抗，常作为溃疡性结肠炎的二线治疗药物。英夫利昔对糖皮质激素或免疫抑制剂不耐受或无效的中、重度溃疡性结肠炎患者均有效。阿达木单抗 2012 年被 FDA 批准用于治疗溃疡性结肠炎，具有良好耐受性，对于常规药物治疗无效的患者治疗效果更佳，可降低中、重度患者死亡率。

（2）选择性黏附分子抑制剂那他珠单抗为选择性黏附分子抑制剂，可阻止 α_4 整合，促进外周血淋巴细胞迁移到 CNS。临床上用于治疗多发性硬化症和克罗恩病，2004 年通过 FDA 快速通道审批。维多珠单抗（vedolizumab）特异性拮抗 $\alpha_4\beta_7$ 整合素，是全人源化 IgG 单克隆抗体。2014 年美国 FDA 批准用于对免疫抑制剂或抗 TNF－α 单克隆抗体疗效不佳或不能耐受的中、重度溃疡性结肠炎患者的治疗。维多珠单抗较抗 TNF－α 单克隆抗体起效慢，治疗 6 周后才显示明显效果。不良反应有上腹痛、恶心、发热、呼吸道感染、鼻咽炎、关节痛等，严重不良反应包括严重感染和恶性肿瘤等。

（3）T 细胞抑制剂维西珠单抗是人源性抗 CD3 单克隆抗体，不含有 FcR 片段，可选择性地诱导活化的 T 细胞凋亡，治疗诱导期重度溃疡性结肠炎患者显示较好地临床应答，提高黏膜愈合率，在维持阶段治疗也取得同样较好的疗效。维西珠单抗不良反应主要包括呕吐、恶心、寒颤脱水、疲乏、发热及一过性 T 细胞减少等。

4. *JAK 抑制剂*　目前处于研发阶段用于治疗炎症性肠病的 JAK 抑制剂包括 tofacitinib、upatacitinib、filgotinib 等（表 21－2）。

5. *糖皮质激素*　糖皮质激素具有免疫抑制作用，可抑制炎症和免疫反应。糖皮质激素通过减少前列腺素、白三烯和血栓素等炎症因子的释放，稳定细胞及溶酶体膜，降低毛细血管通透性，抑制炎症性肠病炎症反应，缓解临床症状，对控制炎症性肠病急性发作有较好疗效。主要用于中、重度或其他药物治疗无效的溃疡性结肠炎，也可治疗儿童和青春期生长发育迟缓的克罗恩病或活动性克罗恩病等。临床常用的药物有可的松、氢化可的松、泼尼松、泼尼松龙、地塞米松、布地奈德等。

五、强直性脊柱炎的药物治疗

（一）简述

强直性脊柱炎（ankylosing spondylitis，AS）是一种原因不明的以骶髂关节和脊柱附着点慢性炎症为特点的免疫系统疾病，主要患者群为 16～25 岁的青年男性。遗传易感基因与强直性脊柱炎密切联系。HLA－B27 在强直性脊柱炎整体遗传中只占 10%～30%，整个 HLA 区域却可以占到 40%～50%。强直性脊柱炎不是只由 HLA－B27 决定的单基因遗传病，非 HLA 区域基因与强直性脊柱炎的易感性和严重性也有关联，如 *STAT3* 基因、*JAK2* 基因、内质网氨基肽酶 1（endoplasmic reticulum aminopeptidase 1，*ERAP1*）基因和半胱天冬酶募集结构域蛋白 9（caspase recruitment domain family member 9，CARD9）与强直性脊柱炎易感性相关。CARD9、STAT3 和 JAK2 参与调节 Th1 细胞、Th17 细胞分化，IFN－γ 表达及 Th17 细胞信号通路。

细胞因子网络异常为强直性脊柱炎病理机制重要特征。在强直性脊柱炎早期，血管内皮细胞生长因子（vascular endothelial growth factor，VEGF）水平明显高于健康对照。VEGF 参与滑膜细胞增生、血管翳形成，增加血管通透性。TNF－α 是强直性脊柱炎主要炎症介质，强直性脊柱炎患者血清和局部炎症部位如骶髂关节组织中 TNF－α 水平升高，与血沉水平及疾病活动相关。IL－17 诱导破骨细胞分化，上调滑膜成纤维细胞及软骨细胞基质金蛋白酶表达，增强胶原酶活性和软骨基质侵袭酶，促进软骨蛋白多糖及胶原降解，加重强直性脊柱炎病理改变。强直性脊柱炎病情活动期 IFN－γ、IL－17 表达水平显著升高，病情活动期强直性脊柱炎患者外周血 Th17 细胞异常增多，Th17 细胞分泌高水平 IL－17 参与强直性脊柱炎发病过程。IL－23 在 Th17 细胞的分化和存活中起重要作用。

(二) 药物治疗

1. *非甾体抗炎药* 有抗炎、镇痛、减轻僵硬和肌肉痉挛作用。常用的药物包括阿司匹林、吲哚美辛、布洛芬及其缓释胶囊、双氯芬酸、洛索洛芬钠、尼美舒利、美洛昔康、氯诺昔康、塞来昔布、艾瑞昔布、依托考昔等。

2. *疾病调修抗风湿药* 柳氮磺吡啶是5-氨基水杨酸和磺胺吡啶偶氮复合物,可能通过抑制前列腺素合成、脂氧酶代谢物形成及白细胞功能等发挥作用。柳氮磺吡啶是治疗强直性脊柱炎的二线药物,主要适合于伴外周关节炎的强直性脊柱炎患者,可改善外周关节症状,能防治强直性脊柱炎并发的虹膜炎,还对合并肠道感染有效。不良反应主要为消化道症状、肝功能下降、皮疹及血液系统变化等,用药期间宜定期检查血象及肝肾功能。甲氨蝶呤疗效与柳氮磺吡啶相似。来氟米特治疗强直性脊柱炎效果显著,能够降低病情活动指数、强直性脊柱炎测量指数及血沉等。沙利度胺也是强直性脊柱炎患者临床常用的治疗药物,并且随着治疗时间越长,临床疗效也越好。强直性脊柱炎患者服用沙利度胺剂量也将随着时间的延长而逐渐减少。

3. *生物制剂* TNF-α 拮抗剂(如益赛普、阿达木单抗)等目前也用于治疗强直性脊柱炎。

4. *肾上腺皮质激素* 一般情况下不用糖皮质激素治疗强直性脊柱炎,但对伴有外周关节炎或急性虹膜炎的强直性脊柱炎患者,在NSAID治疗无效时,可用糖皮质激素口服或局部注射。

5. *天然药物* 雷公藤总苷有抗炎镇痛作用,治疗强直性脊柱炎有一定效果,短期内疗效优于柳氮磺吡啶,且在短期内应用安全性较好。白芍总苷降低体内IL-1和TNF-α水平、调节机体免疫功能,治疗未分化脊柱关节病患者,能有效缓解关节肿胀与压痛、休息痛、改善关节功能,且不良反应轻微。白芍总苷联合其他药物治疗强直性脊柱炎可增强疗效,减少不良反应。

(魏 伟 张玲玲)

参考文献

魏伟. 炎症免疫反应软调节. 中国药理学通报, 2016, 32(2): 297-303.

Andreoli L, Bertsias G K, Agmon-Levin N, et al. EULAR recommendations for women's health and the management of family planning, assisted reproduction, pregnancy and menopause in patients with systemic lupus erythematosus and/or antiphospholipid syndrome. Ann Rheum Dis, 2017, 76(3): 476-485.

Bertram G. Katzung. Basic & Clinical Pharmacology. 14th ed. USA: McGraw-Hill Education for manufacture and export, 2016: 642-664.

Biotti D, Ciron J. First-line therapy in relapsing remitting multiple sclerosis. Rev Neurol (Paris), 2018, 174(6): 419-428.

Carrascosa J M, Jacobs I, Petersel D, et al. Biosimilar drugs for psoriasis: Principles, present, and near future. Dermatol Ther (Heidelb), 2018, 8(2): 173-194.

Combe B, Landewe R, Daien C I, et al. 2016 update of the EULAR recommendations for the management of early arthritis. Ann Rheum Dis, 2017, 76(6): 948-959.

Flamant M, Rigaill J, Paul S, et al. Advances in the development of janus kinase inhibitors in inflammatory bowel disease: Future prospects. Drugs, 2017, 77 (10): 1057-1068.

Roskoski R Jr. Janus kinase (JAK) inhibitors in the treatment of inflammatory and neoplastic diseases. Pharmacol Res, 2016, 111: 784-803.

Smolen J S, Landewé R, Bijlsma J, et al. EULAR recommendations for the management of rheumatoid arthritis with synthetic and biological disease-modifying antirheumatic drugs: 2016 update. Ann Rheum Dis, 2017, 76(6): 960-977.

Thong B, Olsen N J. Systemic lupus erythematosus diagnosis and management. Rheumatology (Oxford), 2017, 56(suppl1): i3-i13.

Van der Heijde D, Ramiro S, Landewé R, et al. 2016 update of the AS-EULAR management recommendations for axial spondyloarthritis. Ann Rheum Dis, 2017, 76 (6): 978-991.

Van der Heijden E H M, Kruize A A, Radstake T R D J, et al. Optimizing conventional DMARD therapy for Sjögren's syndrome. Autoimmun Rev, 2018, 17(5): 480-492.

White J R, Phillips F, Monaghan T, et al. Review article: Novel oral-targeted therapies in inflammatory bowel disease. Aliment Pharmacol Ther, 2018, 47(12): 1610-1622.

Winthrop K L. The emerging safety profile of JAK inhibitors in rheumatic disease. Nat Rev Rheumatol, 2017, 13(5): 320.

第二十二章
微生态制剂

微生态制剂(microecological preparation)或称为生菌剂、微生态调节剂(microecological modulator)是含有生理性细菌及其代谢产物,以及促进生理菌群生长繁殖的物质制剂。微生态制剂可改善人体内部微环境,调节人体的微生态的平衡,有其他药物不可替代的优点。近年来微生态制剂在微生态学理论的指导下广泛应用于各种疾病,经口服或黏膜投入,通过扶植正常微生物种群,能调整生态失调(microdysbiosis),刺激特异性和非特异性免疫反应。

第一节　微生态制剂的分类

在医药领域中广泛应用的微生态制剂有益生菌(probiotics)、益生元(prebiotics)和合生元(synbiotics)等3类。目前,临床所用的微生态制剂大多为益生菌制剂。

1. 益生菌　益生菌又称益生素,通过改善宿主肠道、呼吸道、泌尿生殖道等微生态平衡,达到提高宿主(人和动物)健康水平及健康状态的活菌和(或)包括死菌菌体组分及代谢产物的生物制品。经口或其他黏膜投入,能在黏膜表面改善生物与酶的平衡,或刺激特异性与非特异性免疫。

益生菌须具备能与人体细胞黏附、在胃酸和胆汁中具有较好的活性及能产生抗微生物物质或有抗菌活性等特点,可发挥重要生理作用。益生菌可在我们人体的表面及腔道器官中起第一道防线的作用,形成生物屏障,阻止害菌的入侵和感染。

目前常用的益生菌包括:① 乳酸杆菌属,如胚芽乳杆菌、植物乳杆菌,具有促进消化吸收,抑制肠内坏菌生长,预防癌症的作用。瑞士乳杆菌,具有降低血压、抑制肿瘤、调整肠内菌落平衡、增加免疫力、延年益寿等的功效。干酪乳杆菌,可通过胃酸胆碱的考验,进入肠道定殖,具有促进免疫,改善肠道菌群、抑制过敏物质释放等作用。② 双歧杆菌属,如比非德氏菌,有利于保持肠道酸性环境、增强免疫力、降低胆固醇及改善便秘等作用。雷特氏B菌,是人体肠道最常见的菌群之一,能耐胃酸及胆盐,在肠道中定植,达到缓解胃炎及改善乳糖不耐症的效果。短比非德氏菌,为大人及儿童体内都存在的一种益生菌,有降低致癌风险,减少有害菌,如减少大肠杆菌的危害的作用。③ 链球菌属,如嗜热链球菌,常用来制作酸奶,可耐受胃酸及胆盐,有帮助乳糖消化及增强肠道屏障的作用。

2. 益生元　益生元是一种膳食补充剂,可直达肠道。益生菌和益生元具有相辅相成的作用,作为益生菌的食物,益生元可抑制有害细菌生长,促进宿主体内微生态平衡,从而达到益于宿主健康的目的。这类物质最早发现的是双歧因子(bifidogenic factor),如各种寡糖类物质或称低聚糖。常见的益生元有低聚果糖、抗性糊精、蔗糖低聚糖、乳果糖、菊粉、玉米低聚糖、低聚半乳糖和菊粉乳果糖(lnulin lactulose)等短链糖类。这些糖类能被为肠道有益菌群利用,促进肠道内有益菌群的生长,但却不被有害菌群利用,以达到调整肠道菌群的目的。某些中草药类,如人参、党参、黄芪等及茶叶等的提取物或菊苣、洋蓟、大麦、洋葱、大蒜等食物中均含有益生元。

3. 合生元　合生元又称为合生素,是指益生菌和益生元同时并存的制剂,或再加入维生素、微量元素等。此类制品是以益生菌和益生元同时并用,不仅发挥益生菌的生理性细菌活性,又可选择性地增加这种菌的数量,增强益生作用。服用后到达肠腔的益生菌在益生元的作用下,繁殖增多,更有利于发挥抗病、保健的作用。

据报道,合生元具有不同的作用和活性,如免疫调节、抗氧化、抗菌、抗癌、止泻、抗过敏、降血脂、解毒、降血糖等;同时有助于提高矿物质的吸收和协调,并有抗骨质疏松的作用。

(孙慧君　刘克辛)

第二节　微生态制剂的药理作用机制

微生态制剂的作用机制至今仍不十分清楚,可能包括以下几方面。

一、调节菌群失调,恢复正常微生态平衡

人体、动植物体表及体内寄居着大量的正常微生物群(细菌、真菌、病毒),而宿主、正常微生物群和外环境相互依赖和制约,在人体构成一个微生态平衡系统。一些因素如抗生素、放射治疗、激素、外科手术和过敏性疾患等可破坏这种平衡,出现菌群失调,引起许多相关疾病,导致一系列临床症状。而微生态制剂,可恢复并保持体内的微生态平衡,提高宿主的健康水平或改善健康状态,达到防病治病的目的。

微生态制剂中的益生菌如双歧杆菌、嗜酸乳杆菌、肠球菌、布拉酵母菌等具有繁殖性、定植性及排他性。双歧杆菌可黏附在肠道黏膜表面,提高肠黏膜上皮细胞的防御能力。益生菌及低分子糖在代谢和糖发酵过程中可产生大量的乳酸、醋酸、游离脂肪酸、过氧化氢和细菌素等,降低肠道 pH 和电位(Eh),抑制致病菌和条件致病菌如沙门菌、志贺菌、霍乱弧菌及致病大肠杆菌的定植和入侵。如唾液型乳酸杆菌 UCC18 可产生 ABP118,发挥抗菌活性。益生菌还可抑制腐败菌的繁殖,防止肠内蛋白质的发酵,减少产气。乳酸菌本身还有抑制病原体繁殖的作用。地衣芽孢杆菌可拮抗葡萄球菌、酵母菌的生长,但抑菌力微弱。

二、免疫调节作用

微生态制剂作为非特异性调节因子,具有刺激宿主的免疫应答、增强细胞免疫和体液免疫、补体功能及提高吞噬细胞活性的作用。此外,益生菌还具有促进机体 B 细胞产生抗体的作用。

微生态制剂中乳酸杆菌和双歧杆菌可激活机体血液中中性粒细胞等的活性,增加肠黏膜产生分泌型 sIgM、sIgA。酸乳酪(yoghurt)可刺激单核细胞产生细胞因子,sIgA 能抵抗肠腔内蛋白水解酶,是肠黏膜主要的保护性抗体,特异性 IgM 能结合相应病原体,促进肠道相关的淋巴样组织调节性 $CD4^{+}$T 细胞传递成熟信号,平衡促炎性及抗炎性细胞因子的产生,而促进黏膜免疫系统的功能。益生菌还可以提高吞噬细胞的吞噬活性,促进 T 细胞和 B 细胞的成熟,使机体抗感染能力增强。益生菌也可通过免疫排斥、免疫排除和免疫调节等作用增强免疫功能和对疾病的抵抗能力。

三、解毒作用

微生态制剂可分泌有机酸、细菌素和抗菌物质等,降低异常增殖的腐败菌,使机体对有毒产物(组胺、吲哚、硫化氢、腐胺、亚硝酸盐及酚类等)的产生与吸收减少,有利于脏器功能的正常发挥。如微生态制剂可通过吸收肠道内含氮有害物质,抑制产胺的腐败菌,而抑制内毒素的产生,同时微生态制剂还可降低肠道内酸度以降低血氨,产生保护肝脏功能的作用。口服乳果糖则可升高双歧杆菌的数量,使分解尿素细菌的数量大大减少,而降低体内血氨的水平,产生治疗肝性脑病的作用。

微生态制剂还具有激活机体细胞内超氧化歧化酶（SOD）、过氧化氢酶（CAT）和谷胱甘肽过氧化物酶（GSH－Px）的作用，清除自由基及过氧化脂质的能力，抑制有害菌产生各种有害物质，促进有害物质降解、排泄，从而延缓主要器官和皮肤组织的衰老，微生态制剂还可参与药物代谢。

四、营养平衡和降脂作用

微生态制剂可通过体内生化作用参与多种维生素的合成和代谢，供人体所需，如维生素 B_1、维生素 B_2、维生素 B_6、维生素 B_{12}、叶酸、烟酸、泛酸及生物素等的合成和代谢。可降低肠道内的 pH，促进钙、维生素 D、二价铁及其他微量元素的吸收，增加人体营养，促进机体发育。肠道微生态制剂还可调节肠道的蠕动，使肠道功能得以改善。乳酸、醋酸及甲酸等肠道微生态制剂的代谢产物也可调节肠道神经肌肉活性。肠道微生物还具有酵解淀粉和非淀粉多糖产生乙酸、丁酸等短链脂肪酸供结肠黏膜细胞利用，促进肠道蠕动，改善便秘的功能。

乳酸菌可使胆固醇进入血液的量减少，而双歧杆菌则可将各种结合胆汁酸水解为游离胆汁酸，再与胆固醇在肠道内共沉淀后从粪便排除，从而降低血清胆固醇水平。

五、抗肿瘤作用

含有双歧杆菌、干酪乳杆菌的微生态制剂通过抑制前致癌物转化为活性致癌物的细菌生长，并激活机体巨噬细胞的吞噬活性，产生 TNF－α、INF－γ、NO 等细胞因子，使肿瘤细胞的生长受到抑制，或使结肠癌相关酶（β－葡萄糖苷酸酶、硝基还原酶）活性降低，或与活性致癌物（如亚硝酸胺、黄曲霉毒素 B 等）结合而抑制其吸收等方式抑制肿瘤细胞的生长。微生态制剂还可通过酸化肠道，促进肠蠕动，缩短致癌物质与肠黏膜上皮的接触时间，并有利于致癌物质的排泄等方式，调节手术、化疗等引起的菌群失调及免疫力低下、二重感染等。

（孙慧君　刘克辛）

第三节　微生态制剂的临床应用

微生态制剂可调整微生态失调，保持生态平衡，提高人体的健康水平，在临床上的使用范围不断扩大，以达到防病、治病的效果。

一、胃肠道疾病的治疗

微生态制剂在消化系统疾病中应用范围非常广，可抑制致病菌的生长，使肠道内正常的菌群平衡得以恢复，从而缓解腹泻的症状。可用于炎症性肠病（inflammatory bowel disease，IBD）、腹泻（diarrhea）、抗幽门螺杆菌（helicobacterpylori，Hp）感染及肠易激惹综合征（irritable bowel syndrome，IBS）的治疗，亦可用于肠道肿瘤的预防等。

1. *腹泻*　腹泻一般可分为：应激性、感染性、炎症性、激素性、消化性和菌群失调性腹泻，原因复杂。微生态制剂最常用于菌群失调性腹泻（多因长期口服肾上腺皮质激素及广谱抗生素而诱发）的治疗。

使用微生态制剂是目前预防抗生素相关性腹泻的方法之一，微生态制剂可降低抗生素相关性腹泻的发生率。减少因长期使用抗生素导致的腹泻，并可缩短腹泻的持续时间及减少腹泻的次数。而对于已经出现假膜性结肠炎的患者，同时用益生菌制剂配合合理的抗生素进行治疗，不仅疗效好，且能有效防止复发。

2. 炎症性肠病　炎症性肠病是一种慢性非特异性炎症性疾病,病因和发病机制尚不明确,包括克罗恩病和溃疡性肠炎两种疾病,目前认为与肠道微生态菌群失调有关。微生态制剂能有效地调节肠道菌群失衡,改善微生态环境,益生菌在肠道中通过与肠黏膜上皮细胞结合,提高内源性防御屏障,使致病菌的定植和入侵受阻。益生菌与病原菌竞争性黏附于上皮细胞,使上皮细胞分泌黏液增加,而在黏膜和微生物之间形成保护层,促进巨噬细胞对病原菌的吞噬及非 T 细胞依赖性 IgA 的分泌,降低消化道感染的发生率。

3. 肠易激惹综合征　肠易激惹综合征的特征是无感染或炎症存在,常伴有腹痛和结肠功能紊乱,可能的病因有胃肠动力异常、生理心理改变、内脏感觉过敏、结肠发酵不良及食物因素等,尤其与痢疾、受寒、进食过凉有直接的相关性。50%~80%患者会出现肠道菌群失调,双歧杆菌、类杆菌及肠杆菌数量减少,线菌增加。应用微生态制剂后,双歧杆菌、类杆菌及肠杆菌数量明显增加,粪便 pH 显著下降,患者腹泻或腹泻与便秘交替、腹胀、腹痛症状缓解,小肠细菌过度生长有关试验测试转阴,临床有效率达 91.4%,低聚糖在肠道内经细菌作用后形成短链脂肪酸,促进肠蠕动,增加肠腔内的渗透压,缓解便秘。

4. 幽门螺杆菌感染　Hp 感染是引起慢性胃炎、胃溃疡的主要因素,也是胃癌高发的主要危险因素,一直是临床研究的重点问题。抗生素治疗 Hp 感染有效率可达 90%以上,但易产生抗生素抵抗。微生态制剂在防治和治疗 Hp 感染上具有一定的疗效,可防治 Hp 感染和显著减轻 Hp 感染的症状。体外研究表明,由于唾液乳杆菌可抑制 Hp 的黏附和 IL-18 的分泌,预先接种唾液乳杆菌的大鼠胃内 Hp 便不能定植到胃黏膜表面。微生态制剂可减少或阻止 Hp 三联疗法的胃肠道反应。胃内乳酸杆菌是可以在酸性的环境中生存的主要微生物,研究发现,乳酸杆菌在体外可以明显地抑制 Hp 生长,并可以明显减轻患者腹泻、恶心、味觉障碍等不良反应,并且这一治疗效应同乳酸杆菌分泌乳酸的浓度呈正相关。

二、慢性肝病

慢性肝病患者会发生肠道菌群失调。研究发现,双歧杆菌和乳杆菌活菌制剂能显著抑制肠道腐败菌及生成尿素酶的细菌生长,使肝炎、肝硬化及肝性脑病患者血液中的内毒素水平降低,改善肝脏功能和肝脏的蛋白质代谢,恢复肝脏解毒功能,起到辅助治疗肝脏疾病的作用。

肝硬化患者除存在菌群失调外还伴有严重内毒素血症,且与肝功能损害程度成正比。肝硬化降低小肠黏膜屏障功能以及使肠道菌群失调是导致内毒素血症的重要原因。微生态制剂可改善肠黏膜功能,减轻细胞损伤及细胞器变形,从而改善患者的肝硬化症状,并使患者的谷草转氨酶(AST)水平降低,白蛋白增高,内毒素血症得以改善,且使双歧杆菌与大肠杆菌比值升高。微生态制剂亦可用于肝硬化的并发症如肝性脑病、自发性脑膜炎的防治。

三、肿瘤

含有干酪乳杆菌、双歧杆菌的微生态制剂,可提高机体吞噬细胞的活力,促进机体免疫功能,结合并降解某些致癌物质(黄曲霉毒素 B、亚硝酸盐等),并已发现对癌细胞也有一定的抑制作用。双歧杆菌通过肿瘤细胞异变,诱导肿瘤细胞的老化和异质化,促进吞噬细胞将其识别和捕杀,在大肠癌和胃癌中具有抗肿瘤效果,并可用于肝癌、肺癌等肿瘤的支持治疗。微生态制剂可增加肿瘤患者对放疗的耐受性,调整放疗、化疗过程中易出现的菌群失调。

四、免疫系统疾病

微生态制剂能增强机体的特异性与非特异性免疫功能,对儿童和食物相关过敏原而产生的免疫应答也有一定的调节作用,从而提高机体对感染的抵抗力。如婴儿湿疹一般认为与遗传、免疫及皮肤感染有关,采用微生态制剂治疗可取得一定效果。

五、防治高胆固醇血症

含有双歧杆菌、乳杆菌的微生态制剂，可使胆固醇转化为人体不吸收的类固醇。研究证实，酸奶中的乳杆菌和嗜热链球菌，可干扰体内胆固醇的合成及食物中胆固醇的吸收，对于治疗和降低胆固醇血症，对于防治动脉粥样硬化和高血压也起一定的作用。

六、乳糖不耐受

乳糖不耐受症是一种非感染性腹泻症，是由于小肠乳糖水解酶缺失，消化乳糖能力降低，导致乳糖消化吸收不良而产生的腹胀和腹泻等症状。双歧杆菌、保加利亚乳杆菌、嗜热链球菌和嗜酸乳杆菌中含有乳糖酶，可促进乳糖消化及吸收，从而改善患者的乳糖不耐受症状。对于糖类吸收不良的小儿，在急性腹泻期，每日服用酸奶后的症状缓解，也与促进乳糖吸收有关。

七、保健

由于经益生菌发酵的产物中，铁、锌、锰和铜的含量升高，而经益生菌发酵的乳制品，其微量元素的含量也增加，故给牛奶喂养婴幼儿服用微生态制剂可预防和治疗坏死性结肠炎及各种腹泻，并增强其对疾病的抵抗能力。益生元进入肠道被酵解后，可产生乳酸等各种有机酸，降低肠道 pH，促进有益菌生长，抑制有害菌繁殖，益于宿主的健康。口服双歧杆菌可增加血液中超氧化物歧化酶的活性和含量，从而减少自由基参与的氧化反应，产生抗衰老作用。

（孙慧君　刘克辛）

第四节　微生态制剂的药物相互作用

一、微生态制剂与抗菌药的相互作用

活菌制剂可抵抗外袭有害菌，改善菌群失调，也可部分取代抗生素的防病、治病作用，通常不能与抗生素合用。而死菌或其代谢产物，则可与抗生素合用。

因抗生素可抑制活性菌的生长繁殖而降低疗效，故含益生菌的微生物制剂应避免与抗生素合用。若需同时使用，可选用对抗生素不敏感的布拉酵母菌或芽孢杆菌，并与服用抗生素间隔 2~3 h，以避免在血药浓度高峰时服用微生态制剂。对不能停用抗生素的重症患儿，则需要增大微生态制剂的剂量。

死菌制剂和酪酸菌、地衣芽孢杆菌可与抗生素合用。地衣芽孢杆菌活菌胶囊（整肠生）可与头孢噻肟、庆大霉素配伍使用，但不宜与氧氟沙星、环丙沙星、四环素、呋喃妥因配伍使用。布拉酵母菌是生理性真菌生物治疗剂，不可与全身性或口服抗真菌药配伍使用，但可与抗生素合用治疗腹泻，药物过敏者或中央静脉导管输液者禁用。

二、微生态制剂与其他药物的相互作用

铋剂、酊剂、药用碳等胃肠道药物能吸附或杀灭活菌，因此不能与微生态制剂合用，或为了避免杀灭菌株或减弱药效，可间隔时间约 2 h 服用。微生态制剂可促进柳氮磺胺吡啶在肠道细菌作用下的转化，成为具有抗溃疡性结肠炎活性的磺胺吡啶和 5-对氨基水杨酸，与从胆汁分泌的氯霉素或地高辛相结合，有利于药物的再吸收和肝-肠循环。微生态制剂促进地高辛转化成失活的还原性代谢产物，降低治疗作用。微

生态制剂还可使左旋多巴转化为多巴胺，不能通过血-脑脊液屏障，导致治疗帕金森病疗效不佳。

（孙慧君　刘克辛）

第五节　常用微生态制剂

微生态制剂分两类，一类是活菌制剂，另一类是死菌或其代谢产物。剂型分为固态（片剂、胶囊、颗粒）和液态（发酵乳、口服液）。根据所含菌种数则可分为多联活菌制剂和单菌制剂。

一、活菌制剂

1. 双歧杆菌活菌胶囊　双歧杆菌活菌胶囊（丽珠肠乐）为双歧杆菌的单一细菌的活菌制剂，含 0.5 亿活菌。双歧杆菌是人体最重要的正常生理性细菌，服用双歧杆菌活菌制剂能有效的纠正肠道菌群失调，减少革兰阴性杆菌的数量，使血内毒素水平降低。其主要特点为：① 形成生物学屏障以阻止有害菌的定植及入侵；② 发酵葡萄糖产生乳酸及醋酸，降低 pH 和 Eh 值，抑制细菌生长并使肠蠕动增加；③ 在肠内合成多种维生素、氨基酸及微量元素；④ 调节免疫系统平衡，产生抗肿瘤作用；⑤ 清除自由基和过氧化脂质。

本品可用于各种原因所致肠道菌群失调性疾病（如急慢性肠炎、腹泻、便秘等）的防治，以及由菌群失调所致血内毒素水平升高的肝脏疾病（如急慢性肝炎、肝硬化、肝癌等）的辅助性治疗。

2. 地衣芽孢杆菌活菌胶囊　地衣芽孢杆菌活菌胶囊（整肠生）为地衣芽孢杆菌无毒菌株的活菌胶囊制剂，是由中国首次分离的，其含 2.5 亿活菌，其特点为：① 在肠道内可产生多种抗菌活性物质，杀灭致病菌。如多黏菌素、枯草杆菌肽、制霉菌素、短杆菌肽及通过 *D*-氨基酸转氨酶使 7-氨基头孢菌素酸转变为头孢菌素 C 等，可对致病菌产生较强的生物拮抗作用；② 地衣芽孢杆菌为需氧菌，在生长菌过程中消耗大量的氧气，使生态环境中的游离氧快速消耗，产生“生物夺氧”效应，导致肠道内低氧，对葡萄球菌及酵母菌产生抗菌作用，为生理性正常厌氧菌如双歧杆菌、乳酸杆菌、消化性链球菌及拟杆菌等的生长创造有利条件，改善肠道菌群失调，间接抑制致病菌的生长繁殖；③ 地衣芽孢杆菌不是肠道固有菌，故不会在肠道内长期定植，停药后 10 天左右即可被全部排出体外，在生长繁殖中会产生 50%左右的芽孢，生命力及耐受力均较强。

本品适用于各种原因引起的肠道菌群失调症，急、慢性肠炎，细菌及真菌引起的急、慢性腹泻等。

3. 口服酪酸梭菌活菌片　口服酪酸梭菌活菌片（米雅 BM 片）为含有 0.005 4 亿活菌的酪酸梭状芽孢杆菌（酪酸菌）的活菌制剂，且含有维生素 B_2、维生素 B_6 及泛酸钙等营养物质。其主要特点：① 酪酸菌是一种耐酸、抗腐败性很强的厌氧芽孢杆菌，是暂住并定植于人体的大肠、盲肠内的正常有益菌群，口服后可抑制肠内腐败菌、食物中毒菌等病原菌的增殖，对金黄色葡萄球菌、伤寒及副伤寒沙门菌、大肠杆菌、变形杆菌、痢疾杆菌等均有抑菌或杀菌作用，对引起假膜性肠炎的难辨梭状杆菌也具有显著地抑制增殖的作用，并能阻止其毒素的产生；② 抑制肠道内异常发酵产生氨、胺、吲哚等有害物质；③ 具有淀粉糖化效应，在肠道内能产生 B 族维生素、维生素 K、淀粉酶，对儿童具有保健作用；④ 能与双歧杆菌、乳酸菌等肠内有益菌共生，有促进双歧杆菌、嗜酸乳酸杆菌和类杆菌等肠道有益菌群增殖的作用。

本品主要用于改善各种原因引起的肠道菌群失调症，如肠炎、功能性消化不良、便秘、肠易激综合征、腹泻等，也可用于预防及治疗假膜性肠炎和抗生素相关性腹泻。

4. 多维乳酸菌散　多维乳酸菌散为用枯草杆菌、屎肠球菌经分别培养收集菌体，冷冻干燥后加辅料制成的复方乳酸菌营养剂。其主要特点为：① 含有高浓缩乳酸活菌，口服后在肠道内定植并迅速繁殖；

② 屎肠球菌可分泌细菌素及促肠活动素,可抑制或拮抗肠道内的有害菌的作用,并产生 B 葡糖醛酸酶,还原结合胆红素为尿胆原后使其排出体外;③ 枯草杆菌可产生溶菌酶,抑制引起肠道疾病的大肠杆菌、变形杆菌属、葡萄球菌属等有害病原菌的生长,并在人体肠道内形成厌氧环境,以利于双歧杆菌等有益菌群的生长,保护肠道,使婴幼儿抵抗多种疾病;④ 能够生成多种消化酶,分解蛋白质、糖类、脂肪、纤维蛋白及明胶等,使食物的消化及吸收速度加快;⑤ 能提供婴幼儿生长发育所必需的钙、锌等微量元素及多种维生素,促进婴幼儿的生长发育;⑥ 乳酸菌在直肠内迅速定植并产生大量乳酸,促进直肠蠕动缓解便秘。

本品用于治疗和预防食欲缺乏、消化不良、营养不良、肠道菌群紊乱引起的腹泻、腹胀、便秘、肠炎以及使用抗生素引起的肠黏膜损伤等症。

5. *双歧三联活菌制剂*　双歧三联活菌制剂系用长双歧杆菌、嗜酸乳酸杆菌、粪肠球菌经分别培养,冷冻干燥后制成的活菌微生态复方制剂。给药后直接补充正常生理性细菌,调整肠道菌群失调,治疗由外源性或内源性微生物所引起的感染。三联活菌的优点包括:① 3 个菌种可分别定植于肠道的上、中、下部位,组成不同条件下均能生长、作用既快又持久的联合菌群,在整个肠道黏膜表面形成一道生物屏障。抑制肠道中对人具有潜在危害的病原菌生长,减少肠源性毒素的产生和吸收;② 诱导 T 细胞亚群的致敏和激活,局部黏膜分泌性抗体的形成,以及巨噬细胞吞噬细菌抗原后的活化过程,激发机体免疫力;③ 促进机体对营养物质的分解、吸收、利用等。

本品适用于肠菌群紊乱引起的腹泻和腹胀。亦可用于轻、中型急、慢性腹泻的治疗。

6. *威特四联活菌片*　威特四联活菌片系用两歧双歧杆菌、嗜酸乳酸杆菌、粪肠球菌、蜡样芽孢杆菌属经分别培养收集菌体,冷冻干燥后加辅料制成。其特点为可补充正常生理性细菌,调整肠道菌群失调。并具有激发机体免疫力,在肠道形成强有力的生物屏障和化学屏障的作用。也可以合成维生素,促进食物的消化和营养物质的吸收。

本品主要用于改善结肠炎、习惯性腹泻、便秘和多种原因引起的消化不良、呕吐等消化道症状。

二、死菌制剂

1. *乐托尔*　乐托尔为高度浓缩的含 100 亿个死菌体的微生态制剂,含经热处理的酸性乳酸杆菌及代谢产物(乳酸杀菌素、乳酸杆菌素、乳酸乳菌素及乳酸菌素)。主要特点为:① 该菌是唯一从人体分离的,与人肠黏膜有较强的附着能力,能促进肠道 slgA 分泌,阻止细菌、病毒与肠绒毛黏附,因此具有缩短腹泻时间,减少大便次数及大便含水量的作用;② 发酵过程中产生的代谢产物可抵御病原体的定植和致病因子的侵袭;③ 为经高温灭活的细菌浓度稳定的死菌制剂,不影响同时使用的抗生素。

本品主要用于急性及慢性细菌性腹泻的治疗。

2. *乳酸菌素片*　乳酸菌素片为含有乳酸菌的菌体及其代谢产物的混合干燥物。主要特点有:① 可产生菌体细胞外基质 S-蛋白,在肠道形成保护屏障,使肠道免受致病菌的侵袭;② 可改善肠道微环境,提高局部免疫功能,使内毒素水平降低;③ 增强消化功能,加速酪蛋白的消化吸收,促进肠蠕动。

本品主要用于消化不良、肠炎、肠内异常发酵和小儿腹泻。

(孙慧君　刘克辛)

参考文献

吕锡斌,何腊平,张汝娇. 双歧杆菌生理功能研究进展. 食品工业科技,2013,34(16):353-357.
钱家鸣,栾子键. 微生态制剂在炎症性肠病中的应用. 中国实用内科杂志,2016,36(9):733-735.

Bultman S J. Emerging roles of the microbiome in cancer. Carcinogenesis, 2014,35(2): 249－255.

Butel M J. Probiotics, gut microbiota and health. Med Mal Infect, 2014,44(1): 1－8.

Emara M H, Elhawari S A, Yousef S, et al. Emerging role of probiotics in the management of helicobacter pylori infection: Histopathologic perspectives. Helicobacter,2016,21(1): 3－10.

Feng J R, Wang F, Qiu X. Efficacy and safety of probiotic-supplemented triple therapy for eradication of Helicobacter pylori in children: A systematic review and network meta-analysis. Eur J ClinPharmacol, 2017,73(10): 1199－1208.

Hashemi A, Villa C R, Comelli E M. Probiotics in early life: A preventative and treatment approach. Food Funct, 2016,7(4): 1752－1768.

Slizewska K,Nowak A,Libudzisz Z,et al. Probiotic preparation reduces the faecal water genotoxicity in chickens fed with aflatoxin B1 contaminated fodder. Res Vet Sci,2010,89(3): 391－395.

本篇复习题

1. 试回答抗炎免疫药物药理研究的主要进展与趋势。
2. 简述糖皮质激素的临床应用(含新用途)及抗炎作用机制。
3. 简述非甾体类抗炎药的分类及作用机制、临床应用研究进展。

第五篇 代谢性疾病药理学

代谢性疾病在全球范围内发展迅速并呈现出年轻化的趋势,越来越被大众所关注和重视。代谢性疾病是指体内代谢异常而引起的一系列疾病,通常不会以单一疾病形式呈现,而是以多种疾病相互伴随、相互协同的病程发展模式存在,从而构成了严重危害人体健康的重要诱因之一。根据代谢性疾病的致病因素,可将其分为原发性和继发性两大类诱因。原发性诱因主要是来源于遗传携带某种特定的致病基因突变导致疾病的发生、发展,如家族性高脂血症、1 型糖尿病等;继发性诱因种类繁多,饮食以及生活方式不规律(暴饮暴食、熬夜、嗜烟嗜酒等)、某些药物副作用,以及某些疾病继发性导致的内分泌紊乱等因素,如肥胖症、非酒精性脂肪肝炎及高尿酸血症等。体内代谢异常包括代谢过度旺盛和代谢功能障碍两个方面。体内代谢异常归根结底则是体内营养物质代谢紊乱。葡萄糖、脂肪酸及氨基酸作为体内代谢最重要的代谢底物,三者代谢异常、相互转化紊乱等则是诱发代谢性疾病最主要的物质基础。

随着近些年来针对代谢性疾病深入的研究,以糖尿病、高脂血症、肥胖症、非酒精性脂肪肝炎、骨质疏松症及高尿酸血症为主的代谢性疾病的分子致病机制逐渐被揭示。基于对致病因素和病理特征的理解,以围绕关键致病因素为中心的药物研发策略逐渐开展起来,许多药物目前已应于临床治疗糖尿病、高脂血症、骨质疏松以及高尿酸血症等疾病。随着对代谢性疾病理解的深入,药物开发策略已逐渐开始发生转变,不仅注重药物治疗单一疾病的药效,同时越来越关注药物是否具备对疾病所引发并发症方面的获益。

本篇内容主要以上述疾病为代表,从病理因素、临床治疗药物和在研药物、药物靶标和评价动物模型等方面展开阐述。

第二十三章
糖尿病的发病机制与降糖药

糖尿病是一组因胰岛素分泌缺陷或胰岛素作用不足所致的以高血糖为主要特征的代谢紊乱综合征。糖尿病的高发病率、高致病率及高死亡率已经严重威胁人类健康。国际糖尿病联合会(International Diabetes Federation, IDF)数据显示,截至 2017 年,全球糖尿病患者人数超过 4 亿,中国糖尿病患者人数超过 1 亿,位居全球第一。预计,到 2035 年,全球糖尿病患者人数将增至 5.92 亿,中国糖尿病患者人数将达到 1.43 亿。

糖尿病在临床上主要分为胰岛素依赖性糖尿病(1 型糖尿病,T1DM)和非胰岛素依赖性糖尿病(2 型糖尿病,T2DM)。1 型糖尿病多发于青少年时期,主要是由于胰岛素分泌不足引起,须长期依赖于胰岛素注射治疗。2 型糖尿病多见于中、老年人群,主要表现为机体组织对胰岛素敏感性降低。糖尿病患者持续的高血糖和长期的代谢紊乱引起多组织器官的损伤及功能障碍和衰竭,导致多种并发症的发生,如冠心病、动脉粥样硬化、肾病、视网膜病变及神经病变等。

糖尿病作为一种复杂的慢性疾病需要持续的医疗护理和治疗,以控制血糖水平,预防并发症的发生。因此选择合理降糖药物同时兼顾改善胰岛素抵抗、脂代谢,可以减少糖尿病患者并发症的发生率。本章针对糖尿病的发病机制、糖尿病临床治疗药物以及糖尿病潜在的药物靶点进行逐一介绍。

第一节　糖尿病的发病机制

血糖浓度的异常升高是糖尿病的最主要的特征,因此认识和理解不同组织中的葡萄糖代谢的调控是开发糖尿病治疗的新靶点和创新药物的关键。机体在摄取食物后,经过胃肠道,多糖类物质被消化酶转变成单糖物质(葡萄糖、果糖及半乳酸等),并于小肠中被吸收入血,经过门静脉进入到循环血液系统中,运送至全身各个组织中被吸收利用。当葡萄糖最后随着血液的流动到达肾脏,大部分葡萄糖被肾小管重吸收,只有少量葡萄糖通过肾脏被排泄。然而,机体处于饥饿状态时,肝脏、肾脏等组织中会输出葡萄糖并释放入血,以维持血糖的稳定(图 23-1)。正常个体中,进食后不会引发持续性高血糖以及饥饿状态下不会引起低血糖是通过机体不同组织中对于葡萄糖代谢过程的调控来维持的。一旦机体中葡萄糖代谢调控系统紊乱,引起高血糖,导致糖尿病的发生。在本节中主要介绍糖尿病发病机制。

一、1 型糖尿病的发病机制

1 型糖尿病是一种自身免疫性疾病,其主要特征是胰岛 β 细胞因不可逆的损伤而引起胰岛素分泌不足。一旦缺失胰岛素,葡萄糖无法利用,脂肪酸氧化增加,体内酮体含量急剧升高,引起糖尿病酮症酸中毒,危及生命。1 型糖尿病致病原因迄今尚未阐明,现阶段认为自身免疫异常是最主要的致病因素,其中以 T 细胞介导的免疫异常为主。自身免疫异常主要以遗传性为基础,同时在特定环境因素(化学物质、微生物以及食物成分等)的影响下,产生以胰岛炎为特征的 β 细胞自身免疫反应,使得 β 细胞损伤,导致其合成和分泌胰岛素的能力丧失,引起全身代谢紊乱,引发高血糖和糖尿病。

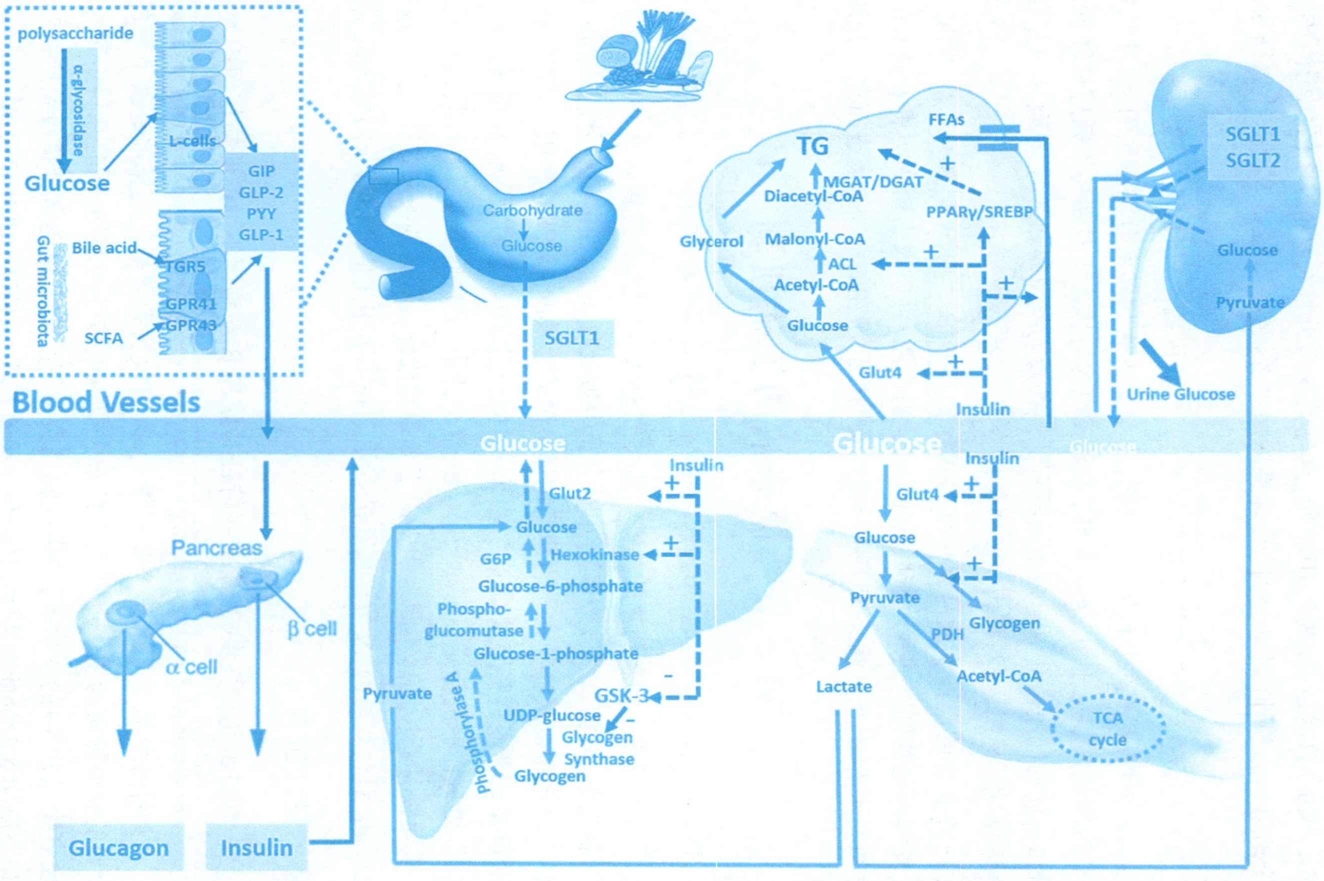

Acetyl-CoA	乙酰辅酶A
ACL	柠檬酸裂解酶
Bile acids	胆汁酸
Blood vessels	血管
Carbohydrate	碳水化合物
DGAT	二酰基甘油转移酶
Diacetyl-CoA	二酰基甘油辅酶A
FFAs	游离脂肪酸
GIP	抑胃肽
GLP-1/2	胰高血糖素样肽1/2
Glucogan	胰高血糖素
Glucose	葡萄糖
Glucose-1-phosphate	葡萄糖-1-磷酸
Glucose-6-phosphate	葡萄糖-6-磷酸
Glut-2/4	葡萄糖转运体2/4
Glycogen	糖原
Glycogen synthase	糖原合成酶
GPR-41/43	G蛋白偶联受体-41/43
GSK-3	糖原合成酶激酶-3
Gut microbiota	肠道菌群
Hexokinase	己糖激酶
Insulin	胰岛素
Lactate	乳酸
L-cells	L细胞
Malonyl-CoA	单酰甘油基辅酶A
MGAT	单酰甘油转移酶
Pancreas	胰岛素
PDH	丙酮酸脱氢酶
Phosphoglucomutase	葡萄糖磷酸变位酶
Phosphorylase A	磷酸化酶A
Polysaccharide	多聚糖
PPARγ	过氧化物酶体增殖体激活物受体
Pyruvate	丙酮酸脱氢酶
PYY	内分泌调节酶
SCFA	断链脂肪酸
SGLT-1/2	钠依赖葡萄糖转运体-1/2
SREBP	固醇调节元件结合蛋白
TCA Cycle	三羧酸循环
TGR5	G蛋白偶联胆汁酸受体-5
UDP-Glucose	鸟苷二磷酸葡萄糖
Urine Glucose	尿糖

图 23-1 葡萄糖体内吸收-利用-排泄过程

在胰岛 β 细胞损伤过程中,T 细胞和 B 细胞扮演着极其重要的角色。T 细胞可根据其表面 CD 分子的表达及功能特点,分为 $CD4^+T$ 细胞及 $CD8^+T$ 细胞。$CD4^+T$ 细胞可通过其分泌的细胞因子(IL-1、IL-2、IFN-γ 及 TNF-α 等)从而介导局部炎症或激活凋亡机制而损伤胰岛 β 细胞。$CD8^+T$ 细胞能够通过分泌穿孔素或通过 Fas-FasL 相互识别等途径促进胰岛 β 细胞的凋亡。除此之外,任何外部或者内部环境因素导致 B 细胞抗原的释放或病毒抗原表达于 B 细胞或与 B 细胞抗原具有相似性,可以被存在于胰岛内的抗原提呈细胞摄取,加工成致敏抗原肽,进一步活化 APC,产生和分泌大量的细胞因子(如 IL-1 和 TNF 等),从而损伤胰岛 β 细胞,导致了 1 型糖尿病的发生。

二、2 型糖尿病的发病机制

(一) 胃肠道与糖尿病的发生、发展

胃肠道在机体中主要负责食物的消化吸收,因而胃肠道内多糖被水解成单糖的效率及葡萄糖、半乳糖、果糖等单糖物质被转运入血的速率影响着循环系统中血糖的变化。肠道内消化酶(α/β-葡萄糖苷酶等)则是负责多糖水解成单糖,而葡萄糖的吸收则是依赖于肠道细胞膜上的钠-葡萄糖协同转运蛋白(SGLT)的转运,主要由 SGLT1 负责转运。Gottesburen 及其研究团队针对糖尿病患者肠道研究发现,其肠道对于葡萄糖的摄取能力显著高于正常人群。同时,Dyer 及其研究团队通过进一步研究发现,2 型糖尿病患者的肠道内依赖于 SGLT 的葡萄糖转运量比正常人高 3 倍,这一现象可能是与肠道内 *SGLT1* 基因和 SGLT1 蛋白表达分别比正常人高 3 倍和 4.3 倍相关。以上研究都充分说明,肠道对葡萄糖吸收转运能力的增强对糖尿病的发生、发展有一定的贡献。

肠道中水解得到的葡萄糖和其他肠道内容物还具备刺激肠道细胞分泌激素的作用,分泌入血的激素作用于外周胰岛、肌肉、肝脏以及脂肪等组织,对机体葡萄糖稳态的维持起到关键的作用。这些激素包括葡萄糖依赖性促胰岛素多肽(glucose dependent insulinotropic polypetide, GIP)以及胰高血糖素原衍生多肽(proglucagon-derived peptide, PGDP)等。PGDP 经过激素原转化酶 1(prohormone covertase 1, PC1)不同的剪切产生肠高血糖素、胃泌酸调节素及胰高血糖素样多肽-1/2(GLP-1/2)。现阶段对于 GLP-1 对于调控葡萄糖代谢研究较为清楚,GLP-1 作用于胰岛 β 细胞 GLP-1 受体(GLP-1R)后,促进胰岛素(insulin)的合成和分泌,从而促进外周组织对葡萄糖的摄取和利用,降低血糖。除此之外,GLP-1 还可抑制胃酸分泌和胃排空,作用于中枢系统产生食欲抑制等作用。通过针对肥胖及 2 型糖尿病患者中的研究发现,其餐后 GLP-1 分泌的能力显著低于正常人群,可推断出 GLP-1 分泌缺陷对餐后血糖的升高及 2 型糖尿病发生、发展有一定的贡献。

(二) 肝脏与糖尿病的发生、发展

肝脏在维持机体葡萄糖稳态过程中起到至关重要的作用。机体摄食后,胰岛素分泌增加,肝细胞在胰岛素作用下,促进葡萄糖摄取,以糖原形式贮存,同时抑制肝细胞糖异生的作用。相反,在饥饿状态下,胰岛素水平显著下调,胰高血糖素分泌增加,作用于肝脏组织,抑制糖原合成,促进糖原分解成葡萄糖以及非糖物质转变成葡萄糖,输出葡萄糖以供应外周其他组织吸收利用。在进食或者饥饿状态下,肝细胞内的糖原合成和分解能力以及糖异生能力之间的平衡调控,对维持血糖稳态起到关键的作用。

在糖尿病患者中,糖输出能力是异常活跃的,导致餐后以及空腹状态下血糖异常升高。通过同位素示踪法研究表明,在 2 型糖尿病患者中糖原分解能力没有变化,糖异生能力显著上调,说明肝脏糖输出能力的增强主要是来源于糖异生。磷酸烯醇式丙酮酸羧化酶(phosphoenolpyruvate carboxylase, PEPCK)和葡萄糖-6-磷酸酶作为糖异生过程中关键的两个酶,在糖尿病状态下其表达以及活性均是显著上调的,对于糖异生水平的升高有一定的贡献。同样有研究表明,在小鼠上不同程度的敲除 PEPCK 后,糖异生能力均没有发生显著变化,并提出 PEPCK 不是糖异生能力增强的关键因素。也有研究认为,肝脏中

胰岛素受体底物-2(insulin receptor substrate-2, IRS-2)的表达或酪氨酸磷酸化水平的下调导致胰岛素信号转导受阻引起高血糖。血液中游离脂肪酸水平的升高以及肝脏组织中二酰甘油累积的增加同样也会影响肝脏胰岛素信号转导导致血糖升高。除此之外,糖尿病状态下,谷氨酰胺作为蛋白质来源的糖异生底物,其转化为葡萄糖的能力也是异常升高的。对于介导糖尿病状态下肝脏糖异生能力升高的关键因素还需要进一步研究探索。

(三) 骨骼肌与糖尿病的发生发展

骨骼肌在维持机体葡萄糖稳态过程中扮演着极其重要的角色。约有80%的血液中的葡萄糖是通过骨骼肌被摄取的。大部分葡萄糖是以肌糖原的形式存贮在肌细胞中,少部分则是被直接氧化分解代谢。骨骼肌摄取葡萄糖的过程是一个复杂级联过程。胰岛素与胰岛素受体(insulin receptor, INSR)结合后,INSR发生自身磷酸化同时激活其酪氨酸激酶活性,招募并磷酸化IRS1,激活下游PI3K/AKT信号通路,通过磷酸化TBC1D1和AS160,使其失活,将细胞质内的葡萄糖转运体4(glucose transporter4, GLUT4)释放并转移到细胞膜上,促进对葡萄糖的摄取和转运。除此之外,胰岛素作用后激活的PI3K/PDK1/PKC信号通路对GLUT4上膜和葡萄糖摄取增加也有贡献。在针对糖尿病患者的研究中,Devji等研究人员发现,糖尿病患者的子代的葡萄糖耐受能力正常,但其血液中胰岛素水平显著高于正常人群后代,说明糖尿病患者的子代是通过分泌过多的胰岛素来维持正常血糖。进一步研究发现,这种过量的胰岛素分泌能力能够显著抑制异常的肝脏糖异生能力,但却不能显著改善其后代骨骼肌的葡萄糖摄取能力以及糖原合成能力。因此,在糖尿病病程中骨骼肌胰岛素抵抗被认为最早出现。在骨骼肌出现胰岛素抵抗时,其在胰岛素刺激下的葡萄糖摄取能力下降达到50%。骨骼肌产生胰岛素抵抗机制尚未阐明清楚,现阶段认为其与胰岛素相关信号转导能力减弱相关,其中包括JNK、IKK或PKCθ等导致的IRS1酪氨酸磷酸化水平下降以及PI3K表达量或活性下降引起的GLUT4上膜减少等方面。

(四) 脂肪组织与糖尿病发生发展

脂肪组织作为胰岛素作用的重要靶器官之一,对机体葡萄糖代谢调控同样也起到至关重要的作用。白色脂肪组织被认为是机体能量贮存的场所。在能量过剩的条件下,葡萄糖和脂肪酸等能量物质被脂肪组织摄取后,在脂肪细胞中主要以TG的形式被贮存起来;在能量匮乏的条件下,脂肪细胞中贮存的能源物质则被分解,输送至外周其他组织被利用。在短期摄入高热量饮食条件下,脂肪细胞中负责TG合成以及葡萄糖摄取的蛋白质活性以及表达量代偿性上调来维持血液中脂质和葡萄糖的平衡。在长期摄入高热量的饮食条件下,脂肪细胞摄入TG增加,脂肪细胞持续的变大,引起TNF-α和IL-6等炎症因子分泌增加。炎症因子释放的增加,改变了脂肪细胞本身的炎症状态,一方面TNF-α在白色脂肪中会抑制过氧化物酶体增殖剂激活受体γ(PPARγ)的转录,促进蛋白质降解,抑制下游胰岛素敏感性和脂质合成相关基因表达,减少葡萄糖和游离脂肪酸被脂肪组织摄取,引发高血糖;另一方面脂肪组织TG合成能力下降,血浆中FFA含量增加,引起肝脏和肌肉异位累积增加从而引起胰岛素抵抗。同样,脂肪组织分泌的炎症因子直接作用于肝脏和肌肉等组织也会引起代谢失调,导致胰岛素抵抗,其产生机制与JNK1介导的下游IRS1磷酸化、IKK介导的NF-κB信号通路的激活以及细胞因子信号传导抑制因子3(suppressor of cytokine signaling3, SOCS3)信号通路的激活等相关。在肥胖、胰岛素抵抗患者以及糖尿病患者均检测到TNF-α、IL-6等含量均显著升高,可能是与糖尿病的发生是相关的。

(五) 肾脏与糖尿病的发生发展

肾脏是人体的最主要的排泄器官,其调控葡萄糖代谢过程主要是通过葡萄糖滤过、重吸收、新生以及消耗等方式。在机体饥饿状态下,肾脏组织通过糖异生作用所产生的占据全身糖异生过程中葡萄糖产生量的20%以上。肾脏的皮质中包含有糖异生过程所需的蛋白酶,以乳酸、谷氨酰胺、甘油及丙氨酸为底物的糖异生过程均在皮质中进行。除此之外,肾脏葡萄糖滤过和重吸收对维持血糖稳定也起到关键的作用。

正常机体每天约 180 g 的葡萄糖通过肾小球滤过，但这些葡萄糖却不会完全被排出体外。大部分的葡萄糖通过肾脏肾小管上皮细胞上的 SGLT1/2 被重新转运吸收入血，从而防止体内葡萄糖的大量流失。同样，肾脏也需要摄取并消耗葡萄糖来维持其正常的生命活动，但其所摄取葡萄糖的量只占全身其他组织摄取总量的 5%，因而与肾脏滤过和肾小管重吸收以及肾脏糖异生作用相比，其对于血糖的调控贡献相对较小。

在 2 型糖尿病患者中，肾皮质糖异生能力以及肾小管葡萄糖重吸收能力异常的升高。有研究表明，2 型糖尿病患者中其肾脏糖异生能力相比于正常人高出了 3 倍，其产生葡萄糖的能力与肝脏糖异生能力相当，肾脏的这种异常活跃的糖异生能力加剧了糖尿病的发生、发展。但不同的是，2 型糖尿病患者在高血糖的状态下，其尿糖水平并没有显著升高。有研究认为在肾脏功能完整的状态下，可通过上调肾小管 SGLT1/2 表达的方式，促进被滤过的葡萄糖更大程度地被肾小管重吸收，从而不发生尿糖升高的现象，但与此同时会引起显著血糖升高。基于此，近年来 SGLT1/2 抑制剂的研发成为抗糖尿病药物的研究热点。

糖尿病是一种错综复杂的代谢性疾病，其发病机制不仅仅存在于单个组织器官中，可能也存在不同组织之间的通过内分泌或者旁分泌的方式相互影响而导致的。现阶段对于其发病机制的研究还不能阐明糖尿病的发病原因，更深入的致病机制还需要进一步研究。

（李　佳　蒋昊文）

第二节　糖尿病临床治疗药物及其作用机制

目前临床上治疗 1 型糖尿病的药物主要是以胰岛素类制剂为主，治疗 2 型糖尿病药物根据作用机制主要分为：血糖调节剂（如 α-糖苷酶拮抗剂）、促胰岛素分泌药物（如磺酰脲类）、胰岛素增敏剂（如双胍类、PPARγ 激动剂）、肠促胰岛素增强剂（如 GLP-1 类似物和 DPP-4 抑制剂）、钠-葡萄糖共转运蛋白 2 抑制剂和胰岛素类似物等（图 23-2）。在这一节中，将详细介绍目前临床应用的糖尿病治疗药物及其作用机制。

一、胰岛素

胰岛素是由胰岛 β 细胞分泌的，是维持血糖的关键因素之一，它可以通过多种机制促进葡萄糖在靶组织和靶器官的摄取和代谢，降低血糖水平，这些靶组织包括脂肪组织、肌肉组织、肝脏。人的胰岛素由 56 个氨基酸残基组成，它可以作用于细胞表面的 INSR，引发胰岛素信号通路的激活。INSR 是一个四聚体酶，含有两个胞外 α 亚基和两个跨膜的 β 亚基，当胰岛素结合至 INSR 上，其 β 亚基的酪氨酸激酶活性被激活，这导致其多个位点的自磷酸化。随后磷酸化的 INSR 招募并磷酸化多个下游底物，包括 IRS 家族和包含 SH2 结构域的蛋白家族（SHC），而后激活 PI3K 信号通路和 MAPK 信号通路等，促进外周组织对葡萄糖的摄取，促进糖原、脂肪酸以及蛋白质合成，同时抑制糖质新生，达到降低血糖的作用。

1 型糖尿病患者和严重的 2 型糖尿病患者只能依赖于糖尿病注射来维持血糖的稳定。胰岛素按照研发历史，可分为 3 类，分别是动物胰岛素、重组人胰岛素和重组人胰岛素类似物。第一代胰岛素产品是动物胰岛素，主要是采用猪、牛等动物的胰腺提取或纯化而来。由于动物胰岛素和人胰岛素的组成和结构存在一定的差异，所以使用动物胰岛素极易出现过敏反应、免疫性胰岛素抵抗及局部脂肪组织异变等，严重时将危及生命。目前，在发展中国家，由于动物胰岛素价格低廉尚占有一定市场。早期胰岛素作用时间短，患者每日需多次注射。为减少这种不便，20 世纪 30 年代，科学家向胰岛素中添加了鱼精蛋白和锌离子，从而生产出中、长效的动物胰岛素制品，比如精蛋白锌（动物）胰岛素（如万苏林®）。紧

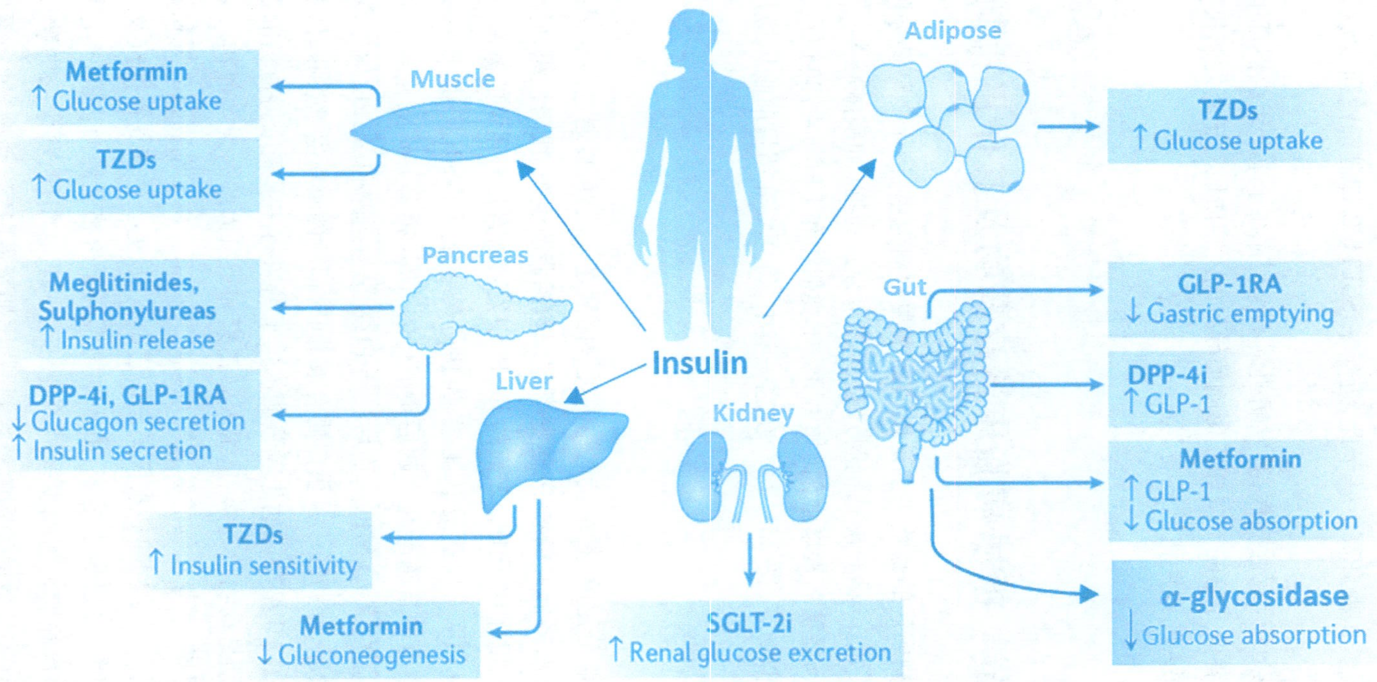

Adipose	脂肪
DPP-4i	二肽基肽酶抑制剂
Gastric emptying	胃排空
GLP-1	胰高血糖素样肽-1
GLP-1RA	胰高血糖素样肽-1受体激动剂
Glucogan secretion	胰岛血糖素分泌
Glucose absorption	葡萄糖吸收
Glucose uptake	葡萄糖摄取
Gut	肠道
Insulin	胰岛素
Insulin release	胰岛素释放
Insulin secretion	胰岛素分泌
Insulin sensitivity	胰岛素敏感性
Kidney	肾脏
Liver	肝脏
Meglitinides	美格列胍
Metformin	二甲双胍
Muscle	肌肉
Pancreas	胰岛
Sulphonylureas	磺酰脲类
TZDs	噻唑烷二酮类

图 23－2 糖尿病临床治疗药物

接着出现了重组人胰岛素，从大肠杆菌表达高纯度的重组人胰岛素，由于其组成和结构和人胰腺分泌的胰岛素完全相同，弥补了动物胰岛素制品的免疫源性缺陷。随后，通过改变胰岛素晶体结构，研制出了短效、中效和长效3种不同时程的胰岛素制品，丰富了临床应用。短效胰岛素的代表产品有生物合成胰岛素注射液（诺和灵R®）、重组人胰岛素注射液（优泌林R®、甘舒霖R®）等。中效胰岛素中加入了鱼精蛋白和锌离子，由于鱼精蛋白和锌离子能够使胰岛素六聚体解聚变得更加缓慢，从而改变了其药物代谢特征，包括精蛋白生物合成人胰岛素注射液（诺和灵N®）、精蛋白锌重组人胰岛素注射液（优泌林N®、优思灵®）等。长效胰岛素主要是加入更高比例的鱼精蛋白，从而实现每日1次的给药间隔。

尽管重组人胰岛素较之动物胰岛素在临床应用的安全性和有效性上得到了极大提高，但由于其给药方式存在一定的痛楚和副作用，每日2次乃至3次的给药频率带来了用药的不便利，并且可能伴随注射部位的皮肤病变。为此科学家又研发出了胰岛素类似物。它同胰岛素一样具有降血糖的功能，但是在药物代谢特征上进一步进行了丰富和补充，出现了速效胰岛素类似物和长效胰岛素类似物，以及目前仍处于研发中的超长效胰岛素类似物。速效胰岛素类似物主要有谷赖胰岛素（如艾倍得®）、赖脯胰岛素（如优泌乐®、速秀霖®）和门冬胰岛素（如诺和锐®）。它们在注射后15 min左右起效，1 h达峰，持续时间3~5 h，非常适合餐后注射使用。长效胰岛素类似物主要有甘精胰岛素（如来得时®、长秀霖®）和地特胰岛素（如诺和平®）等。超长效胰岛素目前有德谷胰岛素（Tresiba®）。

二、α-葡萄糖苷酶抑制剂

通过抑制肠道内α-葡萄糖苷酶活性，减少多糖类物质水解成单糖被吸收入血，从而降低血糖是20世纪70年代后兴起的降糖思路。α-葡萄糖苷酶存在于小肠内皮刷状缘内，肠道内的多糖、蔗糖、麦芽糖以及淀粉糊精在α-葡萄糖苷酶（包括蔗糖酶、麦芽糖酶及淀粉酶等）的作用下分解成半乳糖、右旋果糖及右旋葡萄糖等。最初是从细菌（放线菌属、链霉菌属）中提取出一系列的α-葡萄糖苷酶抑制物，由于α-葡萄糖苷酶抑制剂的化学结构与糖相似，故可以通过可逆性地竞争α-葡萄糖苷酶与糖的结合位点，α-葡萄糖苷酶抑制可通过竞争糖结合位点，从而抑制酶活性，降低多糖或双糖水解为可被肠道吸收的单糖的效率，有效降低餐后血糖浓度峰值，减少高血糖对胰岛β细胞的刺激，以防餐后高血糖症和高胰岛素症，同时可提高糖耐量和胰岛素敏感性，改善糖尿病以及预防并发症的发生和发展。

目前已用于临床治疗糖尿病的α-葡萄糖苷酶抑制剂主要有阿卡波糖、米格列醇和伏格列波糖。与其他类型的降糖药物相比，α-葡萄糖苷酶抑制剂具备临床疗效好、药物之间相互作用少，作用机制新颖，毒副作用低的特点。患者服用α-葡萄糖苷酶抑制剂后发生低血糖的比例较低，主要不良反应包括腹胀、腹泻、肠鸣等肠道不适反应，但并不影响疾病的治疗。另外目前由于亚洲人群饮食结构的特点，α-葡萄糖苷酶抑制剂在这些人群中具有广泛应用。随着后续对α-葡萄糖苷酶认识和理解的深入以及新颖的α-葡萄糖苷酶抑制剂的出现，α-葡萄糖苷酶抑制剂在临床上的运用将会越来越广泛。

三、磺酰脲类

磺酰脲类药物是治疗非肥胖2型糖尿病患者的最早、品种最多、临床应用最广泛的一线应用口服降糖药。磺酰脲类药物作用机制主要是通过与胰岛β细胞表面的磺酰脲受体相结合后与细胞表面的ATP敏感的钾离子通道相偶联，使得通道关闭，细胞膜去极化，钙离子内流，从而促进胰岛素释放。不同的磺酰脲类药物与不同的受体相结合，如格列美脲类药物与65 kDa的磺酰脲受体结合，而格列本脲类则与140 kDa受体相结合。由于结合的受体，因为不同的磺酰脲类药物在β细胞作用并不是完全相同的。除了在胰岛细胞的作用之外，磺酰脲类药物作用于肝细胞，促进糖原合成抑制肝脏葡萄糖的输出；磺酰脲类药物还具备促进外周组织对葡萄糖的摄取能力，上调INSR数量等作用，从而提高机体胰岛素敏感性。

目前临床上用于治疗2型糖尿病的磺酰脲类药物已经历过三代,分别是：以氯磺丙脲、妥拉磺脲、甲苯磺丁脲等为代表的第一代磺酰脲类药物;以格列本脲、格列齐特、格列吡嗪、格列喹酮等为代表的第二代磺酰脲类药物;以格列美脲为代表的第三代磺酰脲类药物。第一代磺酰脲类药物副作用较大,已很少使用,临床上常用的磺酰脲类药物为第二代和第三代。低血糖反应是磺酰脲类药物最常见的副作用,严重时需要给予葡萄糖进行治疗。

四、双胍类

二甲双胍是双胍类的代表药物,也是治疗2型糖尿病的首选药物,其作为口服降糖药物应用于2型糖尿病已经60年的历程,据统计全世界至少有1.2亿人在持续使用,其降糖作用得到充分的肯定。二甲双胍改善高血糖的作用机制主要通过减少肝糖输出、改善胰岛素抵抗和减少小肠内葡萄糖吸收而降低血糖。二甲双胍直接的靶点,目前还不是很清楚。研究证实二甲双胍通过抑制细胞线粒体呼吸链复合体Ⅰ,减少ATP的生成,激活腺苷酸活化蛋白激酶(AMPK),进而增加外周摄取葡萄糖和脂肪酸氧化,增强胰岛素敏感性,改善胰岛素抵抗;二甲双胍还可使细胞内AMPK磷酸化,使乙酰辅酶A羧化酶失活,抑制脂肪酸合成酶的活性,抑制肝脏糖异生,从而改善胰岛素抵抗。二甲双胍还可上调INSR数目,增强胰岛素与靶器官受体之间的亲和力,提高胰岛素敏感性。除此之外,二甲双胍还可以通过抑制线粒体甘油磷酸脱氢酶活性,从而抑制肝脏糖异生和降低血糖。由此可见,二甲双胍可以通过多种机制来改善2型糖尿病胰岛素敏感性和高血糖。

五、噻唑烷二酮类

噻唑烷二酮类(TZD)属于胰岛素增敏类降血糖药物,临床上主要以吡格列酮和罗格列酮为主。TZD主要通过激活脂肪组织中PPARγ从而发挥作用。PPARγ作为过氧化物酶体增殖物激活受体超家族(PPAR)中的一员,在免疫系统和脂肪组织中高表达,参与调控脂肪细胞分化、胰岛素敏感性以及机体免疫等重要过程,发挥促进脂质代谢和减少炎症发生的作用。TZD通过脂肪组织中激活PPARγ,促进脂肪组织中GLUT4的表达,促进脂肪组织对葡萄糖的摄取,与此同时还可上调与胰岛素敏感性相关基因的表达,从而发挥改善胰岛素敏感性和降糖作用。然后在长达十年的临床治疗糖尿病的过程中,以罗格列酮为代表的TZD出现了许多副作用,如水钠潴留、体重增加、骨质疏松以及心力衰竭等。通过大量研究发现,罗格列酮副作用产生机制与其靶点PPARγ是紧密相关的,PPARγ被罗格列酮完全激动后,下游基因转录表达上调,其中就包含有促进破骨细胞生成以及脂肪细胞分化成熟的基因等。由于罗格列酮出现严重的副作用,美国以及欧洲地区已经对其限制或暂停使用。

六、GLP-1类似物以及DPP-4抑制剂

GLP-1是肠道L细胞分泌的一种重要肠促胰素。肠促胰素的概念最早是用于描述一种可导致血糖降低但不会引起胰腺外分泌的上段肠黏膜提取物。动物和人体研究发现,相对于静脉注射葡萄糖,口服葡萄糖能引发更强的胰岛素释放效应。由此发现,口服葡萄糖可引起肠道细胞分泌肠促胰素,促进胰岛素分泌,从而调节血糖水平。基于肠促胰素刺激胰岛素分泌机制的降糖药物,通过提高GLP-1的活性,作用于胰岛β细胞膜上GLP-1R,激活腺苷环化酶(AC)提高cAMP水平,ATP敏感的钾离子通道关闭,同时PKA激活后促进胞外钙离子内流,从而促进胰岛素分泌能力。GLP-1信号的受体GLP-1R广泛分布于胰腺、小肠、胃、心脏、肺、肾、垂体以及外周和CNS。GLP-1R的功能调节相对复杂,其与内、外源性多种多肽相互作用,引发多条下游信号通路级联激活。

GLP－1在体内极不稳定，半衰期仅为2 min，其降解途径主要包括二肽基酶4（DPP－4）剪切N_8 Ala、丝氨酸蛋白酶水解N_{34} Lys，最后通过肾脏清除。直接注射人源GLP－1会使其在体内迅速降解，无法发挥调节葡萄糖平衡的作用，使得GLP－1本身难以像胰岛素一样成为抗糖尿病的明星分子。越来越多的研究及临床数据证明，通过对天然GLP－1及类似物进行氨基酸修饰或者寻找选择性抑制DPP－4酶活性的小分子化合物能够加强、放大GLP－1行使的生理功能，上述策略已经很好应用于糖尿病治疗领域。

（一）GLP－1受体激动剂

血浆中GLP－1的半衰期非常短，其主要通过DPP－4的降解以及肾脏清除而失活。目前GLP－1类似物的开发研究关键在于延缓体内GLP－1及其类似物的降解速度，延长其在体内作用时间。研究人员通过对DPP－4酶切位点进行研究，发现其位点为GLP－1 N端的2位丙氨酸。因此，对该位置进行合理修饰或加大空间位阻等方案便成为寻找GLP－1R激动药的有效方式。目前已有的GLP－1受体激动剂，按照药代特点可以分为速效GLP－1R激动剂和长效GLP－1R激动剂。速效GLP－1R激动药用药间隔内，血药浓度波动较大；长效GLP－1R激动剂用药检测内血药浓度较平稳，并且GLP－1R能够持续激活。这两种类似的GLP－1R激动剂带来的药效、耐受性也可能有一定的差异。目前已有的研究证据表明，基于GLP－1的抗2型糖尿病药物开发具有很大的应用价值。2005年FDA批准第1个GLP－1R激动剂艾塞那肽（exenatide）至今，目前已有多个GLP－1R激动剂获批上市（表23－1），此外还有多个药物正处于不同的临床试验阶段。

表23－1　已上市的GLP－1R激动剂

药物名称	特点	公司	上市国家	上市年份（年）
艾塞那肽	速效	艾米林/礼来公司	美国	2005
利西拉来	速效	赛诺菲	欧洲	2013
利拉鲁肽	长效	诺和诺德	美国	2009
长效艾塞那肽	长效	艾米林	美国	2012
阿必鲁泰	长效	葛兰素史克	美国	2014
度拉糖肽	长效	礼来公司	美国	2014
利拉鲁肽/德谷胰岛素复合物	长效	诺和诺德	欧洲	2014

（二）DPP－4抑制剂

DPP－4是一个由766个氨基酸残基组成的跨膜糖蛋白，相对分子质量为110 kDa，在肝脏、肺、肾脏、淋巴细胞、上皮细胞以及肠道刷状缘细胞膜上广泛表达。DPP－4是一种多功能蛋白水解酶，能特异性的识别N端第二位是脯氨酸或丙氨酸的多肽类底物如GLP－1和GIP－1，使其转化成无活性的代谢产物。因此，抑制体内DPP－4酶活性，可增加内源性GLP－1水平，从而增强肠促胰岛素分泌作用，并延长活性肠促胰岛素的葡萄糖调节作用。同样，目前上市的DPP－4抑制剂根据药物代谢特点，主要有速效DPP－4抑制剂和长效DPP－4抑制剂（表23－2）。

表23－2　已上市的DPP－4抑制剂

药物	特点	公司	上市国家	上市年份（年）
西他列汀	速效	默克	美国	2006
维格列汀	速效	诺华	欧洲	2008
沙格列汀	速效	百时美施贵宝、阿斯利康	美国	2009

续　表

药　物	特　点	公　司	上市国家	上市年份(年)
阿格列汀	速　效	武田制药	日　本	2010
利格列汀	速　效	劳力林格殷格翰、礼来	美　国	2011
吉格列汀	速　效	LG 生命科学	韩　国	2012
替格列汀	速　效	三菱田边制药	日　本	2012
阿格列汀	速　效	三和化学研究所	日　本	2012
曲格列汀	长　效	武田制药、福里克斯制药	日　本	2015
奥格列汀	长　效	默克	日　本	2015

在 2 型糖尿病患者中应用 GLP－1 受体激动药和 DPP－4 抑制剂,可有效降糖,且安全性和耐受性良好,不增加体重或可减轻体重,极少出现低血糖和严重不良反应。而更值得关注的是,其独特的作用机制能有效保护心血管功能。GLP－1 受体激动药和 DPP－4 抑制剂作为新型降糖药物,目前相关基础研究和临床证据都表明 GLP－1 受体激动药和 DPP－4 抑制剂可为 2 型糖尿病患者的心血管疾病带来临床获益,为治疗带来新的希望。

七、SGLT2 抑制剂

抑制肾小管对葡萄糖的重吸收从而降低血糖是近年来较为热门的降血糖药物研发策略。肾小管对葡萄糖重吸收主要由 SGLT1 和 SGLT2 负责。SGLT1 和 SGLT2 均是由溶质载体基因(SLC)家族的 *SLC5A* 基因编码的蛋白质。编码 SGLT1 的基因位于染色体 22q13.1,人源的 SGLT1 由 664 个氨基酸残基组成,是一种钠-葡萄糖共转运蛋白,14 个跨膜螺旋结构的跨膜蛋白,其蛋白质的 N 端和 C 端均朝向细胞外液。SGLT1 可以 2 : 1 的比率将 Na^+ 和 *D*－葡萄糖或 *D*－半乳糖进行转运,亲和力(K_m = 0.4 mmol/L)较高,但其转运容量较低。SGLT1 主要表达于小肠刷状缘和肾近曲小管的 S3 段,主要负责肠道葡萄糖和半乳糖的主动转运以及肾脏剩余 10%葡萄糖的重吸收。编码 SGLT2 的基因位于染色体 16p11.2,是最早被发现的 SGLT 家族成员。SGLT2 具备 14 个跨膜螺旋结构的跨膜蛋白,是一种低亲和力(K_m = 2 mmol/L)和高容量的钠-葡萄糖转运蛋白。SGLT2 跨膜转运葡萄糖是一种继发性主动转运行为,需要依赖 Na^+的电化学梯度,将肾小管中原尿中的葡萄糖和 Na^+以 1 : 1 的比例进行转运到肾小管内皮细胞,而后通过内皮细胞基底膜侧的 GLUT2 转运入血,从而完成了肾小管的重吸收,其中 90%左右的葡萄糖是由 SGLT2 负责重吸收的。基于此,SGLT2 抑制剂成为治疗糖尿病药物研发热点。近年来,国内外多个 SGLT2 抑制剂研发上市(表 23－3)。在临床使用过程中,SGLT2 抑制剂可以显著抑制葡萄糖的重吸收,促进其通过尿液排泄,同时还能显著促进体重下降,间接改善肥胖症状。此外,如恩格列净在降血糖的同时还具备降低心血管的风险。基于 SGLT2 抑制剂在临床治疗过程中的获益,相信在不久的将来占据糖尿病治疗药物很大的市场。

表 23－3　SGLT2 抑制剂研究进展

通用名	商品名	研发公司	上市国家/地区	时间(年)
达格列净	Forxiga™	阿斯利康,百时美施贵宝	欧洲 美国	2012 2014
卡格列净	Invokana™	强生、三菱田边制药	美国 欧洲	2013 2013
恩格列净	Jardiance	勃林格殷格翰、礼来	美国 欧洲	2014 2014

续　表

通用名	商品名	研发公司	上市国家/地区	时间(年)
伊格列净	Suglat^{TM}	安斯泰来、日本寿制药	日本	2014
鲁格列净	Lusefi	大正制药	日本	2014
托格列净	Deberza	日健中外制药、赛诺非、兴和制药	日本	2014

（李　佳　蒋昊文）

第三节　治疗糖尿病的潜在药物靶标

近些年来，SGLT2、DPP－4 以及 GLP－1R 等靶点的治疗糖尿病的药物陆续上市，因其低的副作用风险和显著的降糖效果，使得糖尿病患者的治疗选择大大增加，但目前仍有约 40% 的 2 型糖尿病患者得不到有效控制，并且除胰岛素类似物以外无任何一个单一药物能够对所有糖尿病患者都有效。因此，亟待寻找糖尿病治疗新靶标以及创新药物。

一、葡萄糖激酶激动剂

葡萄糖激酶(GK)属于己糖激酶家族中的一员，负责催化糖酵解过程中葡萄糖转变成葡萄糖－6－磷酸。GK 主要在肝脏和胰岛 β 细胞分布。当血液中葡萄糖浓度升高时，胰岛 β 细胞中 GK 活性提高，促进胰岛素分泌，同时肝细胞 GK 活性也提高，促进糖原合成和累积，从而使得血糖降低。有研究表明，β 细胞缺失 GK 的小鼠会由于持续性高血糖而出现死亡。而无论在正常小鼠还是糖尿病小鼠的肝细胞中过表达 GK 后，均能显著提升小鼠的葡萄糖耐受能力。在 2 型糖尿病患者肝脏和胰岛组织中，GK 的活性受到抑制，通过采用 GK 激动剂从而激活 GK，可达到促进胰岛素分泌和肝糖原合成的双重作用。基于 GK 活性调节以及 GK 激动剂在治疗 2 型糖尿病的潜力，近年来许多研究者专注于 GK 激活剂的开发。华领医药公司开发的 dorzagliatin 已经在国内进行Ⅲ期临床研究，包括 dorzagliatin 的单药疗法以及与二甲双胍的联合用药疗法。除此之外，Advinus 公司研发的 GKM－001、TransTech 公司研发的 GK1－399 以及辉瑞公司研发的 PF－04937319 都已经进入Ⅱ期临床试验阶段，同时还有多个 GK 激动剂已处于Ⅰ期临床或临床前研究阶段。相信在不久的将来，GK 激动剂可被批准上市用于治疗 2 型糖尿病。

GK 激动剂虽然能够显著促进胰岛素分泌，但 GK 激动剂是否能够克服低血糖的风险还需要进一步的考察。GK 作为胰岛组织中重要的葡萄糖的感应器，调控胰岛素分泌。其微小的活性变化即可引起血液中葡萄糖代谢发生变化，同时由于 GK 活性调节不存在负反馈机制，即其生成的底物葡萄糖－6－磷酸不会抑制其活性，会不可控地促进胰岛素分泌，从而引发低血糖反应以及加快 β 细胞功能衰竭。默克公司研发的 GK 激动剂 MK0941 则因其在高剂量伴随着严重的低血糖等副作用而被迫终止于临床研究阶段。因而，在后续 GK 的研发过程中对于低血糖风险和 β 细胞功能衰竭是需要进一步研究。

二、胰高血糖素受体拮抗剂

胰高血糖素是由胰岛 α 细胞分泌的一种激素，其作用与胰岛素相反，具备升高血糖的作用，因而又被称为升糖素。胰高血糖素发挥其升血糖的作用主要是通过肝细胞表面的胰高血糖素受体来介导的，促进肝细胞糖原分解以及糖异生作用，从而升高血糖。胰高血糖素受体属于 B 型 GPCR 家族中的一员，主要分布在肝脏，在心脏、脂肪以及肾脏等组织中只有少量分布。研究表明，小鼠缺失胰高血糖受体后表现出体重和摄食量的显著下降,血糖降低,葡萄糖耐受能力增强,血液中 GLP-1 含量增加。同时,胰高血糖素受体缺失的小鼠能够抑制链脲佐菌素诱导的血糖升高以及保护胰岛 β 细胞损伤。因而,基于胰高血糖素受体缺失后在小鼠上表现出显著的降血糖的作用,胰高血糖素受体拮抗剂被认为在治疗2型糖尿病方面具备较大的潜力。近年来,许多药物开发团队致力于胰高血糖素受体拮抗剂的开发,其中包括已经在Ⅱ期临床试验阶段的 Isis 公司研发的 ISISGCGRRx、礼来公司的研发的 LY-2409021 以及辉瑞公司研发的 PF-06291874。

虽然胰高血糖受体拮抗剂具备潜在的降血糖作用,但也有研究认为胰岛 α 细胞过度释放胰高血糖素后会引发高胰高血糖素血症,从而使得胰腺肿瘤发生风险大大提高,后续对于胰高血糖素受体拮抗剂的研究可能还需要进一步探讨对于胰腺肿瘤发生风险的评估。

三、蛋白酪氨酸磷酸酶-1B 抑制剂

蛋白酪氨酸磷酸酶-1B(PTP-1B)是一种富含酶,表达于全身各个组织中。PTP-1B 作为胰岛素信号通路的负调控机制,通过去磷酸化 INSR 使其失活而发挥作用。小鼠在缺失 PTP-1B 后,表现出胰岛素敏感性增强,血糖降低,并能显著抑制食物诱导的肥胖的发生。与此同时,在肥胖及2型糖尿病患者中研究发现,PTP-1B 的活性显著上调。以上研究发现均说明 PTP-1B 的活性抑制具备潜在的改善胰岛素敏感性和降血糖的作用。因此,PTP-1B 抑制剂也可通过抑制其活性,从而具备改善胰岛素敏感性和降血糖的作用。然而,在长达数十年的抑制剂开发过程中,却未有 PTP-1B 抑制剂被批准上市。PTP-1B 抑制剂的还是存在巨大的挑战,究其原因主要是 PTP-1B 所属的 PTP 家族中包含上百种,且同源性高,PTP-1B 抑制剂可能会对 PTP 家族中的其他酶也产生抑制作用,导致不可预知的不良反应的发生,从而使得 PTP-1B 抑制剂开发受到阻碍。

四、G 蛋白偶联受体

(一) GPCR119 激动剂

GPR119 属于 A 类视紫红质样受体家族一员,由 335 个氨基酸残基组成,主要在胰岛 β 细胞和胃肠道中分布。GPR119 的内源性配体主要有溶血卵磷脂和以油酰乙醇胺盐形式为主的长链脂肪酸。β 细胞上的 GPR119 与配体相结合后,促使细胞内要偶联的 Gαs 发生 GDP 与 GTP 交换,从而使得 β、γ 亚基与结合了 GTP 的 α 亚基脱离开,进而激活细胞内的 AC,促进 cAMP 的生成,进一步激活下游 PKA 和 Epac 信号通路。一旦 PKA 和 Epac 被激活,一方面可以抑制 ATP 敏感的钾离子通道打开并抑制细胞膜发生复极化,另外还可以刺激内质网释放钙离子从而促进细胞内的胰岛素囊泡外排和胰岛素的分泌。肠道 L 细胞上的 GPR119 与其配体相结合后,同样也可通过腺苷酸环化酶激活系统,促进细胞分泌 GLP-1。分泌出的 GLP-1 作用于 β 细胞后可以进一步地促进胰岛素的分泌,与 β 细胞上的 GPR119 受体激动发挥协同作用。与传统的抗糖尿病的药物相比,GPR119 激动剂可以通过直接和间接两种方式促进胰岛素的分泌,低血糖风险较小,同时还具备保护胰岛 β 细胞的功能。目前 Arena、Prosidion、GSK、辉瑞、默克等国际制药公司已陆续在开发 GPR119 激动剂,并有一些药物已开始进入临床试验阶段。

(二) GPR40 激动剂

GPR40 也被称为游离脂肪酸受体-1,同样属于 A 类视紫红质样受体家族一员,主要分布在胰腺组织中。GPR40 的内源性配体主要是中、长连的 FFA。GPR40 与配体相结合后,与其相偶联的 Gαq/11 与 GTP 相结合,从而使得结合的 GTP 的 α 亚基和 G 蛋白相脱离,激活下游 PLC,从而使得 PIP2 分解成 IP3 以及 DAG。产生的 IP3 刺激内质网促使钙离子释放,同时 DAG 磷酸化并激活 PKD1,共同促进 β 细胞胰岛素分泌。

近几年，越来越多的人关注 GPR40 激动剂的开发，其中日本武田公司研发的 TAK875 最具有代表性。TAK875 在早期的临床试验阶段具备显著的治疗糖尿病的作用，并且其低血糖风险相较于传统的抗糖尿病药物低，但由于其肝脏毒性，于 2003 年终止了Ⅲ期临床试验。其次，礼来公司研发的 LY2881835 进入Ⅰ期临床试验后也表现出明显的副作用而被迫终止临床试验研究。Amgen 公司开发的 AMG837 在临床试验中并未出现显著的促胰岛素分泌和降血糖作用，使得目前对于 GPR40 激动剂的研发处于停滞的状态。由此可见，现阶段对于 GPR40 激动剂的研发还面临着巨大的挑战。首先，对于 GPR40 的认识和理解还不够全面，虽然胰岛是 GPR40 主要分布的组织，但在下丘脑、成骨和破骨细胞也存在分布，并且其介导的生理功能也不可被忽略，与此同时这些生理功能对于体内能量代谢的影响还尚未明确。其次，GPR40 下游信号通路并未完全阐明，还需进一步深入研究。

（三）GPR120

GPR120 也被称为游离脂肪酸受体-4，属于 A 类 GPCR 家族，高度保守，在人体内广泛表达。有长、短两种形式的 GPR120 存在于人体中，两者区别在于短链相较于长链形式少 16 个连续的氨基酸残基。GPR120 的内源性配体主要有长链脂肪酸、二十二碳六烯酸、二十碳五烯酸、ω_3-脂肪酸以及 α-亚麻酸。目前认为 GPR120 调控葡萄糖代谢的作用机制来源于两个方面。首先，GPR120 与 Gq/11 蛋白相偶联，GPR120 激动后与 GPR40 的信号通路相类似，GPR120 激动后促进胰岛 β 细胞分泌胰岛素，促进肠道细胞释放 GLP-1 等，促进外周组织对葡萄糖的摄取和利用，从而发挥降血糖的作用。其次，GPR120 激动后与细胞内的 β-抑制蛋白 2（β-arrestin 2）相偶联并使其发生磷酸化，从而形成了 GPR120、配体以及 β-arrestin 2 三元复合物，并向细胞内进行迁移内化；该复合物通过与 Nod 样受体蛋白 3（nod-like receptor protein 3，NLRP3）相互作用，抑制下游 caspase-1 的活性，最终发挥抑制炎症信号通路的作用。因此，GPR120 激活后不仅能够通过促进胰岛素的分泌降低血糖，同时也能改善体内炎症状态，从而对于糖尿病的治疗起到更为积极的作用。

目前已经有 GPR120 小分子激动剂相继被报道，如南丹麦大学和格拉斯哥大学合作开发的 TUG891，以及 GSK 公司研发的 GPR120 和 GPR40 的双重激动剂 GW9508（9）。现阶段对于 GPR120 的研发还存在一些困难和挑战。首先，由于 GPR120 在动物和人体内表达的差异，使得在动物水平获得的效果不能够很好地在人体上反映出来。其次，GPR120 激动后在不同组织中激活的下游信号通路不同，导致 GPR120 激动活性存在组织差异性。因此，在后续 GPR120 激动剂的研发过程中应该重点关注特定组织的效应及其作用机制，以及与人体组织的差异性。

五、线粒体解偶联剂

20 世纪 30 年代，Cutting 等发现了第一个化学线粒体解偶联剂，2，4-二硝基苯酚（2，4-dinitrophenol，DNP）。DNP 将线粒体电子传递和 ATP 生成过程解偶联，降低 ATP 的生成效率，从而加速呼吸链的电子传递速率，加速三羧酸循环速率，最终使得脂肪酸和葡萄糖等能源物质氧化代谢速率加快，从而发挥降糖降脂的效果。因 DNP 显著的降脂的作用，同时不会影响摄食，故在临床上用于治疗肥胖。除此之外，在临床使用过程中，DNP 还能显著改善高血糖和胰岛素抵抗。然后在短暂的临床使用过程中，DNP 出现了严重的毒副作用，包括高热、发汗、心动过速、高乳酸血症甚至死亡，于 1938 年被迫退出市场。

DNP 的临床作用证实了线粒体解偶联促进糖脂代谢的作用以及治疗糖尿病的功效，但对于线粒体解偶联剂的开发面临的最大的挑战在于如何去克服解偶联所带来的副作用。通过研究发现，DNP 的副作用主要是由于其解偶联线粒体氧化磷酸化作用，过度动员脂肪酸进行氧化分解导致热量过度产生，与此同时葡萄糖通过无氧糖酵解的方式进行分解代谢,同时弥补 ATP 生成不足,但伴随着大量乳酸的释放。许多研究团队通过不同的方式来降低线粒体解偶联带来的副作用,如肝脏靶向缓释的 DNP 制剂、需被肝脏代谢出 DNP 的 DNPME(DNP 甲醚)、肝脏特异性的线粒体解偶联剂氯硝柳胺和 ZJ001 以及肌肉和脂肪组织特异性的线粒体解偶联剂 CZ5,由于上述解偶联剂的组织特异性,在保证降血糖降血脂的前提条件下,大大减少了解偶联活性带来的副作用。组织特异性的化学线粒体解偶联剂为开发新颖的糖尿病治疗药物提供了新的思路,相信在后续的开发研究中会出现更多机制新颖的安全的线粒体解偶联剂。

六、调节肠道菌群改善高血糖症

肠道中除了吸收葡萄糖入血以及分泌激素来调控葡萄糖以及能量代谢之外,还存在着一个复杂的群体-肠道菌群,近年来对与肠道菌群调控糖代谢的研究也逐步展开了。肠道菌群是一个庞大的多细胞"器官",胎儿在母体中肠道处于无菌的环境,在出生后受到外界环境的影响建立起错综复杂的肠道菌群。肠道菌群对于宿主的能量代谢发挥着重要作用,肠道菌群通过对多糖的发酵影响宿主的能量代谢。糖类是人体和菌群最重要的能量来源,食物中未被消化的糖类(主要是有纤维素、木聚糖以及抗性淀粉等)经过肠道菌群发酵,为自身菌群生长提供能源,并产生多种短链脂肪酸(short-chain fatty acid, SFCA),这些 SFCA 可以影响肠道内皮细胞增殖分化以及影响内皮细胞中基因表达,这些作用可能是来源于组蛋白去乙酰化抑制剂丁酸的作用;除此之外,SFCA 可以通过结合 GPCR 在不同的细胞上发挥作用,如 SCFA 通过结合 GPR43 调节肠道 L 细胞分泌 GLP-1,通过结合 GPR41 来调控 L 细胞中 PYY 基因的表达和分泌,从而调控能量代谢。肠道菌群同样也可以通过调节胆汁酸代谢来调控能量代谢,人体中的初级胆汁酸和去氧胆酸是在肝脏中合成,排到肠道中去,初级胆汁酸在人的肠道与甘氨酸发生共轭(小鼠肠道是牛磺酸),不会被肠道吸收而随之排出体外,然后肠道菌群在这一环节会将这些共轭的胆汁酸解共轭,然后通过菌群转变成二级胆汁酸。在肠道中这些二级胆汁酸可以作为信号分子与受体结合发挥作用,二级胆汁酸中的脱氧胆酸和石胆酸可以激活肠道 TGR5(G 蛋白偶联胆汁酸受体 Gpbarl),促进肠道 L 细胞分泌 GLP-1,作用于外周组织调控代谢,与此同时代谢出来的胆汁酸被肠道吸收入血后,同样也可以激活棕色脂肪和肌肉中的 TGR5,从而促进能量代谢。除了肠道激活 TGR5,激活肠道 FXR(法尼基衍生物 X 受体),促进肠道 FGF15(成纤维细胞生产因子 15)表达,从而使得肠道中胆汁酸合成发生改变并抑制食物引起的体重增加,改善全身性炎症和肝脏葡萄糖产生,同时伴有产热增加以及白色脂肪棕色化的现象。由此可见,通过调节肠道菌群或者直接靶向肠道 TGR5、FXR 可以具备改善糖尿病的潜力。

肠道菌群同时还是一个动态的极具可塑性的群体,肠道菌群在根据机体不同的状态下发生改变,有研究表明,厚壁菌门(firmicutes)在肥胖个体中显著增加而拟杆菌(bacteroidetes)显著减少;而当体重下降时或者是肥胖人群接受胃旁路手术减轻体重后,拟杆菌则显著增加,说明拟杆菌与能量摄入呈现负相关,除此之外,普氏菌属(prevotella)也表现出相似的相关性。在摄入过多的脂肪含量过高的食物,肠道菌群在 24 h 内立即发生变化,研究表明在这种条件下,拟杆菌数量会显著减少,而厚壁菌门和变形菌门(proteobacteria)会显著增加,已经重构的肠道菌群生成的代谢产物会通过肠道分泌因子从而影响外周组织,导致代谢转变,这些转变似乎对食物引起的肥胖和糖尿病是具有一定的相关性的,但是具体的机制还需要进一步的研究。虽然研究发现了肠道菌群的种类与肥胖甚至糖尿病的发生、发展具有相关性,但是如何针对肠道菌群来用于临床治疗糖尿病或者肥胖还需进行深入的探索和研究。

除上述阐述的靶点外,还有一些靶点,如胰岛淀粉样多肽(pancreatic islet amyloid polypeptide, PIAP)、G 蛋白偶联胆汁酸受体 1(G protein-coupled bile acid receptor 1, GPBAR1)、雌激素受体相关受

体-α(estrogen receptor-related receptor-α, ERR-α)、烟酸受体(G protein-coupled receptor 109A, GPR109A)、糖原合成酶激酶-3β(glycogen synthase kinase-3β, GSK-3β)等,虽然目前处于研发初期,但在降血糖方面的作用报道也越来越多。在后续的研发过程中还需要进一步考察对于胰岛保护的作用以及在心血管方面的获益。糖尿病的致病机制目前还不清楚,但是随着病程的发展,胰岛功能会出现持续性的衰退。目前在临床上所采用的治疗方法中,不论是注射胰岛素还是口服药物,均是尽可能"替代"存在缺失的那部分的胰岛功能。因而,降糖药物兼具延缓胰岛功能衰减的作用将是糖尿病药物研发的重要趋势。除此之外,随着糖尿病的发病率的不断提高,糖尿病并发症的增加,心血管疾病应视为非常重要的危险因素,并且近年来糖尿病药物不仅仅注重其降糖效果,同时也发现具备保护血管功能,心血管疾病方面的获益已经成为降糖药物的必要指标。因而,目前对于糖尿病靶点以及药物的开发,不仅仅考察其降糖效果,同时也要考察其对于心血管的获益,以期在改善高血糖的同时能够大大减少心血管并发症的发生率。

(李　佳　蒋昊文)

参考文献

母义明,赵家军,朱大龙,等. 人胰岛素和动物胰岛素的临床使用专家意见. 药品评,2014,11(15): 8-10.

杨冬梅,程景,丁伯平,等. 磺酰脲类降糖药在治疗 2 型糖尿病中的作用. 医学理论与实践,2014,27(9): 1144-1145 .

Ahmadian M, Suh J M, Hah N, et al. PPARγ signaling and metabolism: The good, the bad and the future. Nature Medicine, 2013, 99(5): 557-566.

Atsuhiko I, Takafumi H, Akira H . Regulation of energy homeostasis via GPR120. Frontiers in Endocrinology, 2014, 5: 111.

Bailey C J . Renal glucose reabsorption inhibitors to treat diabetes. Trends in Pharmacological Sciences, 2011, 32(2): 0-71.

D'Alessio D . The role of dysregulated glucagon secretion in type 2 diabetes. Diabetes Obesity & Metabolism, 2011, 13(Supplement S1): 126-132.

Grundlingh J, Dargan P I, El-Zanfaly M, et al. 2,4-Dinitrophenol (DNP): A weight loss agent with significant acute toxicity and risk of death. Journal of Medical Toxicology, 2011, 7(3): 205-212.

Lead GPR40 agonist bites the dust. Nature Reviews Drug Discovery, 2014, 13(2): 91.

Mulvihill E E, Drucker D J . Pharmacology, physiology, and mechanisms of action of dipeptidyl peptidase-4 inhibitors. Endocrine Reviews, 2014, 35(6): 992-1019.

Muñoz-Garach A, Diaz-Perdigones C, Tinahones F J . Gut microbiota and type 2 diabetes mellitus. Endocrinol Nutr, 2016, 63(10): 560-568.

Radziuk J, Pye S. Diurnal rhythm in endogenous glucose production is a major contributor to fasting hyperglycaemia in type 2 diabetes. Suprachiasmatic deficit or limit cycle behaviour? Diabetologia, 2006, 49(7): 1619-1628.

Rines A K, Sharabi K, Tavares, C D, et al. Targeting hepatic glucose metabolism in the treatment of type 2 diabetes. Nature reviews. Drug discovery, 2016, 15(11): 786-804.

Teneud L, Lacruz A, Baptistahon D T, et al. Metformin for prevention of weight gain and insulin resistance with olanzapine: A double-blind placebo-controlled trial. Can J Psychiatry, 2006, 51(3): 192-196.

Trujillo J M, Nuffer W, Ellis S L . GLP-1 receptor agonists: A review of head-to-head clinical studies. Ther Adv Endocrinol Metab, 2015, 6(1): 19-28.

第二十四章
高脂血症药理与调脂药

机体脂质主要包括三酰甘油 TG、胆固醇、磷脂等，是机体重要组成部分，能够作为能源物质为机体提供能量、参与细胞膜的生成、蛋白质的翻译后修饰以及胞内信号转导等。体内过量的脂质累积，可以诱发包括肥胖以及相关的糖尿病、高血压、心血管疾病等在内的代谢性疾病。脂质代谢紊乱造成的高甘油三酯血症、高胆固醇血症、高甘油三酯合并高胆固醇血症是心血管疾病（cardiovascular disease，CVD）发生的重要诱因。科学预防、治疗高脂血症是我国重要的健康问题，基于高脂血症的创新药物开发研究也具有重要的社会意义。

第一节　脂质代谢的基本过程

一、三羧酸转运体系开启 TG 和胆固醇的从头合成

肝脏是机体葡萄糖、脂肪酸、氨基酸三大营养物质代谢的汇集点。在能量充足时，机体会将过剩的营养物质转化为脂肪酸储存在脂肪组织。肝细胞葡萄糖氧化磷酸化以及氨基酸代谢产生的乙酰辅酶 A 是机体脂肪酸以及胆固醇从头合成的物质源头。乙酰辅酶 A 在线粒体中通过柠檬酸合成酶的作用生成柠檬酸，并借助三羧酸转运体透过线粒体膜进入细胞质，随后被分布于内质网上的 ATP 依赖的柠檬酸裂解酶（adenosine triphosphate citrate lyase，ACL）水解为乙酰辅酶 A 和草酰乙酸。草酰乙酸借助 NADH 生成苹果酸，后者借助 NAPDH 进一步生成丙酮酸，两者可通过各自转运体被运回线粒体；乙酰辅酶 A 作为原料，参与 TG 和胆固醇的从头合成（图 24－1）。

二、脂肪酸从头合成

脂肪酸合成起始于 TCA 循环产生的乙酰辅酶 A，乙酰辅酶 A 在乙酰辅酶 A 羧化酶（acetyl-CoA carboxylase，ACC）的作用下生成丙二酰辅酶 A。ACC 是脂肪酸合成的限速酶，也是内源性物质调控的关键位点：当线粒体中乙酰辅酶 A 及 ATP 含量增加时，从线粒体转运至细胞质的柠檬酸一方面作为乙酰辅酶 A 的前体，另一方面也可以扮演 ACC 的别构调节剂；棕榈酰辅酶 A（脂肪酸合成的主要产物）能反馈性抑制 ACC 活性。丙二酰辅酶 A 和乙酰辅酶 A 在脂肪酸合酶复合体（含有 7 种酶活性以及一个酰基载体蛋白）催化下，通过多个步骤逐渐合成 16 个碳的饱和脂肪酸（C16：0），后者在线粒体或者内质网上可以被不同的延伸酶（FA elongases，ELOVL）进一步延长为不同碳链长度的脂肪酸，也可以在内质网上通过硬脂酰辅酶 A 脱氢酶－1（stearoyl CoA desaturase－1，SCD－1）去饱和脂肪酸链以满足机体对不同脂肪酸的需求。

在生理条件下，肝脏合成的游离脂肪酸很快会与磷酸甘油偶联生成 TG，后者与载脂蛋白结合生成极低密度脂蛋白（VLDL），分泌入血，供外周组织利用或储存至脂肪组织。

三、胆固醇从头合成

胆固醇是一种镶嵌在细胞膜中的脂溶性分子，能够维持细胞膜通透性和流动性，是细胞膜重要组成

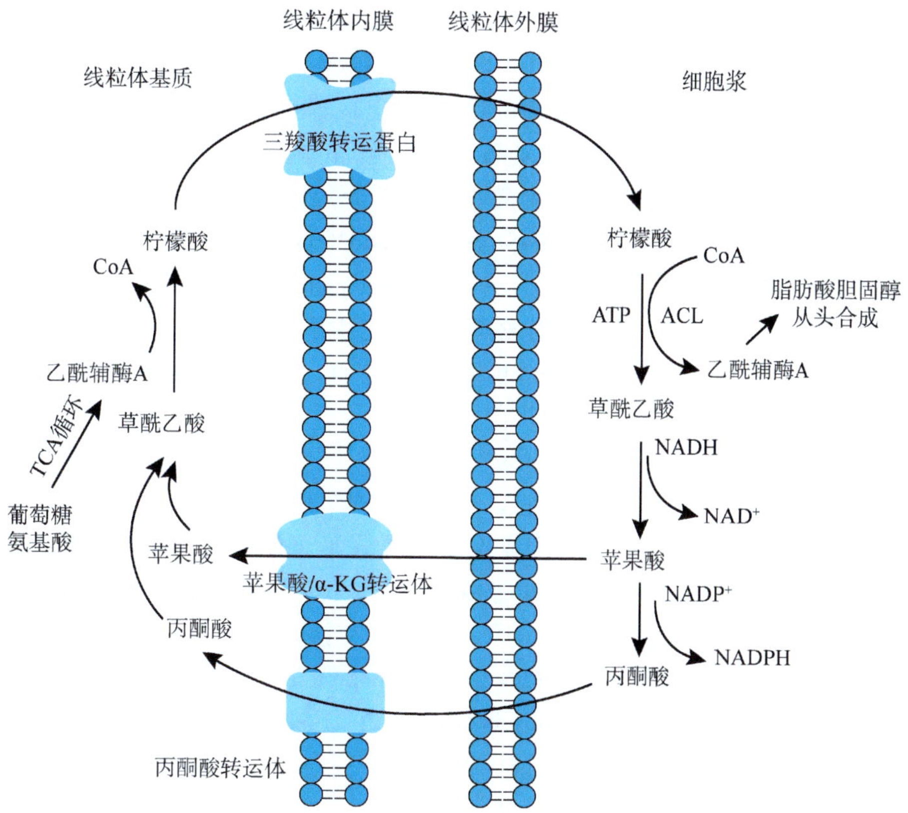

图 24－1　柠檬酸介导的三羧酸转运体系

部分。胆固醇是胆汁酸的前体，而胆汁酸是机体脂质消化吸收的重要参与者，也是甾醇类激素包括雄激素、雌激素、糖皮质激素以及维生素 D 的前体；另外，最新的研究发现胆固醇还可以作为一种底物，介导蛋白质翻译后修饰。可以说胆固醇是机体的重要元件，胆固醇的合成受到精密调控。

胆固醇的来源分为外源摄入及肝脏内源性合成两个部分。细胞同样以 TCA 循环产物乙酰辅酶 A 为原料，经过 33 步反应生成胆固醇，整个过程相对复杂。乙酰辅酶通过两步反应生成 3－羟基－3－甲基戊二酸单酰辅酶 A（3－hydroxy－3－methyl glutaryl coenzyme A，HMG－CoA），该过程在细胞质中发生，随后 HMG－CoA 被转移至 sER，在 HMG－CoA 还原酶（3－hydroxy－3－methyl glutaryl-coenzyme A reductase，HMGCR）作用下生成甲羟戊酸（mevalonate），并随后逐步反应生成胆固醇，HMGCR 是胆固醇合成的限速酶，胆固醇合成速率受其精密调控。

四、脂蛋白代谢

脂蛋白代谢是一个极其复杂的生物学过程，数百种蛋白质，包括核转录因子、脂类结合蛋白、脂蛋白、酶以及受体等介导了机体整体脂质代谢以及能量平衡过程。脂蛋白代谢通常可以将其分为三大类：外源性代谢途径（exogenous pathway）、内源性代谢途径（endogenous pathway）以及胆固醇逆向转运（reverse cholesterol transport，RCT）。

（一）外源性代谢途径

机体每天摄入的脂类物质（主要为 TG，约 100 g/d）占整体能量摄入的 30%～40%。TG 进入消化系统后，十二指肠中大量的胰脂肪酶将其水解为游离脂肪酸，后者与小肠脂肪酸结合蛋白（fatty acid-binding protein，IFBP）结合并被吸收入上皮细胞中，通过单酰甘油酯途径及单甘酯途径 3－磷酸甘油途径在 sER 重新合成 TG 及磷脂。另外，小肠上皮细胞鞘磷脂沉积病 C1 样蛋白 1（Niemann－pick C1－

like 1, NPC1L1)蛋白介导了绝大多数的胆固醇吸收,而清道夫受体类 B 成员 1(scavenger receptor class type 1B, SCARB1)及 ABC 转运体(ABCG5/ABCG8)介导胆固醇在肠道的外排。外源吸收的胆固醇外加少量上皮细胞内源性合成的胆固醇在酰基辅酶 A: 胆固醇酰基转移酶(acyl - CoA: cholesterol acyltransferase, ACAT)的介导下与酰基脂肪酸辅酶 A 生成胆固醇酯。TG、磷脂和胆固醇主要以乳糜微粒(chylomicrons, CM)的形式进入循环系统,乳糜微粒的生成与分泌需要借助 ApoB48、ApoA -Ⅰ、ApoA -Ⅳ、ApoC -Ⅱ、ApoC -Ⅲ等多种载脂蛋白,其中 ApoB48(剪切自 apoB100 mRNA 的不同形式)是 CM 合成的关键载脂蛋白,微粒体 TG 转移蛋白(microsomal triglyceride transfer protein, MTP)能够以 ApoB48 为核心,将 TG 组装至载脂蛋白,逐渐形成 CM。新生的 CM 分泌至淋巴系统,随后进入血液循环系统。进入血液循环系统的 CM 通过外周组织脂蛋白脂酶(lipoprotein lipase, LPL)水解,使得 TG 被外周组织利用;残余的乳糜微粒(chylomicron remnant, CR)被肝脏受体识别而内吞消除。

(二) 内源性代谢途径

肝脏是机体内源性脂蛋白代谢的核心器官。早在 1976 年,Havel 和 Kane 等发现,肝细胞新合成的 TG 在 sER 上能够与 ApoB 载脂蛋白偶联生成 VLDL,并分泌至外周。与 CM 相似,VLDL 的形成以 ApoB100 为核心,通过 MTP 将 TG 组装至载脂蛋白上。除了 TG,一些磷脂也是 VLDL 重要组成部分。肝脏分泌的 VLDL 通过外周 LPL 水解 TG 并与脂蛋白相互交换,逐渐形成中密度脂蛋白(intermediate-density lipoproteins, IDL)以及低密度脂蛋白(low-density lipoproteins, LDL)。在 VLDL 组装过程中,MTP 主要扮演两个角色: ① 负调控 ApoB 蛋白的泛素化降解;② 促进新合成的 ApoB 蛋白酯化。新生的脂蛋白通过大量募集脂质使其核心得以扩张并诱导更多脂蛋白形成,随后 MTP 从脂蛋白复合体中解离出来,形成分泌性脂蛋白 VLDL。

VLDL 及 CM 分泌入血后,通过分布在毛细血管内皮细胞的 LPL 水解 TG,生成的游离脂肪酸一部分可以进入细胞,另一部分与血浆白蛋白结合继续进入体循环。游离脂肪酸进入外周细胞需要借助 CD36、FATPs(1~6)两个最主要的游离脂肪酸转运蛋白。CD36 是一种主要表达在脂肪细胞、氧化型肌纤维的糖蛋白,研究表明敲除 CD36 将减少心脏、骨骼肌超过 60%的脂肪酸摄取;过表达 FATPs 能够促进细胞对脂肪酸的摄取,而 FATPs 是长链脂肪酸辅酶 A 合成酶的同源蛋白,目前并不清楚两者的直接联系。进入细胞的脂肪酸可以被迅速转化为辅酶 A 形式,不同细胞的脂肪酸又有着不同的命运。

在脂肪细胞中,游离脂肪酸可以生成 TG 以便更好储存;在骨骼肌及心肌细胞中,脂肪酸进行氧化磷酸化为机体提供 ATP。在进食状态下,肝脏摄取及从头合成的游离脂肪酸又可以进一步被组装成 VLDL 分泌入血,很大一部分循环至脂肪组织,以 TG 的形式储存;在饥饿情况下,外周循环系统的 CM 及 VLDL 减少,脂肪组织脂解增加,为其他外周组织提供能量。

CM、VLDL、HDL 含有大量的载脂蛋白 ApoE,后者可以识别 LDLR 以及 ApoE 受体,促进外周组织对载脂蛋白的摄取;LDL 的载脂蛋白主要是 ApoB100,能够被 LDLR 特异性识别,介导 LDL 在肝细胞(70%)以及其他外周细胞中的代谢。经典的代谢过程如下: LDL 被 LDLR 识别后,二者通过受体介导的内吞途径被内吞,并与溶酶体囊泡融合,溶酶体内 pH 的变化使得 LDLR 随着回收囊泡返回细胞膜。在溶酶体内,载脂蛋白 ApoB100 被降解为氨基酸,TG 及胆固醇酯被溶酶体酸酯酶水解并释放出游离脂肪酸及胆固醇。游离胆固醇主要有 3 个用途: ① LDL 作为产物抑制 HMGCR 的酶活性,从而抑制胆固醇从头合成;② 在 ACAT 作用下,重新与脂肪酸形成胆固醇酯储存在细胞中或者重新组装为 VLDL;③ 通过 SCAP - SREBP 途径抑制 LDLR 表达。值得一提的是,血浆蛋白前蛋白转化酶枯草溶菌素 9(proprotein convertase subtilisin-like kexin type 9, PCSK9)能够结合到 LDLR 的表皮生长因子样重复基序(epidermal growth factor-like repeat A motif, EGF - A motif),导致两者被内吞至溶酶体,促进 LDLR 的降解,从而负调控 LDLR 的活性。

没有被 LDLR 识别的 LDL 多数将迁移至血管内皮,通过单核吞噬细胞的清道夫受体(scavenger receptors, SR - A)被内吞,并被氧化或者糖基化。氧化型的 LDL(ox - LDL)中的脂肪酸往往容易被过氧化而产生丙二醛使得 ApoB100 片段化。与 LDL/LDLR 途径介导的最大的不同在于：LDL/SR－A 途径不存在负调控机制，SR－A 并不会随着内吞细胞中胆固醇的累积而下调表达量。因此，过度的 ox－LDL 在巨噬细胞中堆积形成泡沫细胞，介导动脉粥样硬化的发生。

（三）胆固醇逆向转运

胆固醇逆向转运是指 HDL 将外周废弃的胆固醇（如血管壁泡沫细胞中的胆固醇）转运至肝脏，肝脏将其代谢为胆汁酸并排出体外的过程。HDL 主要在小肠及肝脏中合成（pre－HDL），其脂蛋白以 ApoA Ⅰ为主，pre－HDL 在循环系统中通过 ABCA1 转运体不断地将未被酯化的胆固醇及磷脂吸收、组装（最主要发生在巨噬细胞），并依靠颗粒中的卵磷脂胆固醇酰基转移酶（lecithin-cholesterol acyltransferase，LCAT）将胆固醇酯化，从而使 HDL3 颗粒形成体积更大的 HDL2 颗粒。一方面，HDL 中的胆固醇酯能够被肝脏以及一些能够合成甾醇激素的器官（如肾上腺）通过 SCARB1 摄取；另一方面，可以通过胆固醇酯转移蛋白（cholesteryl ester transfer protein，CETP）与含 ApoB 的载脂蛋白交换 TG。同时，后者中的磷脂通过磷脂转移蛋白（phospholipid transfer protein，PLTP）转移至 HDL。HDL2 中交换来的 TG 被肝脏的脂解酶水解利用，又转变为 HDL3，进而完成 HDL 在血液系统的一个循环（表 24－1、图 24－2）。

表 24－1　脂蛋白的主要特征

脂　蛋　白	主 要 来 源	主 要 脂 质	主　要　功　能
CM	肠　道	外源性 TG	运送外源性 TG 至外周组织
VLDL	肝　脏	内源性 TG	送内源性 TG 至外周组织
LDL	VLDL 分解代谢	胆固醇酯	送内源性胆固醇至外周组织
HDL	肝脏、肠道	胆固醇酯	逆向转运胆固醇至肝脏组织

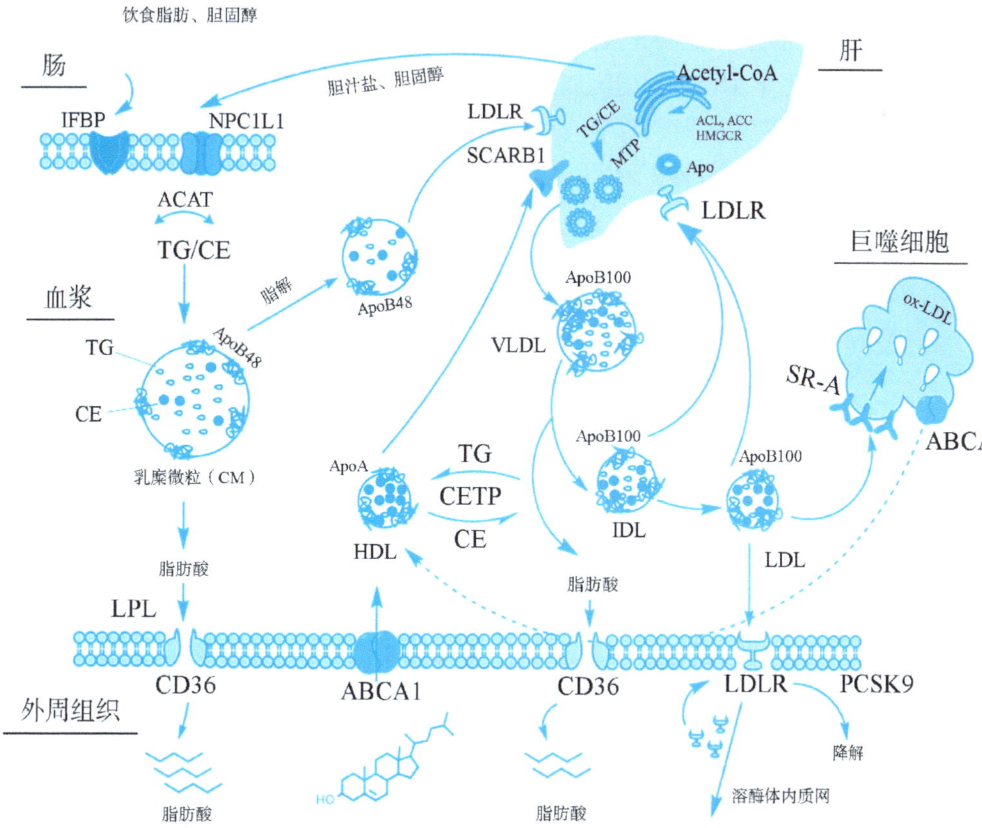

图 24－2　脂蛋白循环过程

五、脂质代谢异常与高脂血症

如前所述,TG 和胆固醇在血浆中并不是以游离形式存在,而是与载脂蛋白结合并形成水溶性复合物,即脂蛋白(lipoprotein, LP)。血液中脂蛋白水平过高的脂质代谢异常现象,统称为高脂血症(hyperlipidemia)。脂质代谢异常是高脂血症发生的关键起始环节,主要体现在小肠、肝脏、脂肪、循环系统甚至免疫系统中的吸收、转运、合成与分解等过程中,出现的包括胆固醇、TG、磷脂等质和量的异常,其中以高胆固醇和高 TG 最为明显。

高脂血症可分为不同的类型,其对人体健康也有不同的影响。为了便于分析病情和药物选择,目前仍沿用 1970 年 WHO 的分类方法,将高脂血症分为 6 型,具体特征如表 24-2。也可简单将高脂血症可分为高胆固醇血症(相当于 WHO 分型的Ⅱa 型)、高三酰甘油血症(相当于 WHO 分型的Ⅰ型)以及混合型高脂血症(相当于 WHO 分型的Ⅱb 型)。

表 24-2 高脂血症的分型(表型分类)

分　型	脂质变化	脂蛋白变化
Ⅰ	TC(↑)、TG(↑↑↑)	CM(↑)
Ⅱa	TC(↑↑)	LDL(↑)
Ⅱb	TC(↑↑)、TG(↑↑)	VLDL(↑)、LDL(↑)
Ⅲ	TC(↑↑)、TG(↑↑)	IDL(↑)
Ⅳ	TG(↑↑)	VLDL(↑)
Ⅴ	TC(↑)、TG(↑↑↑)	CM(↑)、VLDL(↑)

流行病学方面,据中华人民共和国卫生部、科学技术部和国家统计局于 2016 年 10 月发布的《中国居民营养与健康现状》资料显示,我国血脂异常患病率为 18.6%(约 1.6 亿人)。虽然血浆胆固醇和(或)TG 异常增高的大多数患者并没有明显症状,但高脂血症是直接引起包括动脉粥样硬化、冠心病、脂肪肝、胰岛素抵抗等严重危害人体健康疾病的重要诱因。据 WHO 统计,2008 年心血管疾病导致的死亡占全球死亡人数的 29%,预计到 2030 年,每年将有 2 300 万人死于心血管疾病。因此,科学预防和治疗高脂血症具有重要的社会和经济意义。

(李静雅　谢治富)

第二节　高三酰甘油血症与治疗

高三酰甘油血症(hypertriglyceridemia)是一种 TG 合成增多或者降解障碍,出现的血浆 TG 含量异常增多、胆固醇含量正常的血脂异常疾病。根据病因,可将高三酰甘油血症分为两种类型,即原发性与继发性高三酰甘油血症。原发性高三酰甘油血症包括家族性高三酰甘油血症(如 LPL 缺陷症)、家族性混合型血脂异常、家族性异常 β-脂蛋白血症等。继发性高三酰甘油血症的病因主要包括代谢性疾病(如糖尿病、肥胖)、某些疾病状态(如甲状腺功能减退症、高尿酸血症)、激素(雌激素减少)和药物(如类固醇药物、大剂量利尿剂和 β 受体阻滞剂)等。

高三酰甘油血症的治疗首先应纠正和去除继发性原因,并进行严格的治疗性生活方式改善。在合理饮食、控制体重、戒烟限酒、加强有氧运动等生活方式干预后不能改善的高三酰甘油血症患者需及时启用药物治疗。目前临床上可用于治疗高三酰甘油血症的药物主要有贝特类、烟酸及其衍生物、高纯度药用鱼油等。

一、饮食及生活方式改变

（1）改变饮食结构合理调整饮食中脂类、糖类和膳食纤维比例，有利于高三酰甘油血症的治疗。

（2）改变生活方式合理控制体重、适量运动、戒烟限酒等方式对总的心血管风险可带来确切的益处。

二、药物治疗

根据ESC/EAS于2016年联合发布的《血脂异常管理指南》，尽管空腹血浆TG含量大于1.7 mmol/L时心血管疾病风险升高，但是只对血浆TG含量高于2.3 mmol/L且无法通过改善生活方式改善，并存在心血管疾病风险较高的对象，才考虑联合药物治疗。临床上常用于高三酰甘油血症的调脂药物有贝特类、烟酸类、$\omega-3$不饱和脂肪酸等，均能有效降低血浆TG。

（一）贝特类

贝特类药物是高三酰甘油血症的首选药物，主要作用机制是通过激活过氧化物酶体增殖激活受体α（PPARα），调节*LPL*、*ApoC*-Ⅲ、*ApoA*-Ⅰ等基因的表达，刺激脂肪酸的氧化和摄取以及减少VLDL的生成，也具有降低TC、LDL，升高HDL的药理学活性。贝特类药物（氯贝丁酯，clofibrate）用于高血脂治疗得益于一个偶然的发现：1954年，法国一个农场的工人因为长期暴露在苯基乙基乙酸（一种杀虫剂）而被诊断为低胆固醇血症。由于乙酸是内源性胆固醇合成的起始原料，英国化学家Jeffrey Thorp教授意识到苯基乙基乙酸在降血脂药物开发研究中具有很大的潜力，于是合成一系列乙基乙酸衍生物用于降血脂药理学活性研究，其中就包括氯贝丁酯。1968年氯贝丁酯被FDA批准上市（辉瑞公司），成为20世纪60年代唯一的降脂药物，但是其作用靶点（PPARα）直到1990年才被Issemann和Green教授发现。遗憾的是，为期超过5年的临床一级预防试验研究结果显示氯贝丁酯能够降低心梗的发生率的同时，却会增加胆囊、肠道等非心血管疾病导致的死亡，于2002年被撤销上市。氯贝丁酯的发现开创了贝特类降脂药物的新领域，20世纪70~80年代，各大研究机构又相继推出了一批不良反应更小的贝特类药物，包括非诺贝特（fenofibrate）、环丙贝特（ciprofibrate）、苯扎贝特（bezafibrate）、吉非贝齐（gemfibrozil）等（图24-3）。贝特类化合物不论如何结构改造，均保留了必须官能团异丁酸（酯）及发挥π-π作用的苯基（图24-3）。此外，值得一提的是，氯贝丁酯结构修饰也意外促生了噻唑烷二酮（thiazolidinediones，TZD）类降糖药物的发现，TZD类药物发现的关键环节在于日本武田公司在对氯贝丁酯进行结构修饰过程中，引入“噻唑烷二酮”类结构，发现含有该类化学结构的化合物具有降脂药理学活性的同时，还具有

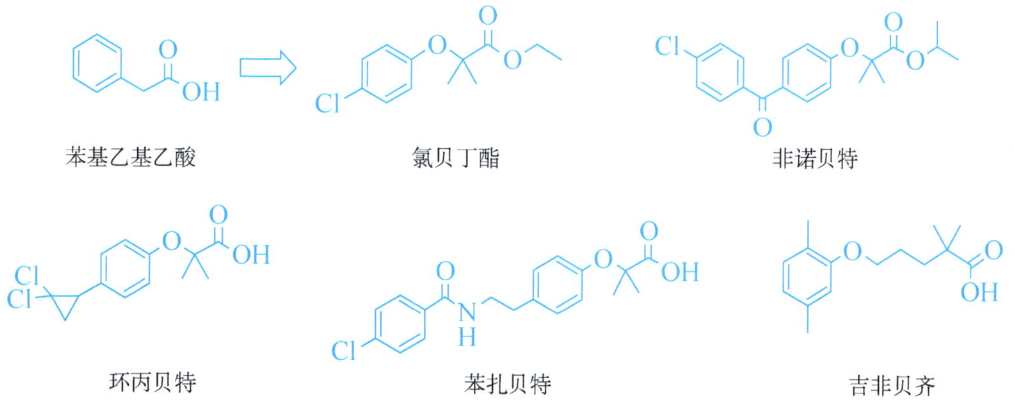

图24-3　贝特类药物结构式

显著的降糖药理学活性。在临床上,贝特类药物是高三酰甘油血症的重要药物,不良反应比较少,主要不良反应为胃肠道反应及神经系统不良反应,少数患者可出现一过性肝氨基转移酶和肌酸激酶升高(伴肌痛甚至横纹肌溶解等),皮疹、血白细胞减少等不良反应也偶有发生。

(二) 烟酸类

烟酸属B族维生素,大剂量烟酸具有显著降低血清TG的作用。烟酸主要作用于脂肪组织和肝脏,能够抑制脂肪组织中的脂解作用。在肝脏中,烟酸通过抑制二酰甘油酰基转移酶-2(acyl CoA: diacylgycerol acyltransferase-2, DGAT-2),从而减少肝脏VLDL的合成和分泌;烟酸可以刺激肝脏生成ApoA-I,从而提高HDL和ApoA-I水平,还可作用于ApoB,有效降低VLDL和LDL水平,并有升高HDL-C的能力,但是目前机制不详。此外,烟酸可以增强LPL的活性,加速TG的水解。临床应用中,烟酸可引起食欲缺乏、腹泻等胃肠功能障碍表现,个别患者可出现肝功能损害甚至出现黄疸等现象。目前多采用缓释型烟酸,其不良反应较速释剂型明显减少。

(三) ω-3多不饱和脂肪酸

ω-3多不饱和脂肪酸主要是二十碳戊烯酸(eicosapentaenoic acid, EPA)和二十二碳己烯酸(docosahexaenoic acid, DHA),二者均为深海鱼油的主要成分,属于必需脂肪酸。该药可能与PPAR相互作用,减少ApoB的分泌、提高LPL活性等从而发挥降脂效应,但其具体机制仍不明确。EPA和DHA主要来自海洋生物,流行病学调查发现,格陵兰爱斯基摩人心血管病发生率低,主要与其食用海鱼等海生动物有关,后来经证实主要药理学活性物质为ω-3脂肪酸。ω-3脂肪酸可降低TG和轻度升高HDL,对TC和LDL无影响。此外,来源于植物油的n-6型多烯脂肪酸(亚油酸、γ-亚麻酸等)也具有类似的降血脂的药理学活性。亚油酸和γ-亚麻酸本身降脂效果较弱,在体内可转化为二高-γ-亚麻酸,并生成PGE_1,呈现调血脂及抗血小板聚集等效应。

(李静雅　谢治富)

第三节　家族性高胆固醇血症与治疗

家族性高胆固醇血症(familial hypercholesterolemia, FH)是由遗传基因异常所致的血脂紊乱,具有家族聚集性的特点。目前发现的突变主要包括编码LDLR、ApoB、PCSK9和LDL受体衔接蛋白1(LDL receptor adaptor protein 1, LDLRAP1)蛋白的基因突变,其中以*LDLR*基因突变较常见。目前已经发现并被大量证实的遗传突变主要包括:① *LDLR*基因突变可直接导致LDLR功能受损甚至缺失,不能识别结合LDL;② ApoB为LDLR的主要配体,*ApoB*基因发生突变将导致LDLR不能与血清中LDL正常结合;③ *PCSK9*基因突变可导致LDLR的降解以及肝细胞内胆固醇的速度加快;④ *LDLRAP1*基因突变导致肝摄取及运载LDL障碍。以上4种基因突变均可导致血浆LDL清除力降低或丧失,血浆LDL-C水平显著升高。除了单基因突变致病外,部分FH患者可能是多基因突变的叠加效应所致。随着对于疾病认识的深入及随着基因测序的发展,一些其他基因的突变也被认为可能与FH发病相关。

目前临床常规降胆固醇药物包括他汀类药物、胆固醇吸收抑制剂、胆酸螯合剂、普罗布考、烟酸等。近几年随着PCSK9抑制剂、CETP抑制剂的开发也受到足够重视,这类药物在降胆固醇治疗中地位大幅度提升。他汀是降胆固醇治疗的基石,可降低血LDL水平,改善FH患者的预后。对于FH的患者,单用他汀一般不能达到降脂目标,须联合用药,如胆固醇吸收抑制剂或者胆汁酸螯合剂等,其中与胆固醇吸收抑制剂依折麦布联合治疗是多项指南首选推荐。对于前面两种方案依旧达不到降脂目标的患者,可以加用PCSK9抑制剂。

一、治疗性生活方式改变

健康科学的生活方式是 FH 治疗的基础措施。目的是降低已经升高的血清胆固醇，同时维持营养上的合理需求。主要的内容包括以下几个方面：减少饱和脂肪酸和胆固醇的摄入、选择能降低 LDL 的食物（如植物甾醇、可溶性纤维素）、保持理想的体重或预防体重增加、增加有规律的运动、采取针对其他心血管疾病危险因素的措施（如戒烟、限盐和降低血压等）。

二、药物治疗

（一）他汀类

HMG－CoA 还原酶（HMGCR）是由 Max Planck 研究所的科学家首次发现（1959 年），后来证实 HMGCR 是胆固醇从头合成的限速酶，人们从此开始寻找 HMGCR 的抑制剂用于治疗高胆固醇血症。他汀类药物是 HMGCR 的特异性抑制剂，其部分结构与 HMGCR 中的 HMG－CoA 结构相似，可与 HMG－CoA 酶的活性部位相结合，抑制 HMGCR 的活性，最终抑制肝脏内源性胆固醇的生成。他汀类药物的开发主要经历了两个历程，即来源于天然产物的第一代他汀类药物和全合成的第二代他汀类药物。

第一代他汀类药物主要包括洛伐他汀（lovastatin，默克公司）、辛伐他汀（simvastatin，默克公司）、普伐他汀（pravastatin，三共制药公司）。日本三共制药公司是 HMGCR 小分子抑制剂研发中最先取得重大突破的研发团队。从 1971 年开始，三共制药公司的 Akira Endo 团队从橘青霉发酵液中提取到具有 HMGCR 抑制活性的小分子化合物 ML－236B，并在体内证实该化合物具有显著降低血浆胆固醇含量的药理学活性，随后 ML－236B 被三共制药公司命名为美伐他汀（mevastatin），并进入相关的临床研究。美伐他汀显著降低 FH 患者血浆胆固醇含量，但是由于其具有潜在致癌作用（可引发实验犬的肠道肿瘤）而未上市。默克公司与三共制药公司几乎同时开始开发 HMGCR 抑制剂，1978 年，Alberts 研究团队从曲霉培养液中发现了与美伐他汀结构类似的化合物 mevinolin，后者体外抑制 HMGCR 的效果较美伐他汀明显，同时，体内也显示出明显降低模式动物血浆胆固醇含量的药理学作用，mevinolin 随后被默克公司命名为洛伐他汀，并展开大量科学研究（图 24－4）。在明确洛伐他汀的安全性后，1983 年默克公司开始大规模临床研究，FDA 于 1987 年批准洛伐他汀上市，并迅速成为畅销药物。随后默克公司通过半合成，还开发了辛伐他汀（MK－733，于 1991 年美国 FDA 批准上市）；三共制药公司失去美伐他汀后，通过生物转化，得到与洛伐他汀药效相似、副作用更小的普伐他汀，于 1991 年在美国上市（三共制药公司将日本以外的市场授权给美施贵宝公司）（图 24－4）。

第二代他汀类药物为全合成的 HMGCR 小分子抑制剂。基于第一代他汀类药物的构效关系研究，率先取得成功的是诺华公司开发的氟伐他汀（fluvastatin），于 1994 年上市。随后又诞生了阿托伐他汀（atorvastatin，辉瑞公司开发，于 1997 年上市）、西立伐他汀（cerivastatin，拜耳公司开发，1998 年上市，由于能够导致致命的横纹肌溶解，于 2001 年退市）、瑞舒伐他汀（rosuvastatin，Shionogi 公司开发，2003 年上市）和匹伐他汀（pitavastatin，Nissan 和 Kabuskiki kaisha 公司共同开发，于 2009 年上市）。第二代他汀类药物的结构均保留第一代他汀类的“3,5－二羟基庚酸”，并用芳香环系替代六氢萘环，同时新引进“对氟苯基”。

临床常用的他汀药物有阿托伐他汀、辛伐他汀、洛伐他汀、普伐他汀、氟伐他汀、瑞舒伐他汀等。他汀类药物是降胆固醇治疗的首选，能显著降低冠心病事件的发生率，它的作用主要表现在以下几个方面：通过抑制内源性胆固醇合成，有效地降血清胆固醇水平及 LDL 水平；通过降低肝细胞内胆固醇含量，反馈性上调细胞膜 LDLR 表达量，促使 LDL、VLDL 通过受体途径代谢；可轻度降低血浆 TG 和升高 HDL 含量。此外，他汀类降胆固醇药物还有改善内皮功能失调、降低炎症浸润、抗氧化、稳定斑块等作用。

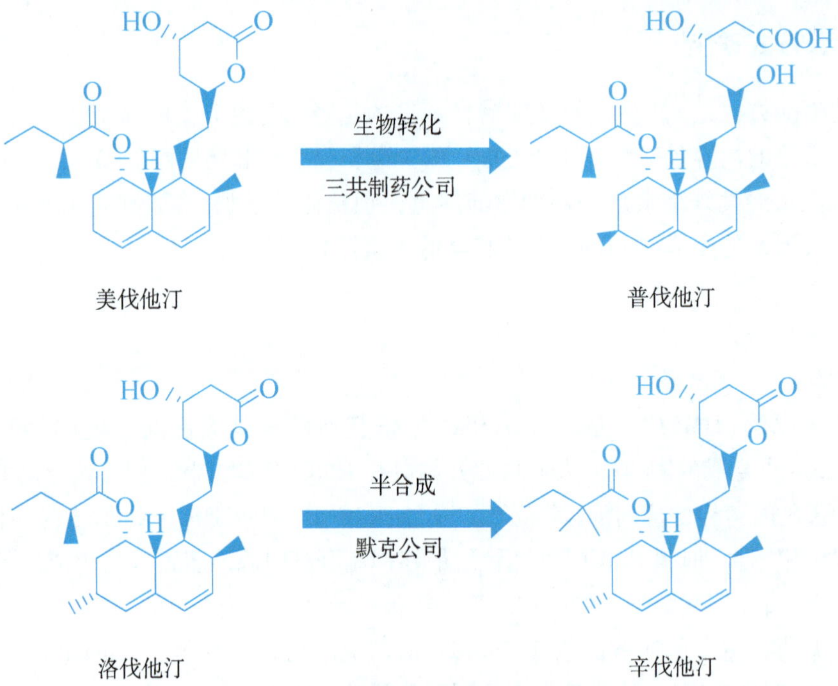

图 24-4　第一代他汀类药物结构式

他汀类药物是治疗高胆固醇血症的首选药物,但是目前遇到的最大问题在于长时间使用可导致肝脏功能异常、肌痛甚至横纹肌溶解(使用过程中,如果心肌酶活性升高大于 10 倍,应考虑横纹肌溶解)等不良反应发生。但是单一他汀类治疗发生肌汀病的危险很低,往往与贝特类、烟酸、大环内酯类抗生素、环孢霉素等药物联合应用时风险较高(上述药物可影响 CYP3A4 的酶活,使得他汀不能被顺利代谢)。此外,部分患者由于长时间使用他汀类药物,容易出现他汀"逃逸"现象。因此,新型降胆固醇药物是他汀类药物不耐受患者的重要选择。

(二) 胆固醇吸收抑制剂

依折麦布是一种胆固醇吸收抑制剂,其作用靶点为肠道上皮细胞 NPC1L1 胆固醇转运蛋白,阻止外源性胆固醇的吸收。同时,从肠道输送到肝脏的胆固醇减少可以反馈性上调肝细胞表面 LDLR 的表达,促进血浆胆固醇的清除。临床研究发现,依折麦布能够在他汀类药物的基础上进一步降低 15%~18%的 LDL 水平。同时,依折麦布联合低剂量他汀类药物能够实现与高剂量他汀类药物单用相当的降低血浆胆固醇效应,这为他汀类药物不耐受或者服用他汀类药物不能将血浆胆固醇降低至理想水平的患者提供更多选择。依折麦布不良反应温和,主要表现为头痛、腹痛、腹泻等,反应较轻。

依折麦布的开发手段是典型的基于表型探索的研究方法,因为该药 2002 年获得 FDA 批准上市,而直到 2005 年才由 Garcia-Calvo 等发现其真正的作用靶点。20 世纪 90 年代,先灵葆雅制药公司基于肠道 ACAT 蛋白着手开发小分子抑制剂,寻找能够抑制 ACAT 活性、抑制游离胆固醇在肠道上皮细胞转化为胆固醇酯,进而抑制胆固醇吸收的化合物。研究团队分别从体外考察化合物对 ACAT 活性以及体内考察化合物对血浆胆固醇含量的影响两个方面入手开展研究。通过一系列的构效关系研究和结构优化,得到小分子化合物 SCH48461,该化合物可以显著降低仓鼠血浆胆固醇含量,但是对 ACAT 的活性抑制作用非常弱。研究还发现,已有的 ACAT 抑制剂能够抑制肠道上皮细胞胆固醇酯的蓄积,但是对游离胆固醇含量无明显影响,而 SCH48461 不仅能够降低肠道上皮细胞胆固醇酯含量,同样能够降低游离胆固醇含量,这些结果也进一步提示 SCH48461 的作用靶点与 ACAT 的关系不大。SCH48461 在体内虽然具有较好的降低血浆胆固醇的药理学活性，但是研究发现该化合物在体内能被广泛代谢，生成一系列的活性代谢产物。由于并不清楚 SCH48461 的作用机制，使得 SCH48461 与其活性代谢产物谁才是真正发挥药理学作用的物质基础这一问题一直没有办法得到有效回答。1997 年，van Heek 等利用胆汁-导管转移大鼠模型证明了 SCH48461 的代谢产物具有更强的胆固醇吸收抑制作用。通过随后的代谢产物鉴定及结构修饰研究，才获得化合物 SCH58235（依折麦布）（图 24－5），后者在动物模型上的活性比 SCH48461 高近百倍。依折麦布体内活性明显高于 SCH48461 很大一部分原因在于依折麦布具有明显的肝-肠循环效应：依折麦布在肠道经过葡糖醛酸转化之后可通过肠黏膜很快进入门静脉，经肝脏入胆汁再到小肠，这样反复的经肠-肝循环，使肠黏膜上始终有该成分或者葡萄糖醛酸化的化合物的分布，从而持续抑制肠道胆固醇的吸收（图 24－5）。

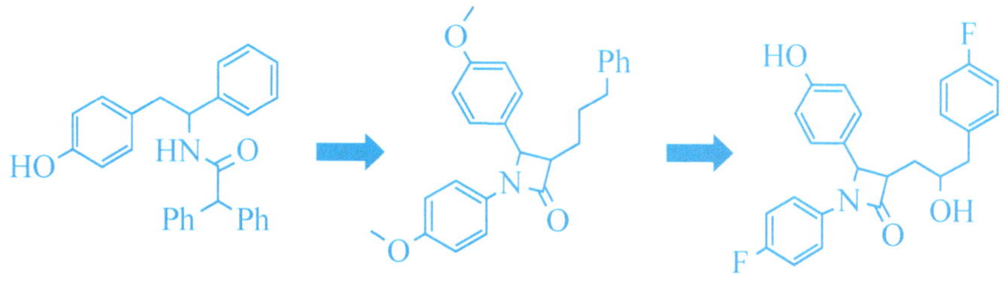

先导化合物　　SCH 48461　　依折麦布

图 24－5　依折麦布的发现

（三）PCSK9 抑制剂

肝脏清除 LDL 受到表面受体 LDLR 的调控。载脂蛋白与 LDLR 结合后，LDL 被迅速捕捉，并通过胞吞作用传递到溶酶体降解。PCSK9 是肝脏分泌的一种蛋白酶，能与肝细胞表面的 LDLR 结合，加速其降解，从而升高 LDL 水平。加拿大蒙特利尔临床研究所的研究员发现法国某地区家族性高胆固醇血症家族家庭成员中有 PCSK9 功能获得性突变，导致 PCSK9 功能增强，呈现高胆固醇血症的表型。达拉斯心脏研究所的研究人员在一些非裔美国人家族中存在 PCSK9 功能缺失型突变，使得他们胆固醇水平非常低，记录也显示他们家族成员的心血管发病率也很低，这些研究结果提示 PCSK9 成为一个治疗高脂血症的新靶点。

目前靶向 PCSK9 的药物开发主要为单克隆抗体（mAb），也有少量基因沉默手段及小分子化合物报道。mAb 是目前研究进展最快的策略，PCSK9 单克隆抗体与 PCSK9 高度结合来抑制 PCSK9 的活性，阻止 PCSK9 与肝脏表面的 LDLR 结合，减少 LDLR 的降解，使更多的 LDLR 与血浆中 LDL 结合转运至溶酶体降解，降低 LDL 水平。他汀类药物能上调 LDLR 和 PCSK9，当 PCSK9 抑制剂与他汀类药物合用时，能协同降低 LDL 水平。目前总体上看，mAb 在临床研究中暂时还没有发现因抑制 PCSK9 活性而出现问题的现象，可见 PCSK9 抑制剂具有较好的安全性和耐受性。目前上市的只有 alirocumab（Sanofi&Regeneron 公司，2015 年 7 月由 FDA 批准上市）和 evolocumab（Amgen 公司，2015 年 9 月由 FDA 批准上市）。

（四）胆固醇转移蛋白抑制剂

HDL 在胆固醇过程中起到重要作用，可有效抵抗动脉粥样硬化形成及降低心血管疾病风险，因此被称为“好胆固醇”。胆固醇酯转移蛋白（cholesteryl ester transfer protein，CETP）是由肝脏、脂肪、巨噬细胞分泌的一种蛋白质，主要参与血浆中胆固醇酯由 HDL 转移到 LDL 和 VLDL，并交换 TG 的过程，因此，抑制 CETP 的活性能够使胆固醇酯保留在 HDL 中。1991 年，Inazu 等发现 CETP 缺失的日本人群具有很高的 HDL 水平，因此众多制药公司纷纷开展了 CETP 抑制剂研发。2006 年辉瑞公司开发的首个 CETP 小分子抑制剂 torcetrapib 可以显著升高血浆 HDL（72.1%），LDL 水平也降低 25%，遗憾的是 HDL 的升高反而增加了心血管事件和死亡风险的发生，因此，辉瑞公司终止了 torcetrapib 的临床研究。随后的研究发现 torcetrapib 增加死亡率的原因并不在于对 CETP 的抑制,而是因为其可能作用于肾上腺,激活肾素-血管紧张素-醛固酮系统引起了血压升高。Dalcetrapib 是罗氏公司开发的 CETP 抑制剂,2008 年开展的Ⅱ期和Ⅲ期临床试验结果显示,dalcetrapib 虽然不会引起肾素-血管紧张素-醛固酮系统的激活,但也因其未显著降低心血管事件的发生于 2012 年 5 月被终止临床试验。另外,2015 年礼来公司终止了 evacetrapib 的开发;2017 年 10 月默沙东公司放弃了 CETP 抑制剂 anacetrapib 的上市申请(虽然 anacetrapib 体现很好的升高 HDL(104%)以及降低 LDL(18%)的药理学作用,但是其心血管事件绝对风险仅降低 1%)。CETP 抑制剂暂时性的失败提示相对于单纯升高 HDL 的浓度,HDL 促进胆固醇外排的功能可能才是降低心血管事件发生的重要因素。因为目前仍然难以解释 CETP 抑制是如何影响 HDL 促进胆固醇从相关细胞如巨噬细胞流出的能力,以及它如何最终影响从外周到肝脏,胆汁和粪便的胆固醇逆转运效率等。目前,基于 HDL 升高的策略对心血管疾病的改善作用还有待进一步确证(图 24-6)。

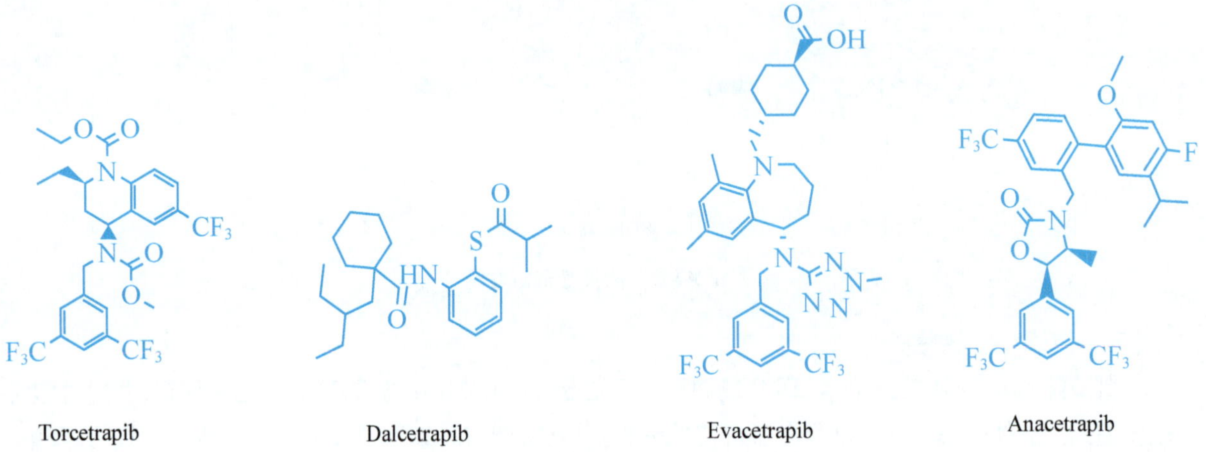

图 24-6 CETP 小分子抑制剂

(五) 胆酸螯合剂

胆酸螯合剂主要包括考来烯胺、考来替泊和考来维仑。胆汁酸是胆固醇的主要排泄方式。此类药物是一类阴离子交换化合物,在肠道内通过与胆汁酸的不可逆性结合,阻碍胆汁酸肠-肝循环,促进胆汁酸从粪便排出,降低肝内和血浆中胆固醇的水平。此类药物一般不单独使用,常常和他汀类药物联合使用。可适用于除纯合子家族之外的任何高胆固醇血症。考来维仑相对于考来烯胺和考来替泊,与胆酸的亲和力更强,在降低胆固醇和增加胆酸排泄上更有效,而且胃肠道的不良反应发生率也较低。

(六) 其他

烟酸、普罗布考(丙丁酚,probucol)这些药物在一般的 FH 治疗中使用较少。普罗布考是一种胆固醇的抗氧化剂,能抑制 ox-LDL 的生成及其引起的一系列病变过程(泡沫细胞形成、VSMC 增殖及迁移等)。MTP 抑制剂(如 lomitapide,于 2012 年 FDA 批准洛美他派用于治疗 HoFH)、ApoB 反义寡核苷酸(如 mipomersen,于 2013 年作为孤儿药经 FDA 批准用于治疗纯合子型 FH 患者)等由于增加肝毒性风险而受到黑框警告,在使用这两个药物时须监测转氨酶,目前这两类药物均未在中国上市。此外,目前仍有多个针对多个热门靶点的多个化合物处于临床研究中,比如 Esperion 公司开发的处于Ⅲ期临床的 ETC-1002。ETC-1002 是一种前药,在肝脏中通过 ACSVL1(very long-chain acyl-CoA synthetase-1)转化为 ETC-1002-CoA,后者通过 ACL 活性抑制和 AMPK 激活双重机制抑制胆固醇从头合成、改善炎症反应,最后发挥治疗高胆固醇血症的作用。

(李静雅 谢治富)

第四节 高脂血症动物模型在非临床研究中的应用

高脂血症是动脉粥样硬化、脂肪肝及脑卒中等疾病的发生的重要诱因，严重威胁人类健康。选择和建立合适的高脂血症实验动物研究模型，探究高脂血症的主要发病机制，并寻找有效的防治措施及治疗药物，对该领域的科学发展及高血脂患者极其重要。动物模型建立的成功与否会直接影响实验结果的准确性和可靠性。理想的高脂血症动物模型应该是与人类疾病特征相近，在高脂血症发病过程中的生理、生化反应也尽可能与人类相一致，模型重复性好，实验操作简单、成本较低、易于推广等。

一、模型动物的选择

（一）小鼠

小鼠来源较广，易造模，实验操作简便。但血脂代谢特征与人类有较大差别，主要表现在血浆 HDL 浓度较高，而 LDL、VLDL 较低，且无 CETP 蛋白，因此常通过饮食或基因调控手段建立脂蛋白代谢紊乱模型。最常用的动脉粥样硬化模型为 $ApoE^{-/-}$、$LDLR^{-/-}$小鼠，并伴随高脂高胆固醇饲料诱导。

（二）大鼠

大鼠高脂血症实验动物模型，饲养容易、操作简便、造模成本低、重复性好、模型稳定、取血量大等优点，更重要的是能较好地反映多种实验因素对脂质各代谢环节的影响。但大鼠的高脂血症发病机制与人类差异较大，如大鼠内源性血浆胆固醇合成量比人类低，大鼠以 HDL 为胆固醇主要转运载体，不同于人类的 LDL，且大鼠血浆胆固醇清除率更快。另外，大鼠对高胆固醇食物更不敏感，可通过自身肝脏胆固醇合成减少、促进胆汁酸生成（上调胆固醇 7A 羟化酶表达）等稳定自身血浆脂蛋白水平。

（三）金黄地鼠

金黄地鼠是经典高脂血症动物模型。金黄地鼠内源性胆固醇肝外合成比例达 85%（普通大鼠只有 35%），与人类更为接近。优点主要包括：① 脂代谢特征与人类更接近；② 对高脂高胆固醇饲料更敏感；③ 高脂血症模型建立所需时间更短且更稳定等。是研究人类脂质代谢机制、新药评价较好的实验动物模型。

（四）豚鼠

豚鼠血浆脂蛋白、调节脂蛋白代谢的酶类等的表达和活性与人非常接近。高脂饮食下，豚鼠体内的胆固醇代谢为胆汁酸的代谢关键酶 CYP7A1 表达量及活性与正常摄食小鼠相比无明显差异，但是肝脏内载脂蛋白 ApoB/ApoE 受体表达量下调，使得胆固醇的分解代谢被明显抑制。肝内游离胆固醇增加能反馈性抑制 HMGCR 活性，同时促进 ACAT 活性，下调 LDLR 的表达。

（五）家兔

家兔是最早用于高脂血症研究的模型动物，成模速度快、重复性好，其血浆脂蛋白组成与人类相似，含有 CETP、ApoB100、ApoB48，对外源性胆固醇吸收率较高，血中胆固醇和 TG 清除速率较低，也是新药评价较常用的模型。

（六）其他模型动物

1. 小型猪　猪的心血管系统与人类较为相似，其血脂构成、体内脂代谢特征及对饲料成分变化的敏感性与人类相似，形成的高脂血症模型能较好地反映人类相应的疾病特征，使猪成为较理想的研究高脂血症及动脉粥样硬化实验动物模型。而利用转基因小型猪，如将人基因 *D374y-PCSK9*、*ApoC Ⅲ* 导入小型猪体内，或敲除其 *ApoE* 基因，尝试更加准确地研究人类脂质代谢关键基因的重要作用。体内含 *ApoC Ⅲ* 基因的小型猪同非转基因猪相比，血浆 TG 水平明显升高，而 TC 和 HDL-C 无明显变化。但总的来说，猪的饲养相对较为困难，成本相对较高，限制了该模型的推广。

2. *非人灵长类动物* 非人灵长类动物与人类基因同源性较高,免疫反应与人相似,也被用于高脂血症模型建立。恒河猴在高脂喂养4个月后,实验组相对对照组的体重无明显差异,但高脂造模后其血浆中TC、LDL－C显著上升,TG降低。造模6个月后,形成高TC、高LDL－C血症,同时并发心冠、脑、肾和股等多处动脉粥样硬化症。总的来说,非人灵长类动物来源少、人工繁殖技术难、产仔量少、管理困难且饲养成本高,限制了其应用。但随着世界上首个体细胞克隆猴的成功,将极大地发展出基于非人灵长类疾病动物模型的建设,增加非人灵长类动物模型的应用范围。

二、建立模型的方法

(一) 慢性高脂血症动物模型建立方法

1. *高脂饮食诱导模型* 在普通饲料中添加不同比例的胆固醇(0.5%～20%)、猪油或脂肪(2%～60%)、蛋黄粉(2%～15%)、胆盐(0.1%～2%)、甲(丙)基硫氧嘧啶(0.1%～1%)等高胆固醇、高TG成分制成高脂高胆固醇饲料,饲喂一段时间即可诱导动物脂质代谢异常。饮食诱导的发病过程与人类的高脂饮食形成的血脂异常过程相似,是目前国内外最常用的造模方法之一。但该方法也存在一定缺陷,比如饲料用量不易精确掌握、造模周期相对较长、动物易出现畏食现象、高脂饲料不易保存等。此外,高脂饲料中各成分比例的不同或因动物品种差异对配方中各成分的敏感性不同都会对造模结果有所影响。

2. *激素注射法* 皮下或肌肉注射氢化可的松或地塞米松可以建立肾功能不全型高脂血症动物模型。研究发现,给大鼠肌肉注射氢化可的松5 mL/kg,连续15天,模型组大鼠血清TC、TG、LDL－C以及肝脏胆固醇载脂蛋白和脂肪酸合酶均明显升高,而血清HDL－C水平明显降低。

(二) 急性高脂血症动物模型建立法

1. *Triton WR1339注射法* Triton WR1339是一种表面活性剂,通过抑制外周组织LPL活性,抑制外周组织对TG和VLDL中TG的摄取,最终升高血浆TG和VLDL－C含量。尾静脉注射Triton WR1339可建立急性高脂血症动物模型。实验操作简便,利于快速药效学评价,常用于建立降脂药物初步筛选的动物模型。Gawlik等给大鼠腹腔注射300 mg/kg的Triton WR1339,2 h后,TG升高了约25倍,TC含量升高约7倍;Harnaffi等给大鼠腹腔注射200 mg/kg的Triton WR1339,7 h后,大鼠血清TG升高了约22倍,TC含量升高约2倍。

2. *蛋黄乳剂注射法* 新鲜鸡蛋黄用生理盐水配成75%蛋黄乳液,以0.5毫升/只的剂量给禁食16 h的雄性小鼠腹腔注射,注射后20 h可使动物体内胆固醇水平迅速增加,可用于建立急性高胆固醇血症。这种方法操作简便,可用于降胆固醇药物的初步筛选和单纯的高胆固醇血症研究。由于与人类高脂血症的形成机制差别较大,在机制性研究方面具有一定局限性。

(三) 转基因高血脂动物模型

1. *LPL基因敲除小鼠* 脂蛋白脂酶是肝外TG水解酶,是清除血浆脂蛋白中所含TG的限速酶。TG在LPL的作用下水解为游离脂肪酸和甘油。脂蛋白脂酶基因敲除小鼠体内TC、TG水平升高,形成高三酰甘油血症。

2. *载脂蛋白转基因模型*(表24－3)

表24－3 E3L和$ApoE^{-/-}$、$LDLR^{-/-}$小鼠血浆TC水平变化

小　鼠	正常饮食(mmol/L)	高脂饮食(mmol/L)
E3L	2	≤25
$ApoE^{-/-}$	8	>70
$LDLR^{-/-}$	5	>25

目前,*ApoE* 基因缺陷模型是最常用的转基因动物模型之一。ApoE 是调节脂蛋白代谢的关键载脂蛋白,参与体内胆固醇转运和脂质代谢调节。E3L 突变即人类 *ApoE3* 基因显性失活导致的 3 型高脂蛋白血症,在人群中较为罕见。*ApoE3 - Leiden*(E3L)转基因小鼠体内脂分解能力降低及 LDLR 和 LRP 对 VLDL 的摄取减少将使血浆脂质水平进一步上调。*LDLR* 基因敲除小鼠血浆脂蛋白以 LDL - C 为主,与人类相似。正常饮食下,敲除小鼠表现为中等强度的血浆胆固醇上升,并能缓慢发展成为动脉粥样硬化;高脂饲料诱导将使血浆胆固醇水平大幅上升,并快速形成动脉粥样硬化疾病模型。但比 *ApoE* 基因敲除小鼠的高脂血症程度较温和。

(四)自发性高脂血症动物模型

1. 肥胖 Zucker 大鼠　Zucker 大鼠编码瘦素受体的 *fa* 基因发生错义突变,导致瘦素信号转导通路异常。Zucker 大鼠在正常饮食下 3~5 周龄即出现明显肥胖表型,且有高 TG 和高胆固醇血症特点。Zucker 大鼠的脂蛋白谱与人类相差较大,其血清 VLDL、HDL - C 水平较高,肝内 LDLR 表达低,且 HDL - C 浓度高于 LDL - C。高脂或高胆固醇饮食将诱导 LDL - C 水平升高。

2. 圣·托马斯兔　圣·托马斯兔(STH)由遗传性脂代谢紊乱的新西兰白兔繁育而成,属于自发高胆固醇血症家兔品系。STH 兔肝脏合成 VLDL - C 功能显著增强,饲喂正常饲料即可导致血浆 LDL - C、中间密度脂蛋白胆固醇(IDL - C)和 VLDL - C 水平上调。该品系兔脂代谢特性和病理变化与人复合性高胆固醇血症特征相似。STH 易发动脉粥样硬化,因此也可用于建立动脉粥样硬化动物模型。

(李静雅　谢治富)

参考文献

蒋华良. 药学前沿精品讲坛. 北京:科学出版社,2016.

苏定冯、陈丰原. 心血管药理学. 4 版,北京:人民卫生出版社,2011.

Ezim Ajufo, Daniel J Rader. New Therapeutic approaches for familial hypercholesterolemia . Annu Rev Med, 2018, 69: 113 - 131.

Franceschini G, Maderna P, Sirtori C R. Reverse cholesterol transport: Physiology and pharmacology. Atherosclerosis 1991, 88: 99 - 107.

Goodman & Gilman's The Pharmacological basis of therapeutics.

Lopez-Candales A. Metabolic syndrome X: A comprehensive review of the pathophysiology and recommol/Lended therapy. J Med, 2001, 32: 283 - 300.

Lusis A J, Pajukanta P. A treasure trove for lipoprotein biology. Nat Genet, 2008, 40: 129 - 130.

Maxfield F R, Tabas I. Role of cholesterol and lipid organization in disease. Nature, 2005, 438: 612 - 621.

Solinas G, Boren J, Dulloo A G. De novo lipogenesis in metabolic homeostasis: More friend than foe? Mol Metab, 2015, 4: 367 - 377.

Zadelaar S, Kleemann R, Verschuren L, et al. Mouse models for atherosclerosis and pharmaceutical modifiers. Arteriosclerosis Thrombosis & Vascular Biology, 2007, 27(8): 1706 - 1721.

第二十五章
非酒精性脂肪性肝炎发病机制与在研治疗药物

非酒精性脂肪性肝病(nonalcoholic fatty liver disease, NAFLD)是指除饮酒过量和其他明确导致肝损伤的因素外所致的以肝细胞脂肪过量累积为主要特征的一系列临床病理综合征。NAFLD 根据其组织学变化分为单纯性非酒精性脂肪肝、非酒精性脂肪性肝炎(nonalcoholic steatohepatitis, NASH)以及肝硬化。其中,非酒精性脂肪性肝炎的主要特征是肝细胞脂肪变性伴随小叶炎症和肝细胞损伤(气球样变)及有或无纤维化。伴随全球肥胖人群的增加以及肥胖相关代谢综合征的大规模高发态势,NAFLD 是导致患有慢性肝病并将最终走向肝移植的人群数量在欧美发达国家和我国富裕地区呈现大幅增加趋势的关键因素。数据显示,成年人 NAFLD 患病率为 10%~30%,其中 NASH 患者占据 10%~20%,后者在 10 年内有高达 25%的人群将逐步发展至肝硬化等终末阶段肝病。

目前全球范围内尚无被批准用于直接治疗 NASH 的药物,患者群体多依赖于其他代谢性疾病治疗药物来延缓病程发展,如治疗 2 型糖尿病和高脂血症的药物。近年来,科学界针对 NASH 致病因素的研究已取得一定的进展,同时在 NASH 药物的研发策略上也达到了一定的共识,主要归纳为以下 3 个方面: ① 调节糖脂代谢途径;② 调节炎症级联反应;③ 调节参与纤维化进程的其他重要机制。本章就非酒精性脂肪性肝炎的病理机制、药物研发现状和潜在靶点及研发前景进行重点阐述。

第一节　非酒精性脂肪性肝炎的发病机制

NASH 是一种病因复杂多样的异质性疾病,肥胖、2 型糖尿病、血脂异常等代谢综合征均可成为诱因。近年来研究者们多支持"多重平行打击"假说,即包括分子水平的胰岛素抵抗、细胞因子分泌紊乱,细胞水平的内质网应激、线粒体功能障碍,组织水平的脂肪组织功能障碍、肠-肝轴等诸多致病因素平行发生促使肝脏损伤。

一、肝脏内脂肪累积

(一) 肝脏脂质动态平衡

作为人体的重大消化器官,肝脏不仅参与脂质的消化与吸收,还是脂肪分解代谢和合成代谢的重要场所,对脂肪的转运与分布更起到了至关重要的作用。肝脏可分泌胆汁酸,其中主要成分胆汁酸盐为肝脏内胆固醇的转化产物,胆汁酸盐能够乳化脂肪酸并促进其消化吸收。肝脏是氧化分解脂肪的重要场所,其内部活跃的脂肪酸 β-氧化过程释放较多能量以供肝脏需要。同时肝脏也能通过"甘油-3-磷酸途径"以甘油(主要来源于糖类)和脂肪酸为原料合成 TG。肝脏内的脂肪酸可来源于食物中的外源性脂肪酸,也可来源于由糖和氨基酸转变生成的和脂肪动员来的内源性脂肪酸。由于肝脏不是脂肪储存的场所,所以其合成的脂肪及时地与载脂蛋白、胆固醇等形成 VLDL 而运输至血液中,供外周组织脂肪的摄取、贮存与动员。因此,肝脏中的脂肪含量处于动态平衡状态,且这种状态是建立在不同组织中的多种细胞类型之间相互作用的基础上,通过激素和旁分泌因子等进行调控。

（二）肝脏脂质代谢异常

游离脂肪酸（free fatty acid，FFA）作为串联肝脏脂质调节活动与内脏脂肪含量之间的关键，在肝脏脂质堆积中扮演重要角色。正常情况下，人体摄入一定量的糖类、脂肪促使肝脏合成TG，并以VLDL的形式分泌入血。长期高脂饮食会造成内脏脂肪堆积，进而导致大量FFA被氧化分解，分解后的FFA直接释放进入门静脉，向肝脏汇集。血液中FFA向肝脏的流入增加是造成肝脏中TG堆积的重要原因，并且在NAFLD和NASH发展进程中TG是肝脏中脂肪的主要积累形式。此外，肝脏内源性FFA合成增多，即体内大量的糖、脂肪和蛋白质在代谢过程中生成的乙酰辅酶A作为脂肪从头合成途径（de novo lipogenesis，DNL）的底物，促使DNL上调，也会导致肝脏中FFA积蓄，进而促进肝脏脂肪的累积。在NAFLD受试者中观察到肝脏中FFA水平升高、脂肪酸氧化上调以及VLDL分泌的增加。脂肪酸氧化是降低肝脏中TG和FFA的有效途径，VLDL则是肝脏脂质合成后，转运至肝外组织储存时的主要输出媒介。因此，一方面，NAFLD受试者中观察到的血液中和肝中FFA水平均升高暗示着肝脏中的脂肪酸代谢和脂质转运处于过度活跃状态而抵抗脂质累积；另一方面，肝外长期不断内流的FFA已使肝脏不堪重负，合成TG的量超过了合成载脂蛋白的能力，肝内脂肪酸氧化能力下降、VLDL合成或分泌逐渐受损，导致肝脏内脂质代谢失衡，从而最终引起肝脏脂肪累积。

（三）胰岛素抵抗促进肝脏脂肪累积

胰岛素是机体调控糖脂代谢至关重要的激素。正常状况下，胰岛素促进葡萄糖以肝糖原的形式储存于肝中，发挥促进葡萄糖酵解和脂肪酸氧化的功能；而在脂肪组织中，胰岛素则发挥促进脂肪合成、抑制脂肪分解的作用。当机体出现胰岛素抵抗（insulin resistance，IR）时，胰岛素作用的靶器官对胰岛素作用的敏感性下降，长此以往将会导致机体代偿性地提高胰岛素的分泌量并减少胰岛素清除，导致胰岛素作用靶器官（肌肉、肝脏和脂肪组织）中的糖脂代谢发生变化（图25－1）。在肝脏中，缺乏胰岛素的抑制作用，肝脏内源性葡萄糖生成（hepatic endogenous glucose production，HGP）活动上调，肝脏内合成TG的原料大量增加。然而，在脂肪组织中，胰岛素的抗脂解作用降低，导致更多地FFA释放到系统循环中。因此，两种状态下，由胰岛素抵抗所致的FFA更多地从脂肪组织转移到肝脏，肝内FFA含量升高伴

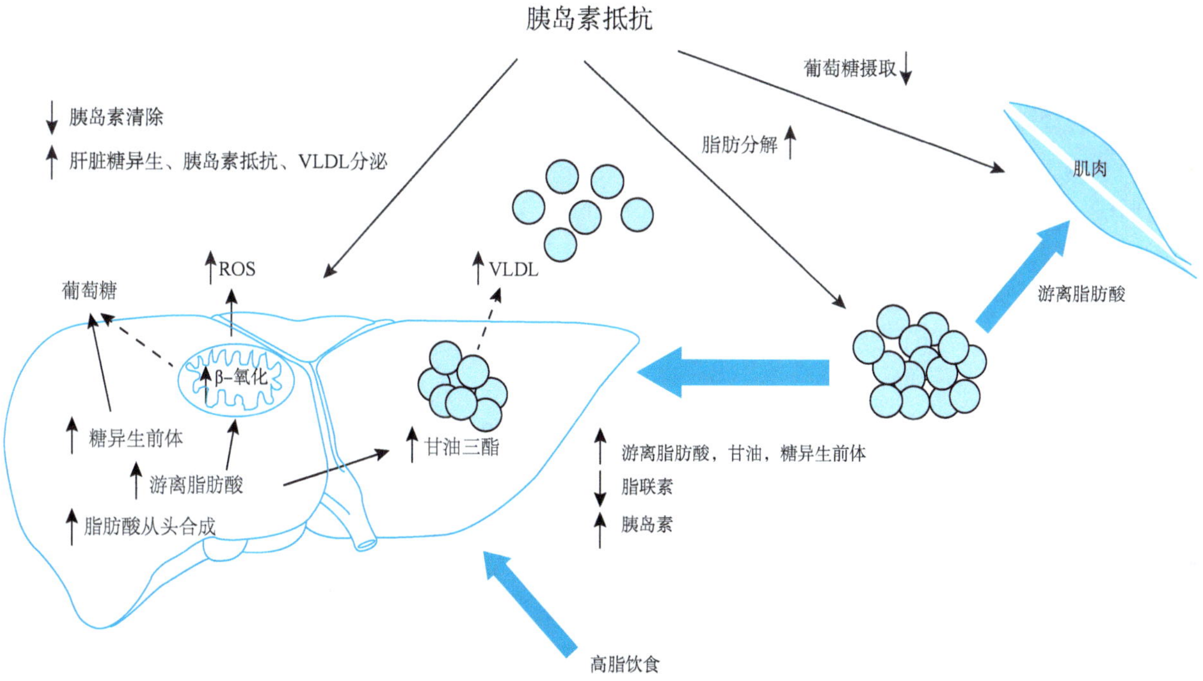

图25－1　NASH进程中脂肪累积的机制

随糖类含量升高和脂肪酸氧化功能下降,共同导致了 TG 大量累积的恶性循环。

综上所述,在 NAFLD 发展到 NASH 的初期阶段,大量脂肪摄入造成的肝脏脂代谢异常以及胰岛素抵抗所导致的肝内脂肪累积是多数 NASH 患者的发病基础。随着肝脏脂肪变性的进一步加重,氧化应激又会诱发肝细胞损伤和炎症,使得 NASH 的病理学特征逐渐显现。

二、脂肪累积导致肝细胞损伤

随着 FFA 在肝内的含量逐渐升高,大量的 FFA 具有细胞毒性,可直接作用于正常肝细胞使之发生功能紊乱和凋亡,引发脂毒性。其中,涉及线粒体损伤、内质网应激、溶酶体通透性增加等因素,并伴随着相关通路基因表达的改变。

NASH 患者常伴有线粒体功能障碍和形态学异常。线粒体参与游离脂肪酸 β-氧化和 ROS 生成。而 FFA 会通过激活 BCL-2 相关 X 蛋白(Bax)引起线粒体通透性增加,使线粒体膜电位下降,细胞色素 C 释放增多和 ROS 生成增多。随着 ROS 的大量聚集,细胞呼吸链中的线粒体 DNA(mitochondrial DNA, mtDNA)和铁-硫簇酶会进一步受损,导致线粒体功能的恶化,最终引起肝细胞脂性凋亡。此外,炎症因子(如 TNF-α、IL-6 等)也通过干扰线粒体呼吸链和形成超氧化物阴离子而导致线粒体功能障碍。

正常状态下肝脏代谢非常活跃,肝细胞的内质网参与 VLDL 的合成与分泌、胆固醇的合成等。NASH 病理阶段,内质网功能的内稳态遭受破坏,导致在内质网内腔聚集较多未折叠蛋白和蛋白质聚集体,形成内质网应激(endoplasmic reticulum stress, ER stress)。此刻,未折叠蛋白反应(unfolded protein response, UPR)细胞通路被激活,细胞进入凋亡阶段。

上述因素相互作用,促成了 NASH 典型的氧化应激状态。

三、炎症启动及持续

炎症是表征肝内病变从简单脂肪变性进展为脂肪性肝炎的关键病理特征。肝脏炎症指标或丙氨酸转氨酶(alanine aminotransferase, ALT)水平可作为临床上坏死性炎症活性的指标,是 NASH 进展(包括纤维化)的独立预测因子。肝细胞损伤是诱导炎症反应的最主要因素,胰岛素抵抗、肠-肝轴等其他因素也会促成肝细胞内炎症信号的产生。

当各种因素所致肝脏发生损伤时,肝内驻留的巨噬细胞——库普弗细胞(Kupffer cell)首先察觉并识别可结合模式识别受体(pattern recognition receptor, PRR)的病原体相关分子模式(pathogen-associated molecular pattern, PAMP)或损伤相关分子模式(danger-associated molecular pattern, DAMP)参与炎性小体的形成。肝脏中的 PAMP 如脂多糖(lipopolysaccharide, LPS)和鞭毛蛋白大部分来源于肠道,这是由于肠渗透性增加及肠道微生物群组成改变所引起的;受损的肝细胞则是 DAMP 的主要来源,后者主要包括 ATP、胆固醇结晶、尿酸、DNA 片段和脂肪酸等。其后,ATP 通过 P2X7 诱导巨噬细胞特征性 NLRP3 炎症小体依赖的应答,引起 IL-1β、PGE_2 和高迁移率族蛋白 1(high mobility group box 1, HMGB1)的释放。

在早期脂肪性肝炎患者和动物模型中,肝内 *IL-8* 和 *MCP-1* 基因表达和血浆蛋白水平含量升高,嗜中性粒细胞和单核细胞在 P38/MAPK/JNK 通路的控制下募集并浸润至肝脏。随后,血液来源的单核细胞转化为巨噬细胞,与肝内的库普弗细胞一起发挥以下作用:① 通过 Fc、C3、C5 受体等识别和吞噬抗原抗体复合物;② 分泌 TNF-α、IL-6 等细胞因子;③ 提呈处理抗原,通过细胞特异性受体杀伤靶细胞形成肝内的炎性病变。

在疾病晚期,越来越多的细菌衍生产物及其内毒素通过"肠-肝轴"从肠道吸收并靶向非实质肝细胞和库普弗细胞。其中 PRR 家族的 TLR 的作用尤为关键,其激活触发包括 NF-κB 在内的多种细胞内信号传导途径,对放大和维持炎症信号有重要作用。

值得一提的是,胰岛素抵抗会改变脂肪因子的分泌,产生脂肪组织炎症,使得血液中抗炎细胞因子释放减少及促炎分子释放增加,进而参与肝内炎症反应。趋化因子如 MCP - 1 通过增加巨噬细胞的募集而参与脂肪组织炎症的产生,产生脂肪肝,加剧胰岛素抵抗;脂联素主要通过改善葡萄糖和脂质代谢,抑制包括 TNF(如 TNF - α)在内的几种促炎细胞因子的表达而抵抗脂肪产生和炎症;瘦素抵抗会使得脂肪及其分布改变致使肝脏 TG 的积聚和氧化应激,也会选择性放大炎症反应加剧脂肪肝。

综上所述,细胞凋亡会启动细胞修复机制,而炎症对于清除损伤相关细胞碎片并刺激其他修复细胞的局部积聚是必需的。然而,长期持续性的炎症会加重肝细胞氧化应激致使的损伤,甚至过度激活肝星状细胞引发纤维化。

四、修复与纤维化的形成

(一) 损伤后修复

当肝脏遭受一定程度的损伤后,邻近健康肝细胞在炎症细胞、成纤维细胞等分泌的生长因子刺激下通过启动增殖修补损伤部位,以恢复组织的完整性,并在恢复性免疫细胞的调控下炎症逐渐恢复正常水平。在这一过程中,细胞外基质成分增多,但能被控制在一定范围内,再生的组织结构和功能与原来组织完全相同,通过这种再生获得的修复是理想的完全性修复。但是各种亚健康的生活方式会导致 NASH 患者肝脏遭受持续的损伤,脂质累积的病因无法移除,此时肝脏无法实现正常生理性完全修复以致发生病理性不完全修复,即缺损的组织不能由结构和功能完全相同的原组织来修补,而是由结缔组织替代,即纤维化(fibroplasia),最后形成瘢痕,虽能恢复组织完整性,不至于出现器官坍塌这样极其严重的后果,但不能恢复其原有的结构和功能。

(二) 肝脏纤维化

肝脏纤维化是指肝脏受损后,在自我修复过程中产生的大量胶原蛋白等细胞外基质(extracellular matrix, ECM)超过其降解速度,导致肝脏内纤维结缔组织异常沉积、瘢痕形成的可逆病理过程,该动态平衡过程反映出肝脏的自我修复特征。

1. *肝星状细胞活化与 ECM 生成* 产生 ECM 的主要细胞是肌成纤维细胞(myofibroblast, MFB)。在肝中,肝星状细胞(hepatic stellate cell, HSC)是 MFB 的主要来源,因而也成了肝纤维化中最为关键的效应细胞。在正常的机体中,HSC 主要功能为维持肝脏结构、储存脂肪和维生素 A 以及肝脏再生等;机体受到持续性损伤时,HSC 会由静息态转变为活化态进而转分化为 MFB,分泌生长因子促进自身及周围肝细胞、胆管细胞的增殖,加强完全性修复,同时分泌 ECM,加强不完全性修复。HSC 的活化包括启动阶段和持续阶段(图 25 - 2):启动 HSC 活化的主要是损伤肝细胞产生的 ROS,凋亡小体 DNA,Hedghog 配体以及肝血窦内皮细胞和血小板产生的 fibronectin、TGF - β1、PDGF 和 EGF。库普弗细胞分泌的 CCL2 及 CCL5 不仅招募免疫细胞,还能激活 HSC。而 HSC 的持续活化则是旁分泌和自分泌共同的结果,活化后的 MFB 自身 TGF - β 受体,PDGFR - β 以及 Ang Ⅱ 受体表达上调,分泌 CCL2、M - CSF 等因子加强炎症细胞浸润,$Ly6C^{hi}$ 巨噬细胞分泌 IL - 6、IL - 1β 及 TNF - α 招募促纤维化的 Th17、Th2 细胞。不断地正反馈加强 HSC 的活化和增殖,且持续期的 MFB 内在 ECM 合成能力也大幅增强,扩大纤维化过程。肝纤维化早期是具有自限性的可逆转过程,$Ly6C^{hi}$ 巨噬细胞可转化为 $Ly6C^{lo}$ 巨噬细胞,后者分泌 MMP - 9、MMP - 12、IL - 10,抑制炎症反应,促使 MFB 逆转为 HSC 或者凋亡。NK 细胞可抑制 MBF 增殖并促使其凋亡,活化的 HSC 也可产生 NO 抑制免疫反应。然而当肝细胞持续损伤且修复不力时,产生的免疫反应紊乱、MBF 不断活化、ECM 过度分泌最终导致肝纤维化持续进行性发展。

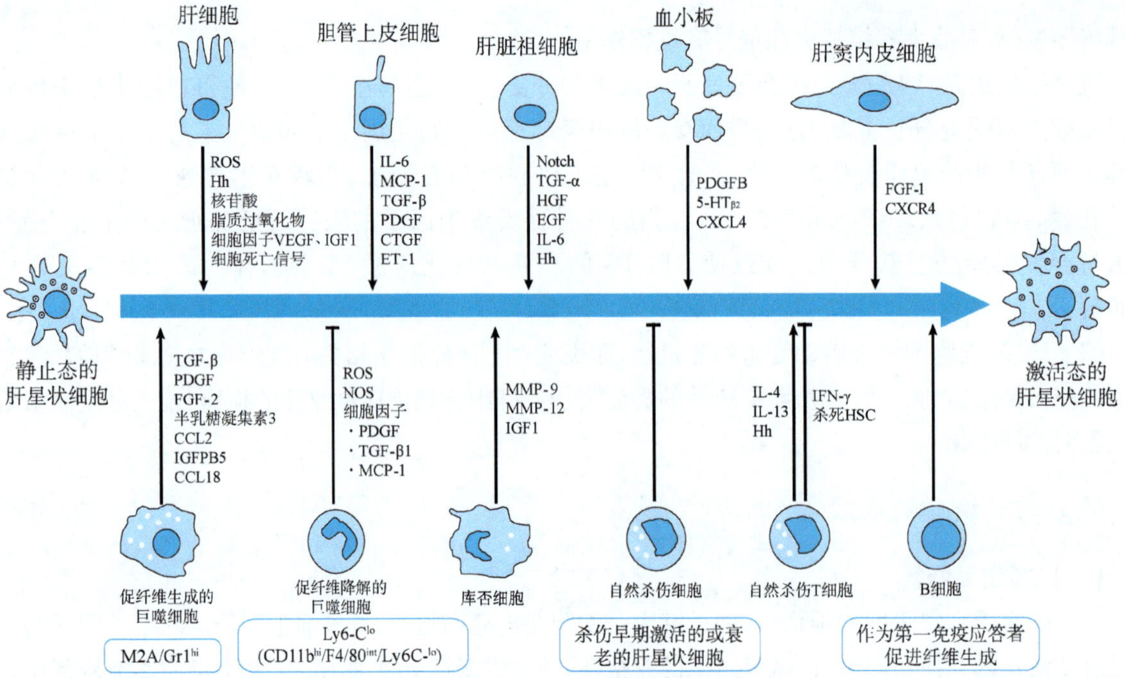

图 25-2 肝星状细胞的激活

2. ECM 降解受阻 正常组织中细胞外基质的生成与降解处于动态平衡过程。冗余 ECM 被星形细胞、库普弗细胞等非实质细胞产生的 MMP 降解消化。在肝纤维化病理条件下,持续损伤造成的 HSC 活化并分泌基质金属蛋白降解酶抑制剂 TIMP,抑制 MMP 活性导致 ECM 降解受到抑制,最终引发 ECM 的过度沉积。

(三) NASH 诱导纤维化的特殊性

NASH 晚期产生的肝纤维化与其他致病因素诱导的纤维化在分子机制与病理特征有其自身的特点。纤维化和肝硬化是多数慢性肝病的最终结局,但一些形态学和生物学差异区分了由于 NASH 引起的纤维化与继发于其他肝损伤原因的纤维化。NASH 相关的纤维化主要发生在肝小叶的周遭区域,该区域纤维化组织的纤细束围绕着肝细胞群并以"肌丝"式增厚窦周隙空间。NASH 患者肝脏修复过程中营养物质和氧气需求的增加,肝窦内皮细胞的激活促进血管大量生成。激活的肝窦内皮细胞也会与炎性细胞和受伤的肝细胞相互作用,促使 HSC 转分化为收缩的、纤维化的肌成纤维细胞,从而引发肝纤维化及后续的门静脉高压。

综上所述,NASH 的发病机制主要包括: ① 游离脂肪酸内流增加和脂肪从头合成紊乱导致 TG 在肝细胞中的积累;② 肝细胞脂肪变性引起细胞凋亡、坏死,产生氧化应激和炎症;③ 由此产生的慢性损伤激活纤维化反应,最终导致终末期肝病的大致过程。随着对 NASH 发病机制的深入探索,越来越多的科学家指出肝细胞损伤、细胞因子分泌紊乱、氧化应激等诸多因素可能与胰岛素抵抗、脂肪组织炎症等同时发生、交错影响 NASH 的疾病进程,这些发现为更多药物靶点的开发拓宽了思路。

(臧 奕 刘梦琪)

第二节 非酒精性脂肪性肝炎的治疗

一、非酒精性脂肪性肝炎的诊断和分级

NASH 的患者一般会经历从早期脂肪性肝病发展到肝内炎症伴随不同程度的纤维化(评分为 1~3

等级)，最终发展成肝硬化。对于 NASH 病理严重程度的鉴定，目前 NASH 的诊断标准是基于肝脏活检病理切片的 CRN 系统评分(表 25 - 1)。该系统围绕脂肪变性(0~3)、小叶炎症(0~3)和肝细胞气球样变(0~2)3 个病理特征进行病理学判定。目前临床上大多认可 NASH 指数≥4 及纤维化指数≥2(NAS≥4，F≥2)的患者需要进行干预治疗以防止其病程进一步恶化至难以逆转的肝硬化阶段。

表 25 - 1　NASH 临床分级评分系统

病理特征	分级标准	评分等级
脂肪变性	无(<5%)	0
	轻度(5%~33%)	1
	中度(33%~66%)	2
	重度(>66%)	3
肝小叶炎症	无炎症灶	0
	<2 炎症灶(200x)	1
	2~4 炎症灶(200x)	2
	> 4 炎症灶(200x)	3
肝细胞损伤/气球样变	无	0
	少量气球样变细胞	1
	显著/大量气球样变细胞	2
诊断分类	非脂肪性肝炎(not NASH)	上述 3 项加和<4
	脂肪性肝炎(NASH)	上述 3 项加和≥4

目前，NASH 的诊断金标准是肝组织活检，然而由于其潜在的并发症风险、昂贵的检验费用以及可能存在的取样误差等因素，不易被患者接受，使得非侵入性诊断方法包括血清学及影像学检查等对 NASH 的诊断具有重要价值。血清中 ALT、AST 的升高有助于 NASH 的筛查，反应细胞凋亡的 CK - 18 片段与肝细胞脂肪变性、小叶炎症和纤维化的严重程度呈显著正相关，可与 miRNA - 122 联合用于新型血清学 NASH 诊断标准。此外，血清中炎症因子 IL - 6、TNF - α 和铁蛋白含量等的截断值可将 NASH 与简单的脂肪变性区分开来，指征胶原水平的 TIMP - 1 反映纤维化的严重程度。

随着医学影像学的发展，腹部超声影像检查现已成为 NAFLD 患者最常用的非侵入性筛查方法，在超声影像中肝脏体积增大、肝实质回声弥漫性增强为诊断脂肪肝的特征表现，该结果随着脂肪变性程度增加敏感度相应提高。CT 检查对于脂肪肝的诊断也具有较高的敏感度，但它和超声均无法区分 NAFLD 和 NASH。无创准确地检测肝脏硬度、评价肝内脂肪含量和纤维化分期则推荐瞬时弹性超声或 FiborScan 更为合适。此外，计算机断层扫描和磁共振成像(magnetic resonance elastography，MRE)也展示出更客观和敏感地定量脂肪变性程度的能力。MRE 还可以区分 NAFLD 和 NASH，并在纤维化早期准确鉴定出 NASH 患者(AUROC 为 0.93)。

总之，虽然 NASH 的辅助诊断还可以依赖于多种细胞因子、代谢指标和飞速发展的影像学手段，但是肝活组织检查依旧是无可替代的诊断关键。早期诊断干预对阻止 NAFLD 患者向 NASH 进展及进一步发展为恶性病变的临床预后具有重要意义。

二、非酒精性脂肪性肝炎的早期干预

临床上对于 NASH 患者进行全病程体重管理仍是治疗的首选方法，对于超重和肥胖患者半年以内目标为减轻目前体重的 5%~10%。改变饮食结构，合理调整饮食中脂类、糖类和膳食纤维比例，限制高热量饮食(25 kcal/kg · d,即 10.67 kJ/kg · d)或将目前饮食减少 500 kcal/d(即 2 090.8 kJ/d)并减少含果糖食物和饮料摄入有利于减少肝脏脂质累积。建议患者进行中等强度运动,有氧运动结合一定程度力量训练每周不少于 150 min 有助于长期降低肝脏脂肪含量、腹型肥胖和血压血糖,改善胰岛素抵抗。改变生活方式,合理控制体重、适量运动、戒烟限酒等方式对减缓甚至逆转非酒精性脂肪性肝炎进程,缓解肝损伤(AST、ALT)指标,改善胰岛素敏感性可带来确切的益处(25-3)。

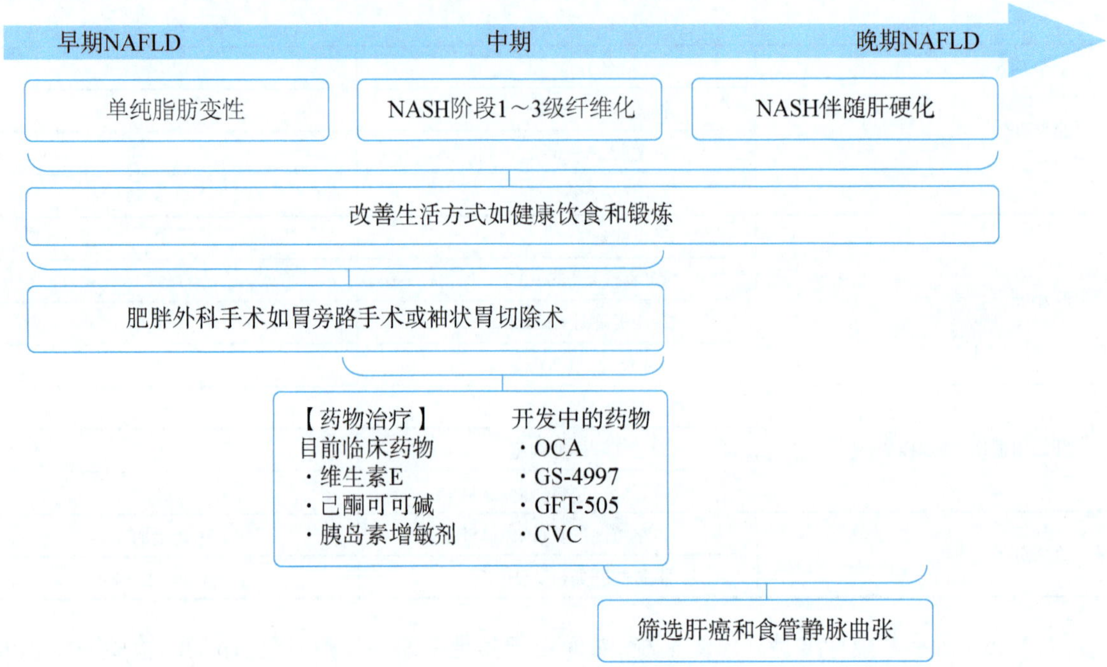

图 25-3　NASH 的治疗策略

三、现有药物的临床使用

由于目前缺乏针对 NASH 的治疗药物,面对体重管理一线疗法无法达到治疗预期,且进入必须用药物干预阶段的 NASH 患者,目前临床上通常考虑使用药物治疗,如吡格列酮、维生素 E、血管紧张素Ⅱ受体拮抗剂、他汀类、贝特类和保肝剂等,但其长期疗效和安全性仍有待进一步评估。

1. 噻唑烷二酮类　噻唑烷二酮类是抗 2 型糖尿病药物,作用机制为通过高选择性激动 PPAR-γ 调控糖脂代谢相关基因转录。研究表明,吡格列酮能够缓解伴或不伴 2 型糖尿病的 NASH 患者的胰岛素抵抗,降低 ALT 并且改善组织病理学成分(气球样 RR 1.62 和 OR 2.11,脂肪变性 RR 2.03 和 OR 3.39,炎症 RR 1.71 和 OR 2.58),以达到 NASH 消退的目标,甚至可以改善肝纤维化(RR 1.38 和 OR 1.68)。低热量饮食联合吡格列酮治疗 18~36 个月,NAS 降低至少 2 分,肝纤维化未加重,治疗 36 个月糖脂代谢及肝组织病理学进一步改善。此外,罗格列酮可改善肝脂肪变,不能改善炎症及肝纤维化。然而噻唑烷二酮类药物的潜在不良反应引发关注,吡格列酮具有增加体重、诱发心力衰竭并伴有膀胱癌的发病风险的副作用。因此,在无充足数据支持吡格列酮的安全性和有效性的情况下,吡格列酮不推荐用于未经肝活组织检查证实的 NASH 患者。

2. 维生素 E　氧化应激是导致肝细胞损伤推动 NASH 疾病进程的重要因素,抗氧化剂维生素 E 被欧美国家和日本肝病研究协会《NASH 治疗指南》推荐用于不伴糖尿病的 NASH 患者的治疗。维生素 E (540 mg/d)可以降低患者 AST、ALT 水平,血清碱性磷酸酶及 γ-GT 也得到显著改善,改善肝脏组织学指标,但对肝纤维化无效。故不推荐维生素 E 用于未经肝活组织学检查证实的 NAFLD,NASH 相关肝硬化和隐源性肝硬化。

3. *胰高血糖素样肽-1(GLP-1)激动剂*　NASH 患者应用利拉鲁肽(皮下注射,1.8 mg/d)治疗 48 周,明显改善脂肪变性和炎症,并阻止纤维化进展。利拉鲁肽可改善关键代谢危险因素(BMI、血糖、HDL-C),有助于减重,但存在一定程度的胃肠道不良反应(腹泻等)。

4. *AMPK 激动剂*　二甲双胍作为 AMPK 激动剂可改善血清转氨酶异常及胰岛素抵抗,减轻患者体重,但不能改善 NAFLD 和 NASH 患者肝组织病理学。我国传统药物小檗碱在伴有糖代谢异常 NAFLD 患者进行生活方式干预的基础上使用可使患者肝脏脂肪含量较单纯生活方式干预组降低 52%,同时降低患者的体重,改善血脂异常、增加胰岛素敏感性。虽具有良好的耐受性,但 FDA 不建议二甲双胍用于成人 NASH 治疗。

5. *保肝类药物*　目前在我国广泛应用的水飞蓟宾、双环醇、多烯磷酰胆碱、甘草酸二胺、还原性谷胱苷肽、*S*-腺苷甲硫氨酸、熊去氧胆酸等保肝药物的安全性良好,对伴肝酶增高患者、2 型糖尿病合并 NAFLD 患者、肝活检病理证实为 NASH 患者和病程呈慢性进展者可作用综合治疗的重要组分用于 NASH 的辅助治疗。研究显示,对于合并糖调节受损和肝酶增高的 NAFLD 患者,在改变生活方式和口服二甲双胍的基础上,双环醇(25 mg/d)降低血清转氨酶和改善 NAFLD 患者肝脏炎症损伤的效果优于维生素 E(100 mg/d)。保肝类药物存在个体化差异,须严谨设计临床方案并巩固疗效。

四、手术治疗

减肥手术可作为体重指数 BMI>40 kg/m^2 的 NASH 患者的一种选择,手术方式包括胃旁路术、垂直袖状胃切除术及调节胃束带。对于重度肥胖、疑似或确诊为 NASH 的患者,减肥手术可显著改善肝组织学损伤,并减少并发症,提高长期生存率,降低心血管疾病及恶性肿瘤导致的死亡率。研究表明,在合并 F0-F3 肝纤维化的肥胖患者中,手术较强化生活方式干预对患者的评估质量调整生命年(QALY)有所增加,且增量成本效益比(ICER)较高;在超重患者中,手术增加了所有纤维化阶段患者的 QALY,但仅 F3 期肝纤维化患者的成本效益好。然而,对于 NASH 肝硬化患者,减肥手术的安全性和有效性尚未确定,并且由于并发症的风险,患有晚期肝硬化和门静脉高压的受试者并不适用手术。

尽管 NASH 的临床流行病学研究已取得很多突破性进展,但是当前 NASH 唯一有效的治疗方法仍然是体重控制。美国 FDA 的最新 NASH 诊断与治疗指导方案仍不推荐多数目前临床用于缓解 NASH 的药物(如二甲双胍、利拉鲁肽、熊去氧胆酸等)超出适应证范围使用。在 NASH 新药研发领域,拟要解决的关键问题之一是发现可替代肝活检能精确反映死亡硬结局的非侵袭性治疗终点,以及如何确定较为认可的最佳治疗终点。因此,开发以 NASH 作为适应证的安全有效的药物十分迫切。

(臧　奕　刘梦琪)

第三节　非酒精性脂肪性肝炎在研治疗药物及其作用机制

目前尚无针对 NASH 的药物上市,现有的研发策略主要针对于 NASH 所具的临床病理特征:肝脏脂肪浸润、炎症、肝细胞损伤和纤维化进行药物开发。代谢紊乱造成的肝内脂质累积是 NASH 发病的基础,故针对由肥胖、2 型糖尿病等病因造成伴有代谢紊乱的 NASH 的研发多集中在胰岛素增敏剂和降脂类药物,如 GFT505、FGF19、ACC 抑制剂、GLP-1 受体激动剂等。抗凋亡类药物 ASK1 抑制剂和 caspase 抑制剂具备保护肝细胞免受进一步损伤的效果。CCR2/CCR5 抑制剂和 FXR 激动剂等因具备抗纤维化性能而可用于合并出现纤维化的 NASH 治疗。NASH 的治疗药物根据其作用靶点分为以下几类(表 25-2)。

表 25-2 2018 年处于 NASH Ⅱ/Ⅲ期临床试验各靶点代表药物

名 称	作 用 机 制	临 床 试 验
INT-747	FXR 激动剂(改善胆汁酸代谢,抑制纤维化)	Ⅲ期
GFT505	PPAR 激动剂(改善脂代谢,缓解胰岛素抵抗)	Ⅲ期
GS-4997	ASK1 抑制剂(保护肝实质细胞,缓解氧化应激)	Ⅲ期
Cenicriviroc	CCR2/CCR5 抑制剂(改善炎症)	Ⅲ期
GS-0976	ACC 抑制剂(抑制脂质合成,减少肝脏脂累积)	Ⅱ期
NGM282	FGF19 类似物(改善脂代谢,减少肝脏脂累积)	Ⅱ期
BMS-986036	FGF21 类似物(改善脂代谢,减少肝脏脂累积)	Ⅱ期
Emricasan	caspase 抑制剂(抑制凋亡,保护肝实质细胞)	Ⅱ期

1. FXR 激动剂　法尼醇 X 受体(farnesoid X receptor, FXR)是代谢性核受体超家族的一员,是维持机体胆汁酸、胆固醇稳态的关键受体。它主要在肝脏、肠、肾和肾上腺中表达,在脂肪组织中也有少量表达。胆汁酸(bile acid, BA)是 FXR 的内源性配体,FXR 最重要的生理作用也正是维持机体胆汁酸代谢平衡。当肝-肠循环中胆汁酸含量过高时,FXR 被激活,FXR 受体与 RXR 受体、共激活因子形成的复合物,通过以下两条途径下调胆汁酸经典合成途径中的限速酶 CYP7A1 的表达,以达到负反馈维持机体胆汁酸稳态的作用。其中,在肝脏中,FXR 激动上调小异源二聚体(small heterodimer partner, SHP, NR0B2)表达,而 SHP 分别能够与肝核受体同源物(liver receptor homolog 1, LRH1)、肝核受体 4α(hepatocyte nuclear factor 4α, HNF4α)形成二聚体并使之失活。在肠道中,FXR 激动上调成纤维细胞生长因子 19(fibroblast growth factor 19, FGF19)表达,FGF19 与位于肝细胞表面的成纤维细胞生长因子受体 4(fibroblast growth factor receptor 4, FGFR4)结合,进而激活 JNK 信号通路抑制转化胆固醇转化成胆汁酸。另外,FXR 受体激动后,还可调节胆汁酸跨胆管膜分泌基因(如 *BSEP*、*MRP2*);胆汁酸转运基因(如 *ASBT*、*NTCP*、*IBABP*)等的表达,促进胆汁酸的外排。最终 FXR 在感受到肝-肠循环中过高含量胆汁酸后可通过"节流"即抑制胆汁酸合成和"开源"即促进胆汁酸外排这两种方式,双管齐下,负反馈调节机体胆汁酸平衡。在脂代谢方面,FXR 受体激活可以减少肝脏脂肪生成。首先,肝脏胆汁酸水平下降本身即可降低 LDL 水平并升高 HDL 水平。其次,肝 FXR 激动上调 SHP 表达,进而抑制固醇调节元件结合蛋白 1c(element-binding protein 1c, SREBP1c)和下游的脂肪酸合酶(fatty acid synthase, FAS)、乙酰辅酶 A 羧化酶(acetyl CoA carboxylase, ACC)、硬脂酰辅酶 A 去饱和酶(stearoyl CoA desaturase),进而抑制脂质生成,降低肝脏及血浆脂肪酸水平。再次,FXR 激动还可以上调 VLDL 受体的表达,而 VLDL 受体可促进脂蛋白脂肪酶(lipoprotein lipase)介导的 TG 的水解;抑制微粒体 TG 转运蛋白和载脂蛋白 B 的表达,进而促进 VLDL 和乳糜微粒的清除。除此之外,FXR 激活可以诱导 PPAR 的表达,促进脂肪酸的 β-氧化。有研究表明,FXR 激动或 FXR 过表达可以降低糖尿病小鼠的血浆葡萄糖水平并改善胰岛素敏感性,但其具体分子机制还有待进一步探索。在抑制 ECM 生成、抑制炎症反应以及改善肝门静脉高压等方面,FXR 激动剂亦显示出一定的治疗效果。Fiorucci S 等最早发现,FXR 不仅作为内源性胆汁酸受体抑制胆酸合成,在肝星形细胞上亦有表达,且能够抑制 HSC 激活。FXR 激活还可抑制 NF-κB 信号通路,改善炎症。FXR 激动可以使代谢 eNOS 内源性抑制剂不对称二甲基精氨酸(asymmol/letric-dimethylarginine, ADMA)的关键酶:二甲基精氨酸二甲氨基水解酶-1(dimethylarginine dimethlaminohydeolase-1, DDAH-1)表达量升高,降解 ADMA,有效降低肝门静脉高压。

奥贝胆酸(obeticholic acid, OCALIVA, OCA)是 FXR 激动剂的目前Ⅲ期临床试验阶段代表药物,由内源性 FXR 激动剂鹅去氧胆酸(chenodeoxycholic acid, CDCA)结构改造而来。奥贝胆酸原用于对熊去氧胆酸(mrsodeoxy cholic acid，UDCA)效果不好的原发性胆汁性胆管炎(primary biliary cirrhosis，PBC)成人患者，也可单独用于对 UDCA 不耐受的原发性胆汁性胆管炎成人患者。针对其药理学研究发现(图 25－4)，奥贝胆酸可以作用于激活状态的肝星形细胞，减少 α－型平滑肌肌丝蛋白、纤黏蛋白、Ⅰ型胶原等细胞外基质的生成；抑制外周血单核细胞 TNF－α 等炎症因子的释放；还可作用于 β－TC6 细胞促进胰岛素的分泌，从而产生多种直接或间接的保肝护肝作用。

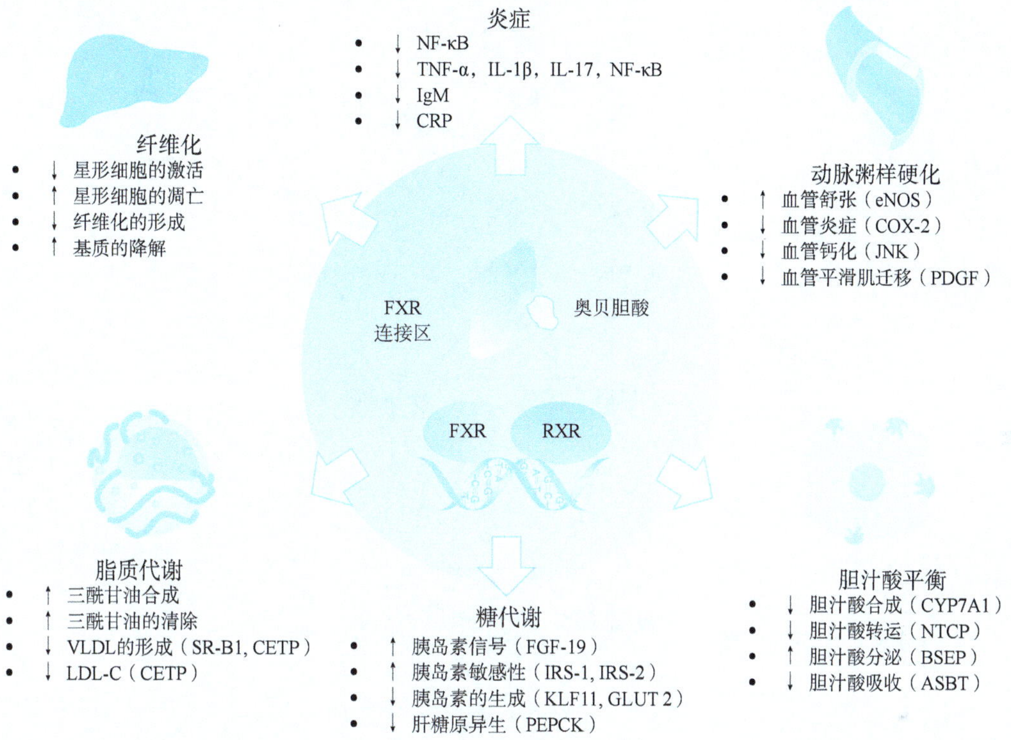

图 25－4　奥贝胆酸治疗 NASH 的药理作用

在动物药效学模型评价中，奥贝胆酸在硫代乙酰胺(thioacetamide-intoxicated，TAA) 和胆管结扎(bile duct ligated，BDL) 大鼠模型中能够改善肝脏纤维化及炎症的病理学指标，并缓解肝门静脉高压和肝内总血管阻力(total intrahepatic vascular resistance，IHVR)，改善血管舒张能力。奥贝胆酸的治疗还可逆转 *Zucker fa/fa* 大鼠的胰岛素抵抗和在肝脏及肌肉中的脂肪沉积，并对血管内皮细胞，平滑肌细胞的炎症反应具有显著缓解作用。在临床药效学评价中，Ⅱb 期临床试验数据表明，连续 72 周服用奥贝胆酸后，45%的治疗组患者有肝脏纤维化症状的改善，显著高于 21%安慰剂组患者的改善率(P ＝ 0.000 2)。但与此同时，接受奥贝胆酸治疗的患者也会出现两种不良反应：瘙痒症(给药组 23%；安慰剂组 6%，P<0.000 1)和血液中 HDL 降低，LDL 升高等变化。鉴于上述疗效，奥贝胆酸正在进行Ⅲ期临床试验，以评估其安全性和有效性。

其他临床在研 FXR 激动剂如 EDP－305、GS－9674、LJN452 等在 PBC 患者和 NASH 患者中也均取得了改善肝功能和逆转纤维化指标等方面的显著疗效。

2. ASK1 抑制剂　细胞凋亡信号调节激酶 1(apoptosis signal-regulating kinase 1，ASK1)是一种丝/苏氨酸激酶，又称为 MAP3K5，是三级激酶模式调控的 MAPK 信号通路成员之一。ASK1 作为细胞内 ROS 感受器，是应激状态下维持细胞凋亡平衡的关键分子。其活性受磷酸化、去磷酸化、蛋白质-蛋白质相互作用等多种机制的严格调控。硫氧还蛋白(thioredoxin，Trx)是细胞内的氧化还原调节蛋白，还原型的 Trx 与 ASK1 的 N 段结合，抑制了 ASK1 的活性。在 ROS 应激下，Trx 被氧化并与 ASK1 分离，ASK1 被激活，TRAF2 和 TRAF6 等因子被招募组成 ASK1 信号小体，随后激活 ASK1－JNK/P38 通路。与 ROS 应激密切相关的 NASH 患者肝脏的 ASK1 异常激活，通过以上信号通路，导致肝脏糖与脂质代谢异常，引起肝脏的免疫反应，造成凋亡与纤维化(图 25－5)。研究表明，抑制 ASK1 活性可以减缓 NASH 发生与发展，使 ASK1 一跃成为 NASH 的新型治疗靶点。

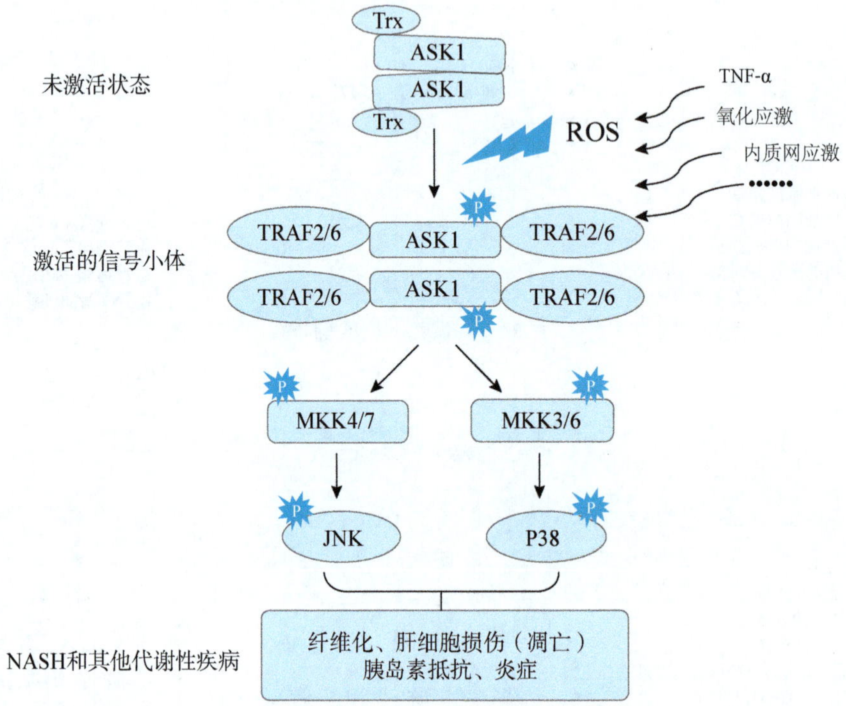

图 25－5　ASK1 在 NASH 中的信号通路

GS－4997(selonsertib, SEL)是 ASK1 的选择性小分子抑制剂，最初为糖尿病肾病(diabetic kidney disease, DKD)治疗而研发。2016 年 10 月底，吉利德宣布 GS－4997 在治疗 DKD 和肺动脉高压(PAH)两项Ⅱ期临床试验中均未能达到临床终点，但在 NASH 中显示出一定改善纤维化指标的疗效，GS－4997 应用于治疗 NASH 的研究暂时处于Ⅲ期临床试验。

在动物药效学评价中，GS－4997 显示出对肝脂肪变性和纤维化减少的药效，以及与 NASH 进展相关的代谢指标的改善。C57BL/6 小鼠喂食西式饮食诱导产生 NASH 后，GS－4997 治疗组的体重和空腹血糖水平显著降低；AST、ALT 和胆固醇的血浆水平降低；在组织学上，α－SMA 和 p－P38 表达的降低，脂肪变性减少 68%，纤维胶原面积减少 84%。可见 GS－4997 在该 NASH 动物模型上，显示出对肝脂肪变性和纤维化的缓解，以及对 NASH 进展相关的代谢指标的改善。

在临床药效学评价中，研究人员评估了 GS－4997 单药疗法(口服 6 mg/18 mg)及合用 SIM (simtuzumab，注射 125 mg，LOXL2 单抗类 NASH 在研药物)对 NASH 的疗效和安全性。数据显示，患者接受 GS－4997 治疗 24 周后，纤维化程度、肝硬化进程、肝脏硬度、肝脂肪含量明显改善，肝胶原含量、生化指标和凋亡标志 CK18 等也一致地降低。由于Ⅱ期临床试验受试人数偏少，且以 SIM 单独给药作为安慰剂对照，结果中单独使用 GS－4997 甚至效果优于 GS－4997+SIM。因此，GS－4997 的Ⅲ期临床试验将单药治疗纤维化评分为 F3、F4 患者，以期获得更加直观可信的治疗 NASH 的结果。

近年来，中国科学家陆续发现了与靶向 ASK1 治疗 NASH 相关新分子机制：① TNF－α 诱导蛋白 3 (tumor necrosis factor alpha-induced protein 3, TNFAIP3)介导 ASK1 的去泛素化，抑制了 ASK1 在 NASH

中的病理性高激活状态，并在动物模型中验证了 TNFAIP3 通过 ASK1 发挥的缓解 NASH 作用。② CFLAR（CASP8 and FADD－like apoptosis regulator）直接靶向 ASK1，干扰了应激状态下特异的 N 端二聚化，抑制其激活，从而发挥了缓解 NASH 的作用，在小鼠和非人灵长类动物中得到验证，可能成为更直接有效的靶点。

目前靶向 ASK1 的临床在研药物数量并不多，且多由 Gilead 公司开发（如 GS－444217），但其推进速度受人关注，也预示着该靶点在 NASH 治疗中的潜力。

3. PPAR 激动剂　过氧化物酶体增殖剂激活受体（peroxisome proliferators-activated receptor，PPAR）是代谢性核受体家族的成员，主要包括 3 个亚型：PPARα、PPARβ/δ 和 PPARγ，在代谢稳态调节、炎症、细胞生长和分化过程中起关键作用。PPAR 在脂肪酸（fatty acid，FA）和脂肪酸衍生物的激活下通过结合 PPAR 反应调控元件 RXR（视黄醇类 X 受体）形成异源二聚体，然后招募不同的共调控因子并结合到靶基因的启动子区而发挥转录调节作用（图 25－6）。

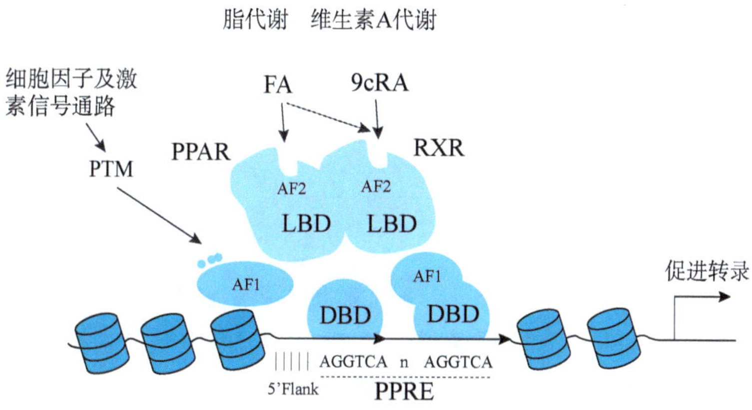

图 25－6　PPAR 激活后作用模型

在 2 型糖尿病中，PPAR 激动剂被用作降脂剂和口服降糖药，但最近越来越多的研究表明它们也具有肝脏保护作用。PPAR 的 3 种亚型在组织分布和生理功能上具有特异性。PPARα 是第一个被发现的 PPAR，高表达于代谢活跃的组织，如肝脏、肌肉、棕色脂肪、肠道等。在多种肝脏细胞中，PPARα 在肝实质细胞中的表达水平最高，能通过调控脂肪酸转运和 β－氧化减少肝脏脂质累积。此外，PPARα 在控制肝脏和其他组织的炎症反应方面也发挥重要作用，因 PPARα 能够直接抑制 NF－κB 诱导的炎症基因，降低人肝原代细胞中 IL－1 所诱导的 C 反应蛋白的表达。在高脂饲料诱导的小鼠 NAFLD 模型中，PPARα 敲除的小鼠会加剧高脂饲料诱导的肝脏脂肪变性和肝脏炎症。而在 PPARα 激动剂作用后，会使 HDL 水平上升，并促进脂蛋白脂酶（lipoprotein-lipase，LPL）的表达，同时减弱了载脂蛋白 CⅢ（apolipoprotein C Ⅲ，Apo C Ⅲ）的表达，进而降低了血浆中的 TG 和 VLDL 水平。

PPARβ/δ 高表达于棕色脂肪、白色脂肪、心脏、肾脏、骨骼肌等，由于 PPARδ 在脂肪组织中的高表达，从而控制脂肪细胞的分化，并在增加胰岛素敏感性和促进脂肪细胞摄取脂肪酸过程中起着至关重要的作用。在甲硫氨酸-胆碱缺乏饮食诱导的 NASH 小鼠模型中，PPARβ/δ 激动剂 GW501516 通过改善小鼠脂质代谢和抑制炎症从而缓解肝脂肪变性和炎症。因此 PPARδ 能够通过降低脂肪酸摄取，而改变肝脏的葡萄糖稳态、能量代谢和肝脏炎症。

PPARγ 主要分布于棕色脂肪、白色脂肪、结肠、免疫细胞等，其主要功能在于提高胰岛素敏感性、增加脂质代谢、减少炎症发生以及通过激活 AMPK 抑制脂肪酸的合成等。PPARγ 是抗糖尿病药物噻唑烷二酮类的作用靶标，药理学研究发现 PPARγ 激动可有效提高胰岛素敏感性，起到降糖的作用。局部脂肪组织中的 PPARγ 激活后可减少胰岛素抵抗，从而抑制 FFA 的招募、葡萄糖的生成、内脏脂肪的积累以及 NAFLD 的发生。在糖尿病和 NASH 患者体内,PPARγ 激动剂还可以通过促进脂联素(adiponectin)生成,减少抵抗素(resistin)、TNF－α、IL－6、C 反应蛋白(C reactive protein, CRP)等炎症因子的表达来缓解疾病进程。综上,PPAR 通过调控一系列与脂质代谢活动相关的基因转录,直接或间接地调控肝脏脂质稳态以及肝脏中特定细胞的增殖和炎症反应,因此 PPAR 的激动剂也渐渐被开发用于缓解肝脏脂质积聚、炎症和纤维化的发生(图 25－7)。

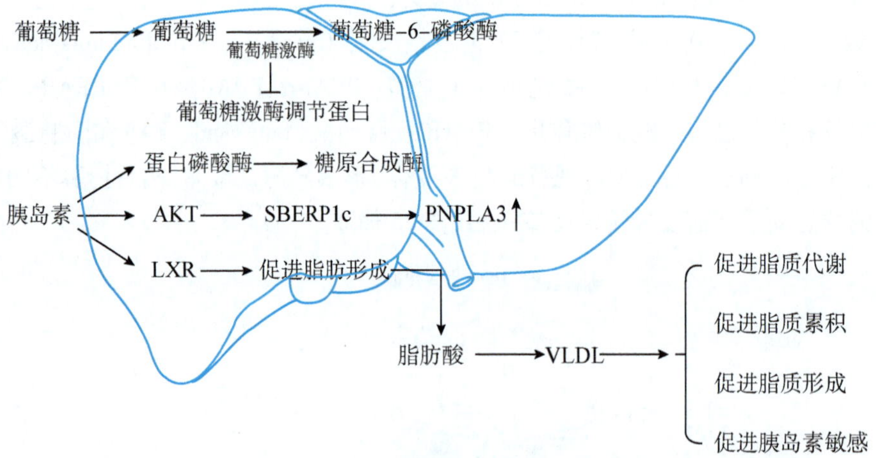

图 25－7　PPAR 在 NASH 中的信号通路

Elafibranor(也被称作 GFT505)是 PPAR－α/δ 的双重选择激动剂,对肝脏代谢稳态、炎症、细胞生长和分化均具有重要调节作用。Elafibranor 原被开发用于治疗糖尿病、胰岛素抵抗、血脂异常,但基于其对肝脏脂质代谢以及炎症方面的作用,也被用于 NASH 治疗,目前处于Ⅲ期临床试验阶段。

临床前数据显示在多种 NASH 动物疾病模型中,其中包括西方饮食诱导 PPAR－α 缺陷小鼠早期 NASH 模型,MCD 诱导的小鼠 NASH 模型以及四氯化碳诱导的大鼠肝纤维化模型,elafibranor 均能有效抑制肝脏炎症,预防、缓解甚至逆转肝脏纤维进程,并且具有非常好的安全性。接着在一项国际性的,随机的,在安慰剂对照的Ⅱ期临床试验中,对 276 名没有肝硬化但存在 NASH 疾病表型的患者进行试验,结果显示,在更权威严格的 NASH 临床终点(气球样消失,无持续性小叶炎症)作为评估标准下,每日 120 mg 剂量治疗组(1 年)与安慰剂相比具有显著差异,可有效防止 NASH 患者的病情进一步恶化和纤维化病变的发生。同时 elafibranor 显著降低 TC、TG、LDL－C、HDL－C 的含量,并显著改善葡萄糖稳态。

总体来说,elafibranor 耐受性良好,具有较高的安全性,毒副作用少,但会在血清肌酸酐产生轻微的可逆的增长,其对肾脏的影响还有待进一步证实。目前随机的Ⅲ期临床试验正在进行中,该研究预计考察 4 年的治疗期,以反映 elafibranor 对更大数量受试 NASH 患者中的直接治疗及改善作用。

作为代谢性疾病中至关重要的靶点,PPAR 家族的在研和上市药物数量已十分庞大。以 NASH 为适应证的药物已有多个处于Ⅱ期临床试验阶段,如 IVA－337、lipaglyn、seladelpar 等,这些药物多已展示出显著改善胰岛素抵抗和血脂异常的治疗效果,而后须攻克改善 NASH 组织学评分(炎症和气球样变),并期待能够改善纤维病变。虽该靶点药物后续可能都将面临类似 GFT－505 无法改善纤维化的瓶颈,但由于其对代谢异常强大的改善效果,应用于 NAFLD 及 NASH 早期(不伴有或伴有轻度纤维化)的治疗仍非常必要。

4. CCR2/CCR5 双重拮抗剂　趋化因子是结构和功能密切相关的一系列小分子,趋化因子受体是一类 GTP－蛋白质偶联的 7 次跨膜受体(GPCR),分子由约 330 个氨基酸组成。趋化因子受体介导了趋化因子行使其功能,包括诱导炎性细胞的活化、迁移、黏附、聚集等。CC 亚家族是目前已知的最大的趋化因子受体亚家族，包括 CCR2 和 CCR5 等。CCR2 在多数髓系细胞如单核细胞、巨噬细胞、未成熟的树突状细胞和 NK 细胞以及少数 T 细胞亚群上表达，并介导其向内源性 CC 趋化因子配体 MCP－1（又称 CCL2）的迁移。而在单核细胞、未成熟的树突状细胞、记忆性的静止期 T 细胞等的细胞膜上发现了 CCR5 的表达。CCR5 结合并响应 4 种趋化因子配体：RANTES、MIP－1α、MIP－1β 和 MCP－2，并激动该受体下游信号通路。CCR2 与 CCR5 及其配体介导的免疫细胞招募过程与多种炎症性疾病的发生密切相关，如多发性硬化症、风湿性关节炎、动脉粥样硬化等。

在肝细胞损伤过程中，库普弗细胞分泌 CCL2，触发 CCR2 受体启动炎症反应。在炎症反应中，巨噬细胞分泌大量促炎细胞因子、血小板衍生生长因子和 IL－1β 等，激活肝星状细胞从而引发纤维生成。研究表明，对 CCR2 进行拮抗可以抑制肝损伤部位的促炎单核细胞和巨噬细胞的招募、迁移和浸润；对 CCR5 进行拮抗会进一步损害产生胶原蛋白的活化肝星状细胞及肌成纤维细胞的迁移、活化和增殖。故抑制 CCR2/CCR5 可产生抗炎和抗纤维化活性，使 CCR2/CCR5 成为 NASH 的潜在靶点。

Cenicriviroc（CVC）是一种双重 CCR2/CCR5 趋化因子受体拮抗剂，原本作为抗艾滋病毒新药用于抑制艾滋病毒与免疫细胞的融合，并能够显著降低艾滋病毒的载量。FDA 已授予目前处于 CVC 治疗 NASH Ⅲ期临床试验阶段并位于肝纤维化的快速通道地位，该药物有望作为一种理想的候选药物，用作 NASH 多药方案的治疗。

在动物药效学评价中，cenicriviroc 可显著降低 MCD 和高脂饮食诱导的小鼠 NASH 模型中 CCR2 依赖的单核细胞衍生的巨噬细胞（$CD11b^+F4/80^+Ly6C^+$）的浸润数量，并分别改善 MCD 模型中的 NASH 组织学评分、纤维化评分以及西方饮食模型中的胰岛素抵抗和肝内 TG 水平。此外，在硫代乙酰胺诱导的大鼠肝纤维化模型中，给予 CVC 可显著降低肝内胶原沉积。2014 年 9 月 Allergan 开展的Ⅱb 期临床试验的随机双盲安慰剂对照研究结果表明，尽管 CVC 与安慰剂组的临床终点事件相比无统计学差异（16%CVC *vs* 19%安慰剂，$p = 0.52$），但是相较于对照组，接受 CVC 的受试者表现出纤维化两倍左右改善，且没有表现出脂肪变性或气球样变化的恶化及进一步的肝硬化。受试者体内的全身炎症循环标志物（即 hs－CRP、IL－6、纤维蛋白原）和 sCD14（单核细胞活化标志物）的减少暗示 CVC 对全身炎症信号传导的广泛影响，这与之前在感染 HIV 的受试者中的结果一致。此外，在 NASH 组织学病理特征较严重和纤维化阶段较高的受试者（即 NAS≥5，显著的肝细胞气球样变和中度至重度纤维化）中观察到 CVC 对患者具有更大的治疗效益。

越来越多靶向 CCR2 或 CCR5 的药物将适应证从艾滋病扩大到了 NASH（如 CCX872）或 2 型糖尿病（如 BMS－741672、PF－04136309）等代谢性疾病。与几种慢性肝损伤动物模型中的结果一致，该靶点药物可在不加重 NASH 的组织学特征的情况下靶向炎性细胞并显著缓解纤维化，对晚期伴有纤维化的 NASH 患者具有非常可观的治疗作用。并且代表药物 CVC 的总体耐受性和安全性良好，临床受试者中并未出现危及生命的不良反应和死亡，疲劳和腹泻等主要副作用程度较轻。

5. 传统中医药的再开发　中国传统医学与西方医学属于不同的科学体系，中医注重整体论而西医注重还原论。针对 NASH 这一多病因、多细胞参与、多分子机制导致的复杂异质性疾病，如前所述除了以上单分子靶点药之外，多家公司开发联合用药策略，而注重整体中医辨证论治的整体论策略与之相符。

目前传统医学并无 NASH 定义，近年来从中医角度将 NASH 病因归结为肝失疏泄、脾失健运、湿热内蕴、痰浊内结、瘀血阻滞，因此活血化瘀为治疗 NAFLD 基本法则之一。基于此法则出现了很多配伍经方以及活性提取物，除了扶正化瘀胶囊之外，目前正在临床使用的 NASH 潜在治疗组方还有复方鳖甲软肝片、鳖甲煎丸、小柴胡汤等，但是目前大多数药物都只处于动物实验水平。

在 4 个月的高脂饮食诱导的模型中，利用大黄酸处理小鼠 40 天，能够明显降低血清中 TC、TG 含量,改善胰岛素抵抗;在12周的高脂配合其他复杂成分模型中,利用枸杞多糖处理4周能够明显改善肥胖以及胰岛素抵抗,除此之外肝脏病理学水平也得到明显改善;在配伍处方方面,有研究表明利用MCD饮食喂养小鼠8周能够明显观察到大泡性脂肪变性、炎症以及肝细胞坏死,扶正化瘀配方处理组能够通过下调氧化应激明显缓解NASH。令人可喜的是,扶正化瘀胶囊已经在美国完成了以多病因诱导的肝纤维化为适应证的Ⅱ期临床试验,这无疑是给传统中医药治疗NASH打了一针强心剂。

NASH疾病进程的异质性和复杂性使得找到单一药物来有效治疗多数患者成为挑战,同时也为从各项致病因素中寻找开发各种潜在治疗靶点的药物成为可能。Elafibranor、aramchol和FGF－21激活剂在改善肝脏脂肪变性方面表现出了不俗的成绩,大多通过抑制FFA的生成而调节代谢功能;胰岛素增敏剂、ACC抑制剂等可通过抑制线粒体功能障碍进而产生的ROS、细胞凋亡等抑制肝细胞损伤。此外,通过抑制炎症而抑制NASH进程的药物近年来也炙手可热。目前位于Ⅱ期临床试验的IMM－124E显示出了增加调节性T细胞水平改善胰岛素抵抗和脂质生成;AOC3抑制剂可改善免疫细胞浸润;JKB－121可抑制TLR－4信号的升高抑制库普弗细胞的激活。奥贝胆酸、selonsertib、cenicriviroc等在抑制纤维化而延缓NASH整体病程的临床试验的成果惊人。双重或三联疗法(包括Gilead所推出的selonsertib和GS9674或GS0976联用)等协同对抗纤维化机制的联合疗法越发在治疗策略中占优势,这些可喜的临床数据挑战了学术界长期以来认为肝硬化不可逆转的观点,使得抗纤维化的NASH治疗将成为未来发展的一个重要方向。此外,临床药物的长期有效性和安全性无疑在开发过程中令人忧虑,改善潜在的不良反应,让患者受益,NASH药物的研发道路任重而道远。

(臧　奕　刘梦琪)

第四节　研究非酒精性脂肪性肝炎的实验动物模型

关于NASH的临床规范治疗有待进一步讨论,且目前临床上尚未发现任何一种药物对该疾病有确切的疗效,因此,选择适当条件下可模拟人类发病过程的精准动物模型成为实验研究的关键所在。国内外当下较常用于研究NASH的动物模型包括: ① 营养失衡型;② 基因缺陷型;③ 营养失衡与基因缺陷复合型;④ 中医辨证结合型。

一、营养失衡型

1. *MCD模型*　MCD模型是目前国内外最常用的NASH模型,是甲硫氨酸-胆碱缺乏的饮食(choline-methionine deficient diet, MCD)模型,主要表现为关键营养物质胆碱和维生素B族的缺乏。胆碱缺乏会导致肝内脂肪酸β－氧化受损,而维生素B族则介导VLDL生成。此类饮食只需8周即可诱导啮齿类动物发生NASH,在肝脏组织病理学上表现为肝腺泡3区首先发生严重脂肪变性,之后出现中性粒细胞和淋巴细胞的坏死性炎性浸润病灶,随后出现肝细胞和中央静脉周围进行性纤维化。与其他营养失调性模型相比,MCD模型的优点是造模时间短、成功率高、重复性好,适用于具备较严重的肝细胞氧化应激、炎症和纤维化的病理特征的NASH研究。然而,在造模过程中,该模型动物拒食现象较常见,体重减轻显著(10周内高达40%),血液中TC、TG水平下降,并且不出现胰岛素抵抗。上述的代谢特征与人类NASH大相径庭,因此该模型主要用于NAFLD治疗药物的筛选。

2. *HFD模型*　高脂模型是利用高脂饮食(high fat diet, HFD)缓慢、长时程诱导实验动物产生NAFLD伴有肥胖、高血脂、糖尿病、胰岛素抵抗等代谢综合征,进而发展成NASH、纤维化的模型,该模型与人类 NASH 的发病机制和特征最为相似。高脂饮食配方有所差异，主要表现为饮食中不同的脂肪含量（10%~71%）以及在此之上添加的不同配比的胆固醇，再加之世界各地的实验动物品系、性别和喂养时间等的差别，所造成模型病变程度和病理类型亦有不同。对于 C57BL/6 小鼠来说，单纯喂养 HFD≥10 周可出现肝细胞脂肪变性伴随血液中 TC、TG、HDL－C、LDL－C 等指标的升高，19 周后肝细胞炎性病变，一般不出现显著的纤维化。选用基础 HFD 饲料（过量脂肪）加过量胆固醇（一般 2%）以及过量胆酸盐（0.5%~2%）进行喂养可缩短雄性小鼠获得典型 NASH 病理学特征的时间至 8 周及以上。此外，通过小鼠体内植入胃管给予 HFD 饲料只需 9 周即可引发 NASH，该方法诱导的 NASH 小鼠拥有与人类更为相似的肝脏组织病理学特征，包括窦周纤维化的出现。SD 大鼠对高脂饲料喂养具有更高敏感性，更易发生肝细胞脂肪变性。研究表明，对 SD 大鼠仅进行 8~10 周 HFD 喂养便可成功诱发 NASH。在此期间，大鼠体重等基础指标升高，血清学指标如 AST、ALT、TC、TG 等肝功能和血脂显著上升，且肝脏病理组织学呈现大小泡混合型脂肪变性同时伴随小叶、汇管区炎症以及出现窦周和门管区纤维化。HFD 诱导的 NASH 模型既可以表现出肥胖、高代谢综合征等堪称经典 NASH 的病理特征，又可以在肝脏组织学上出现肝内脂肪累积、小叶炎症、肝细胞气球样变、Mallory 小体及纤维化，即可囊括与人类 NASH 发病机制相似的各项病理特征，此为该模型的优点。然而，该模型也具备造模时间长、组织学上纤维化和炎性病变均较轻的缺点，这与肝脏病变多具的渐进性进展的特点密不可分。故高脂模型主要应用于 NASH 的发病机制研究和治疗药物的开发。

3. *高糖饮食模型*　流行病学调研和临床试验结果表明，果糖摄取过量是 NASH 发展的一个重要致病因素。在过量的饱和脂肪酸和胆固醇的基础上添加过量的果糖对实验动物进行喂养可以基本复制人类 NASH 的所有特征，包括可在大型哺乳动物体内观察到气球样变。该饮食模型的发病机制尚未十分清楚，可能是由于肠道内菌群过度生长造成菌群紊乱以及肠黏膜屏障通透性增加导致屏障作用降低，引起内毒素通过“肠-肝轴”进入门静脉，进而激活库普弗细胞，致使肝细胞脂质代谢失调和肝细胞损伤。研究表明，高脂高果糖饮食（high fat, fructose and cholesterol, AMLN diet）喂养 C57Bl/6J 小鼠 20 周后出现肥胖和胰岛素抵抗，伴有较重的肝细胞脂肪变性和坏死性炎症病变，并且分子水平观察到纤维化标志物的显著升高。延长造模时间可在肝脏病理学切片上观察到不同程度的纤维化。另外，提高饮食中的脂肪含量可加速纤维化的发展。给予 SD 大鼠、Wistar 大鼠高脂、高果糖喂养或高果糖饮水也可造成具有典型 NASH 病理特征的模型。高糖饮食模型的造模机制贴近东方人群饮食习惯（高糖类、高脂等），与东方人群脂肪肝患病过程相似，造模方法简单、重复性好，且具备典型 NASH 血清特征和组织学病理特征，可用于发病机制研究以及药物的筛选。

4. *CDAA 模型*　胆碱缺乏和 L 型氨基酸构成的饮食（choline-deficient l-amino-defined diet, CDAA）模型是一种基于 MCD 模型的不足进行改良的营养缺陷性模型。该饮食也缺乏胆碱且蛋白质中的氨基酸均由 L 型氨基酸组成的。与 MCD 模型类似，CDAA 模型可产生肝内脂质累积、肝细胞氧化应激和炎症，并导致肝纤维化。然而，该模型所需造模时间较 MCD 模型长，无体重显著上升（与 MCD 模型相比，不减重），且无胰岛素抵抗等 NASH 相关代谢特征。因此该饮食不应用于发病机制研究。

二、基因缺陷性模型

1. *瘦素缺乏型或瘦素抵抗型小鼠*　作为国内外常用的 NAFLD 的动物模型之一，瘦素缺乏型小鼠（ob/ob 小鼠）和瘦素抵抗型小鼠（db/db 小鼠）均可自发形成脂肪肝。ob/ob 小鼠是 *ob* 基因自发隐性突变产生的纯合子小鼠，由于其无法表达瘦素基因，也无法分泌瘦素，导致体内瘦素水平下降，无法发挥瘦素正常的生理功能。该小鼠自出生以来，随着年龄的增长出现旺盛的食欲、低运动水平、低代谢水平和低体温等特点，展现出越发严重的肥胖症、糖尿病和高胰岛素血症等。这类小鼠虽可自发形成 NAFLD，但在无其他损肝因素的打击下不能自发进展为 NASH,这是与人类脂肪肝的最大不同之处。其组织病理学特征为大小泡混合型脂肪变性,伴有轻度的炎性细胞浸润。*ob/ob* 小鼠模型的优点为脂肪肝病程短、代谢特征较明显、重复性高等,可用于 NAFLD 早期药效学评价。

db/db 小鼠与 ob/ob 小鼠具有相似的 NAFLD 特征,即伴有肥胖和胰岛素抵抗等代谢表现。而 db/db 小鼠是由于瘦素受体 *ob-Rb* 基因突变,引发瘦素抵抗,无法发挥瘦素的生理功能所致。由于此两类小鼠均无法自发形成 NASH,故研究者们通常喂养该基因缺陷小鼠 MCD 饲料进行 NASH 造模,即"db/db 小鼠或 ob/ob 小鼠+MCD 饮食"模型。

2. $PPAR\alpha^{-/-}$小鼠　核受体 PPARα 主要在肝内参与线粒体和过氧化物酶体 β-氧化相关基因转录的调控,并调节 ATP 的生成(见本章第三节)。过氧化物酶体增殖物激活受体 α(*PPARα*)基因缺失小鼠在正常喂养条件下肝脏中并不会积累过多的脂质。当饥饿 24 h 或高脂肪喂养时,FFA 从脂肪组织向肝脏流入,该小鼠由于 PPARα 基因的缺失导致脂肪酸无法通过 β-氧化分解,只能以 TG 的形式在肝内累积,产生严重的肝细胞脂肪变性。

3. $AOX^{-/-}$小鼠　乙酰辅酶 A 氧化酶(acyl-CoA oxidase, AOX)过氧化物酶体长链脂肪酸 β-氧化的关键酶。$AOX^{-/-}$小鼠出生 2 个月后可见严重的弥漫性大泡性肝细胞脂肪变性;2~4 个月时即可出现肝细胞坏死和炎性细胞浸润带来的点灶状脂肪性肝炎;4 个月后由于肝细胞内 PPARα 通路被激活、*CYP4* 家族基因表达升高导致肝细胞增生显著,新生肝细胞内虽未再出现脂滴,但细胞内过氧化物酶体数量的显著增多致使肝脏对脂肪酸的氧化能力代偿性增强使肝内脂毒性暴发性增强;6~8 个月时肝细胞脂肪变性几乎完全消失,纤维化急剧加重;15 个月后即进展为肝癌(hepatocarcinoma, HCC)。

4. $MAT1A^{-/-}$小鼠　MAT1A 是催化 S-腺苷甲硫氨酸形成的限速酶,该酶特异性表达于肝脏。$MAT1A^{-/-}$小鼠因谷胱甘肽、Cyp4a10 和 Cyp4a14 表达显著减弱导致其先天性抗氧化能力较低。出生到 8 个月大时,$MAT1A^{-/-}$小鼠自发地表现出由大泡性脂肪变性和炎性细胞浸润所代表的 NASH 特征,但未出现代谢综合征的特征。MAT1A 缺失也会导致肝细胞增殖增加,多数 $MAT1A^{-/-}$小鼠将最终进展为肝癌。

5. ArKO 小鼠模型　研究发现,雌激素在维持脂肪代谢中具有重要作用。因内源性雌激素的缺失,雌性或雄性芳香酶基因 *Cyp9* 敲除(ArKO)小鼠腹腔内脂肪细胞的体积和数量远高于野生型同窝鼠。ArKO 小鼠可作为雄性特异性 NAFLD 模型,并伴有肥胖、高胰岛素血症等代谢综合征,组织病理学可见肝内特征性大泡性脂肪变性,但没有显著的纤维化发生。该模型常用于研究内分泌紊乱造成的 NAFLD,也可用于 NAFLD 中代谢失调的机制研究。

6. SREBP-1c 过表达小鼠　SREBP-1c 是胰岛素调节的转录因子,其是调节糖代谢、脂肪的分解和合成所需的基因。在脂肪组织中选择性过表达 SREBP-1c 的转基因小鼠脂肪分化受损,并发展为严重的胰岛素抵抗和显著的肝脏脂肪变性。除了脂肪变性外,它们还会自发地发展为小叶炎症、纤维化,以及肝细胞气球样变。虽然与人类 NASH 肝脏组织学特征相似,但该模型脂肪组织质量减轻,未产生显著的肥胖,故适合用于研究先天性脂肪代谢障碍和脂肪营养不良相关的脂肪性肝炎。

三、营养失衡与基因缺陷复合型模型

由于 NASH 的发病进程具有复杂性和异质性,仅一种方式诱导的动物模型或在组织病理学上不可完全模仿与人类 NASH 表现近似或可具有人类发病时的肝内代谢变化和转录组学特征,也未能完全复制人类 NASH 的发病进程。因此,在基因缺陷或特定靶向的基因修饰基础上结合营养失衡的饮食诱导的复合性模型崭露出其在发病机制中丰富的组织学、蛋白质组学、转录组学等特征优势。常用的复合型模型有前述的"db/db 小鼠或 ob/ob 小鼠+MCD 饮食"模型、"$ApoE^{-/-}$小鼠+HFD 饮食"模型、"高脂、高果糖、高胆固醇饮食+CCl_4 注射"模型等，此类模型均能形成非常典型的 NAFLD 组织病理学改变。db/db 小鼠较 ob/ob 小鼠加之 MCD 饮食喂养更易在更短时间内出现显著的肝脏炎性病变和肝细胞桥连纤维化，故应用更为广泛。"高脂高果糖高胆固醇饮食+CCl_4 注射"模型在小鼠 12 周时即可出现胰岛素抵抗、进行性脂肪变性和纤维化，24 周时便可发生肝细胞癌变，此模型的转录组学与人类近似。近期出现的"DIAMOND 小鼠"模型在发病进程上与人类 NASH 高度一致，可出现进展性脂肪变性、纤维化以及肝癌（一年时），且具有非常近似人类的转录组学特征。该模型由近交系同基因型 C57Bl/6J 小鼠后代与 s129/SvlmJ 小鼠杂交而成，喂养高脂高果糖可诱导 NASH 并发肥胖、胰岛素抵抗、低脂联素血症、脂肪组织炎症、血脂异常等。使用复合型模型有利于研究者们更深入地进行 NASH 病理机制的基础研究，也因其具备与人体 NASH 更为接近的特征而更适用于临床药物评价。

四、中医辨证结合模型

近年来，随着临床上采用具有独特优势的中医辨证论方法治疗 NAFLD 取得了一定的疗效（见本章第三节），且借鉴我国传统文化遗产开发具有抗脂肪肝活性的天然药物也颇具成效，故建立合适的、稳定可靠的基于中医辨证论的小鼠模型进行活性筛选和药物评价也应提上议事日程。中医辨证论认为脂肪肝的发病机制主要分为：肝血淤滞型、肝气郁滞型、脾气虚弱型、肾虚型等，其中肝气郁滞被目前多数中国学者认定是引起 NAFLD 的一项主要病理机制。中国研究者们给予大鼠高脂高胆固醇饮食（10%动物油脂、5%蛋黄粉、2%胆固醇、0.5%胆酸钠）联合尾静脉注射小牛血清蛋白和 NE 成功诱导出与中医血瘀证结合的 NASH 模型（肝血淤滞型）。此模型优点为具有 NASH 组织病理学特征且伴有肥胖胰岛素抵抗等病症，缺点为造模过程中大鼠耐受性较差、死亡率较高。此外，还有利用毒物对肝脏造成损伤或制造不良情志反复刺激以诱导肝气郁滞型 NASH；喂养伤脾胃的苦寒泻下类食物或药物诱导脾气虚弱型 NASH；手术切除双侧卵巢或双侧睾丸及附睾而诱导的肾虚型 NASH。目前为止，因中医的症候多且复杂难以使用有效的手段和方法界定造模标准和药物评价体系，中医辨证结合模型尚需进一步完善。

五、NASH－HCC 模型

肝细胞癌（hepatic celluler cancer, HCC）作为目前全球死亡率位列前三的癌症，严重威胁人类生存。并且，由 NASH 进展为肝硬化的患者最终发生 HCC 的比例高达 4%～27%。故建立动物模型模拟 NASH 到 HCC 的病理过程，可适用于临床上预防 NASH 导致的终末期肝病的药物研发及病理机制探讨。现常用的模型多采用饮食诱导、饮食诱导和化学诱导相结合、基因缺陷和化学诱导相结合等几种手段，包括"CD－HFD 结合饮食""CDAA 饮食+CCl_4 注射""STAM 模型（STZ 注射+HFD 饮食）""$PTEN^{-/-}$小鼠""db/db 小鼠+DEN 注射"等，此类模型均能在一定条件下发展成 HCC。

"胆碱缺乏饮食和高脂饮食结合（CD－HFD 结合饮食）模型"相较于单纯给予 HFD 饮食可将 C57Bl/6J 小鼠肿瘤发生率从 2.5%提高至 25%左右。该模型小鼠具有肝脏脂肪变性和相关代谢综合征，伴有 AST、ALT 等反应肝损伤的指标的升高，并且具备与人类 NASH－HCC 相近的病理特征：氧化应激、肝细胞气球样变、免疫细胞浸润、糖基化细胞核、马洛里小体（Mallory－Denk Body, MDB）等。经 CDAA 饮食喂养，35%的 C57Bl/6J 小鼠可在 9 个月后发展成 HCC，而 CDAA 饮食加腹腔注射低剂量四氯化碳（CCl_4）可诱导小鼠产生更显著的脂肪变性、小叶炎症、纤维化等 NASH 特征和更大平均肿瘤直径。最广泛使用的 NASH－HCC 模型之一是"STAM 模型"。在该模型中，新生小鼠在出生后两天接受单次低剂量链脲佐菌素（STZ），诱导低胰岛素血症、高血糖症和糖尿病。随后，STZ 处理的小鼠出生第 4 周开始喂养 HFD；第 6 周出现肝细胞脂肪变性；第 8 周出现小叶炎症、气球样变和肝纤维化的组织病理学变化;第16周可检测到指示肿瘤发生的肝细胞增殖显著增加;最终在第20周时肉眼可见明显成瘤。该模型的主要优点是NASH进展快速,且具有非常高的HCC发病率(雄性小鼠为100%),为研究代谢失调到NASH再到HCC的发病机制提供了基础。同源性磷酸酶-张力蛋白(*PTEN*)基因是抑癌基因,此基因编码的蛋白质通过调节其脂质磷酸酶活性发挥肿瘤抑制作用,缺少*PTEN*基因会促进细胞增殖、抑制凋亡并诱导肿瘤形成。小鼠肝细胞内*PTEN*基因缺失会诱发与人类NASH及NASH诱发的HCC相似的发病特征,66% $PTEN^{-/-}$雄鼠和30% $PTEN^{-/-}$雌鼠于40~44周龄发生HCC,这一比例在$PTEN^{-/-}$小鼠74~78周龄时分别提高至83%和50%。"db/db小鼠+DEN注射"模型较单纯给予二乙基亚硝胺(DEN)小鼠展现出更大的体重和肝重、更显著的肝细胞脂肪变性、更高的肝癌发病概率、更多数量的结节和更大尺寸的肿瘤。研究显示,该类模型小鼠具有与羧基酯脂肪酶(CEL)相关炎症信号通路的基因突变,导致了内质网应激的发生和细胞大量增殖,为理解由肥胖和NASH增加HCC的易感性研究提供了思路。

综上所述,虽然目前已有多种动物模型应用于NASH研究,但是由于NASH发病非常复杂,实验动物和人类存在种属差异且人类具有多种社会属性,动物模型并不能完全模拟人类的病理进程。不同类型的致病因素所导致的动物模型具有不同的病理变化、代谢特征、蛋白质组学、脂质组学、转录组学等,应依据具体研究目的和偏向选择与其相应的动物模型。为使动物模型在研究NASH发病机制方面发挥更加重要的作用,更完善的实验动物模型应往以下几个方面扩展:① 更大程度地近似模拟人类发病特征(包括病理组织学、代谢特征、组学特征);② 病程演变明确清晰,易于观察;③ 造模方式稳定可靠、简单易行、易于重复;④ 造模过程合乎动物伦理学,动物死亡率相对较低。研究者们今后还应多结合国内外新兴技术和研发理念,进行特殊基因背景的动物繁殖与培养,优化饮食中营养物质的配比,将NASH的机制研究与动物模型融会贯通更好地应用于药物开发。

(臧　奕　刘梦琪)

参考文献

Cassidy S, Syed B A. Nonalcoholic steatohepatitis (NASH) drugs market. Nature Reviews Drug Discovery, 2016, 15(11): 745.

Friedman S L, Ratziu V, Harrison S A, et al. A randomized, placebo-controlled trial of cenicriviroc for treatment of nonalcoholic steatohepatitis with fibrosis. Hepatology, 2018, 67(5): 1754-1767.

Konerman M A, Jones J C, Harrison S A. Pharmacotherapy for NASH: Current and emerging. Journal of hepatology, 2018, 68(2): 362-375.

Loomba R, Lawitz E, Mantry P S, et al. The ASK1 inhibitor selonsertib in patients with nonalcoholic steatohepatitis: A randomized, phase 2 trial. Hepatology, 2018, 67(2): 549-559..

Marra F, Gastaldelli A, Baroni G S, et al. Molecular basis and mechanisms of progression of non-alcoholic steatohepatitis. Trends in molecular medicine, 2008, 14(2): 72-81.

Musso G, Cassader M, Gambino R. Non-alcoholic steatohepatitis: Emerging molecular targets and therapeutic strategies. Nature Reviews Drug Discovery, 2016, 15(4): 249.

Ratziu V, Sanyal A J, Macconell L, et al. Regenerate: A phase 3, double-blind, randomized, placebo-controlled multicenter study of obeticholic acid therapy for nonalcoholic steatohepatitis. Journal of Hepatology, 2016, 64(2): S294-S295.

Tsuchida T, Friedman S L. Mechanisms of hepatic stellate cell activation. Nature Reviews Gastroenterology and Hepatology, 2017, 14(7): 397.

Vlad Ratziu, Stephen A, Harrison, et al. Elafibranor, an agonist of the peroxisome proliferator-activated receptor-a and -δ, induces resolution of nonalcoholic steatohepatitis without fibrosis worsening. Gastroenterology, 2016,150(5): 1147-1159.

Wattacheril J, Issa D, Sanyal A. Nonalcoholic steatohepatitis (NASH) and hepatic fibrosis emerging therapies. Annu Rev Pharmacol Toxicol, 2017, 58(1): 649.

第二十六章
肥胖症治疗药物与研究进展

肥胖症是现代工业社会的一种流行病，随着人们饮食习惯和生活方式的改变，全球肥胖症发病率正在逐年攀升。据 WHO 统计，自 1975 年以来，世界肥胖人数已增长近 3 倍，截至 2016 年，18 岁及以上的成年人中逾 19 亿人(39%)超重，其中有 6.5 亿人(13%)为肥胖，同时超 3.4 亿名 5~19 岁儿童和青少年超重或肥胖。儿童肥胖已成为 21 世纪最严重的公共健康问题之一，儿童时期超重会使成年期患肥胖症、糖尿病和心血管疾病等的风险升高，出现早逝和残疾的概率更大。据《中国居民营养与慢性病状况报告(2015 年)》统计，截至 2015 年，全国 18 岁及以上成人超重率为 30.1%，肥胖率为 11.9%，其中 6~17 岁儿童和青少年超重率为 9.6%，肥胖率为 6.4%。超重和肥胖曾一度被视为高收入国家的健康问题，但如今在低收入和中等收入国家，尤其在城市环境中呈现逐步上升的发展趋势。除撒哈拉以南的非洲和亚洲部分地区外，全球的肥胖人数远多于体重不足人数，超重和肥胖问题引起的死亡也大于因体重不足而引起的死亡。

肥胖症是一种因机体能量摄入长期超过其消耗而导致不正常或者过量脂肪积累且与多因素相关的慢性代谢性疾病，严重危害身体健康。肥胖症主要分为原发性肥胖症和继发性肥胖症，常用身体质量指数(body mass index, BMI)[BMI= 体重(kg)/身高的平方(m^2)]作为成年超重和肥胖症分类的衡量指标。WHO 根据欧美白人制定的国际肥胖标准是成年人的 BMI 在 18.5~24.9 为正常范围，≥25 为超重，≥30 即为肥胖。但经过专家评估认为，亚洲人人体偏小，BMI 还未达到 24.9 就已经具有高血压、心血管疾病甚至是死亡危险，因此该标准对亚洲人来说相对较高，亚洲各国分别各自制定标准。通常以 BMI 在 18.5~22.9 为正常范围，≥23 即为超重，≥25 为肥胖。国家卫生健康委员会制定了适合中国国情的肥胖判断标准，成年人的 BMI 在 18.5~23.9 为正常水平，≥28 为肥胖。BMI 指数上升的同时增加了罹患心血管疾病(心脏病和脑卒中等)、糖尿病、肌肉骨骼疾病(骨关节炎等致残退行性疾病)以及癌症(包括子宫内膜、乳腺、卵巢、前列腺、肝脏、胆囊、肾脏和结肠等肿瘤)的风险。本章就肥胖症的发生、发展机制，药物研发现状和实验动物模型进行阐述。

第一节　肥胖症的病因与发病机制

一、肥胖症的病因

引起肥胖症的原因有许多种，其中遗传因素首当其冲。成人肥胖症中约 95%为单纯性肥胖症，且具有遗传倾向。双亲均为肥胖者的后代中肥胖发生率在 70%~80%；双亲之一为肥胖者(特别是母亲)，子女中出现肥胖的概率为 40%左右。这种家族聚集性倾向与遗传和环境因素均有关，但也不排除共同饮食和生活习惯等的影响。

2%~5%的肥胖症患者是由于肥胖相关基因在特定条件下调控食欲和代谢造成的，包括单基因与多基因共同调控的肥胖。人类脂肪和肥胖相关基因(fat mass and obesity associated gene, *FTO*)是第一个被确认的肥胖易感基因，广泛分布于中枢与多个外周组织中。*FTO* 基因突变会提高肥胖概率，其机制主要是提高食欲和增加能量摄入,也可能通过减少机体运动量、抑制新陈代谢和降低能量消耗等途径引起肥胖。瘦素(leptin)基因 *LEP* 突变会导致体内瘦素的合成分泌缺陷或活性丧失,瘦素受体(leptin receptor)基因 *LEPR* 突变会阻断瘦素信号通路,使瘦素丧失调节能量代谢和降低食欲的功能,从而导致食欲过盛而诱导肥胖症。此外,越来越多的基因被报导与肥胖调控相关,包括编码阿片黑素促皮质素原(pro-opiomelanocortin, POMC)的 *POMC* 基因、编码黑皮质素受体 4(melanocortin 4 receptor, MC4R)的 *MC4R* 基因、编码前蛋白转化酶枯草溶菌素 1(proprotein convertase subtilisin/kexin type 1, PCSK1)的 *PCSK1* 基因和编码脑源性神经营养因子(brain-derived neutrophic factor, BDNF)的 *BDNF* 基因等。

除了遗传因素,个体内分泌特质被认为是引起肥胖症的另一个重要原因。两个相同年龄、性别和体型的人自身代谢率往往不同,这意味着他们的身体以不同的方式消耗食物带来的能量,代谢率较高的人需要更多的能量来维持其体重,推测这可能与个体激素分泌的差异有关。一些内分泌激素如胰岛素、甲状腺激素和糖皮质激素等都具有调节机体能量代谢的功能。人体神经及内分泌系统可以精密控制能量摄入与消耗之间的平衡,维持正常体重及储存适量脂肪,一旦这个平衡被打破,就会超重或肥胖。近年来,随着生活水平的不断提高,食物中脂肪含量和其他高能量物质持续增加,越来越多不健康的生活方式如久坐少动等造成人们平均体重逐年上涨。

另外,饮食不规律和暴饮暴食也是增加肥胖风险的重要因素。儿童或青少年时期超重,成年时极有可能肥胖;怀孕会导致肥胖,许多女性每次怀孕之后体重都会升高,且剖宫产分娩方式也会增加后代肥胖的风险;某些药物会导致肥胖,包括类固醇激素和多种精神疾病治疗药物。

二、肥胖症的发病机制

机体内存在一个维持能量平衡的系统,包含传入敏感元件和传出效应元件,可接收如来自脂肪(瘦素)和胰岛 β 细胞(胰岛素)等信号的长期传入,以及来自肠道饮食相关信号的短期传入,包括 YY 肽(peptide YY, PYY)、胰高血糖素样肽-1(glucagon-like peptide-1, GLP-1)、缩胆囊素(cholecystokinin, CCK)和进食刺激因子(胃饥饿素)等。这些传入信号由下丘脑整合后传出,参与食欲、能量消耗、激素环境和热量分配等的调控。

上述能量平衡系统在机体能量供应过剩或不足时都可及时进行调节。然而,相对于能量供应过剩,该系统对能量摄入不足更加敏感。过度的能量摄入可能引起抵抗肥胖症的适应性反应,但由此出现的食欲抑制和能耗增加机制不足以阻止肥胖症的发生。由于在不同环境下人们对肥胖的敏感性是受特定基因调控的,有的人即使暴露在“毒性”环境中也不会长胖。候选基因研究表明,大多数肥胖相关性基因与人类脂肪代谢有关,与人体脂肪关联的基因产生 40%以上的变异即可造成遗传差异。迄今已经发现了 600 余种与肥胖症发生有关的基因。

(一) *FTO* 基因与肥胖症

FTO 基因是利用全基因组关联分析(genome-wide associated study, GWAS)发现的第一个肥胖易感基因,位于人类第 16 号染色体 q12.2 区域,其编码的蛋白质在细胞核中催化单链 DNA 和 RNA 核苷酸碱基的去甲基化。研究显示,*FTO* 基因第一个内含子中的单核苷酸多样性(single nucleotide polymorphism, SNP)与 BMI 和机体组分有关,涉及较多的 SNP 包括 rs7202116、rs9930506、rs1421085 和 rs17817449 等。*FTO* 基因参与调控肥胖的证据有:突变型 *FTO* 基因在调节食物摄入和能量消耗方面发挥关键作用,皮下脂肪组织的 *FTO* 转录水平与 BMI 指数成正相关关系;*FTO* 等位基因携带者伴随有较低的脂肪细胞分解率,意味着其可能在体内脂肪代谢中发挥调节作用;在小鼠体内降低 *FTO* 基因的表达可以降低白色脂肪与棕色脂肪细胞的比例,同时调节能量摄取和消耗,提示 *FTO* 缺陷可能影响棕色脂肪细胞向白色脂肪细胞的转变。

（二）瘦素与肥胖症

1. *瘦素和能量平衡*　瘦素来源于脂肪、由肥胖基因编码、最终在 CNS 发挥作用的细胞信号因子。最初认为瘦素的功能仅由下丘脑中枢介导。抑制瘦素的表达可产生饥饿感，降低能量消耗和促进青春期发育。随着瘦素受体被发现在全身广泛分布，瘦素在外周组织中的作用越来越受到重视。近些年的研究证明脂肪细胞的瘦素-受体自分泌信号通路能影响体重调节和能量代谢，在小鼠中的实验表明，特异性地降低小鼠脂肪细胞瘦素受体的表达会导致肥胖。

瘦素的中枢作用机制主要包括两条途径：① 通过刺激黑皮质素受体系统抑制摄食。因缺乏瘦素而致肥胖的小鼠体内仅能产生远低于正常量的黑色细胞刺激素，而后者能与脑中特异受体作用阻断饥饿感。② 通过降低神经肽 Y(neuropeptide Y, NPY)的浓度来抑制摄食。神经肽 Y 作为瘦素的中枢中介而产生增强食欲的效应，人类脂肪细胞上的神经肽 Y 受体能调控脂肪分解和瘦素分泌。脂肪储存水平降低可加速神经肽 Y 分泌，增强食欲，摄食增加。下丘脑的神经肽 Y 可刺激摄食，抑制产热，使血浆皮质类固醇水平升高。

2. *瘦素抵抗*　虽然缺乏瘦素可引起肥胖，但有研究表明，人类肥胖患者绝大多数并非缺乏瘦素，反而表现为高瘦素血症，即肥胖人群体内的瘦素水平明显高于正常人。因此推测肥胖症患者存在瘦素抵抗现象，可能的机制是瘦素难以透过血脑屏障到达 CNS 来调节能量平衡。然而，对于部分或者所有的肥胖症患者来说，到底是因为瘦素传输的最大速度(V_{max})先天不足导致其无法在 CNS 的特定部位发挥作用，还是由于特定的营养或环境因素削弱了原本高效的瘦素运输过程，至今尚不清楚。

瘦素通过激活瘦素受体进而调控下游基因的表达而发挥作用(图 26－1)。瘦素受体有短型受体、长型受体及分泌型受体 3 种类型，其中长型受体的胞内域较长，受体胞内亚基与胞内其他的蛋白质相互

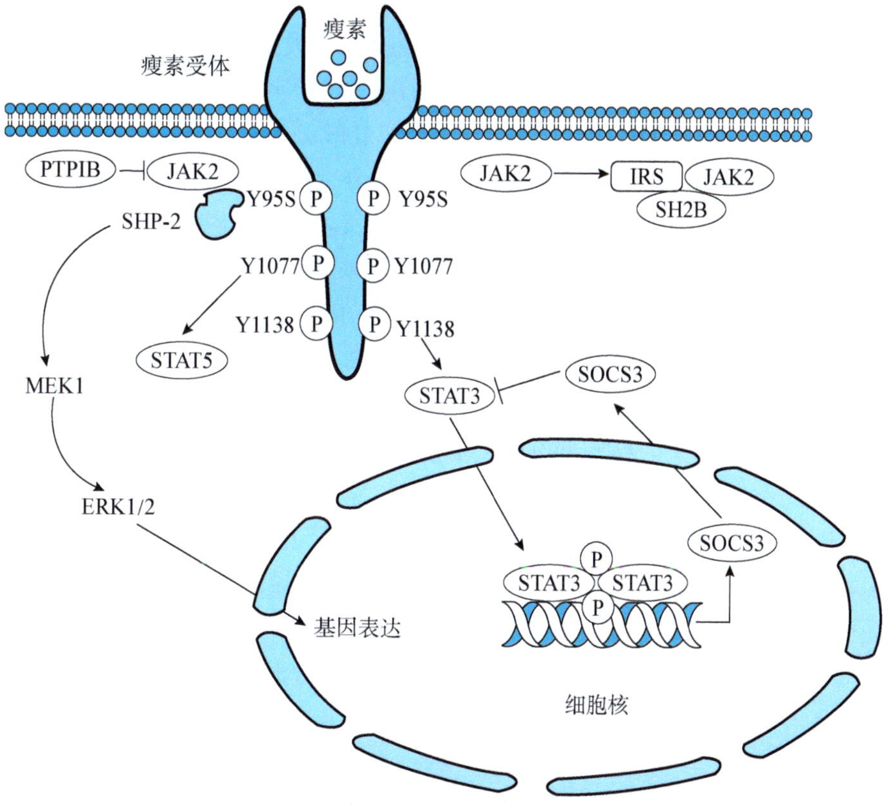

图 26－1　瘦素受体信号通路

作用而激活下游信号通路,被认为是瘦素受体的功能性受体。长型受体上 4 个重要的酪氨酸位点 Tyr974、Tyr985、Tyr1077 和 Tyr1138 可以被磷酸化然后结合带有 SH2 区域的信号蛋白。例如,瘦素结合瘦素受体后引起受体二聚化,JAK2 激酶偶联受体并通过交互的酪氨酸磷酸化而活化,活化的 JAK2 进一步磷酸化酪氨酸残基 Tyr1138 使磷酸化的 Tyr1138 与周围的氨基酸序列形成停泊位点(docking site)招募含有 SH2 结构域的转录因子 STAT3。结合在瘦素受体上的 STAT3 蛋白发生磷酸化修饰后从受体上分离并转位到细胞核内,结合目的基因如细胞因子信号转导抑制因子(suppressor of cytokine signaling 3, SOCS3)的启动子,从而调控基因的表达,参与能量平衡和代谢的调节。JAK/STAT 信号级联途径(图 26-1)通过特异性地对丝氨酸和酪氨酸残基磷酸化进行调控,有 4 个 JAK 酪氨酸激酶和 7 个 STAT 转录因子参与,是瘦素受体介导的主要信号通路。

(三)其他激素与肥胖症

1. *胰岛素* 肥胖常伴随胰岛素抵抗,并导致代偿性胰岛素分泌增高。神经元胰岛素受体靶向缺失可以引起小鼠肥胖,其严重程度不如瘦素受体缺失所致肥胖程度。通过反义 RNA 抑制脑内胰岛素信号可以减弱外周注射胰岛素抑制肝糖原生成的能力,并且瘦素受体突变大鼠 CNS 对胰岛素的反应减弱。因此,关键神经元中胰岛素受体和瘦素受体信号通路可能是影响能量平衡与代谢的途径之一。

2. *YY 肽* YY 肽主要由肠系 L 细胞分泌,在直肠中含量最高,其次是回肠和结肠。进食会引发 YY 肽的分泌和释放,分泌量在餐后 1~2 h 达到高峰,并可持续到餐后 6 h。YY 肽与神经肽 Y2 受体(neuropeptide Y_2 receptor, NPY2R)结合作用于迷走神经或直接穿过血脑屏障作用于下丘脑弓状核神经元,抑制肠道内液体和电解质分泌,抑制胃排空和胆囊收缩,减缓肠道蠕动。YY 肽可快速抑制食欲,引起饱腹感,进而减轻体重。肥胖症患者的内源性 YY 肽水平相比于正常人明显偏低,但对 YY 肽的抑制食欲作用并不存在抵抗现象,因此有可能通过给予外源性 YY 肽来治疗肥胖症。

3. *胰高血糖素样肽-1* 胰高血糖素样肽-1 由肠道上皮 L 细胞分泌,是肠促胰素的成员之一,其受体在全身广泛分布。胰高血糖素样肽-1 可作用于中枢神经,当人体摄入脂肪和糖类等营养物质后,其体内水平升高,产生摄食抑制效应。该多肽激素可以通过:① 稳定型自然杀伤性 T 细胞来增加白色脂肪棕色化和产热;② 提高脂肪组织纤维母细胞生长因子 21(fibroblast growth factor 21, FGF21)的表达来增大能耗进而减少内脏脂肪堆积,缩减腰围,降低体重。此外,胰高血糖素样肽-1 还以葡萄糖依赖的方式促进胰岛素分泌,抑制胰高血糖素释放,达到调控并维持机体血糖平衡的目的。

4. *缩胆囊素* 缩胆囊素是广泛分布在消化道、中枢及外周神经系统的脑肠肽之一,在体内以多种形式存在发挥生理作用。缩胆囊素通过调节进食和肠胃活动来影响能量摄取,如产生饱腹感,进而抑制食欲减少进食。无论是生理浓度还是药理剂量的缩胆囊素都可抑制胃排空和胃酸分泌。

5. *刺豚鼠蛋白* 刺豚鼠蛋白(agouti protein, AGRP)在大鼠进食和禁食状态时在下丘脑中有不同水平的释放。大鼠在禁食状态下的释放量可高于正常进食时的 3 倍,其作用是降低体内的瘦素水平,产生强烈的食欲。

6. *其他相关调节机制* 肾上腺素能受体和肾上腺系统在很大程度上控制机体的脂肪储存与能量平衡。其中 β_1、β_2 和 β_3 受体在脂肪动员中都发挥作用,β_3 受体是介导棕色脂肪组织中儿茶酚胺刺激产热的主要受体,当 β_3 受体功能减弱时易于发生肥胖。此外,解偶联蛋白、FFA、TNF-α 和脂联素(adiponectin, ADPN)等也在不同程度上对机体的能量平衡进行调节,从而维持正常体重。

三、临床表现

临床上诊断肥胖症的指标除体质指数(BMI)外,还有腰围、腰臀比、体脂量和内脏脂肪面积等。我国使用的临床参考值见下表 26-1。

表 26－1　肥胖症临床诊断指标

指　　标	男性标准	女性标准
腰　围	≥85 cm	≥80 cm
腰臀比	≥0.9	≥0.85
体脂量	≥25%	≥30%
内脏脂肪面积	≥80 cm^2	≥80 cm^2

肥胖症的临床表现有原发性和继发性两种。原发性肥胖症分为单纯性肥胖症和水、钠潴留性肥胖症。单纯性肥胖症通常具有脂肪和糖代谢障碍，但神经内分泌系统形态和功能无明显变化，又可分为因脂肪细胞增生所致的体质性肥胖和营养过度所致的获得性（外源性）肥胖。水、钠潴留性肥胖症，亦称特发性浮肿，多见于生殖及更年期女性。患者脂肪分布不均匀，以小腿、股、臀、腹部及乳房为主，体重增加迅速，与体位有密切关系，劳累和立位体重增加，休息及平卧后减轻。继发性肥胖症的占比不到5%，是以某种疾病为原发病的症状性肥胖，临床表现为原发病症伴有肥胖症状。根据原发疾病的不同，表现为下丘脑综合征、性腺功能减退性肥胖、垂体性肥胖、甲状腺性肥胖、库欣综合征（肾上腺性肥胖）、胰岛性肥胖、痛性肥胖和进行性脂肪萎缩症等。

肥胖症在临床上既是独立疾病，又是2型糖尿病、高血压、脑卒中、多种癌症（如乳腺癌、子宫内膜癌和结肠癌等）等多种慢性疾病的重要诱因。由肥胖症引起的疾病主要可以分为以下几大类。

1. *代谢性疾病*　随着体重的增加，罹患2型糖尿病的风险大幅提升，其中腹型脂肪分布比全身型脂肪分布人群的患病概率更大。肥胖症持续时间越长，发生2型糖尿病的危险性越大。肥胖症引起胰岛素抵抗，表现为脂肪和肌肉组织对胰岛素不敏感，葡萄糖摄取减少，肝脏糖异生失控，脂联素水平异常，游离脂肪酸代谢紊乱。

大多数肥胖症患者还存在高胰岛素血症。脂肪细胞分泌 TNF－α、IL－6、IL－1β 及 CRP 等多种炎症因子，诱导胰岛素抵抗。以炎症因子 TNF－α 为例，它作用于胰岛素受体上的丝氨酸位点使胰岛素受体底物-1（insulin receptor substrate 1, IRS－1）丝/苏氨酸磷酸化，抑制酪氨酸磷酸化，进而抑制 PI3K 的活性，降低受体对胰岛素的敏感性；TNF－α 抑制 GLUT1 的表达，降低细胞对葡萄糖的摄取率；TNF－α 激活 MAPK 介导的脂解作用，升高机体 FFA 的水平，造成脂肪细胞数目增多；FFA 抑制胰岛素信号转导并加剧胰岛素抵抗，而 TNF－α 促进 IL－6 和瘦素的分泌，抑制脂联素基因表达，使得进入线粒体氧化的脂肪酸减少，间接升高了 FFA 的水平。

2. *恶性肿瘤*　肥胖症患者体内糖代谢异常，高血糖是其主要特征。长期高血糖造成毛细管基底膜增厚，管壁通透性下降，细胞有氧代谢障碍而无氧糖酵解增强。肿瘤细胞由于 Warburg 效应，主要通过无氧糖酵解。糖酵解产生大量乳酸，导致肿瘤组织 pH 比正常低0.5，酸性环境使 DNA 修复机制受损，上调 VEGF 并诱导肿瘤新生血管生成。同时，糖代谢异常导致细胞合成大量自由基产物，引起活性氧蓄积，诱发氧化应激，进而造成 DNA 突变和损伤。

肥胖症作为一种慢性轻度炎症，通过增加炎性因子分泌引起胰岛素抵抗和招募巨噬细胞来促进肿瘤生长。脂肪组织释放的细胞因子能激活巨噬细胞，使其局部集聚浸润并释放炎性因子，进一步招募巨噬细胞，形成恶性循环。研究表明，肥胖症患者脂肪组织中聚集的大量巨噬细胞促进了肿瘤的发生、侵袭和转移。

肥胖者体内常伴有高水平的游离类 IGF－1，通过 p44/42 MAPK 信号通路引起致癌基因 N－Myc 的过度表达；IGF－1 还能导致 P53 功能紊乱，受损 DNA 修复障碍，细胞发生恶变，无限增殖，产生肿瘤。

3. *高血压*　高血压是肥胖人群最为常见的并发症，它可引起脏器损伤、肾功能不全、脑卒中和冠心病等疾病。肥胖症患者因过食而摄取较多的盐类,钠离子能促进血管平滑肌细胞膜的去极化,而对血中某些收缩物质具有致敏作用,增加对钙离子的通透性,使胞内钙离子浓度升高。血钠升高也使血容量扩增,血压随之升高。肥胖机体扩增的血容量使心脏增加射血量而提高体循环血量来满足生理需求,长此以往促使高血压发生。肥胖人群的脂肪组织大幅扩容,增大了血管床,血液循环量相对增加,在正常心率的情况下,心排血量增加,长期负担过重,左心肥厚,血压升高。脂肪组织表达血管紧张素原,激活血管紧张素醛固酮系统,入球小动脉平滑肌收缩刺激肾素分泌,肾素作用于血管紧张素原逐步生成的血管紧张素作用于肾上腺皮质球状带产生醛固酮,醛固酮通过交感神经末梢突触前膜的正反馈促进去甲肾上腺素分泌。去甲肾上腺素作用于心肌细胞膜上的肾上腺素能 β 受体,进而加快心率、增强心肌收缩力、增加心排血量、收缩血管和升高血压。血脂异常、动脉粥样硬化、冠心病肥胖,尤其是腹型肥胖会引起血清胆固醇、LDL、VLDL 和 TG 的含量升高,HDL 水平降低,表现为血脂代谢紊乱,导致动脉粥样硬化和冠心病的发生。

4. 呼吸系统疾病　肥胖产生的血脂、血糖和血压异常会影响肺功能。脂肪组织分泌的炎性介质(如 TNF－α、IL－6、CRP 和 ICAM－1)长期刺激肺部血管和气道,引起肺结构重构和肺功能改变,表现为肥胖低通气综合征和阻塞性睡眠呼吸暂停低通气综合征等病态。

5. 生殖系统疾病　肥胖可能导致男性生殖功能减退和不育。瘦素受体主要分布于下丘脑弓形核和中间隆突,前者是控制食欲与生殖的中枢;瘦素可以直接作用于睾丸,影响精子形成;脂肪组织分泌的大量炎症因子会造成精子数量减少、活力下降、形态改变、抗体增多和氧化应激(oxidative stress, OS)反应增强,过多产生的 ROS 则诱发精子 DNA 损伤。

对于女性,肥胖与多囊卵巢综合征(polycystic ovarysyndrome, PCOS)、卵泡质量下降和生育能力缺陷相关,由此增加了不孕和流产的风险。肥胖通过高雄激素血症(hyperandrogenism, HA)、胰岛素抵抗和代偿性高胰岛素血症(hyperinsulinemia, HI)引起多囊卵巢综合征和排卵障碍。而与肥胖关联的高雄激素血症导致总睾酮增加,性激素结合球蛋白(sex hormone-binding globulin, SHBG)降低,游离雄激素指数(free androgen index, FAI)上升;胰岛素抑制 SHBG 的合成,代偿性高胰岛素血症可以刺激卵泡膜细胞中类固醇的生物合成,这两者进一步引起雄激素过多,抑制正常排卵通路,导致卵泡封锁,发生无排卵或偶发排卵导致不孕。

(王明伟)

第二节　肥胖症的预防和治疗措施

肥胖现象可以通过预防和治疗来加以控制。预防措施包括体育运动、节制饮食和改变生活方式等,治疗方法主要涉及药物治疗和外科手术。药物治疗的种类多样,涵盖食欲抑制剂、代谢增强剂、血清素和去甲肾上腺素再摄取抑制剂和脂肪酶抑制剂等。外科手术包括胃肠道手术和局部去脂术。

一、预防措施

轻度肥胖症不必进行药物治疗,通过控制饮食量,摄入低热量、低脂肪食物,开展体育锻炼和增加体能消耗可以逐渐将体重控制在正常水平。重度肥胖症不仅发生在成人身上,在儿童中也益发多见。后者会伴随一些心血管功能障碍的风险,导致动脉粥样硬化和 2 型糖尿病早发。药物治疗只能作为治疗肥胖症的一个部分,还应强调合理饮食和适当运动。尽管健康的生活方式可以减少重度肥胖症儿童的 BMI,但对青少年和成人的效果并不理想。预防肥胖症发生的建议如下。

(1) 避免高能量和低营养食物(如含糖饮料、运动饮料和快餐等)。

(2) 每周至少有 5 次 20~60 min 的体育活动。

(3) 养成健康的睡眠模式。

(4) 在久坐办公和增加运动频率之间找到平衡点,干预并改善不良的生活习惯。

(5) 对于儿童而言,家庭和学校都应建立预防肥胖的氛围。

(6) 提倡母乳喂养等。

二、药物治疗

人工合成的甲状腺激素是最先用来治疗肥胖症的药物,类似的激素类药物还有绒毛膜促性腺激素、生长激素和脂解激素等。由于这些药物副作用严重,最终被禁用。此外,也有一些中枢抑制类药物在减肥药市场上曾风靡一时,后来也因毒副作用而被禁用。安非他明具有一定的成瘾性;芬特明曾出现急性心肌梗死案例;苯丙醇胺伴随出血性脑中风危险;利莫纳班的长期使用会引起患者的自杀倾向;西部曲明能引起心血管疾病;而芬氟拉明和右芬氟拉明可造成心脏瓣膜病。另外,有一种 ATP 抑制剂(二硝基苯酚)由于服用后发生白内障和神经病变也被禁用。因此,经美国 FDA 批准上市的减肥药为数不多,包括单一用药和联合用药。单一用药主要针对单个药物作用靶点,包括芬特明、奥利司他、氯卡色林和利拉鲁肽。单一药物治疗方案通常很难达到预期效果或毒性较大,多靶点联合用药便得到关注。目前已有两种双靶点联合用药即芬特明/托吡酯(topiramate)和环丙甲羟二羟吗啡酮/安非他酮。减肥药根据其作用靶点可以分为以下几类。

1. *拟交感神经药* 拟交感神经药可以模仿 NE 的功效来减少食物的摄取,主要用于肥胖症的短期治疗(≤ 12 周)。

芬特明(phentermine)于 1959 年被批准用于短期减肥,其作用机制为抑制食欲。它是一种中枢肾上腺素受体调节剂,能抑制血清素的清除,增强促血清素释放药物的功效,每天需服用 37.5 mg,因此不推荐直接使用,常常和其他拟交感神经食欲抑制剂合用。芬特明/托吡酯缓释剂在 2012 年 6 月作为长期减肥药获准上市。托吡酯原先是用于治疗癫痫和偏头痛,其减肥机制尚不明确。两药合用的减轻体重效果明显大于芬特明,常见副作用主要有口干、便秘、失眠、心悸、头晕和味觉障碍等,严重时可致畸。

苄非他明(benzphetamine)也是一个中枢肾上腺素受体调节剂,FDA 批准可以在≥12 岁的群体中短期使用(少于 12 周),但潜在的副作用如失眠、坐立不安、恶心、便秘、腹泻及血压升高等限制了它的使用。安非拉酮(diethylproprion)通过激活 NE 受体达到抑制食欲的效果,用于 16 岁以上患者的短期减肥,但由于其结构与苯丙胺相似而未被使用。苯甲曲秦(phendimetrazine)同样具有抑制食欲的特性,自 1970 年起用于短期治疗成人肥胖以来因未在疗效和副作用上体现任何优势而少为人知。

2. *血清素/5-TH 受体激动剂* 氯卡色林(lorcaserin)作为一种中长期减肥药在 2012 年 6 月批准上市。它能选择性地在 CNS 激动 5-THR2C 来控制食欲。该受体活化后刺激阿片黑皮质素原神经元,促进黑皮质素原的分泌,后者水解成为 α-黑皮质素释放激素进而作用于黑皮质素-4 受体抑制食物摄入。氯卡色林可以显著降低摄食和体重,但不影响能量代谢。其副作用包括心脏瓣膜损伤、呼吸道感染、头痛、头晕和恶心等,长期服用可能引发肿瘤、精神疾病和心血管疾病。一些抗抑郁药也有减轻体重的作用,如选择性血清素/5-TH 重吸收抑制剂氟西汀(fluoxetine)和舍曲林(sertraline)可以减小 BMI,虽未获准,但被用于减肥。

3. *胃肠脂酶抑制剂* 奥利司他(orlistat)在 1998 年作为非处方药上市用于治疗≥12 岁儿童肥胖症。它是一种胃肠脂酶抑制剂,能明显地降低肥胖症患者胃肠道消耗和吸收能力,降低血清 TC、LDL、HDL 及 TG 浓度,有效减轻体重。奥利司他通过调节脂肪因子、肠道激素及肠道微生物进一步影响体重及内脏脂肪含量。奥利司他还可轻度降低收缩压及舒张压,显著改善胰岛素抵抗。由于其药效并不局限于减轻体重,更重要的是减少了内脏脂肪的含量,从而间接改善了代谢紊乱,降低了肥胖症患者并发

2 型糖尿病的风险,因此可以长期应用。服用奥利司他会导致脂溶性维生素减少,使用多种维生素应在服药前 2 h 或服药后进行。该药的副作用包括脂肪泻、腹胀、大便紧迫感、大便失禁和油性大便等,长期服用也有肝损伤的风险。赛尼可(xenical)是与奥利司他的活性成分相同的处方药,剂量高于奥利司他。新利司他(cetilistat)是 2013 年在日本上市的奥利司他类似药,用于治疗肥胖症、2 型糖尿病和血脂异常。

4. 抗抑郁/阿片受体拮抗剂联用 纳曲酮/安非他酮组合剂(naltrexone/bupropion)于 2014 年 9 月获准上市。纳曲酮是一种阿片受体拮抗剂而安非他酮是儿茶酚胺重吸收抑制剂,为抗抑郁药。纳曲酮和安非他酮分别作用于大脑调节进食的不同区域即下丘脑(食欲调节中心)和多巴胺回路的中心(奖赏体系),然而它们导致体重降低的药理机制尚不明确。安非他酮通过中枢作用,增加饱腹感,加快代谢,减轻体重,同时也会产生恶心、便秘、头痛和失眠等不良反应,且对胎儿有致畸作用。食欲抑制药唑尼沙胺(zonisamide)和安非他酮的联合应用也在研究之中。

三、在研药物

鉴于上述减肥药存在诸多局限性(如可选药物少、疗效不显著和不良反应多等),科研机构和制药公司正在积极研发更加安全、有效的多种新药。表 26-2 列举了目前处于临床试验阶段的减肥候选新药,它们代表了未来的开发方向。

表 26-2 处于临床试验阶段减肥候选新药

名称	作用机制	临床试验
特索芬辛	5-TH、DA 和 NE 转运蛋白抑制剂(减少摄食、增加代谢)	Ⅲ期
安非他酮和唑尼沙胺	安非他酮: DA 和 NE 转运蛋白抑制剂(减少摄食、增加代谢),唑尼沙胺: 碳酸酐酶抑制剂(减少脂肪生成)	Ⅲ期
新利司他	胃和胰腺的脂肪酶抑制剂(减少脂质吸收)	Ⅲ期
Beloranib	MetAP2 抑制剂(减少脂质合成,促进其氧化分解)	Ⅱ期
RM-493	选择性 MC4R 激动剂(降低食欲、加快代谢)	Ⅱ期
KD026	选择性肠道微粒体转运蛋白抑制剂(减少脂质吸收)	Ⅱ期
Remogliflozin etabonate	选择性钠-葡萄糖转运蛋白 2 抑制剂(加快血糖排泄)	Ⅱ期

1. 特索芬辛 特索芬辛(tesofensine)是 5-TH、DA 和 NE 非选择性再摄取抑制剂,能够剂量依赖性地降低体重,经 14 周治疗后,32%的肥胖症患者显示大于 5%的体重降低。体重降低的同时往往伴有摄食量减少,提示其与食欲抑制有关。一项随机、双盲和安慰剂对照的Ⅱ期临床试验显示,与安慰剂比较,0.25 mg、0.5 mg 和 1 mg 特索芬辛能够使肥胖症患者的体重分别降低 5%、9%和 11%,但心血管事件和抑郁症的发生率增加。因此,该药对精神神经系统的影响仍待全面评估。

高脂诱导的肥胖大鼠实验表明,与对照组相比,特索芬辛治疗 16 天能够抑制食物摄取(49%)并降低体重(14%),而急性给药(0.5~3 mg/kg,皮下注射)同样能够剂量依赖性地降低食物摄取。特索芬辛引起的摄食量减少可以被哌唑嗪(prazosin,α_1 受体拮抗剂,1 mg/kg,皮下注射)和 SCH23390(D_1 受体拮抗剂,0.03 mg/kg,皮下注射)所逆转,但不受氟哌啶醇(haloperidol,D_2 受体抑制剂,0.03 mg/kg,皮下注射)、NGB2904(D_3 受体抑制剂,0.1 mg/kg,皮下注射)和利坦色林(ritanserin,5-THR2A/C 拮抗剂,0.03 mg/kg,皮下注射)的影响。因此,α_1 受体和 D_1 受体可能参与特索芬辛抗肥胖症的药理作用。

2. 安非他酮和唑尼沙胺 体重降低是抗惊厥药唑尼沙胺(zonisamide,碳酸酐酶抑制剂)常见的不良反应,这一副作用即被用来发掘其作为减肥药的潜力。其抑郁的副作用可通过联用安非他酮克服。一项为期 24 周的Ⅱ期临床试验表明,单用安非他酮(bupropion)可降低 6.6%的体重,单用唑尼沙胺可降低 3.3%的体重，而两药合用的缓释配方可降低 9.2%的体重，不良反应有头痛、呕吐和失眠。调整给药剂量后的Ⅲ期临床试验正在进行。

3. 新利司他　新利司他(cetilistat)是胃和胰腺脂肪酶抑制剂，目前正在进行治疗肥胖症的Ⅲ期临床试验。虽然其作用机制和疗效与已上市的奥利司他相似，但Ⅱ期临床试验结果显示其具有更好的安全性。一项由肥胖伴有 2 型糖尿病患者参与的随机、双盲和安慰剂对照临床试验显示，与安慰剂对照组比较，新利司他(80 mg 和 120 mg，每日 3 次)或奥利司他(120 mg，每日 3 次)治疗 12 周后均可显著降低体重，伴随腰围减小、心血管事件发生率下降以及血糖水平的改善。奥利司他受试者胃肠道不良反应达 22%，而新利司他仅有 9%~14%，新利司他治疗组由于严重胃肠道不良反应导致试验终止的患者所占比例(2.5%~5%)低于奥利司他治疗组(11.6%)，表明新利司他具有更好的耐受性和依从性。

4. Beloranib　Beloranib 为甲硫氨酸氨肽酶Ⅱ(methionine aminopeptidase Ⅱ，MetAP2)抑制剂，目前正处于临床试验阶段。研究发现抑制 MetAP2 的表达可降低脂质合成并促进脂质氧化分解，Ⅱ期临床试验结果显示 beloranib 能够剂量依赖性地降低体重，同时伴有腰围、体脂及饥饿感的减少；高剂量的 beloranib 可以显著改善血清 TC、LDL、HDL 和 TG 的水平以及心脏收缩压，其副作用包括轻微或中等程度的失眠和胃肠道不良反应。

5. RM-493　RM-493 是选择性 MC4R 肽类激动剂。肥胖型恒河猴慢性皮下注射给药 8 周可降低食物摄取和能量消耗、减轻体重以及改善糖耐量。在随机双盲对照实验中，RM-493 能够降低 6.4%的静息能量消耗，提高血清中 GLP-1 和 YY 肽的含量，对心率和血压无影响，目前正在进行由肥胖症患者参与的Ⅰb 期临床试验。

6. KD026　KD026 是选择性肠道微粒体转运蛋白抑制剂，通过减少脂质吸收发挥抗肥胖作用。动物实验表明 KD026 能够降低大鼠餐后血脂水平；ApoE 缺陷型小鼠是应用于血脂异常研究的动物模型，通过高脂饮食可诱导其产生严重的高脂血，KD026 给药治疗可降低该动物模型体重和肝脏重量，还可降低血清 TG、TC 和 LDL 含量，同时提高 HDL 水平，尚未发现其明显的毒副作用。

7. Remogliflozin etabonate　肾小球滤过的葡萄糖通过钠-葡萄糖转运蛋白 2 重吸收，其抑制剂可抑制肾脏重吸收葡萄糖，促进葡萄糖通过尿液外排从而降低空腹血糖和糖化血红蛋白水平。Remogliflozin etabonate 是 Remogliflozin 的前药，为钠-葡萄糖转运蛋白 2 的选择性抑制剂，可在小鼠和大鼠模型上剂量依赖性地促进血糖外排，抑制葡萄糖注射后引起的血糖增高，但不刺激胰岛素释放。临床试验表明，remogliflozin etabonate 能促进 2 型糖尿病患者血糖经尿外排并降低血糖。一项为期 12 周的Ⅱb 期临床试验显示另一个钠-葡萄糖转运蛋白 2 抑制剂 canagliflozin 能够降低肥胖症患者的体重并剂量依赖性地促进血糖外排。

四、手术治疗

当中重度肥胖症患者通过控制饮食、增加运动和服用药物均不能达到理想的减重效果时，可以选择手术治疗。减重手术是近年来国内外公认的最为有效且能长期保持的减肥方法。在欧美发达国家，外科手术已经成为治疗病态性肥胖的“金标准”。但手术可能并发吸收不良、贫血和管道狭窄等不良后果，具有一定的危险性，因此术前要对患者的全身情况进行充分评估，特别是对并发糖尿病、高血压和心肺功能不健全肥胖症患者应给予相应的监测和处理。手术治疗的标准至少必须符合以下条件之一：BMI 指数≥40 或 BMI 值在 35~40，并伴有与肥胖相关的疾病，如心血管疾病、糖尿病、高血压、严重的睡眠呼吸暂停。常见的外科手术包括肠道分流、胃容量缩减、胃旁路建立等。

(王明伟)

第三节 研究肥胖症的实验动物模型

肥胖症及与其相关的代谢性疾病对经济增长和社会发展造成巨大压力,开发新型治疗药物势在必行。由于从药物的临床前研究到最终上市面临诸多困难和挑战,建立和选择合适可靠的实验动物模型便显得尤为重要。广泛应用于肥胖症研究的啮齿类动物模型可分为单基因来源(monogenetic)、多基因来源(polygenetic)和选择性饮食诱导来源(diet-induced obesity, DIO)模型,后者也适用于建立猪模型。

一、单基因来源模型

1. KK - A^y 小鼠 KK小鼠表现为葡萄糖耐受、胰岛素抵抗和中等程度肥胖。将Agouti(A^y)突变引入KK小鼠则形成KK - A^y 小鼠,后者表现出更为严重的糖尿病症状。Agouti蛋白是黑皮质素4受体拮抗剂,能抑制 α -黑素细胞刺激素(alpha-melanocyte stimulating hormone, α - MSH)介导的信号通路并影响能量代谢平衡。因此,KK - A^y 小鼠是多基因背景来源的单基因突变动物模型,具有肥胖症易感性。

KK - A^y 小鼠出生两个月时的体重可接近45 g,为中等程度肥胖症,4~5个月时体重稳定在50~60 g,脂肪含量占体重的33%。由于该小鼠因摄食过量引起肥胖症,因此饮食限制可以有效逆转肥胖症的发生和发展。KK - A^y 小鼠的糖尿病特征表现为高血糖、高胰岛素血症和葡萄糖不耐受。肥胖症和糖尿病在KK - A^y 小鼠中的发展进程与人相似,西布曲明可抑制KK - A^y 小鼠的摄食量、提高能量代谢水平从而降低体重。GLP - 1受体激动剂Exendin - 4可以促进KK - A^y 小鼠的胰岛素释放并降低血糖水平。

2. ob/ob小鼠 ob/ob小鼠是单基因突变导致瘦素缺失的动物模型,广泛应用于肥胖症和糖尿病研究。ob/ob小鼠的表型特征为摄食量升高,棕色脂肪组织产热减少,肝脏脂肪合成增加导致体内脂肪大量储存,最终形成肥胖并伴有胰岛素抵抗和高血糖。与其相似的db/db小鼠含有瘦素受体突变,建立于C57BLKS/J遗传背景的小鼠,常用于严重的高血糖和糖尿病研究,不适合研究肥胖症。

重组瘦素可降低ob/ob小鼠的摄食量和血糖值,并促进脂肪组织和大脑对葡萄糖的吸收。长期给予重组瘦素可剂量依赖性地减少ob/ob小鼠的摄食量、降低体重并提高胰岛素敏感性。瘦素缺乏的患者给予重组瘦素也可引起相同的治疗效果。由于大部分肥胖症患者的瘦素水平正常/偏高或瘦素抵抗,因此外源性瘦素治疗往往无效。这一现象提示选用ob/ob小鼠具有局限性:其单基因突变引起的肥胖表型无法全面反映人类疾病的特点。

3. Zucker大鼠 Zucker大鼠携带产生肥胖表型的脂肪基因(fatty gene, *fa*)常染色体隐性突变,而纯合子突变(fa/fa)的Zucker大鼠由于缺失瘦素受体导致早期肥胖症的发生,表现为摄食过量和能量消耗减少。正常情况下,脂肪组织产生的瘦素通过瘦素受体发挥作用引起摄食减少,但在Zucker大鼠体内,虽然循环瘦素水平很高,但瘦素受体的缺失使得瘦素信号通路无法发挥功能,同时伴有多种促食欲肽的表达上调[如神经肽Y、甘丙肽(galanin)、进食素(orexin)和黑色素聚集激素(melanin concentrating hormone, MCH)],因此食欲好。Zucker大鼠虽然出现胰岛素抵抗,但血糖水平正常,尚未出现糖尿病。这一现象与人类肥胖症的临床表现相似,适合作为实验动物模型。

消瘦型Zucker大鼠携带非纯合的*fa*突变基因,西布曲明能明显减少其摄食量,但肥胖型Zucker大鼠的摄食活动完全不受西布曲明(10 mg/kg)影响,这一发现与西布曲明的人体临床试验结果不一致。GLP - 1受体激动剂Exendin - 4能够减少肥胖型Zucker大鼠的脂肪储存,降低食欲和体重,与人体治疗效果相同。

Zucker大鼠经繁殖产生另一亚型ZDF(Zucker diabetic fatty, ZDF)大鼠,可经高脂饮食诱导成糖尿病表型，尤以雄性个体为甚。因此，雄性 ZDF 大鼠常作为动物模型用于评价药物的抗糖尿病和抗肥胖症治疗效果。例如，利拉鲁肽可显著延缓 ZDF 大鼠的糖尿病进程，使其血糖水平明显降低。

二、多基因来源模型

1. 饮食诱导肥胖型大小鼠　单基因来源的肥胖症动物模型因具有非常明显的表型特征而被用来研究疾病的特定机制，但无法真实全面地反映人类肥胖症病理状况。研究表明，肥胖症是由包括过量摄食等在内的多种因素所造成，饮食诱导的大鼠和小鼠模型更接近人类疾病的临床特点。不同品系的小鼠对高脂饮食诱导的敏感性不同，诱导后表型差异较大。如 C57B16/J 小鼠经高脂饮食诱导后表现为高体重、高胰岛素血症和高血糖。与之相反，A/J 小鼠则表现为高脂饮食下的肥胖症抵抗。不同品系的大鼠高脂饮食诱导后的表型同样存在差异：Wistar、Sprague－Dawley、Long Evans 和 Osborne Mendel 等品系常常表现为高脂饮食诱导的肥胖症，而 S5B/PI 和 Lou/C 品系则表现为高脂饮食诱导下的肥胖症抵抗。因此，动物的遗传背景在建立高脂饮食诱导的肥胖症模型中具有重要作用。西布曲明和利拉鲁肽对高脂饮食诱导肥胖型大鼠和小鼠的治疗效果都表现为摄食减少和体重降低，与人类相同，饮食诱导的啮齿类肥胖症动物模型的有效性由此得到验证。

2. 自助饮食诱导肥胖型大鼠　大鼠的肥胖亦可由非标准化的饮食诱导完成，如采用自助饮食诱导(cafeteria diet-induced)方式完成。这种方法的好处是可口美味的饮食成分容易提高动物的食欲并诱导过量摄食，更接近肥胖症患者的饮食特点，不足之处在于饮食的各种营养成分无法标准化，可能导致蛋白质和维生素摄入不足。诺和诺德公司的科学家曾在标准化饮食之外每日额外提供 20 g 糖果，相比正常食物，大鼠对糖果有更强的偏好性，从而导致其体重相对正常对照组提高了 15%～20%。利拉鲁肽不仅显著降低这些动物的体重，减少其摄食量，而且还能减少它们对糖果的偏好性。

3. 肥胖型和肥胖抵抗型大鼠　Sprague－Dawley 大鼠经高脂饮食诱导后体重大幅增加而成为肥胖型大鼠，而体重仅少量增加或不增加的则成为肥胖抵抗型大鼠。随着反复连续近亲交配，肥胖型大鼠的表型更为突出便成为业界广为接受的 DIO 大鼠模型，表现为 TG、胰岛素和血脂增高，反映了人类肥胖症代谢指标的变化，目前已批准上市的减肥药物(包括西布曲明和利拉鲁肽)在该模型上均观察到明显的药效。

4. UCD－T2DM 大鼠　DIO 大鼠模型具有高胰岛素血症而非高血糖症的缺陷，不宜用于研究伴随 2 型糖尿病的肥胖症。Havel 及其同事将显示胰岛素抵抗的肥胖大鼠与瘦型 ZDF 大鼠进行交配后得到新的 UCD－T2DM(University of California Davis type 2 diabetes mellitus)实验模型，这类大鼠在不给予饮食干预的情况下表现为成年肥胖症、胰岛素抵抗及 2 型糖尿病，适用于药物筛选。利拉鲁肽可降低 UCD－T2DM 大鼠的饮食摄入、减少体内脂肪含量和延缓或预防 2 型糖尿病的发生与发展。

5. NZO 和 NoncNZO 小鼠　新西兰肥胖(New Zealand obese，NZO)小鼠即使在低脂饮食情况下也表现为过量摄食和幼年肥胖，其皮下和内脏脂肪积聚，品系和性别不同有不同的 2 型糖尿病发生率。NZO 小鼠和非肥胖非糖尿病(nonobese nondiabetic，NON)小鼠(葡萄糖耐量和胰岛素释放受损但不表现为明显糖尿病)交配得到的 NONcNZO10/LtJ 品系小鼠表现为肥胖症，雄性个体可产生 2 型糖尿病。研究表明，β_3 受体激动剂(如 CL316、243)能提高这类小鼠的摄食量，同时降低其体重并抑制糖尿病的发展；罗格列酮可引起人和 NoncNZO10/LtJ 小鼠的体重降低。

6. Tallyho 小鼠　Tallyho 小鼠的表型为中度肥胖症，雄性个体常伴有高血糖，研究表明其肥胖症形成原因是在能量消耗保持不变的情况下摄食量增大。目前尚无将 Tallyho 小鼠应用于肥胖症研究的报道。

7. 饮食诱导的肥胖猪　哥廷根小猪是最新用于肥胖症研究的动物模型，目前仅有少量报道。饮食限制是维持其正常消瘦体型的必要条件，雌性个体的摄食量大于同龄正常个体的 2 倍，大量摄食导致其巨型肥胖。在高食欲且无摄食限量的情况下,18 个月大的哥廷根小猪体重可达到限制摄食对照组的 2~3 倍,无限制摄食情况下该模型猪可发展为严重的肥胖症,其高食欲与严重肥胖症患者对食物的高度依赖性极为相似。虽然肥胖型小型猪表现出和肥胖症患者类似的胰岛素抵抗,但并不发展成 2 型糖尿病。利拉鲁肽能够降低其体重和摄食量,效果与人体相似。

综上述所述,目前已有多种动物模型应用于肥胖症研究,其应用价值已经西布曲明和利拉鲁肽证实,其中部分模型更接近人类肥胖症的特点,是开发减肥新药的有效工具。

(王明伟)

参考文献

Baltasar A, Serra C, Perez N, et al. Laparoscopic sleeve gastrectomy: A multi-purpose bariatric operation. Obes Surg, 2005, 15(8): 1124－1128.

Gagner M, Rogula T. Laparoscopic reoperative sleeve gastrectomy for poor weight loss after biliopancreatic diversion with duodenal switch . Obes Surg, 2003, 13(4): 649－654.

Harrison R A, Clark C G. Vertical banded gastroplasty: Operation for morbid obesity . Ann R Coll Surg Engl, 1984, 66(5): 346－347.

Korenkov M, Sauerland S. Clinical update: Bariatric surgery. The Lancet, 2007, 370(9604):1988－1990.

Marceau P, Biron S, Bourque R A, et al. Biliopancreatic diversion with a new type of gastrectomy. Obes Surg, 1993, 3(1): 29－35.

Narayanaswami V, Dwoskin L P. Obesity: Current and potential pharmacotherapeutics and targets. Pharmacology & Therapeutics, 2017, 170: 116－147.

Nilsson C, Raun K, Yan F F, et al. Laboratory animals as surrogate models of human obesity. Acta Pharmacologica Sinica, 2012, 2012: 173－181.

Shoar S, Saber A A. Long-term and midterm outcomes of laparoscopic sleeve gastrectomy versus Roux-en-Y gastric bypass: A systematic review and meta-analysis of comparative studies . Surgery for Obesity and Related Diseases, 2017, 13(2): 170－180.

第二十七章
骨质疏松症治疗药物与药理机制

骨质疏松症(osteoporosis)分为原发性骨质疏松症和继发性骨质疏松症,其最大的隐患是高骨折风险。原发性骨质疏松症指的是绝经后骨质疏松症(Ⅰ型骨质疏松症)和老年性骨质疏松症(Ⅱ型骨质疏松症);而继发性骨质疏松症常为多种疾病引起或者是食物、药物长期使用后诱发的骨质疏松症。继发性骨质疏松症需要在治疗原发诱因的前提下,进一步纠正骨量。运动等机械应力刺激可以有效地改善骨量,而增加维生素 D 和钙摄入是骨质疏松症的基础治疗,特殊的药物治疗应在基础治疗上开展。本章主要从骨量维持和骨代谢调控机制、主要作用于破骨细胞的抗骨质疏松症药物、主要作用于成骨细胞的抗骨质疏松症药物以及骨质疏松症动物模型及研究方法几个方面阐述原发性骨质疏松症的发病机制、相应的药物的药理作用以及研究的动物模型和基本方法。

第一节　骨量维持和骨代谢调控机制

一、骨代谢生理

骨代谢包括成骨细胞承担的骨形成,以及破骨细胞承担的骨吸收这两个过程。在青少年,骨形成超过骨吸收导致骨在量和形状上的构建(modeling);在壮年,骨吸收和骨形成达到平衡;在老年人,骨吸收明显地超过了骨形成。成年后,骨吸收与骨形成之间达到动态平衡而维持机体的骨量,这一过程也称为骨重构(remodeling)。骨重构过程包括旧骨的吸收、新的骨基质沉着和矿物化过程,也是破骨细胞吸收骨和成骨细胞形成新骨的动态平衡过程。破骨细胞的骨吸收和成骨细胞的骨形成是紧密偶联的过程,任何导致骨吸收和骨形成这一平衡改变的因素都可改变骨量。

成骨细胞来源于既能分化成成骨细胞又能分化成脂肪细胞、软骨细胞、肌细胞的多能间充质干细胞,成骨细胞合成和分泌的Ⅰ型胶原蛋白,组成了最主要的骨基质成分。成骨细胞是特异的骨形成细胞,表达甲状旁腺激素(parathyroid hormone, PTH)受体,分泌破骨细胞形成因子包括 M - CSF 和 NF - κB 受体活化因子配体(receptor activator of NF - κB ligand, RANKL),产生细胞外基质和矿物化是成骨细胞的基本特征。核心结合因子(runt-related transcription factor 2, Runx2)是成骨细胞分化的关键转录因子。敲除 *Runx2* 基因的小鼠由于成骨细胞分化的停滞,表现为矿物化组织完全缺失的软骨性骨组织。Runx2 下游分子 Osterix,同样也是成骨细胞分化和功能中起关键作用的转录因子,敲除 *Osterix* 基因的胎鼠同样呈现为矿物化组织的缺失。其他多种蛋白质和信号如骨形成蛋白、Wnt 信号也是成骨细胞分化和功能的重要调控因子,成骨前体细胞中 Wnt 信号关键因子 *β - catenin* 基因缺失的小鼠亦表现为无矿物化的软骨性骨组织。

破骨细胞为多形核的终末分化的髓系细胞,来源于单核巨噬细胞系中的单核前体细胞,抗酒石酸酸性磷酸酶(tartrate resistant acid phosphatase, TRACP)阳性和降钙素受体阳性是本类细胞的特征之一,分解矿物化的骨基质是其唯一的功能。成骨细胞分泌的 M - CSF 和 RANKL 是破骨前体细胞存活、分化和成熟所必需的因子,因此,*M-CSF* 或 *RANKL* 基因敲除的小鼠表现为破骨细胞缺失所致的骨质石化症。同时,RANKL 的诱骗受体骨保护素(osteoprotegerin, *OPG*)基因敲除的小鼠却表现为破骨细胞增多、破骨能力增强所致的骨量丢失。因此,RANKL 与 OPG 表达的比例决定破骨细胞的分化和其功能,并在骨量调控中扮演了重要的角色。破骨细胞的分化依赖于单核前体细胞中的 M-CSF 受体的激活,激活 M-CSF 受体导致 RANK 的表达,并进一步激活 RANK 信号导致破骨前体细胞分化相关基因的表达。

骨重构过程中,破骨细胞与成骨细胞在骨表面同一部位相继活动,形成一个基本的多细胞单位(basic multicellular uni, BMU),在一个 BMU 内完成骨重构过程,一个骨重构周期在人类需 8~10 周才能完成。骨的重构分为 5 个阶段(图 27-1)。① 激活阶段:激活阶段前的骨处于静息状态,当骨受到内分泌激素(如甲状旁腺素、雌激素)和机械刺激等重建信号时,骨表面骨衬细胞(lining cell)收缩,骨内膜受胶原酶等降解而招募循环中破骨前体细胞,并进一步激活和诱导破骨前体细胞分化,启动骨的吸收。在这一过程中,PTH 与成骨前体细胞上的相应受体结合后,激活 PKA、PKC 和细胞内钙信号产生系列的转录而生成招募破骨前体细胞的分子,并进一步诱导破骨细胞分化和激活,从而启动骨的重构。② 吸收阶段:成骨细胞释放单核细胞趋化蛋白-1 招募破骨前体细胞进入骨表面;另外,成骨细胞分泌 OPG 减少的同时增加 M-CSF 和 RANKL 的产生,促使破骨前体细胞增殖、分化和成熟为破骨细胞,并进一步锚定于 RGD 结合位点形成局部的骨吸收微环境。③ 反转阶段:在 BMU 局部微环境中,破骨细胞与骨表面接触部位形成皱褶缘(ruffled border),在细胞内的溶酶体酶的活动下,经皱褶缘分泌 H^+以及蛋白酶(特别是组织蛋白酶 K),形成了一个降解矿物化基质的局部酸性吸收微环境,溶酶体酶、酸性蛋白酶在腔隙中逐渐积累,使骨基质中的无机质和有机质崩解。这些溶解的产物包括蛋白质和 Ca^{2+},能被吸收入破骨细胞内,再排出细胞外,转运至血循环,完成骨吸收过程,即破骨细胞对旧骨的破骨作用。骨吸收完成时,该局部骨表面形成骨陷窝。在一个骨重建周期中,破骨细胞介导的骨吸收经历 2~4 周。④ 形成阶段:来源于降解的骨基质和成熟的破骨细胞的信号与分子以及甲状旁腺素和机械刺激信号,激活成骨细胞而减少硬骨素(sclerostin)的表达,并使得硬骨素对 Wnt/β-catenin 信号抑制作用的解除,导致 Wnt/β-catenin 信号介导的骨形成发生,形成新骨并伴随基质的矿化。在一个骨重建周期中,成骨细胞介导的骨形成经历 4~6 月。⑤ 终止阶段:当硬骨素的表达下降发生逆转后,骨形成即行终止。新形成的骨量相当于吸收的骨量,若新形成的骨少于被吸收的骨时即发生负平衡,导致骨量的丢失,引起骨质疏松症。

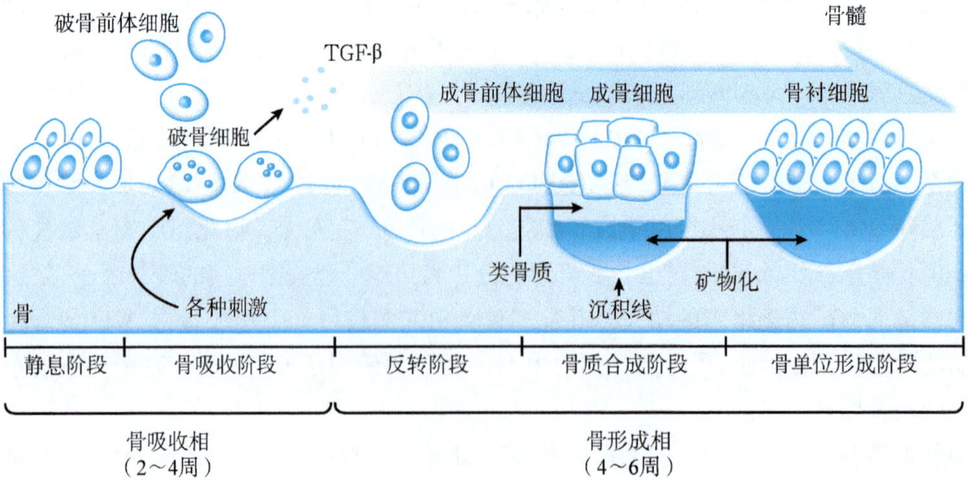

图 27-1 骨重构的基本过程

注:pOC,前破骨细胞;pOB,前成骨细胞

二、骨量维持与骨质疏松症的分子基础

骨量维持主要有四大调控系统，包括来自机体循环的调节因子、T 细胞分泌的调节因子、成骨细胞分泌的调节因子以及局部骨微环境中的调节因子(图 27－2)。其中，机体循环中的调节因子包括 PTH、T_4、活性维生素 D、皮质激素(cortisol)、前列腺素(prostaglandin PG)、雌激素(estrogen)、睾酮(testosterone)、孕激素(progesterone)以及循环中的 PDGF。T 细胞分泌的调节因子包括 IL－4、IL－18、IFN－γ。成骨细胞分泌的调节破骨细胞分化和功能的因子包括 IL－6、IL－1、IL－11、RANKL、M－CSF 和 OPG。局部骨微环境中的调节因子包括骨形成蛋白(BMP)、FGF、IGF 和 TGF－β。其中，来自循环的 PTH、雌激素、孕激素、PG 和 PDGF 能促进成骨细胞的增殖和分化，而来自骨微环境的 BMP、FGF、IGF 和 TGF－β 同样能促进成骨细胞增殖和分化。相反，皮质激素却诱导成骨细胞的凋亡，并阻止骨的形成。再有，循环中的调节因子和骨微环境中的活性因子也能诱导破骨细胞的分化以及其活性，其中，循环中的 PTH、活性维生素 D 和 T_4 能通过上调间质细胞和成骨细胞的 RNAKL 的表达而刺激破骨细胞成熟、分化和活化。另外，成骨细胞产生和分泌的 IL－6、IL－1、PG 和 M－CSF 也能诱导破骨细胞成熟和分化。相反，T 细胞分泌的细胞因子，包括 IL－4、IL－18 和 IFN－γ 却抑制破骨细胞的分化和功能。由于这些因子精密地调控，在正常骨代谢中使骨形成和骨吸收达到动态平衡，从而维持机体的骨量(图 27－2)。如果各种原因导致破骨细胞的功能增强，或成骨细胞的功能减弱，那么骨吸收大于骨形成，长此以往便导致骨质疏松症。

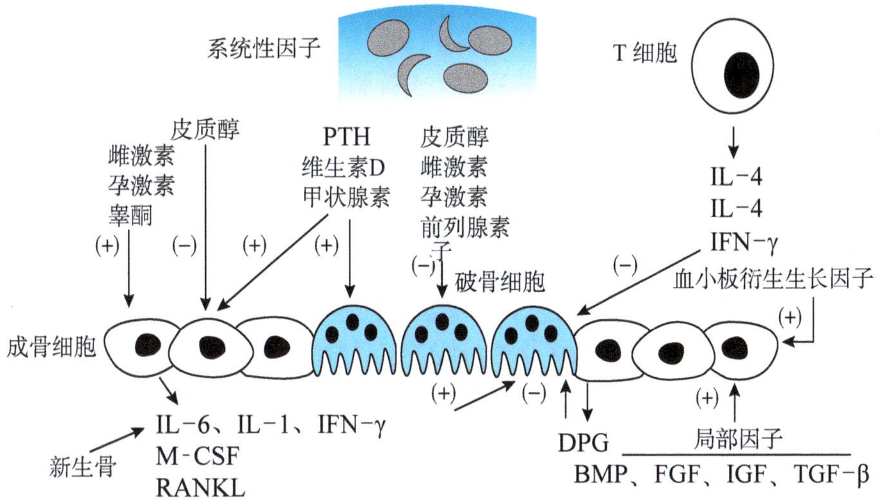

图 27－2　骨重构和骨量维持的调控机制

(吴希美)

第二节　作用于破骨细胞的抗骨质疏松症药物

增加维生素 D(vitamin D)和钙摄入被推荐为骨质疏松症最基本的治疗，特殊的骨质疏松症治疗药物需与钙和维生素 D 一起摄入才能表现出更好的疗效。虽然维生素 D 和钙补充是骨质疏松症重要的基础治疗，但它们的补充仍不足以降低骨质疏松症患者的骨折风险。目前国内外治疗原发性骨质疏松症的药物主要有两大类：一类是骨吸收抑制剂，包括钙、维生素 D、雌激素、降钙素、同化类固醇激素、二膦酸盐和 RANKL 单克隆抗体制剂等；另一类是骨形成刺激剂，包括 PTH、生长激素、骨生长因子、氟化物和锶盐等。本节主要介绍目前临床常用以及最新的抗骨吸收制剂。

一、抑制骨吸收的抗骨质疏松症药物

本类药物通过作用于破骨细胞,抑制骨吸收而增加骨量。主要有双膦酸盐类、RANKL 单克隆抗体制剂、雌激素和雌激素受体调节药。

(一) 双膦酸盐类

双膦酸盐(bisphosphonate)是一类强有力的抗骨吸收药物。最早的双膦酸盐是依替膦酸盐,发现于 20 世纪 80 年代,最初用于降低血钙浓度,后来被 FDA 批准用于骨质疏松症的预防和治疗,该类药品为目前开发的热点。临床应用双膦酸盐类药物已有三代产品。第一代为依替膦酸盐(etidronate)和氯屈膦酸盐(clodronate),在治疗剂量时会引起骨矿化障碍,但间隙给药可导致持续地抑制骨吸收而不导致骨矿物化障碍,持续应用也抑制骨矿物化和干扰骨形成,有导致软骨症和诱发骨折的可能。第二代双膦酸盐有替鲁膦酸盐(tiludronate)和帕米膦酸钠(pamidronate),由第一代延长侧链基团并加氨基得到,治疗剂量并不阻碍骨矿物化。现多用于恶性肿瘤引起的高钙血症和溶骨性癌转移引起的骨痛。第三代包括阿伦膦酸钠(alendronate)、利塞膦酸钠(risedronate)等。这代双膦酸盐不仅消除了抑制正常骨矿物化作用,而且抗骨吸收疗效增强,是目前最强的骨吸收抑制药。主要用于Ⅰ型骨质疏松症、变形性骨炎(Paget's disease)、甲状旁腺功能亢进和骨肿瘤等骨吸收增强的代谢病、糖皮质激素诱发的骨质疏松症的预防和治疗。

本类药物在骨重构表面抑制破骨细胞对骨的吸收,并且对磷酸钙具有高度亲和性,吸附在骨羟基磷灰石结晶表面阻止钙的流失。主要的作用机制分为两组。第一组为包含氨基的双膦酸盐,其抑制了甲羟戊酸生物合成途径,减少了 GTP 酶,而 GTP 酶的缺失抑制了溶酶体酶类转运及退化的骨基质胞吞作用。第二组由不包含氨基的双膦酸盐,这组双膦酸盐能通过代谢的方式并入含亚甲基的 ATP 底物类似物,从而导致不可水解的核苷酸产生,这一不可水解的核苷酸的代谢物与双膦酸盐对破骨细胞的细胞毒性密切相关。除了对破骨细胞具有重要的作用,本类药物对成骨细胞也有明显的作用。双膦酸盐下调 RANKL 和 M-CSF 的同时上调 OPG 水平,从而间接地抑制了破骨细胞的成熟、分化和功能。对于成骨细胞,双膦酸盐的作用较为复杂,有报道认为双膦酸盐促进成骨细胞分化和增殖,但也有报道认为,双膦酸盐可抑制骨形成和骨矿物化,这些矛盾的报道可能与双膦酸盐的浓度有关。

双膦酸盐是目前作用最强的抗骨吸收制剂,其主要作用特点为:① 直接抑制破骨细胞形成以及骨的吸收;② 与钙亲和力高而被骨组织摄取;③ 对水解反应稳定,能长期滞留于骨内;④ 间歇性给药能诱发长期和持续的骨量增加,逆转骨质疏松。临床上主要应用于下列状况。

1. *骨质疏松症治疗及骨折预防* 主要用于预防和治疗妇女绝经后骨质疏松症,也用于糖皮质激素诱发的骨质疏松症。减轻骨质疏松症进程的基础上,有效维持骨密度,减少脊柱、腕关节和髋关节骨折的概率。

2. *甲状旁腺功能亢进和恶性肿瘤引起的代谢性骨病* 前列腺癌、乳腺癌、多发性骨髓瘤及肺癌等恶性肿瘤骨转移和甲状旁腺功能亢进引起的高钙血症,并减轻高钙血症的相关并发症,如恶心、呕吐、多尿症、口渴及中枢神经症状,从而改善患者生活质量。

3. *骨病* 防治变形性骨炎、成骨不全等疾病。

本类药物耐受性较好,其不良反应主要是胃肠道反应,包括粪便潜血、食管炎,少数发生腐蚀性食管炎。凡有消化性溃疡、食管孔疝、皮疹者不宜应用。腐蚀性食管炎的发生一般在服药后 1 个月,服药前多饮水可以有效地减少其发生。其他较为严重的不良反应包括下颌骨的骨坏死、非典型股骨骨折、食道癌、眼部炎症和房颤。双膦酸盐对高钙血症、严重肾功能不全者禁用,对心血管疾病者、儿童、驾驶员、妊娠及哺乳期妇女慎用。

（二）RANKL 单克隆抗体

FDA 于 2010 年 11 月批准完全人 RANKL 单克隆抗体（地诺单抗、狄诺塞麦、AMG－162 或 denosumab）用于预防恶性肿瘤转移所致的骨损伤患者，2011 年 6 月 FDA 又批准地诺单抗用于有高骨折风险的绝经后妇女的骨质疏松症的治疗。本类药物是在认识 OPG/RANKL/RANK 系统基础上研发的新型骨吸收抑制剂，主要作用于破骨细胞。RANKL 是成骨细胞分泌的一种促进破骨细胞增殖、分化及功能的可溶性蛋白。其通过与破骨细胞及其前体细胞的表面受体 RANK 而起作用。RANKL 单克隆抗体阻止 RANKL 活化其受体，阻止 RANKL/RANK 相互作用抑制破骨细胞的形成、功能和生存，因此减少骨吸收并增加骨皮质和骨小梁中骨的质量和强度。其与钙亲和力高而被骨组织摄取，对水解反应稳定，能长期滞留于骨内，间歇性给药能诱发长期和持续的骨量增加和逆转骨质疏松。RANKL 单克隆抗体主要用于下列情形的防治。

1. *处于高危骨折风险的绝经后妇女骨质疏松症的治疗*　地诺单抗可有效降低受试者脊柱、髋骨以及其他部位的骨折发生率，其在临床试验过程中所表现出的降低骨折风险的作用显而易见。

2. *实体瘤骨转移所致的相关溶骨事件的预防和治疗*　地诺单抗另一适应证为肿瘤转移所致的骨折、骨性疼痛，但不适用于在多发性骨髓瘤患者中预防骨骼相关事件。

3. *用于治疗成人和某些青少年骨巨细胞瘤*　2013 年 FDA 批准地诺单抗的另一适应证，用于治疗成人和某些青少年的骨巨细胞瘤。

地诺单抗最常见不良反应是疲劳、虚弱、低磷酸盐血症和恶心。较为严重的不良反应包括：① 低血钙，本品可引起严重低钙血症，因此，治疗前必须纠正已存在的低钙血症，必要时监视钙水平，并且给予钙、镁和维生素 D；② 颚骨坏死：表现为颚骨痛、骨髓炎、骨炎、骨侵蚀、牙或牙周感染、牙痛、牙龈溃疡形成或齿龈侵蚀。

（三）雌激素及选择性雌激素受体调节药

1. *雌激素*　临床研究显示，绝经后妇女骨量丢失主要原因是卵巢分泌雌激素下降所致，而在更年期开始补充雌激素则能维持骨密度，并可降低骨折发生的风险。临床用于骨质疏松症预防和治疗的雌激素主要是雌二醇（estradiol）和炔诺酮（norethindrone），长期以来雌激素补充一直被视为 I 型骨质疏松治疗的标准制剂，但其副作用较明显。雌激素作用于雌激素受体，减少破骨细胞的数量，抑制破骨细胞的活性，诱导破骨细胞凋亡，并促进成骨细胞的增殖、分化，防止骨质疏松症发生。但雌激素抑制骨吸收的作用机制至今仍不清楚，目前认为雌激素对骨的作用是直接的也是间接的，直接的作用是通过雌激素受体起作用。一般认为间接作用是某种激素具有促进骨吸收的作用，与雌激素抑制骨吸收的作用相拮抗，使骨的重建过程保持平衡。

激素替代疗法是绝经后骨质疏松症的首选治疗方法。雌激素单用适用于不需要保护子宫内膜的妇女，如子宫切除者。常常与孕激素合用用于有完整子宫、需要保护子宫内膜的妇女。雌激素替代疗法需要长期使用雌激素，必须权衡使用的利弊。雌激素的不良反应主要有气胀、乳房触痛、阴道出血和子宫出血。长期的替代治疗有潜在的诱发子宫内膜癌、乳房癌以及深静脉血栓发生的危险。

为了评估绝经后妇女使用雌激素替代疗法的利弊，NIH 开展了一项研究，结果显示，雌激素替代疗法组患者虽然双髋部和椎体骨折危险性降低了 1/3，结肠癌的发生率降低了 37%，但是乳腺癌的发生率却增加了 26%，而且脑卒中、冠心病和肺栓塞危险均有增加，总体上弊大于利。

2. *选择性雌激素受体调节药*　选择性雌激素受体调节药（selective estrogen receptor modulator，SERM）能选择性地作用于不同组织的雌激素受体，兼具雌激素受体激动剂和拮抗剂的作用，在不同的靶组织分别产生类雌激素或抗雌激素作用。对于子宫和乳腺表现为拮抗雌激素的作用，而对于骨组织和脂肪代谢的作用类似于雌激素受体激动药。目前用于临床骨质疏松症治疗的 SERM 有雷洛昔芬

(raloxifene)和多洛昔芬(droloxifene)等,早期的SERM他莫昔芬(tamoxifen)已不用于骨质疏松症的治疗。

雷洛昔芬和多洛昔芬被临床证明可以提高股骨颈骨密度而降低骨折发生,并对乳腺有保护作用。主要用于预防绝经后妇女的骨质疏松症。SERM常见不良反应为潮热和下肢麻痹感,但一般不严重,很少引起停药;罕见的不良反应为深静脉血栓形成。禁用于以下情况:妊娠期妇女、患有或既往患有栓塞性疾病者、本类药物过敏者、肝功能不全者、胆汁瘀积者、严重肾脏功能不全者、难以解释的子宫出血者、子宫内膜癌患者。适用于绝经2年以上的妇女。

二、抑制骨吸收的抗骨质疏松症药物研究进展

双膦酸盐、RANKL单克隆抗体以及雌激素和雌激素受体调节药是目前临床应用最广泛的抑制骨吸收的抗骨质疏松症药物。随着骨生物学和代谢性骨病的研究深入,抑制骨吸收的抗骨质疏松症药物新靶点不断发现,目前在组织蛋白酶K抑制剂、c-Src酪氨酸激酶抑制剂、整合素信号通路靶向药物以及氯离子通道阻滞剂中不断发掘新的抗骨质疏松症治疗药物。

(一) 组织蛋白酶K抑制剂

组织蛋白酶K(cathepsin K)属于溶酶体半胱氨酸蛋白酶中的番木瓜蛋白酶超家族成员,积聚在溶酶体小囊,位于破骨细胞刷状缘,在封闭间隙的酸性环境中组织蛋白酶K能降解骨基质中Ⅰ型胶原蛋白、骨黏连蛋白和骨桥蛋白,是破骨细胞选择性表达的最主要的、溶骨活性最强的一种半胱氨酸蛋白酶。早期研发的非特异性组织蛋白酶K抑制剂balicafib由于同时阻断了皮肤成纤维细胞所表达的组织蛋白酶B、组织蛋白酶L和组织蛋白酶S的活性,出现了严重的皮肤不良反应,目前已停止研发。最近研发的特异性组织蛋白酶K抑制剂odanacatib,其Ⅱ期临床试验对399名绝经后妇女进行了为期2年的安慰剂或odanacatib 3 mg、10 mg、25 mg或50 mg,1次/周进行治疗。给予50 mg odanacatib时,受试者的腰椎和全髋关节骨密度分别较基线水平增加5.5%和3.2%,骨吸收标志物Ⅰ型胶原交联氨基末端肽(s-CTX)较基线水平降低52%。对骨形成标志物无明显的影响。Odanacatib的不良反应与安慰剂比较无统计学差异,也没有皮肤硬皮样病变。虽然odanacatib的Ⅲ期临床试验结果显示其能显著地减少绝经后妇女的骨折风险,但同时也显著地增加了脑卒中的概率,因此,odanacatib中止了进一步的研发。

此外,还有很多组织蛋白酶K抑制剂也在研发中,如ONO-5334正在Ⅱ期临床试验,结果显示,ONO-5334和阿仑膦酸钠均能显著地增加脊椎、整个臀部以及股骨颈的骨密度。较之阿仑膦酸钠,ONO-5334不影响骨形成标志物水平,但所有剂量的ONO-5334和阿仑膦酸钠对骨吸收标志物有相似的降低作用。因此,组织蛋白酶K抑制剂可能会发展为骨质疏松症的新疗法。

(二) c-Src酪氨酸激酶抑制剂

c-Src酪氨酸激酶是整合素$\alpha_v\beta_3$等信号通路中重要的信号分子,$Src^{-/-}$小鼠破骨细胞的细胞骨架不完整而无法形成功能性闭锁带,从而不能营造骨重构微环境,导致骨硬化症。因此,c-Src酪氨酸激酶抑制剂可能为骨质疏松症治疗提供了新的希望。Ⅰ期临床试验评估了c-Src酪氨酸激酶抑制剂saracatinib的有效性,结果显示,saracatinib能够剂量依赖性地降低骨吸收标志物的水平。在最大耐受量250 mg组,血清s-CTX水平降低了88%,尿液中s-CTX水平降低了67%,saracatinib对骨形成标志物没有明显的作用。Saracatinib与安慰剂组相比在不良反应方面没有明显的区别。目前c-Src酪氨酸激酶抑制剂saracatinib正在进行Ⅱ期临床试验。c-Src酪氨酸激酶抑制剂NCT00752206临床试验用于骨肉瘤治疗,NCT00558272临床试验用于骨转移瘤治疗,而两者用于治疗骨质疏松症的临床试验尚未开展。

(三) 整合素信号通路及靶向药物

骨细胞表面的整合素$\alpha_v\beta_3$的β亚单位能识别骨基质的玻连蛋白、骨桥蛋白、骨涎蛋白的RGD

(Arg－Gly－Asp)序列，并与之连接，然后通过 pax/Tal/Vin/Pyk2/Src/Cas、pax/Tal/Vin/pyk2/Src/Cbl、pax/TaL/Vin/Pyk2/P13K/Ser 等信号通路，促使破骨细胞与骨表面形成封闭间隙，终止破骨细胞迁移并形成刷状缘，升高细胞内 Ca^{2+} 的浓度。升高细胞内 Ca^{2+} 诱导破骨细胞向封闭间隙释放 H^{+}、组织蛋白酶 K 及基质金属蛋白酶，促使骨矿物盐溶解和骨基质蛋白降解，并最终促进破骨细胞对骨的吸收。抑制 $\alpha_v\beta_3$ 整合素与其受体结合或破坏其与骨基质蛋白之间连接的氨基酸序列，均可削弱破骨细胞与骨组织黏附从而抑制骨吸收。

L－000845704 为 $\alpha_v\beta_3$ 整合素受体拮抗剂，是一类口服起效的非肽类制剂并具有 RGD 序列，与破骨细胞表面的整合素 $\alpha_v\beta_3$ 结合并阻断整合素与骨基质蛋白的 RGD 序列结合。Ⅱ期临床试验显示 200 mg 的 L－000845704 每天给药两次，可使血清中骨吸收标志物 s－CTX 下降 40%，股骨颈骨密度升高 2.4%，腰椎骨密度升高 3.5%，但没有出现严重的不良反应。Ⅲ期临床试验尚未开展。

(四) 氯离子通道阻滞剂

位于破骨细胞皱褶缘上的质子泵可使骨吸收微环境酸化(pH 达到 4.5 左右)，从而使骨吸收相关蛋白酶在酸性条件下被充分激活。氯离子可通过位于破骨细胞皱褶缘上的氯离子通道(ClCN7)转运至细胞外，从而维持骨吸收酸性微环境。研究表明，ClCN7 只特异性地存在于破骨细胞表面。从患者体内分离出 ClCN7 失活的破骨细胞用于体外实验表明，破骨细胞虽仍可正常极化为成熟破骨细胞，但骨吸收能力下降 80%～90%；而去卵巢小鼠应用 ClCN7 阻滞剂后，由于骨吸收酸性微环境难以建立，达到抑制破骨细胞功能的目的。

(吴希美)

第三节　作用于成骨细胞的抗骨质疏松症药物

原发性骨质疏松症包括绝经后骨质疏松症(Ⅰ型骨质疏松症)和老年性骨质疏松症(Ⅱ型骨质疏松症)。绝经后骨质疏松症发生的主要原因是破骨细胞活性增强，而成骨细胞的分化和功能改变相对次要；老年性骨质疏松症主要以男性为主，其发生的原因以成骨能力下降占主导地位，而破骨细胞活性增强却相对次要。可能是Ⅰ型骨质疏松症的高发病率以及高骨折风险，在抗骨质疏松症药物的研究中，更多的研究着眼于对破骨细胞功能的调控，随着对破骨细胞生物学功能的进一步认识，以破骨细胞为靶细胞抗骨质疏松症的制剂较多地进入临床试验。

较之抑制骨吸收的抗骨质疏松症药物，刺激骨形成而抗骨质疏松症的药物相对较少，也成为抗骨质疏松症药物研发的新方向。随着对骨代谢生物学的进一步认识，调控成骨细胞分化和功能的 Wnt/β－catenin 信号通路、钙敏感受体(Ca^{2+}－sensing receptor, CaSR)信号通路、BMP 信号通路等被发现。研究人员据此研发了多种新的治疗骨质疏松症的靶向药物，有些制剂被 FDA 批准用于骨相关疾病的治疗，而大部分尚处于临床试验阶段。

PTH 制剂是目前临床使用的主要作用于成骨细胞的骨形成刺激剂；双膦酸盐兼具对破骨细胞和成骨细胞的双重作用，但对破骨细胞的作用占主导地位；锶盐、Wnt/β－catenin 信号通路激活剂、CaSR 拮抗剂同样兼具对破骨细胞和成骨细胞的双重作用，但对成骨细胞的作用占主导地位。

一、骨形成刺激剂

目前临床使用的抗骨质疏松症的骨形成刺激剂主要包括甲状旁腺素制剂和锶盐，其他抗骨质疏松症的骨形成刺激剂目前尚在临床试验阶段。

(一) PTH 制剂

PTH 是由甲状旁腺分泌的一种多肽激素,是人体内重要的钙、磷调节因子。一直以来 PTH 被认为可增强骨吸收功能,对骨有负性的作用,因为原发性甲状旁腺功能亢进患者中,持续过量的 PTH 促进骨吸收而造成骨量丢失。20 世纪 80 年代,PTH 首次被提出具有抗骨质疏松作用,以后的许多研究发现,PTH 同时刺激骨形成和骨吸收,而其作用的偏移主要与剂量有关。小剂量 PTH 具有明显的成骨作用,其 N 端 34 个氨基酸残基的活性片段保留了其全部的成骨活性。PTH 及其类似物仍然是骨质疏松症治疗的首选药物之一,目前临床常用的是基因重组的人 PTH(rhPTH)的 N 端 34 个氨基酸残基片段。

PTH 的合成和分泌很大程度上受到甲状旁腺钙敏感受体介导的胞外钙浓度的调节。低血钙时,PTH 分泌到血液循环系统,结合于肾和骨等靶细胞上的 1 型 PTH 受体(PTH1R),通过对靶细胞直接或间接的作用帮助血钙维持在一定范围。PTH 直接刺激肾小管对钙的重吸收以及刺激 1α 羟化酶的活性而增加肠内 1,25 -二羟基维生素 D 介导的钙吸收;同时,PTH 诱导钙从基质中快速释放,并通过直接作用于成骨细胞和间接作用于破骨细胞维持钙代谢稳态。另外,PTH 通过抑制肾脏近端小管和远端小管对磷的重吸收使血磷浓度维持在正常范围。

rhPTH(1 - 34)经皮下注射,用于治疗绝经后妇女骨质疏松症。临床皮下注射的给药途径常使患者用药依从性欠佳。新近研究表明,含 PTH 片段的透皮贴剂及鼻喷雾制剂较间断皮下注射具有更显著疗效。rhPTH(1 - 34)的不良反应主要包括: 腿部痉挛、恶心、头痛、直立性低血压、血清和尿钙的短暂升高、血清尿酸升高。有些女性对 rhPTH(1 - 34)产生抗体,但抗体对其生物活性不产生中和作用或出现任何临床副作用。

(二) 锶盐

锶是一种化学元素,它的性质类似于钙,对骨具有很强的亲和力。雷尼酸锶(strontium ranelate)是法国 SERVIER 制药公司于 2004 年研制出的新一代治疗骨质疏松症药物。

雷奈酸锶具有抑制骨吸收,促进骨形成的双重药理作用。一方面,在成骨细胞富集的区域中,雷奈酸锶能增加胶原蛋白与非胶原蛋白的合成,通过增强成骨细胞前体细胞的增殖而促进成骨细胞介导的骨形成。另一方面,通过降低破骨细胞分化和重吸收活性,减少骨吸收,从而使骨重构达到新的平衡,有利于骨形成。在体内和体外均具有促进新骨形成和抑制骨重吸收的双重作用。同时,雷尼酸锶刺激成骨细胞分泌 BMP - 2,而促进骨质疏松性骨折愈合并增加骨密度,提高愈合后骨的生物力学特性。雷奈酸锶临床疗效肯定且耐受性好、不良反应小。主要用于降低绝经后骨质疏松症患者脊椎和非脊椎骨折发生的风险。

雷奈酸锶的不良反应发生率低,最常见的不良事件包括恶心和腹泻,一般发生在治疗开始时,之后并无明显的不良反应。静脉血栓栓塞和皮疹、瘙痒、风疹等皮肤不良反应发生率较低,但 2012 年 3 月 16 日欧洲药品管理局建议升级雷奈酸锶的皮肤副作用的警告。

二、骨形成刺激剂的研究进展

随着骨代谢生物学研究的进一步深入,调控成骨细胞分化和功能的多种信号途径和分子机制得到鉴定。这些新的信号途径主要有 Wnt/β - catenin 信号通路、CaSR 信号通路、BMP 信号通路等。研究人员基于这些新的信号途径发展了多种新的治疗骨质疏松症的可能的靶向药物,但这些制剂大部分尚处于临床试验中。

(一) Wnt/β - catenin 信号通路及靶向药物

Wnt/β - catenin 信号通路是一保守的信号通路,在促进成骨细胞分化和功能,抑制破骨细胞分化和功能中具有重要的地位。当 Wnt 配体与细胞表面 Frizzled 受体和共受体 Lrp5/6 结合后启动一系列反应,包括 Dishevelled 家族蛋白质的激活并抑制下游 Axin/GSK3β/APC 蛋白质复合物,GSK3β 受抑制后促进细胞内信号分子 β - catenin 的稳定并进入细胞核内与 TCF/LEF 转录因子结合，启动靶基因的转录。其中，*Dkk1* 既是 Wnt/β - catenin 信号通路的靶基因，又能与 Wnt 配体竞争性结合 Lrp5/6，负反馈地调节 Wnt/β - catenin 信号。同样，分泌性蛋白硬骨素（sclerostin）也能与 Lrp5/6 结合，负性地调节 Wnt/β - catenin 信号通路。

1. *硬骨素抗体*　硬骨素是骨细胞的 *SOST* 基因编码的产物，此基因突变可导致硬骨素的缺失，引起骨量增高的代谢性骨病如骨硬化性狭窄症（sclerosteosis）和 Van Buchem 病。生理条件下，骨细胞分泌的硬骨素能下调 Wnt/β - atenin 信号通路而抑制骨的形成。抑制硬骨素活性反之可增强 Wnt/β - catenin 信号通路而刺激骨形成。Romosozumab 是抗硬骨素单抗，Ⅱ期临床试验表明 romosozumab 用药后骨形成指标呈剂量依赖地上升，而骨吸收指标则呈剂量依赖地下降，并且明显地改善骨密度。3 mg/kg 的 romosozumab 给药 21 天后骨形成标志物增加 60%～100%。目前，硬骨素单抗与双膦酸盐特立帕肽的有效性对比的Ⅲ期临床试验已完成，对绝经后妇女骨质疏松症呈现良好的疗效。

2. *Dkk1 抗体*　与硬骨素相似，Dkkl 也是 Wnt/β - catenin 信号通路的负向调节剂。Dkk1 直接与 Lrp5/6 结合或通过跨膜蛋白 Kremen 再与 Lrp5/6 结合，抑制 Wnt 配体与其受体和共受体结合，从而下调 Wnt/β - catenin 信号。Dkkl 在多发性骨髓瘤患者高表达，并参与其溶骨性病变过程，Dkk1 单抗 BHQ - 880 抑制多发性骨髓瘤的溶骨性病变并促进骨形成。Dkkl 单抗用于治疗骨质疏松症的临床试验尚未开展。Dkk1 单抗在其成为抗骨质疏松症药物之前，仍需解决其特异性的问题，其骨骼以外其他器官的毒副作用可能是阻碍其发展的关键。

（二）CaSR 信号通路及靶向药物

CaSR 属于 7 次跨膜 GPCR c 家族成员，主要在 Ca^{2+}代谢活跃组织中表达，如甲状旁腺、甲状腺 c 细胞、肾脏、小肠以及骨骼等，并在维持钙稳态中起到重要作用。Ca^{2+}是 CaSR 的主要激动剂，CaSR 通过 PLC 介导的信号途径激活细胞内 IP_3 导致内源钙池释放 Ca^{2+}，也可激活细胞膜钙离子通道引起 Ca^{2+}内流。此外，CaSR 还可通过 PKC 激活 MAPK 信号途径。甲状旁腺细胞的 CaSR 激活可抑制甲状旁腺分泌 PTH，破骨细胞的 CaSR 激活促进破骨细胞的分化，而成骨细胞的 CaSR 激活促进成骨细胞的增殖、分化和矿物化。CaSR 拮抗剂 calcilytics（JTT - 305/MK - 5442）增加内源性 PTH 释放，从而促进成骨作用。用于骨质疏松症治疗的 calcilytics 必须能促进有效量的内源性 PTH 释放，且半衰期要短，也不能因内源的 PTH 持久释放而导致甲状旁腺功能亢进或者甲状旁腺功能衰竭。目前，正在对 calcilytics 进行临床评价，以 JTI - 305 最具应用前景。

（吴希美）

第四节　骨质疏松症动物模型及研究方法

发展新的抗骨质疏松症的药物离不开动物模型的支撑。理想的骨质疏松症实验动物模型除了具有良好的再现性和重复性以外，还能反映骨质疏松症中骨代谢和骨微细结构的变化，并且与临床具有一致性。模型的处理因素应尽可能与临床病因一致。实验动物应易得、价廉并且造模周期较短。目前常用的实验动物模型各有长短。

一、诱发性骨质疏松症动物模型

（一）去势动物模型

（1）手术造模双侧卵巢切除法是最常用于研究绝经后骨质疏松症的动物模型，可在小鼠、大鼠、羊和非人类的灵长类动物中实施。该模型成功率高、稳定性和重复性好,并且适用范围广。但去势模型也有一定的局限性: ① 卵巢切除虽体现了雌激素水平下降这一重要病因,但与临床实际不符;② 手术去势本身就是一种创伤,对指标的检测造成干扰;③ 小型实验动物由于体积小,有时难以适应这种研究过程。

(2) 非手术造模不摘除卵巢但给予影响动物内分泌的药物,抑制动物生理状态下的雌激素分泌。制备此种模型的常用药物有: ① buserelin 为促黄体素分泌激素受体的激动剂,也是一种促黄体素分泌激素的类似物,有降低血清雌二醇的作用;② casodex 是非类固醇类雄激素拮抗剂,可耗竭体内雌二醇;③ 促性腺激素释放激素,可以造成动物的骨质丢失。非手术造模虽然相对简单,但由于影响了其他内分泌激素的水平,给绝经后骨质疏松症的研究带来了不确定性。

(二) 药物诱导骨质疏松症动物模型

1. *维 A 酸诱导的骨质疏松症动物模型*　维 A 酸是维生素 A 衍生物,可影响骨的生长、发育和代谢,机制尚不清楚。维 A 酸既增加成骨细胞的数量,又刺激破骨细胞,使骨代谢呈现高转换型改变,并且骨吸收大于骨形成。虽然维 A 酸诱导的骨质疏松症动物模型在病因上与人类骨质疏松症不同,但发病症状、组织形态学表现以及对雌激素的反应性上与人类绝经后骨质疏松症有较大的相似,因此,是大鼠骨质疏松症最常用造模方法之一。也有人认为,维 A 酸诱导的大鼠骨骼病变非骨质疏松状态而更像骨软化状态,不宜作为骨质疏松症的动物模型。

2. *糖皮质激素诱导的骨质疏松症动物模型*　糖皮质激素诱导的骨质疏松症动物模型无疑可用于研究人类糖皮质激素引起的继发性骨质疏松症。其发病机制是药理剂量的皮质类固醇激素直接抑制成骨细胞活性,使骨形成减少的同时可引起机体的钙、磷、维生素 D 和 PTH 代谢的变化,促进骨吸收而最终导致骨形成的负平衡状态以及骨量的丢失。常用药物有地塞米松、泼尼松龙或泼尼松。最早在使用后 10 天出现明显的骨量丢失,最晚在 48 周出现。糖皮质激素性骨质疏松症与原发性骨质疏松症的发病机制与病程不一致,因此,此模型用于评价药物对骨吸收抑制作用并不合适。

3. *废用性骨质疏松症动物模型*　复制该模型的方法很多,可分为非创伤性和创伤性两类。常用的有机械固定法、悬吊法、腱切除法和坐骨神经切除法等。废用性骨质疏松症动物模型对防治瘫痪、骨折、术后长期卧床的患者及航天员出现的骨质疏松症有重要现实意义。制动因素解除后一般可恢复骨量,但所需时间较造模时间长。目前主张在制动的基础上加卵巢或睾丸切除制作模型。

4. *营养性骨质疏松症动物模型*　营养性骨质疏松动物模型对研究因营养缺乏引起的骨量减少有重要意义。通过干预大鼠食物中钙和蛋白质,采用高蛋白质、低钙饲养,约 20 周后成功造模。另外,可用酗酒大鼠模型来研究酗酒者的骨质疏松症。

5. *脑源性骨质疏松动物模型*　大鼠皮下注射 4 g/kg 的 10%谷氨酸单钠,并且应用神经毒剂损毁神经元,可建立谷氨酸单钠大鼠骨质疏松症动物模型。损毁下丘脑弓状核导致骨质疏松症是一种重复性好、稳定性高并且操作性强的骨质疏松症动物模型。该模型适合于研究骨质疏松症的发生、发展及其机制以及骨质疏松症的预防和治疗。

二、基因修饰动物模型

自然突变个体是在转基因技术出现之前获取遗传疾病模型的唯一途径。比如 ODS 大鼠因基因突变造成 *L*-谷氨酸氧化酶的缺乏,使 ODS 大鼠自身无法合成维生素 C,从而导致骨质疏松症。近年由于基因修饰(基因敲除和转基因)技术的出现,可以通过精确的失活或增强特定基因来制作各种人类疾病的动物模型。目前尚以基因修饰的小鼠使用较多,但近年随着基因修饰的小型猪、大鼠等动物出现,相信这些动物的骨质疏松症模型也将层出不穷。

除敲除 α,β -雌激素受体或芳香酶可以制作骨质疏松症小鼠模型外,护骨素基因敲除纯合子小鼠($OPG^{-/-}$)随年龄增加而加重骨量丢失,具有全身骨量减少发生,也可用作相关模型。基因修饰小鼠具有不受外界因素干预而稳定的优点,是理想的原发性骨质疏松症动物模型。另外,利用 Cre - LoxP 技术系统,可以特定地在成骨细胞或破骨细胞中实现基因敲除或转基因技术也是目前最为常用和特异的研究调控成骨细胞或破骨细胞介导的骨质疏松症形成、发病机制和治疗措施的最为重要的手段。

（吴希美）

参考文献

Baron R, Gori F. Targeting WNT signaling in the treatment of osteoporosis. Curr Opin Pharmacol,2018,40: 134 - 141.

Canalis E. Wnt signalling in osteoporosis: Mechanisms and novel therapeutic approaches. Nat Rev Endocrinol, 2013,9(10): 575 - 583.

Cianferotti L, D'Asta F, Brandi M L. A review on strontium ranelate long-term antifracture efficacy in the treatment of postmenopausal osteoporosis. Ther Adv Musculoskelet Dis,2013,5(3): 127 - 139.

Dobnig H. A review of teriparatide and its clinical efficacy in the treatment of osteoporosis. Expert Opin Pharmacother,2004,5(5): 1153 - 1162.

Eastell R, O'Neill T W, Hofbauer L C, et al. Postmenopausal osteoporosis. Nat Rev Dis Primers, 2016,2: 16069.

Hendrickx G, Boudin E, Van Hul W. A look behind the scenes: The risk and pathogenesis of primary osteoporosis. Nat Rev Rheumatol, 2015,11(8): 462 - 474.

Josse R, Khan A, Ngui D, et al. Denosumab, a new pharmacotherapy option for postmenopausal osteoporosis. Curr Med Res Opin,2013,29(3): 205 - 216.

Katsimbri, P. The biology of normal bone remodelling. European Journal of Cancer Care, 2017, 26: e12740.

Komori T. Animal models for osteoporosis. Eur J Pharmacol,2015,759: 287 - 294.

Levin V A, Jiang X, Kagan R. Estrogen therapy for osteoporosis in the modern era. Osteoporos Int,2018,29(5): 1049 - 1055.

Lu J, Wang M, Wang Z, et al. Advances in the discovery of cathepsin K inhibitors on bone resorption. J Enzyme Inhib Med Chem. 2018,33(1): 890 - 904.

Maximov P Y, Lee T M, Jordan V C. The discovery and development of selective estrogen receptor modulators (SERMs) for clinical practice. Curr Clin Pharmacol, 2013,8(2): 135 - 155.

McClung M, Harris S T, Miller P D, et al. Bisphosphonate therapy for osteoporosis: Benefits, risks, and drug holiday. Am J Med,2013,126(1): 13 - 20.

Merlotti D, Materozzi M, Picchioni T, et al. Recent advances in models for screening potential osteoporosis drugs. Expert Opin Drug Discov,2018, 1318: 741 - 752.

Pavone V, Testa G, Giardina S M C, et al. Pharmacological therapy of osteoporosis: A systematic current review of literature. Front Pharmacol, 2017,8: 803.

Toella S H, Gallagher J C. Prevention and treatment of postmenopausal osteoporosis. J Steroid Biochem Mol Biol, 2014,142: 155 - 170.

US Preventive Services Task Force, Grossman D C, Curry S J, et al. Vitamin D, calcium, or combined supplementation for the primary prevention of fractures in commol/Lunity-dwelling adults: US Preventive Services Task Force Recommol/Lendation Statement. JAMA, 2018,319(15): 1592 - 1599.

Walsh J S, Eastell R. Osteoporosis in men. Nat Rev Endocrinol, 2013,9(11): 637 - 645.

Weitzmann M N, Ofotokun I. Physiological and pathophysiological bone turnover — role of the immune system. Nat Rev Endocrinol, 2016,12(9): 518 - 532.

Wu X, Tu X, Joeng K S, et al. Rac1 activation controls nuclear localization of beta-catenin during canonical Wnt signaling. Cell,2008,133(2): 340 - 353.

第二十八章
高尿酸血症治疗药物与药理机制

第一节　高尿酸血症的病因学

一、尿酸的代谢

（一）概述

尿酸（$C_5H_4N_4O_3$）是一种相对分子质量为168 Da的杂环有机化合物，分子式为$C_5H_4N_4O_3$[7,9-二氢-2,6,8(3*H*)三酮-1*H*-嘌呤]，呈弱酸性。尿酸在人体内主要以尿酸和尿酸盐形式存在，在动脉正常pH 7.40时，尿酸在血液中pKa为5.75，其反应：$C_5H_4N_4O_3 \rightleftharpoons C_5H_3N_4O_3^- + H^+$移向右侧，故大多数尿酸以尿酸阴离子形式溶解在血中。

尿酸难溶于水。通过尿酸氧化酶，大多数动物能够把尿酸转化为尿囊素，尿囊素高度可溶，容易排泄到体外，从而维持机体内较低的血尿酸水平。相比之下，人类尿酸酶（尿酸氧化酶）基因在结构上被修饰，不能表达（假基因），缺乏尿酸氧化酶而无法将尿酸氧化成尿囊素，故人类的正常血尿酸浓度明显高于大多数哺乳动物，接近尿酸盐在血清中的溶解度（6.8 mg/dL，尿酸浓度单位换算：1 mg/dL = 59.5 μmol/L）的极限。尿酸水平高于6.8 mg/dL时，尿酸结晶形成尿酸钠（MSU）。

人类血清尿酸的正常参考区间男性为2.5～7 mg/dL，育龄女性为1.5～6 mg/dL。这种性别差异可以解释为：雌激素使肾脏活性尿酸转运体的数量减少，导致肾小管尿酸重吸收减少，尿酸清除率增加，从而表现为育龄期妇女的血尿酸较男性低，绝经期女性血尿酸水平则和男性相似。

人体的尿酸池被默认为机体内所有可溶的尿酸盐。正常成年男性的全身尿酸池为1 200 mg左右，约为正常成年育龄女性的两倍。但当患者出现不溶性尿酸盐结晶沉积发生时，则需要重新评估机体尿酸池的量。

（二）尿酸的产生

尿酸是外源嘌呤和内源性嘌呤在机体代谢的终产物，外源性嘌呤来自于摄入的含嘌呤饮食，约占体内总尿酸量的20%，其数量随饮食变化而明显变化，动物性蛋白是外源性嘌呤的主要贡献者；内源性嘌呤为自身合成或核酸降解产生的嘌呤（约600 mg/d），约占体内尿酸总量的80%，内源性尿酸量相对稳定。人体尿酸产生的主要部位是肝脏，但也可在任何含黄嘌呤氧化酶的组织生成，如肠道、肌肉、肾脏和血管内皮。

尿酸生成和代谢是一个复杂的过程。嘌呤降解过程（即尿酸盐生成）涉及嘌呤单核苷酸、鸟苷酸（GMP）、次黄嘌呤核苷酸（IMP）和腺苷酸（AMP）的分解，生成嘌呤碱、鸟嘌呤和次黄嘌呤，后两种化合物随后被代谢成黄嘌呤，嘌呤分解代谢的两个终末反应是由黄嘌呤氧化酶催化的不可逆反应，从次黄嘌呤到黄嘌呤和从黄嘌呤到尿酸，同时还原NAD^+或O_2，黄嘌呤氧化酶是嘌呤分解代谢的限速酶（图28-1）。此过程中，有多种酶参与了两种嘌呤核酸、腺嘌呤和鸟嘌呤向尿酸的转化，这些酶大致分为两类：促进尿酸生成的酶类和抑制尿酸生成的酶类。促进尿酸生成的酶类包括磷酸核糖焦磷酸合成酶、磷酸核糖酰胺转移酶、腺嘌呤磷酸核苷酸转移酶和黄嘌呤氧化酶等；抑制尿酸生成的酶主要有：次黄嘌呤磷酸核糖转移酶。这些酶类的数量或活性的异常，如促进尿酸生成的酶活性增强或抑制尿酸生成的酶活性减弱，将导致尿酸生成过多，引起高尿酸血症。这些酶的缺陷与基因变异有关，可为多基因，也可为单基因。遗传方式可分为常染色体隐性、常染色显性遗传和性连锁遗传。

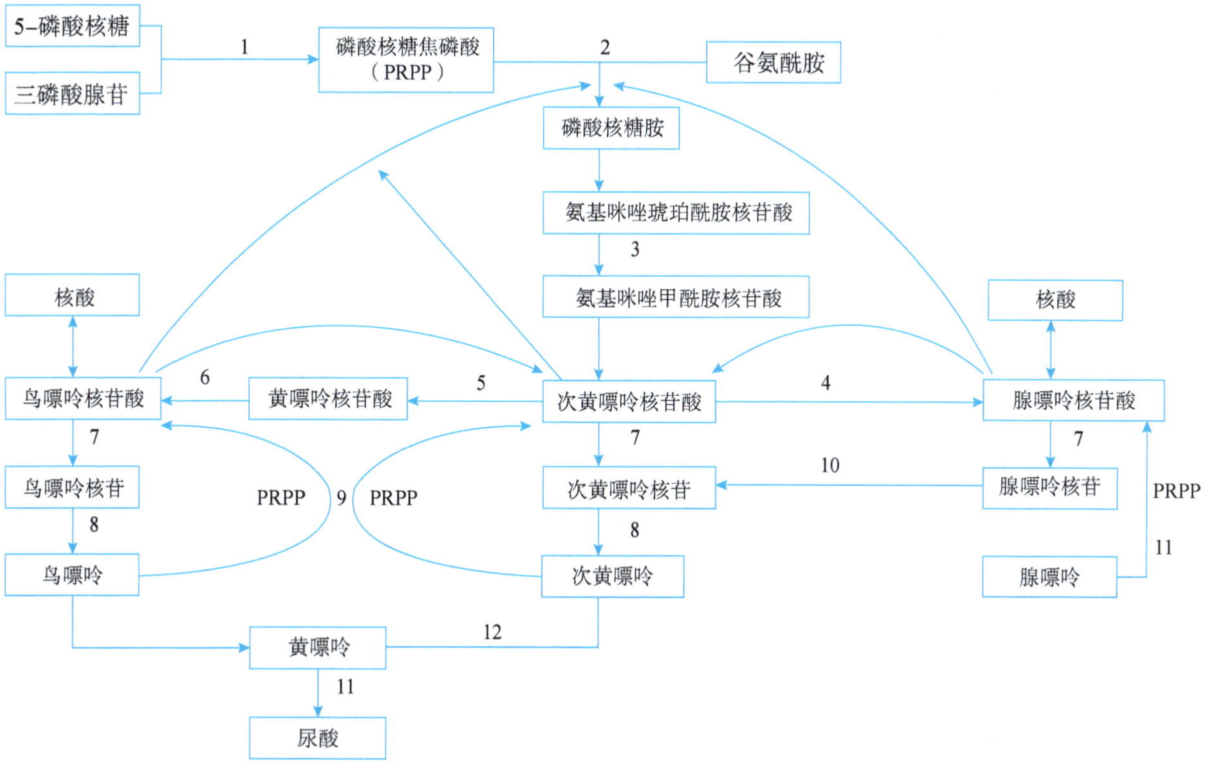

图 28－1　尿酸生成和代谢途径

注：1. 磷酸核糖焦磷酸合成酶；2. 磷酸核糖酰胺转移酶；3. 腺苷琥珀酸裂解酶；4. 腺苷酸代琥珀酸裂解酶；5. 次黄嘌呤核苷酸脱氢酶；6. 鸟苷酸合成酶；7. 核苷酸酶；8. 嘌呤核苷磷酸化酶；9. 次黄嘌呤-鸟嘌呤磷酸核糖转移酶；10. 腺苷脱氨酶；11. 腺嘌呤磷酸核糖转移酶；12. 黄嘌呤氧化酶

（三）尿酸的排泄

成年男性正常状态下每天产生尿酸约 750 mg，排出 500～1 000 mg。人体每天尿酸的产生和排泄基本上保持动态平衡。尿酸的排出主要经肾脏，部分通过肠道和胆道排泄。

1. 经过肾脏排泄　肾脏是尿酸排泄的重要器官，经肾排泄的尿酸约占机体排泄尿酸总量的 70%。肾脏肌酐清除率降低 5%～25%，就可导致高尿酸血症。尿酸盐在肾脏可以 100%通过肾小球滤出到肾小管，随后肾小管发生一系列重吸收和再分泌的过程，在人类这一过程主要发生在近端肾小管。首先肾小球滤过的尿酸 99%～100%经近端肾小管 S1 段重吸收（分泌前重吸收），紧接着在近端肾小管 S2 段尿酸盐又被分泌到肾小管腔，使近端肾小管管腔中仍然保持 50%的尿酸盐滤过量，分泌后尿酸盐大部分又在近端肾小管 S3 段再次重吸收（分泌后重吸收），最后只有 10%滤过量的尿酸盐被留在管腔中并从尿液排出机体（图 28－2）。全过程中的任何一个环节发生障碍，如肾小球滤过下降，或肾小管重吸收增加，或肾小管分泌尿酸盐减少，都可能引起高尿酸血症。

肾小管重吸收和分泌尿酸盐是通过多种尿酸盐转运蛋白介导的。这些转运蛋白主要分布于近端肾小管上皮细胞顶膜和基底膜，可大致分为两大类：影响尿酸重吸收的转运蛋白和影响尿酸分泌的转运蛋白（图 28－3）。这些尿酸转运蛋白表达异常时，均可导致血尿酸水平异常。下面叙述肾小管的主要

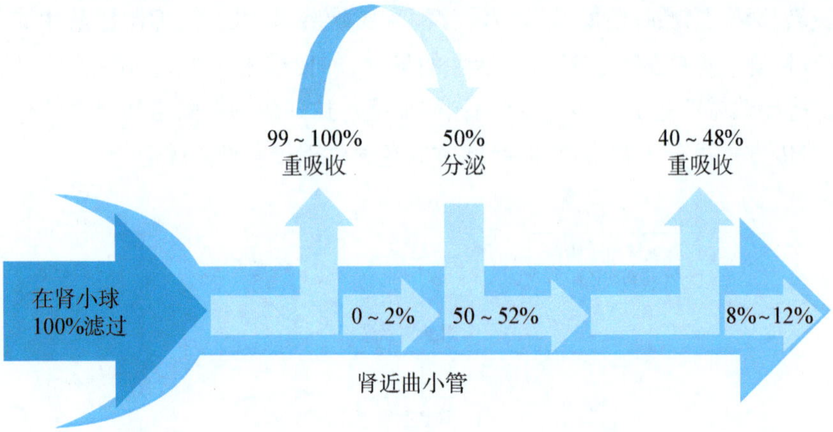

图 28－2　尿酸在肾脏的排泄过程

尿酸盐转运蛋白。

(1) 重吸收相关的转运蛋白：尿酸盐重吸收转运蛋白主要包括以下 3 种：尿酸盐阴离子转运体(urate/organic anion transporter1，URAT1)、葡萄糖转运体 9(glucose transporter 9，GLUT9)、有机阴离子转运体 4(organic anion transporter 4，OAT4)。

1) URAT1：由 *SLC22A12* 基因编码，该基因位于染色体 11q13，全长 2642bp，编码 333 个氨基酸残基。URAT1 已经被证实为有机阴离子转运体家族的新成员，该转运子特异性表达于肾近曲小管上皮细胞刷状缘细胞膜，是负责尿酸重吸收的主要转运蛋白。通过 URAT1，近曲小管上皮细胞内积累的有机阴离子和尿酸盐交换，有机阴离子顺电化学梯度移动到管腔中，而尿酸盐被重吸收。该转运不受膜电位的驱动，但能被有机阴离子选择性地抑制。某些药物，包括丙磺舒、苯巴比妥、磺胺吡唑、氯沙坦、非诺贝特和苯溴马龙，通过结合 URAT 减少尿尿酸的重吸收而降低血尿酸。*SLC22A12* 的突变已被证实在遗传性肾小管缺陷家族中受影响的成员导致尿酸排泄增加，引起低尿酸血症。*URAT1* 基因单核苷酸多态性是高尿酸血症的高风险因素，但不能单独解释正常人或原发性痛风患者的肾尿酸转运异常。

2) GLUT9：由 *SLC2A9* 基因编码，位于染色体 4p15.3－p16。GLUT9 是葡萄糖转运蛋白(GLUT 或 SLC2)家族的成员之一，GLUT 超家族的 14 个成员中的大部分运输葡萄糖或其他单糖，但由于 GLUT9 底物特异性和序列同源性的不同，其主要运输尿酸盐。关于 GLUT9 已经发现了两种异构体：SLC2A9A 和 SLC2A9B，编码两种蛋白 GLUT9A 和 GLUT9B，二者仅 N 端结构域的前 29 个残基不同。GLUT9A 是普遍表达的，而 GLUT9B 仅限于尿酸转运的主要器官，如肝和肾。在肾小管，GLUT9A 和 GLUT9B 分别位于近端小管细胞基底膜和管腔膜侧，介导尿酸盐从肾小管腔到血流的转运。GLUT9 对尿酸盐的转运为电压依赖性，与钠、氯化物和阴离子无关。丙磺舒和苯溴马隆可以抑制 GLUT9 对尿酸盐的转运，而吡嗪酰胺和烟碱对其活性则无影响。*SLC2A9* 基因中的单核苷酸多态性被证明与高尿酸血症和痛风、冠状动脉疾病和心肌梗死有关。

3) OAT4：为有机阴离子转运体家族中 SLC22A 亚家族的成员，目前已经发现 OAT 的 10 个成员：OAT1～OAT10，其中 OAT4 由位于染色体 11q13.1 的 *SLC22A11* 基因编码，与 URAT1 有 53%的序列同源性，其表达于肾小管上皮细胞的顶膜侧，提取有机阴离子并参与转运，使肾小管腔内的尿酸转运到肾脏近端小管细胞内，实现尿酸盐的重吸收。

(2) 尿酸分泌相关的转运蛋白：介导尿酸排出的转运蛋白可分为两类，即从血液摄取尿酸的转运蛋白和尿酸分泌的转运蛋白。从血液中摄取尿酸到肾小管上皮细胞内主要依靠 OAT1 和 OAT3。而尿酸由肾小管细胞内分泌到其管腔中，主要由 4 种转运蛋白运输，分别是尿酸转运体(urate transporter,

UAT)、三磷酸腺苷结合转运蛋白 G 超家族成员 2(ATP-binding cassette superfamily G member 2, ABCG 2)、多药耐药蛋白 4(multidrug resistance protein 4, MRP4/ABC4)和钠依赖性磷酸盐转运蛋白(sodium-dependent phosphate transport protein, NPT)。

1) OAT1 和 OAT3: OAT1 和 OAT3 分别由第 11 号染色体的 *SLC22A6* 和 *SLC22A8* 基因编码,表达于肾近曲小管上皮细胞的基底膜侧,通过交换尿酸和有机阴离子把尿酸盐从肾间质转运到肾小管上皮细胞内。OAT3 除了主要表达于肾脏外,还表达在肝脏、眼和脑组织。已有研究发现小鼠 OAT1 和 OAT3 的单独缺失导致尿酸盐分泌减少。药物如丙磺舒可影响 OAT1 和 OAT3 对尿酸的转运能力。酒精代谢后产生乳酸,乳酸可和尿酸竞争 OAT1 和 OAT3 的转运,从而减少肾小管对尿酸的排泄。

2) UAT: UAT 由位于染色体 17q11.2 的基因 *LGALS9* 编码,在人体广泛表达,主要表达在肾小管上皮细胞刷状缘,具有高选择性和电压敏感性,介导尿酸盐从近曲小管上皮细胞分泌到管腔。UAT 是一种半乳糖苷结合蛋白,含有两个结合乳糖的 β-半乳糖苷结合结构域,其在乳糖的作用下开放概率显著增加,而尿酸氧化酶抑制剂如草酸酯、吡嗪酰胺和腺苷可抑制重组 UAT 的活性。UAT 在肠道的表达也较丰富,在肠道起着和肾脏相同的分泌尿酸的功能,对调整全身尿酸池的稳态有着重要的作用。

3) ABCG2: 由位于染色体 4q22 上的 *ABCG2* 基因编码。主要表达于胎盘、肝脏、小肠和肾脏近曲小管,可介导多种物质向细胞外转运,但仅以同型二聚体形式的 ABCG2 具有转运尿酸的活性。在肾脏,ABCG2 均位于肾小管上皮细胞的管腔侧膜,与肾小管尿酸分泌有关。ABCG2 还表达在肠上皮细胞腔面,促进尿酸在肠道的排泄。ABCG2 突变会使肠道排泄的尿酸减少,肾脏的尿酸负荷增大,血尿酸水平增高,被认为是家族性痛风和青年高尿酸血症的主要原因。

4) MRP4: 由 *ABCC4* 基因编码,在人体广泛分布,在肾脏主要表达于近曲小管顶端膜,介导尿酸盐从肾小管上皮细胞进入肾小管腔内,另外它还转运肾脏的其他底物,某些有机阴离子如 cAMP、cGMP 和甲氨蝶呤也可通过 MRP4 分泌到小管腔中。与 OAT 不同,MRP4 通过 ATP 的消耗提供能量。苯溴马龙和丙磺舒能抑制 MRP4 的功能。

5) NPT: 由溶质载体家族 17(solute carrier family 17, *SLC17*)基因编码,编码基因位于第 6 号染色体上,是重要的以有机阴离子为底物的转运蛋白。其中 NPT1、NPT3、NPT4 具有尿酸转运功能。NPT1 仅表达于肾近曲小管上皮细胞顶膜,NPT3 除了在肾小管的上皮细胞顶膜外,还在人体心脏、骨骼肌、肝脏、甲状腺、支气管和脑细胞中广泛表达,NPT4 在肾近曲小管上皮细胞顶膜及肝脏表达。NPT1 和 NPT3 主要将尿酸盐、对氨基马尿酸、非甾体抗炎药等有机阴离子从近端肾小管上皮细胞分泌到肾小管腔,需依赖氯离子在膜电位驱动下转运。NPT4 为低亲和力尿酸转运体,当细胞外 K^+ 浓度增加时,在电压驱动作用下 NPT4 的转运作用得到增强,而呋塞米可抑制 NPT4 的转运。NPT 多种基因位点突变常会导致尿酸排泄减少,其中 *NPT1* 的 rs1165196 位点突变基因型在日本痛风人群所占比高达 98.7%,该位点突变不仅导致肾排泄尿酸盐减少,还跟胆固醇

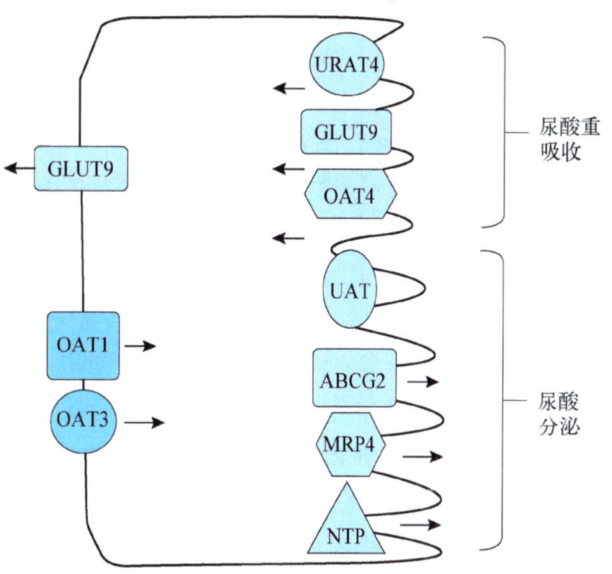

图 28-3 肾近曲小管上皮细胞的尿酸转运蛋白

注: URAT1: 尿酸盐阴离子转运体; GLUT9: 葡萄糖转运体; OAT4: 有机阴离子转运体 4; UAT: 尿酸转运体; ABCG2: 三磷酸腺苷结合转运蛋白 G 超家族成员 2; MRP4: 多药耐药蛋白 4; OAT1 有机阴离子转运体 1; OAT3: 有机阴离子转运体 3

代谢紊乱及高同型半胱氨酸血症有关。

2. 经过肠道和胆道排泄　大约30%尿酸是从肠道和胆道排出。历来,尿酸盐排入肠道被视为一个被动的过程,然而,近年来尿酸转运蛋白的研究提供了证据,肠道排泄尿酸至少部分地由尿酸转运蛋白介导。尿酸排入肠腔后,在正常情况下几乎完全被结肠细菌降解,在粪便中很少被发现。

二、高尿酸血症的病因和分类

正常情况下,来自饮食和机体内源性的嘌呤代谢产生尿酸和经肾脏和消化道排泄的尿酸之间保持动态平衡,机体血尿酸的水平是由该平衡决定的,一旦这种平衡被打破,尿酸产生超过尿酸排泄即出现高尿酸血症,倘若尿酸产生少于尿酸排泄则表现为低尿酸血症。

高尿酸血症是一种由于尿酸的过度生成和/或尿酸排泄的绝对或相对损害导致的常见的生化异常。无论男女,血尿酸浓度超过420 μmol/L时,即出现血尿酸过饱和而容易形成尿酸盐结晶,后者从血中析出而沉积于组织。85%~90%的高尿酸血症是尿酸排泄障碍造成,由于尿酸生成增加导致高尿酸血症者仅占全部高尿酸血症患者的10%~15%。

(一) 尿酸产生过多

嘌呤核苷酸合成调节缺陷、细胞周期加快或者摄入过多的高嘌呤饮食,均可导致核苷代谢加剧,尿酸产生增多。

1. 参与嘌呤代谢的酶异常

(1) 磷酸核糖焦磷酸合成酶(phosphoribosylpyrophosphate synthetase, PRPPS)活性增加:PRPPS参与嘌呤核苷酸的从头合成,嘌呤核苷酸生物合成的第一步是由PRPPS催化磷酸核糖与Mg－ATP生成磷酸核糖焦磷酸。此反应中,Mg和无机磷酸是PRPPS的激活剂,而嘌呤核苷酸抑制PRPPS的活性。PRPPS活性过高为X染色体显性遗传病,其突变涉及多个半胱氨酸残基,导致PRPPS对嘌呤核苷酸的抑制性反馈减弱或消失,PRPPS活性增加后促进磷酸核糖焦磷酸和嘌呤核苷酸的合成,使尿酸生成增多。该病变临床表现除了高尿酸血症、尿酸性肾结石和关节炎,还可出现神经系统异常,如感音神经性耳聋、低张力和共济失调等。

(2) 次黄嘌呤磷酸核糖转移酶(hypoxanthine-guanine phosphoribosyltransferase, HPRT)缺乏:HPRT是嘌呤代谢补救合成途径中的关键酶,催化鸟嘌呤和次黄嘌呤转变为鸟嘌呤核苷酸和次黄嘌呤核苷酸,从而使鸟嘌呤和次黄嘌呤被再利用于合成核酸。HPRT的缺陷为X连锁性遗传病,其基因突变存在多种突变形式,涉及多个位点,但对其高发位点的研究发现其基因型无法预测表型。HPRT的缺陷减少了被再利用的鸟嘌呤和次黄嘌呤,使鸟嘌呤和次黄嘌呤代谢产生的尿酸增多。其临床上常表现为反复的泌尿系尿酸结石、痛风性关节炎和神经系统症状,一般而言,HPRT缺乏的严重程度与代谢紊乱以及伴随的神经和行为异常的程度有关。Lesch-Nyhan综合征,又被称为自毁容貌症,为严重缺乏HPRT产生的临床症群,其精神神经系统病变严重,智力低下,舞蹈样动作,强迫性自残行为。

2. 细胞分解或转化过度　恶性肿瘤和炎症性疾病,如淋巴增生性疾病、骨髓增生性疾病、真性红细胞增多症、银屑病等,都可使细胞数量增多、过度产生内源性嘌呤,尿酸生成增加。此外,增加的嘌呤也可来源于化疗和组织损伤,如肿瘤溶解、横纹肌溶解症、溶血、运动等,都可加剧细胞破坏,增加核酸代谢,导致血尿酸生成增多。

3. 摄入富含嘌呤的食物　过度摄入动物和海鲜来源的高嘌呤食物,是增加尿酸前体的一个重要因素。而来源于植物,如小扁豆、蘑菇、豌豆等富含嘌呤的食物,则不增加高尿酸血症的风险。低脂乳制品、橄榄油、葵花油和豆油等植物油则与高尿酸血症的风险降低有关。酒精是引起尿酸升高的一个众所周知的危险因素,其风险与饮酒的种类和饮酒量有关。例如,与饮用其他酒类相比,饮用啤酒增加高尿酸血症风险最严重,酒精饮料中导致高尿酸血症风险最低的是葡萄酒。此外,以往研究发现摄入富含维生素 C 食物可增加肾脏尿酸排泄,降低血尿酸水平,但最近的研究结果提示维生素 C(500 mg/d)并没有产生明显降低血尿酸的作用。

(二) 尿酸排泄减少

肾脏是尿酸排泄的重要器官,大部分患者高尿酸血症存在肾脏尿酸排泄障碍。肾脏尿酸排泄减少的原因包括: ① 肾小球滤过尿酸减少;② 肾小管分泌尿酸减少;③ 肾小管重吸收尿酸增多。

多种因素影响着肾脏对尿酸的排泄。① 急慢性原发性肾脏病变: 如肾小球病变可导致尿酸滤过减少,肾小管病变可导致尿酸分泌减少。② 细胞外液减少: 如脱水,使近端肾小管周围的毛细血管内胶体渗透压升高,尿酸重吸收增加,而尿酸分泌不变,尿酸排出量减少。③ 血和尿 pH: 尿酸溶解度和血尿 pH 密切相关,尿液 pH 为 5.0 时,尿酸溶解度约 80 mg/L,当尿液 pH 为 6.0 时,尿酸溶解度约 220 mg/L,尿液 pH 为 7.0 时,尿酸溶解度约 1 540 mg/L。尿 pH 下降时尿尿酸的溶解度明显降低,容易在泌尿系统形成尿酸结石。当血 pH 下降时,血尿酸的溶解度下降,尿酸在组织中沉积。④ 机体有机阴离子增加: 如代谢性酸中毒、呼吸性酸中毒、乳酸性酸中毒、酮症酸中毒都可使体内有机阴离子增多,直接影响肾小管尿酸转运体对尿酸的分泌和重吸收。酒精除了自身富含嘌呤,增加尿酸的来源外,还能使机体糖代谢中的丙酮酸转化为乳酸,从而抑制尿酸的排泄。⑤ 激素: 如雌激素、糖皮质激素可促进尿酸排泄,而血管紧张素、去甲肾上腺素促血管收缩,肾有效血流减少,尿酸廓清减少。⑥ 药物: 如利尿剂,尤其噻嗪类利尿剂,通过减少尿酸的分泌、增加尿酸重吸收和减少有效血容量使尿酸升高,抗结核药物、环孢素、烟酸、含马兜铃酸的中药等,均干扰减少尿酸的排泄。阿司匹林对尿酸排泄具有双重性,大剂量(大于 3 g/d)时抑制肾小管对尿酸的重吸收,增加尿酸排泄;中剂量(1~2 g/d)时其抑制尿酸的分泌;小剂量(75~325 mg/d)亦轻度降低尿酸盐的排泄而升高血尿酸水平。

正常情况下肠道排泄尿酸的量仅占机体总排泄量的 1/3,但在肾脏排泄尿酸能力下降时,如慢性肾功能不全,经肠道排泄的尿酸量代偿性增加,目前肠道排泄尿酸的功能日渐受到重视。*ABCG2* 介导肾小管和肠道尿酸的排泄,有研究发现 *ABCG2* 基因敲除的小鼠肠道尿酸排泄减少,肾排泄尿酸增加,血尿酸水平升高,提示肠道尿酸排泄减少可以导致高尿酸血症。分泌入肠道的尿酸被细菌分解后排出体外,高尿酸血症患者存在肠道菌群紊乱,乳酸杆菌和双歧杆菌数量减少,尿酸处理能力可能随之下降。因此,促进高尿酸血症患者肠道尿酸排泄以及减少肠道嘌呤吸收有望成为将来降尿酸治疗的新靶点。

通常,我们把高尿酸血症分为原发性高尿酸血症及继发性高尿酸血症。原发性高尿酸血症,指在没有改变尿酸生成或排泄的其他疾病或药物等影响因素的情况下,由于先天性嘌呤代谢障碍和/或尿酸排泄障碍所致的高尿酸血症。原发性高尿酸血症是多基因遗传背景和环境因素相互作用的结果,随着分子生物学技术的发展,越来越多的和高尿酸血症发病密切相关的基因陆续被发现,但其病因迄今尚未完全阐明。继发性高尿酸血症,是指明确由于某些急慢性疾病,如血液病或恶性肿瘤等,或药物、毒物导致过量的尿酸生成或肾清除率降低所引起的高尿酸血症,继发性高尿酸血症病因较多(表 28-1),但诊断原发性高尿酸血症必须先排除继发性因素。

高尿酸血症是由多种影响尿酸生成和/或尿酸清除的途径引起的,认识到这点非常重要。目前高尿酸血症原发性或继发性的分类的重要性已经被高尿酸血症形成途径的分类所超越。通过这些途径,高尿酸血症产生、发展并最终出现尿酸盐晶体的形成和沉积,导致痛风、尿酸结晶相关肾脏疾病等,同时也是非晶体相关疾病的病因或相关因素。

表 28-1 继发性高尿酸血症的常见病因

原因	尿酸生成过多	尿酸排泄减少
临床疾病	骨髓增生性疾病、淋巴组织增殖性疾病、恶性肿瘤、溶血性疾病、银屑病、肥胖、组织缺氧、唐氏综合征、糖原贮积病(3、5、7型)	慢性肾功能不全、铅中毒有效循环容量减少(如体液丢失、心力衰竭)、糖尿病或饥饿酮症酸中毒、乳酸酸中毒、子痫前期、肥胖、甲状旁腺功能亢进、甲状腺功能减退、结节病、慢性铍中毒、家族性青少年高尿酸血症性肾病、髓质囊性肾病、肾小球性肾病
药物或饮食	乙醇、过量摄入嘌呤、胰腺提取物、果糖、维生素 B_{12} 缺乏症、烟酸、乙基氨基-1,3,4-噻二唑、4-氨基-5-咪唑羧酰胺核苷、细胞毒药物	利尿剂(噻嗪类和襻利尿剂)、环孢霉素、他克莫司、小剂量水杨酸盐、乙胺丁醇、吡嗪酰胺、乙醇、左旋多巴、甲氧氟烷、泻药滥用(碱中毒)、限盐

(陈 宁 李小英)

第二节 高尿酸血症与代谢综合征

高尿酸血症的患病率在近几十年来呈逐年增加和年轻化趋势,高尿酸血症和代谢综合征(metabolic syndrome, MS)的关系备受关注。

MS 是以肥胖、高血压、高血脂以及糖代谢异常等多种危险因素在个体聚集为特征的一组临床症候群。最早于 1988 年由 Reaven 提出并命名为“X 综合征”,胰岛素抵抗被认为是其发病基础。鉴于此综合征与多种代谢性疾病密切相关,1997 年 zimmeet 等主张将其命名为“代谢综合征”。1999 年 WHO 正式提出并采用“代谢综合征”概念,确定其为相对独立的一组疾病。

MS 在全球范围内普遍存在高患病率,发病率继续逐年上升,呈现流行趋势。2005 年国际糖尿病联盟(international diabetes federation, IDF)估计全球约有 1/4 人口患有 MS,2004 年我国 20 岁以上人群调查 MS 患病率为 9%~12%,2010 年黑龙江省居民调查显示 MS 患病率约为 20%,城市居民 MS 患病率高于乡镇农村,且随年龄的增长而增加,其患者恶性肿瘤发生率和心血管疾病死亡率明显高于健康人群,严重危害着公众健康。

目前国际上 MS 的诊断标准较多,国际常用标准就有 3 个: 1999 年 WHO 诊断标准、2001 年美国国家胆固醇教育成人教育组第 3 次报告(NCEP-ATPⅢ)诊断标准和 2005 年 IDF 诊断标准。每个 MS 诊断标准切点略有差别,侧重点稍不同,但诊断的主要组分均为中心性肥胖、高血压、脂代谢紊乱、高血糖或糖耐量减低。因中国人体质与外国人存在较大差异,2007 年《中国成人血脂异常防治指南》对 MS 的组分量化指标进行修订,根据国情建立了适合中国人群的代谢综合征的诊断标准,具体包括以下 4 项组分。① 中心性肥胖: 腰围男性>90 cm 或女性>85 cm;② 高血糖: 空腹血糖(FPG)≥6.1 mmol/L 和/或餐后 2 h 血糖(2 hPG)≥7.8 mmol/L,以及和/或已确诊为糖尿病并治疗者;③ 高血压: 血压≥130/85 mmol/LHg 和/或已确诊为高血压并治疗者;④ 血脂紊乱: 空腹血浆 TG≥1.70 mmol/L 和(或)空腹 HDL 胆固醇(HDL-C)<1.04 mmol/L。具备以上 4 项组分中的至少 3 项,即可诊断为 MS。

众多研究发现高尿酸血症与代谢综合征密切相关。70%的 MS 患者同时合并高尿酸血症,高尿酸血症常与 MS 各项组分相伴出现,约 80%的高尿酸血症患者合并高血压,67%以上合并高脂血症,50%~70%合并超重或肥胖。近年来,随着对高尿酸血症和 MS 的重视和研究的发展,人们对二者的认识越来越深入,血尿酸水平与 MS 之间的关系经历了从结果到原因,从次要因素到主要因素的转变。目前高尿酸血症、微量白蛋白尿和脂肪肝已经被建议纳入 MS 的组分中来。

一、高尿酸血症和高血压

在 MS 各组分中,高血压最早被发现与高尿酸血症有关。1879 年 Mohamed 在 *Lancet* 杂志上发表文章指出：90%的原发性高血压患者合并高尿酸血症，首次阐述原发性高血压与高尿酸血症之间存在着密切关系，而继发性高血压患者只有30%合并高尿酸血症。迄今，国内外许多临床和实验室研究证明了高尿酸血症是高血压的独立危险因素。

高尿酸血症不但与高血压密切相关，还可预测高血压的发展。国外一项针对青少年高血压的横断面研究发现，尿酸每升高1 mg/dL，高血压或高血压前期的患病风险增加50%，而给予降尿酸药物使血尿酸降到正常后，血压不再升高。动物模型研究中，给予大鼠尿酸氧化酶抑制剂减少血尿酸分解后，大鼠产生轻度高血压。MS的动物模型被发现存在轻度的高尿酸血症，并且降低这些动物中的尿酸也能降低血压。对人群干预治疗的队列研究表明，降低尿酸可以改善高血压，包括改善成人无症状高尿酸血症患者的高血压、老年人高血压和正在使用血管紧张素转换酶抑制剂的青少年患者的高血压，提示高尿酸血症可能是高血压的一个可补救的危险因素。然而，也有一些研究，尤其是针对慢性肾脏疾病患者的研究，报告降尿酸治疗并没有改善高血压。

尿酸可能通过多种机制升高血压，包括损害内皮功能，刺激内皮素产生，以及激活肾素-血管紧张素系统。有实验表明，随着时间的推移，血清尿酸升高诱导肾脏的微血管平滑肌细胞增殖并诱导肾脏炎性改变，后者会增加机体对盐的影响的敏感性，导致独立于血尿酸水平之外的盐敏感性的高血压，提示高尿酸血症可能诱发和启动高血压。通过激活胞质内和线粒体中的NADPH氧化酶刺激细胞内氧化应激，是尿酸升高血压的另一个更重要的致病机制，有研究发现阻断氧化应激或改善内皮功能可以降低高尿酸血症大鼠的血压。

血压升高也反过来加重高尿酸血症，其机制可能为：高血压可造成肾脏微血管损害，导致局部组织缺氧后乳酸生成增多，后者竞争性抑制尿酸排泄；长期高血压可引起肾小动脉硬化，肾功能减退，影响肾脏排泄功能，也可能造成尿酸滞留。因此，高血压和高尿酸血症之间形成恶性循环。

二、高尿酸血症与2型糖尿病

早在1800年人们就发现高尿酸血症和糖尿病关系密切。血清尿酸水平与2型糖尿病和空腹血糖异常之间存在非线性正相关，2型糖尿病和糖尿病前期患者的高尿酸血症患病率明显升高，荟萃分析发现血清尿酸每增加1 mg/dL，2型糖尿病的风险增加了6%。此外，高尿酸血症和糖尿病慢性并发症也有显著相关性。

以往，人们认为高尿酸血症是继发于胰岛素抵抗的结果，但最近的研究表明血尿酸升高常常先于胰岛素抵抗的发展，它很可能是导致胰岛素抵抗和2型糖尿病的病因。一项5 012名年轻人入组的研究发现，基线升高的血尿酸预测了糖尿病（HR 1.87，CI 1.33~2.62）和胰岛素抵抗（HR 1.36，CI 1.23~1.51）的发病，基线血尿酸升高与血浆胰岛素浓度无关，提示血尿酸实际上是胰岛素抵抗和随后的糖尿病发展的独立危险因素。针对无症状高尿酸血症的干预性研究，对无症状高尿酸血症患者进行口服别嘌醇治疗，发现这些患者降低血清尿酸后其胰岛素抵抗可以得到改善。降低血尿酸还被发现可以改善MS小鼠的循环脂联素水平和胰岛素抵抗。

高尿酸血症通过不同的潜在机制介导胰岛素抵抗增加和胰岛素释放减少，最终导致2型糖尿病。尿酸能阻断AMP激活的蛋白激酶并刺激糖异生，尿酸还可阻断胰岛素介导的内皮NO释放。尿酸作为一种促炎物质，给小鼠输注尿酸增加TNF-α水平，激活活化的B细胞的磷脂酶A_2和核因子κ轻链增强子，还可抑制小鼠的炎性体，从而导致胰岛素敏感性下降。此外，尿酸使活性氧的产生增加，这可能导致胰岛素基因表达所需的转录因子的丢失，导致胰岛素分泌和分泌减少。尿酸还诱导脂肪细胞氧化应激，导致脂联素合成，在胰岛细胞中诱导氧化应激。

三、高尿酸血症与肥胖、脂肪肝

肥胖是高尿酸血症的重要危险因素。国外的研究报告表明,体脂肪率上升 30%,血清尿酸约上升 59.5 μmol/L, 比较非肥胖组(脂肪率<25%)和肥胖组(脂肪率>25%)的高尿酸血症发生率,肥胖组约为非肥胖组的两倍。一项针对高血压前期的肥胖青少年的临床研究,把研究对象随机分 3 组,分别给予别嘌醇、丙磺舒和安慰剂对照干预治疗 8 周,结果发现安慰剂组体重继续上升,而降尿酸治疗组的青少年的体重不变或降低。

美国第三次国家健康和营养调查发现高尿酸血症和增加的尿酸四分位数和非酒精性脂肪肝风险增高相关。升高的血尿酸是肥胖和脂肪肝发展的有力预测因子。我国的研究表明高尿酸血症与非酒精性脂肪肝风险独立且线性相关,高尿酸血症除了通过增加空腹胰岛素水平、血压、TG 和降低 HDL－C 水平的间接作用来增加患非酒精性脂肪肝风险外,还可直接增加非酒精性脂肪的风险,升高的血尿酸可能在非酒精性脂肪肝发病中起重要作用。在 MS 动物模型和酒精诱导的脂肪肝模型中,降低尿酸可以减轻肝脏脂肪堆积。

实验室研究证明,尿酸可以增加体外培养的肝细胞中 TG 的积累,高尿酸血症也会增加大鼠肝脏 TG 含量,该机制已被证明是细胞内和线粒体氧化应激所介导,氧化应激与高血尿酸抑制三羧酸循环中的顺乌头酸酶有关,顺乌头酸酶的抑制导致柠檬酸积累和刺激 ATP 柠檬酸裂解酶导致脂肪合成增加,此外,高血尿酸抑制烯酰辅酶 A 水合酶,导致 β 脂肪酸氧化受损,还通过抑制 AMPK 活化蛋白激酶进一步增强该作用。

四、高尿酸血症与血脂代谢紊乱

高尿酸血症大多数伴随着脂代谢紊乱,众多的横断面研究发现高尿酸血症与血脂代谢紊乱存在不同程度相关,包括 TG、LDL 的升高和 HDL 的降低,以及高胆固醇血症。其中,高三酰甘油血症和高尿酸血症关系尤其密切,75%～80%的高尿酸血症患者存在血 TG 水平升高,而 82%的高三酰甘油血症伴有高尿酸血症,高三酰甘油血症是高尿酸血症的独立危险因素。

高尿酸血症和脂代谢紊乱相互作用的机制推测可能: ① 高尿酸血症可能引起胰岛素抵抗,使胰岛素对脂肪分解抑制作用不足,FFA 增多,肝脏合成的 TG 和 VLDL 增加,胰岛素抵抗还导致脂蛋白酶活性下降,使 VLDL 降解缓慢;② 某些基因缺陷可导致尿酸代谢紊乱,同时伴有脂质代谢障碍,如前述的肾脏尿酸转运子 *NPT1* 的 rs1165196 位点突变;③ 脂代谢紊乱导致机体内的酮体增多, 竞争肾脏的尿酸转运子,使肾脏排酸功能下降,血尿酸增加;④ 脂代谢紊乱累及肾脏微动脉,造成肾小球动脉硬化,肾小球滤过尿酸减少,血尿酸增高;⑤ TG 降解生成的部分 FFA 会再酯化进入其他组织,该过程中加速了 ATP 的利用,血 TG 的升高引起 ATP 分解的增加,尿酸生成增加。

综上,高尿酸血症和 MS 关系十分密切,尿酸升高可能是代谢和心血管疾病一个重要的危险因素。但由于缺少大规模随机对照的高质量的临床研究的支持,高尿酸血症和 MS 因果关系迄今未能定论。明确尿酸在这些疾病中的作用的关键将是下一步大型临床试验,其中评估降低尿酸对临床硬性终点的影响尤为重要。

(陈　宁　李小英)

第三节　高尿酸血症的临床表现

一、高尿酸血症的介绍

高尿酸水平可导致多种疾病,包括晶体沉积直接导致的疾病,如痛风性关节炎,尿酸性肾病。血尿酸水平升高也与非晶体沉积直接导致的其他疾病密切相关,如心脏病、脑卒中和 MS。

血液中过量的尿酸会导致尿酸钠晶体的形成,虽然这些尿酸钠结晶可以在身体的任何地方形成,但它们往往更倾向于沉着在关节和肾脏的周围。机体内起防御作用的白细胞可能攻击尿酸钠晶体,引起炎症和疼痛。然而,高尿酸血症患者中只有大约 1/3 的患者有症状,这意味着大多数高尿酸血症患者实际上是无症状的。因此讨论高尿酸血症的流行病学背景和危险因素、确定高尿酸血症的血液尿酸水平切点是至关重要的。

二、高尿酸血症流行病学

从流行病学的角度来看,高尿酸血症是一种非常常见的生化异常,国外一些流行病学研究在单独一次的血清尿酸测定中发现 20%~25%的个体血尿酸升高,我国目前尚缺少全国性的高尿酸血症流行病学调查资料。作为世界上最大的发展中国家之一,在我国不同地区和不同时期的流行病学研究高尿酸血症的患病率调查结果不同,具有明显的地区差异和经济多样性,Meta 分析统计我国 2000~2014 年患病率达 13.3%, 而青岛 2008 年流行病学调查显示 40~75 岁人群标化患病率为 23.3%,总的来说,高尿酸血症在我国目前的发病率为 8%~23%,男性患病率为女性的 2~3 倍,患病率呈现沿海大于内陆、城市高于农村、发病率呈逐年升高和逐渐年轻化趋势。

高尿酸血症通常在青春期开始,儿童血清尿酸水平较低。正常成年男性的血尿酸水平高于生殖年龄的妇女,因此,女性高尿酸血症通常被推迟到绝经后,绝经后的正常妇女血清尿酸水平接近于相应年龄的正常男性。绝经后接受雌激素替代疗法治疗的妇女的血尿酸水平较低。虽然不论男性还是女性的痛风的发病率都随着年龄的增加而升高,但是男性和女性的发病年龄的区别还是明显的,一般男性从 30 岁开始发病,而女性往往在 50 岁后出现高尿酸血症。

此外,高尿酸血症尿酸盐晶体相关的临床表现的出现时间,总体而言,比血清尿酸盐浓度的初始增加的时间大约晚 20 年,这表明痛风发作前有一段很长时间的无症状高尿酸血症。在传统的无症状高尿酸血症患者中,尤其是持续时间较长的高尿酸血症患者可能存在着关节和肌腱中的晶体沉积,然而,尚缺乏确凿的证据来说明这种“无症状尿酸钠晶体沉积”是否预示了临床痛风的早期发作和/或痛风的发作将更严重。

三、高尿酸血症的危险因素

增加高尿酸血症的可能性的危险因素包括高龄、男性和女性绝经后、肥胖、久坐的生活方式、一级亲属患有痛风、饮酒量的增加(特别是啤酒和蒸馏酒)、大量的肉类和海产品摄入、药物(使用利尿剂、β 受体阻滞剂、血管紧张素转换酶抑制剂、非氯沙坦的血管紧张素Ⅱ受体阻断剂)和高血压等。

四、高尿酸血症的分期和表现

高尿酸血症分为无症状期和症状期,症状期患者开始出现尿酸盐结晶相关疾病临床。高尿酸血症往往伴有非尿酸盐沉积相关疾病,并且可以在任何一个分期出现。

1. *无症状高尿酸血症期*　无症状高尿酸血症是一个术语,适用于血清尿酸浓度升高,但临床既没有症状也没有体征表明存在因尿酸结晶的沉积导致的疾病如痛风、尿酸性肾病。虽然这些尿酸盐结晶沉积导致的疾病可能在任何一个高尿酸血症个体中发生、发展,但大约 2/3 或更多的高尿酸血症患者终生无症状,不发生痛风发作、痛风石、急性或慢性高尿酸血症肾病或尿酸性肾结石。无症状高尿酸血症被认为是痛风发展过程的经典必由之路,先于急性痛风性关节炎、间歇性痛风、慢性痛风性关节炎和痛风石之前出现。除了不存在尿酸结晶沉积导致的疾病外,无症状高尿酸血症经常存在着和其他与晶体沉积基本无关的疾病,包括高血压、慢性肾脏疾病、心血管疾病和代谢综合征等。

2. *尿酸盐晶体沉积相关疾病* 尿酸盐晶体沉积相关的疾病包括痛风、尿酸性肾病和尿酸性尿路结石。大量证据支持持续性无症状高尿酸血症增加尿酸结晶相关的临床事件的风险,并且其风险增加的程度至少部分地与高尿酸血症的水平和持续时间有关。尿酸盐结晶相关的疾病仅发生于大约三分之一或更少的长期高尿酸血症患者中,血尿酸和尿尿酸升高的程度越严重,痛风及尿路尿酸性结石的发生风险越大。除了急性尿酸肾病之外,其他尿酸盐结晶沉积相关的初始临床表现并不危及生命,并且易于治疗。

(1) 痛风:高尿酸血症是痛风发生和发展的最直接的病因和最重要的生化基础,高尿酸血症的程度与痛风的风险有关联,随着血尿酸的升高,痛风的发生率也逐渐升高。对老年痛风患者的痛风发生率的研究发现,血清尿酸水平在 360~540 μmol/L 的患者一年内痛风发生率是血尿酸水平<360 μmol/L 的患者的 2 倍,而血清尿酸水平>540 μmol/L 的患者是血尿酸水平<360 μmol/L 的患者的 3 倍。还有研究显示血清尿酸水平>540 μmol/L 的无症状高尿酸血症患者 5 年后痛风的累积发病率为 22%。

痛风最常见的症状是关节部位剧烈疼痛。疼痛发作之前往往有进食高嘌呤饮食、饮酒、手术或情绪刺激等诱因,通常在半夜开始出现疼痛。第一次发作多发生在脚踇趾的第一跖趾关节,疼痛也可能发生在足部其他关节、踝关节、膝关节、手关节或腕关节,事实上,疼痛可能一开始时或者在病情发展中累及一个以上的关节。在大多数情况下,疼痛伴随着局部的红肿、皮肤温度升高和关节活动受限,并且一般在 12 h 内达到疼痛峰值,严重者可伴有畏冷、发热,容易误认为蜂窝组织炎症。但是急性痛风往往有自愈的趋势,自然病程一般 7~14 天,很少持续超过 2 周以上,疼痛逐渐减轻至缓解后,红肿可能需要更长的时间才能完全消退。在剧烈红肿疼痛的严重关节炎症缓解后,有时患处的皮肤出现脱皮屑并伴有轻微瘙痒。痛风患者经历的另一种常见表现是受累关节的压痛,少数患者受累关节周围的皮肤变得非常敏感,即使轻微的碰触也会引起巨大疼痛,然而,对多数患者而言,压痛一般不至于那么严重。

急性发作缓解后,有的患者终生未再出现急性关节疼痛发作或偶尔再发,缓解期没有症状。也有的患者则反复发作,并且随着时间的推移,发作程度加剧,发作频率越来越频繁,甚至迁延不愈,转为慢性痛风,导致关节功能障碍,给患者带来更大的痛苦。

在痛风长期发作未治疗的情况下,在关节周围的皮下和关节中可出现痛风石形成,甚至出现关节畸形、功能障碍。痛风石形成的过程相当缓慢和隐袭,表现为肉眼可见四肢关节周围的皮下结节,痛风石也可出现关节内、耳廓、肾脏,还可出现在椎骨、髋关节等肉眼不可见的隐蔽部位,导致慢性疼痛,因症状不典型和隐蔽而容易误诊。痛风石结构上基本是尿酸组成的白垩状物质,体表的痛风石有时破溃、白垩状物质可从破溃口流出,甚至迁延不愈合和形成慢性窦道。痛风石多发生在痛风发病 5~10 年后,其出现是慢性痛风的标志,但慢性痛风不一定出现痛风石。

(2) 尿酸性肾病:慢性肾脏疾病患者往往出现继发性高尿酸血症,这是由于尿酸排泄率降低,不出现尿尿酸的增多,故不出现尿酸性结石。急性尿酸性肾病多见于淋巴瘤和骨髓增生性疾病等化疗后,肿瘤溶解综合征导致的高尿酸血症,其尿酸生成过量是高尿酸血症形成的主要原因,继而尿尿酸排泄也迅速增加,短时间内大量尿酸结晶进入肾小管、集合管、肾盂和输尿管,容易沉积和堵塞尿路,导致少尿或无尿、水肿、腰痛,出现急性肾衰竭。

慢性尿酸性肾病也被称为痛风性肾病,持续高尿酸血症被认为是慢性尿酸肾病的原因,尿酸盐沉积在肾间质,导致缓慢进展性炎症反应和进行性肾小管间质损伤,其多见于老年男性,起病缓慢,逐渐出现腰痛、蛋白尿、血尿、水肿、高血压和肾功能不全。

(3) 尿酸性尿路结石:尿酸排泄增多与尿酸性结石而不是草酸钙结石形成的风险升高显著相关。不管任何原因,尿酸经尿路排泄增加都可以导致尿路尿酸性结石的形成。24 h 尿尿酸排泄量超过 1 100 mg(6.5 μmol)的患者的尿路尿酸性结石发生率为 50%,然而,所幸这么大量的尿酸过度排泄并不多见。尿酸性结石通常很小，可以被尿液冲走、通过尿路排出，但有时这些结石体积会变得太大以至于不能通过尿路，导致尿路堵塞，引起尿路结石的典型症状包括肾绞痛和血尿。尿路堵塞后，积聚的尿液是细菌繁殖的理想区域，因此，尿路结石患者经常发生尿路细菌感染，导致尿急，排尿时疼痛，伴发热、畏冷和寒战。除了继发感染，结石堵塞尿道还可引起肾盂积水，压迫肾实质，使肾功能恶化。

3. 非晶体沉积相关性疾病　高尿酸血症不但与代谢综合征的各组分有显著的相关性，并被学者力推为 MS 的组分之一，而且，高尿酸血症被证明也与慢性肾脏疾病、冠状动脉粥样硬化性心脏病、心力衰竭、脑卒中等的发生和发展也密切相关。

大量的研究证明了高尿酸血症和心血管事件、慢性肾脏疾病、脑卒中之间的显著相关性。血尿酸水平的升高与冠状动脉粥样硬化性心脏疾病和心力衰竭发生显著相关，尿酸是心血管事件的独立危险因素，与非痛风患者相比，男性痛风患者的全因死亡率和心血管死亡率的风险分别增加了 28% 和 55%。研究还发现，痛风患者的深静脉血栓风险增加了 66%，肺栓塞的风险增加了 53%。高尿酸血症是中国人缺血性脑卒中和脑卒中复发的独立危险因素，血尿酸水平和急性缺血性脑卒中患者脑卒中后死亡呈正相关。高尿酸血症还与肾脏疾病关系密切，大规模前瞻性队列研究发现，尿酸每升高 1 mg/dL，肾脏病风险增加 71%。日本学者发现高尿酸血症比高血压更为显著增加新发的慢性肾病的风险。别嘌醇降尿酸治疗 1 年与未降尿酸治疗组比较，治疗组的血肌酐下降 50%，提示降尿酸治疗有助于延缓肾功能不全发展。

然而，高尿酸血症可能对神经系统退化性、炎症性神经系统疾病起着积极保护的作用，多年来大量观察研究的结果以及一些实验研究都支持较高的尿酸水平能降低退化性、炎症性神经系统疾病的发病率，如痛风的患者患阿尔茨海默病和帕金森病的风险降低，较高的尿酸水平有助于延缓帕金森病的发展和保护阿尔茨海默病患者的认知能力。这一影响可能是通过尿酸的抗氧化作用来实现的。这也涉及高尿酸血症患者的长期管理中降尿酸治疗所设定的尿酸控制目标的制定，建议尿酸控制水平不宜低于 180 μmol/L。

五、高尿酸血症的诊断

1. 高尿酸血症的切点定义　高尿酸血症尚没有全球公认的定义。由于考虑到尿酸盐结晶析出的问题，目前广泛采用的是基于尿酸盐在体液中的溶解度极限，即在血清中达到尿酸盐过饱和状态的浓度的理化指标来定义高尿酸血症，而不是采用人群中血尿酸水平的统计学上的异常分布来作为高尿酸血症的切点。该定义对应于血清尿酸盐浓度超过 7 mg/dL（416 μmol/L）。尿酸检测在常规临床试验室中用尿酸氧化酶（uriase）法测量，该方法比用比色法获得的值低约 1 mg/dL（60 μmol/L）。

如果以非尿酸盐晶体沉积直接相关的疾病（如心血管疾病）的血尿酸水平阈值来定义高尿酸血症的切点将更为困难。另外，也有一些专家建议，高尿酸血症的实用的定义是血清尿酸盐浓度超过 6 mg/dL（360 μmol/L），这阈值考虑了高尿酸血症的临床后果的终身风险，同时兼顾了目前广泛推荐的高尿酸血症控制的目标值（360 μmol/L）。

我国曾经把男性血清尿酸浓度超过 7 mg/dL（416 μmol/L），女性超过 6 mg/dL（360 μmol/L）作为高尿酸血症的阈值。但目前大部分学者更支持血清尿酸浓度超过 7 mg/dL（416 μmol/L）即考虑高尿酸血症，无须考虑性别因素。临床上，正常嘌呤饮食前提下、非同日两次检测空腹血清尿酸浓度大于 7 mg/dL（416 μmol/L），即可诊断。

2. 高尿酸血症的生化分型　高尿酸血症的形成是由于尿酸产生增多和/或排泄减少，故临床常将高尿酸血症分为：尿酸排泄不良型、尿酸生成过多型和混合型（即同时存在尿酸排泄不良和尿酸生成过多）。

低嘌呤饮食 5 天后,留取患者 24 h 尿检测尿酸,计算尿尿酸排泄量,计算公式为:

尿尿酸排泄量(mg/kg·h)= 尿尿酸浓度(mg/dL)×每小时尿量(mL)÷体重(kg)÷100

同时采血测血尿酸浓度,计算尿酸清除率(Cua),即每分钟尿酸排泄量和血清尿酸浓度的比值:

Cua=尿尿酸浓度(mg/dL)×每分钟尿量(mL)÷血尿酸浓度(mg/dL)

根据尿尿酸排泄量和 Cua,可将高尿酸血症分为以下三型。

(1) 尿酸排泄不良型尿尿酸排泄量<0.48 mg/kg·h, 尿酸清除率<6.2 mL/min。

(2) 尿酸生成过多型尿尿酸排泄量>0.51 mg/kg·h, 尿酸清除率≥6.2 mL/min。

(3) 混合型尿尿酸排泄量>0.51 mg/kg·h,尿酸清除率<6.2 mL/min。

考虑到肾功能对尿酸清除的影响,Cua 可以用肌酐清除率(Ccr)加用校正,根据 Cua/Ccr 比值对 HUA 分型: >10%为尿酸生成过多型,<5%为尿酸排泄不良型,5%~10%为混合型。

3. *无症状高尿酸血症的诊断思路* 无症状高尿酸血症往往在无意中如体检时检测被发现,这时复查空腹血尿酸浓度和检测血肌酐水平是诊断高尿酸血症所必需的。如果复查血尿酸水平仍高,即可确定存在高尿酸血症,下一步须收集尿液进行尿尿酸和尿肌酐水平的检测。这种尿液实验可在低嘌呤饮食之后重复,这有助于确定患者是否因过度进食高嘌呤食物,导致高尿酸血症。通过上述检测后,可以初步判断高尿酸血症的分型,是尿酸生成增多型、尿酸排泄不良型还是混合型,这有助于下一步需要降尿酸治疗时的用药选择。

同时,还应积极查找可能存在的导致继发高尿酸血症的病因,如果能找到确定存在可纠正的继发性高尿酸血症的原因,应首先考虑去除病因。例如,对于高血压患者由于降压药如利尿剂等导致的高尿酸血症,应尽量改用为其他种类降压药如氯沙坦,氯沙坦降血压的同时增加肾脏尿酸排泄。

4. *痛风的诊断* 典型的痛风关节疼痛发作的临床特点,结合血尿酸升高,不难做出痛风的诊断。尤其对于出现存在痛风石的患者,体表痛风石容易在查体时被发现,痛风石为慢性痛风所特有。必须要指出的是,少数患者在痛风急性发作期的血尿酸水平处于正常范围,这主要是因为急性发作期痛风肾小管加强排泄尿酸和患者因疼痛自觉地减少高嘌呤食物,在疼痛缓解后一段时间复查血尿酸,我们仍然可以看到患者的血尿酸水平是升高的。

对于不典型的关节痛,则经常要借助辅助检查来明确诊断。病变关节穿刺采集关节液,在偏光显微镜下观察可见双折光的针状尿酸钠结晶,目前其仍然作为痛风确诊的金标准。此外,关节超声检查、双源 CT 和 X 线摄片可作为影像学手段。

关节超声发现尿酸盐沉积征象,尤其"双轨征"对痛风有诊断价值。超声可发现在关节析出和沉着的尿酸盐结晶,表现为韧带和滑膜液中高回声点,还可发现由高、低回声混合组成的不均匀质块, 有时后方伴有声影, 此即痛风石的超声影像表现。尿酸盐晶体沉积在关节透明软骨上,超声表现为高回声, 与同为高回声的骨轮廓构成平行的双线征象,而两者之间的透明软骨为低回声,从而形成超声"双轨征"。

关节双源 CT 能够特异性识别尿酸盐结晶,可作为痛风诊断的辅助,但应注意到双源 CT 检查存在假阳性的情况,而且价格不菲,多推荐在怀疑为痛风但诊断困难时借助。

对于反复痛风发作的患者,X 线摄片可发现关节间隙变狭窄,关节软骨面破坏,关节面不规则,严重者还可见骨侵蚀,后者表现为关节内骨质的穿凿样缺损,边缘可见骨质增生反应。骨侵蚀与病程长短和痛风石沉积密切相关。

2015 年美国风湿病学会/欧洲抗风湿病联盟(ACR/EULAR)针对近年来痛风诊断手段的更新和进展,提出的新的痛风分类标准(附件),该标准对症状体征和辅助检查逐项进行诊断积分,积分达 8 分或以上即可诊断痛风(表 28－2)。该标准比以往的标准更具科学性,诊断痛风的敏感性更高,故推荐诊断时采纳此标准。

表 28－2　2015 年美国风湿病学会/欧洲抗风湿病联盟痛风分类标准

步　　骤	分　　类	评　分
第一步:纳入标准(只在符合本条件情况下,采用下列评分体系)	至少一次外周关节或滑囊发作性肿胀、疼痛或压痛	
第二步:充分标准(如果具备,则可直接分类为痛风,不需要下列其他要素)	有症状的关节或滑囊中存在单钠尿酸盐晶体(如在滑液中)或痛风石	
第三步:标准(不符合“充分标准”情况下使用)		
一、临床		
症状发作[a] 曾累及关节/滑囊	踝关节或中足(作为单关节或寡关节的一部分发作而没有累及第一跖趾关节)	1
	累及第一跖趾关节(作为单关节或寡关节的一部分)	2
关节炎发作特点(包括以往的发作)	符合左栏 1 个特点	1
● 受累关节“发红”(患者自述或医师观察到)	符合左栏 2 个特点	2
● 受累关节不能忍受触摸、按压	符合左栏 3 个特点	3
● 受累关节严重影响行走或无法活动		
发作或曾经发作的时序特点	1 次典型的发作	1
无论是否抗炎治疗,符合下列两项或两项以上为 1 次典型发作	2 次或以上的典型的发作	2
● 达到疼痛高峰的时间小于 24 h		
● 症状在 14 天内缓解		
● 发作间期症状完全消失		
痛风石的临床证据	存在	4
透明皮肤下的皮下结节有浆液或粉笔灰样物质,常伴有表面血管覆盖,位于典型的部位:关节、耳廓、鹰嘴黏液囊、指腹、肌腱(如跟腱)		
二、实验室检查	血尿酸<240 μmol/L	－4
血尿酸:通过尿酸酶法测定	血尿酸 240~360 μmol/L	0
理想情况下,应该在患者没有接受降尿酸治疗的时候和症状发生 4 周后进行评分(如发作间期),如果可行,在这些条件下进行复测,并以最高的数值为准	血尿酸 360~480 μmol/L 血尿酸 480~500 μmol/L 血尿酸≥600 μmol/L	2 3 4
有症状关节或滑囊进行滑液分析(需要由有经验的检查者进行)	单钠尿酸盐阴性	－2
三、影像学		
尿酸盐沉积在(曾)有症状的关节或滑囊中的影像学证据:超声发现“双规征”[b] 或双能 CT 发现尿酸盐沉积[c]	存在(任何一个)	4
痛风相关关节损害的影像学证据;双手和/或足在传统影像学表现有至少一处骨侵蚀[d]	存在	4

注:通过 HTTP://goutclassificationcaculator. auckland. ac. nz 或通过美国风湿病学会和欧洲联盟对风湿病网站(EURL)可以进入网络计算器。a. 症状发作是指外周关节或滑囊的任何肿胀、疼痛和/或压痛的症状期。b. 透明软骨表面不规则的超声增强,且与超声波的声波作用角度相独立(假阳性的“双规征”可能出现在软骨表面,但随超声波的声波作用角度改变而消失)。c. 在关节或关节周围部位存在颜色编码的尿酸盐。使用双能量计算机断层扫描(DECT)扫描仪获得,数据采集于 80 kV 和 140 kV,并使用痛风特异性软件进行分析,使用两种材料分解算法分析彩色编码尿酸,阳性结果被定义为在关节或关节周围处存在颜色编码的尿酸盐。甲床、亚毫米波、皮肤、运动、束硬化和血管伪影不作为尿酸盐沉积的 DECT 证据。d. 骨侵蚀被定义为骨皮质破坏伴边缘硬化和悬垂突出边缘,不包括远端指间关节和鸥翼外观。

(陈　宁　李小英)

第四节 高尿酸血症的治疗

一、非药物治疗

所有高尿酸血症患者都应接受生活方式指导来降低高尿酸血症的程度。通过降低食物中嘌呤的含量,可能会降低痛风发作的风险并减缓任何关节损伤的进展。

某些食物如红肉、动物内脏、一些海鲜如凤尾鱼、沙丁鱼、扇贝和贻贝,鱼如金枪鱼、鳕鱼、鲱鱼,当然还有啤酒和酒精饮料都富含嘌呤,升高血尿酸和增加痛风发作风险,建议避免食用高嘌呤食物。然而,有研究表明,豆类、豆制品、菠菜和莴笋等高嘌呤蔬菜虽然也富含嘌呤,实际上却不增加血尿酸水平和痛风的发病率。特别要注意的是患者要避免饮用含糖食品和饮料,尤其是高果糖饮料,引起痛风发病的风险和啤酒相当。鼓励低嘌呤饮食,包括低脂或脱脂奶制品、谷类、蛋类、大部分蔬菜、海参、海蜇皮、低果糖水果等。同时,还应注意,通过低嘌呤饮食来降低对血尿酸的效果有限,严格的饮食控制大概也只能降低血尿酸 70~90 μmol/L,而且患者往往难于坚持长期的严格低嘌呤饮食控制。

除了减少嘌呤摄入,建议饮用更多的水,每日饮水 2 L 以上,保持水化可以减少了痛风发作。提倡戒烟,禁止饮啤酒、黄酒和白酒,但饮用红酒是否会增加血尿酸水平的不同研究结果不一致,尚无定论。适当的有氧运动、控制体重也有助于降低血尿酸水平。

二、药物治疗

(一) 治疗原则

高尿酸血症的治疗方案需按照“分期、分层、长期达标、综合征治疗”的原则。即根据高尿酸血症的不同分期,不同的严重程度进行药物治疗,控制尿酸水平长期平稳达标,同时兼顾并发症和并发症的治疗。

1. *无症状高尿酸血症期的治疗原则* 对无症状高尿酸血症期患者,应根据血尿酸水平的不同和是否合并非晶体沉积相关疾病分层治疗:血清尿酸≥540 μmol/L,不论是否存在非晶体沉积相关疾病,均可启动药物降尿酸治疗;血清尿酸在 480~540 μmol/L,同时存在非晶体沉积相关疾病,如代谢综合征组分、冠心病、脑卒中,方开始药物降尿酸治疗;血清尿酸在 420~480 μmol/L,建议单纯改善生活方式治疗,不推荐药物降尿酸治疗。无症状高尿酸血症期尿酸控制目标为:血清尿酸<420 μmol/L。必须指出的是,与亚洲一些国家和地区的积极态度不同,欧美国家的指南并不推荐对无症状高尿酸血症进行降尿酸药物治疗,理由是考虑到长期药物降尿酸治疗带来的经济和精神负担、药物的不良反应,且无症状高尿酸血症仅部分患者进展到出现晶体沉积相关疾病,而即使出现晶体沉积相关疾病,治疗效果仍良好,且目前尚无高质量临床研究确证降尿酸药物治疗可以减少非尿酸晶体沉积相关疾病。

2. *痛风急性发作期的治疗原则* 痛风急性发作时,治疗重点是消炎止痛,不是降尿酸治疗。出现急性痛风发作,应卧床休息,抬高患肢,局部冷敷,尽早给予药物消炎止痛,控制急性发作。消炎止痛类药物的选择应基于患者以往类似发作用药治疗经验、发作的病程长短、痛风累及的关节数量和类型以及并发症的情况。

推荐的急性发作的首选方案是秋水仙碱(在疼痛发作 12 h 内启用效果最佳),和/或非甾体类抗炎药(NSAID),口服糖皮质激素或关节内糖皮质激素注射。对于累及 1 个或 2 个关节的痛风发作可以单药治疗,对于累及多个关节,尤其是大关节的严重发作,建议起始联合治疗方案(即联用秋水仙碱+NSAID,或秋水仙碱+糖皮质激素口服,关节内糖皮质激素注射可以和以上任何口服的消炎止痛药联用)。避免联用 NSAID 和糖皮质激素以免加重胃肠道副作用,导致消化道出血。严重肾损害患者应避免秋水仙碱和/或 NSAID。

用药应注意“早期、足量”。治疗应在疼痛发展的 24 h 内启用,越早启用,止痛效果越好,推荐在出现疼痛征兆时即启动治疗,可以获得更好的止痛疗效、减少药物的总剂量和缩短痛风发作病程。起始治疗时应给予充足的剂量,然后在随后的几天逐渐减量。治疗应持续至少 7~10 天,治疗疗程过短可能出现炎症复燃、再发疼痛。

对于降尿酸药物治疗中患者出现的急性痛风发作,不需要因此停用降尿酸药物或减少降尿酸药物剂量。

3. *痛风非急性发作期的治疗原则*　对非痛风发作期患者的治疗关键是长期控制血尿酸,避免痛风反复发作,降尿酸药物治疗对大多数患者是必需的。痛风每年发作≥2 次,无论血尿酸水平如何,需启动降尿酸药物治疗。痛风初次发作,如果患者存在以下情况之一: ① 年龄<40 岁;② 血清尿酸>8.0 mg/dL(480 μmol/L);③ 存在晶体沉积证据(痛风石、或尿酸性尿路结石、或肾功能损害≥G_2 期)和/或非晶体沉积的相关疾病(MS 组分、缺血性心脏病、心功能不全、脑卒中等),建议开始降尿酸药物治疗;没有痛风发作,但存在其他尿酸晶体沉积相关疾病(痛风石、尿酸性尿路结石或肾功能损害≥G_2 期)或非晶体沉积相关疾病的患者,且血尿酸水平>480 μmol/L,也须启动将尿酸药物治疗。对于痛风急性期、尚没有使用降尿酸药物治疗的患者,待急性期症状缓解 2 周后再启动降尿酸药物治疗。

所有的降尿酸药物治疗均从小剂量开始,监测血尿酸水平逐渐滴定剂量,直至血清尿酸<360 μmol/L 并长期维持。对于频繁严重发作、慢性痛风、痛风石患者,建议治疗目标:血清尿酸<300 μmol/L。但建议血清尿酸不要降到<180 μmol/L。

降尿酸药物种类包括:抑制尿酸生成药物、促进尿酸排泄药物和尿酸氧化酶。可以根据患者高尿酸血症分型、肾功能、药物的适应证和禁忌证等进行药物的选择。对尿酸控制不能达标者,可以联用不同种类的降尿酸药物。目前在降尿酸治疗中普遍存在单药剂量不足,血尿酸不达标和治疗中断的问题,应规范降尿酸药物方案,服药期间需有规律监测肝酶、肾功能、血细胞,每 2~6 周复查血尿酸并逐渐滴定药物剂量直至血尿酸水平达标,达标后可延长监测周期,但至少每半年复测尿酸。

(二) 常用药物

1. *碱化尿液*　当尿液偏酸性(pH≤6.1)时,尿酸盐结晶容易在尿液中析出、在泌尿道形成尿酸盐结石,因此需要碱化尿液。尤其在开始用促尿酸排泄药物时,大量的尿酸从尿液中排出,容易堵塞肾小管,碱化尿液有利于尿酸盐结晶溶解和从尿液排出。然而,过度碱化尿液,尿 pH>7.0 又易形成泌尿道草酸钙及其他类结石,故需监测尿 pH,及时调整碱化尿液药物剂量,维持尿 pH 在 6.2~6.9 为宜。常用的碱化尿液药物包括:碳酸氢钠、枸橼酸氢钾钠和乙酰唑胺。

1) 碳酸氢钠:每次 1 g,每日 3 次。碳酸氢钠在胃中产生二氧化碳,可增加胃内压,并可引起嗳气和继发性胃酸分泌增加。另外,碳酸氢钠增加机体钠负荷,诱发和加重高血压、充血性心力衰竭和水肿,对老年高血压和心脏病患者使用应注意,长期大量服用碳酸氢钠还可引起碱血症。

2) 乙酰唑胺:心功能不全患者可选用乙酰唑胺碱化尿液,剂量 0.25~0.5 g,2 次/天。该药尚有利尿作用,有利于改善心功能,但要注意补钾,晨尿呈酸性的患者可晚上睡前口服乙酰唑胺 0.25 g。对磺胺过敏的患者忌用该药。

3) 枸橼酸氢钾钠颗粒:1 g 枸橼酸氢钾钠含有 0.172 g 钾,0.1 g 钠(相当于 0.26 g 氯化钠)。日剂量为 4 标准量匙(每量匙为 2.5 g,共 10 g 颗粒),分 3 次,早晨、中午各一量匙,晚上服两量匙,饭后用水冲服。该药可碱化尿液,溶解尿酸结石和防止新结石的形成,作为胱氨酸结石和胱氨酸尿的维持治疗,但不能用于急性或慢性肾衰竭患者,或当绝对禁用氯化钠时也不能使用,还禁用于严重的酸-碱平衡失调或慢性泌尿道尿素分解菌感染。

4) 枸橼酸钾钠合剂(Shohl 溶液：枸橼酸钾 140 g,枸橼酸钠 98 g,加蒸馏水至 1 000 mL)：每次 10~30 mL,每日 3 次。注意事项同枸橼酸氢钾钠颗粒。

2. 消炎止痛治疗

(1) 秋水仙碱起始剂量 1.0 mg 口服,1 h 后再服用 0.5 mg,12 h 后给予 0.5 mg,1~3 次/天,直至痛风发作缓解。该药尽量在痛风开始发作的头 12 h 内启用,超过 36 h 后才开始服秋水仙碱则效果欠佳。老年人、肝功能异常和胃肠道疾病的患者尽量避免使用该药,使用磷酸化糖蛋白抑制剂或 CYP3A4 抑制剂(如环孢素 A、克拉霉素、酮康唑、维拉帕米等)的患者,尽量避免给予秋水仙碱,如确需使用,应调整剂量。肾功能不全时服用该药应加强副作用监测并减量使用,推荐肾功能不全时该药剂量：估算法肾小球滤过率(eGFR)>50 mL/min·1.73 m^2 时,建议剂量 0.5 mg,1~2 次/天;eGFR 为 35~49 mL/min 时,建议 0.5 mg,1 次/天;eGFR 为 10~34 mL/min·1.73 m^2 时,建议每 2~3 天口服 0.5 mg;eGFR< 10 mL/min·1.73 m^2 时禁用。秋水仙碱常见不良反应包括恶心、呕吐、腹痛、腹泻、骨髓抑制、肝肾功能损害等。

(2) NSAID 包括非选择性 COX 抑制剂和选择性 COX-2 抑制剂。建议痛风发作时尽早足量使用直至痛风发作缓解。目前并没有足够的证据表明不同的非选择性 COX 抑制剂之间止痛消炎的效果有差别。NSAID 在不良反应方面主要为消化道溃疡、出血和穿孔,故禁用于有消化性溃疡和/或出血史的患者,且对消化性溃疡的高危人群建议联合使用质子泵抑制剂以防治消化性溃疡,选择性 COX-2 抑制剂和非选择性 COX 抑制剂相比胃肠道疾病风险较小。使用 NSAID 增加心血管风险以及肾损害,对心血管疾病患者和轻中度肾功能不全患者慎用,对 eGFR<30 mL/min·1.73 m^2 的严重肾功能不全患者禁用。选择性 COX-2 抑制剂中特别值得一提的是依托考昔,该药具有痛风急性发作期明确的用药适应证,有研究表明其抗炎止痛效果优于非选择性 COX 抑制剂双氯芬酸,也优于另一种选择性 COX-2 抑制剂塞莱西布。但遗憾的是 COX-2 抑制剂也促进血栓形成,升高心血管事件风险,心肌缺血、心力衰竭的患者使用时应充分评估。

(3) 糖皮质激素皮质类固醇可作为急性期备选方案之一,常用于秋水仙碱和/或 NSAID 治疗效果不好、不能耐受、存在使用禁忌时,作为一种急性期短期治疗替代方案。常规剂量：泼尼松 10 mg,2~3 次/天,用药 2~5 天疼痛缓解开始逐渐减量,共用 7~10 天。痛风急性期短程单用糖皮质激素(泼尼松 10 mg/次,3 次/天)与单用吲哚美辛疗效及不良反应相似。不宜口服糖皮质激素的患者可以使用静脉制剂,甲基泼尼松龙静脉滴注每天 100~150 mg,连续 2 天,也可用 ACTH 40U,肌肉注射或静脉滴注。对于仅累及单个大关节的痛风发作,曲安奈德 40 mg 关节内注射可取得满意疗效。使用糖皮质激素尽量避免使用长效制剂,但由于地塞米松储盐作用比较弱,对心力衰竭合并痛风发作经其他消炎止痛治疗效果不好的患者,可用地塞米松治疗。应警惕糖皮质激素副作用,如水肿、升高血压和血糖、感染等。

(4) IL-1β 抑制剂和 TNF-α 抑制剂：IL-1β 和 TNF-α 是参加痛风性急性关节炎症的重要细胞因子,阻断其作用可缓解痛风的急性炎症。对于痛风严重频繁发作并对秋水仙碱、NSAID 和糖皮质激素(口服和注射)存在禁忌证,应考虑用 IL-1 或 TNF-α 抑制剂治疗。但禁止应用于合并感染、肿瘤或心力衰竭的患者。目前抗 IL-1 制剂有：卡那单抗(canakinumab)、利纳西普(rilonacept)、阿那白滞素(anakinra);抗 TNF-α 制剂有：英夫利昔单抗(infliximab)和依那西普(etanercept)。IL-1 抑制剂和 TNF-α 抑制剂在治疗痛风急性炎症效果颇佳,有研究结果表明卡那单抗比糖皮质激素(曲安奈德 40 mg/d 静脉注射)疗效更好,但也有学者持反对态度,如有的研究认为利纳西普效果没有优于吲哚美辛。对痛风急性期治疗,目前 IL-1 或 TNF-α 抑制剂都不推荐为一线用药,其对痛风疗效和安全性有待进一步观察。

3. 降尿酸药物治疗

（1）抑制尿酸生成药物：黄嘌呤氧化酶抑制剂（xanthine oxidase inhibitor，XOI）包括别嘌呤醇和非布司他，均能抑制尿酸合成。

1）别嘌醇：别嘌醇及其代谢产物氧嘌呤醇通过抑制黄嘌呤氧化酶的活性，减少尿酸生成。对于肾功能正常的患者，别嘌醇初始剂量为每天 100 mg，可分 2 次口服，每次 50 mg。每 2~4 周复查血尿酸，酌情每次增加 100 mg，直至血尿酸达标。大部分患者需要每日用量达 300 mg 以上血尿酸才能达标。最大剂量每日可用至 800 mg。肾功能下降时别嘌呤醇应减量，如 eGFR<60 mL/min · 1.73 m^2，推荐剂量为每天 50~100 mg，eGFR<15 mL/min · 1.73 m^2 时禁用。别嘌呤醇的严重不良反应与所用剂量相关，小剂量起始可以减少严重的别嘌呤醇相关的超敏反应。其不良反应包括：胃肠道症状、皮疹、肝功能损害、骨髓抑制等，偶有发生严重的别嘌呤醇超敏反应综合征。别嘌呤醇超敏反应综合征主要发生在最初使用的几个月内，偶尔出现已服用数年的患者，一旦出现死亡率达 20%~25%。超敏反应在美国发生率是 1∶1 000，其临床最常见的是剥脱性皮炎，使用噻嗪类利尿剂、肾功能不全、亚裔种族是超敏反应的危险因素。超敏反应与白细胞抗原 *HLA－B＊5801* 密切相关，在中国汉族、泰国人中 *HLA－B＊5801* 等位基因频率为 6%~8%，白种人仅为 2%，建议有条件的医院在别嘌醇用药前常规筛查 HLA－B＊5801，对结果阳性的患者禁止使用别嘌醇，对阴性结果的患者也应加强教育，密切监测别嘌呤醇的超敏反应。

2）非布司他：为选择性黄嘌呤氧化酶选择性抑制剂。推荐本品的起始剂量为 40 mg，1 次/天。持续服用 2 周后复查血清尿酸不能达标者，增加剂量到 80 mg/d。通常推荐最大剂量为 80 mg/d，尽管有些国家批准非布司他使用最大剂量达 120 mg/d。与别嘌醇相比，非布司他 40 mg/d 降低尿酸的力度不亚于别嘌醇 300 mg/d，非布司他 80 mg/d 则血尿酸达标率高于别嘌醇 300 mg/d，而且副作用作用小，尤其超敏反应比别嘌醇少。因其双通道排泄，即 49%通过肾脏排泄，45%通过粪便排泄，非布司他在轻中度肾功能损伤患者中使用无需调整剂量，但在 eGFR<30 mL/min · 1.73 m^2 的患者和严重肝功能损伤患者中使用的效果和安全性目前证据不充分，故不推荐使用。常见不良反应为肝功能异常、皮疹。非布司他增加通过 XO 代谢的药物，如茶碱、巯嘌呤、硫唑嘌呤的血药浓度，对正在使用这些药物的患者慎用非布司他。

（2）促进尿酸排泄药物：

1）苯溴马龙：开始剂量 25~50 mg，每日一次，早餐后服用，服用 1 周左右血尿酸即明显下降，其降尿酸强度及达标率强于别嘌呤醇。用药 1~3 周后须复查血尿酸浓度，滴定药物剂量，推荐剂量每日 50~100 mg。苯溴马龙长期使用对肾脏没有不良影响，对于 eGFR 在 20~60 mL/min · 1.73 m^2 的肾功能不全患者仍可使用，推荐每日剂量 50 mg，但 eGFR<20 mL/min · 1.73 m^2 或存在泌尿道尿酸性结石的患者忌用。须注意的是，治疗期间要大量饮水（治疗初期饮水量不得少于 1 500~2 000 mL），以免排泄过多的尿酸在泌尿系统沉积形成结石，在开始用药的前 2~4 周可给予碱化尿液，使患者尿液的 pH 维持在 6.2~6.9。不良反应包括肝损害、胃肠不适、腹泻、皮疹等。

2）丙磺舒：起始剂量 0.25 g/次，2 次/天。1~2 周后复测血尿酸，可增至每次 0.5 g，2 次/天。该药可抑制多种药物通过肾小管排泄，增加其血药浓度，包括青霉素和甲氨蝶呤阿司匹林、保泰松、吲哚美辛、氢氯噻嗪及口服降糖药等。eGFR<60 mL/min · 1.73 m^2 和肾结石患者禁用。同时，与苯溴马龙一样，服用丙磺舒时应保持摄入足量水分，必要时同时服用碱化尿液的药物。不良反应包括恶心呕吐、头晕头痛、皮疹等，偶可引起消化性溃疡。诸多的用药禁忌限制了丙磺舒的临床广泛使用。

3）Lesinurad：为选择性尿酸重吸收抑制剂，通过抑制肾小管 URAT1 和 OAT4 发挥减少尿酸重吸收作用。起始剂量为 200 mg/d，这也是 FDA 批准的最大剂量，服药建议在早上与食物和水同服，同时应指导患者充分饮水，该药不应作为单药应用，必须和黄嘌呤氧化酶同时使用，单独使用肾脏不良反应事件发生率显著升高,故适用于别嘌醇或非布司他治疗后血尿酸仍不能达标的痛风患者的联合用药。无症状高尿酸血症患者不建议使用该药。Lesinurad 和别嘌醇联用时,别嘌醇剂量需≥300 mg/d,如果别嘌醇剂量<300 mg/d,或肾功能不全患者(eGFR<60 mL/min · 1.73 m^2 时,别嘌醇剂量<200 mg/d)则不适合联用。轻度肾功能不全患者不需要减量。eGFR 在 45~60 mL/min · 1.73 m^2,或使用该药后血肌酐比治疗前升高 1.5~2 倍的患者,用药期间要加强肾功能监测。eGFR<45 mL/min · 1.73 m^2 的患者禁止启用该药。而正在使用的患者如果发现 eGFR<45 mL/min · 1.73 m^2 或血肌酐比治疗前升高 2 倍,都应停用该药。该药常见不良反应包括头痛、流感样症状、血肌酐增加和胃食管反流病等。正在使用 CYP2C9 抑制剂,如氟康唑、胺碘酮患者应慎用。

(3) 尿酸氧化酶:尿酸氧化酶可催化尿酸氧化为尿囊素,从而降低血尿酸水平。生物合成的尿酸氧化酶主要有重组黄曲霉菌尿酸氧化酶和聚乙二醇化重组尿酸氧化酶,两者均为静脉注射使用,能快速、强力降低血尿酸,主要用于严重痛风石的痛风、难治性痛风,特别是肿瘤溶解综合征患者。临床常用的重组尿酸氧化酶制剂包括:拉布立酶(rasburicase)、普瑞凯希(pegloticase)。拉布立酶推荐剂量为每日 0.20 mg/kg,加至 50 mL 的 0.9%氯化钠溶液于 30 min 内静脉滴注,治疗时间一般为 5~7 天。常见不良反应有发热、恶心呕吐和皮疹。该药可诱导抗体产生,导致临床作用受到限制和再次给药后可能增加过敏反应。普瑞凯希用法:在开始使用普瑞凯希治疗前至少 1 周开始预防性消炎止痛治疗,以防止治疗时痛风急性发作,治疗前需停用其他降尿酸药物至疗程结束,每 2 周静脉输注 8 mg,用药前先给予抗组胺药和糖皮质激素预防过敏反应,每次输注前必须检查血清尿酸,如果血清尿酸>360 μmol/L,应停止治疗。普瑞凯希常见不良反应:痛风急性发作、输注反应、恶心呕吐、便秘、胸痛、过敏反应,该药禁用于 6-磷酸葡萄糖脱氢酶(G6PD)。

4. *预防性消炎止痛药物治疗* 痛风患者降尿酸治疗初期,血尿酸的水平出现波动,诱发痛风频繁发作,影响患者降尿酸治疗。故建议痛风患者在降尿酸治疗的最初几个月,同时预防性给予消炎止痛药物治疗,首选小剂量秋水仙碱,0.5~1.0 mg/d,对肾功能不全的患者应减小剂量使用。如果秋水仙碱有禁忌证或无效,可采用小剂量 NSAID。如果患者对前两者都有禁忌证或者疗效不佳,可采用小剂量泼尼松口服,推荐剂量不超过 10 mg/d,应警惕长期口服糖皮质激素的不良反应,包括药物性库欣综合征。近期有研究显示 IL-1 抑制剂对预防痛风的急性发作亦安全有效。预防性消炎止痛药物治疗疗程通常 3~6 个月,可根据患者病情严重程度适当缩短或延长,对严重痛风石患者,疗程须半年以上。对于无痛风性关节炎病史患者进行降尿酸治疗时,不需要预防性消炎止痛治疗。

5. *外科治疗* 痛风石的治疗原则与痛风相同,虽然通过降尿酸治疗可能逐渐溶解痛风石,尤其在血尿酸水平控制在 250 μmol/L 以下时,但如果痛风石过大以至于妨碍关节运动、压迫神经、损伤周围组织、破溃形成窦道经久不愈者,或导致肢体畸形、严重影响肢体功能、生活质量下降者,建议通过手术切除痛风石。在罕见的关节损伤病例中,可以考虑关节置换手术。

泌尿系统结石小于 5 mmol/L,可建议患者多喝水,并采取非处方止痛药物,直到结石排出。如果泌尿系结石达 5 mmol/L 或更大时不能通过输尿管随尿液排出,可以使用诸如坦索罗辛等药物来舒张尿道平滑肌,这样可以使结石更容易通过尿道,也可以减少痛苦。如果仍无法排出结石,可能需要进一步行有创技术治疗。体外超声波碎石术是一种非侵入性的治疗,其中超声能量冲击尿路结石,冲击波将大石头分解成更小的碎片,可以更容易地通过泌尿系统。如果结石大于 10 mmol/L,则可能需要手术切除。输尿管镜手术是利用纤细、精密度高的仪器经尿道送入膀胱,到达只有 0.2~0.5cm 直径的输尿管,软性输尿管镜甚至可以到达输尿管上段甚至肾脏,在直视下或借助电视监视系统清晰地观察输尿管内的结石,再从输尿管镜的管道伸入碎石器或套石网、取石钳,将激光击碎的结石取出,还可放置输尿管支架来改善尿液的流动,减轻疼痛和保持输尿管扩张,以便于更容易使碎片或溶解的结石通过。

6. *积极治疗高尿酸血症的非晶体沉积相关疾病*　每个高尿酸血症患者都必须系统筛查高尿酸血症的非晶体沉积相关疾病，如代谢综合征组分、肾脏损害、心血管疾病、心功能衰竭、脑卒中、外周血管疾病等。事实上，不仅降尿酸治疗和对痛风急性期的治疗会影响非晶体沉积相关疾病，非晶体沉积相关疾病的治疗方案也往往影响着降尿酸治疗的效果和痛风的发作。例如，抗心力衰竭治疗使用襻利尿剂可能减少尿酸排泄，诱发和加重高血尿酸，但抗心力衰竭治疗后患者心功能好转，肾脏有效灌注改善，高尿酸血症可以减轻；降压药氯沙坦降压同时可以促进尿酸排泄，血尿酸下降幅度达 15%～30%，而血管紧张素转化酶抑制剂虽然降血压，却使血尿酸水平升高；高脂血症的治疗中，非诺贝特除了降低 TG 水平，还可使血浆中尿酸水平平均降低 25%。晶体沉积相关疾病和非晶体沉积相关疾病治疗的关系紧密而复杂。

综上，我们提倡重视非晶体沉积相关疾病，把它视为高尿酸血症的一部分，强调高尿酸血症的非晶体沉积相关疾病和晶体沉积相关疾病两方面的综合评估、管理和治疗，而不是独立片面的看待晶体沉积相关疾病和非晶体沉积相关疾病，站在高尿酸血症的整体管理、综合治疗的认识高度，将使整个方案相辅相成、更加积极有效。

（陈　宁　李小英）

参考文献

高尿酸血症相关疾病诊疗多学科共识专家组. 中国高尿酸血症相关疾病诊疗多学科共识. 中华内科杂志，2017，56(3)：235－248.

Agnès B, Susan E B. Gout, genetics and ABC transporters. F1000 Biology Reports, 2011, 3(1): 23.

Chang-Qin L, Ning C, Chun-Mei H. Serum uric acid is independently and linearly associated with risk of nonalcoholic fatty liver disease in obese Chinese adults. Scientific Reports, 2016, 6: 38605.

Cristiana C, Donato C, Aldo R, et al. Fructose intake, serum uric acid, and cardiometabolic disorders: A critical review. Nutrients, 2017, 9(4): 395.

Gabrielle E T, Svetlana K, Michael H. Gout and metabolic syndrome: A tangled web. Current Rheumatol Report, 2017, 19(10): 60.

Ibrahim M. Hyperuricemia, type 2 diabetes mellitus, and hypertension: An emerging association. Current Hypertens Report, 2017, 19(9): 69.

Jessica M, Francesca O, Santo G, et al. Regulation of uric acid metabolism and excretion. International Journal of Cardiology, 2016, 213: 8－14.

Lanaspa M A, Sanchez-Lozada L G, Choi Y J, et al. Uric acid induces hepatic steatosis by generation of mitochondrial oxidative stress: Potential role in fructose-dependent and -independent fatty liver. J Biol Chem, 2012, 287(48): 40732－40744.

Liuqing X, Yingfeng S, Shougang Z, et al. Recent advances on uric acid transporters. Oncotarget, 2017, 8(59): 100852－100862.

Masanari K. Hyperuricemia, cardiovascular disease, and hypertension. Pulse, 2016, 3(3－4): 242.

Matthias A H, Richard J J, Hiroki M, et al. Molecular physiology of urate transport. Physiology, 2005, 20: 125－133.

Mehmet K, Thomas J, Yalcin S. Uric acid in metabolic syndrome: From an innocent bystander to a central player. European Journal of Internal Medicine, 2016, 29: 3－8.

Micaela G, Natalia M, Saverio M, et al. The treatment of hyperuricemia. International Journal of Cardiology, 2016, 213(1): 23－27.

Michael D. Prednisolone was equivalent to indomethacin for pain reduction in acute gout. Annals of Internal Medicine, 2016, 164(10): JC51.

Mumtaz T, Osman K, Abdullah O, et al. Lowering uric acid with allopurinol improves insulin resistance and systemic inflamation in asymptomatic hyperuricemia. Journal of Investigative Medicine, 2015, 63(8): 924－929.

Richette P, Doherty M, Pascual E, et al. 2016 updated EULAR evidence-based recommendations for the management of gout. Annals of the Rheumatic Disease, 2017, 76(1): 29－42.

Rashika E R, Hatem T. Physiological functions and pathogenic potential of uric acid: A review. Journal of Advanced Research, 2017, 8(5): 487－493.

Robert T, Keenan. Limitations of the current standards of care for treating gout and crystal deposition in the primary care setting: A review. Clinical Therapeutics, 2017, 39(2): 430－441.

Soletsky B, Feig D I. Uric acid reduction rectifies prehypertension in obese adolescents. Hypertension, 2012, 60(5): 1148－1156.

Zhange Y, Shuai Z, Dongdong W. The significance of uric acid in the diagnosis and treatment of Parkinson disease. Medicine, 2017, 96(45): e8502.

本篇复习题

1. 机体不同组织器官在糖尿病发生、发展过程中起到的作用是什么？现阶段针对糖尿病的药物的优势与副作用风险是什么？
2. 请按作用靶点分类阐述高胆固醇血症的治疗药物，并简述他汀类药物临床应用的潜在问题及可能机制；请简要回答导致肥胖症的因素有哪些？列举肥胖症发病机制中的重要基因和激素、肥胖症引起的疾病以及肥胖症的基本治疗方法（药物分类和手术治疗方法）。
3. 主要作用于破骨细胞和主要作用于成骨细胞的抗骨质疏松症药物有哪些，其作用机制是什么？

第六篇 心脑血管药理学

以脑卒中为代表的脑血管疾病是第二大致死原因及主要致残原因，目前缺少有效的急救治疗。唯一公认的急救药物为组织型溶酶原激活剂(tissue-tye plasminogen activator, tPA)溶栓药物，但无论是单独tPA溶栓治疗，还是tPA溶栓联合手术取栓新疗法，治疗的患者数量及有效性均有限。预防脑卒中复发的药物相对较多，临床疗效也取得了新进步，使脑卒中复发率有所降低。当前迫切需要解决的依然是急救治疗。本篇第二十九章介绍了脑卒中急救溶栓药物、二级预防药物及正在研制的神经保护剂和干细胞治疗。

心力衰竭是多种心血管疾病的终末阶段，死亡率高。随着对心力衰竭病理机制研究的不断深入，心力衰竭治疗策略与方法也发生了较大变化，基于调控心肌能量代谢、炎症反应等治疗策略的提出，以及利钠肽等生物标志物在诊治方面的应用，特别是血管紧张素受体/中性内肽酶抑制剂等新药的出现，降低了心力衰竭患者的病死率，提高了生活质量。本篇第三十章对心力衰竭治疗研究新进展进行了系统总结和展望。

肺动脉高压预后较差，最终导致右心衰而死亡，目前缺乏有效的治疗手段。虽然临床治疗药物有钙通道阻滞药、内皮素受体阻断药、5型磷酸二酯酶抑制药和前列环素类药物，但其疗效仍不满意。因此，深入研究肺动脉高压发病机制，寻找防治肺动脉高压的新靶标/新药具有重要意义。本篇第三十一章介绍了肺动脉高压的病理机制、治疗药物及研究展望。

离子通道相关药物在心血管疾病防治方面发挥了重要作用。近年来，几种新型离子通道包括非电压依赖性钙离子通道、Cl^-通道和机械敏感性阳离子通道的分子基础被陆续阐明，其心血管功能被逐渐认识。这些离子通道的功能变化与心血管疾病的发生、发展密切相关，有望成为心血管疾病新的防治靶标。本篇第三十二章阐述了上述离子通道作为心脑血管疾病防治新靶标的理论基础及药物研究进展。

微小核苷酸(miRNA)的发现是跨21世纪伟大的科学发现，miRNA对心血管疾病的调控已成为发展迅速的研究领域，两者的关系研究给我们带来一系列重要的科学启示和新的研究方向。本篇第三十三章讨论了miRNA与心律失常、心力衰竭、心肌病、冠心病、高血压等各种常见心血管疾病的研究现状及防治策略。

炎症免疫在多种心脑血管疾病发生、发展中具有关键作用，靶向炎症以降低心脑血管事件和风险的治疗策略逐步获得了基础研究的证明和临床的认可。本篇第三十四章讨论了心脑血管疾病的炎症免疫机制及分子标志物，总结了靶向炎症信号通路的最新治疗策略的研究进展情况。

第二十九章
脑血管疾病治疗药物

以脑卒中为代表的脑血管疾病，具有发病率高、病死率高、致残率高、复发率高和医疗费高等特点，是非常严重的健康和社会问题。在中国和全球，脑卒中分别是第一和第二致死原因以及主要致残原因，目前缺少有效治疗方法。脑卒中，又称中风、脑血管意外，可分为缺血性脑卒中和出血性脑卒中两大类型，其中缺血性脑卒中占脑卒中患者总数的75%～85%。对于急性缺血性脑卒中（acute ischemic stroke，AIS）的救治，目前FDA唯一批准的药物是tPA重组蛋白。但由于tPA溶栓治疗时间窗狭窄，禁忌证限制，并发症危险，仅3%～5%患者获得治疗；又因tPA治疗的血管再通率较低，使得这一疗法的总体有效性较低（不超过10%）。最近研究证明，对较大动脉阻塞引起的缺血性脑卒中患者，在tPA溶栓基础上联合血管内血栓切除术（endovascular thrombectomy，又称血管内取栓），可提高血管再通率，其有效性优于单用tPA。但接受这一联合治疗的患者还是少数，其总体有效率仍然有限（不超过14%）。至于更加险恶、死亡率更高的出血性脑卒中，仅特定部位的脑出血手术治疗显示有一定有效性，目前尚无治疗药物。因此，脑卒中治疗药物的研发迫在眉睫。当前，神经保护剂和干细胞治疗研究均在积极推进中。与急救药物相比，预防脑卒中复发（二级预防）的药物数量相对较多。本章将依次介绍脑卒中急救溶栓药物、二级预防药物及正在研制的神经保护剂和干细胞治疗。

第一节　急性缺血性脑卒中治疗药物

脑组织代谢率高而能量储备低，充足的脑血流对脑部氧和营养物质的维持至关重要。当脑局部血流突然中断（主要是由脑血管血栓栓塞造成），AIS随即发生，缺血部位的脑组织将很快发生不可逆性损伤，引起致残、致死的严重后果。AIS治疗的关键是要早期快速有效地实现血管再通，从而拯救缺血但未梗死的脑组织。tPA重组蛋白阿替普酶（alteplase）是1996年美国FDA批准的首个也是迄今唯一获批的用于治疗AIS的溶栓药物。该药与人天然tPA无差别，其降低AIS致死率和致残率的治疗作用得到国际公认。

一、内源性tPA的来源与功能

tPA表达于全身多种器官组织，在基础条件下，tPA主要由内皮细胞合成并分泌入血液，与其生理抑制剂纤溶酶原激活剂抑制剂-1（plasminogen activator inhibitor-1，PAI-1）以复合物的形式存在于血液循环。tPA也储存于内皮细胞、神经内分泌细胞、肾上腺嗜铬细胞，并在受到细胞外刺激时被释放。血管作用物质如凝血酶、组胺、类固醇激素和维生素A酸类均可刺激tPA的合成和释放。

tPA参与了多种生理病理过程。首先，tPA在血管系统中的纤溶酶原激活作用是其最重要且最为人所知的生理功能，也是其治疗AIS的理论基础。其次，tPA也可促进血管发生。最后，在CNS，tPA促进突触形成和神经迁移，同时又与Glu诱导的神经毒性和血脑屏障的破坏等相关；在外周神经系统，tPA参与交感神经功能；tPA还有助于减少术后腹膜粘连形成等。

二、tPA 的溶栓机制

在血管纤溶系统溶栓的过程中,最重要的步骤是纤溶酶将高分子纤维蛋白裂解成可溶性的低分子量产物。正常生理状态下,纤溶酶在循环血液中含量极低,但当纤溶酶原被纤溶酶原激活剂活化后可于局部形成大量纤溶酶。tPA 是血管纤溶系统中最重要的纤溶酶原激活剂,如图 29-1 所示,tPA 在正常血液循环中对纤溶酶原的激活作用微弱,溶栓过程中 tPA 结合到血栓后其活性大增,可在血栓表面高效率地水解纤溶酶原的 Arg561-Va1562 肽键,使其激活转变为纤溶酶。

tPA 对纤维蛋白具有特异性亲和力,当 tPA 存在于血凝块、血浆或纯化的纤维蛋白原中时,tPA 几乎只与血凝块结合。其次,tPA 在正常生理状态下对纤溶酶原的活化作用很弱,当血栓发生时,纤维蛋白及纤维蛋白相关的复合物可强有力地刺激该活化过程(图 29-1)。这种效应形成了 tPA 特异性溶栓的基础。

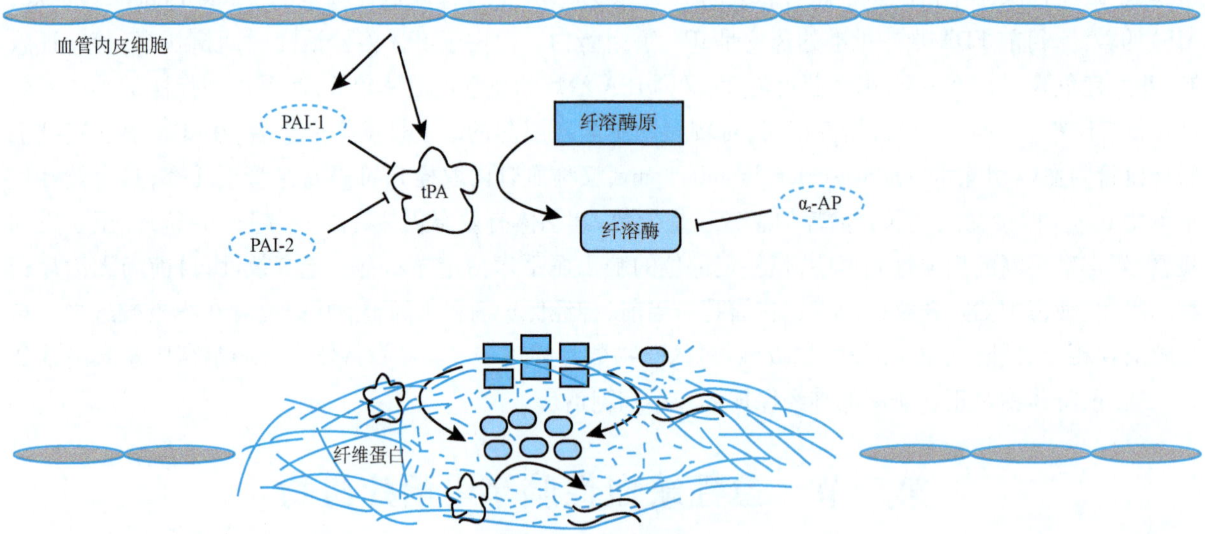

图 29-1　tPA 的溶栓机制

注:由血管内皮细胞分泌的 tPA 在血液循环中对纤溶酶原的激活作用微弱,其活性主要受到 PAI-1 和 PAI-2 抑制。当血管损伤时,tPA 结合到血栓表面,其激活纤溶酶原生成纤溶酶的活性大增。一方面,纤溶酶将单链 tPA 裂解成活性更高的双链 tPA,进一步激活纤溶酶原生成更多的纤溶酶;另一方面,纤溶酶将血栓中的高分子纤维蛋白裂解成可溶性的低分子质量产物,最终引起整个血栓的溶解

另外,tPA 和纤溶酶原均具有结合纤维蛋白的特性,在 tPA 特异性溶栓的过程中,纤维蛋白具有双重功能,既参与激活纤溶酶原又可作为纤溶酶形成的最终底物。tPA 诱导裂解纤维蛋白血凝块的过程可以分为两相:第一,在缓慢相中,单链 tPA 在完整的纤维蛋白表面激活纤溶酶原使其转变为纤溶酶;第二,在快速相中,纤维蛋白部分被纤溶酶降解并暴露出更多的纤溶酶原和 tPA 的结合位点,同时纤溶酶将单链 tPA 裂解为活性更高的双链 tPA,又不断有纤溶酶原被激活产生纤溶酶。这样,tPA 和纤溶酶原及纤维蛋白形成一个环状三元复合物,使溶栓效应以正反馈形式扩大。然而,值得注意的是,tPA 的这种血凝块溶栓特异性仅可在其生理浓度观察到。在溶栓治疗中,药理浓度 tPA 的血凝块特异性减弱或消失,可产生全身溶栓状态,具有出血风险。在凝血事件中,内皮细胞合成并释放 PAI-1 抑制 tPA。血浆中的纤溶酶原激活剂抑制剂-2(plasminogen activator inhibitor-2, PAI-2)对 tPA 也有弱的抑制作用。除此之外,生理条件下 α_2-抗纤溶酶(α_2-antiplasmin, α_2-AP)在血液循环中的浓度很高,可快速灭活未与血凝块结合的纤溶酶。然而,这种全身调节功能在使用治疗量 tPA 进行溶栓时会被抵消掉,造成出血倾向。tPA 在血液循环中能被肝脏快速清除,导致其体内半衰期非

常短,约 5 min。这一性质也使得人们在利用 tPA 进行溶栓治疗时需要持续泵注或注射相对大剂量的 tPA。

三、tPA 的临床应用

20 世纪 60 年代就开始试图使用纤溶酶原激活剂对 AIS 患者进行溶栓治疗,在一些早期临床试验中,先后使用了链激酶和尿激酶来溶栓,均引起严重的颅内出血,其原因主要是链激酶和尿激酶对血栓表面和循环血液中纤溶酶原的激活没有选择性,从而导致出血。20 世纪 80 年代中期,具有溶栓特异性的重组 tPA 阿替普酶问世,急性心肌梗死成为首个获准的治疗用途,阿替普酶显示出比链激酶和尿激酶更加优越的冠脉溶栓效果,激起了人们对 tPA 治疗 AIS 的极大兴趣。

1. *tPA 治疗 AIS 的有效性和安全性*　1992 进行的两次临床试验显示,小于 0.95 mg/kg 剂量的阿替普酶是相对安全的,有助于促进早期神经功能恢复,并提示应尽早进行治疗——在脑卒中发生后 90 min 或 180 min 内进行治疗,以减少出血风险并提高恢复率。在 1995 年的美国国立卫生院脑卒中量表(The National Institute of Neurological and stroke, NINDS)随机对照试验中,发现在 AIS(CT 排除出血)3 h 内静脉输注 0.9 mg/kg 阿替普酶可使患者在第 3 个月时少残或无残比例提高至少 30%,但颅内出血的发生率为 6.4%,是安慰剂组的 10 倍。基于 NINDS 的重要试验结果,FDA 在 1996 年批准阿替普酶用于治疗 AIS 发生 3 h 内符合治疗标准的患者。

后期又进行了许多研究,包括美国的 STARS 临床试验(2000 年)、加拿大的 CASES 临床试验(2005 年)、欧洲的 SITS - MOST 临床试验(2007 年),这 3 项试验都确证了 AIS 发生 3 h 内阿替普酶的有效性和可接受的安全性。2008 年 ECASS Ⅲ临床试验结果,不仅支持了 NINDS 临床试验的结论,更进一步证明了在 AIS 发生后 3~4.5 h 内使用阿替普酶依然有效。

2. *tPA 治疗 AIS 的时间窗*　阿替普酶溶栓治疗在 AIS 发生后越早进行越有利于患者预后。1995 年,NINDS 临床试验结论表明阿替普酶溶栓的治疗时间窗为 3 h,2008 年 ECASS Ⅲ临床试验专门评估了 AIS 之后 3~4.5 h 使用阿替普酶的安全性和有效性并取得阳性试验结果,之后欧洲、澳大利亚等许多国家和地区将阿替普酶治疗 AIS 的时间窗从脑卒中发生后 3 h 延长至 4.5 h,美国心脏协会和卒中协会(AHA/ASA)的临床指南(2009 年)也将治疗窗延长至 4.5 h,但是对证据要求更加严格的 FDA 并没有更改阿替普酶治疗 AIS 的时间窗。

3. *tPA 治疗 AIS 的给药途径和剂量*　在 NINDS 临床试验中,阿替普酶的给药剂量为 0.9 mg/kg,上限为 90 mg,首先静脉推注剂量的 10%,剩余 90%在 60 min 内以恒定速度静脉泵注。此后绝大部分临床试验包括 ECASS Ⅲ期临床试验,均沿用此给药途径和剂量,证明 0.9 mg/kg 阿替普酶治疗 AIS 确实有效,尽管该剂量会增加颅内出血风险。最近有临床试验研究发现使用 0.6 mg/kg 阿替普酶有更低的颅内出血率,但并未能证实其疗效更具优势。

四、tPA 的不良反应

颅内出血是阿替普酶溶栓治疗最常见、最严重的不良反应,为帮助发现颅内出血并发症,1995 年 NINDS 临床试验建议静脉输注阿替普酶后 2 h 内每 15 min 监测一次血压和进行一次神经功能评估,之后是 6 h 内每 30 min 一次,接下来是 16 h 内每 60 min 一次。AHA/ASA 在 2013 年及以后的治疗指南中支持该建议,且在 3~4.5 h 内阿替普酶治疗的患者遵循相同的血压和神经功能评估流程。

除了颅内出血,其他不良反应发生概率较低,包括全身出血、过敏反应、口舌血管性水肿等。其中口舌血管性水肿发生于患侧大脑对侧,症状轻微且是暂时性的,1.3%~5.1%接受阿替普酶溶栓治疗的患者可能会出现此反应,这通常与使用血管紧张素转换酶抑制剂或大脑岛叶、额叶皮层梗死有关。早期暂时性神经损害与阿替普酶溶栓治疗引起的脑实质水肿及阿替普酶潜在的神经毒性有关。

五、tPA 溶栓联合血管内取栓新疗法

2015 年,多项随机临床试验证明,对于大动脉阻塞的 AIS 患者,在 AIS 发生 6 h 内进行阿替普酶溶栓联合血管内机械取栓疗法是安全有效的,优于单纯使用阿替普酶溶栓疗法。2018 年,两项随机临床试验不但再次证明这一新疗法的有效性,而且进一步将治疗时间窗延长至 16 h、24 h。据此,美国 AHA/ASA 在三年内两次修改治疗指南。这一药物溶栓联合血管内取栓新疗法是 AIS 治疗史上的一大进步,意味着将来会有更多的 AIS 患者得到有效治疗。然而,符合治疗条件的患者毕竟还是少数,未来还需优化治疗方案。

(缪朝玉　徐添颖)

第二节　预防脑卒中复发的药物

脑卒中复发是预后不良的重要表现,可加重病情,进一步造成残疾和死亡。短暂性脑缺血发作(transient ischemic attack)、小中风(minor stroke)常常紧跟着大中风(major stroke)的发生。因此,无论是脑卒中幸存者,还是短暂性脑缺血发作,均应及时评估脑卒中再发风险,并及时给予合适治疗。

一、抗血小板药

抗血小板药又称血小板功能抑制剂,可抑制血小板的黏附、聚集和释放功能,阻止血栓形成,延长血小板生存期。AIS 发生时血小板被激活。抗血小板治疗可降低脑损伤,降低早期再发缺血性脑卒中的危险,可降低死亡率、延长存活期。然而抗血小板治疗也可能增加出血的危险。抗血小板药常与 tPA 溶栓药合用于急性脑卒中,以加强后者的溶栓作用。抗血小板药用于防治脑卒中,较溶栓药限制少,主要用于非心源性栓塞性脑缺血或短暂性脑缺血发作。目前在预防脑卒中再发方面的循证医学证据充分、临床应用较广的抗血小板药物包括:阿司匹林、氯吡格雷、阿司匹林和双嘧达莫复方制剂。其他药物在部分地区的临床试验中显示具有预防脑卒中的效果,但其疗效和安全性还有待进一步验证。

(一) 环氧酶抑制药

阿司匹林是临床目前应用最广泛的抗血小板药物,其作用机制主要是不可逆的、选择性的与 COX-1 的活性部分结合,抑制花生四烯酸转变成 TXA_2,而 TXA_2 是血栓形成的一个强力促进因素。大剂量时也抑制血管内皮细胞 COX,抑制血管内皮细胞合成前列环素。

一般认为阿司匹林作为单药预防脑卒中复发的最佳剂量是每日 75~150 mg,该剂量考虑了药效与可能引起的胃肠道出血不良反应两者的平衡。近些年,双重抗血小板疗法即双抗疗法被提出用于降低脑卒中早期复发,常使用阿司匹林与 $P2Y_{12}$ 受体拮抗剂(氯吡格雷、普拉格雷、替格瑞洛等)合用。与单用阿司匹林比较,阿司匹林和氯吡格雷合用可降低严重缺血事件再发风险,但同时增加出血风险,此外,阿司匹林和磷酸二酯酶抑制剂双嘧达莫合用也被证实可改善动脉源性短暂性或轻度脑缺血患者预后。无论对于急性或非急性脑缺血,短期(1 年以下)双抗疗法均比单抗疗法更有效。

阿司匹林作为抗血小板药局限是“阿司匹林抵抗”(aspirin resistance),即在某些特定人群(特别是糖尿病患者)使用阿司匹林抗血小板治疗效果不佳(nonresponsiveness)。阿司匹林抵抗原因很多,最近

一项对糖尿病患者群的研究发现，与普通的阿司匹林相比，肠溶阿司匹林生物利用度降低，肠溶性是阿司匹林抵抗的一个重要原因。

（二）$P2Y_{12}$ 受体拮抗剂

二磷酸腺苷（ADP）受体 $P2Y_{12}$ 主要分布在血小板，在血小板激活过程中起着核心作用。$P2Y_{12}$ 受体是目前最成功的抗血小板药物靶点。目前，已有 5 个 $P2Y_{12}$ 受体拮抗剂通过美国 FDA 审批已上市，即噻氯匹定（ticlopidine）、氯吡格雷（clopidogrel）、普拉格雷（prasugrel）、替格瑞洛（ticagrelor）、坎格瑞洛（cangrelor）。除第一代的噻吩吡啶类药物噻氯匹定因副作用大已退出市场外，其余 4 个，尤其是 3 个口服的 $P2Y_{12}$ 受体拮抗剂氯吡格雷、普拉格雷和替格瑞洛，临床广泛使用。

1. *氯吡格雷*　氯吡格雷作为前药，本身无活性。在体内代谢成含巯基的活性代谢物，特异性、不可逆地与血小板 $P2Y_{12}$ 受体结合，阻断 ADP 和受体的结合，抑制腺苷酸环化酶，使 cAMP 下降，发挥抗血小板作用。与阿司匹林相比，氯吡格雷在预防血管性事件发生方面优于阿司匹林。对高危患者（曾发生脑卒中、外周动脉疾病、症状性冠状动脉疾病或糖尿病），其预防效果可能更加明显。严重的胃肠道出血比阿司匹林少，部分患者有“氯吡格雷抵抗”（clopidogrel resistance）现象。

2. *普拉格雷*　普拉格雷作用机制与氯吡格雷相似，但其仅需一次肝酶代谢就可产生活性代谢物，而氯吡格雷需要两步代谢才能产生活性代谢物。相比第二代氯吡格雷，普拉格雷的代谢效率更高，抗血小板作用快、作用更强，个体反应性差异也更小，但其短期内的出血并发症风险较高。因为引起严重出血事件的风险更高，故普拉格雷在缺血性脑卒中的预防应用上存在相对禁忌证。

3. *替格瑞洛*　替格瑞洛直接发挥作用，不需要体内代谢激活，口服有效，肠道吸收快，比氯吡格雷起效更快、更一致。替格瑞洛可逆性地抑制 ADP 和 $P2Y_{12}$ 受体结合。有研究显示，与氯吡格雷相比，普拉格雷或替格瑞洛治疗能够更好地减少缺血性事件的复合终点发生和支架内血栓形成的发生。对于糖尿病患者心血管并发症的防治，替格瑞洛的疗效优于普拉格雷和氯吡格雷。除了出血副作用外，替格瑞洛呼吸抑制的发生率高于氯吡格雷。

（三）磷酸二酯酶抑制剂

1. *双嘧达莫*　双嘧达莫（潘生丁）（dipyridamole，persantine）具有抑制磷酸二酯酶的作用，可抑制 cAMP/cGMP 的降解，增加血小板内 cAMP/cGMP 的浓度，抑制血小板激活。双嘧达莫还通过抑制腺苷重吸收，增加腺苷浓度，激活血小板腺苷受体 A_2，激活 Gs，使 cAMP 合成增加，增加血小板内 cAMP，发挥抗血小板作用。轻度抑制血小板 COX，使 TXA_2 合成减少。腺苷浓度增加的同时具有舒张血管的作用。

双嘧达莫的缺点是化学稳定性差、半衰期短，必须剂量加倍或者使用缓释剂才能维持抗血小板的作用，且价格贵。临床用于预防脑卒中时多采用低剂量阿司匹林（25 mg）和双嘧达莫（200 mg）的复方制剂，即脑康平（aggrenox）。美国 FDA 1999 年批准该药用于预防脑卒中复发。口服，一天两次。一项涉及 6 600 人的欧洲脑卒中预防研究 2（European stroke prevention study 2，ESPS2）临床试验显示，脑康平预防中风复发的效果优于单用阿司匹林。一般认为脑康平耐受性好，部分患者有头痛、腹痛、恶心、腹泻等不良反应。

2. *西洛他唑*　西洛他唑（cilostazol）是一种选择性磷酸二酯酶 3（phosphodiesterase 3，PDE3）抑制剂，具有抗血小板、扩张血管、抗炎作用，可预防早期神经功能恶化，临床用于预防脑卒中复发。但其疗效是否优于阿司匹林，尚无统一定论，有待进一步验证。

（四）血小板纤维蛋白原受体拮抗剂

血小板活化时，其纤维蛋白原 GPⅡb/Ⅲa 受体构象改变，由静息态变成可结合纤维蛋白原、vWF 因子的活化态，使血小板黏附、聚集，形成血栓。因为纤维蛋白原受体 GPⅡb/Ⅲa 位于血小板信号转导途径的最后共同通路，所以血小板纤维蛋白原受体拮抗剂的抗血小板、抗血栓作用最强，出血副作用也最大。获得 FDA 审批的该类抗血小板药物有 3 个：阿昔单抗(abciximab)、依替巴肽(eptifibatide)、替罗非班(tirofiban)。仅可以静脉注射给药，口服无效。

1. 阿昔单抗　人源化的抗 GPⅡb/Ⅲa 受体的单克隆抗体的 Fab 片段，通过与血小板表面的 GPⅡb/Ⅲa 受体结合，进而阻断纤维蛋白原介导的血小板聚集。其抗血栓作用优于阿司匹林和肝素，可抑制血小板功能，但对血小板生存时间无影响。严重出血的发生率为 1%~10%。另一个不良反应是血小板减少，2%的患者血小板数目降至 50 000/μL。

2. 依替巴肽　是 GPⅡb/Ⅲa 上纤维蛋白原结合位点的环肽抑制物，具有起效快、持续时间短、特异性强的特点。出血是其主要的不良反应，发生率为约 10%。另一个不良反应是血小板减少，发生率为 0.5%~1%。

3. 替罗非班　为化学合成的非肽类 GPⅡb/Ⅲa 受体拮抗剂，属于肽衍生制剂，有抗血小板聚集和防止血栓形成的作用。临床研究表明，对大脑中动脉梗死患者，与小剂量 tPA 重组蛋白联合溶栓治疗，可提高 AIS 溶栓治疗的血管再通率。替罗非班不良反应和依替巴肽相似。

（五）其他抗血小板药

1. 三氟柳　三氟柳(triflusal)化学结构与水扬酸类化合物相似，但其并非阿司匹林衍生物。三氟柳与其主要代谢产物 3-羟基-4-三氟苯甲酸(HTB)可抑制血小板环氧酶活性，减少 TXA_2；还可抑制血小板磷酸二酯酶增加血小板内 cAMP 的含量，从而产生抗血小板聚集的作用。

研究表明，三氟柳的疗效与阿司匹林相当，但其出血风险低于阿司匹林。欧洲脑卒中组织推荐三氟柳作为阿司匹林预防脑卒中的二级替代用药。该药已成为国内外抗血小板药物的研究热点。

2. 沙格雷酯　沙格雷酯(sarpogrelate)是一种 5-HT_2 受体选择性拮抗剂。血管壁上存在的 5-HT_2 受体被激动后，可明显影响血管内皮细胞的完整性及分泌功能，引起血管平滑肌细胞的收缩及动脉硬化的发生。沙格雷酯可以通过拮抗 5-HT_2 受体，抑制血小板聚集和血管收缩，从而达到抗血栓形成的作用。

研究表明，沙格雷酯预防脑梗死的疗效与阿司匹林相当，且具有较低风险的出血事件。沙格雷酯是否可用作阿司匹林的替代用药，有待进一步验证。

二、抗凝血药

抗凝血药是通过影响凝血因子，从而阻止血液凝固过程的药物。抗凝血药一般不作为缺血性脑卒中患者的常规用药。但是，对于伴有阵发性或永久性非瓣膜性心房颤动的卒中患者，抗凝药物可用于预防脑卒中复发。房颤时有心房内血块形成，主要是由于心房内血流速度降低，血小板及血浆凝血系统激活以及心房促凝血系统改变引发的综合结果。房颤患者的血栓栓塞并发症中，脑卒中是主要表现类型。另外，对于缺血性脑卒中或短暂性脑缺血发作的患者，若合并急性冠状动脉综合征或冠状动脉支架植入术后的情况，联合应用口服抗凝药与抗血小板药是必要的。传统的口服抗凝药华法林在心房颤动患者脑卒中预防方面临床证据多，但是应用范围窄并需要抗凝监测，约 1/3 患者不能获得治疗。新型口服抗凝药(new oral anticoagulant, NOAC)有剂量固定、无需常规监测凝血、药物食物相互作用少、出血风险小等优点，代表心房颤动(简称房颤)抗凝的新趋势。

（一）香豆素类化合物(维生素 K 拮抗剂)

1. 华法林　华法林(warfarin)是香豆素类化合物，为维生素 K 拮抗剂，口服有抗凝作用，起效慢、作用维持时间较长。华法林在心房颤动患者脑卒中一级预防及二级预防中均有明确的治疗价值。华法林抗凝治疗的最佳剂量是维持国际标准化比值(international normalized ratio, INR)在 2.0~3.0。

2. 肝素和低分子量肝素　肝素(heparin)和低分子质量肝素(low molecular weight heparin, LMWH)

都是依赖抗凝血酶Ⅲ(antithrombinⅢ, AT-Ⅲ)的凝血酶抑制剂。肝素作用快速,与AT-Ⅲ结合后不可逆的灭活凝血酶和因子Ⅱa、Ⅹa、Ⅸa等。LMWH选择性抗凝血因子Ⅹa活性,其抗凝作用比肝素弱,但作用维持时间较长,出血不良反应较小,不需要监测抗凝活性,具有较少的副作用。它们除具有抗凝作用外,还能抑制血小板聚集,降低血液黏度和改善血管内皮功能。多用于紧急状态以及脑卒中患者抗凝的过渡性治疗。

(二) 口服凝血酶直接抑制剂

甲磺酸达比加群酯(dabigatranetexilatemesylate)是被美国FDA批准的第一个口服凝血酶直接抑制剂,它是一种新型口服抗凝剂,是前药,进入体内后可快速转化为达比加群,可逆地阻断凝血酶的活性位点。该药被FDA批准用于降低非瓣膜性房颤患者的脑卒中和全身性栓塞的风险。在正常志愿者中,口服生物利用度为3%~7%,2 h内达到峰值。半衰期为12~17 h。肾功能损害会导致药物半衰期延长,此类患者应调整使用剂量或避免使用该药。对于非瓣膜性房颤患者脑卒中和全身性栓塞的预防,该药有150 mg和110 mg两种剂型,成人推荐剂量为150 mg,每天两次给药。与其他抗凝药物一样,甲磺酸达比加群酯的主要副作用是出血。在一项研究中,与华法林相比,该药的胃肠道不良反应和胃肠道出血增加。2015年首个达比加群拮抗剂idarucizumab(praxbind)获美国FDA批准用于快速逆转达比加群的抗凝效果,静脉注射给药,通过与达比加群相结合而抵消其作用,用于抗凝过度出血解救。

与传统华法林治疗相比,口服凝血酶直接抑制剂的优点包括可预测的药物代谢动力学和生物利用度,以及固定剂量、使用方便和可预测的抗凝效果,并且不需要常规监测凝血指标。此外,这些药物不主要经由细胞色素P-450代谢,而是主要通过酯酶酯化水解变成活性产物,而且它们起效迅速,可以发挥立即抗凝的作用,因而不需要叠加使用其他抗凝药物。这些新的抗凝药物的缺点为半衰期短,一些患者会很快出现抗凝效果变差和血栓栓塞的风险。

(三) 新型口服抗凝血剂

口服凝血因子Ⅹa抑制剂包括利伐沙班、阿哌沙班、依度沙班和刚刚被美国FDA批准的betrixaban,它们是一类新的无须监测的口服抗凝药物。这类药物和口服凝血酶直接抑制剂对血栓性疾病的药物治疗有重大影响。

利伐沙班、阿哌沙班和依度沙班能够抑制凝血过程最后的共同通路的凝血因子Ⅹa。这些药物可以固定剂量给药,不需要监测。它们比华法林起效快,半衰期短。但这类药物部分由肾脏和肝脏排泄,因此,严重的肾或肝功能损害的患者不建议使用这类药物。与华法林不同的是,华法林过量后可以通过使用维生素K或浓缩血浆逆转,而口服因子Ⅹa直接抑制剂目前没有对抗的手段。

1. 利伐沙班 利伐沙班(rivaroxaban)是第一种口服凝血因子Ⅹa直接抑制剂,在2011年由美国FDA批准上市。利伐沙班与食物同时服用时具有较高的口服生物利用度,口服给药后具有80%的生物利用度,血浆中药物浓度在2~4 h内达到峰值,该药物可广泛地结合蛋白质。它是细胞色素P-450系统和P-gp转运蛋白的底物。抑制CYP3A4和P-gp的药物(如酮康唑)能够增加利伐沙班效果。约1/3药物以原型通过尿液排出,其余的药物经代谢后通过尿液和粪便排出体外。患者年龄在20~45岁时药物半衰期为5~9 h,在老年人和肾或肝功能受损的患者中药物半衰期将会延长。

利伐沙班被批准用于非瓣膜性心房颤动患者的脑卒中的预防。推荐剂量是20 mg,每日1次,该剂量同时也是最大推荐剂量。对于体重轻和高龄(>75岁)的患者,可根据患者的情况,酌情使用15 mg的剂量,每日1次。

2. 阿哌沙班 阿哌沙班(apixaban)于2012年被美国FDA批准上市,2013年在中国上市。它的口服生物利用度为50%,并且吸收持续时间长,重复给药后半衰期约为12 h。该药是细胞色素P-450系统和P-gp的底物,通过尿液和粪便排泄。与利伐沙班一样,合用能够抑制CYP3A4和P-gp的药物或者对于肾功能或肝功能受损的患者来说,阿哌沙班的疗效将会增强。阿哌沙班预防非瓣膜性心房颤动患者发生脑卒中的剂量是每天 5 mg,每天两次。

3. 依度沙班 依度沙班(edoxaban)是在临床应用的一种口服抗凝血因子Ⅹa 因子药物,在 2015 年被美国 FDA 批准上市。研究显示与华法林相比,依度沙班每天 60 mg 可降低非瓣膜性房颤患者的脑卒中风险,且发生大出血的风险降低。

三、抗高血压药

长期降压治疗可降低脑卒中复发,强化降压治疗能进一步降低脑卒中复发。但理想的目标血压还未确定,对于脑卒中腔隙梗死,理想的目标血压可能是收缩压 120~128 mmHg、舒张压 65~70 mmHg。需注意的是,为了预防复发,降压治疗通常在脑卒中发生几天后或几周后开始,一般不在脑卒中发生后最初的几天内给予降压治疗,因为无效或可能加重病情。理论上各类降压药对预防脑卒中复发均有效,但长期服用降压药需要选用疗效好、不良反应少、服用方便、价格便宜、有器官保护作用的药物。采用目前一线常用抗高血压药较好。多项临床研究和我们的动物研究证明,降低血压波动性可减轻器官损伤,有利于防止脑卒中复发,因此,选用兼有降低血压波动性的抗高血压药(如长效钙拮抗药),具有更好的预防脑卒中复发的作用。

四、降血脂药

他汀类药物可降低 LDL-C 水平,从而降低脑卒中复发,LDL-C 水平降低强化治疗能进一步降低脑卒中复发。理想的目标 LDL-C 水平(2.95 mmol/L *vs* 1.8 mmol/L)有待 TST 临床试验评估确定。

五、胰岛素增敏药

运动、饮食、减重、PPARγ 激动药均可改善胰岛素敏感性。胰岛素抵抗是心脑血管疾病的危险因素,已证明 PPARγ 激动药吡格列酮(pioglitazone)可对抗胰岛素抵抗,降低脑卒中或心肌梗死再发风险。但该药可能增加膀胱癌风险而妨碍其应用。

六、其他

对预防脑卒中复发,绝经后的妇女应尽可能避免使用激素治疗,因为激素治疗可增加约 1/4 的脑卒中风险。颈动脉内膜切除术、颈动脉支架术等介入治疗,可酌情开展。

对于合并卵圆孔未闭合的不明原因脑卒中患者,抗血小板治疗和抗凝血治疗的脑卒中再发比例相似。与药物治疗相比,经导管介入卵圆孔未闭封堵术可轻微降低脑卒中再发比例,但是增加了新发房颤风险。最近,3 项临床试验证明,与单用抗血小板药治疗相比,卵圆孔封闭术联合抗血小板药治疗能更有效地降低脑卒中复发,但是卵圆孔封闭术还是与房颤风险增加有关。

(缪朝玉 徐添颖)

第三节 脑卒中治疗靶标和药物展望

本节针对脑卒中损伤机制的主要环节,简述神经保护剂新药研发进展;同时,瞄准机体内在防御机制,介绍我们开展的新靶标发现和新药研究;并且,概括干细胞治疗研究进展。

一、基于脑卒中损伤机制的神经保护剂研究

神经保护是治疗缺血性和出血性脑卒中的共性策略。因此，神经保护剂研发一直是本领域关注焦点。然而，大量神经保护剂在上百项临床试验中被证实转化失败，使得脑卒中治疗药物研发成为世界性难题，目前神经保护剂治疗脑卒中还在继续探索中。根据作用环节的不同，可将神经保护剂分为靶向兴奋毒性的药物、靶向氧化和硝化应激的药物和靶向炎症损伤的药物。表 29－1 概括了 2010 年以来报道的神经保护剂新药临床试验进展。

表 29－1　2010 年以来神经保护剂在缺血性脑卒中的临床试验结果

作用环节及药物	临床治疗方案	样本例数	结论
兴奋毒性			
硫酸镁	2 h 内应用	1 700	无效
NA－1	3 h 内应用 合用 tPA 合用血管内血栓切除术	目标样本量 558	试验进行中
人参皂苷 Rd	72 h 内应用	390	改善功能恢复 （尚须扩大样本验证）
氧化和硝化应激			
尿酸	4.5 h 内应用 合用 tPA	421	降低早期临床恶化率 自理能力较好 未改善结局指标 扩大试验进行中
	特定患者（女性/高血糖/早期血管再通）4.5 h 内应用合用 tPA	411	抑制梗死扩大 改善功能恢复
依达拉奉	单药应用	不同样本量回顾分析	疗效存在争议
	复方依达拉奉 48 h 内应用	目标样本量 1 200	已完成试验 结果总结中
炎症反应			
芬戈莫德	72 h 内应用	22	限制继发性组织损伤 减少神经功能缺陷 改善功能恢复
	4.5 h 内应用 合用 tPA	47	减少再灌注损伤 改善临床预后
那他珠单抗	9 h 内应用 可合用 tPA	161	脑梗体积无效 改善认知功能
IL－lra	可合用 tPA 可合用血管内血栓切除术	目标样本量 120	试验进行中
二甲胺四环素	24 h 内应用 单独用药	95	无效 大样本试验需开展
	6 h 内应用 可合用 tPA 不可合用血管内血栓切除术	60	无严重出血事件发生 进一步试验在开展中

二、基于 Nampt－NAD 防御系统的脑卒中治疗靶标和药物研究

一方面，脑卒中发生时，引起损伤反应，导致细胞死亡、功能受损；另一方面，调动防御反应，企图使细胞存活、再生、功能恢复，以对抗脑卒中损伤带来的危害。以往多数靶标和药物针对脑卒中损伤机制

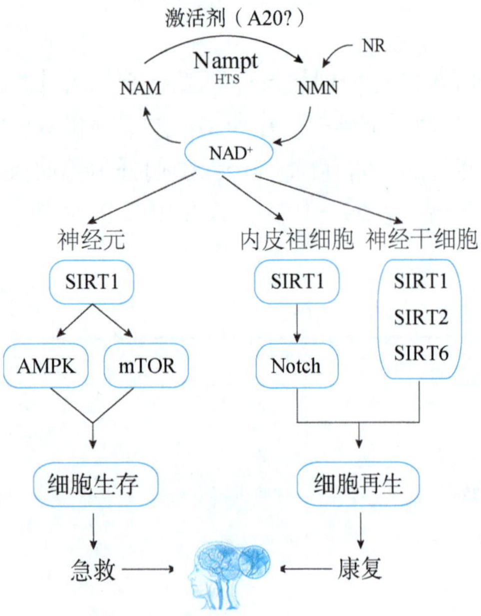

图 29－2　抗脑卒中 Nampt－NAD 防御系统及新药研发

注：A20,氨丙基咔唑类衍生物;HTS,高通量筛选;NAD,烟酰胺腺嘌呤二核苷酸;NAM,烟酰胺;Nampt,烟酰胺磷酸核糖转移酶;NMN,烟酰胺单核苷酸;NR,烟酰胺核糖

(前述),迄今临床转化未获成功。我们希望从新的视角,通过瞄准机体内在防御机制,挖掘抗脑卒中的新靶标。脑卒中虽然是脑局部疾病,但可引起全身反应,而且脑局部与全身可相互作用。因此,我们提出利用机体内在防御机制寻找脑局部和全身来源的神经保护因子。

脂肪因子 Visfatin 除了脂肪组织可分泌外,肝等组织也可分泌,该蛋白质无论在细胞内还是细胞外,均具有烟酰胺磷酸核糖转移酶(nicotinamidephosphoribosyltransferase, Nampt)活性。而且,研究证明,Nampt 从脂肪细胞分泌后,其活性的增加与 Lys53 位点去乙酰化有关。Nampt 是 NAD^+ 生物合成的限速酶(图 29－2),NAD^+ 是生成能量物质 ATP 和发生数百个氧化还原反应的重要辅酶。近年大量研究表明,NAD^+ 作为 PARP 和 SIRT 的底物,具有重要信号转导作用,介导 SIRT 等信号通路激活,而 SIRT 是长寿基因家族。实验研究证明,Nampt 是机体重要的防御蛋白,Nampt－NAD 系统可决定细胞生死存亡。

进一步的研究表明,Nampt 可作为脑卒中治疗的新靶标,通过多重作用机制发挥抗脑卒中的作用(图 29－2)。在缺血性脑卒中急性期,该蛋白质可通过激活早期细胞自噬和对抗细胞凋亡/坏死,促进神经存活;在脑卒中慢性期,该蛋白质可通过促进血管新生和增强神经细胞再生,改善脑卒中后功能恢复。上述研究同时阐明了该蛋白质在神经元、血管平滑肌、内皮祖细胞和神经干细胞上的新的信号转导途径,由此提出,增强该蛋白质活性或相应酶代谢通路,有望成为脑卒中急救和康复的新策略。并且,该研究也确定了 Nampt 天然酶产物 NMN 可作为抗脑卒中新药进行研发,其他候选系列新药还包括烟酰胺核糖(nicotinamideriboside, NR)(生成 NMN 的前体)和一个潜在的 Nampt 激活剂 A20,有待后续深入研究。

三、脑卒中的干细胞治疗研究

缺血性脑卒中后,脑梗死区组织受损,加强脑组织的神经再生和血管再生能力,可有效推进内源性恢复进程,减轻脑损伤,改善功能预后。随着干细胞研究的发展,受损脑组织的神经再生以及神经结构修复取得了重要进步。临床前证据显示,在动物缺血性脑卒中模型中,干细胞治疗促进缺血性脑卒中后的恢复,可通过抑制炎症和凋亡发挥神经保护作用、降低脑梗死体积,可通过释放营养因子和生长因子,增强内源性修复机制以及移植后细胞分化、替代与整合发挥治疗作用,而且具有较长的治疗时间窗。干细胞疗法被提出纳入脑卒中基础和临床研究,改善脑组织损伤修复和神经功能缺陷,成为脑卒中患者新兴的再生医学治疗策略。

干细胞具有自我更新能力,可替换脑中损伤细胞,分化为神经系统组成所必需的各种类型细胞,其治疗方法研究包括使用不同类型的干细胞,如神经干细胞、骨髓单核细胞、间充质干细胞等;不同的给予途径,如脑内、动脉、静脉、鞘内、鼻内等途径;不同的剂量,根据细胞类型和给予途径而定;不同的治疗时间窗,从数天到数月、数年不等。

脑卒中干细胞治疗已建立临床前和临床研究指南,第一部指南创建于 2009 年,重点关注临床前研究及其作为细胞疗法临床试验的重要发展部分;由于第一次指南为早期临床试验的实施提供了建议,该领域迅速发展，随后2011年更新的指南补充，细化了相关内容；2014年指南再次更新，关注细胞疗法的作用机制、动物模型到患者应用成功转化存在的障碍、急性和慢性脑卒中目前临床试验的设计问题。

目前，干细胞疗法已有逾50项临床试验在脑卒中疾病中开展，所应用的细胞类型主要是神经干细胞和成体干细胞，主要应用单一类型细胞，多种细胞联合应用的研究案例较少。未来，干细胞治疗将在更大规模、实验设计更严密的临床试验中开展，同时，可通过引进基因编辑技术、与药物治疗相结合、优化应用模式和载体系统、改善培养方法等手段，提高脑卒中应用的安全性和有效性，减少或规避有害事件的发生，通过基础和临床协调研究，为脑卒中提供标准有效的治疗方案。

总之，近30年来，脑卒中治疗研究者一直致力于“血管再通+神经保护”治疗模式的早日实现，但由于神经保护剂的临床试验屡屡失败，使得不可接受tPA治疗的95%~97%脑卒中患者的急救仍处于无药可用的境地。在这种情况下，通过不断努力，血管再通新疗法诞生了，特别是第二代器械血管内取栓手术治疗联合tPA溶栓被确认优于单独tPA治疗，而且可延长治疗时间窗，这毫无疑问是脑卒中急救治疗的一大进步。但这些治疗在许多国家和地区实施起来依然困难，而且现有治疗的总体有效性均不高(不超过14%)。因此，在急性脑卒中治疗领域，人们并没有放弃对神经保护剂的寻找，国内外研究尚在积极探索中。最近，国家重点研发计划设立急性脑缺血损伤神经保护剂研发，包括对国内临床常用神经保护剂的疗效再验证以及中药的开发，充分说明我国对这一领域的重视，希望能取得国际公认的新药成果。与此同时，国内外正在积极开展脑卒中干细胞治疗新疗法的研究，希望能最终获得成功。此外，更理想的溶栓药物用于AIS的治疗也在研发中。

(缪朝玉　徐添颖)

参考文献

缪朝玉. 脑卒中治疗靶点和药物研究. 中国药理学与毒理学杂志, 2016, 30(12): 1264-1272.

Bang O Y. Clinical trials of adult stem cell therapy in patients with ischemic stroke. J ClinNeurol, 2016, 12(1): 14-20.

Chamorro Á, Dirnagl U, Urra X, et al. Neuroprotection in acute stroke: Targeting excitotoxicity, oxidative and nitrosative stress, and inflammation. Lancet Neurol, 2016,15(8): 869-881.

Group E S, Halkes P H, van Gijn J, et al. Aspirin plus dipyridamole versus aspirin alone after cerebral ischaemia of arterial origin (ESPRIT): Randomised controlled trial. Lancet, 2006, 367(9523): 1665-1673.

Hankey G J. Stroke. Lancet, 2017, 389(10069): 641-654.

Jauch E C, Saver J L, Adamsjr H P, et al. Guidelines for the early management of patients with acute ischemic stroke: A guideline for healthcare professionals from the American Heart Association/American Stroke Association. Stroke, 2013, 44: 870-947.

Johnston S C, Easton J D, Farrant, M, et al. Clopidogrel and aspirin in acute ischemic stroke and high-risk TIA. N Engl J Med, 2018, 379(3): 215-225.

Kruithof E K, Dunoyer-Geindre S. Human tissue-type plasminogen activator. Thromb Haemost, 2014, 112(2): 243-254.

Milionis H, Liontos A, Vemmos K, et al. Antiplatelettreatment in stroke: New insights. Curr Pharm Des, 2016, 22(29): 4617-4626.

Powers W J, Furie K L, Jayaraman M V. et al. 2018 Guidelines for the early management of patients with acute ischemic stroke: Aguideline for healthcare professionals from the American Heart Association/American Stroke Association. Stroke, 2018, 49(3): e46-e110.

Rijken D C. Plasminogen activators and plasminogen activator inhibitors: Biochemical aspects. Baillieres Clin Haematol, 1995, 8(2): 291-312.

Rijken D C. Relationships between structure and function of tissue-type plasminogen activator. Klin Wochenschr, 1988, 66(12): 33-39.

Rother J, Ford G A, Thijs V N. Thrombolytics in acute ischaemic stroke: Historical perspective and future opportunities. Cerebrovasc Dis, 2013, 35(4): 313-319.

Rothwell P M. Stroke research in 2016: When more medicine is better, and when it isn't. Lancet Neurol, 2017, 16(1): 2-3.

Savitz S I. Are stem cells the next generation of stroke therapeutics? Stroke, 2018, 49(5): 1056-1057.

Wang P, Miao C Y. NAMPT as a therapeutic target against stroke. Trends Pharmacol Sci, 2015, 36(12): 891-905.

Wang S N, Xu T Y, Wang X, et al. Neuroprotective efficacy of an aminopropyl carbazole derivative P7C3-A20 in ischemic stroke. CNS Neurosci Ther, 2016, 22(9): 782-788.

Wang Y, Wang Y. Stroke research in 2017: Surgical progress and stem-cell advances. Lancet Neurol, 2018, 17(1): 2-3.
Wei L, Wei Z Z, Jiang M Q, et al. Stem cell transplantation therapy for multifaceted therapeutic benefits after stroke. ProgNeurobiol, 2017, 157: 49-78.
Zhao Y, Guan Y F, Zhou X M. Regenerative neurogenesis after ischemic stroke promoted by nicotinamide phosphoribosyltransferase-nicotinamide adenine dinucleotide cascade. Stroke, 2015,46(7): 1966-1974.

第三十章
心力衰竭治疗药物

心力衰竭(heart failure, HF)简称心衰,是指由于心脏器质性或功能性疾病导致心脏结构或功能异常,心脏的收缩功能和(或)舒张功能发生障碍,不能将静脉回心血量充分排出心脏,进而发生静脉系统血液淤积,动脉系统血液灌注不足,从而引起心脏循环障碍症候群。心力衰竭并不是一个独立的疾病,而是多种心血管疾病发展的严重阶段和终末阶段。近年来我国的人群慢性病流行病学调查结果显示,心血管疾病、肿瘤与脑血管疾病已成为前三位的致死性疾病,其中心力衰竭是心血管疾病首位死因。随着近年来对心力衰竭病理机制认识的不断深入,心力衰竭治疗策略也发生了较大变化,特别是血管紧张素受体/中性内肽酶抑制药联合应用呈现出良好的临床疗效,基于调控心肌能量代谢、炎症反应等治疗策略的提出,以及利钠肽等生物标志物在诊治方面的应用,为心力衰竭的早期诊断、分型分级及个体化治疗提供了更全面科学的依据。

本章将围绕以下方面进行概述:心力衰竭的病因、临床表现及分类;心力衰竭病理机制;心力衰竭治疗药物及分类;心力衰竭的治疗策略及药物研究进展;心力衰竭的治疗靶标及生物标志物。

第一节　心力衰竭的病因、临床表现及分类

一、心力衰竭的病因

心力衰竭的根本问题是心脏泵血功能下降。引起心脏泵血功能下降的原因是多方面的,归纳为心肌收缩和(或)舒张功能障碍和心脏负荷长期过重及心室充盈受限。

1. *原发性心肌损伤*　心肌本身结构受损、缺血性或代谢性损害、心肌炎等,均能引起心肌纤维化、变性坏死、心脏结构异常,导致舒缩性能降低。主要包括以下几类。① 冠心病心肌缺血和(或)心肌梗死;② 各种类型的心肌炎及心肌病(以病毒性心肌炎、原发性扩张型心肌病最为常见);③ 糖尿病心肌病、严重缺乏维生素 B_1 等心肌代谢障碍性疾病。

2. *心脏负荷过重*

(1) 前负荷(容量负荷)过重:心脏前负荷是指心脏在收缩前所承受的负荷,是心室舒张末期容积产生的室壁张力。常见于:① 心脏瓣膜(二尖瓣、主动脉瓣)关闭不全,血液反流,左心室前负荷过重;② 间隔缺损、三尖瓣关闭不全、动脉导管未闭等,右心室前负荷过重;③ 在严重贫血、甲状腺功能亢进症等情况下,左右心室容量负荷均增加。早期阶段主要表现为心室腔的代偿性扩大,心脏收缩功能基本正常。心脏持久的容量负荷过重,则会引起心肌结构和功能的改变,导致心功能失代偿。

(2) 后负荷(压力负荷)过重:心脏后负荷是指收缩期心脏射血所要克服的阻力。常见于:① 高血压、主动脉狭窄等疾病所导致的左心室压力负荷过重;② 肺动脉高压、肺动脉瓣狭窄和肺心病等疾病所导致的右心室压力负荷过重。早期阶段心室肌发生适应性、代偿性肥厚,以克服增大的射血阻力、保证正常心排血量。但长期持续的压力超负荷,则发展为心脏排血量下降的失代偿期。

二、心力衰竭的临床表现

1. 心排血量减少　心排血量(cardiac output)是评价心脏泵血功能的重要指标之一,心率以75次/分计算,则心排血量在男性为5 L/min左右。严重心力衰竭时,多数患者的静息状态下的心排血量会低于3.5 L/min。① 早期阶段,心力衰竭患者的交感神经系统兴奋,心率明显加快;随着心排血量的降低,加重对心率加快的依赖程度,因此心悸是心力衰竭患者最早最明显的症状之一。② 过快的心率会造成心脏舒张期和冠脉供血时间缩短,导致心肌缺血缺氧,进一步加重心肌损害。③ 心排血量的降低还可以激活神经体液调节系统,导致各器官血流重新分配,初期出现体力活动受限,皮肤苍白或发绀,头晕、晕厥等直立性低血压表现,严重阶段则心脑血流量减少。

2. 肺循环淤血　常见于左心衰患者,当淤血严重时可出现肺水肿,主要表现为呼吸困难。根据肺水肿及肺淤血严重程度可以分为劳累性呼吸困难、端坐呼吸、夜间阵发性呼吸困难。重症急性左心衰时,患者可出现发绀、气促、端坐呼吸、咳嗽、咳粉红色泡沫样痰。

3. 体循环淤血　常见于右心衰及全心衰,表现为体循环静脉系统过度充盈、静脉压升高、内脏充血及水肿。发生右心衰时,因水钠潴留及右心室舒张末期压力升高,导致上下腔静脉回流受阻,静脉异常充盈,临床上以下肢及内脏淤血最常见。右心衰淤血明显时,可见颈静脉怒张,按压肝脏后颈静脉异常充盈,出现肝颈静脉反流征阳性。水肿是右心衰及全心衰的主要临床表现。慢性心力衰竭时由于胃肠道淤血,可表现消化不良、食欲缺乏等消化系统功能紊乱症状。

根据心力衰竭的不同临床表现,将其进行分级,以便于采取相应的治疗方法缓解症状、治疗原发疾病及发病诱因、改善患者预后和生存质量。

(1) 根据美国心脏病学会(American College of Cardiology, ACC)与美国心脏协会(American Heart Association, AHA)发布的《心力衰竭的评估与处理指南》,将心力衰竭这一复杂的临床综合征分为4个阶段(表30-1)。

表30-1　ACC及AHA心力衰竭分级

分　级	描　　述
A级	心力衰竭高危患者,但未发展到心脏结构改变,也无症状
B级	已发展到心脏结构改变,但尚未引起症状
C级	过去或目前有与心脏器质性疾病有关的心力衰竭症状的患者
D级	终末期心力衰竭,需要特殊的治疗措施

(2) 欧洲心脏病学会(European Society of Cardiology, ESC)在2016年发布的最新的心力衰竭诊断与治疗指南,主要依据左心室射血分数(LVEF)值的大小对心力衰竭进行分类(表30-2)。由于病因学、人口统计学、副发病变及对治疗反应的不同,依据射血分数对心力衰竭进行分类具有重要意义。

表30-2　根据LVEF的心力衰竭分类

分　　类	描　　述
射血分数下降的心力衰竭(HF with reduced ejection fraction, HFrEF)	收缩性心力衰竭,大多数也表现有舒张功能紊乱
射血分数保留的心力衰竭(HF with preserved ejection fraction, HFpEF)	舒张性心力衰竭,也有轻微的收缩功能异常。患者通常不伴有左心室扩张,但常伴有左心室壁厚度增加或左心房规模增大
射血分数中间范围的心力衰竭(HF with mid-range ejection fraction, HFmrEF)	中度收缩功能紊乱。临床特征、治疗方式和预后与HFpEF相似
HFpEF已改善组	既往曾有HFrEF,但其临床特征与HFpEF或HFrEF患者不同,须进一步研究

另外,纽约心脏协会(New York heart association, NYHA)根据心力衰竭所致心功能受损程度,将心力衰竭患者分为4级,与ACC/AHA分级大致相同,该分类方法主要反映医师的主观评估,并且患者的心功能分级常常在短时间内发生变化,同时各个级别中所采用的治疗大致相同(分级表略)。

三、心力衰竭的类型

(1)按照心力衰竭发生的时间、速度及严重程度,分为慢性心力衰竭和急性心力衰竭:慢性心力衰竭指在原有慢性心脏病基础上逐渐出现心力衰竭的症状或体征,是缓慢的进展过程,一般均有代偿性心肌肥大或肥厚及其他心脏代偿机制参与。急性心力衰竭指因急性的严重心肌损害或突然加重的心脏负荷,使心功能正常或处于代偿期的心脏在短时间内发生衰竭或使慢性心力衰竭急剧恶化,其中以急性左心衰最常见。急性心力衰竭包括新发心力衰竭和慢性心力衰竭急性失代偿。

(2)按照心力衰竭发生部位,分为左心衰、右心衰和全心衰。左心衰指因左心室收缩和(或)舒张功能障碍而发生的心力衰竭,临床上较为常见,以肺循环淤血为特征。右心衰指任何原因引起的右心室收缩和(或)舒张功能障碍。全心衰指同时具有左心衰和右心衰的临床表现。

(3)按照心肌收缩和舒张功能障碍,分为收缩性心力衰竭、舒张性心力衰竭。收缩性心力衰竭指因心肌收缩功能障碍而导致心排血量减少引起的心力衰竭,临床标志是LVEF减少,常见于心肌病。舒张性心力衰竭指由于心室顺应性下降,导致左心室舒张和充盈减弱,临床症状可表现为肺循环或体循环淤血,常见于高血压伴心肌肥厚、肥厚性心肌病、主动脉瓣狭窄、缩窄性心包炎等。

(刘培庆 李卓明 路 静)

第二节 心力衰竭的病理机制

心力衰竭的发生机制复杂,迄今尚未完全阐明。不同原因引起的心力衰竭以及心力衰竭的不同发展阶段的具体病理机制不同,而心力衰竭可能是多种病理机制共同作用的结果。其可能的病理机制包括以下几点。

一、神经内分泌系统的过度激活

心力衰竭发生、发展过程中,交感神经系统(sympathetic nervous system, SNS)、肾素-血管紧张素-醛固酮系统(renin-angiotensin-aldosterone system, RAAS)等神经内分泌系统明显激活。在心力衰竭早期,这些神经-体液因素的激活引起心脏的代偿性适应性调节,表现为心肌收缩力增强而使心排血量增加,外周血管收缩以维持动脉血压和保证重要脏器的血流,有利于维持机体短时的血液循环。然而,神经体液系统的长期持续激活可产生极为不利的影响,表现为外周血管阻力增加和水钠潴留加重心脏的前、后负荷,造成心肌损伤,损害心脏泵血功能,并诱发心律失常。SNS过度激活产生的大量儿茶酚胺可促进心肌细胞能量消耗,对心肌还有直接毒性作用。RAAS过度激活导致血管紧张素Ⅱ(angiotensin Ⅱ, AngⅡ)产生增加,AngⅡ不但收缩血管,还可直接促进心肌细胞肥大以及心脏成纤维细胞增殖,导致心脏重构。此外,心力衰竭时精氨酸加压素、内皮素-1(endothelin-1,ET-1)、TNF-α、IL等内分泌因子的合成和释放增加,也可以通过影响血容量和介导炎症反应引起心肌细胞凋亡和心脏重构。总之,神经体液系统的异常激活不仅加重血流动力学紊乱,还可直接损害心肌,导致心力衰竭的恶化,且其活性水平直接与患者的预后有关。目前药物治疗心力衰竭的重要目标是干预这些神经体液系统的过度激活。

二、心肌细胞数量减少

心肌细胞受损或应激(如心肌梗死、心肌炎、心肌病等)时,可通过诱导细胞死亡以清除受损的细胞。心肌细胞死亡引起的心肌细胞数量减少是心肌收缩性下降的重要原因,也是心脏从代偿期向失代偿期和心力衰竭转变的一个重要特征。引起心肌细胞数量减少的原因包括坏死(necrosis)、凋亡(apoptosis)以及自噬(autophagy)调节失衡。

心肌细胞坏死通常由严重的缺血、缺氧和致病微生物等损伤性因素引起,与细胞膜完整性丧失、细胞肿胀以及炎症反应有关。坏死细胞由于溶酶体破裂,大量溶酶体酶特别是蛋白水解酶释放,引起细胞成分自溶。

心力衰竭的病理因素如氧化应激、心脏负荷增加、神经-内分泌失调等可通过激活死亡受体途径、线粒体途径诱导心肌细胞凋亡。与坏死不同,凋亡的形态学特征是细胞皱缩、凋亡小体形成而不引起炎症反应。

自噬是依赖溶酶体途径降解胞内成分的生物学过程。与降解物和溶酶体的结合途径不同,可将自噬体分为3类:巨自噬、微自噬和分子伴侣介导的自噬。其中巨自噬即通常所指的自噬,是最主要的自噬类型,通过单层或双层膜包裹待降解物形成自噬小体(autophagosome),然后运送到溶酶体进行消化降解,从而影响细胞存活、更新和物质再利用。细胞对自噬过程的精确调节,对维持细胞的自身稳态有重要意义。正常情况下心肌细胞的自噬程度保持在相对稳定的水平,通过自噬可实现蛋白质回收和清除受损细胞器,从而产生游离氨基酸和脂肪酸,为能量供应及代谢提供原料。在心脏应激的情况下,自噬水平上调,有利于促进蛋白质合成和肌纤维修复重塑,对病理性心肌重构和心肌收缩功能障碍有保护作用。然而,值得注意的是,过度的自噬也会引起细胞蛋白过度耗竭,导致心肌细胞功能障碍和细胞死亡。因此,与心肌细胞坏死或凋亡不同,心肌细胞的适度自噬有助于维持其正常功能,但自噬过度激活或者减弱都对心肌细胞则产生不利的影响。调控自噬有可能为心力衰竭治疗提供新的思路。

三、心肌结构与能量代谢重构

心脏作为高耗能器官,需要大量ATP维持心泵和离子转运功能。心肌能量的主要来源是线粒体氧化代谢产生的ATP,因此线粒体氧化代谢和能量代谢的调节对于维持心脏的正常功能至关重要。压力超负荷及神经体液因子介导心肌肥大和心肌纤维化而导致心脏结构重构(cardiac remodeling)是贯穿心力衰竭发展全过程的重要病理变化。由于心肌线粒体功能障碍以及心肌能量代谢相关酶系的表达及活性异常,导致心肌细胞葡萄糖、脂肪酸、乳酸、氨基酸等物质代谢紊乱,引起心脏能量产生异常及代谢途径改变的过程称为心肌代谢重构(cardiac metabolic remodeling),也是加剧心力衰竭进程的重要分子机制。衰竭的心脏如同一部受损且缺乏燃料的发动机,与能量代谢障碍相伴的心室代谢及结构重构被认为是心力衰竭的主要病理生理学机制。

在心肌能量生成方面,衰竭心脏由优先利用脂肪酸转变为优先利用葡萄糖作为能量底物,这样的“代谢重构”虽然节省了心肌在缺血、缺氧状态下对氧气的消耗量,却使得心脏产能不足而不能维持心脏正常的做功需求。控制代谢途径关键基因转录的核受体和转录因子,对调节心脏能量底物利用和线粒体产能起关键作用。核受体(ERR、PPAR)和转录因子(NRF)等在代谢组织中通过调控能量代谢相关基因的转录,在维持组织能量利用和产耗平衡方面扮演重要角色。此外,转录辅助因子如PGC-1α广泛参与了核受体/转录因子介导的代谢相关基因的转录及线粒体生成,是线粒体执行代谢功能的主要调节因子,参与调节与脂肪酸的摄取、氧化和氧化磷酸化紧密相关的多种基因。近期有研究报道心肌梗死所致心力衰竭大鼠心脏中,RIP140蛋白水平升高,PGC-1α表达水平降低,并且RIP140/PGC-1α蛋白相对水平与衰竭心脏能量指标 PCr/ATP 呈显著负相关，因此 RIP140/PGC-1α 失衡可能是心力衰竭发展进程中心肌能量代谢紊乱的重要原因。

在能量储存方面，心肌细胞以 ATP 和磷酸肌酸（phosphocreatine, PCr）的形式储存能量。心肌组织 PCr/ATP 值是评估心脏能量储备的可靠指标。心力衰竭发生时 PCr/ATP 比值下降，且它们与 NYHA 心功能分级和收缩、舒张功能指数具有相关性。

在心肌能量利用方面，由于心脏压力负荷增加，心肌出于节能效应以 β-肌球蛋白重链（β-myosin heavy chain, β-MHC）为优势亚型，导致 MHC 的 ATP 酶活性降低，心肌收缩性降低。同时，心肌细胞大量合成肌原纤维以增加心肌收缩单位，保持心脏功能。然而，尽管收缩单位增加后能量利用率得到提高，可以减少单位能量需求，但过度增多的收缩单位却极大增加了能量消耗。

四、心肌兴奋-收缩耦联障碍

心肌细胞内 Ca^{2+} 的周期性变化可通过多种机制影响心肌的兴奋-收缩耦联，对心脏的舒缩发挥极为重要的调控作用。心力衰竭发展过程中，任何影响心肌对 Ca^{2+} 转运和分布的因素，如肌质网 Ca^{2+} 转运功能障碍、胞外 Ca^{2+} 内流障碍或肌钙蛋白与 Ca^{2+} 结合障碍，都会使兴奋-收缩耦联受阻，导致心肌的收缩性下降。

五、心肌炎症反应

缺血、压力负荷、感染或免疫病因引起的心肌损伤，可激活机体免疫系统并引发炎症。心肌炎症反应短期内有利于心脏应对损伤应激，但长期持续的炎症状态可演变为慢性炎症。在衰竭的心脏中，促炎因子的过度表达和持续的炎症反应无法恢复心肌稳态，反而使心肌处于介于正常与急性炎症之间的"准炎症"（para-inflammation）状态，即不需要明显的组织损伤或感染就可维持持续的炎症级联反应。同时，在心力衰竭中激活的 RAAS、SNS 等神经内分泌系统，均参与了心脏炎症反应的启动。

心力衰竭所引发的慢性炎症由于持续的炎症信号的损伤作用而导致心力衰竭的恶化。心力衰竭的"细胞因子假说"认为，损伤的心肌对血流动力学产生有害的影响后引起细胞因子级联反应的激活从而导致了心力衰竭的进展。TNF-α、IL-1β、IL-18 等多种促炎细胞因子均已被证实可损伤心脏舒缩能力。同时，炎症信号的持续激活通过调控心肌细胞和非肌细胞成分的多种不同机制促进左室重构。有鉴于心肌炎症反应对心力衰竭病理进程的影响，越来越多的炎症标志物被用于评估心力衰竭患者的危险分层、预后和治疗，针对心肌炎症的治疗策略近年也受到广泛重视。

（刘培庆　李卓明　路　静）

第三节　心力衰竭的治疗药物及分类

根据心力衰竭的病理特点，目前临床上心力衰竭的主要治疗目标包括：抑制神经-体液系统的过度激活，干预心室重构，降低前负荷和后负荷，增加心肌收缩力。根据药物的作用及作用机制，可分为以下几类：正性肌力药、β 受体阻断药、RAAS 系统抑制药、利尿药、血管扩张药等（图 30-1）。

一、正性肌力药

1. 洋地黄类强心苷　临床上常用的洋地黄类强心苷药物包括地高辛（digoxin）、洋地黄毒苷（digitoxin）、毛花苷 C、毒毛花苷 K 等。强心苷抑制心肌细胞膜上的 Na^+,K^+-ATP 酶，使细胞内 Na^+浓度升高，激活 Na^+-Ca^{2+}交换蛋白，增加细胞内 Ca^{2+}浓度，促进心肌兴奋-收缩偶联，使心肌收缩力加强。强

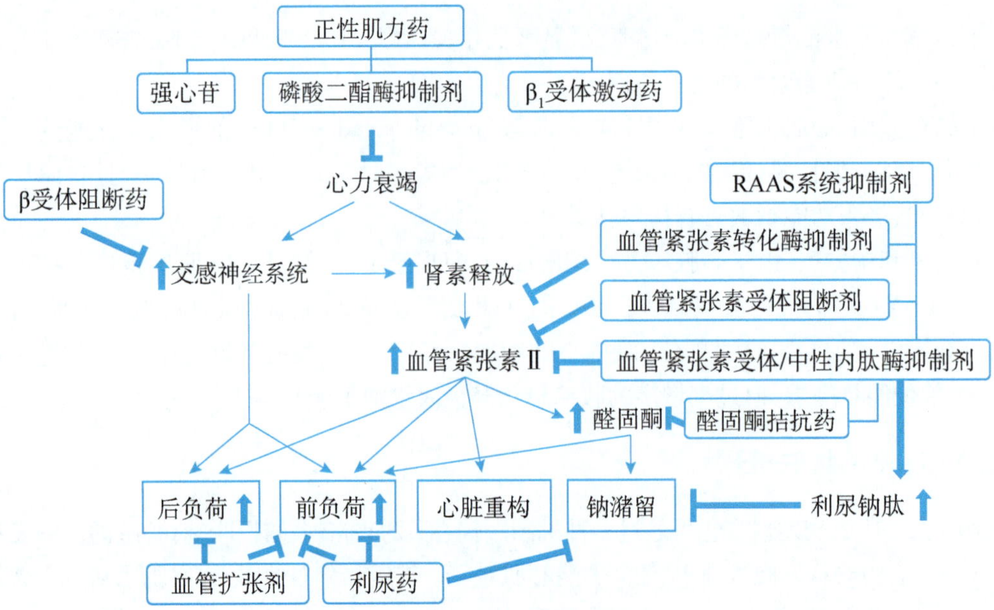

图 30-1　心力衰竭的病理特点及药物分类一览

心苷还可减慢心力衰竭患者的心率,减慢房室传导,并可促进水钠排出,发挥利尿作用。强心苷的正性肌力作用对多种原因所致的心力衰竭都有一定的疗效,凡有收缩功能障碍,均可用强心苷治疗,对伴有心房纤颤或心室率加快的心力衰竭疗效较佳。但对于肺源性心脏病、存在严重心肌损伤的心功能不全或伴有机械性阻塞的心功能不全,疗效不佳或无效。由于缺乏正性松弛作用,长效作用差,又不能延长生存时间,毒性较大,安全范围小,故使用受限。

2. β_1 受体激动药　该类药物激动 β_1 受体,能增加中、轻度慢性心力衰竭患者休息时的心排血量及血压,缓解症状,可用于强心苷反应不佳或禁忌的重度顽固性心力衰竭患者,也适用于心率减慢或传导阻滞的患者。但心力衰竭发展过程中 β_1 受体下调且失敏,β 受体激动药的作用难以奏效,且可引起心率加快、心律失常、心肌耗氧量增加等不利因素,导致心力衰竭患者死亡率增加,临床使用尚有争议。该类药物包括 β_1 受体部分激动剂多巴酚丁胺(dobutamine)、扎莫特罗(xamoterol),以及激动多巴胺受体为主、部分激动 β 受体的异波帕胺(ibopamine)。

3. PDE 抑制药　慢性心力衰竭发生时心肌细胞内 cAMP、cGMP 水平降低,因此通过抑制 PDE 提高细胞内 cAMP/cGMP 水平被认为是治疗心力衰竭的策略之一。PDE 抑制药通过抑制 cAMP、cGMP 的水解,间接增加细胞内 Ca^{2+}的浓度而增强心肌收缩。目前研究表明,抑制 PDE3、PDE5、PDE9 亚型可发挥一定的强心作用。PDE3 选择性抑制药氨力农和米力农能使心肌收缩力增强、心率加快,增加心脏舒张范围,并改善外周循环,从而降低心脏前、后负荷,缓解心力衰竭症状。然而,PDE3 抑制药在临床上不良反应严重,目前仅供短期静脉给药,用于治疗顽固性心力衰竭。近年发现 PDE5 和 PDE9 也是治疗心力衰竭的潜在靶点。两者相比,PDE9 与 cGMP 的亲和力更强,并且主要作用于非 NO 依赖的 cGMP。因此,对于本身存在 NO 生物利用度不足的心力衰竭患者而言,PDE9 选择性抑制剂呈现出比 PDE5 抑制剂更佳的心脏保护活性。目前一系列以心力衰竭为适应证的 PDE9 抑制剂正在临床前阶段试验中。

4. 其他新型正性肌力药　除以上药物外,目前临床上新型正性肌力药还包括:① 左西孟旦(levosimendan),为钙通道增敏药,具有 Ca^{2+}致敏活性和钾离子通道开放的双重作用机制,主要用于各种急性心力衰竭病症的短期治疗;② istaroxime,抑制 Na^+,K^+-ATP 酶活性和激动肌质网钙泵,发挥正性收缩、正性舒张的双重作用;③ omecamtivmecarbil(CK-1827452),为直接抑制心肌肌球蛋白的正性肌力药物,通过与心肌肌球蛋白 ATP 酶催化区结合,可快速地将肌球蛋白引导至心肌收缩所必需的可强力结合肌动蛋白的状态,但是不会导致瞬时性钙增高。

二、β受体阻断药

常用的β受体阻断药分为三代，第一代主要是非选择性β受体阻断药，代表药物是普萘洛尔（propranolol）；第二代为选择性β_1受体阻断药，如美托洛尔（metoprolol）、比索洛尔（bisoprolol）；第三代药物可同时阻断α、β受体，如卡维地洛（carvedilol）、奈必洛尔（nebivolol）、拉贝洛尔（labetalol）、布新洛尔（bucindolol）等。

β受体阻断药主要阻断心力衰竭患者交感神经系统过度兴奋引起的不良作用。包括：① 过量儿茶酚胺导致的大量Ca^{2+}内流引起的心肌细胞能量消耗、线粒体损伤及细胞程序性死亡或凋亡；② 外周血管收缩、肾脏排钠功能受损，导致心室容量和压力增加；③ RAAS系统激活；④ 限制冠状动脉对增厚心室壁的血流供应，导致心肌缺血；⑤ 提高心肌细胞的自律性、增加心肌细胞的触发活动和促进低钾血症的发生，诱发心律失常。长期用药可使心力衰竭患者心率减慢，左室充盈时间延长，心肌血流灌注增加，心肌耗氧量减少，心功能和血流动力学明显改善。尤其是第三代α、β受体阻断药，因其较强的α受体阻断作用，扩张外周血管，以减轻心脏后负荷，同时又可以抵消选择性β_1受体阻断对心脏的抑制作用。此外，部分β受体阻断药可通过上调衰竭心脏β受体的数量，增加心肌对儿茶酚胺的敏感性，恢复其信号转导能力。

β受体阻断药可用于各种类型的慢性心力衰竭，尤其适用于EF<35%、NYHA Ⅱ、NYHA Ⅲ级患者。特别是可以阻止扩张型心肌病等引起的心力衰竭的临床症状恶化，改善心功能，降低心律失常的发生率及猝死率。应用原则为“小剂量开始，剂量个体化”，在严密观察下逐渐增加至最大耐受量，除非患者对靶剂量不耐受，否则应当长期维持最大耐受量。治疗过程中应合并应用其他抗心力衰竭药物，以消除其负性肌力作用，比如强心苷类正性肌力药（地高辛）、利尿药（氢氯噻嗪、呋塞米）、RAAS系统抑制药等。目前，临床用于慢性心功能不全且经过循证医学证实有效的药物为第二代β受体阻断药美托洛尔、比索洛尔及第三代α、β受体阻断药卡维地洛，特别是具有外周血管扩张作用的第三代α、β受体阻断药临床效果较好。第一代β受体阻断药普萘洛尔等因明显抑制心肌收缩力，增加心脏后负荷，不推荐用于心力衰竭的治疗。

三、RAAS系统抑制药

1. *血管紧张素转化酶抑制药*　血管紧张素转化酶抑制药（angiotensin converting enzyme inhibitor，ACEI）是临床上慢性心力衰竭的基础治疗药物之一。目前临床使用的ACEI主要有卡托普利（captopril）、依那普利（enalapril）、赖诺普利（lisinopril）、福辛普利（fosinopril）及培哚普利（perindopril）等。

该类药物降低外周血管阻力，减轻心脏后负荷；降低室壁肌张力，改善心脏舒张功能；扩张冠脉血管，增加冠状动脉血流量，保护缺血心肌；防止和逆转心脏与血管重构，改善心功能；减轻水钠潴留，降低心脏前负荷。以上作用主要涉及两种机制：① 通过抑制体循环及局部组织中血管紧张素转化酶（angiotensin converting enzyme，ACE）活性，抑制Ang Ⅰ向Ang Ⅱ的转化，降低血液及组织中Ang Ⅱ含量，从而减弱Ang Ⅱ收缩血管、促进心血管重构等有害作用，并减少Ang Ⅱ引起的醛固酮释放；② 抑制缓激肽降解，使血中缓激肽含量增加，促进NO和前列环素等扩血管物质的生成。

ACEI能消除或缓解慢性心力衰竭症状、提高运动耐力、改进生活质量，亦能逆转心肌肥厚、防止心室重构，降低患者病死率，提高心脏及血管的顺应性。多项临床研究结果表明，ACEI能缓解心力衰竭症状，改善临床状态，提高心力衰竭患者存活率。对于左心室收缩功能不全（LVEF<35%～40%）*，无论有无症

---

* 因人个体差异，故LVEF存在一定范围的差异，故应小于某一个范围值。

状、无论是否为心肌梗死,均可应用ACEI,除非有禁忌证或不能耐受这类药物治疗。ACEI通常与β受体阻断药、地高辛等联合应用。有液体潴留的患者,为防止发生外周和肺水肿,ACEI应当与利尿药合用。

心力衰竭患者使用ACEI治疗最常见的副作用是低血压和眩晕。此外,ACEI还有与缓激肽激活相关的副作用,如咳嗽、血管性水肿。

2. *血管紧张素受体拮抗药* 目前临床常用的血管紧张素受体拮抗药(angiotensin receptor blocker, ARB)包括氯沙坦(losartan)、缬沙坦(valsartan)、厄贝沙坦(irbesartan)、坎地沙坦(candesartan)、依普罗沙坦(eprosartan)、替米沙坦(telmisartan)、奥美沙坦(olmesartan)等。

ARB治疗心力衰竭的主要机制是阻断Ang Ⅱ受体AT_1的作用,故其抗心力衰竭的作用与ACEI相似。两者合用,因作用于RAAS的不同环节而增强疗效。与ACEI相比,ARB对转化酶途径产生的Ang Ⅱ及对非转化酶途径如糜酶(chymase)途径产生的Ang Ⅱ都有拮抗作用;干扰RAAS而不抑制缓激肽途径,不易引起干咳、血管神经性水肿等不良反应。

ARB在心力衰竭临床治疗方面的经验不如ACEI广泛。但近期临床试验结果表明,长期应用ARB治疗产生的血流动力学、神经激素和临床效应,与抑制ACE产生的效应近似。因此,ARB是心力衰竭临床治疗中不能耐受ACEI患者的合理替代药物。

3. *血管紧张素受体/中性内肽酶抑制药* 血管紧张素受体/中性内肽酶抑制药(angiotensin receptor/neutral endopeptidase inhibitors, ARNI)是ARB和中性内肽酶抑制药的复合制剂。美国和欧盟于2015年先后批准了首个ARNI类药物(缬沙坦/沙库必曲,valsartan/sacubitril)用于心力衰竭临床治疗。越来越多循证医学证据表明,与传统ACEI药物依那普利相比,ARNI能更显著降低HFrEF患者死亡或住院风险,同时改善心室重构、改善肾脏和心血管预后,对伴糖尿病的慢性心力衰竭患者也有较好的疗效。2016年《ESC指南》、2017年《ACC/AHA心力衰竭诊治指南》都将ARNI列为Ⅰ类推荐。《ESC指南》建议,对于经过ACEI、β受体阻断药和醛固酮拮抗药充分治疗后仍有症状的HFrEF患者,推荐应用ARNI。《ACC/AHA指南》推荐ARNI用于EF降低的慢性心力衰竭患者(NYHA Ⅱ~Ⅳ级)的基础治疗。对于心功能为NYHA Ⅱ级或Ⅲ级且有症状发作的EF降低的心力衰竭患者,如果能够耐受ACEI或ARB,建议将上述药物更换为ARNI以进一步降低并发症及死亡率。

ARNI的作用机制是抑制中性内肽酶并阻断AT_1受体。一方面,ARNI通过抑制中性内肽酶,升高中性内肽酶参与降解的利钠肽(natriuretic peptide, NP)等肽的水平。血浆内NP的积聚,尤其是心房NP(ANP)和脑型NP(BNP),分别通过扩张血管和利尿减少前负荷,通过舒张外周血管和肾脏血管减少后负荷,从而使心脏前、后负荷和水钠含量降低,增加心房和心室对压力的恢复机制。另一方面,ARNI对AT_1受体的选择性阻断可抑制Ang Ⅱ和醛固酮释放,降低心脏负荷,预防和改善心血管重构,从而改善心血管功能和肾功能;同时抑制中性内肽酶抑制引起的RAAS反馈性上调的作用。

目前ARNI最常见的副作用是低血压、高钾血症、肾功能不全(可以通过调整剂量或停药来处理)、头晕或咳嗽。

4. *醛固酮拮抗药* 慢性心力衰竭患者体内醛固酮的血浆浓度可升高20倍以上。长期应用ACEI及AT_1受体阻断药治疗过程中,常出现"醛固酮逃逸"现象,即血中醛固酮浓度升高。醛固酮除了通过保Na^+、保水、排K^+的作用引起机体水盐代谢紊乱以外,还可引起心肌细胞Ca^{2+}超载,导致心律失常;促进心脏和血管周围的组织纤维化,损伤心功能并加快心力衰竭的病理进程;增强儿茶酚胺类及Ang Ⅱ的缩血管作用;影响心肌对NE的摄取,诱发冠状动脉痉挛和心律失常。因此,以抑制醛固酮作用为靶标的心力衰竭治疗策略逐渐受到重视。

目前临床应用的醛固酮拮抗药主要是醛固酮受体阻断药——螺内酯(spironolactone)和依普利酮(eplerenone)。慢性心力衰竭单用醛固酮拮抗药仅发挥较弱的作用,但与ACEI合用则能进一步减少患者的病死率及室性心律失常的发生率。但值得注意的是，醛固酮拮抗药的主要不良反应是高钾血症，可加重肾功能不全。鉴于高钾血症的潜在危险，应当避免ACEI、ARB和醛固酮拮抗药作为常规三联用药。

四、利尿药

心力衰竭时血管壁内 Na^+ 含量增加，通过 Na^+-Ca^{2+} 交换，增加血管平滑肌细胞内 Ca^{2+} 水平，促进血管收缩，并提高血管壁对升压物质的反应性。利尿药可促进 Na^+ 的排泄，减少血管壁 Ca^{2+} 的含量，使血管壁的张力下降，外周阻力降低，因而可降低心脏的后负荷；同时可促进水的排泄，减少血容量，降低心脏前、后负荷，消除或缓解静脉淤血及其所引发的肺水肿和外周水肿。

利尿药是唯一可充分控制心力衰竭液体潴留并治疗心力衰竭的药物。虽然强心苷和小剂量ACEI可增加尿钠排泄，但是如果不使用利尿药，几乎没有心力衰竭患者能够保持体内的钠平衡。同时，利尿药比其他心力衰竭治疗药物能更迅速地改善症状。但值得注意的是，大剂量利尿药可减少有效循环血量，进而降低心排血量，反因激活神经内分泌功能，使RAAS和交感神经兴奋，导致心力衰竭恶化。因此，单独使用利尿药不能维持心力衰竭患者的长期临床稳定性，一般应与ACEI和β受体阻断药联合应用。

治疗心力衰竭最常用的是髓袢利尿药呋塞米（furosemide）、托拉塞米（torasemide）、吡咯他尼（piretanide），特别对于急性心力衰竭伴随肺水肿的患者。对于一般心力衰竭患者，利尿药应从小剂量开始，然后逐渐增加剂量直至尿量增加，体重减轻。治疗目标是消除液体潴留，以颈静脉压恢复正常和（或）水肿消失为指标。

五、血管扩张药

血管扩张药是治疗心功能不全的辅助药物，主要用于对正性肌力药和利尿药治疗无效的难治病例。血管扩张药治疗慢性心力衰竭的机制包括：通过扩张静脉，减少静脉回心血量，降低心脏的前负荷，进而降低肺楔压、左心室舒张末压等，缓解肺部淤血症状；通过扩张小动脉，降低外周阻力，降低心脏的后负荷，增加心排血量，增加动脉供血，缓解组织缺血症状，并可弥补或抵消因小动脉扩张而可能发生的血压下降和冠状动脉供血不足等不利影响。

临床上应根据患者血流动力学情况来选用合适的血管扩张药治疗慢性心力衰竭。对肺静脉压明显升高，肺淤血症状显著的患者，宜选择扩张静脉为主的硝酸酯类，可减少静脉回心血量，降低肺楔压、左心室舒张末压等，降低心脏前负荷。对外周阻力升高，心排血量明显减少的患者，宜选用扩张小动脉为主的肼屈嗪等，降低外周阻力，降低后负荷。对肺静脉压和外周阻力均升高，心排血量明显降低者，宜选用对动、静脉均衡扩张的哌唑嗪、卡托普利等，或合用硝酸酯类与肼屈嗪，使用血管扩张药应注意检测心力衰竭患者的血压状况。

六、药物联用策略

《ACC/AHC指南》指出，对多数心力衰竭患者可常规联合应用3类药物治疗，即利尿药、ACEI、ARB或ARNI，以及β受体阻断药。许多大规模临床试验已经确定了这些药物的价值。有液体潴留症状的患者应当坚持使用利尿药治疗，直到体液量正常，以防止再次出现体液潴留。由于利尿药合并ACEI和β受体阻断药使用，有益于心力衰竭患者的长期预后，因此无论患者对利尿药反应是否良好，利尿药作为治疗心力衰竭的基础用药，均须联合使用。如能良好耐受，则继续治疗。任何时候都可以采用地高辛进行治疗，以减轻症状、减少住院、控制心率并提高运动耐量。

（刘培庆　李卓明　路　静）

第四节 心力衰竭的治疗策略及药物研究进展

半个世纪以来,随着对心力衰竭发生机制认知的不断深入,其治疗策略及模式也发生了很大改变。心力衰竭治疗的策略主要包括调节心力衰竭发生、发展过程中各种神经体液因素失衡、改善心肌能量代谢及改善心肌舒缩功能。在第三节"心力衰竭的治疗药物及分类"的基础上,本节将从防止和延缓心肌重构的进程、询证治疗、防治原发病、消除诱因、降低心力衰竭的死亡率和住院率、提高心力衰竭患者的生活质量和延长寿命的角度,就心力衰竭的治疗药物及药物的研究进展进行概述。

一、改善血流动力学紊乱的心力衰竭治疗策略及药物研究进展

20 世纪 70 年代的研究者们认为,心力衰竭发生的根本原因是心脏收缩功能下降,心血管容量增多,压力升高,最终导致体循环、肺循环淤血和水肿,也就是"心肾机制"。根据这一假说,利尿药和强心苷被用于心力衰竭的治疗。但临床试验结果发现,这两类药物虽然有效改善了心力衰竭患者的症状,但并未能降低心力衰竭患者的复发率和死亡率,对患者的活动耐量也没有明显的提高。后来人们提出了"心脏-周围循环机制",即心力衰竭患者存在血流动力学紊乱,并据此研发出了一系列药物:① 扩血管药,包括硝酸酯类药物、钙通道阻断药等,减轻心脏前、后负荷,提高患者的运动耐量和生存率,甚至改善预后;② 非洋地黄类正性肌力药,包括 β_1 受体激动药、PDE 抑制药及多种新型正性肌力药等,增加心肌收缩力,扩张周围血管,改善血流动力学,减轻症状。

二、基于调节神经体液因素失衡的心力衰竭治疗策略及药物研究进展

20 世纪 90 年代,人们发现心力衰竭患者不仅会出现血流动力学异常,也存在着神经体液失衡。干预 SNS 系统、RAAS 系统等神经内分泌系统的过度激活,已成为心力衰竭治疗的重要策略和目标。除了以上介绍的 β 受体阻断药和 RAAS 系统抑制药以外,用于调节神经体液失衡的新型心力衰竭药物还包括以下 7 种。

1. *托伐普坦* 托伐普坦(tolvaptan, samsca)为血管升压素拮抗药,可阻断精氨酸加压素(AVP)在肾小管 V2 受体上的作用。该药是目前唯一获准治疗低钠血症的药物。《ESC 指南》指出,该药主要用于治疗高容或等容性低钠血症伴心力衰竭等。

2. *伊伐布雷定* 伊伐布雷定(ivabradine, IVB)为窦房结起搏电流(I_f)特异性抑制药,能够降低窦房结发放冲动的频率而减慢心率。《ESC 指南》建议:经过目标剂量或最大耐受量的 β 受体阻断药、ACEI 或 ARB 和醛固酮拮抗药充分治疗后仍有症状、射血分数≤35%且窦性心率≥70 次/分的患者,应考虑接受伊伐布雷定治疗,以降低心力衰竭住院与心血管死亡风险(Ⅱa 类,B 级);不能耐受 β 受体阻断药或存在该药禁忌证的有症状且射血分数≤35%和窦性心率≥70 次/分的心力衰竭患者,应考虑使用伊伐布雷定(Ⅱa 类,C 级)。

3. *非甾体类盐皮质激素受体拮抗药* 近期临床试验报告提示,与依普利酮相比,finerenone(BAY94-8862)能显著减少心血管事件、更好地保护终末期器官、降低死亡率,在复合次级终点事件方面的效果也更明显。不良反应少见,主要是可能引起血钾升高。对于伴有糖尿病和(或)慢性肾脏疾病的患者,与依普利酮相比,该药更显著降低心力衰竭标志物 NT-proBNP,值得进一步去评估其临床价值。

4. *利钠肽类药物* ① 萘西立肽(nesiritide):是一种具有扩张血管作用的重组 B 型利钠肽,治疗急性心力衰竭(不良反应为低血压);② 松弛素-2(serelaxin-2):是一种重组人内源性肽,属于血管活性肽激素,对于急性心力衰竭的治疗效果较好,慢性心力衰竭的疗效需要更多的临床循证依据确认;③ 乌

拉立肽(ularitide,利尿素)：给予该药能降低心力衰竭患者的室壁压力,也主要用于急性心力衰竭的治疗,但并没有降低患者的心血管死亡风险。

5. *他汀类药物*　目前他汀类药物已普遍用于急性冠脉综合征患者的常规临床治疗中,而近几年发现其可用于心力衰竭的治疗,减少冠心病患者因心力衰竭住院的风险。根据《ESC 指南》,无论有无左室收缩功能障碍,推荐冠心病或具有冠心病高危因素者接受他汀治疗(Ⅰ类,A 级)。

6. *尼可地尔*　尼可地尔(nicorandil)是首个用于临床的 ATP 敏感的钾离子通道开放药,可改善冠状动脉及微循环,具有抗心绞痛作用。《ESC 指南》推荐其用于 β 受体阻滞药不耐受的伴有稳定性心绞痛有症状性 HFrEF(NYHA Ⅱ~Ⅳ级)患者,可明显抵抗心绞痛,但对心力衰竭是否安全尚未确认(Ⅱb 类,C 级)。

7. *阿利吉仑*　阿利吉仑(aliskiren)为肾素抑制药,单用或与依那普利合用曾被临床试用于治疗心力衰竭。但近年来发现该药物并没有改善因心力衰竭住院患者的预后,因此《ESC 指南》不推荐其作为 ACEI 或 ARB 的替代药物。

三、基于心肌能量代谢调控的心力衰竭治疗策略及药物研究进展

21 世纪,心肌代谢疗法有望成为治疗心力衰竭的新策略。目前临床常用的心力衰竭治疗药物,改善心力衰竭患者的能量代谢的证据都不够充分。如 β 受体阻断药、RAAS 系统抑制药等作用于神经体液因子的药物,以及曲美他嗪、辅酶 Q_{10}、左卡尼丁(lcarnitine)、磷酸肌酸等,通过影响心肌能量代谢各环节,对心力衰竭症状均有一定的缓解效果。在心肌肥厚发生过程中,心肌细胞产能机制的调整和收缩机构的重组都是趋向于节省能量,提高心肌葡萄糖代谢、抑制 FFA 氧化、选择无氧酵解和以 β－MHC 为优势亚型,正是机体为了适应这一趋势而做出的应激性代偿。然而,细胞在这种应激状态下采用的收缩机制和产能方式是以改变其正常的生理状态为前提,当其所承受的压力持续存在时,心肌细胞会在这种代偿机制下损伤其正常的生理功能,导致心肌肥厚向心力衰竭发展,如何调节心力衰竭过程中的能量代谢失衡,一直是广受关注的课题。但大部分的改善心肌代谢的药物能否改善患者的预后,尚需积累循证证据。

1. *曲美他嗪*　曲美他嗪(trimetazine)通过抑制 3－酮烷酰辅酶 A 硫解酶(3－KAT)活性,抑制脂肪酸氧化,促进葡萄糖有氧氧化,提高心肌细胞 ATP 含量,进而增强心脏收缩功能。临床证据显示,该药作为辅助用药,能有效提高 HFrEF 患者的射血分数,改善生活质量,降低 BNP 水平,也可显著提高缺血性心肌病和稳定性心绞痛患者的存活率。欧洲药品管理局提出,该药可能具有导致运动功能障碍的风险。《ESC 指南》并未推荐其作为心力衰竭治疗用药。

2. *雷诺嗪*　雷诺嗪(ranolazine)具有抗心肌缺血的作用,但其具体机制尚未阐明。有研究者认为该药可能与曲美他嗪相似,抑制脂肪酸的 β 氧化,被称为"不完全的脂肪酸氧化抑制剂"。后来发现该药也可以抑制晚期的 Na^+电流。雷诺嗪可以减少心绞痛,改善 UA/NSTEMI 患者的预后,对房颤也具有一定的减轻作用(可与胺碘酮联用)。

3. *左卡尼丁*　又名左旋肉毒碱。作为脂肪酸代谢必需的辅助因子,左卡尼丁通过促进长链脂肪酸转变成脂酰卡尼汀并转入线粒体,促进心肌细胞内能量代谢恢复正常。同时,作为线粒体膜肉毒碱棕榈酰转移酶-1(CPT－1)的辅基,左卡尼丁可激活肉碱乙酰转移酶,降低线粒体中的 Ac－CoA/CoA,促进葡萄糖氧化,为细胞提供能量。临床试验发现,左卡尼丁可一定程度逆转慢性心力衰竭患者心脏重构,增加射血分数,也可改善扩张型心肌病心力衰竭患者的心功能,降低 BNP 水平及猝死率。

4. *其他*　① 辅酶 Q_{10},电子传递的载体;② 磷酸肌酸(PCr),存在于心肌及骨骼肌中的内源性高能磷酸化合物;③ 依托莫司(etomoxir),属于肉碱丙酰转移酶-1(CPT－1)抑制剂。

四、基于心肌炎症的心力衰竭治疗策略及药物研究进展

从20世纪90年代起,研究者陆续发现心肌炎症反应在心力衰竭病理进程中的重要作用,基于心肌炎症的心力衰竭治疗策略逐渐受到重视,细胞因子和炎症介质成为心力衰竭治疗的新靶标。

1. TNF-α 抑制药　目前,已有多个靶向于抑制 TNF-α 的小分子化合物和单克隆抗体陆续进行临床试验。己酮可可碱(pentoxifylline)是一种抑制 TNF-α 转录和翻译的黄嘌呤衍生物,是首个在临床试验中被证实对心力衰竭患者有效的免疫调节药物,可显著改善患者的心力衰竭症状及提高 LVEF,并且心功能改善伴随着血浆 NT-proBNP、TNF-α 水平的下降。然而,由于己酮可可碱也是一种非特异性 PDE 抑制药,其对心脏的保护作用是否与该药的抗炎作用有关,仍有待未来大规模、随机、双盲临床研究的证实。针对 TNF-α 的抗体融合蛋白依那西普(etanercept)和英夫利昔单抗(infliximab)的大型临床研究未达到预期的治疗心力衰竭效果,分析可能与其不能持久有效地结合心肌局部 TNF-α 及其潜在的 TNF-α 激活作用有关。

2. IL-1 受体拮抗剂　Anakinra 是一种目前尚在临床试验阶段的 IL-1 受体拮抗剂。虽然暂时 anakinra 在心力衰竭治疗的临床数据有限,两项小型临床研究表明 anakinra 可改善 HFrEF 和 HFpEF 心力衰竭患者的运动能力。

目前,基于炎症反应的心力衰竭治疗策略仍有待深入探索。由于心力衰竭发展中细胞因子处于复杂而精细的平衡网络中,促炎、抗炎细胞因子间可能存在互相影响,未来的研究需要进一步有针对性的确认抗炎靶标和治疗药物。目前认为,抗心肌炎症的治疗策略在谨慎筛选的特定心力衰竭人群中可能获益。未来的研究需要进一步探索如何利用生物标志物、临床参数来识别可能对靶向抗炎或免疫调节治疗有效的特定心力衰竭人群,探索最佳治疗方案和治疗剂量。

(刘培庆　李卓明　路　静)

第五节　心力衰竭的治疗靶标及生物标志物

生物标志物密切反映心力衰竭的病理过程。心力衰竭是一个复杂的、连锁的、动态的发展过程。早期诊断及准确对心力衰竭患者进行危险分层,早期识别具有不良预后的高风险心力衰竭人群,有利于指导临床决策的实施,延缓心力衰竭病情进展,改善患者心血管系统功能。既往心力衰竭诊断主要依靠临床症状、体征及心功能检测,具有一定的主观性,且在心力衰竭早期患者症状还不典型,容易造成误诊、漏诊,延误病情。越来越多与心力衰竭病理过程密切相关的酶、激素、生物学物质及心肌细胞损伤的标志物,受到广泛关注,其对临床的重要性日益增加。

目前临床密切关注的与心力衰竭有关的生物标志物可分为以下几类(表30-3)。

表30-3　目前临床密切关注的与心力衰竭有关的生物标志物

指标类型	生物标志物
反映心脏负荷和血流动力学异常	利钠肽、肾上腺髓质素(adrenomedullin, ADM)、卡烯内脂(DLIF)、AVP 和 C 端前体(CT-PreAVP)等
反映心肌损伤	肌钙蛋白(cTn)、心型脂肪酸结合蛋白(H-FABP)、磷酸肌酸激酶同工酶(CK-MB)等
反映心肌纤维化、细胞外基质重构	可溶性基质裂解素2(ST2)、半乳糖凝集素-3、MMP、Ⅰ型前胶原氨基端肽(PⅠNP)和Ⅲ型前胶原氨基端肽(PⅢNP)等
反映炎症相关	高敏C反应蛋白(hs-CRP)、IL-6、TNF-α、细胞因子、TLR 分子等

续 表

指标类型	生物标志物
反映肾损伤、肾功能	胱抑素 C、中性粒细胞明胶酶相关脂质运载蛋白(NGAL)、肾损伤分子-1(KIM-1)等
新兴的生物标志物	脂联素(APN)、嗜铬粒蛋白 A(Cga)、PTH、糖抗原 125(CA-125)、α-防御素(α-defensin)、丙酮、胰岛素生长因子结合蛋白 7(IGFBP7)等

1. 反映心脏负荷和血流动力学异常的生物标志物　利钠肽是一类具有扩张血管、拮抗 RAAS、抑制 SNS 活性、促进尿钠排泄、减少水钠潴留等作用的心血管肽类激素。该家族主要包括 ANP、BNP 和 C 型利钠肽(CNP),其中 BNP 和 N 末端 B 型利钠肽原(NT-proBNP)是目前临床上用于确认及评价心力衰竭严重程度最理想的标志物。根据《ESC 指南》,所有急性呼吸困难和疑诊急性心力衰竭患者均推荐检测血浆利钠肽水平(BNP、NT-proBNP 或 MR-proANP),以协助鉴别急性心力衰竭和非心源性急性呼吸困难(Ⅰ类,A 级)。中国指南建议,根据年龄、体重和肾功能对急性和慢性心力衰竭的 BNP 和 NT-proBNP 临界值进行调整。《ACC/AHA 指南》建议,把 BNP 作为筛查心力衰竭患者的基础(Ⅱa 类,B-R 级),推荐呼吸困难患者测定利钠肽水平以诊断或排除心力衰竭(ⅠA 类),把 BNP 或 NT-proBNP 作为慢性心力衰竭预后或疾病严重性评估的指标(Ⅰ类,A 级),推荐出院前测定 BNP 水平,以评估心力衰竭患者出院后的预后(Ⅱa 类,B-NR 级)。特别是 NT-proBNP 半衰期比 BNP 长,代谢途径较 BNP 少,浓度较稳定,含量相对较高(比 BNP 高 16~20 倍),检测相对较容易,是较理想的预测指标,被认为是心力衰竭生物标志物中的"金标准"。

2. 反映心肌损伤的生物标志物　心肌肌钙蛋白(cardiac troponin, cTn)由 3 种不同基因调控的亚单位组成:肌钙蛋白 I(cTnI)、肌钙蛋白 T(cTnT)、肌钙蛋白 C(TnC)。与利钠肽相似,在慢性或急性失代偿性心力衰竭的情况下,cTn 水平可能升高,提示心肌细胞损伤或坏死。在进展性的严重心力衰竭患者中 cTn 升高可预测心肌损伤和患者死亡风险。cTnI 和 cTnT 水平的升高,结合具体临床表现,对于急性失代偿性心力衰竭患者早期风险评价及预后判断具有重要的指导意义。中国指南指出,cTn 可用于诊断原发病如急性心肌梗死(AMI),也可以对心力衰竭患者作进一步的危险分层(Ⅰ类,A 级)。

3. 反映心肌纤维化、细胞外基质重构的生物标志物　半乳凝集素-3(galectin-3, Gal-3)在正常情况下血浆浓度较低,但在某种病变时浓度明显升高。Gal-3 具有多种生物学功能,参与心肌纤维化、炎症反应、调节免疫应答等多种心力衰竭的病理生理机制。Gal-3 已获得美国 FDA 批准作为反映心力衰竭患者预后的生物标志物。中国指南将 Gal-3 作为心力衰竭诊断和预后的评价指标(Ⅱb,B 类)。

4. 与炎症相关的心力衰竭生物标志物　炎症参与心力衰竭的发生、发展进程。在心力衰竭患者的血清中,hs-CRP、IL-6、TNF-α 等炎症因子水平升高,损害心肌功能并加速心力衰竭的进展,因此近年来炎症因子日益受重视,尤其是 hs-CRP 检测的普及使其在心力衰竭中的应用更加广泛。

5. 与肾损伤、肾功能相关的标志物　由于心脏和肾脏作为控制机体有效循环和血流动力学稳定的两个重要器官,在生理功能上相互依存,在病理状态下相互影响,两者之间通过复杂的神经激素反馈机制而产生直接或间接的相互影响。因此,许多与肾损伤、肾功能相关标志物,也可作为心力衰竭早期风险评价和预后的生物标志物,比如胱抑素-C(cystatin-C)、中性粒细胞明胶酶相关脂质运载蛋白(NGAL)、肾损伤分子-1(KIM-1)。

6. 新兴的生物标志物

(1) 生长分化因子-15(growth differentiation factor-15, GDF-15):在心力衰竭患者中,GDF-15 与 NT-proBNP 的变化一致,随心力衰竭分级增加而增高。GDF-15 水平越高,心力衰竭患者的预后越差,是一个较强的预后指标。

(2) 正五聚体蛋白-3(pentraxin-3,PTX-3):是CRP超家族成员之一,属于长链正五聚体蛋白。PTX-3是预测急性心肌梗死患者3个月全因死亡的独立指标,有助于心力衰竭患者的危险分层,较hs-CRP和TNF-α能更好地预测心血管事件的发生。也有研究者认为,PTX-3与炎症、氧化应激有关。PTX-3对心力衰竭的危险分层受肾功能的影响。

(3) 和肽素(copeptin):近几年研究发现,作为与AVP同源的和肽素能与AVP等摩尔量释放,两者变化也一致,且后者稳定、易于检测,可能成为一个理想的AVP替代标志物。有研究结果显示,和肽素与NT-ProBNP在预测心力衰竭患者的全因死亡率具有相当的预测价值。

(4) 其他新兴的生物标志物:多配体蛋白聚糖-4(SDC4)、microRNAs、嗜铬粒蛋白A(CGA)、APN、PTH、CA-125、α-防御素和呼出气体中的丙酮(exhaled acetone)等,可能具有诊断、预后评判以及指导心力衰竭治疗的潜在价值,但其作为心力衰竭标志物的可靠性、敏感性和特异性等,需要进一步研究确定。

每种心力衰竭标志物虽然各有优势,但单个使用用于心力衰竭诊断、分类、分层及预后,均具有其局限性;另外,心力衰竭的病理生理学极其复杂,因此有必要建立心力衰竭整合生物标志物系统,更好地指导心力衰竭治疗及改善心力衰竭患者预后。建议新的生物标志物与金标准标志物联合应用。大量研究证明多个生物标志物联合应用可以提高其在心力衰竭患者的预后中的价值,但可以与金标准相联合的有价值的标志物较少。需要更多的科学严谨的大样本研究来证明现有生物标志物的价值及其优于传统方法的科学证据。

(刘培庆　李卓明　路　静)

参考文献

Bertero E, Maack C. Metabolic remodelling in heart failure. Nature Reviews Cardiology, 2018, 15(8): 457-470.

Brown D A, Perry J B, Allen M E, et al. Expert consensus document: Mitochondrial function as a therapeutic target in heart failure. Nature Reviews Cardiology, 2017, 14(4): 238-250.

Brown D A, Perry J B, Allen M E, et al. Mitochondrial function as a therapeutic target in heart failure. Nature Reviews Cardiology, 2017, 14(4): 238-250.

Chen Y, Chen S, Yue Z, et al. Receptor-interacting protein 140 overexpression impairs cardiac mitochondrial function and accelerates the transition to heart failure in chronically infarcted rats. Translational Research, 2017, 180: 91-102.

Desai A S, McMurray J J, Packer M, et al. Effect of the angiotensin-receptor-neprilysin inhibitor LCZ696 compared with enalapril on mode of death in heart failure patients. European Heart Journal, 2015, 36(30): 1990-1997.

Gheorghiade M, Konstam M A, Burnett J C, et al. Short-term clinical effects of tolvaptan, an oral vasopressin antagonist, in patients hospitalized for heart failure: The EVEREST Clinical Status Trials. Jama-Journal of the American Medical Association, 2007, 297(12): 1332-1343.

Lee D I, Zhu G, Sasaki T, et al. Phosphodiesterase 9A controls nitric-oxide-independent cGMP and hypertrophic heart disease. Nature, 2015, 519(7544): 472-476.

Maejima Y, Chen Y, Isobe M, et al. Recent progress in research on molecular mechanisms of autophagy in the heart. American Journal of Physiology Heart and Circulatory Physiology, 2015, 308(4): H259-H268.

Mann D L. Innate immunity and the failing heart: The cytokine hypothesis revisited. Circulation Research, 2015, 116(7): 1254-1268.

Matsubara J, Sugiyama S, Nozaki T, et al. Incremental prognostic significance of the elevated levels of pentraxin 3 in patients with heart failure with normal left ventricular ejection fraction. Journal of the American Heart Association, 2014, 3(4): e000928.

McMurray J J V, Dickstein K, Kober L V. Aliskiren, Enalapril, or both in heart failure REPLY. New England Journal of Medicine, 2016, 375(7): 702.

Ponikowski P, Voors A A, Anker S D, et al. 2016 ESC guidelines for the diagnosis and treatment of acute and chronic heart failure: The task force for the diagnosis and treatment of acute and chronic heart failure of the European Society of Cardiology (ESC). Developed with the special contribution of the Heart Failure Association (HFA) of the ESC. European Journal of Heart Failure, 2016, 18(8): 891-975.

Redfield M M, Anstrom K J, Levine J A, et al. Isosorbide mononitrate in heart failure with preserved ejection fraction. New England Journal of

Medicine, 2015, 373(24): 2314－2324.

Rosjo H, Husberg C, Dahl M B, et al. Chromogranin B in heart failure a putative cardiac biomarker expressed in the failing myocardium. Circulation-Heart Failure, 2010, 3(4): 503－584.

Seferovic J P, Claggett B, Seidelmann S B, et al. Effect of sacubitril/valsartan versus enalapril on glycaemic control in patients with heart failure and diabetes: A post-hoc analysis from the PARADIGM－HF trial. The Lancet Diabetes & Endocrinology, 2017, 5(5): 333－340.

Tham Y K, Bernardo B C, Ooi J Y, et al. Pathophysiology of cardiac hypertrophy and heart failure: Signaling pathways and novel therapeutic targets. Archives of Toxicology, 2015, 89(9): 1401－1438.

Wang X C, Zhu D M, Shan Y X. Dobutamine therapy is associated with worse clinical outcomes compared with nesiritide therapy for acute decompensated heart failure: A systematic review and meta-analysis. American Journal of Cardiovascular Drugs: drugs, devices, and other interventions, 2015, 15(6): 429－437.

Yancy C W, Jessup M, Bozkurt B, et al. 2017 ACC/AHA/HFSA focused update of the 2013 ACCF/AHA guideline for the management of heart failure: A report of the american college of Cardiology/American Heart Association Task Force on clinical practice guidelines and the Heart Failure Society of America. Journal of the American College of Cardiology, 2017, 70(6): 776－803.

第三十一章
肺动脉高压治疗药物

肺动脉高压(pulmonary hypertension, PH)是一组由异源性疾病和不同发病机制引起的以肺动脉阻力持续性增高为特征的临床病理生理综合征。现有 PH 治疗药物主要包括前列环素类药物、内皮素受体阻断药、PDE5 抑制药及可溶性鸟苷酸环化酶激活药等,主要通过扩张肺血管降低肺动脉压力。不同病因、不同组织病理变化,将出现不同的药物治疗反应,具有不同的预后。合理的临床分类对于指导治疗和疾病管理有极其重要的意义。现有的治疗方法患者预后较差。因此研究 PH 发病机制,开发新的治疗药物迫在眉睫。

第一节 肺动脉高压的定义和临床分类

一、定义

PH 是指肺动脉压力超过一定界值的一种血流动力学异常状态,导致右心负荷增大和右心功能不全,从而引起一系列临床表现,致使右心衰甚至死亡的临床综合征。2015 年《欧洲心脏病学会(ESC)/欧洲呼吸学会(ERS)诊治指南》对 PH 的最新诊断标准为: ① 静息状态下经右心导管测得的平均肺动脉压(mean pulmonary artery pressure,mPAP)≥25 mmHg;② 基于静息状态下的肺动脉压力即可确诊,运动试验不作为诊断依据,只用来评估功能性严重程度。1973 年,在瑞士日内瓦召开的第一届世界 PH 大会确定了上述 PH 的血流动力学定义,该定义在随后的各届世界 PH 大会上一直延续至今。研究发现,健康人 mPAP 为 14.0±3.3 mmHg,因此 2018 年 2 月在法国尼斯(Nice)召开的第 6 届世界 PH 大会提出,mPAP>20 mmHg 作为正常值的上限应作为新的 PH 血流动力学定义。需要强调的是,从本质上说 mPAP>20 mmHg 并不是定义疾病,仅表示压力的异常升高。在不同的情况下,mPAP>20 mmHg 与增加死亡风险相关,但是 mPAP 的降低与改善生存率是否相关尚未被证实。

从血流动力学特点分析,PH 可分为毛细血管前 PH 与毛细血管后 PH。第 6 届世界 PH 大会提出的毛细血管前 PH 的定义是 mPAP>20 mmHg,肺动脉楔压(pulmonary artery wedge pressure,PAWP)<15 mmHg,肺血管阻力(pulmonary vascular resistance, PVR)>3 Wood 单位。毛细血管后 PH 主要是指左心疾病患者肺静脉压力增高引起肺动脉压力被动性地增高,除 mPAP≥20 mmHg 外,表现为 PAWP>15 mmHg。

二、临床分类

1973 年第一届世界 PH 大会提出将 PH 分为原发性和继发性两大类,此后 PH 临床分类经历了一系列变化。2013 年法国 Nice 会议和 2015 年《ESC/ERS 诊治指南》根据临床表现、病理改变、血流动力学特征及治疗策略将 PH 分为 5 类: 动脉性肺动脉高压(pulmonary arterial hypertension, PAH)、左心疾病相关性 PH、肺部疾病和(或)缺氧相关性 PH、慢性血栓栓塞性 PH(chronic thromboembolic pulmonary hypertension, CTEPH)或其他肺动脉阻塞所致 PH、多种不明机制所致 PH。2018 年 Nice 会议维持原有 PH 临床分类的主要框架以及对成人和儿童的常见分类，并在此基础上进行了一定的修正，简化了现有的核心分类，由52个分类条目简化为28个分类条目，在某些亚组分类中增加了表格进行详细介绍（表31－1）。

表31－1　2018年Nice临床分类

1. PAH
    1.1　特发性肺动脉高压（idiopathic pulmonary arterial hypertension，IPAH）
    1.2　具有血管反应性的PAH
    1.3　遗传性肺动脉高压（hereditary pulmonary arterial hypertension，HPAH）
        1.2.1　*BMPR2*（骨形成蛋白2型受体基因）基因突变
        1.2.2　其他突变
    1.4　药物及毒物诱发
    1.5　合并其他情况
        1.5.1　结缔组织病
        1.5.2　HIV感染
        1.5.3　门静脉高压
        1.5.4　先天性心脏病
            1.5.4.1　艾森曼格综合征
            1.5.4.2　左向右分流（未/已纠正）
            1.5.4.3　PAH合并慢性心脏疾病（chronic heart disease，CHD）
            1.5.4.1　术后PAH
        1.5.5　血吸虫病
    1.6　与肺静脉、肺毛细血管相关PAH（PVOD/PCH）
    1.7　新生儿持续性PAH
2. 左心疾病相关性PH
    2.1　射血分数保留的心力衰竭
    2.2　射血分数下降的心力衰竭
    2.3　心脏瓣膜病
    2.4　先天性毛细血管后阻塞性疾病
        2.4.1　肺静脉狭窄（孤立性的、支气管肺发育不良、新生儿等相关的）
        2.4.2　三房心
        2.4.3　完全性肺静脉回流梗阻
        2.4.4　二尖瓣/主动脉瓣狭窄（包括瓣上/瓣下狭窄）
3. 肺部疾病和（或）缺氧相关性PH
    3.1　COPD（慢性阻塞性肺疾病）
    3.2　限制性肺疾病
    3.3　其他限制和阻塞混合性肺疾病
    3.4　无肺部疾病的缺氧
    3.5　肺部发育异常
4. CTEPH或其他肺动脉阻塞所致PH
    4.1　CTEPH
    4.2　其他肺动脉阻塞疾病
        4.2.1　中/高级别的肉瘤或血管肉瘤
        4.2.2　其他恶性肿瘤：肾细胞癌、子宫癌、睾丸生殖细胞肿瘤
        4.2.3　非恶性肿瘤：子宫平滑肌瘤
        4.2.4　无结缔组织病动脉炎
        4.2.5　先天性肺动脉狭窄
        4.2.6　血吸虫病（包虫病）
5. 不明机制的PH
    5.1　血液系统异常：慢性溶血性贫血、骨髓增生异常
    5.2　全身性疾病：肺朗格汉斯细胞组织增多症、戈谢病、糖原贮积病、神经纤维瘤、结节病
    5.3　其他：慢性肾功能不全、纤维性纵隔炎、节段性PH
    5.4　复杂性先天性心脏病
        5.4.1　节段性PH：孤立性起源异常的肺动脉、肺动脉缺如、肺动脉闭锁合并室间隔缺损及主要的主肺侧枝血管、共同动脉干
        5.4.2　单心室：未修补/修补

注：PVOD，肺静脉闭塞性疾病（pulmonary veno-occlusive disease）；PCH，肺毛细血管瘤（pulmonary capillary hemangiomatosis）。

（胡长平　祝田田）

第二节 肺动脉高压的治疗药物

PH传统治疗方法包括氧疗以及利尿药、华法林、钙通道阻滞药、正性肌力药等药物的使用。PH对传统治疗药物反应差,大多数患者在确诊后2~3年死亡。前列环素类似物、内皮素受体阻断药和PDE5抑制药等新型靶向药物对重度PH患者血流动力学、运动耐量和生存率具有肯定改善效果,但患者长期预后仍差。PH治疗经历了3个时代,即传统治疗时代、依前列醇时代和新型靶向药物时代。1992年之前,PH治疗主要是吸氧、强心、利尿,药物以治疗心力衰竭药物为主,唯一可以治疗肺动脉痉挛的药物是钙通道阻滞药,这段时期称为传统治疗时代,在这个时期PH患者诊断后平均生存期只有2.8年;1992~1998年依前列醇是全球范围内治疗PH唯一对肺血管有选择性靶向治疗作用的药物,这段时期称为PH治疗的依前列醇时代;自1999年以来更多新型靶向药物进入临床,包括波生坦、西地那非、曲前列环素等,PH治疗进入新型靶向药物时代。目前,几种治疗PH的新型靶向药物在我国也相继上市,在很大程度上改善了PH患者的生活质量、血流动力学、心功能甚至生存率。下面主要介绍临床常用的治疗PH药物。

一、氧疗

大部分PH患者静息时合并轻度低氧血症,严重低氧血症见于先天性心脏病合并艾森曼格综合征、卵圆孔未闭合并右向左分流、硬皮病相关PH合并严重弥散功能障碍的患者。尽管右心导管证实氧气作为急性血管扩张剂可有效降低全肺阻力,但目前尚无随机对照研究证实长期氧疗能使PH患者获益。非随机对照研究显示,长期夜间氧疗对艾森曼格综合征患者的血红蛋白、生活质量及生存率均无改善作用。目前有关PH氧疗的实践是基于慢性阻塞性肺疾病治疗的证据,推荐动脉血氧分压<60 mmHg或氧饱和度<90%的患者每日低流量吸氧至少15 h。运动后低氧血症患者则推荐应用便携式氧疗。此外,PH患者在乘飞机旅程中低氧血症较为常见,并且与机舱压力、时程、患者活动量相关。因此,尽管大部分病情稳定的PH患者能安全耐受飞机旅行,仍建议对于需要长途飞行的患者均应重新评估飞行过程中辅助氧疗的必要性。

二、传统治疗药物

(一) 利尿药

PH合并右心衰、容量负荷过重的患者宜常规应用利尿药。噻嗪类、襻利尿药、保钾利尿药等具体种类选择及其剂量应用目前无统一标准,主要根据临床经验调整。通常从小剂量开始,逐渐增加剂量至体液潴留症状改善。应用利尿药期间应密切监测患者的肾功能、电解质及血压,避免低钾血症及过度利尿导致组织器官灌注不足、肾前性肾功能不全等。特别是在重度PH患者,过度利尿易出现有效循环血容量不足的表现,预后不良。

(二) 华法林

IPAH患者肺小血管原位血栓发生率高,同时由于存在心力衰竭、制动等血栓形成的非特异性危险因素及凝血纤溶系统异常,理论上华法林治疗可使PAH患者获益。回顾性及前瞻性单中心研究证实,华法林治疗可使IPAH、HPAH及食欲抑制剂相关PAH患者生存率显著提高。因此,目前《ESC/ERS治诊指南》推荐对于上述3种类型的PAH患者长期予以华法林治疗。华法林在其他类型PH患者的安全性及有效性目前尚无依据。在合并高出血风险,如门静脉高压合并重度胃底-食管静脉曲张、硬皮病合并凝血功能异常、先天性心脏病合并肺动静脉瘘等PH患者中,华法林的应用必须谨慎,权衡利弊。关于华法林治疗 PH 的国际标准化比值(international normalized ratio, INR)目标值,《美国胸科医师学院肺动脉高压内科治疗指南》推荐 INR 控制在 1.5~2.5,《ESC/ERS 诊治指南》推荐 INR 控制在 2.0~3.0,我国专家共识则推荐控制在 1.5~2.0。需要进行侵入性操作等情况下,除非患者同时合并 CTEPH 或其他需要长期抗凝治疗的疾病,华法林可直接停药,无须肝素过渡。

（三）传统扩血管药

治疗 PH 的传统扩血管药包括钙通道阻滞药、ACEI 和硝酸酯类。这些药物肺血管选择性差,降低体循环压力程度强于肺血管,剂量稍大可致显著低血压,严重者可致猝死,一般不推荐在 PH 患者中应用。自 1998 年起,欧美指南及我国专家共识都明确指出在 IPAH 患者中这类药物(尤其是钙通道阻滞药)仅用于急性肺血管扩张试验阳性患者(mPAP 下降幅度>10 mmHg 且绝对值<40 mmHg,心排血量增加或不变)。目前,因为这些药物价格低廉,可在一定程度上降低 PVR,改善心功能并缓解症状,仍有一定的临床应用价值,但必须严密观察体循环压力。

1. *钙通道阻滞药*　1995 年钙通道阻滞药被美国 FDA 批准用于治疗 PH。钙通道阻滞药对外周血管和肺血管均具有扩张作用,降低 PVR,从而降低肺动脉压力。急性血管扩张试验阳性 PH 患者,特别是轻度功能性 PH 患者可使用钙通道阻滞药治疗,持续应答患者 5 年生存率达 90%以上。不同临床分类 PH 患者急性肺血管扩张试验的阳性率和钙通道阻滞药持续应答率不同。大多数 CHD 合并中重度 PH 患者,特别是艾森曼格综合征患者,其血管病变已进入血管重构、丛样病变阶段,血管痉挛的因素较少,往往合并低血压,钙通道阻滞药可致低血压、心律失常,甚至猝死,故不推荐 CHD 合并重度 PH 患者使用钙通道阻滞药。

治疗 PH 的钙通道阻滞药主要包括硝苯地平、地尔硫䓬及氨氯地平,具体种类的选择取决于患者的基础心率。基础心率慢者推荐硝苯地平或氨氯地平,快者推荐地尔硫䓬。钙通道阻滞药治疗 PH 需高剂量才能发挥疗效,其中硝苯地平的目标剂量为每日 120~240 mg、地尔硫䓬每日 240~720 mg、氨氯地平每日 20~30 mg。推荐由小剂量开始,硝苯地平缓释片 30 mg(每日 2 次)、地尔硫䓬 60 mg(每日 3 次)、氨氯地平 2.5 mg(每日 1 次)起逐渐递增剂量,数周内增至最大耐受剂量。限制钙通道阻滞药加量的因素主要包括低血压、双下肢水肿等。治疗期间患者应定期进行临床随访,评估心功能状态和(或)行右心导管检查,首次评估推荐在治疗后 3~4 个月。随访过程中未达持续应答的患者应及时换用靶向药物。

2. *ACEI 和血管紧张素Ⅱ受体阻断药*　ACEI 和血管紧张素Ⅱ受体阻断药舒张血管、抑制血管平滑肌细胞增殖。在 CHD 合并 PH 患者中 ACEI 对不同阶段的患者效应不同,应用不当可致病情加重。在左向右分流型 CHD 早期,PVR 无明显升高、无心力衰竭时,应用 ACEI 最合适;此时 ACEI 对肺血管的舒张作用远小于体循环,可以降低异常增高的体循环阻力而不改变肺循环阻力,从而减少左向右分流量,减缓 PH 的形成。当合并 PH 而无心力衰竭时,不宜使用 ACEI。此时肺循环阻力高,但体循环阻力不高,ACEI 不仅不能减少左向右分流量和改善血流动力学,反而可能会使病情恶化。当左向右分流型 CHD 发展到梗阻性 PH 阶段时,ACEI 会导致右向左分流增加,血氧饱和度降低,加重缺氧,不可选用。

3. *硝酸甘油*　静脉滴注硝酸甘油只有在较高浓度[5.0 μg/(kg · min)]时才能够降低肺动脉压力。

（四）正性肌力药

PH 患者心排血量低于 4 L/min 或心搏指数低于 2.5/(min · m^2)是应用地高辛的绝对指征。此外,右心室明显扩张、基础心率大于 100 次/分、心室率偏快的心房颤动等均是应用地高辛的指征。合并重度右心衰(WHO-FC Ⅳ级)及急性右心衰的 PH 患者首选多巴胺,一般起始剂量为 3~5 μg/(kg · min),可逐渐加量到 10~15 μg/(kg · min),甚至更高剂量。β_1 受体激动药多巴酚丁胺增强心肌收缩力的同时可降低左心室和右心室后负荷,可联合多巴胺治疗 PH 合并右心衰患者。多巴酚丁胺可能诱发心动过速导致心脏舒张充盈时间缩短,引起心排血量降低、症状加重,治疗过程中需严密监测心率、心律、血压等。对于部分无法耐受多巴酚丁胺的患者可以使用无明显正性频率作用的 PDE3 抑制药，如米力农等。米力农通过增加内源性 cAMP 水平而直接发挥正性肌力作用，并能通过降低心脏后负荷改善心功能，但其同时具有体循环扩张作用可能限制其在 PH 合并右心衰患者中的应用。

三、靶向治疗药物

PAH 属于毛细血管前 PH，是一大类具有特征性肺动脉病变的疾病，主要累及肺小动脉（直径 < 500 μm），其特点包括肺小动脉中层肥厚、内膜增殖与纤维化、外膜增厚等。各亚类 PAH 患者具有相似的临床、血流动力学及病理学表现，不同诱因导致的肺动脉病变被认为是 PAH 发病的关键环节，因此针对肺动脉病变的靶向药物也主要适用于这类患者。经典的 PH 靶向治疗药物包括前列环素类药物、内皮素受体阻断药和 PDE5 抑制药等，这些药物可改善 PH 患者的症状，却不能延缓 PH 的发展进程。新开发的靶向药物包括前列环素受体激动药和可溶性鸟苷酸环化酶激活药。

（一）前列环素类药物

依前列醇（epoprostenol）是最早用于治疗 PH 的前列环素类药物，1995 年上市，需要采用输液泵持续静脉给药。对照研究证实，依前列醇能够降低 PH 患者死亡率，是 PH 治疗史上里程碑式的药物。1996 年发表的一项前瞻性、随机、开放、对照试验，入选 81 例 NYHA 心功能Ⅲ～Ⅳ级的 PH 患者，随机分为常规治疗组 40 例（吸氧、华法林、利尿药和血管扩张药）和依前列醇治疗组 41 例（在常规治疗基础上加用依前列醇静脉输注），结果发现治疗 12 周后，依前列醇组 6 min 步行距离（six minute walk distance，6MWD）增加 47 m，而常规组减少 64 m；依前列醇组 mPAP 降低 8%，常规组增加 3%；两组 PVR 分别降低 21%和增加 9%。1998 年发表的另一项研究对依前列醇长期疗效做出评价，27 例 NYHA 心功能分级Ⅲ～Ⅳ级的 PH 患者给予依前列醇治疗，平均随访 16.7 个月，结果显示 26 例患者血流动力学参数和症状有明显改善，mPAP 下降 20%，肺循环阻力下降 53%。2000 年一项多中心随机研究表明，系统性硬化相关性 PH 患者在接受长期依前列醇治疗后运动耐量有显著提高，12 周后依前列醇组 6MWD 增加 46 m，而常规组减少 78 m。基于以上证据，依前列醇被批准用于 NYHA 心功能分级Ⅲ～Ⅳ级的 PH 患者，并在临床中作为一线抢救药物治疗 PH 严重失代偿的患者，但是目前在我国尚没上市。在依前列醇治疗过程中需要严密监测其不良反应及导管感染的风险，突然中断给药可能会导致 PH 的强烈反跳。

伊洛前列环素（iloprost）是人工合成的前列环素类似物，有吸入剂和静脉制剂两种剂型。直接扩张肺动脉血管床，可持续降低肺动脉压力与 PVR，增加心排血量，使混合静脉血氧饱和度明显改善。对体循环血管阻力及动脉压力影响很小。一项早期针对 PH 伴重度右心衰的非对照、开放研究，纳入 6 个中心的 19 例患者，进行 3 个月随访，结果发现吸入伊洛前列环素可以改善患者血流动力学及心功能。一项针对重度 PH 患者（NYHA Ⅲ～Ⅳ级）的随机、双盲、安慰剂对照研究，纳入 37 个中心的 203 例重度 PH 患者，治疗 12 周，结果显示吸入伊洛前列环素可以改善心功能，提高运动耐量，尤其是对于原发性 PAH 患者效果更佳。一项单中心、非对照、开放研究，对 24 名 NYHA 分级Ⅳ级的 IPAH 患者静脉使用伊洛前列环素，6 个月随访，结果显示患者由吸入伊洛前列环素改为静脉使用伊洛前列环素可以改善心功能、降低 PVR 及右心房压力，但连续静脉使用伊洛前列环素 6 个月后 PVR 增加，并有 4 例患者死亡及 4 例患者进行心肺移植。一项多中心、随机、双盲、安慰剂对照研究，将 67 例正在使用波生坦的 PAH 患者（包括原发性 PAH 及继发性 PAH）随机分为联合使用吸入伊洛前列环素组及安慰剂组，12 周随访，结果显示伊洛前列环素可以使 mPAP 及 PVR 降低、6MWD 增加。2003 年欧盟批准伊洛前列环素治疗成人原发性 PH 心功能Ⅲ级患者。2004 年美国 FDA 批准伊洛前列环素用于治疗 PH。

曲前列环素（treprostinil）适用于 WHO－FC Ⅱ～Ⅳ级症状的特发性、遗传性或结缔组织病相关性 PH 的治疗，2002 年 FDA 批准上市。一项国际多中心、随机、双盲、安慰剂对照研究，纳入 NYHA 分级为

Ⅱ～Ⅳ级的PH患者470例，结果发现在用药12周结束时，曲前列环素注射剂治疗患者的6MWD较安慰剂组更远（平均差距约为16 m），并显著改善Borg呼吸困难和疲劳评分。曲前列环素注射剂也可有效治疗门脉高压继发的PH。一项观察曲前列环素口服剂型疗效的随机、安慰剂对照研究，入选354例接受稳定剂量背景用药的PH患者，曲前列环素逐渐增加至最大耐受剂量，结果发现治疗16周后患者的6MWD并无显著改善，但从未接受过背景用药的PH患者口服曲前列环素单药治疗却显著延长6MWD。一项观察曲前列环素吸入型疗效的随机、安慰剂对照研究，入选235例临床稳定的PH患者（98%为NYHA心功能分级Ⅲ级且在入选前服用波生坦或西地那非至少3个月），结果显示用药12周后6MWD增加20 m，提示吸入曲前列环素可以改善稳定型PH患者的运动耐量。

贝前列环素（beraprost）在日本、韩国、印度尼西亚和中国被批准用于WHO－FCⅢ级的PH，在美国和欧洲尚未被批准用于治疗PH。一项随机、安慰剂对照研究，纳入130例NYHA Ⅱ/Ⅲ级的PH患者，结果显示贝前列素用药12周可改善运动耐量。另一项为期12个月的随机、安慰剂对照试验入选116例WHO－FC Ⅱ/Ⅲ级的PH患者，结果显示贝前列素改善3个月和6个月时的6MWD，但未改善9个月和12个月时的6MWD，提示该药在使用早期具有一定效果，但其效果随着时间的延长而减弱。

（二）一氧化氮（NO）

吸入性一氧化氮（inhaled nitric oxide，iNO）是第一个被美国FDA批准的选择性肺血管扩张药。NO与血红蛋白亲和力极高，一旦进入血液，立即失活，因此吸入NO只产生肺血管扩张效应，不产生体循环扩血管效应。1999年iNO批准用于治疗新生儿持续性PAH。随机对照试验的系统性回顾分析发现，iNO可改善氧化，降低体外模式氧合需要，但是并不能降低新生儿持续性PAH患者死亡率。对于iNO治疗有效的PH患者，突然停药可出现肺动脉压力和PVR显著上升以及心排血量和血氧饱和度明显下降等反跳现象，部分患者症状轻，经吸氧等治疗后可缓解，重者可危及生命。治疗时应缓慢逐渐停药，并根据血氧饱和度、血压、患者的症状调整停药速度。有证据提示静脉用双嘧达莫、口服西地那非等可预防或缓解iNO引起的PH反跳现象。iNO治疗剂量一般为180 ppm，存在显著的个体差异，有效性与PH严重程度及肺内分流严重程度有关。iNO治疗可产生毒性代谢产物NO_2，低至1.5 ppm的NO_2就能增加气道反应性，高浓度吸入NO_2能导致肺水肿而致死。虽然iNO有潜在严重的毒性作用，如果给药方式和剂量合适，其相对风险很小。

（三）内皮素受体阻断药

内皮素－1（endothelin－1，ET－1）是至今发现最强的缩血管因子，其通过ET_A和ET_{B2}受体发挥缩血管效应。PH患者肺动脉中ET－1表达水平增高，与病情呈正相关。

波生坦（bosentan）是一种非选择性的内皮素受体阻断药，2001年被批准用于治疗PH。可竞争性地阻断ET－1与ET_A和ET_B受体结合。一项前瞻性、国际多中心、随机、双盲、安慰剂对照试验评估了波生坦在WHO－FC Ⅱ级PAH患者的疗效，结果显示波生坦治疗6个月后PVR和临床恶化时间均显著改善。一项多中心、前瞻性、非随机临床研究，评价了波生坦对儿童特发性或家族性PAH的疗效，结果表明波生坦接受性和耐受性均较好，心功能分级及家长和临床总体印象量表评分等有效性指标改善主要出现在既往未接受波生坦治疗的患儿。一项纳入27个中心的213例患者的随机、双盲、安慰剂对照研究，对PAH晚期患者进行了36个月随访治疗，12个月和24个月时的估计生存率分别达96%和89%，提示波生坦一线治疗可显著改善患者的生存率。12岁以下PAH患儿使用波生坦，结果表明患儿对波生坦耐受良好，PVR和mPAP显著降低，心排血指数及右心房压有改善趋势。WHO－FCⅡ级艾森曼格综合征相关PH患者使用波生坦，结果发现治疗16周、24周后可显著改善患者运动耐量、心功能分级，并降低PVR和mPAP，但不降低患者血氧饱和度。WHO－FC Ⅲ级的结缔组织病相关性PAH患者接受波生坦治疗48周，27%的患者出现心功能分级改善，无临床恶化的生存率估计值为68%，总生存率为92%。2015年发表的一项前瞻性、双盲、多中心、随机、安慰剂对照研究,探讨了在西地那非治疗基础上加用波生坦的疗效,纳入334例PH患者(均已经口服西地那非3个月或以上),治疗16周,结果发现联合用药组患者6MWD改善更加明显,NT－proBNP水平显著下降,但两组患者之间一级终点(治疗到症状恶化的时间、全因死亡、因PH住院、病情加重被迫静脉使用前列环素药物)发生率无显著差异。2015年《ESC/ERS PH诊治指南》推荐WHO－FCⅡ~Ⅲ级的PH患者使用波生坦(Ⅰ类推荐,证据水平A)。

安立生坦(ambrisentan)是一种选择性的内皮素受体阻断药,与ET_B相比,对ET_A有高选择性(>4000倍,K_i= 0.011)。2007年6月FDA批准上市,并获得孤儿药地位。两项为期12周的多中心、随机、双盲、对照研究,评估了安立生坦(每天1次,2.5 mg、5 mg和10 mg)对中度至重度PH患者长期预后的影响,在一般治疗(包括抗凝药、利尿药、钙通道阻滞药或地高辛,但不包括依前列醇、曲罗尼尔、伊洛前列环素、波生坦或西地那非)的基础上加用安立生坦或安慰剂,结果表明在接受安立生坦治疗4周后可以观察到6MWD明显增加,在治疗12周后可观察到剂量依赖效应。在6MWD改善程度方面,老年患者(年龄≥65岁)弱于年轻患者,继发性PH患者弱于IPAH患者。接受安立生坦治疗的患者疾病发展至临床恶化(死亡、肺移植、因PH住院、房间隔造口手术、因增加其他治疗药物而退出研究等)的时间明显延迟。上述两项研究中接受安立生坦治疗的患者进行长期随访显示,1年后有95%的患者仍存活,而有94%的患者仍然接受单药治疗。一项随机、双盲、多中心的安立生坦联合他达拉非治疗PH的研究,入选500例WHO－FCⅡ~Ⅲ级患者,随机(2∶1∶1)接受了不同方案,分别为每天一次安立生坦联合他达拉非(n=253)、单用安立生坦(n=126)或他达拉非(n=121),安立生坦的治疗起始量为5 mg,他达拉非为20 mg。如果发生耐受,则在第4周他达拉非加量至40 mg,安立生坦在第八周加量至10 mg。研究的主要终点是第一次发生以下事件的时间:死亡、因病情恶化而住院、WHO－FC Ⅲ~Ⅳ级持续14天以上(短期临床恶化)伴6MWD下降距基线超过15%,或WHO－FC Ⅲ~Ⅳ级持续6个月伴6MWD下降超过14天以上。结果发现,安立生坦与他达拉非的联合治疗使以上主要终点的风险比分别降低49%及45%;20%的联合治疗组患者经历了主要终点,而安立生坦及他达拉非单药治疗组分别为35%及30%;相较安立生坦组及他达拉非单药治疗组,联合治疗组将恶化的PH患者的住院率分别降低了67%及56%。2015年《ESC/ERS PH诊治指南》推荐WHO－FCⅡ~Ⅲ级的PH患者使用安立生坦(Ⅰ类推荐,证据水平A),并将安立生坦联合他达拉非的治疗方案作为唯一被推荐用于PH的初始联合治疗方案。

马西替坦(macitentan)是一种口服非选择性内皮素受体阻断药,2013年FDA批准上市。对内皮素受体的阻断作用比波生坦强10倍,阻断时间长2倍。2013年一项国际多中心、双盲、安慰剂对照、事件驱动的Ⅲ期临床试验,评价了马西替坦治疗PAH对其死亡率和事件发生率的影响。该前瞻性研究有近40个国家180个中心参加,入组患者742例(均有西地那非治疗背景),分成安慰剂组和3 mg、10 mg马西替坦组,以死亡或恶性事件(如房间隔造口手术、肺移植、6MWD下降15%)为主要临床终点,随访36个月,安慰剂组与10 mg马西替坦组分别有46.4%、31.4%的患者达到主要临床终点,马西替坦使主要临床终点较安慰剂降低45%,提示马西替坦可有效改善患者运动耐量,延长到达临床恶化的时间。2015年《ESC/ERS PH诊治指南》推荐马西替坦治疗WHO－FCⅡ~Ⅲ级的PH患者(Ⅰ类推荐,证据水平A)。

(四) PDE5选择性抑制药

PDE5存在于阴茎海绵体平滑肌、肺血管等组织,催化cGMP降解。cGMP可激活依赖cGMP的蛋白激酶,使肺血管平滑肌细胞松弛,肺血管床舒张。PH发病可能与肺血管cGMP水平降低、NO释放功能受损有关。PDE5抑制药主要用于男性勃起功能障碍,亦能够降低PH患者肺动脉压力,增加6MWD。常用的PDE5抑制药包括西地那非(sildenafil)、他达那非(tadalafil)、伐地那非(vardenafil)等。该类药物对肺循环血管床扩张程度要远大于体循环血管床的扩张程度。

西地那非是治疗轻度PH的首选药物,对中、重度PH患者可联合应用内皮素受体阻断药或前列环素类似物。2005 年 FDA 和欧洲药品评估局(The European Agency for the Evaluation of Medicinal Products)分别批准西地那非用于治疗 PH。2013 年法国尼斯会议和 2015 年《ESC/ERS 肺动脉高压诊治指南》均将西地那非列为重点推荐药物。美国和加拿大均已批准西地那非用于治疗 NYHA 心功能分级Ⅱ~Ⅳ级的 PH 而欧洲批准用于 NYHA 心功能分级 Ⅱ~Ⅲ级的 PH。一项单中心、随机对照、开放试验,评价了 NYHA 心功能分级Ⅲ级以上的 PH 患者西地那非与伊洛前列环素合用时的效果,纳入 30 例患者(均吸入 NO 和雾化伊洛前列环素),随机分为联用 12.5 mg、50 mg 的西地那非组,结果表明合用西地那非可以明显改善重度 PH 患者症状和血流动力学指标,效应呈剂量依赖性,其扩血管作用仅局限于肺循环。一项前瞻性、国际多中心、随机、双盲、安慰剂对照研究,纳入 277 例主要为结缔组织病相关性 PH 和外科矫正术后先天性心脏病合并 PH 的患者,绝大多数患者 NYHA 心功能分级Ⅱ~Ⅲ级,随机分为 20 mg、40 mg 或 80 mg 西地那非组或安慰剂组,连续服用 12 周,主要评价指标有 6MWD、肺动脉压力及 WHO 心功能分级,结果表明 20 mg、40 mg、80 mg 西地那非治疗组患者 6MWD 较安慰剂组分别增加 45 m、46 m、50 m,各剂量组患者心功能分级至少改善 1 级,肺血流动力学较安慰剂组亦有改善。3 年随访显示 60%的患者心功能状态稳定或改善,46%的患者 6MWD 稳定或改善,18%的患者加用第二种治疗 PH 的药物,3 年生存率为 79%。此外,在结束双盲阶段后,259 例患者进入为期一年的无对照额外治疗期,西地那非也呈现出良好的治疗效果。2008 年一项多中心、随机双盲、平行对照研究纳入 219 例 PH 患者,研究于 2010 年 5 月因明确疗效提前结束,该研究随机分为 1 mg、5 mg、20 mg(每日 3 次)西地那非组及安慰剂组,研究结果表明 5 mg、20 mg 西地那非组 6MWD 较 1 mg 组及安慰剂组明显改善。一项多中心、随机、双盲、平行对照研究,评价了长期静脉应用依前列醇加用西地那非治疗 PH 的效果,纳入 267 例患者,随机分为 20 mg、40 mg、80 mg 西地那非组和安慰剂组,结果表明对于长期静脉应用依前列醇的 PH 患者加用西地那非治疗 16 周可以明显改善 6MWD(较安慰剂组增加 26 m)和 mPAP(较安慰剂组降低 3.9 mmHg),并且西地那非组患者临床恶化发生率明显低于安慰剂组,且发生时间延长。一项多中心、随机双盲、前瞻性研究,评价西地那非联用波生坦治疗 PH 的效果,纳入 103 例服用波生坦至少 3 个月的患者,随机分为 20 mg 西地那非组与安慰剂组,结果表明联用 20 mg 西地那非患者的 6MWD 并不长于单独使用波生坦组。一项多中心、随机双盲、平行对照研究,纳入 235 例 1~17 岁的 PH 患者,随机分为低、中、高剂量西地那非组及安慰剂组,主要指标有峰值摄氧量、mPAP、PVR 及 WHO 心功能分级等,结果显示西地那非可改善儿童 PH 患者的血流动力学和运动耐量;低、中等剂量西地那非单药口服可延长儿童 PH 患者长期存活率,但高剂量西地那非会增加患儿死亡率(HR=3.5),同时低、中剂量西地那非的峰值氧摄取量改善并不明显,故 FDA 警告儿童 PH 患者慎用西地那非,但同时 FDA 也申明并非绝对禁忌,须临床医师结合患儿病情仔细权衡风险与获益后决定是否使用。西地那非在中国还没有注册治疗 PH 的适应证,但由于其治疗费用相对于波生坦和吸入性伊洛前列环素低廉,且耐受性良好,因此在我国 PH 患者中使用较为普遍。目前已发表数个研究评价西地那非治疗中国人 PH 特别是艾森曼格综合征合并 PH 的疗效和安全性,研究结论和国际临床研究结论一致。目前西地那非治疗 PH 的相关研究并未纳入 PVOD 病因的 PH,而且由于西地那非的血管扩张作用,可能引起肺静脉一过性水肿加重 PVOD 的病情,所以不建议 PVOD 患者应用西地那非。

伐地那非用于治疗 WHO-FC Ⅱ~Ⅲ级 PH,2011 年 10 月 FDA 批准上市。一项随机、对照研究纳入 66 例初始治疗的 PH 患者,结果表明伐地那非 5 mg(一天两次)可显著改善患者运动耐量、血流动力学水平,并延长从治疗到症状恶化的时间。

他达拉非于 2009 年 5 月被 FDA 批准用于治疗 PH。2009 年 10 月他达拉非获准在欧盟用于治疗 WHO-FC Ⅱ~Ⅲ级的 PH。2015 年《ESC/ERS 肺动脉高压诊治指南》将西地那非列为重点推荐药物。美国和加拿大批准他达拉非用于治疗 NYHA 心功能分级为Ⅱ~Ⅳ级的 PH,而欧洲批准用于 NYHA 心功能分级为Ⅱ~Ⅲ级的 PH。一项前瞻性、大样本、多中心、随机、双盲、安慰剂对照的Ⅲ期临床试验,评价了他达拉非治疗 PH 的疗效,入选 405 例未接受治疗或者已经接受波生坦治疗的患者,随机分为他达拉非不同剂量组(2.5 mg、10 mg、20 mg、40 mg)和安慰剂组,16 周的治疗结束后,一部分患者进入为期 52 周的他达拉非长期研究,主要评价指标有 6MWD、肺动脉压力及 WHO 心功能分级等,结果发现他达拉非增加 6MWD,减缓临床恶化的时间,减少恶化事件,显著降低 mPAP 和 PVR。一项自身对照试验探讨了长期服用西地那非的 PH 患者用他达拉非替代后的效果,纳入 35 例 PH 患者,其中 56%的患者同时服用两种以上降肺动脉压力的药物,所有患者调整为他达拉非治疗后较调整前无明显恶化,均可较好地耐受他达拉非,并且因服药简便和不良反应轻微等原因,55%的患者表示更满意于他达拉非治疗。他达拉非在中国还没有注册治疗 PH 的适应证,但由于其治疗费用相对波生坦和吸入性伊洛前列环素低廉,且耐受性良好,将会在我国有良好的应用前景。目前也不建议 PVOD 患者应用他达拉非。

(五) 可溶性鸟苷酸环化酶激活药

利奥西呱(riociguat)是一种可溶性鸟苷酸环化酶(soluble guanlyase cyclase, sGC)激活药,通过激活 sGC,促进磷酸鸟苷环化产生 cGMP,使细胞内 cGMP 水平增高,稳定 NO－sGC 结合,继而激活 cGMP 依赖的蛋白激酶,导致血管舒张。一项Ⅲ期临床试验入选 261 例 CTEPH 患者,分成利奥西呱组和安慰剂组,以 6MWD 为主要临床终点,经过 16 周的治疗后,利奥西呱组比安慰剂组的平均 6MWD 增加 46 m。另一项Ⅲ期临床试验入选 443 例 PAH 患者(均有波生坦治疗背景),随机分为安慰剂对照组、利奥西呱 1.5 mg 每天 3 次组和 2.5 mg 每天 3 次组,治疗 12 周,利奥西呱可显著改善患者运动耐量、增加 6MWD、降低肺血管压力、降低 NT－proBNP 水平、改善 WHO 心功能分级、延迟症状恶化的时间及改善呼吸困难。2013 年美国 FDA 批准利奥西呱用于治疗第一大类 PAH 和 CTEPH。利奥西呱是目前全球唯一被批准用于 CTEPH 的药物,也有专家推荐将其用于 PVOD。

一项旨在探讨在西地那非和其他 PDE5 抑制药基础上加用利奥西呱治疗 PH 疗效的双盲随机研究,入选 18 例均有西地那非治疗背景的患者,随机分为安慰剂组和利奥西呱组,治疗 12 周,结果表明两者合用既不能改善运动耐量,亦不能改善血流动力学水平,相反低血压的发生率增加。鉴此,2015 年《ESC/ERS 肺动脉高压诊治指南》将 PDE5 抑制药和利奥西呱合用列为绝对禁忌。

(六) 前列环素受体激动药

赛乐西帕(selexipag)为口服前列环素受体激动药,化学结构与前列环素及其类似物不同,经羧酸酯酶 1 水解产生对前列环素受体有高选择性的活性代谢物 MRE－269,半衰期>6 h。赛乐西帕在疗效及安全性等方面均优于贝前列环素和伊洛前列环素,可改善血管内皮细胞功能、减轻肺动脉壁肥厚、降低右心室收缩压,提高患者生存率。一项Ⅱa 期临床试验入选 43 例 PH 患者,与安慰剂组对比赛乐西帕可改善患者的 PVR 及 6MWD。另一项Ⅱ期临床试验中,43 例曾接受过 ET 受体阻断药和(或)PDE5 抑制药治疗未获得缓解的 PH 患者以 3∶1 的比例随机分为赛乐西帕组和安慰剂组,主要终点考察指标为 17 周时 PVR 相对于基线水平的变化百分数,结果显示与安慰剂组相比,经 17 周治疗赛乐西帕组平均 PVR 下降 30.3%。一项多中心、双盲、安慰剂对照、平行事件驱动研究,纳入 1 156 例有症状的 PAH 患者[WHO－FC Ⅰ类(0.8%)、Ⅱ类(46%)、Ⅲ类(53%)和Ⅳ类(1%)];部分患者有内皮素受体阻断药和(或)PDE5 抑制药治疗背景],随机分为安慰剂组($n=582$)或赛乐西帕($n=574$),起始剂量为 200 μg,每天两次,剂量以每周间隔增加 200 μg,较高耐受剂量高达 1 600 μg。主要研究终点是如下事件初次出现时间:① 死亡;② PAH 住院治疗;③ PAH 恶化,导致需要肺移植或球囊房间隔造口术;④ 开始胃肠外前列环素治疗或慢性氧疗;⑤ 其他疾病进展,基于 6MWD 的基线减少 15%,功能类别恶化或需要额外的 PAH 特异性治疗。随访 26 周,与安慰剂相比,使用赛乐西帕治疗导致主要终点事件发生率降低 40%,有益效果主要表现为住院率下降和其他疾病进展事件的减少。鉴此,美国 FDA 于 2015 年批准其片剂上市。

(胡长平　祝田田)

第三节　肺动脉高压治疗药物的合理应用

PH 总体治疗目标是将患者降至低危水平(低危水平代表较好的运动能力、生活质量、右心功能，以及较低的死亡风险)，尽可能将患者的 WHO－FC 控制在Ⅱ级。大多数 WHO－FC 控制在Ⅱ级的患者 6MWD 可达到正常或接近正常。现行指南根据 2013 年 Nice 会议共识，推荐采用 6MWD>440 m 作为阈值(2018 年法国尼斯会议沿用此阈值)。然而，在临床实践中，必须充分考虑个体因素，如患者高龄或合并其他疾病，标准应当放低一些。反之，如患者年龄较轻，且无合并疾病，则阈值应当高一些。对于年龄较轻且无并发症的患者，心肺运动试验能够更加客观地反映运动功能和右心室功能。

一、一般治疗

PH 的一般治疗措施主要包括氧疗、抗凝、利尿和强心等对症支持治疗，可纠正患者低氧血症、减少右心高负荷状态，从而有效缓解临床症状。同时，对于患者的运动指导、康复训练、生育管理、预防感染、心理支持、遗传咨询及旅行指导等也属于一般治疗的范畴。

二、靶向药物联合治疗

现有的 PH 治疗策略包括：① 起始治疗措施，包括上述一般治疗和将患者转运到专科中心进行急性血管反应试验判断其是否具有长期钙通道阻滞药治疗适应证；② 第二级治疗，包括对血管反应试验阳性的 PH 患者进行大剂量钙通道阻滞药治疗，对试验阴性的患者个体化评估其危险级别、合并疾病等，按照指南推荐使用相关药物；③ 第三级治疗，指评估患者起始治疗的效果，如疗效不佳，需考虑联合药物治疗，必要时进行肺移植。

目前治疗肺动脉高压的靶向药物主要有作用于内皮素通路的药物(内皮素受体阻断药)、一氧化氮通路的药物(PDE5 抑制药和鸟苷酸环化酶激活药)和前列环素通路的药物(前列环素类药物)(图 31－1)。

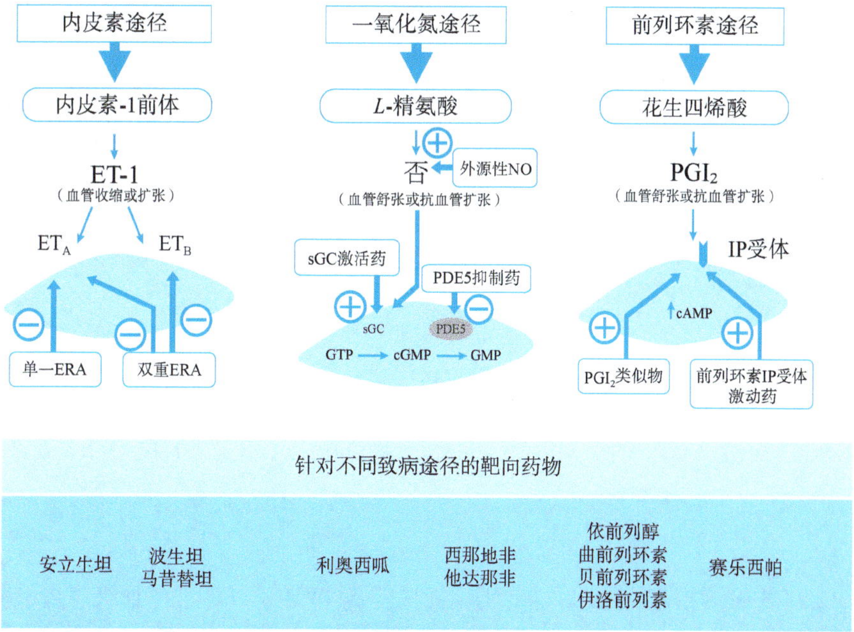

图 31－1　靶向药物针对 PH 三大途径

注：cAMP，环磷酸腺苷；CGMP，环磷酸鸟苷；GTP，鸟嘌呤核苷；NO，一氧化氮；PDE5i，5 型磷酸二酯酶抑制剂；PGI_2，前列环素；SGC，可溶性鸟苷酸环化酶

鉴于PH的进行性发展特性,宜尽早联合使用不同机制的靶向药物(图31-2),通过调控多种发病通路,发挥药物之间的协同作用。越来越多的循证医学证据显示,PAH初始治疗联合应用靶向药物较单药治疗更具优势。前述心功能Ⅱ~Ⅲ级的PAH患者接受安立生坦和他达那非初始联合治疗可更多获益,为早期强化PAH药物初始联合治疗策略提供了强有力的循证医学证据。2018年Nice会议强调了初始联合口服药物治疗对PAH患者的重要性,并推荐对于血管反应试验阴性的PAH患者应根据危险分层考虑初始联合使用不同机制靶向药物(图31-3)。

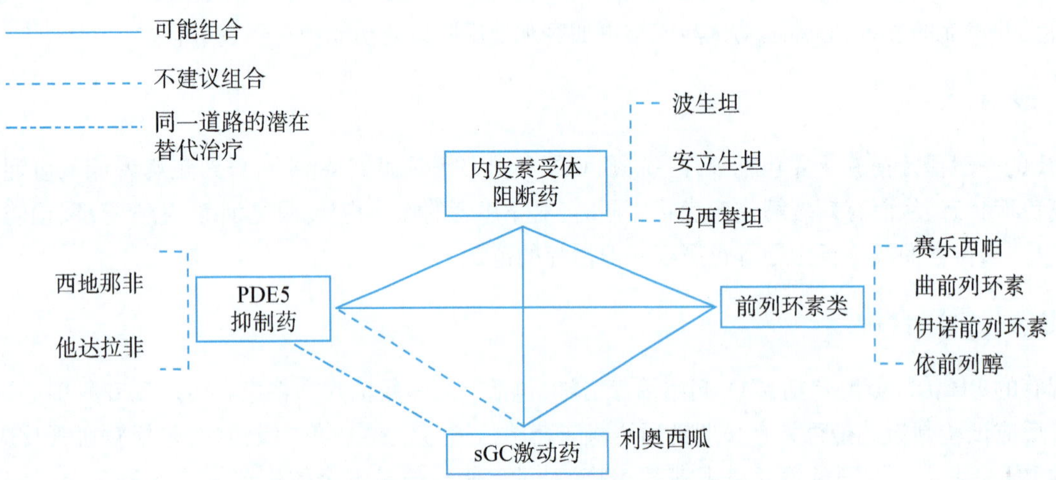

图31-2 PH联合治疗方案

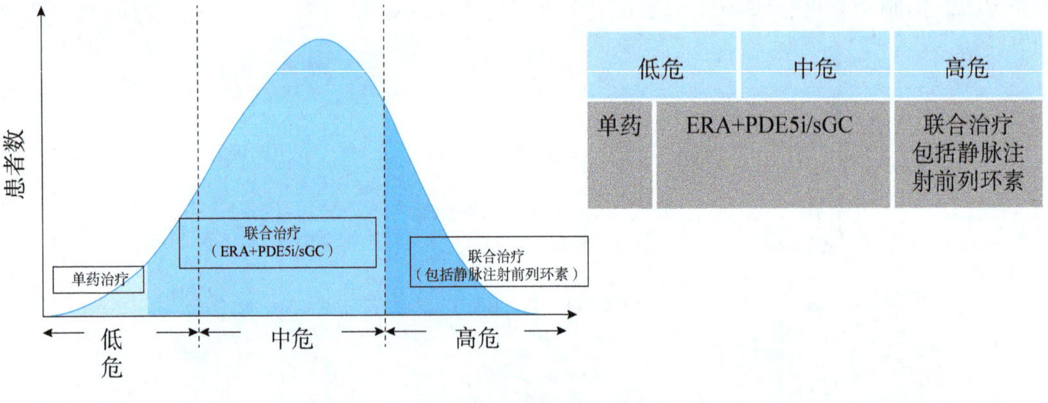

图31-3 危险分层对PH联合治疗方案的影响

注:大部分低危和中危患者应该起始使用内皮素受体阻断药(ERA)加PDE5抑制药(PDE5i)或sGC激活药。小部分低风险患者可能适合单药治疗。对于所有处于高风险类别的患者,联合治疗包括静脉注射前列环素是必要的

2015年《ESC/ERS诊治指南》总的联合治疗原则是:对WHO-FC Ⅱ~Ⅲ级患者,建议起始单药治疗或联合口服药物治疗,对功能分级Ⅳ级患者应初始联合治疗,且治疗方案中应当包括静脉使用前列环素类似物。若治疗效果不佳,可考虑序贯双联或三联治疗。第1类PAH患者具体的治疗流程见图31-4。联合用药的具体推荐见表31-2和表31-3。

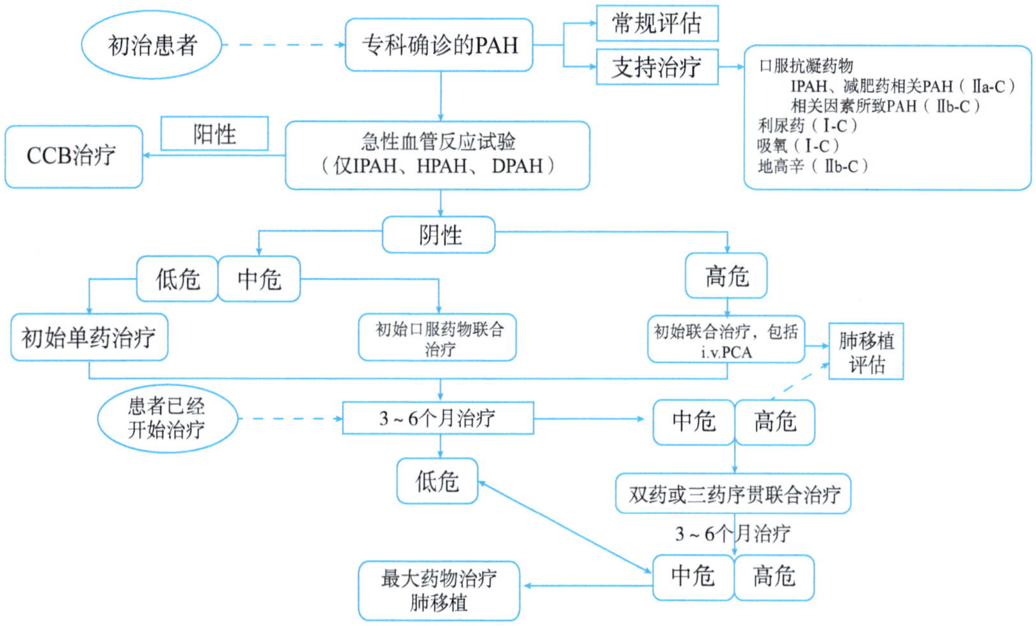

图 31－4　第Ⅰ类 PAH 患者治疗流程(2018 年第六届世界 PH 大会)

注：CCB,钙离子通道阻滞药;DPAH,药源性 PAH;HPAH,遗传性 PAH;IPAH,特发性 PAH;PAH,动脉性肺动脉高压;PCA,前列环素类似物;WHO－FC,世界卫生组织功能分级

表 31－2　不同程度 WHO 心功能分级的 PAH 患者(第 1 类患者)初始联合用药治疗推荐

治疗措施	WHO－FC Ⅱ级		WHO－FC Ⅲ级		WHO－FC Ⅳ级	
安立生坦+他达拉非	Ⅰ*	B#	Ⅰ	B	Ⅱb	C
其他 ERA+PDE5 抑制药	Ⅱa	C	Ⅱa	C	Ⅱb	C
波生坦+西地那非+静脉注射依前列醇	—	—	Ⅱa	C	Ⅱa	C
波生坦+静脉注射依前列醇	—	—	Ⅱa	C	Ⅱa	C
其他 ERA 或 PDE5 抑制药+皮下注射曲前列环素	—	—	Ⅱb	C	Ⅱb	C
其他 ERA 或 PDE5 抑制药+其他前列环素类似物静脉注射	—	—	Ⅱb	C	Ⅱb	C

注：ERA,内皮素受体阻断药；* 推荐级别；# 证据水平。

表 31－3　不同程度 WHO 心功能分级的 PAH 患者(第 1 类患者)序贯联合用药治疗推荐

治疗措施	WHO－FC Ⅱ级		WHO－FC Ⅲ级		WHO－FC Ⅳ级	
西地那非基础上加用马西替坦	Ⅰ*	B#	Ⅰ	B	Ⅱa	C
波生坦基础上加用利奥西呱	Ⅰ	B	Ⅰ	B	Ⅱa	C
ERA 和(或)PDE5 抑制药基础上加用赛来西帕	Ⅰ	B	Ⅰ	B	Ⅱa	C
依前列醇基础上加用西地那非	—	—	Ⅰ	B	Ⅱa	B
西地那非或波生坦基础上加用吸入曲前列环素	Ⅱa	B	Ⅱa	B	Ⅱa	C
波生坦基础上加用吸入伊洛前列环素	Ⅱb	B	Ⅱb	B	Ⅱb	C
波生坦基础上加用他达拉非	Ⅱa	C	Ⅱa	C	Ⅱa	C
西地那非基础上加用安立生坦	Ⅱb	C	Ⅱb	C	Ⅱb	C
依前列醇基础上加用波生坦	—	—	Ⅱb	C	Ⅱb	C

续 表

治 疗 措 施	WHO－FC Ⅱ级		WHO－FC Ⅲ级		WHO－FC Ⅳ级	
西地那非基础上加用波生坦	Ⅱb	C	Ⅱb	C	Ⅱb	C
波生坦基础上加用西地那非	Ⅱb	C	Ⅱb	C	Ⅱb	C
其他双联序贯治疗	Ⅱb	C	Ⅱb	C	Ⅱb	C
其他三联序贯治疗	Ⅱb	C	Ⅱb	C	Ⅱb	C
西地那非或其他 PDE5 抑制药基础上加用利奥西呱	Ⅲ	B	Ⅲ	B	Ⅲ	B

注：* 推荐级别；# 证据水平。

(胡长平　祝田田)

第四节　肺动脉高压治疗药物的研究进展

随着 PH 发病机制研究的突破性进展，针对不同信号通路的关键作用靶点逐渐被认识，一些新型靶向药物正在研究中。

(一) Rho 激酶抑制药

Rho 激酶(ROCK)是丝/苏氨酸蛋白激酶家族成员之一，通过直接影响血管平滑肌细胞收缩、改变内皮衍生舒张因子与收缩因子之间的平衡、血管重构及炎症反应等机制在 PH 的发生和发展中起着重要作用。ROCK 抑制药具有抑制肺血管收缩、降低 PVR、上调内皮型 NO 合酶(eNOS)表达、改善肺血管重构等多方面的作用。法舒地尔(fasudil)是目前唯一在临床上使用的 ROCK 抑制药，用于改善和预防蛛网膜下隙出血后引起的脑血管病、脑血管痉挛及外伤或脑血管瘤破裂引起的脑缺血症状、稳定型心绞痛等。临床试验证实，短期应用(静注或吸入)法舒地尔治疗 PH，可降低肺动脉压和 PVR。但长期用药的安全性和有效性有待评价。

(二) 酪氨酸激酶抑制药

PDGF 是内皮和平滑肌的强效丝裂原，可导致肺血管重构。PH 患者肺动脉中 PDGF 表达增多，改变 PDGF 信号途径有望成为有效的治疗途径。伊马替尼(imatinib)是第一代酪氨酸激酶抑制药，最初被 FDA 批准用于治疗慢性骨髓性白血病。一项多中心、双盲、安慰剂对照Ⅱ期临床试验评估了伊马替尼治疗 PH 的安全性和有效性，结果显示伊马替尼未能增加 6MWD，但血流动力学显著改善(包括降低 PVR 和增加心排血量)。另一项小样本研究中，5 例 PH 患者伊马替尼(100 mg/d)治疗 24 周，治疗前后行右心导管检查、心肺运动试验、呼吸功能检测、血浆 PDGF－BB 浓度和血管内皮细胞生长因子检测，结果显示治疗 12 周患者血浆 PDGF－BB 浓度显著下降；治疗 24 周，患者血流动力学和运动耐量并无明显改善，但 2 例血浆 PDGF－BB 浓度高的患者 PVR 下降了 15%。Ⅲ期临床试验结果显示，对已接受两种及以上靶向药物治疗的严重 PH 患者(PVR>10 wood 单位)，伊马替尼可明显增加其 6MWD 和心排血指数，降低 mPAP 和 PVR。第二代酪氨酸抑制药尼洛替尼(nilotinib)在 PH 实验模型中，几乎可完全逆转肺血管重构，但Ⅱ期临床试验因患者出现严重的心、肺和肝功能紊乱而终止。

索拉非尼(sorafenib)是一种新型多靶点药物，除了抑制酪氨酸激酶受体，还可以抑制丝/苏氨酸激酶受体及 VEGF、PDGF 受体，发挥抗增殖、抑制新生血管生成、促凋亡等作用。目前被批准用于治疗进展期的肝细胞癌和转移性肾肿瘤。研究发现，索拉非尼可降低 PH 小鼠右心室收缩压，改善血流动力学指标，减轻 PH，逆转右心室肥厚和缓解肺血管重构。但在一项 12 名 PAH 患者参与的单中心、开放标签Ⅰb 期临床试验中，索拉非尼对6MWD无明显影响，却降低患者心排血量，因此目前仍在进行Ⅰ期临床试验。

(三) 5-HT再摄取抑制剂和5-HT受体阻断剂

5-HT通过介导肺动脉成纤维细胞及平滑肌细胞增殖，促进肺血管收缩和重构，被认为可能是PH致病因素之一。大样本回顾性研究发现，选择性5-HT再摄取抑制剂可延缓PH的进展并降低PH患者死亡率。随着5-HT与PH的相关基础及临床研究的不断深入，5-HT受体阻断剂及再摄取抑制剂有望成为有效防治PH的新药物。目前正在研发的药物包括5-HT再摄取抑制剂依他普仑(escitalopram)和5-HT受体阻断剂特麦角脲(terguride)。

(四) 他汀类药物

他汀类药物具有不依赖降脂作用的调节血管生理、对抗增殖性血管病变的作用。临床研究显示，应用辛伐他汀治疗后，PH患者的6MWD、心排血量均有改善，而右心室收缩压降低，晚期患者生存率提高。而最新一项前瞻性、随机、双盲、对照研究显示，在其他治疗基础上联合辛伐他汀，可改善PH患者右心肥厚，并降低脑钠肽前体(pro-BNP)水平。然而，他汀类药物真正应用于临床治疗PH，还有待进一步的循证医学证据。

(五) 西氯他宁

西氯他宁(cicletanine)能增强血管平滑肌合成前列环素，并可通过不同途径降低细胞内钙(如对抗组胺诱导的Ca^{2+}内流、减少苯肾上腺素及血管紧张素激发的Ca^{2+}内流)，引起血压平滑肌松弛。该药亦可通过活化内源性NO合酶，增加血管NO的生物利用；阻断α_1受体，大剂量时尚有利尿作用，降压同时伴有心率轻度减慢。已被批准用于高血压的治疗。治疗PH的临床研究正在进行中。

(六) 线粒体调节剂

PH患者肺血管细胞线粒体功能障碍导致能量代谢异常，表现为较低的氧消耗和较高的糖酵解速率，进一步抑制细胞凋亡促进细胞增殖。二氯乙酸钠(DCA)是丙酮酸脱氢酶激酶抑制剂，能够调节线粒体功能。在一项为期4个月的开放临床试验中，给予PAH患者DCA(3~6.25 mg/kg，一天两次)，患者肺动脉压力降低，行走能力改善。哌嗪类衍生物作为线粒体调节剂目前正在进行临床试验考察其对PAH治疗效果。一项前瞻性、开放性临床试验显示，11例PAH患者使用雷诺嗪治疗3个月，右室内径缩小，心功能显著改善。另一种哌嗪衍生物曲美他嗪目前正进行Ⅱ期临床试验。

(七) 抗炎和免疫调节剂

肺血管周围炎症是PAH发病及肺血管重构的重要病理机制之一。因此针对炎症及机体免疫的药物也有望被用来治疗PAH。目前正在进行临床试验的药物包括有利妥昔单抗(CD20单克隆抗体)、他克莫司(钙调磷酸酶抑制剂)、甲基巴多索隆(bardoxolone methyl，转录因子Nrf2活化剂)。

(八) 噻唑烷二酮类药物

噻唑烷二酮类药物(thiazolidinediones, TZD)是过氧化物酶增殖物激活受体γ(peroxisome proliferator-activated receptorγ, PPARγ)激动药，属于治疗2型糖尿病的常规药物。在PH动物模型中，TZD(如罗格列酮和吡格列酮)可有效缓解PH的疾病进展。进一步研究PPARγ激动药治疗PH的分子机制，将有助于更加全面、客观地评估这类药物治疗PH的临床应用前景。

(九) 血管活性肠多肽

血管活性肠多肽(vasoactive intestinal peptide, VIP)是一种具有血管舒张和抗细胞增殖作用的神经肽。已有报道IPAH患者肺组织VIP水平降低。一项前期开放性试验发现，8例IPAH患者吸入VIP(200 μg/d)后临床症状和血流动力学指标明显改善。

(十) 肾上腺髓质素

肾上腺髓质素(adrenomedullin)是一种具有血管舒张和抗血管平滑肌细胞增殖作用的活性肽。静脉注入和吸入肾上腺髓质素均能降低 IPAH 患者的 PVR,但尚没有长期应用的临床证据。

(十一) 丹参酮ⅡA

丹参酮ⅡA 是丹参的主要有效成分,经磺酸化后形成可溶于水的丹参酮ⅡA 磺酸钠。在不同类型 PH 住院患者,丹参酮ⅡA 磺酸钠单独使用或联用西地那非时显著有效,且表现出良好的耐受性。目前正在进行一项多中心的临床试验(SCPVD2012-01)。

(胡长平 祝田田)

参考文献

樊朝美,华潞. 肺动脉高压:新药与治疗策略. 北京:科学出版社,2017:67-137.

王辰,谢万木,程显声. 应当规范"Pulmonary Hypertension"及其相关术语的中文译名. 中华医学杂志,2010,90(21):1443-1445.

Darland L K, Dinh K L, Kim S, et al. Evaluating the safety of intermittent intravenous sildenafil in infants with pulmonary hypertension. Pediatr Pulmonol, 2017, 52(2): 232-237.

Duggan S T, Keam S J, Burness C B. Selexipag: A review in pulmonary arterial hypertension. Am J Cardiovasc Drugs, 2017, 17(1): 73-80.

Galie N, Humbert M, Vachiery J L, et al. 2015 ESG/ERS Guidelines for the diagnosis and treatment of pulmonary hypertension: The Joint Task Force for the Diagnosis and Treatment of Pulmonary Hyoertension of the European Society of Cardiology (ESC) and the European Respiratory Society (ERS): Endorsed by: Association for European Paediatric and Congenital Cardiology (AEPC), International Society for Heart and Lung Transplantation (ISHLT). Eur Heart J, 2016, 37(1): 67-119.

Hoeper M M, Klinger J R, Benza R L, et al. Rationale and study design of RESPITE: An open-label, phase 3b study of riociguat in patients with pulmonary arterial hypertension who demonstrate an onsufficient response to treatment with phosphodiesterase-5 inhibitors. Respir Med, 2017, 122 SUPP1I: S18-S22.

Kuntz M, Leiva-Juarez M M, Luthra S. Systematic review of randomized controlled trials of endothelin receptor antagonists for pulmonary arterial hypertension. Lung, 2016, 194(5): 723-732.

Medarov B I, Judson M. The role of calcium channel blockers for the treatment of pulmonary arterial hypertension: How much do we actually know and how could they be positioned today? Respirat Med, 2015, 109(5): 557-564.

Simonneau G, Gatzoulis M A, Adatia I, et al. Updated classification of pulmonary hypertension. J Am Coll Cardiol, 2013, 62(25 SUPP1): 34-41.

Sitbon O, Jais X, Savale I, et al. Upfront triple combination therapy in pulmonary arterial hypertension: A pilot study. Eur Respir J, 2014, 43(6): 1691-1697.

Spiekerkoetter E, Sung Y K, Sudheendra D, et al. Low-dose FK506 (Tacrolimus) in end-stage pulmonary hypertension. Am J Respir Crit Care Med, 2015, 192(2): 254-257.

Xiang L, Li Y, Deng X, et al. Natural plant products in treatment of pulmonary arterial hypertension. Pulm Circ, 2018, 8(3): 1-20.

第三十二章
离子通道与心脑血管药

离子通道是指分布于细胞膜性结构，由蛋白质组成的介导离子跨膜转运的孔道。根据离子选择性可分为钙离子通道、钠离子通道、钾离子通道和氯离子通道等。随着人类基因组的阐明，人们对离子通道的亚型和功能的认识在不断更新，临床实践也发现了越来越多与离子通道相关疾病。钠离子通道和钾离子通道在心血管系统中的作用及治疗药物已较为清楚，在此不再赘述。近年来的研究发现非电压依赖性钙离子通道和氯离子通道在心血管系统中发挥了重要作用，但其具体的生理学功能和病理生理学作用尚未完全阐明。因此本章重点介绍心血管系统中非电压依赖性钙离子通道和氯离子通道。主要内容包括三个方面：首先介绍心血管系统中的钙离子通道和氯离子通道的种类，其次介绍这些离子通道的功能变化与心血管疾病的关系及致病机制，最后介绍钙离子和氯离子通道药物治疗的进展以及前沿的靶向离子通道的药物研究。

第一节　心血管系统中的钙离子和氯离子通道

一、心血管系统中的钙离子通道

Ca^{2+}是细胞内重要的信使物质，细胞质Ca^{2+}水平升高可触发细胞一系列生命活动过程，如细胞的代谢、分泌、分化和增殖等。

细胞质Ca^{2+}水平升高主要由胞内Ca^{2+}释放和胞外Ca^{2+}内流所引起。胞内Ca^{2+}池Ca^{2+}释放仅引起细胞质Ca^{2+}水平短暂升高，持续性的细胞质Ca^{2+}水平升高主要与胞膜Ca^{2+}内流通道开放导致Ca^{2+}内流相关。目前已知，细胞膜上存在3种不同性质的Ca^{2+}内流通道，即电压依赖性钙离子通道（voltage-dependent calcium channel，VDC），受体操纵性钙离子通道（receptor-operated calcium channel，ROC）和钙池操纵性钙离子通道（calcium-store operated channel，SOC）。VDC是指随膜电位变化而开闭的一类钙离子通道，可分为L、N、T、P、Q及R 6个亚型，各亚型VDC分别参与细胞不同的功能。目前针对L亚型的钙离子通道阻断药已广泛应用于临床。ROC的开放与膜的去极化无关，当膜上相应受体激活后，通过G蛋白、花生四烯酸及其代谢产物或DAG等第二信使物质激活的一类钙离子通道，而不依赖于钙池的耗竭。SOC是指细胞膜上G蛋白耦联受体和酪氨酸激酶受体激活后，通过PLC产生IP_3，耗竭胞内钙池所激活的一

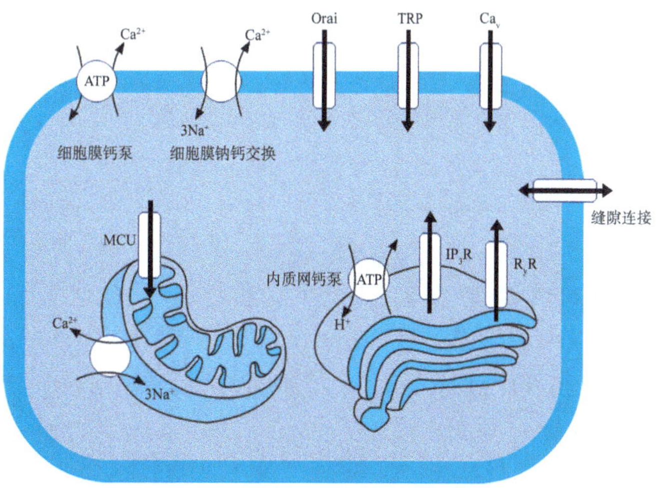

图32-1　细胞主要钙离子通道和转运体

类钙离子通道。胞内升高的 Ca^{2+} 随后由质膜钙泵和肌质网钙泵将泵出细胞或转运至肌质网储存，质膜和线粒体膜上 $Na^{+}-Ca^{2+}$ 交换体亦参与细胞内的 Ca^{2+} 浓度调节(图 32－1)。

根据钙离子通道的结构和功能特点，将其分为以下类型：

1. 电压依赖性钙离子通道　电压依赖性钙离子通道(voltage-dependent calcium channel, VDC)是位于细胞膜受膜电位变化调控开闭的一类钙离子通道，该类通道的开放具有电压依赖性。根据编码基因的不同，VDC 分为 L、T、N、R、P、Q 6 种亚型，该类通道的作用是将细胞膜去极化信号转换为细胞质钙浓度变化，继而触发分泌、收缩、迁移和基因转录等重要生理学功能，在兴奋细胞的生理功能调控中发挥关键作用。

(1) L 型钙通道：为高电压激活通道，是目前研究的最为清楚的一类钙离子通道。L 亚型通道是由 α_1、α_2、β、γ 和 δ 5 个亚基组成的复合体结构，其中 α_1 亚基是构成钙离子跨膜孔道的亚基。现已明确 α_1 亚基由 4 个重复的跨膜结构域(Ⅰ～Ⅳ)组成，每个结构域都含 6 个跨膜螺旋(S1～S6)，其中第 4 个跨膜螺旋 S4 是一个含 5～6 带正电荷氨基酸的高度保守片段，起电压感受器作用。S5 和 S6 两个跨膜螺旋之间有一个连接环陷入膜内形成亲水性小孔，构成离子选择性滤器(图 32－2)。α_1 亚单位不仅起通道的电压感受器作用，同时又是多数钙通道阻滞剂的结合部位，如二氢吡啶类结合于它的膜外侧，维拉帕米结合于它的膜内侧。L 亚型通道开放形成的慢 Ca^{2+} 内流参与心脏和血管收缩等多种生理功能。

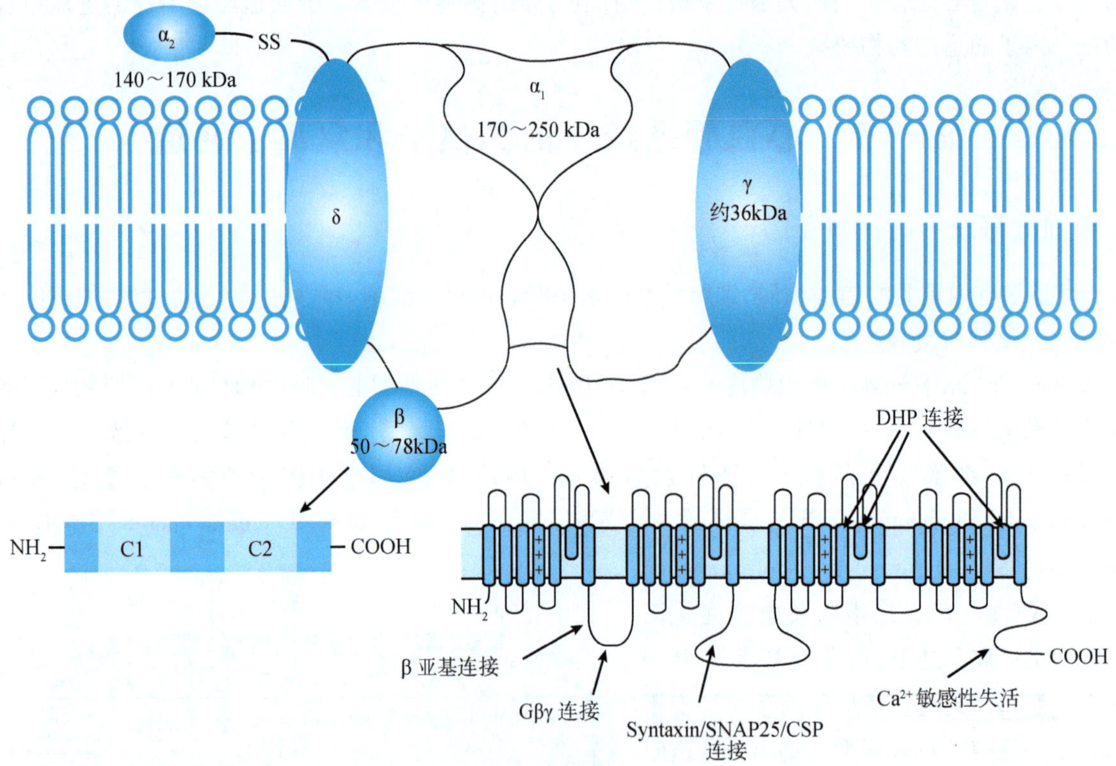

图 32－2　电压依赖性钙通道结构

(2) T 型钙通道：为低电压激活通道，包括 3 个不同的 α_1 亚基基因：CACNA1G、CACNA1H、CACAN1I，分别编码 α_1G、α_1H 和 α_1I，从而构成了 Cav 3.1，Cav 3.2 和 Cav 3.3 3 种 T 型钙通道亚型。T 亚型通道开放引起的 Ca^{2+} 内流参与了心肌窦房结和房室结细胞的自动除极化以及心肌细胞动作电位 0 相的形成。

2. 受体操纵性钙离子通道　受体操纵性钙离子通道(receptor-operated calcium channel, ROC)是激动剂与膜上相应受体结合而激活的离子通道，不同于 VDC，其激活不依赖于膜电位的改变。该类通道的分子基础尚不清楚。目前有观点认为，一类称为瞬时感受器电位(transient receptor potential, TRP)蛋白可能构成 ROC 通道。TRP 蛋白在机体各器官组织有广泛分布，在哺乳动物中已克隆了超过 30 种不同类型的 TRP 通道蛋白，按照基因同源性和电生理特点分为 6 个家族，即 TRPC(canonical)、TRPV(vanilloid)、TRPA(ankyrin)、TRPM(melastatin)、TRPP(polycystin)、TRPML(mucolipin)等。其中 TRPC1 在血管内皮细胞和平滑肌细胞中高表达，TRPC4 则主要表达于脑血管。TRP 通道通常由 4 个亚基构成，每个亚基均为 6 次跨膜蛋白，其 N 端和 C 端均在胞内，由第五和第六跨膜结构域共同构成离子孔道。

3. 钙释放通道　内质网是细胞内重要的钙离子储存库，又称为钙池。钙释放通道(calcium release channel)定位于肌细胞肌质网和其他细胞内质网膜上，其激活可导致钙池的 Ca^{2+} 释放，诱导胞内 Ca^{2+} 浓度瞬时性升高。胞内存在两种钙释放通道，即 Ryanodine 受体(Ryanodine receptor, RyR)和 IP_3 受体(IP_3R)通道。

(1) RyR：是由 4 个相同亚基形成的正方形的阳离子通道，每个亚基分子质量为 560 kDa，是已知最大的膜蛋白分子。哺乳动物的 RyR 分为 3 型：RyR1(骨骼肌型)、RyR2(心肌型)和 RyR3(脑型)。心肌细胞主要表达 RyR2，当心肌细胞膜 L 型钙通道开放，少量 Ca^{2+} 内流即可激活肌质网 RyR2 介导的钙释放，故该过程被称为钙诱导的钙释放(calcium-induced calcium release)。RyR 钙释放在调控神经肌肉组织和心血管系统 Ca^{2+} 稳态中发挥重要作用，该类通道的功能缺陷均可引起细胞钙调控异常，可导致神经、肌肉或心脏性疾病。

(2) IP_3R：其是广泛表达于各种细胞内质网的另一种钙释放通道。IP_3R 钙释放通道开放需要 IP_3 和 Ca^{2+} 两种底物分子与之结合，IP_3R 开放可触发 Ca^{2+} 内质网释放到细胞质。哺乳动物 IP_3R 包含 3 种亚型：IP_3R_1、IP_3R_2 和 IP_3R_3。

4. 钙池操纵性钙离子通道　细胞膜上 G 蛋白耦联受体和酪氨酸激酶受体激活后，引起细胞质 Ca^{2+} 水平呈双相性增高，即初期不依赖于胞外 Ca^{2+} 的快速增高相和随后依赖于胞外 Ca^{2+} 的持续增高相。前者是由于受体激活后通过活化 PLC 产生的 IP_3 与胞内钙池上 IP_3R 结合导致钙池的 Ca^{2+} 释放引起；而后者主要与胞内钙池耗竭触发的胞外 Ca^{2+} 内流相关。由于这种形式的 Ca^{2+} 内流是由胞内钙池耗竭引起，故称之为钙池操纵性 Ca^{2+} 内流(store-operated Ca^{2+} entry, SOCE)，其相应的 Ca^{2+} 通道称为钙池操纵性钙离子通道(calcium-store operated channel, SOC)。胞内 Ca^{2+} 池 Ca^{2+} 泵抑制剂如 cyclopiazonic acid(CPA)、thapsigargin(TG)等可通过作用于胞内 Ca^{2+} 池的钙泵而抑制细胞质 Ca^{2+} 的回摄，导致 Ca^{2+} 池耗竭，激活 SOCE，而无需受体激活和第二信使的产生，因此成为研究 SOC 功能和特性的常用工具药。

SOC 分子基础的鉴定和激活机制的阐明是该领域近年来最重要的研究进展。目前认为 SOC 主要由位于内质网上的间质相互作用分子(stromal interaction molecule, STIM)和位于胞膜上的 Orai 组成。其中 STIM 是钙池耗竭的感受器，而 Orai 组成细胞膜上的钙通道。当钙池耗竭，STIM 可快速聚集并位移至细胞膜 Orai 分布区域，激活 Orai 通道诱导 Ca^{2+} 内流(图 32-3)。在哺乳动物中，STIM

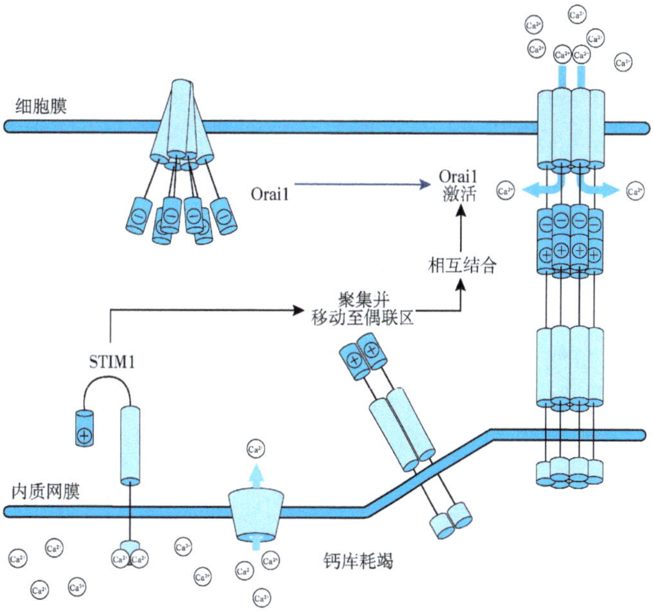

图 32-3　STIM 感受内质网钙库耗竭发生聚集，激活细胞膜 Orai 产生库控 Ca^{2+} 内流

蛋白存在高度同源的 STIM1 和 STIM2 两种亚型,广泛表达于多种器官和组织。Orai 通道是由 6 个亚基构成六聚体结构,每个亚基由 4 个跨膜 α 螺旋组成,其中来自 6 个亚基的 S1 螺旋共同组成了离子孔道。

二、心血管系统中的氯离子通道

Cl^-是细胞内外最丰富的阴离子,参与维持细胞膜的静息电位,调控细胞容积,调控神经递质传递等多种重要的生理功能。维持细胞内 Cl^-平衡是防治多种疾病的重要因素,如降低细胞内 Cl^-浓度可促进血管内皮炎症反应,巨噬细胞泡沫化及动脉粥样硬化的发生发展。心血管系统中存在多种氯离子通道,根据激活方式的不同,氯离子通道主要分为容积调控氯离子通道(volume regulated chloride channel, VRCC)、钙激活氯离子通道(Ca^{2+}-activated chloride channel, CaCC),囊性纤维化跨膜电导调节体(cystic fibrosis transmembrane conductance regulator, CFTR)和电压门控氯离子通道(voltage gated chloride channel,ClC)。

1. 容积调控氯离子通道　容积调控是细胞维持自身稳态重要的自我调节活动,VRCC 在该过程中发挥关键作用。VRCC 亦称为容积敏感性氯离子通道(volume-sensitive chloride channel, VSCC),因其电流特性具有明显的外向整流性,又称为容积敏感的外向整流性氯离子通道(volume-sensitive outwardly rectifying, VSOR chloride channel),虽然 Cl^-为该通道主要通过的阴离子,但因其亦可介导其他阴离子和有机物跨膜转运,又称为容积调控性阴离子通道(volume-regulated anion channel, VRAC)。

在过去的几十年中,尽管 VRCC 相关研究不断深入,但 VRCC 的分子基础一直存在争议。最早研究认为 P-gp、PICIN 和 ClC-2 可能是其分子基础,但随后实验结果并不支持上述结论。随后有学者发现在 NIH/3T3 细胞上高表达 ClC-3 后,低渗环境可明显激活 Cl^-电流,该电流的离子选择性与 VRCC 的离子选择性一致。敲减 ClC-3 表达或胞内透析抗 ClC-3 抗体均可明显抑制该 Cl^-电流,提示 ClC-3 很可能是 VRCC 的分子基础。上述结果随后在无色素上皮细胞、人类精子、犬的肺动脉平滑肌细胞、豚鼠的心肌细胞、人前列腺上皮细胞、兔角膜上皮细胞、大鼠胰腺腺泡细胞、肝细胞以及脑上皮细胞中得到证实。前期实验亦发现 ClC-3 是血管平滑肌细胞上 VRCC 的重要组分。然而最近有研究报道,ClC-3 的电流特性与典型的容积敏感的 Cl^-电流(ICl,vol)特性有较大差异。而且敲除 ClC-3 后,小鼠的肝细胞和胰腺泡细胞中依然存在 VRCC 电流,ClC-3 是 VRCC 分子基础的学说受到了挑战。最近有研究认为 LRRC8A 是 VRCC 的分子基础。但是我们在实验中发现,平滑肌细胞中过表达 LRRC8A 并不能增加低渗引起的 Cl^-电流,说明 VRCC 分子基础的复杂性。

2. 钙激活氯离子通道　作为氯离子通道家族的重要成员,CaCC 在组织中分布广泛,并且参与介导多种重要的生理功能。CaCC 电流首先在蝾螈视网膜杆状细胞和爪蟾卵母细胞上发现,随后在内皮细胞、平滑肌细胞、心肌细胞、上皮细胞甚至血细胞等非兴奋细胞均可记录到。CaCC 主要有以下特性:典型的电压依赖外向整流性,细胞内游离的 Ca^{2+}浓度升高激活并具浓度依赖性,通道的阴离子选择顺序是 $I^- > Br^- > Cl^- > F^-$。

早期研究认为 ClCA 基因编码了 CaCC,但是随后的研究发现 ClCA 是细胞表面的黏附分子,并不是介导 CaCC 开放的关键蛋白。ClC-3 也曾一度被认为是 CaCC 的分子基础,但之后的研究认为 ClC-3 是 VRCC 的重要组成部分,而且敲除 ClC-3 的小鼠细胞上依然可以记录到典型的 CaCC 电流,进一步证明 ClC-3 并不是 CaCC 的分子基础。Bestrophin 是一种与卵黄状黄斑变性发生相关的基因,很多研究表明 bestrophin 可介导 CaCC 电流的开放,然而随着研究的深入,发现 bestrophin 介导的 Cl^-电流与经典的 CaCC 电流并不完全相同,使得 bestrophin 是 CaCC 分子基础的假说受到了挑战。从 2008 年开始,学者们发现 TMEM16A 在不同的细胞和组织中所介导的 Cl^-电流都具有经典 CaCC 的特性,目前 TMEM16A 是 CaCC 的分子基础的假说逐渐被学术界接受和认可。

3. 电压门控氯离子通道 电压门控氯离子通道(voltage gated chloride channel, ClC)的研究开始于1979年,Miller等首先从电鳐(torpedo)的电器官中发现了一种电压门控的阴离子通道。1990年,Jentsch等从电鳐中克隆了该通道的基因并命名为ClC-0。目前哺乳动物中已经发现了9种亚型的ClC型氯通道,分别为ClC-1、ClC-2、ClC-3、ClC-4、ClC-5、ClC-6、ClC-7、ClC-Ka和ClC-Kb。人的9个亚型分布在6条不同的染色体上。

按照同源性特点,哺乳动物的ClC型氯通道分为3类,第一类包括ClC-1、ClC-2、ClC-Ka和ClC-Kb,它们主要在质膜上发挥功能;第二类包括ClC-3、ClC-4和ClC-5;第三类包括ClC-6和ClC-7。后两类主要分布于胞内溶酶体膜上,作为H^+-Cl^-转运体调控了溶酶体的酸化过程。

单个氯离子通道含有两个相同的孔道,且受到独立调控。冷冻电镜分析结果证实大肠杆菌ClC型氯通道是同源二聚体结构。二聚体中的每一个相同的亚单位形成自己独立的氯通道,形状大致像一个漏斗,中间位置的148位Glu调节Cl^-的转运。ClC型氯通道存在两种门控方式,即“慢”门控调节和“快”门控调节,两者具有相反的电压依赖性。“慢”门控调节时,两个通道同时发挥作用;而“快”门控时,两个通道单独发挥作用。

4. 囊性纤维化跨膜电导调节体 囊性纤维化跨膜电导调节体(cystic fibrosis transmembrane regulator, CFTR)是在寻找囊性纤维化致病基因时意外发现的一种受环腺苷酸(cyclic adenosine monophosphate, cAMP)激活的氯离子通道,属于ATP结合转运体超家族,由2个跨膜结构域、2个核苷酸结合结构域和1个调节结构域组成,主要分布在与分泌和吸收有关的组织和器官的上皮细胞中,对机体发挥正常生理功能具有重要意义。大多数囊性纤维化是常染色体隐性遗传病,其发病机制与*CFTR*基因突变和功能障碍有关。CFTR的基本功能单位包括两个跨膜区(transmembrane domain, TMD)及2个核苷酸结合区(nucleotide binding domain, NBD)。两个跨膜区构成Cl^-跨膜转运通道。每个NBD都含有共有序列Walker A和B介导与ATP的相互作用,参与调节通道的门控性。另外,CFTR还含有一个调节区R,含有PKA和PKC共有的磷酸化位点以及多个荷电的氨基酸,因此调节区的磷酸化调控了通道的活性。当CFTR的两个NBD独立存在时,氯通道处于关闭状态,当两个NBD紧密结合形成二聚体后,氯通道才开放。说明ATP结合NBD进而驱动两个NBD形成二聚体是通道开放的关键。

(周家国 梁思佳 商金艳)

第二节 钙离子通道与心脑血管疾病

心脑血管疾病包括冠心病、高血压、心律失常和心力衰竭等,是目前全球发率和死亡率最高的疾病。钙离子通道是心血管系统重要的离子通道之一,其异常与多种心血管疾病密切相关。有关电压依赖性钙离子通道(包括L型和T型钙离子通道)与心脑血管疾病的关系已经较为清楚,请参考其他教科书。本部分主要介绍非电压依赖性钙离子通道的功能。

一、非电压依赖性钙离子通道与心脏疾病

1. TRP通道和心脏疾病 大多数由TRP蛋白形成的离子通道,对单价和二价阳离子的选择性不高。与其他TRP成员不同,TRPM4和TRPM5对单价阳离子具有较高的选择性,而TRPV5和TRPV6对Ca^{2+}有高度选择性。越来越多的证据表明TRP通道的功能异常在心血管疾病发生、发展过程中发挥了重要作用。

(1) 心律失常:TRPM4和TRPC通道分布于窦房结细胞,它们可通过与Cav1.2电压依赖性钙离子

通道相互作用,调节心肌起搏、心电传导和心室收缩。在进行性家族性心脏传导阻滞Ⅰ型,孤立性心脏传导疾病以及房室传导阻滞和右束支传导阻滞的 Brugada 综合征患者中均检测到 *TRPM4* 基因突变。大多数上述突变可导致 TRPM4 表达上调和电流密度增加,进而通过延长膜去极化干扰心电传导过程。近年来的研究还发现 TRPM7 和 TRPC3 通道在房颤患者的心房成纤维细胞中上调,而 TRPC3 和 TRPA1 则参与心率调节。

(2) 心肌肥厚:细胞内 Ca^{2+} 增多是心肌肥厚发生的重要原因。Ca^{2+} 浓度升高通过激活钙调磷酸酶-NFAT 信号是心肌肥厚发生的关键机制之一。以往观点认为 L 型钙通道是介导心肌细胞 Ca^{2+} 内流的主要通路。但近年来越来越多的证据显示,非电压依赖性钙通道介导的 Ca^{2+} 内流在心肌肥厚发生过程中亦发挥了非常重要的作用。已有研究已发现 TRPC1、TRPC3、TRPC4、TRPC6 和 TRPC7 通道在多种因素诱导的心肌肥大模型中均显著上调。更重要的是,TRPC6 等通道在心力衰竭患者心脏中的表达有明显升高。心肌细胞转染 TRPC3、TRPC4 或 TRPC6 的负显性基因或敲减上述通道蛋白均可显著抑制多种病理刺激诱导的钙调磷酸酶-NFAT 信号通路的激活和心肌肥厚的发生。敲除 TRPC1 通道可阻断压力负荷和神经内分泌刺激诱导的心脏肥大。除 TRPC 通道外,其他 TRP 通道包括 TRPV1、TRPV2、PKD1 和 PKD2 也证实参与心脏肥大过程。敲减小鼠心脏 TRPV1 可保护小鼠免受缺血性损伤和压力负荷引起的心脏肥大。而 PKD2 缺失小鼠心肌细胞内 Ca^{2+} 浓度变化与常染色体显性多囊肾患者的心脏肥大有关。上述资料表明 TRPC1/3/4/6/7、TRPV1/2 和 PKD1/2 是防治病理性心肌肥厚的重要靶标。

2. 钙池操纵性钙离子通道和心脏疾病

(1) 缺血-再灌注损伤:钙超载是缺血-再灌注导致心肌损伤的重要因素。资料显示,作为阻燃剂的磷酸三酯(TDCPP,2,3-二氯丙基)可明显缓解缺氧/复氧模型诱导的心肌细胞钙超载及细胞损伤,TDCPP 的心肌保护作用与其下调 STIM1 蛋白表达,抑制 SOCE 进而降低细胞内 Ca^{2+} 浓度有关。

(2) 心肌肥厚:越来越多的证据显示 STIM1 和 Orai1 介导的 SOCE 在多种病理因素诱导心肌肥厚过程中起关键作用,抑制 SOCE 则可对抗多种病理因素诱导的心肌肥厚。研究发现 SOCE 是苯肾上腺素增加心肌细胞内 Ca^{2+} 浓度的重要途径。苯肾上腺素主要通过激活钙/钙调蛋白依赖的蛋白激酶Ⅱδ(calcium/calmodulin dependent protein kinase Ⅱδ, CaMKⅡδ)亚型,促进 Orai1 和 STIM1 表达上调,进而增加 SOCE 促进心肌肥厚。相反,下调 Orai1 和 STIM1 蛋白表达,抑制 SOCE,则可减缓心肌肥厚进程。说明抑制 SOCC 的表达或活性可能是治疗心脏重构新途径。

3. 钙释放通道与心脏疾病 在心血管系统,心肌肌质网上的钙通道开放主要受 ryanodine 受体调节,位于心肌肌质网上的 ryanodine 受体主要是 RyR2。RyR2 与生理性配体环腺苷二磷酸结合后,在经细胞膜上 L 型钙离子通道进入细胞内 Ca^{2+} 的激动下,使肌质网中贮存的 Ca^{2+} 释放入细胞质。进入胞质内的 Ca^{2+} 与心肌的收缩-偶联、窦房结的起搏、心律失常及心肌结构调控中起着重要作用。RyR2 钙释放通道的功能异常与多种心脏疾病发生相关,包括心力衰竭、心律失常和缺血-再灌注损伤等。

二、非电压依赖性钙离子通道与血管疾病

1. 钙池操纵性钙离子通道和血管疾病

(1) 血管内皮细胞损伤:内皮细胞属于非兴奋性细胞,目前认为非电压依赖性钙离子通道可能是介导内皮细胞 Ca^{2+} 调控的主要离子通道。血管内皮细胞和内皮祖细胞(EPC)高表达 Orai1、STIM1 和 TRPC1 蛋白。研究发现,STIM1 表达上调可通过升高细胞内 Ca^{2+} 浓度诱导 EPC 的增殖与迁移,促进内皮细胞修复。另外,内皮细胞内 Ca^{2+} 浓度升高是 eNO 激活的重要环节,SOCE 介导的细胞内 Ca^{2+} 升高可诱导 eNO 磷酸化,促进 NO 产生,进而改善内皮功能障碍。

(2) 血管平滑肌细胞增殖:血管重构是高血压、动脉粥样硬化以及血管成形术后再狭窄等多种心

血管疾病的共同病理特征。其机制与血管平滑肌细胞由收缩表型转换为合成表型，进而导致平滑肌细胞增殖有关。Ca^{2+}是触发平滑肌细胞表型转换和增殖的关键因素，平滑肌细胞内Ca^{2+}浓度取决于细胞内钙池的Ca^{2+}释放和细胞外Ca^{2+}内流。血管平滑肌细胞的Ca^{2+}内流通道包括电压门控通道和非电压门控通道。多种病理因素包括交感神经兴奋、肾素-血管紧张素-醛固酮系统活化、高血糖和高血脂等均可上调血管平滑肌细胞上Orai1和STIM1的表达，导致SOCE增加，升高细胞内Ca^{2+}浓度。敲除平滑肌细胞Orai1和STIM1可显著降低血管平滑肌细胞的增殖和迁移能力、抑制血管新生内膜形成和血管重构发生。因此，SOCC可能是治疗血管平滑肌细胞损伤的新靶点。

（3）高血压：细胞内Ca^{2+}浓度增加可引起细胞收缩，升高外周血管阻力，导致血压升高。有研究发现，STIM1和Orai1在自发性高血压大鼠血管表达明显上调，SOCC通道激活触发的细胞内Ca^{2+}浓度升高是自发性高血压发生的重要机制。SOCC阻滞剂可有效降低小鼠血压，同时对心率和心搏量影响较小。

（4）血栓形成血小板活化和聚集是血栓形成的关键。已有研究发现急性心肌梗死和冠心病患者的血小板中Orail表达增加，说明Orai1参与血小板的活化过程。确实，血小板缺失Orail通道可明显抑制血小板的活化和聚集，阻止血栓形成，抑制SOCE可能是防治血栓栓塞性疾病的新策略。

2. TRP通道和血管疾病

（1）血管张力调节大多数TRP在血管中均表达，尤其在内皮细胞和血管平滑肌细胞。TRP通道介导的Ca^{2+}内流，在调节血管张力、机械传感、血管生成和细胞增殖等过程中起重要作用。TRP通道中TRPC家族介导了受体激活诱发的血管收缩反应。大鼠肺动脉过表达TRPC1可增强SOCE介导的血管收缩。而敲除*TRPC6*基因则可降低急性缺氧诱导的肺血管收缩能力。TRP参与肌原性收缩反应的调节，亦感受机械应力以及细胞肿胀等变化，调控血管张力。下调TRPC6或TRPM4可显著减弱脑动脉血管的肌源性收缩反应以及压力诱导的动脉平滑肌去极化。

（2）血管重构资料显示，合成型血管平滑肌细胞中有多种TRP通道蛋白的表达上调。如TRPC1在增殖型人冠状动脉平滑肌细胞和大鼠主动脉平滑肌细胞中上调。TRPC3和TRPC6在特发性肺动脉高压患者肺动脉平滑肌细胞中高表达。多种诱导血管平滑肌细胞表型转换的病理性刺激，如PDGF、ET-1或者缺氧可诱导肺血管平滑肌细胞TRPC6、TRPV1和TRPV4的表达升高。TRPC1特异性抗体或者敲减TRPC1的表达可以阻止TRPC1上调导致的Ca^{2+}内流增加和细胞增殖。TRPC3阻断剂Pyr3抑制血管平滑肌细胞的增殖并改善支架诱导的动脉重塑。

3. 非电压依赖性钙离子通道与动脉粥样硬化　血管平滑肌细胞内出现钙超载是促进动脉粥样硬化发生、发展的重要因素。早期观点认为L型电压依赖性钙通道激活是导致钙超载的主要原因，因此尝试应用L型钙通道阻滞剂用于动脉粥样硬化的治疗。但最近的研究发现L型钙通道阻滞剂中仅第三代L型钙通道阻滞剂可减少动脉粥样硬化斑块形成，提示第三代L型钙通道阻滞剂的抗动脉粥样硬化作用与阻断L型钙通道无关。最近的研究发现，钙池操纵性钙通道激活是高脂诱导细胞内Ca^{2+}浓度升高的主要途径。抑制Orai1钙通道介导的Ca^{2+}内流通过抑制血管炎症反应和巨噬细胞泡沫化过程，延缓动脉粥样硬化的发生和发展。

（周家国　梁思佳　商金艳）

第三节　氯离子通道与心脑血管疾病

Cl^-是细胞外液及细胞质中的主要阴离子，但是Cl^-跨膜转运对细胞功能的影响一直未引起足够关注。传统观点认为，静息状态胞内Cl^-浓度为5 mmol/L，而根据Nerst公式计算，胞内Cl^-浓度的理论值约为 15 mmol/L,因此氯通道开放将导致 Cl^- 内流,细胞发生超极化。但近年来的研究发现,心肌细胞、内皮细胞、平滑肌细胞和骨骼肌细胞等胞内 Cl^- 浓度> 30 mmol/L,意味着这些细胞上氯通道开放将导致 Cl^- 外流,细胞发生去极化。说明基于传统理论推测氯通道的功能可能得出与实际情况完全相反的结论。众所周知,高盐饮食导致钠水潴留是高血压重要的诱发因素,早期人们根据这一依据推测血浆中 Cl^- 浓度升高可能与了高血压的发生、发展有关。但我们最近的动物实验结果则显示高血压和动脉粥样硬化发生过程中,细胞内 Cl^- 浓度不仅不升高,反而降低。深入研究发现 Cl^- 浓度降低可诱导血管炎症反应和巨噬细胞泡沫化,促进心血管疾病的发生、发展。随后的临床资料发现,血清 Cl^- 浓度降低的高血压患者死亡率增加,提示血清 Cl^- 浓度降低是一项独立的死亡率相关因素。另一项临床跟踪调查也发现,血清中 Cl^- 浓度越低,心肌梗死和心力衰竭患者的死亡率更高。上述资料提示阐明正常状态下细胞内 Cl^- 浓度的分布规律以及病理状态下胞内 Cl^- 浓度的动态变化过程及其调控机制,对明确 Cl^- 通道和胞内 Cl^- 在心血管系统的确切功能至关重要。

氯离子通道是广泛分布于原核生物和真核生物细胞膜或细胞器膜上转运 Cl^- 及其他阴离子的通道蛋白,是调控细胞内 Cl^- 浓度稳态的重要途径。最近的研究陆续发现氯通道的功能异常与人类多种疾病的发生、发展密切相关,如 CFTR 氯通道突变导致囊性纤维性病变,ClC－1 氯通道突变可导致先天性肌强直,ClC－5 功能降低可导致 Dent's 病等。心血管系统主要表达 Ca^{2+} 激活氯通道和容积调节氯通道,已有资料表明这两种氯离子通道在血压调控、平滑肌细胞增殖与凋亡、肌肉张力、细胞容积以及细胞兴奋性等过程中发挥了重要作用。

一、容积调控氯离子通道与心脑血管疾病

细胞在多种生理和病理条件下均伴随有容积的变化。当细胞容积增加,细胞可启动调节性容积减低(regulatory volume decrease, RVD)机制使细胞容积恢复正常,以维持细胞的结构和功能。由 ClC－3 构成的内源性 VRCC 在多种生理和病理状态下细胞容积的调节中发挥了重要作用。

心肌肥厚和扩张型心肌病可引起细胞容积增大及多种细胞功能的改变。在犬扩张型心肌病模型中,心室肌细胞中 VRCC 持续活化,低渗激活的氯电流密度与正常心肌细胞相比明显增加;同样,心力衰竭细胞中低渗激活的氯电流密度亦比正常心肌高 40%。但容积调节性氯电流增加是心肌细胞肥大的伴随现象还是细胞肥大形成的原因,目前尚不清楚。值得注意的是,最近有研究发现腺相关病毒介导的心肌细胞 ClC－3 高表达可对抗异丙肾上腺素诱导的心肌细胞肥大,提示容积调节性氯电流增加可能是心肌细胞肥大的保护机制。

缺血预适应(ischemic preconditioning, IPC)能够显著减少持续性心肌缺血诱导的心肌细胞损伤,这一保护过程包括早期效应(数分钟内出现,持续 2 h 左右)和延迟效应(24 h 后保护作用重现)。研究发现,阻断兔心肌细胞容积调节性氯电流可取消 IPC 的保护效应。进一步采用 *ClC－3* 基因敲除小鼠($Clcn3^{-/-}$)的研究结果显示,敲除 *ClC－3* 基因对早期 IPC 保护作用无影响,而 *ClC－3* 基因缺失可明显降低 IPC 的延迟保护效应。这些资料提示 ClC－3 氯通道与 IPC 的早期保护效应无关,而其激活是 IPC 产生延迟保护效应的重要分子机制。

细胞增殖早期,由于营养物质包括氨基酸和葡萄糖等的摄取,细胞容积增加。早期研究已观察到增殖早期容积调节性氯通道的激活。应用氯通道阻断剂确实可抑制多种细胞包括血管平滑肌细胞和肿瘤细胞的增殖效应。考虑到血管平滑肌细胞的异常增殖参与了高血压等多种心血管疾病诱导的血管重构,不难推测容积调节性氯通道激活可能是血管重构发生的关键因素。我们前期的研究结果发现高血压大鼠血管平滑肌细胞容积调节性氯电流和 ClC－3 表达均高于对照组,而且其升高幅度与血管重构的严重程度呈正相关。应用血管紧张素转化酶抑制剂卡托普利控制大鼠血压后,血管重构得到完全缓解,

同时 ClC－3 表达亦恢复正常。更有意义的是，敲除 ClC－3 氯通道可显著抑制高血压诱导的血管重构。说明容积调节性氯通道激活是高血压血管重构形成的关键因素。ClC－3 氯通道促进血管重构作用与其诱导血管平滑肌细胞的表型转换，促进细胞增殖作用有关。ClC－3 的促增殖作用主要通过激活 AKT/GSK－3β 信号通路，上调 Cyclin D_1 和 Cyclin E、下调细胞周期蛋白依赖性激酶抑制剂 P27 和 P21 的表达，最终加速细胞周期转换。

与心肌细胞肥大和血管平滑肌细胞增殖过程中细胞容积增大不同，细胞皱缩形成凋亡小体是细胞凋亡早期典型的形态学特征。早期观察发现钾、钠、氯等离子通道抑制剂中，只有氯离子通道抑制剂能延缓神经元的凋亡。预先使用容积调节性通道抑制剂能减少短暂性脑缺血造成的神经元凋亡，其机制主要与稳定线粒体功能、减少细胞色素 C 释放有关。有意思的是，脑缺血引起的容积调节性氯通道激活仅见于海马 CA1 区神经元，而 CA3 区无明显变化，抑制容积调节性氯通道活性能显著提高神经元活力。NO 过量生成是脑缺血引起神经元凋亡的重要原因之一。NO 供体 3－吗啉斯德酮亚胺（3－morpholinosydnonimine）诱导大鼠神经元凋亡同时，凋亡神经元中 ClC－3 的 mRNA 和蛋白质表达水平均显著升高，给予氯离子通道抑制剂能减少细胞凋亡，其保护作用与降低神经元内凋亡相关蛋白聚腺苷二磷酸核糖聚合酶－1［poly（adenosine diphosphate-ribose）polymerase－1，PARP－1］和凋亡诱导因子（apoptosisinducing factor，AIF）的表达有关。在新生小鼠缺血缺氧模型中，腹腔注射容积调节性氯通道抑制剂 DCPIB 不仅能缩小梗死体积，而且还能促进神经功能恢复。在血管平滑肌细胞、内皮细胞和心肌细胞亦观察到容积调节性氯通道抑制剂阻断细胞凋亡发生的效应。这些工作说明容积调节性氯通道是细胞凋亡早期凋亡容积降低过程发生的重要机制，阻断该过程是阻止细胞凋亡发生的早期关键环节。

值得注意的是，最近有研究发现细胞容积变化并不是容积调节性氯通道的激活的唯一条件。在血管平滑肌细胞和内皮细胞，多种致炎细胞因子如 TNF－α 和 IL－1β 以及病理性刺激如 AngⅡ和 ET－1 在等渗条件下即可激活容积调节性氯通道。敲除 *ClC－3* 基因可取消上述作用，说明上述刺激诱导的 Cl^- 外流依赖于 ClC－3。在血管内皮细胞中，ClC－3 激活可导致细胞内 Cl^- 浓度降低，进而促进 NF－κB 信号通路活化，诱导血管炎症反应。另外，在高脂血症患者和高脂喂养的 $apoE^{-/-}$ 小鼠单核细胞中，Cl^- 浓度亦明显减少。降低细胞内 Cl^- 浓度可上调巨噬细胞清道夫受体 SR－A 的表达，促进巨噬细胞对 ox－LDL 的结合和摄取以及巨噬细胞泡沫化，提示调节细胞内 Cl^- 浓度可能是防治动脉粥样硬化的新策略。

二、钙激活氯离子通道与心脑血管疾病

自 2008 年 CaCC 的分子基础被确定为 TMEM16A 以来，有关 CaCC 的功能研究取得了较大进展。TMEM16A 是具有 8 个跨膜结构域的膜蛋白，高表达于人体多种组织器官，包括心脏、血管、肺脏、肝脏、肾脏、骨骼肌和胃肠道等。研究显示，CaCC 开放可引起 Cl^- 外流，细胞膜电位发生去极化，触发 L 型电压依赖性钙离子通道开放，使细胞内 Ca^{2+} 浓度增加，进而参与调控平滑肌收缩以及细胞的增殖和血管重构。

在自发性高血压模型中，颈动脉、肠系膜下动脉、后肢动脉和主动脉血管中 TMEM16A 表达均高于对照组。TMEM16A 的过度表达促进自发性高血压的进展。其机制是由于血管平滑肌中 TMEM16A 表达水平增高将导致平滑肌细胞 Ca^{2+} 激活 Cl^- 电流增加细胞发生去极化，血管平滑肌收缩反应增强。在肺动脉高压模型中发现，肺小动脉 TMEM16A 表达的增高使肺动脉平滑肌收缩力增强，该效应是肺动脉压力升高的关键机制。在低氧应激环境下，肺动脉平滑肌细胞中 TMEM16A 依赖的 CaCC 的活性显著上调，使用 NFA、T16Ainh－A01 等 CaCC 抑制剂可明显抑制血管收缩反应，降低肺动脉压力。在 AngⅡ诱导的高血压模型中亦观察到，TMEM16A 激活是 AngⅡ诱导基底动脉收缩反应增强的关键因素，特异性敲除血管平滑肌细胞中的 TMEM16A 或应用 TMEM16A 特异性抑制剂可显著抑制基底动脉平滑肌的收缩，有效降低血压。

TMEM16A 不仅是调控血管收缩反应的重要因素，在高血压等心血管疾病诱导血管重构过程中亦发挥了关键作用。有研究发现，高血压脑血管重构过程中 CaCC 电流密度逐渐降低，CaCC 电流密度与脑血管重构程度呈负相关。高血压大鼠脑基底动脉平滑肌细胞中 CaMK Ⅱ 活性增高是导致 CaCC 电流密度降低的主要机制，CaMKⅡ通过磷酸化 TMEM16A 蛋白第 727 位丝氨酸抑制 TMEM16A CaCC 的开放。TMEM16A 功能降低通过上调 cyclinE 及 cyclinD1 加速细胞周期 G_1/S 期转换，促进脑血管平滑肌细胞增殖和血管重构发生发展。相似的，在肾性高血压大鼠模型中亦观察到下调 TMEM16A 表达可促进脑基底动脉平滑肌细胞增殖和脑血管重构。说明恢复 TMEM16A 的 CaCC 的功能是防治高血压血管重构的重要手段。特别值得关注的是，血管内皮细胞上 TMEM16A 与平滑肌细胞在高血压过程中的作用不一致。特异性敲除内皮细胞 TMEM16A 可抑制氧化应激水平增加，改善 AngⅡ诱导血管内皮依赖性舒张功能障碍，降低血压。内皮高表达 TMEM16A 则增强 AngⅡ诱导血管内皮依赖性舒张功能障碍和血压升高作用。这些资料说明 TMEM16A 是否可作为防治高血压及其并发症的靶点尚需积累更多的整体评估资料。

三、囊性纤维跨膜电导调节体与心脑血管疾病

CFTR 氯通道在机体各个组织中广泛表达，包括上皮细胞、心肌细胞、平滑肌细胞和内皮细胞等。心肌细胞与上皮细胞的 CFTR 氯通道基因序列同源性>95%，用膜片钳技术记录到的 cAMP 依赖氯电流在电生理学和药理学特性上相似。正常生理条件下心肌细胞内 Cl^- 浓度大于 30 mmol/L，Cl^- 平衡电位约为−40 mV。因此在动作电位形成过程中，当膜电位低于或高于−40 mV 时，氯通道激活可分别产生内向或外向电流，从而引起心肌细胞膜的去极化或者超极化。在基础状态下，野生型和 *CFTR* 基因敲除小鼠的心电图并无显著差异。但当细胞膜内外电位差低于−40 mV 时，Cl^- 内流，可促进心肌细胞的复极化，引起动作电位时程缩短，导致 QT 间期缩短，可能促进折返性心律失常发生。而当细胞膜内外电位差高于−40 mV 时，Cl^- 则外流，则导致细胞膜去极化，提高心肌细胞的兴奋性。

早期研究即发现，CF 纯合子和 CF 突变体女性携带者血压偏低，提示 CFTR 可能是调控血管功能的重要分子。但 *CFTR* 基因突变导致低血压的机制不清楚。早期人们推测 CFTR 氯通道功能缺陷可能是通过促进钠离子排泄，导致血容量减少起作用。随后的研究发现 CFTR 氯离子通道在血管外周阻力的调控过程中发挥了重要作用。CFTR 不仅调控血管平滑肌的收缩效应，也影响血管舒张反应。*CFTR* 基因敲除小鼠血管对氯化钾的收缩反应明显强于野生型小鼠。*CFTR* 基因敲除可增强低氧诱导的肺动脉平滑肌的收缩反应，机制研究发现 CFTR 蛋白与 TRP6 钙通道蛋白间存在直接结合，CFTR 缺失；通过阻断低氧诱导 TRP6 向细胞陷窝内转运，抑制低氧引起的细胞内 Ca^{2+} 浓度升高，进而抑制肺血管收缩，降低肺动脉压力。鞘氨醇激酶（sphingosine kinases, SphK）是调控血管活性物质 1 −磷酸鞘氨醇（sphingosine − 1 − phosphate, S1P）合成和活化的关键酶。临床 HP 患者或低氧诱导 HP 小鼠的肺动脉平滑肌细胞中均发现 S1P 水平的增高。敲除 *SphK* 基因以降低 S1P 水平，可对抗低氧诱导的 HP。最近有研究发现，CFTR 氯通道可介导 S1P 向细胞内的转运和降解，CFTR 功能缺陷可导致 S1P 降解减少，提升 S1P 水平进而诱导血管收缩反应。但是，在 *CFTR* 基因敲除小鼠和 *ΔF508* 基因突变的 CF 小鼠并未发现基础血压和主动脉形态结构有明显变化。基础状态下 *CFTR* 基因敲除猪主动脉管壁/内径比值尽管有降低趋势，但与野生型相比亦无显著性差异。因此，CFTR 氯通道在血管功能和血压调控中的作用尚需深入研究。

有意思的是，最近的研究显示 CFTR 氯通道可能参与了血管平滑肌细胞增殖和凋亡的调控。抑制脑血管平滑肌细胞上 CFTR 功能可促进细胞凋亡，而增加 CFTR 表达则抑制细胞凋亡。CFTR 抗脑血管平滑肌细胞凋亡主要通过增加内源性活性氧清除系统降低细胞氧化应激水平，进而保护线粒体功能而发挥作用。

（周家国　梁思佳　商金艳）

第四节　作用于钙离子通道和氯离子通道的药物

一、作用于钙离子通道的药物

目前临床应用的钙离子通道阻滞药主要是作用于L型钙通道的药物，该类药物的临床效果好、安全性高、副作用少，是治疗多种心血管疾病包括高血压的一线药物。由于该部分内容在其他教材有详尽描述，此处不再介绍。尽管近年来的研究表明非电压依赖性钙通道在心血管疾病发病过程中起重要作用，但目前尚未有针对这类通道的阻滞药用于临床。

二、作用于氯离子通道药物

尽管近30年来有关氯离子通道功能异常与人体疾病发生、发展的关系已取得很大进展，但以氯离子通道为靶点的相关药物研发明显滞后。目前已发现多种低选择性的潜在ClC通道抑制剂，如9-蒽甲酸(9-AC)和2-(p-氯苯基)丙酸(CPP)等可阻断ClC-1氯通道；苯并呋喃羧酸能阻断ClC-Ka和ClC-Kb；灭酸酯类如氟尼酸(NFA)可阻断CaCC，但其仅在高浓度时有抑制作用。但上述化合物由于特异性不强或者毒性较大，其成药性较小，目前主要用于实验室研究。在所有氯离子通道药物的研发中，目前仅有针对CFTR的药物取得了较大进展。

*CFTR*基因突变是引起囊性纤维化发生的分子基础。尽管目前已发现CFTR有超过1 900种基因突变类型，但与囊性纤维化发生最普遍的CFTR突变是ΔF508，这种突变会导致上皮细胞通道蛋白停滞在内质网内，减少细胞膜上CFTR分布，导致上皮细胞Cl^-通透性降低。由于ΔF508型突变动物模型(如猪、雪貂、小鼠等)可较好模拟囊性纤维化患者的临床症状，这极大地推动了相关药物的研发。

目前临床治疗应用于CFTR相关的药物有以下5类。

(1) 氨基糖苷类抗生素：该类抗生素的作用机制是通过抑制终止密码子，恢复CFTR蛋白的正常翻译功能。因此该类药物主要用于由终止突变(第一类突变)造成的囊性纤维化患者，可以提高顶膜CFTR表达，恢复其功能。

(2) 42苯基丁酸盐(42 phenylbutyrate, 42PBA)类化合物：ΔF508CFTR的立体构象与正常CFTR相比仅发生较小变化，如能降低CFTR在内质网内的降解，促进其膜转运过程，可增加膜上ΔF508CFTR水平，达到治疗作用。而且少部分突变体可以到达顶膜，这说明如果能改善运输途径，还是有可能实现其正常运输的。42PBA类化合物可作为化学分子伴侣，通过减少突变体在内质网中的滞留，增加细胞顶膜处的CFTR分布而发挥效应。主要可用于ΔF508CFTR突变(第二类突变)造成的囊性纤维化患者。

(3) 促进Cl^-分泌药物：这些药物可以分为两大类。第一大类是激活CFTR及其突变体的药物，通过促进氯离子分泌起作用。该类药物包括黄嘌呤(xanthines)、异黄酮素、菲啰啉(phenantrolines)、苯并唑(benzoxazoles)以及benzoquinolizinium类化合物。但由于囊性纤维化患者的发病机制是由于膜上CFTR或其突变体的分布减少引起，该类药物长期应用效果不佳。第二类药物是通过作用于其他氯通道，促进Cl^-分泌起作用，包括ATP和UTP，但是这些药物的半衰期较短，临床应用受限。上述化合物中，MPB类化合物有较好前景，该类化合物可以通过纠正CFTR的错误合成，恢复CFTR在膜上的分布，改善症状。

(4) 阿米洛利(amiloride)：其属于保钾利尿药，通过抑制上皮型钠通道(epithelial sodium channel, ENaC)，减少Na^+跨上皮重吸收起作用，但临床应用效果不佳。

(5) 靶向单基因突变治疗药物：囊性纤维化是由 CFTR 突变引起的单基因病变，因此靶向 *CFTR* 基因突变的治疗药物不仅特异性强，而且不良反应小。针对 *CFTRG551D* 基因突变的药物 Kalydeco(ivaccaftor)于 2012 年被 FDA 批准上市。虽然携带 *G551D* 突变的囊性纤维化患者低于 5%，但 ivacaftor 是第一个靶向单基因突变治疗药物，对囊性纤维化患者的精准药物治疗具有里程碑意义。2015 年，针对 *CFTRΔF508* 突变的药物 Orkambi(lumacaftor 与 ivacaftor 复方制剂)上市，使更多囊性纤维化患者受益。这些药物可增强上皮细胞 CFTR 氯通道分布或活性，增加 Cl^- 分泌，减少 ENaC 介导的 Na^+ 和水的重吸收。这些药物可显著改善携带 G551D 和(或)ΔF508 突变的囊性纤维化患者的临床症状，降低呼吸道感染发生率，显著延长患者的预期寿命。

(周家国　梁思佳　商金艳)

参考文献

刘雅妮，张会然，赵晨，等. 氯离子通道研究进展. 神经药理学报，2015，5(4)：33－42.

汤徐，钱玲玲，王如兴. 血管平滑肌细胞离子通道与高血压发生机制的研究进展. 中国心脏起搏与心电生理杂志，2015，29(6)：583－586.

武晓英，毛建文，李红枝. ClC－3 氯离子通道与肿瘤. 国际病理科学与临床杂志. 2010，30(5)：392－396.

周玉叶，杨元生，陈垦，等. 电压门控氯通道生物学功能与疾病的关系. 国际病理科学与临床杂志. 2013，33(4)：338－342.

Grodin J L, Simon J, Hachamovitch R, et al. Prognostic role of serum chloride levels in acute decompensated heart failure. J Am Coll Cardiol, 2015, 66(12): 1415.

He X, Li S, Fang X, et al. TDCPP protects cardiomyocytes from hypoxia-reoxygenation injury induced apoptosis through mitigating calcium overload and promotion GSK－3 beta phosphorylation. Regul Toxicol Pharm, 2018, 92: 39－45.

Hoffmann E K, Holm N B, Lambert I H. Functions of volume-sensitive and calcium-activated chloride channels. Iubmb Life, 2014, 66(4): 257－267.

Koenig S, Schernthaner M, Maechler H, et al. A TRPC3 blocker, ethyl－1－[4－(2,3,3－trichloroacrylamide)phenyl]－5－(trifluoromethyl)－1H－pyr azole－4－carboxylate (Pyr3), prevents stent-induced arterial remodeling. J Pharmacol Exp Ther, 2013, 344(1): 33－40.

Liang S, Zeng D, Mai X, et al. Inhibition of Orai1 store-operated calcium channel prevents foam cell formation and atherosclerosis. Arterioscl Throm Vas, 2016, 36(4): 618－628.

McCallum L, Jeemon P, Hastie C E, et al. Serum chloride is an independent predictor of mortality in hypertensive patients. Hypertension, 2013, 62(5): 836－843.

Munoz E, Hernandez-Morales M, Sobradillo D, et al. Intracellular Ca^{2+} remodeling during the phenotypic journey of human coronary smooth muscle cells. Cell Calcium, 2013, 54(5): 375－385.

Pan Z, Brotto M, Ma J. Store-operated Ca^{2+} entry in muscle physiology and diseases. Bmb Rep, 2014, 47(2): 69－79.

Smani T, Shapovalov G, Skryma R, et al. Functional and physiopathological implications of TRP channels. Bba-Mol Cell Res, 2015, 1853(8): 1772－1782.

Tolios A, Gatidis S, Muenzer P, et al. Increased platelet Ca^{2+} channel Orai1 expression upon platelet activation and in patients with acute myocardial infarction. Thromb Haemostasis, 2013, 110(2): 386－389.

Voss F K, Ullrich F, Muench J, et al. Identification of LRRC8 heteromers as an essential component of the volume-regulated anion channel VRAC. Science, 2014, 344(6184): 634－638.

Wang L, Zhang J, Yu J, et al. Reduction of store-operated Ca^{2+} entry correlates with endothelial progenitor cell dysfunction in atherosclerotic mice. Stem Cells Dev, 2015, 24(13): 1582－1590.

Wu Q, Liu X, Xiong L, et al. Reduction of intracellular chloride concentration promotes foam cell formation. Circ J, 2016, 80(4): 1024.

Xu Y, Elimban V, Dhalla N S. Reduction of blood pressure by store-operated calcium channel blockers. J Cell Mol Med, 2015, 19(12): 2763－2770.

Zheng C, Lo C, Meng Z, et al. Gastrodin inhibits store－operated Ca^{2+} entry and alleviates cardiac hypertrophy. Front Pharmacol, 2017, 8: 222.

第三十三章
微小核苷酸与心血管病防治

本章是关于微小核苷酸 microRNA(miRNA)与临床上常见心血管疾病的研究现状和防治策略。miRNA 的发现可谓是 20 世纪跨 21 世纪之际最伟大的科学发现之一,miRNA 对心血管疾病的调控作用,已经成为发展最为迅速的研究领域之一,迄今在 SCI 发表的相关的研究论文已经达到近 3 000 篇。心血管疾病状态下通过上调或下调 miRNA 的表达水平,启动不同的信号通路和分子机制网络,参与和调控疾病的发生、发展过程。应用相应的拟似物或抑制物纠正这些失衡的 miRNA,为疾病诊治提供了新的思路。以 miRNA 为基础的新药研发的启动和推进已成为 miRNA 研究历程中的一个里程碑,并具有广阔的研发前景。而且,组织中和血液中 miRNA 尚有潜力成为心血管疾病诊断/预后的生物标志物。miRNA 与心血管疾病的关系研究给我们带来一系列重要的科学启示和新的研究方向。相信随着 miRNA 研究的不断深入,这类小分子非编码的 RNA 将会在心血管疾病早期诊断、鉴别诊断、临床分期、个性化治疗指导、靶向治疗和预后评估等方面发挥重要作用。本章主要探讨了 miRNA 与心律失常、心力衰竭、心肌病、冠状动脉硬化性心脏病和高血压这几种常见心血管疾病的关系,分节详述。

第一节 miRNA 与心律失常

心律失常是导致心源性猝死的主要原因。miRNA 参与了对多种心脏电活动相关离子通道表达的调控,并改变心肌电生理特性,在心律失常及其导致的猝死中起着举足轻重的作用。这些 miRNA 的异常表达会引发房颤、传导阻滞、室速、室颤等不同的心律失常。有趣的是,这些 miRNA 中包括抗心律失常和致心律失常性 miRNA,两者的平衡控制着心律失常的发生。

2007 年,杨宝峰等率先发现 miRNA 参与缺血性心律失常的发生,并发表于 *Nature Medicine* 杂志。2009 年,杨宝峰等有关尼古丁和 miRNA 对房性心律失常重构的研究成果发表于 *Cardiovascular Research*。2010 年,杨宝峰等又首次发现 miR-328 参与心房纤颤电重构的分子机制,研究成果发表于 *Circulation*。2012 年,杨宝峰等研究发现多个 miRNA 通过影响心肌结构和功能,使心肌细胞发生电重构,导致心脏传导异常,出现严重心律失常,引起心源性猝死。这些研究成果拉开了 miRNA 在心律失常领域研究的序幕。

一、miRNA 与房颤

心房颤动(atrial fibrillation,房颤)是临床上最常见心律失常之一,能够诱发室性心律失常的发生,还可能加重心力衰竭,并引起血栓栓塞性疾病。房颤发生的重要原因是心房的病理性重构,即心房电重构和结构重构。与房颤相关的离子通道蛋白表达的变化受到国内外研究者的关注,miRNA 可能介导调控心房电重构及结构重构中的相关基因,并在房颤的发生、发展过程中起着重要的作用,干预这些 miRNA 的表达可能对房颤具有治疗作用。

(一) 参与房颤的上调表达的 miRNA

1. 与调控钙通道有关的 miRNA　心肌细胞内的钙超载对房颤的发生和维持起着至关重要的作用，而心肌细胞膜上的钙离子通道则与细胞内钙超载的形成密切相关。L 型钙离子通道(L－type calcium channel, LTCC)在维持心房肌细胞动作电位平台期和介导心率依赖的动作电位变化中起着重要作用。LTCC 至少由 α_{1c}、α_2、β、δ 4 个亚基组成，位于细胞膜的 α_{1c} 是其功能性亚单位，是钙离子通道的传导通路。它的编码基因 *CACNA1C* 表达水平的降低是房颤时细胞内钙超载的物质基础。

miR－328 是第一个被证明对心房电重构具有调节作用的 miRNA。吕延杰等证明 miR－328 表达上调，抑制 L 型钙通道表达是房颤发生的一个独立机制。分别编码 L 型钙通道电压依赖性蛋白 α_{1c} 亚基基因 *CACNA1C* 和钙通道电压依赖性蛋白 β_1 亚基基因 *CACNB1* 可能是 miR－328 作用的靶点。*CACNA1C* 基因和 *CACNB1* 基因是 miR－328 的同源靶基因。此外研究发现 miR－155、miR－208b、miR－21、miR－223、miR－29－3p 等都与 miR－328 功能相似，通过调节 L 型钙通道表达影响房颤的发生、发展。

2. 与调控钾通道有关的　miRNA K^+电流在房颤发生、发展过程中也扮演非常重要的角色。例如，编码 I_{to} 通道的 Kv4.3 在瓣膜病房颤患者心脏上表达明显下降；犬的房颤模型可见 I_{K1} 电流的增加；在房颤患者中 Kir2.1 mRNA 和蛋白质表达也有所增加。

miR－1 表达上调通过抑制其靶基因 *KCNE1* 和 *KCNB2*(编码延迟整流钾电流)而调节后者编码的钾离子通道蛋白，从而影响心脏延迟整流钾离子通道及电流，引发房颤。房颤患者心肌组织中 miR－30d 表达明显上调并伴有 KCNJ3/Kir3.1 蛋白和 mRNA 水平的下降。小电导钙激活的钾通道亚型 SK3 被认为与房颤的发生密切相关，miR－499 对编码 SK3 的 *KCNN3* 基因具有直接调节作用。

3. 调控其他靶蛋白的 miRNA　smiR－328 可能通过抑制 Caveolin－3(小凹的肌细胞特异性表面标记蛋白)的表达，参与房颤发生。miR－130a 和 miR－1 通过调节缝隙链接蛋白 Cx43(*GJA1* 基因编码)，引起缝隙连接离子通道障碍，参与了房颤的电重构。心房特异性 miR－31 表达上调，通过抑制抗肌萎缩蛋白 DYS 的翻译促进 nNOS 的 mRNA 降解和改变 nNOS 亚细胞定位使之减少，增加诱发小鼠房颤的可能。在持续性房颤的大鼠中 miR－28b 能够通过激活 ERK 信号通路诱导心房肌细胞生长抑制和细胞凋亡。miR－34a 通过调节一种衔接蛋白 Ankyrin－B 的表达在早期电生理重构和房颤的发展中起重要作用。

(二) 参与房颤的下调表达的 miRNA

房颤患者心房肌组织样本中的 miR－1 水平下调，会导致钾通道亚基 Kir2.1(KCNJ2 编码)的上调，从而增加 I_{K1} 电流参与房颤的发生。miR－26 与 miR－1 有相似之处，也通过上调 Kir2.1/I_{K1} 电流增加房颤的易感性。另外，miR－1 影响钠-钙交换体 NCX 促进心房电重构。房颤中 miR－1 表达降低诱导 NCX1 表达上调和功能异常，参与了细胞内钙超载，导致心律失常。Shan 等在尼古丁诱导的犬房颤模型中发现，尼古丁能够抑制 miR－133 和 miR－590 的表达而上调其直接靶点 TGF－βⅠ型受体和 TGF－βⅡ型受体的表达，该研究首次证明 miRNA 参与了房颤的结构重构过程。miR－126 在房颤、心力衰竭患者体内明显下调，与左室射血分数正相关。miR－27b 通过靶向 ALK5 抑制 Smad－2/3 通路改善心房纤维化和房颤。miR－132 下调通过靶向结缔组织生长因子(CTGF)调节心脏成纤维细胞中的纤维化，可能是房颤的潜在治疗靶点。

二、miRNA 与室性心律失常

室性心律失常包括室性期前收缩、室性心动过速、心室扑动、心室颤动等。室性心律失常不但可以加重原有心脏疾病，还可诱发心源性猝死，是导致人类死亡的一大杀手。器质性心脏病如瓣膜病、心肌病、心肌梗死是心律失常常见的基础病因。

心肌缺血时上调的 miR－1 通过转录后抑制 GJA1(缝隙连接蛋白 α_1，编码 Cx43)和 KCNJ2(内向整流钾通道蛋白 J2，编码内向整流钾电流 I_{K1} 的通道组成重要亚单位 Kir2.1）的表达是其调节缺血性心律失常的主要机制。miR－1 不但可以减少 CX43 和 Kir2.1 的表达，还能减慢传导速率和延长复极过程，并诱发心律失常和室性期前收缩。随后 Terentyev 等发现过表达 miR－1 可触发明显的细胞内钙震荡和自发性心律失常。其可能的机制为 miR－1 特异性地抑制蛋白磷酸酶 PP2A 调节亚基 B56α，解除了 PP2A 与心肌细胞膜 L_2 型钙通道以及导致肌质网 RyR2 的偶联，进而活化 CaMKⅡ促进 RyR2 的 S2814 位点的过度磷酸化，从而肌质网和膜钙通道大量开放，细胞内钙稳态失衡，诱发心律失常。同样对 GJA1 具有靶向抑制作用的还有 miR－101。心肌缺血/再灌注的大鼠心室肌组织的 miR－101 上调显著，通过对 GJA1 的转录后抑制，加重了 Cx43 蛋白表达下调，是心肌缺血再灌注性心律失常发生的机制之一。M_3 受体上调可显著减少心律失常的发生，并降低心肌缺血再灌注引起的小鼠死亡率；显著缩短动作电位时程，并通过增加内向整流钾电流而加速膜的复极；激动 M_3 受体明显抑制 miR－1 的表达，恢复受损 *KCNJ2* 基因的表达和功能。

针对 β 受体阻滞剂普萘洛尔和美托洛尔研究，let－7e 显著降低急性心肌缺血诱导的室性期前收缩、室性心动过速和心室颤动等心律失常的发生，认为 let－7e 可通过靶向调控 β_1 受体抑制大鼠急性心肌缺血时心脏 β_1 受体表达的上调并且减少急性缺血性心律失常的发生。可溶性环氧化物水解酶抑制剂 sEHIt－AUCB 可通过抑制 miR－133，从而上调 KCNQ1、KCNH2 mRNA 和蛋白质表达，治疗缺血性心律失常。miR－1231 通过抑制缺血心脏的钙通道基因 *CACNA2D2* 引发心律失常，有可能成为潜在的抗心律失常靶标。miR－192－5p 能够显著减少电压门控钠通道 SCN5A 编码的钠通道蛋白 Nav1.5 的表达，钠电流密度降低，这为 *SCN5A* 基因引起的心律失常疾病提供了新机制和干预靶点。此外，还发现 miR－151/PLM/Kir2.1 信号通路介导雌激素剥夺后缺血性心律失常的调控作用。

三、miRNA 与传导阻滞

心脏传导阻滞是常见的心律失常之一，几乎见于所有器质性心脏病，是猝死的重要原因之一。

部分敲除 *miR－1－2* 基因的小鼠出生后，表现心肌细胞肥大，心率过缓、PR 间期缩短、QRS 波增宽，导致束支阻滞，出现猝死，其死亡率高达 50%，这可能与其负向调控其靶基因 *iroquois* 同源盒转录因子 *Irx5* 表达有关。过表达 miR－208a 小鼠 PR 间期明显延长，其中 30%能观察到Ⅱ度房室传导阻滞，表明 miR－208a 参与了心脏转导系统的发育和功能的调节，并与缝隙连接蛋白 40 和 GATA 转录因子 4 的调节作用有关。miR－1 过表达导致转基因小鼠房室传导阻滞明显增多，心室肌 $I_{Ca,L}$ 电流降低，I_{K1} 电流减小，心房、心室肌细胞及希氏束-浦肯野纤维的不应期延长，同时伴有 Cx43 表达显著下降，表现为房室传导减慢甚至阻滞，因此认为 miR－1 的过表达增加心脏房室传导阻滞的易感性。房室传导阻滞时 miRNA－135a 显著下调，通过负调控钙交换蛋白 1（NCX1）表达，miR－135a 能够调节心肌细胞自律性和 Ca^{2+} 负荷。左束支传导阻滞时 miR－133a 表达降低，并与其靶基因 *CTGF* 呈负向调控关系，但与 SRF 和 NFATc4 表达无关。

综上所述，心律失常发生涉及受体、离子通道、miRNA、缝隙连接蛋白及编码通道基因等异常改变，是一个复杂的过程，其核心因素为心肌细胞离子通道电流失衡和细胞间缝隙连接蛋白下调。通过总结各种疾病所致心律失常离子通道机制研究，我们提出了“miRNA 失衡致心律失常假说”，即在心脏中存在百种 miRNA，部分 miRNA 通过调控其靶基因 mRNA 的翻译过程参与了心肌细胞的电生理网络系统。正常情况下这些 miRNA 处于平衡状态。而在病理情况下，miRNA 平衡被破坏，导致其调控的靶基因 mRNA 表达改变，心脏电生理出现异常，诱发心律失常。纠正这些失衡的 miRNA，将为先天性和获得性心律失常的治疗提供新思路。基于 miRNA 靶点对心律失常的主要干预策略是：对于在心律失常时表达增加，且有促进作用的 miRNA，应用其抑制剂，降低其异常上调；对于在心律失常时表达降低，且有抑制作用的 miRNA，应用其拟似剂，恢复其表达。目前临床用于治疗心律失常的部分药物发挥抗心律失常作用也与 miRNA 密切相关。如β受体拮抗剂普萘洛尔和丹参酮ⅡA抗心律失常作用与调节miR-1有关,并均与恢复降低的CX43和Kir2.1/I_{K1}的蛋白质表达水平及功能有关。当然,对于miRNA调控心律失常的作用机制的了解还只是冰山一角,相信随着研究的深入,对心律失常的基因表达中的miRNA重要调控机制将会有一个全新的认识。调控这些miRNA可能是一种新的治疗策略,并具有广阔的研发前景。

(许超千 张 荣)

第二节 miRNA与心力衰竭

心力衰竭是一种复杂的临床症候群,是各种心脏疾病终末阶段的一组临床综合征。心脏对各种应激反应如缺氧(心肌梗死)、心室壁张力增加(心脏瓣膜疾病),神经激素/代谢应激(糖尿病、高血压)表现为心肌细胞肥大和纤维化即心脏重构。多分子信号参与的复杂病理生理过程是心力衰竭发生、发展的重要机制。越来越多的研究证明miRNA参与调控了心力衰竭的发生、发展过程。本章主要讨论miRNA作为基因网络调控因子在心力衰竭过程中的角色,包括心肌肥厚、纤维化和细胞凋亡。

一、miRNA与心肌肥厚

心肌肥厚(cardiac hypertrophy)是心脏在慢性压力超负荷、心肌缺血及神经内分泌失衡等病理状态下,引起心肌细胞肥大。病理性心肌肥厚是导致心力衰竭的一个独立危险因素和不良预后指标。一系列复杂的反应进一步导致不良心脏重塑和心功能下降。

研究证明多种miRNA参与了心肌肥厚的调控过程。在主动脉缩窄,钙调磷酸酶转基因鼠心力衰竭模型和人的心力衰竭组织中有5个miRNA(miR-23a、miR-23b、miR-24、miR-195和miR-214)表达是升高的,两个miRNA(miR-150和miR-181b)表达下降,这些miRNA对心肌肥厚具有直接的调控作用。miR-195的转基因小鼠引起心脏病理性肥大、心室扩张和心力衰竭。miR-24靶向作用心肌细胞的*junctophillin-2*基因而调控细胞肥大。在心脏特异性表达miR-212和miR-132能作用于抗肥厚转录因子Foxo3a,过表达这两个miRNA能诱发肥厚信号通路calcineurin/NFAT的激活。miR-135b通过靶向作用于CACNA1C加重病理性心肌肥厚。miR-29激活Wnt信号通路促进心肌肥厚和纤维化。过表达miR-146a通过影响三羧酸循环关键酶DLST触发心肌肥厚和心功能障碍。miR-206在YAP诱导下增加,通过沉默Forkhead box protein P1介导心肌肥厚。miR-155也是促心肌肥厚因子,Jarid为其直接靶蛋白。在心脏肥厚和心力衰竭组织中,除了上述促肥厚miRNA升高,抗肥厚miRNA表达也发生紊乱。miR-1是一个抗肥厚miRNA,它在各种原因(主动脉缩窄、蛋白激酶B过表达和MHCa-CN小鼠、心脏特异Dicer敲除、DBL转基因鼠)导致的心脏肥厚和心力衰竭组织的表达都是下降的。miR-1可以通过靶向多个基因*MEF2a*、*calmodulin*、*GATA4*、*insulin-like growth factor-1*和*twinfillin3*调控心肌肥厚,是心肌肥厚的一个重要抑制分子。miR-378的表达在心脏肥厚和心力衰竭也是下降的,miR-378的抑制能够引起胎儿基因的表达,说明在心力衰竭中具有抗肥厚的作用。miR-378通过负向调控MAPK通路的多个靶点(MAPK1、IGF1R、GRB2和KSR1)而产生抗心肌肥厚作用的。

二、miRNA与心肌纤维化

心力衰竭发展过程的心肌重构不限于心脏的收缩细胞,非收缩性细胞包括心脏成纤维细胞、内皮细胞,它们也参与了心肌重构过程。心脏处于应急状态时,成纤维细胞激活、增生,细胞外基质过度生成和沉积导致了心肌纤维化。心脏组织中胶原纤维过度沉积或胶原比例失衡,导致心室壁弹性下降,顺应性降低,导致心功能不全。

心力衰竭时 miRNA 表达的变化不但发生在心肌细胞，也发生在成纤维细胞。miR－21 在人心力衰竭和鼠的主动脉缩窄导致的心力衰竭组织表达升高，并且在心力衰竭组织成纤维细胞选择性升高。miR－21 通过靶向 SPRY1 而负向调控 ERK/MAPK 通路，这个通路能增加生长因子分泌和成纤维细胞活力而促进心肌间质纤维化。miR－125b 对纤维母细胞向成纤维细胞转变和心脏纤维化至关重要。除了上述促纤维化 miRNA 升高，抗纤维化 miRNA 表达也发生紊乱。miR－133 在心力衰竭组织表达下降，miR－133 敲除鼠表现为明显的心脏纤维化和心力衰竭，说明 miR－133 是抗纤维化 miRNA，miR－133 通过作用结缔组织生长因子调节心脏纤维化。miR－24 是参与梗死后心肌纤维化的一个重要 miRNA，上述提到 miR－24 在心肌肥厚组织是升高的，而在小鼠心梗模型纤维化组织 miR－24 表达下降，并且同细胞外基质，TGF－β 增加是同步的。miR－24 通过抑制弗林蛋白酶而抑制下游 TGF－β 信号通路。miR－101a 的表达下调是心肌梗死间质纤维化原因之一，其机制与抑制 c－Fos 和 TGF－β_1 通路有关；过表达 miR－101a 能够改善心肌梗死大鼠的心功能。miR－33 通过保存脂质筏内胆固醇来控制重塑心脏的适应性纤维化反应。miR－378 通过旁分泌机制抑制心肌纤维化。miR－29 家族主要在成纤维细胞表达并且在心力衰竭时表达下降。抑制 miR－29 表达导致胶原蛋白表达的升高，导致心脏纤维化。最近又有研究表明 miR－29 激活 Wnt 信号通路促进心肌肥厚和纤维化。同一 miRNA 的双向调节机制有待于进一步阐明。

三、miRNA 与心肌细胞凋亡

心肌细胞凋亡或程序性细胞死亡在心力衰竭的发展过程具有重要的作用，多种因素如心肌梗死、缺血/再灌注损伤、遗传和代谢性心肌病等都能引起心肌细胞凋亡。

心肌细胞是终末分化细胞，不具有分裂的能力，损伤后如何防止心肌细胞的丢失是心脏病治疗面临的挑战。研究证明一些 miRNA 参与了心肌细胞凋亡的调控。缺血/再灌注心肌组织 miR－1 表达升高，而抗凋亡蛋白 BCL－2 表达下降。下调 miR－1 可以增加 BCL－2 表达，缩小心肌梗死面积及改善心功能。过表达 miR－320 增加了心肌细胞凋亡；而敲减 miR－320 减少了细胞凋亡。缺氧心肌细胞 miR－130a 表达显著增加，抑制 miR－130a 的表达靶向促进缺氧心肌细胞中 smad4 的活化，保护心肌细胞免受缺氧诱导的细胞凋亡。除了上述促凋亡 miRNA 升高，抗凋亡 miRNA 表达也发生紊乱。在腺病毒介导的 miR－21 过表达大鼠，心肌梗死边缘和梗死区的凋亡细胞是减少的，心肌梗死面积缩小，左心室内径减小。miR－21 对缺血导致细胞凋亡的保护作用是通过调控靶基因 *PDCD4* 和 *AP－1* 通路发挥作用的。miR－24 在小鼠心梗的左心室缺血边缘区表达下降，miR－24 通过抑制 BCL－2 家族成员 *Bim* 基因抑制心肌细胞凋亡。在缺氧条件下，过表达 miR－199a 抑制了 HIF－1α 表达和大鼠心肌细胞凋亡，而敲减 miR－199a 能导致 HIF－1α 上调和心肌细胞凋亡。这些结果表明 miRNA 参与了心肌细胞凋亡的调节，影响心肌梗死面积和心功能，是心力衰竭过程调控的一个重要分子。

四、循环 miRNA 与心力衰竭

心力衰竭患者循环 miRNA 的表达同心力衰竭关系密切。研究证明血循环中 miR－1 有潜力作为预测急性心肌梗死以及梗死后心力衰竭的生物标志物，为 AMI 的诊断和相关性心源性猝死的防治提供无价的信息。循环 miR－423－5p 的升高对心力衰竭患者的鉴别诊断具有重要意义。miR－423－5p 在心力衰竭患者血循环高表达同 NT－proBNP 和左心室射血分数相关联，能够用于区分心力衰竭和非心力衰竭引起呼吸困难的鉴别诊断。在急性心力衰竭患者，循环 miR－423－5p 下降的患者具有不良预后，是急性心力衰竭患者预后评估的一个生物标志物。在慢性心力衰竭患者循环 miR－126 的表达水平同

NT-proBNP 水平呈负相关,同心功能呈正相关。研究证明循环 miR-194、miR-34a、miR-328 和 miR-134 对于心梗导致的心力衰竭具有预后评估价值。循环 miR-132 的表达水平与慢性心力衰竭的严重程度呈正相关。虽然单独 miRNA 作为标志物缺乏敏感性和特异性,但当它们相互联合使用或者同 NT-proBNP 联合使用能够提高心力衰竭诊断的准确性。

调控参与心肌重构(肥厚、纤维化和细胞凋亡)的 miRNA 是干预心力衰竭进程的主要策略(图 33-1)。研究表明 miR-212 和 miR-132 是导致心肌肥厚和心力衰竭的重要因子,而通过 antagomiR 抑制这两个 miRNA 表达是治疗心力衰竭的一个有效手段。在应用 miRNA 治疗疾病方面,miR-122 抑制剂治疗丙型肝炎已经进入Ⅱ期临床试验。说明 miRNA 在疾病治疗中的作用正从基础研究走向临床应用。miRNA 被证明在动物模型能够调控心肌肥大,纤维化和凋亡过程。在动物心力衰竭中变化的 miRNA 在人心力衰竭中也具有相同的改变,说明在心力衰竭病理过程中 miRNA 和其信号通路是保守的,为动物实验结果应用于人类提供了依据和保证。外源性应用 miRNA 的抑制分子和拟似物能调控心肌肥厚和纤维化等心肌重构过程,延缓或终止了心力衰竭的发生、发展,为心力衰竭的治疗开启了一个新时代。

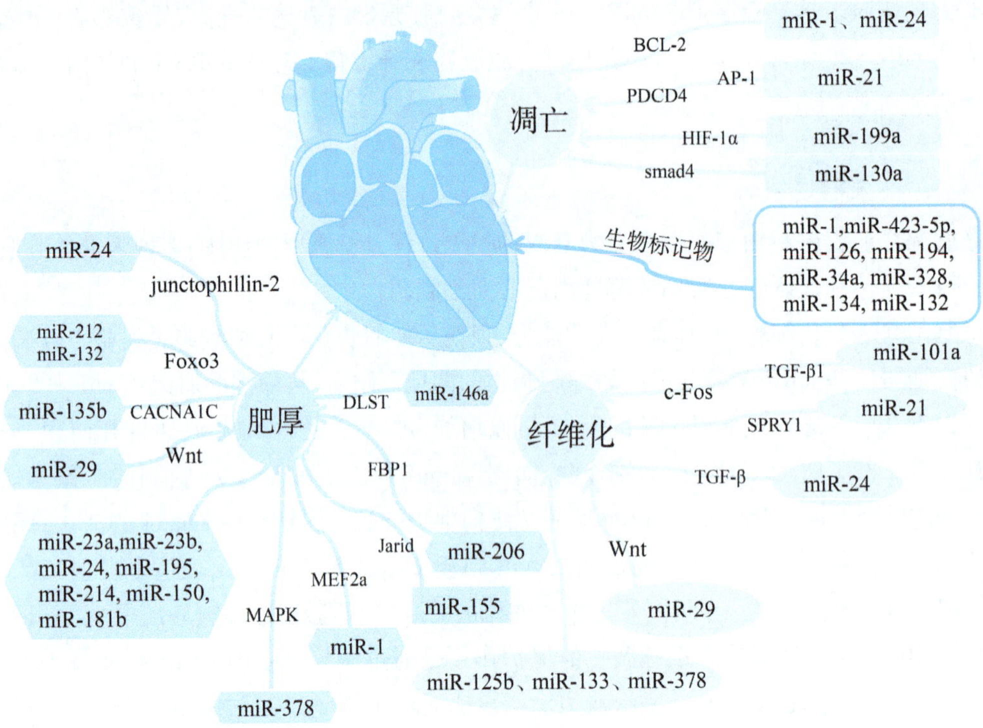

图 33-1 miRNA 与心力衰竭

(许超千 张 荣)

第三节 miRNA 与心肌病

心肌病是指除冠状动脉疾病、瓣膜疾病或先天性心脏病之外,心肌存在的结构性和功能性异常能够导致可观察到的心脏功能异常的一组疾病。主要分为原发性心肌病和继发性心肌病两大类。其中,原发性心肌病按病因及病理可分为扩张型心肌病、肥厚型心肌病和限制型心肌病三类;继发性心肌病又称特异性心肌病,指由已知原因或者继发于其他疾病之后的心肌改变,如糖尿病性心肌病、应激性心肌病、病毒性心肌病等。近期发现 miRNA 在各种心血管疾病中扮演重要角色。在心肌病中 miRNA 已经成了诊断和治疗疾病的靶点。

一、miRNA 对原发性心肌病的调控

(一) miRNA 与扩张型心肌病

扩张型心肌病(dilated cardiomyopathy, DCM)是原发性心肌病中最常见的一种,主要临床表现为左心室或双心室异常扩大,心肌收缩和舒张功能减弱,严重者会导致心力衰竭和心律失常。DCM 的病因十分复杂,根据病情的严重程度,呈现出心室扩张伴随炎性反应、心肌细胞肥大、纤维化及细胞凋亡等病理学特点。

在基因突变诱导的 DCM 鼠心肌组织中,miR-21、miR-214、miR-34a、miR-199a、miR-146a、miR-146b、miR-223 和 miR-222 水平明显升高,而 miR-499、miR-30e-5p、miR-30a-5p、miR-30c 和 miR-486 水平明显下降;在疾病期,miR-1、miR-149、miR-451、miR-30d、miR-185、miR-29c 表达下降。在 DCM 患者的心肌组织中,miR-21、miR-126、miR-146 以及 miR-155 等参与调控免疫反应的 miRNA 含量变化明显,miR-21 表达增加,其余均降低。miR-146 促进免疫反应,而 miR-21、miR-126 和 miR-155 表现为抑制免疫反应,均通过 TLR 信号通路发挥免疫调控作用。miR-21 还可通过抑制 SPRY 蛋白的表达,促进 MAPK 的表达,导致心肌纤维化和心肌重塑,使 DCM 进一步恶化。在 DCM 患者心肌组织中,let-7i 表达明显降低,致使 TLR(控制先天免疫反应中识别病原相关分子的关键组件)表达增多,免疫反应加剧。miR-451a 的下调,靶向作用于转录因子 Myc 导致 $CD4^+$ T 细胞激活和增殖,可能成为 DCM 的免疫机制。miR-133 可下调 caspase-9、caspase-3 和 caspase-8 的表达,保护心肌细胞,抑制细胞凋亡。miR-133 和 miR-30 还可抑制 CTGF 的产生,抑制胶原合成,而这些 miRNA 在 DCM 中表达降低,加剧了 DCM 纤维化的发生。miR-34a 可通过内源性线粒体凋亡通路抑制 *BCL-2* 基因的表达,促进细胞凋亡。miR-149 通过抑制促凋亡基因 *Puma* 和 *Bim* 的表达,保护心肌细胞。miR-30 的下调可使 P53 和 DRP1 表达增多,导致细胞凋亡。*Lamin A/C* 基因突变型 DMC 患者循环 let-7a-5p、miR142-3p、miR145-5p 和 miR-454-3p 水平均显著升高,血清外泌体 miR-92b-5p 可以作为诊断伴有急性心力衰竭的 DCM 的潜在生物标志物。

(二) miRNA 与肥厚型心肌病

肥厚型心肌病(hypertrophic cardiomyopathy, HCM)是一种遗传性心肌疾病,其特征为不明原因的心室壁不对称性肥厚,常侵及室间隔,使心室内腔变小,左心室血液充盈受阻,从而导致左心室舒张期顺应性下降。

1. *抗肥厚相关 miRNA*　miR-1 和 miR-133 是心脏发育的必需因子,能够促进心肌和骨骼肌细胞分化和增殖,在 HCM 心肌组织中表达降低。在肥厚进程中,miR-1 是最早下调的 miRNA,miR-1 可通过多种机制参与调控心肌肥厚,如 Ca^{2+} 信号通路的关键因子 CALM1、Mef2A 和 Gata4 都可被 miR-1 抑制;miR-1 可通过降低 Twf1 的表达来抑制心肌肥厚;miR-1 还可直接调控 RasGAP、CDK、RheB、FN 和 IGF-1 等心脏肥厚所必需的因子。miR-133b 主要表达在横纹肌组织,单独敲减 miR-133 足以引起心脏肥厚的发生。miR-133 可通过抑制 RhoA、CDC42、NelfA、CnA 和 NFATc4 的表达以抗心肌肥厚。miR-133a 还可通过调节 SGK1 和 IGFR-1 从而调控葡萄糖诱导的心肌细胞肥大。miR-9 可通过下调心肌素的表达来抑制心肌肥厚。miR-98 通过下调 cyclin D2 抑制心肌肥厚。miR-26 可抑制 GATA4 的表达,从而抑制心肌细胞体积增大和心肌肥厚。在新生乳鼠心肌细胞中过表达 miR-451 使细胞体积变小,直接抑制靶点 *TSC* 基因的表达,发挥抗心肌肥厚的作用。

2. *促肥厚相关 miRNA*　miR-199b 是 CnA-NFAT 信号通路下游的直接靶点,miR-199b 可通过调控 Dyrk1a 建立病理正反馈调节,进而影响 CnA 反应基因的表达,加速心肌肥厚的发生。胰岛素受体可激活 AKT 通路,使 miR-199a 下调,从而上调 HIF-1a 和 Sirt1 的表达,抑制心肌细胞凋亡致使心肌肥

厚。同时,STAT3 可下调 miR－199a 进而上调泛素连接酶 Ube2i 和 Ube2g1 致心肌肥厚。同样,miR－23 也是 CnA－NFAT 通路的下游 miRNA,其靶基因是 *MuRF1*,该基因表达一种抗肥厚蛋白。miR－22 在 HCM 心肌组织中表达增加,miR－22 可适度抑制靶基因 *Sirt1* 和 *Hdac4*,激活 *CnA* 基因,引发肥厚。miR－208 在 HCM 心肌组织中表达增加,可诱导心脏重构和调节肥厚通路因子如 β－MHC 的表达。miR－208 还可通过抑制心肌生长、肥厚抑制因子甲状腺激素相关蛋白 1 和肌肉生长抑制素蛋白 2 诱发心肌肥厚。miR－208a 还受甲状腺激素受体的调控,过表达 miR－208a 可显著上调 *Myh7* 基因表达引起肥厚。miR－499 的表达受心肌 *Myh6* 启动子控制,过表达 miR－499 的小鼠中一些快速反应基因的表达明显下调,表现为心脏增大,心重比增加。miR－100、miR－92、miR－195 和 miR－29a 同样也参与 HCM 的调控,但其直接靶点和机制仍不明确。

与前两者相比,限制型心肌病(restricted cardiomyopathy, RCM)是非常少见的非缺血型心肌病,是由心内膜及心内膜下心肌纤维化引起心脏舒张功能严重受损。目前尚没有报道关于 miRNA 与 RCM 的关系。

二、miRNA 对继发性心肌病的调控

(一) miRNA 与糖尿病型心肌病

糖尿病心肌病(diabetic cardiomyopathy, DCM)被定义为无明显高血压、冠状动脉疾病或心瓣膜疾病症状的心力衰竭。最显著特点是心脏肥大。miRNA 的参与使 DCM 基因调控的机制更为复杂。在糖尿病进程中,可观测到相当大比例的心肌细胞发生凋亡,加剧心脏重构,最后导致心力衰竭。当用高浓度葡萄糖刺激心肌细胞时 miR－1 和 miR－206 呈高表达。miR－1 和 miR－206 通过直接靶向 Hsp60 促进高糖介导的心肌细胞凋亡。系统性敲除 miR－195 可降低凋亡蛋白酶 3 的活性,使 STZ 诱导的心肌肥厚程度减弱。miR－144 通过直接靶向 Nrf2 来调控高糖诱导的氧化应激。通过上调 DAPK2 的表达沉默 miR－22－3p,导致心肌细胞凋亡,参与 DCM 的发病机制。在 STZ 诱导的糖尿病鼠和高糖处理的心肌细胞中 miR－30d 表达大量增多,miR－30d 上调 caspase－1、促炎因子 IL－1β 和 IL－18,并且直接抑制 Foxo3a,促进心肌细胞的焦亡。在糖尿病兔心脏模型中 miR－133 水平显著上升,通过减少钾离子通道蛋白的表达减弱了整流钾电流,使 QT 间期延长。同时,糖尿病心脏的心室检测到 miR－301a 表达上调,然而电压门控钾通道 Kv4.2 被下调。miR－223 在胰岛素抵抗的心脏中持续上调,并引起 GLUT4 蛋白表达增加。miR－216a 抑制 caveolin 2,导致恶性的心搏活动并使心肌细胞进行性肥大。在 DCM 鼠、DCM 患者和高糖处理的心肌细胞中,miR－30c 的下调通过上调 *Cdc42* 和 *Pak1* 基因表达促进心肌肥厚。miR－451 在 2 型糖尿病鼠心脏中也呈现显著增加,钙结合蛋白 39 是 miR－451 的直接靶点,Cab39/LKB1 复合物与 AMPK 第 172 位苏氨酸结合,促进其磷酸化。AMPK 的缺乏继而加剧了高脂饮食肥胖诱导的心肌肥厚。在 1 型糖尿病鼠心脏中 miR－141 的上调能够调节 *Slc25a3* 基因表达,此基因编码的蛋白质转运至线粒体基质中,心肌细胞合成少量 ATP 和低活性的 ATP 合酶。1 型糖尿病兔心脏模型中 miR－133 表达增加,miR－133 通过调节 CTGF 的表达控制结缔组织的含量,在糖尿病心肌纤维化过程中成为保护心肌的关键 miRNA。miR－193－5p 在 DCM 中可能是一种活跃的血管生成因子,通过对其下游 *IGF2* 基因的反向调节而诱导 DCM 发生。下调 miR－30c 可以通过促进 BECN1 的表达引发自噬,导致 DCM 的发生。

(二) miRNA 与应激性心肌病

应激性心肌病(takotsubo cardiomyopathy, TTC)是强烈精神刺激或躯体应激引发的心脏综合征,也被称为压力心肌病或“心碎综合征”。TTC 的临床表现与急性心肌梗死相似,miRNA 可以诊断 TTC 并区分两者。通过对比 TTC 患者与急性心肌梗死患者的心肌组织发现,TTC 患者心脏中 miR－16 和

miR-26a 增加较多,但 miR-1 和 miR-133a 增加较少。因此可以通过对比这 4 种 miRNA 来区分 TTC 与急性心肌梗死。并且发现在 TTC 患者心肌组织中,miR-16、miR-26a、miR-22、miR-519d 及 let-7f 的表达是上调的,而 miR-125a-5p 是下调的。上调 miR-125a-5p 的表达可以抑制 ET-1 的表达,实现治疗 TTC 的目的。沉默 miR-22 可促进应激因素诱导的心肌舒张和收缩功能障碍,肌质网 Ca^{2+} 负荷降低,减弱了在压力负荷时的适应能力,并且抑制了 SERCA2a 和生长激素释放因子 SRF 的表达和激活。因此,可以通过调控 miR-22 来治疗 TTC。miR-371a-5p 结合到 BCL-2 相关抗凋亡蛋白 BAG3 的 3′-UTR,最终诱导 BAG3 表达下调,诱发 TTC。miR-208a/miR-208b/miR-499 家族介导的 myh7 参与 xos6、PURB 和 sp3 的转录后调节,miR-208a/miR-208b/miR-499 家族也是病理性心肌重塑和应激介导的心肌球蛋白重链肌球蛋白基因表达的必要调节者。

（三）miRNA 与病毒性心肌病

病毒性心肌炎(viral myocarditis, VMC)是一种由常见病毒感染的心肌炎症性疾病,如柯萨奇肠病毒 B,细小病毒 B19 和人类疱疹病毒 6 等通过病毒介导的免疫应答致病。miR-155 在 VMC 小鼠和人的心脏样本中表达升高,且在急性病毒性心肌炎中 miR-155 和 miR-148a 可以通过抑制 NF-κB 通路减少心脏的损伤。miR-1 在 VMC 中可以抑制 Cx43 的表达。miR-21 和 miR-146b 通过 Th17 细胞分化参与小鼠 VMC 的发病,抑制 miR-21 和 miR-146b 可能通过下调 RORct 的表达而改善心肌炎症。从典型的可以预测肠道病毒相关性心肌病的标志物的筛选发现 miR-135b、miR-155、miR-190、miR-422a、miR-489、miR-590、miR-601 和 miR-129 在柯萨奇病毒 B3 中增加,它们可以用来靶向性预测多种免疫应答基因。miR-223 通过靶向 PKNOX1 调节巨噬细胞极化对柯萨奇病毒 B3 引起的炎症和心肌损伤有保护作用。miR-221 和 miR-222 在 HIV-Tat 诱导人脐静脉内皮细胞 ICAM-1 表达进而影响与艾滋病相关心肌病的单核细胞黏附性方面发挥着重要作用。循环 miR-208b、miR-499 和 miR-21 的水平在 VMC 的患者血液中升高,这些 miRNA 或许并不是特异性表达,但可以反映心肌损伤。

目前,miRNA 治疗心肌病仍然存在很多困难和挑战,但在其他疾病中已有成功的范例。随着 miRNA 研究的不断深入,相信这类小分子非编码的 RNA 将会在心肌病早期诊断、鉴别诊断、临床分期、个性化治疗指导、靶向治疗和预后评估等方面发挥重要作用。

（许超千　张　荣）

第四节　miRNA 与冠状动脉硬化性心脏病、原发性高血压

冠状动脉硬化性心脏病(coronary atherosclerosis heart disease, CAHD,又称冠心病)是源于冠状动脉内膜脂质沉积和纤维化,形成粥样斑块而引起的心肌缺血缺氧的心脏病。其发病率和致死率在所有疾病中位居首位,也被称为“人类第一杀手”。而高血压是一个阴险的“隐形杀手”,其发生和发展通常缓慢而悄无声息,是一个渐变的过程,也是心脑血管病最主要的危险因素。冠心病和高血压均是起源于血管变化的疾病,因此本节主要陈述 miRNA 与两者之间的关系,揭示 miRNA 在心血管疾病中扮演的重要角色。

一、miRNA 对冠心病的调节

冠心病的发生、发展是一个多重致病机制参与的复杂的病理过程。冠状动脉硬化过程中,内皮细胞

损伤和心血管炎症反应是早期的病理变化,同时伴有脂质代谢异常、血小板和平滑肌细胞功能障碍。研究显示,多种 miRNA 参与冠状动脉硬化的不同病理过程,并在其中执行促进或抑制血管硬化形成的功能。

(一) miRNA 调控脂肪代谢

血浆中 LDL 水平异常升高,HDL 水平降低是动脉粥样硬化以及后续病变发生、发展的独立性危险因素。miRNA 能够在多个器官中调节脂肪代谢,增加或减少 LDL 和 HDL 含量,从而促进或抑制冠状动脉粥样硬化的发生、发展。miR－122 是肝脏内表达水平最高的 miRNA,通过调控多个脂质合成相关基因,从而调节血浆中胆固醇和脂肪酸的含量。小鼠和灵长类模型中,抑制 miR－122 可以持续降低血浆中胆固醇水平,改善肝细胞脂肪化效果。这些结果表明 miR－122 可以作为与脂质代谢紊乱的相关性疾病的一个治疗靶点。miR－33 也能够调控血浆中的胆固醇代谢平衡。在高脂血症中,SREBP－2 过量表达,增加 miR－33 水平,miR－33 抑制 ABCA1 蛋白表达,阻断胆固醇从细胞内外流与 ApoA－1 结合,降低 HDL 水平。抑制小鼠体内 miR－33 的表达,能够提高 HDL 水平,有效减小粥样斑块的大小和降低斑块中的脂质含量,表明 miR－33 有潜力成为治疗代谢综合征引起的动脉粥样硬化血管性疾病的靶点。miR－144 也可通过抑制 ABCA1 表达而调控胆固醇代谢,降低 HDL 浓度。miR－221 在冠状动脉粥样硬化斑块组织中的表达显著升高,可能是局部动脉粥样硬化行为的潜在生物标志物。

(二) miRNA 调控内皮细胞损伤

血管内皮细胞能够合成和分泌多种 miRNA,其中表达最为丰富的是 miR－126。在内皮细胞中,转录因子 klf2a 诱导 miR－126 表达,通过抑制 G 蛋白信号调节子 16,诱导 CXCR4 的生成,激活血管内皮细胞生长因子信号通路,促进血管发育和内皮细胞损伤修复。miR－126 在内皮细胞内还能够抑制 TNF－α 的合成,通过直接和间接抑制 VCAM－1 蛋白的表达,减少炎性细胞在损伤部位聚集。另外,miR－126 通过抑制 *DLK1* 和 *LRP6* 基因表达,防止粥样硬化病灶的形成。miR－21 的表达水平与血管内膜损伤病灶的形成具有显著的正相关性。miR－21 通过下调 PTEN、SPRY1、PDCD4 和 BCL－2 靶点表达,引起血管平滑肌细胞的去分化以及收缩表型的缺失,造成平滑肌细胞浸润和功能改变,导致血管内膜增厚。另外,冠状动脉粥样硬化过程中,血流对血管壁剪切应力的改变,也可上调 miR－21 表达。过表达的 miR－21 抑制过氧化物酶增殖激活受体 α 的翻译过程,引起 VCAM－1 和 MCP－1 的表达,导致单核细胞黏附到血管壁上。同时,内皮细胞表达增高的 miR－21 诱导 eNOS 表达,下调 SOD2 蛋白水平,增强氧化应激反应,损伤内皮细胞。此外,miR－146a 在内皮中具有动脉保护作用,通过抑制内皮细胞和骨髓来源细胞中的促炎信号,调节胆固醇代谢和慢性炎症反应。

(三) miRNA 调控炎症反应

单核巨噬细胞浸润引起炎症反应,是冠状动脉粥样硬化过程中一个显著特征。在这个过程中,miR－155 表达水平增高,诱导巨噬细胞异常活化,引起冠状动脉发生持续性粥样硬化。但是在病程发展的不同阶段,miR－155 显示的作用也存在差异。在冠状动脉粥样硬化的早期,miR－155 下调集落刺激因子 1 受体的表达,抑制巨噬细胞增殖。在冠状动脉粥样硬化的进展期,miR－155 抑制 BCL－6 表达,增强巨噬细胞活性,减少凋亡细胞碎片的清除,引起病变部位的坏死区域扩大。另外,细胞内的 AKT1 蛋白分子向下调 miR－155 的表达,抑制巨噬细胞促炎症反应发生。在骨髓移植的小鼠上,miR－155 表达缺陷能够有效地抑制动脉粥样硬化的形成。另外,其他的 miRNA 也通过不同途径调控单核巨噬细胞活化和诱导炎症反应,参与冠状动脉粥样硬化的发病过程。单核细胞中,脂多糖刺激引起 miR－9 表达增高,下调过氧化物酶增殖激活受体 δ 的表达,促进炎症反应。miR－476b 在巨噬细胞内下调脂蛋白脂肪酶基因表达,抑制脂肪堆积和 IL－6、IL－1α、TNF－α 和 MCP－1 炎性因子的释放,减轻炎症反应,缓解动脉硬化斑块的形成。miR－125a 的下调,显著增强 TGF－β、TNF－α、IL－2 和 IL－6 以及巨噬细胞清道夫受体的表达，促进巨噬细胞浸润和炎症反应，引起动脉粥样硬化发展。miR－126 能够抑制动脉血管中 G 蛋白信号调节子 16 的合成，促进炎性趋化因子 CXCL12 表达，减少炎性细胞聚集，稳定动脉粥样硬化斑块，防止脱落。miR－216a 作为 Smad3/IJBA 途径的内源性抑制剂，促进内皮细胞衰老和炎症，可能成为老年相关动脉粥样硬化疾病的新靶点。miR－381 可能通过环加氧酶-2 调节冠状动脉粥样硬化的发生和免疫应答。

miRNA 参与冠状动脉粥样硬化及冠心病的病理过程，针对 miRNA 及其靶点开发用于冠心病治疗的药物的研究已经展开，但是大多数还处在临床前实验阶段。随着 miRNA 作为治疗冠状动脉粥样硬化药物的研究成熟以及逐渐进入到临床治疗阶段，必然会为冠心病治疗药物的开发提供新的思路和策略。

二、miRNA 对原发性高血压的调节

高血压分为原发性高血压和继发性高血压，其中原发性高血压占 95%左右。原发性高血压是指未发现导致血压升高的确切病因的高血压，是最为常见的慢性病。本节主要讨论 miRNA 对原发性高血压的调控。心输出量和体循环周围阻力是影响体循环动脉压的两大因素。因此，心脏和血管是高血压病理生理作用的主要靶器官。长期高血压引起的心脏改变主要是左心室肥厚和扩大。全身小动脉病变主要是壁/腔比值增加和内径缩小，导致靶器官缺血。

（一）心脏中 miRNA 对血压的调节

对高血压患者的外周血单核细胞进行 miRNA 研究，结果发现高血压患者中 miR－133a 和 miR－26b 表达下降，miR－1、miR－208b、miR－499 和 miR－21 表达上调。这些 miRNA 的改变在其他许多的研究中都被认为和心脏的病理改变相关。AngⅡ依赖的高血压中，miR－133a 和 miR－29b 表达下降，并伴有 COL1A1 表达的增加，参与到心肌纤维化的过程中。在高血压患者外周血单核细胞 miR－208b 和 miR－499 都上升，参与到高血压时心肌肥厚的调节中，它们的表达水平与高血压患者左室重量指数呈正相关。在心肌细胞中转基因过表达 miR－18 足以在高血压诱导的心力衰竭期间防止扩张的心肌病，P53－miR－18－HSF2－IGF－IIR 轴是体外和体内心肌细胞肥大的关键调节途径。miR－132 和 miR－212 可能参与了 AngⅡ诱导的高血压的发病过程中，两者在左心室和主动脉中均增加显著，并与 Gαq－ERK1/2 信号通路有关。心脏研究人员比较了高血压诱发的心力衰竭中 miRNA 表达的变化，结果发现 miR－16、miR－19b、miR－20b、miR－93、miR－106b、miR－223 和 miR－423－5p 出现明显的改变，这些 miRNA 含量在这一病理过程中的增加说明这些 miRNA 都可能作为疾病严重程度的衡量指标。

（二）血管中 miRNA 对血压的调节

1. *血管内皮细胞中* miRNA 对血压的调节高血压发生时，管腔内的持续高压导致内皮功能障碍，血管舒张受损，出现促炎症反应和促血栓形成。研究发现 miR－125a/b 在血管内皮细胞系中存在高表达，在脑卒中型自发性高血压大鼠的主动脉中，miR－125a 和 miR－125b 显著降低，并且与前内皮素原-1 的表达上升相关。提示 miR－125 在高血压、粥样硬化等血管疾病中可能都发挥作用，值得人们继续深入研究 miR－125 与血管舒缩性及血管炎症之间的关系。miR－126 是一种内皮特异性的 miRNA，通过抑制血管生成的激酶，如 SPRED－1 和 PIK3 调节亚基 2 等调控内皮细胞对 VEGF 的反应。miR－126 可以调节 VEGF 和 FGF 激活的 MAPK 信号通路，改善血管的生成。miR－126 亦可靶向结合 PGS16，并通过 CXCR4 调节趋化因子 CXCL12 的表达，从而起到对血管内皮的保护，在抗动脉粥样硬化等方面发挥作用。内皮细胞中 miR－21 可以调控 RhoB 的表达来抑制血管新生，减少内皮细胞的迁移和小管生成。miR－21 还可以抑制 sprouty－2 的表达，导致了 ERK 通路依赖的活性氧生成以及细胞迁移功能的障碍。miR－217 可以影响 *SirT1* 的表达，参与到内皮细胞衰老的进程中，内皮细胞的衰老导致

包括高血压在内的各种心血管疾病的发生。过表达 miR－506－3p 通过下调 Beclin1 加剧高血压患者血管内皮损伤。还有许多 miRNA 被证明有血管生成(miR－27b、miR－130a、miR－210、miR－378 和 let－7f)或抗血管生成作用(miR－15、miR－16、miR－20a、miR－20b、miR－24、miR－221 和 miR－222),这些 miRNA 在高血压的内皮功能障碍中都有可能发挥着一定的调节作用,值得在高血压人群或动物模型中进行深入的研究。

2. 血管平滑肌中 miRNA 对血压的调节　血管平滑肌细胞调节血管张力、组织灌注能力及血压的变化。miR－143 和 miR－145 在高血压患者 PBMC 中表达较健康组降低,并且表达水平同 24 h 收缩压和舒张压呈负相关。miR－143 和 miR－145 双敲减的小鼠主动脉和股动脉中有收缩性的血管平滑肌细胞数量急剧减少,合成性的血管平滑肌细胞增加,血管损伤时新生内膜形成障碍,肌动蛋白纤维排列紊乱。miR－143/145 表达对肌原性反应至关重要,压力诱导的肌源性张力参与局部血流的自动调节,并提供对小动脉和毛细血管中过度压力水平的保护。miR－143/145 已被证实的靶点有心肌蛋白相关转录因子 B(MRTF－B)和钙调蛋白激酶Ⅱ－δ,它们也可能与高血压的血管平滑肌改变有关。miR－21 不仅参与高血压时心脏和血管内皮的病理改变,在血管平滑肌细胞中也发挥着抗凋亡和促增殖的重要作用。miR－21 结合 PTEN 和 BCL－2 发挥作用,参与到平滑肌细胞生长和凋亡的调节中。miR－487b 在 S－D 鼠 AngⅡ诱导的高血压中扮演重要角色。高血压时上调的 miR－487b 通过下调 IRS1 影响成纤维细胞和平滑肌细胞的存活,这可为高血压血管病理的机制提供可能的假说。

(三) 循环中 miRNA 对血压的调节

一项关于中国高血压患者(6 名高血压患者和 6 名健康对照)的血浆 miRNA 全基因组分析发现了 3 种上调的 miRNA:hsa－miR－425、hsa－miR－505 和 hsa－miR－210。在其他两个人群(人群一:11 名健康、20 名高血压前期、19 名高血压;人群二:91 名健康、101 名高血压)中进行同样实验发现,miR－505 在所有高血压人群中都存在升高。这些现象表明 miR－505 可以作为高血压前期以及高血压的生物标志物。另有研究发现在高血压人群与正常人群中 let－7e、miR－21、miR－122、miR－296－5p、miR－63、miR－125a、miR－126、miR－130a、miR－155、miR－195 和 miR－510 在高血压时表达上调,这些 miRNA 的改变都可能为高血压发生、发展的机制提供解释或者高血压的治疗提供新的方案和靶点。

目前,相较于 miRNA 在癌症和心力衰竭方面的研究,关于 miRNA 与高血压的报道仍然相对欠缺。但不可否认,研究 miRNA 在高血压中的作用,对各类心血管疾病的研究都有着较为重要的指导意义。

(许超千　张　荣)

参考文献

Bildirici A E, Arslan S, Özbilüm Şahin N, et al. MicroRNA－221/222 expression in atherosclerotic coronary artery plaque versus internal mammarian artery and in peripheral blood samples. Biomarkers. 2018, 23(7): 670－675.

Cheng H S, Besla R, Li A, et al. Paradoxical suppression of atherosclerosis in the absence of microRNA－146a. Circ Res, 2017, 121(4): 354－367.

Gui Y, Li D, Chen J, et al. Soluble epoxide hydrolase inhibitors, t－AUCB, downregulated miR－133 in a mouse model of myocardial infarction. Lipids Health Dis, 2018, 17(1): 129.

Heggermont Ward A, Papageorgiou Anna-Pia, QuaegebeurAnnelies, et al. Inhibition of microRNA－146a and overexpression of its target dihydrolipoyl succinyltransferase protect against pressure overload-induced cardiac hypertrophy and dysfunction. Circulation, 2017, 136(8): 747－761.

Huang C Y, Pai P Y, Kuo C H, et al. P53－mediated miR－18 repression activates HSF2 for IGF－IIR－dependent myocyte hypertrophy in hypertension-induced heart failure. Cell Death Dis, 2017, 8(8): e2990.

Huang Z P, Chen J, Seok H Y, et al. microRNA－22 regulates cardiac hypertrophy and remodeling in response to stress. Circulation Research,

2013, 112(9): 1234-1243.

Isserlin R, Merico D, Wang D, et al. Systems analysis reveals down-regulation of a network of pro-survival miRNAs drives the apoptotic response in dilated cardiomyopathy. Mol. BioSyst, 2015, 11(1): 239-251.

Jaguszewski M, Osipova J, Ghadri J R, et al. A signature of circulating microRNAs differentiates takotsubo cardiomyopathy from acute myocardial infarction. European Heart Journal, 2014, 35(15): 999-1006.

Janssen H L A, Reesink H W, Lawitz E J, et al. Treatment of HCV infection by targeting microRNA. New England Journal of Medicine, 2013, 368(18): 1685-1694.

Krishnan R, Mani P, Sivakumar P, et al. Expression and methylation of circulating microRNA-510 in essential hypertension. Hypertens Res, 2017, 40(4): 361-363.

Li X, Wang B, Cui H, et al. Let-7e replacement yields potent anti-arrhythmic efficacy via targeting beta 1-adrenergic receptor in rat heart. J Cell Mol Med, 2014, 18(7): 1334-1343.

Lu Y, Zhang Y, Wang N, et al. MicroRNA-328 contributes to adverse electrical remodeling in atrial fibrillation. Circulation, 2010, 122(23): 2378-2387.

Masson S, Batkai S, Beermann J, et al. Circulating microRNA-132 levels improve risk prediction for heart failure hospitalization in patients with chronic heart failure. Eur J Heart Fail, 2018, 20(1): 78-85.

Nagpal Varun, Rai Rahul, Place Aaron T, et al. miR-125b is critical for fibroblast-to-myofibroblast transition and cardiac fibrosis. Circulation, 2016, 133(3): 291-301.

Nicoli S, Standley C, Walker P, et al. MicroRNA-mediated integration of haemodynamics and Vegf signalling during angiogenesis. Nature, 2010, 464(7292): 1196-2000.

Sassi Yassine, Avramopoulos Petros, Ramanujam Deepak, et al. Cardiac myocyte miR-29 promotes pathological remodeling of the heart by activating Wnt signaling. Nat Commun, 2017, 8(1): 1614.

Wang Y, Cai H, Li H, et al. Atrial overexpression of microRNA-27b attenuates angiotensin II-induced atrial fibrosis and fibrillation by targeting ALK5. Hum Cell, 2018, 31(3): 251-260.

Yang B, Lin H, Xiao J, et al. The muscle-specific microRNA miR-1 causes cardiac arrhythmias by targeting GJA1 and KCNJ2 genes. Nat Med, 2007, 13(4): 486-491.

Zeng Z, Wang K, Li Y, et al. Down-regulation of microRNA-451a facilitates the activation and proliferation of $CD4^{+}$T cells by targeting Myc in patients with dilated cardiomyopathy. J Biol Chem, 2017, 292(14): 6004-6013.

Zhou X, Zhang W, Jin M, et al. lncRNA MIAT functions as a competing endogenous RNA to upregulate DAPK2 by sponging miR-22-3p in diabetic cardiomyopathy. Cell Death Dis, 2017, 8(7): e2929.

第三十四章
心血管疾病的炎症免疫学机制与干预研究进展

炎症免疫反应及其平衡紊乱在多种心血管疾病发病、进展和并发症的发生中具有关键作用。某些炎症标志物(如C反应蛋白、血清淀粉样蛋白A)水平的上升可用来预测未来心血管疾病发生风险。随着对心血管疾病炎症免疫学机制认识的深入,靶向调控炎症免疫反应降低心血管事件和风险的治疗策略逐步获得临床认可,已成为前沿研究热点。近年靶向IL-1β的卡那单抗(canakinumab)可以显著降低具有高炎症风险的稳定型冠状动脉粥样硬化性心脏病患者的心脑血管事件和死亡率的临床结果,极大鼓舞了该领域的新药研发和治疗探索。本章将系统地讨论动脉粥样硬化、急性心肌梗死等心血管疾病的炎症免疫反应特征、分子标志物及干预研究进展。

第一节 心血管疾病的炎症免疫学机制

一、炎症、免疫反应过程概述

炎症免疫反应(inflammatory immune response, IIR)是机体炎症免疫相关细胞依据内、外环境变化所表现出的适度或异常的系统反应。参与炎症免疫反应的细胞主要包括炎症免疫细胞(巨噬细胞、树突细胞、T细胞、B细胞及其亚型)、非炎症细胞(如胶质细胞、内皮细胞、上皮细胞、成纤维细胞、滑膜细胞、肝细胞等)。参与炎症免疫反应的主要信号通路有JAK-STAT、NF-κB、TLR、MAPK、Wnt等。针对疾病组织或细胞的适度炎症免疫反应在保护机体免受内、外环境病理损害中具有重要作用,但过度炎症免疫反应是导致多个系统疾病尤其是多种慢性疾病的重要致病因素。因此,靶向调节疾病组织的过度炎症免疫反应、维持机体的正常免疫状态和炎症反应能力实现平衡调节,将是未来药物的理想研发策略和努力方向。

二、心血管疾病的炎症免疫反应特征概述

本节将分别选择以动脉粥样硬化为代表的慢性心血管病理改变和以急性心肌梗死为代表的急性心血管疾病,概述其主要的炎症免疫反应特征。此外,我们还将简单介绍生命早期炎症免疫刺激暴露对其成年后心血管疾病发生、发展的影响。

(一) 动脉粥样硬化的炎症免疫反应特征

动脉粥样硬化是一个慢性进展性的病理改变,可导致多种严重的心血管疾病,如冠状动脉粥样硬化性心脏病等。愈来愈多的证据表明,动脉粥样硬化的发生不仅仅与血管壁脂质沉积有关,更与炎症密切相关。研究发现,动脉粥样硬化始于内皮的损伤或LDL在血管壁的聚积。聚积的LDL容易被氧化或其他修饰,加上轻微内皮细胞损伤伴随的低炎症状态触发了机体固有免疫和适应性免疫反应,最终导致粥样斑块的形成。从泡沫细胞形成到晚期斑块,内皮细胞、平滑肌细胞、单核细胞及巨噬细胞、淋巴细胞均参与了动脉粥样硬化的整个病理进程(图34-1)。

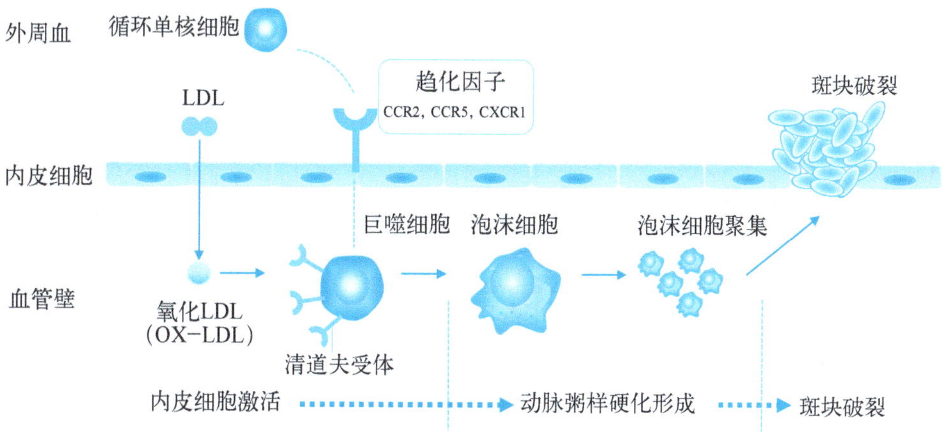

图 34-1　动脉粥样硬化形成的生物学过程

1. *内皮细胞*　内皮细胞的初始活化源自血管剪切应力的改变，促进血管内皮对脂蛋白的通透性及黏附分子表达，导致内皮下间隙含有载脂蛋白 B 的脂蛋白聚积。内皮细胞活化后通过其上调表达的细胞黏附分子（如 ICAM1、P-selectin、VCAM1）促进源自骨髓和脾脏的循环单核细胞向血管内皮招募，继而通过其上调表达的趋化因子家族（如 MCP-1、CCR2、CCR5、CX3CR1）等易化单核细胞向内皮下间隙迁移。

2. *固有免疫系统*　单核细胞在 M-CSF 的作用下分化成为巨噬细胞。巨噬细胞是斑块局部数量最多的白细胞，通过其表达的清道夫受体（如 SR-A、CD36、LOX-1、SR-PSOX、SR-B1）摄取 ox-LDL，力图清除过多的脂质聚积，但当其清除能力不足时就会导致泡沫细胞的形成。进入巨噬细胞的 ox-LDL 通过胞内 TLR 信号途径激活固有免疫反应，继而加剧斑块炎症。

中性粒细胞是急性炎症反应最为经典的第一道防御细胞，近年来其在动脉粥样硬化的作用逐步获得重视。中性粒细胞通过一些来源、但不局限于血小板分泌的趋化因子被招募到动脉粥样硬化斑块局部，加剧炎症反应。此外，它通过分泌颗粒蛋白（如天青杀素、组织蛋白酶 G、α-防御素等）招募单核细胞向动脉粥样硬化斑块局部聚集，活化巨噬细胞和促进泡沫细胞形成。因此，中性粒细胞在动脉粥样硬化中的作用的发现，有望扩大动脉粥样硬化防治的新策略。

NK 细胞通过其直接细胞毒作用和分泌细胞因子（如 IFN-γ）在特异性免疫调控和炎症发生中具有重要作用。在人体尸检样本以及颈动脉粥样斑块切除手术的斑块里均发现了 NK 细胞，且外周血 NK 细胞数量的增加与动脉粥样硬化的严重性呈显著正相关。动物模型研究发现 NK 细胞具有促进动脉粥样硬化作用，其主要作用可能是通过其细胞毒作用促进动脉粥样硬化斑块坏死中心的形成，但其在动脉粥样硬化发展中的具体作用及机制仍待深入研究。

此外，固有淋巴细胞（innate lymphoid cell, ILC）是固有免疫系统的关键细胞，在炎症性疾病及变态反应调节中具有关键作用，主要分为 ILC1、ILC2 和 ILC3 等 3 型。它们在动脉粥样硬化中的作用研究才刚刚起步，如 ILC2 的活化对动脉粥样硬化具有一定的保护作用，但其机制尚待阐明。

3. *适应性免疫系统*　近年来，适应性免疫系统，尤其是各亚群免疫细胞在动脉粥样硬化中的作用，愈发引人关注，其中以 T 细胞和 B 细胞方向的研究进展最为迅速。

T 细胞是适应性免疫的关键细胞，主要分为辅助性 T 细胞（helper T cell，Th 细胞，包括 Th1 细胞、Th2 细胞和 Th17 细胞）、调节性 T 细胞（regulatory T cell, Treg）和细胞毒 T 细胞（如 $CD8^+$ T 细胞）。T 细胞也是动脉粥样硬化斑块形成的早期细胞，在血管内膜下的黏附因子和趋化因子招募下进入血管组织局部。斑块内的 T 细胞可与包括树突状细胞或巨噬细胞在内的具有抗原提呈作用的吞噬细胞相互作用。当斑块内 T 细胞暴露于特定的抗原后,可产生细胞因子而促进炎症反应。而具有直接细胞毒作用的 $CD8^+$ T 细胞可杀死斑块内细胞,促进斑块坏死区形成。Th1 细胞和 Th2 细胞的比例由局部细胞因子或 APC 决定,而在动脉粥样硬化斑块内大部分为 Th1 细胞。Th1 细胞分泌的 IFN-γ、IL-2 和 TNF-α 等细胞因子,通过作用于巨噬细胞或血管细胞上而具有显著的促炎作用。因此,通常认为 Th1 细胞反应通过增强促炎通路而促进动脉粥样硬化发生。Th2 细胞分泌 IL-4、IL-5、IL-10 等细胞因子,具有一定的抑炎作用,但其在动脉粥样硬化发生、发展中的作用仍存在较大的争议。Th17 细胞分泌 IL-17,近期发现它也可能促进动脉粥样硬化的发生、发展,但具体机制尚待阐明。Treg 通过阻滞炎症反应或促进树突状细胞失活而在动脉粥样硬化中具有保护作用。

B 淋巴细胞可以分泌多种抗体,在体液免疫中具有关键核心作用。有证据表明体液免疫可以影响动脉粥样硬化的发生,但 B 细胞在动脉粥样硬化中的作用依赖于其不同的细胞亚型。B1 细胞主要分泌 IgM 抗体,它通过分泌抗体识别 ox-LDL 而在动脉粥样硬化的发生中具有保护作用;而分泌 IgG 和 IgE 的 B2 细胞却具有促进动脉粥样硬化发生的作用。因此,基于 B 细胞的动脉粥样硬化干预的理想策略可能是降低 B2 细胞而保留 B1 细胞的功能。

(二) 急性心肌梗死的炎症免疫反应特征

急性心肌梗死(acute myocardial infarction, AMI)最为常见的病因是冠状动脉斑块急性破裂造成的心肌动脉血管堵塞。心肌缺血造成梗死区域急性心肌细胞坏死,激发危险相关分子模式(danger-associated molecular pattern, DAMP),继而激活补体系统、TLR、IL-1、炎症小体等信号通路,导致心肌组织局部、外周循环血及远端部位的一系列强烈的炎症免疫反应。适度的炎症免疫反应对于清除梗死区坏死组织、促进伤口恢复和瘢痕形成等有重要意义,但过度的炎症免疫反应则可加重心肌损伤、导致左心室重构和心力衰竭等心血管事件发生。此外,急性心肌梗死患者也存在明显的全身性、系统性炎症免疫反应,包括循环中炎症因子、细胞因子和细胞黏附分子的上调、外周白细胞和血小板的激活,这与免疫系统的失调密切相关(图 34-2)。

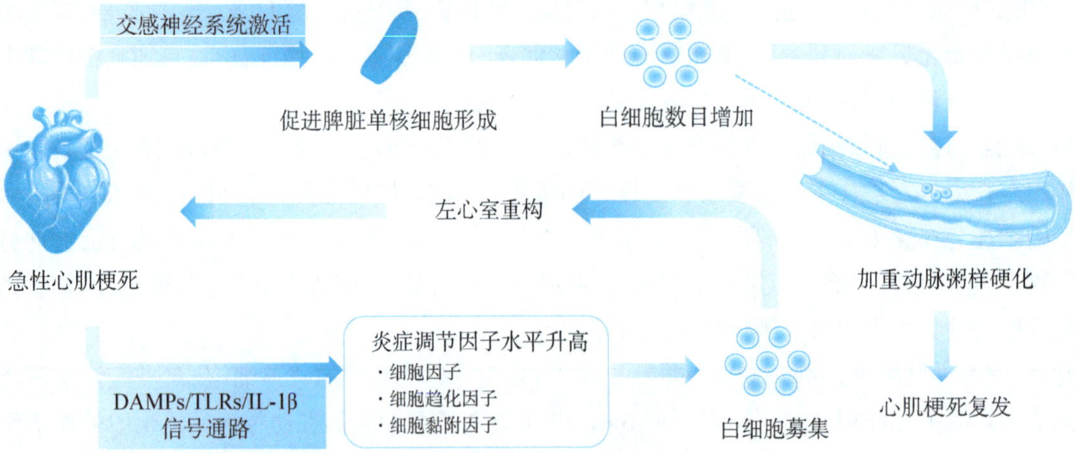

图 34-2 急性心肌梗死后炎症反应的启动

1. *心肌梗死后心肌组织局部炎症免疫反应的启动* 心肌缺血造成心肌细胞损伤甚至死亡,伴随大量的细胞内组分释放至细胞间。这些内源性信号被称为 DAMP,主要包括 HSP、高迁移率蛋白 B1、低分子透明质酸、纤维素片段等。DAMP 可诱发补体级联反应、激活 TLR、富含重复亮氨酸核苷酸结合域受体(nucleotide-binding domain leucine-rich repeat containing receptor, NLR)或 IL-1 信号,导致 NF-κB 激活和细胞因子、趋化因子、黏附因子的产生,启动组织局部炎症免疫反应。内皮细胞的趋化因子、细胞黏附分子与它们在白细胞上的受体相互作用，导致中性粒细胞、单核细胞跨过血管壁，向梗死心肌组织招募和浸润，继而导致“细胞因子瀑布”、血小板激活、大量活性氧产生、补体系统活化等一系列病理生理反应。

2. *固有免疫系统*　经典的炎症型单核细胞从循环中被动员和招募至损伤心肌组织局部，而在动物模型中还发现脾脏和骨髓中的单核细胞被动员和招募。心肌梗死后外周血单核细胞增多症与左室功能障碍和严重心血管并发症密切相关，其中 $CD14^{++}CD16^{+}$ 单核细胞计数可以作为心血管事件的独立预测因子。

招募至梗死区心肌组织局部的单核细胞在多种细胞因子和生长因子的作用下可以分化为巨噬细胞。巨噬细胞通过分泌一系列细胞因子和趋化因子（TNF－α、IL－6、IL－1、IFN－γ、MIF 和 MCP－1等）、生长因子和蛋白酶等，肩负着清除坏死组织、发挥蛋白水解和吞噬等功能。在其后的修复阶段，巨噬细胞还具有促进血管生成和细胞外基质沉积的作用。巨噬细胞具有两个细胞亚群，即 M1 型巨噬细胞具有促炎作用，在心肌梗死后 1～3 天占有优势效应，而 M2 巨噬细胞具有抑炎作用，参与炎症免疫的恢复和组织修复，主要出现在心肌梗死 5 天后。

单核细胞还可以分化为树突状细胞。活化的树突状细胞通过其产生的细胞因子（如 IFN－γ）参与调节免疫细胞迁移、促进 T 细胞活化。因此，上述发现说明单核细胞在心肌梗死后具有非常丰富的改变，作用也极其复杂。阐明其在心肌梗死后不同环节的作用机制，将有望为心肌梗死的治疗提供新的潜在靶标。

此外，在急性心梗患者中发现 NK 细胞的绝对数量、比例以及一些激活性和抑制性受体均显著降低，而持续性的 NK 细胞缺乏与体内低炎症水平呈正相关。因此，其在急性心肌梗死中的作用和机制仍待进一步探索。

3. *适应性免疫系统*　研究表明急性心肌梗死患者出现明显外周 T 细胞活化，以 HLADR 和 CD69 表达上调为主要特征，且伴随明显的 $CD4^{+}$ T 细胞比例和数量减少而 $CD8^{+}$ T 细胞比例和数量增高，形成 CD4/CD8 比例倒置的现象。持续的 CD4/CD8 比例倒置是急性心梗患者一个不良预后因子。急性冠状动脉综合征（acute coronary syndrome，ACS）患者的淋巴细胞在体外培养条件下产生 IFN－γ 和 TNF－α 的 Th1 细胞明显增加，而产生 IL－10 的 Th2 细胞显著降低。临床研究发现 Th2 细胞数量较高的人群其发生急性心肌梗死风险低，提示 Th2 细胞在急性心肌梗死中具有保护作用。可分泌 IFN－γ 的 $CD4^{+}CD28^{-}$ T 细胞在不稳定型冠状动脉斑块中分布较多，其比例与急性心肌梗死发生风险相关。Th1/Th2 细胞比例失衡以及 $CD4^{+}CD28^{-}$ T 细胞扩增与 Treg 的数量减少有关。Treg 在维持机体免疫耐受、抑制过度免疫反应中具有关键作用。可分泌抑炎因子 IL－10 和 TGF－β 的 $CD4^{+}CD25^{+}Foxp3^{+}$Treg 细胞数量在急性冠状动脉综合征的外周血中明显降低，导致其对免疫系统的调节不足，继而激发和放大剧烈的炎症免疫反应。这提示 Treg 或可作为急性心肌梗死免疫调节的有效靶标。

B 细胞在急性心肌梗死中的作用研究相对较少，有研究发现急性心肌梗死患者的外周血 B 细胞比例和绝对数量均显著增加。动物模型显示，B 细胞在急性心肌梗死后促进单核细胞动员和招募，继而加重组织损伤，而使用 CD20 中和性抗体剔除 CD20 阳性的 B 细胞具有明显的心肌保护作用。

（三）生命早期炎症免疫刺激暴露与成年心血管疾病

各类妇科炎症、呼吸道炎症、消化道炎症、口腔炎症及多种自身免疫性疾病等是当今全球育龄期妇女的常见病、多发病，与吸烟、饮酒和营养过剩不同，难以避免。流行病学研究表明，孕期患有牙周炎或细菌性阴道炎的孕妇，其早产儿或低体重儿的发生率显著高于正常孕妇，而早产儿或低体重儿成年后高血压等心血管疾病发病率显著升高。另一流行病学调查表明，1918 年暴露于大流感时期的孕妇，其子代患心血管疾病的发病率较其他地区未患流感孕妇的成年子代高 25%。该领域近年来引起了国际学者的高度关注，已成为新的前沿研究热点。本团队十余年来，创建了孕期炎症免疫刺激暴露导致子代高血压的动物模型,系列的实验研究证实了孕期多种炎症免疫刺激因素均可显著增加子代动物罹患高血压、动脉粥样硬化等心血管疾病的风险,且具有跨代遗传性。因此,如能促进全球育龄期妇女积极防治各类炎症免疫性疾病,将有望扩大心血管疾病的防治时间窗,降低后代成年罹患心血管疾病的风险,进而从根本上减少心血管等重大慢性疾病的发生率。

三、心血管疾病的炎症免疫因子生物标志物

越来越多的研究表明多种炎症分子标志物不仅仅可以预测心血管疾病患者未来心血管事件复发的概率,而且还可以用于预测尚处于健康状态的个体未来心血管事件的风险。但是由于现有技术方法的局限性,限制了某些炎症因子发展成为心血管疾病生物标志物的可能性。

1. *高敏感性C反应蛋白* 高敏感性C反应蛋白(high-sensitive C reactive protein, hs-CRP)是机体受到微生物入侵或组织损伤后主要由肝细胞合成的急性相蛋白,也可由成熟的脂肪细胞或白细胞合成。它通过增强内皮细胞黏附因子和趋化因子的表达,在心血管组织局部及全身炎症免疫反应中具有重要作用。越来越多的证据表明,通过高敏感性方法测定的血浆中hs-CRP浓度可以作为独立的危险因素预测未来心血管事件发生的风险,且具有浓度依赖效应。在*Physician's Health Study*这一临床研究中发现血浆中hs-CRP浓度最高的25%人群其发生心肌梗死的风险比hs-CRP浓度最低的25%人群高2.9倍,且这一相关性与血脂及其他危险因素无相关性。hs-CRP用于评价心血管事件的风险程度至少可达到高脂血症、高血压这类风险因素的同等水平。甚至有研究者认为hs-CRP可以作为心血管疾病预测的首要分子标志物,可显著提高心血管疾病风险评估的效率。此外,hs-CRP还是急性心肌梗死患者未来发生急性冠状动脉综合征的一个强预测因子。

2. IL-6 IL-6是一个经典的炎症因子,位于CRP的信号通路上游,在肝脏中诱导CRP的产生。研究表明IL-6也可作为预测心血管事件的独立风险因素,是一个潜在分子标志物。IL-6与血管内皮功能失调和亚临床症状的动脉粥样硬化呈正相关。此外,IL-6水平还可用来预测急性冠状动脉综合征患者不良预后和死亡率。

3. IL-1 IL-1编码IL-1α和IL-1β两种蛋白,但结合在同一个受体上。IL-1α通常属于膜型结合蛋白,往往在组织局部而非全身发挥其应对损伤反应的作用;而IL-1β通常是循环型IL-1的主要形式,其产生主要依赖于其前体物质被NLRP3/caspase-1信号途径剪切而活化。活化后IL-1β可诱导包括IL-6在内的多种二级炎症因子的表达。血浆中IL-1β水平与心肌梗死后再灌注造成的心肌功能损伤及左室肥厚呈显著正相关。但由于直接检测血浆IL-1β的方法可靠性不高,目前并没有临床流行病学调查结果显示IL-1β可以作为心血管风险的生物标志物。但大量的研究提示IL-1β在动脉粥样硬化的发病中具有关键作用,这使得IL-1β信号途径成了一个极具吸引力的抗动脉粥样硬化的潜在靶点。

4. TNF-α TNF-α是一个主要由巨噬细胞分泌的作用较为广泛的细胞因子,但白细胞、内皮细胞、平滑肌细胞、心肌细胞、成纤维细胞等均可分泌。血浆TNF-α水平与急性心肌梗死患者梗死血管再通后缺血再灌注损伤以及死亡的风险呈显著正相关,也可用来预测急性冠状动脉综合征患者不良预后和死亡率。同时,其受体TNFR1可溶性形式可为急性心肌梗死提供有效诊断信息,并可作为预测未来心力衰竭及死亡发生率的分子标志物。此外,在心脏衰竭患者体内TNF-α水平显著增高,尤其当患者存在高血浆肾素水平、低血浆Na^+水平、肾功能不良、恶病质、贫血等严重并发症时,其TNF-α水平更高。

(邓有才 李晓辉)

第二节　心血管疾病的干预研究进展

近年来，随着人们对心血管疾病发生的炎症免疫学机制的认识不断深入，基于调节炎症免疫反应的思路探索心血管疾病新的治疗策略得到了长足的发展。近年以 IL-1β 中和性单克隆抗体卡那单抗为代表的临床试验研究结果，为临床采用抗炎免疫调节策略进行心血管疾病的二级预防提供了坚实的理论和实验依据。

一、IL-1β 中和性单克隆抗体可有效降低患者心脑事件发生率和死亡率

目前已研发多个靶向 IL-1 信号的药物进入临床试验，甚至已进入临床治疗阶段，如 IL-1 受体拮抗剂阿那白滞素(anakinra)被用来治疗类风湿关节炎。IL-1β 中和性抗体卡那单抗是 Cryopyrin 蛋白相关周期性综合征的孤儿药。一项名为 CANTOS 的临床试验研究的先行小样本人群研究发现，具有心血管疾病高风险的糖尿病患者使用卡那单抗后显著降低了血浆中 hs-CRP、纤维蛋白原和 IL-6 的水平，而对包括 LDL-C 在内的血脂相关指标无显著影响。随后，CANTOS 的随机、双盲试验选取了 10 061 名具有心肌梗死患病史、hs-CRP≥2 mg/L 且无慢性或反复感染、肿瘤、免疫缺陷、肺结核、艾滋病和其他抗炎药物使用的患者，分组后每 3 个月分别给予安慰剂、50 mg、150 mg 或 300 mg 卡那单抗皮下注射。卡那单抗使用者 12 个月后 IL-6 降低了 19%～38%；48 个月后 hs-CRP 水平降低了 26%～41%，且具有剂量依赖效应，而对 LDL-C、HDL-C 无显著影响。3.7 年后的追踪调查研究发现，150 mg 或 300 mg 卡那单抗组的主要终点指标(包括非致死性心肌梗死、非致死性脑卒中、心血管死亡)降低了 15%(P=0.000 7)，而 50 mg 卡那单抗组主要终点指标仅降低 7%但无统计学差异，且与性别、年龄、糖尿病史、吸烟史、体重指数、基础血脂水平无关。深度数据分析表明，卡那单抗降低炎症水平的效果与其治疗效率呈正相关。首次卡那单抗治疗后 hs-CRP 浓度降至 2 mg/L 以下的群体主要终点指标降低 25%，而首次卡那单抗治疗后 hs-CRP 浓度仍然大于 2 mg/L，主要终点指标仅降低 5%且无统计学差异。在这项临床试验研究中因感染或败血症的比例非常低，且还意外发现卡那单抗治疗可有效降低因肿瘤死亡的比例、肺癌发生率及其致死率。这将极大的鼓舞该领域的进一步新药研发和治疗探索。

二、基础探索中的某些潜在新策略

P2X7 受体是一个在白细胞优势表达的 ATP 门控的阳离子通道受体，其活化导致促炎介质释放、细胞死亡和增殖等作用，在多种炎症免疫相关疾病中具有重要作用。靶向 P2X7 的抑制剂 AZD9056、CE-224，CE-535 可有效抑制炎症小体活化，动物实验表明 P2X7 拮抗剂可降低急性心肌梗死后心肌梗死面积、抑制心脏肥大。临床研究初步发现 P2X7 拮抗剂在临床应用并未出现明显的感染或死亡等严重副作用事件，这提示靶向 P2X7 的抑制剂有望成为新的基于炎症免疫调节的心血管治疗药物。

COX 和脂氧合酶(lipoxygenase, LOX)是花生四烯酸代谢的关键通路，在很多炎症性疾病中具有重要作用。传统非甾体类抗炎药为非选择性的前列腺素抑制剂，可导致胃肠出血、肾衰竭等副作用。尽管 COX-2 选择性抑制剂能克服部分传统非甾体类抗炎药的胃肠道副作用，但因其抑制内皮细胞 PGI_2 产生和促进 TXA_2 的表达而产生明显的心血管副作用。有研究显示，同时靶向 COX-2 和 5-LOX 酶的双重抑制剂将更为安全和有效。

二十碳三烯酸(epoxyeicosatrienoicacid, EET)在抑制炎症上具有多重作用，针对可分解 EET 至低活性代谢产物的可溶性环氧化物羟化酶(soluble epoxide hydroxylase, sEH)开发的抑制剂 GSK2256294A，体外和动物实验研究均表明其对糖尿病和缺血性心肌病有一定保护作用。目前的

Ⅰ期临床试验表明,该抑制剂可降低吸烟患者的炎症反应,且无明显副作用,有望为心血管疾病的治疗带来新的希望。

三、新发现的已上市药物在治疗心血管疾病中的炎症免疫调节作用

1. *他汀类等降脂药物* 临床研究发现多种他汀类药物(如普伐他汀、瑞舒伐他汀)可有效降低无心血管疾病患者人群的 hs-CPR 水平,尤其是对低水平 LDL-C(<130 mg/dL)人群也有同样的效果。此外,急性冠状动脉综合征患者每天使用 80 mg 阿托伐他汀或 40 mg 普伐他汀 30 天后也可显著降低 hs-CRP 水平,其中有接近 50% 的患者 hs-CRP 水平降至 2 mg/L 以下。其他的一些降脂药物如贝特类(fibrates)也有一定的降低 hs-CRP 水平的作用,但 PCSK9 单抗类药物却并无降低 hs-CRP 水平的药理作用。多个临床试验研究证实使用汀类药物后 hs-CRP 水平降低至 2 mg/L 以下时可显著降低心血管事件的发生,且不依赖于降脂的效果。

2. *秋水仙碱* 秋水仙碱是一种三环类脂溶性生物碱,是治疗急性痛风及家族性地中海热的一线用药。秋水仙碱主要的抗炎机制有抑制中性粒细胞内酪氨酸激酶和磷脂酶类信号分子,抑制吞噬过程中的趋化和溶酶体酶释放等作用。近年来由于秋水仙碱的独特抗炎作用、可长期服用等特点,逐步应用到心包炎、冠脉疾病、房颤以及心力衰竭等心血管疾病的治疗和预防。

3. *甲氨蝶呤* 近年来人们发现低剂量的甲氨蝶呤在类风湿性关节炎、克罗恩病和牛皮癣等多种自身免疫性疾病的治疗中表现出良好的疗效。在类风湿关节炎中,低剂量甲氨蝶呤(10~30 mg/周)可显著抑制患者体内 hs-CRP、IL-6、TNF-α 等炎症因子的水平,尽管其对血脂水平、血压、血小板功能等指标无明显影响,但类风湿关节炎患者使用低剂量甲氨蝶呤后其心血管事件发生的风险降低了 21%。

(邓有才　李晓辉)

参考文献

李晓辉,谭汝愚. 白细胞与动脉粥样硬化. 生理科学进展,1991,22(3):262-265.

Aday A W, Ridker P M. Antiinflammatory therapy in clinical care: The CANTOS trial and beyond. Front Cardiovasc Med, 2018, 5: 62.

Bartlett R, Stokes L, Sluyter R. The P2X7 receptor channel: Recent developments and the use of P2X7 antagonists in models of disease. Pharmacol Rev, 2014, 66(3): 638-675.

Deng Y, Song L, Nie X, et al. Prenatal inflammation exposure-programmed cardiovascular diseases and potential prevention. Pharmacology and Therapeutics, 2018, 190: 159-172.

Fang L, Moore X L, Dart A M, et al. Systemic inflammatory response following acute myocardial infarction. J GeriatrCardiol, 2015, 12(3): 305-312.

Moriya J. Critical roles of inflammation in atherosclerosis. J Cardiol, 2018, 73(1): 22-27.

P J J, Manju S L, Ethiraj K R, et al. Safer anti-inflammatory therapy through dual COX-2/5-LOX inhibitors: A structure-based approach. Eur J Pharm Sci, 2018, 121: 356-381.

Romashko M, Schragenheim J, Abraham N G, et al. Epoxyeicosatrienoic acid as therapy for diabetic and ischemic cardiomyopathy. Trends Pharmacol Sci, 2016, 37(11): 945-962.

Ruparelia N, Chai J T, Fisher E A, et al. Inflammatory processes in cardiovascular disease: A route to targeted therapies. Nat Rev Cardiol, 2017, 14(3): 133-144.

Sparks J A, Barbhaiya M, Karlson E W, et al. Investigating methotrexate toxicity within a randomized double-blinded, placebo-controlled trial: Rationale and design of the Cardiovascular Inflammation Reduction Trial-Adverse Events (CIRT-AE) Study. Semin Arthritis Rheum, 2017, 47(1): 133-142.

Thomas M R, Lip G Y. Novel risk markers and risk assessments for cardiovascular disease. Circ Res, 2017, 120(1): 133-149.

本篇复习题

1. 总结急性脑卒中治疗药物和预防脑卒中复发的药物类型。
2. 总结心力衰竭和肺动脉高压的治疗策略及相关药物。
3. 总结靶向离子通道、微小核苷酸和炎症免疫在心脑血管疾病中的应用方向和代表性药物。

第七篇 病原微生物药理学

在人类与各种疾病的斗争中，抗感染药物的研究是最成功的，包括了针对细菌、真菌、病毒、结核、寄生虫等病原的各种药物。从历史的进程看，早期人们就用汞剂治疗梅毒，用牛痘苗预防天花，以及用奎宁治疗疟疾等，并在长期的实践中不断求索，与自然界里的病原微生物进行了艰苦的斗争。20 世纪初，人们先后发现了抗菌的化学药物——磺胺、青霉素等，从此奠定了现代药学的基础。此后，创新的抗菌药不断进入医院，大大增加了人类的平均寿命。20 世纪中叶由于链霉素、异烟肼、利福平等药物问世，结核病的治疗获得明显成功。20 世纪末到 21 世纪初，科学家们又先后发现了几十种高效抗病毒药物并提出多种联合用药方案，在丙型肝炎的治疗应用中获得了重大的进展，而曾经被称为“超级癌症”的 AIDS 病也得到了有效的控制，成为人类征服传染病的著名案例。多个抗感染药物获得诺贝尔奖，包括我国人民熟知的青蒿素，是全球治疗疟疾的一线用药，是中国科学家做出的重要贡献。从应用的情况来看，抗感染药物也是临床使用最广泛的药物类别之一，不少抗感染药物是许多临床疾病治疗的基本用药。

抗感染药物除用于治疗各类感染性疾病外，对多种疾病的治疗和危险因素的规避也具有普遍意义。人类多种疾病与微生物感染相关，以往比较熟知的如乙肝病毒、丙肝病毒与原发性肝癌、幽门螺杆菌与胃癌、乳头瘤病毒（HPV）与宫颈癌、风疹病毒感染与胎儿畸形、HSV－8 感染与间皮瘤、肠道病毒与心肌炎，等等。实际上，现在的研究发现越来越多的疾病（如慢性病）与病原感染相关。近年来，通过调节肠道菌的组成和代谢来治疗糖脂代谢紊乱等疾病已经成为心血管和代谢性疾病研究的热点。实际上，由于抗幽门螺杆菌抗生素的运用，临床上胃溃疡和胃癌的患者数已明显下降；而针对 HPV 几种特异性亚型的疫苗也已经成为预防宫颈癌的临床药物。这些例子已经成为抗感染药物防治慢性疾病的成功范例，以后还会有更多类似的例子。

抗感染药物的作用靶点主要集中在病原微生物的成分上，包括病原体新陈代谢的关键分子、细胞壁的成分、生化酶、药物酶、受体分子等，是常用化学药物抗感染的主要分子机制。近年来，日渐兴起的抗体药物也是以病原体的抗原成分为靶点实现治疗作用的。就目前的研究看，机制研究比较清楚的药物主要是在抗菌药、抗病毒药物、抗结核药物的范围内，这也是临床最常用的药物，解决了临床抗感染的主要问题。然而，由于微生物在不利环境中普遍存在着遗传变异的能力（如药物靶点蛋白相关基因发生变异），耐药病原日益成为临床面临的棘手问题，也是全球抗感染治疗的重大挑战。科学家们寻求各种策略试图克服病原耐药，如寻找新靶点药物、发现新的化学骨架、联合用药、调节宿主机制或寻找抗生素增效剂，等等。这是一个重大的科学问题，需要长久的努力和广泛的学科合作。另一个重大挑战来自新出现的病原体，在过去的 30 年里人们逐步认识了丙型肝炎、禽流感、西尼罗病毒、SARS 病毒、NDM－1 耐药菌、埃波拉病毒、寨卡病毒等的危害性。其中，有的已经有了比较好的治疗药物（如丙肝），而大多数突发传染病的防治药物研发还有很长的路要走。

在本篇里，我们将抗感染药理的主要内容介绍给读者，使大家更多地了解抗感染药物的作用机制，以及它们的临床运用。

第三十五章
抗菌药理学

抗菌药(antibacterial agents)系指对细菌具有杀菌或抑菌活性的药物,通常包括来源于微生物次级代谢产物的天然抗生素、在抗生素结构基础上改造获得的半合成抗生素、全合成的抗菌药。抗结核药物、抗寄生虫药物、抗真菌药物、消毒杀菌剂未纳入本章。

抗生素(antibiotics)是指在低浓度下,能选择性地抑制或杀死他种微生物或肿瘤细胞的微生物次级代谢产物和采用化学或生物学等方法制得的衍生物与结构修饰物。

抗生素是临床最常用、最重要的抗菌药,在临床上抗生素和抗菌药的概念常常彼此混用。抗生素药理学通常代表抗菌药理学。与通常药物如抗高血压药、降血糖药不同的是,后者直接作用于机体,而抗菌药不直接作用机体,而是作用于机体内的细菌。机体、细菌、抗菌药三者之间相互作用、相互制约(图35-1)。

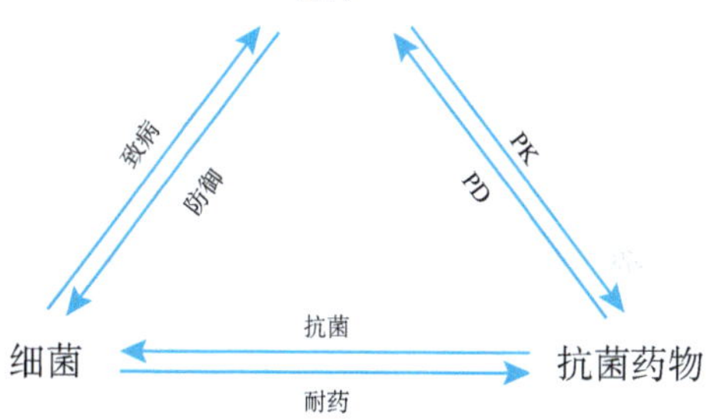

图 35-1　抗菌药药理学特点

抗菌药按抗菌作用范围不同分为广谱抗菌药、窄谱抗菌药。不同抗菌药对细菌的作用方式不同,有些表现为抑菌作用(bacteriostatic effect),有些表现为杀菌作用(bactericidal effect),不同抗菌药杀菌作用特点不同,有的呈现浓度依赖性(concentration-dependent)特点,有的呈现时间依赖性(time-dependent)特点。细菌在抗菌药生存压力下,通过改变代谢途径或靶位结构、产生灭活酶、外排泵、生物被膜等,对抗菌药产生耐药。因此,抗菌药理学研究有其独特之处,本章重点讲述抗菌药、作用机制、细菌耐药性和新型抗菌药研发。

第一节　概　　述

一、抗菌药的发展历史

抗菌药的应用历史悠久,人类2 500多年前就知道用"霉菌产物"医治疾病,曾用豆腐上的"霉"成功治疗疮、痈等疾病。微生物间的拮抗现象在百余年前已受到重视,1870~1874年英国医生William Roberts研究发现培养基霉菌污染后引起细菌溶解,特别研究了灰青霉(青霉菌亲缘)的影响。1877年法国Louis Pasteur和Jules Francois Jouber观察到空气传播的芽孢杆菌能抑制炭疽芽孢杆菌的生长。

合成抗菌药物化疗作为一门学科及抗菌药的研发,始于19世纪80年代后期德国Paul Ehrlich。Paul Ehrlic实验室Alfred Bertheim 1907年首次合成砷化合物Arsphenamine(606),Sahachiro Hata 1909年筛选了几百种新合成的有机砷化合物,发现606具有抗梅毒活性,1910年,该化合物由Hoechst AG推上市场,商品名为Salvarsan。Ehrlic创建了抗微生物但不杀死人体的药物筛选理论,并首次通过系统的化学修饰,优化先导化合物的生物活性,奠定了现代医药研究的基础。1935年,德国Gerhard Johannes Paul Domagk首次报告了第一个合成的磺胺药"百浪多息"(prontosil,sulfonamidochrysoidine)的治疗效果,获得 1939 年诺贝尔生理学或医学奖,百浪多息成为全球第一个临床应用的磺胺抗菌药。

1928 年,一个偶然的发现开创了抗生素的历史,英国细菌学家弗来明(Fleming)发现青霉菌具有拮抗和溶解球菌菌落的作用,将其中的有效化学物质命名为青霉素(penicillin)。1940 年,弗洛里(Florey)、钱恩(Chain)等人提纯可供人体注射用的青霉素。1942 年,青霉素作为第一个抗生素应用于临床,标志抗生素时代开始。弗来明、弗洛里、钱恩 3 人因此获得 1945 年诺贝尔生理学或医学奖。随后,世界各国科学家开展了从土壤中大量筛选新抗生素的工作。1943 年 Albert Schatz 及其导师 Selman Abraham Waksman 从灰链霉菌培养基中分离出可拮抗结核杆菌的链霉素(streptomycin),Waksman 获得 1952 年诺贝尔生理学或医学奖。此后短短的二三十年间,几乎每个国家都在进行抗生素的研发和生产,每年都有新抗生素的发现,如青霉素(1942 年)、链霉素(1944 年)、多黏菌素 B(1947 年)、金霉素(1948 年)、氯霉素(1949 年)、新霉素(1949 年)、土霉素(1950 年)、红霉素(1952 年)、四环素(1953 年)、新生霉素(1955 年)、两性霉素 B(1955 年)、万古霉素(1956 年)、卡那霉素(1957 年)、灰黄霉素(1958 年)、多黏菌素 E(1958 年)、巴龙霉素(1959 年)、甲氧西林(1960 年)、甲硝唑(1960 年)、氨苄西林(1961 年)、甲氧苄啶(1961 年)、林可霉素(1962 年)、夫西地酸(1962 年)、庆大霉素(1963 年)、头孢噻吩(1964 年)、多西环素(1966 年)、利福平(1967 年)、克林霉素(1967 年)、妥布霉素(1968 年)、磷霉素(1969 年)、头孢氨苄(1970 年)、西索米星(1970 年)、头孢唑林(1971 年)、阿莫西林(1972 年)、米诺环素(1972 年)、普那霉素(1972 年)、磷霉素(1973 年)、替卡西林(1975 年)、阿米卡星(1976 年)、头孢西丁(1977 年)、头孢呋辛(1977 年)、甲砜霉素(1978 年)等相继被发现或报道,推上临床。

随着化学合成技术的发展,人们开始生产半合成抗生素。1958 年,英国 Beecham 公司科学家 Batchelor 等合成了 6-氨基青霉烷酸(6-APA);1961 年,Abraham 等分离出头孢菌素母核 7-氨基头孢烯酸(7-ACA),为 β-内酰胺类抗生素的半合成提供了必要条件。β-内酰胺类半合成新品种研发取得了巨大成果,特别是半合成头孢菌素类,包括第一代至第五代头孢菌素类。此外,对四环素类、氨基糖苷类、利福霉素类、大环内酯类进行了结构改造,制成了一些具有较强抗菌活性和较好药理性能的半合成品种,如青霉素类有苯唑西林、氨苄西林、阿莫西林、哌拉西林、替莫西林等;头孢菌素类第一代有头孢噻吩、头孢噻啶、头孢唑林、头孢氨苄、头孢拉定、头孢硫脒等,第二代有头孢呋辛、头孢克洛、头孢替安等,第三代有头孢噻肟、头孢唑肟、头孢曲松、头孢他啶、头孢哌酮、头孢克肟、头孢地尼等,第四代有头孢匹罗、头孢吡肟等,第五代有头孢吡普(头孢托罗)、头孢洛林;氨基糖苷类有阿米卡星、奈替米星等;利福霉素类有利福平;四环素类有多西环素、米诺环素;其他还有亚胺培南、克林霉素、罗红霉素等。全合成抗生素除了氯霉素、磷霉素外,尚有环丝氨酸、甲砜霉素、氨曲南等。β-内酰胺酶抑制剂于 1969 年开始研制,已获得多种酶抑制剂,常用的有克拉维酸、舒巴坦、他唑巴坦、阿维巴坦等。

人类在发现使用抗生素之前,早已利用其他来源的天然化合物或合成化合物治疗各种微生物感染。1932 年,德国科学家 Domagk 从几千种候选偶氮染料中发现了磺胺类药物百浪多息,并成功用于临床。随后,法国科学家发现百浪多息在体内代谢成对氨基苯磺酰胺(para-aminobenzoic acid, PABA)而发挥抗菌作用,继而研发出一系列的磺胺类抗菌药。此后,合成抗菌药有了重大发展,其中喹诺酮类至今已发展到第四代(如加替沙星、莫西沙星等)新品种,并显示出半衰期长、组织通透性好、抗菌活性高等特点。恶唑烷酮类抗菌药利奈唑胺(linezolid)于 2000 年上市,用于治疗革兰阳性菌耐药菌感染。

从磺胺药的问世到青霉素、链霉素、土霉素、红霉素、庆大霉素等抗生素的不断发展,以及其他抗菌药陆续投入临床使用,抗菌药在人类与感染性疾病的斗争中发挥了举足轻重的作用。20 世纪 40~70 年代,世界抗菌药产业进入全盛时期。20 世纪 70 年代后,新型抗菌药研发明显减少,近 50 年全球上市的新结构类型抗菌药仅仅只有抗革兰阳性菌的恶唑烷酮类(利奈唑胺)、脂肽类(达托霉素)、截短侧耳素类(瑞他莫林),以及抗多药耐药结核的二芳基喹啉类(贝达喹啉)等,而对于革兰阴性菌更是无新结构类型的药物上市。

二、细菌耐药性

细菌繁殖周期一般为20~30 min,1个金黄色葡萄球菌12 h内即可繁殖为100万个,细菌每1次繁殖都有发生突变的概率,耐药突变细菌在几万年前就天然存在,细菌耐药发生的步伐远远超过新型抗菌药的开发速度,耐药菌产生周期平均仅为2年。1940年,青霉素刚应用临床时,金黄色葡萄球菌对青霉素敏感。1942年,Ramel-kamp和Maxon报道金黄色葡萄球菌对青霉素耐药。1944年,Kirby从耐青霉素金黄色葡萄球菌中分离提取出青霉素酶(penicillinase)。1960年,甲氧西林(methicillin)作为第一个应用于临床的耐酶青霉素上市。1961年英国Jevons首次报道耐甲氧西林金黄色葡萄球菌(methicillin resistant *Staphylococcus aureus*, MRSA)。MRSA对后来研发的糖肽类抗生素万古霉素一直敏感,但1997年又有对万古霉素敏感性降低的金黄色葡萄球菌(vancomycin intermediate *Staphylococcus aureus*, VISA)的报道。2002年,美国报道出现耐万古霉素金黄色葡萄球菌(vancomycin resistant *Staphylococcus aureus*, VRSA)。1967年,澳大利亚Hansman和Bullen首次报道耐青霉素肺炎链球菌(penicillin resistant *Streptococcus pneumoniae*, PRSP)。1983年,德国和英国在肠杆菌科细菌中首次报道超广谱β-内酰胺酶(extended spectrum β-lactamase, ESBL)以来,肠杆菌科细菌的耐药问题越来越严重。2001年,美国第一次发现肺炎克雷伯菌碳青霉烯酶(*Klebsiella pneumoniae* carbapenemase, KPC酶),很快在美国和全球传播。2007年,我国首次报道产KPC-2酶肺炎克雷伯菌,2009年,英国首先报道了在印度新德里发现的第一例"NDM-1超级细菌"(产NDM-1肺炎克雷伯菌,New Delhi Metallo-β-lactamase-1-producing *Klebsiella pneumoniae*,产新德里金属β-内酰胺酶1肺炎克雷伯菌)感染病例,这种超级细菌对几乎所有的抗菌药包括碳青霉烯类都呈现耐药性,临床唯一有效的治疗药物是多黏菌素类,引起全球高度关注。

近十几年来,临床革兰阳性菌耐药菌检出率相对稳定甚至稳中有降,耐甲氧西林金黄色葡萄球菌(MRSA)为40%~50%,青霉素耐药/不敏感肺炎链球菌(penicillin resistant/non-susceptible *Streptococcus pneumoniae*, PRSP/PNSP)为20%~30%,耐万古霉素肠球菌(vancomycin-resistant *Enterococcus*, VRE)为3%~5%。但是,革兰阴性菌耐药菌问题日益严重,突出表现在耐碳青霉烯类肠杆菌科细菌(carbapenem-resistant *Enterobacteriaceae*, CRE,包括大肠杆菌、肺炎克雷伯菌等)、鲍曼不动杆菌(carbapenem-resistant *Acinetobacter baumannii*, CRAB)、铜绿假单胞菌(carbapenem-resistant *Pseudomonas aeruginosa*, CRPA)等,其中肺炎克雷伯菌(CRKP,10%~15%)、鲍曼不动杆菌(CRAB,60%~70%)、铜绿假单胞菌(CRPA,20%~30%)耐药最严重,临床治疗困难甚至无药可用。

目前临床重要耐药菌主要包括:① 甲氧西林耐药、万古霉素中介和耐药金黄色葡萄球菌(MRSA、VISA、VRSA,十分重要);② 青霉素耐药/不敏感肺炎链球菌(PRSP/PNSP,中等重要);③ 耐万古霉素肠球菌(VRE,十分重要);④ 碳青霉烯类耐药、三代头孢菌素耐药肠杆菌科(CRE、3rd generation cephalosporin-resistant *Enterobacteriaceae*,极为重要);⑤ 碳青霉烯类耐药鲍曼不动杆菌(CRAB,极为重要);⑥ 碳青霉烯类耐药铜绿假单胞菌(CRPA,极为重要);⑦ 克拉霉素耐药幽门螺杆菌(clarithromycin-resistant *Helicobacter pylori*,十分重要);⑧ 氟喹诺酮类耐药弯曲菌属(fluoroquinolone-resistant *Campylobacter*,十分重要);⑨ 氟喹诺酮类耐药沙门氏菌(fluoroquinolone-resistant *Salmonella* spp.,十分重要);⑩ 三代头孢菌素耐药、氟喹诺酮类耐药淋病奈瑟菌(3rd generation cephalospori n-resistant, fluoroquinolone-resistant *Neisseria gonorrhoeae*,十分重要);⑪ 氟喹诺酮类耐药志贺氏菌属(fluoroquinolone-resistant *Shigella* spp.,中等重要);⑫ 氨苄西林耐药流感嗜血杆菌(ampicillin-resistant *Haemophilus influenzae*,中等重要)。

(游雪甫 李国庆 王秀坤)

第二节 抗菌药、作用机制及细菌耐药性

细菌和哺乳动物细胞的结构和功能存在巨大差异,针对细菌特有的结构或生物学过程,已开发出机制多样、结构丰富的抗菌药。抗菌药作用机制主要包括抑制细胞壁合成、抑制蛋白质合成、抑制染色体复制和功能、抑制细菌叶酸代谢等。抗菌药拯救了无数人的生命,但随着药物的广泛使用,人们发现细菌可通过多种方式抵抗抗菌药的作用,称为细菌耐药性。

一、抑制细菌细胞壁合成的抗菌药

绝大多数细菌具有细胞壁,细胞壁由肽聚糖和多糖、脂蛋白等其他多聚物交织组成。其中,肽聚糖由 *N*-乙酰胞壁酸(NAM)和 *N*-乙酰葡萄糖胺(NAG)两种基本单元通过 $\beta-1,4$ 糖苷键交替连接,形成链状高分子多糖,再由 NAM 上的肽链彼此共价交联,最终形成肽聚糖三维结构。革兰阳性菌细胞壁相对简单,除 90%组分为肽聚糖,其余 10%主要为磷壁酸,其中与肽聚糖紧密结合者为壁磷壁酸,与细胞膜连接者为膜磷壁酸(或脂磷壁酸)。革兰阴性菌的细胞壁较复杂,含三层结构,最内为肽聚糖,中间是与肽聚糖连接的脂蛋白层,外层为不对称的脂质双分子层(内侧磷脂,外侧脂多糖)构成的外膜,外膜上嵌有大量膜孔蛋白和多种酶类。

以大肠杆菌为例,肽聚糖的生物合成大致分 3 个阶段,约 30 种酶参与反应。第一阶段发生于细胞质,NAG 以尿苷二磷酸-*N*-乙酰葡萄糖胺(UDP-NAG)形式,经与磷酸烯醇式丙酮酸缩合、还原形成尿苷二磷酸-*N*-乙酰胞壁酸(UDP-NAM),继而 *L*-Ala、*D*-Glu、*m*-DAP 等氨基酸分子和 *D*-Ala-*D*-Ala 双肽连接至 UDP-NAM,形成 UDP-NAM 五肽单元;第二阶段发生于细胞膜,UDP-NAM 五肽脱去尿苷一磷酸(UMP),与类脂载体十一聚异戊二烯磷酸(lipid-P)结合形成 lipid-Ⅰ。再与来自细胞质的 UDP-NAG 通过 $\beta-1,4$ 糖苷键连接,合成 NAG-NAM 五肽单体(lipid-Ⅱ);第三阶段发生于周质空间,NAG-NAM 五肽单体通过多步酶促反应,包括转糖基酶催化 NAM 与 NAG 形成 $\beta-1,4$ 糖苷键、转肽酶催化五肽中的 *D*-Ala 与相邻五肽的 *m*-DAP 形成肽键、*D*-丙氨酸羧肽酶催化五肽末端 *D*-Ala 水解、内肽酶催化已交联肽聚糖链的肽键水解,最终使新的肽聚糖链掺入、延伸并进一步交联。所有细菌的肽聚糖合成基本按上述模式进行,但不同种属细菌存在一定变化。如金黄色葡萄球菌中合成的五肽第三位氨基酸是 *L*-Lys 而非 *m*-DAP,NAG-NAM 五肽中 *L*-Lys 的 $\varepsilon-NH_2$ 端还连有 Gly 五肽,转肽反应发生在 4 位 *D*-Ala 的羧基与相邻末端 Gly 的氨基,两个 NAM 的肽链以一个五 Gly 肽桥接。

临床抗菌药多数对肽聚糖合成环节有抑制作用,少数针对细胞壁其他组分的合成与组装发挥活性。抑制细胞壁合成的代表性药物有 β-内酰胺类抗生素、糖肽类抗生素、达托霉素、雷莫拉宁、磷霉素、杆菌肽。

(一) β-内酰胺类抗生素

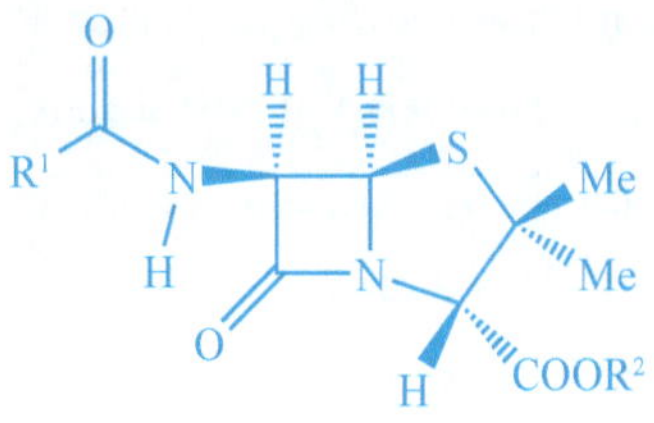

图 35-2 青霉素类抗生素共有结构

β-内酰胺类(β-lactams)是临床最常用的一类抗生素,化学结构中具有一个四元 β-内酰胺环母核。根据母核中 β-内酰胺环是否稠合杂环及所稠合的杂环结构,将其分为青霉素类(penicillins)(图 35-2)、头孢菌素类(cephalosporins)(图 35-3)、非典型 β-内酰胺类(atypical β-lactams)。其中,非典型 β-内酰胺类抗生素又包括头霉素类(cephamycins)、碳青霉烯类(carbapenems)(图 35-4)、单环 β-内酰胺类(monobactams)等。

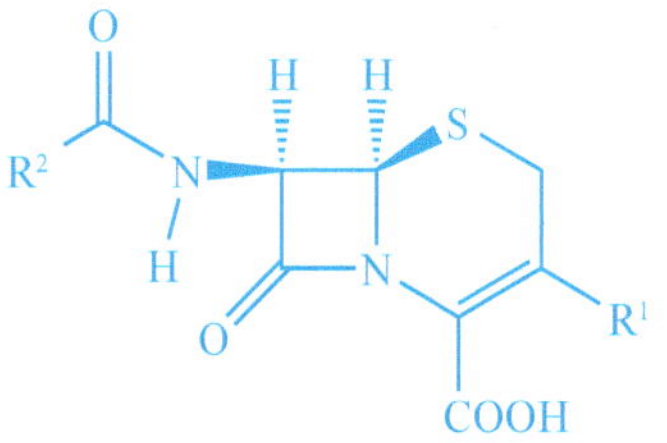

图 35－3　头孢菌素类抗生素共有结构

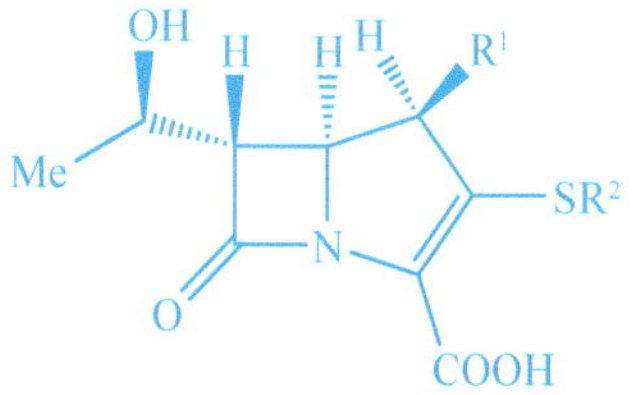

图 35－4　碳青霉烯类抗生素通用结构

β－内酰胺类均通过阻断肽聚糖合成最后阶段的共价交联步骤，干扰细胞壁形成。有的品种抑制转肽酶活性，有的品种抑制 *D*－丙氨酸羧肽酶活性，而有的品种同时抑制多种酶活性。这类抗生素对靶酶的抑制与酶活性中心的 Ser 残基有关。例如，正常条件下，转肽酶活性中心的 Ser 先与五肽底物的 4 位 *D*－Ala 共价形成丝氨酸酯中间产物，进而完成转肽反应。而 β－内酰胺类抗生素因结构与 *D*－Ala－*D*－Ala 二肽相似，且与酶活性中心位点亲和力更强，当其存在时，Ser 会错误地与 β－内酰胺环开环所暴露的羧基共价结合，形成稳定的酯键中间产物，且抗生素结构中的杂环（如噻唑烷环）又一定程度阻止天然底物的靠近，故最终对酶催化的肽聚糖交联产生竞争性抑制效应。受 β－内酰胺类抗生素抑制的这些酶，因与青霉素具有上述共价结合作用，故又被统称为青霉素结合蛋白（penicilli*n*－binding protein，PBP）。几乎所有细菌中都存在多种不同的 PBP，如金黄色葡萄球菌中已报道 4 种 PBP，大肠杆菌中至少存在 7 种 PBP。

β－内酰胺类抗生素在临床抗感染治疗领域发挥了关键作用并取得巨大成功。针对早期品种（如青霉素 G、头孢菌素 C）不耐酸、难口服、抗菌谱窄、抗革兰阴性菌活性弱、药代性质差、产酶耐药菌增多等缺点，至今已发展出诸多半/全合成、可口服、广谱、抗革兰阴性菌活性强、耐酶解的青霉素、头孢菌素品种，以及碳青霉烯类、单环 β－内酰胺类等品种。以下图表简要列出部分 β－内酰胺类代表品种的结构、抗菌谱与治疗特征（表 35－1～表 35－3）。

表 35－1　部分青霉素品种的结构、抗菌谱与治疗特征

分类特征	名　称	R^1 基团（如无特殊说明，R^2 均为 Na^+）	给药方式	抗　菌　谱	治　疗　指　征
天然	青霉素 G	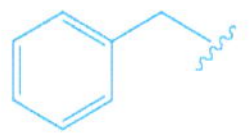	静脉滴注、肌内注射	不产青霉素酶的链球菌属、肠球菌属、李斯特菌、脑膜炎奈瑟菌、多种厌氧菌（不含脆弱拟杆菌）、丹毒丝菌属、多杀巴斯德杆菌、放线菌、螺旋体	敏感菌引起的细菌性脑膜炎、心内膜炎、蜂窝组织炎
半合成、耐酸、耐青霉素酶	苯唑西林	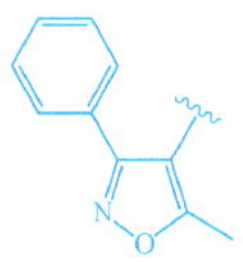	口服	甲氧西林敏感葡萄球菌。相对其他青霉素品种，苯唑西林对肠球菌、李斯特菌缺乏有效活性	敏感葡萄球菌引起的败血症、呼吸道感染、脑膜炎、软组织感染，以及链球菌属与敏感葡萄球菌引起的混合感染
半合成、耐酸、不耐青霉素酶、广谱	氨苄西林	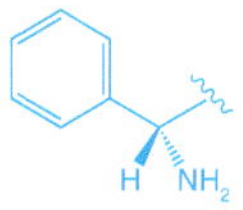	口服	广谱，包括敏感的大肠杆菌、奇异变形杆菌、沙门氏菌、志贺氏菌、流感嗜血杆菌，抗肠球菌、李斯特菌的活性优于青霉素 G	敏感菌引起的中耳炎、心内膜炎、社区获得性肺炎、尿路感染。与 β－内酰胺酶抑制剂舒巴坦联用，用于腹腔、盆腔中需氧菌、厌氧菌引起的混合感染

续 表

分类特征	名 称	R^1 基团(如无特殊说明，R^2 均为 Na^+)	给药方式	抗 菌 谱	治 疗 指 征
半合成、耐酸、不耐青霉素酶、广谱	阿莫西林	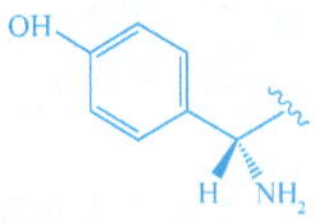 	口服，吸收好	广谱，包括敏感的肠杆菌科、大肠杆菌、奇异变形杆菌、沙门氏菌、志贺氏菌、流感嗜血杆菌、幽门螺杆菌。抗肠球菌、李斯特菌的活性优于青霉素 G。口服青霉素中，本品抗耐青霉素肺炎链球菌(PRSP)活性最强	敏感菌引起的中耳炎、心内膜炎、社区获得性肺炎、尿路感染、莱姆病、幽门螺杆菌感染、鼻窦炎。与 β - 内酰胺酶抑制剂克拉维酸联用，用于医院获得性肺炎
半合成、不耐酸、不耐青霉素酶、抗铜绿假单胞菌、变形杆菌	羧苄西林	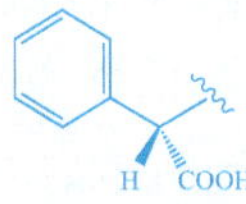 	静脉滴注、肌肉注射	抗链球菌属、粪肠球菌、肺炎克雷伯菌、单核李斯特菌活性不及氨苄西林，抗铜绿假单胞菌活性不及哌拉西林	主用于敏感铜绿假单胞菌、部分变形杆菌、大肠杆菌引起的中耳炎、肺炎、心内膜炎、膀胱炎、肾盂肾炎、手术后脑膜炎、败血症、胆道感染、皮肤及软组织感染
半合成、不耐酸、不耐青霉素酶、抗铜绿假单胞菌、变形杆菌	哌拉西林	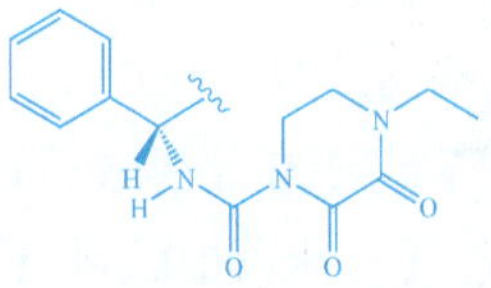 	静脉滴注、肌肉注射	较氨苄西林更广谱，包括铜绿假单胞菌、肠杆菌科细菌、拟杆菌属	多与 β - 内酰胺酶抑制剂他唑巴坦联用，主用于敏感菌引起的重症感染，包括医院获得性肺炎、医院/社区感染的败血症

表 35-2 部分头孢菌素品种的结构、抗菌谱与治疗特征

分 类	名 称	R^1	R^2	给药方式	抗 菌 谱	治疗指征
第一代头孢菌素	头孢唑啉	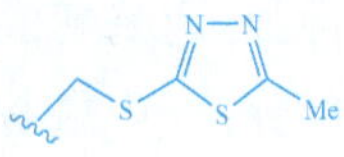 	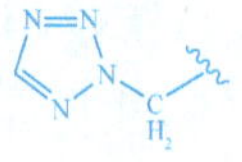 	静脉滴注、肌肉注射	链球菌属、金黄色葡萄球菌、脑膜炎奈瑟菌、多数大肠杆菌、沙门氏菌、变形杆菌	主用于对青霉素过敏的葡萄球菌、链球菌感染患者，手术前预防给药，敏感革兰阴性菌引起的尿路感染
	头孢拉定	Me*	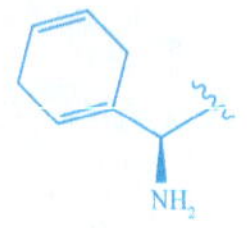 	口服		
第二代头孢菌素	头孢呋辛	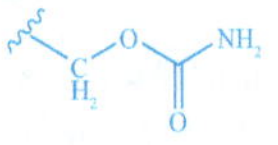 	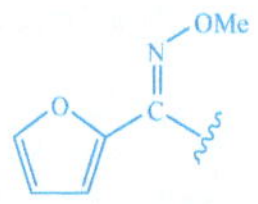 	静脉滴注、肌肉注射	大肠杆菌、肺炎克雷伯菌、变形杆菌、流感嗜血杆菌、卡他莫拉菌。但抗革兰阳性菌活性弱于第一代头孢菌素	敏感菌引起的支气管炎、肺炎、败血症、莱姆病、骨髓炎、皮肤软组织感染
	头孢克洛	Cl	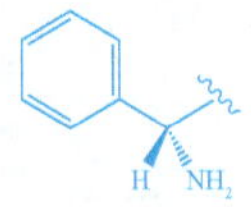 	口服		
第三代头孢菌素	头孢噻肟	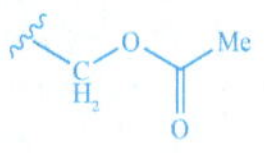 	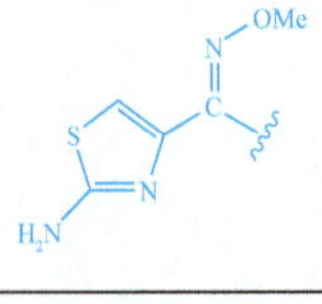 	静脉滴注、肌肉注射	肠杆菌科细菌、奈瑟淋球菌、沙雷菌，抗金黄色葡萄球菌、肺炎链球菌、化脓链球菌活性与第一代头孢菌素相当。头孢他啶、头孢哌酮抗铜绿假单胞菌活性好	敏感菌引起的肺炎、会厌炎、脑膜炎、沙门氏菌感染、伤寒。与 β - 内酰胺酶抑制剂他唑巴坦、舒巴坦联用，治疗产超广谱 β - 内酰胺酶(ESBL)耐药菌引起的感染
	头孢他啶	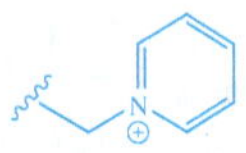 	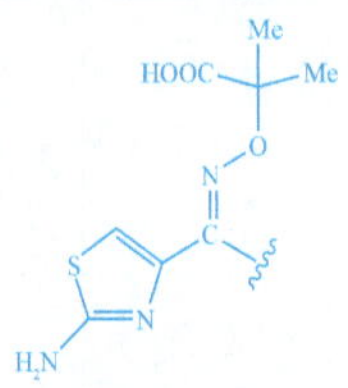 	静脉滴注、肌肉注射		

续　表

分　类	名 称	R^1	R^2	给药方式	抗 菌 谱	治疗指征
第四代头孢菌素	头孢吡肟	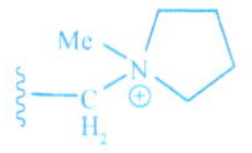	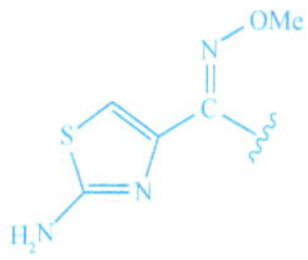	静脉滴注、肌肉注射	广谱,与第三代头孢菌素相当,抗金黄色葡萄球菌等革兰阳性菌的活性更强,抗铜绿假单胞菌活性与头孢他啶、头孢哌酮相似,对 β-内酰胺酶更稳定	铜绿假单胞菌感染、免疫抑制患者(如中性粒细胞减少症)脓毒症的经验治疗
	头孢匹罗	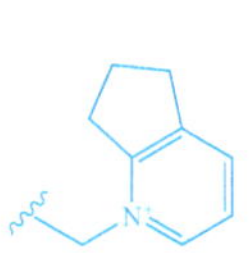	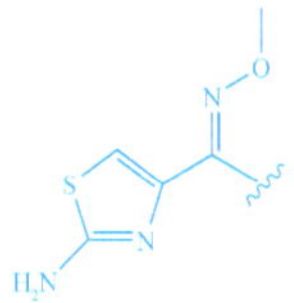	静脉滴注、肌肉注射		
第五代头孢菌素	头孢托罗(头孢吡普)	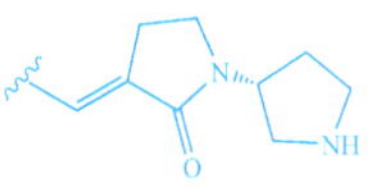	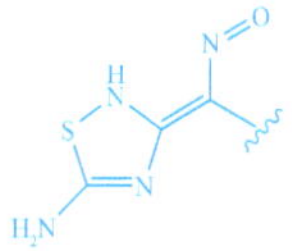	静脉滴注、肌肉注射	广谱,对革兰阳性菌、革兰阴性菌、厌氧菌均具抗菌活性,抗革兰阴性菌活性类似亚胺培南,抗厌氧菌活性类似头孢他啶,对耐甲氧西林金黄色葡萄球菌(MRSA)、万古霉素中介金黄色葡萄球菌和耐药金黄色葡萄球菌(VISA 和 VRSA)活性突出	敏感菌引起的急性细菌性皮肤和皮肤结构感染、社区获得性肺炎、医院获得性肺炎
	头孢洛林	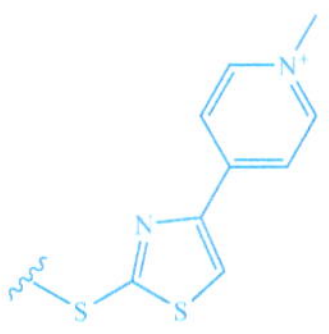	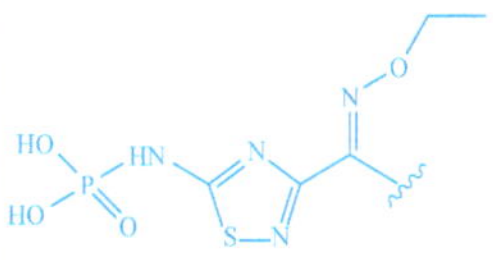	静脉滴注、肌肉注射		

注：＊指甲基。

表 35-3　部分非典型 β-内酰胺类品种的结构、抗菌谱与治疗特征

分类特征	名 称	R^1 基团	R^2 基团	给药方式	抗 菌 谱	治疗指征
碳青霉烯类	亚胺培南	H	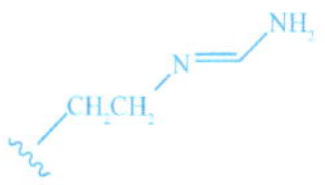	静脉滴注	抗菌谱较多数其他 β-内酰胺类抗生素更广,对包括 PRSP、产青霉素酶葡萄球菌、李斯特菌在内的很多革兰阳性菌有良好的抗菌活性,对多数肠杆菌科细菌、铜绿假单胞菌、不动杆菌有效,对包括脆弱拟杆菌在内的厌氧菌有效,但对 MRSA 及产碳青霉烯酶(KPC 酶、NDM-1)的肠杆菌科细菌效果不佳	敏感菌所致严重感染,如医院感染的败血症、骨髓炎。亚胺培南需与西司他丁联用,保护其免受肾小管脱氢肽酶Ⅰ的降解
	美罗培南	Me	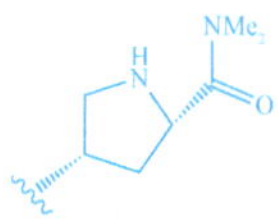	静脉滴注		
	厄他培南	Me	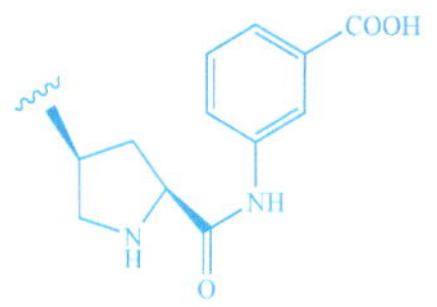	静脉滴注		敏感菌引起的皮肤及软组织感染、医院获得性肺炎、腹腔或盆腔感染
	替比培南酯	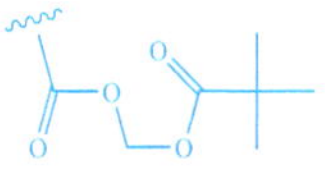	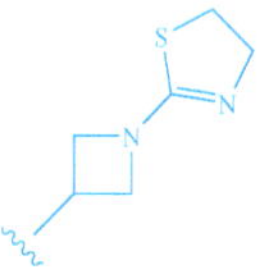	口服		敏感菌引起的中耳炎
单环 β-内酰胺类	氨曲南	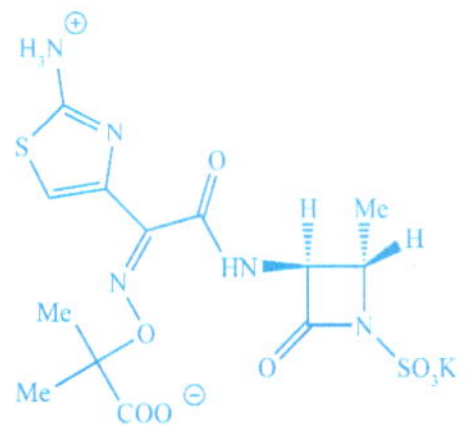		静脉滴注、肌肉注射	仅对革兰阴性菌有效,对革兰阳性菌及厌氧菌无明显活性	囊性纤维化患者合并铜绿假单胞菌定植慢性肺炎、尿路感染、淋病。免疫原性弱,与青霉素类、头孢菌素类交叉过敏少,适用于对后两类药物过敏患者

(二) β-内酰胺酶抑制剂

β-内酰胺酶抑制剂(β-lactamase inhibitors)有克拉维酸、舒巴坦、他唑巴坦、阿维巴坦等。其中,克拉维酸、舒巴坦、他唑巴坦的母核化学结构为类青霉素的四并五元环,均含经典的四元β-内酰胺环,而阿维巴坦的母核是二氮杂双环辛酮,主体为五并六元环结构,含一个双氮原子的五元类β-内酰胺环。4种抑制剂均通过内酰胺环结合并抑制细菌β-内酰胺酶活性中心,保护β-内酰胺类免遭酶水解而发挥抗菌作用。因不直接作用于细胞壁合成相关环节,故不属于β-内酰胺类抗生素。几种β-内酰胺酶抑制剂的化学结构见图35-5。

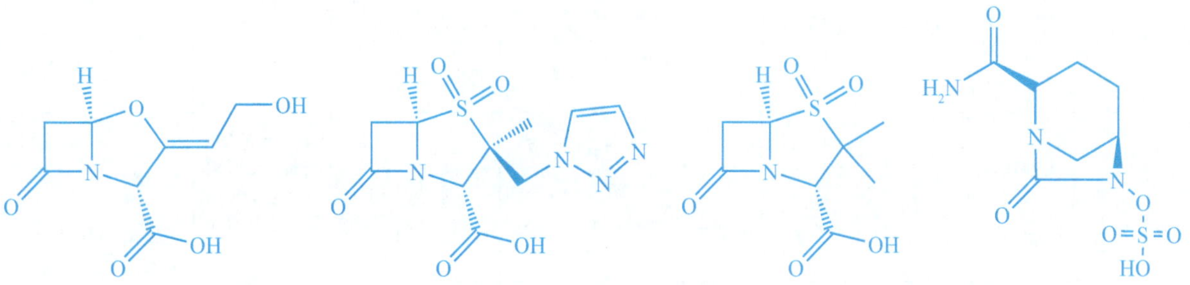

克拉维酸　　他唑巴坦　　舒巴坦　　阿维巴坦

图35-5　β-内酰胺酶抑制剂的化学结构

产β-内酰胺酶是介导大部分细菌对β-内酰胺类耐药的主要机制。β-内酰胺酶通常以胞外分泌方式进入环境或细胞周质,因多数酶的活性中心具有类似PBP蛋白活性中心的Ser残基,故能有效结合并水解、破坏抗生素的β-内酰胺环,使药物不能有效结合并抑制PBP蛋白,细菌从而得以生存。而包括阿维巴坦在内的β-内酰胺酶抑制剂与β-内酰胺酶活性中心具有高亲和力,其内酰胺环开环暴露的羧基与酶活性中心的Ser羟基形成稳定、水解缓慢的共价键,使酶失活,故可通过这种"自杀"机制保护那些不能耐受β-内酰胺酶水解的青霉素或头孢菌素。现有几种β-内酰胺酶抑制剂中,阿维巴坦的抑酶谱较广,可抑制A组(ESBL、KPC酶)、C组(AmpC酶为主)、部分D组β-内酰胺酶(如OXA-48)。其对碳青霉烯酶KPC-2、C组β-内酰胺酶的抑制作用明显优于其他3种酶抑制剂。阿维巴坦与OXA-24、OXA-48共结晶及X线衍射分析显示,该抑制剂与A类和C类β-内酰胺酶丝氨酸为可逆性共价键结合,由于其自身结构又可通过可逆反应复原,因此产生长效抑酶活性。另外,舒巴坦对鲍曼不动杆菌和淋球菌具有较强的抑菌活性,且具备临床应用价值。分子作用机制提示,舒巴坦抗鲍曼不动杆菌的活性可能与其能高亲和力结合并抑制该病原菌的PBP2和PBP1有关。

(三) 糖肽类抗生素

糖肽类抗生素(glycopeptides)化学结构均为一个连接相应糖基侧链的多环七肽。主要品种有万古霉素、去甲万古霉素(*N*-去甲万古霉素)、替考拉宁(太古霉素)。万古霉素最早由礼来公司的EC. Kornfeld从一株来自文莱的东方链霉菌(*Streptomyces orientalis*)的培养物中分离获得,1958在美国上市。去甲万古霉素为我国自主开发品种,1959年由北京抗菌素研究所(现中国医学科学院医药生物技术研究所)李群等人从一株来自贵州编号"万-23"的放线菌的培养物中分离,1968年量产,1985年华北制药的凌大奎等用磁共振法确证其结构。替考拉宁由法国赛诺菲·安万特公司(Sanofi-Aventis)于1975年从一株游动放线菌(*Actinoplanes teichomyceticus*)的培养物中分离,为结构相近的六组分混合物,20世纪90年代率先在欧洲上市。这3种糖肽类药物对革兰阳性菌的抗菌谱广,尤其对葡萄球菌、肠球菌、艰难梭菌的抗菌效果突出,被认为是治疗MRSA等耐多药革兰阳性菌感染的"最后一道防线"药物。革兰阴性菌、分枝杆菌对其不敏感。

20 世纪 80 年代后，临床上逐渐出现耐万古霉素肠球菌（VRE）、万古霉素中介金黄色葡萄球菌及耐药的金黄色葡萄球菌（VISA、VRSA）。2009～2014 年，3 个新型半合成糖肽类抗生素——特拉万星（telavancin）、达巴万星（dalbavancin）、奥利万星（oritavancin）先后经 FDA 批准用于临床。其中，特拉万星是万古霉素衍生物，达巴万星是天然抗生素 A－40926（类似替考拉宁）的衍生物，为结构相近的五组分混合物，而奥利万星是伊瑞霉素类天然糖肽 chloroeremomycin 的衍生物。体外研究显示，特拉万星、达巴万星对 VISA 有效（MIC_{90} 分别为 0.5 mg/L、2 mg/L）；奥利万星对 VISA、VRSA 均有效（MIC_{90} 分别为 2 mg/L、0.5 mg/L），且对 *vanA* 基因介导的 VRE 也有不错活性（MIC_{90} 为 0.06～0.5 mg/L）。3 个新品种的抗菌活性虽显著提升，但分子结构主体依然是多环七肽，修饰改变主要发生在氨基酸残基及糖基的侧链上。与万古霉素等前一代产品比较，这些半合成糖肽类抗生素对敏感和耐多药革兰阳性菌的抗菌活性明显增强，且体内代谢半衰期长，适于日、周或全疗程单次给药的治疗方式。万古霉素及 3 个新型糖肽类品种的结构、抗菌谱、适应证信息见表 35－4。

所有糖肽类抗生素均通过抑制革兰阳性菌细胞壁生物合成发挥杀菌作用。药物分子的七肽母核通过氢键与 NAG－NAM 五肽末端的 *D*－Ala－*D*－Ala 二肽紧密结合，形成的药物-*D*－Ala－*D*－Ala 复合物既可通过空间位阻方式阻止转糖基酶催化的 β－1,4 糖苷键形成，又可通过抑制末端 *D*－Ala 的水解，阻止 *D*-丙氨酸羧肽酶和转肽酶催化的反应，影响肽聚糖链交联，阻碍细胞壁的形成致细菌死亡。不过，由于糖肽类抗生素分子量较大，以及表面电荷的影响，难以穿过革兰阴性菌的外膜，故对革兰阴性菌无效。*vanA* 基因介导的万古霉素耐药菌，其 NAG－NAM 五肽末端的 *D*－Ala－*D*－Ala 被 *D*－Ala－*D*－Lac 取代，万古霉素不能与之有效结合而丧失抗菌活性，但奥利万星能与 *D*－Ala－*D*－Lac 结合并抑制细胞壁形成，从而对携带 *vanA* 基因的万古霉素耐药菌具有良好抗菌活性。有研究显示，特拉万星和奥利万星对细菌细胞膜还具有去极化破坏的作用机制，这与药物分子中存在明显的疏水性基团，具有表面活性剂效应有关。

（四）雷莫拉宁

雷莫拉宁（ramoplanin）属脂糖（或糖脂）缩酚酸肽类（lipoglycodepsipeptide 或 glycolipodepsipeptide）抗生素，最初从游动放线菌（*Actinoplanes spp.*）的发酵产物中分离获得，为一组结构相近的抗生素混合物，平均分子量 2 554，其中组分 A2（图 35－6）的含量最高（约占总量的 80%）。雷莫拉宁母核是一个 17 个氨基酸残基首尾相接而成的环多肽，根据配糖及脂肪酸侧链的不同，构成不同组分。

雷莫拉宁具有广谱抗革兰阳性菌活性，对 MRSA、VRE、PRSP 等抗菌活性强，与红霉素、庆大霉素、夫西地酸等无交叉性耐药现象。雷莫拉宁分子量较大，口服难吸收，主用于体表和消化道感染治疗。其治疗伪膜性肠炎、难辨梭状芽孢杆菌性腹泻的评价研究已进入Ⅲ期临床试验阶段。

雷莫拉宁通过抑制细胞壁肽聚糖的生物合成发挥杀菌作用，但作用方式与 β-内酰胺类、糖肽类抗生素均不同。研究显示其以二聚体形式与一个分子的 lipid Ⅱ结合，阻断转糖基步骤，抑制肽聚糖合成。因此，雷莫拉宁的抑制效应是针对肽聚糖合成的第二阶段，主要发生在细胞膜上。其与 lipid Ⅱ的详细作用方式可理解为：肽聚糖前体跨膜转运中，lipid Ⅱ含聚异戊二烯的疏水端插入细胞膜，NAG－NAM 五肽极性端伸向膜外亲水区，而桥连这两部分基团的焦磷酸基团在细胞膜表面。雷莫拉宁的 Orn－10 位点一旦接触到该焦磷酸部分，两者间先形成一条盐桥，再由药物二聚体的亲水面与 lipid Ⅱ的 NAG－NAM 五肽极性端发生结合。由于结合形成的复合物难以解离，随后的转糖基酶促反应受到抑制，肽聚糖新链延伸中断，细菌不能形成完整细胞壁而死亡。

（五）达托霉素

达托霉素（daptomycin）是一种脂肽类抗生素，20 世纪 80 年代后期由礼来公司的研究人员从玫瑰孢链霉菌（Streptomyces roseosporus）的发酵产物中获得，其结构为 10 个氨基酸残基组成的大环骨架连接 1

表 35-4 万古霉素及 3 个新型糖肽类抗生素的结构、抗菌谱与治疗特征

名 称	化 学 结 构	给 药 方 式	抗 菌 谱	治 疗 指 征
万古霉素	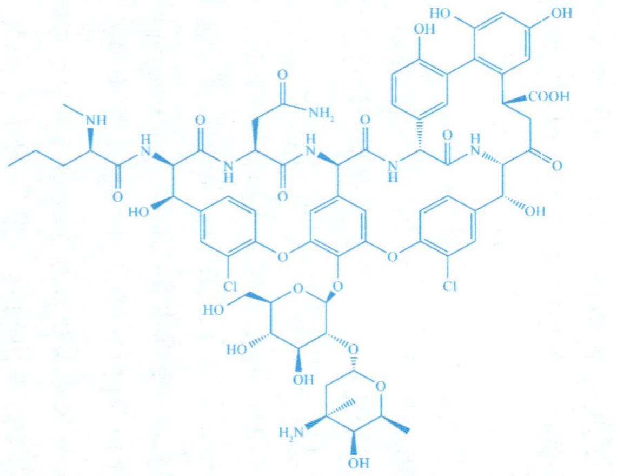	静脉滴注,0.8~1.6 g/d,分 2~3 次/天	革兰阳性菌,含葡萄球菌属、链球菌属、肠球菌属、艰难梭菌、炭疽杆菌、白喉杆菌等	MRSA 系统性感染、心内膜炎,艰难梭菌引起的肠道感染、系统性感染
特拉万星	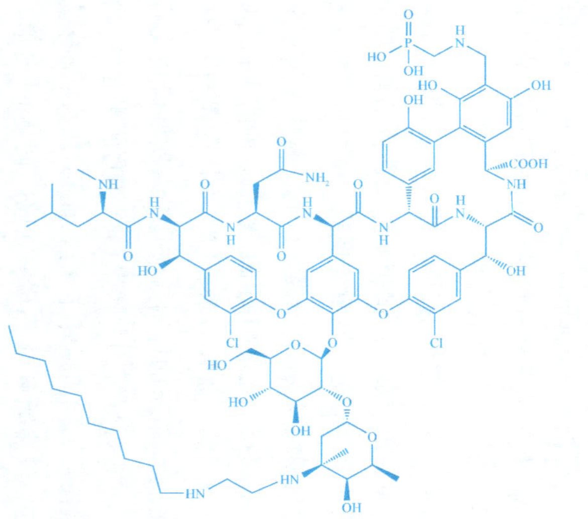	静脉滴注,250 或 750 毫克/次·天		革兰阳性菌所致急性细菌性皮肤和皮肤结构感染,MRSA 引起的医院获得性肺炎,呼吸机相关性细菌性肺炎

续　表

名　称	化　学　结　构	给 药 方 式	抗　菌　谱	治 疗 指 征
达巴万星	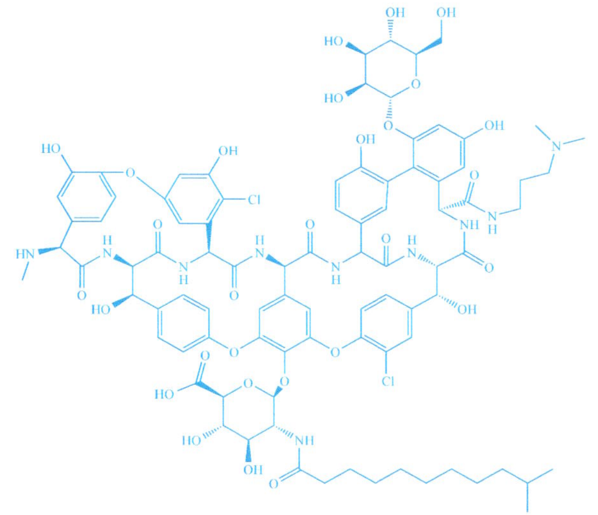	静脉滴注，全程给药两次（1 次/周），首剂 1 000 mg，1 周后 500 mg	革兰阳性菌，含葡萄球菌属、链球菌属、肠球菌属、艰难梭菌、炭疽杆菌、白喉杆菌等	革兰阳性菌所致急性细菌性皮肤和皮肤结构感染
奥利万星	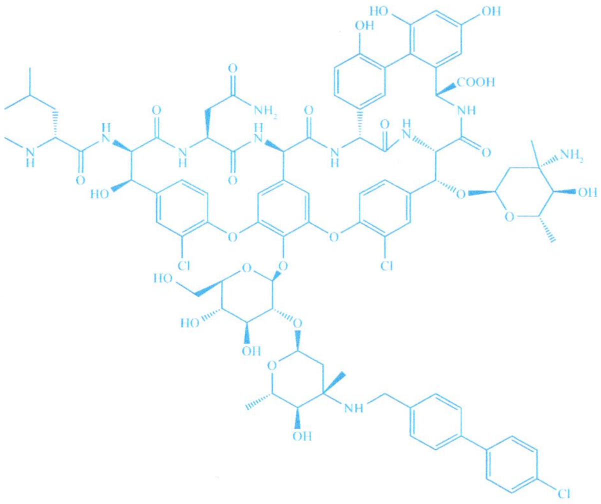	静脉滴注，1 200 mg，全程给药 1 次	革兰阳性菌，含葡萄球菌属、链球菌属、肠球菌属、艰难梭菌、炭疽杆菌、白喉杆菌等	革兰阳性菌所致急性细菌性皮肤和皮肤结构感染

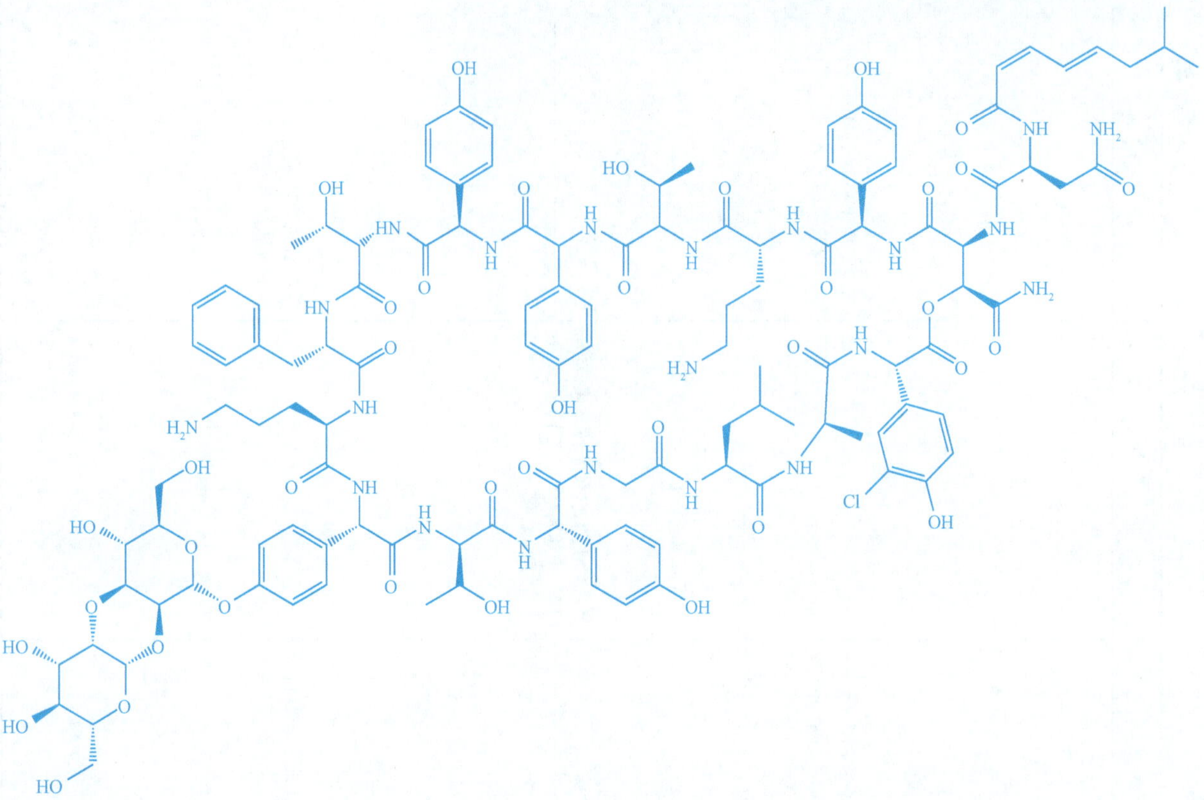

图 35－6 雷莫拉宁组分 A2 的化学结构

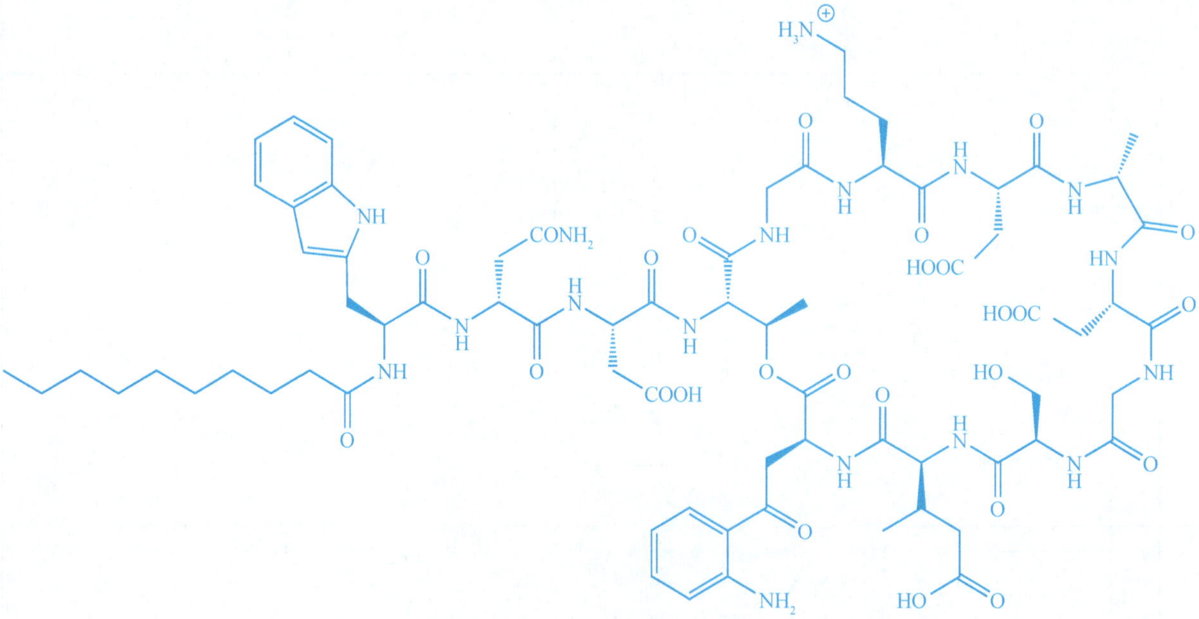

图 35－7 达托霉素的化学结构

条 3 个氨基酸残基和 1 个癸酸构成的侧链(图 35－7)。1997 年,达托霉素被转让给 Cubist Pharmaceuticals 公司,2003 年、2006 年先后经 FDA 批准用于治疗革兰阳性菌引起的急性细菌性皮肤和皮肤结构感染(ABSSSI,即复杂性皮肤和软组织感染,CSSSI)、金黄色葡萄球菌引起的菌血症和心内膜炎。达托霉素有广谱抗革兰阳性菌活性,体外条件下对包括 MRSA 在内的葡萄球菌、包括 VRE 在内的肠球菌、包括 PRSP 在内的链球菌、棒状杆菌、伯氏疏螺旋体等均有杀菌作用。临床上也用于治疗 VRE

感染引起的脑膜炎、心内膜炎、尿路感染等。不过,肺组织中因富含蛋白质和脂类构成的表面活性剂样物质,达托霉素易与之结合而影响活性,故尚不用于肺炎的治疗。

研究者在海氏肠球菌(*Enterococcus hirae*)中观察到,达托霉素呈剂量依赖性抑制细胞壁中脂磷壁酸(LTA)的生物合成,且对LTA的合成抑制最先发生,其后才是对细胞壁其他组分合成的抑制,有动力学特异性。有人对金黄色葡萄球菌和粪肠球菌进行研究,发现达托霉素可通过侧链的亲脂末端(三肽癸酸)插入细胞膜脂质双分子层,并借助Ca^{2+}寡聚化,在磷脂双分子层形成小孔样结构,促进细胞质中K^+外泄、膜去极化、最终导致细菌死亡。另外,枯草芽孢杆菌中的研究也显示,达托霉素亲脂性末端插入细胞膜会使富含液脂的脂质双分子层扭曲、流动性受到影响,细胞膜中催化lipid-Ⅱ合成的MurG、催化磷脂合成的PlsX等,因不能与液脂正常结合致功能受损,最终影响细胞壁合成。总之,达托霉素主要通过Ca^{2+}依赖方式靶向革兰阳性菌细胞膜,进而影响细胞膜、细胞壁生物学过程发挥抗菌作用,但该药的抗菌作用机制尚未完全阐明。

(六) 磷霉素

磷霉素(fosfomycin)最早于1969年报道,由美国默克公司(默沙东)和西班牙CEPA公司从西班牙土壤中的弗氏链霉菌(Streptomyces fradiae)的发酵产物中分离获得,结构简单,化学名为(1*R*,2*S*)-1,2-环氧顺丙烯磷酸(图35-8),1970年后通过化学合成生产,我国于1972年成功合成。磷霉素抗菌谱广,有杀菌作用,对临床常见的耐药菌包括MRSA、VRE、产ESBL肠杆菌科细菌、碳青霉烯类耐药的肠杆菌科细菌(CRE)、多重耐药的铜绿假单胞菌(MDR-PA)等均有较好抗菌活性。临床主要使用磷霉素钙、磷霉素氨丁三醇这两种口服制剂和磷霉素钠静脉制剂。磷霉素钙主要治疗肠道、尿路感染;磷霉素氨丁三醇口服吸收较好,主要治疗大肠杆菌、粪肠球菌所致非复杂性尿路感染;磷霉素钠主要治疗敏感菌所致呼吸系统、循环系统、CNS感染和骨髓炎等。

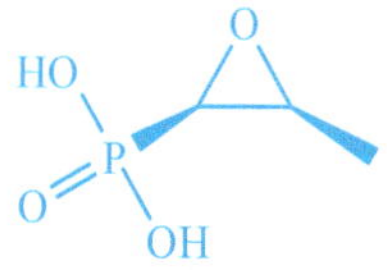

图35-8
磷霉素的化学结构

磷霉素的抗菌作用机制是抑制细胞质中肽聚糖合成的第一步反应,该反应在丙酮酰转移酶催化下,UDP-NAG与磷酸烯醇式丙酮酸缩合、还原形成UDP-NAM,而磷霉素正是作为磷酸烯醇式丙酮酸的类似物,竞争性地与丙酮酰转移酶共价结合,导致反应受阻,从而抑制细胞壁合成。此外,体外研究还发现,磷霉素进入细菌内需借助α-甘油磷酸和葡萄糖-6-磷酸的主动转运机制,因此,对于存在此种主动转运机制的细菌(如大肠杆菌),加入葡萄糖-6-磷酸盐可增强磷霉素的抗菌效果。

(七) 多黏菌素类抗生素

多黏菌素类抗生素(polymyxins)是一类天然来源的环状阳离子多肽,基本结构为7氨基酸环多肽,连有1条3个氨基酸残基和脂肪酸尾链组成的侧链,最早于1947年从多黏类芽孢杆菌(*Paenibacillus* polymyxa)的培养液中获得,属非核糖体来源的多肽次级代谢产物,因氨基酸残基的微小差别,主要分为A、B、C、D、E等,目前用于临床的有多黏菌素B(polymyxin B)和多黏菌素E(polymyxin E),后者又称黏菌素(colistin,结构见图35-9)。多黏菌素B和多黏菌素E仅第6位氨基酸(*D*-Phe→*D*-Leu)存在差别,均属快速杀菌药,后者抗菌活性稍弱,安全性更高。多黏菌素类抗生素仅对革兰阴性菌有效,20世纪60年代即用于革兰阴性菌感染的治疗,但肾毒性大,临床使用渐少。近些年随着耐碳青霉烯类肠杆菌科细菌(CRE)、鲍曼不动杆菌(CRAB)、铜绿假单胞菌(CRPA)等耐多药革兰阴性菌在临床的日渐流行,多黏菌素类再次得到重视,并成为抗耐多药革兰阴性菌重症感染的"最后一道防线"。

多黏菌素类的杀菌机制尚不完全清楚,较广为接受的观点是抗生素通过自身的强阳离子特性与细菌外膜上含阴离子的LPS(细菌内毒素主要成分)结合,竞争性取代与脂质分子磷酸基团结合的二价阳离子(如Ca^{2+}、Mg^{2+}),使内毒素失活,影响革兰阴性菌外膜层的完整性和屏障功能。另外,最新研究显示,多黏菌素还可能通过抑制细菌的Ⅱ型NADH-泛醌氧化还原酶,干扰细菌内膜的呼吸链产生抗菌作用。

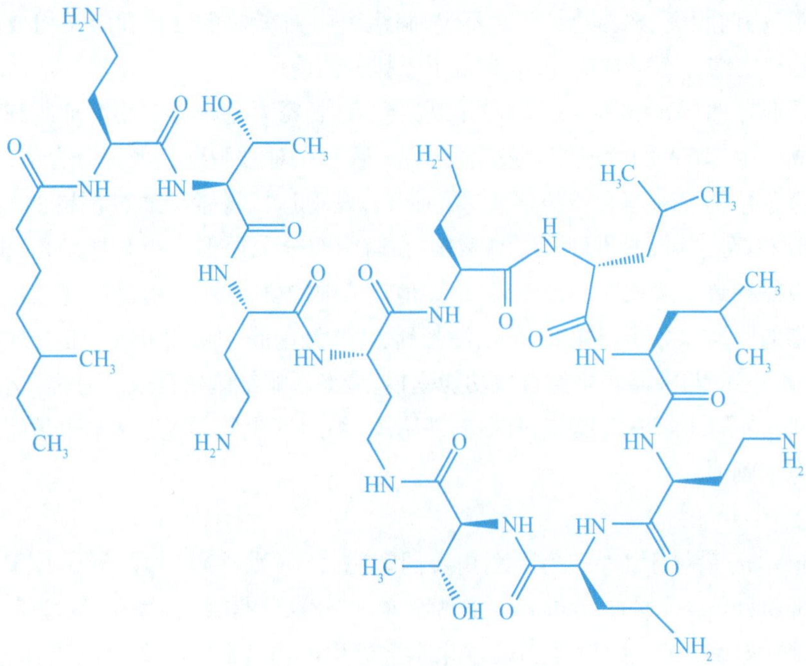

图 35-9 多黏菌素 E 的化学结构

(八) 杆菌肽

杆菌肽(bacitracin)是地衣芽孢杆菌(*Bacillus licheniformis*)或特雷斯氏枯草芽孢杆菌(*Bacillus subtilis var tracy*)代谢产生的多肽类抗生素,最早于 1943 年由美国哥伦比亚大学研究者从一名创伤患者创面分离的地衣芽孢杆菌的培养物中发现,是一种由 12 个氨基酸残基构成的含环多肽混合物(组分 A 结构见图 35-10)。抗菌谱广,对葡萄球菌、化脓链球菌、脑膜炎奈瑟菌等革兰阳性菌有较强杀菌作用。本品口服不吸收,肾毒性较大,在人体仅用作局部治疗,如革兰阳性菌引起的皮肤、口腔、眼睛等部位的浅表感染。

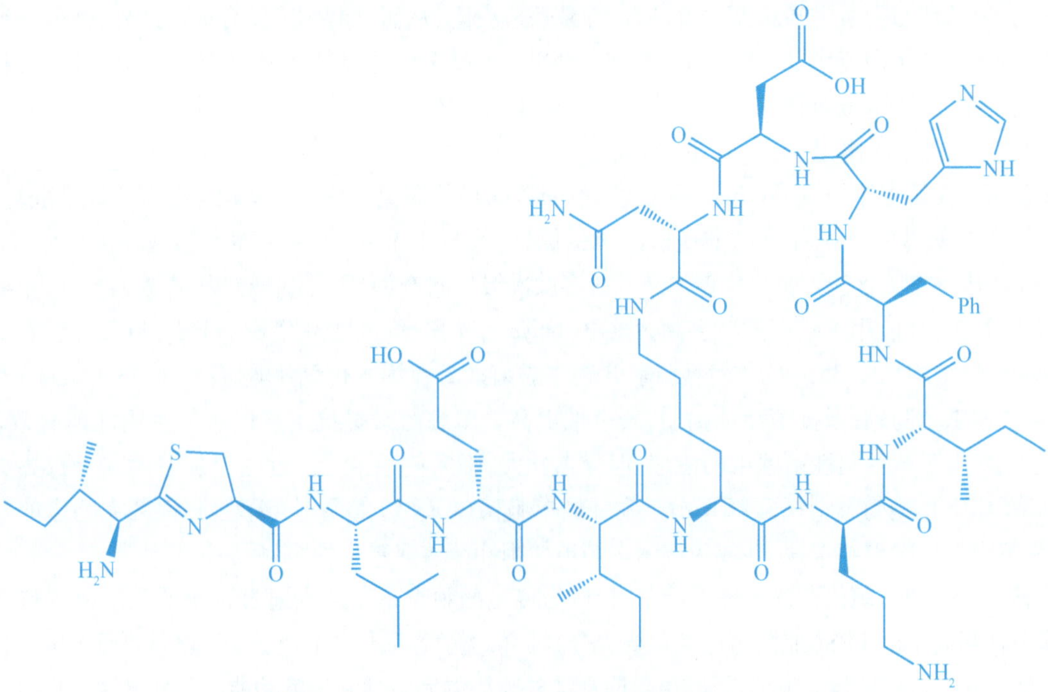

图 35-10 杆菌肽组分 A 的化学结构

杆菌肽主要干扰类脂载体十一异戊二烯焦磷酸酯及相关分子细菌萜醇焦磷酸酯的脱磷酸化过程，影响 NAG－NAM 五肽单体向细胞膜外侧空间的输送，进而抑制细胞壁结构的构建。此外，杆菌肽还能结合并损伤细菌细胞膜，导致细胞质中的离子及内容物外漏。

二、抑制细菌蛋白质合成的抗菌药

基于中心法则，细菌蛋白质合成本质上是由 mRNA 上的核苷酸密码子转译成氨基酸序列的过程。首先，由 ATP 提供能量，特定的氨基酰－tRNA 合成酶催化氨基酸的羧基与匹配 tRNA 末端核苷酸羟基形成酯键。合成的甲硫氨酰－tRNA 是细菌氨基酸聚合过程的起始物。随后，进入核糖体循环过程，大致分 3 个阶段：① 起始阶段，mRNA 上的起始密码子区与 30S 亚基的 P 位点（新生肽链位点）、甲硫酰胺－tRNA 形成三元复合物。起始因子（IF1、IF2、IF3）参与、保证三元复合物正确形成，期间所需能量由 GTP 提供。核糖体根据 mRNA 上游特异性核苷酸序列，识别起始密码子。随后 50S 亚基与三元复合物结合，组装成完整的核糖体复合物。② 延伸阶段，核糖体 A 位点（氨基酰－tRNA 位点），在延伸因子 EF－Tu 和 EF－Ts 作用下，新的氨基酰－tRNA 定位于邻近起始三元复合物的 mRNA 密码子上。在 50S 亚基的肽酰转移酶催化下，甲酰基甲硫氨酸与 A 位点上的氨基酰－tRNA 形成一个二肽酰－tRNA。在另一蛋白因子 EF－G 作用下，核糖体沿 mRNA 转位一个密码子距离，二肽酰－tRNA 从 A 位点移至 P 位点，释放空的 tRNA。该过程循环往复，多肽链逐渐延伸，期间同样需 GTP 提供能量。③ 终止阶段，当核糖体识别到 mRNA 上的终止密码子等信号时，肽链延伸结束，三元复合物解离。终止过程由特异的终止因子 RF_1、RF_2 和 RF_3 等促成。

细菌的核糖体比哺乳动物的小，前者为 70S 核糖体，后者为 80S 核糖体。70S 核糖体由一个 30S 小亚基和一个 50S 大亚基构成。30S 亚基含一个 16S rRNA 和与之结合的 20 多种蛋白质。50S 亚基由两个单链 rRNA（23S 和 5S）和 30 多种蛋白质组成。很多抗菌药能选择性作用于细菌的这些蛋白质，而非哺乳动物的相关蛋白，因此具有较好的特异性和安全性。抑制细菌蛋白质合成的代表品种有氨基糖苷类、大环内酯类、四环素类、噁唑烷酮类、链阳菌素、氯霉素、林可酰胺类、假单胞菌酸类、截短侧耳素类抗生素。

（一）氨基糖苷类抗生素

氨基糖苷类抗生素（aminoglycosides）是一类含有氨基环醇母核的抗生素，母核上的一个或多个羟基基团为糖基取代。包括从链霉菌属、小单孢菌属、芽孢杆菌属一些菌株的发酵产物中分离获得的天然化合物及半合衍生物。链霉素是人类发现的首个氨基糖苷类抗生素，1943 年由美国的 S. Waksman 和 A. Schatz 从灰色链霉菌（*Streptomyces griseus*）的培养物中分离得到，是继青霉素后第二个用于临床的抗生素，也是首个治疗结核病的特效药。根据母核结构的差别，氨基糖苷类抗生素大致分三类，如表 35－5 所示。包括 2018 年美国 FDA 最新批准上市的 plazomicin（Achaogen 公司）在内，临床使用的氨基糖苷类抗生素，绝大多数为 2－脱氧链霉胺母核结构。

表 35－5　氨基糖苷类抗生素母核结构及分类

氨基环醇母核		代表性抗生素
类　别	结　构	
链霉胍	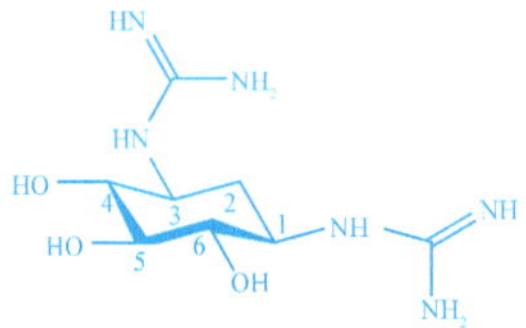	链霉素

续　表

氨基环醇母核		代表性抗生素
类　别	结　构	
2-脱氧链霉胺	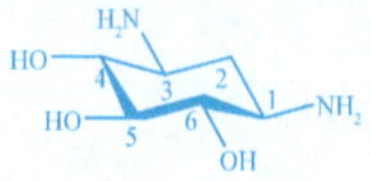	新霉素、巴龙霉素、核糖霉素、卡那霉素、妥布霉素、庆大霉素、西索米星、阿米卡星、阿米卡星、地贝卡星、奈替米星、plazomicin
放线菌胺	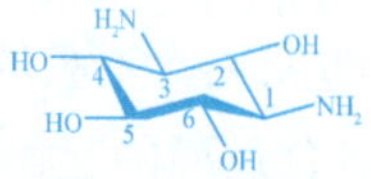	大观霉素

氨基糖苷类抗生素主要用于抗需氧革兰阴性菌感染，呈浓度依赖性杀菌，作用迅速。临床上，常与β-内酰胺类或糖肽类抗生素联用，治疗严重的系统性细菌感染。氨基糖苷类分子呈碱性，易溶于水，口服难吸收，因此肠道手术前口服这类抗生素可减少术间和术后机会菌感染。氨基糖苷类抗生素通常经静脉滴注或肌肉注射给药，肌肉注射需在感染部位进行。这类抗生素进入细菌内，需依赖经电子跨膜转运机制建立的细胞膜电势差，为消耗能量的限速过程，厌氧菌因缺乏此摄入过程，故对这类药物不敏感。几种氨基糖苷类代表品种的结构、抗菌谱、治疗指征见表 35-6。

表 35-6　几种氨基糖苷类抗生素的结构、抗菌谱和治疗指征

药物名称	分 子 结 构	抗 菌 谱	治 疗 指 征
新霉素	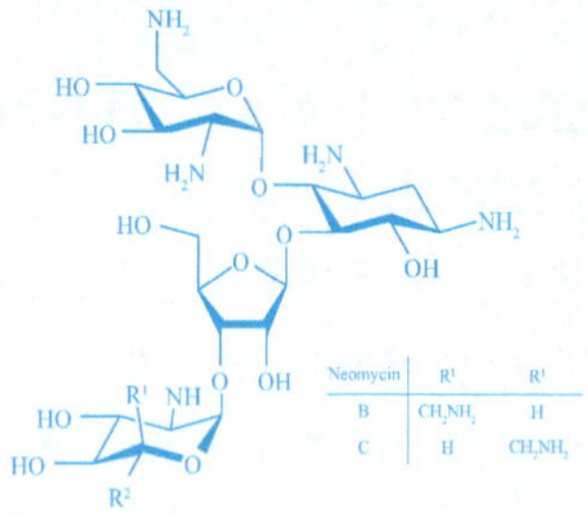	广谱，抗革兰阴性菌活性突出。对肠杆菌属、大肠杆菌、肺炎克雷伯菌、弗劳地枸橼酸杆菌、奇异变形杆菌、斯氏普罗菲登斯菌、铜绿假单胞菌、沙雷菌属、粪肠球菌、金黄色葡萄球菌等有良好活性	外用为主，治疗敏感菌引起的皮肤、黏膜感染
庆大霉素	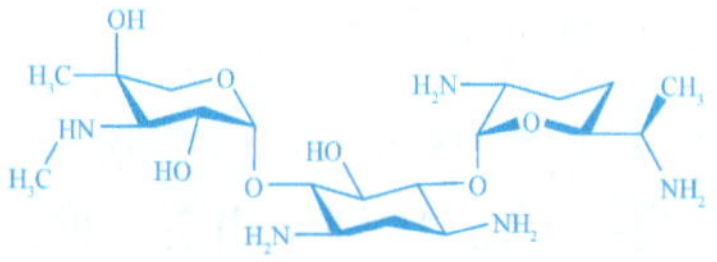		敏感菌引起的败血症、烧烫伤感染、心内膜炎、医院获得性肺炎、李斯特菌脑膜炎，局部治疗眼、耳部感染等
妥布霉素	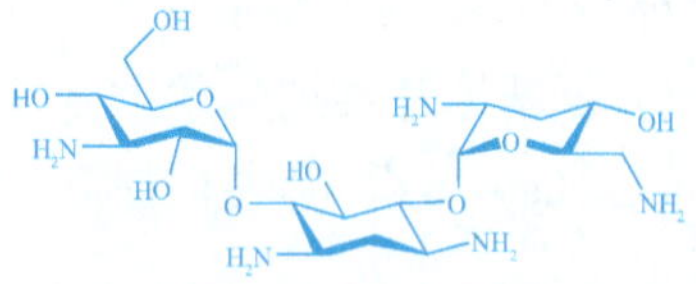		囊性纤维化患者合并铜绿假单胞菌定植慢性肺炎
奈替米星	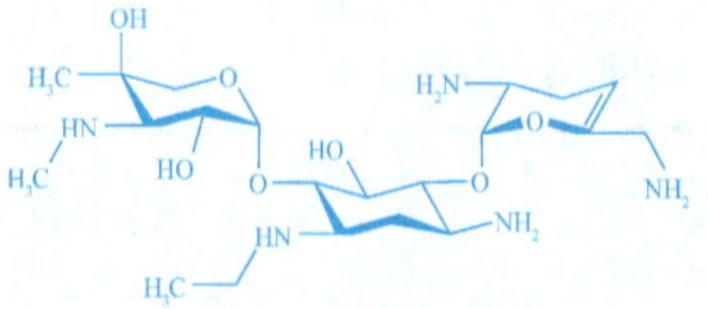		敏感肠杆菌科细菌及其他革兰阴性杆菌引起的严重感染、某些庆大霉素耐药菌(肠球菌除外)引起的感染
阿米卡星	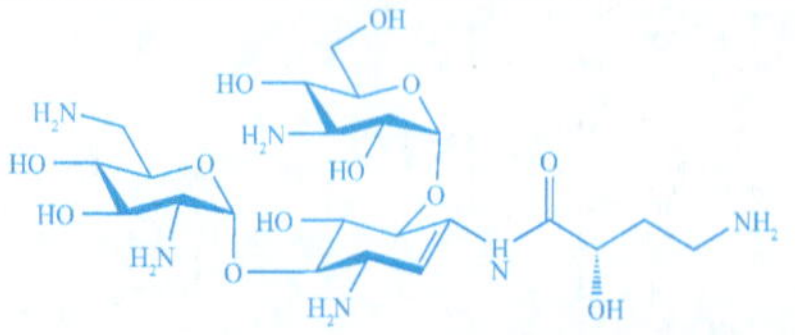		对庆大霉素、妥布霉素耐药的革兰阴性菌引起的严重感染

续　表

药物名称	分　子　结　构	抗　菌　谱	治　疗　指　征
Plazomicin	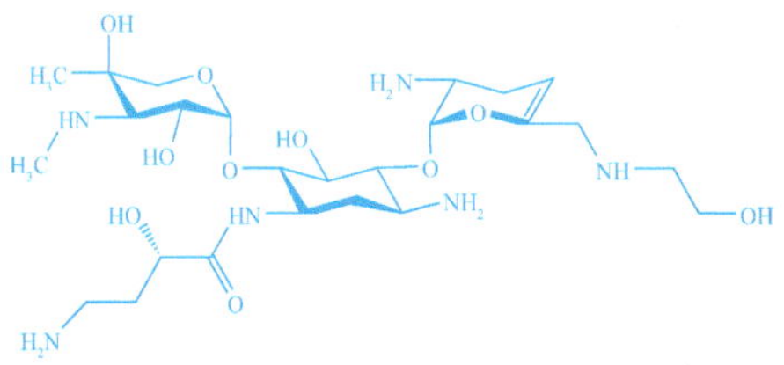	抗菌谱同上，对 MRSA、VRE、CRE 等耐药菌有效。对耐药菌产生的乙酰化酶、磷酸化酶、腺苷化酶等氨基糖苷类抗生素钝化酶耐受性高，但不耐甲基化酶	包括肾盂肾炎在内的复杂尿路感染

氨基糖苷类抗生素带正电荷，通过静电效应可选择性作用于细菌核糖体 30S 小亚基 16S rRNA 的高保守区，与 RNA 双螺旋结构中的磷酸基团结合。不同氨基糖苷品种与核糖体 RNA 的结合位点稍有差别，如庆大霉素、阿米卡星等 2 -脱氧链霉胺类药物可通过静电效应或氢键作用与 RNA 双螺旋大沟中靠近 A 位点的 h44 螺旋区结合，将其中一些关键的核苷酸碱基（如 A1493、A1493）推向小沟，影响 RNA 的正常构象，导致 A 位点变形，在肽链延伸过程中阻碍了氨酰- tRNA 的正确定位，最终抑制转位，使密码子错配。对链霉素的研究还发现，其可与 30S 亚基上的 IF3 受体结合抑制翻译起始复合物形成。

（二）大环内酯类抗生素

大环内酯类抗生素（macrolides）结构中具有一个不少于 12 个碳原子组成的大脂肪族内酯环结构。临床使用的大环内酯类抗生素含有 14 和 16 元碳原子构成的内酯环，结构上至少有两个糖分子。红霉素是首个被发现的大环内酯类抗生素，为 14 元环大环内酯类，1949 年由礼来公司研究人员从红色糖多孢菌（*Saccharopolyspora erythraea*，旧称红霉素拟无枝菌酸菌：*Saccharopolyspora erythreus*）的发酵产物中分离获得。后陆续从链霉菌属一些菌株的发酵产物中获得了螺旋霉素、吉他霉素、麦迪霉素等，均为 16 元环大环内酯类。现临床上应用最广的当属红霉素及其衍生物克拉霉素、罗红霉素和阿奇霉素。红霉素及 3 种衍生物的结构见图 35 - 11。

大环内酯类为抑菌药，主要对革兰阳性菌和支原体抗菌作用强，适用于对青霉素类过敏的患者。红霉素在胃酸环境下不稳定，因低 pH 条件下其 9 位羰基和 6 位羟基之间易脱水形成几乎无抗菌活性含半缩酮环的脱水红霉素。为改善红霉素的胃酸稳定性，人们通过选用合理的酸根成盐或制成前药，提高药物生物利用度。如硬脂酸红霉素（酸根）和琥珀酸乙酯红霉素（前药），对胃酸的稳定性均有所提高。红霉素衍生物对酸的稳定性显著优于红霉素，阿奇霉素尤其明显。红霉素及 3 种常用半合成红霉素衍生品种的抗菌谱及临床治疗指征见表 35 - 7。

表 35 - 7　红霉素及 3 种半合成红霉素的抗菌谱和治疗指征

药 物 名 称	抗　菌　谱	主要治疗指征
红霉素	革兰阳性菌和支原体，革兰阳性菌包括葡萄球菌属、链球菌属、产气荚膜梭菌、白喉杆菌，肠球菌属敏感性低	敏感菌引起的上、下呼吸道感染，预防性治疗风湿热（青霉素过敏患者），军团病
罗红霉素		敏感菌引起的上、下呼吸道感染，社区获得性肺炎
克拉霉素		预防与治疗鸟分枝杆菌复合体感染、幽门螺杆菌清除、预防与治疗百日咳
阿奇霉素		沙眼衣原体引起的感染，如尿道炎、子宫颈炎、社区获得性肺炎、链球菌性咽炎、伤寒、皮肤腹股沟肉芽肿，预防与治疗鸟分枝杆菌复合体感染、百日咳

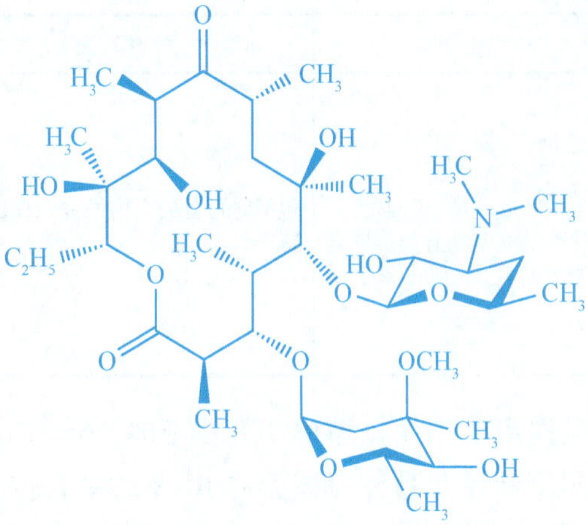

红霉素

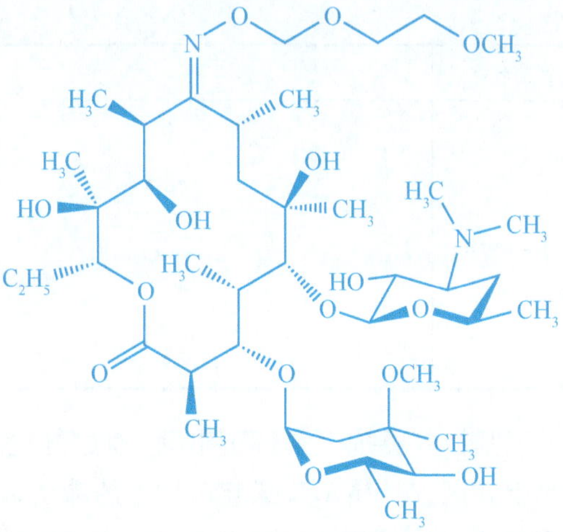

罗红霉素

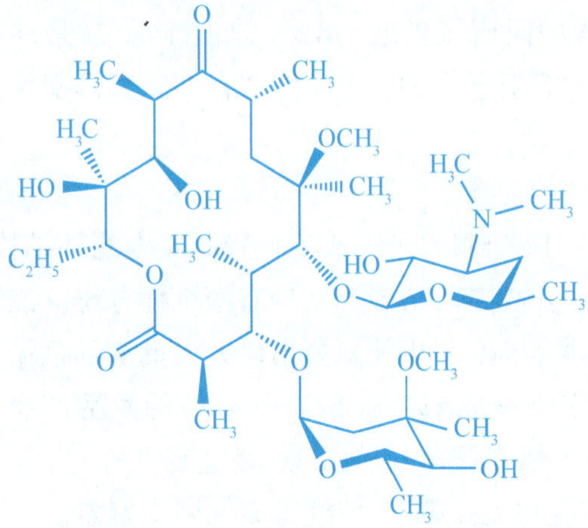

克拉霉素

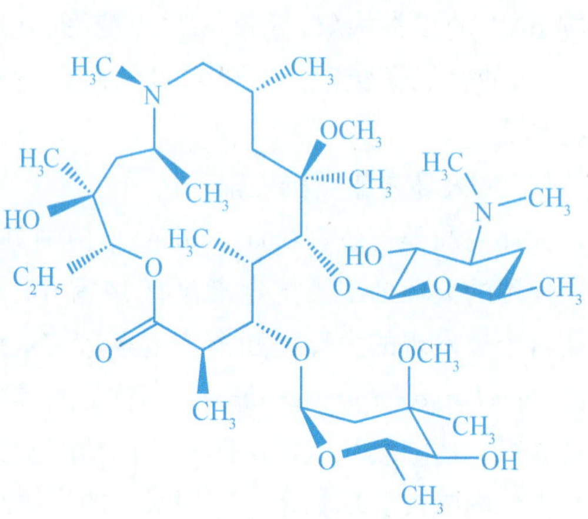

阿奇霉素

图 35-11 红霉素及 3 种衍生物的化学结构

大环内酯类抗生素主要通过选择性与 50S 亚基结合抑制细菌蛋白质合成,结合位点在 23S rRNA 靠近肽酰基转移酶活性中心的新生多肽链释放通道内侧,主要抑制易位过程。蛋白质合成中,在肽酰基转移酶将肽链与 A 位点上的肽酰基-tRNA 连接起来后,通过易位过程,核糖体沿着 mRNA 前进一个密码子的位置,肽酰基-tRNA 被移至 P 位点,空出 A 位点接受下一个氨酰基-tRNA,相关蛋白延长因子 EF-G 水解 GTP 提供能量。大环内酯类抗生素正是通过阻止该易位过程,使未完成的多肽链从核糖体上提前释放,中止蛋白质合成而抑菌。阿奇霉素较红霉素穿透细胞的能力更强。

(三) 四环素类抗生素

四环素类抗生素(tetracyclines)均具有氢化骈四苯母核(结构见图 35-12),包括一系列从链霉菌属中发酵分离的天然四环素类和半合成四环素类药物。金霉素是最早用于临床的四环素类抗生素,1943 年从金色链霉菌(*Streptomyces aureofaciens*)发酵产物中分离。其后,又相继从龟裂链霉菌(*Streptomyces rimosus*)和金色链霉菌发酵产物中分离获得了土霉素、四环素和地美环素。四环素母核 5、6、7 位上的基团可修饰空间较大,针对这些位点进行合理改造,先后获得半合成的去甲环素、美他环素、多西环素、米诺环素等。此后,

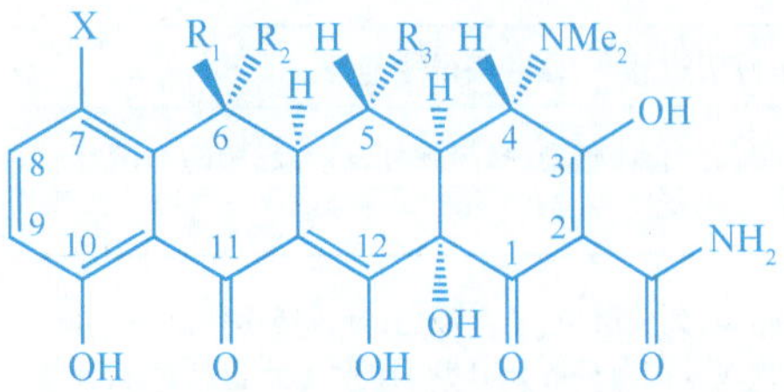

图 35-12 四环素母核的化学结构

半合成四环素研究领域一直比较活跃，如2005年经FDA批准在美上市的替加环素是在米诺环素结构基础上进一步改造获得，母核D环第9位碳为叔丁基甘氨酰氨基取代，对耐多药革兰阴性菌抗菌效果好。2018年8月28日，由Tetraphase Pharmaceuticals公司开发的母核7位取代氟原子的eravacycline也经FDA批准在美国上市，用于治疗包括耐多药革兰阴性菌在内的多种病原菌导致的复杂腹腔内感染。

四环素类抗生素抗菌谱广，对革兰阳性菌、革兰阴性菌及支原体、衣原体、立克次体均有抗菌活性，并对部分原虫感染有效（如恙虫病）。但对变形杆菌和假单胞菌抗菌活性弱。四环素类以抑菌作用为主，口服易吸收，生物利用度高，组织分布广，易渗入胸腔、腹腔、乳汁，在发育阶段的骨骼和牙齿中沉积。天然四环素只能口服，半合成四环素有部分注射剂型，但仅用于口服不能耐受患者。替加环素、eravacycline目前仅用于注射给药。几种代表性四环素类药物的化学结构及临床治疗指征见表35-8。

表35-8 几种代表性四环素的化学结构及治疗指征

药物名称	化学结构	治疗指征
四环素	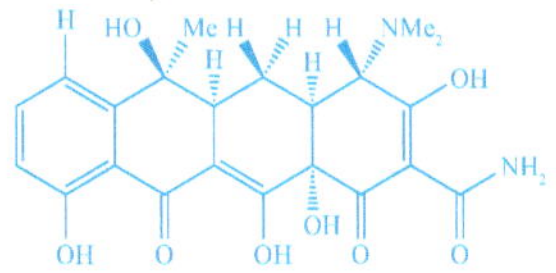	皮肤寻常痤疮、红斑痤疮（即酒渣鼻）、非淋菌性尿道炎、慢性支气管炎
土霉素	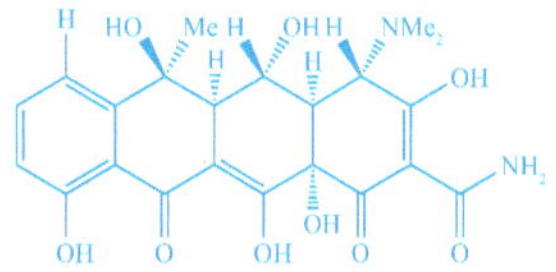	皮肤寻常痤疮、红斑痤疮
多西环素	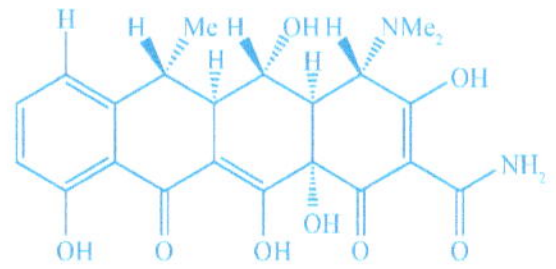	慢性前列腺炎、窦炎、梅毒、非复杂性泌尿系衣原体感染、盆腔炎、皮肤寻常痤疮、红斑痤疮、莱姆病、社区获得性肺炎
米诺环素	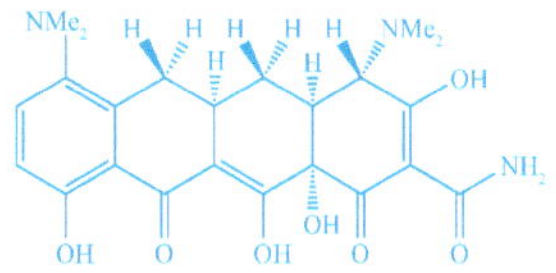	皮肤寻常痤疮，脑膜炎奈瑟菌带菌患者的预防性治疗（不推荐长期使用）
替加环素	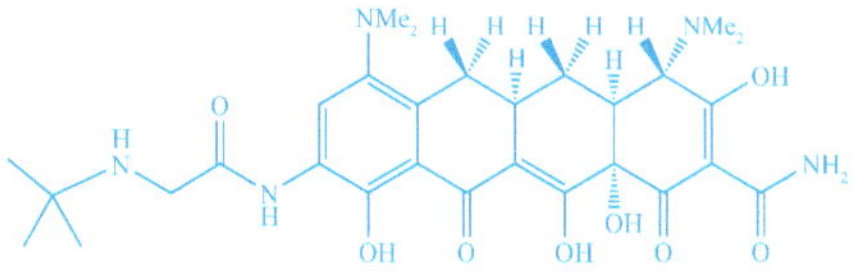	复杂腹腔内感染（cIAI）
Eravacycline	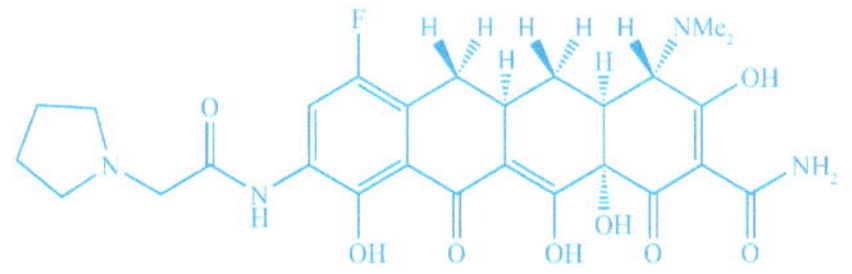	复杂腹腔内感染（cIAI）

四环素类抗生素通过与核糖体30S亚基结合，抑制氨酰基-tRNA（aa-tRNA）和A位点的正常结合，导致合成中的肽链延伸中止，阻断细菌蛋白质的合成。研究显示四环素类还可在蛋白质合成终止阶段，阻止释放因子与A位点的结合。四环素类可与30S亚基上多个位点结合，其中最主要的结合位点靠近16S rRNA的A位点。以四环素为例，借助Mg^{2+}，其可与16S rRNA小沟H34和H31糖-磷酸骨架产生相互作用。替加环素的作用机制类似，但结合能力是四环素的5倍。这种亲和力的增强应与其D环

9 位碳的叔丁基甘氨酰氨侧链与 16S rRNA 有更多的氢键作用,产生碱基堆积力有关,也可能与该侧链增强了药物和 A 位点更高的空间吻合度有关。

(四) 噁唑烷酮类:利奈唑胺

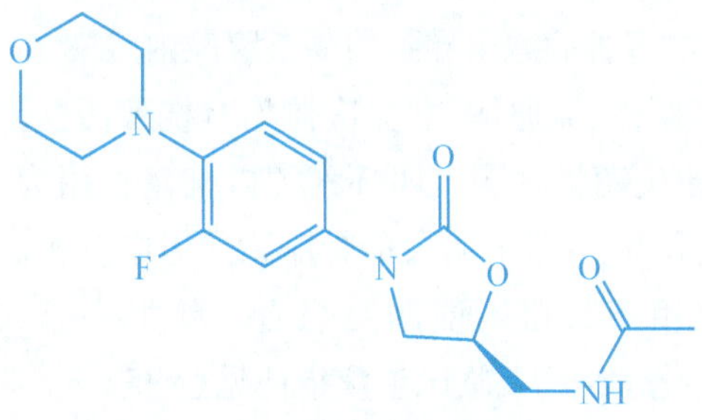

图 35-13　利奈唑胺的化学结构

噁唑烷酮类抗生素(oxazolidinones)是具有噁唑烷酮母核的一类新型全合成抗生素。20 世纪 80 年代最早由美国杜邦公司发现噁唑烷酮母核先导物(DuP-105 和 DuP-721)具有良好的抗革兰阳性菌活性。其后普强公司(现被辉瑞公司合并)规避杜邦公司专利合成了自己的系列化合物,两个候选物(依哌唑胺和利奈唑胺)进入临床评价,最终利奈唑胺(linezolid)被 FDA 批准上市。目前还有多家公司的品种在临床前和临床开发阶段。利奈唑胺的化学结构见图 35-13。

利奈唑胺分子兼具良好亲脂性与水溶性,生物利用度高,适合开发口服或静脉给药剂型。主要作用于革兰阳性菌,对 MRSA、VRE、PRSP 等耐药菌有良好抗菌活性,抑菌作用为主。对多数链球菌呈杀菌活性,可能与其能减少细菌毒力蛋白的释放,促进吞噬细胞对细菌的清除有关。利奈唑胺的临床治疗指征和注意事项见表 35-9。

表 35-9　利奈唑胺的临床治疗指征及注意事项

治疗指征	注意事项
社区及医院获得性肺炎	仅用于由明确或疑似敏感革兰阳性菌引起的感染病例
急性皮肤及皮肤结构感染(ABSSSI,即复杂皮肤与软组织感染,cSSSI)	仅用于已通过微生物检测明确由敏感革兰阳性菌引起的病例

利奈唑胺结合于细菌核糖体 50S 亚基,但具体作用机制有别于氯霉素、克林霉素、林可霉素等。利奈唑胺不抑制肽酰转移酶或抑制翻译终止反应,而是通过与靠近 30S 亚基界面的 50S 亚基结合,阻止 70S 起始复合物的形成抑制细菌蛋白质合成。利奈唑胺与革兰阳性菌 50S 亚基的亲和力是革兰阴性菌的两倍。X-晶体衍射显示利奈唑胺结合于 23S rRNA 的 A 位点,既阻碍了氨基酰-tRNA 进入 A 位点,也会对起始 tRNA 进入 P 位点产生干扰作用,因此也影响肽键的形成。利奈唑胺的作用部位和方式独特,因此在细菌耐药发生过程中,不易与其他抑制蛋白质合成的抗生素产生交叉耐药。

(五) 链阳菌素

链阳菌素(streptogramins)是自 20 世纪 50 年代起从禾生链霉菌(*Streptomyces graminofaciens*)、始旋链霉菌(*Streptomyces pristinaespiralis*)等微生物发酵产品中分离获得的两类结构差别较大的抗生素统称,包括普拉霉素(pristinamycin)ⅠA 和普拉霉素ⅡA,前者为多不饱和环内酯,后者为环六缩肽内酯。普拉霉素ⅠA 和普拉霉素ⅡA 的半合成衍生物奎奴普丁(quinupristin)和达福普汀(dalfopristin)的复方(3∶7)于 1998~1999 年间先后在英、美两国上市,商品名为 Synercid,用于治疗革兰阳性菌(葡萄球菌、屎肠球菌、肺炎链球菌、α-溶血链球菌、β-溶血链球菌)引起的严重感染及复杂皮肤和软组织感染(现称急性细菌性皮肤及皮肤结构感染)。奎奴普丁和达福普汀的化学结构见图 35-14。

奎奴普丁和达福普汀主要用于抗革兰阳性菌感染,但对粪肠球菌无效。体外实验中,还发现其对革兰阴性菌和厌氧菌有中等程度抑菌活性。两药单用对细菌呈抑菌作用,联用有协同杀菌效果。尽管结构上与大环内酯类抗生素类似,但对耐红霉素的金黄色葡萄球菌和链球菌有效。奎奴普丁和达福普汀通过静脉给药,血浆半衰期分别约为 3 h 和 1 h。

奎奴普丁和达福普汀都是细菌蛋白质合成抑制剂,能不可逆性结合于细菌的 50S 亚基,结合位点均

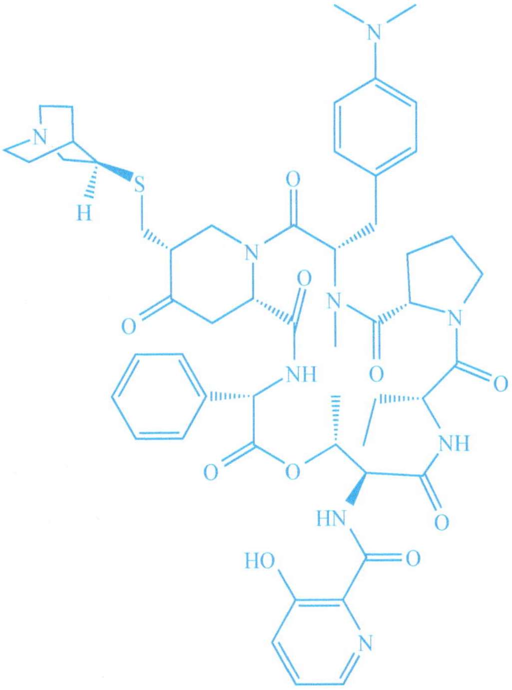

奎奴普丁

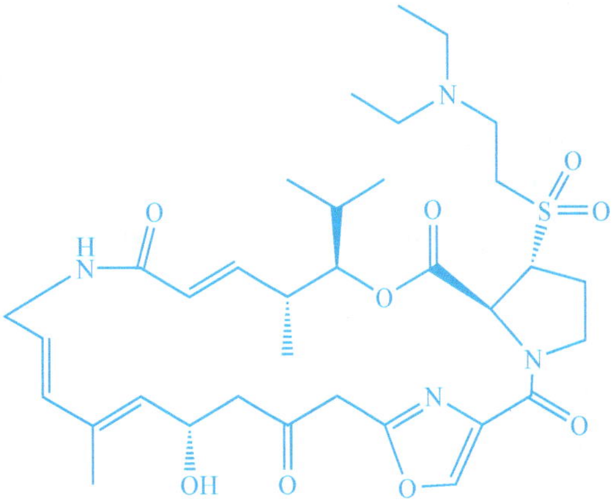

达福普汀

图 35－14　奎奴普丁和达福普汀的化学结构

在肽酰基转移酶中心(PTC)。两个抗生素作用于不同环节,达福普汀通过与核糖体结合在蛋白质合成早期抑制肽链延长,而奎奴普丁通过干扰肽键形成、抑制肽链的延长及肽的转移,并使不完整肽链释放,抑制蛋白质合成的后期步骤。达福普汀与 23S rRNA 结合后可改变亚基形状,使其更易与奎奴普丁结合,发挥协同效应。两者总的作用是抑制肽链延长。

(六) 氯霉素

氯霉素(chloramphenicol)最早于 1947 年从委内瑞拉链霉菌(*Streptomyces venezuelae*)发酵产物中分离,现通过化学合成获得,抗菌谱广,对革兰阴性菌、部分革兰阳性菌、多种厌氧菌及立克次体有效,是人类发现四环素前首个用于斑疹伤寒(立克次体感染)治疗的抗生素。氯霉素结构简单(图 35－15),分子中有两个手性碳(C1 和 C2),存在 4 种可能的旋光异构体,仅 *R*,*R*－非对映异构体有抗菌活性。早期合成的未经拆分的消旋体称为合霉素(synthomycin),活性仅为氯霉素 50%,现已不用。氯霉素难溶于水,其琥珀酸钠盐水溶性好,一般供肌注、静脉注射或静脉滴注使用;其棕榈酸酯不溶于水,多制成悬液剂型供口服使用。氯霉素的化学结构见下图 35－15,临床治疗指征见表 35－10。

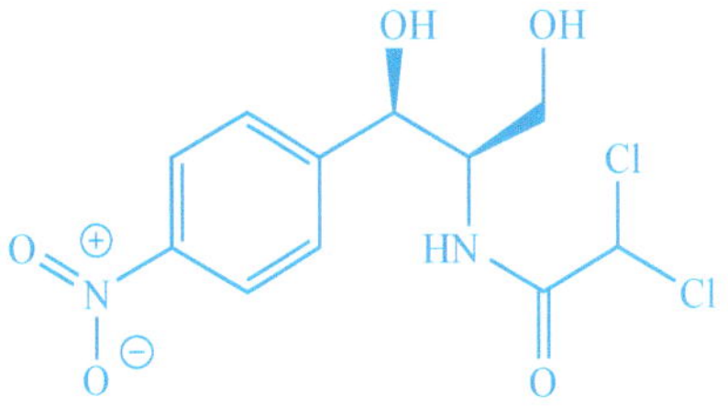

图 35－15　氯霉素的化学结构

表 35－10　氯霉素的临床治疗指征及注意事项

治疗指征	注意事项
伤寒热	适用于不耐受喹诺酮类药的患者
脑膜炎	适用于对青霉素或头孢菌素类抗生素过敏患者
会厌炎	静脉输液
眼、耳感染	外用

氯霉素作用于细菌 50S 亚基,抑制肽酰转移过程。主要结合于 23S rRNA 的 A 位点区域,影响氨基酰-tRNA 与 A 位点的正常结合,使肽酰基转移酶不能在 P 位点上为延长中的肽链提供新的氨基酸残基。由于氯霉素的结构与氨基酰-tRNA 类似,因此有利于其在 A 位点区域结合。氯霉素分子结构中的氮氧基团、C1、C3 位羟基、羰基等均有利于其与 RNA 相应核苷位点形成氢键。

(七) 林可(酰)胺类:林可霉素和克林霉素

林可霉素(lincomycin,洁霉素)最早于 1962 年从林可链霉菌(*Streptomyces lincolnensis*)的培养物中分离得到,属林可(酰)胺类抗生素(lincosamides),化学结构上可看作是一种脯氨酸衍生物酰化的氨基糖。抗菌谱与大环内酯类相似,为抑菌作用,对除肠球菌以外的革兰阳性菌和厌氧菌具有较好活性,革兰阴性菌对其不敏感。尽管林可霉素的平面结构与红霉素不同,但两者的三维构型有相似之处。克林霉素(clindamycin,氯林可霉素、氯洁霉素)是林可霉素与氯化亚砜反应后获得的 7-氯-7-脱氧衍生物,对革兰阳性菌和厌氧菌的活性较林可霉素更强,抗菌活性的提高可能与其更好的穿透能力有关。两种林可(酰)胺类抗生素主要为肌注或静脉滴注给药,也有口服和体表用药剂型,不良反应较多,严重不良反应包括伪膜性肠炎,现已少用,主要用于对青霉素过敏或不宜用青霉素治疗患者的替代治疗。林可霉素和克林霉素的结构见图 35-16。

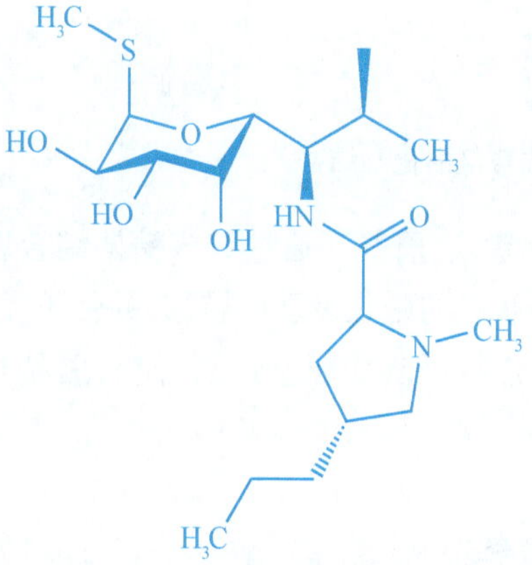
林可霉素

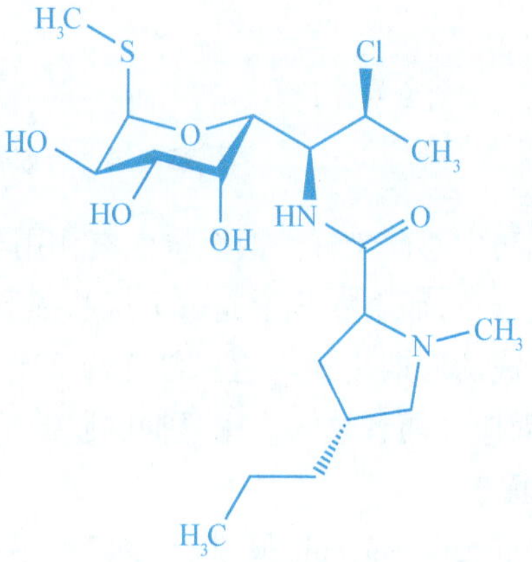
克林霉素

图 35-16 林可霉素和克林霉素的化学结构

两种林可(酰)胺类抗生素的作用机制与大环内酯类抗生素相似,主要与 50S 亚基 23S rRNA 的 PTC 区结合,阻止氨基酰-tRNA 在 A 位点的定位,抑制易位和新肽键形成,中止肽链的延长。这类抗生素与大环内酯类、链阳菌素类药物有一定程度的交叉耐药。

(八) 假单胞菌酸类:莫匹罗星

莫匹罗星(mupirocin)属于假单胞菌酸类抗生素,又名假单胞菌酸 A,20 世纪 60 年代后期由 Fuller 等人从荧光假单胞菌(*Pseudomonas fluorescens*)的发酵产物中分离获得,葛兰素史克公司开发,主要产品为 2%的外用钙霜剂和软膏剂,1987 年经 FDA 批准上市,英文商品名为百多邦(bactroban),1993 年在我国批准上市。结构中含有一个假单胞酸和一个短链脂肪酸侧链(壬酸),两者通过一个酯键相连,结构见图 35-17。

莫匹罗星抗菌谱窄,主要对包括 MRSA 在内的革兰阳性菌有效,低浓度抑菌,高浓度杀菌。外用治疗革兰阳性菌引起的各种原发和继发性皮肤组织感染,包括脓包病、疖、毛囊炎和皮肤湿疹、溃疡、外伤继发的感染。亦常用于清除鼻腔的 MRSA 定植,以降低外科手术患者和腹膜透析患者继发性 MRSA 感染的风险。

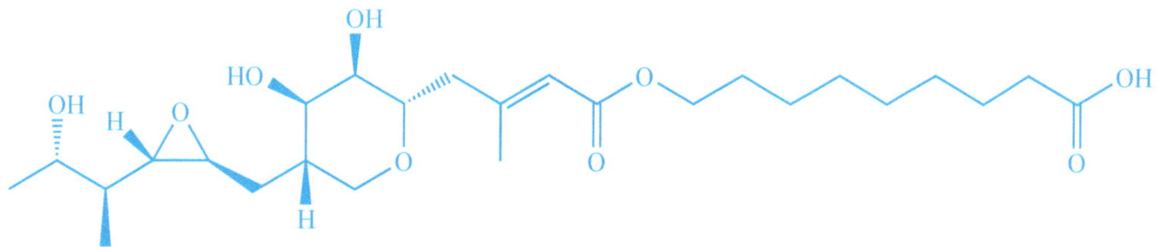

图 35-17　莫匹罗星的化学结构

莫匹罗星是一种异亮氨酸 tRNA 合成酶抑制剂，其侧链立体结构与异亮氨酸（Ile）相似，可竞争性结合于细菌内异亮氨酸 tRNA 合成酶（IleRS）上的 Ile 结合位点，形成可逆复合物，阻碍蛋白质合成中 Ile 的掺入，同时消耗胞内的 tRNA，导致细菌蛋白质合成终止，细菌死亡。

（九）截短侧耳素类：瑞他莫林

截短侧耳素类（pleuromutilins）最早为兽用抗生素，是从担子菌纲侧耳属的高等真菌 *Pleurotus passeckeranius* 和 *Pleurotus mutilis* 的发酵产物中分离提取的双萜烯类化合物，结构中具有一个关键的三环刚性结构，对大部分革兰阳性菌及部分革兰阴性菌有抑制活性。截短侧耳素最早由 Kavanagh 等在 1951 年分离并初步鉴定，目前截短侧耳素半合成衍生物主要有泰妙霉素（tiamulin）、沃尼妙林（valnemulin）和瑞他莫林（retapamulin）。前两药均为兽用。瑞他莫林（SB-275833）由葛兰素史克公司开发，2007 年经美国 FDA 和欧洲药物管理局（EMA）批准在美欧上市，临床应用为 1% 软膏剂，主要用于短期治疗革兰阳性菌引起的脓胞病和继发性皮肤组织感染，是近 30 年来首个新结构局部使用抗生素，结构见图 35-18。

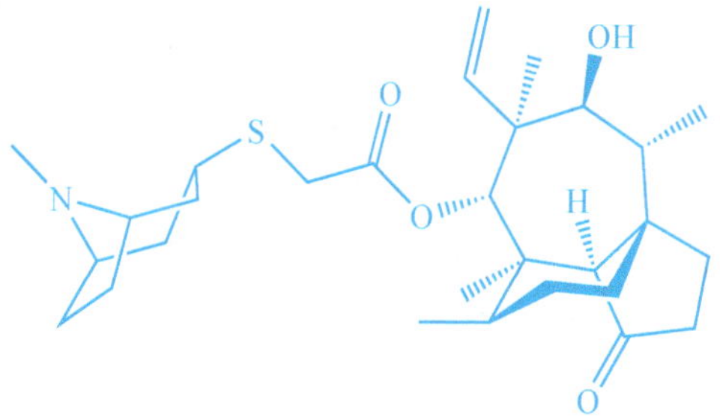

图 35-18　瑞他莫林的化学结构

瑞他莫林抗菌谱窄，为抑菌药，仅对革兰阳性菌有效，对葡萄球菌和酿脓链球菌的抑菌活性较强，与其他种类抗菌药无交叉耐药性。药物通过与细菌核糖体 50S 大亚基的 23S rRNA 的 V 区相互作用，关闭肽基转移酶结合口袋，使该部位核苷酸构象改变，无法由 A 位向 P 位正常转移，从而不能正常合成蛋白质。

三、抑制细菌染色体复制和功能的抗菌药

细菌不存在核膜，染色体以超螺旋形式存在于细胞质核区。当 DNA 双链开始复制，环状双螺旋分子必须展开，以便 DNA 聚合酶合成新的互补链。细菌通过超螺旋高度压缩染色体的形状和空间，正超螺旋（以双螺旋同方向卷曲）使染色体紧凑，负超螺旋（以双螺旋反方向卷曲）则使局部链松弛，是复制和转录所必须。在细菌分裂过程中，有 4 个拓扑异构酶参与维持 DNA 的形状，通过切开一条或两条 DNA 链起作用，DNA 链切开可去除或产生超螺旋，再重新闭合。环状染色体附近的复制叉在前进中形成复杂的扭结和链环，拓扑异构酶的功能是避免出现缠结。Ⅰ型拓扑异构酶切开一条 DNA 链，在缺口重新闭合前使另一条链通过缺口，Ⅱ型拓扑异构酶切开两条 DNA 链，在缺口重新闭合前使双螺旋 DNA 通过缺口。大肠杆菌中的拓扑异构酶Ⅰ和Ⅲ属于Ⅰ型拓扑异构酶，而拓扑异构酶Ⅱ（又称 DNA 促旋酶）和拓扑异构酶Ⅳ属于Ⅱ型拓扑异构酶。DNA 促旋酶和拓扑异构酶Ⅳ是喹诺酮类药物的主要作用靶标。硝基咪唑类抗生素因可与 DNA 直接反应，使 DNA 链断裂而产生杀菌作用，故在此部分一同介绍。安莎类抗生素抑制 DNA 依赖的 RNA 聚合酶，临床上主要用于治疗分枝杆菌感染，在抗结核药物的相关章有专门介绍。

(一) 喹诺酮类抗菌药

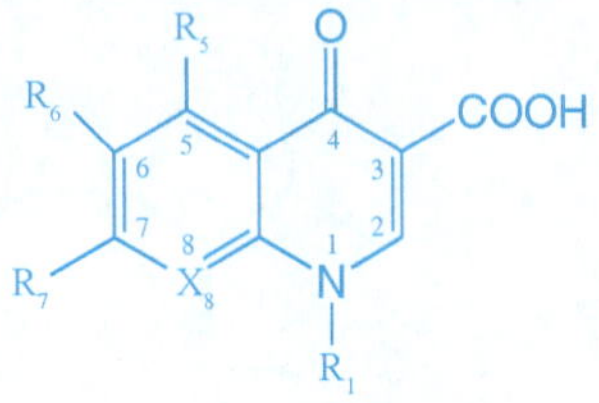

图 35－19　喹诺酮类抗菌药的基本结构

喹诺酮类药物(quinolones)是化学结构中含 4－吡啶酮－3－羧酸基本结构的一类人工合成抗细菌药物,呈杀菌效应。母核主要有喹啉、1,8－萘啶、噌啉、吡啶并嘧啶等四类氮杂环结构。其基本结构见图 35－19。首个应用于临床的品种是萘啶酸(nalidixic acid),其前体化合物于 1962 年从合成的抗疟药氯喹的杂质中发现。其后,喹诺酮类药物不断推陈出新,现已开发至第四代产品,新开发的品种逐渐拥有抗菌谱广、组织渗透力强、安全性高等诸多优点。

第一代喹诺酮类抗菌谱窄,仅限于大多数肠杆菌科菌,对铜绿假单胞菌和革兰阳性菌无效。口服吸收差,迅速从尿排出,主要用于治疗敏感菌引起的尿路感染。代表品种为萘啶酸,现已少用。第二代喹诺酮类对革兰阴性菌活性更强,对铜绿假单胞菌有效,但对革兰阳性菌仍无效。吡哌酸(pipemidic acid)是这类药的代表,口服吸收良好,主以原形药经尿排出,多用于治疗革兰阴性菌性尿路感染。第三代喹诺酮类开始具有广谱杀菌活性,对革兰阴性菌活性进一步增强,对葡萄球菌等革兰阳性菌有抗菌作用,同时对部分支原体、衣原体、军团菌、分枝杆菌等也有良好作用。组织渗透力强,可用于治疗呼吸、泌尿、消化系统感染。因这类药物分子中 C6 位均连有氟原子,故称为氟喹诺酮类,此外,C7 位往往有哌嗪基取代。代表药有诺氟沙星(norfloxacin)、环丙沙星(ciprofloxacin)、氧氟沙星(ofloxacin)、左氧氟沙星(levofloxacin),以及由我国中国科学院上海药物研究所开发的安妥沙星(antofloxacin)等。20 世纪 90 年代后期开始研制的第四代喹诺酮类,较之前的品种具有更丰富的变构或结构修饰,如 C6 位去氟,可使人体遗传毒性降低;C7 位取代氮双氧环结构,可增强抗革兰阳性菌活性;母核 8 位引入甲氧基,抗厌氧菌活性增强、不良反应降低等。总之,较前一代喹诺酮类的抗菌谱和杀菌活性有了进一步提高,包括对革兰阳性菌和厌氧菌的作用明显增强,药动学性质和安全性方面也得到改善。代表药包括莫西沙星(moxifloxacin)、加雷沙星(garenoxacin)、吉米沙星(gemifloxacin)等。几种代表性喹诺酮类的结构及临床治疗指征见表 35－11。

表 35－11　几种代表性喹诺酮的结构与治疗指征

药物名称	化学结构	主要治疗指征
萘啶酸	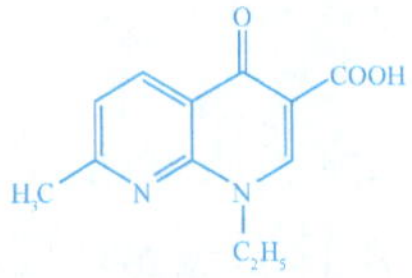	尿路感染
诺氟沙星	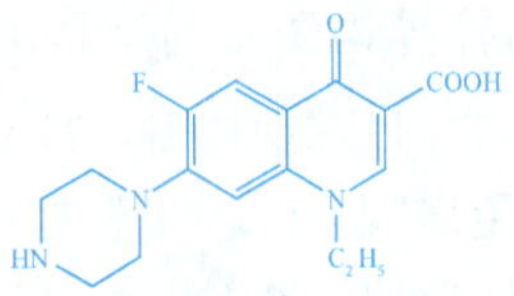	尿路感染、肠道感染
环丙沙星	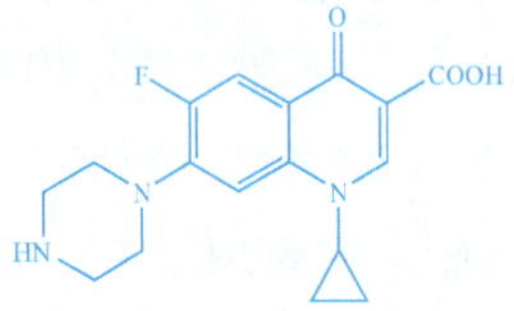	呼吸系统感染、尿路感染、炭疽、淋病、慢性前列腺炎、脑膜炎预防

续 表

药物名称	化学结构	主要治疗指征
左氧氟沙星	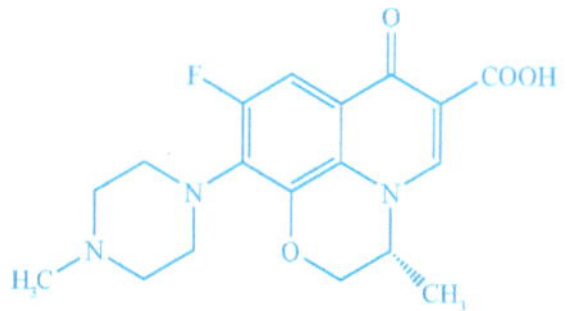	社区获得性肺炎、尿路感染、淋病、尿道炎
安妥沙星	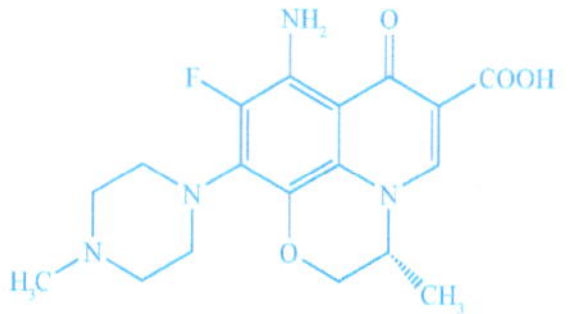	同左氧氟沙星
莫西沙星	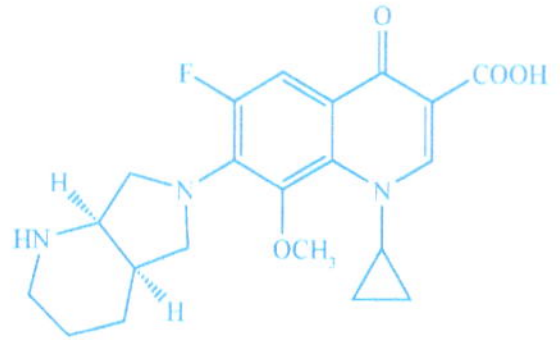	窦炎(鼻、颌、额窦等)、社区获得性肺炎、慢性支气管炎加重
吉米沙星	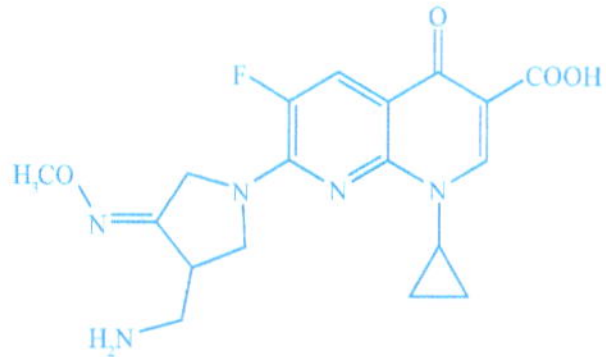	同莫西沙星

喹诺酮类抗菌作用机制是通过抑制细菌的DNA促旋酶和拓扑异构酶Ⅳ影响DNA的复制和转录过程。DNA促旋酶主要与松弛态环状DNA结合,有ATP存在时,通过扭曲DNA、打断双链、连接断点等系列步骤催化DNA链从正超螺旋转变成负超螺旋。DNA负超螺旋的引入有利于将DNA双链分开,保证染色体复制中复制叉的前进。无ATP存在时,该酶则催化负超螺旋松弛。拓扑异构酶Ⅳ主要与交联态的DNA结合,催化细菌分裂时复制获得的子代染色体分离。一般认为,抑菌浓度的喹诺酮类可与结合于DNA的DNA促旋酶或拓扑异构酶Ⅳ形成三联复合物,通过诱导酶的构象发生改变,阻止打断的双链再连接。革兰阴性菌中,DNA促旋酶可能是喹诺酮类的主要靶标,而革兰阳性菌中,拓扑异构酶Ⅳ可能是喹诺酮类更重要的靶标。

(二) 硝基咪唑类抗生素

硝基咪唑类抗生素(nitroimidazoles)最早于20世纪50年代从肠系膜诺卡菌(*Nocardia mesenterica*)和肉桂链霉菌(*Streptomyces eurocidicus*)发酵产物中发现。自1963年首个硝基咪唑类药物甲硝唑(metronidazole)经美国FDA批准用于临床后,先后获得成功开发的还有奥硝唑(ornidazole)、塞克硝唑(secnidazole)、替硝唑(tinidazole),在我国获得批准上市的有左奥硝唑(levornidazole)和吗啉硝唑(morinidazole)等。其中,左奥硝唑为奥硝唑的左旋体,是我国自主研发的1类新药。目前临床应用最广的甲硝唑及替硝唑的化学结构见图35-20。

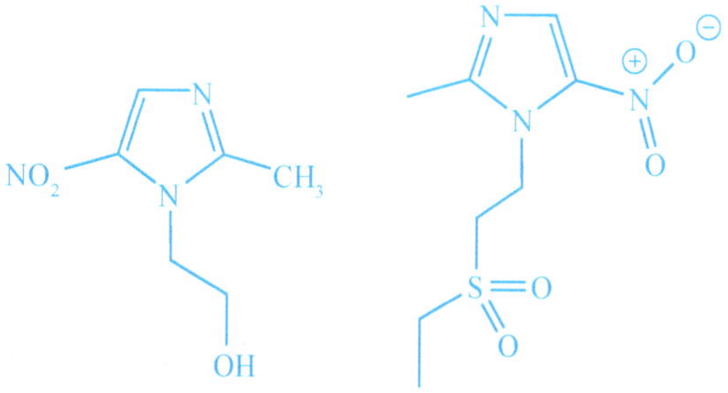

甲硝唑　　替硝唑

图35-20 甲硝唑及替硝唑的化学结构

硝基咪唑类抗菌谱窄,为杀菌药,对专性厌氧菌和各类原虫有很强活性。临床主用于厌氧菌感染、非特异性阴道炎、泌尿生殖道毛滴虫感染、贾第虫感染、阿米巴病等疾病的预防和治疗。口服生物利用度高(可达 100%),吸收迅速,组织穿透力强,分布广,可透过血-脑屏障进入 CNS。

硝基咪唑类抗生素的抗菌活性与结构中的硝基有关,药物本身相当于前药,当穿透细菌或原虫的细胞膜进入细胞后,分子上的硝基被细胞内的低氧化还原电位转化成亚硝酸阴离子自由基,此种活化的硝基咪唑分子可与 DNA 或蛋白质直接反应,导致 DNA 链断裂或蛋白质不可逆性损伤。活化分子作为中间体还可在细胞内进一步发生其他转化(如二聚化、质子化),从而增强细胞毒性。研究显示,硝基咪唑类抗生素的杀菌活性与细胞内铁氧还蛋白相关的电子传递系统或氢化酶系统存在关联,这些系统可能参与了硝基咪唑类分子上硝基的还原与自由基形成中所需的电子传递。当细胞内有氧存在时(如需氧菌内环境),活化的硝基咪唑阴离子自由基将迅速失活,可解释这类药物何以仅对专性厌氧菌有效。此外,由于活化这类药物的转化酶和电子传递系统仅特异存在于细菌或原虫中,哺乳动物细胞缺乏相应的系统,因而选择性作用于前者。

四、抑制细菌叶酸代谢的抗菌药

细菌和哺乳动物细胞的叶酸代谢过程有明显差异,哺乳动物的叶酸从食物中获取,而细菌的叶酸须自行合成。合成叶酸的系列反应中,首先以对氨基苯甲酸(para-aminobenzoic acid, PABA)为底物合成二氢蝶酸,随后加上 Glu 形成二氢叶酸(dihydrofolic acid, DHF),DHF 再被二氢叶酸还原酶(dihydrofolate reductase, DHFR)还原成四氢叶酸(tetrahydrofolic acid, THF)。作用于叶酸代谢通路的药物主要是磺胺类药物(sulfonamides)和甲氧苄啶(trimethoprim, TMP)。磺胺类药物能与 PABA 竞争二氢蝶酸合成酶,从而妨碍叶酸合成。抗菌增效剂甲氧苄啶能抑制二氢叶酸还原酶,使二氢叶酸无法还原成 THF,也阻碍叶酸的代谢和利用。

(一) 磺胺类药物

最早应用于临床的磺胺类药物(sulfonamides)是 1932 年发现的百浪多息,德国病理学与细菌学家 G. Domagk 因发现、验证百浪多息的体内抗菌疗效获得 1939 年的诺贝尔医学奖。1935 年,法国巴斯德研究所的 E. Fourneau 等认识到百浪多息是一种前药,须在体内转化为磺胺后才发挥抗菌活性,从而开启了磺胺类药物的研究。首个磺胺药——磺胺吡啶于 1937 年在法国上市。其后,磺胺噻唑、磺胺嘧啶、磺胺甲噁唑等数十种磺胺类药物先后进入临床使用。目前,磺胺甲噁唑(新诺明)和磺胺嘧啶仍在临床使用,前者与甲氧苄啶联合使用(5∶1)。两药的结构见图 35-21。

磺胺甲恶唑　　磺胺嘧啶

图 35-21 磺胺甲噁唑和磺胺嘧啶的化学结构

磺胺类药物抗菌谱广,对多种革兰阳性菌、革兰阴性菌,部分真菌、衣原体、原虫有抑制作用,对立克次体、支原体、螺旋体无效。根据口服吸收难易分为全身用药和肠道用药,另还有局部外用药。目前临床最常使用的两种磺胺类药物的主要临床治疗指征见表 35-12。

表 35－12　两种磺胺类药的治疗指征

药物名称	主要治疗指征
复方新诺明(磺胺甲噁唑+甲氧苄啶)	杰氏肺囊虫肺炎(人类卡氏肺囊虫肺炎)的预防与治疗，弓形虫病、诺卡氏病的治疗
磺胺嘧啶	风湿热的预防、弓形虫病的治疗、烧烫伤感染治疗(主要为磺胺嘧啶银外敷)

磺胺类药物在细菌内的作用靶标为二氢蝶酸合成酶。叶酸是 DNA、蛋白质合成的重要一碳单元。细菌一般利用 PABA 合成叶酸，由于磺胺药与 PABA 分子大小和电荷分布相似，在细菌内与 PABA 竞争二氢蝶酸合成酶的反应位点，抑制叶酸的合成，进而抑制细菌的生长繁殖。反之，PABA 也可竞争性地抑制磺胺药的抗菌效应。哺乳动物由于不合成叶酸而从食物中获取，故磺胺类药物对哺乳动物细胞的叶酸代谢无影响。

(二) 甲氧苄啶

甲氧苄啶(trimethoprim)于 20 世纪 60 年代由葛兰素史克公司开发，为广谱抗菌，对多种革兰阳性菌和革兰阴性菌有抑菌活性，但对肠球菌、肺炎链球菌、铜绿假单胞菌、不动杆菌、厌氧菌活性不佳。口服吸收迅速完全，现主要以 1∶5 的配方与磺胺甲噁唑联用(复方新诺明，SMZ)，这种组合考虑了体内药物间相似药动学过程及产生协同效应所需的药物水平。其化学结构见图 35－22。

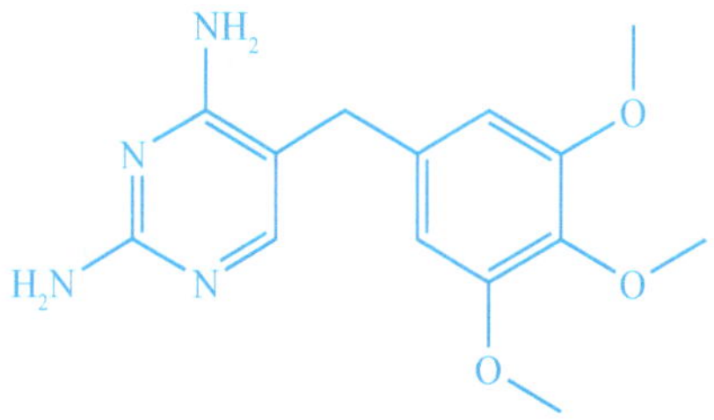

图 35－22　甲氧苄啶的化学结构

甲氧苄啶是辅酶 THF 的结构类似物，可竞争性抑制细菌二氢叶酸还原酶，阻断 THF 的产生，而 THF 是胸腺嘧啶合成必需的前体物，其合成受阻可影响细菌 DNA 的合成，最终抑制细菌的生长、繁殖。甲氧苄啶对细菌二氢叶酸还原酶的亲和力是人类细胞二氢叶酸还原酶的几千倍，因此可选择性作用于细菌。其与磺胺药联用，可使细菌的叶酸代谢遭双重抑制，数倍至数十倍地增强磺胺的抗菌效应，甚至导致杀菌作用。同时可降低两药的用药剂量，减少耐药菌的发生频率。本品还可增强多种其他类抗生素，包括四环素、庆大霉素、卡那霉素、多黏菌素等的抗菌作用。

五、细菌耐药性

细菌耐药性(bacterial resistance)是指细菌通过多种方式抵抗抗菌药的作用。细菌对三类或三类以上抗菌药不敏感称为多药耐药(multi-drug resistance, MDR)，又称多重耐药、耐多药；细菌只对一类或两类抗菌药敏感，而对其他类抗菌药均不敏感称为泛耐药(extensively drug resistance, XDR)；细菌对所有类型抗菌药均不敏感称为全耐药(pan-drug resistance, PDR)。

细菌抵抗抗菌药的耐药策略通常分为两种(图 35－23)。第一种策略为降低菌体内有效抗菌药浓度，主要通过产生灭活酶或钝化酶、改变细胞壁或细胞膜通透性、外排泵等。第二种策略为保护、修饰或改变抗菌药的作用靶位。另外，细菌还可以通过生物被膜、耐受、持留等抵抗抗菌药。

(一) 降低菌体内有效抗菌药浓度

1. *细菌产生灭活酶或修饰酶*　灭活酶(inactive enzyme)或修饰酶(钝化酶，modifying enzyme)是耐药菌株产生的、具有破坏或灭活抗菌药活性的酶类，它通过水解或修饰作用破坏抗生素的结构使其失去活性。细菌产生灭活酶或修饰酶是引起细菌耐药的一个重要机制，该类酶可由质粒或染色体介导表达，常见的有 β-内酰胺酶(β-lactamase)、氨基糖苷类修饰酶(aminoglycoside modifying enzyme)、氯霉素乙酰基转移酶(chloramphenicol acetyltransferase)、大环内酯类灭活酶(macrolide inactivating enzyme)等，其中 β-内酰胺酶和氨基糖苷类修饰酶是种类多、临床重要性高的两类酶。

(1) β-内酰胺酶是细菌产生的可水解 β-内酰胺类抗生素如青霉素类、头孢类和碳青霉烯类等的

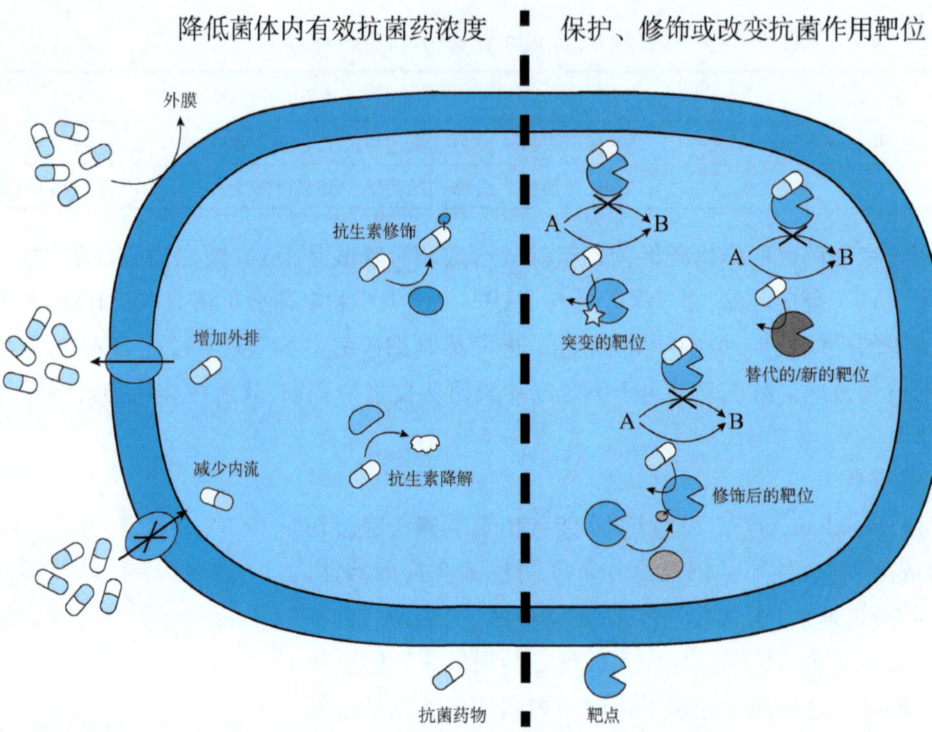

图 35－23　细菌抵抗抗菌药的耐药策略

酶。β－内酰胺酶的发现最早可追溯到 1940 年 Abraham 和 Chain 在青霉素进入临床应用以前,从革兰阴性菌大肠杆菌中分离的青霉素酶(penicillinase)。细菌 β－内酰胺酶可以通过头孢硝噻吩(nitrocefin)纸片检测,随着现代分子生物学技术的发展,现在可很方便地获得菌株携带的 β－内酰胺酶的基因序列及相应的氨基酸序列,得到酶类型信息。

β－内酰胺酶分类方法主要有功能分类法(包括 1995 年的 Bush－M－J 分类法和 2009 年修订的 Bush－J 分类法)和分子分类法(Ambler 分类法)。Bush－J 分类法和 Ambler 分类法详见表 35－13。

表 35－13　β－内酰胺酶的 Bush－J 分类法和 Ambler 分类法

分　类		特异性底物	是否被克拉维酸、他唑巴坦或 EDTA 抑制		特　征	代表性 β－内酰胺酶
Bush－J (2009)	Ambler		克拉维酸或他唑巴坦	EDTA		
1	C	头孢菌素类	否	否	对头孢菌素类的水解活性强于苄基青霉素,可水解头霉素类	大肠杆菌 AmpC、P99、ACT－1、CMY－2、FOX－1、MIR－I
1e	C	头孢菌素类	否	否	对头孢他啶及其他氧亚氨基(oxyimino)－β－内酰胺类水解活性增强	GC1、CMY－37
2a	A	青霉素类	是	否	对苄基青霉素的水解活性强于头孢菌素类	PC1
2b	A	青霉素类、早期的头孢菌素类	是	否	对苄基青霉素和头孢菌素类的水解活性相似	TEM－1、TEM－2、SHV－1
2be	A	超广谱头孢菌素类、单环 β－内酰胺类	是	否	对氧亚氨基－β－内酰胺类(头孢噻肟、头孢他啶、头孢曲松、头孢吡肟、氨曲南)水解活性增强	TEM－3、SHV－2、CTX－M－15、PER－1、VEB－1
2br	A	青霉素类	否	否	对克拉维酸、舒巴坦和他唑巴坦耐药	TEM－30、SHV－10

续 表

分类		特异性底物	是否被克拉维酸、他唑巴坦或 EDTA 抑制		特征	代表性β-内酰胺酶
Bush-J (2009)	Ambler		克拉维酸或他唑巴坦	EDTA		
2ber	A	超广谱头孢菌素类、单环β-内酰胺类	否	否	对氧亚氨基-β-内酰胺类水解活性增强,对克拉维酸、舒巴坦和他唑巴坦耐药	TEM-50
2c	A	羧苄西林	是	否	对羧苄西林水解活性增强	PSE-1、CARB-3
2ce	A	羧苄西林、头孢吡肟	是	否	对羧苄西林、头孢吡肟和头孢匹罗的水解活性增强	RTG-4
2d	D	氯唑西林	是或否	否	对氯唑西林或苯唑西林的水解活性增强	OXA-1、OXA-10
2de	D	超广谱头孢菌素类	是或否	否	水解氯唑西林或苯唑西林和氧亚氨基-β-内酰胺类	OXA-11、OXA-15
2df	D	碳青霉烯类	是或否	否	水解氯唑西林或苯唑西林和碳青霉烯类	OXA-23、OXA-48
2e	A	超广谱头孢菌素类	是	否	水解头孢菌素类,可被克拉维酸抑制,不被氨曲南抑制	CepA
2f	A	碳青霉烯类	是或否	否	对碳青霉烯类、氧亚氨基-β-内酰胺类、头霉素类的水解活性增强	KPC-2、IMI-1、SME-1
3a	B(B1)	碳青霉烯类	否	是	对包括碳青霉烯类在内的β-内酰胺类具有广谱水解活性,但不水解单环β-内酰胺类	IMP-1、VIM-1、CcrA、IND-1
	B(B3)					L1、CAU-1、GOB-1、FEZ-1、NDM-1
3b	B(B2)	碳青霉烯类	否	是	优先水解碳青霉烯类	CphA、Sfh-1

1995 年 Bush-M-J 分类法根据β-内酰胺酶的功能(底物谱和抑制剂谱)将其分为 1~4 组,第 1 组头孢菌素酶(AmpC 酶),不易被克拉维酸抑制;第 2 组包括青霉素酶、头孢菌素酶和广谱β-内酰胺酶,通常可被活性位点靶向的β-内酰胺酶抑制剂所抑制,该组依据其底物和抑制剂谱又分为很多亚组;第 3 组金属β-内酰胺酶可水解青霉素类、头孢菌素类和碳青霉烯类抗生素,很难被常规的β-内酰胺酶抑制剂所抑制,但可被 EDTA 抑制;第 4 组青霉素酶,不被克拉维酸抑制,2009 年修订的 Bush-J 分类法考虑到第 4 组酶研究信息不足,将其归属于其他组而去掉,同时增加了第 1~3 组的亚组,最终将酶按功能分为 3 个大组,16 个小组。

Ambler 分类法根据蛋白质氨基酸序列相似性和催化机制将β-内酰胺酶分为 A、B、C、D 类,A、C、D 类的活性位点处均有丝氨酸,又称为活性位点丝氨酸酶,而 B 类金属β-内酰胺酶的活性位点处有二价金属离子 Zn^{2+}。Ambler 分类法最初由 Ambler 于 1980 年提出,当时只有 A 类丝氨酸酶和 B 类金属β-内酰胺酶,1981 年 Jaurin 和 Grundstrom 增加了 C 类头孢菌素酶,20 世纪 80 年代末 D 类苯唑西林水解酶又从其他丝氨酸β-内酰胺酶中分离了出来。A 类酶主要由质粒介导,优先水解青霉素类,主要包括 TEM、SHV、PSE、KPC、GES、SME、IMI、SFC 家族等;B 类金属酶主要由染色体编码,水解碳青霉烯类、青霉素类及头孢菌素类,包括 IMP、VIM、SPM、GIM、SIM、KHM、NDM 等家族;C 类酶主要由染色体编码,包括 AmpC 头孢菌素酶,主要水解头孢菌素类;D 类酶主要由质粒介导,由苯唑西林水解酶 OXA 家族构成。

(2) 氨基糖苷类修饰酶:氨基糖苷类抗生素是具有多氨基和多羟基的多价阳离子化合物,氨基糖苷类修饰酶(aminoglycoside modifying enzyme, AME)是细菌产生的可通过对氨基糖苷类分子中的与其抗菌活性密切相关的氨基或羟基进行修饰,使氨基糖苷类与核糖体的亲和力大大降低而耐药的一种酶类(也称氨基糖苷类钝化酶),是细菌对氨基糖苷类抗生素耐药的一种重要机制。氨基糖苷类修饰酶基因还经常位于整合子、基因盒、转座子或者接合转移元件上,造成耐药基因在菌株之间广泛传播。氨基糖苷类修饰酶分为三大类:氨基糖苷类乙酰基转移酶(aminoglycoside acetyltransferase, AAC)、氨基糖苷类磷酸转移酶(aminoglycoside phosphotransferase, APH)和氨基糖苷类核苷转移酶(aminoglycoside nucleotidetransferase, ANT)。这些修饰酶在典型氨基糖苷类抗生素中的修饰位点主要为3-位、2′-位和6′-位的乙酰基转移酶修饰,4′-位和2″-位的核苷转移酶修饰,以及3′-位和2″-位的磷酸转移酶修饰(图35-24)。

AAC属于GCN5-相关的*N*-乙酰化酶(GNAT)蛋白超家族,以乙酰辅酶A作为供体,将受体分子中的-NH_2基团乙酰化,包括AAC(1)家族、AAC(3)家族、AAC(2′)家族、AAC(6′)家族等,其中AAC(6′)家族是修饰酶中最大的家族,广泛分布于革兰阴性菌和革兰阳性菌。AAC(6′)-Ⅰb是与临床关系最为密切的乙酰基转移酶,介导对阿米卡星和其他氨基糖苷类的耐药,在多种革兰阴性菌中均有检出,临床分离的产AAC(6′)-Ⅰ的革兰阴性菌中70%以上是这个基因型。AAC(6′)-Ⅰb-cr是AAC(6′)-Ⅰb家族的新成员,与AAC(6′)-Ⅰb相比,仅有Trp102Arg和Asp179Tyr两个氨基酸残基的改变,但其底物谱从单纯的氨基糖苷类扩展到能修饰氟喹诺酮类抗生素(氟哌酸和环丙沙星)。AAC(6′)家族成员可与APH、ANT或者不同的AAC相融合,形成双功能酶,如AAC(6′)-Ⅰe与APH(2″)-Ⅰa融合形成AAC(6′)-Ⅰe-APH(2″)-Ⅰa,常见于粪肠球菌和金黄色葡萄球菌中;AAC(6′)-Ⅱd与ANT(3″)-Ⅰa融合形成双功能酶ANT(3″)-Ⅰa-AAC(6′)-Ⅱd;AAC(6′)-Ⅰb′与AAC(3)-Ⅰb融合形成AAC(3)-Ⅰb-AAC(6′)-Ⅰb′,定位于铜绿假单胞菌的整合子。

APH催化ATP中的磷酸基团转移至氨基糖苷类抗生素分子的羟基上,包括APH(4)家族、APH(6)

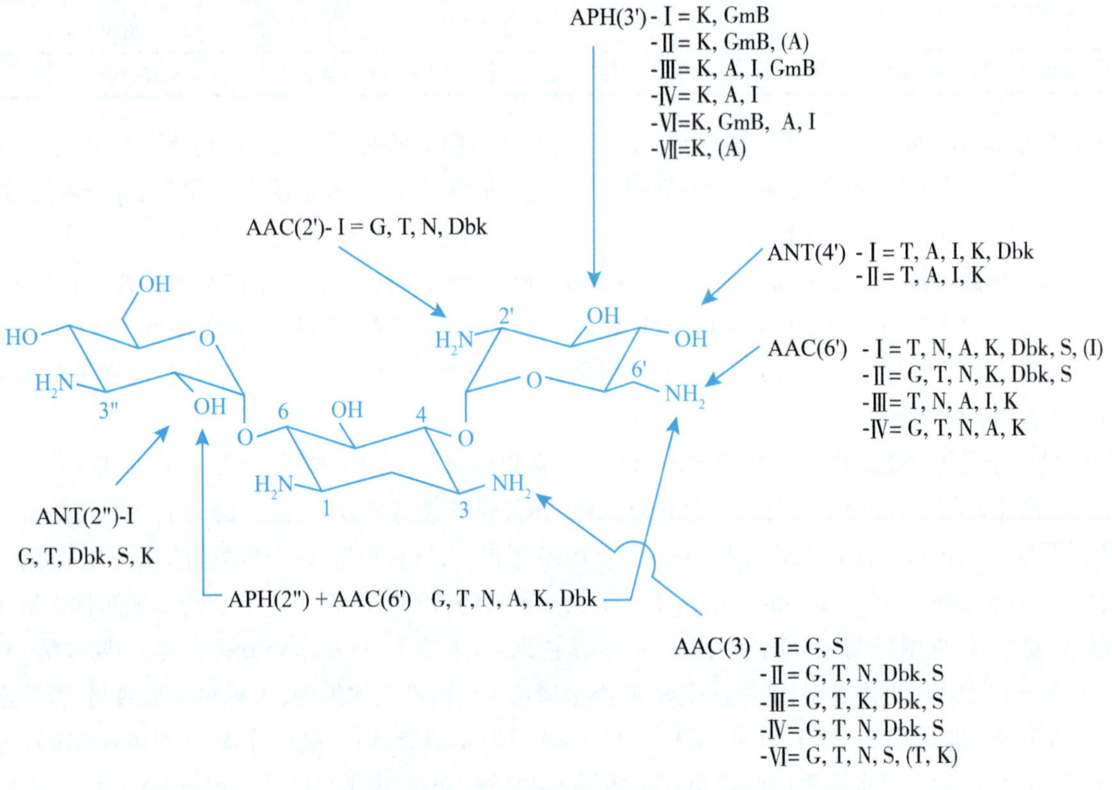

图35-24　氨基糖苷类修饰酶家族成员示意图(以卡那霉素B为例)

注:A,阿米卡星;Dbk,地贝卡星;G,商品化庆大霉素;GmB,庆大霉素B;K,卡那霉素A;I,异帕米星;N,奈替米星;S,西索米星;T,妥布霉素

家族、APH(9)家族、APH(3′)家族、APH(2″)家族、APH(3″)家族和 APH(7″)家族等。其中 APH(2″)对于介导革兰阳性菌对庆大霉素的耐药意义重大，APH(2″)-Ⅰa 是常见于肠球菌和金黄色葡萄球菌中的双功能酶 AAC(6′)-Ⅰe-APH(2″)-Ⅰa 的组成部分。

ANT 以 ATP 或 NTP 作为供体，将 AMP 转移至氨基糖苷类抗生素的羟基上，主要分为五类：ANT(6)家族、ANT(9)家族、ANT(4′)家族、ANT(2″)家族和 ANT(3″)家族，其中 ANT(4′)家族包括 ANT(4′)-Ⅰ和 ANT(4′)-Ⅱ两个亚家族。

2. *细菌细胞壁改变或细胞膜通透性改变*　细菌细胞膜是一种具有高度选择性的渗透性屏障，革兰阳性菌细胞膜被一层厚厚的肽聚糖细胞壁包裹，但该细胞壁内部结构简单，几乎不影响抗菌药小分子扩散至胞内，通常不构成抗生素的通透屏障，但革兰阴性菌在肽聚糖细胞壁外还有一层细胞外膜，主要成分有蛋白质(包括膜孔蛋白)、脂多糖(LPS)及磷脂等，构成抗菌药的外膜通透屏障，介导细菌的天然耐药性。亲水性抗菌药可通过外膜上的膜孔蛋白(如大肠杆菌外膜孔蛋白 OmpF 和 OmpC)穿过外膜，这些膜孔蛋白的下调表达或突变就可导致外膜通透性降低，使进入菌体细胞内的抗菌药减少而介导细菌耐药。例如，肠杆菌科细菌对碳青霉烯类耐药可由膜孔蛋白表达降低或膜孔蛋白基因突变导致，并且已有研究表明碳青霉烯类抗生素的选择性压力可诱导大肠杆菌等菌株累积膜孔蛋白基因突变或调控膜孔蛋白表达的基因突变。

3. *细菌外排泵系统*　细菌药物外排泵系统(efflux pump system)是较晚为人们所认识的重要耐药机制，普遍存在于各类细菌。细菌外排泵系统主动将抗菌药转运出细胞，是革兰阴性菌对许多抗菌药天然耐药的重要原因。当外排泵过量表达时，可介导对抗菌药的高水平耐药。有些外排泵底物谱窄，如 Tet 外排泵，而更多的外排泵可转运不同结构的底物，称为多药耐药外排泵(multidrug resistant efflux pump)。临床和实验室数据显示，外排泵不仅在药物外排过程中发挥作用，对细菌毒力和适应性反应也有影响，如外排泵可以通过转运蛋白类毒素和其他毒力因子增强细菌致病力，以及在细菌细胞间交流和生物被膜形成中发挥作用，此外，外排泵在分枝杆菌脂质转运中也起部分作用，并很可能参与抗菌药存在时的细菌持留状态的形成。细菌外排泵系统可分为 6 个家族，其中 ATP 偶联盒家族(ATP-binding cassette, ABC)直接利用 ATP 提供能量进行转运，而其他 5 个家族为次级主动转运系统，通过跨膜离子梯度捕获电化学能量来驱动转运，包括主要易化子超家族(major facilitator superfamily, MFS)、多药及毒物外排(multidrug andtoxic compound extrusion, MATE)家族、小多重耐药(small multidrug resistance, SMR)家族、耐药-结节-分化(resistance-nodulation-division, RND)超家族和变形杆菌抗微生物药物外排(proteobacterial antimicrobial compound efflux, PACE)家族。

(1) 革兰阳性菌外排泵系统：革兰阳性菌外排泵系统主要是染色体编码的 MFS Nor-家族(NorA、NorB 或 NorC)、MdeA MATE mepRAB(多药外排蛋白)和 SMR SepA。还有质粒编码的 QacA、QacB 和 Tet(K)等外排泵系统。粪肠球菌还有 NorA 的同源体 EmeA。这些外排泵系统有广泛和交叉重叠的底物谱，包括喹诺酮类、四环素类、单价和二价抗菌阳离子化合物及植物来源的次级代谢产物。

(2) 革兰阴性菌外排泵系统：外排泵系统是临床上引起革兰阴性菌耐药的重要原因之一。由调控基因突变引起的外排泵基因高表达可导致革兰阴性菌多药耐药，最常见于 RND 型外排泵。RND 型外排泵一般由 3 个部分组成：① 内膜蛋白(inner membrane protein)，位于细胞质膜上，负责与底物结合并决定底物特异性；② 周质接头蛋白(periplasmic adaptor protein)，与细胞质膜相连，延伸至周质，起连接作用；③ 外膜融合蛋白(outer membrane fusion protein)，负责将内膜蛋白接受的底物从周质空间进一步转运到细胞外。RND 型外排泵常见于铜绿假单胞菌、大肠杆菌、淋病奈瑟菌等，还见于空肠弯曲菌和鲍曼不动杆菌，能介导细菌对多种不同结构药物及洗涤剂、染料的外排。不同种属 RND 系统高度保守，比较基因组学研究结果显示，大肠杆菌的 AcrB、铜绿假单胞菌的 MexB、空肠弯曲菌的 CmeB、鲍曼不动杆菌的 AdeB 和淋病奈瑟菌的 MtrD 有高度同源性。研究最清楚的大肠杆菌 RND 系统(AcrAB - TolC 系统)由内膜蛋白 AcrB、周质接头蛋白 AcrA 和外膜融合蛋白 TolC 组成。AcrAB - TolC 为染色体编码,通常情况下组成性表达,有利于对肠道的胆盐、脂肪酸等物质的排出。但其调控基因发生突变时可引起 AcrAB - TolC 过表达,从而介导对多种抗生素、染料和洗涤剂的外排而引起耐药。铜绿假单胞菌中与临床耐药相关的 RND 外排泵包括 MexAB - OprM、MexXY - OprM、MexCD - OprJ、MexEF - OprN 等,临床多药耐药铜绿假单胞菌有很大比例与这些外排泵的过表达有关。鲍曼不动杆菌是一个多药耐药的院内致病菌,可选择抗生素范围小。多药耐药 RND 外排泵 AdeABC 的过表达可导致鲍曼不动杆菌对氨基糖苷类的耐药和对氟喹诺酮、四环素、替加环素、氯霉素、红霉素、甲氧苄啶、奈替米星、美罗培南等的敏感性降低。

革兰阴性菌中存在的 MFS 家族包括鼠伤寒沙氏菌 SmvA(与金黄色葡萄球菌 QacA 相似)、大肠杆菌 EmrAB - TolC、介导大肠杆菌和克雷伯菌属对喹诺酮耐药的 QepA 和 OqxAB 质粒等。鲍曼不动杆菌 CraA 与大肠杆菌 MdfA(只外排氯霉素)和获得性窄谱外排系统 TetA、TetB、CmlA、FloR 同源。AmvA 介导鲍曼不动杆菌对抗生素和消毒剂的耐药性。某些革兰阴性菌检测到 SMR 和 MATE 家族。鲍曼不动杆菌检测到 AbeM 和 AbeS,在其他不动杆菌属中检测到 AdeXYZ、AdeDE 和 QacE。SugE 介导阴沟肠杆菌对抗生素的耐药性。SMR 转运子为小的疏水性细菌多药耐药外排蛋白,可介导革兰阴性菌如铜绿假单胞菌、肺炎克雷伯菌、鲍曼不动杆菌、大肠埃细菌等对多种抗生素外排。鲍曼不动杆菌的 SMR 型外排泵 AbeS 可外排红霉素、新生霉素、氨基糖苷类、喹诺酮类、四环素和甲氧苄啶等。MATE 转运子利用跨膜钠离子的电化学电势作为驱动力,已有报道显示其在副溶血性弧菌、霍乱弧菌、多形拟杆菌、流感嗜血杆菌和铜绿假单胞菌的耐药中发挥作用。革兰阴性菌 ABC 外排泵系统包括黏质沙雷菌中的 SmdAB、大肠杆菌和奈瑟氏球菌中的大环内酯类转运体 MacAB 等。

(二) 保护、修饰或改变抗菌作用靶位

大多数抗菌药通过与其作用靶位高亲和力结合,抑制靶位的正常生理活性而发挥作用。对作用靶位的保护、修饰或改变,可使抗菌药不能有效抑制作用靶位而介导细菌耐药。

1. *改变作用靶位*　细菌可通过作用靶位突变,或通过获得作用靶位新突变体而表现耐药。

耐甲氧西林金黄色葡萄球菌(methicillin resistant *Staphylococcus aureus*, MRSA)具有多重耐药性,其机制为菌株除了正常的 PBP 外,产生了一种新的由 *mecA* 基因编码的 PBP2a 蛋白,该酶蛋白与抗生素亲和力远低于 PBP,这样在其他 PBP 与抗生素结合而被抑制不能发挥正常功能的情况下,PBP2a 仍可由于其与抗生素的低亲和力而发挥生物学活性,使细菌免于抗生素的杀灭活性而产生耐药。MRSA 最初发现于 1961 年,主要由医院分离,至 1990 年在全球医院环境中广泛流行,称为医院相关性 MRSA(hospital-associated MRSA, HA - MRSA);随后 MRSA 又扩展至社区,即社区相关性 MRSA(community-associated MRSA, CA - MRSA);而近年来从动物及食品中分离出 MRSA,即牲畜相关性 MRSA(livestock-associated MRSA, LA - MRSA)。近年来,在英国、丹麦和爱尔兰的牲畜和人类分离的金黄色葡萄球菌中发现了 *mecA* 的一个新变种 *mecC*,该基因与 *mecA* 基因有 70%的核酸同源性,位于Ⅺ型 SCCmec 元件上,用 *mecA* 的标准 PCR 检测方式不能检测到。*mecC* MRSA 的抗生素耐药表型与 *mecA* MRSA 的耐药表型有轻微差别,携带 *mecC* 的菌株对苯唑西林比携带 *mecA* 菌株更敏感,但对头孢西丁耐药。

细菌 DNA 促旋酶和拓扑异构酶Ⅳ系喹诺酮类药物作用的靶位,其编码基因 *gyrA*、*gyrB*、*parC*、*parE* 常可于喹诺酮耐药决定区域(quinolone resistance determining region, QRDR)发生突变,导致 DNA 促旋酶或拓扑异构酶改变,与药物亲和力下降而耐药。

细菌可通过改变代谢途径逃避抗菌药作用。细菌不能利用环境中的叶酸,需要靠自身合成,而磺胺能与 PABA 竞争二氢蝶酸合成酶,从而妨碍叶酸合成。抗菌增效剂甲氧苄啶(trimethoprim, TMP)能抑

制二氢叶酸还原酶,使 DHF 无法还原成 THF,也阻碍叶酸的代谢和利用。然而随着其应用,人们发现其只对少数几种疾病有较好效果,且许多患者还会产生严重副作用,同时磺胺类药物的细菌耐药性迅速扩散蔓延,耐药程度也呈上升趋势。抗磺胺类细菌能利用已合成的叶酸,不需要外来的 PABA 制造叶酸,使磺胺失效而产生耐药性。

2. *作用靶位的修饰和保护作用*　介导喹诺酮耐药的 *qnr* 基因常位于质粒上,编码五肽重复家族蛋白(pentapeptide repeat protein, PRP),结合并保护拓扑异构酶Ⅳ和 DNA 促旋酶免于喹诺酮类药物的作用,是导致菌株对喹诺酮类药物耐药的另一重要机制。对 QnrB1 的研究结果显示,PRP 通过作用于拓扑异构酶-喹诺酮复合体,引发喹诺酮释放,使拓扑异构酶重新恢复其生理活性而发挥作用。Qnr 蛋白包括 QnrA (QnrA1－7)、QnrB (QnrB1－73)、QnrC、QnrD(QnrD1－2)、QnrS (QnrS1－9)、QnrVC(QnrVC1－6)等。

多黏菌素类抗生素(主要指多黏菌素 B 和多黏菌素 E)为包含长疏水尾的环状抗菌多肽,通过结合到革兰阴性菌特有的 LPS,借助其疏水性尾破坏细胞膜而发挥抗革兰阴性菌活性。近些年来由于抗菌药的缺乏,多黏菌素被广泛用于多药耐药铜绿假单胞菌、不动杆菌、肠杆菌科细菌感染的治疗,随之而来的是多黏菌素耐药性的产生。多黏菌素耐药通常与影响 LPS 的调控子的表达有关,如编码双组分调控系统 PmrAB 的基因突变可引起 PmrC 过表达,进而介导对脂质 A 的磷酸乙醇胺修饰,引起 LPS 的负电荷量降低,导致多黏菌素与 LPS 的亲和力降低而耐药。编码 PhoPQ 双组分调控系统基因或其调控因子的突变也可通过上调 PmrAB 系统的表达而介导多黏菌素耐药。*mcr－1* 是第一个报道的可在不同菌株间水平转移的多黏菌素耐药基因,通常定位于质粒上,最初于 2015 年从动物源的大肠杆菌中发现,现已在大肠杆菌、沙门氏菌、肺炎克雷伯菌、产气肠杆菌、阴沟肠杆菌等多种菌株中检测到,并发现了 *mcr－1* 的突变体 *mcr－2*、*mcr－3*、*mcr－4*、*mcr－5* 等。*mcr* 基因编码磷脂酰乙醇胺转移酶,可将磷脂酰乙醇胺残基转移到革兰阴性菌细胞膜的脂质 A 上,被修饰的脂质 A 与多黏菌素的亲和力大大降低,从而使菌株表现多黏菌素耐药。

达托霉素特异性靶向革兰阳性菌细胞质膜的阴离子磷脂,在 Ca^{2+} 存在情况下,插入到细胞膜中引起去极化和细胞内容物的流失而表现出抗菌活性。在金黄色葡萄球菌中,达托霉素耐药可由 *mprF* 点突变引起,*mprF* 编码一种多肽耐药因子(multiple peptide resistance factor),可在阴离子磷脂的磷脂酰甘油中加入 L－Lys,该基因的点突变可导致赖氨酸化磷脂酰甘油增多,进而更大程度地改变细胞膜的电荷和磷脂组成,从而降低达托霉素与细胞膜的结合而耐药。

细菌对氨基糖苷类抗生素耐药的另一个主要机制是 16S rRNA 甲基化酶(16S rRNA methyltransferase, 16S RMTast)甲基化修饰核糖体小亚基 16S rRNA,使其不被氨基糖苷类药物抑制。这种耐药机制已见于多种革兰阴性病原菌如铜绿假单胞菌、鲍曼不动杆菌和肺炎克雷伯菌等。甲基化酶基因可介导细菌对大多数氨基糖苷类抗生素的高水平耐药,且大多定位于可转移元件(质粒、转座子等)上。其中有些菌株还同时携带超广谱 β－内酰胺酶或金属 β－内酰胺酶基因,导致菌株多药耐药。16S rRNA 甲基化酶可能源于产生氨基糖苷类抗生素的放线菌,如链霉菌属和小单孢菌。这些菌通过 16S rRNA 甲基化酶甲基化修饰 16S rRNA 的特定位点而使氨基糖苷类抗生素不能与之结合,从而发挥自我保护作用,表现出对其产生的氨基糖苷类抗生素天然耐药。

革兰阴性菌 16S rRNA 甲基化酶分为两类,第一类为作用于 16S rRNA G1405 位的 N_7 甲基转移酶,介导对 4,6－位取代 2－脱氧链霉胺氨基糖苷类(包括庆大霉素、妥布霉素、阿米卡星等)和福提霉素(fortimicin)的高水平耐药,但不介导对 4,5－位取代脱氧链霉胺氨基糖苷类(如新霉素),或 4－位单取代脱氧链霉胺氨基糖苷类(如巴龙霉素),或不含脱氧链霉胺环抗生素(如链霉素)的耐药,包括 ArmA (Aminoglycoside resistance methyltransferase A)、RmtA(rRNA methyltransferase A)、RmtB1、RmtB2、RmtC、RmtD1、RmtD2、RmtE、RmtF、RmtG、RmtH 等。第二类为作用于 16S rRNAA1408 位的 N_1 甲基转移酶,如

NpmA。该酶于 2007 年首次分离于氨基糖苷类耐药大肠杆菌 ARS3 中,与其他 16S rRNA 甲基化酶不同,携带含 *npmA* 重组质粒的大肠杆菌不仅对 4,6 -位取代 2 -脱氧链霉胺氨基糖苷类(如阿米卡星和庆大霉素)表现高水平耐药性,还对 4,5 -位取代 2 -脱氧链霉胺氨基糖苷类(如新霉素和核糖霉素)表现耐药,但对链霉素和大观霉素不表现耐药性。

其他与作用靶位修饰或改变有关的细菌耐药还包括 23S rRNA 甲基化酶甲基化修饰核糖体大亚基 23S rRNA 或其他原因引起的 23S rRNA 或核糖体 L3/L4 蛋白发生突变导致金黄色葡萄球菌(包括 MRSA)或肠球菌对利奈唑胺耐药;万古霉素作用靶位细胞壁五肽末端的 *D* -丙氨酰- *D* -丙氨酸突变为 *D* -丙氨酰- *D* -乳酸或 *D* -丙氨酰- *D* -丝氨酸使肠球菌对万古霉素产生耐药;质粒介导的甲基化酶甲基化修饰 23S rRNA 上的关键性腺嘌呤残基而使红霉素不能与之结合,从而介导肺炎链球菌的红霉素耐药等。

(三) 细菌非典型耐药: 生物被膜、耐受、持留等

除了通常意义上的细菌耐药,细菌还会出现一些非典型耐药现象,包括生物被膜(biofilm)形成、耐受(tolerance)和持留(persistence)等。细菌生物被膜形成往往会导致最小抑菌浓度(minimum inhibitory concentration, MIC)升高,但当细菌恢复游离状态时,又往往会表现敏感表型。而当细菌出现耐受和持留现象时,通常 MIC 与敏感菌相比无变化。

细菌生物被膜指细菌通过自身产生的胞外多聚物(extracellular polymeric substance, EPS,其是一种多聚混合物,其成分包括胞外 LPS、蛋白质、脂质、DNA 等)彼此粘连聚合而形成的一种黏质物,是细菌为适应环境变化(营养缺失、干旱、亚抑菌浓度抗生素等)通过自我调整而形成的,通常附着于固体表面,如牙齿、医疗器械、破损组织表面等,在自然界、工业和医院环境中广泛存在。细菌生物被膜是一个生物功能体系,其内细菌通过互相协作来完成生物被膜的形成,已证实群体效应(quorum sensing, QS)在多种细菌的生物被膜形成中发挥作用。自然界中可形成生物被膜的菌种很多,铜绿假单胞菌、大肠杆菌、葡萄球菌较易形成生物被膜,其导致的感染是医疗器械感染中的主要问题。形成生物被膜的菌株对抗生素的渗透性降低,并且细菌代谢减缓,呈"亚冬眠状态",从而对抗生素耐药。研究表明,形成生物被膜的细菌对药物的敏感性比游离状态的细菌低 1 000 倍以上。位于生物被膜内的细菌由于生物被膜的保护作用,不仅能逃避抗菌药的杀伤作用,还能免于机体的免疫系统攻击,是造成持续感染的主要原因。

细菌耐受一般用于形容微生物在短期暴露于高浓度抗菌药后可以存活,并且 MIC 值无变化的现象。细菌耐受可因基因突变或环境变化引起,有研究发现生长条件恶劣情况下细菌可表现出对多种抗生素耐受。抗菌药本身也可以引起细菌的非生长状态从而导致耐受,而这种药物引起的耐受反过来可保护细菌免受抗菌药的致死作用。通常认为细菌在短期接触高浓度抑菌抗生素后可以存活,因此细菌耐受只适用于杀菌性抗菌药。细菌耐受主要分为两种类型: 缓慢生长耐受(tolerance by slow growth)和滞后耐受(tolerance by lag),前者为影响细菌稳态期引起,后者为影响细菌滞后期引起。通常细菌通过减缓重要细菌生物过程来实现耐受,如细菌生长缓慢的状态下可以耐受 β -内酰胺类的作用,这与细菌细胞壁合成减缓有关。β -内酰胺类抗生素发挥杀菌作用依赖于活跃的细胞壁合成,而在细菌生长缓慢状态下 β -内酰胺类抗生素需要更长时间来发挥杀菌活性。缓慢生长耐受可为遗传性的(细菌本身或基因突变导致的生长缓慢)或非遗传性的(生长环境恶劣导致的生长缓慢或生物被膜内部细菌的生长缓慢)。而滞后耐受是细菌在饥饿或压力条件下的一种一过性状态,表现为滞后期延长。如新鲜过夜培养大肠杆菌 K12 再稀释培养时的平均滞后期为 30 min,但当用培养多天的陈旧培养物再稀释培养时,细菌需要更长时间来适应营养丰富的环境,滞后期就大大延长。当抗菌药的作用时间短于滞后期时,细菌就会表现滞后耐受。

细菌持留现象是细菌群体中的一部分个体可耐受高浓度抗菌药作用的现象。持留现象通常表现为细菌群体的大部分个体被快速杀死，而一小部分（通常小于 1%）存活更长时间。由于持留个体和非持留个体对抗菌药的不同反应，杀菌曲线表现为双曲型。持留个体对抗菌药杀菌活性的慢反应状态是非遗传性的，当持留个体被分离、重新培养和暴露于相同的抗菌药时，会表现出与原始菌相同的异质性反应，即新培养的细菌群体又分为持留个体和非持留个体。持留分为时间依赖性持留（time-dependent persistence）和剂量依赖性持留（dose-dependent persistence）。时间依赖性持留指耐受菌株中一部分个体表现为滞后期延长（滞后耐受）或生长速率减缓（缓慢生长耐受）。剂量依赖性持留指细菌群体中的部分个体表现一过性的抗菌药敏感性降低。如外排泵基因在部分个体中一过性高表达导致这些菌体内有效抗菌药浓度降低，引起其对药物敏感性降低。剂量依赖性持留和耐药的区别在于耐药基因过表达的一过性遗传机制，当剂量依赖性持留个体重新培养生长时，耐药因子只在新生长群体中的部分个体中过表达，从而使新群体也表现异质耐药。剂量依赖性持留通常是细菌对某类抗菌药做出反应，并且与细菌生长速度无关；而时间依赖性持留经常是保护细菌免受靶向细菌生长的多类抗菌药的作用。

（杨信怡 李聪然 游雪甫）

第三节 新型抗菌药的研发

抗菌新药研发因投入多、利润低、风险大，国际大型制药企业逐渐减少对抗菌药研发的投入，科学家对抗菌药发现的基础研究重视不够，导致新型抗生素后续产品枯竭。世界卫生组织号召世界各国加强抗耐药菌药物研发。

新型抗菌药研发主要包括 3 个方面：① 已有抗菌药的升级改造；② 新靶点、新机制、新结构骨架化合物的全新抗菌药研发；③ 抗感染药物治疗和研发的新策略。

一、已有抗菌药升级改造

21 世纪以来，全球共有 41 个新抗菌药上市，其中 3 个为新结构类型抗菌药（利奈唑胺、达托霉素、瑞他莫林），36 个为已有抗菌药升级改造（包括 3 个 β-内酰胺酶复方制剂），2 个为抗体药物（表 35-14）。

表 35-14 2000 年以来上市的新抗菌药

序号	上市年份（年）	药物名称	类别	抗菌活性	首次上市国家/地区
1	2000	利奈唑胺（linezolid）	噁唑烷酮类	G^+	美国
2	2001	泰利霉素（telithromycin）	大环内酯类	G^+/G^-	德国
3	2002	比阿培南（biapenem）	碳青霉烯类	G^+/G^-	日本
4	2002	厄他培南（ertapenem）	碳青霉烯类	G^+/G^-	美国
5	2002	普卢利沙星（prulifloxacin）	氟喹诺酮类	G^+/G^-	日本
6	2002	帕珠沙星（pazufloxacin）	氟喹诺酮类	G^+/G^-	日本
7	2002	巴洛沙星（balofloxacin）	氟喹诺酮类	G^+/G^-	韩国
8	2003	达托霉素（daptomycin）	脂肽类	G^+	美国
9	2004	利福昔明（rifaximi）	利福霉素类	G^+/G^-	美国
10	2004	吉米沙星（gemifloxacin）	氟喹诺酮类	G^+/G^-	美国
11	2005	多利培南（doripenem）	碳青霉烯类	G^+/G^-	日本

续 表

序号	上市年份(年)	药 物 名 称	类 别	抗菌活性	首次上市国家/地区
12	2005	替加环素(tigecycline)	四环素类	G^+/G^-	美国
13	2007	瑞他莫林(retapamulin)	截短侧耳素类	G^+	美国
14	2007	加雷沙星(garenoxacin)	喹诺酮类	G^+/G^-	日本
15	2008	头孢托罗酯(ceftobiprole medocaril)	头孢菌素类	G^+/G^-	加拿大
16	2008	西他沙星(sitafloxacin)	氟喹诺酮类	G^+/G^-	日本
17	2009	泰吡培南酯(tebipenem pivoxil)	碳青霉烯类	G^+/G^-	日本
18	2009	特拉万星(telavancin)	糖肽类	G^+	美国
19	2009	安妥沙星(antofloxacin)	氟喹诺酮类	G^+/G^-	日本
20	2009	贝西沙星(besifloxacind)	氟喹诺酮类	G^+/G^-	美国
21	2010	头孢洛林酯(ceftaroline fosamil)	头孢菌素类	G^+/G^-	美国
22	2011	非达霉素(fidaxomicin)	台勾霉素	G^+	美国
23	2014	达巴万星(dalbavancin)	糖肽类	G^+	美国
24	2014	奥利万星(oritavancin)	糖肽类	G^+	美国
25	2014	磷酸泰地唑胺(tedizolid phosphate)	噁唑烷酮类	G^+/G^-	美国
26	2014	头孢洛扎+他唑巴坦(ceftolozane+tazobactame)	β-内酰胺类+β-内酰胺酶抑制剂	G^-	美国
27	2014	奈诺沙星(nemonoxacin)	喹诺酮类	G^+/G^-	中国台湾地区
28	2014	非那沙星(finafloxacin)	氟喹诺酮类	G^+/G^-	美国
29	2015	头孢他啶+阿维巴坦(ceftazidime+avibactam)	β-内酰胺类+β-内酰胺酶抑制剂	G^-	美国
30	2015	奥泽沙星(ozenoxacin)	喹诺酮类	G^+	日本
31	2015	Zabofloxacin	喹诺酮类	G^+/G^-	韩国
32	2015	奥拉昔定葡萄糖酸(olanexidin gluconate)	Olanexidin 类	G^+	日本
33	2016	obiltoxaximab	嵌合单克隆抗体	G^+	美国
34	2017	bezlotoxumab	人单克隆抗体	G^+	英国
35	2017	德拉沙星(delafloxacin)	喹诺酮类	G^+/G^-	美国
36	2017	美罗培南+vaborbactam(meropenem+vaborbactam)	碳青霉烯类+β-内酰胺酶抑制剂	G^-	欧盟
37	2018	eravacycline	四环素类	G^+/G^-	美国
38	2018	plazomicin	氨基糖苷类	G^+/G^-	美国
39	2018	arikayce(amikacin 脂质体)	氨基糖苷类(Amikacin)	G^+	美国
40	2018	sarecycline	四环素类	G^+	美国
41	2018	omadacycline	四环素类	G^+/G^-	美国

注：G^+,革兰阳性菌;G^-,革兰阴性菌。

二、新靶标、新机制、新结构骨架化合物的发现

(一) 脂肪酸合成酶

脂肪酸的合成对细菌的生存与发育至关重要。脂肪酸合成酶抑制剂表现出较强的抗菌作用,代表化合物为平板霉素(platensimycin)。平板霉素是从南非土壤样本中一株平板链霉菌(*Streptomyces* platensis)属于真菌产生的一种抗微生物化合物,能够作用于脂肪酸生物合成的 FabF/B 缩合酶,从而阻碍细菌构建细胞膜而实现抗菌作用。

(二) 肽脱甲酰基酶

肽脱甲酰基酶(peptide deformylase, PDF)是细菌生长过程中蛋白质合成所必需的一种关键酶,普遍存在于大多数病原菌中,是细菌蛋白质生物合成的必需酶,但非哺乳动物蛋白质合成所必需。PDF 抑制剂对细菌具有高度选择性,保证了用药的安全性,应用前景较好,代表化合物有 BB - 3497、GSK1322322 等。

(三) 细菌摄取营养通道

铁是大多数细菌生长及存活所必需的营养成分。细菌表面的血红素摄取蛋白(porin)从宿主血红蛋白中摄取血红素,传递至细胞内,释放游离铁供细菌利用。如果阻断这个传递途径或引入抗菌药(木马策略),细菌就较难存活。血红素摄取系统作为抗菌靶点非常值得进一步研究,代表化合物有铁载体单酰胺类的 BAL - 30072(Ⅰ期临床试验)。

(四) 脂多糖

脂多糖(lipopolysaccharide, LPS)是革兰阴性菌外膜的重要组分,包括类脂 A(lipid A)、核心多糖(core polysaccharide)和 O -抗原(O - antigen)。类脂 A 在革兰阴性菌中广泛存在且高度保守,类脂 A 生物合成过程的抑制剂不但有望成为广谱抗革兰阴性菌药物,还可能恢复某些本来无法透过外膜的抗生素对细菌的敏感性。LpxC 是类脂 A 生物合成过程关键酶,为一种锌离子依赖性金属蛋白水解酶,抑制 LpxC 将导致革兰阴性菌类脂 A 合成受阻,从而影响 LPS 合成,不能形成完整的外膜而导致细菌死亡。代表化合物有 CHIR - 090、L - 573、655、LNTI - 229、ACHN - 975(Ⅰ期临床试验)等。

(五) 细菌外排泵

细菌外排作用是细菌产生耐药性的重要途径,目前已发现了 ATP 偶联家族等多种外排泵类型。革兰阴性菌表达的 Tet 外排泵对四环素类有特异性外排作用;而铜绿假单胞菌的 MexAB、OprM 等外排泵以及金黄色葡萄球菌的 NorA 外排泵则为多重耐药外排泵。目前已发现一些具有外排泵抑制活性的化合物,如干扰外排泵组装的抑制剂(globomycin)、阻断外排泵能量来源的抑制剂(羟基氰间氯苯腙,CCCP)、阻碍底物通过外排泵通道的抑制剂(二胺类化合物等)、植物天然产物(5′-甲氧基大风子素,methoxyhydncarpin D)。

(六) 群体感应系统

细菌群体感应(quorum sensing, QS)是指细菌产生、释放并感应信号分子(autoinducer, AI),感知其浓度变化,进行细菌间信息交流,从而协调群体行为的现象。通过群体感应系统,细菌调控相关基因的表达来适应环境的变化,如产生毒素、形成生物膜等。细菌 QS 系统基本分为两类:种内 QS 系统和种间 QS 系统。革兰阴性菌一般利用酰基高丝氨酸内酯(AHL)类分子作为种内信号因子,革兰阳性菌一般则利用寡肽类分子(AI P)作为种内信号因子。呋喃酰硼酸二酯(AI - 2)则被认为是细菌种间细胞交流的通用信号分子。

细菌群体感应抑制剂主要通过抑制 AI 及其受体蛋白的共同作用,破坏 QS 系统,从而降低或清除细菌的致病力。由于作用机制有别于传统抗菌药,既可降低耐药性的产生,又可实现与已有抗菌药的联用。已发现的 QS 抑制剂有内酯酶(AHL - 1actonase)、酰基转移酶(AHL - acylase)、烯酰基 ACP 还原酶(enoyl - ACP reductase)抑制剂三氯生(triclosan)、海洋红藻(delisea pulchra)等。

三、抗菌药治疗与研发新策略

近年来,人们不断尝试寻找抗菌的新疗法与新思路,非抗生素疗法如噬菌体、反义 RNA 和疫苗等途径及抗菌药联用等手段的研究又重新受到人们关注。

(一) 联合用药

目前临床上常常联合用药治疗耐药菌感染。研发全新抗菌药是控制耐药菌感染的根本途径,但寻找和发现抗菌药增敏剂也是控制耐药菌感染的一种新策略和有效手段。常见的与抗菌药联用的化合物的作用机制主要包括细菌耐药酶抑制剂、毒力因子抑制剂、外排泵抑制剂、生物被膜抑制剂等。联合用药的代表品种有β-内酰胺酶抑制剂与β-内酰胺类抗生素的复方制剂,已经上市的β-内酰胺酶抑制剂有克拉维酸、舒巴坦、他唑巴坦、阿维巴坦、vaborbactam,临床常用的复方制剂包括阿莫西林/克拉维酸、替卡西林/克拉维酸、氨苄西林/舒巴坦、头孢哌酮/舒巴坦、哌拉西林/他唑巴坦、头孢洛扎/他唑巴坦、头孢他啶/阿维巴坦、美罗培南/vaborbactam 等。

(二) 噬菌体

噬菌体(bacteriophage)最早可追溯到 1896 年由英国细菌学家 Hankin 发现,1919 年法国 D'Herelle 利用噬菌体口服制剂治愈了 4 名细菌性痢疾患者,首次证实了噬菌体在人体内的疗效。我国在噬菌体治疗方面也取得了成功,1958 年上海交通大学医学院附属瑞金医院(原广慈医院)用噬菌体外用成功治疗大面积烧伤患者邱财康的铜绿假单胞菌感染。在前抗生素时代,噬菌体是人类对抗细菌感染的重要武器,随着青霉素、链霉素等抗生素的广泛应用,噬菌体研究逐渐淡出。但近几年来,耐药菌感染问题越来越严重,特别是碳青霉烯类耐药的肠杆菌科细菌(CRE)、鲍曼不动杆菌(CRAB)、铜绿假单胞菌(CRPA),严重威胁人类生命健康,临床治疗困难甚至无药可用。噬菌体治疗价值重新得到重视。2016 年美国 FDA 紧急批准用噬菌体注射制剂成功治疗了多重耐药鲍曼不动杆菌感染患者。2018 年复旦大学附属中山医院用噬菌体成功治疗多重耐药肺炎克雷伯菌泌尿系统感染患者。

(三) 疫苗

疫苗是传染病防控的最有效手段。1881 年巴斯德研制成功人工减毒炭疽活疫苗,标志着细菌疫苗的问世。传统疫苗主要为减毒活疫苗和灭活疫苗,新型疫苗以基因疫苗为主。

目前全球使用的疫苗已达 70 余种,其中细菌类相关疫苗占据了一半以上。我国批准上市的细菌疫苗约 20 种。多价肺炎链球菌疫苗的应用成为控制耐药细菌感染的一个成功范例。

目前国内外市售疫苗有:13 价肺炎球菌多糖结合疫苗、23 价肺炎球菌多糖疫苗、b 型流感嗜血杆菌结合疫苗、无细胞百白破 b 型流感嗜血杆菌联合疫苗、A 群脑膜炎球菌多糖疫苗、ACYW135 群脑膜炎球菌多糖疫苗、A 群 C 群脑膜炎球菌疫苗、A 群 C 群脑膜炎球菌多糖结合疫苗、A 群 C 群脑膜炎球菌(结合)b 型流感嗜血杆菌(结合)联合疫苗、B 群脑膜炎球菌疫苗、吸附破伤风疫苗、吸附白喉破伤风联合疫苗、吸附无细胞百白破联合疫苗、皮上划痕用鼠疫活疫苗、重组 B 亚单位/菌体霍乱疫苗、伤寒多糖疫苗、吸附炭疽疫苗等。

针对各类常见临床耐药菌,如金黄色葡萄球菌、铜绿假单胞菌等,有大量处于临床试验阶段的在研疫苗,处于Ⅲ期临床试验的疫苗有 StaphVax、V710、Heptavalent、bivalent flagella、*O* - polysaccharide-toxin A conjugates 等。

(四) 杂合抗菌药

利用现有的或经结构修饰的抗菌药通过化学手段进行杂合,实现多靶点抗菌活性。目前,有 2 个杂合抗菌药进入Ⅲ期临床试验:一个是 cefilavancin,是头孢菌素类与万古霉素杂合;另一个是 cadazolid,是噁唑烷酮类与喹诺酮类杂合。

(五) 基于 CRISPR - Cas 系统的抗菌"基因疗法"

利用 CRISPR - Cas 系统的基因编辑功能,能够序列特异性和可定量的将不同细菌的株和种从混杂的细菌群体中去除,这是传统的抗菌药、噬菌体、选择性标志物等无法实现的。如果能够有效解决在体内的传递过程,这种方法将有可能成为新一代的抗菌"基因疗法"。

(卢 曦 庞 晶 游雪甫)

参考文献

戴自英,刘裕昆,汪复. 实用抗菌药学. 2版. 上海：上海科学技术出版社,1999.
刘耕陶. 当代药理学. 2版. 北京：中国协和医科大学出版社,2008.
王晓良. 应用分子药理学. 2版. 北京：中国协和医科大学出版社,2015.
张致平. 微生物药物学. 北京：化学工业出版社,2003.
Blair J M, Richmond G E, Piddock L J. Multidrug efflux pumps in Gram-negative bacteria and their role in antibiotic resistance. Future Microbiol, 2014, 9(10): 1165-1177.
Blair J M, Webber M A, Baylay A J, et al. Molecular mechanisms of antibiotic resistance. Nat Rev Microbiol, 2015, 13(1): 42-51.
Brauner A, Fridman O, Gefen O, et al. Distinguishing between resistance, tolerance and persistence to antibiotic treatment. Nat Rev Microbial, 2016, 14(5): 320-330.
Brown E D, Wright G D. Antibacterial drug discovery in the resistance era. Nature, 2016, 529(7586): 336-343.
Brunton L L, Hilal-Dandan R, Knollmann B C. Goodman & Gilman's the pharmacological basis of therapeutics. 13th ed. New York: The McGraw Hill Companies, Inc., 2017.
Bush K, Jacoby G A. Updated functional classification of beta-lactamases. Antimicrob Agents Chemother, 2010, 54(3): 969-976.
Butler M S, Blaskovich M A, Cooper M A. Antibiotics in the clinical pipeline at the end of 2015. J Antibiot (Tokyo), 2017, 20(1): 3-24.
Butler M S, Blaskovich M A, Owen J G, et al. Old dogs and new tricks in antimicrobial discovery. Curr Opin Microbiol, 2016, 33: 25-34.
Crotty M P, Krekel T, Burnham C A, et al. New gram-positive agents: The next generation of oxazolidinones and lipoglycopeptides. J Clin Microbiol, 2016, 54(9): 2225-2232.
Fernandes P, Martens E. Antibiotics in late clinical development. Biochem Pharmacol, 2017, 133: 152-163.
Lancini G, Parenti F, Gallo C G. 王以光. 主译. 抗生素——多学科研究入门. 北京：人民卫生出版社,1998.
Laxminarayan R, Matsoso P, Pant S, et al. Access to effective antimicrobials: a worldwide challenge. Lancet, 2016, 387(10014): 168-175.
Laxminarayan R. Antibiotic effectiveness: balancing conservation against innovation. Science, 2014, 345(6202): 1299-1301.
Marius Linkevicius. Evolution and mechanisms of tigecycline resistance in Escherichia coli. Uppsala Universitet, 2015, 12-14.
Mingeot-Leclercq M P, Glupczynski Y, Tulkens P M. Aminoglycosides: Activity and resistance. Antimicrob Agents Chemother, 1999, 43(4): 727-737.
Pontes D S, de Araujo R S A, Dantas N, et al. Genetic mechanisms of antibiotic resistance and the role of antibiotic adjuvants. Curr Top Med Chem, 2018, 18(1): 42-74.
Anderson R J, Graundwater P W, Todd A, et al. Antibacterial agents: Chemistry, mode of action, mechanisms of resistance and clinical applications. John Wiley & Sons Ltd, 2012.
Wilson D N. Ribosome-targeting antibiotics and mechanisms of bacterial resistance. Nat Rev Microbiol, 2014, 12(1): 35-48.

第三十六章
抗病毒药理学

病毒引起的传染病因其传染性强，传播快，感染造成的后果严重，社会危害大，已跃居传染病之首。除疫苗外，抗病毒药物在治疗病毒性疾病中发挥了重要的作用。自从第一个抗病毒药物碘苷批准问世，在过去的50年中有90多种抗病毒药物批准上市，其中抗人类免疫缺陷病毒(HIV)药物有40余种，因此艾滋病的出现促进了抗病毒药物的研发，使得近30年来抗病毒药物发展突飞猛进。自2011年针对丙型肝炎(HCV)的直接抗病毒药物(DAA)上市以来，目前已有20余种抗HCV药物，HCV已经能够治愈。HCV的治愈大大提升了抗病毒治疗的信心，加大了抗乙肝病毒(HBV)等慢性病毒性疾病和抗流感等急性病毒性疾病的研发力度。对病毒生物学认识的不断深入，分子生物学、细胞生物学、免疫学、结构生物学和药物化学技术的发展加快了抗病毒药物的研究步伐。但由于抗病毒药物耐药性的发生及新病毒的不断出现，至今仍然有多种病毒性疾病没有特异性的抗病毒药物用于治疗或疗效不佳，抗病毒新药的研发仍然任重道远。本章简单介绍了病毒性疾病、病毒的复制周期，现有抗病毒药物及作用机制、耐药性，以及新型抗病毒药物的研发。

第一节　概　　述

一、病毒性疾病

病毒性疾病占人类传染病的70%以上，流感病毒的周期性流行，HIV引起的艾滋病、慢性乙肝病毒以及突发的病毒性疾病如埃博拉病毒(ebola virus)、中东呼吸综合征冠状病毒(MERS－CoV)、严重急性呼吸综合征(SARS)、高致病性禽流感等病毒性传染病给人类带来巨大的威胁。

病毒可以通过吸入、摄入、接种、性接触或母婴垂直等多种途径传播。病毒感染的潜伏期大不相同，可能从几天(如普通感冒)到几个月(如乙型肝炎)。病毒感染可引起全身症状如不适、疲劳、发热、肌痛、乏力等或局部症状如皮疹、腹泻、鼻炎、疼痛、麻痹、结膜炎等。大多数病毒感染是急性的且持续时间短如流感病毒的感染。有些病毒感染机体后会形成潜伏感染，当机体发生免疫功能改变或受外界因素影响时，潜伏的病毒被激活从而引起疾病发作，潜伏的病毒可持续终生并可反复发作如单纯疱疹病毒(herpes simplex virus, HSV)就会形成潜伏感染。有些病毒感染机体后呈现显性感染或隐性感染后，病毒未能全部被机体清除，可长期存在于体内器官、组织或体液中，并可反复发作或不间断地向体外排出病毒，形成慢性感染，包括慢性患者和慢性病毒携带者，如HBV、HCV感染等。表36－1列出了可以致病的人类病毒。

表36－1　可以致病的人类病毒

RNA病毒	代表病毒	核酸类型	包　膜
小RNA病毒科	脊髓灰质炎病毒	正链RNA	无
	柯萨奇病毒	正链RNA	无
	埃可病毒	正链RNA	无
	肠道病毒	正链RNA	无
	鼻病毒	正链RNA	无
	甲型肝炎病毒	正链RNA	无

续　表

RNA 病毒	代表病毒	核酸类型	包　膜
杯状病毒科	诺瓦克病毒 戊型肝炎病毒	正链 RNA 正链 RNA	无 无
披膜病毒科	风疹病毒 东部马脑炎病毒 西部马脑炎病毒	正链 RNA 正链 RNA 正链 RNA	有 有 有
黄病毒科	黄热病病毒 登革热病毒 圣路易斯脑炎病毒 西尼罗病毒 丙型肝炎病毒 庚型肝炎病毒	正链 RNA 正链 RNA 正链 RNA 正链 RNA 正链 RNA 正链 RNA	有 有 有 有 有 有
冠状病毒科	冠状病毒	正链 RNA	有
弹状病毒科	狂犬病毒 水疱性口炎病毒	负链 RNA 负链 RNA	有 有
丝状病毒科	马尔堡病毒 埃博拉病毒	负链 RNA 负链 RNA	有 有
副黏病毒科	副流感病毒 呼吸道合胞病毒 纽卡斯尔病毒 流行性腮腺炎病毒 麻疹病毒	负链 RNA 负链 RNA 负链 RNA 负链 RNA 负链 RNA	有 有 有 有 有
正黏病毒科	A 型流感病毒 B 型流感病毒 C 型流感病毒	负链 RNA，AB 型 8 片段， C 型 7 片段	有
布尼亚病毒科	汉坦病毒 加利福尼亚脑炎病毒 白蛉热病毒	负链 RNA，3 环状片段 负链 RNA，3 环状片段 负链 RNA，3 环状片段	有 有 有
沙粒病毒科	淋巴细胞性脉络丛脑膜炎病毒 拉沙热病毒 南美出血热病毒	负链 RNA，2 环状片段 负链 RNA，2 环状片段 负链 RNA，2 环状片段	有 有 有
呼肠孤病毒科	轮状病毒 呼肠孤病毒 科罗拉多病毒	10～12 节双链 RNA 10～12 节双链 RNA 10～12 节双链 RNA	无 无 无
反转录病毒科	人类嗜 T 细胞病毒Ⅰ型与Ⅱ型 人类免疫缺陷病毒Ⅰ型和Ⅱ型	正链 RNA，2 个相同节段 正链 RNA，2 个相同节段	有 有
嗜肝 DNA 病毒科	乙型肝炎病毒	双链 DNA 含单链部分	有
细小病毒科	细小病毒 B19	单链 DNA	无
乳多空病毒科	人乳头瘤病毒 JC 病毒 BK 病毒	双链 DNA 双链 DNA 双链 DNA	无 无 无
腺病毒科	人腺病毒	双链 DNA	无
疱疹病毒科	单纯疱疹病毒Ⅰ型和Ⅱ型 水痘带状疱疹病毒 EB 病毒 巨细胞病毒 人疱疹病毒Ⅵ型 人类疱疹病毒Ⅶ型 卡波西肉瘤相关疱疹病毒	双链 DNA 双链 DNA 双链 DNA 双链 DNA 双链 DNA 双链 DNA 双链 DNA	有 有 有 有 有 有 有

续 表

DNA 病毒	代表病毒	核酸类型	包膜
痘病毒科	天花病毒 口疮病毒 传染性软疣病毒	双链 DNA 双链 DNA 双链 DNA	有 有 有

二、病毒及其特征

病毒是一类形体微小,结构简单,具有生命特征,能够进行自我复制的严格细胞内寄生的非细胞生物。病毒的基本结构由一种核酸(DNA 或 RNA)和蛋白质衣壳组成,形成核衣壳,称为裸露病毒;有些病毒的核衣壳外部还有包膜,故称为包膜病毒。

病毒的特征:① 病毒的体积很小,能通过最细的细菌滤器;② 病毒由保护性的蛋白质外壳包着的 DNA 或 RNA 基因组组成,在核衣壳之外往往由脂蛋白的外膜包绕;③ 病毒只能在细胞内繁殖,完全依赖于宿主细胞提供合成的酶和能量,具有严格的细胞内寄生性。

三、病毒复制周期

病毒的复制周期:病毒与宿主细胞表面的受体结合后穿过细胞膜进入到细胞中,脱掉外壳释放基因组,经过病毒基因组的复制,结构蛋白与核酸装配,最后从宿主细胞释放出成熟的子代病毒,称为一个复制周期。病毒的复制是一个连续的动态过程,为了研究方便人为地把病毒的复制周期分为吸附和穿入、脱壳、生物合成、装配成熟和释放 4 个步骤。

第一步,吸附与穿入:启动病毒感染的第一步是病毒与细胞表面的受体结合,然后病毒通过胞吞、膜融合等方式穿过细胞膜而进入细胞内。

第二步,脱壳:就是脱去病毒蛋白质外壳,释放出病毒基因组。多数病毒在宿主细胞的溶酶体酶的作用下脱壳后,释放出核酸(病毒的基因组)。

第三步,生物合成:病毒基因组从衣壳中释放后,利用宿主细胞的酶和能量系统合成病毒的核酸和蛋白质。在早期阶段病毒转录并翻译出自身所必需的复制酶和一些抑制性蛋白,后者可抑制宿主细胞的代谢,使细胞代谢转向有利于病毒的合成。

第四步,装配、成熟与释放:在宿主细胞内复制出的子代病毒核酸与新合成的病毒结构蛋白,装配成完整的病毒颗粒后,可以通过裂解细胞、出芽或胞吐等方式释放到细胞外开始新一轮的增殖。

对病毒复制周期的研究,有助于探索病毒与宿主细胞的相互作用及病毒的致病机制,有助于抗病毒药物的设计、筛选和开发生产。对病毒核酸复制拷贝数进行测定,可以了解患者血清内的病毒复制动态以及评价抗病毒药物的疗效,用以指导临床抗病毒药物的治疗方案的实施。

四、抗病毒药物发展史

抗病毒药物能够阻止病毒复制而不会对宿主细胞造成损伤。抗病毒药物的研发始于 20 世纪 60 年代,较抗菌药晚 30~40 年,由于病毒专性细胞寄生的特点,抗病毒药物的研发难度大,因此进展较慢。自第一个抗病毒药物问世以来,抗病毒药物历经 50 多年,到目前为止批准了 90 多种抗病毒药物,在病毒病的防治中发挥了重要作用。在抗病毒药物研究过程中一些里程碑式的事件是值得铭记的,碘苷(idoxuridine)是第一个抗病毒药物,局部给药治疗眼睛的单纯疱疹病毒感染。金刚烷胺(amantadine)是第一个口服用于防治流感病毒的药物,1967 年由美国 FDA 批准。利巴韦林(ribavirin)是第一个广谱抗病毒药物，1982年美国FDA批准生产其气雾剂，喷雾吸入治疗流感和呼吸道合胞病毒感染，其后注射剂用于治疗拉萨热和出血热，1999年发现口服利巴韦林与注射IFN联合治疗丙型肝炎有效。阿昔洛韦是第一个病毒特异性的抗疱疹病毒药物。1985年美国FDA批准了第一个基因工程生物药物IFN-α，随后结构稍有不同的IFN-α2a和IFN-α2b也被批准生产上市，至今已发展了多种PEG化的长效IFN，成为治疗乙型和丙型肝炎的有效药物。1981年发现了人类艾滋病，1983年确定其病原为HIV-1和HIV-2，1987年经美国FDA提前批准生产齐多夫定（zidovudine）口服片剂供临床艾滋病治疗使用，齐多夫定是第一个特异性抗艾滋病病毒药物。2013年"重磅"药物HCV NS5B聚合酶抑制剂索菲布韦（sofosbuvir）的上市对HCV的治疗更具有里程碑的意义，也推动了全球的抗病毒药物研究，促使其正以前所未有的速度发展。

尽管抗病毒药物已经取得了重大进展，但可用的抗病毒药物的数量仍然很少，而且仅对有限的一些病毒有效。例如，HIV、HSV、VZV、HCMV、流感病毒、乙肝病毒（HBV）和丙肝病毒（HCV）。2018年美国FDA批准了首款新药特考韦瑞（tecovirimat）治疗天花，在已经消除了天花的今天批准这个药主要目的是应对生物恐怖袭击的危险。抗病毒药物的研发在传统意义上得到了扩充。

（李玉环　王辉强　吴　硕　蒋建东）

第二节　抗病毒药物、耐药性及其作用机制

最近30年创新抗病毒药物研发取得了重大进展，主要集中在抗反转录病毒治疗药物和抗丙肝药物。目前开发的抗病毒药物的作用靶点主要是病毒的酶，即直接抗病毒药物，这类药物的优点是作用靶点明确、特异性好、作用强，缺点是其抗病毒谱窄并且易产生耐药。理论上病毒生命周期的所有步骤都能成为抗病毒药物的潜在靶点，本节按照病毒进入宿主细胞到病毒释放的整个生命周期对抗病毒药物靶点及抗病毒药物加以阐述。

一、病毒进入抑制剂

病毒与细胞表面的受体结合后，通过胞吞、膜融合等方式穿过细胞膜而进入细胞内。这一过程是启动病毒感染的第一步，作用于这一环节的抗病毒药物称为病毒进入抑制剂，抗体、多肽或小分子药物通过阻断病毒与受体的结合或病毒包膜与细胞膜的融合等进入环节发挥抗病毒作用。

目前，已有两类HIV病毒进入抑制剂被批准临床使用。恩夫韦肽（enfuvirtide）是一个36个氨基酸残基的多肽，它阻止病毒膜和细胞膜的融合。马拉维若（maraviroc）是CCR5受体阻断剂。

1. CCR5受体阻断剂：马拉维若　CCR5和CXCR4是HIV-1进入细胞所必需的共同受体。这些分子是七跨膜GPCR超家族的成员，可被天然配体阻断。马拉维若（结构式见表36-2）是首个CCR5受体阻断剂，其阻断HIV-1 gp120与CCR5受体结合，阻止病毒膜与细胞膜融合，致使病毒进入失败。马拉维若于2007由美国FDA批准，口服治疗HIV-1感染的患者。马拉维若作为抗HIV-1联合化疗可选择的药物之一，适用于那些对其他抗HIV-1药物耐受而对CCR5嗜性的病毒株。马拉维若常见的副作用包括咳嗽、发热、上呼吸道感染、皮疹、肌肉或骨骼症状、腹痛和头晕。马拉维若的耐药机制比较复杂，突变位点可能在HIV-1 env区V3环内或V3环外，也可能是由于V3环和env区其他部分位点突变之间的相互作用所致。

表 36－2　作用于病毒进入的靶点的药物

中文名称	英文名称	化 学 式	化学结构/多肽序列	适用病毒
马拉维若	Maraviroc	$C_{29}H_{41}F_2N_5O$	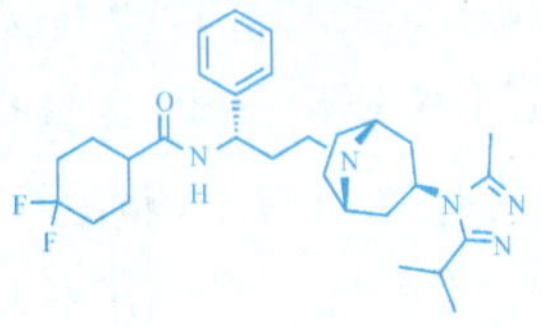	HIV－1
恩夫韦肽	Enfuvirtide	$C_{204}H_{301}N_{51}O_{64}$	Ac－YTSLIHSLIEESQNQQEKNEQELLELDKWASLWNWF－NH_2	HIV－1
艾博韦泰	Albuvirtide		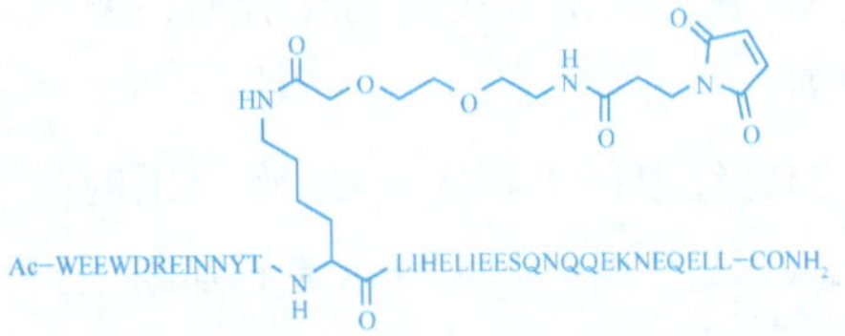	HIV－1
二十二烷醇	Docosanol	$C_{22}H_{46}O$	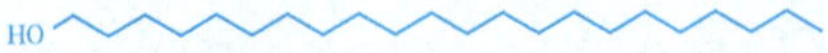	HSV

2. HIV－1 膜融合抑制剂　HIV－1 包膜 gp120 与靶细胞表面受体 CD4 结合后，再与辅助受体(CCR5 或 CXCR4)结合，引起 gp120 发生构象改变，暴露出介导膜融合过程的 gp41，其 N 端的融合肽插入到靶细胞膜，3 个 gp41 分子聚合形成经典的六聚体螺旋束，从而拉近病毒膜与细胞膜，进而发生膜融合。

HIV－1 膜融合抑制剂恩夫韦肽(表 36－2)是 36 个氨基酸的多肽，来源于跨膜蛋白 gp41 的氨基酸残基 127～162。恩夫韦肽的序列与 gp41 七残基重复序列区域 2 (HR2)(氨基酸残基 117～154)重叠，而这个区域与 HR1(氨基酸残基 29～82)存在相互作用。恩夫韦肽与 HR1 结合阻止膜融合所需要的三聚体卷曲螺旋结构的形成。尽管这个药显示出体内药效，但由于生物利用度低和生产成本高导致临床应用受限。

基于类似原理的新型抗 HIV 药物包括艾博韦泰(albuvirtide)和 T－2635。其中，艾博韦泰是中国自主研发的长效抗艾滋病药物，拥有全球知识产权。艾博韦泰是一种 3－马来酰亚胺基丙酸修饰的 HIV 融合抑制剂，抗 HIV 活性强，其体内半衰期长，用药频率低(1 周 1 次)，具有耐药屏障高的优势。

3. 二十二烷醇　二十二烷醇(docosanol)是长链饱和醇，其 10% 的乳膏被美国 FDA 批准为非处方药，用于治疗复发性口唇疱疹。二十二烷醇体外抑制包括 HSV 在内的许多含有包膜病毒的复制。二十二烷醇不能直接灭活 HSV，但能抑制细胞和病毒包膜之间的融合，并抑制病毒进入细胞。

二、病毒脱衣壳抑制剂

病毒进入宿主细胞后感染性核酸从衣壳内释放出来即脱衣壳后才能进行后续的病毒复制过程。

M2 是流感病毒表面的一个重要的膜蛋白，具有离子通道活性，通道打开时，大量 H^+ 进入到病毒粒子中使其内环境酸化，流感病毒 RNP 与基质蛋白 M1 解离，进而完成脱衣壳过程病毒的 RNP 进入到细胞质中。当 M2 离子通道被阻断后，H^+ 无法进入病毒粒子形成酸性内环境，阻止了病毒粒子脱衣壳，从而抑制了流感病毒的复制。M2 离子通道是抗流感药物研发的重要靶标。最具代表性的 M2 离子通道抑制剂为金刚烷胺和金刚乙胺(表 36－3)。由于金刚烷胺的广泛使用致使流感病毒耐药现象严重，目前 FDA 已不建议使用该类药物用于流感的防治。

表 36－3　病毒脱衣壳抑制剂

中文名称	英文名称	化 学 式	化学结构	适用病毒
金刚烷胺	Amantadine	$C_{10}H_{17}N$	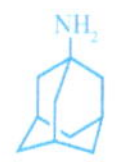	流感病毒
金刚乙胺	Rimantadine	$C_{12}H_{21}N$	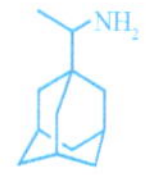	流感病毒

三、作用于病毒生物合成阶段的药物

病毒进入宿主细胞后，利用宿主细胞进行病毒自身核酸以及蛋白质合成，目前临床上应用的大多数抗病毒药物都作用于病毒的复制阶段。

1. *病毒 DNA 合成酶抑制剂*　DNA 聚合酶是病毒 DNA 链复制必需酶。阿昔洛韦是一种无环鸟嘌呤核苷类似物，于 1982 年获批，用于治疗 HSV 和 VZV 感染。药物在发挥作用之前，必须要在细胞内实现三磷酸化，然后才能发挥药效。阿昔洛韦进入细胞后在病毒特异的胸苷激酶(HSV、VZV)作用下变为一磷酸盐，在细胞激酶的作用下催化形成二磷酸盐和三磷酸盐。主要通过两种方式实现抑制作用：第一种方式，DNA 聚合酶底物的竞争性抑制剂；第二种方式，被编入病毒 DNA 链后，阻止 DNA 链的延长(链终止剂)。由于一磷酸盐是在病毒特异酶的作用下形成的，因此该药具有一定的选择性，对未感染病毒的细胞毒性较低，自此开创了抗病毒药物的一个新的时代。HSV 对阿昔洛韦产生耐药性与下列 3 个机制相关：病毒胸苷酶的生成受阻，胸苷激酶底物特异性改变(如使胸苷而非阿昔洛韦磷酸化)以及病毒 DNA 聚合酶活性改变。病毒酶的改变可由相应基因的点突变、碱基的插入或缺失引起。

在阿昔洛韦之后又开发出一系列核苷类似物，如伐昔洛韦(valaciclovir)、喷昔洛韦(penciclovir)、泛昔洛韦(famciclovir)、更昔洛韦(gancyclovir)、缬更昔洛韦(valgancyclovir)、膦甲酸钠(foscarnet)、西多福韦(cidofovir)等(表 36－4)。这类核苷类药物是在病毒特异的胸苷激酶(HSV、VZV)或磷酸转移酶(CMV UL97)作用下变为一磷酸盐，在细胞激酶的作用催化形成二磷酸盐和三磷酸盐。西多福韦的结构中含有一个磷酸基团，因此在由细胞激酶作用下转变为三磷酸盐形式，而膦甲酸钠是无机焦磷酸类似物，无需再磷酸化，可直接发挥抗病毒作用。

表 36－4　病毒 DNA 聚合酶抑制剂

中文名称	英文名称	化 学 式	化学结构	适用病毒
阿昔洛韦	Acyclovir	$C_8H_{11}N_5O_3$	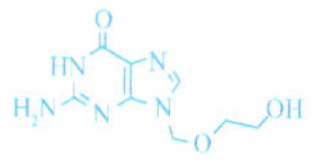	HSV VZV
更昔洛韦	Gancyclovir	$C_9H_{13}N_5O_4$	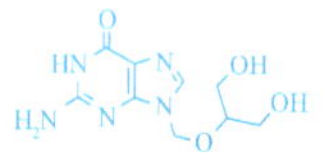	CMV
膦甲酸钠	Foscarnet	CNa_3O_5P	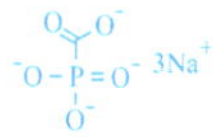	CMV HSV
泛昔洛韦	Famciclovir	$C_{14}H_{19}N_5O_4$	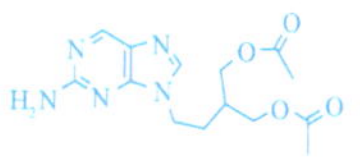	VZV

续 表

中文名称	英文名称	化学式	化学结构	适用病毒
伐昔洛韦	Valacyclovir	$C_{13}H_{20}N_6O_4$	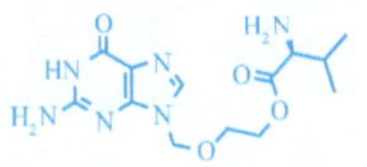	HSV
喷昔洛韦	Penciclovir	$C_{10}H_{15}N_5O_3$	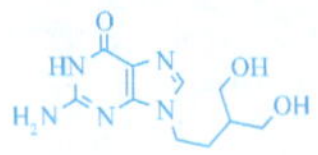	VZV
西多福韦	Cidofovir	$C_8H_{14}N_3O_6P$	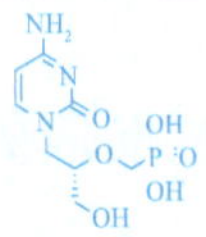	HSV
缬更昔洛韦	Valganciclovir	$C_{14}H_{22}N_6O_5$	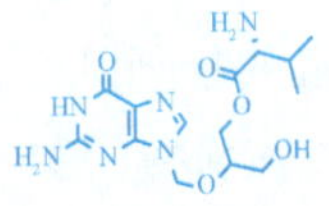	VZV

2. 病毒RNA合成酶抑制剂

(1) 流感病毒RNA聚合酶抑制剂：流感病毒RNA依赖的RNA聚合酶(简称RdRP)由病毒编码的PB1、PB2和PA等3个亚基组成。裸露的病毒基因组RNA(简称vRNA)必须与NP结合组成复合物才能作为模版，由RdRP起始病毒基因组复制和转录。法匹拉韦(favipiravir)是一类嘌呤类似物，通过竞争性抑制RNA聚合酶的活性而阻止流感病毒的复制(结构式见表36-5)。2014年3月法匹拉韦已在日本批准用于流感的治疗。法匹拉韦需要在体内快速转化为三磷酸形式，通过模拟GTP竞争性抑制RNA聚合酶活性，从而发挥抗病毒作用，还可掺入到病毒基因，通过诱导致命性的突变发挥抗病毒作用。法匹拉韦不太容易产生耐药，属于"耐药屏障较高"的药物。除抗流感病毒外，法匹拉韦对多种RNA病毒如拉沙热病毒、裂谷热病毒、汉坦病毒、黄热病病毒、西尼罗河病毒、寨卡病毒、基孔肯亚病毒、埃博拉病毒等均有抑制活性。

(2) HCV非结构基因*NS5B*编码的NS5B聚合酶，是一种RNA依赖的RNA聚合酶(RdRp)，HCV的复制是以病毒基因组单链RNA为模板，在NS5B聚合酶参与构成的复制子的催化下对HCV进行复制。HCV NS5B聚合酶抑制剂分为核苷类和非核苷类两类。

核苷类抑制剂(NI)：索非布韦是一种尿嘧啶核苷类似物的前体药物(结构式见表36-5)，特异性地抑制HCV NS5B多聚酶活性，属于直接抗病毒药物，用于慢性丙型肝炎患者的抗病毒治疗。其在细胞内磷酸激酶的作用下转变为活性的尿苷三磷酸形式，作为NS5B聚合酶的底物与胞内的核苷酸磷酸竞争，并且掺入到新合成的HCV RNA链中，终止HCV RNA链的延伸，从而抑制HCV的复制。索非布韦对人类DNA和RNA聚合酶无抑制活性，对线粒体RNA聚合酶也无抑制活性，因此特异性强。索非布韦为"泛基因型"抗丙肝病毒药，不但对基因1型丙肝病毒有抑制作用，对其他基因型的丙肝病毒感染也有效。它还可以不与IFN联合应用，开创了无IFN治疗丙型肝炎的先河。索非布韦耐药突变主要发生在S282T，敏感性下降7~13倍，即使产生了耐药性，停药后耐药病毒很快消失，可以更换另一种药物联合使用，或再次用索非布韦对以前治疗失败的患者进行治疗，因此索非布韦被称为"耐药屏障较高"的药物。

非核苷类抑制剂(NNI)：与NS5B聚合酶催化部位的变构位点结合，导致酶的空间构象改变，从而抑制NS5B聚合酶活性发挥抗病毒作用。与核苷类抑制剂相比，非核苷类聚合酶抑制剂基因屏障较低，易发生耐药，停药后易复发，且不能对所有基因型有抗病毒作用。达沙布韦于2015年1月获得欧洲药物管理局(EMA)批准上市(结构式见表36-5)。达沙布韦用药后突变发生在M414、G554和D559，因此目前该药单独给药抗病毒疗效不显著，而是与其他高耐药屏障的DAA联合，以减少耐药发生。

表 36-5　病毒 RNA 合成酶抑制剂

中文名称	英文名称	化学式	化学结构	适用病毒
法匹拉韦	Favipiravir	$C_5H_4FN_3O_2$	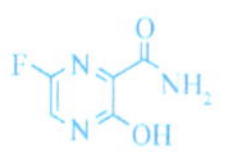	流感病毒
索非布韦	Sofosbuvir	$C_{22}H_{29}FN_3O_9P$	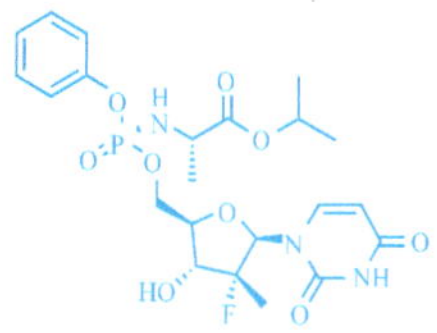	HCV
达沙布韦	Dasabuvir	$C_{26}H_{27}N_3O_5S$	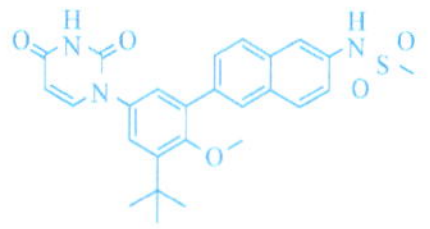	HCV

3. *反转录酶抑制剂*　反转录病毒如 HIV-1 在进入细胞后，首先在反转录酶的作用下合成 RNA-DNA 复合链，然后 RNA 链水解，合成双链 DNA，在整合酶的作用下嵌入到宿主细胞的基因组中，随着宿主细胞的转录和翻译进行复制，所以反转录是其在细胞内增殖的第一步。

HIV-1 反转录酶(reverse transcriptase, RT)是 *HIV-1 pol* 基因的产物，由 p51 和 p66 亚基组成，反转录酶活性中心位于 p66 亚基上，其具有 RNA 依赖的 DNA 多聚酶活性，RNA 酶 H 活性和 DNA 依赖的 DNA 多聚酶活性。

目前有两类反转录酶抑制剂：核苷(酸)类和非核苷(酸)类反转录酶抑制剂。

(1) 核苷(酸)类反转录酶抑制剂(NRTI)是一组核苷类化合物，是合成 HIV 的 DNA 反转录酶底物脱氧核苷酸的类似物，在体内转化成活性的三磷酸核苷衍生物，与天然的三磷酸脱氧核苷竞争性与 HIV 反转录酶结合，抑制酶活性，或作为链终止剂发挥抗病毒作用。目前批准的核苷(酸)类反转录酶抑制剂包括齐多夫定(AZT)、去羟肌苷(ddI)、扎西他滨(ddC)、司坦夫定(d4T)、拉米夫定(3TC)、阿巴卡韦(ABC)、恩曲他滨[(-)FTC]、替诺福韦(TFV)等(表 36-6)。

表 36-6　病毒反转录酶抑制剂

中文名称	英文名称	化学式	化学结构	适用病毒
齐多夫定	Zidovudine	$C_{10}H_{13}N_5O_4$	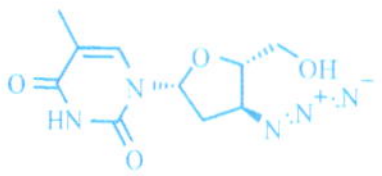	HIV-1
去羟肌苷	Didanosine	$C_{10}H_{12}N_4O_3$	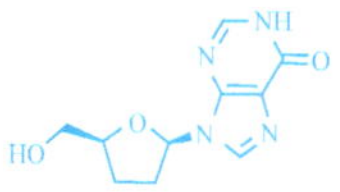	HIV-1
拉米夫定	Lamivudine	$C_8H_{11}N_3O_3S$	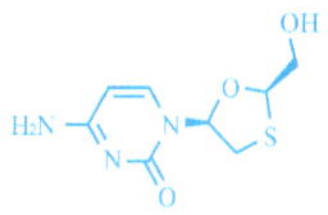	HIV-1 HBV
扎西他滨	Zalcitabine	$C_9H_{13}N_3O_3$	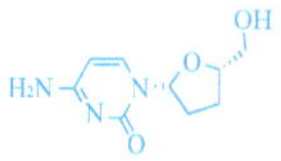	HIV-1

续　表

中文名称	英文名称	化 学 式	化 学 结 构	适用病毒
司坦夫定	Stavudine	$C_{10}H_{12}N_2O_4$	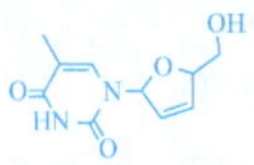	HIV－1
阿巴卡韦	Abacavir	$C_{14}H_{18}N_6O$	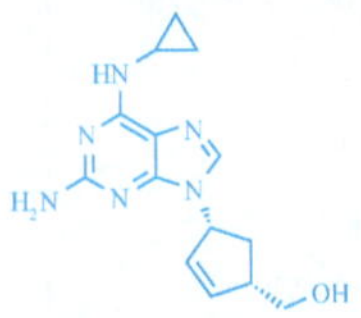	HIV－1
替诺福韦	Tenofovir	$C_9H_{14}N_5O_4P$	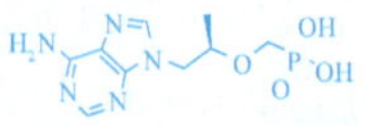	HIV－1 HBV
恩曲他滨	Emtricitabine	$C_8H_{10}FN_3O_3S$	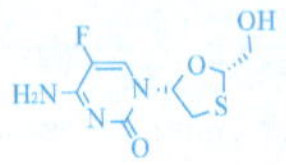	HIV－1
奈韦拉平	Nevirapine	$C_{15}H_{14}N_4O$	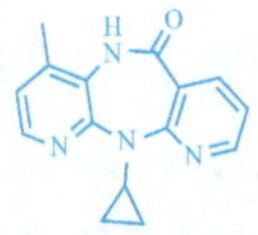	HIV－1
地拉夫定	Delavirdine	$C_{22}H_{28}N_6O_3S$	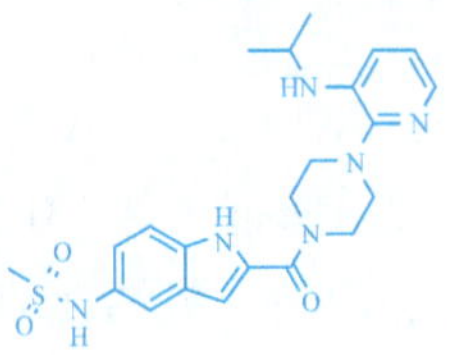	HIV－1
依法韦仑	Efavirenz	$C_{14}H_9ClF_3NO_2$	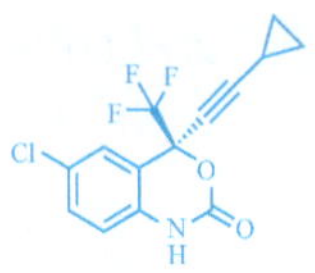	HIV－1
依曲韦林	Etravirine	$C_{20}H_{15}BrN_6O$	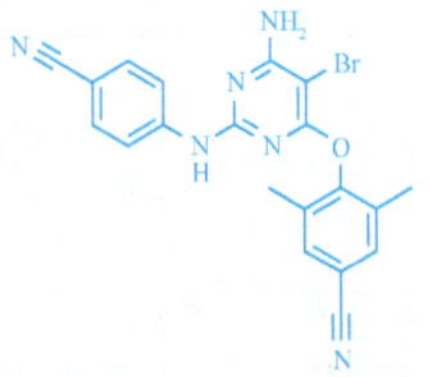	HIV－1
利匹韦林	Rilpivirine	$C_{22}H_{18}N_6$	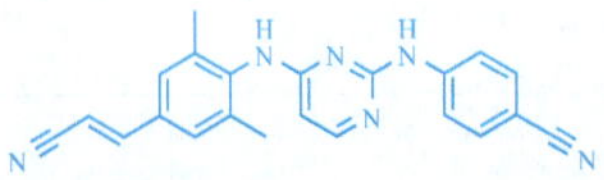	HIV－1

NRTI 耐药突变主要通过两种机制发挥耐药性：K65R、Q151M、M184V 等位点的突变可以改变核苷类反转录酶抑制剂和天然底物间的相互识别能力；M41L、T215Y、D67N、L210W 等位点的突变可以使病毒将 DNA 链中的 NRTI 切除的能力提高。

(2) 非核苷类 HIV 反转录酶抑制剂(NNRTI)直接与 HIV 反转录酶的 p66 疏水区结合，使酶蛋白构象改变，抑制酶活性，与核苷类反转录酶抑制剂不同，不直接掺入 DNA 链，并不需磷酸化，因此在静止和活化的细胞中均能发挥作用。目前批准临床使用的非核苷类反转录酶抑制剂包括奈韦拉平（NVP）、地拉韦定（DLV）、依非韦仑（EFV）、依曲韦林（TMC－125）和利匹韦林（RPV）等（表 36－6）。

4. HIV 整合酶抑制剂　HIV 整合酶催化 HIV 病毒反转录产物 cDNA 整合入宿主基因组。HIV－1 整合酶由病毒的 3′端 *pol* 基因编码含有 288 个氨基酸残基，整合酶在体内具有 3′切割的内切酶活性和链转移活性。抑制整合酶的内切酶活性或链转移活性均可实现对 HIV 整合过程的抑制。目前批准临床使用的 HIV 整合酶抑制（HIV integrase inhibitors）有 4 个，即雷特格韦（raltegravir）、埃替格韦（elvitegravir）、度鲁特韦（dolutegravir）和比克替拉韦（bictegravir）（表 36－7）。这 4 种药物均作用于链转移过程。雷特格韦的耐药性主要与 Q148、N155 或 Y143 突变相关。

表 36－7　HIV 整合酶抑制剂

中文名称	英文名称	化 学 式	化 学 结 构	适用病毒
雷特格韦	Raltegravir	$C_{20}H_{21}FN_6O_5$	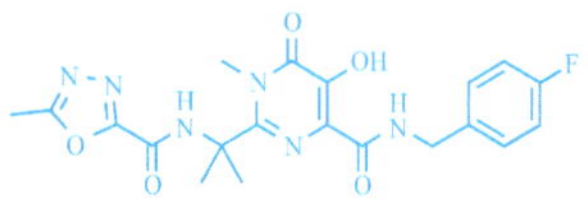	HIV－1
埃替格韦	Elvitegravir	$C_{23}H_{23}ClFNO_5$	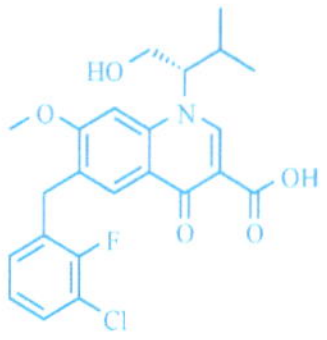	HIV－1
度鲁特韦	Dolutegravir	$C_{20}H_{19}F_2N_3O_5$	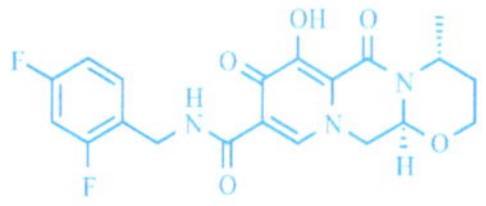	HIV－1
比克替拉韦	Bictegravir	$C_{21}H_{18}F_3N_3O_5$	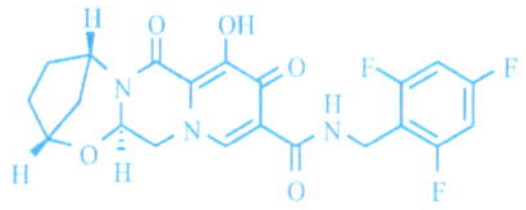	HIV－1

5. 其他机制的抗病毒药物

（1）HCV NS5A 抑制剂：HCV 的非结构蛋白 NS5A，是病毒 RNA 复制复合物的成分之一，目前尚未发现其具有酶活性，但其对 HCV RNA 复制至关重要，同时还与 IFN 的应答相关。NS5A 抑制剂可能通过抑制 NS5A 的高度磷酸化或改变 NS5A 的亚细胞定位发挥抗 HCV 作用。NS5A 抑制剂药物现有 6 种（表 36－8），其中代表药物是已上市的达卡他韦（daclatasvir），具有很强的抗病毒作用，是一种泛基因型药物。达卡他韦的耐药性主要与 Y93H 突变相关（Q30H－Y93H、L31V/I/M－Y93H）。

表 36－8　HCV NS5A 抑制剂

中文名称	英文名称	化 学 式	化 学 结 构	适用病毒
达卡他韦	Daclatasvir	$C_{40}H_{50}N_8O_6$	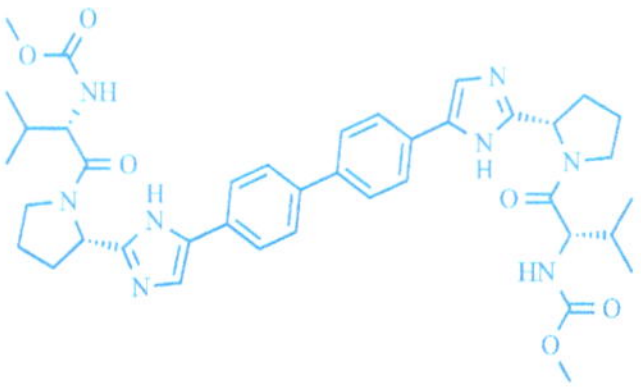	HCV

续 表

中文名称	英文名称	化学式	化学结构	适用病毒
雷迪帕韦	Ledipasvir	$C_{49}H_{54}F_2N_8O_6$	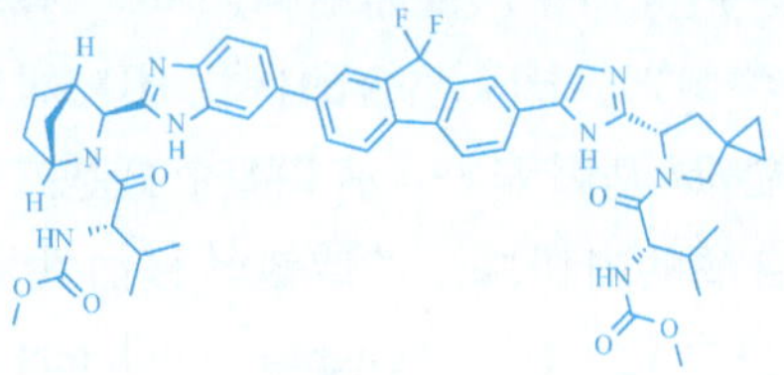	HCV
奥比他韦	Ombitasvir	$C_{50}H_{67}N_7O_8$	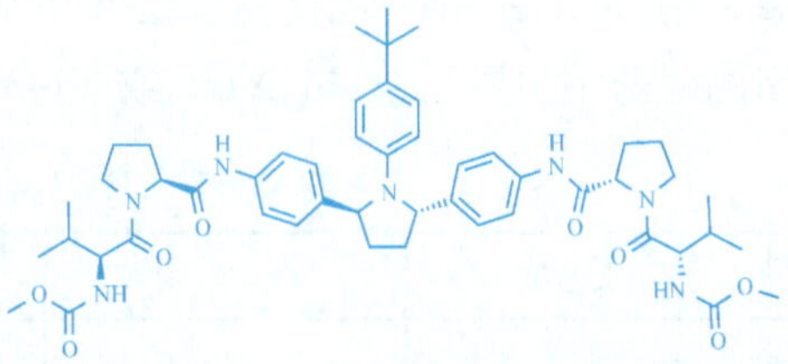	HCV
维帕他韦	Velpatasvir	$C_{49}H_{54}N_8O_8$	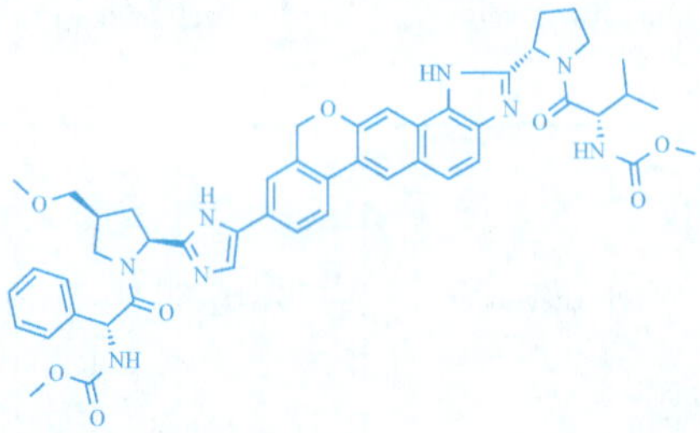	HCV
哌仑他韦	Pibrentasvir	$C_{57}H_{65}F_5N_{10}O_8$	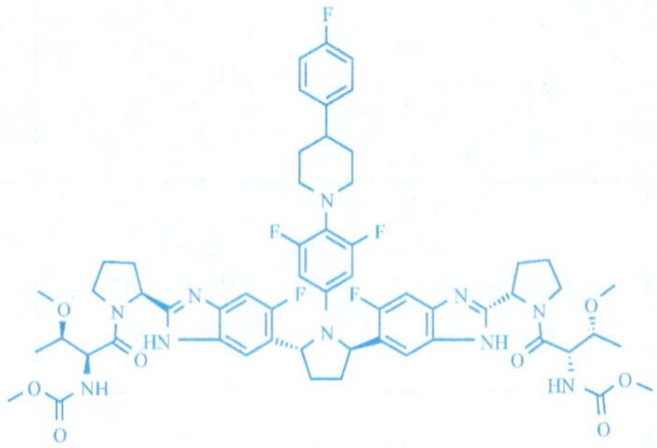	HCV
艾尔巴韦	Elbasvir	$C_{49}H_{55}N_9O_7$	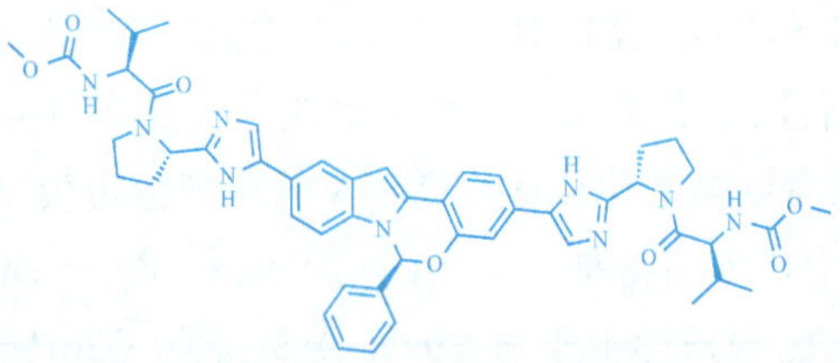	HCV

(2) 反义寡核苷酸药物：反义寡核苷酸是人工合成的 DNA 或 RNA 单链片段，能与靶基因 mRNA 上的特定序列结合，从而阻断靶基因的表达。福米韦生(fomivirsen)是 FDA 首个批准的反义寡核苷酸药物，由 21 个硫代脱氧核苷酸组成，序列为 5′-GCG TTT GCT CTT CTT CTT GCG-3′($C_{205}H_{267}N_{63}O_{114}P_{20}S_{20}$)，批准治疗艾滋病并发的巨细胞病毒视网膜炎。福米韦生对更昔洛韦、膦甲酸钠和西多福韦耐药的 CMV 毒株均有效，眼内注射福米韦生可用于治疗对其他疗法不耐受或无效的 CMV 视网膜炎患者。近来发现使用福米韦生可能增加炎症反应，此药已不在美国使用。

(3) 流感病毒核酸内切酶抑制剂：流感病毒 RNA 聚合酶中核酸内切酶在流感病毒复制当中发挥

着关键作用，负责抢夺宿主细胞的 mRNA 上的 5′帽状（CAP）结构，从而启动流感病毒的转录。巴洛沙韦（baloxavir 曾用名 S－033188，商品名 Xofluza）（表 36－9）就是一种新型的 CAP 依赖型核酸内切酶抑制剂。由于宿主细胞中不存在类似的机制和相应的蛋白酶，因此巴洛沙韦可以选择性阻断流感病毒的转录过程，同时对宿主细胞不造成影响。2018 年巴洛沙韦在日本批准上市，用于甲、乙型流感病毒的治疗。目前在美国正处于Ⅲ期临床试验阶段。目前推荐的用法是：甲或乙型流感感染，在出现症状后尽早单剂次口服，成人和 12 岁以上儿童 40 mg 或 80 mg，12 岁以下儿童则为 10 mg、20 mg 或 40 mg。临床试验结果显示，巴洛沙韦可以显著改善症状缓解时间，此外，巴洛沙韦普遍耐受性良好。

（4） CMV 病毒末端酶抑制剂：病毒末端酶是双链 DNA 病毒在细胞内包装过程中普遍存在的，是调控病毒包装所必需的功能性蛋白。莱特莫韦（letermovir，AIC246）（表 36－9）是非核苷类新型抗巨细胞病毒药，2017 年获批用于 CMV 感染的治疗。莱特莫韦通过特异性地病毒末端酶亚单位 pUL56 而抑制 CMV DNA 末端酶复合物（pUL51、pUL56 和 pUL89）的活性，阻止病毒 DNA 的加工和包装，而发挥抗 CMV 的作用。莱特莫韦的耐药与 pUL56 有 V236M 或 C325W 的突变有关。莱特莫韦与 CMV DNA 聚合酶抑制剂如西多福韦、膦甲酸或更昔洛韦等无交叉耐药。

表 36－9　其他病毒酶抑制剂

中文名称	英文名称	化学式	化学结构	适用病毒
巴洛沙韦	Baloxavir	$C_{24}H_{19}F_2N_3O_4S$	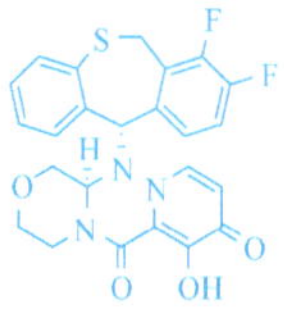	流感病毒
莱特莫韦	Letermovir	$C_{29}H_{28}F_4N_4O_4$	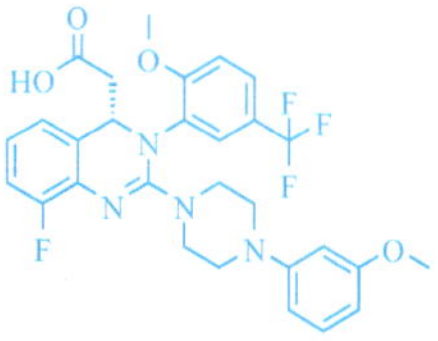	CMV

四、病毒成熟抑制剂

病毒蛋白酶是很多病毒复制周期中极为重要的一种酶，它能把完成表达的多肽或者聚蛋白切割修饰，最终转变成为结构蛋白和非结构蛋白。

1. *HIV 蛋白酶抑制剂*　HIV－1 蛋白酶是一种天冬氨酸蛋白水解酶，是由含有 99 个氨基酸的肽链组成的同质二聚体，在催化过程中起了关键作用的是活性部位的两个天冬氨酸（Asp 和 Asp′）。HIV－1 特异性切割编码成熟病毒蛋白的多肽只发生在装配的未成熟颗粒上，HIV－1 蛋白酶负责 Gag 和 Gag－Pol 前体多肽的蛋白酶解过程，Gag 经蛋白酶切割成 4 种小蛋白：基质蛋白（MA，也称 p17）、衣壳蛋白（CA，也称 p24）、核衣壳蛋白（NC，也称 p9）以及 p6。Gag－Pol 前体蛋白经蛋白酶切割成病毒的蛋白酶（Pro）、整合酶（IN）、RNA 酶 H（RNase H）和反转录酶（RT）。这一过程在细胞外发生，是形成感染性病毒粒子所必需的过程。目前获批的 HIV 蛋白酶抑制剂（PI）分为拟肽类和非拟肽类，拟肽类 PI 共有 8 种包括沙奎那韦、利托那韦（ritonavir）、茚地那韦（indinavir）、奈非那韦（nelfinavir）、安泼那韦（amprenavir）、洛匹那韦（lopinavir）、阿扎那韦（atazanavir）、福沙那韦（fosamprenavir）；非拟肽类 PI 包括替拉那韦（tipranavir）、达如那韦（darunavir）和度鲁特韦（dolutegravir）（表 36－10）。沙奎那韦（SQV）是第一个批准上市用于艾滋病治疗的 PI，耐沙奎那韦突变主要发生在 HIV 蛋白酶的 L90M 或 G48V，次要耐药突变发生在 36、46、82 和 84 等位点，多个耐药位点突变的积累可导致高水平的耐药。

表 36－10　HIV 蛋白酶抑制剂

中文名称	英文名称	化 学 式	化 学 结 构	适用病毒
沙奎那韦	Saquinavir	$C_{38}H_{50}N_6O_5$	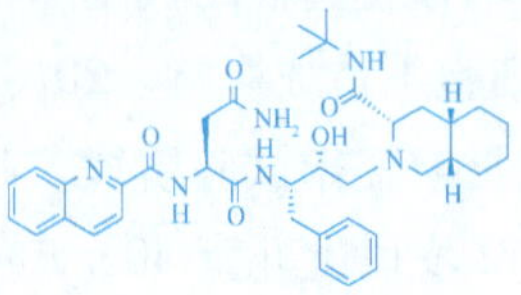	HIV－1
茚地那韦	Indinavir	$C_{36}H_{47}N_5O_4$	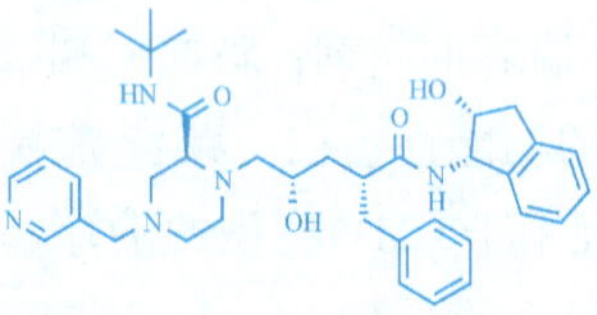	HIV－1
利托那韦	Ritonavir	$C_{37}H_{48}N_6O_5S_2$	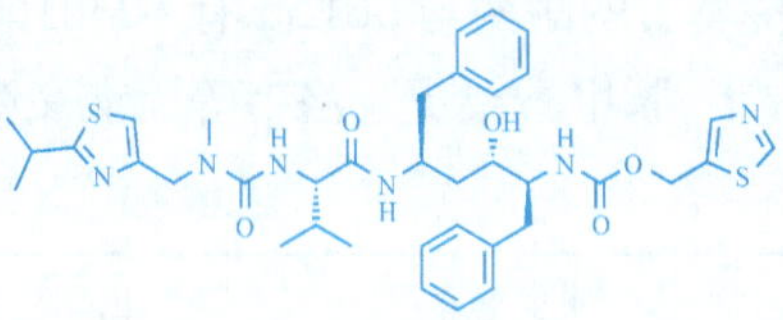	HIV－1
奈非那韦	Nelfinavir	$C_{32}H_{45}N_3O_4S$	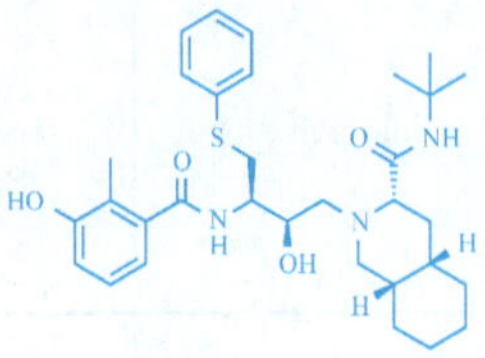	HIV－1
安泼那韦	Amprenavir	$C_{25}H_{35}N_3O_6S$	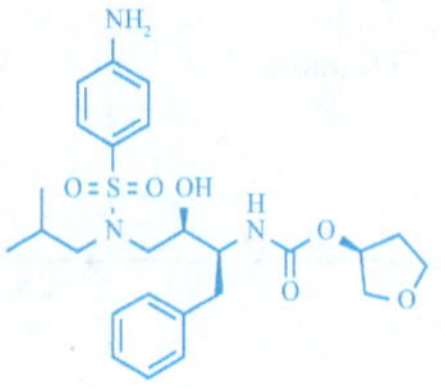	HIV－1
洛匹那韦	Lopinavir	$C_{37}H_{48}N_4O_5$	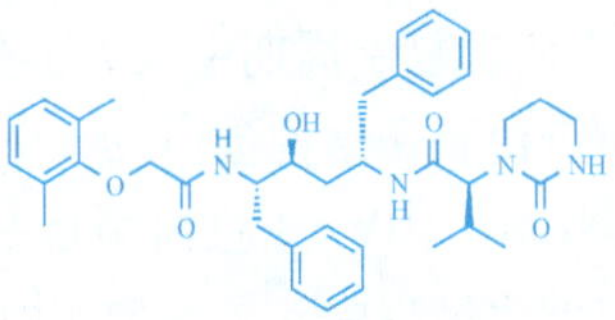	HIV－1
阿扎那韦	Atazanavir	$C_{38}H_{52}N_6O_7$	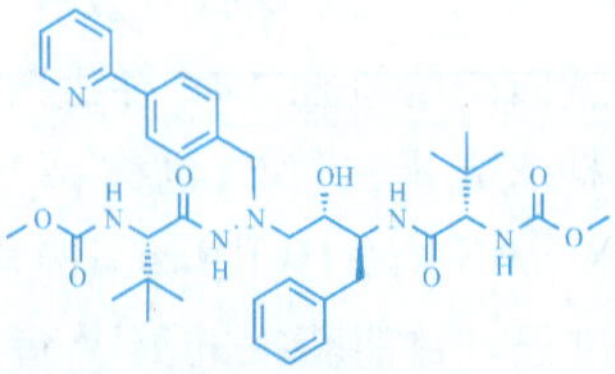	HIV－1
福沙那韦	Fosamprenavir	$C_{25}H_{36}N_3O_9PS$	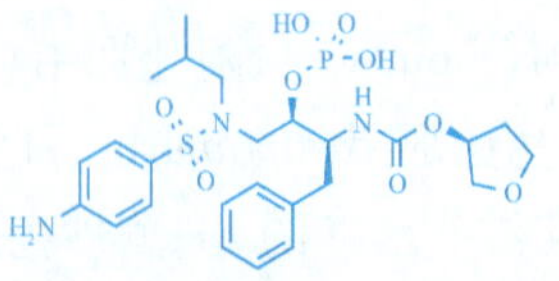	HIV－1

续　表

中文名称	英文名称	化 学 式	化 学 结 构	适用病毒
替拉那韦	Tipranavir	$C_{31}H_{33}F_3N_2O_5S$	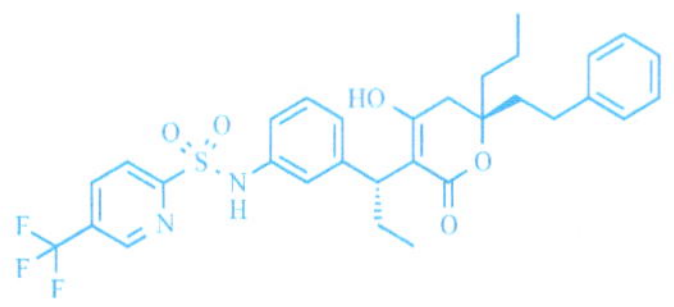	HIV-1
达如那韦	Darunavir	$C_{27}H_{37}N_3O_7S$	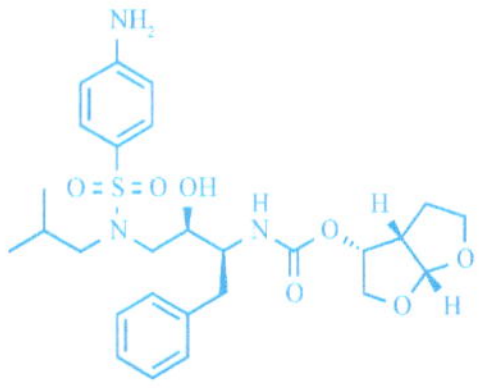	HIV-1

2. HCV NS3/4A 蛋白酶抑制剂　HCV NS3/4A 蛋白酶是由 HCV 的非结构蛋白 NS3 和 NS4A 通过非共价结合而成的丝氨酸蛋白酶，对 *HCV* 基因组翻译出来的多蛋白聚合体进行剪切形成病毒的结构蛋白和非结构蛋白。此外，HCV NS3/4A 蛋白酶还与 HCV 的宿主免疫逃逸相关，因此抑制 NS3/4A 蛋白酶活性会影响 HCV 复制。2011 年最早上市的特拉匹韦（telaprevir）和波普瑞韦（boceprevir）是一类 NS3/4A 蛋白酶可逆的共价结合抑制剂，是第一代抗 HCV DAA 药物，2013 年以后上市的西咪匹韦（simeprevir）、阿那匹韦（asunaprevir）、伐尼瑞韦（vaniprevir）和格拉瑞韦（grazoprevir）等是一类 NS3/4A 蛋白酶的非共价结合抑制剂。低耐药性屏障严重限制了可逆共价结合 NS3/4A 抑制剂的使用，特拉匹韦与波普瑞韦逐渐淡出市场。西咪匹韦和阿那匹韦是第二代 NS3/4A 蛋白酶抑制剂，主要用于治疗基因 1、4 型 HCV 感染的治疗，疗效优于第一代抗 NS3/4A 蛋白酶抑制剂，且不良反应较少。*HCV* 基因 3 型存在天然 D168Q 位点变异导致对第二代 NS3/4A 蛋白酶抑制剂不敏感。2018 年 6 月，中国国家药品监督管理局批准抗丙肝 1 类创新药戈诺卫®（达诺瑞韦，ASC08）上市，戈诺卫是新一代 NS3/4A 蛋白酶抑制剂，是中国首个本土企业开发的 DAA 药物（表 36-11）。

表 36-11　HCV NS3/4A 蛋白酶抑制剂

中文名称	英文名称	化 学 式	化 学 结 构	适用病毒
特拉匹韦	Telaprevir	$C_{36}H_{53}N_7O_6$	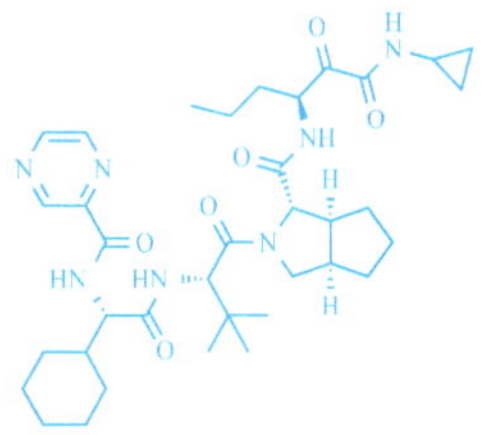	HCV
波普瑞韦	Boceprevir	$C_{27}H_{45}N_5O_5$	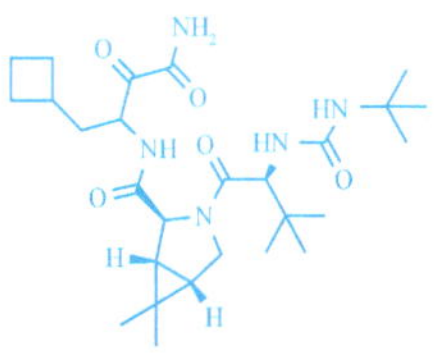	HCV

续 表

中文名称	英文名称	化学式	化学结构	适用病毒
西咪匹韦	Simeprevir	$C_{38}H_{47}N_5O_7S_2$	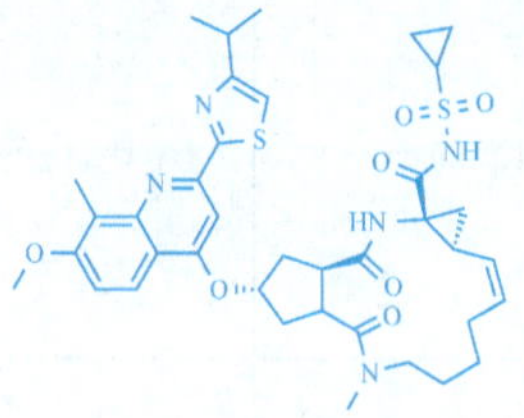	HCV
阿那匹韦	Asunaprevir	$C_{35}H_{46}ClN_5O_9S$	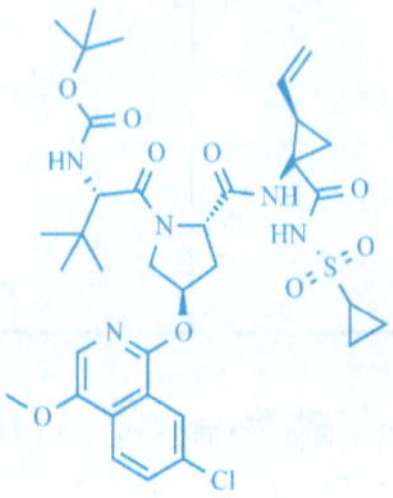	HCV
伐尼瑞韦	Vaniprevir	$C_{38}H_{55}N_5O_9S$	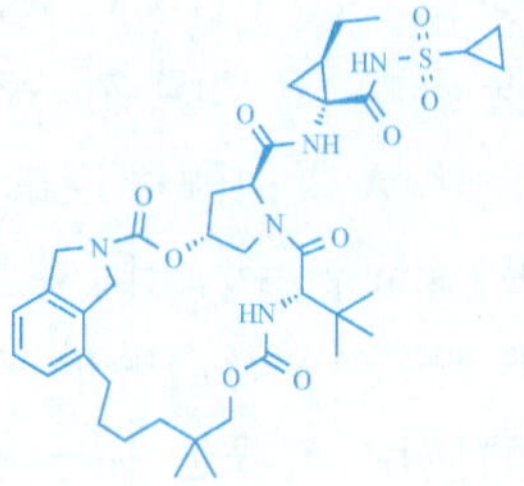	HCV
帕利瑞韦	Paritaprevir	$C_{40}H_{43}N_7O_7S$	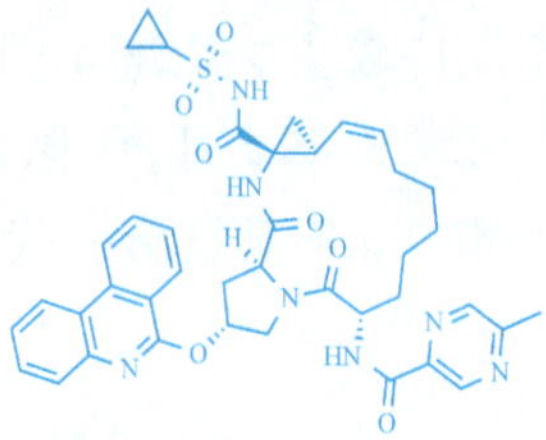	HCV
格拉瑞韦	Grazoprevir	$C_{38}H_{50}N_6O_9S$	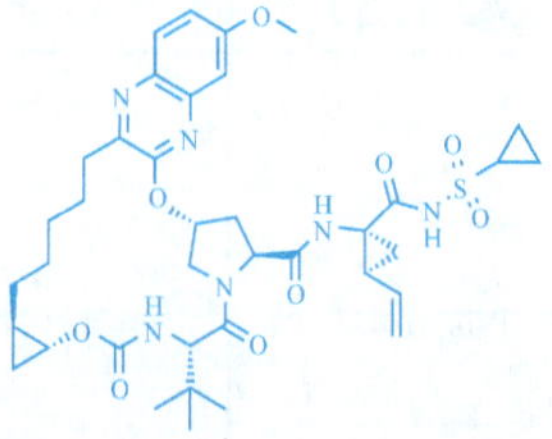	HCV
格卡瑞韦	Glecaprevir	$C_{38}H_{46}F_4N_6O_9S$	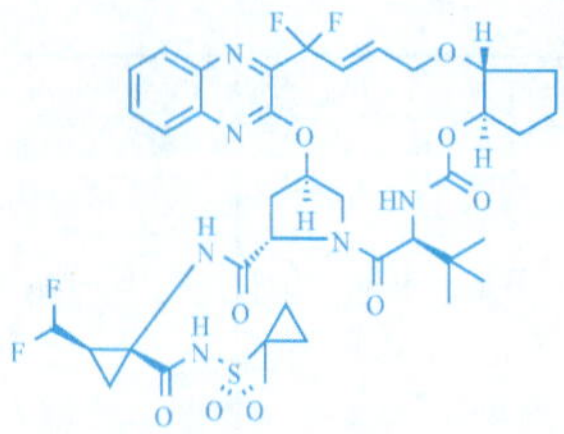	HCV

续 表

中文名称	英文名称	化 学 式	化 学 结 构	适用病毒
达诺瑞韦	Danoprevir	$C_{35}H_{46}FN_5O_9S$	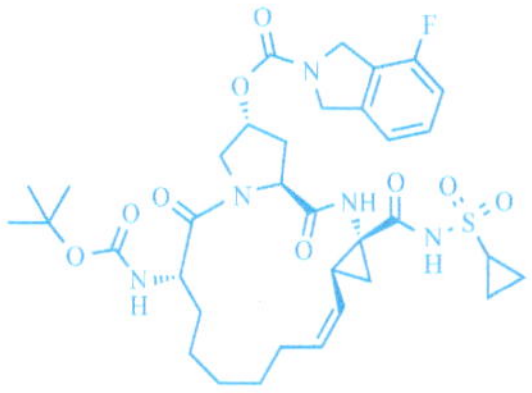	HCV

3. *天花病毒组装成熟抑制剂* 在正痘病毒复制周期中，一种高度保守的病毒编码蛋白质 p37 在协调折叠条状病毒粒子形成中起到重要作用，从而使病毒从感染的细胞中扩散并在宿主中传播。2018 年美国 FDA 批准特考韦瑞（tecovirimat/ST－246，TPOXX）用于预防和治疗天花（smallpox）。特考韦瑞可以通过特异性靶向 p37 蛋白抑制胞外病毒的组装、成熟，进而防止病毒在细胞间传播扩散（表 36－12）。特考韦瑞作为美国战略国家储备用药，预防天花暴发。特考韦瑞作为口服用药，可用于感染正痘病毒出现症状患者的治疗，也可用于感染病毒但无症状患者的预防用药。

表 36－12 天花病毒组装成熟抑制剂

中文名称	英文名称	化 学 式	化 学 结 构	适用病毒
特考韦瑞	Tecovirimat	$C_{19}H_{15}F_3N_2O_3$	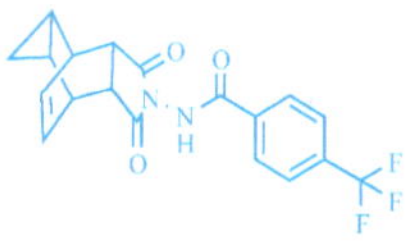	天花病毒

4. *病毒释放抑制剂-流感病毒神经氨酸酶抑制剂* 流感病毒膜表面含有一种糖蛋白（血凝素），识别细胞表面糖蛋白和糖脂中的唾液酸。唾液酸是病毒进入的受体。然而，由于血凝素和唾液酸的相互作用，新形成的病毒粒子仍然附着在细胞膜上。病毒神经氨酸酶（也称为唾液酸酶）通过切割唾液酸残基帮助病毒颗粒从感染的细胞中释放，去感染新的细胞造成病毒的扩散。神经氨酸酶抑制剂通过与神经氨酸酶的相互作用，可导致酶的活性位点构象改变而抑制其活性而发挥抗病毒作用。目前上市的流感病毒神经氨酸酶抑制剂有奥司他韦（oseltamivir）、扎那米韦（zanamivir）、帕拉米韦（peramivir）、拉尼米韦辛酸酯（laninamivir octanoate）（表 36－13）。奥司他韦（达菲）的耐药性与 A 型流感病毒神经氨酸酶 N2 亚型的 292 位或亚型 N1 的 274 位突变有关。

表 36－13 流感病毒神经氨酸酶抑制剂

中文名称	英文名称	化 学 式	化 学 结 构	适用病毒
扎那米韦	Zanamivir	$C_{12}H_{20}N_4O_7$	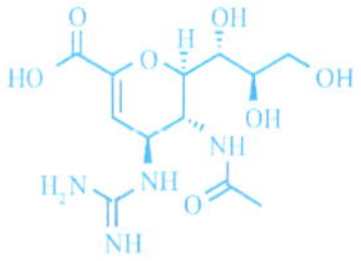	流感病毒
帕拉米韦	Peramivir	$C_{15}H_{28}N_4O_4$	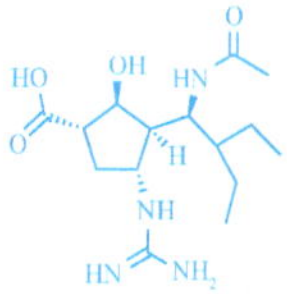	流感病毒

续 表

中文名称	英文名称	化学式	化学结构	适用病毒
奥司他韦	Oseltamivir	$C_{16}H_{28}N_2O_4$	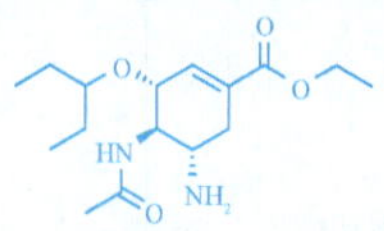	流感病毒
拉尼米韦	Laninamivir	$C_{21}H_{36}N_4O_8$	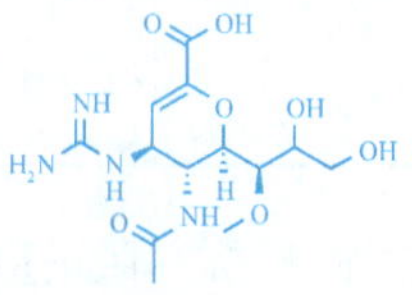	流感病毒

五、广谱抗病毒药物

1. IFN　IFN 是一类糖蛋白,它具有高度的种属特异性。1957 年由英国人 Alick Isaacs 和 Jean Lindenmann 发现。IFN 具有广谱抗病毒、抗增殖和免疫调节活性。IFN 可分为三种类型:Ⅰ型(IFN－α 和 IFN－β)、Ⅱ型(IFN－γ)、Ⅲ型(IFN－λ)。大多数病毒感染细胞都能产生Ⅰ型和Ⅲ型 IFN,而Ⅱ型 IFN 仅由活化的 T 细胞或 NK 细胞产生,因此 IFN 介导的抗病毒反应是机体应对病毒感染的第一道天然免疫防线。IFN 具有广谱的抗病毒作用,对多种 RNA 病毒和 DNA 病毒均有抑制作用。

IFN 的作用机制如下:IFN 与细胞特异性受体结合之后,可激活 JAK－STAT 信号转导通路,并导致与 IFN 特异反应元件结合的胞内复合体发生核转位,进而诱导出一系列抗病毒效应蛋白的合成,在病毒复制的不同阶段发挥抗病毒作用。特定的病毒可通过阻断 IFN 诱导抗病毒蛋白的产生和激活而对抗 IFN 的作用。目前美国批准使用重组、天然以及聚乙二醇化 IFN,因其类型不同可用于治疗尖锐湿疣、慢性病型肝炎、慢性乙型肝炎、HIV 患者的卡波氏肉瘤以及其他恶性肿瘤和多发性硬化症。IFN 不良反应为急性流感样的综合征,症状表现为:发热、寒战、头痛、肌肉痛、关节痛、恶心、呕吐及腹泻。

2. 利巴韦林　利巴韦林(病毒唑)(ribavirin)是具有一个修饰的碱基和 *D*－旋核糖的嘌呤核苷类似物,由宿主细胞酶介导其在细胞内可磷酸化为一、二、三磷酸盐。利巴韦林体外可广泛抑制 RNA 和 DNA 病毒的复制,包括正黏病毒、副黏病毒、沙粒病毒、布尼亚病毒等。利巴韦林的抗病毒作用机制尚未完全阐明,抑制宿主细胞的 IMPDH 耗竭细胞内的鸟苷从而抑制病毒核酸合成是其抗病毒的机制之一,利巴韦林可能还通过诱导病毒 RNA 发生突变和激活宿主 IFN 刺激基因发挥抗病毒作用。利巴韦林气雾剂已批准用于治疗呼吸道合胞病毒和流感。口服利巴韦林联合注射聚乙二醇 IFN－α－2a 或 IFN－α－2b 曾是治疗慢性 HCV 感染的标准化疗法。未见病毒对利巴韦林耐药的报道。雾化吸入利巴韦林的不良反应为可能导致结膜红肿、皮疹、短暂的哮喘,偶见可逆性肺功能减退(表 36－14)。

3. 阿比多尔　阿比多尔(arbidol)属于非核苷类抗病毒药物,20 世纪 90 年代由苏联药物化学研究中心研制开发,1993 年在俄罗斯首次上市,在中国也已经批准上市,临床上主要用于治疗甲、乙型流感引起的急性病毒性呼吸道感染。阿比多尔的抗病毒作用机制包括直接针对病毒(DAA)和针对宿主(HTA),因此在病毒进入细胞到病毒释放多个步骤干扰病毒的复制。除流感病毒外,阿比多尔具有广谱抗病毒活性,对多种病毒如呼吸道合胞病毒、柯萨奇病毒、HCV、基孔肯雅热病毒等具有抑制作用。阿比多尔对流感病毒的耐药与 HA2 的 K117R 突变有关(表 36－14)。

表 36－14 广谱抗病毒抑制剂

中文名称	英文名称	化 学 式	化 学 结 构	适用病毒
利巴韦林	Ribavirin	$C_8H_{12}N_4O_5$	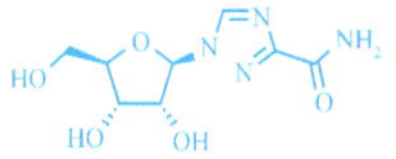	HCV、流感病毒、RSV 等
阿比多尔	Arbidol	$C_{22}H_{25}BrN_2O_3S$	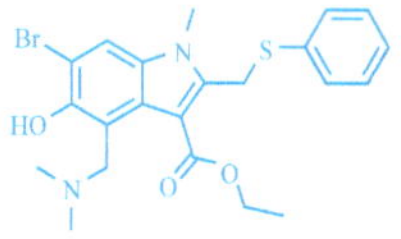	流感病毒、RSV、HCV 等

六、单克隆抗体蛋白抗病毒药物

1. Trogarzo　首个 HIV 长效新药 trogarzo(ibalizumab-uiyk)于 2018 年 3 月 6 日获美国 FDA 批准上市。Trogarzo 是一种新型的抗反转录病毒药物,可特异结合 CD4 分子在细胞外的第二结构域,封堵 HIV 病毒进入免疫细胞的大门。Trogarzo 是 HIV 治疗领域的第一个被批准上市的单克隆抗体蛋白药物,也是第一个 HIV 长效新药,适用于那些已对惯用药产生耐药性的成年艾滋病患者和那些曾尝试过多种药物但其 HIV 病毒的感染水平无法被有效降低或控制的成人患者。Troparzo 的使用方法是患者每 14 天静脉内注射一次,也可与其他同类药物联合使用。

2. 帕利珠单抗　帕利珠单抗(palivizumab)是一只人源化的鼠单克隆抗体,该药通过呼吸道合胞病毒融合蛋白阻止病毒向下呼吸道扩散,对 A 亚型及 B 亚型等呼吸道合胞病毒临床分离株具有活性。该药 1998 年获得美国 FDA 批准用于预防高危儿童呼吸道合胞病毒感染。

七、固定剂量复合剂类抗病毒药物

固定剂量复合剂(小分子复合制剂):结合了两种或两种以上的有效成分的单一剂型被称为小分子复合制剂或固定剂量复合剂。抗反转录病毒药物的固定剂量组合就是非常成功的案例,由多种抗反转录病毒药物组合成一个单一的药,这有助于减轻药丸负担,改善患者的顺从性。可以由不同类型/靶点(如 atripla)或仅包含一个类型/靶点(如 epzicom)的抗反转录病毒药物。表 36－15 和表 36－16 分别列出了已经获批的单片方案用于治疗 HIV/AIDS(每天服用一片)和 HCV 感染的固定剂量复合剂。

表 36－15 抗 HIV 固定剂量复合剂

商 品 名	组 成 成 分	批 准 时 间	公 司
三协维(trizivir)	阿巴卡韦(abacavir)(NRTIs/NtRTIs) 拉米夫定(lamivudine)(NRTIs/NtRTIs) 齐多夫定(zidovudine)(NRTIs/NtRTIs)	2000.11	葛兰素史克
舒发锭(atripla)	恩曲他滨(emtricitabine)(NRTIs/NtRTIs) 替诺福韦酯(tenofovirdisoproxil)(NRTIs/NtRTIs) 依法韦仑(efavirenz)(NNRTI)	2006.07	克利德科技 百时美施贵宅
康着莱(complera, US) eviplera (EU, RU)	恩曲他滨(emtricitabine)(NRTIs/NtRTIs) 替诺福韦酯(tenofovir disoproxil)(NRTIs/NtRTIs) 利亚韦林(rilpivirine)(NNRTI)	2011.08	克利德科技 杨森制药
Stribild	恩曲他滨(emtricitabine)(NRTIs/NtRTIs) 替诺福韦酯(tenofovir disoproxil)(NRTIs/NtRTIs) 埃替拉韦(elvitegravir)(INSTI) 可比司他(cobicistat)(PK enhancer)	2012.08	克利德科技
三恩美(triumeq)	阿巴卡韦(abacavir)(NRTIs/NtRTIs) 拉米夫定(lamivudine)(NRTIs/NtRTIs) 多替拉韦钠(dolutegravir)(INSTI)	2014.08	ViiV 医疗保健公司

续　表

商　品　名	组　成　成　分	批 准 时 间	公　　司
捷扶康(genvoya)	恩曲他滨(emtricitabine)(NRTIs/NtRTIs) 替诺福韦酯(tenofoviralafenamide)(NRTIs/NtRTIs) 埃替格韦(elvitegravir)(INSTI) 可比司他(cobicistat)(PK enhancer)	2015.11	吉利德科技
Odefsey	恩曲他滨(emtricitabine)(NRTIs/NtRTIs) 替诺福韦艾拉酚胺(tenofovir alafenamide)(NRTIs/NtRTIs) 利匹韦林(rilpivirine)(NNRTI)	2016.03	吉利德科技
Iuluca	利匹韦林(rilpivirine)(NNRTI) 多替拉韦(dolutegravir)(INSTI)	2017.11	ViiV 医疗保健公司
Symfi Lo	利匹韦林(lamivudine)(NRTIs/NtRTIs) 替诺福韦酯(tenofovir disoproxil)(NRTIs/NtRTIs) 依法韦仑(efavirenz)(NNRTI)	2018.02	迈兰
Symfi	拉米夫定(lamivudine)(NRTIs/NtRTIs) 替诺福韦酯(tenofovir disoproxil)(NRTIs/NtRTIs) 依法韦仑(efavirenz)(NNRTI)	2018.03	迈兰
Biktarvy	恩曲他滨(emtricitabine)(NRTIs/NtRTIs) 替诺福韦艾拉酚胺(tenofovir alafenamide)(NRTIs/NtRTIs) 比特拉韦(bictegravir)(INSTI)	2018.02	吉利德科技
Symtuza	恩曲他滨(emtricitabine)(NRTIs/NtRTIs) 替诺福韦艾拉酚胺(tenofovir alafenamide)(NRTIs/NtRTIs) 达如那韦(darunavir)(INSTI) 可比司他(cobicistat)(PK enhancer)	2018.07	杨森制药

表 36-16　抗 HCV 固定剂量复合剂

商品名	组 成 成 分	适应 HCV 型	批准时间	公　司	给药方案
Viekira pak	翁氏他韦(ombitasvir)(NS5A) 帕利瑞韦(paritaprevir)(NS3/4A) 利托那韦(ritonavir)(CYP3A) 达塞布韦(dasabuvir)(NS5B)	HCV genotype 1	2014.12	艾伯维(AbbVie)	单独或与 RBV 联用
Technivie	翁氏他韦(ombitasvir)(NS5A) 帕利瑞韦(paritaprevir)(NS3/4A) 利托那韦(ritonavir)(CYP3A)	HCV genotype 4	2015.07	艾伯维	单独或与 RBV 联用
Harvoni	索非布韦(sofosbuvir)(NS5B) 雷迪帕韦(ledipasvir)(NS5A)	HCV genotype 1 HCV genotype 4 HCV genotype 6	2014.10	吉利德科技	单独或与 RBV 联用
Rebetron	pegIFNα-2b RBV	HCV genotype 1	1998.06	先灵葆雅 (Sobering Plough)	单独
Zepatier	Elbasvir(NS5A) Grazoprevir(NS3/4A)	HCV genotype 1 HCV genotype 4	2016.01	默克	单独或与 RBV 联用

续　表

商品名	组 成 成 分	适应 HCV 型	批准时间	公　司	给药方案
Vanihep	Vaniprevir(NS3/4A)	HCV genotype 1	2014.09	默克	与 RBV 和 IFN 联用
Epclusa	索非布韦(sofosbuvir)(NS5B) Velpatasvir(NS5A)	All HCV genotypes	2016.06	克利德科技	单独
Vosevi	索非布韦(sofosbuvir)(NS5B) Velpatasvir(NS5A) Voxilaprevir(NS3)	All HCV genotypes	2017.07	吉利德科技	单独
Mavyret	Glecaprevir(NS3/4A) Pibrentasvir(NS5A)	All HCV genotypes	2017.08	艾伯维	单独

(李玉环　王辉强　吴　硕　蒋建东)

第三节　新型抗病毒药物的研发

一、处于研发阶段的药物

除了目前临床上在用的抗病毒药物外，还有一些处于不同研发阶段的抗病毒候选药物。将按照影响病毒生命周期的阶段列举如下。

1. *病毒进入抑制剂*

（1）HBV 病毒进入抑制剂：乙型肝炎病毒表面大蛋白(LHB)的 preS1 区与肝脏胆汁酸转运体(NTCP，Na^+-taurocholate cotransporting polypeptide/牛磺胆酸钠共转运多肽)发生特异性相互作用，介导 HBV 进入肝细胞。Myrcludex B(MYR Pharma，Ⅱ期临床试验)是乙酰化的 HBV preS1 域的 2~48 位氨基酸的脂肽，可以特异性地结合 NTCP 进而能有效地抑制 HBV 感染正常细胞。此外，环孢素 A(免疫抑制药物)、依折麦布(胆固醇吸收抑制剂)和厄贝沙坦(血管紧张素Ⅱ受体抑制剂)可以通过抑制 NTCP 来阻断 HBV 进入肝细胞(图 36-1)。

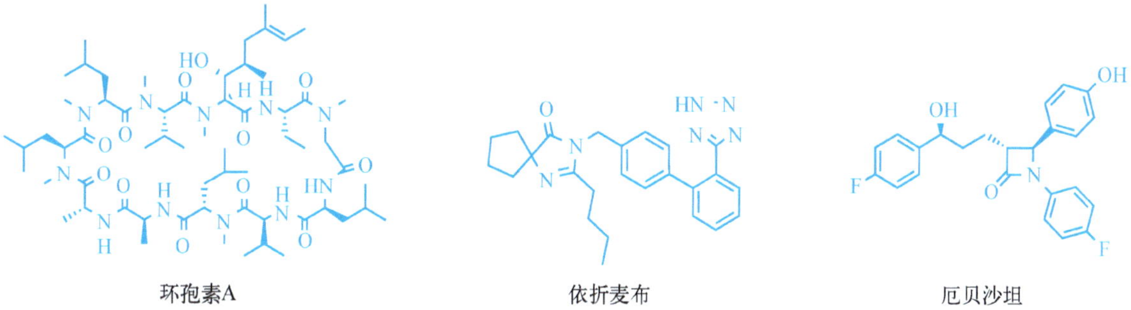

图 36-1　HBV 病毒进入抑制剂化学结构式

（2）人 RSV 膜融合抑制剂：口服活性候选物 BMS-433771 可以结合在三聚体 N 端七肽重复的疏水空腔(相当于 HR1)，这是在融合过程中与 C 端 HR2 形成六螺旋线圈束的区域。另一人 RSV 融合蛋白抑制剂 TMC353121 的 X 线晶体学结果表明该药物不是通过阻止卷曲线圈的形成，而是在六螺旋束的交替构象中通过稳定 HR1-HR2 相互作用从而对六股螺旋束产生局部的干扰作用(图 36-2)。

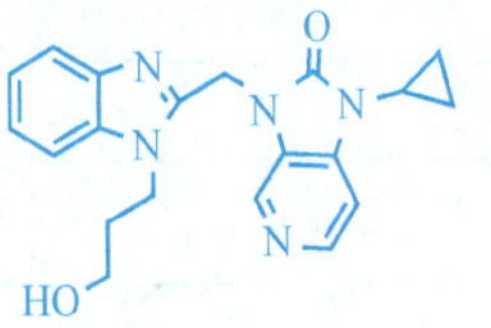
BMS-433771

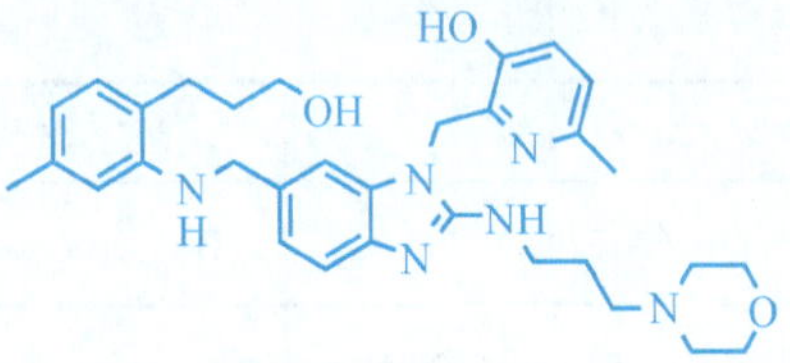
TMC353121

图 36-2 人 RSV 膜融合抑制剂化学结构式

(3) 唾液酸酶融合蛋白: DAS181(FludaseTM)是一种重组唾液酸酶融合蛋白,可以切割位于人体呼吸道上皮细胞表面的病毒受体唾液酸,使其失去活性,流感病毒无法附着细胞,从而防止病毒感染和传播。DAS181 是一种宿主导向治疗药物,它已经被证明对所有以唾液酸为受体的病毒株和病毒亚型具有抗病毒活性,其中包括流感、副流感和偏肺等病毒,还包括对其他药物产生耐药性的流感病毒株,也包括 H7N9、H5N1 和 H1N1 及许多其他病毒在内的大流行病毒株。由于 DAS181 不直接作用于病毒,不容易出现病毒耐药性问题。

2. *核苷(酸)类聚合酶抑制剂* 鉴于治疗 HBV 的核苷(酸)类药物(3TC、ADV、ETV、LdT 和 TDF)表现出的治疗效果和缺点,目前正在努力开发的此类药物主要目标是通过前药选择性地在肝脏中释放或激活,以提高耐受性和安全性。目前处于临床阶段的有替诺福韦前药十六烷氧丙基替诺福韦酯 TFV exalidex(TXL/CMX-157, Ⅱ期临床试验),阿德福韦前药(pradefovir, Ⅲ期临床试验)和贝西福韦(besifovir, Ⅲ期临床试验)(图 36-3)。

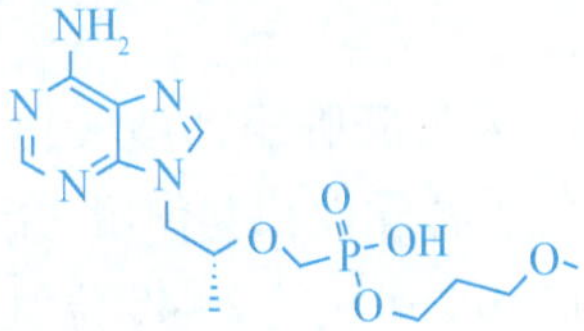
CMX-157

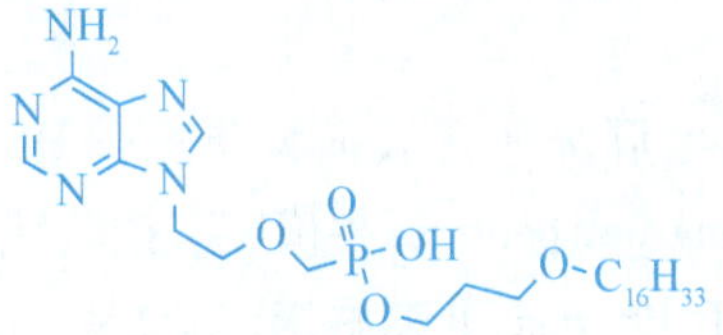
阿德福韦

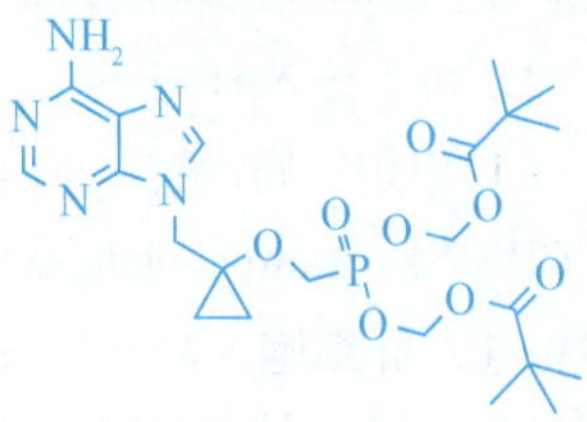
贝西福韦

图 36-3 抗 HBV 核苷类聚合酶抑制剂代表药物化学结构式

3. *RNA 干扰药物* RNA 干扰(RNA interference, RNAi)是指由双链 RNA 介导的特异性基因表达沉默。ARC-520 是一种基于 RNA 干扰(RNAi)用于治疗慢性乙肝的药物,作用于 HBV 共价闭合环状 DNA(cccDNA)转录产生的 mRNA,使其降解。因其递送系统在灵长类动物的非临床毒理学研究可能具有潜在毒性,于 2016 年底暂时搁置该药物的临床试验。目前在研的 HBV RNAi 药物有 ARB-1467(Ⅱ期临床试验)、RG-6004(Ⅰ期临床试验)、GSK-3389404 和 GSK-3228836(Ⅱ期临床试验)。

4. *HBV 衣壳蛋白装配调节剂* HBV 核心蛋白二聚体通过疏水作用结合,HBV 衣壳是由 90 个或 120 个核心蛋白二聚体组装形成的对称的二十面体结构。衣壳的形成对包裹入衣壳的病毒基因组起到保护作用,促进 pgRNA 反转录形成 DNA。破坏衣壳的功能能够抑制病毒的复制。目前已经报道的 HBV 衣壳蛋白装配调节剂(capsid assembly modulator, CpAM)主要包括以下 5 类。

(1) 芳基-二氢嘧啶类(heteroaryldihydropyrimidine, HAP)化合物: 能够加强邻近的核心蛋白二聚体之间的疏水作用,改变二聚物之间的夹角,从而改变其装配动力学特征,加速衣壳蛋白降解。电镜结果显示 HAP 类化合物能够促使大的、不规则的颗粒形成。错误装配的衣壳不能正常包裹 pgRNA,从而阻止了 HBV 的复制。代表化合物如 Bay41-4109(第一代)、GLS-4(第二代, Ⅰ期临床试验)和 HAP-R10(第三代, Ⅰ期临床试验)等(图 36-4)。

（2）苯丙烯酰胺（phenylpropenamide，PA）类化合物：虽然 HAP 与 PA 类化合物均作用于核心蛋白二聚体的疏水口袋。与 HAP 类不同，PA 不影响衣壳的形态和结构，而是引起三级和四级结构的变化。PA 类化合物能够加速正常衣壳组装的动力学和中间产物的积累，抑制了前基因组 pgRNA 装配入壳，促进空衣壳的形成，抑制 HBV 复制。代表化合物包括 AF 61（(Z*)－AT－61）和 AT－130（Z）－AT－130（图 36－4）。

（3）氨磺酰苯甲酰胺（sulfamoylbenzamide，SBA）类化合物：也能抑制 HBV pgRNA 装配入壳，形成空衣壳。代表化合物包括 NVR 3－778（Ⅰ期临床试验）、JNJ－379（Ⅰ期临床试验）和 DVR－23（临床前试验）（图 36－4）。

（4）苯甲酰胺（benzamide，BA）类化合物：也作用于核心蛋白二聚体的疏水口袋，抑制 pgRNA 装配入壳，抑制 HBV 复制。代表化合物包括 BA－38017（临床前研发）。

（5）其他 CpAM 类化合物：还包括 ABI－H0731（结构未知，Ⅱ期临床试验）、NZ－4（双噻唑类，完成Ⅰ期临床试验）、哒嗪酮衍生物 3771 及 1,4,6,7－四氢吡唑并[4，3－c]吡啶类衍生物和嘧啶类衍生物（图 36－4）。

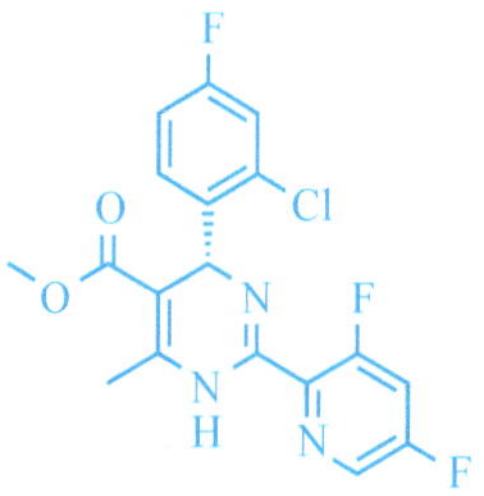

Bay41－4109

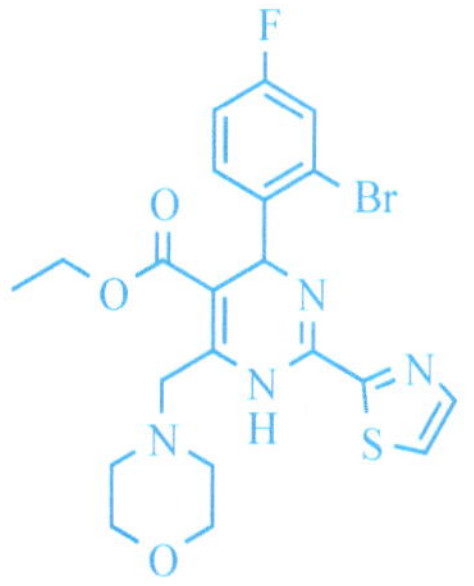

GLS－4

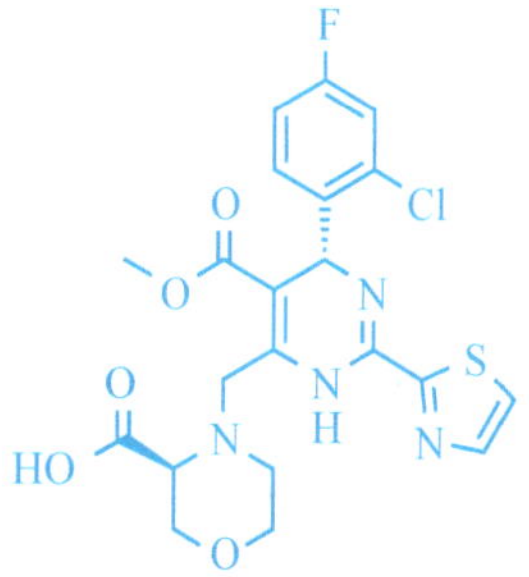

HAP－R10

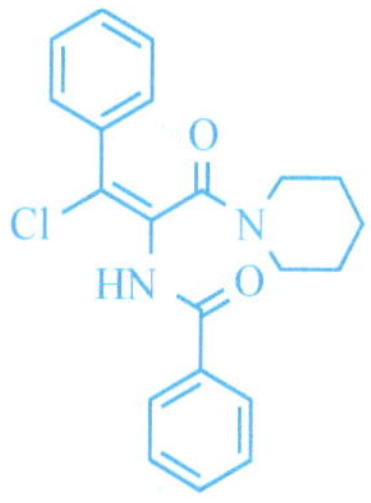

(Z)－AT－61

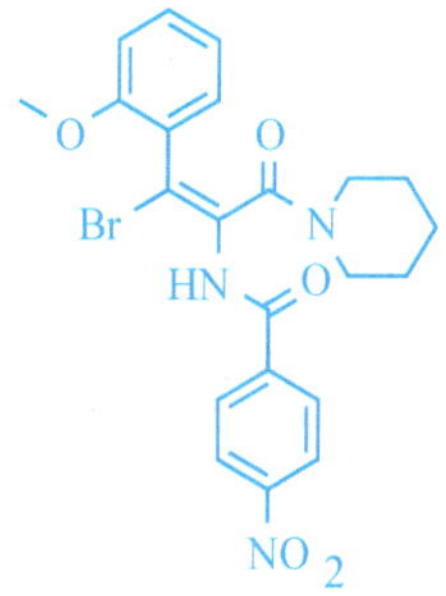

(Z)－AT－130

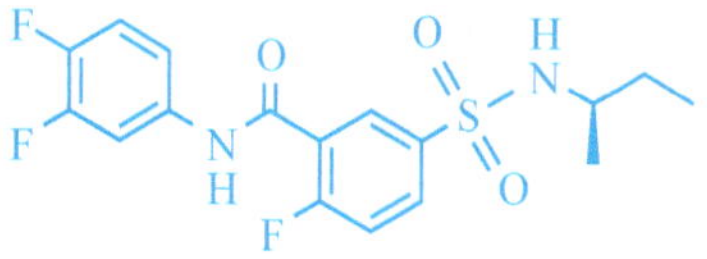

DVR－23

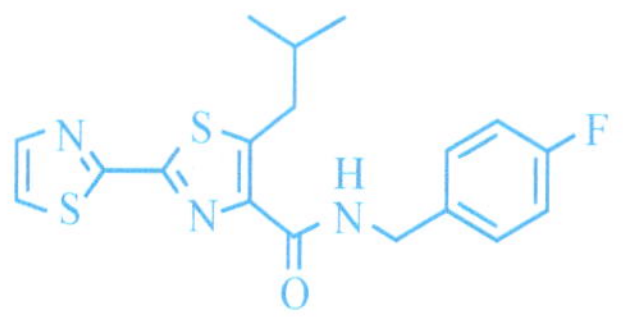

NZ－4

图 36－4　HBV CpAM 代表化合物化学结构式

综上所述，1 类化合物加速衣壳的降解，不能包裹 pgRNA，从而阻止了 HBV 的复制；2～5 类化合物均不影响衣壳的形态和结构，而抑制 pgRNA 装配入壳，形成空衣壳，进而抑制 HBV 复制。目前处于不同研究阶段的此类药物数量较大，未来几年获得批准的可能性最大。

5. *HBV 表面抗原（HBsAg）释放抑制剂*　REP 2139（Ⅱ期临床试验）是一种靶向 HBsAg 释放的硫代磷酸寡核苷酸，可以干扰亚病毒颗粒的形成并阻止 HBsAg 从细胞中释放，以改变 HBsAg 引起的自身免疫抑制。

---

* Z 代表双链构型。

6. 靶向宿主的抗病毒药物

(1) 免疫调节剂：模式识别受体(pattern-recognition receptor, PRR)包括 TRL、RLR(RIG－I－like receptor)等，能识别病原相关分子模式，通过多种信号传递调控免疫系统功能。慢性 HBV 感染经常造成 T 细胞应答减弱，应用免疫治疗有望帮助清除 HBV。TLR7 激动剂 GS－9620(Ⅱ期临床试验，图 36－5)、RG7854(Ⅰ期临床试验)、RO6870868(Ⅱ期临床试验)、AL－034(Ⅰ期临床试验)，TLR8 激动剂 GS－9688(Ⅱ期临床试验)，以及 RIG－1 和 NOD2 的双重激动剂 SB 9200(Ⅱ期临床试验)均正在慢性乙肝治疗中进行尝试。

血小板活化因子受体(platelet-activating factor receptor, PAFR)与重症炎症性登革病毒感染的发病机制密切相关，modipavant 作为 PAFR 拮抗剂，作为登革病毒感染 48 h 内用药，目前处于Ⅱ期临床试验阶段。

(2) 宿主蛋白：α－糖苷酶抑制剂：宿主的 α－糖苷酶Ⅰ(alpha-glucosidase Ⅰ)是病毒糖蛋白折叠所需要的，其抑制剂西戈斯韦(celgosivir)(Ⅱ期临床试验)在体外和小鼠模型中均能抑制登革病毒的复制(图 36－6)。

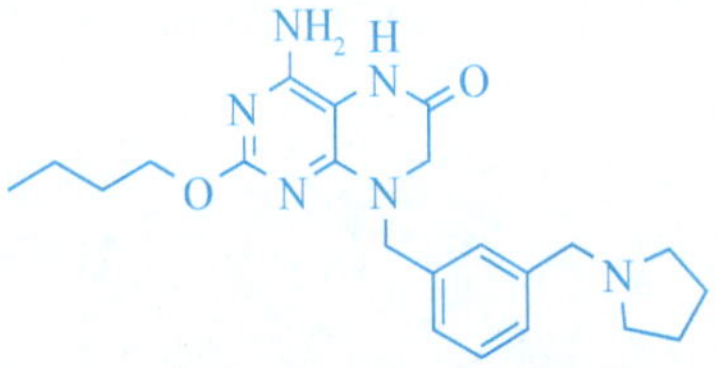

图 36－5 GS－9620 化学结构式

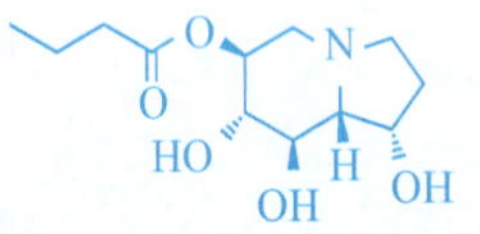

图 36－6 西戈斯韦化学结构式

FXR 激动剂：*HBV* 基因组转录高度依赖于肝脏富集的代谢、NR，FXR(NR farnesoid X receptor)激动剂 EYP001(Ⅰ期临床试验)被证明能够有效抑制 HBV 复制。

二、抗病毒药物面临的挑战

耐药是抗病毒治疗中面临的最大挑战，慢性病毒性疾病如艾滋病、乙型病毒性肝炎、丙型病毒性肝炎等需要长期的抗病毒治疗，不同抗病毒药物产生耐药的机制不同，主要是由于病毒的复制速度非常快，产生错误的概率就会很高，特别是 RNA 病毒，RNA 聚合酶缺乏校正功能，病毒基因组自发突变发生频率高，而抗病毒药物只是起到选择的作用，将药物压力下依然存活的耐药病毒株选出来，尤其是流感病毒在没有药物压力下自身就存在抗原漂移和抗原转变，因此耐药风险更高。其次慢性病毒性疾病如 HIV 和 HBV 在抗病毒药物的干预下治疗得到了很大的提升，但终究没有实现彻底治愈，依然存在复发或暴发的可能，而且需要长期用药。另外，急性病毒性疾病如流感等病程短临床试验药物有效性不易确定。此外肠道病毒引起的临床症状非常复杂，给抗病毒药物的研发也带来了很大的困难。

三、抗病毒药物的发展策略和方向

1. 老药新用　一般来说，一款新药上市的周期为 13～15 年，平均成本为 20 亿～30 亿美元，而且新药开发的成本还在逐年上涨。但是近十年来，每年获批上市的新药数量如果以药物开发成本(美元)为基数来衡量，却并没有增加，反而还有所减少。面临新药开发不断攀升的天价费用，科研人员们又把目光重新投到已上市的“老药”身上，还包括那些在临床试验中失败、没能顺利上市的药物。硝唑尼特(nitazoxanide)是一种硝噻柳酸酰胺的衍生物，其确切作用机制尚不清楚，但被认为具有多种作用机制，可能与抑制丙酮酸盐，铁氧化还原蛋白氧化还原酶的酶依赖性电子转移反应有关。临床上硝唑尼特用于艾滋病患者和免疫力低下患者的隐孢子虫治疗。目前硝唑尼特作为抗流感病毒药物正在进行Ⅱ/Ⅲ期临床试验。此外，硝唑尼特还具有广谱抗病毒作用，对多种病毒包括HBV、HCV、轮状病毒、诺如病毒及登革病毒等均具有抑制活性（图36-7）。

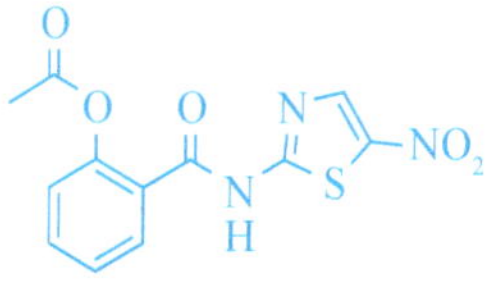

图36-7
硝唑尼特结构式

2. *耐药克服* 在药物研发阶段和临床用药中将高耐药屏障作为一个主要的目标和指标；研发不同作用机制的抗病毒药物进行联合用药以提高药物疗效减缓耐药的发生，减少药物用量减轻药物的毒副作用；开发针对宿主靶点的抗病毒药物可以降低耐药发生的概率同时可能具有广谱抗病毒作用，策略为降低宿主细胞内病毒复制所必需的宿主因子或提高宿主细胞内的抗病毒限制因子。

3. *前药策略* 核苷类药物在抗病毒治疗中发挥了重要作用，然而许多核苷类药物存在口服生物利用度低、代谢快及毒性较大等缺陷，前药策略是核苷类抗病毒药物研发中的一个重要方向，也有很多成功案例，缬阿昔洛韦和缬更昔洛韦分别是阿昔洛韦和更昔洛韦的缬氨酸酯前体药物。阿德福韦、替诺福韦、阿巴卡韦、奥司他韦、索非布韦等抗病毒药物均采取了前药策略。

4. *展望* 首先，基础研究的深入（基础生物学、生物化学、病毒生物学、结构生物学）、化学创新（组合化学、药物合成学）和临床创新（针对急性病毒性疾病病程短的特点开展健康成人志愿者在受控条件下接种感染低量的病毒导致轻微症状的临床试验）加快了抗病毒药物研发的步伐。其次，临床需求如流感的周期性流行推动了抗流感病毒药物的研发，慢性病毒性疾病如艾滋病和丙肝的暴发推动了抗HIV-1和HCV药物的研发。而且随着HCV的治愈为其他慢性病毒性疾病的治愈提供了药物研发的信心和经验，相信在不久将来会有更多的抗病毒药物研发成功，会有更多的病毒性疾病得以治愈。

（李玉环 王辉强 吴 硕 蒋建东）

参考文献

Laurence L. Brunton Bruce A. Chabner, Bjornc. Knollmann，等. 金有豫，李大魁，译. 古德曼·吉尔曼治疗学的药理学基础. 12版. 北京：人民卫生出版社，2016.

陈鸿珊. 抗病毒药物及其研究方法. 2版. 北京：化学工业出版社，2013.

李俊男. 战胜乙肝的对策. 北京：人民军医出版社，2007.

刘克洲等. 人类病毒性疾病. 2版. 北京：人民卫生出版社，2010.

王晓良. 应用分子药理学. 2版. 北京：中国协和医科大学出版社，2015.

Chaudhuri S, Symons J A, Deval J. Innovation and trends in the development and approval of antiviral medicines: 1987-2017 and beyond. Antiviral Res, 2018, 155: 76-88.

De Clercq E, Li G. Approved antiviral drugs over the Past 50 Years. Clin Microbiol Rev, 2016, 29(3): 695-747.

Debing Y, Neyts J, Delang L. The future of antivirals: Broad-spectrum inhibitors. Curr Opin Infect Dis, 2015, 28(6): 596-602.

Erik De Clercq. Antiviral drug strategies. Weinheim: Wiley-VCH, 2011.

Feng S, Gao L, Han X, et al. Discovery of small molecule therapeutics for treatment of chronic HBV infection. ACS Infect Dis. 2018, 4(3): 257-277.

Haaheim L R, Pattison J R, Whitley R J. A practical guide to clinical virology. John Wiley & Sons, Ltd. 2002.

Manoj C. Desai, Nicholas A. Meanwell. Successful strategies for the discovery of antiviral drugs. RSC publishing, 2013.

Martinez J P, Sasse F, Brönstrup M, et al. Antiviral drug discovery: Broad-spectrum drugs from nature. Nat Prod Rep, 2015, 32(1): 29-48.

Mason S, Devincenzo J P, Toovey S, et al. Comparison of antiviral resistance across acute and chronic viral infections. Antiviral Res, 2018, 158: 103-112.

Menéndez-Arias L, Gago F. Antiviral agents: Structural basis of action and rational design. Subcell Biochem, 2013, 68: 599-630.

Mercorelli B, Palù G, Loregian A. Drug repurposing for viral infectious diseases: How far are we? Trends Microbiol. 2018, 26(10): 865-876.

第三十七章
抗结核药理学

第一节　概　　述

结核病(tuberculosis)是由结核分枝杆菌(mycobacterium tuberculosis)引起的慢性传染性疾病。结核病以肺结核为主,通过呼吸道传播。除毛发、牙齿和指甲外,其他组织和器官均可出现结核病,任何器官的结核病都是一种全身性疾病的局部器官表现。临床以发热、乏力、盗汗、咯血为主要症状。

结核分枝杆菌生长缓慢,耐冷耐干燥,抵抗力强。结核分枝杆菌的细胞壁含有丰富的脂质成分,使许多药物不易穿透脂质层而达到作用靶点。以上特征决定了结核病是一种比较难治的疾病。

目前对结核病的治疗主要以药物治疗为主。根据抗结核药物的治疗效率、药物的分类及药物的使用经验,将抗结核药物分为五组(表 37-1)。一线抗结核药物(第一组)是目前用于治疗敏感性结核的首选药物,其治疗效果好,毒副作用小。包括异烟肼(isoniazid, INH/H)、利福平(rifampicin/rifampin, RIF/R)、吡嗪酰胺(pyrazinamide, PZA/Z)和乙胺丁醇(ethambutol, EMB/E)。二线抗结核药物(第二、三、四组)与一线抗结核药物相比,治疗效果相对较差,毒副作用也较大,但对一线抗结核药物不敏感的耐药结核病治疗效果好,因此,临床上常将二线抗结核药物作为耐药结核病治疗药物。三线抗结核药物(第五组)最初并不是用来治疗结核病的,其对结核的治疗效果目前尚未得到验证,也主要用于对一线抗结核药物不敏感的耐药结核的治疗。由于二、三线抗结核药物在临床主要用于耐药结核病的治疗,也将他们统称为非一线抗结核药物。

表 37-1　抗结核药物的分类

一线抗结核药物	
第一组 (口服药物)	异烟肼(isoniazid, INH/H),利福平(rifampicin/rifampin, RIF/R),吡嗪酰胺(pyrazinamide, PZA/Z)和乙胺丁醇(ethambutol, EMB/E)
二线抗结核药物	
第二组 (注射药物)	链霉素(streptomycin, STM/S),卡那霉素(kanamycin, KM),阿米卡星(amikacin, AMK),卷曲霉素(capreomycin, CM),硫酸紫霉素(viomycin, VIM)
第三组 (喹诺酮类口服、注射药物)	环丙沙星(ciprofloxacin, CFX),左氧氟沙星(levofloxacin, LFX),莫西沙星(moxifloxacin, MFX),氧氟沙星(ofloxacin, OFX),加替沙星(gatifloxacin, GFX)
第四组 (口服药物)	对氨基水杨酸(*para*-aminosalicylic acid, PAS),环丝氨酸(cycloserine, DCS),特立齐酮(terizidone, TRD),乙硫异烟胺(ethionamide, ETO),丙硫异烟胺(prothionamide, PTO),氨硫脲(thioacetazone, THZ),利奈唑胺(linezolid, LZD)
三线抗结核药物	
第五组	氯法齐明(clofazimine, CFZ),阿莫西林/克拉维酸(amoxicillin plus clavulanate, AMX/CLV),克拉霉素(clarithromycin, CLR)

在抗结核药物使用的过程中,一般遵循早期、规律、适量、全程、联用的指导原则。对确诊的结核病患者,立即用药,并且规律用药,按照选定的治疗方案全程用药,根据病情选择合适的药物使用剂量。为

了避免治疗过程中出现耐药性，临床上普遍采用 3 种或 3 种以上抗结核药物联合给药方案，治疗周期 6~9 个月。

（林　媛）

第二节　抗结核药物、耐药性及其作用机制

一、抗结核药物及其作用机制

抗结核药物根据其作用机制，主要分为作用于结核分枝杆菌细胞壁合成、核酸代谢、蛋白质合成途径的药物。目前临床常用的抗结核药物作用机制如 37－2 所示。

表 37－2　临床常用一、二线抗结核药物的作用机制

药物(发现年代)	靶　　标	作　用　机　制
一线抗结核药物		
异烟肼(1952 年)	烯酰基载体蛋白还原酶	抑制细胞壁分枝菌酸的合成
利福平(1963 年)	RNA 聚合酶，β 亚基	抑制转录
吡嗪酰胺(1954 年)	30S 核糖体小亚基 S1 蛋白	抑制蛋白质合成
乙胺丁醇(1961 年)	阿拉伯糖基转移酶	抑制细胞壁阿拉伯半乳糖的合成
二线抗结核药物		
对氨基水杨酸(1948 年)	二氢叶酸合成酶	抑制叶酸的合成
链霉素(1944 年)	30S 核糖体小亚基 S12 蛋白和 16S rRNA	抑制蛋白质合成
乙硫异烟胺(1961 年)	烯酰基载体蛋白还原酶	抑制细胞壁分枝菌酸的合成
氧氟沙星(1980 年)	DNA 旋转酶和拓扑异构酶	抑制 DNA 超螺旋
卷曲霉素(1963 年)	核糖体 30S 起始复合物	抑制蛋白质合成
卡那霉素(1957 年)	30S 核糖体小亚基	抑制蛋白质合成
阿米卡星(1972 年)	30S 核糖体小亚基	抑制蛋白质合成
环丝氨酸(1955 年)	*D*-丙氨酸消旋酶和连接酶	抑制肽聚糖合成

(一) 作用于结核分枝杆菌细胞壁的抗结核药物

1. 异烟肼　异烟肼发现于 1952 年，是一种异烟酸的酰肼类化合物。易溶于水，性质稳定。口服吸收快而完全，广泛分布于全身体液和组织，毒性小，价格低廉。是临床最常用的一线抗结核药物之一。

(1) 抗菌作用：异烟肼对结核分枝杆菌具有高度的选择性，对其他病原菌几乎无效。体外抑制结核分枝杆菌的 MIC 可达 0.025~0.05 μg/mL。较高浓度的异烟肼(10 μg/mL)对快速繁殖期、间断缓慢繁殖期、缓慢繁殖期结核分枝杆菌均有显著的抑制作用，但其抑制效果不如利福平及吡嗪酰胺。

(2) 抗菌机制：异烟肼通过干扰结核分枝杆菌细胞壁的合成而发挥其抗结核作用。烯酰基载体蛋白还原酶(enoyl-acyl-carrier-protein reductase)是细菌脂肪酸生物合成途径中的关键酶，异烟肼通过抑制该酶的活性，从而抑制结核分枝杆菌细胞壁特有的重要成分——分枝菌酸(mycolic acid)的合成，最终影响细胞壁的合成导致结核分枝杆菌菌体死亡。由于分枝菌酸为结核分枝杆菌细胞壁的特有成分，故异烟肼对结核分枝杆菌有高度的选择性，而对其他病原菌无作用。

(3) 临床应用：异烟肼是治疗结核病的首选药物，用于各型肺结核病的治疗，也可用于结核性脑膜炎和其他肺外结核。异烟肼一般都与其他抗结核药物联用，既能延缓耐药性的产生，又可以增强疗效。

(4) 不良反应：异烟肼的不良反应与使用剂量有关，一般治疗剂量下发生率较低。异烟肼可引起周围神经炎和CNS的症状，多见于维生素B_6缺乏患者。主要原因是由于异烟肼与维生素B_6的化学结构相似，可竞争性抑制机体对维生素B_6的利用和促进其排泄，因此临床上可以预防性给予维生素B_6以防止此种不良反应的发生。此外，异烟肼还有一定的肝毒性和过敏反应。

2. 乙胺丁醇　乙胺丁醇(ethambutol,EMB/E)是在1961年人工合成的乙二胺衍生物。易溶于水，热稳定性好。也是一种常用的一线抗结核药物。

(1) 抗菌作用：乙胺丁醇对繁殖期的结核分枝杆菌具有较强的抑制作用。虽然乙胺丁醇的抗结核活性比异烟肼、利福平、链霉素弱，但是它对大多数耐异烟肼和链霉素的结核分枝杆菌仍有抗菌活性。

(2) 抗菌机制：乙胺丁醇是结核分枝杆菌菌体阿拉伯糖基转移酶(arabinosyl transferases)的抑制剂，而阿拉伯糖基转移酶是细菌细胞壁的重要成分阿拉伯半乳糖合成的关键酶，因此乙胺丁醇可以抑制结核分枝杆菌细胞壁的合成。

(3) 临床应用：乙胺丁醇在临床上主要与异烟肼、利福平联用治疗各类的结核病，尤其适用于初治和复治患者的早期强化治疗阶段。由于乙胺丁醇破坏了结核分枝杆菌细胞壁的屏障功能，还可以增强亲脂性抗结核药物如利福平的药效。

(二) 作用于结核分枝杆菌核酸代谢的抗结核药物

1. 利福平　利福平发现于1963年，为利福霉素的半合成衍生物，橘红色结晶粉末，不溶于水，对光不稳定。与异烟肼一样，是临床最常用的一线抗结核药物之一。

(1) 抗菌作用：利福平具有广谱抗菌作用。对结核分枝杆菌、麻风分枝杆菌、非典型分枝杆菌均有较强的抗菌作用。对结核分枝杆菌的抗菌效果与异烟肼相当，较链霉素强。能进入结核病灶和巨噬细胞内杀灭结核分枝杆菌，且对快速繁殖和间断缓慢繁殖的菌群均有杀灭作用。利福平对大多数革兰阳性菌，特别是金黄色葡萄球菌和脑膜炎奈瑟菌有很强的抗菌作用，对某些革兰阴性菌、沙眼衣原体、沙眼病毒亦有抑制作用。

(2) 抗菌机制：利福平的抗菌作用主要依赖于其可以抑制DNA依赖的RNA聚合酶，与RNA聚合酶的β亚基结合，抑制病原体RNA合成的起始阶段，从而抑制病原体RNA的合成。利福平对人体和动物体内的DNA依赖的RNA聚合酶几乎无影响，因此对病原体的抗菌作用具有较好的选择性。

(3) 临床应用：利福平是目前治疗结核病的一线抗结核药物之一，通常与其他抗结核药物联用，治疗各类结核病。单用利福平时易产生耐药性，故与其他抗结核药物联用，既能增强疗效，又能延缓耐药性产生。除了用做抗结核药物，利福平还用于预防脑膜炎奈瑟菌、流感嗜血杆菌引起的脑膜炎；也用于治疗耐金黄色葡萄球菌和其他敏感菌的感染；还用于麻风病的治疗，是重要的抗麻风病药物。此外，利福平眼液可用于沙眼及结膜炎的眼科感染治疗。

(4) 不良反应：利福平引发的不良反应较多，但发生率不高。肝损伤为其主要的不良反应，常见的还有消化道刺激症状、过敏反应、流感样综合症状等。由于利福平为肝药酶诱导剂，能够提高其他药物的代谢，与其他药物合用时需要慎用。

2. 氧氟沙星　氧氟沙星为喹诺酮类抗菌药，发现于1980年，通过作用于DNA旋转酶和拓扑异构酶，抑制病原菌DNA超螺旋。氧氟沙星属于二线抗结核药物，对繁殖期结核分枝杆菌有较强的抑制作用。此外，氧氟沙星有广谱的抗菌作用，对厌氧菌、沙眼衣原体等也有效。临床上与其他抗结核药物联用，用作对一线抗结核药物有耐药性的结核病患者。

(三) 作用于结核分枝杆菌蛋白合成的抗结核药物

1. 吡嗪酰胺　吡嗪酰胺发现于1954年，是一种人工合成的烟酰胺类似物，性质稳定，微溶于水。属于临床常用的一线抗结核药物之一。

(1) 抗菌作用：吡嗪酰胺在中性 pH 条件下无活性，在酸性环境中(pH 5.5)抗结核分枝杆菌作用较强。吡嗪酰胺可被巨噬细胞或者单核细胞摄取，被吡嗪酰胺酶转化为吡嗪酸而发挥抗菌作用，对细胞内缓慢繁殖期结核分枝杆菌杀灭作用强。

(2) 抗菌机制：吡嗪酰胺可以与结核分枝杆菌 30S 核糖体小亚基 S1 蛋白结合，抑制其蛋白质的合成。

(3) 临床应用：吡嗪酰胺在临床主要用于治疗结核病的联合用药方案中，为短期(6 个月)联合治疗方案中必不可少的重要药物。由于其对细胞内缓慢繁殖期的结核分枝杆菌有抗菌作用，可以预防或者减少停药后的复发。吡嗪酰胺单独使用易产生耐药性，与其他抗结核药物无交叉耐药。

2. *链霉素*　链霉素发现于 1944 年，是第一个用于临床的抗结核药物。链霉素对快速繁殖期的结核分枝杆菌有抗菌作用，但由于药物极性较高，不易穿透血-脑屏障和细胞膜，不能进入巨噬细胞和结核病灶组织内，故其抗菌作用弱于异烟肼和利福平。链霉素为氨基糖苷类抗生素，主要作用机制为抑制核糖体 30S 小亚基 S12 蛋白和 16S rRNA 的作用，从而抑制病原体蛋白质的合成。由于链霉素药物本身毒性较大，长期使用会造成耳毒性，而且单独使用极易产生耐药性，因此需与其他抗结核药物联用。临床上主要用于严重结核病患者。

3. *卷曲霉素*　卷曲霉素(capreomycin, CM)为多肽类抗生素，发现于 1963 年，通过干扰核糖体 30S 起始复合物的形成，抑制病原菌蛋白质合成。卷曲霉素为二线抗结核药物，其抗结核分枝杆菌活性为异烟肼的 10%，链霉素的 50%，临床主要与其他抗结核药物联用，治疗耐药结核的感染。单用易产生耐药性，不良反应与链霉素相似。

二、抗结核药物的耐药性机制

20 世纪 40 年代链霉素(streptomycin, STR)的发现开创了抗菌药治疗结核病的新纪元，领导发现链霉素的瓦克斯曼(Waksman)教授也因此获得 1952 年诺贝尔生理学或医学奖。然而人们很快意识到单独使用链霉素治疗结核病会产生耐药并导致复发，通过药物组合治疗结核病并预防耐药性的产生成为一个广泛共识。目前结核病的标准一线疗法是以利福平(rifampin, RFP)和异烟肼(isoniazid, INH)为基础的四药组合治疗方案。尽管如此，结核病的耐药问题仍然变得越来越严重，多耐药结核(MDR-TB，定义为至少对 RFP 和 INH 耐药)，甚至广泛耐药结核(XDR-TB，定义为在 MDR 基础上同时对氟喹诺酮和至少一种二线注射剂抗结核药物耐药)的流行成为目前结核病防治的重大挑战。目前用于治疗结核病的药物较多，结核分枝杆菌对各种药物的耐药机制也比较复杂。然而了解各类抗结核药物的耐药机制对确定合理的治疗方案、减缓耐药性的产生和发展、开发快速分子诊断方法及设计抗结核新药都有十分重要的意义。

这里值得一提的是，结核分枝杆菌可以通过采用不同的代谢状态来适应体内的生长环境，而不同代谢状态的细菌对抗结核药物的杀菌作用具有不同的耐受性。例如，在结核钙化病灶内生长的结核分枝杆菌，处于偏酸性的微氧环境，代谢缓慢并对抗结核药物产生很强的耐受性，难于彻底根除，是结核病需要进行长期药物治疗和治疗后复发率高的一个重要因素。然而这种耐受性不存在基因的突变，属于表征型耐药，因而不在本章的讨论范畴。

结核分枝杆菌对抗结核药物的耐药机制可以总体归纳为以下 4 种类型：① 药物靶点的修饰或基因突变；② 药物活化酶的修饰或基因突变；③ 药物的修饰或降解；④ 药物的外排或禁入。在这些耐药机制中，药物靶点或活化酶的基因突变是目前最重要的耐药机制。一些重要的抗结核药物耐药机制见表 37-3。

表 37-3　常用抗结核药物耐药机制汇总表

药物名称	结核分枝杆菌耐药机制			
	靶点的修饰或基因突变	活化酶的修饰或基因突变	药物的修饰或降解	药物的外排或禁入
利福霉素	主要耐药机制为 *rpoB* 基因(RNA 聚合酶 β 亚基的编码基因)突变,主要集中于位点 426-452 的 RFP 耐药决定区内	—	—	—
异烟肼	主要耐药机制之一是 *inhA* 基因(烯酰酰基载体蛋白还原酶的编码基因)突变,防止 INH 活性中间产物对结核分枝菌酸生物合成的抑制	主要耐药机制之一是 *inhA* 基因(烯酰酰基载体蛋白还原酶的编码基因)突变,防止 INH 活性中间产物对结核分枝菌酸生物合成的抑制	—	—
吡嗪酰胺	—	主要耐药机制为 *pncA* 基因(结核分枝杆菌吡嗪酰胺酶的编码基因)突变,抑制 PZA 向吡嗪酸的转变,而吡嗪酸是 PZA 的活性物质	—	—
乙胺丁醇	主要耐药机制为 *embB*、*embA* 和 *embC* 基因(阿拉伯糖基转移酶的编码基因)突变或过度表达,降低 EMB 对阿拉伯半乳聚糖和阿拉伯甘露聚糖脂的生物合成的抑制	—	—	—
氟喹诺酮(Fluoroquinolone, FQ)	主要耐药机制为 *gyrA* 和 *gyrB* 基因(DNA 旋转酶 A 亚基和 B 亚基的编码基因)突变,减低 FQ 对 DNA 复制和转录的抑制	—	—	次要耐药机制之一为 *lfrA* 基因(结核杆菌细胞膜外排泵蛋白的编码基因)的表达,导致对 FQ 的低度耐药
链霉素	主要耐药机制为 *rpsL* 基因(核糖体蛋白 S12 的编码基因)和 *rrs* 基因(核糖体 16S rRNA 的编码基因)突变,降低 STR 对蛋白质合成的抑制	—	—	—
氨基糖苷类(卡那霉素/KAN、阿米卡星/AMK、卷毛霉素/CAP 和紫霉素/VIM)	主要耐药机制之一为 *rrs* 基因(核糖体 16S rRNA 的编码基因)突变,和 *tlyA* 基因(2′-*O*-甲基转移酶的编码基因)表达,导致 16S rRNA 的甲基化	—	另一主要耐药机制为 *eis* 基因(氨基糖苷 *N*-乙酰基转移酶的编码基因)表达,导致氨基糖苷的乙酰化并失去活性	—
利唑萘胺(linezolid, LIN)	要耐药机制为 *rplC* 基因(50S 核糖体蛋白 L3 的编码基因)和 *rrl* 基因(核糖体 23S rRNA 的编码基因)突变,减低 LIN 对蛋白质合成的抑制	—	—	—
贝达喹啉(bedaquiline, BDQ)	主要耐药机制为 *atpE* 基因(ATP 合成酶 c 亚基的编码基因)突变,导致 BDQ 与 ATP 合成酶 c 亚基的结合能力下降	—	—	耐药机制之一为 *Rv0678* 基因(转录调控因子的编码基因)的突变,导致 MmpL5 外排泵基因表达上调,对 CLO 和 BDQ 产生交叉耐药

续　表

药物名称	结核分枝杆菌耐药机制			
	靶点的修饰或基因突变	活化酶的修饰或基因突变	药物的修饰或降解	药物的外排或禁入
迪拉马尼(delamanid, DMD)	—	主要耐药机制为 *ddn* 基因(脱氮黄素依赖性硝基还原酶的编码基因)和相关基因的突变,防止 DMD 还原为活化中间体	—	—
吡嗪酰胺(Clofazomine, CLO)	—	—	—	耐药机制之一为 *Rv0678* 基因(转录调控因子的编码基因)的突变,导致 *MmpL5* 外排泵基因表达上调,对 CLO 和 BDQ 产生交叉耐药

(一) 药物靶点的修饰或基因突变

结核杆菌对抗结核药物最重要的耐药机制之一是分子靶点的修饰与基因突变,大部分抗结核药物是通过这一机制产生耐药。一些重要的抗结核药物的分子靶点包括 RNA 聚合酶、DNA 旋转酶和核糖体等,这些靶点的修饰或基因突变导致对相关抗结核药物如利福霉素、氟喹诺酮、氨基糖苷的耐药。近年来基因测序技术不断发展和完善,通过对实验室诱导或临床分离耐药菌株进行基因测序发现了许多与耐药相关的基因突变位点。这一技术对研究抗结核新药的作用靶点和耐药机制十分重要。

利福霉素类抗菌药能够选择性地与细菌 RNA 聚合酶亚基结合,阻碍细菌 mRNA 的合成,从而达到杀菌目的。作用靶点的基因突变是利福霉素类抗结核药物最重要也是研究最透彻的耐药机制,临床分离耐药菌株中约 96% 均存在 *rpoB* 基因突变,主要集中于位点 426－452 的 RFP 耐药决定区内,最常见的突变位点为 435、445 和 450 等,基于这些突变位点的快速药敏分子诊断也已经商品化,其中 450 位点的突变最为重要,导致对利福平和利福布汀的高度交叉耐药。RNA 聚合酶与利福平的 X 线共单晶结构研究表明,这些突变位点在三维空间上均位于一个特定的利福霉素结合区域内,直接或间接地与利福平分子相互作用(图 37－1)。不同利福霉素的耐药基因突变位点稍有区别,如 435、437、445 和 448 位点的突变会导致对利福平的耐药,但这些突变对利福布汀的杀菌活性则影响较小,表明利福平和利福布汀与 RNA 聚合酶的结合方式可能存在一些差异。

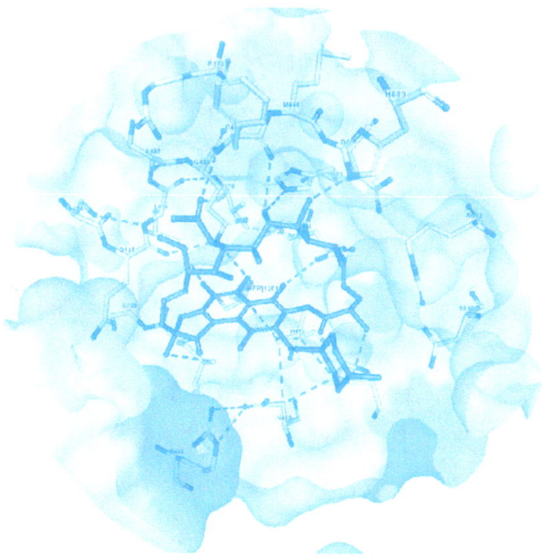

图 37－1　RNA 聚合酶-利福平共晶结构与重要结合和耐药位点

通过作用靶点修饰产生耐药的一个例子是 *tlyA* 基因(2′－*O*－甲基转移酶的编码基因)的表达,导致核糖体 16S rRNA 的甲基化并产生对氨基糖苷类抗菌药(卡那霉素、阿米卡星、卷毛霉素和紫霉素等)的耐药。

(二) 药物活化酶的修饰或基因突变

某些抗菌药本身并没有杀菌活性,只有在通过细菌内的活化酶激活后才能与靶点结合并产生杀菌作用,这些药物活化酶的修饰或基因突变是抗结核药物耐药的另一个主要机制。通过这一机制产生耐药的包括异烟肼、吡嗪酰胺和硝基咪唑类。

最近上市的迪拉马尼通过依赖脱氮黄素的硝基还原酶活化产生高活性物质达到杀菌目的,其主要

耐药机制为 *ddn* 基因(脱氮黄素依赖性硝基还原酶的编码基因)的突变,导致 DMD 无法转化为活化中间体,从而产生耐药。而吡嗪酰胺的主要耐药机制为 *pncA* 基因(结核分枝杆菌吡嗪酰胺酶的编码基因)的突变,从而降低吡嗪酰胺向吡嗪酸的转变,而吡嗪酸是抑制结核分枝杆菌的活性物质。异烟肼的主要耐药机制之一为 *katG* 基因(过氧化氢-过氧化物酶的编码基因)的突变,从而防止异烟肼转化为活性中间产物。而 *inhA* 基因(烯酰酰基载体蛋白还原酶的编码基因)的突变,则防止了异烟肼活性中间产物与 NADH 的结合生成加成产物和由其导致的对结核分枝杆菌酸生物合成的抑制作用。

(三) 药物的修饰或降解

通过药物的修饰或降解产生耐药的例子较少。氨基糖苷类抗结核药物的主要耐药机制之一为 *eis* 基因(氨基糖苷 *N*-乙酰基转移酶的编码基因)的表达,从而导致氨基糖苷的乙酰化,降低与作用靶点的结合,导致耐药。氨基糖苷类抗结核药物的其他耐药机制为 *rrs* 基因(核糖体 16S rRNA 的编码基因)的突变及 *tlyA* 基因(2′-*O*-甲基转移酶的编码基因)的表达及由此导致的 16S rRNA 的甲基化,两者均影响氨基糖苷类药物与其作用靶点核糖体 16S rRNA 的结合,产生耐药。

(四) 药物的外排或禁入

通过药物外排或禁入导致抗结核药物耐药的报道越来越多,但这一耐药机制一般与其他耐药机制相联合,产生高度耐药。氟喹诺酮类抗菌药的主要耐药机制是其靶点 DNA 旋转酶的基因突变,而结核分枝杆菌对氟喹诺酮类抗菌药的一个次要耐药机制为 *lfrA* 基因(结核分枝杆菌细胞膜外排泵蛋白的编码基因)的表达,导致药物的外排,从而产生低度耐药。这一耐药机制通常需要与其他耐药机制联合产生高度耐药。

贝达喹啉的耐药机制之一为 *Rv0678* 基因(转录调控因子的编码基因)的突变,导致 *MmpL5* 外排泵基因表达上调,使贝达喹啉外排并产生耐药。这些耐药菌株同时会对吡嗪酰胺耐药,表明不同类抗结核药物可以通过同一外排泵外排产生交叉耐药。

(林　媛　马振坤)

第三节　新型抗结核药物的研发

目前,结核病的治疗需要至少 4 个药物的组合,治疗周期长,疗程复杂,患者依从性差,为结核病的防治带来巨大的困难,因而开发能够缩短和简化疗程的抗结核新药十分必要。同时多耐药结核甚至广泛耐药结核的流行成为结核病防治的一个重大挑战,现有药物已经无法满足结核病防治的需求,迫切需要开发具有独特作用机制的抗结核新药。近年来 HIV 病毒和结核分枝杆菌共同感染的现象越来越严重,两者产生协同作用,导致发病率和死亡率的升高。然而艾滋病和结核病的治疗均需要多药组合,其中治疗结核病的主要药物利福平是 P-450 亚酶 CYP3A4 的诱导剂,而治疗艾滋病的主要药物则通过 CYP3A4 代谢,同时使用这些药物治疗会导致严重的药物间相互作用,因而治疗 HIV 和结核分枝杆菌共同感染也是目前结核病防治的一个难题,迫切需要开发没有 P-450 酶诱导效应并能够取代利福平的抗结核新药。因此研发抗结核新药应该集中在缩短和简化疗程、克服耐药性和治疗 HIV 和结核分枝杆菌共感染方面。抗结核新药的目标产品特征见表 37-4。

表 37-4　抗结核新药的关键目标产品特征

	产品特征	治疗目标
作用机制	具有独特作用机制	治疗耐药结核
抗菌活性	对快速生长和不生长状态的菌株均有活性	缩短疗程并防止产生耐药

续 表

	产品特征	治疗目标
药物间相互作用	降低对 P－450 酶的诱导作用	可以与 HIV 药物同时使用
药物代谢动力学	有口服吸收，半衰期长	可以开发口服剂型，每天一次给药
安全耐受性	与现有抗结核药物类似或更好	可以同时用于治疗敏感和耐药感染
药物成本	低生产成本	可以广泛使用，保证可负担性

目前结核病新药研发的策略主要包括以下 3 个方面：① 现有抗菌药的再利用和研发新一代衍生物；② 开发具有全新作用机制的抗结核新药；③ 针对宿主靶点开发抗结核新药。然而结核病的治疗需要多个具有不同作用机制的药物联合使用，研发抗结核新药单品只是解决问题的一部分，充分利用这些抗结核新药，研发全新的药物组合才是解决问题的关键所在。

一、现有抗菌药的再利用和研发新一代衍生物

许多广谱抗菌药同时对结核分枝杆菌兼有活性，由于这些药物同抗结核药物具有不同的耐药机制，因而在治疗 MDR－TB/XDR－TB 方面具有应用前景。利用广谱抗菌药治疗结核病的例子包括氟喹诺酮、恶唑烷酮、β－内酰胺和吡嗪酰胺等，其分子结构见图 37－2。

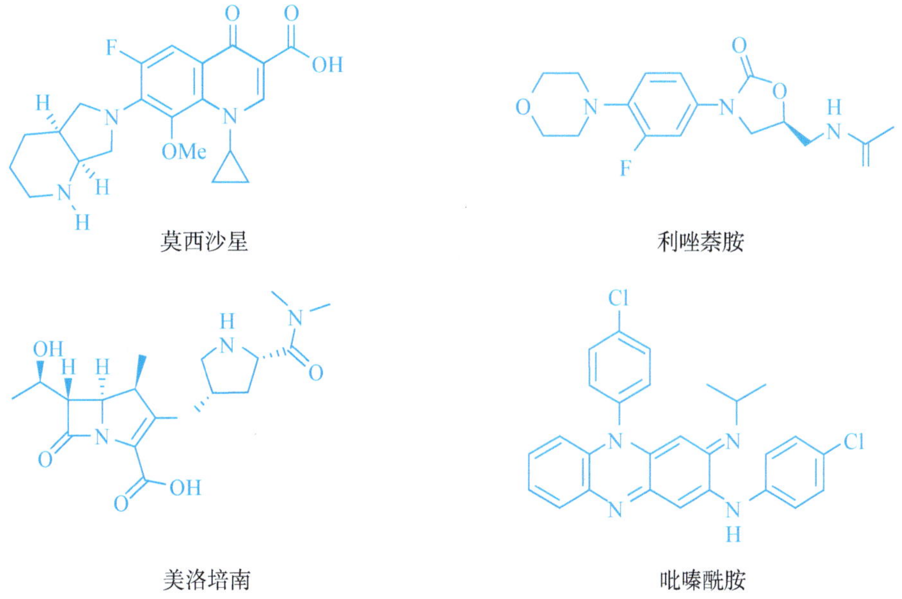

图 37－2　用于治疗结核病的广谱抗菌药分子结构

氟喹诺酮是一类广谱抗菌药，通过抑制 DNA 旋转酶和拓扑异构酶Ⅳ达到杀菌目的，然而在结核分枝杆菌中缺失 DNA 拓扑异构酶Ⅳ，DNA 旋转酶是氟喹诺酮类抗菌药的唯一的靶点。氟喹诺酮已经作为二线药物广泛用于治疗 MDR－TB。新一代氟喹诺酮莫西沙星（moxifloxacin）和加替沙星（gatifloxacin）的抗结核分枝杆菌活性明显优于上一代氟喹诺酮氧氟沙星（ofloxacin）和环丙沙星（ciprofloxacin）等，有望取代一线疗法中的异烟肼或乙胺丁醇形成新的药物组合。目前正针对几个包含氟喹诺酮的药物组合进行临床研究，但至今尚未取得成功。

以利奈唑胺（linezolid）为代表的恶唑烷酮类抗菌药可以通过与细菌 70S 核糖体起始复合物结合，抑制蛋白质的合成达到杀菌目的。临床研究表明，利奈唑胺在背景治疗的基础上对 XDR－TB 有明显的治疗效果。但利奈唑胺的毒性较大，长期使用会导致毒性的积累，存在安全耐受性问题。因而充分利用这

一临床上已经得到验证的作用机制,改善药物的安全耐受性,研发新一代安全有效的恶唑烷酮类抗结核药物十分必要。

由于β-内酰胺酶 BlaC 的水解作用,β-内酰胺类抗菌药对结核分枝杆菌本身并没有活性,而碳青霉烯类β-内酰胺对 BlaC 相对稳定,通过与β-内酰胺酶抑制剂联合使用,可能对结核病有治疗作用。目前正对碳青霉烯类β-内酰胺美洛培南和β-内酰胺酶抑制剂克拉维酸的组合进行临床研究,评价其治疗结核病的有效性。

吡嗪酰胺是治疗麻风病的重要药物,近年来逐步成为一线药物治疗 MDR－TB 并取得了初步成果。然而,吡嗪酰胺的半衰期较长,很难从体内清除并导致患者的皮肤染色。因而有必要开发新一代的吡嗪酰胺类抗结核药物用于治疗 MDR－TB 和 XDR－TB,这方面的工作已经取得了初步的成果。

二、开发具有全新作用机制的抗结核新药

研发具有全新作用机制的抗结核药物是抗结核新药研发的热点,目前已经有两种具有全新作用机制的抗结核新药贝达喹啉(bedaquiline)和迪拉马尼(delamanid)上市,其分子结构见图 37－3,同时一系列具有独特作用机制和独特结构的抗结核新药候选物正处于不同的临床前和临床研发阶段。

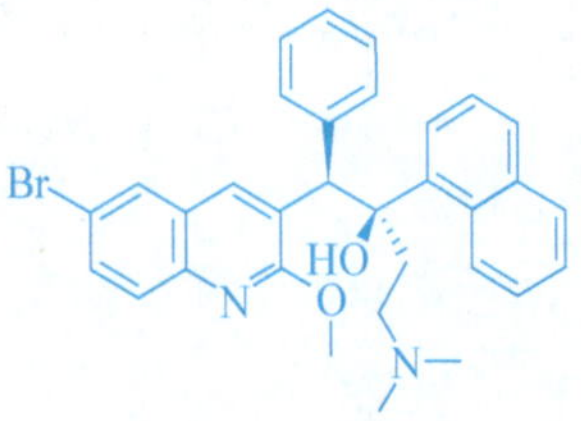

贝达喹啉

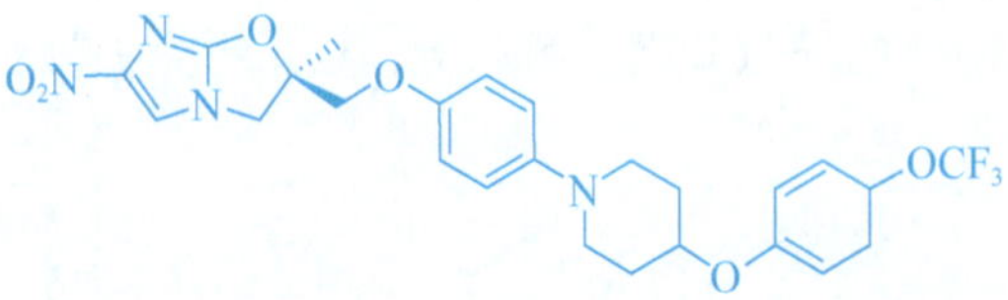

迪拉马尼

图 37－3　抗结核新药分子结构

贝达喹啉是一个具有独特结构和独特作用机制的抗结核新药,其先导化合物通过高通量筛选获得,贝达喹啉是分枝杆菌 5－三磷酸腺苷合成酶的抑制剂,通过与 ATP 合成酶亚基 c 结合发挥作用。贝达喹啉是一个对分枝杆菌的窄谱抗菌药,对敏感和耐药菌株均有活性。贝达喹啉首先于 2012 年获得美国 FDA 批准上市,用于与其他抗结核药联合使用治疗 XDR－TB。作为一个全新的抗结核药物,贝达喹啉的最佳使用方案仍有待进一步探索,一些包含贝达喹啉的药物组合方案也正处于不同的临床探索阶段。临床研究表明,贝达喹啉可能导致 QT 间期的延长和其他不良反应,安全耐受性仍有待改进。因而有必要对贝达喹啉做进一步的修饰与优化,寻找对治疗结核病更加安全有效的衍生物。

硝基咪唑类抗结核药物通过依赖脱氮黄素的硝基还原酶活化产生高活性物质达到杀菌目的,这一类药物对结核分枝杆菌具有高度的选择性,对敏感和耐药菌株均有活性,在治疗结核病方面拥有良好的应用前景。迪拉马尼是一个具有硝基咪唑-噁唑啉结构的化合物,于 2014 年首先获得 EMA 批准上市,用于与其他抗结核药物联合使用治疗 MDR－TB。与其结构类似的硝基咪唑-氮杂二氢吡喃类化合物普图马尼(pretomanid)也接近完成临床试验,有望近期获批上市。作为一类独特的抗结核新药,使用硝基咪唑的最佳治疗方案仍有待探索,各种包含硝基咪唑的药物组合也正处于不同的临床研究阶段。

三、针对宿主靶点开发抗结核新药

宿主免疫系统在结核病的发病过程中起到重要作用,健全的人体免疫系统可以防止绝大部分感染患者转化为活性结核疾病,而 HIV 感染的群体中,人体免疫力下降,导致结核病发病率升高并且影响治疗效果。这些结果表明通过调节宿主的免疫系统有可能对结核病的防治有所帮助,有望成为结核病防治的辅助疗法。

针对宿主靶点开展的抗结核新药研发主要集中在以下 3 个方面：① 扩增宿主免疫；② 调节炎症反应，减少结核分枝杆菌感染对肺组织的破坏；③ 杀死或控制结核分枝杆菌。目前一些以宿主为靶点的小分子和生物大分子药物正处于不同的研发阶段，开发这些药物的目标是缩短疗程、防止肺组织的损伤和改善 MDR－TB 的治疗效果。与抗菌药不同，针对宿主靶点的药物通过调节宿主细胞的功能起作用，因而不存在耐药问题，在治疗 MDR－TB、XDR－TB 以及结核分枝杆菌和 HIV 联合感染方面具有应用前景。然而现阶段还没有足够的理论依据和临床数据支持单独使用宿主靶点药物对结核病进行治疗，目前这类药物只能作为辅助疗法与抗菌药联合使用来达到理想的治疗效果。

四、研发全新药物组合

近年来抗结核新药的研发取得了显著的进展，两种具有独特靶点的抗结核新药已经上市，还有其他几种具有独特作用机制的抗结核新药处于不同的临床研发阶段。然而开发具有独特作用机制的抗结核新药只是解决目前所面临问题的一个方面，自从链霉素的发现以来，多种抗菌药联合使用治疗结核病已经成为一个广泛的共识，开发新型的药物组合才是解决问题的关键。理想的药物组合应该包含至少 3 个具有不同作用机制的药物，对敏感和耐药菌株均有活性，对处于不同生长状态的菌群具有较强的活性和互补作用，同目前的标准疗法相比，可以缩短并简化疗程。另外，理想的新药组合应避免抗结核药物和艾滋病治疗药物间的相互作用，可以同时使用治疗结核分枝杆菌和 HIV 的联合感染。

（马振坤）

参考文献

Hameed H M A, Islam M M, Chhotaray C, et al. Molecular targets related drug resistance mechanisms in MDR-, XDR-, and TDR-mycobacterium tuberculosis strains. Front Cell Infect Microbiol, 2018, 8: 114.

Keshavjee S, Farmer P E. Tuberculosis, drug resistance, and the history of modern medicine. N Engl J Med, 2012, 367(10): 931－936.

Kolloli A, Subbian S. Host-Directed Therapeutic Strategies for Tuberculosis. Front Med (Lausanne), 2017, 4: 171.

Lee M, Lee J, Carroll M W, et al. Linezolid for treatment of chronic extensively drug-resistant tuberculosis. N Engl J Med, 2012, 367(16): 1508－1518.

Ma Z, Lienhardt C, McIlleron H, et al. Global tuberculosis drug development pipeline: The need and the reality. Lancet, 2010, 375(9731): 2100－2109.

Tiberi S, du Plessis N, Walzl G, et al. Tuberculosis: Progress and advances in development of new drugs, treatment regimens, and host-directed therapies. Lancet Infect Dis, 2018, 18(7): e183－e198.

ZumLa A, Nahid P, Cole S T. Advances in the development of new tuberculosis drugs and treatment regimens. Nat Rev Drug Discov, 2013, 12(5): 388－404.

第三十八章
抗寄生虫药理学

第一节　概　　述

寄生虫侵入人体后可在机体的不同部位中生存、繁殖，在未引起临床症状前被称为“寄生虫感染”。在感染后除对寄生部位的组织细胞造成一系列病理损伤，还可引起受感染者（宿主）机体的免疫系统紊乱和多器官病理反应，出现临床症状，则称为“寄生虫病”。引起寄生虫病的寄生虫可按照其生物学分类归为三个部分，即医学原虫、医学蠕虫和医学节肢动物。其中医学节肢动物包括蜱、螨、蚊、蝇等蛛型纲和昆虫纲生物，均为经皮肤叮咬宿主后致病。针对节肢动物的防控以在环境中应用杀虫剂和在皮肤上涂抹防蚊剂等措施为主，在此不做描述。本章将重点介绍医学原虫和医学蠕虫致病后的治疗药物及其药理。

（王　恒）

第二节　抗原虫药物及其作用机制

寄生性原虫是真细胞原核生物，寄生于人体或动物体管腔、组织、体液或细胞内，部分具有致病性，还有部分并不出现临床症状。常见的人体寄生原虫包括疟原虫、溶组织内阿米巴、滴虫、利什曼原虫及隐孢子虫等。本节主要介绍临床常用的抗原虫药物。

一、抗疟疾药物

（一）疟疾

疟疾是蚊媒传播的热带寄生虫病，目前在全球近百个国家均有发病，每年有数千万人被感染，40 余万人死亡。常见的感染人类的疟原虫有 4 种，分别是恶性疟（plasmodium falciparum）、间日疟（plasmodium vivax）、卵形疟（plasmodium ovale）和三日疟（plasmodium malariae）。其中，卵形疟有两个亚型（P. ovale curtisi 和 P. ovale wallikeri），在一些文献中被认为是两种不同疟原虫。另外，诺氏疟原虫是近年来新被发现的能够感染人类的疟原虫，能够由猴传播给人类，但尚无发现在人类之间传播。恶性疟原虫主要分布于非洲，其次是东南亚地区，它为疟原虫中最为凶险、致死性最高的一种，也是引发疟疾患者死亡的主要病因。间日疟原虫主要分布于东南亚、拉丁美洲和非洲部分地区。卵形疟原虫主要分布于非洲，特别是西非地区，它能感染 Duff 抗原阴性的人群。三日疟原虫在人体内的一个生长周期是 72 h，如不及时治疗，长期的感染会导致肾病综合征。诺式疟原虫主要分布于东南亚，特别是马来西亚，它的一个生长周期是 24 h，繁殖速度快，感染后致死的病例也有报道。

（二）疟原虫生活史

疟原虫完整的生活周期需要人和雌性按蚊两个不同的宿主。如图 38 - 1 所示，雌性按蚊叮咬人体时，子孢子被释放进入人体血液，首先进入肝脏形成裂殖子。间日疟原虫和卵形疟原虫的部分子孢子会在肝脏中形成休眠期，可持续数月或者数年。裂殖子成熟后肝细胞破裂，释放裂殖子进入血液循环，少部分被巨噬细胞吞噬，部分侵入红细胞，在红细胞内继续发育。红细胞内的生长周期根据其形态又分为环状体期（ring stage）、滋养体期（trophozoite stage）和裂殖体期（schizont stage），裂殖体成熟导致红细胞破裂，释放的裂殖子再次侵入其他红细胞，形成一个循环，称为红细胞内期，简称红内期。红内期是无性生殖期，也是引起临床症状的主要原因。红细胞破裂释放的红细胞碎片、裂殖子、疟色素及其他代谢产物刺激机体引发寒战、高热等疟疾症状。不同虫种的红内期生长时间不同，感染不同类型疟疾患者发热类型也因此不同。部分裂殖子在红细胞内发育成雌性或雄性配子体，成熟后出现于外周血中，再次被按蚊叮咬后在蚊体内进行交配繁殖，最终发育成子孢子集中于按蚊唾液腺内，等待下次传播。因此，消灭红内期及休眠期疟原虫可以阻止疟疾的发展，而消灭有性期疟原虫则可以阻断疟疾传播。

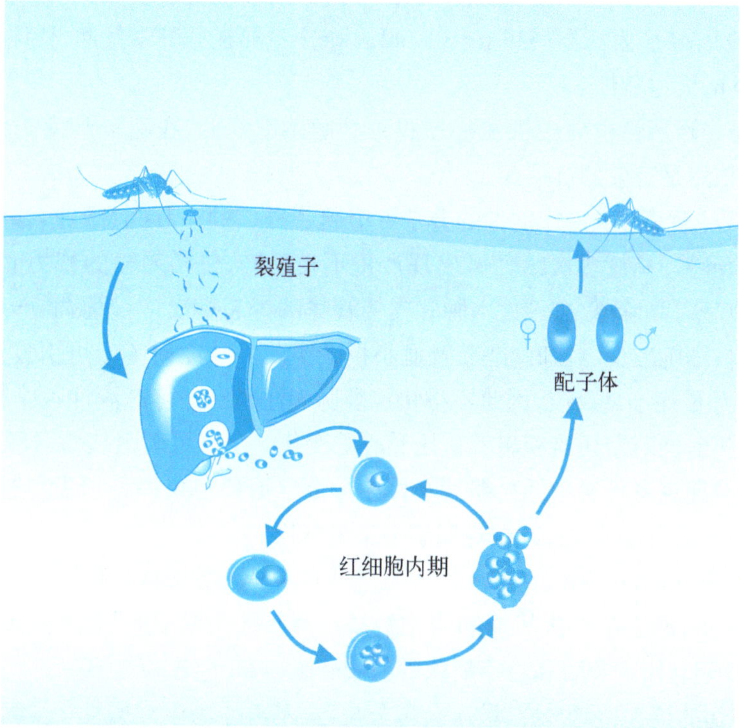

图 38－1　疟原虫的生活史

（三）抗疟药的分类

抗疟药根据其功能可分为：

（1）红内期杀虫药：以青蒿素类药物为代表，还有氯喹、甲氟喹、奎宁、哌喹等，主要杀灭红内期疟原虫，控制或抑制疟疾症状发作。

（2）配子体杀虫药：以伯氨喹为代表，能够杀灭疟原虫配子体，阻断疟疾传播。

（3）肝期杀虫药：以伯氨喹为代表，能够杀灭肝脏中休眠子，控制疟疾复发。

对于非复杂性疟疾，WHO 推荐了 5 种以青蒿素为基础的联合疗法（artemisinin-based combination therapy，ACT）。分别为“双氢青蒿素+哌喹”“蒿甲醚+非尼戊醇”“青蒿琥酯+美尔奎宁”“青蒿琥酯+阿莫奎宁”“青蒿琥酯+治疟宁”。

（四）常用抗疟药

1. 奎宁　奎宁（quinine）是最早被发现的抗疟药。奎宁又称为金鸡纳霜，是从南美洲安第斯山区的金鸡纳树皮中提取的喹啉类生物碱。南美洲的原住民印第安人最早发现金鸡纳树皮能够治疗发热等病

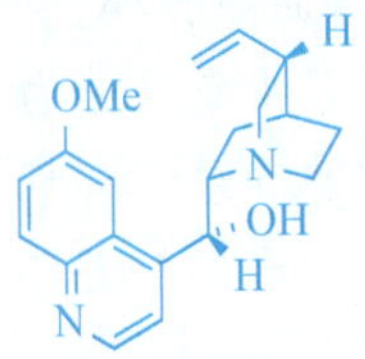

图 38-2 奎宁

症,此后入侵的西班牙人成功地用金鸡纳树皮治疗疟疾,并将该方法引入欧洲。奎宁于 1820 年首次由法国科学家从金鸡纳树皮中提取纯化出来,并代替金鸡纳树皮用于疟疾治疗。在 19 世纪中叶之前,奎宁(图 38-2)是主要的抗疟药。

(1) 药理作用及临床应用:奎宁是治疗疟疾的二线药物,作为青蒿素类药物缺乏时的替代品,与克林霉素(clindamycin)、四环素(tetracycline)或多西霉素(docycycline)合用治疗疟疾,以及与克林霉素合用于妊娠早期恶性疟患者。本药对各种疟原虫红细胞内期均有杀灭作用,对间日疟和三日疟的配子体期也有一定杀灭作用,对恶性疟配子体期无效。奎宁的抗疟机制尚不十分明确,可能通过抑制疟原虫将亚铁血红素转化为无毒性的结晶体,而自由亚铁血红素产生自由基,从而杀灭疟原虫。

(2) 药物代谢动力学:本药口服吸收迅速,药物代谢动力学具有个体差异。C_{max} 为 5.27~17.9 μg/mL,达峰时间为 1.0~5.9 h,*AUC* 为 9.2~449 μg·h/mL。奎宁主要在肝脏中代谢,代谢产物主要经肾排出,清除 $t_{1/2}$ 为 3.21~26 h,无蓄积性。

(3) 耐药性:奎宁耐药性主要表现在疟原虫对其敏感度降低,在亚洲和南美洲发生较多,非洲较少。尽管如此,奎宁依然是有效的抗疟药。

(4) 不良反应及注意事项:治疗剂量的奎宁可引起头痛、恶心、耳鸣、眼花、视力减退等症状,称为金鸡纳反应(cinchonism)。持续多次给药可出现严重不良反应,包括明显的视力和听力减退、呕吐、腹泻和腹痛,还可出现皮疹、荨麻疹、血管性水肿和支气管哮喘等超敏反应。葡萄糖-6-磷酸脱氢酶缺乏患者可能出现溶血、白细胞减少、粒细胞缺乏及血小板减少。静脉注射奎宁可引发严重低血压、心电图异常(QT 间期延长)等重症不良反应,因此不得快速静脉滴注奎宁。静脉滴注通常需要稀释于 5% 葡萄糖中,滴注时间超过 4 h,同时密切监视患者血压和心脏变化。奎宁可刺激胰岛素释放,疟原虫消耗葡萄糖,严重感染患者和孕期患者可发生低血糖甚至昏迷。奎宁治疗疟疾偶见引发急性溶血性贫血伴肾衰竭(黑尿病)。奎宁可刺激子宫收缩,妊娠晚期感染患者禁用。

2. 氯喹　氯喹(chloroquine,图 38-3)是人工合成的 4-氨基喹啉类药物,首次合成于 1934 年,源于第二次战期间奎宁短缺。因其疗效高、耐受性好、安全低价,自 1945 年起作为预防和治疗疟疾的一线药物。20 世纪 50 年代恶性疟原虫产生对该药的抗性,并很快扩散至大部分疫区,不再作为治疗恶性疟的首选药物。1989 年首次发现间日疟对其产生抗性。目前该药依然在无抗性的疫区使用。

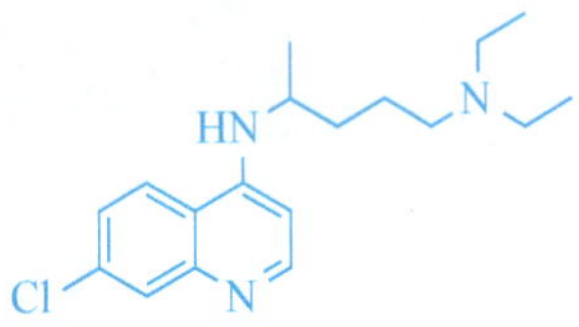

图 38-3 氯喹

(1) 药理作用及临床应用:氯喹主要作用于红内期疟原虫,主要用于治疗因间日疟、三日疟、卵形疟和诺氏疟原虫引起的轻症疟疾。除非洲中部的部分地区外,本药不再用于恶性疟的治疗。本药能够快速终止发热症状(24~48 h),清除疟原虫(48~72 h),但对肝期和配子体期疟原虫无效。本药作用持久,可预防性抑制疟疾症状发作。妊娠期和哺乳期每周服药一次用以预防疟疾感染。进入疫区前一周和离开疫区后 4 周内每周服药 1 次可预防性抑制疟疾症状发作。该药的抗疟机制尚未完全阐明,主要认为其通过抑制疟原虫消化血红蛋白发挥抗疟作用。疟原虫侵入红细胞,将血红蛋白摄入到其食物泡中消化成小肽片段供营养所需,并将亚铁血红素转换成无毒性的结晶体,称为疟色素(hemozoin)。本药能够富集在疟原虫食物泡中,能够与亚铁红素结合使之无法形成疟色素,从而通过自由铁红素的脂质过氧化作用破坏疟原虫表膜,抑制疟原虫的生长。本药也可能会抑制疟原虫 DNA 的生物合成。

(2) 药物代谢动力学:氯喹通常以磷酸盐制剂口服用药,能够在胃肠道快速完全吸收,血浆蛋白结合率为 55%,C_{max} 为 283~1 430 ng/mL,T_{max} 为 2.7~6.9 h,*AUC* 为 8.2~140 μg·h/mL,*Cl/f* 为 0.23~0.80 L/h·kg,V_d/f 为 31.8~262 L/kg。本药广泛分散于组织和体液中,包括胎盘和乳汁。在肝脏中通过 CYP2C8 和 CYP3A4 酶代谢，主要代谢产物为单去乙基氯喹(monodesethylchloroquine)，与原药具有相似的抗疟活性。本药释放和分解缓慢，消除半衰期为 108～291 h，约 55%经肾排出。本药的主要药物代谢动力学参数如表 38－1 所示。

表 38－1　氯喹的主要药物代谢动力学参数

参　数	氯　喹	去乙基氯喹
C_{max}(ng/mL)	283～1 430	89～220
T_{max}(h)	2.7～6.9	—
AUC (μg・h/mL)	8.2～140	23.1～64.3
消除 $t_{1/2}$(h)	108～291	175～290
Cl/f (L/h・kg)	0.23～0.80	0.1～0.16
V_d/f (L/kg)	31.8～262	12.6

(3) 不良反应及注意事项：本药治疗剂量对妊娠期间日疟、三日疟和卵形疟患者较为安全。用药期间应严密观察。本药在治疗剂量耐受性较好。大剂量用于治疗类风湿性关节炎引发的不良反应，其剂量多于疟疾治疗剂量。常见的不良反应为瘙痒症，有色人种患者更为严重。其他非常见副作用包括头痛、肝炎、肝酶升高、皮疹及恶心呕吐和腹泻等胃肠功能障碍。与食物一起服用可减少胃肠症状。本药可引起心电图中 QRS 波群和 QT 间期轻度延长，但与传导障碍或心率失常无相关性。偶见中枢神经毒性，可能发生惊厥及精神变化。长期使用(连续作为预防性药物使用超过 5 年)可引发眼功能障碍，包括角膜和视网膜病变。其他非常见不良反应包括肌病、听力下降、光感度下降及脱发。血液功能障碍如再生障碍性贫血非常罕见。

急性药物过量非常危险，可导致患者几小时内死亡。患者初始会出现眩晕、嗜睡，伴有头痛和胃肠不适，随后发展为突然视力丧失、惊厥、低血钾、低血压和心率失常。过量服药患者需加强看护。慎用于患皮癣及神经、视网膜或胃肠功能疾病的患者，本药可能激化病症。视网膜或视力损害和肝脏损伤患者慎用本药。禁用于对本药或其他氨基喹啉类药物过敏的患者。

(4) 耐药性：疟原虫编码食物泡膜转运蛋白的基因(pfcrt 和 pvcrt)发生突变，产生对该药的抗性。大部分地区的恶性疟原虫对氯喹产生抗药性，部分间日疟原虫也已对该药产生抗性。

3. 伯氨喹　伯氨喹(primaquine，图 38－4)是 8－氨基喹啉类化合物，对肝期休眠子(hypnozoite)和有性期配子体(gametocyte)具有杀灭作用，是目前唯一针对红外期有效的抗疟药。

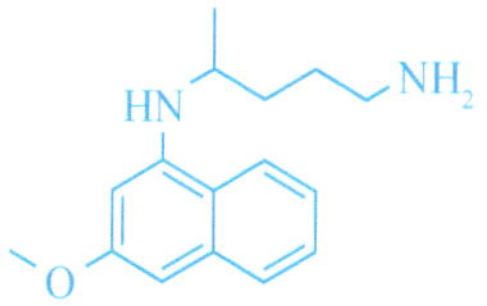

图 38－4　伯氨喹

(1) 药理作用及临床应用：本药能杀灭休眠子期疟原虫，与红内期抗疟药合用能彻底清除间日疟和卵形疟感染，防止这两种疟疾的复发；能杀灭配子体期疟原虫，阻断疟疾传播；对红内期间日疟原虫有较弱杀灭作用，对红内期恶性疟原虫无效。本药的作用机制尚未完全明确。原药活性较低，其在肝脏中的代谢产物 6－羟基衍生物能够产生对疟原虫具有毒性的氧自由基，可通过损伤疟原虫线粒体、干扰疟原虫电子传递而发挥作用。

(2) 药物代谢动力学：本药能够在胃肠道被迅速吸收，1～4 h 内达到血药浓度峰值，生物利用度约为 96%。本药主要有两种生物转化方式：一是通过单胺氧化酶转化为无活性的羧基伯氨喹，清除缓慢；二是通过肝脏中 CYP 2C19、CYP 2D6 和 CYP 3A4 酶转化为具有抗疟活性和溶血毒性的中间产物。本药广泛分散于体内，约 75%与血浆中的蛋白质结合，红细胞中浓度最高。能够通过胎盘屏障，尚不明确是否明显分散于乳汁中。原药与羟基伯氨喹均主要通过胆道排出，服药 24 h 后可在粪便检出。原药也可经肾排出。主要药物代谢动力学参数如表 38－2 所示。

表 38－2　伯氨喹的主要药物代谢动力学参数

参　数	伯　氨　喹	羟基伯氨喹
C_{max}(ng/mL)	65～95	343～2 409
T_{max}(h)	1.8～4.0	4～8
AUC (μg·h/mL)	443～1 978	3 831～47 085
消除 $t_{1/2}$(h)	3.5～8.0	15.7～6.9
Cl/f (L/h·kg)	0.31～1.19	—
V_d/f (L/kg)	2.92～7.94	—

(3) 不良反应及注意事项：本药耐受性较好，可能产生与剂量相关的胃肠不适，包括腹痛、恶心和呕吐。与食物同服可减轻不适症状。本药最大的副作用是引发葡萄糖－6－磷酸脱氢酶缺乏患者溶血，溶血程度与剂量、给药时间和葡萄糖－6－磷酸脱氢酶缺乏程度相关。具有发绀和粒细胞减少症状的白细胞减少症及高铁血红蛋白症患者也可能发生溶血。本药消除迅速，停药后溶血症状消失。出现红或黑尿或贫血症状应立即停止服用本药。不同基因型的葡萄糖－6－磷酸脱氢酶缺乏与不同程度溶血风险显著相关。非洲 A 型(African A－variant)溶血程度最轻，地中海型(Mediterranean variant，主要发生于欧洲南部、中东和中亚地区)溶血程度最重。本药用于杀灭配子体时，单剂量服用 0.25 mg base/kg(一周两次)对各型葡萄糖－6－磷酸脱氢酶缺乏患者均无溶血风险。本药作为清除肝期休眠子时，可能引起葡萄糖－6－磷酸脱氢酶缺乏患者致命性溶血。患有引起粒细胞减少的疾病如类风湿性关节炎和系统性红斑狼疮的患者慎用本药。

(4) 禁忌证：对本药或相关药物过敏者禁用。严重葡萄糖－6－磷酸脱氢酶缺乏患者或 NADH 高铁血红蛋白还原酶严重缺乏患者禁用。本药可通过胎盘屏障，禁用于妊娠期及哺乳期妇女，除非胎儿或婴儿葡萄糖－6－磷酸脱氢酶正常。禁用于 6 个月以下婴儿。

(5) 耐药性：目前尚耐药性相关证据。

4. 甲氟喹　甲氟喹(mefloquine，图 38－5)是对奎宁进行结构改造而得的 4－喹啉－甲醇衍生物，属于芳香醇类药物。本药由(－)－(11R，12S)－甲氟喹和(＋)－(11S，12R)－甲氟喹对映异构体组成。其中，(＋)－甲氟喹异构体的抗疟活性更强。

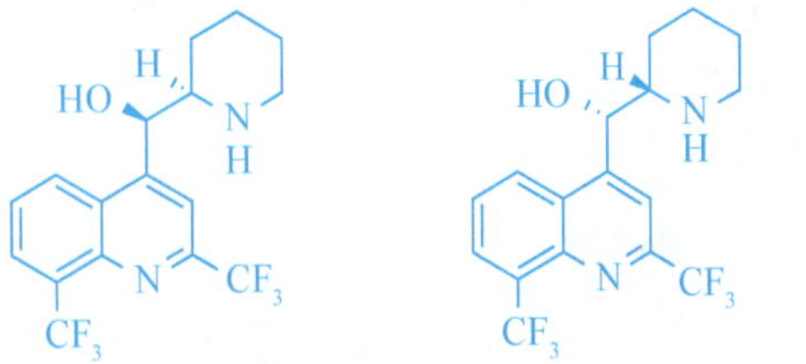

(－)-(11R，12S)-甲氟喹　(＋)-(11R，12S)-甲氟喹

图 38－5　甲氟喹

(1) 药理作用及临床应用：本药对各种疟原虫引起的疟疾均有疗效，与奎宁类似，主要杀灭大的环状体期及滋养体期疟原虫，对红外期疟原虫无显著杀灭作用。WHO 推荐本药与青蒿琥酯合用治疗轻症疟疾。本药的抗疟机制尚不完全明确，可能与其他喹啉类药物相似，通过抑制疟原虫对亚铁血红素的去毒化(转化为无毒结晶体)而发挥抗疟作用。也有研究认为其能够抑制疟原虫胞质溶胶内吞作用。

(2) 药物代谢动力学：本药的药物代谢动力学具有个体差异，在疟疾患者体内血浆浓度较健康志愿者高，清除速率较快。本药被吸收后广泛分布于机体内，可通过血－脑屏障和胎盘屏障，可分泌至乳汁中，可富集于红细胞中。约 98.2%与蛋白质结合。在肝脏中通过 CYP 3A4 酶代谢，主要代谢为一种无活性的代谢产物。本药清除 $t_{1/2}$ 较长。原药和代谢产物主要经胆汁及粪便排出，少量原药经肾排出。主要药物代谢动力学参数如表 38－3 所示。

表 38-3　甲氟喹的主要药物代谢动力学参数

参　　数	预 防 剂 量	治 疗 剂 量
C_{max}(ng/mL)	722~2 259	1 000~3 279
T_{max}(h)	4.5~31	15~72
AUC (μg. d/mL)	15.6~48.0	12.8~63.6
消除 $t_{1/2}$(d)	1.03~19.1	8.1~15.2
Cl/f (L/h · kg)	0.016~0.095	0.016~0.174
V_d/f (L/kg)	1 011~1 460	7.87~31.8

(3) 不良反应及注意事项：本药引起的 CNS 和胃肠副作用较其他基于青蒿素联合疗法中的药物大，与青蒿琥酯协同给药用于治疗轻症疟疾时耐受性较好。本药具有一过性神经精神系统毒性，可引发眩晕、癫痫、焦虑、躁狂、偏激、抑郁、产生幻觉甚至自杀倾向，停药后症状消失。神经毒性的发生率因人群而异，在服药用于预防疟疾的健康人中约为 1/10 000，在亚洲疟疾患者中约为 1/1 000，在非洲疟疾患者中约为 1/200，而在恶性脑疟苏醒患者中约为 1/20。因此，本药禁用于恶性脑疟患者。预防性用药时，司机和飞行员慎用。本药出现频率较高的副作用是呕吐和其他肠道不适症状，进而影响药物吸收及药效。若引起呕吐，则需停药，换用其他药物。偶见肝炎、多发性神经病、血小板减少、肺炎、皮疹、窦性心动过缓和视觉障碍。本药副作用可能与左旋异构体的浓度高相关。在女性中产生副作用较男性高。肝功能不良患者及心脏疾病患者服用本药须严密监护。妊娠期患者服用本药会引发恶心、呕吐等胃肠道不良反应。对本药或相关药物(奎宁、奎尼丁等)过敏者禁用；恶性脑疟患者或恶性脑疟愈后患者禁用；有抑郁症、焦虑症、精神病、精神分裂症等精神性疾病史的患者禁用。

5. 磺胺多辛-乙胺嘧啶

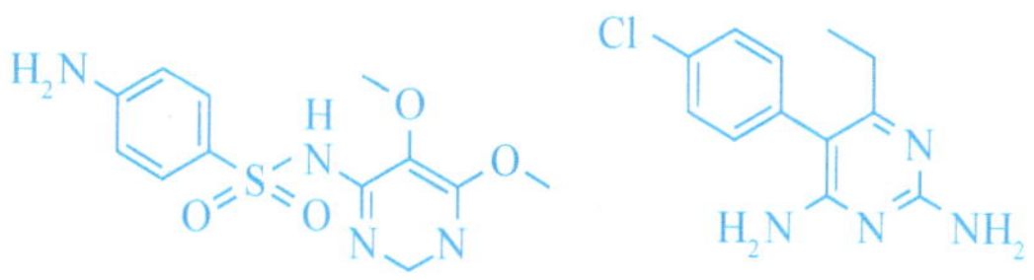

图 38-6　磺胺多辛-乙胺嘧啶

(1) 药理作用及临床应用：磺胺多辛(sulfadoxine)是磺胺类抗生素，能够抑制二氢蝶酸合成酶从而抑制细菌和原虫叶酸合成。乙胺嘧啶(pyrimethamine)能够抑制二氢叶酸还原酶从而抑制原虫叶酸合成。磺胺多辛-乙胺嘧啶(SP，图 38-6)联合用药，给予流行区妊娠期早期和中期孕妇及婴儿，以间歇性预防疟疾感染；SP 联合阿莫地喹可用于季节性预防流行区儿童感染疟疾；SP 联合青蒿琥酯可治疗轻症疟疾。很多地区的恶性疟原虫及部分地区间日疟原虫已产生对 SP 的抗性，本药仅限在 SP 依然有效的地区使用。

(2) 药物代谢动力学：口服给药后磺胺多辛和乙胺嘧啶都通过胃肠道吸收，血浆蛋白结合率均为 90%。磺胺多辛的清除 $t_{1/2}$ 一般较乙胺嘧啶长。SP 可通过胎盘屏障，并可分泌至乳液。主要经肝脏代谢，经肾排出。主要的药物代谢动力学参数如表 38-4 所示。

表 38-4　磺胺多辛和乙胺嘧啶的主要药物代谢动力学参数

参　　数	磺 胺 多 辛	乙 胺 嘧 啶
C_{max}	57.9~217.8 μg/mL	86~860 ng/mL
T_{max}(h)	3.7~63	2.4~41.1
AUC (μg · h/mL)	15.9~66.3	21.8~106.1
消除 $t_{1/2}$(d)	4.1~10.9	2.5~18.8
Cl/f (L/d · kg)	13.9~71.1	14.0~74
V_d/f (L/kg)	0.26~0.66	2.32~7.20

(3) 不良反应及注意事项：推荐剂量 SP 耐受性较好。不良反应主要与磺胺类药物相关，包括胃肠不适、头痛、眩晕以及皮肤反应，包括光敏、皮疹、瘙痒、荨麻疹及轻度脱发。也可出现多形红斑病、史-约综合症和中毒性表皮坏死松懈症等重症皮肤病。白细胞减少症、血小板减少症、巨幼红细胞性贫血、溶血性贫血(可能与葡萄糖-6-磷酸脱氢酶缺乏有关)、结晶尿、血尿、少尿和肝炎也有报道。若服用本药出现皮肤病、血红细胞减少或细菌或真菌感染，应立即停药。血液恶质病、肾功能或肝功能衰退患者慎用本药。对磺胺多辛、乙胺嘧啶或相关药物过敏者禁用；因叶酸缺乏所致巨幼红细胞性贫血患者禁用；两个月以内的早产儿及新生儿禁用；服用磺胺甲基异恶唑的 HIV 感染患者禁用。

(4) 耐药性：疟原虫对磺胺多辛和乙胺嘧啶产生抗性的分子机制是编码二氢叶酸还原酶的基因发生了突变。

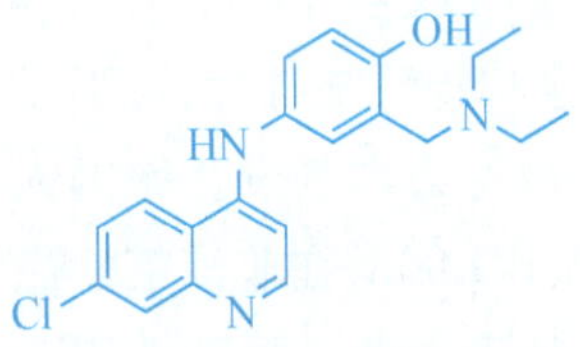

图 38-7　阿莫地喹

6. 阿莫地喹　阿莫地喹(amodiaquine)是 4-氨基喹啉类曼尼希碱，结构和作用机制均与氯喹相似(图 38-7)。

(1) 药理作用及临床应用：本药与青蒿琥酯联合用于治疗轻症恶性疟和间日疟，对卵形疟、三日疟和诺氏疟原虫也有杀灭作用；可用于恢复期重症疟疾患者后续持续治疗。本药与 SP 合用，月服 1 次，季节性预防 3 个月以上 5 岁以下婴幼儿感染疟疾。本药与氯喹作用机制相似。原药在体内转化为去乙基阿莫地喹，可在疟原虫食物泡中富集，干扰疟原虫对亚铁血红素的脱毒转化，从而杀灭疟原虫。本药对部分氯喹抗性株有效，对部分依然有交叉抗性。

(2) 药物代谢动力学：本药在胃肠道吸收并迅速被 P-450(CYP)和 CYP 2C8 酶代谢为具有抗疟活性的去乙基阿莫地喹。原药清除快，而代谢产物去乙基阿莫地喹消除慢，消除 $t_{1/2}$ 为 4~10 天。相关参数如表 38-5 所示。

表 38-5　阿莫地喹和去乙基阿莫地喹的主要药物代谢动力学参数

参　数	阿 莫 地 喹	去乙基阿莫地喹
C_{max}(ng/mL)	5.2~39.3	161~751
T_{max}(h)	0.5~2.0	2.71~47.9
AUC (μg·h/mL)	39.3~602	14 700~40 339
消除 $t_{1/2}$(d)	3.3~12.4	90~240
Cl/f (L/h·kg)	14~57.8	0.61~0.74
V_d/f (L/kg)	311~1 010	62.4~252

(3) 不良反应及注意事项：本药与青蒿琥酯合用耐受性较好。但比其他基于青蒿素的联合疗法容易发生胃肠不适，包括恶心和腹痛。其他常见副作用包括咳嗽、畏食、疲劳及乏力。长期服用本药可发生严重不良反应，包括中性粒细胞减少症及肝脏毒性。其他偶发不良反应包括心率失常、心动过缓、呕吐、锥外系反应、瘙痒及视觉障碍。

本药与 SP 合用给予儿童耐受性较好，无严重不良反应报道。但可出现一定程度的呕吐、食欲缺乏、发热或皮肤反应。本药与其他 4-喹啉类药物合用易引起心血管方面的副作用，近期服用奎宁、甲氟喹等易引起心血管副作用的药物患者慎用。对本药过敏者禁用；肝功能不全、患中性粒细胞减少症或视网膜病者禁用。

7. 青蒿素及其衍生物　青蒿素(artemisinin)是以屠呦呦为代表的我国科技工作者从黄花蒿中提取的含有过氧桥基团的倍半萜内酯药物。青蒿素是世界医药史上的伟大发现，挽救了数百万人的生命。青蒿素及其衍生物是当前最为安全有效的抗疟药物。青蒿素的重要衍生物包括双氢青蒿素

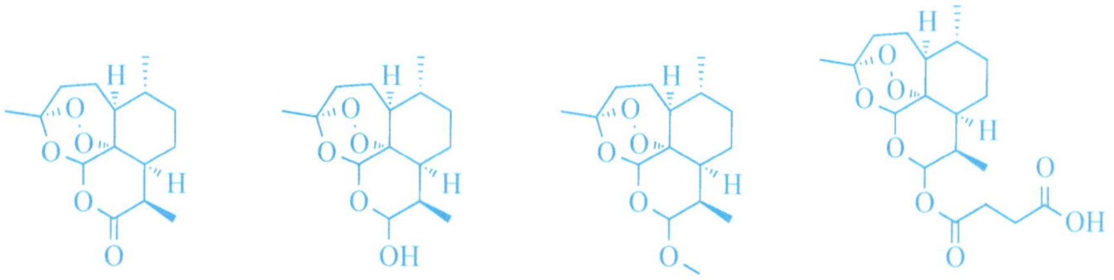

青蒿素　双氢青蒿素　蒿甲醚　青蒿琥酯

图 38-8　青蒿素及其衍生物

(dihydroartemisinin)、青蒿琥酯(artesunate)及蒿甲醚(artemether)(图 38-8)。

(1) 药理作用及临床应用：青蒿素类药物对红细胞内各种时期疟原虫均有杀灭作用，对早期配子体期也有效，但对晚期配子体期效果不显著。对子孢子及肝期疟原虫无效。青蒿素和双氢青蒿素主要通过口服给药；青蒿琥酯可用于静脉注射、口服、肌肉注射和直肠给药；蒿甲醚可用于口服和肌肉注射给药。为避免疟原虫对青蒿素类药物产生抗性，WHO 推荐青蒿素联合疗法(artemisinin-based combination therapie, ACT)治疗疟疾。青蒿素类单方用药主要用于初始性治疗重症疟疾。青蒿琥酯静脉注射或肌肉注射用以重症疟疾的初始治疗，若青蒿琥酯不可得，则肌肉注射蒿甲醚；重症疟疾转诊前直肠给予青蒿琥酯治疗，或青蒿琥酯不可得，则直肠给予蒿甲醚。青蒿琥酯-阿莫地喹、青蒿琥酯-甲氟喹、青蒿琥酯-SP、蒿甲醚-本芴醇、双氢青蒿素-哌喹用于治疗恶性疟、间日疟、卵形疟、三日疟或诺氏疟原虫引起的急性轻症疟疾。青蒿素类药物的抗疟机制研究表明，过氧桥是该类化合物主要的活性基团，过氧桥键在亚铁血红素(heme)的作用下产生氧自由基，接着重排为碳自由基，然后与疟原虫蛋白靶标共价结合，最后通过影响这些被修饰蛋白的正常生理功能而杀灭疟原虫。

(2) 药物代谢动力学：青蒿素类化合物在体内均代谢为双氢青蒿素。蒿甲醚肌肉注射给药后吸收缓慢。蒿甲醚主要通过 CYP3A4 代谢成双氢青蒿素；青蒿琥酯主要通过 CYP2A6 转化成双氢青蒿素。虽然青蒿素类药物口服给药后主要通过转化为双氢青蒿素而发挥抗疟作用，肌肉注射蒿甲醚后主要存在形式为原药，静脉注射青蒿琥酯后也主要由原药发挥作用。原药和双氢青蒿素的清除时间较短。青蒿素类药物单方用药或 ACT 给药的主要药物代谢动力学参数如表 38-6 所示。

表 38-6　青蒿素及其衍生物的主要药物代谢动力学参数

参数	双氢青蒿素	蒿甲醚(肌肉注射)	蒿甲醚(口服)	青蒿琥酯(静脉注射)	青蒿琥酯(肌肉注射)	青蒿琥酯(直肠给药)	青蒿琥酯(口服)
C_{max}	366~698 ng/mL	171~540 ng/mL	5.2~190 ng/mL	1 140~29 644 ng/mL	660~2 192 ng/mL	90~894 ng/mL	34~451 ng/mL
T_{max}	0.97~2.8 h	1.5~10.0 h	0.5~2.13 h	2 min	8 min	42~54 min	30~84 min
AUC	0.84~1.95 ng·h/mL	0.81~5.8 μg·h/mL	40~385 ng·h/mL	505~2 051 μg·h/mL	855 μg·h/mL	692 μg·h/mL	0.111 3~0.419 μg·h/mL
消除 $t_{1/2}$	0.85~1.40 h	5.7~7.0 h	0.86~5.16 h	9~25.2 h	11.5~48.2 h	51 h	54 h
Cl/f	1.19~2.16 L/h·kg	0.44~1.38 L/h·kg	1.46~41.26 L/h·kg	1.27~3.12 L/h·kg	2.7~4.26 L/h·kg	5.9 L/h·kg	0.61~15.4 L/h·kg
V_d/f	1.47~3.59 L/kg	3.5~8.6 L/kg	9.85~143.5 L/kg	0.08~0.24 L/kg	0.44~2.16 L/kg	2.06 L/kg	0.63~3.35 L/kg

(3) 安全性：青蒿素类药物的耐受性较好。常见副作用包括过敏(发生率约 1/3 000)、轻度胃肠紊乱、眩晕、咳嗽、皮疹、网状细胞减少、中性粒细胞减少症及肝酶活性升高。青蒿琥酯最主要的副作用是可引起延迟性溶血，治疗高虫血率的重症疟疾一周或数周后可能出现溶血。青蒿琥酯可用于妊娠中晚

期患者;重症疟疾时,青蒿琥酯可以挽救妊娠早期孕妇的性命,但妊娠早期使用对胎儿的安全性证据尚不足。严重贫血患儿的血药浓度较低,应密切观察治疗作用。蒿甲醚在脑膜炎患者脑脊液中浓度升高,本药用于脑脊液患者应密切监护;蒿甲醚在急性肾衰患者血药浓度较高,分布容积较低,清除 $t_{1/2}$ 较长。对青蒿素类药物过敏的患者禁用。

(4) 耐药性:东南亚部分地区的恶性疟原虫已经产生了对青蒿素类药物的抗药性,主要表现在原虫清除时间延长。但青蒿素类药物依然是十分有效的抗疟药。

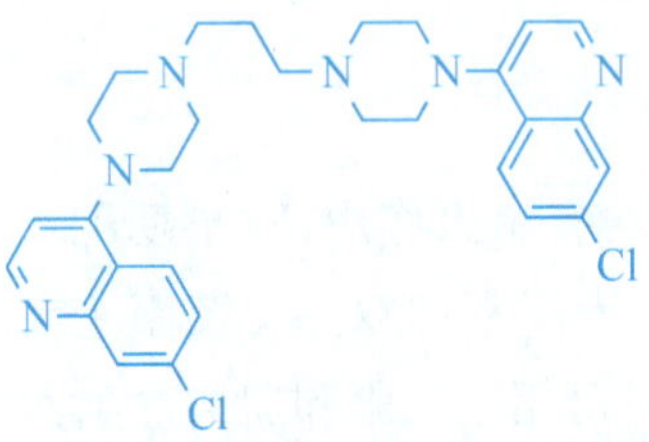

图 38-9 哌喹

8. 哌喹

(1) 药理作用及临床应用:哌喹(piperaquine,图 38-9)是二喹啉类化合物,与氯喹同属 4-氨基喹啉。其作用机制可能与氯喹相似,富集在疟原虫食物泡中,干扰疟原虫将亚铁血红素转化为无毒性结晶体。本药与双氢青蒿素联合用药,治疗轻症恶性疟及间日疟,对卵形疟、三日疟和诺氏疟的疗效也很好。本药对氯喹抗性疟原虫有效。

(2) 药物代谢动力学:本药在胃肠道迅速吸收,3~6 h 达血浆浓度峰值,C_{max} 为 71.6~730 ng/mL,*AUC* 为 24.1~49.5 μg·h/mL;广泛分布于体内,血浆结合率超过 99%;清除速度较慢,清除 $t_{1/2}$ 为 13.5~28 天。

(3) 不良反应及注意事项:哌喹与双氢青蒿素合用时耐受性较好。不良反应包括畏食、贫血、眩晕、头痛、咳嗽及睡眠障碍;QTc 间期轻度延长,延长程度与氯喹相似。年龄超过 70 岁老年患者、体重小于 5 kg 的婴儿及患有肾脏衰竭或肝脏衰竭的患者服用本药与双氢青蒿素联合制剂应严加监护。对本药及其他氨基喹啉类药物过敏者禁用;先天性 QTc 间期延长患者或正服用导致 QTc 间期延长药物的患者禁用。

(4) 耐药性:东南亚部分地区恶性疟原虫已产生对哌喹的抗性。目前研究发现 *plasmepsin Ⅱ* 及 *plasmepsin Ⅲ* 基因的拷贝数变化与哌喹抗性相关。

9. 本芴醇

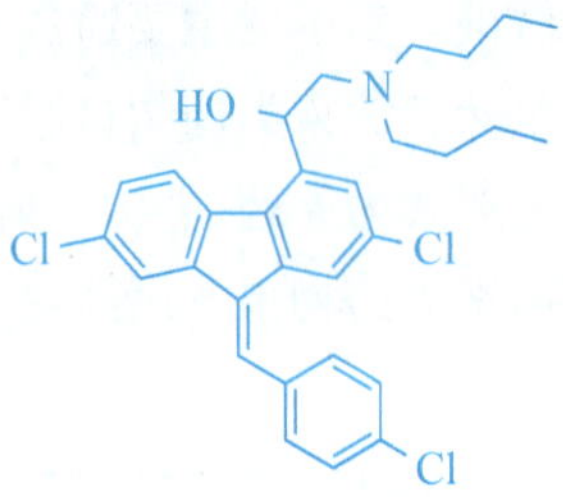

图 38-10 本芴醇

(1) 药理作用及临床应用:本芴醇(iumefantrine,图 38-10)属氨基醇类抗疟药。其抗疟机制可能与同类药如奎宁和甲氟喹类似,富集于疟原虫食物泡,感染疟原虫对亚铁血红素的脱毒发挥抗疟作用。为避免抗性产生,本药不可单方用药,与蒿甲醚合用可治疗轻症恶性疟及间日疟,对卵形疟、三日疟和诺氏疟均有效;可用于重症疟疾的后续治疗;不可用于预防性给药。

(2) 药物代谢动力学:本药为脂溶性药物,与牛奶或油脂类食物一起服用吸收更好。其生物利用度和达峰浓度因个体而已,C_{max} 为 4 456~28 300 ng/mL,达峰时间为 2~66.3 h,*AUC* 为 207~2 730 μg·h/mL。本药血浆蛋白结合率高达 99.7%,消除 $t_{1/2}$ 约为 3 天。本药在肝脏中主要通过 CYP3A4 代谢,活性代谢产物为去丁基本芴醇。

(3) 不良反应及注意事项:本药与蒿甲醚合用耐受性较好,不良反应包括恶心、眩晕及头痛;不显著延长心电图 QTc 间期。对本药过敏者禁用。

二、抗其他原虫药物

(一) 其他常见原虫病

1. 阿米巴病　阿米巴病是仅次于疟疾的致死性寄生原虫病,主要是由溶组织内阿米巴原虫引起的。阿米巴原虫包囊在消化道发育成滋养体,能够侵入宿主肠上皮组织并可随血液循环侵入肝脏等器官引起阿米巴病,包括阿米巴性结肠炎、阿米巴痢疾、阿米巴脓肿、肝脓肿及其他肠外感染。

2. 利什曼原病　利什曼病是由利什曼原虫感染引起的疾病,是对人体危害严重的人兽共患寄生虫病,可引起人类皮肤及内脏黑热病。利士曼病通过白蛉传播,可寄生于人和脊椎动物的单核细胞内,导致患者出现长期不规则发热、消瘦、肝脾大、淋巴结肿大、高蛋白血症和全血细胞减少性贫血等黑热病症状。

3. 贾第虫病　贾第虫病是由蓝氏贾第鞭毛虫寄生于人体小肠内引发的寄生虫病,临床上主要表现为急、慢性腹泻,后者常伴有吸收不良综合征。因其易在旅游者中引起感染病导致腹泻,又称旅游者腹泻。可与艾滋病合并感染。

4. 隐孢子虫病　隐孢子虫病是由于隐孢子虫寄生于人体消化道上皮细胞而引起的疾病,临床表现主要为腹泻。免疫功能正常的感染者多为自限性腹泻,免疫功能缺陷感染者尤其是艾滋病患者可引发致死性腹泻。

5. 滴虫性炎症　阴道毛滴虫可感染女性阴道引起滴虫性阴道炎和尿道炎,也可感染男性引起泌尿生殖道炎症病变。本病属性传播疾病。

（二）常用药物

1. 甲硝唑和替硝唑　甲硝唑(metronidazole)是人工合成的硝基咪唑类药物;替硝唑(tinidazole)与甲硝唑相似,也是硝基咪唑类药物,但毒副作用较小。

(1) 药理作用及临床应用:

1) 抗阿米巴作用:甲硝唑是治疗肠道外阿米巴的首选药物。甲硝唑能够杀死阿米巴滋养体,但对包囊作用不显著,主要用于清除肠内、肠外组织感染,具有治疗无根治肠腔内病原体的作用。

2) 抗贾第虫作用:甲硝唑是治疗贾第虫病的首选药物。本药治疗贾第虫病使用剂量较低,因此耐受性更好,治愈率达90%。替硝唑治疗本病与甲硝唑有效性相当。

3) 抗滴虫作用:甲硝唑是治疗阴道毛滴虫的首选药物。部分阴道毛滴虫已经对甲硝唑产生了抗性,替硝唑对部分抗性滴虫依然有效。

(2) 药物代谢动力学:口服甲硝唑和替硝唑吸收迅速,血浆浓度1~3 h达到峰值。蛋白质结合率较低,为10%~20%;甲硝唑原药 $t_{1/2}$ 为7.5 h,替硝唑 $t_{1/2}$ 为12~14 h。甲硝唑及其代谢产物主要经肾排出。

2. 双碘喹啉　双碘喹啉(iodoquinol)是羟基喹啉类卤化物,能够有效杀灭肠腔内阿米巴包囊及原虫,但对肠壁或肠外阿米巴滋养体无效。药物代谢动力学数据尚不完善,90%药物分布于肠道中并经粪便排出;其余进入循环系统,$t_{1/2}$ 为11~14 h,经肾排出。不良反应包括腹泻、畏食、恶心、呕吐、腹痛、头痛、皮疹及瘙痒。对碘不耐受患者禁用。

3. 二氯特尼　二氯特尼(diloxanide)是二氯乙酰氨类衍生物,通常用糠酸酯(diloxanide furoate)。能有效杀灭肠腔内阿米巴包囊及原虫,但对组织内的阿米巴滋养体无效。常与甲硝唑合用治疗肠内或肠外严重感染。本药无严重不良反应。常见胃肠胀气,偶见恶心、腹痛痉挛及皮疹。妊娠期患者不推荐使用。

4. 巴龙霉素　巴龙霉素(paromomycin sulfate)是氨基糖苷类抗生素。肠道吸收少,肠腔内浓度高。对肠腔内阿米巴有杀灭作用,对肠外感染无效。与其他肠腔内杀虫剂相比毒性较小。偶可导致发腹痛和腹泻。

5. 依米丁和去氢依米丁　依米丁(emetine)是从茜草科吐根属植物中提取的异喹啉生物碱,去氢依米丁(dehydroemetine)为其衍生物。两种药物能有效杀灭溶组织内阿米巴滋养体。但其毒性较大,不能作为常规用药,仅为严重阿米巴病时甲硝唑的替代药物。用药3~5天时副作用较小,随用药时间增加,可出现腹泻、恶心、呕吐、肌无力及心电图微小变化;严重不良反应包括心律不齐、心力衰竭及低血压。

6. 葡萄糖酸锑钠　葡萄糖酸锑钠(sodium stibogluconate)是治疗皮肤及黑热病的首选药物,对抗不同利什曼原虫感染的疗效不尽相同。在印度部分地区已出现抗药性。不良反应随疗程增加而增多。常见不良反应包括胃肠症状、发热、头痛、肌肉疼痛、关节痛及皮疹。肌肉注射部位疼痛。可发生可逆性心电图变化,常见 T 波变化和 QT 延长。持续用药可导致严重心律不齐,须密切监护。

7. *硝唑尼特*　硝唑尼特(nitazoxanide)可用于治疗隐孢子虫感染和贾第虫病。在体内迅速吸收并转化为替唑尼特及其结合物,经尿及粪便排出。替唑尼特为本药活性代谢产物,能够抑制丙酮酸-铁氧还原蛋白氧化还原酶通路。本药可有效杀灭甲硝唑抗性原虫,耐受性较好。对阿米巴、幽门螺杆菌、蛔虫、肝片吸虫等也有杀灭作用。

8. *喷他脒*　喷他脒(pentamidine)是芳香双脒类化合物。本药是治疗黑热病的二线药物,可用于锑剂失败后的替代治疗。本药还可治疗早期非洲锥虫病。本药副作用较强。快速静脉注射可导致严重低血压、心动过速、眩晕及呼吸困难。本药应平躺慢速静脉滴注(超过 2 h),密切监护。胰腺毒性较为普遍,治疗 5~7 天后可出现因胰岛素过量释放导致的低血糖症,可持续数周。可逆性肾功能不全也较为普遍。

(王增蕾　张崇敬　王　恒)

参考文献

Bertram G. Katzung, Anthony J. et al. Basic & clinical pharmacology. Thirteenth edition. AcGraw-Hill Education, 2015.

Brandon S. Pybus, Sean R. Marcsisin, Xiannu Jin, et al. The metabolism of primaquine to its active metabolite is dependent on CYP 2D6. Malaria Journal, 2013, 12: 212.

Brian Angus. Novel anti-malarial combinations and their toxicity. Expert Review of Clinical Pharmacology, 2014, 7(3): 299–316.

Elizabeth A. Ashley, Aung P. Phyo, et al. Woodrow. Malaria. Lancet, 2018, 391(10130): 1608–1621.

Jean M. Karle, Isabella L. Karle. Crystal structure of (−)–mefloquine hydrochloride reveals consistency of configuration with biological activity. Antimicrobial Agents and Chemotherapy, 2002, 46(5): 1529–1534.

Liwang Cui, Xinzhuang Su. Discovery, mechanisms of action and combination therapy of artemisinin. Expert Review of Anti-infective Therapy, 2009, 7(8): 999–1013.

Rodolfo Thoméa, Stefanie C P. Lopes, Fabio T M. Costab, et al. Chloroquine: Modes of action of an undervalued drug. Immunology Letters, 2013, 153: 50–57.

Ryan Sobel, Jack D Sobel. Metronidazole for the treatment of vaginal infection. Expert Opinion on Pharmacotherapy, 2015, 16(7): 1109–1115.

WHO. Guidelines for the treatment of malaria. 3rd edition. 2015. [2018–09–06].

本篇复习题

1. 请简述现有抗菌药物的主要分子作用机制，以及细菌对抗菌药物的常见耐药机制。
2. 列举 3 个抗病毒药物的作用靶点。针对每个靶点列举 1~2 个抗病毒药物进行说明。
3. 试述常用一线抗结核药物的主要作用机制以及耐药机制。

第八篇　药理学展望

本书前七篇从不同方面对药理学的发展过程和研究内容进行了阐述,本篇将重点关注近年来药理学的新变化和新进展。

本篇第三十九章为药物基因组学。首先对药物基因组学进行了概要介绍,包括其定义、发展史和典型应用,通过这些内容读者可以对药物基因组学有一个初步的认识;接着重点介绍以遗传药物代谢动力学研究、关联研究、机制研究和随机对照试验研究等为代表的药物基因组学常用研究方法;随后介绍了遗传变异与药物反应,旨在阐述遗传变异因素对于药物反应个体差异的影响,主要包括药物代谢酶基因多态性、药物转运体基因多态性和药物受体基因多态性;最后,通过一些成熟的个体化用药基因检测项目,重点介绍了个体化药物治疗在心血管疾病和恶性肿瘤的临床治疗中的推广与应用。

本篇的第四十章是生物标志物,包括概述、生物标志物与抗肿瘤药物、生物标志物与新药研发等三部分内容。在概述部分,简单介绍了生物标志物的定义和分类,之后详细描述了生物标志物的功能和检测方法;生物标志物与抗肿瘤药物部分,通过对分子靶向药物、化疗和免疫治疗生物标志物的分析介绍,重点阐述了精准医疗背景下抗肿瘤领域的突破性成果和进展;在生物标志物与新药研发部分,通过对新药研发面临的困境进行分析,提出了使用生物标志物结合临床治疗的重要意义,并给出了未来生物标志物所面临的挑战及可能的解决思路。

本篇第四十一章为计算药理学,主要介绍了使用计算手段指导开展药物理性药物设计,提高药物研发效率的新途径。首先,对药物-靶标相互作用模拟-分子对接、药物-靶标结合热力学(自由能)和动力学参数计算方法和靶标构象变化以及药物调控靶标构象变化——分子动力学模拟方法等药物设计常用计算方法的基本原理进行了详细介绍;随后,通过具体的实例,详细阐述了相关的计算方法在实际药物研发中的应用形式;最后,对计算药理学已经取得的成绩、面临的困难和发展方向作了总结。

本篇四十二章为药理学新理论、新方法、新技术,主要从 4 个方面介绍了药理学的最新研究进展。首先,简要介绍了结构生物学的背景知识,并重点对其研究方法及在药物研发中的应用详细进行了阐述;接着,重点介绍新药发现中出现的高通量和高内涵药物筛选技术,从发展历程、技术优势、关键组成、筛选模式、检测方法、应用现状和未来趋势等方面对其进行了详细介绍;随后,介绍了基于大数据和人工智能的药理学,对近年发展起来的以数据形式驱动的系统药理学和药物研发新进展进行了重点描述,包括大数据和人工智能的背景知识、基于神经网络的药物设计等,并对大数据和人工智能在系统药理学领域的发展及出现的挑战作了总结;最后,系统地分析了应用在药物研发领域的分子影像学技术,对其发展历史及当前在药理学中的应用作了总结,并给出目前遇到的问题和预期的发展方向。

本篇是对本书前面内容的进一步扩充,读者可在前面篇章学习的基础上,进一步了解当前药理学所面临的新问题及发展趋势。有志于药理学研究的读者也可以参考本篇内容选择合适的研究领域,紧跟药理学的最新进展和发展潮流,开展针对性的研究工作。

第三十九章
药物基因组学

药物反应个体差异是临床用药过程中普遍存在的现象。在传统的“千人一药，千人一量”的用药模式下，由于患者之间存在遗传背景和生活环境等个体差异，部分患者可能发生严重的药物毒副作用或者治疗失败，致使患者的痛苦增加甚至死亡。遗传变异是导致药物反应个体差异的主要原因。近年来，随着生命科学与生物技术的迅猛发展，以及人类基因组计划的实施和完成，药物治疗模式开始由过去的诊断导向治疗（diagnosis-directed drug therapy）向根据个体的遗传结构实行基因导向性治疗（gene-directed drug therapy）的新模式转换。因此，如何让患者药物治疗更为安全、有效，实现药物治疗的个体化是药物基因组学研究的主要目标之一。本章将着重介绍药物基因组学的发展历史、现状、研究方法与策略，并展示近年来药物基因组学临床转化和个体化药物治疗所取得的最新成就。

第一节 概 述

一、药物基因组学的定义

临床上药物反应个体差异普遍存在，不同的患者在服用相同药物的同一剂量时会产生不同的药物反应，部分患者无法获得理想的治疗效果甚至发生严重的毒副作用。导致药物反应个体差异的原因有很多，包括遗传变异、性别、年龄、身高、体重、饮食、生活环境、药物相互作用、肝脏和肾脏功能等，其中遗传因素被认为是决定性因素之一。在人类基因组计划实施以前，研究遗传变异对药物反应个体差异影响的学科被称为遗传药理学（pharmacogenetics）。随着人类基因组计划的实施和进展，金赛特（巴黎）可伯特实验室于 1997 年率先提出了药物基因组学（pharmacogenomics）的概念。药物基因组学除了研究基因变异与药物反应的关系外，还包含在基因与药物反应的关联基础上研制出新的药物或新的个体化用药方法。药物基因组学是在遗传药理学基础上发展出来的学科，包含了遗传药理学的核心内容，是遗传药理学的进一步扩展和延伸。

近年来，随着现代生物技术、分子生物学与分子遗传学的飞速发展，药物基因组学进展迅速。通过对多种药物代谢酶、药物转运体和药物靶点的遗传药理学性质及特征进行广泛研究，研究人员已深入认识了药物反应个体差异的现象和本质。最近几年，随着各国政府的逐渐重视及投入的加大，药物基因组学临床转化和个体化药物治疗更是取得了突破性进展，这使得以“量体裁衣”式个体化药物治疗为基础的新医疗模式得以实现。

二、药物基因组学的发展史

药物基因组学源于遗传药理学，与遗传药理学的发展密不可分。在孟德尔遗传定律提出以前，研究人员就发现许多药物需要在人体内转化才能排出体外。随着遗传学的不断进展，研究人员将生物转化与遗传物质联系起来，并认为遗传物质在体内药物转化过程中起决定性作用。英国内科医生 Archibald

Garrod 是遗传药理学的先驱,早在 20 世纪初他就发现药物代谢酶缺乏的个体可能不具备体内药物转化的能力,并提出基因缺陷可能是导致特异性药物代谢酶缺失的原因。1931 年,Archibald Garrod 又指出药物反应个体差异是个体的遗传结构差异所致,奠定了遗传药理学的理论基础。

20 世纪 50~60 年代是遗传药理学发展的重要时期,在这个时期研究人员对一些药物反应异常现象进行了研究,将临床表型、生化特征与酶活性相结合,证实了体内特定药物转化酶的缺陷能影响药物在人体内的反应,如葡萄糖-6-磷酸脱氢酶缺乏会引起伯氨喹导致的溶血。伯氨喹是一种抗疟疾药,在第二次世界大战期间用于士兵的疟疾治疗。医生发现,绝大部分的白人士兵使用伯氨喹均安全有效,但在黑人士兵中有 10%会出现急性溶血危象。1956 年,Paul E. Carson 等率先发现葡萄糖-6-磷酸脱氢酶缺乏是引起服用伯氨喹后溶血的原因。随后 Werner Kalow 等又证实琥珀酰胆碱的异常反应是由血清胆碱酯酶的低亲和力所致,David A. Price Evans 等也发现乙酰基转移酶缺陷引起了异烟肼代谢异常。由于当时的技术限制,研究人员仅知道这种差异是由个体遗传背景差异造成,并未能明确导致这些酶活性异常的具体基因突变。19 世纪 70~80 年代,随着遗传学、分子生物学和生物技术的不断发展,Sanger 测序技术和 PCR 技术相继面世,基因变异导致体内生物转化酶发生缺陷的机制也越来越明了,遗传药理学也得到了飞速发展。

近年来,随着人类基因组计划、人类基因组单体型图谱计划、基因组功能元件百科全书、千人基因组计划等各种大型组学计划的实施和完成,促成遗传药理学不断地延伸和扩展。1997 年,药物基因组学的提出标志着药物反应个体差异发生机制的研究进入了新的纪元。当前,药物基因组学研究已从单一的遗传因素研究向多因素、多层面研究拓展,越来越多的来自不同层面的药物反应相关生物标志物被发现。但如何利用这些生物标志,使它们造福患者,仍是一大难题,仍需开展更多更深入的药物基因组学研究。

三、药物基因组学的应用

(一) 药物基因组学与个体化药物治疗

个体化药物治疗最终目的是在正确的时间将正确的药物给予正确的患者(the right drug for the right person at the right time)。在传统的治疗模式中,临床医生首先依据患者的临床表现和身体特征确定其初始的治疗药物及给药剂量。大多数情况下,患者接受的是常用药物的平均剂量。然后,医生再根据患者的临床疗效,通过剂量调整或换药等方式修正用药方案以获取最佳治疗效果,这是一个长期而又反复的探索过程。由于无法预知药物反应,在治疗过程中部分患者可能会出现治疗无效或毒副作用现象,危害患者的身体健康甚至危及生命。而在基因导向的个体化药物治疗模式下,除了考虑患者临床表现和身体特征等因素外,还可以依据患者的遗传特征选择合适的药物剂量。因此,只要在用药前对相应基因进行分型,医生就可以根据其遗传特征为患者选择合适的药物和剂量。这样可以缩短获得正确用药方案的探索时间,提高药物的安全性,避免不良反应的发生,减轻患者的痛苦。

获取药物反应相关生物标志物最主要的途径是药物基因组学研究。近年来,随着蛋白质组学、纳米技术以及高通量测序技术的飞速发展,药物基因组学研究进展迅速,越来越多的药物反应相关生物标志物被发现。这些研究成果引起了各国政府的广泛重视,纷纷加大对药物基因组学研究的投入并制定相关政策,极大地推动了基因导向的个体化药物治疗在临床上的应用。2000 年,美国国立卫生研究院率先成立全球首个专门的药物基因组学研究组织——遗传药理学研究网络(pharmacogenetics research network, PGRN),该全球性联盟开展了大量针对疾病易感性和药物疗效的遗传学研究,已发现 100 余万种与疾病患病风险或药物反应有关的遗传变异,其中部分变异已被用于药物安全性和有效性的预测。2007 年 9 月,美国 FDA 批准了全球首个分子遗传检测,利用该检测可对患者的 *CYP2C9* 和 *VKORC1* 基因进行分型,并依据患者的基因型预测其对抗凝药华法林的敏感性。迄今,美国 FDA 已批准 110 余种药物在说明书中明确建议按照遗传基因实施个体化治疗,其中卡马西平和氯吡格雷等 7 种药物甚至标上了黑框警告。欧洲科学基金会(European Science Foundation, ESF)也发布公告,要求他克莫司、华法林等数十种药物反应个体差异最显著的药物必须按照遗传基因实施个体化治疗。2013 年,我国政府也启动了个体化用药基因检测的试点工作,批准 3 家单位为国家卫生和计划生育委员会个体化用药基因检测试点单位,并在中南大学成立全国首个个体化用药基因检测培训基地。2015 年,国家卫生和计划生育委员会医政医管局发布《药物代谢酶和药物作用靶点基因检测技术指南(试行)》和《肿瘤个体化治疗检测技术指南(试行)》,这标志着我国正式进入基因导向的个体化药物治疗时代。

(二) 药物基因组学在新药研发中的应用

新药研发是一个高投入、高风险、长周期的过程。化学药品进入市场的成功率非常低,由于安全性或有效性的问题,平均每 5 000~10 000 个新化合物中可能只有 1~2 个能最终获批上市。可见,药物的安全性和有效性是新药研发和临床用药的核心问题。据统计,绝大多数药物在约 1/3 的使用者中不能取得满意疗效,约 1/6 的使用者会发生不同程度的毒副作用,安全性和有效率达不到临床理想要求。

药物基因组学可以应用于新药研发中的多个过程,包括新化合物的鉴定、临床前研究、药物临床试验等,帮助新药研发厂商缩短药物研发的周期,降低研发成本。在对新化合物的研究中,药物基因组学研究可以通过细胞及动物实验,明确新化合物在代谢和效应过程中所涉及的基因,并确认这些基因中的遗传变异对药物处置及应答的影响,为设计临床试验提供充足的实验证据。在新药临床试验中,药物基因组学研究可对临床前研究中发现的药物处置及应答相关遗传位点进行验证,更加精确地预测药物的个体化使用剂量,帮助临床试验选取潜在可获益(疗效好且毒性低)的特定基因型人群,排除潜在不可获益(无效和毒性高)人群,确证药物疗效或毒副作用的遗传标志物。基于药物基因组学研究在评估药物安全性和有效性中的重要作用,美国 FDA 制定和颁布了《药物基因组学数据提交指导》(*Guidance on Pharmacogenomic Data Submissions*),要求自 2003 年起,新药申报时必须提供药物基因组学研究数据,该举措全面推动了全球新药研发产业的改革。

药物基因组学研究在新药研发中最成功的案例是推动了肿瘤靶向药物的研发。除了鉴定新的药物研发靶点,帮助开发出了曲妥珠单抗、吉非替尼、威罗菲尼等肿瘤靶向药物外,药物基因组研究还确定了靶向药物的适用人群,极大地推动了肿瘤靶向药物在临床的应用。最著名的例子是酪氨酸激酶抑制剂(TKI)吉非替尼。2003 年,美国 FDA 批准吉非替尼用于二线化疗失败的局部晚期或转移性非小细胞肺癌治疗,属于三线治疗药物。临床试验数据显示,该药物的客观应答率仅为 10.6%。然而 2004 年的两项大型临床试验结果却显示吉非替尼联合三代化疗药物在不加选择的患者中未能带来获益,这导致吉非替尼在美国撤市。随着药物基因组学研究的介入,科研人员发现吉非替尼只对 *EGFR* 突变的患者有效。2009 年针对吉非替尼的 IPASS 研究结果在《新英格兰医学》杂志上发表。该研究结果显示,在 *EGFR* 突变携带者中,使用吉非替尼的患者的进展或死亡风险比使用化疗的患者降低了 52%。随后一系列的临床研究显示,吉非替尼等 TKI 在 *EGFR* 基因突变的转移性非小细胞肺癌患者中的疗效要显著优于一线化疗方案。2015 年美国 FDA 重新批准吉非替尼上市,用于 *EGFR* 突变阳性的转移性非小细胞肺癌的一线治疗。药物基因组学研究不仅拯救了吉非替尼,也成为其他肿瘤靶向药物研发中必不可少的部分。

(三) 已撤市药物撤市原因分析

药物安全性和有效性是临床用药的核心问题。据美国 FDA 统计,美国约有 50%的患者在初次用药时使用了错误的种类和剂量,每年因药物不良反应入院的人数可达 220 万,死于药物不良反应的人数高达 10 万。严重的药物不良反应是导致药物撤市的主要原因之一,据统计,1960 年至今已有约 150 种药物因为安全原因撤市。其中近20年来,有40余种药物被美国FDA召回,给制药企业造成的损失接近400亿美元。因此,分析已撤市药物导致药物不良反应发生的原因对于新药开发和安全用药有着重大的意义。

据报道,约25%的已撤市药物的严重药物不良反应与遗传因素密切相关。其中,最具代表性的药物是降脂药西立伐他汀和减肥药西布曲明。2001年西立伐他汀因导致了31例严重横纹肌溶解致死事件而被撤市。后续药物基因组学研究结果显示,*SLCO1B1* 521 *T>C* 突变是导致他汀类药物引起横纹肌溶解症的主因之一。该突变可使他汀类药物主要转运体OATP1B1转运活性降低,导致药物代谢减慢,体内血药浓度增加而引起不良反应。携带该突变的患者应当适当调减剂量以避免药物不良反应。其他他汀类降脂药物因及时修改了药品说明书,警告了 *SLCO1B1* 基因多态性的风险,目前仍在临床广泛应用。西布曲明因发生严重心血管不良反应于2010年撤市。西布曲明在体内主要由药物代谢酶CYP2B6代谢,该酶具有高度基因多态性。药物基因组学研究发现,*CYP2B6* 基因突变可导致其代谢活性下降70%~100%。*CYP2B6* 突变基因携带者体内西布曲明的血药浓度较野生型携带者增加2.52倍,进而导致药物不良反应。由此可见,药物基因组学研究是分析已撤市药物撤市原因的主要手段之一。

(刘昭前　李　曦)

第二节　药物基因组学的研究方法与策略

药物基因组学研究是阐明药物反应个体差异的主要途径,其主要目的是筛选和验证药物反应相关生物标志物并阐明其机制,以指导个体化用药和新药开发。药物基因组学研究的表型是药物反应,包括血药浓度、毒副作用、药物疗效、药物剂量等。这些表型可能由单因素决定也可能由多因素决定。少量药物反应,如严重毒副作用,可能由单个基因起决定性作用。绝大多数的药物反应是复杂性状,由多个微效基因和环境因素共同决定。不同类型的药物反应表型对应了不同类型的研究方法和策略,本节将重点介绍药物基因组学的常用研究方法与策略。

一、遗传药物代谢动力学研究

药物在体内通常会涉及吸收(absorption)、分布(distribution)、代谢(metabolism)和排泄(excretion)的过程,这一过程简称为ADME。ADME涉及药物代谢酶酶、药物转运体等多种蛋白,大量基因参与其中。这些基因的多态性可能影响ADME涉及蛋白质的活性,影响药物在体内的代谢动力学,进而导致药物反应发生改变。以药物代谢酶为例,早期研究发现,药物代谢酶活性存在明显的个体差异,根据其活性强弱可将人群区分为慢代谢型、中间代谢型、快代谢型和超快代谢型4种。药物基因组学研究证实,药物代谢酶活性与其编码基因的多态性密切相关。例如,CYP2C19是细胞色素P-450类代谢酶的主要成员,是氯吡格雷、奥美拉唑、利福平等多种药物的主要代谢酶。*CYP2C19* 基因上存在 **2*、**3*、**17* 等多种基因多态性。其中 **2*、**3* 突变后使CYP2C19酶活性降低,而 **17* 则使酶活性大幅增强。利用这些基因多态性可以将人群中的CYP2C19代谢型进行区分。携带 **2*、**3* 突变纯合子的人为慢代谢型,携带 **2*、**3* 突变杂合子的人为中间代谢型,*CYP2C19* 野生型携带者为快代谢型,而携带 **17* 突变且不携带 **2*、**3* 突变的人为超快代谢型。

遗传药物代谢动力学研究主要分析遗传因素对体内药物代谢动力学参数影响,是鉴定药物反应个体差异相关遗传因素的主要研究手段之一。按照研究策略,可分为基于候选基因的遗传药物代谢动力学研究和基于全基因组的遗传药物代谢动力学研究。候选基因指与研究表型相关或潜在相关的一类基因。在遗传药物代谢动力学研究中，候选基因主要包含两类：① 药物代谢酶基因。指参与某种药物代谢过程中的酶的编码基因，主要通过该药物在体内的药物代谢动力学研究确定。② 药物转运相关基因，指在药物体内吸收、分布和排泄过程中起功能作用的基因，主要通过药物代谢动力学研究及相关动物、细胞生物学研究鉴定。由于很多药物 ADME 过程中所涉及的基因很明确，采用基于候选基因的遗传药物代谢动力学研究很容易找到药物反应相关遗传因素。基于候选基因的遗传药物代谢动力学研究多在健康受试者中进行。最常见的研究策略是在试验开始之前对受试者进行候选基因的基因分型，然后筛选符合要求的少量特定基因型受试者进行临床试验。临床试验中，研究人员给予受试者相同药物剂量并记录被研究药物在受试者中的药物代谢动力学参数，通过统计分析确定候选基因的基因多态性对被研究药物的药物代谢动力学的影响。

基于候选基因的遗传药物代谢动力学研究选择的基因分型位点大多是已知的具有功能意义的 *ADME* 基因突变位点，研究的药物均为 ADME 较为明确的药物。如果要寻找 *ADME* 基因中新的突变位点或是研究 *ADME* 不明确的药物则需使用基于全基因组的遗传药物代谢动力学研究。这种研究类型基于零假设，对基因组范围内的数十甚至数百万个基因位点进行分型，然后根据统计分析结果筛选出最有意义的位点。相较于基于候选基因的研究，基于全基因组的遗传药物代谢动力学研究不需要在临床试验前明确受试者的基因型，多采用群体药物代谢动力学研究模式，所需的样本量更大，大多基于患者，费用也更高。关于全基因组基因分型的内容将在随后的关联研究中介绍。

二、关联研究

最常见的用于发现药物反应相关生物标志物的研究策略是关联研究。该方法以群体历史上的重组和遗传变异位点间的连锁不平衡为基础，分析在一个群体中复杂性状（疾病或药物反应表型）是否与等位基因存在相关性。关联研究主要针对药效学表型进行，包括药物剂量、药物敏感性和药物不良反应等。

根据试验设计方法，关联研究可以分为病例-对照研究和队列研究。在病例-对照研究中，研究人员首先需根据药物反应性预先对受试者进行分组。例如，对药物无反应性的个体可纳入病例组，而对药物治疗有效的个体则归为对照组。然后，根据分组要求征集一定数量的病例组和对照组患者进行研究。病例和对照的比例在研究之前已明确。而队列研究事先不对受试者进行分组，只根据纳入排除标准收集一个队列人群，在研究完成前并不确定病例和对照的比例。相较于病例-对照研究，队列研究人群偏倚较小，但不适用于发生率较低的表型。当前，针对药物反应的关联研究大多为回顾性研究，即通过回顾性调查收集和获取受试者的药物反应表型，然后对受试者的 DNA 标本进行基因分型，以确定基因型与药物反应的关联关系。与遗传药物代谢动力学研究类型，关联研究也可分为候选基因关联研究和全基因组关联研究。

（一）候选基因关联研究

在针对药效学表型的候选基因关联研究中，候选基因除了包含 *ADME* 相关基因外，还包含药物作用靶点相关基因。如与药物作用靶点活性及其与药物的亲和力相关的基因。基于候选基因的关联研究试验设计的目的是确定某个候选基因的遗传变异是否与药物反应相关联。通过候选基因的关联研究方法，科学家成功鉴定了大量的药物反应性相关的遗传变异。例如，他汀类药物是临床最常用的降脂药物，他汀类药物剂量个体差异大，剂量过高容易引起包括横纹肌溶解症在内的多种不良反应，严重制约了他汀类药物在临床的使用。为了探究引起他汀类药物毒副作用的原因，有研究人员在 509 个使用他汀类药物进行降脂治疗的患者中分型了 *SLCO1B1*、*CYP2D6* 等 7 个他汀类药物 ADME 相关基因。结果显示，*SLCO1B1* *5 与他汀类药物不良反应密切相关。相对于 *SLCO1B1* 野生型患者，携带 *SLCO1B1* *5 纯合子的患者不良反应发生比例升高 31%。

(二) 全基因组关联研究

候选基因关联研究主要基于已知基因,对于新遗传位点或基因的发现能力不足。而对于大多数药物,已知 ADME 相关基因和药物靶点相关基因并不能完全解释其药物反应个体差异发生的原因,需要鉴定更多的新的影响因素。近年来高通量基因分型技术迅速发展,这使得对全基因组进行基因分型变得可行,基于零假设的全基因组关联研究(genome-wide association studies, GWAS)研究迅速普及。与候选基因关联研究相比,GWAS 在新的药物基因组遗传标志物的发现方面具有明显的优势。例如,在一个针对氢氯噻嗪降压疗效的 GWAS 中,研究人员发现了 *LYZ* 基因和 *YEAST4* 基因上连锁不平衡模块内的 35 个标签 SNP 与氢氯噻嗪降低舒张压的作用相关,这两个基因在之前并未被认为是氢氯噻嗪药效相关的候选基因。此外,在针对罕见药物不良反应的药物基因组学研究中,GWAS 具有非常高的统计效能,取得了一些显著的研究成果。例如,在一个针对氟氯西林诱导的肝损伤的 GWAS 中,研究人员仅纳入了 51 例肝损伤患者和 282 例对照患者就成功鉴定了生物标志物 *HLA-B*5701*,研究结果显示 *HLA-B*5701* 携带者发生氟氯西林诱导肝损伤的风险是野生型携带者的 80.6 倍。

根据基因分型的平台,GWAS 可分为基于基因芯片的 GWAS 和基于基因组测序的 GWAS。全基因组基因芯片中包含数十甚至数百万的 SNP 位点,这些位点都是已知的,无法覆盖未知的或者罕见的变异位点。由于没有分型所有的位点,在基于基因芯片的 GWAS 中发现位点无法确定是真正的功能位点还是仅与功能位点存在连锁不平衡的位点。因此,须进一步精细定位研究。而基因组测序技术可以一次性的将样本中的所有突变位点全部检测(包括功能变异和罕见变异),无须进一步的精细定位。目前在药物基因组学研究领域应用得较多的基因组测序方法包括全基因组测序(whole genome sequencing, WGS)和全外显子组测序(whole exome sequencing, WES)两种。虽然相对于基因芯片技术,基因组测序技术的优势明显,但其昂贵的价格与海量且分析困难的数据极大地限制了它的推广应用。

三、机制研究

遗传药物代谢动力学研究和关联研究属于观察性研究方法,其鉴定的生物标志物并非完全准确,也不能说明这些生物标志物的具体作用机制,无法指导新药开发,还须进一步进行功能确证。在药物基因组研究中,为了确定某个药物反应相关生物标志物的功能,研究人员可以从细胞、组织和动物水平进行系统研究。

在细胞水平,研究人员常通过定点诱变、*CRISPR/Cas9* 等基因编辑技术改变来自不同个体的原代细胞或永生化细胞的基因组,并通过对比不同基因型的细胞在相同药物环境处理下出现的不同生物学表现,阐明潜在的药物反应个体差异发生机制。如 VKOR 是抗凝药华法林的靶点,有研究报道 *VKORC1-1639 G>A* 突变可显著影响华法林的剂量,*G* 等位携带者所需的剂量要显著高于 *A* 等位携带者。研究人员通过构建和对比不同 *VKORC1-1639* 基因型的细胞发现,携带 G 等位的细胞的 *VKORC1* 基因表达水平要显著高于携带 A 等位的细胞。这表明 VKORC1-1639 A 等位通过影响 *VKORC1* 的基因表达进而影响华法林的剂量。

在组织水平,研究人员通过选取人体理想部位的某种组织,建立研究模型,进行体外药物代谢研究。如针对 *CYP2C19*2* 的体外研究。CYP2C19 是人体中最重要的细胞色素 P-450 代谢酶之一,**2* 是 *CYP2C19* 在中国人群中常见的基因多态性。研究人员首选获取了 60 例 *CYP2C19* 表达最丰富的肝脏组织,然后分离了这些组织的肝微粒体,并以奥美拉唑为探针药对比了 *CYP2C19*2* 携带者和野生型携带者肝 CYP2C19 酶活性的变化。结果显示 *CYP2C19*2* 纯合突变携带者酶活性下降了近 40 倍。这表明 *CYP2C19*2* 是功能丧失性突变。

在动物水平,研究人员通常基于基因编辑技术构建携带特定基因的人源化转基因小鼠模型,然后通过对比突变型小鼠和野生型小鼠生物学表现的变化，确定生物标志物的潜在功能。例如，为了研究 *UGT1A1* * *28* 影响伊立替康毒性反应的机制，研究人员构建了人源化 *UGT1A1* * *28* 突变型转基因小鼠和野生型小鼠。采用伊立替康处理并分析小鼠体内药物代谢动力学参数后发现，突变型小鼠中 SN－38 的清除率下降了 3 倍。这表明 *UGT1A1* * *28* 是功能丧失性突变，降低了伊立替康关键代谢酶 UGT1A1 的活性，导致体内 SN－38 水平过高而引起了毒性反应。

四、随机对照试验研究

在药物基因组学研究中，回顾性的临床试验只能用于发现潜在的生物标志物，要确认该生物标志物是否有临床价值仍需开展前瞻性研究。随机对照试验是临床试验设计的金标准，也是验证药物反应相关生物标志物有无临床价值的最好方法。在基于药物基因组的随机对照试验中，研究人员只需将入组的受试者随机分成两组，一组使用常规方案治疗而另一组按照基因导向的个体化用药方案治疗，最后对比两种方案的临床结局，即可确定被研究生物标志物的临床意义。如针对 *HLA－B* * *5701* 随机对照试验。回顾性研究显示，*HLA－B* * *5701* 是抗病毒药物阿巴卡韦所致严重皮肤过敏反应的决定性因素之一。在随机对照试验中，研究人员将受试者随机分成两组，一组患者采用阿巴卡韦进行常规治疗，另一组患者在治疗前先进行 *HLA－B* * *5701* 检测，野生型患者仍采用常规治疗方案，而突变型患者则换药。结果显示根据 *HLA－B* * *5701* 基因型进行个体化治疗的患者中阿巴卡韦所致严重皮肤过敏反应的发生例为 0，低于对照组的 2.7%。

（刘昭前　李　曦）

第三节　遗传变异与药物反应

药物反应个体差异与遗传变异密切相关。发生在药物 ADME 关键基因或药物靶点基因的遗传变异可能显著影响个体药物反应。不同类型基因中发生的变异对药物反应可能产生不同的影响，如在药物代谢过程中发挥重要作用的药物代谢酶编码基因的多态性可引起酶功能的改变，从而影响药物的血浆浓度，导致浓度依赖性药物反应发生改变；在药物转运体编码基因的变异可改变转运体的转运能力，影响药物的药物代谢动力学，进而导致诸多临床药物无效、毒副作用的发生；而在药物靶点的基因变异可能会改变药物与靶点间的相互作用，从而影响药物的效应。绝大多数药物的反应不是单基因性状，由多种编码参与药物代谢、药物转运和药物效应过程中关键蛋白的基因共同决定。因此，在研究药物反应个体差异时，应综合考虑各种因素的影响。

一、药物代谢酶基因多态性

药物在体内的生物转化包括Ⅰ相反应和Ⅱ相反应两个过程。参与Ⅰ相反应的药物代谢酶主要为细胞色素 P－450 酶，参与Ⅱ相反应的药物代谢酶主要包括 *N*－乙酰基转移酶、谷胱甘肽转移酶、葡萄糖醛酸转移酶等。人类药物代谢酶有 30 多个家族，其中大多数都存在基因变异，除了单基因多态性外，也存在多基因多态性。药物代谢酶编码基因的变异引起酶功能的改变，导致药物体内清除率变化而产生不同的药物浓度，进而影响药物的吸收、分布、代谢和排泄。

（一）细胞色素 P－450 氧化酶基因多态性

细胞色素 P－450（cytochrome P－450）由一群基因超家族编码。目前，细胞色素 P－450 成员已达 500 多种。在人体中，已知有功能意义的细胞色素 P－450 同工酶约为 50 种，其中 CYP2C、CYP2D、

CYP2E 和 CYP3A 亚家族代谢了临床上约 90%的药物。此外,细胞色素 P-450 还参与了许多内源性物质如类固醇、脂肪酸、维生素 D_3、儿茶酚胺以及外源性物质如药物、杀虫剂、毒物、致癌物等的代谢。

细胞色素 P-450 具有表型多态性,根据其代谢能力,人群可区分为超快代谢者(ultraextensive metabolizers, UM)、快代谢者(extensive metabolizers, EM)、中间代谢者(intermediate metabolizers, IM)和慢代谢者(poor metabolizers, PM)4 种不同表型。在不同代谢表型的个体按照常规剂量应用药物时可能会表现出不同的药理效应和毒副作用。

导致细胞色素 P-450 表型多态性的主因是其编码基因的遗传多态性。大量研究表明 CYP1A1、CYP1A2、CYP2A6、CYP2C9、CYP2C19、CYP2D6 和 CYP2E1 等细胞色素 P-450 编码基因中均含有多态性位点。这些多态性位点可能通过改变氨基酸序列、修改剪接位点、提前终止转录、影响蛋白质的稳定性或亲和力等方式改变细胞色素 P-450 酶活性。本节将重点介绍 CYP2C9、CYP2C19、CYP2D6、CYP3A 等几种在人体中发挥重要作用的细胞色素 P-450 酶。

1. CYP2C9　CYP2C9 是 CYP2C 亚家族中的重要成员之一,占肝微粒体 P-450 蛋白总量的 20%,可代谢临床上约 12%的常用药物。*CYP2C9* 主要存在 3 种等位基因,分别是 *CYP2C9 * 1*(Arg144/Ile359)、*CYP2C9 * 2*(Cys144/Ile359)和 *CYP2C9 * 3*(Arg144/Leu359)。*CYP2C9 * 2* 编码的酶因 Arg144Cys 突变减弱了该酶与 P-450 氧化酶的亲和力,从而降低了其催化活性。而 *CYP2C9 * 3* 编码的酶因为 Ile359Leu 突变导致该酶对底物的亲和力减弱,从而降低了其底物特异性及对底物的催化活性。*CYP2C9* 基因多态性存在种族差异,据统计,*CYP2C9 * 1*、*CYP2C9 * 2* 和 *CYP2C9 * 3* 在白种人中发生频率分别为 70%、22%和 8%,在东亚人中分别为 92%、0 和 8%。*CYP2C9 * 2* 在东亚人中极为罕见,在美国黑人中的发生率也仅为 1%。

CYP2C9 参与多种常用药物的代谢,包括降压药厄贝沙坦和坎地沙坦、降糖药甲苯磺丁脲、抗凝药华法林、抗惊厥药苯妥英钠、抗炎药布洛芬和双氯芬酸、降脂药氟伐他汀和利尿药托拉塞米等。*CYP2C9 * 2* 和 *CYP2C9 * 3* 降低了 CYP2C9 代谢活性,导致上述药物代谢减慢,可能增加这些药物毒副作用发生风险。此外,降压药氯沙坦主要通过 CYP2C9 代谢为活性产物 E-3174 发挥药理作用,*CYP2C9 * 2* 和 *CYP2C9 * 3* 降低了 E-3174 的产生,可能导致氯沙坦治疗无效。

2. CYP2C19　CYP2C19 为 *S*-美芬妥因羟化酶。*CYP2C19* 遗传多态性是 *S*-美芬妥英羟化代谢多态性及其种族差异的分子基础。*CYP2C19* 至少存在 5 种基因突变和 9 种等位基因(表 39-1)。*CYP2C19 * 2* 为第五外显子 681 位发生的 *G→A* 的碱基替换,该突变导致 CYP2C19 mRNA 的剪切错误,生成不成熟的酶蛋白,从而降低酶活性。*CYP2C19 * 2* 在亚裔人(25%)的出现频率大于白种人(13%)。*CYP2C19 * 3* 是第四外显子 636 位发生的 *G→A* 的碱基替换,该突变导致终止密码子提前出现,产生无功能的酶。*CYP2C19 * 3* 在亚裔人中的频率为 8%,在白种人中的频率小于 1%。*CYP2C19 * 17* 是目前发现的仅有的酶活性增加型突变。*CYP2C19 * 17* 可通过增加 CYP2C19 的转录因而增加酶活性。*CYP2C19 * 17* 在白种人和非洲人群中频率可达 20%,但在东亚人群中仅为 1%。此外,*CYP2C19* 中还存在 ** 4*、** 5* 等罕见功能丧失性突变,发生频率低于 1%。

表 39-1　人的 CYP2C19 等位基因与酶活性的关系

新　命　名	俗　　名	基 因 变 异	酶　活　性
*CYP2C19 * 1A*	*CYP2C19wt1*	—	有活性
*CYP2C19 * 1B*	*CYP2C19wt2*	Ile331Val	有活性
*CYP2C19 * 2A*	*CYP2C19m1A*	剪接缺失	无活性
*CYP2C19 * 2B*	*CYP2C19m1B*	Glua2As,剪接缺失	无活性

续 表

新命名	俗名	基因变异	酶活性
CYP2C19＊3*	*CYP2C19m2*	终止密码子	无活性
CYP2C19＊4*	*CYP2C19m3*	GTG 起动密码子	无活性
CYP2C19＊5A*	*CYP2C19m4*	Arg433Trp	无活性
	CYP2C19TRP433	—	—
CYP2C19＊5B*	—	Ile331Val, Arg433Trp	无活性
CYP2C19＊17*	无	增加转录	活性增加

CYP2C19 能代谢普萘洛尔、丙米嗪、奥美拉唑、泮托拉唑、甲苯磺丁脲、华法林等 20 多种常用药物。这些药物的代谢和疗效与 *CYP2C19* 基因多态性密切相关，携带不同基因多态性的患者拥不同的 CYP2C19 代谢表型，对上述药物的处置也存在明显差异。此外，当临床上合用经 CYP2C19 代谢的药物时，会产生明显的药物相互作用，甚至导致严重的毒副作用发生。这种药物相互作用的强弱也受 *CYP2C19* 基因多态性的影响。因此，临床医生在使用上述药物时须考虑 *CYP2C19* 基因型。

3. CYP2D6　CYP2D6 为异喹胍氧化酶，是第一个被发现存在基因多态性的细胞色素 P－450 酶。CYP2D6 存在明显的表型多态性和基因多态性，代谢能力在不同个体中的差异可达 1 万倍以上。*CYP2D6* 存在多种形式的基因突变，包括点突变、插入缺失突变、拷贝数变异等，这些突变可改变 CYP2D6 的酶活性。*CYP2D6* 中最主要的功能性突变包括 *＊2*、*＊3*、*＊4*、*＊5*、*＊6*、*＊9*、*＊10*、*＊29* 和 *＊41* 等，其中 *＊4*、*＊5*、*＊6* 为功能丧失性突变，对酶活性影响最大。在中国人群中，*CYP2D6＊10* 基因突变的发生率最高，可达 40%。

尽管 *CYP2D6* 代谢表型缺陷者在中国人中的发生频率低于 1%，但因为 CYP2D6 代谢的底物或药物很多，且其中许多药物治疗浓度范围窄，易出现疗效不佳或毒性反应，因此 *CYP2D6* 基因多态性的临床意义仍然值得关注。CYP2D6 介导了至少 80 多种药物的代谢，占细胞色素 P－450 代谢药物总量的 30%左右。这些药物包括抗心律失常药、β 受体拮抗药、抗高血压药、抗心绞痛药、镇痛药和三环类抗抑郁药等。此外，*CYP2D6* 基因多态性还与某些疾病的易感性有关，CYP2D6 弱代谢者易发生红斑狼疮和帕金森病，而 CYP2D6 强代谢者易发生肺癌、膀胱癌、肝癌和胃癌等。

4. CYP3A　CYP3A 是一种重要的细胞色素 P－450 酶，占成年人肝脏细胞色素 P－450 酶总量的 25%，代谢临床中约 60%的药物，CYP3A 也能催化许多内源性物质如睾酮及可的松的 6－β－羟化代谢。在人体中，CYP3A 家族包括 CYP3A4、CYP3A5、CYP3A7 和 CYP3A43 等多种亚型。CYP3A4 和 CYP3A5 存在基因多态性，目前已发现 20 多个 CYP3A4 单核苷酸多态性和 10 多个 CYP3A5 单核苷酸多态性。*CYP3A4* 基因多态性存在明显的种族差异，在白种人中 *CYP3A4＊2* 是 CYP3A4 最主要的功能降低性突变，发生频率为 2. 7%。而在中国人群中，主要的功能降低性突变为 *CYP3A4＊4*、*CYP3A4＊5* 和 *CYP3A4＊6*，发生频率均低于 3%。*CYP3A5* 基因多态性也同样存在种族差异。*CYP3A5＊3* 是 CYP3A5 最主要的功能降低性突变，在白种人中 *CYP3A5＊3* 的频率高达 82%，在中国人群中为 65%，而在美国黑人中仅为 33%。

CYP3A 能代谢包括免疫抑制剂、大环内酯类抗生素、降脂药、抗肿瘤药、钙通道阻滞剂和抗抑郁药等多种药物。在应用治疗窗较窄的且由 CYP3A 催化代谢的药物时，须关注患者是否携带 CYP3A4 或 CYP3A5 功能降低性突变，如果携带应进行药物浓度的监测，以避免一些患者因血药浓度过高而出现严重的不良反应。应用 CYP3A 代谢的药物时也应注意药物相互作用。例如，抗结核药物利福平可诱导 CYP3A4 酶的活性，因此免疫抑制剂环孢素与利福平合用时应加大剂量。另外，由于环孢素和抗组胺药特非拉定均主要由 CYP3A4 催化代谢，而红霉素及酮康唑是 CYP3A 酶的抑制剂，因此接受红霉素及酮康唑治疗的患者在应用环孢素和特非拉定时，不良反应可能会加重。

(二) Ⅱ相代谢酶基因多态性

1. UDP-葡糖醛酸转移酶　UDP-葡糖醛酸转移酶(UDP-glucuronosyltransferase, UGT)是一种结合在内质网上的膜蛋白，它在把葡萄糖醛酸从 UDP-葡萄糖醛酸转移至底物上的过程中起催化作用，这个催化作用能够提高底物的水溶性，促进其通过胆汁或者尿液排出体外。UGT 在灭活和清除内源性化合物如胆红素、类固醇和胆汁酸中起着重要作用。同时，UGT 也参与多种药物经Ⅰ相代谢酶代谢后的产物的代谢。UGT 直接参与生物转化的药物包括非甾体类抗炎药、吗啡和可卡因等。

UGT 家族包含 26 个基因，根据基因序列相似度又分为 *UGT1* 和 *UGT2* 两个亚家族。*UGT* 基因具有多态性，目前发现的等位基因已达 200 多个。已被证实在药物代谢中起关键作用的 UGT 包括 UGT1A1、UGT1A3、UGT2B7 和 UGT2B15 等，其中最著名的为 UGT1A1。UGT1A1 能够将伊立替康活性产物 SN38 转化无活性的 SN38G。研究发现，*UGT1A1 * 28* 与伊立替康导致的严重毒副作用密切相关。携带 *UGT1A1 * 28* 突变的患者，其 *UGT1A1* 转录活性降低 70%，导致 UGT1A1 酶催化活性下降，体内 SN38 浓度过高而引起毒副作用。

2. *N*-乙酰转移酶　*N*-乙酰转移酶(*N*-acetyltransferase, NAT)是一种参与Ⅱ相乙酰化反应的代谢酶，主要包括 NAT1 和 NAT2 两种亚型。NAT 代谢活性在人群中呈多态性，根据乙酰化表型的不同可将人群分为慢型乙酰化代谢者、快型乙酰化代谢者和中间型乙酰化代谢者。NAT 表型多态性存在显著的种族差异。在亚洲人中，慢型乙酰化代谢者的发生率为 10%~30%，而白种人中的发生率为 40%~70%。NAT 参与异烟肼、肼屈嗪、氨苯砜、柳氮磺吡啶和普鲁卡因胺等多种药物在体内的乙酰化代谢。

NAT 表型多态性主要由 NAT1 和 NAT2 的基因多态性决定。在 *NAT1* 基因中，**14A*、**14B*、**17*、**22* 可导致慢乙酰化表型，而 **15*、**19A*、**19B* 则使得酶失活。在 *NAT2* 基因中，**5*、**6* 和 **7* 为慢乙酰化等位基因，而 **11* 则表现为乙酰化能力增加。NAT 基因多态性已被报道与异烟肼等多种经乙酰化代谢的药物的疗效和毒副作用密切相关。

二、药物转运体基因多态性

药物的分布情况不仅与代谢酶有关，还受药物转运体活性的影响。药物摄取和外排转运体的联合作用是药物吸收和消除过程中的关键性因素。药物转运体通常分为 ATP 结合盒转运体超家族(ATP-binding cassette transporters, ABC)和溶质转运蛋白(solute carriers, SLC)家族两类。

根据底物跨膜转运方向，转运蛋白可分为外排型转运蛋白和摄取型转运蛋白两种类型。外排型转运蛋白主要包括 ABC 转运体家族成员，即 ABCB1、ABCC2 和 ABCG2 等。摄取型转运蛋白主要包括有机阴离子转运蛋白、有机阳离子转运蛋白、二肽转运蛋白、核苷酸转运蛋白和单羧化物转运蛋白等。人类 ABC 转运体由 7 个亚家族组成，共有 49 个成员，SLC 家族由 43 个亚家族组成，共有 298 个成员。

(一) ABC 转运体

ABC(ATP-binding cassette transporter)转运体超家族编号统一以 ABC 为开头，研究得最多的为 ABCB1、ABCC2 和 ABCG2 等。

1. *ABCB1*　*ABCB1* 又称为多药耐药基因 1(*MDR1*)，编码 P-gp，能影响抗肿瘤药、心血管药物(如地高辛、奎尼丁)、HIV 蛋白酶抑制剂、免疫抑制剂(如环孢霉素)、β 受体阻滞剂(如布尼洛尔、他林洛尔)等多种药物的分布。*ABCB1* 基因位于人类第 7 号染色体长臂，存在多个单核苷酸多态性位点。其中 G2677T/A 和 C3435T 变异位点相关研究较多。位于 21 号外显子的 *G2677T/A* 突变导致 Ala893Ser/Thr 氨基酸替换，增强了 P－gp 的转运活性。C3435T 突变不改变氨基酸序列，但与 P－gp 的表达和功能密切相关，目前其分子机制尚未清楚。针对 *ABCB1* 基因多态性影响 P－gp 转运活性的研究多在健康受试者中进行，采用的药物多为较为安全的地高辛。有研究报道，健康人单次口服地高辛后，*3435TT* 基因型携带者的 0~4 h AUC 显著低于 *3435CC* 基因型携带者。在健康人中，*3435TT/2677TT* 单倍型携带者的地高辛生物利用度显著优于 *3435CC/2677GG* 单倍型携带者。此外，还有研究表明 *3435CC* 基因型携带者的十二指肠组织 MDR1 表达高于 *3435TT* 基因型携带者，而口服地高辛后，药物血浆稳态浓度则低于 *3435TT* 基因型携带者。

2. *ABCC2*　*ABCC2* 又称为多药耐药基因 2，是一种 ATP 结合盒外排性转运蛋白，参与转运普伐他汀、氨苄西林、替莫普里拉、奥美沙坦和替米沙坦等多种药物。*ABCC2* 基因由 32 个外显子组成，位于 10q24。*ABCC2* 基因也存在多种基因多态性，其中研究得较多的是 *C－24T*。*C－24T* 位于 *ABCC2* 基因启动子区域，可通过影响其转录活性而影响 ABCC2 蛋白转运活性。研究发现，*C－24T* 与多种药物反应有关。例如，有研究报道，肾移植患者使用替米沙坦治疗 6 个月后，*ABCC2－24CT* 基因型个体替米沙坦的最大血浆浓度明显高于 *CC* 型个体(96.8 *vs* 57.4 ng/mL，$P=0.0094$)，*CC* 型个体在服用替米沙坦 13 h 后血浆中会出现第二个峰浓度，而 *CT* 型个体则没有该现象。

3. *ABCG2*　ABCG2 蛋白又称为乳腺癌耐药蛋白(BCRP)，在体内可介导多种外源性和内源性化合物的细胞外排转运，如他汀类药物、化疗药物、抗生素、食物添加剂和雌激素等。*ABCG2* 基因位于 4q22.1，存在多种基因多态性，其中 *421 C>A* 是研究得最多的位点。*421 C>A* 是位于 *ABCG2* 第 5 号外显子的错义突变，能够降低 ABCG2 蛋白的转运活性。临床研究发现，*421 C>A* 可影响多种药物的反应。一个在 191 例中国原发性高脂血症患者中进行的关联研究结果显示，接受瑞舒伐他汀(10 mg/d)≥4 周后，与 *421CC* 携带者相比，*421AA* 携带者瑞舒伐他汀治疗后 LDL－C 水平降低的幅度更大(56.9%±2.2% *vs* 50.5%±1.1%)，而 *421AC* 携带者 LDL－C 的降幅为 52.6%±1.5%。在肝脏中瑞舒伐他汀主要由 ABCG2 转出。发生 *421 C>A* 突变后，肝脏内瑞舒伐他汀的转出减少浓度升高，更有效的抑制了 HMG－CoA 还原酶，从而获得了更好的疗效。

（二）溶质转运蛋白超家族

溶质转运蛋白(solute carriers, SLC)超家族是一个包括 47 个家族，约 300 种成员的大家族。SLC 编号规则以 SLC 开头，1～47 为家族编号，字母为亚家族编号，末尾数字为亚型编号，如 SLCO1B1、SLC22A1、SLC10A2 和 SLC10A1 等。

有机阴离子转运多肽(organic anion transfer peptide, OATP)是 SLC 超家族一员，为摄入型转运体中的代表。OATP 对内、外源性物质，尤其是药物的吸收、分布、消除具有重要影响。OATP 家族成员转运的底物广泛而具有重叠性，即某种底物通常可通过一种以上的转运体进行转运。除胆汁酸等内源性物质外，OATP 转运体还参与多种外源性物质和药物的转运。OATP 家族最具代表性的转运体为 OATP1B1，可转运瑞舒伐他汀、普伐他汀、阿托伐他汀、匹伐他汀、辛伐他汀、西立伐他汀、阿曲生坦、青霉素、利福平、依那普利、奥美沙坦等多种药物。

OATP1B1 的编码基因 *SLCO1B1* 位于 12p12.1，具有基因多态性。*SLCO1B1* 中最常见的功能性突变等位基因包括 **1b*、**5* 和 **15*，其中 **1b* 能提升 OATP1B1 的转运能力，而 **5* 和 **15* 则相反。以他汀类药物为例，当患者携带 *SLCO1B1*1b* 时，OATP1B1 介导的肝摄取增加，清除率上升，体内药物浓度下降，应用常规剂量治疗可能导致治疗无效。而如果患者携带 *SLCO1B1*5* 或 *SLCO1B1*15* 时，他汀类药物清除率下降，体内药物浓度蓄积增加，应用常规剂量治疗则可能产生毒副作用。

三、药物受体基因多态性

药物受体在药物发挥效应过程中起决定性作用,它决定了药物剂量或浓度与药物效应之间的量效关系,决定了药物效应的特异性,同时也介导了药理拮抗剂的药物效应。与药物代谢酶和药物转运体一样,药物受体的编码基因也存在基因多态性,也能对药物反应产生较大的影响。受体基因中的突变可能通过改变药物与受体的亲和力,影响受体的稳定性,阻断受体与下游信号通路或靶蛋白的结合方式等影响药物反应。本部分将主要以β受体和血管紧张素Ⅱ一型受体为例,介绍受体基因多态性对药物反应的影响。

(一) β基因多态性

β受体为肾上腺素受体的一种,属于 GPCR 超家族。β受体由 350~500 个氨基酸残基组成,其氨基酸序列具有高度的同源性与保守性。目前认为至少存在 β_1、β_2 和 β_3 3 种不同的肾上腺素受体亚型,是否存在 β_4 受体仍属可疑。β受体的基因多态性通过改变受体蛋白的表达水平或结构等影响个体的生理与药理特征。

1. β_1 受体　β_1 受体基因全长 2.4 kb,位于 10q24－26,无内含子,可编码由 477 个氨基酸残基组成的受体蛋白。该基因 5′端侧翼区包含甲状腺激素、糖皮质激素及 cAMP 结合片段等调控元件,3′端含有 900 bp 的非翻译区。到目前为止,已发现 β_1 受体基因存在 400 个基因多态性位点。在 β_1 受体基因多态性与药物反应的相关研究中,使用最多的是 Ser49Gly 多态性和 Gly389Arg 多态性。Ser49Gly 突变发生频率较低,49Gly 的发生频率在白种人和中国人中均为 15%,未见种族差异。389Arg 等位基因的发生频率在黑人中为 58%,美国白人中为 72%~74%、英国人中为 75%、法国人中为 76%、中国人中为 73%、西班牙人中为 67%。

研究发现,49Gly 为心脏功能的保护因子。在充血性心力衰竭患者中,49Ser 纯合子携带者发生死亡和心脏移植的风险为 49Gly 纯合子携带者的 2.3 倍。此外,β_1 受体阻滞药的降压疗效与 Ser49Gly 及 Gly389Arg 多态性位点组成的单倍型相关,*49SS/389RR* 单倍型携带者的美托洛尔降压效果明显优于 *49SS/389GG* 单倍型携带者。

2. β_2 受体　β_2 受体基因全长 1.8 kb,位于 5q31－32,无内含子,可编码由 413 个氨基酸残基组成的受体蛋白。目前已发现 400 多个 β_2 受体基因多态性位点,其中 Arg16Gly、Gln27Glu、Val34Met 和 Thr164Ile 4 个错义突变备受关注。β_2 受体基因上的 *46A→G* 的碱基替换导致受体蛋白第 16 位氨基酸由 Arg 变成了 Gly。16Gly 的发生频率较高,在白种人中为 59.6%,亚洲人中为 40%。Gln27Glu 是发生在 β_2 受体基因 *CDNA* 第 79 位上 *C→G* 的碱基替换,它导致受体蛋白第 27 位氨基酸由 Gln 变为 Glu。27Glu 等位基因在美国黑人中的发生频率为 21%,在美国白人中发生频率为 35%,在中国人中发生频率为 7%。Thr164Ile 是发生在 β_2 受体基因 *CDNA* 第 491 位上 *C→T* 的碱基替换,它使得受体蛋白第 164 位氨基酸由 Thr 变成 Ile。该突变在人群中的发生率较低,大约为 2.5%~3%。

药物基因组学研究结果显示,Arg16Gly 基因多态性与沙丁胺醇的疗效相关。携带 16Gly 纯合子的哮喘患者对沙丁胺醇的敏感性是 16Arg 纯合子携带者的 5.3 倍。导致这一现象的可能原因是,16Gly 可导致的 β_2 受体表达明显下调。这种下调使 16Gly 携带者容易对以 β_2 受体为靶点的药物产生耐受。

3. β_3 受体　β_3 受体基因位于 8p12－p11.2,长度约为 2.9 kb,包含两个外显子。β_3 受体具有多态性,目前已发现 500 多个多态性位点,其中 Trp64Arg 最受关注。Trp64Arg 由 *190T→C* 的碱基替换产生,它使受体蛋白第 64 位氨基酸由 Trp 变为 Arg。人群中 64Arg 的发生频率具有明显的种族和地区特异性,在印第安人中 64Arg 的发生频率为 31%,在墨西哥人中：发生频率为 13%,而在美国白人中：发生频率仅为 8%。前期研究报道，Trp64Arg 与多种复杂疾病或表型相关，如体重增加、胰岛素耐受、非胰岛素依赖性糖尿病提前发病及冠心病等。另外，还有研究报道 64Arg 能改变自主神经张力，降低机体静息代谢率，增加内脏脂肪含量。

在前期研究中，本研究团队首次克隆了两个新的 β_3 受体突变等位基因，*ADRB3 - 690*（T493C，Ser165Pro，Genbank：FJ170286，SNP：rs72655364）和 *ADRB3 - 966*（T769C，Ser257Pro，Genbank：FJ170287，SNP：rs72655365）（图 39 - 1），同时证明 Ser165Pro 和 Ser257Pro 多态性影响 β_3 受体功能，且与 2 型糖尿病的易感性和进展相关。

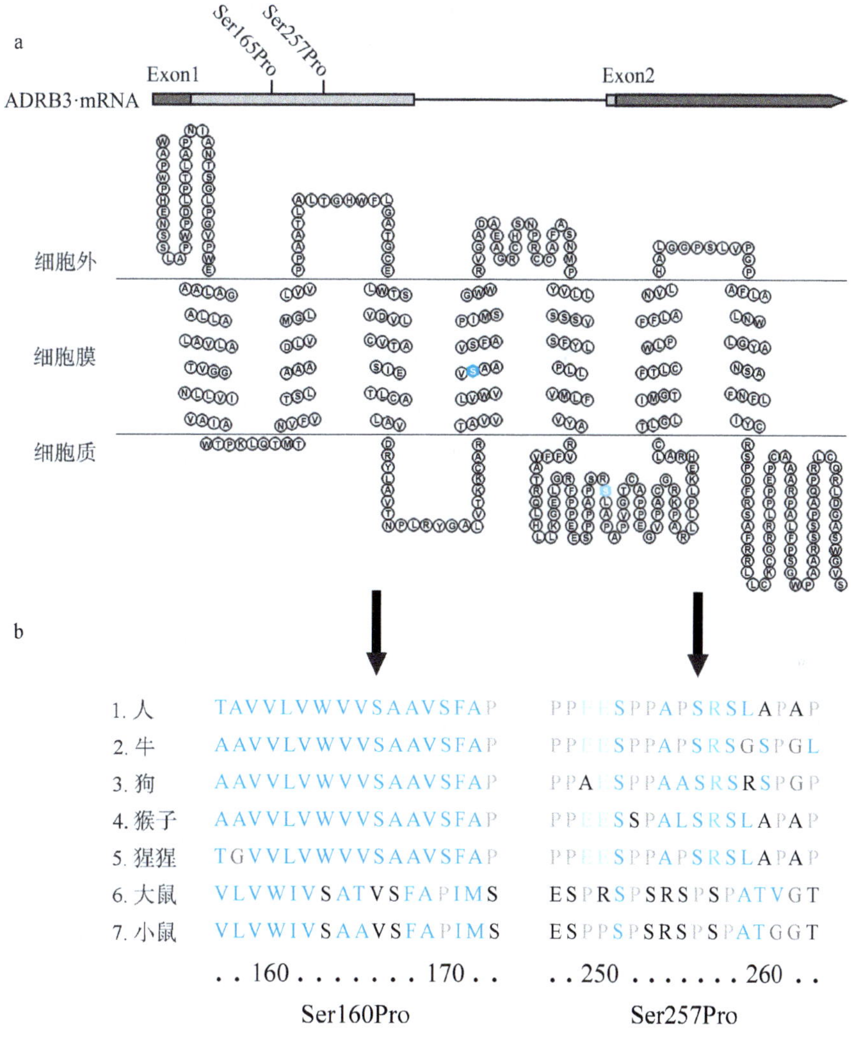

图 39 - 1 人类 *ADRB3* 基因 Ser165Pro 和 Ser257Pro 多态性的氨基酸定位

（二）血管紧张素 Ⅱ 一型受体基因多态性

血管紧张素 Ⅱ 是肾素-血管紧张素系统中的重要体液因子，其 90%以上的效应均通过血管紧张素 Ⅱ 1 型受体（AT_1）介导。AT_1 抑制药已广泛用于临床高血压的治疗，因此该受体的基因多态性对高血压药物效应有重要的影响。

AT_1 编码基因 *AGTR1* 于 1992 年被克隆，该基因定位于 3q21 - q25，全长 55 kb，含 5 个外显子，编码 359 个氨基酸。*AGTR1* 存在 2 000 多个单核苷酸多态性，其中 A1166C 是目前研究最为深入的位点。A1166C 位于 *AGTR1* 基因 3′端非翻译区，发生频率约为 10%。药物基因组学研究结果显示，A1166C 与洛沙坦、坎地沙坦等 AT_1 受体拮抗剂类降压药疗效有关。1166AA 携带者在使用 AT_1 受体拮抗剂后的降压疗效要显著优于 *1166AC* 或 *1166CC* 基因携带者。此外,*A1166C* 也被报道与高血压和糖尿病视网膜病变有关。有研究报道,在白种人中,与 *1166AA* 携带者相比,*1166CC* 携带者患原发性高血压的相对危险度为 7.3。另有研究报道,与携带 *1166A* 等位基因的糖尿病患者相比,携带 *1166C* 等位基因的糖尿病患者发生视网膜病变的相对危险度为 2.17。

(刘昭前　李　曦)

第四节　遗传变异与个体化用药

个体化药物治疗的前提和基础是通过各种有效方法,发现和确定导致药物反应性个体差异的分子标志物,并阐明这些分子标志物在药物反应个体差异中的作用。目前,个体化药物治疗已在心血管疾病和恶性肿瘤的临床治疗中得到较好的推广与应用。因此,本节将重点介绍在这两类疾病治疗中比较成熟的个体化用药基因检测项目。

一、心血管疾病的个体化用药

1. 美托洛尔　美托洛尔广泛用于高血压、心律失常、心绞痛和甲状腺功能亢进等疾病的治疗。研究证明,服用相同剂量美托洛尔后,高血压患者的心血管反应有显著性个体差异,其效应与 *CYP2D6* 基因多态性密切相关。美托洛尔有 70%~80%在肝脏通过 CYP2D6 代谢,代谢途径主要包括 O-去甲基代谢和 α 羟化代谢。其中 α 羟化代谢由 CYP2D6 介导,生成 α-羟基美托洛尔并受 CYP2D6 代谢酶活性影响。*CYP2D6* 基因多态性与 CYP2D6 代谢酶活性密切相关,根据 *CYP2D6* 基因型可将患者区分为超快代谢者、快代谢者、中间代谢者和慢代谢者。*CYP2D6* 基因型与代谢表型对应关系见表 39-2。在中国人群中,约有 1%的人携带合成低活性或无活性 *CYP2D6* 的等位基因,为慢代谢者。在这些患者中应用常规剂量美托洛尔易出现心率减慢、传导阻滞、血压降低、心力衰竭加重等不良反应,应降低使用剂量。这提示 *CYP2D6* 基因型可能作为美托洛尔使用剂量和不良反应的预测因子,临床可根据患者的 *CYP2D6* 基因型调整治疗方案。

表 39-2　*CYP2D6* 基因多态性与美托洛尔个体化用药

代谢表型	基　因　型	发生频率(%)	临床意义和用药指南
慢代谢型	携带以下 2 个功能丧失的突变 *3-*8、*11-*16、*19-*21、*38、*40、*42	5~10	使用 25%常规剂量,或改用比索洛尔或卡维地洛;其他适应证应警惕心动过缓或肢端冰冷等副作用,或改用比索洛尔或阿替洛尔
中间代谢型	携带以下 2 个功能降低的突变 *9、*10、*17、*29、*36、*41;携带以下 1 个功能丧失的突变 *3-*8、*11-*16、*19-*21、*38、*40、*42;携带 1 个功能降低突变加 1 个功能丧失突变	2~11	使用 50%常规剂量,抑或改用比索洛尔或卡维地洛;其他适应证应警惕心动过缓或肢端冰冷等副作用,抑或改用比索洛尔或阿替洛尔
快代谢型	*1/*1, *1/*2, *2/*2, *1/*41, *1/*4, *2/*5, *1/*10	77~92	使用常规剂量
超快代谢型	携带 *2,但不携带功能丧失或降低变异者	1~2	最大可增加至 250%常规剂量,或改用比索洛尔或卡维地洛

个体化用药方案:CYP2D6 慢代谢型患者,美托洛尔的代谢能力极低,应使用 25%的常规剂量或改用其他治疗药物。CYP2D6 中间代谢型患者,美托洛尔的代谢能力较低,应使用 50%的常规剂量或改用

其他治疗药物。CYP2D6 快代谢患者可使用常规剂量的美托洛尔。CYP2D6 超快代谢者代谢美托洛尔的能力强,应增加使用剂量(最大可增加至 250%的常规剂量)或改用其他治疗药物。

2. 氢氯噻嗪 氢氯噻嗪(hydrochlorothiazide)是临床常用降压药之一,主要通过抑制肾脏对钠的重吸收,在排除钠的同时排除水分,以达到脱水降压的目的。氢氯噻嗪最常见的副作用为水、电解质紊乱,同时容易造成低钾血症。患者长期缺钾可损伤肾小管,引起肾小管上皮的空泡变化,还可能造成严重快速性心率失常等异位心率。

研究发现 *NEDD4L* 基因多态性 *rs4149601*、*PRKCA* 基因多态性 *rs16960228* 和 *YEATS4* 基因多态性 *rs7297610* 与氢氯噻嗪降压疗效显著相关。McDonough 等发现,在应用氢氯噻嗪后 *rs4149601 AA* 基因型携带者的降压幅度和预后明显弱于 *GG* 和 *GA* 基因型携带者。Turner 等报道,*rs16960228 GG* 基因型携带者在采用氢氯噻嗪进行降压治疗后,舒张压下降幅度要明显低于 *AG* 和 *AA* 基因型携带者。Duarte 等指出,当高血压患者携带 *rs7297610 CT* 和 *TT* 基因型时,服用氢氯噻嗪的降压疗效要明显差于 *CC* 基因型携带者。这提示 *rs4149601*、*rs16960228* 和 *rs7297610* 可预测亲氯噻氢的降压疗效。

个体化用药方案:当患者使用氢氯噻嗪进行降压治疗时,应根据 *rs4149601*、*rs16960228* 和 *rs7297610* 基因型调整用药方案。当患者携带 *rs4149601 AA* 基因型、*rs16960228 GG* 和/或 *rs7297610 CT+TT* 基因型时可能疗效较差,应谨慎使用或换用其他治疗药物。

3. 洛沙坦 洛沙坦为非肽类血管紧张素Ⅱ受体(angitensin Ⅱ type receptor, ATR)拮抗剂。洛沙坦为前体药物,本身无药理活性,须在肝脏经 CYP3A4 和 CYP2C9 氧化代谢为具有药理活性的 EXP3174 才能发挥其降压作用,因此不同个体间代谢酶活性的差异能显著影响洛沙坦的药物反应。洛沙坦的代谢具有很强的个体差异,在 *CYP2C9 * 2/ * 2* 和 *CYP2C9 * 1/ * 3* 携带者中,洛沙坦代谢为 EXP3174 的转化率比野生型携带者低 2~3 倍,而 *CYP2C9 * 3/ * 3* 突变纯合子携带者中则低 9 倍。因此,*CYP2C9 * 2* 和 *CYP2C9 * 3* 突变型会导致洛沙坦药效降低。此外,*AGTR1* 基因多态性 rs5186 也影响洛沙坦的药物效应。*rs5186 C* 等位基因携带者基础肾小球率过滤、肾血浆流量、肾血流量均低于 *AA* 基因型携带者。洛沙坦能增加 *AC* 或 *CC* 基因型患者的肾小球率过滤、降低平均动脉压,但对 *AA* 基因型型患者无影响。因此,通过检测 *CYP2C9* 和 *ATR* 基因 *A1166C* 基因型可提前预测洛沙坦的疗效。

个体化用药方案:*CYP2C9* 野生型患者酶活性正常,能将洛沙坦代谢为有药理活性的 EXP3174,使用洛沙坦疗效较好。*CYP2C9 * 2/ * 2* 和 *CYP2C9 * 1/ * 3* 基因型的患者洛沙坦代谢为 EXP3174 的转化率低,降压效果不佳。*CYP2C9 * 3/ * 3* 的纯合子个体洛沙坦代谢为 EXP3174 的转化率极低,降压效果差,需要加大给药剂量或者更换其他药物治疗。*rs5186 AC/CC* 基因型患者使用洛沙坦治疗能取得较理想的降压效果,而 *AA* 基因型患者疗效不理想,需要更换其他类型的降压药。

4. 氯吡格雷 氯吡格雷是一种血小板聚集抑制剂,通过择性抑制 ADP 与它的血小板受体的结合及 ADP 介导的糖蛋白 GPⅢb/Ⅲa 复合物的活化,而达到血小板聚集抑制作用。氯吡格雷在体内必须经 CYP2C19 代谢转化为活性代谢产物才能抑制血小板的聚集。CYP2C19 酶具有表型多态性,该多态性由 *CYP2C19* 基因型决定。研究发现,携带 CYP2C19 功能丧失型突变(* 2、* 3)的患者在使用氯吡格雷治疗后,氯吡格雷活性代谢产物浓度、血小板抑制率要明显低于野生型患者,心血管事件发生率要显著高于野生型患者。而携带 *CYP2C19* 功能增加型突变 * *17* 的患者在使用氯吡格雷后,出血事件较野生型患者明显增多。

个体化用药方案:携带 *CYP2C19 * 2/ * 2*、* *2/ * 3* 和 * *3/ * 3* 基因型患者,CYP2C19 酶活性极低,使用氯吡格雷后血小板抑制作用显著降低,心血管事件风险显著增大,须更换治疗药物。携带 * *1/ * 2*、* *1/ * 3* 和 * *2/ * 17* 基因型患者,CYP2C19 酶活性较低,使用氯吡格雷后血小板抑制作用显著降低,心血管事件风险显著增大,需更换治疗药物。携带 * *1/ * 17* 和 * *17/ * 17* 基因型患者,CYP2C19 酶活性较高,血小板抑制作用增强,出血风险增大,可使用正常剂量,须密切关注不良反应。野生型患者 CYP2C19 酶活性正常,可使用正常剂量。

5. 华法林 华法林是一种维生素 K 拮抗剂,通过抑制维生素 K 依赖的凝血因子Ⅱ、Ⅶ、Ⅸ、Ⅴ的活化而起到抗凝作用。华法林治疗窗窄,剂量个体差异大,用药过量容易抗凝过度而出血,用量过小则不能达到抗凝作用。当前临床上主要通过监测反应患者凝血酶原时间的指标 INR,并依据 INR 值调整剂量以确保华法林的用药安全。华法林在体内主要由 CYP2C9 代谢为无活性产物,其主要作用靶点为 *VKORC1* 基因编码的维生素 K 氧化还原酶。*CYP2C9* 和 *VKORC1* 均具有基因多态性。研究发现 *CYP2C9 * 2* 和 *CYP2C9 * 3* 基因突变可显著降低 CYP2C9 的代谢活性,而 *VKORC1 - 1639 G>A* 的变异可显著下调 VKORC1 的表达。*CYP2C9 * 2*、*CYP2C9 * 3* 和 *VKORC1 - 1639 G>A* 与华法林的稳态剂量密切相关,*CYP2C9 * 2* 和 *CYP2C9 * 3* 携带者的稳态剂量要显著低于野生型患者,而 *VKORC1 - 1639 G* 等位基因携带者的剂量要显著高于 *A* 等位基因携带者。因此,根据 *CYP2C9* 和 *VKORC1* 基因型可预测患者华法林剂量。

个体化用药方案:*GG+ * 1/ * 1*、*GG+ * 1/ * 2* 和 *GA+ * 1/ * 1* 携带者可使用 5~7 mg 的华法林起始剂量。*GG+ * 1/ * 3*、*GG+ * 2/ * 2*、*GG+ * 2/ * 3*、*GA+ * 1/ * 2*、*GG+ * 1/ * 3*、*GG+ * 2/ * 2*、*AA+ * 1/ * 1* 和 *AA+ * 1/ * 2* 携带者可使用 3~4 mg 的华法林起始剂量。其他基因型携带者可使用 0.5~2 mg 的起始剂量。此外,如果还能获取患者的临床特征,可使用国际华法林遗传药理学联盟(International Warfarin Pharmacogenetics Consortium, IWPC)发布的华法林个体化用药剂量预测模型进行华法林起始剂量预测。

二、恶性肿瘤的个体化用药

恶性肿瘤的个性化用药覆盖化疗药、分子靶向药物以及新近热点的肿瘤免疫药物。其中化疗药的个性化用药中,机体的遗传变异因素的影响已经有了较多的研究,而分子靶向药物和肿瘤免疫治疗的个体化用药,目前的研究主要集中在肿瘤自身发生的不可遗传的基因和蛋白质水平的变异等。本章将主要聚焦机体的遗传变异因素,关于非遗传变异与肿瘤的个体化用药的关系,将在第四十章集中阐述。

1. 5-氟尿嘧啶 5-氟尿嘧啶(5-Fluorouracil, 5-FU)是当前使用最为广泛的抗肿瘤药物之一,用于多种实体瘤的治疗,如结直肠癌、乳腺癌等。二氢嘧啶脱氢酶(dihydropyrimidine dehydrogenase, DPD)是 5-FU 催化代谢的限速酶,约 80%的药物经过其代谢后变成无活性代谢产物。因此,该酶编码基因的突变可导致药物代谢发生变化从而影响药物翻译。DPD 由 *DPYD* 基因编码。*DPYD* 基因中研究得最多的功能性突变是位于 14 号外显子 1986 位 *A* 到 *G* 的变异(*DPYD * 2A*)。该突变可以产生无活性的酶,从而导致 5-FU 在体内蓄积,产生严重药物不良反应,甚至致患者死亡。有研究表明,DPD 酶活性降低的患者中有 40%携带 *DPYD * 2A*,其中约 60%的患者 5-FU 治疗后发生 4 级粒细胞减少的严重血液毒性反应。而 DPD 酶活性正常患者接受 5-FU 治疗后只有 10%发生严重毒副作用。嘧啶合成酶(thymidylate synthase, TS)是 DNA 合成的关键酶,也是氟尿嘧啶作用的靶点。研究表明胸苷酸合成酶蛋白的过表达可以引起 5-FU 的耐药。TS 蛋白的编码基因是 *TYMS*,其多态可以影响 5-FU 的疗效。*TYMS* 最常见的突变是启动子区域的 28 bp 片段串联重复多态。包含 2 拷贝(2R)和 3 拷贝(3R)两种。其中,3R 属于蛋白质高表达类型,2R 的属于蛋白质低表达类型。研究发现,3R/3R 群体对 5-FU 化疗疗效差,治疗失败比例大,不良反应发生率高。微卫星不稳定性也可影响 5-FU 的疗效。微卫星是指基因上含有重复的 DNA 短小序列或单核苷酸区域。在人类基因组中,有成百上千个微卫星,当 DNA 进行复制时,由于微卫星重复序列错配(微卫星突变)导致其序列缩短或延长,从而引起微卫星不稳定性(microsatellite instability, MSI)。通常 DNA 错配修复基因(*MMR*)可以修复这些突变,但是在肿瘤细胞内,MMR 蛋白常常由于 *MMR* 基因突变或甲基化导致 MMR 蛋白缺失,从而无法修复错配的微卫星,因此一半以上的肿瘤细胞都含有 MSI。MSI 已成为快速判断 MMR 蛋白缺失的标志物。根据《2015 版 NCCN 指南》推荐的 5 个微卫星位点的不稳定性程度,可分为微卫星高不稳定(MSI-H,两个以上微卫星位点不稳定)和微卫星低不稳定(MSI-L,1 个微卫星位点不稳定)。如果稳定,则称为微卫星稳定

(microsatellite stability, MSS)。研究发现对于Ⅱ或Ⅲ期的结直肠癌患者,5－FU 辅助化疗可以提高 MSI－L 和 MSS 患者的总生存期或无病进展期,但 MSI－H 患者不能从中获益。

个体化用药方案：通过检测 *DPYD* 基因突变可预测 5－FU 不良反应,检测 *TYMS* 基因型和 MSI 可预测 5－FU 的疗效。*DPYD* 野生型患者使用 5－FU 副作用较小,在基础情况允许下,可尝试采用较高剂量以取得最好疗效;*DPYD* ＊*1*/＊*2A* 基因型携带者,医生可综合评估患者基础状况和病情,降低剂量或维持剂量监控副作用;*DPYD* ＊*2A*/＊*2A* 携带者使用 5－FU 发生严重副作用的概率大,不建议使用包含 5－FU 的化疗方案。*TYMS 3R/3R* 携带者 TS 表达较高,对 5－FU 化疗不敏感,建议改用其他化疗药物。MSI－H 携带者不能从 5－FU 为基础的化疗中获益,建议改用其他化疗方案。

2. 吉西他滨　吉西他滨是非小细胞肺癌、乳腺癌的一线化疗药物。进入人体后,吉西他滨转化为三磷酸盐活性产物并整合到 DNA 链中,通过阻断 DNA 的合成的同时抑制核苷酸还原酶以发挥抗肿瘤的作用。吉西他滨的疗效和不良反应存在明显的个体差异。胞苷脱氨酶(cytidine deaminase, CDA)是吉西他滨的主要代谢酶,可将其代谢成无活性的代谢产物双氟脱氧尿苷。肿瘤组织中 CDA 高表达是吉西他滨耐药的原因之一,而 CDA 酶活性降低,则可能使吉西他滨体内药物浓度增加,进而加剧化疗的毒副作用。*CDA* 基因 2 号外显子存在 208 位 *G* 到 *A* 的突变(*CDA*＊*3*),可以影响 CDA 的活性,导致 CDA 对吉西他滨的脱氨基作用大大降低,从而加重吉西他滨的毒副作用。*CDA*＊*3*/＊*3* 和 *CDA*＊*1*/＊*3* 等位基因编码的酶的脱氨基活性分别只有野生型的 12%和 48%。*CDA*＊*3*/＊*3* 肿瘤患者体内吉西他滨的血药浓度为野生型纯合子的 5 倍。无论是单用还是与卡铂、顺铂、氟尿嘧啶合用,*CDA*＊*3* 突变携带者使用吉西他滨化疗后,发生 3 级及以上中性粒细胞减少的比例明显高于野生型患者,须严密监测血象。

个体化用药方案：*CDA* 野生型携带者 CDA 酶活性正常,使用吉西他滨后发生骨髓抑制的风险较低。*CDA*＊*1*/＊*3* 携带者 CDA 酶活性较低,使用吉西他滨后发生骨髓抑制的风险较野生型高,须警惕。*CDA*＊*3*/＊*3* 携带者 CDA 酶活性极低,使用吉西他滨后发生骨髓抑制的风险高,应密切检测血象或改用其他化疗药物。

3. 硫唑嘌呤　硫唑嘌呤是 6－巯基嘌呤咪唑衍生物,是一种具有免疫抑制作用的抗代谢剂。硫唑嘌呤通过抑制 T 细胞而影响免疫,临床上主要用于急、慢性白血病治疗和器官移植。巯嘌呤甲基转移酶(thiopurine methyltransferase, TPMT)是硫唑嘌呤代谢过程中的关键代谢酶。*TPMT* 具有遗传多态性,可以显著影响硫唑嘌呤的疗效和不良反应。人群中 86.6%的个体 TPMT 活性较高,而 11.1%的个体具有中等活性,0.3%的个体活性缺失。野生型(*TPMT*＊*1*)TPMT 活性最高,突变型(*TPMT*＊*2*,＊*3A*,＊*3C*)TPMT 活性最低,其中＊*3A* 的患者 TPMT 活性完全丧失。大量研究证明,TPMT 中等活性和较低活性的患者只能接受正常剂量的 10%~50%,否则都会面临骨髓抑制的风险。因此,美国 FDA 已经批准临床上应用硫唑嘌呤化疗前,要对患者进行 TPMT 活性和基因型检测,以提高疗效,避免严重不良反应。

个体化用药方案：*TPMT* 野生型患者 TPMT 酶活性正常,可使用巯嘌呤常规剂量治疗,不良反应繁盛风险低。＊*2*、＊*3A*、＊*3C*、＊*4* 突变杂合子携带者 TPMT 酶活性较低,可根据临床实际情况下调巯嘌呤使用剂量至常规剂量的 30%~70%以降低不良反应发生风险。＊*2*、＊*3A*、＊*3C*、＊*4* 突变纯合子携带者 TPMT 酶活性极低,往往不能耐受巯嘌呤常规剂量治疗,可考虑换药,或医生结合临床实际下调剂量至常规剂量的 10%,并改每天用药为每周 3 次。嘌呤类药物的临床精准治疗方案见表 39－3。

表 39－3　嘌呤类药物的临床精准治疗方案

基因型	表型	MP(巯嘌呤)计量推荐	硫唑嘌呤(Aza)计量推荐	硫岛嘌呤(TG)剂量推荐	中国人常见基因型举例
野生型：携带两个功能性等位基因	快代谢型	正常剂量	正常剂量	正常剂量	＊*1*/＊*1*

续　表

基因型	表　型	MP(巯嘌呤) 计量推荐	硫唑嘌呤(Aza) 计量推荐	硫鸟嘌呤(TG) 剂量推荐	中国人常见 基因型举例
突变杂合子：携带一个功能性等位基因和一个非功能性等位基因	中间代谢型	起始剂量下调 30%~70%	起始剂量下调 30%~70%	起始剂量下调 30%~70%	*1/*3A、*1/*3C、*1/*4
突变纯合子：携带两个非功能性等位基因	慢代谢型	起始剂量为正常剂量的 10%，并且改为每天用药为每周 3 次	起始剂量为正常剂量的 10%，并且改为每天用药为每周 3 次	起始剂量为正常剂量的 10%，并且改为每天用药为每周 3 次	*3A/*3A、*3C/*3A、*3C/*4、*3C/*2、*3A/*4

4. *伊立替康*　伊立替康是喜树碱类抗肿瘤药物，是结直肠癌的一线化疗药物。伊立替康为前药，在体内可经羧酸酯酶代谢成活性形式 7-乙基-10-羟基喜树碱(SN-38)。SN-38 经肝脏尿苷二磷酸葡萄糖醛酸转移酶(UGT1A1)转化为无活性的葡萄糖醛酸化 SN-38(SN-38G)排出。SN-38 通过抑制 DNA 拓扑异构酶Ⅰ，干扰 DNA 复制和转录，进而抑制 DNA 合成，达到抗肿瘤作用。在临床应用中，伊立替康因可能会导致致死性血样腹泻和粒细胞降低等严重毒副作用，严重限制了其推广应用。研究发现，伊立替康化疗导致的毒副作用主要取决于患者的 *UGT1A1* 基因型。*UGT1A1* 基因中存在 *UGT1A1*28* 和 *UGT1A1*6* 两种功能性突变。大量临床研究证明，*UGT1A1*28* 基因型结直肠癌患者接受伊立替康化疗后，发生严重中性粒细胞减少及腹泻的风险显著增加，*UGT1A1*6 AG* 和 *AA* 基因型患者，发生严重非血液学毒性的风险较高。因此，结直肠癌患者在应用伊立替康进行化疗之前，应对患者进行 *UGT1A1*28* 和 *UGT1A1*6* 基因型的检测。

个体化用药方案：*UGT1A1* 野生型携带者 UGT1A1 酶活性正常，可使用常规剂量的伊立替康治疗，发生不良反应的风险较低；*UGT1A1*6* 和 **28* 杂合子携带者 UGT1A1 酶活性有所降低，一般可使用常规剂量的伊立替康治疗，但发生不良反应的风险略高；*UGT1A1*6* 和 **28* 突变纯合子携带者 UGT1A1 酶活性低，使用伊立替康治疗后不良反应发生风险高，当使用剂量大于 250 mg/m^2 时，须降低 30%剂量以避免不良反应，然后根据中性粒细胞计数适当增加剂量。在有备选方案时可选用不含伊立替康的化疗方案。

(刘昭前　李　曦)

参考文献

李霞，雷健波. 生物信息学. 2 版. 北京：人民卫生出版社，2015.

乔海灵. 遗传药理学. 2 版. 北京：高等教育出版社，2017.

魏敏杰，杜志敏. 临床药理学. 2 版. 北京：人民卫生出版社，2014.

温家根，周宏灏，张伟. 药物基因组学在药物研发中的转化与应用. 中国药理学通报，2013，29(4)：445-449.

周宏灏，陈小平，张伟，刘昭前，严继业，李智，李曦，唐洁，俞竞，彭静波，曹杉，成瑜. 药物代谢酶和药物作用靶点基因检测技术指南(试行). 国卫医医护便函〔2015〕240 号.

周宏灏. 遗传药理学. 2 版. 北京：科学出版社，2013.

U S Food and Drug Administration. Highlights of preseribing information for KEYTRUDA. https://www.accessdata.fda.gov/drugsatfda_docs/label/2018/125514s046lbl.pdf [2018-11-21].

Huang Q, Yang T L, Tang B S, et al. Two novel functional single nucleotide polymorphisms of ADRB3 are associated with type 2 diabetes in the Chinese population. J Clin Endocrinol Metab, 2013, 98(7): E1272-E1277.

Zhang W, Roederer M W, Chen W Q, et al. Pharmacogenetics of drugs withdrawn from the market. Pharmacogenomics, 2012, 13(2): 223-231.

第四十章
生物标志物

过去30年,生物技术的突飞猛进推动了基础生物学和基础医学研究的跨越式发展。当前,人们对多种疾病发生、发展的致病机制,获得了前所未有的深入认识。对疾病认识的突破,也推动了生物医药研究的变革。在个别疾病领域,甚至带动了整个治疗理念的转变。以肿瘤靶向治疗为例,随着肿瘤异质性的认识深入人心,肿瘤的治疗已经率先进入了针对特定人群、精确用药的个性化治疗[personlized medicine,也称精准治疗(precision medicine)]的新时代。而且,可以预见,这一治疗模式将推广到更为广阔的疾病领域,有望颠覆既往的药物治疗格局。而个性化治疗的核心,是能够指导精准用药的生物标志物(biomarker)。

生物标志物,也叫生物标记物,是指能够指征系统、器官、组织、细胞及亚细胞功能改变或预测可能发生的改变的生化指标,这一概念被广泛认可,最早可以追溯到20世纪80年代。生物标志物概念的范畴涉及所有生物学过程变化,并不仅仅局限于医药领域,但是生物标志物真正得到临床应用并产生广泛影响,则得益于在生物医药领域的突性进展。本章将从生物标志物的基本概念讲起,主要介绍生物标志物在生物医药领域的应用,并重点以当前发展最快的肿瘤治疗领域为例,介绍生物标志物在药物治疗和新药研发中的作用和意义。

第一节 概 述

美国国立卫生研究院(USA National Institutes of Health, NIH)于1998年将生物标志物定义为"对正常生物学过程、致病过程或治疗干预造成的药物反应进行测量得到的特征指标"。上述定义体现了生物标志物两个特征: ① 是可被测量的客观指标,说明其相应的测量方法应该精准、具有可重复性; ② 具有指征性,即能反应一定的生物学信息。

生物标志物在医学领域的用途,主要包括疾病诊断,判断疾病分期、进展及新药或新疗法在目标人群中的安全性和有效性等。例如,前列腺特异抗原(prostate-specific antigen, PSA)可用于前列腺癌诊断筛查,此外还包括甲胎蛋白(α-fetoprotein, AFP)、癌胚抗原(carcinoembryonic antigen, CEA)、糖蛋白抗原(CA125、CA15-3、CA19-9)等。近年来,随着疾病复杂性和异质性(heterogeneity)的特点被逐渐揭示,生物标志物在指导药物治疗中的作用受到了更多的关注。其中,肿瘤药物相关生物标志物研究的进展尤为迅速。本章将主要以肿瘤为例,阐述生物标志物的分类、用途、检测方法及其在指导药物治疗的作用,希望对生物标志物形成较为系统的认识。

一、生物标志物的分类

生物标志物涉及的种类广泛,涵盖DNA、RNA、蛋白质及代谢物等可被检测的分子(图40-1),也包括特定的细胞或某些结构功能改变等。通常来说,DNA水平的改变包括基因组DNA点突变、微卫星改变、启动子区高甲基化、单核苷酸多态性(single nucleotide polymorphisms, SNP),以及染色体异常如拷贝数异常、易位、杂合子缺失等;RNA 水平的改变包括表达异常、点突变、微小 RNA(microRNA, miRNA)的改变等;蛋白质水平的改变包括结构异常、修饰改变、活性改变、定位异常及表达量改变等;代谢产物改变包括糖代谢产物、蛋白质代谢产物、脂质代谢产物及核酸代谢产物,主要表现为量的改变。此外,还包括微生物改变如幽门螺杆菌等。

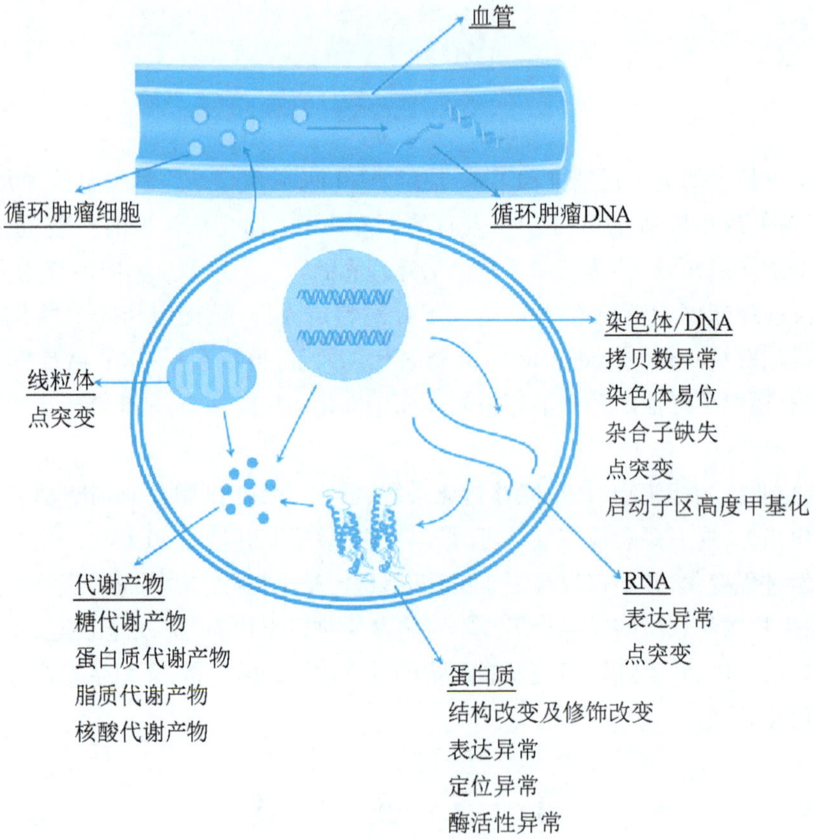

图 40-1　生物标志物的种类

二、生物标志物的功能

生物标志物可用于肿瘤的筛查、诊断、预后分析、药物敏感性预测及药效监测等。根据其功能可分为以下几种类型。

(一) 诊断生物标志物

诊断标志物(diagnostic biomarker)是判断肿瘤发生与分级的重要指标。诊断标志物发现是通过大量流行病学分析,从而获得的与肿瘤发生密切关联的经验指标。因此,部分诊断标志物的产生过程和病理作用往往并不明晰。目前诊断标志物的筛查主要集中于血液中肿瘤相关游离蛋白的浓度检测,是以正常人群筛查对象,作为肿瘤诊断初步的提示性信息,是进一步明确特定类型肿瘤发生的主要依据。如鳞状上皮细胞癌抗原(SCC)是子宫颈鳞癌的首选诊断标志物,2.5 μg/L 以上的 SCC 提示子宫颈鳞癌可能性明显升高;AFP 异常高表达在临床上主要作为原发性肝癌的血清标志物,用于原发性肝癌的诊断等。需要注意的是,单一指标往往很难准确预测肿瘤发生,几种诊断标志组合可以进一步提高阳性判断的准确率。另外,不同脏器肿瘤有可能共享同一诊断标志物,如 SCC 不仅出现在子宫鳞癌中,同时也是食管鳞癌的诊断指标。部分良性肿瘤或者非肿瘤的疾病也存在与恶性肿瘤相同的诊断标志物,如急慢性肝炎、肝硬化等良性肝病患者血清 AFP 水平有不同程度升高。因此,确切的肿瘤诊断仍然需要结合影像学，病理学的深入检测才能最终确诊。如前列腺特异抗原 PSA，用于前列腺癌高危人群的筛查，而 AFP 仅用于肝癌的辅助诊断。

（二）预后生物标志物

预后生物标志物（prognostic biomarker）用于判断肿瘤患者的临床转归，反映疾病的自然进程。预后生物标志物是以预测患者生存期为目的的临床指标，指征肿瘤进展过程中发生的重要变异与肿瘤进展及患者预后的关系。预后生物标志物针对确诊的肿瘤患者，以当下时间点的肿瘤状态和特征为考察对象，以临床和实验科学研究中肿瘤发展过程研究为基础，结合流行病学统计分析给予当下肿瘤的分型分期与分级指标，同时评估患者未来的进展状况和生存时间。如 ER、PR 和 HER2 均为阴性的乳腺癌称为三阴性乳腺癌。这类乳腺癌占所有乳腺癌病理类型的 10%～20%，具有特殊的生物学行为和临床病理特征，与非三阴性乳腺癌相比预后差。预后生物标志物所针对的临床指标往往也会动态变化，这是由于异质性肿瘤细胞的差异化进展及机体与肿瘤的相互影响所决定。

（三）预测生物标志物

预测生物标志物（predictive biomarker）用于预测患者对某一特定治疗的反应，是肿瘤患者分子病理特征与治疗方案结合的临床指标，用以预测特定肿瘤人群对某种治疗的反应。预测标志物可以分为有效性敏感性/预测和无效性/耐受性预测两种类型。有效性预测所针对的预测标志物本身往往就是治疗的靶点，大多数时候也是疾病分子分型的指标。如乳腺癌患者 *HER2* 基因扩增，提示对曲妥珠单抗治疗敏感；黑色素瘤患者的 *B－RAF*（*V600E*）基因突变，是 B－RAF 抑制剂维罗非尼的敏感标志物。耐受性预测标志物是针对特定肿瘤治疗特别是药物治疗无效反应的预测指标，是肿瘤固有的或者在接受一定治疗后的分子病理特征，如结肠癌患者的 *K－RAS* 耐药突变，提示对西妥昔单抗耐受。有效性与无效性预测是针对某一特定药物而言，一种药物的无效性预测往往也是另一种药物的有效性预测标志物。值得注意的是，预测生物标志物是一个人群的概率指标，实际药效在应用过程中仍受到机体复杂因素影响，因此也需要配合疗效监控标志物共同使用。

（四）疗效监控生物标志物

疗效监控生物标志物（pharmacodynamic biomarker）是机体对于特定类型治疗产生的反应，可以与疗效相关也可能不相关。疗效监控生物标志物的发现是建立在大量药物药理分析基础上，从中选取可以真实反应药物作用效果的变异指标。这些变异指标可以来源于肿瘤对药物的应激反应，如 CA125 作为卵巢癌的疗效监控标志物，CEA 作为结肠癌的疗效监控标志物，核基质蛋白（nuclear matrix protein 22，NMOL/LP22）作为膀胱癌的疗效监控生物标志物。同时，也可以来源于机体功能指标的变化，如对于接受免疫治疗的患者，dNLR［中性粒细胞数/（白细胞数-中性粒细胞数）］>3 或 LDH 提高均与不良预后相关，并且均为独立预后因素。须注意的是，疗效监控标志物是一个高度可变的动态指标，须长期实时监测。然而，因为肿瘤细胞本身一直处于快速进化过程中，疗效监控标志物的有效性与准确性，也会随着肿瘤细胞的变异以及肿瘤进展而发生变化，因此需配合实时肿瘤特征变化而制定相应的药物疗效监控策略。

（五）药物代谢动力学生物标志物

药物的转运与代谢涉及药物的疗效和药物的毒副作用。转运或代谢过程的效率与个体的遗传背景密切相关，也是个性化治疗中合理选择药物或决定药物剂量的重要考虑因素，在某些抗肿瘤药物的使用方面需要特别注意。本篇第三十九章对该内容已详细阐述，这里不再赘述。

另外，值得说明的是，生物标志物的分型没有严格的界限，往往一些生物标志物具有多种功能类型，包括诊断、预测及监控等。目前临床上使用的部分生物标志物见表 40－1。

表 40-1 临床使用的肿瘤生物标志物

生物标志物	类 型	样 本	肿瘤类型	临床应用
AFP	糖蛋白	血清	肝癌、睾丸癌	诊断
β-HCG	糖蛋白	血清	卵巢癌	分期
CA125	糖蛋白	血清	卵巢癌	监控
CA19-9	糖蛋白	血清	睾丸癌	监控
CEA	蛋白	血清	结肠癌	监控
EGFR	蛋白	组织	结肠癌、肺癌	预测
KIT	蛋白	组织	胃肠道肿瘤	诊断、预测
Thyroglobulin	蛋白	血清	甲状腺癌	监控
PSA	蛋白	血清	前列腺癌	筛选、监控
CA15-3	糖蛋白	血清	乳腺癌	监控
CA27-29	糖蛋白	血清	乳腺癌	监控
Cytokeratin	蛋白(IHC)	组织	乳腺癌	预后
ER、PR	蛋白(IHC)	组织	乳腺癌	预后、预测
HER2/NEU	蛋白(IHC)、DNA(FISH)	组织/血清	乳腺癌	预后、预测、监控
NMOL/LP22	蛋白	尿液	膀胱癌	诊断、监控
Fibrin/FDP	蛋白	尿液	膀胱癌	监控

注: AFP,甲胎蛋白;β-HCG,人绒毛膜促性腺激素β;CA125,糖蛋白抗原125;CA15-3,糖蛋白抗原15-3;CA19-9,糖蛋白抗原19-9; CA27-29,糖蛋白抗原27-29;Cytokeratin,细胞角蛋白;CEA,癌胚抗原;EGFR,表皮生长因子受体;ER,雌激素受体;Fibrin/FDP,纤维蛋白及纤维蛋白降解产物;FISH,荧光免疫原位杂交;HER2/NEU,人表皮生长因子受体2;IHC,免疫组织化学;KIT,c-KIT受体酪氨酸激酶;NMOL/LP22,核基质蛋白22;PR,孕激素受体;PSA,前列腺特异抗原;Thyroglobulin,甲状腺球蛋白。

三、生物标志物的检测

生物标志物的检测是决定生物标志物能否实现临床转化的关键步骤。生物标志物的检测方法,根据样本来源和种类的不同,有很大差异。选择哪种检测手段,主要是生物标志物的自身属性决定的;同时,据其来源不同,样本可及性具有显著差异,对于检测的灵敏度提出不同的要求,也影响了检测方法的选择。生物标志物研究的重要内容之一,是如何不断地通过研究深入和技术改进,增加生物标志物的可及性,降低取材的侵入性,同时简化检测方法的复杂性,提高灵敏性。

(一) 病理组织来源

病理组织样本因直接含有肿瘤细胞的生物标志物,所以被广泛地加以研究和应用。目前,预测生物标志物大多是基于临床病理组织样本的检测,特别是与药物敏感性相关的体细胞基因突变和基因扩增分析。但由于组织样本的取样困难,有侵入性,如何发现取代病理组织来源一直是生物标志物研究追求的目标。另外,肿瘤组织中不仅含有肿瘤细胞,也含有大量的血管、基质细胞及炎症细胞等非肿瘤组织,可能会影响肿瘤组织样本的分析,因此应用时受到一定程度的限制。组织样本中的生物标志物主要有以下类型。

1. *蛋白质* 蛋白质是细胞生物功能的主要执行者,更容易与分子功能及疾病的起始进展建立相关性。目前,被美国FDA认可的临床分子标志物大多是病理组织来源的蛋白质分子。上述提到的ER、PR等就是一些常见的蛋白质分子标志物。在临床应用中,病理组织的蛋白质生物标志物检测主要依赖于免疫组化方法(immunohistochemistry, IHC)的方法。其中,最典型的例子是乳腺癌的激素类治疗。ER与乳腺癌的发生、发展密切相关,主要见于乳腺癌患者的Luminal A和Luminal B两种亚型。临床研究中发现 ER 阳性的乳腺癌患者约占 60%，此类乳腺癌患者可采用雌激素的拮抗剂如他莫昔芬(tamoxifen)进行治疗。在 ER 阳性的转移性乳腺癌患者中，他莫昔芬的临床反应率可达 50%。因此，临床上将 ER 的表达情况作为是否使用他莫昔芬来治疗乳腺癌的预测生物标志物。新近，蛋白质检测技术快速发展促进了这类标志物的研究，基于质谱的蛋白质组学技术及蛋白质芯片技术等，对病理组织中蛋白质分子进行高通量的群体分析，获得的信息量更大。

2. DNA　DNA 标志物包括杂合性缺失、基因拷贝数改变、遗传性染色体异常(如染色质易位)、微卫星不稳定、SNP 以及表观修饰等。当前临床上最常见的 DNA 标志物是发生异常的癌基因，如 *K-RAS* 突变、*EGFR* 激活突变、*BCR-ABL* 染色质易位、*ALK-EML4* 基因融合等，已经在抗肿瘤药物临床治疗中得到广泛应用。重复的 DNA 序列，通常称为"微卫星"DNA 以及许多基因中 SNP 是主要的 DNA 标志物，如 XRCC1、ATM、TP53、CYP1A1 等。除了细胞核 DNA 的异常，线粒体 DNA 也被提出可作为多种肿瘤的生物标志物。另外，核酸与相关组蛋白的表观修饰也是重要的标志物，如基因启动子区域 CpG 的甲基化。卵巢癌中有低甲基化的微卫星 DNA，并且低甲基化的程度与肿瘤的恶性程度相关。研究 DNA 分子的点突变、拷贝数异常、染色体易位等是 DNA 常规检测内容，目前最方便快捷也是临床上比较常用的是传统 PCR 技术，具有检测方便、成本低、周期短的特点。但是该方法检测的内容有限，荧光原位杂交(fluorescence in situ hybridization, FISH)技术、基因芯片技术、DNA 测序等相对成本更高、操作更加复杂的方法也是常用检测技术。

3. mRNA 与 miRNA　mRNA 的水平受 DNA 的调控，同时也是反映蛋白质表达水平最直接的指标。由于对 mRNA 的检测与分析方法相较于蛋白质组学来说更为简便，因此 mRNA 也是常用的生物分子标志物。例如，铂类药物的疗效与肿瘤组织 BRCA1 mRNA 表达水平密切相关，BRCA1 mRNA 水平高低可用于预测患者对铂类药物的敏感性。组织中的 mRNA 可用基因表达谱芯片研究基因的表达量及表达模式。

miRNA 是一组长约 22 个核苷酸的非编码小分子 RNA，其通过转录后水平调控参与细胞的增殖、分化、凋亡等生命活动。miRNA 的表达呈现组织与时间特异性，且与一些肿瘤的发生、发展有着密切联系，包括血液病、乳腺癌、前列腺癌、结肠癌、肝癌、肺癌和胰腺癌。大量证据表明 miRNA 的表达情况可用于肿瘤分类，同时提示也与肿瘤的预后和疗效预测相关。miRNA 也可以扮演肿瘤抑癌基因或者癌基因的角色。例如，miRNA15a 在慢性粒细胞白血病、前列腺癌和骨髓瘤中可抑制 BCL-2 的表达；let-7 可抑制肺癌和胃癌中 RAS 的表达。这些发现提示 miRNA 可作为肿瘤诊断、预后、分型和疗效预测的分子标志物。组织中的 miRNA 可用 miRNA 芯片及定量 PCR 技术分析其表达情况。

另外，组织中的 DNA、RNA 及 miRNA 这些核酸类物质均可以用二代测序(next-generation sequencing, NGS)方法进行分析，包括突变分析、拷贝数异常、表达异常等。随着测序成本的大幅度降低，基于二代测序的检测正在临床上逐渐推广和普及。

4. 代谢物　肿瘤细胞独特的代谢特征，使得代谢物的检测成为肿瘤分子标志物的研究方向之一。20 世纪 50 年代，Warburg 提出肿瘤细胞更倾向利用葡萄糖进行有氧糖酵解，并产生乳酸。基于肿瘤细胞对葡萄糖高度利用这一发现，开发了正电子发射计算机断层显像(positron emission computed tomography, PET)技术用于临床肿瘤的检测。许多代谢诊断及预后标志物，如脂肪酸、氨基酸、脂质、糖酵解代谢物、ROS 清除剂、三羧酸循环和磷酸戊糖途径的产物等已在不同肿瘤中发现。组织中的代谢物可用有机溶剂进行提取，再用磁共振技术或者液相色谱质谱联用、气相色谱质谱联用仪等进行分析。

5. 其他　某些糖基化形式，如 *N*-连接或者 *O*-连接聚糖的表达改变也与疾病密切相关，也是潜在的标志物。因为糖基化标志物(糖蛋白、蛋白多糖和糖脂)比 RNA 和蛋白质更稳定，因而这些标志物更适用于流行病学中筛选肿瘤易发的特定人群。糖基化标志物的检测通常用质谱。

另外,一些病毒或细菌的感染也可以作为预测标志物。例如,HPV 与宫颈癌和部分头颈癌的发生相关,HBV 和 HCV 报道与肝癌的发生相关,幽门螺杆菌已被确定为胃癌发生的分子标志物。DNA 多态性分析和基于抗体的技术可用于检测患者体内的幽门螺杆菌。

(二) 体液样本来源

通过组织活检确定病理分型尽管仍然是目前肿瘤诊断的金标准,但由于肿瘤异质性的存在,单一位点穿刺或活检不能反映肿瘤全貌。同时,侵入性取样操作对于广泛人群的早期筛查以及晚期恶病质患者均不适用。相对于病理活检的有创性和取样时间的局限性,液体活检作为一种新兴的以血液为基础的肿瘤分子诊断应时而生,它提供了一种无创性获得肿瘤信息的方式,具有安全、高效、实时的特点。虽然液体活检目前尚未在临床上普及,但随着技术的发展,液体活检必将迅速成为精准医学的重要构成之一。目前,液体活检的检测对象包括循环肿瘤细胞、循环肿瘤 DNA、循环 RNA 和外泌体等。

1. *循环肿瘤 DNA*　血液中存在无细胞结构的游离 DNA,称为血浆游离 DNA(circulating free DNA, cfDNA),可通过细胞外分泌体释放或细胞凋亡、坏死、吞噬作用产生。循环肿瘤 DNA(circulating tumor DNA, ctDNA)是 cfDNA 的一部分,来源于原发和转移的肿瘤组织。由于 ctDNA 保留着与组织样本一致信息如基因突变、重排等,可作为组织样本基因学检测的替代首选。

理论上,所有肿瘤都会产生 ctDNA。但是,ctDNA 的检出率高度依赖于肿瘤发展阶段、肿瘤类型和检测手段 3 个重要因素。就肿瘤发展阶段而言,ctDNA 含量通常在晚期或转移性肿瘤中较高,而在早期或局限性肿瘤中含量较低。肿瘤类型方面,有研究表明 ctDNA 在原发性脑肿瘤、肾癌、前列腺癌和甲状腺癌中含量较低。在检测方法上,已有多种检测手段适用于 ctDNA 的检测,包括传统的等位基因特异 PCR、新型的数字 PCR(ddPCR)及二代测序等,这些方法就成本、灵敏度和检测效能方面各有其优势和局限性。

新近,ctDNA 作为标志物的临床应用已经在非小细胞肺癌靶向治疗中获得重大进展,有望实现多个方面的功能。

(1) 驱动基因检测:针对 EGFR 突变体的靶向治疗已被列入 EGFR 突变非小细胞肺癌患者的一线治疗。EGFR 靶向治疗的有效性极大程依赖于对敏感群体的正确检出。血浆 ctDNA 能对 EGFR 突变进行有效检测,用于指导治疗。

(2) 早期辅助诊断:理论上,ctDNA 在肿瘤早期即存在,但极微量。高度敏感的检测手段如 ddPCR 及 NGS 等有应用于非小细胞肺癌早期诊断的潜在可能。

(3) 耐药性监测:耐药性是靶向治疗的一大难题。患者在接受 EGFR 抑制剂治疗一段时间后极易产生 *T790M* 位点突变,因此通过 ctDNA 检测 *T790M* 等获得性耐药基因表达及检测耐药基因出现,是目前重点研究方向之一。

(4) 监测术后残留与复发:理论上,患者接受手术等根治性治疗后,可根据 ctDNA 的变化检测残留肿瘤组织,以在早期阶段诊断或辅助判断癌症复发情况,但目前临床有效性证据尚有限,有赖于未来更多数据支持。

2. *循环肿瘤细胞*　循环肿瘤细胞(circulating tumor cell, CTC)是指散播在循环系统中的肿瘤细胞。肿瘤细胞从原发病灶脱落、浸润基底膜、穿过血管壁进入血液循环形成循环肿瘤细胞,并随血液循环到达远处器官,形成转移灶。越来越多研究表明,CTC 的数量和生物学特性与肿瘤转移密切相关,对于评估肿瘤预后具有重要的参考价值。

血液中的 CTC 含量很少,须进行捕获富集才能达到检测的目的。目前 CTC 的富集分离方法主要基于 CTC 不同于血细胞的生物学和物理学特征进行特异性捕获。物理学的富集方法主要依据 CTC 不同于血细胞的物理特性如细胞大小、密度、形变性及载电量进行富集分析;生物学方法则是基于 CTC 表面标志物,如利用上皮细胞特有的表面黏附分子(EpCAM)的特异性抗体进行捕获。此外,不同的肿瘤也有特异的表面分子可用于细胞捕获。例如,乳腺癌的 CK19、HER2、ER、PR、MUC1,前列腺癌的 AR、EGR 和 PTEN,肝癌的 cytokeratins、ASGPR1、N - cadherin、vimentin、Gpc3、AFP 和 albumin 等。捕获富集得到的 CTC 进一步根据肿瘤细胞基因组的异倍性、转录组的特异性及标志性蛋白质的表达进行最终确定。

CTC 数目与肿瘤患者预后关系已广泛得到证实。早在 2004 年,美国 FDA 已经认证了可用于临床的 CTC 捕获和检测系统如 Cell Search System(Veridex),率先用于转移性乳腺癌、前列腺癌和结直肠癌患者血样的检测,并发现治疗前 CTC 数目的可作为患者预后的独立指标。此后,对小细胞肺癌、非小细胞肺癌、肝癌和肝胆管癌等的研究进一步表明 CTC 可作为肿瘤患者预后的独立指标。目前,由于 CTC 检测的灵敏度问题,还无法用于肿瘤的早期诊断,但是已有研究提示了这方面的价值。例如,早期乳腺癌中若存在 CTC,患者的无病进展期会缩短,预后较差。

3. *血清蛋白* 血液中的蛋白质类生物标志物是目前临床上常见的生物标志物,也是今后生物标志物开发的重要方向。其开发技术包括基于质谱的蛋白质组学技术、蛋白质芯片及传统的检测方法如 ELISA 等。由于血液样本含有大量的高丰度蛋白质如白蛋白和免疫球蛋白等,可以干扰质谱等的检测,因此通常需要去除高丰度的血清蛋白,富集低丰度蛋白质再进行分析,以此提高对血清中的低丰度蛋白质分析的准确性。然而,也有研究发现血清高丰度蛋白质是生物标志物的载体蛋白,去除高丰度蛋白质可能造成生物标志物信息的丢失。血液中的核酸类生物标志物包括游离 DNA 及 microRNA 等,可采用 PCR 或者测序的方法进行分析,检测 DNA 是否存在基因重排、易位、抑癌基因启动子区 CpG 岛的高甲基化,以及 microRNA 是否存在表达异常等。特别是血清中的 microRNA 近年来发展较快,有望成为新类型的生物标志物。另外,血液中的代谢物类的生物标志物,可采用质谱和高分辨率磁共振的方法进行检测分析。

(耿美玉)

第二节 生物标志物与抗肿瘤药物

药物反应个体差异是临床上极其普遍的现象,这一认识也催生了精准医疗的理念。这一理念诞生之初,又叫个体化医学(individualized medicine),即以患者的个体信息为基础来选择合理的治疗方案。随着基因组学、蛋白质组学技术的发展及分子靶向药物的出现,个体化医学的重要性得到广泛共识。2015 年 1 月,美国白宫披露了奥巴马在国情咨文中提出的“精准医疗计划”(President Obama’s Precision Medicine Initiative)的详情。这份计划被誉为“改善健康水平和疾病治疗的革命性研究计划”,进一步将个性化治疗提到全世界范围内备受关注的高度。

一、分子靶向药物与生物标志物

抗肿瘤领域是精准医疗率先取得突破的领域,这很大程度上取决于肿瘤研究领域在近几十年来的飞速进展。当前,肿瘤异质性要求肿瘤治疗必须精准治疗已经形成普遍共识。研究发现,肿瘤演进过程中,由于肿瘤细胞基因组不稳定性,基因极易发生随机突变,进而导致含有多种遗传背景的亚克隆。在肿瘤的演进过程中,不同的亚克隆在外界竞争压力下通过达尔文进化实现无限增殖。肿瘤的高度异质性,是抗肿瘤药物疗效不稳定、易产生耐药的重要因素。由于肿瘤之间及同一肿瘤的不同发展阶段存在显著差异,临床上发现仅部分患者能从某一类分子靶向药物治疗中获益,而传统的无选择性群体研究很可能由于大部分患者没有得到改善,而认为该药物无治疗效果,导致临床试验失败。因此,分子靶向药物在临床中应该选择何种患者及如何监控药物疗效,已成为肿瘤治疗领域亟须解决的问题,是影响药物开发成功与否的关键。

(一) 分子靶向药物与生物标志物

分子靶向治疗是生物标志物研究最为活跃的领域,整个分子靶向药物的成功就是建立在生物标志物指导下的患者精准选择的基础上。自 1997 年国际上第一个分子靶向药物利妥昔单抗上市以来,已有 60 多种抗肿瘤靶向药物进入临床应用。目前,几乎所有的分子靶向药物,在研发阶段就已经确定了明确的生物标志物,新药获批上市的同时,伴有平行的检测试剂盒。是否选择了正确的生物标志物,往往决定着分子靶向药物治疗的成败。其中,最具代表性的例子,就是 EGFR 抑制剂,其敏感标志物的认识过程,体现了分子靶向药物治疗逐步探索、不断深入、从现象到本质的过程。目前临床上比较公认的分子靶向药物的生物标志物,在本书第三篇中均有所介绍,这里将不再赘述,重点介绍 EGFR 生物标志物的发现过程,并补充了其他未涉及的靶点。

1. EGFR 抑制剂　吉非替尼和厄洛替尼是靶向 EGFR 胞内激酶区的小分子抑制剂,目前在临床上主要用于 *EGFR* 基因敏感突变的非小细胞肺癌的治疗。在早期的临床研究中发现,吉非替尼对临床上非选择的肺癌患者总体生存期的改善效果与安慰对照组相比无显著性差异,而在回顾性研究中发现,吉非替尼对女性、非吸烟、东亚人群的肺腺癌患者或组织类型为细支气管肺泡癌的治疗更为敏感。究其原因,发现上述人群的非小细胞肺癌通常存在 EGFR 的第 21 个外显子区的 *L858R*(即第 858 位的精氨酸替代亮氨酸)和第 19 个外显子区的 *LREA* 缺失(即亮氨酸、精氨酸、谷氨酸及丙氨酸的缺失),导致吉非替尼的治疗效应显著提高。因此,在后来的吉非替尼临床研究中,选择敏感突变的转移性非小细胞肺癌患者进行治疗,与标准化疗方案(卡铂-紫杉醇联用)相比,吉非替尼治疗组的临床反应率显著提高(73.7% *vs* 30.7%)、中位无进展生存期显著延长(10.8 月 *vs* 5.4 月)、中位总体生存期延长(30.5 月 *vs* 23.6 月)等。EGFR 的敏感突变在非小细胞肺癌中的发生率为 10%~28%,治疗有效率可达 60%~80%,因此对于吉非替尼和厄洛替尼,必须选择敏感突变的患者进行治疗。而在亚洲人群中 EGFR 的突变率可以高达 50%~60%,可以说,这一标志物的发现是 EGFR 抑制剂命运成败的关键。

目前发现的 *EGFR* 基因敏感突变主要在第 18、19 和 21 个外显子区,包括 *G719X*、*L858R*、*L861Q* 突变及 *LREA* 缺失,其中第 19 个外显子区的 *LREA* 缺失和第 21 个外显子区的 *L858R* 是最主要的两种敏感突变(共占 90%)。第 19 个外显子区的 *LREA* 缺失改变了 ATP 结合位点的角度,第 21 个外显子区的 *L858R* 突变位点紧邻激酶活化环中高度保守的 *DFG* 序列附近,使活化环中的稳定性提高,这两个位点的突变均显著增加肿瘤细胞对吉非替尼的敏感性,因此作为临床上使用吉非替尼或厄洛替尼的最主要的预测生物标志物。此外,*EGFR* 基因拷贝数增加的非小细胞肺癌患者(占 12%~59%),常伴有 EGFR 的敏感突变,因此被提议作为吉非替尼或厄洛替尼的预测生物标志物,但目前尚缺乏大规模临床研究的验证。而对于 EGFR 高表达的非小细胞肺癌患者,研究显示其表达水平与吉非替尼或厄洛替尼的治疗效应相关性不大,因此不能作为吉非替尼或厄洛替尼的预测生物标志物。

在非小细胞肺癌的治疗中,吉非替尼或厄洛替尼也存在原发性及获得性耐药。EGFR 下游通路的 *K-RAS*(20%~30%)、*B-RAF*(2%~3%)、*PIK3CA*(2%)等基因的突变可导致 EGFR 小分子抑制剂的原发性耐药。*EGFR* 基因的第 19~21 个外显子区的 *L747S*、*D761Y*、*T790M* 及 *T854A* 存在耐药突变,其中最主要的突变为第 20 个外显子区的 *T790M*(第 790 位的甲硫氨酸替代苏氨酸),常发生于吉非替尼或厄洛替尼的获得性耐药中(约占 50%)。此外,EGFR 或其配体(HGF)过表达及代偿通路(MET 或 IGFR)的活化,也可导致吉非替尼或厄洛替尼的获得性耐药。临床上对这些生物标志物进行检测,将有助于选择合适的治疗药物及监测药效,提高肿瘤患者治疗的选择准确性和有效率。事实上,特异针对 *EGFR T790M* 突变的 EGFR 第三代抑制剂(osimertinib)已经批准上市,*T790M* 突变是其敏感标志物,为大批因为该位点突变导致 EGFR 第一代抑制剂耐药的患者提供了有效的治疗手段。

西妥昔单抗和帕尼单抗主要用于 *EGFR* 基因拷贝数增加或蛋白质高表达的结直肠癌或头颈癌患者的治疗。临床研究中发现，西妥昔单抗及帕尼单抗仅对 *K-RAS* 野生型的转移性结直肠癌患者有效，而对 *K-RAS* 基因突变的结直肠癌患者无效。究其原因，发现 *K-RAS* 基因发生突变后，可以使该通路异常活化，不受 EGFR 上游信号指令的影响，从而导致 *K-RAS* 基因突变的患者对上游的 EGFR 抗体治疗无效。*K-RAS* 在结肠患者中的突变率为 35%~45%，由于 90%以上 *K-RAS* 突变的结肠癌患者对 EGFR 单抗治疗无效，因此临床上将 *K-RAS* 基因是否发生突变，作为结肠癌患者使用 EGFR 单抗治疗的预测生物标志物。当前，在应用西妥昔单抗、帕尼单抗等 EGFR 单克隆抗体前，应对患者肿瘤组织中 *K-RAS* 基因的 12、13 号密码子和 *N-RAS* 基因的 61 号密码子进行检测。*RAS* 基因野生型患者可使用西妥昔单抗、帕尼单抗等 EGFR 单克隆抗体进行治疗，而突变型患者对 EGFR 单克隆抗体不敏感，不建议使用。

2. HER2 抑制剂　HER2 亦属于表皮生长因子家族的成员，与肿瘤细胞的异常增殖密切相关。HER2 在 20%~25%的乳腺癌患者中存在过表达，肿瘤患者预后相对较差。1998 年，曲妥珠单抗是第一个被批准的靶向 EGFR 家族的药物，主要适用于 *HER2* 基因扩增及蛋白质过表达的乳腺癌患者。对于 HER2 高表达的患者或 *HER2* 基因扩增的患者，均可用曲妥珠单抗治疗；相对而言，*HER2* 基因扩增能更准确地预测曲妥珠单抗的治疗效应。曲妥珠单抗的疗效与患者 *HER2* 基因扩增密切相关。携带 *HER2* 基因扩增的患者对曲妥珠单抗更敏感，其无病进展生存期更长，而无 *HER2* 基因扩增的患者对曲妥珠单抗不敏感。在用药前检测患者肿瘤组织内 *HER2* 基因的扩增情况，可预测曲妥珠单抗治疗乳腺癌的疗效。2007 年，葛兰素史克公司开发的小分子抑制剂拉帕替尼（laptinib），是主要靶向 HER2 与 EGFR 的多靶点抑制剂，目前也用于临床上 *HER2* 基因扩增或高表达的乳腺癌患者的治疗。

3. B-RAF 抑制剂　B-RAF 是丝/苏氨酸类的蛋白激酶，受上游调控蛋白 K-RAS 的 GTP 酶激活而发生活化，进而磷酸化并激活其下游蛋白 MEK-ERK 信号通路。*B-RAF* 突变常见于黑色素瘤（50%~70%）、结肠癌（10%~15%）及甲状腺癌（40%~50%），在非小细胞肺癌中的发生率仅为 2%~3%。*B-RAF* 突变和 *K-RAS*、*EGFR* 突变通常不共存于同一肿瘤中，*B-RAF* 发生突变的肿瘤，对上游的 K-RAS 蛋白激活失去依赖性，自身可介导下游通路的活化。*B-RAF* 最主要的突变为第 600 位的谷氨酸替代缬氨酸（V600E），占 90%以上的 B-RAF 突变。临床研究显示，B-RAF（V600E）突变的小分子抑制剂维罗菲尼（vemurafenib）可显著改善黑色素瘤患者的总体生存期，目前已被美国 FDA 批准用于晚期转移性或不能切除的黑色素瘤的治疗，同时美国 FDA 还批准了首个用于检测 B-RAF-V600E 突变的试验方法（Cobas 4800）。维罗菲尼能阻断 B-RAF-V600E 突变蛋白的功能，而对野生型的 B-RAF 蛋白的作用相对较弱，因此是突变蛋白的选择性抑制剂。此外，*B-RAF* 基因突变的患者对 MEK 的抑制剂十分敏感，可预示对 MEK 抑制剂较好的治疗效应。

4. MET 抑制剂　MET 是受体酪氨酸激酶家族的成员，其配体为肝细胞生长因子（hepatocyte growth factor, HGF）。MET 通过与配体的相互作用或其他途径激活胞内段的激酶结构域，其酪氨酸发生磷酸化，进而激活下游的级联信号通路，参与肿瘤的增殖、迁移及血管新生等。*MET* 基因扩增也与肿瘤细胞的耐药密切相关，如非小细胞肺癌使用吉非替尼治疗后，可发生 *MET* 基因扩增，是导致吉非替尼耐药的重要机制之一（约占 20%）。*MET* 基因在多种肿瘤中存在扩增、过表达及突变，如胃肠癌间质肿瘤、乳腺癌、非小细胞肺癌、肾癌、头颈癌及神经胶质瘤等。*MET* 基因扩增是临床试验时选择患者的主要依据，目前已有多种 MET 的抑制剂处于Ⅱ/Ⅲ期临床试验阶段，如克唑替尼（辉瑞公司）、XL184（Exelixis 公司）及 ARQ197（ArQule 公司）等，作为单独用药或联合用药（联合厄洛替尼或紫杉醇等）。

5. 其他　目前，还发现许多其他肿瘤生物标志物与药物的敏感性密切相关，如 FGFR、PDGFRα、PDGFRβ 及 c-KIT 等，在药物的个体化治疗中具有重要的指导作用（表 40-2）。另外，由第 15 号染色体上的早幼粒白血病基因(*PML*)与第17号染色体上的维A酸受体α(*RARα*)基因发生易位形成的融合基因*PML*-*RARA*是急性早幼粒细胞白血病患者可采用全反式维A酸及三氧化二砷进行治疗的标志物。

表40-2 生物标志物在肿瘤个体化治疗中的应用

生物标志物	类　型	肿　瘤　类　型	治　疗　药　物
ABL	易位	慢性髓细胞白血	伊马替尼、尼洛替尼、博舒替尼、帕纳替尼
ALK	融合	非小细胞肺癌、渐变性大细胞淋巴瘤	克唑替尼、色瑞替尼、艾乐替尼、布格替尼、劳拉替尼
B-RAF	突变	黑色素瘤	维罗非尼、达拉非尼、曲美替尼、卡比替尼
BRCA	突变	卵巢癌、乳腺癌	奥拉帕尼、尼拉帕尼、rucaparib
BTK	突变	套细胞淋巴瘤、慢性淋巴性白血病	伊鲁替尼、acalabrutinib
c-KIT	突变	胃肠道间质肿瘤	舒尼替尼、伊马替尼、达沙替尼
EGFR	突变	非小细胞肺癌	吉非替尼、厄洛替尼、阿法替尼、奥希替尼、西妥昔单抗、帕尼单抗
EGFR/K-RAS	突变	结肠癌、非小细胞肺癌	西妥昔单抗、帕尼单抗
ER	过表达	乳腺癌	他莫昔芬、氟维司琼
FLT3	突变	急性髓细胞白血病	米哚妥林
HER2	扩增	乳腺癌	阿法替尼、拉帕替尼、曲妥珠单抗
IDH	突变	急性髓细胞白血病	恩西地平
MSI	微卫星不稳定	多种实体瘤	纳武利尤单抗、帕博利珠单抗
PD-L1	表达	非小细胞肺癌	帕博利珠单抗
RET	突变、易位	甲状腺癌	卡博替尼、凡德他尼
ROS1	扩增	非小细胞肺癌	劳拉替尼
TRK	融合	多种肿瘤	拉罗替尼

注：ALK,间变性淋巴瘤激酶;BTK,Bruton 酪氨酸激酶;EGFR,表皮生长因子受体;ER,雌激素受体;HER2,表皮生长因子受体2;IDH,异柠檬酸脱氢酶;MSI,微卫星不稳定性;PD-L1,程序性死亡配体1。

除了上述提到的采用特定的基因改变来预测肿瘤的治疗效应外,也有采用基因表达谱芯片研究肿瘤患者对药物治疗的敏感性,尽管前期有很多的研究结果显示某些基因的表达组合可预测肿瘤患者对化疗药物的敏感性,但还缺乏临床上充分的验证;同时,可能由于基因表达组合的复杂性等因素,至今尚无开发出用于临床的肿瘤生物标志物。

(二) 化疗与生物标志物

以上介绍的均是分子靶向药物的生物标志物,也是当前生物标志物研究的重点领域。随着个性化精准治疗理念的深入人心,传统化疗药物以及新近备受关注的免疫治疗。化疗药即传统细胞毒类药物,因为其作用于细胞存活最关键的生物学事件,包括DNA复制、微管蛋白解聚与聚合、诱发基因组损伤等,一直以来被认为是无选择性、无敏感群体"玉石俱焚"的治疗。然而,随着肿瘤个性化治疗的理念日益深入人心,且以往化疗药临床治疗结果提示,只有15%~50%患者能对化疗药物响应,提示化疗药物也存在其敏感群体。研究化疗药的敏感群体,除了能像分子靶向药物一样提高临床响应率以外,更重要的是能够避免化疗药严重的毒副作用对无效人群不必要的毒性。

事实上,因为化疗药研究历史较为悠久,对其作用机制认识明确。依据化疗药作用机制,结合临床前研究的发现，已经开展了相关临床研究。例如，在多西紫杉醇(docetaxel)和卡铂(carboplatin)方案治疗非小细胞肺癌的临床研究中，探索参与 DNA 损伤修复的关键蛋白 ERCC1 和核苷酸合成酶 RRM1 表达水平高低能否帮助筛选敏感人群。然而，已经报道的多项的临床试验，基本未见不同组别之间明显的疗效响应差异或者差异微弱。迄今，还未有经临床试验证实且被广泛认可的化疗药的预测标志物。

究其原因，可能与大多数既往的临床试验的都是检测 mRNA 水平，未能体现相关分子的功能有关。可以想象，目前大多数参与维护基因组稳定性等类似功能的关键分子，并非是通过转录水平的调控来实现功能激活的，因此可以部分解释为何 mRNA 水平的检测未能发现与治疗的相关性。类似的一例探索多西紫杉醇和卡铂方案治疗非小细胞肺癌的临床研究中，检测 ERCC1 和 RRM1 的蛋白质水平能够较好地预测临床疗效，但是还有待更进一步临床研究的证实。另外，化疗药的生物标志物研究，因为其靶点的作用特性，很难像分子靶向药物一样，通过发现肿瘤中靶点的异常激活形式，探索更有效的生物标志物研究发现策略，可能是当务之急。前期基于大规模肿瘤细胞板块结合肿瘤系统组学揭示的肿瘤细胞基因组和转录组等背景信息的研究已经提示了与细胞毒类药物敏感性密切相关的分子，后期能否在临床试验中获得证实显得尤为重要。

（三）免疫治疗与生物标志物

肿瘤免疫治疗毋庸置疑是当前最受关注的抗肿瘤研究领域，被认为是既分子靶向药物之后，肿瘤药物治疗的又一个新纪元。随着新近靶向免疫检查点 PD－1/PD－L1 和 CTLA－4 的数个药物在临床研究中取得的巨大成功，多年来逆转肿瘤免疫逃逸功能，激活机体免疫监控系统，识别并杀死肿瘤细胞的治疗策略终于得以在临床成功转化。各大公司不惜重金、大力开展的临床试验，不断地在更多的肿瘤类型中发现了免疫治疗的契机。靶向关键的免疫检查点分子，被证明比现有的肿瘤治疗策略药效好、起效时间长，显示出极大的发展潜力。当整个肿瘤治疗领域沉浸于临床表现带来的惊喜和兴奋的同时，免疫治疗对不同患者显著的个体差异也引起了普遍关注。目前临床疗效最好的免疫检查点 PD－1/PD－L1 抑制剂，其临床有效率大概在 20%左右，提示敏感人群的遴选至关重要。

对于这一新兴治疗领域，生物标志物的研究也才刚刚起步。最近的研究也逐渐揭开了免疫治疗敏感群体的面纱，虽然这一领域还有很长的路要走。最值得一提的是，PD－1 抗体 pembrolizumab 新近获批作为一线治疗用于 PD－L1 阳性的非小细胞肺癌患者有力地证明了长期以来一直争议不断的 PD－L1 是否可以作为 PD－1/PD－L1 靶点的敏感标志物。事实上，随着研究的不断深入，免疫治疗的敏感群体将会逐渐清晰。例如，最近一项重要的研究证明了 DNA 错配修复(mismatch repair，MMR)通路关键修复蛋白(MLH1、MSH2、MSH6、PMS2)突变导致的肿瘤微卫星不稳定型(MSI)是结肠癌亚型，可能是 PD－1 抗体的获益人群。这一发现也解释了 PD－1 抗体临床试验之初，为何在首例结肠癌患者治疗中肿瘤完全消失的佳绩后，后续 30 例结肠患者均毫无效果。MSI 肿瘤对免疫抑制剂的敏感性，被认为可能与肿瘤细胞突变负荷(tumor mutation burden，TMB)升高，肿瘤特异突变导致的新抗原(neoantigen)增加有关。TMB 指每百万碱基中被检测出的体细胞基因编码错误、碱基替换、基因插入或缺失错误的总数，已经作为当前免疫治疗遴选患者的重要生物标志物。一般认为 TMB>20 的患者，对免疫治疗响应的可能性比较好。另外，其他一些可能影响免疫检查点治疗的关键因素，如肿瘤组织中淋巴细胞浸润率(TIL)也被多项研究提示可能作为免疫治疗的标志物，但是还需要更多的临床试验证据的支持。

以上提到的标志物均是疗效预测标志物，用来预测患者对药物的疗效响应，不论在临床治疗还是临床药物实验中，都起到了筛选患者、提高临床有效率、避免不必要用药的重要作用。近年来，随着分子靶向治疗理念的不断深入，在预测标志物阳性的人群中，在给药过程中进一步通过疗效监控标志物实时确证疗效并监控耐药发生，成为抗肿瘤药物生物标志物研究的重要内容。值得一提的是，这种疗效监控标志物概念的范畴和以往认识的疗效监控标志物略有不同,它更强调能直接指征药物疗效的分子水平标志物,因此也被称为“response biomarker”。目前,相关的研究才刚刚起步,在临床前研究模型中取得了一些提示性的发现,例如在 *MET* 基因扩增肿瘤中,c-Myc 蛋白水平变化与 c-MET 抑制剂的敏感性密切相关,可以在给药早期指征疗效并动态监控耐药发生;同时,c-Myc 蛋白水平变化还能指征 FGFR 抑制剂的疗效。但是上述这些认识还停留在临床前研究阶段,若要证明其治疗价值,还有待临床检验。

(耿美玉)

第三节　生物标志物与新药研发

目前,全球新药研发的处境尴尬,新药研发生产力下降,研发成本急剧增加。一种新药的开发时间平均为 7 年以上,费用高达 10 亿美元以上,而且仅有部分新药具有足够的研发资金维持开发过程中的费用支出,通临床试验并最终上市的药物比率极低。究其原因,主要存在如下一些因素:一是由于从药物研发到现阶段,未被满足治疗需求的疾病都较为复杂;二是新药研发面临着一些科学和技术上的难题;三是世界各国对新药的安全性和有效性要求越来越严格。这些因素使得新药开发难度上升,临床损耗率增加,即使进入Ⅲ期临床试验的药物也有大部分不能够上市。因此,如何降低新药的研发成本,缩短研发时间,减少新药的临床损耗率,成为众多制药公司与研究机构亟待解决的难题。

为解决上述问题,提高药物创新研发能力,4 个“正确”的研究策略应运而生:即正确的靶标(right target)、正确的药物(right drug)、正确的患者(right patient)和正确的临床试验(right clinical trial)。生物标志物的研究可贯穿新药研发中 4 个“正确”策略的始终,减少临床损耗率,加速新药研发的进程。据统计,将生物标志物结合到药物临床试验中,可将药物临床试验从Ⅰ期到Ⅲ期的时间从平均的 3.5 年减少到 2.1 年,缩减了新药临床开发的时间,同时提高新药临床试验的成功率。

一、生物标志物研究的意义

生物标志物的研究进展引发了药物治疗和药物研发等领域的巨大变革。在药物治疗方面,提倡 P4 个体化医学,即预测、个体化、预防及全民参与的医学(predictive, personalized, preventive, participatory medicine)。生物标志物为 P4 个体化医学的实现提供了基础,通过对患者生物标志物的分析,选择合适的药物对患者进行个体化治疗,对于易感人群或早期患者采用必要的预防措施,做到早期诊断、早期治疗。在药物研发领域,生物标志物贯穿于新药研发的全程以加速靶向药物的开发。在临床前研究阶段,依据生物标志物选择合适的工具细胞株及动物模型;在临床研究中,依据生物标志物选择合适的治疗人群用于新药的临床试验,并依据生物标志物及时准确地观察药物的治疗效应。这种基于生物标志物的新药研发模式,可以显著提高药物治疗的有效率,并动态监测药效,及时反馈药效信息,不仅可以减少新药临床试验过程中巨大的费用支出,还可以大大地提高新药研究的成功率,加速新药研究的进程。

首先,生物标志物可用于预测药物靶标的可行性。了解疾病的生物学特性及选择正确的治疗靶标十分重要。随着现代生物学技术的进展,发现大量潜在的药物治疗靶标,但如何验证这些靶标在临床治疗中的可行性,是亟待解决的难题。特别是分子靶向药物的临床开发过程中,药效要到后期大规模、长时间及宽剂量范围的临床试验中才能确定,因此对于药物治疗靶标的可行性也需要长时间的临床验证。然而通过临床前的细胞与动物实验及临床阶段对生物标志物的研究,可有效预测靶标的可行性,或帮助发现疾病治疗的新靶标,从而能够选择正确的治疗靶标。

其次,生物标志物可帮助选择合适的治疗人群,提高新药临床试验的成功率。在新药开发的过程中，在临床试验时通过生物标志物选择合适的治疗人群，再对新药的疗效进行评价，可以大大提高新药研发的成功率。吉非替尼的开发过程是生物标志物促成新药研发成功的最典型例子，值得对其整个历程进行回顾。吉非替尼是针对 EGFR 的小分子抑制剂，在 2002 年经日本厚生省批准用于治疗晚期非小细胞肺癌，2003 年被美国 FDA 通过快速审批用于非小细胞肺癌三线治疗。然而，随后公布的 2004 年吉非替尼对肺癌患者总体生存期影响的初步结果显示，吉非替尼对总体生存期的改善效果与安慰对照组相比无统计学意义，因此阿斯利康公司撤销了其在欧洲上市的申请，美国 FDA 也已考虑将其撤出市场。柳暗花明来自对亚洲人群的分析，发现该药能明显改善亚洲人群的生存期，进一步的回顾性研究发现亚洲人群中肺癌患者的一大特征是易发生 *EGFR* 基因突变，特别是第 21 个外显子区的 *L858R* 及 19 个外显子区的 *LREA* 缺失，可导致吉非替尼的治疗敏感性显著增加。据此，特异针对 EGFR 的敏感突变人群，比较了吉非替尼与一线标准化疗的疗效，发现吉非替尼对于 EGFR 敏感突变的肺癌患者的治疗疗效优于标准化疗。2009 年，吉非替尼重新获得欧盟药品管理局（EMEA）正式批准，用于 *EGFR* 基因敏感突变的局部晚期或转移性非小细胞肺癌的治疗。2011 年，FDA 正式批准吉非替尼用于 EGFR 敏感突变的局部晚期或转移性非小细胞肺癌患者的一线治疗，或用于既往接受过化疗的局部晚期或转移性非小细胞肺癌患者的治疗。吉非替尼的成功充分显示了生物标志物在新药研发中临床患者选择方面的重要性，对于新药研发的成败至关重要。

辉瑞公司开发的克唑替尼是另外一个成功的范例。克唑替尼是 ALK 的抑制剂，在临床研究中选择 *EML－ALK* 融合基因型的非小细胞肺癌患者，结果发现克唑替尼对 *EML－ALK* 融合基因型的肺癌患者非常有效，尽管这种特定基因型的非小细胞肺癌仅占总数的 3%～7%，但其临床有效率已达 57%。因此在 2011 年，美国 FDA 通过加速审批程序，批准克唑替尼用于晚期非小细胞肺癌的治疗。尤为引人瞩目的是，克唑替尼从发现非小细胞肺癌 *ALK* 基因融合到申请上市仅用 3 年时间，彰显了生物标志物在加速药物研发进程中的重要性。通过生物标志物寻找合适的临床治疗人群，大大地缩短新药的开发时间，提高新药临床试验的有效率，促进药物研发的进程。

另外，生物标志物可快速、灵敏、动态地反映药物的治疗效应。新药研发中，通过疗效监控生物标志物，动态地监测新药在临床试验中的疗效，及时地反馈新药临床试验的药效信息，并调整相应的药物剂量。因此，根据生物标志物动态监控新药临床试验中的疗效，可以克服传统上的药效评价指标如肿瘤体积大小这一病理组织的"宏观"变化往往滞后于靶向治疗分子机制的"微观"应答的缺陷，快速灵敏地反映新药临床试验过程中的获益情况，帮助选择正确的新药及其合适的剂量进行开发。

总之，生物标志物贯穿于抗肿瘤新药研发的全程，从临床前研究中合适治疗靶点的选择到新药临床研究过程中合适治疗人群的选择及药效监控，在提高新药临床试验的成功率和缩短研发时间等方面都有着重要的作用。对于目前新药研发中高投入、高风险的现状，生物标志物的应用将大大地改善研发过程中的困境，减少新药研发过程中的巨大费用开支，加速新药开发的进程。

二、挑战与展望

高通量组学在生物医药领域的广泛运用，产生了大量的生物学数据，使得生物标志物的研究获得了前所未有的技术助力。在药物的临床和临床前研究中，产生了海量的、多维度的生物学数据，越来越多生物分子被提示可能与药物的敏感、耐药和毒性相关。当前，如何完成这些潜在生物标志物的转化研究，验证其在临床上的实用性，是对研究人员提出的巨大挑战，需要多学科通力合作在多个方面实现突破：① 深入阐明药物与疾病以及机体相互的作用机制，包括疗效响应、耐药发生、毒性发生的机制。通过对机制的阐释，发现决定上述效应的关键生物分子。② 关注药物与人体作用的全程，如个体的药物代谢和药物动力学特征，采用药物基因组学的方法分析个体对药物的敏感性，以确定个体是否适合使用此药物。③ 建立标准化和严格的实验流程,以减少不同实验批次之间的结果差异。④ 建立高质量的生物样本库和临床数据资料库,用于生物标志物的发现研究和验证。⑤ 建立统一的生物标志物研究信息数据库,对生物标志物的研究进行登记,便于研究人员查询和分析。此外,信息数据库中应包含所有生物标志物的研究,全面收集生物标志物研究的关键信息,不仅包括主要研究结果,也包括统计分析方法等,不仅报道阳性的研究结果,也报道阴性的研究结果。数据库的建立对于客观地评价生物标志物的价值,减少假阳性和假阴性结果,促进生物标志物的研究方面具有重要的意义。

生物标志物的研究正处于十字路口,它的成功与否取决于能否从大量的科学数据中挖掘出有效的数据,在临床上得到验证并应用于临床,这需要科学家和临床学家等有计划、有步骤地参与的合作。可以预见,在不远的在将来,有可能通过检测个人的遗传特征、表观遗传特征及蛋白质的相互作用等来预测患者的预后、选择治疗方式及动态监测药效,真正地将系统生物学应用于临床实践中。在临床肿瘤药物治疗中,不再是单一根据肿瘤发生部位及组织病理学改变来选择治疗方案的方式,而是综合根据肿瘤的分子特征来选择相应的治疗方案,做到早期诊断、早期预防以及安全有效的治疗。

(耿美玉)

参考文献

Armitage E G, Barbas C. Metabolomics in cancer biomarker discovery: Current trends and future perspectives. J Pharm Biomed Anal, 2014, 87: 1-11.

Chin L, Andersen J N, Futreal P A. Cancer genomics: From discovery science to personalized medicine. Nat Med, 2011, 17(3): 297-2303.

Chong C R, Janne P A. The quest to overcome resistance to EGFR-targeted therapies in cancer. Nat Med, 2013, 19(11): 1389-1400.

Collins D C, Sundar R, Lim J S, et al. Towards precision medicine in the clinic: From biomarker discovery to novel therapeutics. Trends Pharmacol Sci, 2017, 38(1): 25-40.

Hanash S M, Baik C S, Kallioniemi O. Emerging molecular biomarkers — blood-based strategies to detect and monitor cancer. Nat Rev Clin Oncol, 2011, 8(3): 142-150.

Hayes J, Peruzzi P P, Lawler S. MicroRNAs in cancer: Biomarkers, functions and therapy. Trends Mol Med, 2014, 20(8): 460-469.

Huang M, Shen A, Ding J, et al. Molecularly targeted cancer therapy: Some lessons from the past decade. Trends Pharmacol Sci, 2014, 35(1): 41-50.

Le D T, Durham J N, Smith K. PD-1 Mismatch repair deficiency predicts response of solid tumors to PD-1 blockade. Science, 2017, 357(6349): 409-413.

Manson G, Norwood J, Marabelle, et al. Biomarkers associated with checkpoint inhibitors. Ann Oncol, 2016, 27(7): 1199-1206.

Pao W, Chmielecki J. Rational, biologically based treatment of EGFR-mutant non-small-cell lung cancer. Nat Rev Cancer, 2010, 10(11): 760-764.

Reck M, Rodríguez-Abreu D, Robinson A1, et al. Pembrolizumab versus chemotherapy for PD-L1-positive non-small-cell lung cancer. N Engl J Med, 2016, 375(19): 1823-1833.

Sequist L V, Heist R S, Shaw A T, et al. Implementing multiplexed genotyping of non-small-cell lung cancers into routine clinical practice. Ann. Oncol., 2011, 22(12): 2616-2624.

第四十一章
计算药理学

高成本投入、长研发周期、高研发风险一直是药物研发所面临的难题。一个药物从筛选到上市，平均需要10~15年时间，研发费用大概需要8亿~18亿美元。随着当今计算机技术的迅猛发展，利用计算机辅助进行药物开发已经成为流行趋势。计算药理学通过融合计算机制论计算方法、计算化学、生物信息学等技术，快速预测和模拟药物分子在对应靶标蛋白中的结合，并基于预测计算结果指导开展理性药物设计。计算药理学的快速发展为提高药物开发的效率开辟了一条新途径。近年来，计算药理学在药物设计领域已经取得实质性突破，促进了多个新药的成功上市，如抗白血病药物伊马替尼等。本章主要阐述计算药理学在药物设计领域中的常用方法，并通过具体实例阐述其应用。

第一节　计算方法概述

一、药物-靶标相互作用模拟-分子对接

（一）分子对接原理

药物发现领域面临的一个重要科学问题是确证一个或者多个药物与对应靶标之间的相互作用关系。近年来，随着结构生物学的快速发展，越来越多的药物靶标蛋白结构通过X射线（X－ray）衍射、磁共振波谱（nuclear magnetic resonance spectroscopy，NMOL/LR）和冷冻电镜（Cryo－SEM）等技术被测定出来，基于靶标结构来研究药物与靶标之间的相互作用越来越具有可行性。一旦发现和确认药物和靶标之间的相互作用，用于成药的分子就可以通过一个反复循环过程进行结构优化和修饰改造，来增强他们的相互作用力和选择性，保留药物在作用位点的停留时间，同时降低化合物和代谢产物的毒性。

计算生物学方法在发现、确认药物和对应靶标相互作用中发挥重要角色，以靶标结构和药物分子结构为基础的分子对接技术一方面能够预测药物小分子和靶标蛋白之间的结合亲和力，另一方面该技术还能够模拟出药物小分子和靶标蛋白之间具体的作用模型，是目前药物研发领域最为常见和重要的计算机辅助药物设计技术。分子对接的最初思想起源于“锁-钥模型”，它从受体的三维结构出发，通过对生物大分子结构的研究，将靶标受体（“锁”）和药物配体小分子（“钥匙”）均作为刚性分子，他们之间通过空间上的简单形状匹配来实现相互结合过程。实际上，药物配体分子在靶标受体中的识别结合过程远远比“锁-钥模型”复杂。首先，这是因为作为靶标的蛋白质和药物小分子在构象上具有动态性，而不是完全的刚性静止状态。其次，药物配体分子识别靶标蛋白的过程还涉及能量匹配问题而并不是简单的形态匹配。最后，分子对接领域又发展了“诱导契合”和“构象选择契合”两种理论来解决这两个问题。“诱导契合”理论认为，作为配体的药物分子在与受体结合时，受体和配体分子是柔性的，其结合构象也会发生变化，而且这种变化是受到结合过程中分子间相互作用影响。

根据“构象选择契合”理论的观点，自然状态下的靶标蛋白分子是处于一系列的低能构象之间的动态平衡状态，药物配体分子能够与其中的某一种低能构象发生结合，从而打破了原有的靶标蛋白构象之

间的动态平衡,使靶标蛋白构象转换成能够结合配体分子的低能构象。

根据以上理论,药物与靶标的结合强弱(结合亲和力)可以通过计算复合物形成过程的结合自由能变化值来评估。分子对接过程的结合吉布斯自由能可以通过如下公式(41.1)计算:

$$\Delta G_{\text{binding}} = -RT\ln K_{\text{eq}} = RT\ln K_{\text{D}} \tag{41.1}$$

式中,R 是摩尔气体常数;T 是开尔文绝对温度。K_{eq} 代表药物与靶标蛋白的结合常数,K_{eq} 的预测就是直接预测配体的结合力。药理学中常用的是解离常数 K_{D},它是平衡常数取倒数的值。

结合吉布斯自由能变化又可以通过以下公式表示:

$$\Delta G_{\text{binding}} = \Delta H_{\text{binding}} - T\Delta S_{\text{binding}} \tag{41.2}$$

式中,$\Delta H_{\text{binding}}$ 指结合焓变,$\Delta S_{\text{binding}}$ 代表结合熵变。目前,为减少计算量,绝大多数的分子对接方法都忽略了分子结合前后熵变的计算,焓变也只考虑配体和受体的相互作用能,焓变大小可以通过分子力学方法求解得到。

(二) 分子对接策略

在药物靶标和配体对接过程中,对药物配体和靶标蛋白分子的处理有多种。以对接中靶标蛋白和配体分子的柔性为标准,分子对接可以分为刚性分子对接、半柔性分子对接和柔性分子对接 3 种策略。在刚性分子对接中,将靶标蛋白和药物配体分子的构象都视为不变,对接中药物分子只在结合口袋中做整体性运动,如旋转或者平移运动。刚性对接策略计算粗略,一般在考察较大体系结合时候用到。在半柔性对接中,允许药物配体分子构象可以在一定范围内进行调整,而靶标蛋白分子保持原有构象不变。这种对接策略适合处理小分子与大分子体系直接的结合,如化学类药物分子结合在对应的蛋白类靶标体系中。因配体相对较小,该策略在一定程度上既考虑了分子的柔性问题又照顾了计算效率,因此,半柔性对接策略在药物设计领域应用最为广泛。柔性分子对接策略既考虑配体分子构象变化也考虑了靶标蛋白构象变化。值得注意的是,在这里所指的靶标蛋白构象变化主要是蛋白质中氨基酸侧链及其骨架的柔性。这种对接策略适合用于评估药物配体和靶标蛋白之间精确识别情况。该策略要充分考虑配体和受体构象的动态性,因此对执行计算任务的计算机硬件要求较高。

(三) 打分函数

决定分子对接方法准确性的一个关键因素是打分函数。打分函数不但能够对分子对接过程中配体分子构象的产生起到决定作用,而且是对对接构象进行排序的依据。因此,打分函数的可靠性直接影响到分子对接的精确度。当前分子对接中通常将打分函数描述为 3 类:基于分子力场的打分函数、经验打分函数和基于知识的打分函数。

基于力场的打分函数发展较早,主要是依靠可用的分子力场(如 amber 力场等)来计算蛋白质和配体之间的相互作用。根据其作用性质,通常在力场中要使用非共价能项,包括范德瓦尔斯作用能和静电作用能项的函数式来近似表征受体-配体间的结合自由能。在这里,氢键会被作为一项附加项或者隐含在静电项中。值得注意的是,基于力场的打分函数忽略了溶剂化效应和熵效应,最后计算得到的能量不是真正的结合自由能而是近似的焓变。

经验打分函数是通过加和多个独立的能量项来计算配体-靶标结合强弱,每个能量项都代表了配体-靶标结合中的一个重要的能量因子。由于经验打分函数是将多个具有不同含义的能量项组合在一起,因此还需要对这些单个能量项进行拟合,采用多重线性回归、偏最小二乘法、随机优化算法或神经网络分析等可以得到各能量项的权重因子,如公式(41.3):

$$\Delta G_{\text{binding}} = \sum_i W_i \cdot \Delta G_i \tag{41.3}$$

式中，W_i 表示第 i 个能量项 ΔG 的权重系数，涉及的能量项有疏水作用、氢键、离子相互作用以及结合过程中的熵变等。较为典型的基于经验的打分函数有 SCORE1、ChemScore 和 GlideScore 等。经验打分函数需要已知三维结构的蛋白质-配体复合物数据集和结合亲和力数据集来得出经验评分函数中的关键权重因子。通常来说，数据集中分子数目和结构多样性越多，拟合得到的参数普适性会越高。

基于知识的打分函数依据的是反玻尔兹曼统计分析原理。反玻耳兹曼分析是一种扎根于液体统计力学分析的基本思想，它能有效地将原子间距离的直方图转换为平均力的势。应用到分子对接中，其假设不同原子对在不同距离范围内出现的频率大小与两者的相互作用强弱有关，将这种频率转化为与距离相关的原子对相互作用潜势，这种潜势包括范德瓦尔斯、氢键、静电和疏水相互作用，还可以隐性地描述溶剂化效应和熵效应。

尽管分子对接算法在精度和效率方面都有了很大提升，但是配体与靶标识别过程中涉及极性和非极性作用、空间位阻以及溶剂化效应等诸多因素，同时，这些因素又受到动力学和热力学性质的控制，至今还没有一个有效的打分函数能精确地描述靶标-配体结合自由能。

二、药物-靶标结合热力学(自由能)和动力学参数计算方法

一直以来，化合物结合亲和力(binding affinity)是判断药效的主要指标，我们认为药物-靶标结合亲和力越高、药效就越好，而药物-靶标的结合亲和力与热力学参数直接相关。越来越多的证据表明，药物-靶标结合动力学(binding kinetics)在药效和药物安全性上扮演着更为重要的角色。因此，准确、高效地预测结合热力学和结合动力学参数是药物研发所面临的关键问题。虽然已有许多计算结合热力学参数的方法，但这些方法存在不能精确预测结合自由能、未合理处理蛋白质柔性等局限。而针对药物-靶标结合动力学参数的计算方法更是匮乏。接下来，本节将分别介绍重要的药物-靶标结合热力学和结合动力学参数以及相关计算方法的发展现状。

(一) 药物-靶标结合热力学和动力学参数

药物分子通过与靶标(包括蛋白质和核酸等)的相互作用对靶标产生抑制或激动等生物学效应，这些相互作用是药物与靶标在分子水平的结合和解离过程。对于非共价结合的药物-靶标体系，可以将药物-靶标的相互作用看作是一种化学反应，结合反应与解离反应形成动态平衡，如式(41.4)和式(41.5)所示。

$$\mathrm{D} + \mathrm{R} \underset{k_{off}}{\overset{k_{on}}{\rightleftharpoons}} \mathrm{D} \cdot \mathrm{R} \tag{41.4}$$

$$K_{\mathrm{D}} = \frac{[\mathrm{D}][\mathrm{R}]}{[\mathrm{D} \cdot \mathrm{R}]} \tag{41.5}$$

式中，R 代表靶标，D 代表药物，D・R 代表药物-靶标复合物，[D]为药物浓度，[R]为靶标浓度，[D・R]为配体-靶标复合物浓度。k_{on} 和 k_{off} 是两个结合动力学参数，分别为结合速率常数和解离速率常数，K_D 为解离平衡常数(简称解离常数)。

解离常数是平衡常数的倒数，可由 k_{off} 和 k_{on} 的比值求得，用来表征药物-靶标复合物的结合强度。根据热力学原理，标准吉布斯自由能和平衡常数存在定量关系。因此，药物-靶标的标准结合自由能 $\Delta G_{obinding}$ 与解离常数 K_D 也存在类似关系，见式(41.6)。

$$\Delta G^{o}_{binding} = RT\ln K_{\mathrm{D}} = RT\ln\left(\frac{k_{off}}{k_{on}}\right) \tag{41.6}$$

式中,R 代表气体常数,T 为绝对温度。

(二) 药物-靶标结合热力学(自由能)计算方法进展

药物通过与靶标的结合发挥药效,这一过程中体系能量发生变化,结合自由能是药物分子活性评价的重要指标,准确预测结合自由能的变化是计算机辅助药物设计的核心问题之一。由于体系自由能的改变与药物、靶标的状态变化紧密相关,对结合自由能的计算离不开用分子动力学或蒙特卡罗方法进行模拟采样。根据采样策略的不同,常用的结合自由能预测方法可分为两类:一类是结合自由能路径计算法,这类方法对药物-靶标的结合过程进行充分采样,包含自由能微扰法(free energy perturbation, FEP)和热力学积分法(thermodynamic integration, TI);另一类是结合自由能终点计算法,只针对药物-靶标结合的终态和始态进行采样计算,包含线性相互作用能(linear interaction energy, LIE)方法和 MM-PBSA/GBSA(molecular mechanics-poisson boltzmann surface area/generalized born surface area)方法。

这两类方法各有优缺点,须依据不同情况进行使用。第一类方法的理论基础更为严格,计算结果精确,但耗时长,对计算资源消耗也大,通常在对某个药物-靶标体系进行精细研究时采用。第二类方法虽然不如第一类方法对自由能的计算准确,但计算效率大幅提高,因此有更广泛的应用。

1. *自由能微扰法*　自由能微扰法的基本思想是,药物-靶标的结合过程包含一系列不同状态间的连续转变,常规计算不能模拟整个结合过程,因此,在一个既定的反应坐标中,将药物-靶标结合过程分为许多小的步骤,针对每一步微小的变化进行模拟,可得到每一步的结合自由能,把所有步骤的自由能变化加起来,最终获得体系始态和终态的自由能变化。

以 ΔE_i 作为步长或微扰,对药物-靶标体系的每个步骤进行模拟,根据统计热力学原理,由式(41.7)得到反应结合自由能:

$$\Delta G_i = -RT\ln\langle e^{-\Delta E_i/RT}\rangle_i \tag{41.7}$$

式中,尖括号表示玻尔兹曼系综平均(Boltzmann ensemble average)。

2. *热力学积分法*　热力学积分法与自由能微扰方法类似,需要指定药物-靶标的结合路径,然后对势能函数进行逐步微扰。每一步的结合自由能 E 是以 λ 为变量的函数[见式(41.8)],参数 λ 从 0 到 1,代表体系从始态到终态。在每个 λ 上用分子动力学或蒙特卡洛法对体系开展模拟,同时对反应路径进行一阶求导,通过连续积分获得结合自由能,见式(41.9)。

$$E(\lambda)=E_A+\lambda(E_B-E_A) \tag{41.8}$$

式中,E_A 为药物与靶标未结合时($\lambda=0$)的能量,E_B 为药物与靶标结合后($\lambda=1$)的能量。

$$\Delta G=\int_0^1\left\langle\frac{\partial E}{\partial\lambda}\right\rangle_\lambda d\lambda \tag{41.9}$$

式中,$<\cdots>_\lambda$ 表示系综平均。

FEP 和 TI 方法的计算精度较高,但长时间模拟采样可能难以收敛,对计算资源要求高;另外,它们只适用于始态和终态差别较小的体系,当药物-靶标体系的始态和终态差别较大时,难以指定变化路径。因此,这两种方法在药物设计中的应用受到了很大局限。

1. *线性相互作用能法*　LIE 方法是近些年发展起来的一种自由能计算方法。它的理论基础是非平衡态统计物理学中的线性响应近似理论。该方法把结合自由能分解为极性与非极性两部分,总的结合自由能与这两部分能量线性相关,如式(41.10)所示。

$$\Delta G=\beta(\langle E_{ele}\rangle_{bound}-\langle E_{ele}\rangle_{free})+\alpha(\langle E_{vdW}\rangle_{bound}-\langle E_{vdW}\rangle_{free}) \tag{41.10}$$

式中，bound 和 free 分别表示药物-靶标结合后以及药物和靶标未结合时的状态。E_{ele} 表示静电作用能，E_{vdW} 表示范德瓦尔斯作用能，尖括号表示所有状态的玻尔兹曼平均，α 和 β 是两个权重系数，从实验数据拟合获得。

LIE 方法也要对药物-靶标体系开展分子动力学模拟采样，通过经验立场计算求得式(41.10)中的各能量值。但不同于结合自由能路径计算法，LIE 方法只需要对药物未结合和药物结合后的体系开展两次模拟。由式(41.10)可以看出，LIE 方法没有考虑小分子自身的能量和熵变，导致结合自由能计算不够准确。

2. *MM－PBSA/GBSA 计算方法* MM－PBSA/GBSA 计算方法与 LIE 类似，通过对药物-靶标体系的始态和终态开展分子动力学模拟，计算结合自由能。不同的是，MM－PBSA/GBSA 方法将自由能分解为多个能量项，包括焓变 E、溶剂化能 S_{sol} 和熵变，如式(41.11)所示：

$$\Delta G = \langle E_{RD} \rangle - \langle E_R \rangle - \langle E_D \rangle + \langle S_{sol,RD} \rangle - \langle S_{sol,R} \rangle - \langle S_{sol,D} \rangle - T\Delta S_{config} \quad (41.11)$$

式中，尖括号表示玻尔兹曼平均，R 和 D 分别代表靶标和药物，RD 代表药物-靶标复合物。

具体地，焓变包括系统内能 E_{int}、范德瓦尔斯作用能 E_{edW} 和静电作用能 E_{elec}，可由经验力场计算获得。而溶剂化能又分为极性项 $S_{sol,pb}$ 或 $S_{sol,gb}$ 以及非极性项 $S_{sol,sa}$，可由 PBSA 或者 GBSA 溶剂模型计算获得。构型熵 S_{config} 一般通过刚性转子/谐振子等近似方法求得。

对溶剂熵与构型熵的计算使得 MM－PBSA/GBSA 的结果相较 LIE 更加准确。但是，PBSA 或者 GBSA 隐性溶剂模型的结果非常依赖于所选取的介电常数、原子半径和溶剂边界等参数，在实际应用中，可以设定一组数值进行结果比较。

为进一步提高 MM－GBSA 对计算体系的普适性和计算精度，Bai 等发展了改进的 MM－GBSA 计算方法。该方法的特点是，对蛋白质刚性部分与柔性部分的结合自由能计算区别处理，用基于能量格点的方法计算蛋白质刚性区域，用基于原子对的计算方法处理蛋白质柔性部分，同时对 MM－GBSA 方法中的各个能量项按照能量特征进行重组，获得了靶标特异性(target specific)的结合自由能计算方法见式(41.12)。

$$\Delta G_{binding} = \omega_1 \Delta E_{vdW} + \omega_2 \Delta E_{es} + \omega_3 \Delta G_{gb} + \omega_4 \Delta G_{sa} \quad (41.12)$$

式中，ΔE_{vdW} 和 ΔE_{es} 分别为药物-靶标的范德瓦尔斯作用能和静电作用能；ΔG_{gb} 和 ΔG_{sa} 分别为溶剂化能的极性项和非极性项；$\omega_1 \sim \omega_4$ 为特征能量项的权重系数，与拟研究的体系相关，通过拟合结合自由能数据与计算数据获得。因此，改进的 MM－GBSA 结合自由能计算方法需要先根据热力学和复合物晶体结构等实验数据来进行权重系数的矫正，才能应用于特定靶标体系。

(三) 药物-靶标结合动力学计算方法进展

1. *过渡态理论药物-靶标的结合动力学过程* 可以用化学反应动力学理论来描述。化学反应动力学是研究化学反应进行的速度与影响化学反应速度的因素间的关系，与热力学相比，引入了时间变量。化学反应过渡态理论(transition state theory)认为反应物不能直接生成产物，而是要吸收活化能形成一个能量更高的过渡态或活化态式(41.13)。

$$A + B \underset{}{\overset{K_*}{\rightleftharpoons}} AB^* \xrightarrow{v_f} AB \quad (41.13)$$

反应物 A 和 B 与活化态 AB^* 之间存在化学平衡，K_* 为活化常数(activiation constant)。活化态 AB^* 到最终产物 AB 的转化与振动频率(vibrational frequency)v_f 相关，该频率服从玻尔兹曼分布。A 与 B 结合反应的速率常数 k 可由式(41.14)计算得到。

$$k = \kappa(k_B T/h)K_* \quad (41.14)$$

式中，T 为绝对温度，k_B 和 h 分别为玻尔兹曼常数和普朗克常数，传输系数(transmision coefficient) κ 表示活化配合物 AB^* 转化为产物 AB 的比例。当活化配合物可以 100%转变为产物时，传输系数 $\kappa=1$。然而，实际反应不会如此，通常设 κ 为 0.5~0.8。

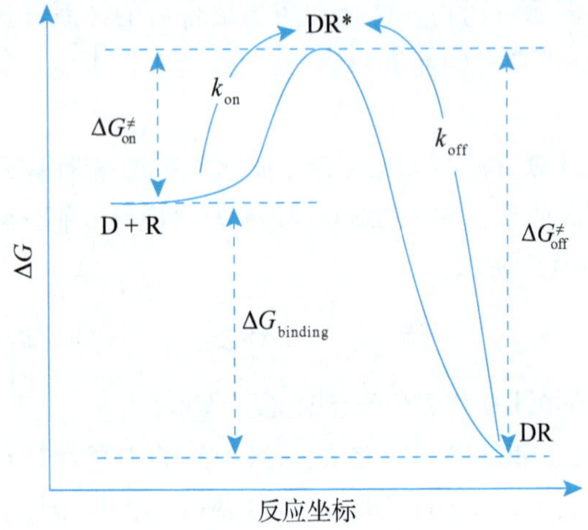

图 41-1 药物与靶标结合的动力学过程示意图

2. 药物与靶标结合的动力学过程 根据化学反应过渡态理论，药物-靶标的结合和解离过程也存在一个或多个过渡态(transition state, TS)，每个过渡态对应的能垒用活化能($\Delta E^{\neq}$)或活化自由能($\Delta G^{\neq}$)表示。

图 41-1 表示的是药物-靶标只经过一个过渡态形成复合物的情况。根据式(41.6)中的结合自由能与解离常数的关系以及式(41.14)，可得到药物-靶标结合或解离的活化自由能与反应速率常数间的关系[式(41.15)]：

$$\Delta G^{\neq}_{on} = -RT\ln\left(\frac{k_{on}h}{k_B T}\right), \quad \Delta G^{\neq}_{off} = -RT\ln\left(\frac{k_{off}h}{k_B T}\right) \tag{41.15}$$

药物-靶标结合自由能与活化能的关系为：

$$\Delta G^{o}_{binding} = \Delta G^{\neq}_{off} - \Delta G^{\neq}_{on} \tag{41.16}$$

上述动力学过程可用于描述药物-靶标结合的“锁-钥”模型。对于药物-靶标的“诱导契合”模型和“构象选择契合”模型，一般使用两步反应过程来描述(图 41-2)。如式(41.17)所示，“诱导契合”模型

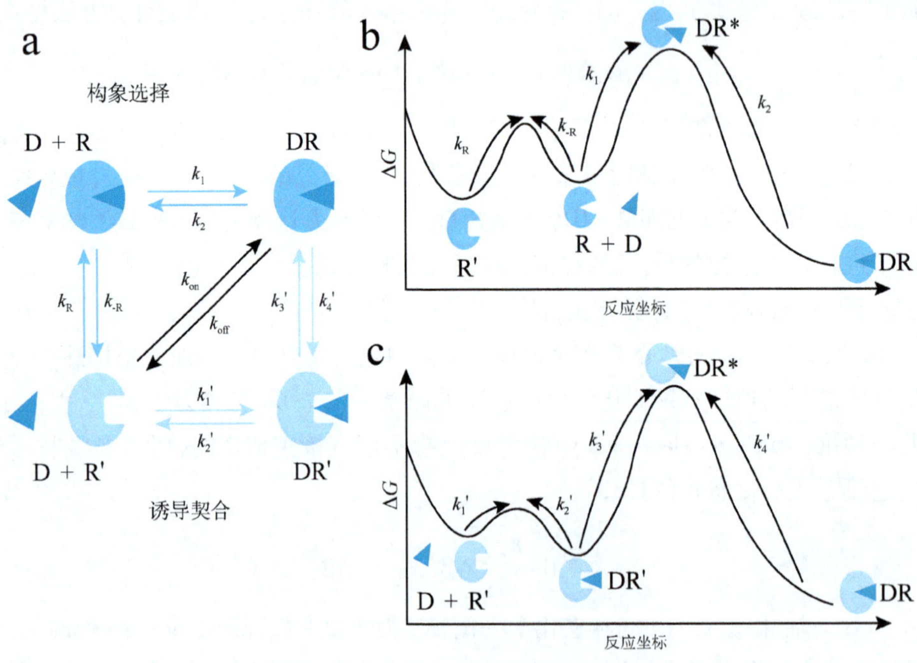

图 41-2 药物-靶标的两步结合机制

注：a. 药物-靶标结合的“诱导契合”模型(蓝色)和“构象选择契合”模型(紫色)。k_R 和 k_{-R} 表示靶标在两种构象间发生转换的速率常数。k_1~k_4 表示药物诱导下药物-靶标复合物体系发生构象变化的速率常数。k_{on} 和 k_{off}(灰色)表示实验中所观察到的结合和解离速率常数。b. “构象选择契合”模型的动力学过程。c. “诱导契合”模型的动力学过程

中，第一步反应是靶标以R′构象与溶液中的配体结合，生成药物-靶标的亚稳态复合物DR′，第二步反应是药物诱导靶标从构象R′变为R，最终形成稳定的复合物DR。如式(41.18)所示，“构象选择契合”模型中，第一步反应首先是靶标自身发生从构象R′到R的变化，第二步反应发生药物与R构象的结合，进而生成稳定复合物DR。

$$D + R' \underset{k'_2}{\overset{k'_1}{\rightleftharpoons}} DR' \underset{k'_4}{\overset{k'_3}{\rightleftharpoons}} DR \tag{41.17}$$

$$R' \underset{k_{-R}}{\overset{k_R}{\rightleftharpoons}} R + D \underset{k_2}{\overset{k_1}{\rightleftharpoons}} DR \tag{41.18}$$

对于上述两种反应机制，药物-靶标的结合速率常数与解离速率常数用式(41.19)和式(41.20)计算。

$$k_{on} = k'_1k'_3/(k'_1 + k'_2 + k'_3) \text{ 或 } k_{off} = k'_2k'_4/(k'_2 + k'_3 + k'_4) \tag{41.19}$$

$$k_{on} = k_Rk_1/(k_R + k_{-R} + k_1) \text{ 或 } k_{off} = k_{-R}k_2/(k_{-R} + k_1 + k_2) \tag{41.20}$$

3. 保留时间 τ　保留时间(residence time) τ 是一个逐渐被药物研发领域所重视的药物-靶标动力学参数。保留时间 τ 指药物占据靶标活性结合位点的时间，由于药物的药理作用通过药物-靶标的相互作用产生，理论上，保留时间越长，药效就越久。最近的一些上市药物临床数据也证实了这一观点。药效与药物-靶标结合热力学参数无明显相关性，而与保留时间 τ 具有强相关性。此外，保留时间也决定了药物对靶标的选择性和药物的安全性。

对于药物-靶标的一步反应(“锁-钥”识别模型)，τ 与解离常数成反比[式(41.21)]。药学领域则通常用解离半衰期 $t_{1/2}^{dissoc}$(50%药物从靶标上解离所需的时间)表征药物与靶标的作用时间，与解离常数的关系见式(41.22)。

$$\tau = 1/k_{off} \tag{41.21}$$

$$t_{1/2}^{dissoc} = \ln 2/k_{off} = 0.693/k_{off} \tag{41.22}$$

对于具有两步反应的分子识别过程，如“诱导契合”识别模型与“构象选择契合”模型，保留时间与速率常数的关系需要考虑每一步反应中的速率常数，更加复杂，这里不做展开讨论。

4. 自由能全景图　自由能全景图表征了药物-靶标体系的构象和能量随时间的变化，也同时包含了对药物-靶标反应过程热力学参数和动力学参数的计算。自由能全景图可以看作无数个反应物、过渡态与产物构成的马鞍曲面的集合，每一个马鞍两端的能量极小点对应反应物与产物，马鞍点则对应过渡态，而连接三者的曲线就是药物-靶标反应的最低能量路径。

现有的配体-靶标自由能全景图构建方法主要是基于分子动力学模拟多个配体-靶标结合体系，获得多势阱共存的自由能全景图，可以较准确地获得配体-受体的结合自由能，但不能准确计算结合动力学参数，采样不充分时计算结果容易陷入局部最优。对药物-靶标体系的充分采样需要长时间、大量的分子动力学模拟，极大地依赖于计算资源的支持，限制了这一方法在实际药物设计中的推广使用。

针对上述问题，Bai等发展了更高效、准确的药物-靶标结合自由能全景图构建方法。具体原理和步骤如图41-3所示。该方法不需要使用分子动力学模拟，计算效率得到极大提高；柔性分子对接和改进的MM-GBSA算法提高了结合自由能的计算准确性；采样空间离散化则保证了结合模式的充分采样。目前的方法所适用的蛋白质体系仍具有一定的局限性，仅适用于药物-靶标结合路径较明确且蛋白质柔性尺度较小的体系,对蛋白质变构尺度较大的体系不适用。

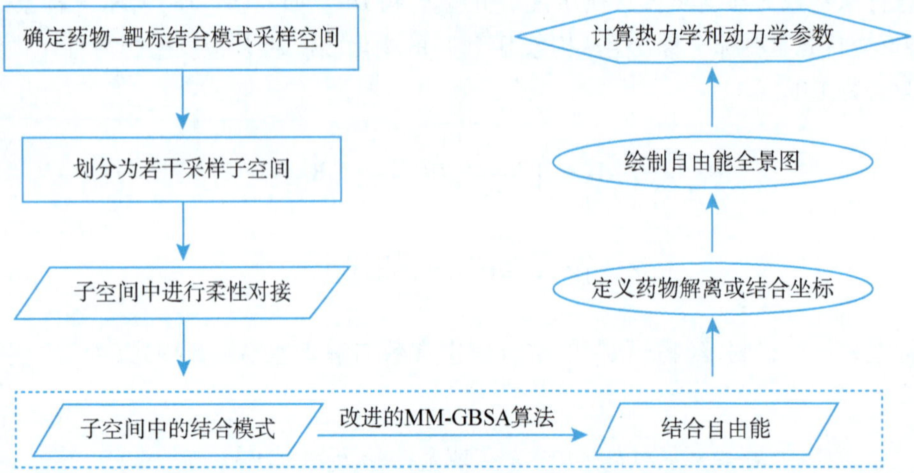

图 41-3　药物-靶标结合自由能全景图构建流程

三、靶标构象变化以及药物调控靶标构象变化——分子动力学模拟方法

(一) 分子动力学模拟原理

蛋白质的功能是在结构的动态变化过程中实现的。要透彻地了解靶标蛋白的功能,不仅需要它的三维结构信息,还需要对它的动力学行为充分了解。虽然 X 射线晶体衍射以及 NMOL/LR 衍射等可以提供蛋白质某状态附近一系列平均结构的集合,但是仍无法表征生存期较短或者无固定结构的部分,如瞬时结合口袋、活性位点的不同构象以及本身无序的蛋白质;也无法反映蛋白质在行使功能的动态过程中发生的变化,如重要氨基酸残基的侧链翻转、酶催化位点的暴露以及活性位点打开和关闭的铰链弯曲模式运动等。分子动力学模拟可以通过观察逐步构象变化给出动态过程的原子水平细节信息,成为观察微观世界动态变化过程的"显微镜",受到越来越多的重视和关注。

分子动力学模拟是在分子力学基础上对模拟体系运动随时间演化的描述,可以看作是体系运动在一段时间内动态变化过程的模拟。分子模拟在 20 世纪 70 年代兴起,并在随后时间内迅速得到发展和应用。首先,人们可以通过核磁技术(NMOL/LR)、X 射线衍射法(X - ray diffraction)或者同源模建方法得到要用于计算模拟的物理体系模型。在分子动力学方法处理过程中,通过对模拟体系的微观数学描述建立一系列方程组,来表示整个体系的微观物理特性。在这个微观的物理体系模型中,每个粒子都各自服从经典牛顿力学,因而每个粒子的受力与运动情况都可以用牛顿第二定律来描述。

(二) 分子力场

分子力场是分子模拟的基础。分子模拟依赖于经验势能函数(即分子力场)来计算构象的能量,因而这种描述模拟体系中所有组件之间相互作用性质的分子力场准确性直接决定了分子模拟的可靠性。分子动力学模拟力场中体系的总势能函数可看作各类型势能的和,一般包括成键势能(bonded forces)和非键势能(non-bonded forces)。成键势能又包括键伸缩势能、键角弯曲势能、二面角扭曲势能,而非键势能包括范德瓦尔斯作用势能以及库伦静电势能,如式(41.23)所示:

$$
\begin{aligned}
V = & \sum_{bond} K_r (r - r_{eq})^2 && bond \\
& + \sum_{angle} K_\theta (\theta - \theta_{eq})^2 && angle \\
& + \sum_{dihedral} \frac{V_n}{2} (1 + cos[n\phi - \gamma]) && dihedral
\end{aligned}
$$

$$+\sum_{i<j}^{atoms}\frac{A_{ij}}{R_{ij}^{12}}-\frac{B_{ij}}{R_{ij}^{6}} \qquad \textit{van der Walls}$$

$$+\sum_{i<j}^{atoms}\frac{q_iq_j}{\varepsilon R_{ij}} \qquad \textit{electrostatic} \qquad (41.23)$$

对于含有 N 个粒子的体系,需要通过 3N 个如上形式的方程构成的方程组来描述。对于复杂体系,这组方程只能用有限差分的方法来求解。多种积分算法,如 Verlet 算法、Leap－frog 算法等被广泛应用于分子动力学模拟。这些具体来描述各势能贡献的参数就叫做“力场”。目前,在分子动力学模拟中比较常用的分子力场有 AMBER、CHARMM 和 GROMOS 等。这些力场的不同主要体现在对模拟体系中各自参数的定义上面,尽管如此,对同一个模拟体系进行模拟,应用不用的力场也会得到相似的模拟结果。值得注意的是,随着人们对分子模拟认识的逐渐深入,越来越多更为精确的描述分子行为的力场参数会被引入到分子模拟中来,比如分子间卤键作用。相信未来分子模拟中用到的力场的精度会越来越高。

一旦模拟体系中的每个原子被赋予力场参数,这些原子在模拟体系中的运动就会受到牛顿力学的约束。一般模拟体系的步长为 1 fs 或者 2 fs,模拟时间就是这些步长的不断累积。由于分子动力学模拟需要的计算量很大,所以一般的分子动力学模拟工作都要借助于超级计算机来完成。基于此,目前许多支持并行计算的分子动力学模拟软件也已经被广泛应用,这些软件一般都和其对应的力场相匹配,包括 AMBER、CHARMM、NAMD 及 GROMACS 等。随着计算机领域相关技术的不断发展以及人们对模拟速度要求的不断提高,开发者也更加注重提高软件的多核甚至重核并行效率,并且都在分布式计算集群的程序移植上做了大量尝试。

分子动力学模拟方法在实际研究中也得到了越来越广泛的应用,为人们从原子水平揭示各种生物过程机制提供了有效的手段,同时也为药物设计提供新的思路和视角。近年来,长时间分子动力学被广泛运用在一些重要生命过程的研究当中,如蛋白质折叠、药物与靶标的识别、大分子复合物装配以及相关分子机制等。借助长时间分子动力学模拟,我们对这些问题都有了更加深入的了解。一些研究通过比较模拟结果和生物实验结果也表明了分子动力学模拟的准确性。

（蒋华良　阳怀宇　张乾森　杨琳琳）

第二节　计算药理学的应用

一、分子对接应用

经济、快速、高效的显著优势,使计算机辅助药物设计在药物研发领域中的作用日趋重要,而作为计算机辅助药物设计中关键技术之一,分子对接已成为药物研发中的一种重要技术手段。下面结合具体案例分别介绍分子对接技术在药物开发阶段中的早期虚拟筛选、基于结构的先导化合物优化、药物作用靶点发现方面的应用。

(一) 分子对接在药物筛选中的应用

分子对接技术的一个成熟应用是用于虚拟筛选。通过分子对接模拟候选药物与靶标蛋白之间的相互作用,并计算它们之间的亲和力大小,预测和评判各候选药物在靶标蛋白中的结合能力,以达到降低实际筛选用化合物数目,加快先导化合物发现。与传统的实验筛选方法相比,计算机辅助虚拟筛选方法具有筛选目标明确、成本低廉、筛选效率高等优势,已经成为创新药物研究的新方法,并得到国内外研究机构和制药工业的高度重视。

GPCR 日益成为分子对接以及虚拟筛选领域的研究焦点,一方面是因为 GPCR 家族是重要的药物靶点,另一方面是由于 GPCR 家族中越来越多的新晶体结构被确证,晶体信息的快速增长推动了 GPCR 领域基于结构的药物发现的发展。这些工作中有许多集中在通过虚拟筛选来进行分子命中识别,这种方法有很多成功案例,如 Brian K. Shoichet 等从解析出来的 μ-opioid 受体结构出发,借助分子对接技术虚拟筛选了 300 多万个化合物分子,为了保证充分采样,每一个分子都进行了 130 万次的对接模拟,让化合物分子变化出不同的构象来完成对接,以期找到能够匹配受体蛋白口袋的最优分子。最终 23 个高打分分子被挑选出来进行生物活性检测并获取到了 3 个有生物活性的新骨架分子。借助于后期的分子结构优化改造,最终设计出对 μ-opioid 受体有特殊选择性的激动剂分子 PZM21。小鼠实验表明 PZM21 能够展现出与吗啡同等效应的镇痛效果,但是没有阿片类药物的致命副作用,如便秘、呼吸抑制、成瘾等。

(二) 利用分子对接进行先导化合物的优化

分子对接策略在解决药物分子结构改造和优化方面也扮演了重要角色。以抗肿瘤药物磷酸激酶为例,靶向激酶蛋白的药物研发的一个关键性问题是提高激酶抑制剂在不同激酶亚型中的选择性。采用分子对接技术,从结构上揭示抑制剂的作用机制,并针对性开展药理学实验验证,是开发出具有高选择性的激酶抑制剂药物的一个有力策略。PI3K 亚型选择性抑制剂 GDC-0941 是罗氏公司开发的目前Ⅰ期临床试验阶段的在研药物。将 GDC-0941 中的噻吩并嘧啶骨架更改为异构的噻吩并嘧啶,发现改造后的化合物对 PI3Kα 的选择性提高了 10 倍。分别将 GDC-0941 和改造后的分子对接到 PI3Kα 及 PI3Kβ 结构中,通过分析小分子与靶标蛋白之间的相互作用,发现 GDC-0941 能够与 PI3Kβ 中的 D780 和 K777 形成氢键,而改造后的分子与这两个残基之间并未形成氢键作用,分子对接结果表明化合物分子与关键残基之间的作用差异性是导致蛋白激酶选择性抑制的重要因素。在此基础上,研究人员通过变换骨架发现了新一类氧杂环庚三烯 PI3Kα 选择性抑制剂,完成了先导化合物结构优化。

(三) 分子对接在药物作用靶点发现中的应用

在传统的药物发现过程中,常见的基于结构的分子对接原则是"一个靶标-多个配体",而反向对接技术则相反,它是针对一个小分子药物或先导化合物,从一系列临床疾病相关的靶标蛋白中筛选出和其结合的潜在作用靶标分子。反向对接目前主要用于药物靶点发现预测、药物分子再利用(老药新用)、药物毒副作用的预测等方面。反向分子对接可应用的计算程序有也很多,Li 等基于高性能计算机发展的 TarFisDock 反向对接程序,目前已被国内外上千用户使用。该程序的一个成功应用案例就是在幽门螺杆菌中找到了天然产物 *N*-反式咖啡酰酪胺(*N*-*trans*-caffeoyltyramine)的作用靶点-脱甲酰基酶。

二、药物-靶标结合热力学(自由能)和动力学参数应用

(一) 药物-靶标结合热力学(自由能)参数在药物设计中的应用

药物-靶标结合热力学参数不仅可以表征药物与靶标的结合强度和稳定性,也可以用来拟合药效与药物浓度的依赖关系(量-效关系)。由于经典的 Hill 方程不能描述配体结合的协同效应以及缺少对靶标聚合协同效应的考虑,对于具有 4 个亚基单元的电压门控离子通道,迄今为止,仍然没有准确预测配体与之相互作用的量-效关系理论模型。Bai 等基于严格的统计力学 Ising 模型与晶格理论,根据配体与离子通道结合和相互作用的机制,建立了定量描述配体与离子通道相互作用量-效关系的热力学模型。该模型成功拟合了激动剂 ztz240 对野生型 KCNQ2 离子通道的量-效曲线,并准确预测了 ztz240 激活杂合型 KCNQ2 的双 S 型量-效曲线,与定点突变和电生理实验结果相吻合,解决了传统 Hill 方程描述此类药理学现象的缺陷。该统计热力学模型合理可靠,可以推广应用于其他药物-离子通道的相互作用和量-效关系研究。

此外,在药物发现的初期,由于对结构特异的小分子的许多信息未知,配体-靶标的结合自由能计算

对化合物结构优化尤为重要。通常需要比较一组结构相近的分子与同一种受体的相对结合自由能。例如,Ren 等利用计算药理学、热力学滴定和晶体结构解析方法对 PDE5 和不同卤代抑制剂之间的结合进行了研究,获得了 PDE5 靶标与对应抑制剂之间卤键相互作用的结构和能量关系,阐述了蛋白质与配体之间卤键形成的热力学和结构特征。通过计算不同卤代抑制剂和靶标蛋白之间的结合自由能关系,发现卤键主要由焓驱动形成,碘代抑制剂与 PDE5 能形成最强的卤键相互作用。

自由能微扰(free energy perturbation, FEP)方法也已经被广泛用于预测药物-靶标体系的相对结合自由能和分析药物-靶标的构效关系。Lenselink 等首先用自由能微扰方法计算了 45 个配体与 4 个 GPCR 的相对结合自由能,计算预测值与实验值高度相关(平均斯皮尔曼系数 $\rho=0.55$);根据自由能微扰计算结果,预测并发现了一个腺苷 A_{2A} 受体拮抗剂,只通过合成 4 个衍生物就把活性提高了 10 倍(1.2 nmol/L)。自由能微扰的计算离不开常规分子动力学模拟和各种增强取样的模拟方法,随着分子力场的发展、新算法的产生和并行计算成本的降低,用自由能微扰方法预测药物-靶标的相对结合自由能将更加精确。

自由能计算的另一项主要应用是发展准确的打分函数。基于分子对接的虚拟筛选成本低、效率高,但目前分子对接所采用的配体-受体相互作用打分函数的精度普遍较低,且对接过程中不能合理考虑受体或配体的柔性,影响虚拟筛选结果的准确度。MM－PBSA/GBSA 方法因为兼具较好的计算精度和计算效率,通常被应用于虚拟筛选的二次打分(rescoring)与重排序(resorting)计算。Bai 等基于已有的 MM－GBSA 方法,通过能量项重组,发展了可基于实验数据矫正的 MM－GBSA 计算新方法,以此为打分函数,发展了考虑蛋白质柔性和显性水分子的分子对接方法 iFitDock。与其他考虑蛋白质柔性的分子对接方法相比,iFitDock 可以更好地预测出配体与蛋白质柔性残基的活性结合构象,对配体-靶标结合模式的预测精度更高。应用 iFitDock 搜索蛋白质表面探针分子的结合位点,Bai 等发现了蛋白质相互结合的潜在位点,联合使用蛋白质-蛋白质共进化分析方法(DCA),预测得到多个蛋白质-蛋白质相互作用界面(PPI)的可药性位点(如 HIV－1 蛋白酶同源二聚体结合界面、MDM2 同源二聚体和 TNF－α 同源三聚体结合界面等)。在预测 PPI 的同时,该方法还能发现结合位点中的可药性区域,并预测探针分子与可药性区域的多种可能结合模式,为基于片段的药物设计提供线索,在蛋白质功能研究及基于结构的药物设计中有较为广泛的应用前景。

(二) 药物-靶标结合动力学参数在药物设计中的应用

随着人们对药物保留时间作用的重视,药物设计与改造中发现高效低毒药物的一个指导策略就是,提高药物与靶标保留时间的同时降低药物与其他无关受体的保留时间。Bradshaw 等设计了一系列活性高、选择性强的可逆共价结合抑制剂,它们通过一个亲电性分子骨架与 BTK 上非活性的半胱氨酸发生反应,使得保留时间从数分钟延长到 7 天,这些活性更好的分子可能用于治疗慢性炎症疾病(图 41－4)。此外,噻托溴铵在临床上用于治疗慢性阻塞性肺疾病,它对 M3 型毒蕈碱受体具有选择性且解离缓慢,从而避免了因 M2 受体阻滞而导致的唾液分泌等副作用。Tautermann 等联合使用生化实验和长时间分子动力学模拟发现了 M3 受体上影响噻托溴铵解离速率的关键氨基酸,为设计保留时间长、选择性高的毒蕈碱受体活性分子提供了重要信息。

除了逐渐重视保留时间 τ 在药物设计中的作用,使用分子动力学模拟方法构建药物-靶标作用的自由能全景图,已经成为一种研究药物-靶标结合动力学的主流方法。如 Buch 等对苯甲脒-胰蛋白酶体系开展了 495 次常规动力学模拟,以其中 187 条轨迹的分析数据构建出分子结合自由能全景图和马尔可夫模型(Markov state model)。计算获得的结合自由能与实验值非常接近,仅相差 4.186 8 kJ/mol(1 kcal/mol)。但结合速率常数(k_{on})和解离速率常数(k_{off})与实验值差别较大,分别相差一个数量级和两个数量级。造成这些差异的原因正是动力学模拟容易陷入局部最优,对自由能全景图的构建并不完全精确。

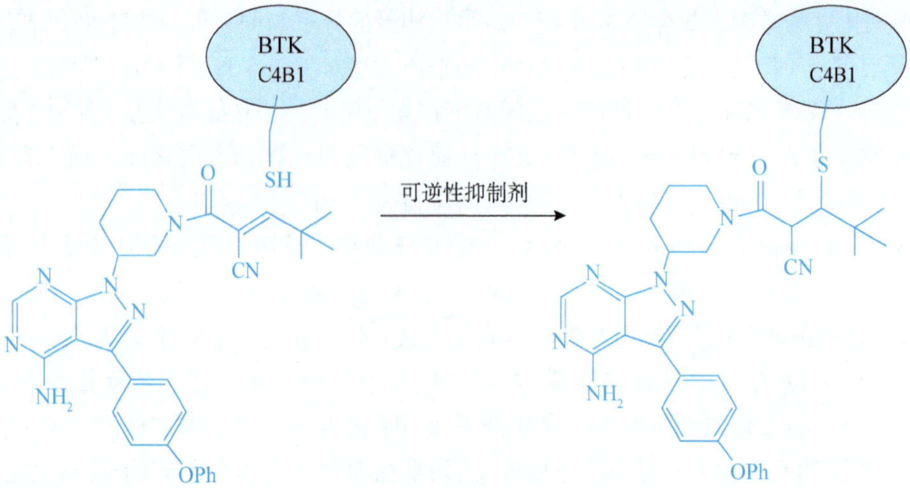

图 41－4　BTK 可逆共价结合抑制剂的设计原理

上述自由能全景图构建方法依赖于充足的计算资源,且耗时较长,限制了它在药物设计中的使用。Bai 等运用其所发展的基于柔性对接的配体-靶标结合自由能全景图构建方法,开展了抗 AD 药物——石杉碱甲(HupA)与靶标 AChE 结合的模拟计算。HupA 与 AChE 的结合自由能、结合活化自由能和解离活化自由能的计算值与实验值的偏差均小于 4.186 8 kJ/mol(1 kcal/mol)。该研究还提供了原子级分辨率的 HupA－AChE 结合路径,对 HupA－AChE 反应路径上的结合模式进行了充分采样,并深入阐明 HupA－AChE 结合的分子反应机制。值得注意的是,该方法只占用了 8 个 CPU,计算用时 3 天,与常规动力学的计算模拟相比,计算效率明显加快,为获得药物体内药效评价提供了可靠、高效的理论计算方法。

三、分子动力学模拟应用

随着对生物大分子的深入研究,靶标蛋白与小分子配体之间的相互作用,已经从传统认识上的“锁-钥匙”机制,转变成一种“手和手套”的契合诱导机制。这是因为科学家们逐渐认识到,蛋白质和配体的柔性使它们在相互结合时会寻求最匹配、能量最低的构象。分子动力学方法非常适合研究靶标蛋白与药物配体分子之间结合或者不结合的热力学和动力学方面的变化,模拟蛋白质和配体之间的这种动态契合诱导结合过程,是计算机辅助药物设计领域不可否缺的重要部分。此外,分子动力学模拟还可以提供蛋白质晶体结构之外更多的结构信息,能发现一些新的药物配体分子潜在的结合位点,更进一步扩展了药物的靶向位点。因此,分子动力学模拟目前已经成为探索和评估药物设计中靶标构象变化的黄金标准。在这里我们按照药物设计流程,对分子动力学模拟在药物设计中的应用分为靶标构象处理、靶标-配体结合过程、靶标-配体复合物优化 3 个方面进行探讨(图 41－5)。实际上,这 3 个方面之间的界定其实很模糊,同一条分子模拟可能涉及以上的多个方面。

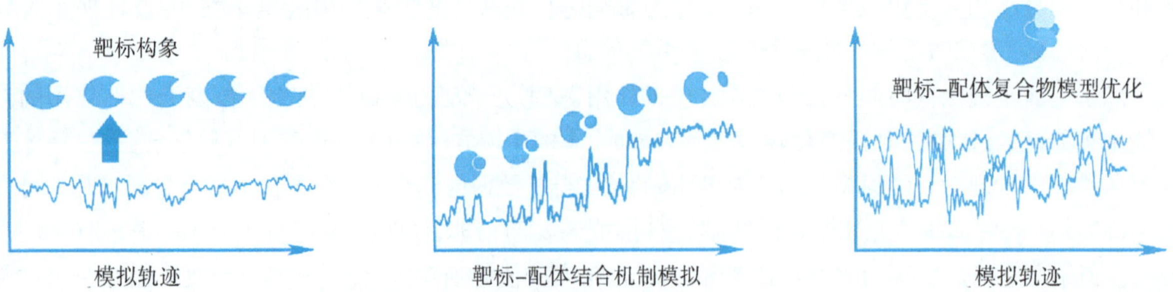

图 41－5　分子模拟在药物设计应用分类模型

（一）分子模拟在靶标构象处理中的应用

分子动力学模拟在药物设计早期阶段用于蛋白质结构优化，比如优化同源建模技术得到的蛋白质结构模型。蛋白质同源建模通常是基于特定的算法与数据库搜索技术，对保守性高的结构域建模准确性高，而对于非保守区域的氨基酸，其模建的结构往往有较高的随机性，准确性不高，因此需要分子动力学模拟技术予以结构优化。随着计算机水平提高和模拟时间加长，分子模拟还可以用于揭示靶标蛋白表面一些特有的属性，如捕获一些瞬间存在的配体结合口袋或者因溶剂化诱导形成的特殊构象，而这些属性在静态的晶体结构中往往是观察不到的。

KCNQ2 是癫痫相关的一类电压门控钾离子通道，其通道激动剂被证实可以缓解人类的癫痫症状。Li 等从 Kv1.2/2.1 晶体结构出发，同源模建了 KCNQ2 通道开放态结构。借助于分子动力学模拟，他们发现 Kv1.2/2.1 通道的电压感受区是闭塞的，而 KCNQ2 通道的电压感受区域是开放的，可以通透水分子，存在一个潜在的口袋。进一步的研究表明分子模拟捕获到的这个口袋可以结合 KCNQ2 通道的一个激动剂分子 ztz240，这也显示出了这个新口袋可以用于药物设计的潜力。分子模拟研究还报道了 KCNQ2 通道中特有的通道门控电荷通路（gating charge pathway），并明确了小分子对通道的激动作用是通过对通道的门控电荷通路调控来完成的。基于分子模拟捕获到的这些原子水平的精细特征开展的药物设计工作发现了 9 个 KCNQ2 通道新的激动剂分子，这其中的两个激动剂活性分子在两类癫痫病动物模型中均表现出了优异的抗癫痫活性，优于前期发现的先导化合物。该研究不但为利用分子模拟发现靶标蛋白的调制剂分子潜在结合口袋提供了成功案例，并且首次实现了“基于结构的电压门控钾离子通道激动剂发现”，是离子通道药物研发领域的一个重要进展。分子模拟还可以发现靶标构象中一些潜在的变构位点用于药物设计。Luo 等应用长时间分子模拟在 TREK1 通道的胞外帽子区域发现了一个变构调控位置，并通过虚拟筛选发现了具有较高细胞活性的通道抑制剂分子 TKDC，该分子在动物水平表现出了显著的抗抑郁效果。

值得注意的是，如果在分子模拟中想捕获或者实现靶标蛋白大的构象变化，往往需要长时间的分子模拟时间。为了解决这一问题，目前也发展了多种分子模拟策略。Pande 等采用分布式计算方法来加快实现靶标蛋白构象中特殊构象捕获。Src 激酶不受调控的激活会导致癌细胞无法控制地生长和分化。理解 Src 激酶激活的构象转换，有助于开发抗肿瘤疾病的相关药物。原则上讲，Src 激酶构象转变可以通过原子水平分子动力学模拟来实现，但是由于 Src 激酶激活时间跨度太大，实现这一模拟过程往往难以完成。为加快这一分子模拟过程实现，Pande 等在大规模分布式计算模拟框架中引入了一种耦合过渡路径技术（transition pathway techniques）和马尔可夫状态模型（Markov state）的计算范式，完成了 c－Src 酪氨酸激酶构象转变的绘制。首次提供了激酶激活的热力学和动力学特征，并确定了激酶激活过程中关键的结构中间体和一个可用于药物设计的新的变构口袋，为未来新型激酶抑制剂设计提供了结构基础。

（二）分子模拟在研究靶标-配体结合中的应用

分子动力学模拟在药物设计领域的另一个重要应用是研究配体与靶标的结合，这包括预测配体在靶标蛋白中的结合位点、绘制配体在靶标蛋白中的结合路径，以及阐述配体对靶标蛋白的调控机制。这些方面都是进行合理药物设计的关键。值得注意的是，分子模拟在这些方面的应用往往需要借助长时间尺度模拟才能得以实现。

电压门控钠通道是麻醉药的关键靶点，它介导了大多数易兴奋组织中动作电位的上升。然而，人们对麻醉药分子在电压门控钠通道中的结合位点知之甚少。基于 NaChBac 的关闭态同源建模结构模型，Carnevale 等开展了长时间分子模拟。最终，他们确定了 3 种假定的麻醉剂异氟醚结合位点。这 3 个结合位点分别位于靠近选择性过滤器的通道胞外侧，位于 S4 和 S5 之间的裂缝处，以及通道的中心空腔内。虽然通道的激活门是关闭的，但异氟醚分子能够通过通道的窗孔区域到达中心空腔。随后，通过分子动力学模拟、电生理学和动力学分析发现 NaChBac 通道中的异氟醚结合口袋还可以结合另一种药物七氟醚。电生理学研究表明,七氟醚在低浓度(0.2 mmol/L)时调节 NaChBac 的活化和失活,在高浓度(2 mmol/L)时加速渗透作用。分子模拟和动力学模型表明了七氟醚可能具有多个状态依赖性结合位点来控制门控和离子渗透,这与电生理观察到的现象一致。

对于靶标蛋白来讲,它们的功能也被内源性小分子(如激素、神经递质和脂类)调节。通常,这些内源性分子的结合位点也可以作为外源性药物分子结合的口袋。因此,揭示这些分子对靶标蛋白的作用机制,找到它们的结合区,可能为新药的开发提供一些重要的信息。在这方面应用分子模拟计算成功的案例也有很多,比如 Zhang 等通过分子模拟获取到了内源性磷脂分子 PIP_2 在 KCNQ2 通道中的结合具有状态依赖性:在开放状态中,PIP_2 分子结合在 KCNQ2 通道的 S4 - S5 linker,稳定通道的开放态;而在关闭状态中,PIP_2 分子会结合在对功能无实质影响的 S2 - S3 linker 区域。随后开展的电生理和突变实验也验证了分子模拟结果的正确性。

分子模拟在研究配体与靶标结合中的另一个重要应用是绘制药物分子在对应靶标蛋白中的结合路径。Shan 等利用长时间、未被引导的分子动力学模拟绘制了抗肿瘤药物达沙替尼(dasatinib)在 Src 激酶中的结合路径。在初始模型中,药物分子达沙替尼被随机放置在了模拟盒子中,经过微秒级别的分子模拟,作者发现配体能够正确地识别并结合在 Src 激酶中相应的结合位点,最终形成的复合物模型与晶体结构确定的结合构象完全一致。分子模拟轨迹为配体分子结合过程提供了一个连续的原子层面的视图,也揭示了结合过程中 Src 激酶特有的一些中间构象,证明了分子模拟技术在描绘分子结合路径方面非常有用。Ron O. Dror 等采用类似的方法描绘了 β 受体拮抗剂和激动剂分子在受体中的结合路径,在原子水平捕获了这一药物-靶标结合过程中的一些关键信息,为今后优化药物在受体结合和提升药物结合率提供了结构基础。

分子模拟也可以用来挖掘靶标蛋白和配体分子之间结合、不结合状态之间的差异,进而用来寻找可能的小分子结合位点,揭示小分子结合在相应位点并对靶标蛋白调控机制。从原子层面上明白了它们之间的结合机制,就可以为药物设计和新药开发提供直接线索。ErbB4 是酪氨酸激酶受体(EGFR)家族成员之一,Du 等采用分子模拟方法在原子水平上研究了配体 NRG1β 对 ErbB4 激活机制,他们捕捉到了 ErbB4 胞外区在配体诱导下由"非激活"状态到"类激活"态的大规模构象变化,发现配体 NRG1β 的结合是 ErbB4 构象转变和形成二聚体的主动诱导力。通过计算模拟,他们估算的 ErbB4 胞外区钩锁结构打开所需跨过的能垒[约 11.3 kJ/mol(2.7 kcal/mol)]与 ErbB1 的实验值[4.186 8 ~ 8.373 6 kJ/mol(1 ~ 2 kcal/mol)]高度一致。此外,通过 ErbB4 能量图景分析捕获到的局部稳定状态构象与 ErbB1/EGF 复合物晶体结构的构象非常相似。根据计算结果,他们提出的 ErbB4 的配体诱导激活的原子机制为研究激活其他 ErbB 的机制以及设计针对这些受体的药物设计提供了新的线索与思路。

B 类 GPCR 由跨膜区(TM)和胞外区(ECD)组成,多肽类激素配体介导了它们的信号转导。基于 GCGR 的全长模型,Yang 等研究了全长 GCGR 的构象与多肽配体 glucagon 结合的关系。分子动力学模拟和二硫键交联实验表明空载的 GCGR 具有两种状态——开放态和关闭态;关闭态时,ECD 与跨膜区形成广泛的相互作用。电镜(EM)图谱显示单克隆抗体 mAb23 可以把 GCGR 的 ECD 和跨膜区稳定在开放态构象。氢氘交换(HDX)实验和分子模拟表明胰高血糖素的结合也可以稳定 GCGR 的开放态。作者在该研究中使用分子模拟耦合多种实验方法阐明了全长 GCGR 至少具有两种构象,且多肽配体可能通过一种构象选择机制与受体结合。

(三) 分子模拟在靶标蛋白-配体复合物优化方面的应用

最后,分子模拟经常被用来优化由计算得到的靶标蛋白-配体复合物,尤其是缺乏晶体结构的复合物。即便靶标蛋白-配体复合物晶体结构已经被解析出来,分子模拟依旧可以挖掘配体和靶标蛋白之间不随模拟时间改变的稳定性相互作用以及哪些作用在稳定靶标蛋白-配体复合物发挥更大的作用。例如Johan实验室对hERG通道和一系列的阻断剂分子的对接结果进行模拟,并以模拟结果的氢键网络稳定性评价阻断剂分子的抑制效应,对这些分子的IC_{50}进行了预测,而预测结果和实验检测结果相吻合。这也为以后的相关药物开发提供了指导。

(蒋华良 阳怀宇 张乾森 杨琳琳)

第三节 计算药理学发展展望

得益于20世纪60~70年代理论与计算化学的快速发展和计算机技术的进步,计算药理学逐渐兴起。在过去几十年内,计算药理学的发展取得了长足进步,它不仅可以预测化合物的活性,还可以根据化合物与靶标蛋白之间的结合特征开展药物设计,这极大地减少了药物开发过程中的盲目性,也大大降低了药物研发的研发费用开支和时间成本。目前,计算药理学已成为促进药物研发的重大推动力之一。多学科的共同进步使得计算药理学在药物设计开发中的应用达到了几十年前无法想象的程度。无论是在基础研究领域还是在药物开发的工业界,计算药理学都获得了极大的应用空间。制药行业也越来越注重采用计算机辅助技术来进行药物开发,如2015年赛诺菲和Schrödinger公司签署价值1.2亿美元的合作协议,Schrödinger公司将为前者多达10个药物研发项目提供全方位的计算机药物设计支持服务,该服务包括了药物前期开发的多个阶段,从靶点分析和验证到先导化合物认定和先导化合物优化。随着高通量晶体学、磁共振、冷冻电镜等结构生物学技术的快速发展和成熟,被解析出来的蛋白质晶体结构数目呈现爆发式增长。这些结构信息将会大大促进基于结构的药物设计。毫无疑问,基于靶标结构的计算药理学技术在未来药物开发领域将会变得越来越重要。

然而必须清楚,在计算药理学领域挑战仍然存在,比如分子对接中的打分函数问题,特别是涉及可用打分函数的准确性问题。虽然目前流行的分子对接程序基本都能成功预测药物配体分子在靶标受体中的结合模式,但是目前的算法并不能准确地估计分子间相互作用的绝对能量。溶剂效应、熵效应和受体灵活性等的准确计算是我们面临的重大挑战。基于分子对接原理改进现有分子对接方法将产生更有意义的筛选结果。

共价抑制剂药物在上市药物中占有的比重比较大,因此开展共价抑制剂分子设计也非常具有吸引力。目前分子对接技术对共价对接的柔性处理还比较有限,还没有专门针对共价对接的打分函数。这些方法虽然可以进行药物筛选,但是存在多种缺陷,比如打分不够准确,蛋白质柔性只局限于侧链取样等,因此开发出适合于共价对接的计算方法是未来药物设计的研究方向之一。

在计算药理学中,分子模拟现在已经成为药物设计和开发的重要工具。随着计算机硬件和相关算法的进步,未来的分子模拟可以在更大的生物体系中实现超长时间模拟尺度,如毫秒级模拟。这种长时间模拟有助于有效地处理药物结合对受体的诱导效应,并可用于实现最佳药物-受体结合模式,并收集更大的复合物构象样本用于更精确的结合自由能计算。另外,先进的QM/MM模拟方法也将会有助于揭示受体配体结合位点发生的实际反应机制,如共价结合等,这对设计出能够高效抑制疾病靶点的配体分子非常重要。因此,将分子模拟适当地与其他计算药理学方法和实验相结合,可以提高先导化合物的命中率,为最终发现新一代有效药物提供了机会。尽管利用分子模拟进行药物开发的前景令人鼓舞,但是要强化分子模拟技术在药物设计中的应用和影响,我们还有许多问题需要解决。比如通过分子力场改善来进一步提高结合自由能预测的准确性。当前常用的分子力场都是部分或者完全忽略了分子间极化作用,如电荷转移、电子间相互作用($\pi-\pi$、阳离子$-\pi$、卤键,等等)。在这些方面,可极化的力场开发应用或者量子力学计算将来可能会被用来帮助细化自由能计算,使其预测变得更为精细准确。随着分子模拟技术的完善,未来进一步促使这些技术方法在药物设计中的应用也成为一个重要方向。近年来,分子模拟在研究蛋白质-蛋白质相互作用中的应用越来越多。未来,随着计算机处理能力的不断增强,理论模拟方法在这一领域的应用将会更加普遍。例如,通过分子模拟进行充分的构象采样,研究蛋白质-蛋白质结合过程中蛋白质被诱导的构象变化、结合的主要驱动力以及相互作用表面的热点氨基酸残基识别等。总之,拓宽和深化分子模拟在生命科学研究扣药物研发项目中的应用范围是大势所趋。

随着人工智能技术的不断提高,计算机领域中的数据库、数据挖掘、图形学等技术已经广泛应用于药物-靶标构效关系研究,这为药物分子作用模式认定、药物作用机制推测和结构改造等药物设计的多个层面研究提供了先进的手段和方法。随着药物设计理论和技术的不断发展,利用计算模拟等技术获取到的蛋白质构象数据富集量将会越来越多。蛋白质构象数据库正好为基于大数据的人工智能在药物设计中的应用提供了切入口。人工智能在药物设计领域中的应用不仅增加了药物开发的准确性和可靠性,也为药物设计的理论思维提供了形象化的表达。分子模拟技术等作为数据产出工具,人工智能作为一种高效准确的算法,通过两种技术的融合进行理性药物设计,势必会为药物研发提供重要的数据依据和实验支撑。另外,随着人类基因组计划的完成,以及蛋白质组学的迅猛发展,大量与人类疾病关系密切的基因将会被发现,可用于药物开发的靶标蛋白同样也会随之急剧增加,在计算技术的推动下,利用计算模拟和人工智能技术进行药物研发已成为药物设计的必然趋势。

(蒋华良　阳怀宇　张乾森　杨琳琳)

参考文献

Bai F, Morcos F, Cheng R R, et al. Elucidating the druggable interface of protein-protein interactions using fragment docking and coevolutionary analysis. Proc Natl Acad Sci USA, 2016, 113(50): E8051 - E8058.

Bai F, Pi X, Li P, et al. A statistical thermodynamic model for ligands interacting with ion channels: Theoretical model and experimental validation of the KCNQ2 channel. Front Pharmacol, 2018, 9: 150.

Bai F, Xu Y, Chen J, et al. Free energy landscape for the binding process of huperzine a to acetylcholinesterase. Proc Natl Acad Sci USA, 2013, 110(11): 4273 - 4278.

Barber A F, Carnevale V, Klein M L, et al. Modulation of a voltage-gated Na^+ channel by sevoflurane involves multiple sites and distinct mechanisms. P Natl Acad Sci USA, 2014, 111(18): 6726 - 6731.

Bradshaw J M, McFarland J M, Paavilainen V O, et al. Prolonged and tunable residence time using reversible covalent kinase inhibitors. Nat Chem Biol, 2015, 11(7): 525 - 531.

Buch I, Giorgino T, De Fabritiis G. Complete reconstruction of an enzyme-inhibitor binding process by molecular dynamics simulations. Proc Natl Acad Sci USA, 2011,108(25): 10184 - 10189.

Du Y, Yang H, Xu Y, et al. Conformational transition and energy landscape of ErbB4 activated by neuregulinlbeta: One microsecond molecular dynamics simulations. J Am Chem Soc, 2012, 134(15): 6720 - 6731.

Lenselink E B, Louvel J, Forti A F, et al. Predicting binding affinities for GPCR ligands using free-energy perturbation. ACS Omega, 2016, 1(2): 293 - 304.

Li P, Chen Z, Xu H, et al. The gating charge pathway of an epilepsy-associated potassium channel accommodates chemical ligands. Cell Res, 2013, 23(9): 1106 - 1118.

Luo Q, Chen L, Cheng X, et al. An allosteric ligand-binding site in the extracellular cap of K2P channels. Nat Commun, 2017, 8(1): 378.

Manglik A, Lin H, Aryal D K, et al. Structure-based discovery of opioid analgesics with reduced side effects. Nature, 2016, 537(7619): 185 - 190.

Ren J, He Y, Chen W, et al. Thermodynamic and structural characterization of halogen bonding in protein-ligand interactions: A case study of PDE5 and its inhibitors. J Med Chem, 2014, 57(8): 3588 - 3593.

Shan Y B, Kim E T, Eastwood M P, et al. How does a drug molecule find its target binding site? J Am Chem Soc. 2011, 133(24): 9181 -9183.

Shukla D, Meng Y L, Roux B, et al. Activation pathway of Src kinase reveals intermediate states as targets for drug design. Nat Commun, 2014, 5: 3397.

Tautermann C S, Kiechle T, Seeliger D, et al. Molecular basis for the long duration of action and kinetic selectivity of tiotropium for the muscarinic

M3 receptor. J Med Chem, 2013, 56(21): 8746 - 8756.
Yang L, Yang D, de Graaf C, et al. Conformational states of the full-length glucagon receptor. Nat Commun, 2015, 6: 7859.
Zhang Q S, Zhou P Z, Chen Z X, et al. Dynamic PIP2 interactions with voltage sensor elements contribute to KCNQ2 channel gating. P Natl Acad Sci USA, 2013, 110(50): 20093 - 20098.

第四十二章 药理学新理论、新方法、新技术

第一节 结构生物学

一、概论

（一）定义

结构生物学是一门研究生物大分子（尤其是蛋白质和核酸）的分子结构特征和动态性，以及探索结构影响功能的原理的学科。结构生物学整合了分子生物学、生物化学和生物物理学的基本原理，利用一系列的成像技术，以“看见”生物大分子的结构为目标，在分子水平理解生物大分子的组装、功能发挥以及它们之间的相互作用方式。X 射线衍射、磁共振波谱和冷冻电镜是目前解析生物大分子三维结构的主要方法，3 种方法优势互补。

（二）研究历史

结构生物学概念的提出仅有 40 余年的历史，但结构生物学的起源却可以追溯到 19 世纪末。1895 年德国物理学家伦琴发现了 X 射线，随后德国物理学家马克斯·冯·劳厄在利用 X 射线研究晶体衍射时，成功发现了晶体中的 X 射线衍射现象，并借此证明了 X 射线的波特性。威廉·劳伦斯·布拉格推导出著名的布拉格方程，用于解释 X 射线衍射图谱，这些发现为以后 X 射线衍射解析生物大分子三维结构奠定了基础。1953 年，詹姆斯·沃森和佛朗西斯·克里克利用 DNA 的 X 射线图，推导出了 DNA 双螺旋的结构。而真正意义上的第一个大分子晶体结构是 1957 年解析的抹香鲸肌球蛋白分辨率为 6 Å 的三维结构，从而开启了 X 射线衍射解析生物大分子结构的新纪元。

（三）意义

解析大分子的三维结构可以从原子层面解答诸多复杂科学问题，如蛋白质分子结构的折叠、酶与配体或底物结合方式等。与此同时，精确的靶点三维模型也可以为基于结构的理性药物设计和基于结构的功能研究提供重要基础。

结构生物学被称为诺贝尔奖的摇篮，从 19 世纪末 X 射线晶体衍射理论被建立之后，有关 X 射线衍射、磁共振波谱和冷冻电镜的技术方面的研究曾先后多次获得诺贝尔化学、物理学、生理学或医学奖（表 42-1）。沃森和克里克共同发现了 DNA 双螺旋结构，获得了 1962 年诺贝尔生理学或医学奖，佩鲁兹与肯德鲁因测定了肌球蛋白的结构获得了同年的诺贝尔化学奖。随着晶体电子显微术的发展以及测定晶体结构直接法的发现，使得越来越多的生物大分子的结构被研究、解析，这两种技术也分别获得了 1982 年和 1985 年的诺贝尔化学奖。一些重要生物大分子的结构如光和反应中心的三维结构、核糖体的结构等结构的解析获得了诺贝尔化学奖。

在核磁领域，1952 年，费利克斯·布洛赫和爱德华·米尔斯·珀塞尔发展了用于核磁精密测量的新方法获得 1952 年诺贝尔物理学奖。1991 年，理查德·恩斯特因开发了高分辨率磁共振谱方法而获得诺贝尔化学奖。液态核磁的方法发展和核磁在共振成像方面的应用相继获得了 2002 年诺贝尔化学奖和 2003 年诺贝尔生理学或医学奖。

表 42-1　结构生物学相关领域部分诺奖统计

		诺贝尔奖(颁奖年份,获奖项目)		
		化学奖	物理学奖	生理学或医学奖
主要技术方法	X射线	1936年,利用偶极矩以及气体中的X射线和电子衍射研究分子结构 1946年,发现酶可以结晶并制备高纯度的酶和病毒蛋白 1958年,对蛋白质(尤其是胰岛素)结构组成进行研究 1962年,对肌球蛋白进行结构研究 1964年,利用X射线技术解析青霉素和维生素 B_{12} 的结构 1982年,发展了晶体电子显微术,并研究了具有重要生物学意义的核酸-蛋白质复合物的结构 1985年,在发展了测定晶体结构的直接算法 1988年,对光合反应中心的三维结构测定 2009年,对核糖体结构和功能方面的研究 2012年,对GPCR的研究	1901年,发现X射线 1914年,发现晶体X射线中的衍射现象 1915年,利用X射线对晶体结构的研究	1962年,发现了DNA双螺旋结构
	核磁	1991年,发展了高分辨率磁共振谱方法 2002年,利用磁共振谱学来解析溶液中的生物大分子三维结构的方法	1944年,发现原子核的磁特性 1952年,发展了用于核磁精密测量的新方法	2003年,发现了核磁在共振成像方面的应用
	电镜	2017年,发展了冷冻电镜用于溶液中生物分子的高分辨率结构测定的方法	1986年,设计了第一台电镜并研制扫描隧道显微镜	无

电镜领域的技术发展也异军突起。从1986年第一台电镜问世并研制扫描隧道显微镜,经过历代人的无数探索和努力,在冷冻制样技术、单电子计数探测器的研发及三维重构技术等方面都有了十足的突破,使研究生物大分子的复合物结构(>100 kDa)成为可能,冷冻电镜技术也因此获得了2017年诺贝尔化学奖。

二、研究方法

(一) X射线晶体学

X射线的本质是波长范围在0.01~100 Å的电磁辐射形式,主要是由于原子中的电子在能级间的跃迁所导致,用于晶体结构分析中的X射线波长一般在0.5~2 Å。由于X射线的波长与成键原子之间的距离十分相近,当X射线入射到晶体上,晶体内部结构(原子、电子)的三维周期排列可作为光栅散射X射线,通过测定散射波的强度,由此推导晶胞中的电子密度进而判断原子核的位置,进一步解析获得关于原子位置和化学键的信息,即可获得晶体结构。

X射线晶体学(X-ray crystallography)解析分子结构的基础是获得样品分子规则排列所形成的晶体,为获得晶体所采用的方法包括气相扩散法、液相扩散法、温度渐变法、真空升华法、对流法,等等。气相扩散法又可依据实验方式的不同,进一步细分为悬滴法、坐滴法、三明治法、油滴法以及微量透析法,其中又以坐滴法和悬滴法的使用频率最高。要形成蛋白质晶体,蛋白质分子首先需要在合适条件的母液中形成晶核,然后进入晶体的稳定生长状态,进而成长为足够大小的单晶。然而适合晶体生长的条件却极难预测,所以为了获得高质量的晶体,需要进行大规模的条件筛选和一系列的细致优化,主要包括沉淀剂种类和浓度(如聚乙二醇、盐类等)、温度、pH、离子强度、样品浓度,等等。

在获得样品晶体后,利用特定波长的X射线照射样品晶体,产生并记录相关衍射数据,最终解析分子结构。X射线的来源主要有两种,一种是通过高能电子流轰击铜靶(或钼靶),产生相应特征波长的X射线(一般为1.541 8 Å);另一种为利用同步辐射产生的X射线,同步辐射光具有频谱宽且连续可调、亮度高、高准直型、高偏振性、高纯净性、窄脉冲、高精确度以及高稳定性等性质,为X射线衍射方法解析蛋白质结构提供了有力支撑。

X 射线衍射方法的优势主要体现在利用此法解析出的三维结构具有较高的分辨率,能够提供精确的分子结构信息。但是该方法仅可以获得单一状态的三维晶体结构,无法阐明体内处于动态过程的蛋白质分子状态,且获得高质量的蛋白质晶体一定程度上制约了某些蛋白质结构的解析。即使如此,X 射线衍射法仍然是目前为止应用最广泛的研究手段,据统计,蛋白质数据库中(protein data bank,PDB)已收录的超过 14 万个结构中,通过 X 射线方法解析的结构占总数的 89.5%(图 42-1)。

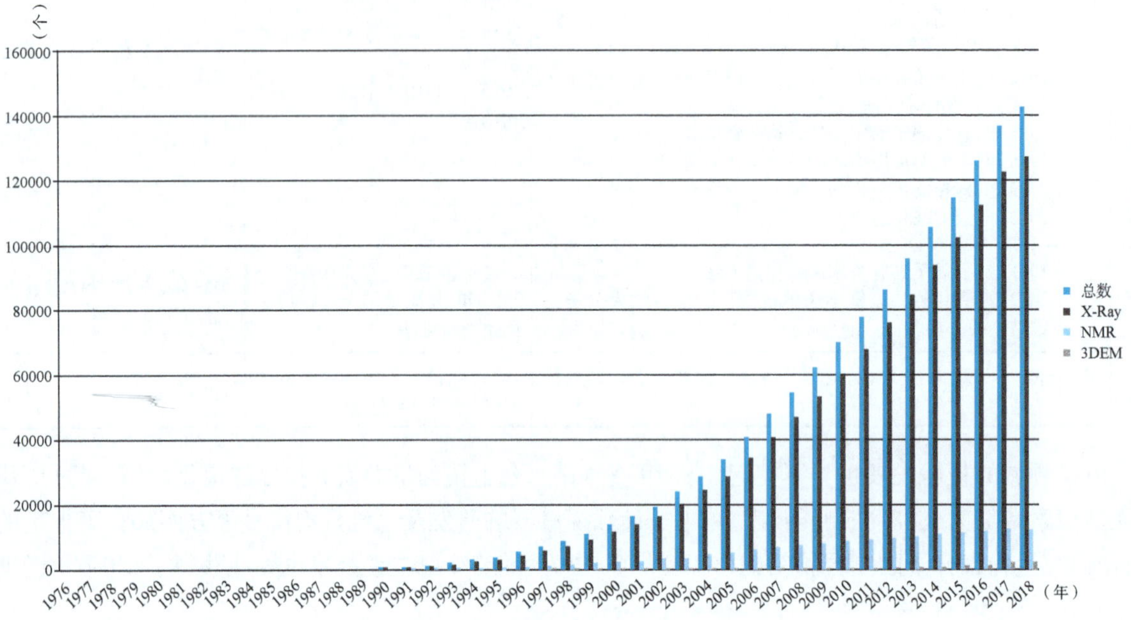

图 42-1　国际晶体学数据库解析的结构统计

(二) 磁共振波谱学

1938 年,Isidor Rabi 用分子束实验发现了磁共振现象,即外加磁场使磁矩不为零的原子核的自旋能级发生塞曼分裂(Zeeman splitting)后吸收特定频率的射频辐射的现象。这种原子核对某特定频率能量的吸收的现象被定义为共振(resonance),该特定的频率可用于分辨不同的原子核。此后,磁共振(nuclear magnetic resonance, NMR)技术在不断的发展中逐渐形成了有完整理论体系的学科——磁共振波谱学(nuclear magnetic resonance spectroscopy)。NMR 能够提供的参数主要有原子核自旋的化学位移、偶合常数和弛豫参数等。作为结构生物学的重要研究手段之一,磁共振波谱学被广泛应用于物理、化学、生物以及医学等领域,在生物学领域中主要用来研究溶液环境下生物大分子及其复合物的结构的测定,以及生物大分子-生物大分子、生物大分子-小分子配体的相互作用的研究等领域。

利用磁共振技术测定蛋白质结构的主要步骤是: ① 制备性质稳定成分均一的放射性核素标记的蛋白质溶液样品;② 采集磁共振波谱信号;③ 对蛋白质骨架和侧链的原子进行磁共振信号的归属分析,进行顺序共振识别(sequential resonance assignmol)和立体专一识别(stereo specific assignmol);④ 分析磁共振波谱信号,获取构象约束数据,如氨基酸取向、蛋白质骨架扭转角等;⑤ 依据约束信息,利用计算机软件模拟重构蛋白质空间结构,常用软件如 XPLOR-NIH、CYANA、GeNMR 等;⑥ 分析和评估测定的蛋白质结构。

截至目前,PDB 中收录的生物大分子结构中约 9%是通过 NMR 方法来测定的。在药物研发中,与 X 射线衍射方法相比,NMR 方法具有独特的优势: ① 无须制备蛋白质晶体样品,避免了蛋白质无法结晶,或者能够结晶但无法获取高分辨率的衍射图谱,或在解决相位问题时遇到的困难;② 无须测定蛋白质的整体空间结构,即可提供详细的结合部位信息和相互作用机制;③ 能够获得近似生理状态的液体介质中的蛋白质空间结构信息；④ 可以研究蛋白质在皮秒-毫秒时间尺度内的动力学过程。但同时，NMR 在测定蛋白质结构时也有一些限制：① 液体 NMR 需要较高浓度且较高稳定性的可溶性蛋白质样品；② NMR 更适于较小相对分子质量（25 kDa 或以下）蛋白质的结构测定。

（三）冷冻电镜

微观电子具有波粒二象性，高速电子的德布罗意波长相较于可见光波长更短，可以达到 0.1～0.2 nm，同时由于磁场可以约束电子流、产生透镜效应，因此电镜的放大倍数为几万至百万倍，即分辨率可达到原子级别。使用电镜可以观察和分析各种物理材料和生物样品的精细结构，故而电子显微技术被广泛应用在病毒学、癌症研究、纳米技术以及半导体研究等生物、物理相关学科，是极为重要的分析方法。

电镜是使用电子来展示物质的内部或表面结构的显微镜，通常由电子源、聚焦电子的透镜、真空装置、样品架和探测器五部分组成，可实现直接观察液体、半液体物理材料及对电子束敏感的病毒、亚细胞器等生物样品。其具体原理是，投射到生物样品上经过加速和聚集的电子会因与样品中的原子碰撞而改变方向，从而产生散射，在探测器上形成明暗不同的影像，该影像与样品的密度、厚度密切相关，最终经过放大、聚焦后在成像器件上显示出被观测样品。

该技术在 20 世纪 70 年代被发明，1975 年，理查德・亨德森等利用透射电镜获得细菌视紫红质 7 Å 分辨率的结构。为降低电子对生物大分子样品的辐射损伤，后续发展出在低温环境下进行透射电镜样品观察即冷冻电镜（cryo-electron microscopy，cryo－EM）。随后的几十年里，科研人员对冷冻传输装置、场发射电子枪以及成像装置进行了一系列的改进。21 世纪初，由于电镜具备了自动图像采集系统，同时由于能快速、动态记录电子衍射图的电荷耦合器件（charged-couple device，CCD）相机的广泛应用，使得数据收集的效率取得极大提升。此外，在三维重构的技术上，采用单颗粒三维重构的方法代替了中心截面定理的三维重构；在电镜硬件技术上，用电子直接探测相机（electron direct detection device，DDD）代替了 CCD 对数据的收集，避免了高分辨率信息的缺失。这两项技术上的革新，促使冷冻电镜在解析高分辨率生物大分子复合物上成为可能。

利用冷冻电镜技术解析蛋白质三维结构的主要步骤是：① 制备蛋白质样品。样品的相对分子质量一般要大于 100 kDa 且保持均一构象（单颗粒），为了降低电子束（electron beam）对样品的损伤以及保持样品在溶液中的构象，需要将样品在液态乙烷中快速冷冻（$>10^4$℃/s），使样品包埋在玻璃态冰中。② 进行样品观测及采集蛋白质在与电子束垂直方向上的二维投影的图像。③ 将采集到的图像进行分类、叠加平均以提高信噪比（signal-to-noise ratio）并重构蛋白质的三维结构。

与 X 射线衍射法以及 NMR 方法相比，冷冻电镜技术在研究生物大分子尤其是超分子复合物体系三维结构方面具有明显的优势。2013 年，以膜蛋白 TRPV1 接近原子分辨率（3.4 Å）的冷冻电镜结构解析为标志，冷冻电镜技术正式跨入“原子分辨率”时代。近年来，冷冻电镜技术正在引领着结构生物学的变革，或将成为研究生物大分子三维结构的主要手段。

三、结构生物学在药物研发中的应用

（一）基于三维结构的药物研发方法

1. *虚拟筛选*　虚拟筛选（virtual screening，VS）是一种用于药物发现的计算技术，通常用以搜索小分子库以识别最可能与药物靶标结合的结构。虚拟筛选也通常被称为“计算机化合物库自动化评估”。目前，虚拟筛选可以做到筛选超过 10^{60} 种化合物，并且随着筛选程序准确性的日益提高，虚拟筛选已经成为药物研发过程中重要的一环。常用虚拟筛选方法有基于药物分子化合物结构及基于药物作用靶点受体结构的两种筛选方法。

（1）基于化合物结构的筛选：该方法给定一系列结构上有一定差异的配体化合物，利用这组配体中包含的集体信息建立受体模型,也被称为药效团模型。然后将候选配体与该药效团模型进行模拟比较确定它是否与其相容,根据结果判断其结合受体的可能性大小。此外,另一种基于化合物结构虚拟筛选的方法是 2D 化学相似性分析,该方法主要用来搜索分子数据库中包含一种或多种活性分子结构的化合物,其优势在于只需保留化合物库中和参考化合物结构相似的分子,便可快捷、迅速、可靠地预测合适的候选化合物。

(2) 基于受体结构的筛选:配体分子可以通过使用对接(docking)搜索算法辅助以打分功能来结合到特定受体的活性位点,因此可以找到其识别特定配体的关键因素进而筛选出最有可能结合该活性位点的化合物。在进行分子对接筛选时,首先要获得靶标蛋白结构,通常蛋白质结构可以通过生物物理学技术,如 X 射线晶体学、NMR 光谱法或冷冻电镜技术获得,但也可来源于同源建模结构。随后将蛋白质结构和潜在配体的数据库输入至对接程序,值得注意的是算法和评分功能是对接程序能否取得成功的关键要素。目前对接筛选算法主要包括:① 化合物可旋转键的系统或随机扭转搜索;② 分子动力学模拟(molecular dynamics simulations);③ 遗传算法(genetic algorithm),将低能量构象通过"进化"得到新的构象后用相应的函数迭代到下一步的算法。

2. *基于片段的药物发现*　基于片段的药物(fragment-based drug discovery, FBDD)发现将传统药物研发中的化合物库随机筛选方法与基于结构的药物设计方法结合,以筛选小片段结构为起点,接着获取靶点蛋白与小片段的结构信息,基于结构有效地对片段化合物进行优化或连接,提高亲和力和类药性,获得先导化合物。基于片段的药物设计分为 4 个阶段:① 片段库的建立,片段库要考虑库容量(1 000~10 000)、化学结构多样性、类药性,并且要避免不合理的基团衍生化。② 片段筛选,采用灵敏的检测技术筛选片段库,发现能与药物靶点结合的片段。主要方法有片段分子的高浓度生物活性筛选、基于 X 射线单晶衍射技术的生物活性筛选、基于 SPR 的结合活性筛选、基于质谱技术的生物活性筛选、基于磁共振技术的活性片段筛选、计算机辅助片段检测。③ 确定片段与药物靶点的结构信息,确定片段与药物靶点结合的结构信息对于指导片段转为先导化合物起到至关重要的作用,可以采用磁共振、质谱、X 射线单晶衍射等方法考察片段与药物靶点结合区域以及如何互相作用。④ 根据片段与药物靶点相互作用的结构信息来指导对片段进行优化或衍生化,或将作用于不同口袋的片段连接,构建新分子,采用方法有片段生长法、片段连接法、片段的自我组装等方法。

3. *基于三维结构的全新药物设计*　除了可以利用分子对接法筛选小分子化合物库进行药物研究外,还可以基于三维结构进行全新药物设计。所谓全新药物设计,即根据靶点蛋白质三维结构,直接设计出与靶点蛋白质活性部位性状和性质互补的配体分子。由于此方法能够设计出结构全新、具有启发性的化合物,因此被称为全新或者从头药物设计。

使用全新药物设计的方法,首先需要分析靶点三维结构中的活性部位或者配体结合口袋,找出其中与配体结合相关的氨基酸残基,表征活性部位或结合口袋的特征(如疏水区域、氢键供体区域、氢键受体区域、静电场分布、溶剂效应等)。随后将基本构建基团放置在活性部位,通过不同策略生成完整分子。最后计算新设计的分子与靶点蛋白的结合能,预测分子的药理活性。

全新药物设计目前正处于快速发展之中,已经有许多成功案例,如 AChE 抑制剂的设计。但此方法也存在一些问题,如往往会忽视分子各片段自身的柔性导致所设计分子的结构偏差较大、缺乏有效的方法来评价所设计的分子等。随着全新药物设计方法的研究和应用不断深入,此方法有望成为药物设计的一种重要的研究手段。

(二) 基于三维结构设计的药物

20 世纪 70 年代末期,随着靶标分子以及靶标分子与原型药物分子或配体三维结构的解析,基于结构的药物设计开始成形。最初,靶点的 X 线晶体结构信息十分有限,只好利用与靶标蛋白具有高同源度的蛋白的晶体结构来模拟靶标的三维结构。20世纪80年代，结构生物学技术迅猛发展，为越来越多的疾病相关靶标蛋白提供了结构信息。同时，化学合成技术也迅猛发展，为基于结构的设计提供了创造性设计的能力。基于结构的药物设计通常可以在保证和优化类药性质的前提下，提高配体的效能(potency)、亲和力(affinity)和选择性(selectivity)。

到2012年，基于三维结构设计的FDA批准药物达到35种，主要用于治疗高血压、艾滋病、癌症等疾病。首例基于结构的药物设计成功案例是百时美施贵宝(Bristol-Myers Squibb, BMS)公司研发的用于治疗高血压的ACEI卡托普利，研究者们利用血管紧张素转换酶的相似酶——羧基肽酶A(carboxypeptidase A)的三维晶体结构以及从蛇毒里提取的天然ACEI，成功研发了卡托普利，该化合物1981年被FDA批准用于治疗高血压。在此之后，基于结构的药物设计很快被应用于其他疾病领域，例如，用于治疗艾滋病的HIV-1蛋白酶抑制剂茚地那韦(indinavir，1996年)以及HIV逆转录酶抑制剂利匹韦林(rilpivirine，2011年)、用于治疗高血压的肾素(renin)抑制剂阿利吉仑(aliskiren，2007年)、治疗流感的神经氨酸苷酶(neurainidase)抑制剂扎那米韦(zanamivir，1999年)和奥塞米韦(oseltamivir，1999年)、用于治疗癌症的蛋白激酶抑制剂伊马替尼(imatinib，2001年)、尼洛替尼(nilotinib，2006年)和达沙替尼(dasatinib，2006年)、用于治疗丙型肝炎的NS3/4A丝氨酸蛋白酶抑制剂波普瑞韦(boceprevir，2011年)和特拉匹韦(telaprevir，2011年)、用于治疗复发性多发骨髓瘤的蛋白酶体抑制剂卡非佐米(carfilzomib，2012年)、用于治疗静脉血栓症、抗凝血药物的凝血酶抑制剂达比加群酯(dabigatran etexilate，2010年)等。

(赵　强　杨振霖)

第二节　高通量和高内涵药物筛选技术

新药的研究和开发关乎人类健康与生命，而筛选是发现新药的源头和主要手段。药物筛选经历了人类无意识的自然筛选到有意识的主动筛选这一漫长过程。近年来迅速发展起来的功能基因组学、蛋白质组学、分子生物学、组合化学、计算机科学和信息学等为药物的高效筛选提供了新的科学基础和技术平台，正在推进新药创制事业的蓬勃发展。药物筛选(drug screening)是以发现新药(drug discovery)为目的，对可能药用的物质进行初步的生物活性、药理作用和药用价值评估的过程。从靠自身尝试以动物代替开展药物筛选的进化极大地促进了现代药物学的发展，但这种方法粗犷、通量极低、用途局限，难以在短期内对一定数量的样品开展有效和经济的筛选。

20世纪末，随着细胞生物学、分子药理学、病理生理学和计算机技术等学科的发展与交叉，药物作用机制(如受体和酶与疾病的关系)不断被阐明，促使药物筛选从整体动物转向体外实验。同时，组合化学的出现使得人们可以通过较少的步骤在短时间内同步合成大量的化合物。在这种背景下高通量筛选(high-throughput screening, HTS)技术应运而生。高通量筛选技术是在传统筛选手段的基础上，综合应用多种先进技术和制造工艺，实现了药物筛选微量、快速、灵敏和规模化的目标，是当代新药发现技术的重大进步。本章就高通量和高内涵筛选技术的发展历程、技术优势、关键组成、筛选模式、检测方法、应用现状和未来趋势进行简要介绍。

一、高通量筛选技术

(一) 高通量筛选技术概述

高通量筛选是指以分子和/或细胞水平的实验方法为基础，采用微孔平板作为实验载体和自动化工

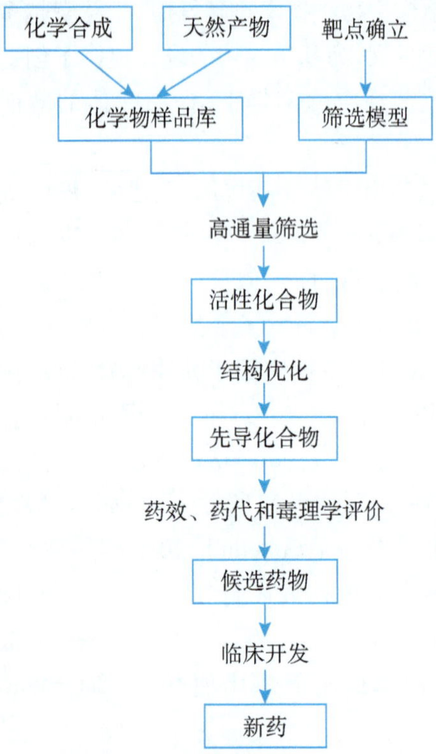

图 42-2 现代新药研发的基本流程

具操作实验步骤,通过快速灵敏的检测装置对海量样品进行生物活性测定,将采集的实验数据进行数字化分析处理,并以相应的信息管理软件支持整个系统正常运转的技术体系。应用高通量手段可以在短时间内发现和鉴定有突出生物效应的活性化合物(hit);这些化合物经过化学修饰后通过常规或高通量筛选技术来评估其活性,以期发现更为特异有效的先导化合物(lead compound);后者进一步经细胞、离体器官和动物模型研究能够确定出相应的药效、药代和毒理学特征,最终成为具有深入开发前景的候选药物(drug candidates)进入人体临床试验(图 42-2)。

大规模化合物样品是实现高通量药物筛选的物质基础。样品的来源主要有人工合成和分离纯化的天然产物。组合化学(combinatorial chemistry, CC)和组合化合物库是为了适应高通量药物筛选而发展起来的新兴领域。在此基础上延伸发展的 DNA 编码化合物库(DNA encoded compound library, DEL)技术是组合化学和分子生物学的完美结晶,它借助高通量测序手段使得活性化合物筛选变得前所未有的快捷和高效。该技术是在传统组合化学的基础上,将一个具体的化合物与一段独特序列的 DNA 在分子水平链接(即对小分子化合物进行 DNA 编码)。化合物的结构单元与 DNA 序列存在一一对应关系。在与相应靶点相互作用后就可通过对 DNA 序列的识别找到对应化合物的结构信息,然后采用这个特定化合物针对靶点进行活性确认,从而克服了组合化学产生的巨型化合物库无法有效用于药物筛选的困难。

分子和细胞水平的实验方法是实现高通量药物筛选的技术基础。用于筛选的细胞模型包括各种正常、癌变、经基因转染或敲除的细胞。分子水平的药物筛选模型是高通量筛选使用最多的手段,包括酶、受体、离子通道、核酸以及蛋白质分子间相互作用等。这些基于不同水平和靶点的药物筛选模型为自动化操作提供了依托,是实现大样本量筛选和“一药多筛”目标的支撑。

微量化反应容积、自动化操作工具、高灵敏检测技术和数字化信息管理都在海量化合物的微量、快速、高效和低成本系统化筛选上发挥了重要作用。微孔板的广泛使用提高了筛选效率,大大减少了样品和试剂的消耗。自动化工作站的建立可以高效、连续地完成实验的基本操作。灵敏的检测技术能够准确降低反映受体结合活力、酶动力学反应和细胞功能状态。数据库管理系统的引入使得高通量筛选过程中的样品信息和活性数据等得到了良好的整合及应用。

(二) 高通量筛选组成要素

1. *化合物样品库* 拥有足够数量和结构各异的化合物样品是实施高通量药物筛选的基本条件之一,也是发现活性化合物的关键。化合物样品库是由诸多具有不同属性的有机化合物所组成的,包括人工合成和天然产物等来源。

(1) 人工合成:化合物人工合成可分为常规化学合成和组合化学合成两种方法。常规化学合成方法获得的化合物种类有限,不可能在短时间内提供大量结构不同的化合物。20 世纪 90 年代兴起的组合化学,其基本原理是把各种构建单元通过化学合成衍生出一系列结构相关但有序变化的分子群体。组合化学技术大幅度提高了新化合物的合成效率,减少了时间和资金的消耗。目前常用的组合化学合成方法包括固相和液相合成两大类。固相合成即先把反应物连接到一个固相载体(通常是官能团化的高分子材料)上,然后在非均相的条件下进行有机反应,被广泛应用于大数目样品库的合成。液相合成采用一步多组分或一锅多步反应的经典技术,包括多组分合成法和官能团转换法。多组分反应速度快、易操作,适用于合成数量大和多样化的化合物样品库。官能团转化法灵活方便,尤宜于数目较小的系列化合物样品库的制备,常用来进行结构修饰改造和构效关系研究。

但组合化学技术在合成复杂结构和创造高度多样性方面存在“先天缺陷”,因此运用组合化学手段合成和积累的数百万个化合物在过去十余年中并没有展现出新药筛选所期望的亮点,也没有促进更多的候选药物进入临床和作为新药获准上市。近年来兴起的 DNA 编码化合物库技术有望改变这一局面。

(2) 天然来源化合物: 从来源于陆地或海洋的动植物和微生物产生的次级代谢产物中提取、分离获得的单体化合物,其母核结构和活性基团是通过长期的自然选择而形成的,它们的结构特征和生物活性较之合成化合物优势显著。据 2016 年 Newman 在 *Journal of Natural Products* 上发表的一篇最新综述显示,1981~2014 年间上市的药物中约有 36%直接或间接来源于天然产物。因此,结构多样的天然化合物及其衍生物在创新药物的研究中具有极其重要的地位。

长期以来,天然药物研究所采取的技术路线主要是以体内外药理活性跟踪检测为基础,从动植物或微生物来源的生物材料中提取、分离和鉴定有效成分,必要时进行结构修饰改造,最终确定药物先导化合物。组合生物合成(combinatorial biosynthesis)是新近发展起来的一种扩展天然产物结构多样性、以满足药物发现和开发需要的新方法,属于合成生物学(synthetic biology)范畴,主要基于化合物已知的生物合成途径,通过对微生物次生代谢产物合成途径中涉及的一些酶的编码基因进行操控,来获得可能具有生物活性的(抗生素)衍生物或具有新结构的已有药物类似物。以组合生物合成的原理可以创造“非天然”的天然化合物,因此受到研究人员的高度重视。

2. *药物靶点和筛选模型*　药物靶点是指能够与特定药物特异性结合并产生治疗疾病作用或调节生理功能的生物大分子或其他分子结构。药物靶点的开发和利用是新药研究的热点。根据人类基因组序列预测,人体内存在 5 000~10 000 个具有开发价值的药物靶点,因此,研究药物作用新靶点的潜力巨大。与之配合,相继出现了许多新的药物筛选模型。

在市售的处方药中不同靶点所占的比重各不相同。2016 年以人类蛋白质家族为药物靶点进行的统计显示,以酶为靶点的药物占比在 56%,是最主要的作用靶点;靶向 GPCR 的药物约占 12%;靶向离子通道的药物约占 19%;靶向核受体的药物约占 3%;其余靶点的占有率约为 10%。下文就酶、受体和离子通道 3 种主要的药物靶点及相应的筛选模型进行简要的介绍。

(1) 酶: 酶是由活细胞合成、对特异底物进行高效催化的蛋白质,是体内生化反应的重要催化剂。按酶促反应的性质,可把酶分成六大类: 氧化还原酶类、转移酶类、水解酶类、裂解酶类、异构酶类和合成酶类。设为药物靶点的酶一般在疾病进程中与病理性代谢途径、信号转导、蛋白质加工或免疫反应等密切相关。药物以酶为作用靶点,可以对酶产生抑制、诱导、激活或复活的效应,但大多数的药物是酶抑制剂,表 42-2 列出了部分常见的酶靶点及其代表性药物。下面以水解酶类中的蛋白酶为例简述以酶为靶点的高通筛选模型。

蛋白酶是一种催化蛋白质水解的酶类,也称内肽酶,能切开蛋白质多肽链内部的肽键。内肽酶对底物的选择性较高,作用部位具有专一性,如胰蛋白酶催化水解碱性氨基酸(精氨酸、赖氨酸)的肽键,这种选择性是筛选特异性蛋白酶抑制剂的先决条件。以蛋白酶为靶点的高通量药物筛选一般直接检测酶的活性,通用的方法是标记底物,测定相关产物的生成。也可将酶进行标记,通过检测化合物样品与酶的结合力来确定其亲和力,但过程不涉及酶活性,如以青霉素结合蛋白为靶点的抗生素高通量筛选方法。

表 42-2 常见酶靶点及其代表性药物

酶	作用性质	代表药物
醛脱氢酶(aldehyde dehydrogenase)	抑制剂	双硫仑(disulfiram)
单胺氧化酶(monoamine oxidase, MAO)	抑制剂	反苯环丙胺(tranylcypromine)
环氧合酶(cyclooxygenase, COX)	抑制剂	阿司匹林(aspirin)
二氢叶酸还原酶(dihydrofolate reductase)	抑制剂	甲氧苄啶(trimethoprime)
蛋白激酶 C(protein kinase C)	抑制剂	米替福新(miltefosine)
儿茶酚胺-*O*-甲基转移酶(catecholamine-*O*-methyltransferase)	抑制剂	恩他卡朋(entacapone)
RNA 聚合酶(RNA polymerase)	抑制剂	安莎霉素类(ansamycins)
逆转录酶(reverse transcriptase)	抑制剂	齐多夫定(idovudine)
人凝血因子(coagulation factor)	激动剂	凝血因子Ⅸ复合物(factor Ⅸ complex)
人凝血因子 Xa(human factor Xa)	抑制剂	磺达肝素(fondaparinux)
血管紧张素转化酶(angiotensin converting enzyme, ACE)	抑制剂	卡托普利(captopril)
乙酰胆碱酯酶(acetylcholinesterase, AChE)	抑制剂	毒扁豆碱(physostigmine)
	激动剂	双复磷(obidoxim)
磷酸二酯酶(phosphodiesterase, PDE)	抑制剂	咖啡因(caffein)
糖苷酶(glycoside hydrolase)	抑制剂	阿卡波糖(acarbose)
脂肪酶(lipase)	抑制剂	奥利司他(orlistat)
多巴脱羧酶(DOPA decarboxylase)	抑制剂	卡比多巴(carbidopa)
可溶性鸟苷环化酶(soluble guanylyl cyclase)	激动剂	吗多明(molsidomine)
DNA 解旋酶(DNA gyrase)	抑制剂	氟喹诺酮类(fluoroquinolones)
拓扑异构酶(topoisomerase)	抑制剂	伊立替康(irinotecan),依托泊苷(etoposide)
胸苷酸合成酶(thymidylate synthase)	抑制剂	氟尿嘧啶(fluorouracil)

(2) 受体:受体与许多重要疾病的发生、发展关系密切,因此以特定受体为靶点的药物研究方兴未艾。2016 年全球最畅销的 20 种药品中以受体为靶点的药物约占了一半。表 42-3 列出了部分常见的受体靶点及其性代表药物。

受体包括膜受体和核受体两类,根据膜受体的结构又可将其分为三类:环状受体(配体依赖性离子通道)、七次跨膜 α 螺旋 G 蛋白偶联受体(GPCR)和单次跨膜螺旋受体(酪氨激酶受体和非酪氨酸蛋白激酶受体)。其中 GPCR 是目前药物研发中最为成功的药靶。迄今,发现的 1 000 多种 GPCR 尽管功能复杂多样,但结构却非常保守,其特点为 7 个跨膜的 α 螺旋结构,N 端在胞外,C 端在胞内,胞质面第三个环能与鸟苷酸结合蛋白(guanylate binding protein,简称 G 蛋白)相偶联,从而影响腺苷酸环化酶(adenylate cyclase, AC)或 PLC 等的活性,使细胞内产生第二信使。核受体没有跨膜区段,整个氨基酸链都位于可溶性胞质或细胞核内,是目前所知最大的真核转录调节因子超家族。根据配体的化学性质,核受体可分为三类:类固醇激素受体、非类固醇激素受体和至今尚未发现其天然配体的孤儿型受体。核受体通过与细胞核内 DNA 调控元件作用,调节蛋白质合成水平,影响机体的生长发育、细胞分化和代谢凋亡等诸多生命过程,是一类重要的药物靶点。

以受体为靶点的药物筛选方法主要包括分子水平的受体-配体结合活力测定和细胞水平的受体功能检测。前者采用放射性或非放射性(如荧光偏振)手段,以均相或非均相的形式评价被测样品与标记配体竞争结合特定受体的能力，结果明确直观，适用于膜、核两类受体。

受体结合实验发现的阳性化合物必须经过在活细胞内进行的功能检测才能确定其药理学特征，即激动剂、部分激动剂、拮抗剂或部分拮抗剂。对 GPCR 而言，可以测定细胞信号转导通路中信使或效应分子，如腺苷酸环化酶等的活性或 Ca^{2+} 浓度来间接反映受体的功能状态。由于核受体的信号途径非常复杂，精确定量其靶基因的活化水平十分困难，采用报告基因（reporter gene）表达系统则能突破这一技术屏障。通过共转染方法引入相关受体及含有受配体应答元件调控的报告基因即可模拟受体的激活过程。根据报告分子（如绿色荧光蛋白或荧光素酶等）的水平来判断被测样品的活性。在实验体系中转入监测质粒就能够用于区分细胞毒性和拮抗效应的差别。

表 42－3 常见受体靶点及其代表性药物

受 体	作用性质	代表药物
乙酰胆碱受体	激动剂	双烯丙毒马钱碱（alcuronium）
	拮抗剂	氯化琥珀胆碱（suxamethonium）
	调节剂	加兰他敏（galantamine）
肾上腺素受体（adrenoceptor）	激动剂	肾上腺素（adrenaline）
α_1 和 α_2 受体	激动剂	塞洛唑啉（xylometazoline）
α_1 受体	拮抗剂	麦角胺（ergotamine）
α_2 受体	激动剂	甲基多巴（methyldopa）
β 受体	拮抗剂	异丙肾上腺素（isoprenaline）
β_1 受体	拮抗剂	普萘洛尔（propranolol）
β_2 受体	激动剂	沙丁胺醇（salbutamol）
β_2 受体	拮抗剂	普萘洛尔（propranolol）
多巴胺受体（dopamine receptor）	激动剂	左旋多巴（levodopa）
D_2，D_3 和 D_4 受体	激动剂	阿扑吗啡（apomorphine）
D_2，D_3 和 D_4 受体	拮抗剂	氯丙嗪（chlorpromazine）
胰高血糖素受体（glucagon receptor）	激动剂	胰高血糖素（glucagon）
胰高血糖素样肽－1（glucagon-like peptide －1 receptor）	激动剂	艾塞那肽（exenatide）
组胺受体（histamine receptor）		
H_1 受体	拮抗剂	苯海拉明（diphenhydramine）
H_2 受体	拮抗剂	西咪替丁（cimetidine）
阿片样受体（opioid receptor）		
μ 阿片样受体	激动剂	吗啡（morphine）
M、κ 和 δ 阿片样受体	拮抗剂	纳曲酮（naltrexone）
κ 阿片样受体	拮抗剂	丁丙诺啡（buprenorphine）
5-羟色胺受体	部分激动剂	麦角新碱（ergometrine）
$5-THR_{1A}$	部分激动剂	丁螺环酮（buspirone）
$5-THR_{1B/1D}$	激动剂	曲坦类（triptans）
$5-THR_{2A}$	拮抗剂	喹硫平（quetiapine）
$5-THR_3$	拮抗剂	格拉司琼（granisetron）

续 表

受 体	作用性质	代表药物
5-THR_4	部分激动剂	替加色罗(tegaserode)
生长激素受体	拮抗剂	培维索孟(pegvisomant)
IL-1受体	拮抗剂	阿那白滞素(anakinra)
IL-2受体	激动剂	阿地白介素(aldesleukin)
TNF受体(tumor necrosis factor α, TNF-α receptor)	激动剂	依那西普(etanercept)
胰岛素受体	激动剂	胰岛素(insulin)
	增敏剂	双胍类(biguanides)
	拮抗剂	螺内酯(spironolactone)
糖皮质激素受体	激动剂	糖皮质激素(glucocorticoids)
促肾上腺皮质激素受体	激动剂	替可克肽(tetracosactide)

(3) 离子通道:离子通道是一类通过调节细胞内离子水平而发挥生理效应的膜蛋白,在复杂细胞生物体内,离子通道为细胞或组织间传递动作电位形式的电信号提供了结构基础。很多疾病的发生都与离子通道的功能改变有关。例如,电压门控钾通道缺陷会引起良性家族性新生儿惊觉,电压门控氯通道突变可能引起全身性癫痫,偏头痛是神经性离子通道病,P/Q型电压门控钙离子通道功能异常会引起偏头痛。除此之外,高血钾性周期性麻痹、高血压、老年性痴呆等疾病也与离子通道有一定联系。靶向这些疾病相关的离子通道可以进行新药开发和疾病治疗。在表42-4中列出了部分常见的离子通道靶点及其代表性药物。

离子通道筛选模型通常是用表达特定离子通道的稳定细胞系寻找新型离子通道阻断剂或开放剂。传统的"人工膜片钳"电生理学技术被认为是离子通道功能测量的"金标准",但这种方法耗费人力,价格昂贵不适用于化合物的初期筛选。近年来,平面阵列膜片钳技术如IonWorks HT系统和IonWorks Quattro系统发展出特定孔的电压进行控制的多孔阵列,不但提高了保真记录的能力,而且数据的产量比人工方法提高了15~45倍,现在已用于药物的高通量筛选。

表42-4 常见离子通道靶点及其代表性药物

离子通道	作用性质	代表药物
电压门控性钙离子通道		
普遍存在的钙离子通道	阻滞剂	奥卡西平(oxcarbazepine)
血吸虫体内的钙离子通道	阻滞剂	吡喹酮(praziquantel)
L型通道	阻滞剂	二氢吡啶类(dihydropyridines)
T型通道	阻滞剂	琥珀酰亚胺类(succinimides)
钾离子通道		
上皮钾离子通道	开放剂	二氮嗪(diazoxide)
	阻滞剂	那格列奈(nateglinide)
	阻滞剂	胺碘酮(amiodarone)
钠离子通道		
上皮钠离子通道	阻滞剂	阿米洛利(amiloride)
电压门控性钠离子通道	阻滞剂	卡马西平(carbamazepine)

续　表

离　子　通　道	作 用 性 质	代　表　药　物
兰尼碱-肌醇 1,4,5 - 三磷酸肌醇受体钙离子通道		
兰尼碱受体	阻滞剂	丹曲林(dantrolene)
瞬时受体电位钙离子通道		
$TRPV_1$ 受体	阻滞剂	对乙酰氨基酚(acetaminophen)
氯离子通道	阻滞剂	色甘酸钠(cromolyn sodium)
	激动剂	伊维菌素(ivermectin)

3. 高通量筛选技术

(1) 微量化技术：高通量筛选通常在微孔板上进行，96 孔和 384 孔平板仍是目前最常用的标准样式，更高密度的平板也被成功应用于超高通量筛选(ultra high-throughput screening, uHTS)。然而，开孔密度越高，对实验的要求越严，当反应体积小于 1μL 时，液体蒸发和微量液体分配会变得难以控制。因此要想发展超高通量筛选，就得跨越这些技术和操作障碍。

生物芯片(biochip)技术是通过微加工工艺将大量生物分子(如核酸、多肽)以及组织和细胞等按照预先设置的排列方式固定在厘米见方的芯片片基(玻璃或硅片)上，利用生物分子之间的特异性亲和反应，实现对配体如基因、抗原或蛋白质等生物活性物质的分析。该技术可减少几个数量级的试剂消耗量，并能提高数据的质量和规模。

(2) 自动化技术：自动化操作系统主要是指由计算机控制的全自动实验室操作设备，俗称药物筛选机器人。良好的自动化设备需要拥有完善的计算机软件和良好的人机对话窗口，操作人员可以根据筛选模型的要求编写相应的操作程序，自动连续地完成实验的基本操作。此外，实验室自动化工作站可以串联多种检测仪器，实现实验操作、结果检测、数据分析一体化。

(3) 活性检测技术：检测技术的进步乃是提高筛选效率和命中率、使实验系统完全自动化的基本条件。近年来，国际上发展了许多新型检测技术，集数种检试功能(可见光、紫外光、荧光、化学发光等)于一体的仪器层出不穷。这些新技术包括：基于放射性活性的亲和闪烁检测方法、基于荧光信号的荧光共振能量传递检测方法和基于化学发光的报告基因检测方法及 Alpha 筛选检测方法等。以下简述部分检测技术的原理和特点：

生物发光共振能量转移(bioluminescence resonance energy transfer, BRET)是近十年来出现的一种新型蛋白质-蛋白质相互作用检测技术，其最大优势是能在活细胞中开展实时分析，例如将 Rluc 和 EYFP 与目标蛋白或辅蛋白融合表达后跟荧光素酶底物腔肠素反应。当能量供体 Rluc 和能量受体 EYFP 距离较近(10~100 Å)时，能量将从 Rluc(峰值 480 nm)传递到 EYFP，并激发后者产生波长为 530 nm 的发射光。由于 BRET 信号是一个比率数而非绝对值，因此消除了细胞数、细胞类型和其他实验变量而引起的数据变量。报告基因(reporter gene)检测法是将靶点的基因转录调控元件插入报告基因的上游，构建成报告基因质粒，然后转染细胞，适当刺激或处理后裂解细胞，通过测定报告基因编码的酶或蛋白质之活性来间接反映不同刺激对基因转录调控元件的影响。常用的报告基因有荧光素酶、氯霉素乙酰基转移酶和 β -半乳糖苷酶和绿色荧光蛋白等。此外，还有许多基于细胞水平的检测方法，用以验证化合物样品对细胞的功能如增殖分化、信号转导和转录翻译等的影响，包括放射性标记掺入法、四唑盐还原法(如 MTT 和 CCK 等)、Alamar Blue 实验(即 BrDU 掺入法)等。

(4) 信息管理技术：为了适应化合物样品库储量的不断扩大和高通量筛选能力的不断提高，需要建立一套完善的样品储存、管理和数据处理系统。一般可以采用商业化软件(如英国 IDBS 公司开发的

ActivityBase®和美国剑桥公司开发的 ChemOffice®软件)建立数据管理系统,确保化合物样品信息高通量筛选数据得到有效整合和高效管理。

4. 高通量筛选系统的评价　对高通量筛选系统的正确评价可以判断整个药物筛选实验的质量和由此所获得结果之可靠性,主要指标包括稳定性、板均一性和信号变异性和实验可重复性。为了使筛选模型达到筛选的要求,在验证时引入一些定量指标,包括信号本底比(signal-to-background ratio, S/B)、信噪比(signal-to-noise ratio, S/N)、变异系数(coefficient of variation, CV)和Z′因子(Z′ factor)。计算公式分别为:

$$S/B = M_{signal}/M_{background}$$

$$S/N = (M_{background} - M_{background})/SD_{background}$$

$$CV(\%) = SD/M \times 100\%$$

$$Z' = 1-3\times(SD_{signal}+SD_{background})/|(M_{signal} - M_{background})|$$

式中,M_{signal} 为测得信号数据的平均值,$M_{background}$ 为测得本底的平均值,SD_{signal} 为测得信号数据的标准差,$SD_{background}$ 为测得本底的标准差。

S/B 反映筛选模型信号平均值与本底平均值之间的差距。一般来讲,S/B 值越大,信号与本底的差距越大,筛选模型对被测样品的区分度越大。S/N 值是仪器分析中常用的评价参数。噪声 background 系指在同样的条件下,阴性对照所产生的记录信号。CV 值反映筛选模型信号的变异情况,用以评价方法的稳定性。Z′因子巧妙地把信号的动态变化区间和信号变异性相结合,进行综合统计分析,弥补了单独使用 S/B 或 S/N 的不足,因而被广泛接受,成为评价高通量药物筛选质量的最重要指标。由上述 Z′因子的计算公式还可通过推导得到下列公式:

$$Z' = 1 - 0.03 \times (|S/B| \times CV_{signal} + CV_{background})/(|S/B| - 1)$$

Z′因子是评估测试方法质量的主要参数,它的绝对值从 0~1。一个理想的高通量筛选模型一般要求 Z′因子大于 0.4,S/B 大于 3,S/N 大于 10,CV 小于 10%,达到这一标准的筛选实验结果才可接受。

除了上述评价指标外,在初建筛选模型时,还必须根据实验产生的相关数据计算阳性对照物的 EC_{50} 值或 IC_{50} 值,与文献报道值进行比较可以基本判断模型的可行性。计算值与报道值在一定范围内的差异对筛选结果的评估影响不大。

(三) 结语

高通量筛选技术在发达国家已经成熟,我国虽然起步较晚,但发展速度很快。1996 年中国医学科学院药物研究所引进了国内第一台自动化实验工作站。中国科学院上海药物研究所创建的国家级药物筛选平台——国家新药筛选中心目前拥有我国规模最大的化合物样品库,其储量在 2017 年已逾近 220 万种,建立了常规和高通量筛选模型 526 种,为国内各类药物研究机构提供了大量的筛选服务,有力推动了我国医药产业的创新发展。

二、高内涵筛选技术

(一) 高内涵筛选技术概述

随着生命科学和生物技术日新月异的发展,特别是人类基因组计划的成功实施,使生物医学领域进入了崭新的时代。目前生物医学领域主要面临的挑战是如何解释发现的千千万万的基因的生理功能。从研究的角度来看,分析各基因编码的蛋白质在不同的生理或病理状态下功能的变化、蛋白质与生物大分子之间的相互作用方式以及对不同的蛋白质对下游信号转导途径的影响,能帮助人们深入地了解疾病的发生机制,同时也能发现潜在的药物作用靶点。传统的药物筛选方法只适合建立针对单一靶点的高通量筛选，难以应用于由多种因素造成的疾病。而显微荧光标记、数码影像分析和图像处理技术的快速发展有力地推动了高内涵（high content screening，HCS）筛选的发展，药物筛选逐步向高通量筛选转型。1997年，美国 Thermo Scientific Cellomics 公司成功开发出首台在细胞水平对样品进行功能性检测的仪器 ArrayScan™ HCS Reader，解开了高内涵筛选的神秘面纱，从此药物筛选步入了崭新的时代。而今，高内涵技术的应用领域已逐步从功能验证发展到靶点验证、初级筛选、安全性评价、代谢及毒理等研究领域。

高内涵筛选本质是指在细胞结构和功能完整的前提下，实时监测筛选目标对细胞形态、生长、迁移、凋亡、代谢途径及信号传导等不同生理功能的影响，单一实验即可搜集大量的信息分析筛选目标的生物活性和潜在毒性。而从技术角度来看，高内涵筛选应用高分辨率的荧光数码影像系统，在分子或细胞层面上同时检测多个指标，是一种多元化的、规模化的、旨在实时快速地获取多维度的有效信息的一项功能筛选技术。高内涵筛选具有多项技术优势：① 实时高效地对多个靶点多项指标进行筛选，极大地缩短了筛选时间；② 获取的信息不仅仅是一个微板孔中的所有细胞的平均反应，而是一个微板孔中单个和细胞群体的全部定量数据，测量结果更准确和可靠；③ 能提供大量的数据对发现的潜在活性化合物进行深入评价，方便后续的化合物构效关系分析和结构改造；④ 完善全面的多重效应的数据为新药的早期阶段研发节省时间，同时也能减少后期研发的风险。

（二）高内涵筛选组成要素

高内涵筛选系统是一个由样品制备、自动化分析仪器、数据处理软件、检测试剂和信息处理等多种技术整合而成的检测平台（图 42－3），其主要组成成分是图像采集设备、图像分析和数据管理软件以及配套检测试剂等。

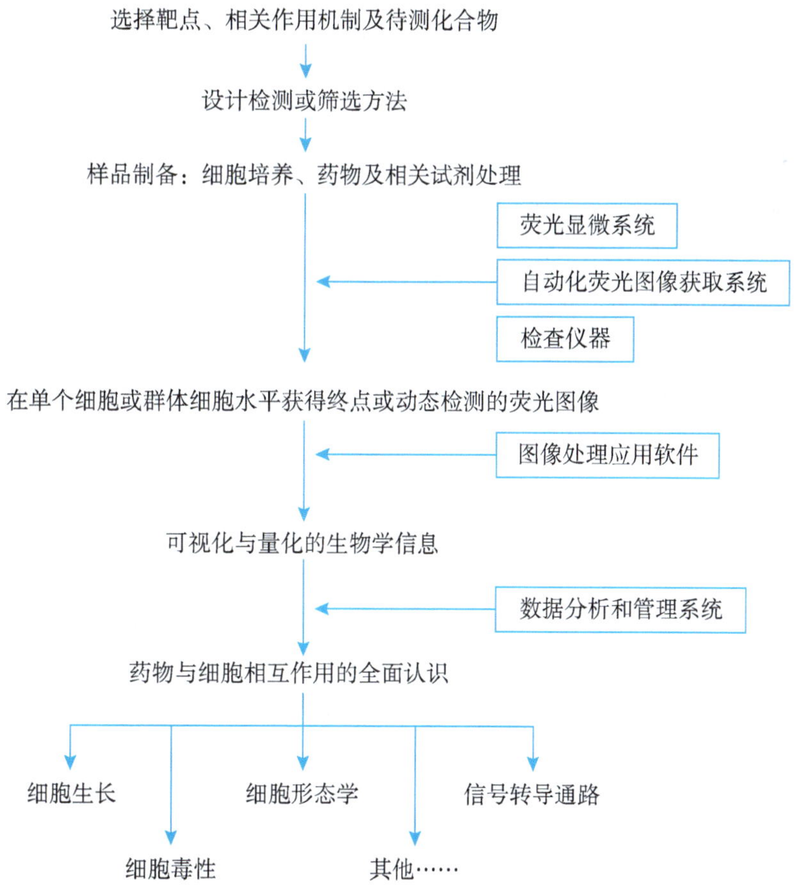

图 42－3　高内涵药物筛选的基本流程

1. 显微荧光图像采集设备　显微成像系统是高内涵筛选技术的基础之一,其灵活度和高像素为监测细胞内某些组分的活动提供了支撑。在实际应用中,对待测的生物样本进行标记,用特定的荧光染料和探针对固定或活细胞进行染色,进而可由高分辨率荧光显微镜进行检测。在观察到荧光标记的细胞变化后,系统可以自动显微 CCD 成像或激光扫描光电倍增管 PMT(photomultiplier tube)成像,在较短时间内完成整板细胞的高质量图像采集。此外,还可配置环境(温度、湿度和 CO_2 浓度)控制系统,对活细胞进行长时间的观察。

2. 图像分析处理软件系统　为了从高内涵筛选所获得的图像中提取所需要的生物学信息,应对其进行处理分析。分析的流程一般包括图像矫正、图像分割、生物学参数提取、聚类或分类以及最终的结果输出。经过分析,可以得到大量图像参数用于探索生物学表型和功能之间的各种联系。当前使用的图像处理分析软件大致可以分为两种:一种是针对某类特定生物学反应而设计的,用户能够对软件提供的标准图像分析程序进行一定的修改来适应检测精度的要求;另一种为通用模板,用户可以根据不同参数的自由组合来设计自己的应用软件。

3. 生物活性数据管理软件　完整的高内涵筛选技术系统应该包括具有一定开放性的数据存储库,可管理庞大数量的图像和数据,并能对不同来源的实验数据进行统一的分析和管理,结果除选择图片、图表或统计数据等多种形式输出,也可分单细胞或群体细胞结果输出,便于科研工作者从其他计算机终端调取信息,回顾和总结这些信息以辅助其做出决策。

4. 标记显像用途荧光染料　目前市场上用于高内涵筛选和其他荧光显微镜技术的荧光染料数量很多,大致可分为以下几类:① 反应性偶联探针(reactive and conjugated probes);② Alexa Fluor 系列荧光染料;③ Cy 系列荧光染料;④ 核酸相关荧光染料;⑤ 荧光蛋白。随着荧光检测技术的不断成熟,除有机小分子荧光染料外,大分子荧光蛋白也得到了广泛应用。如绿色荧光蛋白(green fluorescent protein, GFP)及其衍生物可用于示踪不同蛋白或转录因子在活细胞内的表达与运动轨迹。

(三) 高内涵筛选技术应用

随着科技的不断进步,应用于高内涵筛选的操作系统和软件工具等也不断更新换代,目前,高内涵筛选已成为基于细胞的靶点优化、二次筛选、先导化合物确立和构效关系研究的重要技术手段。下面从信号转导、细胞毒性、细胞周期/增殖和细胞形态等方面进行简述。

1. 信号转导高内涵筛选系统　可检测标记的信号分子的移动间接监测目的信号通路的信号转导途径。绝大多数信号分子的激活与其在细胞内的转移密切相关,如 NF-κB、NFAT、c-Jun 和 STAT 等转录因子的信号转导都是从激活和转位到细胞核中开始的。其中 NF-κB 通路在炎症和肿瘤的发生、发展中起着关键作用。IL-1 和 TNF-α 等许多细胞因子都是通过激活 NF-κB 通路来调节炎症反应的。

2. 细胞毒性　目前高内涵技术在细胞毒性检测的应用主要分为两类:① 基于线粒体活性的检测,如 MTT 法、阿尔玛蓝(Alamar blue)法和 ATP 生物发光法等;② 基于细胞膜通透性的荧光染色法,如碘化丙啶(propidium iodide, PI)等。事实上,化合物毒性导致的细胞死亡至少有凋亡和坏死两种方式,两者的产生机制完全不同。而传统检测方法获得的信息量有限,无法区分细胞凋亡和坏死,也不足以反映样品产生细胞毒性的作用机制。高内涵筛选为全面定量分析细胞毒性提供了新的方法。如 Cellomics 的多参数细胞毒性试剂盒(multiparameter cytotoxicity kit)提供了混合荧光染料,应用 ArrayScan™ Reader 对图像进行自动采集和分析,可同时快速获取细胞毒性多个特性变化的有关信息。利用图像分析软件中特定的生物应用程序可以对不同检测指标展开组合分析,确定细胞发生的是坏死还是凋亡,以及确定细胞死亡的进程。

3. 细胞周期/增殖　细胞周期指由细胞分裂结束到下一次细胞分裂结束所经历的过程,所需的时间称细胞周期时间。可分为 4 个阶段：G_1 期、S 期、G_2 期和 M 期。如果细胞变为静止，则处于 G_0 期。流式细胞仪是检测细胞周期最常用的手段，其原理是通过荧光探针对细胞进行相对 DNA 含量测定，分析细胞周期中不同细胞时相占的百分比、细胞周期动力学参数及 DNA 异倍体。它的缺点是需要大量的悬浮细胞，且分辨率有限，不能完全满足高通量和自动化筛选的要求。高内涵细胞增殖荧光检测技术则是通过不同颜色的荧光标志物区分不同周期的细胞，并报告细胞亚群分布，同时鉴定某种细胞周期相关蛋白以获得更多更丰富的信息。例如，BrdU（bromodeoxyuridine）可以掺入 S 期的 DNA 中，Ki67 抗原在除 G_0 期以外的各期均有表达，磷酸化组蛋白 H3 则是 M 期的标志等，通过检测上述标志物可观察与定位活细胞所处的周期。

4. *细胞形态*　细胞的生理或病理反应往往会导致细胞形态的改变，如细胞器、大分子簇或细胞骨架在胞内的位移；整个细胞形态或面积改变；细胞间距改变；细胞群落的形状、大小和其中每个细胞位置的变化等。这些变化有的是与正常的生理过程（受体内吞、信号转导等）相关的，而另一些则是受到外来刺激（包括化合物）后产生的。高内涵筛选技术不仅可以快速记录这些形态变化，而且能够有效分析单一或混合培养细胞的群落形成、细胞铺展、胞内颗粒以及神经突触等现象，使筛选信息在多种层次上得以采集演绎。

（四）结语

2004 年，国家新药筛选中心首先建立了高内涵药物筛选技术平台。此后，全国各地许多高等院校、科研院所和医药企业相继开展了相关研究，标志着我国新药研发的技术水平进入了崭新的时代。该手段的进一步发展有待于克服一些技术难题：如需要寻找具有更高特异性和兼容性的指示剂和反应试剂；需要开发更高分辨率的显微镜和新的成像方式来满足多参数检测的复杂性；需要构建强大的数据分析系统，提高分析软件的数据挖掘能力，即引入高维数据分析方法；以及需要在筛选通量、图像处理和仪器速效等方面突破瓶颈。随着检测技术、实验设计和分析方法的不断进步，高内涵筛选技术将变得越来越完善，在新药的研制中能发挥更有利的作用。

（王明伟）

第三节　基于大数据和人工智能的药理学研究

在过去的十年中，生物学和医学正在迅速变成数据密集型学科，高通量生物技术、医疗信息化以及信息技术（IT）的发展，产生了大量的生物医药数据。生物医药大数据的来源多样，涵盖临床医疗、公共卫生、医药研发、医疗市场、遗传学与组学研究等。最近，基因组学与社交媒体、在线视频和其他数据密集学科的比较表明，其在未来十年内将等同或超越数据生成和分析的其他领域。随着互联网和生物技术的快速发展，目前已经具备在系统生物学和系统药理学领域内收集、组织和分析这些大数据的条件。将这些数据合理地整合起来，能够促进对系统药理学与系统生物学的全面理解，并促进药物研发与精准医药的发展。另外，这些数据的多样性与复杂性给数据整合与充分利用带来挑战，深度学习作为人工智能领域重要的方法之一，其强大的自动特征提取、复杂模型构建以及图像处理能力，为解决生物医药大数据的分析处理和应用带来新的机遇。本章将重点介绍大数据与人工智能在系统药理学与药物研发中的应用。

一、大数据和人工智能简介

“大数据”一词最初起源于互联网和 IT 行业，是指无法在可承受的时间范围内用常规软件工具进行捕捉、管理和处理的数据集合。然而随着“人类基因组计划”的完成,带动了生物医药行业的一次革命,高通量测序技术得以高速发展,产生了大量生命科学领域的数据,包括基因组学、转录组学、蛋白质组学、代谢组学等。

这些数据具有数据量大(volume)、数据多样化(variety)、有价值(value)、高速(velocity)等特点。数据量大:20世纪末进行的“人类基因组计划”是由6个国家花费30亿美元并在十几年的时间里完成的,而如今一个人类基因组的解析只需花费几千美元几个小时即可完成。如此低廉高效的研究方式得到生物科学家们的青睐,同时,大量的物种得以测序解析也产生了大量的数据。数据多样化是指由于测序仪器种类繁多,产生的数据格式也各不相同。同时,利用不同的生物信息分析软件或分析流程处理得到的结果呈现方式也是千差万别。价值高是指随着生物信息学的发展,越来越多有价值的信息从生物数据中挖掘出来,这些价值不仅体现在其在生物科研领域,而且已广泛地应用于农业、健康和医学等领域。高速主要体现在数据的急剧增长速度,不仅体现在数据的量上,而且在数据的多样化和价值上。

人工智能(artificial intelligence, AI)与人类和其他动物显示的自然智能(natural intelligence, NI)不同,是指由机器显示的智能,是研究、开发用于模拟、延伸和扩展人的智能的理论、方法、技术及应用系统的一门新的技术科学。

深度学习(deeplearning, DL)是机器学习中一种基于对数据进行表征学习的方法,其目标在于建立、模拟人脑进行分析学习的神经网络。在神经网络中,输入被馈送到输入层,接着进入一个或多个隐藏层,最终链接到输出层。一个图层由一组节点组成,有时称为“特征”或“单元”,这些节点通过边缘连接到紧邻的低层和高层。深度学习方法通过组合低层特征形成更加抽象的高层来表示属性类别或特征,以发现数据的分布式特征表示。

近年来,大数据与人工智能已经在多个生物医药应用中取得成功,包括生物标志物开发的重要领域(基因组学、转录组学、蛋白质组学、结构生物学和化学)以及药物研发等。

(一) 生物标志物发现

生物医学的一个重要任务是将生物数据转化为反映表型和物理状态(如疾病)的有效生物标志物。生物标志物在评估临床试验结果、检测和监测疾病方面至关重要,尤其是对于癌症这样异质性的疾病。发展识别敏感特异性生物标志物对于现代转化医学来说是一个巨大挑战。

新一代测序技术已经允许生产大量的基因组数据,这些数据的大部分分析都可以用现代计算方法以计算机模式进行。基因组学的一个重要分支是宏基因组学,宏基因组学中存在几种生物信息学挑战,其中之一便是序列数据的功能分析和物种多样性的分析。这一问题可以通过深度信念网络和递归神经网络利用表型分类宏基因组学pH数据和人类微生物组数据进行分析。与基准方法相比,这些新方法未能提高分类准确性,但确实具备了学习数据集分层表示的能力。转录组学分析利用各种类型转录物,如信使RNA(mRNA)、长非编码RNA(lncRNA)、微RNA(miRNA)等物质丰度的变化来收集信息。这些数据通常由不同类型的平台(各种微阵列平台、测序平台)获得,因为其检测方法等的不同导致数据具有多样性。深度神经网络(deep neural network, DNN)因其较高的泛化能力适合处理这类数据,同时兼具处理其他问题的能力,如数据集的大小变化以及对降维和选择性/不变性的需求等。与转录组学相比,蛋白质组学数据少,可用于分析的计算方法较少。数据的缺乏以及将生物体模型的结果推演至人类的难度等问题均使分析过程变得充满挑战。深度学习适宜于蛋白质组学研究,因为这些方法不需要大量的训练样本,通过构建数据的分层表示并从复杂的相互作用中学习一般特征,有利于对蛋白质实施蛋白质组学和网络分析。结构生物学包括蛋白质折叠分析、蛋白质动力学、分子建模和药物设计。二级和三级结构是蛋白质和RNA分子的重要特征。对于蛋白质,适当的结构测定对酶功能的预测、催化中心和底物结合的形成、免疫功能(抗原结合)、转录因子(DNA结合)和转录后修饰(RNA结合)很重要。缺失适当的结构会导致功能丧失，并且在某些情况下可导致神经退行性疾病的异常蛋白质聚集，如阿尔茨海默病和帕金森病。基于化合物同源性的比较建模是预测蛋白质二级结构的一种方式，采用深度学习方法可以提高基于蛋白质测序数据模型的结构预测效果。

（二）药物研发

药物研发一直是一个漫长而昂贵的过程。传统上，候选药物靶标的定义和评估依赖于高度简化的生物学观点。由于对系统生物学的理解有限，药物研发的每一步都面临着高度不确定性，导致成功率极低。通常需要数十亿美元的投资和平均 9～12 年时间才能将新药推向市场。“大数据”有望从根本上革新研究分子生物学和药物开发的方式。

（1）药物发现与化学物质有关的大数据资源已广泛用于化合物的虚拟筛选。基于结构相似的化合物具有相似的生物学特性的这一假设，小分子化合物的研究通常优先鉴定具有类似生物活性的化合物及结构类似物，这也是降低药物筛选复杂性和成本的常用策略。而迅速扩大的在全基因组水平上全面表征生物分子的能力使得治疗靶点的发现发生巨大转变。近年来，基于蛋白质编码区内或附近的基因组 DNA 结构改变以及转录组谱的分析开发的新方法，能够实现基于大数据的无偏靶标探索。全基因组 DNA 甲基化、组蛋白修饰、剪接变体、转录因子结合位点、蛋白质丰度和修饰等测量技术的快速发展不断扩充了生物医学研究和药物开发的大数据，也使得无假设、无偏的药物靶标发现成为可能。例如，根据以基因标志物测量的转录变化的相似性，可以直接比较各种类型的分子失调和畸变以及药物治疗的结果。这种系统地融合疾病相关基因特征的方法可以替代基于靶标药物研发方法，能够高通量地搜索潜在逆转疾病基因特征的化合物。基于基因特征相似性的计算模型进行无偏倚的筛选经常可以有意外的化合物发现，这一方法已成功用于多种疾病，如癌症和炎性疾病。

（2）药物毒性从治疗的角度来看，精准医学的主要目标之一就是提高药物的治疗指数。然而，据统计在进入Ⅰ期临床试验的药物中，只有大约 1/10 最终被美国 FDA 批准上市。安全性问题是导致新药失败的主要原因之一。因此，开发用于药物毒性检测系统以及模拟毒性方法具有重要的应用价值，可为药物研发提供了高通量、低成本的替代方法，能够与体内外毒性试验有效互补并以减少毒性测试的成本和时间。吸附、分布、代谢和排泄（ADME）特性是研究药物治疗效果与代谢毒性的重要组成部分，其中由于代谢产物在药物毒性中的关键作用，因此药物代谢一直是研究的重点领域。代谢系统建模中常使用的方法包括专家系统、QSAR、数据挖掘等。越来越多的研究工作试图将 ADME 预测纳入药物代谢动力学和药物动力学模型，这些模型试图计算给定时间（药物代谢动力学）或给定药物浓度（药效学）下药物的作用，从而量化 ADME 过程，以提高预测药物毒性反应准确性。

（3）联合治疗在 20 世纪中期，在癌症化疗的背景下开启了联合药物治疗，以提高疗效并减轻抗癌治疗的副作用。然而，近几十年来，随着对多因素病因的复杂性疾病（如糖尿病、肥胖症和心血管疾病）的日益关注，组合药物设计案例层出不穷。最近的成功案例包括：帕妥珠单抗和曲妥珠单抗与多西紫杉醇联合用于乳腺癌，以及 B－RAF 抑制剂（dabrafenib）和 MAPK/ERK 激酶（MEK）抑制剂（trametinib）联合用于黑色素瘤的治疗。

二、基于神经网络的药物设计

（一）药物先导化合物发现与神经网络模型简介

先导化合物的发现是药物研发过程的起点，作用至关重要。但是，由于先导化合物可能具有活性不强、选择性低、吸收性差或毒性较大等问题，不能直接药用，通常需要将其作为新的结构类型和线索物进行结构变换和修饰，从而得到具有优良药理作用的药物。提高先导化合物发现的效率和质量将大大降低药物研发的成本，具有重要的研究价值。发现先导化合物的途径有很多，概括有如下 5 类。

（1）从中药方剂或天然产物中分离有效成分：我国的中药，包括民间药，是中华民族的文化瑰宝，很多有效成分的疗效在长期实践中已得到验证，这为先导化合物的发现提供了非常有价值的资料。另外，真菌、海洋生物、特殊生态环境下生长的生物体内，发现结构新颖的活性成分的可能性也较高。

（2）对内源性底物、现有药物或活性分子进行结构改造先导化合物发现的另一个重要途径是对已知内源性底物、现有药物或活性分子进行结构改造。如取代基修饰和骨架跃迁，达到调节生物通路、优化活性、减轻毒副作用等效果。

（3）药物重定位：俗称"老药新用"药物重定位是指对于曾被临床评价过的药物发现新作用靶标或新适应证，并确认和应用。与从头药物研发相比，由于已批准药物在临床上的毒性和不良反应较明确，且生产工艺和质量标准等较完备，所以一定程度上节省了研发的时间和经济成本，提高了成功率。此外，由于老药的各方面信息较为全面，便于使用计算机建模的方法预测其重定位效果，进一步降低研发成本。

（4）高通量筛选：高通量筛选是针对细胞表型或靶标蛋白筛选含有大规模化学实体的化学样品库。高通量筛选有利于发现全新母核或全新作用机制的活性化合物，然而随着化合物库多样性的提高，测试成本以指数级增加。近年来，近年来新兴的 DNA 编码化合物库筛选既满足了药物研发对高通量和多样性的需求，又节约了早期筛选所需的实验材料，因此受到越来越多药学研究者的青睐。

（5）计算机虚拟筛选与设计：计算机辅助药物设计主要包括药效团模型、分子对接、从头设计等方法。随着计算机技术、生物化学、结构生物学等领域的蓬勃发展，利用计算机辅助研发新药取得成功的案例越来越多。例如，Ban 等充分充分利用计算机辅助药物设计技术，高效完成了雄激素受体新型抑制剂先导化合物从发现到 ADME/T 评价的临床前研究。计算机辅助的先导化合物发现，最显著的优势在于高效率、低成本。

尽管理论计算方法对发现先导化合物具有重要贡献，但现有的方法普遍存在预测不准确、假阳性率高等问题。因此，如何利用有限的数据和计算资源达到更准确的预测效果，一直是计算药物化学科学家努力的方向。随着生物化学、活性、毒性等数据库的完善，计算模型由传统的基于牛顿力学或量子化学的能量公式向基于统计或信息科学的机器学习模型拓展，而许多证据表明后者既节省计算资源又能提高预测的准确率。在众多机器学习算法中，神经网络模型以其多样的网络架构和丰富的表现力在许多商业场景（如语音识别、图像分类等）中得到广泛应用。同样，在生物医药领域神经网络模型也引起了研究人员极大的兴趣。

神经网络是机器学习算法中一类泛化能力很强的代表性模型，它模拟人类大脑内部神经元多种多样的拓扑结构，旨在让机器像人类一样学习和思考。Simon Haykin 在《神经网络与机器学习》一书中将"神经网络"定义为"由简单处理单元构成的大规模并行分布式处理器，天然地具有存储经验知识和使之可用的特性"。通常情况下，神经网络模型的架构由输入层神经元、隐藏层神经元和输出层神经元以某种数据流形式连接构成，每个神经元计算的结果经过激活函数（activation function）将线性的输入值转化成离散的（或其他非线性的）输出信号（如符号函数、sigmoid 函数等）传递给下一层神经元，从而实现对非线性信号的模拟。特别地，对于含有多个隐藏层的神经网络，称为深度神经网络，其建模过程称为深度学习。与其他机器学习模型相比，神经网络模型集成了诸多优点，如非线性、自适应性、能够处理上下文信息、容错性、仿生性等。

为了得到正确的预测结果，必须用一系列化合物的某种属性（活性、理化性质等）的实验值来训练神经网络模型。而对于另外一些场景，通过神经网络提取某一类化合物的抽象特征（这些特征可能比结构骨架或药效团更为抽象），用于接下来的虚拟筛选或对已知结构进行类似骨架跃迁的操作。多样的神经网络模型架构能够实现上述不同的应用场景。表 42－5 总结了 4 种典型神经网络架构的特征，图 42－4 显示了各种架构的示意图。

表 42-5 常用神经网络架构与生物问题应用场景

神经网络类型	特 点	应 用 实 例
BP 神经网络、多层感知机	层与层之间的神经元全连接,架构简单,容易实现	基于转录组数据预测药理特性和药物重定向
卷积神经网络	先对输入数据卷积处理,便于提取局部特征(如寻找基序)	预测 DNA 和 RNA 结合蛋白的序列特异性
循环神经网络	善于处理序列信息,亦可用于编码化合物	预测类药分子的水溶性
自编码器	提取化合物结构的抽象特征,进而生成新结构的类似物	基于对抗自编码器模型筛选治疗乳腺癌的先导化合物

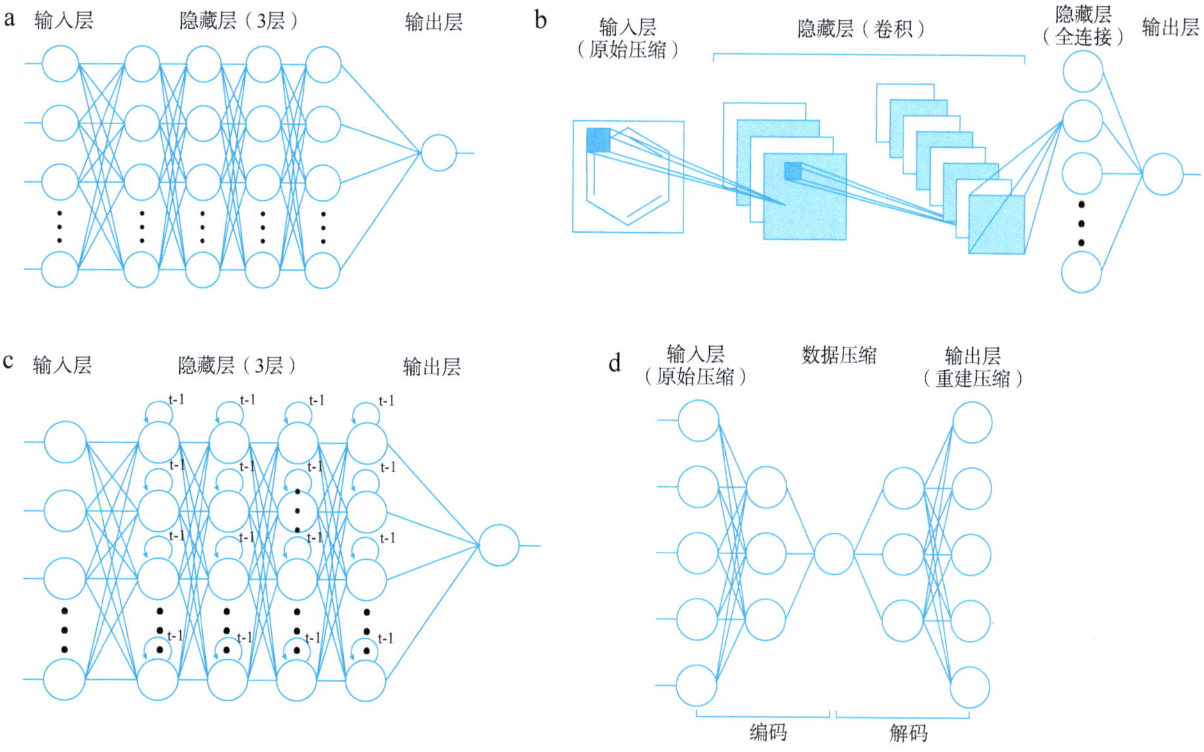

图 42-4 常用神经网络架构

注:a. 多层感知机;b. 卷积神经网络;c. 循环神经网络;d. 自编码器

(二)神经网络与先导化合物设计

中医理论已有几千年的历史,包含丰富的诊疗经验和系统的疾病-药物关系假说。然而,受近代西方科学的影响,现代药理学只是将中药看作化学成分复杂的混合物,对其药效的非加和性研究较少。随着神经网络模型兴起,科学家发现这种非线性的架构和自适应的机器学习方法可能能够将现代药物化学与中医基本理论有机结合起来,便于挖掘化学结构与中药性味归经之间的联系。例如,通过发现中药的热/寒属性与所含活性成分的化学结构,可建立自组织映射神经网络模型预测中草药的热/寒属性。自组织映射(self-organizing map, SOM)模型作为一种经典的非监督学习方法,广泛用于聚类、可视化、数据挖掘等问题。

发展药物-靶标相互作用的计算模型有助于快速发现已知药物的新用途(也称"老药新用"),这也是发现新先导化合物的一个重要途径。药物-靶标的多对多相互作用构成了药物-靶标网络,使得各种基于网络分析的算法可以用来解决老药新用的问题。例如,Yuhao Wang 等利用关联推荐算法对每个药物靶标训练一个受限玻尔兹曼机(restricted Boltzmann machine, RBM)模型,预测大量的药物-靶标相互作用对应关系。这相当于根据一个靶标对药物的“偏好性”把具有某些类似抽象性质的药物“推荐”给这个靶标。这种方法不仅可以用于预测药物和靶标之间是否有相互作用,还可以判断作用模式为直接或间接作用、抑制或激活作用等。该模型在 MATADOR 和 STITCH 数据集均有较好的预测能力,新预测的药物-靶标相互作用也在文献中得到了验证。

类药性有机小分子与靶标蛋白口袋相互作用的结合自由能直接决定了小分子活性的强弱,因此发展精确快速的靶标-配体相互作用打分函数是基于结构的药物设计方法的核心问题之一。传统的打分函数利用氢键、静电力、疏水作用等分子间相互作用线性加权求和来拟合结合自由能,在虚拟筛选和解释构效关系的场景中得到了成功应用。但是,这些打分函数很难准确地估计熵效应和非加和性的作用,这也是其预测结果假阳性较高的主要原因。随着实验数据的增加和统计学习应用的深入,通过学习已知靶标-配体复合物的结构活性知识建立的新型打分函数快速发展,预测准确性也得到了显著的提升。其中,神经网络对于非线性、非加和性的体系依然有不错的表现力,因此适合用于打分函数的建模。例如,Matthew 等发展的基于卷积神经网络的打分函数 CNN Scoring 对于 DUD－E 的测试集的预测效果优于基于经验的打分函数 Autodock Vina。受大脑视觉组织工作原理的启发,CNN Scoring 将蛋白质-配体复合物看作一张由多种原子类型“通道”叠加在一起的三维“图”,每一层经过卷积操作可以提取关键的相互作用特征,最终映射到一种分类。这种模型免去了对复合物相互作用构象显式编码的过程,可以直接从复合物的坐标学习受体-配体结合的规律。

对于实际的虚拟筛选项目,研究者更关心打分函数对他们感兴趣的靶标的预测能力,因此针对特定靶标发展专用的打分函数是一个非常灵活实用的研究策略。例如,Chupakhin 等发展了一种只根据小分子二维结构即可预测与特定靶标的相互作用指纹的方法,并通过对已有复合物晶体结构数据的训练得到关键的相互作用特征,从而建立虚拟筛选模型。此外,对于已知配体较少或靶标三维结构相对不保守的体系,传统的基于结构药物设计方法成功率较低。针对这一问题,Bandholtz 等训练的神经网络模型能够同时优化 GPCR 的多肽配体的活性和代谢稳定性,为靶向 GPCR 的多肽药物设计提供了新思路。该方法通过图网络(graph neural network)模型枚举多肽序列,用遗传算法拟合活性和代谢稳定性,并预测更优的配体序列,然后合成与实验测定。经过三轮实验和算法优化,得到了活性更优、代谢稳定性更好的多肽抑制剂。

作为近年来非常热门的深度学习架构,生成式对抗网络的设计本质是同时构建生成模型和判别模型,使其相互制约共同进化。这方面最出色的应用是谷歌研发的围棋机器人 Alpha GO 和 Alpha Zero,通过自身产生样本和自我对抗训练,达到超越世界一流人类棋手的顶级水平。而药物化学领域也迫切期望计算模型能够学习活性化合物的特征并设计出新的易于合成的活性化合物。例如,Kadurin 等将对抗自编码器用于筛选治疗乳腺癌的先导化合物,利用 6 252 个对 MCF－7 细胞有抑制作用的化合物训练模型,将化合物的分子指纹编码到隐层空间并拟合它们的肿瘤抑制率。由于隐层神经元可以被解码为类似输入指纹的形式,因此隐藏层实际存储着活性化合物的抽象特征。将这个模型用于筛选 Pubchem 数据库中的 720 万化合物,得到 69 个骨架多样的潜在抗乳腺癌活性分子,其中 13 个已有文献报道有抗肿瘤活性。这项研究表明,神经网络模型可以突破基于靶点筛选模型的限制,通过学习具有同样表型的多样性化合物集合的抽象特征来用于大规模药物筛选。同样的,用其他形式表征分子结构(如 SMILES 和分子图等)的生成式模型,理论上也可以完成合理化分子设计的各种任务,Rafael Gomez－Bombarelli 等开发了可自动设计和优化分子结构的变分自编码器(variational autoencoder)模型,Rafael 的模型的输入和输出均为 SMILES 格式,所产生的 SMILES 字符串可转化为人类可读的分子结构,从而实现从头设计的目的。

（三）小结

神经网络以其灵活的输入形式、丰富的表现力和自动化的学习过程,为药物设计带来新的发展机遇。在先导化合物发现阶段,神经网络打分函数的富集率高于传统的能量加和打分;在活性优化阶段,神经网络 QSAR 模型不仅可以处理数千个变量的输入,而且拟合效果好于传统基于分子力场的方法;对于药物设计场景,神经网络模型可产生满足某些性质要求的全新结构;对于药物-靶标网络和中药药理网络等复杂系统,神经网络模型也有很好的表现。由此可见,在生物医药领域,基于神经网络的机器学习方法也是当下研究的热点问题之一,很可能对药物研发的各个环节带来重要变革。

作为一种新兴的药物设计策略,神经网络建模也面临一些需要优化的问题。首先,随着网络架构的复杂和更多参数的引入,模型的过拟合问题也更加突出,这将限制模型在更广泛的数据集的应用。从数据科学的角度,避免过拟合的策略有增加矫正集、过早结束、dropout、L2 约束等。从药理学的角度,提高数据的质量、根据药物的化学和生物学信息对数据预分类等方法也可以扩大模型的实用性。另外,神经网络通常被认为是一种“黑箱”模型,它所学习到的“特征”非常抽象,人类很难理解。尽管对于预测模型来说,只要准确度达到要求,“黑箱”并不限制它的应用;但是从数据挖掘的角度来说,科学家更希望一个有效的神经网络模型能够从药物大数据中挖掘结构-活性/毒性关系,为基础生物研究提供线索,这是“黑箱”模型的弊端。在这一方面,未来可以借鉴计算机视觉领域的成熟策略,比如将卷积神经网络每次卷积操作得到的图像进行输出,从而发现卷积核学习到的特征与主体的轮廓信息之间的关系。

三、大数据与人工智能在系统药理学应用挑战

系统药理学旨在整体理解药物作用机制以支持药物发现和临床实践,其基本特征是通过在多个时间和空间尺度上整合生物和临床数据,开发可操作、可解释的预测模型,为在基因、分子、细胞、组织、机体和环境之间复杂的相互作用下获得全面系统的药物作用视图提供新的途径。数据驱动建模在系统药理学中起着核心作用,高通量技术的发展已经在生物体的多个生物学尺度上,产生了跨时间、空间、物种的大量数据,这些数据为系统药理学提供了前所未有的机会,但是同时也在数据处理、管理、共享和整合方面造成了困难。同样,由于药物在生物体内的反应是一个复杂的过程,为了全面了解药物行为,系统药理学模型需要来自不同领域专家的紧密合作,以及对生物学物理学数学统计学机器学习和语义网络等模型进行整合,在模型管理、集成、和转化等方面都面临挑战。

对药物作用的全面理解需要整合来自不同数据模式的多种模型(如甲基化、蛋白质组学、转录组学、代谢组学等),从药物-靶标结合中原子水平的热力学和动力学到蛋白质组规模的药物-靶标相互作用,从细胞色素 P-450 反应到基于生理学的药物代谢动力学等。它们可以是基于生物物理学的分子模型、分子相互作用的机器学习模型、系统生物学或药物代谢动力学的数学模型等,即使在相同类型的模型中,具体设计模式也可能不同。这种多样性使得发现、访问和使用超出其专业领域的模型以及整合多个模型成为一项艰巨的任务。此外模型还与底层算法、实现算法的软件以及处理输入和输出的工具紧密相关。软件通常以不同的语言开发并编译在不同的操作系统中,同时随着时间的推移而进行升级或调整,使得互操作性、重用性和可重复性等问题变得尤为显著。

化学物质和蛋白质的网络模型对预测基因组规模的药物靶标相互作用非常有用。ChEMBL 中的所有化学物质的网络模型可能有数百万个节点和数千万条边,同样,UniProt 中所有序列的网络模型可以快速达到 1 亿个节点。随着节点的增加,边的数量将呈指数级增长态势。系统药理学模型的大小将为模型存储、转移带来障碍,使模型共享变得困难。通过利用生物系统的潜在特性(如冗余度),能够压缩模型而不会造成关键信息丢失,可以为解决此类问题提供一种思路。

为使系统药理学建模具有可发现性、可访问性、可互操作性和可重复性,计算模型必须遵守共同的表示和注释标准,包括对结果的描述。另外一个更严重的问题是验证模型,评估它们在预测中的准确性和可靠性并确定其应用范围。例如,基于约束的网络模型是系统药理学中的一个强大工具,能够阐明抗

生素的作用机制,预测个性化药物反应以及鉴定药物靶标和生物标志物等。然而,缺乏标准格式的网络模型限制了基于约束的建模应用。同时,基于机器学习的大数据分析在系统药理学中扮演着越来越重要的角色,但由于数据的偏差、不完整和异质性,以及人们对生物系统和人体生理学的研究局限性,导致某些模型可能不适用于新情景。因此,对模型进行严格的实时验证至关重要,尤其是在药物敏感性领域(如确定癌症患者是否对实验性抗癌药物敏感),或者在不能使用常规技术(如交叉验证或有限数量的实验验证)的情况下验证系统药理学的机器学习模型。为了明确定义模型的适用范围,非领域专家需要有足够的信息利用已经建立的模型,需要设计新的标准以用于系统药理学机器学习模型的未来发展和描述。因此,对于系统药理学模型的验证需要遵循以下几个原则:只要使用新数据,就应该重新评估模型;只要可行,该模型需要在主动学习框架下进行再训练;需要设计多个评估指标,因为不同的应用场景应以不同的方式进行比较和评价;对于每个预测,应该估计预测的可靠性。

即使系统药理学模型及相关数据、算法和软件都得到了很好的定义和验证,但除非研究了所有相关文献,否则对于用户来说找到最合适的模型并非易事。当前,研究人员已经开发了几个数据库来支持与系统药理学相关的计算模型,如药物靶点相互作用模型、基于约束的代谢网络模型、药物模型。然而,阻碍系统药理学建模实用性的挑战依然存在:如数据、软件和模型分散在各处;用于构建模型的数据、算法和软件通常彼此分离;没有简单的方法来寻找合适的模型等。

多种模型的整合对于系统药理学建模的成功至关重要。从蛋白质构象动力学细节到生物网络特性,多尺度建模是全面了解药物作用以及开发精准医学的必然要求。多尺度建模的成功取决于分子、细胞、组织、生物体和种群模型在多个空间和时间尺度上的有机整合。然而,多尺度建模目前还面临诸多挑战,如数据的不完整性、每个靶标的相关配体的数量高度不均一性、许多未表征的蛋白质在与药物的重要作用等。就异质性而言,这些数据涵盖了生物体(分子、途径、细胞、组织、器官、患者和人群)的跨层次组织,横跨多个时间尺度以及跨越多个物种,即使在相同的生物体的相同时间尺度下,数据也可能是高度异质的。另外,对药物扰动的生物反应是动态的,系统药理学不仅要考虑各种实验方法和数据集的信噪比,还要将噪声和随机性纳入模型中。遗憾的是,目前用于大数据分析中的模型整合的常规技术并不足以解决上述挑战。

此外,大多数深度神经网络是通过简单的关联和共现(co-occurence)来学习的"黑盒子",因此缺乏有效的方法及时获取模型中间过程的透明度和解释性,无法在没有人工输入的情况下发现生物学中常见的复杂因果关系和结构关系。这些问题还有待于进一步的深入的理论和技术研究。

当数据量不足时,训练深度神经网络面临的主要挑战之一是过度拟合的风险,即当训练误差较低但测试误差较高时,模型未能学习到所包含知识的适当特征。目前有一些方法可以帮助减轻过拟合风险,如 dropout,即在模型训练时随机让网络某些隐含层节点的权重不起作用,但过度拟合仍然是对小规模生物数据集进行有效分析的重要障碍。

总之,药物进入体内发挥药理学作用的过程非常复杂,以至于任何单一模型都可能只涉及过程的一部分。来自任何模型的信息都可能有偏差,甚至会产生误导。清楚地了解每个模型的应用范围,尽可能多的整合多种模型,可以获得对药物反应的全过程更全面和更可靠的描述。尽管数据科学取得了巨大进展,但仍然缺乏可靠和可用的工具来整合多种系统药理学模型,需要更多的努力来开发用于系统药理学模型整合的新方法。传统的一药一靶标一疾病的药物发现不适用于治疗多基因、多因素的复杂疾病。系统药理学为解决当前药物发现的挑战提供了新方法。系统药理学建模使用多种方法、整合多种组学数据,可以解决个体独特性问题,通过整合多种模式,以获得对不同遗传和环境条件下药物作用的全面了解。

(郑明月　李召军)

第四节　影像学技术

随着对疾病机制认识的逐步深入,各类新药的研发方兴未艾,目前在研抗肿瘤药物已超过 800 种。但药物研发挑战极大,主要的困难包括 3 点。① 费用大:平均花费 20 亿美元才能获得一个新药的批准;② 耗时长:一般需要 15 年才能完成一个新药的研发;③ 失败率高:由于体内安全性和药效的问题,仅有 12%已在临床测试的化合物能进行最终的申报。为了解决以上问题,基于生物标志物的临床试验设计在药物研究中被日益关注。生物标志物的评估多在血液或穿刺样本中进行;但血液样品不能在位反映病灶情况,穿刺样品也只能提供特定时间点特定部位病灶的情况,在病灶存在异质性或有多个病灶的复杂状况下,这些检测远远不能满足药物研究的需求,即在患者体内无损、动态、整体、定量地评估药物行为、药物靶点特性及药物的功能学效应。而 20 世纪 90 年代新产生的分子影像学技术正是实现这些目标的利器。

一、分子影像学简介

(一) 影像学的发展历史

第一台影像仪器-复式显微镜,是由荷兰眼镜制造商杨森兄弟在 1590 年将多个镜片置于一个筒中,来放大观察样品;第一幅保存下来的拥有人类影像学信息的图片于 1838 年由 Louis Daguerre 在巴黎拍摄;直到 1895 年 Wilhelm Röntgen 发现 X 线,并将其夫人的左手成像,第一次获得人类的医学影像,这一划时代的事件揭开了影像学在医药领域应用的序幕。随后的 120 多年,多种影像模态在临床实践中广泛运用,成为疾病诊断的常规评估技术手段,包括 X 线成像、计算机断层扫描(CT)、心电图(electrocardiogram, ECG)、放射性核素成像(含 PET 和 SPECT)、磁共振成像(MRI)、超声成像(US)和光学成像等。最近出现的超极化磁共振成像(hyperpolarized MRI)、光声成像(photoacoustic)、光学相干断层成像(optical coherence tomography, OCT)、多光谱光声断层成像(multi-spectral optoacoustic tomography, MOST)及拉曼成像等技术,实现了从细胞水平到生物体整体水平的多维度可视化。

(二) 分子影像学

分子影像学(molecular imaging),顾名思义即为分子生物学和传统的医学影像学交叉产生的学科。该概念于 1999 年由哈佛大学的 Ralph Weissleder 首次提出,它以分子生物学、化学、物理学、放射医学、计算科学和影像学为基础,用影像技术在活体内进行细胞和分子水平的生物过程的描述和测量,提供解剖学、生理学和功能学信息。它可将基因表达,蛋白质-蛋白质相互作用,生物信号传递、肿瘤微环境中的细胞通讯、肿瘤与肠道菌群的联系等复杂的过程变成直观的图像,显示细胞或分子水平的生理和病理过程。

二、分子影像学在药理学中的应用

早在 2004 年美国 FDA 提出的《新药发展的重要途径》(*the Critical Path Initiative*)报告中,分子影像作为药物研究的重要技术手段已被提及。针对药理学中的三大支柱问题(the "3 pillars of survival"):① 靶组织对药物的摄取;② 药物与靶标的结合;③ 药物通过干扰靶标发挥药效,分子影像技术都能提供相应的解决方案。通过直接标记药物,将之作为影像探针,可把药物的体内行为(包括生物分布、靶组织中的摄取等药代信息)和药物靶标可视化;通过对药物效应分子的间接成像,能够进行药效动态监控,在出现耐药等情况时,及时调整用药方案。比较影像探针在不同病患、同一患者的不同病灶中的差异,疾病的异质性、药物递送、药物处理后的生物反应等评估都变得直观容易;而且对药物效应分子在细胞水平的功能可视化,将有助于探索药物发挥效应或耐受的分子机制。

（一）分子影像技术监控药物的生物分布

药物在生物体内的分布被多种因素影响：① 药物靶标在不同组织细胞中的表达水平不同；② 各种生理屏障的存在,比血-脑屏障、血-气屏障、胎盘屏障等；③ 外排转运体(包括 P－glycoprotein、ABCG2 和其他多药耐药蛋白 MRP)的活性水平；④ 肝脏、肾脏等器官的病理改变。因此,对药物生物分布的监控非常必要。经典的分析方法,一般需要收集血液或组织样品,是有损伤、没有空间在位信息的检测,而且由于生物体的个体差异,在评估药物的吸收、分布、代谢和排泄时,需要大量的实验动物和时间。而利用磁共振波谱(MR spectroscopy, MRS)、PET、SPECT 等影像技术,可以在同一动物中动态追踪药物的在体分布。

以基于^{19}F的 MRS 成像技术为例：由于生物体内基本没有内源的^{19}F原子,故该成像的背景噪声极低；而且^{19}F的磁共振灵敏度高(约为^{1}H的 83%),有相当大的化学位移范围(0～300 ppm),还可微小调整参数后利用^{1}H磁共振成像仪器工作。以上优点使^{19}F MRS 在检测含氟药物的生物分布方面有了广泛的应用。在近 50 年新开发的药物中,含氟药物占 5%～15%。在有机小分子中加入氟原子,可明显改善其稳定性、亲脂性和生物利用度。第一个广泛应用的含氟药物为 5－FU,能抑制胸腺嘧啶核苷酸合成酶,阻断脱氧嘧啶核苷酸转换成胸腺嘧啶核苷核,干扰 DNA 和 RNA 的合成,是最早的抗肿瘤药物之一。早在 1996 年,^{19}F的 MRS 成像便被用于 5－FU 在生物体内的代谢过程。Brix 等发现在大鼠肝癌模型中,5－FU 仅可被肝脏而不是肝癌组织代谢为 α－fluoro－β－alanine,获得了其他检测方法都不能取得的药物体内代谢物信息。Cron 等用^{19}F MRS 还研究了另一含氟抗肿瘤药物吉西他滨在荷瘤动物模型中的分布特征。用提高血管灌注能力的药物(BoNT－A)处理后,吉西他滨在肿瘤组织中的分布增加,抑制肿瘤生长效应增强。

（二）分子影像技术指导药物适用病患人群

目前靶向治疗的患者遴选方式多为检测肿瘤组织中靶向抑制剂的敏感预测标志物的表达情况,以判断肿瘤患者是否采用相应的靶向治疗策略。临床常用的检测敏感标志物的主要方法为：检测蛋白质表达的免疫组织化学技术、检测基因扩增的荧光原位杂交术(fluorescence in situ hybridization, FISH),或检测基因突变的 DNA 测序技术。但是,这些技术均可能由于肿瘤组织取材的局限性或病理手段的误差性导致诊断偏差。而使用放射性核素或荧光染料标记的分子影像探针,可高特异性识别靶标分子,同时还具备定量分析及无创检测等优势,成为活体分子水平精准检测激酶类靶向抑制剂敏感预测标志物的重要手段。

以放射性核素成像技术为例：^{99m}Tc 标记的 SPECT 显影试剂 etafolatide 已被证明可识别叶酸受体表达阳性的肿瘤患者。叶酸受体靶向药物 vintafolide 的Ⅱ期临床试验发现^{99m}Tc－etafolatide 摄取阳性与肿瘤对 vintafolide 的药物响应正相关。默克和 Endocyte 公司的Ⅲ期试验数据显示^{99m}Tc－etafolatide 作为伴随影像诊断试剂,vintafolide 在经^{99m}Tc－etafolatide SPECT 成像筛选出的对铂类化疗耐药的叶酸阳性卵巢癌患者中更有效。在对非小细胞肺癌病患的靶向 EGFR 治疗中,利用基于^{11}C－PD153035 PET 成像遴选出的高摄取患者,在接受 EGFR 靶向小分子抑制剂 erlotinib 的治疗后,总生存率和无进展生存率较低摄取组有显著性提高。在药物的临床测试阶段引入分子影像技术,已经成为靶向药物研发不可阻挡的趋势,特别是在靶标表达阳性率较低的肿瘤类型中,靶向药物在通过基于敏感预测标志物的成像富集的患者亚群中会获得更好地响应,更易取得研发成功。

（三）分子影像技术监控药效生物标志物

药效生物标志物(pharmacodynamic biomarker)被用作监控药物结合靶标后对下游信号通路的效应,包括药靶活性、细胞代谢、增殖、凋亡、血管生成、肿瘤微环境等生物学事件均可作为药效生物标志物。分子影像技术能够无损定量地在整体水平检测药效生物标志物的表达,可以胜任临床药理学的可视化评估需求。

以对药物靶点活性的直接药效可视化监控为例：雄激素受体(androgen receptor，AR)在超过40%的转移性前列腺癌中扩增，雄激素通路被认为是前列腺肿瘤生长和转移的强驱动因素。针对开发PET影像探针来遴选AR阳性病患并评估抗雄激素靶向治疗中AR活性的需求，二氢睾酮的类似物^{18}F－16β－fluoro－5α－dihydrotestosterone(^{18}F－FDHT)应运而生。靶向AR的小分子抑制剂恩杂鲁胺enzalutamide(MDV 3100)是AR拮抗剂，可阻断雄激素结合AR，防止配体-受体复合物入核并募集共激活因子。在其Ⅲ期临床试验中，^{18}F－FDHT PET成像被用于监控去势耐受前列腺患者中药物的疗效：由于药物靶点AR的活性降低，^{18}F－FDHT探针在肿瘤中摄取减少，显著提高了病患的总生存率。现在该药已被FDA批准用于晚期前列腺癌的治疗。

以对细胞代谢的间接药效可视化监控为例：能量代谢紊乱是肿瘤产生的最基本标志性事件之一。在目前的临床实践中，已通过对肿瘤代谢分子(包括葡萄糖、氨基酸、胆碱)的放射性核素标记，利用高信噪比的肿瘤代谢PET成像，对肿瘤患者分期、疗效监测及预后预测等进行全程管理。享有"世纪分子"之称的^{18}F－FDG是葡萄糖的氟代衍生物，为临床上使用最广泛的肿瘤代谢显像剂。由于肿瘤细胞的糖酵解代谢增加，多数肿瘤FDG摄取值显著提高，因而FDG－PET常规应用于肿瘤的良恶性鉴别、恶性程度分期、寻找转移灶及药物疗效评估。Dejust等利用^{18}F－FDG PET成像技术在转移性ALK阳性的非小细胞肺癌中检测新型ALK抑制剂ceritinib的疗效。结果证实，患者在接受3个月的治疗后疗效显著，而^{18}F－FDG的摄取也与ceritinib的疗效存在较好的相关性。Higuchi等首次在临床中考察了^{18}F－FDG探针与肿瘤免疫治疗药物PD－1靶向抗体nivolumab在非小细胞肺癌中的疗效的相关性。Nivolumab作用后，探针在肿瘤中的摄取减少，同时血清癌胚抗原CEA也显著减少。这提示了基于18F－FDG PET成像技术为个性化靶向药物研究提供了有效的技术手段。

三、分子影像学在药理学中应用的挑战

怎样选择恰当的成像模态，在恰当的时间窗口，在恰当的位置，评估恰当药物的在体生物学行为，是分子影像学在药理学中应用的主要内容。分子影像技术已经覆盖了药物研究的全管线，从基础研究到临床应用，从检测药物靶标的结合到疾病发展过程的全程监控，从临床前探索到临床已批准的诊断工具。就分子影像技术本身的发展及转化应用，也需要解决：① 探针制备、影像信息定量、临床验证以及成像标准化等技术瓶颈问题；② 其转化应用需要临床医生、化学家、药剂学家、生物学家、物理学家、工程学家等多学科背景专家团队通力合作；③ 其在新药研发中的应用还需要制药企业的强力支持。

影像技术产生的海量数据催化了放射组学(radiomics)的产生。从影像信息中挖掘出的定量特征，如形状、大小、体积、质地、物质组成等病理生理学数据，将之与临床的治疗效果及基因、分子的病理学数据整合，用以开发可预测病患预后的模型，是放射组学的发展方向与研究热点。伴随着基因组、转录组、表观组、蛋白质组、代谢组、微生物组等分子层面的数据的迅速产出，如何将放射组学数据也整合至其中，该完备的"工具箱"将加快生物标志物的探索，提高适应证病患的遴选成功率，并有助于深度挖掘和了解疾病产生及药物治疗的分子机制。

(黄锐敏)

参考文献

王宏伟.冷冻电子显微学——2017年度诺贝尔化学奖成果简析.科技导报，2017，35(23)：16－21.
Shi Y. A glimpse of structural biology through X-ray crystallography. Cell, 2014，159(5)：995－1014.

Ching T, Himmelstein D S, Beaulieu-Jones B K, et al. Opportunities and obstacles for deep learning in biology and medicine. J R Soc Interface, 2018, 15(141): 20170387.

Mamoshina P, Armando Vieira, Evgeny Putin, et al. Applications of deep learning in biomedicine. Mol Pharm, 2016, 13(5): 1445-1454.

Kim R S, Goossens N, Hoshida Y. Use of big data in drug development for precision medicine. Expert Rev Precis Med Drug Dev, 2016, 1(3): 245-253.

Ban F, Dalal K, Li H, et al. Best practices of computer-aided drug discovery: Lessons learned from the development of a preclinical candidate for prostate cancer with a new mechanism of action. J Chem Inf Model, 2017, 57(5): 1018-1028.

Aliper A, Plis S, Artemov A, et al. Deep learning applications for predicting pharmacological properties of drugs and drug repurposing using transcriptomic data. Mol Pharm, 2016, 13(7): 2524-2530.

Alipanahi B. Delong A, Weiranch M T, et al. Predicting the sequence specificities of DNA- and RNA-binding proteins by deep learning. Nat Biotechnol, 2015, 33(8): 831-838.

Lusci A, Pollastri G, Baldi P. Deep architectures and deep learning in chemoinformatics: The prediction of aqueous solubility for drug-Like molecules. Journal of Chemical Information and Modeling, 2013, 53(7): 1563-1575.

Kadurin A, Aliper A, Kazennov, et al. The cornucopia of meaningful leads: Applying deep adversarial autoencoders for new molecule development in oncology. Oncotarget, 2017, 8(7): 10883-10890.

Wang M, Li L, Yu C, et al. Classification of mixtures of chinese herbal medicines based on a self-organizing map (SOM). Mol Inform, 2016, 35(3-4): 109-115.

Wang Y, Zeng J. Predicting drug-target interactions using restricted Boltzmann machines. Bioinformatics, 2013, 29(13): 1126-1134.

Ragoza M, Hochuli J, Idrobo E et al. Protein-ligand scoring with convolutional neural networks. J Chem Inf Model, 2017, 57(4): 942-957.

Chupakhin V, Marcou G, Baskin I, et al. Predicting ligand binding modes from neural networks trained on protein-ligand interaction fingerprints. J Chem Inf Model, 2013, 53(4): 763-772.

Bandholtz S, Wichard J, Kuhne R, Grotzinger C, et al. Molecular evolution of a peptide GPCR ligand driven by artificial neural networks. PLoS One, 2012, 7(5): e36948.

Gomez-Bombarelli R, Wei J N, Duvenaud D, et al. Automatic chemical design using a data-driven continuous representation of molecules. ACS Cent Sci, 2018, 4(2): 268-276.

Boswell C A, Bumbaca D, Pastuskovas C V, et al. Molecular Imaging in Cancer Drug Development. J Nucl Med, 2018, 59(5): 726-732.

Anderson C J, Lewis J S, Current status and future challenges for molecular imaging. Philos Trans A Math Phys Eng Sci, 2017, 375(2107): 20170023.

Mudd S R, Comley R A, Bergstrom M, et al. Molecular imaging in oncology drug development. Drug Discov Today, 2017, 22(1): 140-147.

Clark P M, Ebiana V A, Gosa L, et al. Harnessing Preclinical Molecular Imaging to Inform Advances in Personalized Cancer Medicine. J Nucl Med, 2017, 58(5): 689-696.

本篇复习题

1. 简述 4 种药理学的最新技术，并简述这些技术的应用前景。
2. 结构生物学常用的 3 种技术是什么？请描述其原理，并分析各自应用的优缺点。
3. 常用的神经网络架构类型、对应特点及其在生物医药领域中的应用有哪些？